# 百病多因情作祟

名医解读中医情志病

瞿岳云 —— 编著

CIS
K
湖南科学技术出版社·长沙
国家一级出版社 全国百佳图书出版单位

# 前　　言

"人非草木，孰能无情"。情志，是中医学在研究人的心理活动时归纳的一个概念。中医学有关情志的认识早见于先秦诸子的古籍文献中，先秦文化中思维方式独特、思想内涵丰富，奠定了中华民族的基本情感方式、行为方式以及思维方式，也为中医情志理论的发展与认识提供了理论基础。中医的情志是指内心的一种体验，五脏精气在外界刺激下发生变动所产生的多种倾向性改变。

中医情志理论，源自《黄帝内经》对七情和五志的论述。《黄帝内经》汲取了先贤有关情志认识的科学内涵，与中医学固有经验相结合，初步构筑了中医情志理论框架。它对情志与脏腑的关系、情志致病规律以及对情志病症的治疗等都做了系统的论述，成为后世中医情志理论的基础，经过历代医家不断发展完善，形成了独具特色的理论体系。

在中医情志理论研究之中，人们常认为情志，即七情五志之合称。传统理论以七情代指情志，此多为情绪的泛指，不能苛以求之。其实情志与七情是一般和个别的关系，情志是对包括七情在内的所有情志特征与属性的抽象和概括，七情则是情志概念下的七种具体的情志。七情代表中医学对人的基本情绪的认识，情志除了七情以外，还包括安静、烦闷、焦虑、抚爱、憎恶、嫉妒、傲慢、惭愧、耻辱、自豪、羞涩、恭敬、蔑视等多种单一或复合的生理性及社会性的情绪、情感，其中与疾病有关的情志早已跨越了七情的界限。

情志、情绪和情感。所谓情志是指机体的一种精神状态，即机体在心神的主导和调节下，以五脏精气作为物质基础，以相互协调的脏腑功能活动为内在条件，在外界环境的刺激和影响下，内外综合作用而对客观事物产生的一种特殊反应形式，是人对于客观事物能否满足自己欲望而产生的体验。其基本范畴包括现代心理学说的情绪、情感过程，亦涉及认识过程。这种认识与现代心理学中对情绪和情感的定义相吻合，"情绪和情感是人对客观事物的态度的体验，是人的需要是否获得满足的反映"，也是在现代心理学理论基础之上对中医理论中"情志"内涵及外延的进一步深入和扩大。大量研究证明，负性的情绪与情感均可使人的心理活动失去平衡，导致神经活动机能失调，脏腑功能紊乱对机体健康产生十分不利的影响。因此，传统理论中的情志，应是针对情绪和情感而言。情志的产生实际上是复杂而多层次交叉的，它兼容生理、心理、本能、习得以及自然和社会诸多因素。

随着整体健康观，生物-心理-社会医学模式的建立和发展，人们越来越注重心理、社会因素在健康和疾病中的作用。情绪、情感作为一种重要的心理现象，贯穿于从健康水平的完善状态到疾病产生的全过程；其在不同的健康状态中既可以作为影响因素，也可以作为结果加以表现。情志致病在中医学中占有非常重要的地位，历代医家都非常重视情志在疾病发生、发展中所发挥的作用。在现代心理学、心身医学的影响下，中医情志致病理论得到了新的发展和应用，不断充实了中医基础理论，也不断地促使情志致病理论向系统化的更高层次发展。

　　情志致病是因为突然、持久而强烈的情志刺激超过人体能承受的正常范围，导致人体气机发生紊乱，脏腑气血失调，最终形成疾病。情志致病机制是目前中医学对情志与疾病关系研究的重点。巴甫洛夫曾经指出："一切顽固、沉重的忧悒和焦虑足以给各种疾病大开方便之门。"现代临床也证明有50％～80％的疾病与精神因素有关。《黄帝内经》则将情志归于阴阳两类，后世随之发展为良性和劣性两类情志的性质，苏联外科学家皮罗戈夫观察到"胜利者的伤口比失败者的伤口要愈合得快愈合得好"。这些事件足以说明情绪因素在疾病的发生、发展及预后方面起着重要作用。当任何恶劣情绪的刺激超过一定限度时就有可能引起中枢神经系统功能的紊乱，主要是交感神经兴奋，儿茶酚胺释放增多，肾上腺皮质和垂体前叶激素分泌增加，胰岛素分泌减少，从而引起体内神经对所支配器官的调节障碍，出现一系列机体变化和功能失调及代谢的改变，包括心血管系统、呼吸系统、消化系统、内分泌系统、自主神经系统和其他方面异常现象的发生。

　　中医学认为，情志致病的特点，常为多情交织，首先伤肝；特定情志单一致病，易扰乱心神；情志异常多先使脏腑气机紊乱。其致病机制，其一，阴阳失调。情志刺激致阴阳损伤，而影响形体，产生疾病。其二，气机紊乱。情志刺激破坏了心理与生理和谐有序的状态，从而使脏腑气机紊乱，形成气滞、气逆、气陷、气闭、气脱的病理变化。其三，脏腑受损。各种情志刺激均可引起情志异常，直接损伤脏腑，导致脏腑功能失常。其四，经络受阻。情志刺激导致经络沟通表里上下，联系脏腑器官与通行气血的作用失调。其五，形质亏损。精气血津液是构成和维持人体生命活动的精微物质，同样也是情志活动的物质基础，情志刺激导致形质亏损。其六，痰凝血瘀。津液与血本系体内精微物质，其运行、输布、排泄有赖于气的升降出入运动，因此情志刺激导致气机失调，是津液停留，水湿内生，聚痰成饮和血行障碍，瘀血停留的直接原因。

　　情志所致之病是一个非常复杂多样的疾病系统，既可以是功能上的失调，也可以是形质上的改变，甚至形神俱伤。以往多将情志所致之"病"视为一个笼统的病理概念，或者将其限定于某几类疾病框架之中来加以论述，对情志所致病证缺乏深入系统的分类研究。中医学以辨证论治为诊疗特点，其"辨病"思维与"辨证"思维都是相互交织、综合运用的。运用辨病思维先从总体上把握某一疾病，再进行辨证分型，可以更快更准确地掌握疾病的本质。因此，将"病"与"证"结合进行分类讨论，而后根据各类型情志病证的病机特点进行总体概括，先分析后综合的逻辑步骤，是探索情志致病机制的有效途径。

　　医学模式发生了深刻转变，心理因素即中医理论中的情志因素，是许多疾病尤其是功能性疾病的主要病因。现代医学针对心理因素致病尚不能做到靶向性治疗，疗效不尽人意。从中医情志入手，辨证施治，常常收到明显效果。有鉴于如是，为使读者在有限的时间内，能"一览"当前情志与疾病关系的研究态势，吾汇集广泛的文献资料，结集为这本《百病多因情作祟——名医解读中医情志病》。从一定程度而言，斯作实为热心研究中医情志理论的诸贤专家学者集体结晶的"缩影"，本人仅就此做了梳理、归纳而已。

　　全书分为上、下两篇。上篇为情志的基本理论、情志与疾病的关系，以及情志理论现代研究等的广泛论述。下篇为情志相关病症，其实质内容包含"情志致病"的辨析与"情志之病"的辨治两个方面。全书既有情志理论的诸家解读，又有诸多疾病从情志着眼论治的方药经验展示，亦有现代研究的新颖见解，彰显着理论与实践的统一性。

瞿岳云
于湖南中医药大学

# 目　录

## 上篇　情志与疾病中医泛论

## 下篇　情志致病与情志之病

上篇 情志与疾病中医泛论

# 1　七情含义

　　七情是人体喜、怒、忧、思、悲、恐、惊等七种不同的情感反映。它是一种内心的体验，在外界刺激因素作用下，五脏精气发生变化，从而产生具有某种倾向性的情感体验。中医七情系统的发生是在漫长的中医学发展过程中逐步发展和建立起来的，先后经历了四情说、五情说、六情说，直到陈无择才明确了"七情"概念，并对七情病因病机及临床进行了较深入的研究，他所著的《三因极一病证方论》标志着七情学说的定型成熟。学者张光霁等详细论述了历代文献中关于七情各情的含义，以期深化中医七情的科学内涵，对丰富中医七情病因学说具有重要意义。

## "七"之由来

　　《三因极一病证方论》以前的文献，言"七情"者有三：一是儒家"七情"，代表如《礼记·礼运》"何谓人情，喜、怒、哀、惧、爱、恶、欲，七者弗学而能，圣人之所以治人七情"；二是佛家"七情"，为喜、怒、忧、惧、爱、憎、欲，指人的七种感情；三是药物配伍的七情。《神农本草经》曰："药有阴阳配合，子母兄弟，根茎花实，草石骨肉，有单行者，有相须者，有相使者，有相畏者，有相恶者，有相反者，有相杀者。凡此七情，合和视之。"上述三种"七情"，儒家"七情"多指人性，佛家"七情"指具体情感，而药物"七情"是以人伦关系比喻药物之间的关系。

　　之后宋代陈无择在《三因极一病证方论》中首次将"七情"作为中医病因概念提出，他之所以选"七情"为内所因，并定数为"七"，应是受《礼记》影响，《三因极一病证方论》之"七情"的论述包含《礼记》"七情"的所有内容。其次，陈无择有儒者气质，《三因极一病证方论》中论述内容多带儒学，医学界以七论病亦成风尚。《难经》首言七传者死；《金匮要略》紧承其后而列饮伤、食伤、房劳伤等七种伤证；《诸病源候论》则论七伤病因，其中"大怒气逆伤肝"等三种为情志所伤。其后《太平圣惠方》尚有七恶诸论。陈无择"将《黄帝内经》《金匮要略》之旨，前贤明哲诸论悉心研究"，诸医家以七论病方式对推崇经典的陈无择带来深刻影响。

## 七情含义

　　人的情感包括喜、怒、哀、乐、忧、恐、好、恶、说、故、爱、欲、悲、憎、惧、恚、思、恻隐、羞恶、辞让、是非等多种，为什么陈无择只选其中的喜、怒、忧、思、悲、恐、惊七种作为内因呢？首先恻隐、羞恶、辞让、是非四种仅《孟子》一书提到，但是严格说来，这四者不应该属于情感的范畴，因为孟子提出四端说是针对告子等人的观点进行批驳的，四端其实是属于"生之自然之质"，是建立在人性这一方面内容之上提出的。

　　喜与乐：喜，会意字。其甲骨文是上"鼓"下"口"，"鼓"表示欢乐，"口"是发出欢声，本义是快乐、高兴。《说文解字》释："喜，乐也。"乐也是喜悦、愉快的意思。可见喜与乐意思相同，都是当人们的企求、盼望的目的达到后，精神的紧张状态随之解除的一种情绪体验。中医学对喜的定义包括以下几个条件：首先，喜的主语可指定为包括人与动物在内的个体。第二，机体的脏腑气血盛衰反映生命的生存质量，气血和平，生命状态良好，则感受敏锐，且对生活期待高，易于对愿望实现产生相应的内心体验，并感受到心身的喜悦，故把脏腑气血状况作为喜的基础条件给予界定。第三，目的实现是喜产生的激发因素。第四，在此基础上指明喜的关键特征，即紧张解除时的轻松、愉快的体验。

爱与好：爱，指对人或事有深挚的感情，喜好的意思；好，喜好，喜爱。因此"爱"与"好"实际上没有什么区别。

说：通"悦"，本义为高兴，愉快；"说"有"释"的意思，"开释"就是愉快。

怒与恚：怒，《说文解字》曰："恚也。从心。"舜徽按："怒，有奋义，凡气势充盈不可遏抑者，皆曰怒。许以恚训怒，乃本义。"恚，《说文解字》释"恨也"。《广雅·释诂二》曰："恚，怒也。"可见二者的本义都是怨恨，愤怒。结合现代情绪理论的有关怒的定义一般指由于愿望受阻、行为受挫而致的紧张的情绪体验，定义怒为个体气血上逆不畅及愿望受阻而导致的紧张带有敌意的情绪及相应的表情行为与生理变化。

悲：《说文解字》曰："悲，痛也。"《广雅》曰："悲，伤也。"本义为哀伤、痛心。悲是与失去所追求、所期望的事物和目的密切相关的情绪反应。其外在情态主要表现为表情淡漠、心灰意懒、精神不振、反应迟缓、肌肉松弛、闷闷不乐、唉声叹气、哭哭啼啼、泪流满面等消沉态度。同时，悲有程度的不同，轻微曰难过，稍重可谓悲伤，再甚则曰悲痛。悲与喜具有对立属性，表现在对社会事件愿望的破灭与满足，脏腑精气的亏虚与充实两个层面上。在心理疏导及临床证治中可利用这一属性调整过悲过喜的情志异常。

哀：悲痛，悲伤之意。《说文解字》曰："哀，闵也。"《广雅》曰："哀，痛也。"由上可见，悲与哀大致同义，故后世常"悲哀"并称，由悲哀引起的紧张的释放就是哭泣。

忧：本字古作上"页"（xié）下"心"，乃会意字。意思是心中有了忧愁，必然在脸上（用"页"即人头代表）反映出来。后加"夂"（suī 表示行走）形成"憂"字，之后简化的"忧"已经是形声字了，为担忧、发愁之意。忧是情感的抑郁，是预感或经历某种不顺意的事情，沉浸在担心愁郁的不良心境中的情感体验。其外在表现为抑郁不振、意志消沉、闷闷不乐、太息不已、眉头紧锁、目光黯淡等。

恐与惧：恐，害怕，畏惧之意。《说文解字》释："恐，惧也……惧，恐也。"因此恐与惧可算是一种情感。

恶：讨厌，憎恶，与"好"相对。

愠：可读为"锢"，就是心中郁结的意思，郁结，即心中不愉快。

思：纵观诸家论述，将"思"作为情志研究始自《黄帝内经》。有学者认为"思"本不为情。思者，深知也。故《黄帝内经》原文常是怵惕思虑相连或忧思相连。后世医家以思为七情之一者，是从医学角度，以百病生于气也，思则气结，结而为病，伤脾。故与喜怒忧悲恐惊并列为七情；也有学者认为人的喜、怒、忧、悲、恐、惊等情志活动都是通过"思"的认识"折射"而产生，如思而担心产生"忧"；思而肯定产生"喜"；思而否定产生"怒"；不及思索为"惊"为"恐"等。同时，这些情志活动又是思的归宿。如忧而不解得"思"则通；惊恐而平息得知其因（思）则定等。一句话，"思"既为认知的中心，又是情感产生的中流。全面地反映出"思"在生理、心理、病理等方面的多层次、多含义的特征。近来又有学者重新定义了"思"：是指对所思问题不解，事情未决，个体肝脾气郁功能低下时产生的担忧焦虑的心情，是一种思虑不安的复合情绪状态。忧虑情绪不仅可由思虑不解时所引起，而且可在机体生理状态不良时产生，古今大量临床事实足以证明这一点，张景岳将此现象概括为"因病致郁"。因此，七情之思不是思考、思维之思，不属于认知过程，而是对所思问题未解、事情未决时的忧虑不安情绪状态的表达，其实质是指忧虑情志。

惊：古字作"驚"，形声字。《说文解字》释："驚，马骇也。"本义指马受惊，后指突然遇到非常事变而致精神上骤然紧张的情感体验。如人在耳闻巨响、目睹怪物、猛然遇险、夜作恶梦等情况下，都会产生惊慌失措、精神紧张、害怕不安的情感表现，这就是惊。"惊"与"恐"常并称，"惊"的外在表现与"恐"相似，但惊急而恐缓，"惊"程度较轻，并且恢复较快，二者区别主要表现在"惊者为自不知故，恐者自知也（《儒门事亲·惊》）"。这就是说，惊由未知和未预感到的突然事变所引起，而恐是由已知和已预感到的突然事变所引起。但是惊与恐的表现难以截然分开，往往相互为因，彼此转化，故后世常常"惊恐"并称。

通过以上分析，在人纷繁复杂的情感中，陈无择选中喜、怒、忧、思、悲、恐、惊为七情是有道理的。喜、乐、爱、好、说都指人面对事物表现出的高兴之情，故以喜统称；怒、恚的本义都是怨恨，愤怒，只是程度有所不同；悲哀大致同义，均指悲痛、悲伤；恐与惧都有害怕的意思，可算是一种情感；惊恐虽然常并称，但二者仍有差别，因此分而言之；思不是思考、思维之思，不属于认知过程，而是对所思问题未解、事情未决时的忧虑不安情绪状态的表达，而且从医学角度，以百病生于气也，思则气结，结而为病，伤脾，故《三因极一病症方论》也将其与其他六情并列。另外，陈无择首先是医者，他作论著不可避免地要受到宋以前各家学说的影响，《三因极一病证方论·七气证治》曰："夫喜伤心者……故《经》曰：喜则气散。怒伤肝者……故《经》曰：怒则气击（一作上）。"文中所说的《经》显然是《黄帝内经》，所引基本为《素问·举痛论》"九气"内容，即怒、喜、悲、恐、寒、炅、惊、劳、思，与陈无择"七情"有六个相同；而寒、炅（热）归于六淫，为外因；劳，归于不内外因。而且，在《三因极一病证方论》的《七气证治》和《七气叙论》中，称"喜怒忧思悲恐惊"为"七气"，这也和《素问·举痛论》"九气"相同。显然，陈无择保留了"九气"中的情志致病因素。

"七情"中有六个来源于《黄帝内经》，剩下一个"忧"则来源于《诸病源候论》。《三因极一病证方论·七气叙论》曰："夫五脏六腑，阴阳升降，非气不生……但古论有寒热忧恚，而无思悲恐惊，似不伦类，于理未然。"其中，"古论"当指《诸病源候论》，该书《七气候》"七气者，寒气、热气、怒气、恚气、忧气、喜气、愁气"。其"七气"比陈无择所言"七情"多寒、热、恚，少思、悲、恐、惊，而怒、忧、喜相同。陈无择曰"有寒热忧恚，而无思悲恐惊"，大抵指此。至此可以明了，陈无择所言"七情"，六个（怒、喜、悲、恐、惊、思）来自《素问·举痛论》"九气"，一个（忧）来自《诸病源候论·七气候》"七气"。

# 2　七情新解

七情指喜怒忧思悲恐惊七种情志，是七情学说的核心概念，但迄今未有明确的定义。在已定义情志这一概念前提下，学者乔明琦等剖析中医前贤有关认识，结合科学概念定义规则，对七种情志逐一做了定义，为七情理论和七情致病研究提供可操作性的定义与理论依据。

## 概念定义与定义方法

概念是人脑反映客观现实本质属性的思维形式，但这一定义较为抽象，不适于表达人们日常体验的七情。因此要引入心理学定义，概念指由符号所代表的具有共同关键属性的一类事物或性质。七情属文字符号，它们所指代的是我们日常体验到的七种不同的情志活动。关键属性又称关键特征，特征是事物特有的征象、标志。因此，较之隐藏于内的本质属性，借助关键特征我们能够更容易地把握具体概念。通过认识喜、怒等各种情志的关键特征，能够把握七情的概念。对于七情这一类处于经常转换变化的情志活动，仅揭示其关键特征尚嫌不够，还需要说明其如何发生、形成，这样才有利于掌握、运用该类概念。因此，采用揭示被定义概念关键特征和发生定义相结合的方法对七情进行定义。发生定义除了揭示被定义概念所反映的对象如何发生、形成外，依然遵循定义的公式，即被定义概念＝属差＋邻近的种概念。无疑，这有利于澄清如悲与忧、惊与恐一类含混不清的概念，有利于使七情之间区别清楚。

## 七种情志的定义

**1. 喜**　《中医基础理论》（简称《中基》）称"喜是对外界的良性反应，有助于心主血脉等生理功能"，这未能揭示喜这个概念所反映的本质属性及其特征。《素问·举痛论》曰："喜则气和志达，荣卫通利。"从心理体验与生理意义两侧面勾画出喜的特征。《灵枢·脉度》曰："心气通于舌，心和则舌能知五味矣。"脏腑是心理活动的生理基础，故脏腑功能协调，心意方能如愿。荣卫通利，气血和平，则为心情喜悦带来的有益的生理效应。

清代医家莫枚士曰："夏时……阳气盛满于己而若自得。人应之，为事已遂，其志怡怡然，喜之象也。"把"为事已遂"即愿望实现视为喜产生的根由，说明莫枚士已从产生环境方面对喜进行界定。现代情绪理论认为：快乐指盼望的目的达到，紧张解除时的情绪体验。这是定义喜的不可缺少的前提，但是仅仅把握这一点远非全面。情绪研究新进展证明"内脏对于情绪是必需的"，而这正是中医学所强调的核心观念，"人有五脏化五气，以生喜怒悲忧恐"。因此，定义喜及其他各情志不能忽视机体的脏腑气血状况。

据上可定义，喜是个体脏腑气血功能协调，且愿望实现、紧张解除的轻松愉快的情绪体验及相应的表情及行为变化。首先，喜的主语可指定为包括人与动物在内的个体；第二，机体的脏腑气血盛衰反映生命的生存质量，气血和平，生命状态良好，则感受敏锐，且对生活期待高，易于对愿望实现产生相应的内心体验，并感受到心身的喜悦，故把脏腑气血状况作为喜的基础条件给予界定；第三，目的实现是喜产生的激发因素；第四，在此基础上指明喜的关键特征，即紧张解除时的轻松、愉快的体验。

**2. 怒**　《中基》称"怒是人们在情绪激动时的一种情志变化"，该表述含混不清。情绪激动是指受到刺激而产生的情感的冲动与勃发，并非是怒特有的表现。欣喜若狂、感激涕零以及悲喜交集、潸然泪下是不是情绪激动？《黄帝内经》从四季阴阳与机体气血两方面论述怒的产生和表现，"气血上逆，令人善怒"。说明仅体内气血变化就可导致怒的产生。后世莫枚士正是由此而发挥，"春时……阳气欲升而不能邅越，当胜而不能自如……人应之，于事未遂，其志拂拂然，怒之象也……怒生于恨成于愤，怒而不已，为愤为发为自强"。莫枚士不仅从自然、社会两方面形象而深刻揭示怒的产生根源，而且正面论述怒发生时内心体验及对人的动力作用。"于事未遂"如同春季之阳气当升而未能升，是指人的愿望受阻，目的未能达到，是引起怒的原因；愤恨则为怒的内心体验。

结合现代情绪理论的有关怒的定义一般指由于愿望受阻、行为受挫而致的紧张的情绪体验，可定义怒为个体气血上逆不畅及愿望受阻而导致的紧张带有敌意的情绪及相应的表情行为与生理变化。怒与其他情绪不同，单纯体内气血冲逆足以导致怒的产生。肝气上逆、肝火上炎、肝阳上亢以及心肾不交诸证均有"急躁易怒，甚则无端发火"表现。外界因素阻碍个体愿望实现是导致怒产生的充分条件，在某些情境下甚至是必要条件。但面对同样可以引起发怒的外界刺激，有人勃然大怒，有人泰然处之，这截然不同的情志反应与个体的修养，尤其与其个性特征有密切关系，但机体体内的气血状况是一重要因素。研究表明：体内"气血潜在不畅"可能是个体对外界刺激易于发怒的"生理始基"。故定义中在"气血上逆"后加"不畅"二字，以反映个体气血状况在怒的产生中的基础作用。另外，"紧张的带有敌意"应是怒的情志体验的关键特征。怒引起紧张的内心体验和生理反应，这已为日常经历和有关研究所证实。但仅是紧张还不足以界定为怒，因为恐惧、惊骇都伴有紧张。紧张本身就是一种情绪状态，而"带有敌意的"和"紧张"相联结则把怒的特有的体验凸现出来，并可藉此与惊、恐以及紧张本身相鉴别。

**3. 忧**　《中基》第五版、第六版均称悲和忧的情志变化虽略有不同，但其对人体生理活动的影响是大致相同的，因而忧和悲同属肺志。二者均属非良性刺激的情绪反应。有两个问题需要辨析：第一，忧与悲两种情志是否对人的心理及生理活动的影响大致相同？由于每种情志都带来不同的内心体验，并对个体生理产生不同的影响。因此，作为两种情志忧与悲对心理和生理的影响应是不同的。第二，忧和悲是否同属肺志？脾藏意，主四肢，忧愁过度损伤的是脾而不是肺。无论从古代医案还是当今临床，都找不出充足的事实来支持上述论点。因此，忧并非和悲同属肺志。

忧，古写作憂，本义指担忧、忧虑、愁苦等。王冰注《素问·五运行大论》"其志为忧"句曰："忧，虑也，思也。"忧的这一含义《黄帝内经》确有多处取用，《灵枢·本神》曰："脾愁忧不解则伤意，意伤则悗乱，四肢不举。"可见忧致病与脾的关系更为密切。忧，又指因劳成病。此与所云"劳倦伤脾"有异曲同工之妙。而后世医家所云"忧思抑郁""忧劳抑郁"等反映出忧和思的意义相近，忧思致病伤脾的关系。因此，七情分属五脏，则忧思并为脾志更为允当。

正因忧具如上词义，故莫枚士阐发："忧生于虑。为拘，为愁，为不安……为事将败，其志殷殷然。""忧生于虑"阐释精当。思虑不解，忧随之而生；为愁、为不安则揭示忧虑情绪体验的主观特征；其志殷殷然，描写出忧郁面部表情。莫枚士对忧从情绪内心体验到情绪面部表情均已论及，唯对忧的成因分析有欠允当。忧并非困于"于事将败"，而很大程度上是因对面临问题找不到解决的办法及对身体不适状况担心而产生。如"于事将败"而又无能为力挽救或避免，所产生则多是焦虑。

由此，忧的定义可表述为：对所面临问题找不到解决的办法及身体状况不佳、担心时，以心情低沉为特点的复合情绪状态，具有兴趣丧失、性欲低下及自我感觉差等特征。忧通常称为忧郁。对此前人多描述为"恺郁寡欢""情怀不舒"等，用词不同，但都注意到情绪消沉的特征，因情绪的低沉，机体活动水平也处于低下状态，因此有兴趣丧失、性欲低下、活动减少等相应表现。

**4. 思**　《中基》第六版教材称：思即思考、思虑，是人体精神意识思维活动的一种状态。这显然混淆了情志与思维二者的根本区别，违背情志的根本属性。有引入认知心理学的观点，认为思属脾土，为五脏的中心，像认知在心理活动形成中所起的决定性作用一样，思在其他六情的产生、活动中发挥着关键性影响。但按照中医理论，主宰思维、意识等认知活动的是心而不是脾，如果承认思是认知过程的中心，必须有充足的理由否定心主神志。

考查古代文献，思最初表达思考与思慕两种含义；由思慕引申表达悲感，即悲伤的情感。《说文解字》释思为"睿也"，《六书总要》进一步明确"思，念也，虑也，绎理为思"，解释出思考含义。令人感兴趣的是，思慕已经蕴含情感在内，《康熙字典》对此阐发曰："以意之所思必情之所愿也。"表明古人已对情志与思考、意愿的密切关系，即情志的背景作用有所觉察、把握。对于悲伤一义，最早见于《诗·小雅》"鼠思泣血"，注曰："鼠思哀，以思言悲也。"由上可见，作为对特定情感悲以及复合情绪状态思慕的表达，是思的本义与早期用法。后世由此义引申为心思、情思。《黄帝内经》对以上两义均有应用，且以第一种含义应用为多。《灵枢·本神》曰："因志而存变谓之思。"《素问·热论》曰："十日太阴病衰，腹减如故，则思饮食。"毫无疑问，皆指前义。但《素问》论五志，思、悲互用，则属后一用法。《阴阳应象大论》作"喜怒悲忧恐"，而《天元纪大论》则以思代悲，为"喜怒思忧恐"。诸注家为此争辩曲解，近人则折中其说，令人不得要领。其实，此处用思是取悲义。前后错见，乃《黄帝内经》所习用的避复用法，是其行文、修辞特点之一。研究《黄帝内经》语言学的学者对此已有定论。后人释脾"在志为思，思伤脾"，不曰思考，而为思虑，《内经词典》释为"过度思虑"，实际上是对思的"思考、思慕"两义的融合，思虑本身就包涵了思考、忧虑。因此，七情之思不是思考、思维之思，不属于认知过程，而是对所思问题未解、事情未决时的忧虑不安情绪状态的表达，其实质是指忧虑情志！

思的定义如下：思是指对所思问题不解，事情未决及个体肝脾气郁功能低下时产生的担忧焦虑的心情，是一种思虑不安的复合情绪状态。忧虑情绪不仅可由思虑不解时所引起，而且可在机体生理状态不良时产生，古今大量临床事实足以证明这一点，张景岳将此现象概括为"因病致郁"。现代情绪理论研究表明：忧郁是以情绪低落，兴趣减低甚或丧失为特征的情绪状态，其情绪范围较广，包括从轻微的人经历过的一时性的忧郁体验到较严重的难以自行恢复的忧郁状态。忧虑与忧郁非常相近，均有情绪低落特征；但忧虑尚伴有轻微的焦虑，即对所面临的环境感到压力、所考虑的问题感到担忧的心理负担，因此，它是一种思考与担忧并存的复合情绪状态，忧虑状态下的思维能力是正常活跃的；而忧郁则不伴有焦虑，而见思维迟钝、呆滞。藉此可将两者相区别。

**5. 悲**　悲是与失去某种所追求或所重视的东西有关的情绪体验。古代文献释悲为哀痛，伤心。《诗·幽风·七月》曰："女心伤悲，殆及公子同归。"《灵枢·口问》曰："悲哀忧愁则心动。"但均对悲的原因认识不够。悲，不仅与社会事件有关，尚与人身体状况以及个体对其机体状况的敏感关切程度有关。《黄帝内经》曰："心气虚则悲，实则笑不休。"这是由机体心气亏虚，主神的功能失控而出现的情志改变，与外在刺激无关。证之心系患者属心气亏虚，动则心慌，劳则汗出，无故悲哭情志异常者占5.41％以上。足证脏腑气血异常改变对情志活动的直接影响。

据此，可定义悲为个体对所热爱的人或物丧失与所追求的希望破灭及脏腑精气亏虚时，对哀痛情绪的体验。悲有程度的不同，轻微曰难过，稍重可谓悲伤，再甚则曰悲痛。悲与喜具有对立属性，表现在对社会事件的满足与破灭、脏腑精气的亏虚与充实两个层面上。在心理疏导及临床证治中可利用这一属性调整过悲过喜的情志异常。

**6. 恐**　恐可定义为遇到危险而又无力应付及脏腑气血大虚时产生惧怕不安的情绪体验。《说文解字》曰："恐，惧也。"惧怕不安是其关键特征。《左传·僖二六年》亦曰："室如悬磬，野无青草，何恃而不恐。"说明因遇险恶情景而理应恐惧的情形。同样遇到危险情景如已有摆脱险境的办法，恐惧可不发生。发生恐的关键是面临威胁而无能为力，这是外在事件导致恐惧的关键因素。另有一种情形为看到或听到恐怖情状，即使并未亲身经历也能产生恐的情绪体验。

恐的机体内在因素主要为脏腑气虚。《黄帝内经》及后世温病学派论述颇多，例如，"血不足则恐""肝气虚则恐""肾是动病……气不足则恐"，热邪久稽，耗伤肝肾阴液，可致"心中澹澹大动"。可见精气血不足，正气大虚是产生恐的内在根源。恐和惊不同，体验较单纯，主要为惧怕不安，伴随逃脱的企图行为。而惊可伴喜亦可伴恐。

**7. 惊**　古写作驚。指马因受惊吓而行动失常，引申为震惊骇怪，又指慌乱貌。《吕氏春秋·慎独》曰："众庶泯泯，皆有远志，莫敢直言，其生若驚。"注曰：惊，乱貌。说明早在先秦，已认识到惊为外有意想不到事件突然发生所致，并注意到惊的表情特征。《黄帝内经》从临床病变着眼，指出"东方青色，入通于肝，其病发惊骇""足阳明之脉病……闻木音则惕然而惊""惊则心无所倚，神无所归，虑无所定"，说明肝心两脏及足阳明胃经病变导致惊的产生。对因外界而惊者治遵"惊者平之"原则。

因此定义，惊系指突然遭受意料之外事件尤其心神欠稳，脏腑功能失调复遇异物异声而产生的伴有紧张惊骇的情绪体验。惊虽多由外发，但常伴随其他情绪体验，以复合情绪状态存在。例如，因已盼望之事不期而至产生的惊喜；突遇险情而险未至的惊骇，遭受不测风云而前景未卜时的惊恐。惊恐在人们日常生活中多有体验，因而惊恐多为并称。受惊恐而致病者临床也较为多见。

惊的五脏归属多认为与恐同属肾，这一认识欠当。实际上惊与心在生理与病理上的联系比其与肾更为密切，"惊则心无所倚，神无所归"，惊对心神的直接影响可谓清楚；"诸病惊骇，皆属于火"，心属于火，火气通于心，火热之邪扰心神的直接影响可谓明确。更为重要的是证诸临床，心系病证患者尤其心阴阳两虚、气血双虚者最易受吓而惊悸不安。故清代名医沈金鳌曰："唯心气先虚故触而易惊也。"因此，惊归属心脏更为合理，而且更具临床指导价值。

由以上定义可知：除思之外，其他六情现代情绪心理学均有论述，其内涵基本一致。其不同，情绪心理学关注情绪的一般特征，是对人类正常情绪特征表现的概括；中医学侧重机体脏腑气血状况对情绪的影响，是从临床角度对情绪的把握，并由此显示中医理论对该类情志的认识特征。七情之思不是思考，不是认知，而是对所思问题不解而致思虑不安的复合情绪状态的表达。该情绪状态是人们日常生活经常经历，且具有较大临床意义的一种情绪。现代情绪理论迄今尚未认识到该情绪的客观存在，因此，是中医学对情绪理论的贡献。对七情致病实质研究，依据此定义首先可较好判断何种情志，同时应当把引发该情志反应的社会事件和机体状态纳入研究视野。

# 3　情志内涵

　　情志，是"七情"与"五志"的合称，是人精神活动中常见的情绪状态的总体概括，是中医学特有的研究人的精神心理活动的基本概念之一。在情志病发病率逐年升高的今天，如何理解情志的内涵显得更为重要，学者杨巧芳就"情志"的内涵阐述了自己的见解。

## 情志名称的由来

　　**1. 七情**　人有七情六欲，古人亦不例外，但对其认识则经过了漫长的历史过程，并逐步加以充实完善的。"七情"名称确立经历了四情、五情、六情、七情等不同称谓的演变过程，最终确定为我们现今意义上的"七情"。我们的祖先早在战国时期对于人的情志就已有认识，并列举了"四情"，如《郭店楚简》曰："喜、怒、哀、悲之气，性也。及其见于外，则物取之也。"至《吕氏春秋》则由原来的"四情"增加到"五情"，"大喜、大怒、大忧、大恐、大哀，五者接神则生害矣"，与先前的内容略有不同。《荀子·天论》曰"形具而神生，好恶喜怒哀乐藏焉，天是之谓天情"，介绍了六种不同的情志；《礼记·礼运》则明确提出了"六情"的称谓，曰"左传云：天有六气，在人为六情，谓喜怒哀乐好恶""六气谓阴阳风雨晦明也""喜生于风，怒生于雨，哀生于晦，乐生于明，好生于阳，恶生于阴"，而且指出"六情"是人体受自然气候变化所影响而产生的六种不同情感，说明人的情感与自然变化的相关性，是"天人合一"思想的充分体现。另外，与此不同的是，《韩诗外传·卷五》曰："人有六情，目欲视好色，耳欲听好商，鼻欲嗅芳香，口欲嗜甘脂，其身体四肢欲安而不作，衣欲被绣而轻暖，此六者民之六情也。"这里所说的"六情"则是指人的六种情欲表现，是情的感应，对情的产生有一定的影响意义。

　　"七情"的提出，首见于《礼记·礼运》"圣人之所以治人七情"。"何谓七情？喜、怒、哀、惧、爱、恶、欲，七者弗学而能"，说明七情是与生俱来的，而这里主要的含义侧重于人性的表现，与我们今天所谓的"七情"略有不同。

　　在《神农本草经》中亦有"七情"的名称，但意义迥异，是指药性配伍而言的，"有单行者，有相须者，有相使者，有相畏者，有相恶者，有相反者，有相杀者，凡此七情，合而视之"。

　　我们现今称谓的"七情"来源于《黄帝内经》，定名于陈无择的《三因极一病证方论》。《素问·举痛论》曰"百病生于气也，怒则气上，喜则气缓，悲则气消，恐则气下""惊则气乱，思则气结"，涉及了六种情志，其中把"思"作为情志之一是传统中医的创见，因为"思"既是与生俱来的，又是需要通过后天学习加以强化的，是一种经过大脑的有意识的行为，除感情的成分外，还有认知的成分，从而把认知与情感联系起来，是心与脑的有机结合。直到宋代，陈无择明确提出"七情"的名称及概念，并沿用至今，曰"喜、怒、忧、思、悲、恐、惊，七者不同，各随其本脏所生所伤而为病""七情，人之常性，动之先自脏腑而发外形于肢体，为内所困也"。

　　**2. 五志**　五志的提出源于《黄帝内经》，实际上是把七情按照五行学说的原理与五脏相配属。《素问·阴阳应象大论》曰"人有五脏化五气，以生喜怒思忧恐"，认为喜、怒、思、忧、恐为五志，并指出"肝在志为怒""心在志为喜""脾在志为思""肺在志为忧""肾在志为恐"。

　　**3. 情志**　明代张景岳在《黄帝内经》中首次将情志并称，提出"情志之伤，虽五脏各有所属，然求其所由，则无不从心而发"，"情志"的名称由此确立。

## 情志的内涵

**1. 传统中医学情志的概念**　情志，即"七情"与"五志"的合称，是人的精神情感变化的外在表现，包括喜、怒、忧、思、悲、恐、惊七种基本情志。

**2. 现代研究对情志的诠释**　经过历史的应用和发展，情志的概念已蕴含了丰富的内容，但医家的学术见解不同，对情志的理解也不尽相同。第六版《中医基础理论》中指出情志是机体的精神状态，是人体对客观外界事物和现象所做的七种不同的情绪反应。显然，这种理解来自于对"七情"的诠释，有其一定的局限性。金光亮教授认为情志是一种内心的体验，是在外界刺激因素的作用下，五脏精气发生变动而产生的具有某种倾向性的态度表现，是通过心神的感应，在多种因素影响下所产生。武刚则指出情志是机体的精神状态，机体对心神的主导和调节下，以五脏精气作为物质条件，在外界环境的刺激和影响下，通过内外综合作用而对客观事物所产生的一种特殊的反映形式，是人对于客观事物能否满足自己欲望而产生的体验。

纵观上述各家之见，都阐明了情志是一种精神心理状态，通过内外因的相互作用而形成。

**3. 对情志内涵的理解**　情志远不止"七情""五志"。"七情"在古代文献中所提的内容也各有不同，杨巧芳认为，"七""五"只是一个虚数，源于古人对人体解剖及五行学说的特殊理解，"七情""五志"具有代表性，而并非全部。情志是一个广义的概念，除"七情""五志"外，古人所提到的魂、魄、意、志、爱、欲、恨等均包括在情志的范畴。情志是中医学特有的称谓，是人的精神心理活动的总体概括。

情志是人的一种内在体验，而这种内在体验具有某些特征的表现和倾向性，对机体产生各种不同的影响。一般来说，人与生俱来具有表达某种情志的能力，并且这种表达符合一定的规律，与外界环境相适应，一定的情志表达对人的身心和谐具有正向调解的作用，若超过一定的限度或表现不及，则会对身心造成一定的伤害。所谓"情志异常"，并非只是情志的表现超过一定的限度或不及，如"大怒""大喜""大悲"等，还包括情志的表现与环境刺激不相适应，如听到高兴的事情却暗自伤心，前一种是情志致病的原因，而后一种则往往是精神、心理疾病的症状表现，说明人体缺乏表达正常情志的能力。

## 情志包含的具体内容

**喜**：是个体脏腑气血功能协调，且愿望实现、紧张解除的轻松愉快的情绪体验及相应的表情及行为变化。《黄帝内经》认为"喜则气缓"，包括缓和紧张情绪和心气涣散两个方面。在通常情况下，喜能缓和精神紧张，使营卫通利，精神愉快，所以一般认为喜是一种积极的情绪，对人体健康有利，常言道"笑一笑，十年少"。《素问·举痛论》曰："喜则气和志达，营卫通利，故气缓矣。"但暴喜过度，可使心气涣散，神不守舍，甚则失神狂乱，严重的可导致昏厥或突然死亡，如"范进中举"即属此类。

**怒**：是人的欲望未得到满足或自尊心受到打击而引起的情绪体验，通常情况下，怒是一种消极的情绪体验。但杨巧芳认为，适当的发怒也会对身体的气机有疏导作用，而不明原因的一概制怒使怒气不得发作可郁而发病。若怒不可遏，超越了人体的承受能力时，也会成为一种突发性的致病因素。例如，《素问·生气通天论》曰："大怒则形气绝，则血苑于上，使人薄厥。"

**忧**：指担忧、忧虑、愁苦等，是指对所面临的问题找不到解决的办法及自身状况不佳、担心时，以心情低沉为特点的复合情绪状态，是一种非良性的情绪反应。过度的忧虑，往往会给人体造成损害。《灵枢·口问》曰："忧思则心气急，心气急则气道约，约而不利，故太息以伸出之。""忧"既不同于"悲"，也不同于"思"，所以既不属于"肺志"，也不属于"脾志"，但又与肺脾两脏密切相关，"忧郁"与肺相关，"忧愁、忧虑"则与脾相关。

**思**：是指对所思问题不解，事情未解决及肝脾气郁功能低下时产生的担忧焦虑的心情，是一种思虑不安的情绪状态。《灵枢·本神》曰："因志而存变谓之思。"思，有思考和思慕两重含义，其甲骨文也是"脑"与"心"的结合，说明古人已经意识到情感与意识、思维的密切相关，所以把思列入七情之一。在思虑过度、所思不遂的情况下，常会影响到机体的正常生理活动而产生神情倦怠、胸膈满闷等症状，故《素问·举痛论》曰："思则心有所存，神有所归，正气留而不行，故气结也。"

悲：是指个体对所热爱的人或物丧失与所追求的希望破灭及脏腑精气亏虚时，对哀痛情绪的体验。悲哀在一定范围内，是个体遭受挫折后负性情绪的释放。但是，过度悲哀，则会使阴阳失调，精神涣散，邪气乘虚而入，损伤人体正气。《素问·举痛论》曰"悲则气消""悲则心气急，肺部叶举，而上焦不通，营卫不散，热气在中，故气消也"。现代医学认为，情绪过度悲伤，会使人体的免疫力下降，人体就容易患病。

恐：指遇到危险而又无力应付及脏腑气虚大虚时产生惧怕不安的情绪体验。恐在一定程度上是机体在面临威胁时的一种保护性反应，属于人体的正常情志。但当机体脏腑气血虚弱时，人体对外界刺激的敏感性增强，则会出现"心中澹澹大动"，自觉恐惧不安的表现；或是遇到很小的外界刺激就表现出惊悸不安的症状。

惊：指突然遭受意外之事尤其在心神欠稳、脏腑机能失调时而产生的紧张惊骇的情绪体验。《吕氏春秋·慎独》曰"众庶泯泯，皆有远志，其生若惊"，惊是突然遇到意想不到之事而做的一种保护性反应。脏腑气血虚弱时人易受到惊吓而惊悸不安，则属病理性反应。

爱：是指人对自己喜欢的事物表现的一种特别的情感体验。每个人与生俱来都有爱的欲望和能力，而这种爱也与环境和一般的理念相适应。当人的精神受到刺激而有某种心理疾患时，有时会丧失爱的能力，对亲人朋友表现出不相适应的仇恨心理。

欲：是指人想要得到某种事物或目标时的欲望。心理健康者对事物有一定的欲求，但强度适中，当欲求受挫时，可从实际出发做出适当的调整，而不是听凭负性情绪的驱使，可以将自己内在的需求与外在的要求相结合。当人的欲望受挫时不能及时调整，而恣意蔓延，对心理也会造成莫大的伤害，如单相思等。

恨：是指人的身体或心理受到伤害时对刺激物所产生的仇恨报复心理体验。人对特别的伤害产生仇恨心理是正常的，但是对一般的伤害产生过度的仇恨报复心理则会对身心造成危害，而且有时会采取极端的行为对社会和他人产生伤害。

当然，广义的"情志"还包括很多内容，如疑、魂、魄、虑、智等。总之，杨巧芳认为，作为与生俱来的情志反应，是在人的长期进化中形成和保留下来的，在一定范围内均对机体是一种自我保护反应，或是疏泄，或是警惕，但过分的表达则对机体产生伤害，成为心理疾患的致病因素和症状表现之一。

## 情志的类别

**1. 良性情志与不良情志**　传统认为，良性情志是指对人体产生有益的帮助的情绪反应，如喜、爱等。不良情志则是对人体产生伤害的情绪反应，如怒、悲、恐、惊。但杨巧芳认为，所有的情志，均可认为既是良性情志，又是不良情志，并非截然分开的。在正常情况下所表现出来的一定程度的情志反应，是人体自我保护机制的启动，对人体不产生伤害。可以认为此时的情绪或是适度的情志反应是良性情志，在情志的过度或不及表达时，对人体可产生一定的伤害，可以导致一定的疾患，或是在身体虚弱、有精神心理疾患时所表达的情志反应为不良情志。总之，判断情志的良与不良，重点在于其产生的效果，对情志本身，表达的度尤为重要。

**2. 经意情志与不经意情志**　张伯华教授首先把情志分为经意情志和不经意情志，将与"思"关系密切者称作经意情志，与情境刺激关系密切者称作不经意情志。

经意情志：有"思"认知参与并产生于"思"之后的情志为经意情志，即情感激发之前，主体必须对情境刺激形成某种认识，做出某种评价，根据认识、评价结果而产生某种情感活动，这需较高级的认知活动思维记忆等参与，认知活动（思）对情志的产生有定向作用，关系到情志的性质和强度。

不经意情志："情"直接产生于情境刺激，不经"思"（认知）参与，或仅经较低级认知活动，如直觉的参与，只要有情境刺激，便可出其不意，一触即发，这样产生的情志往往是本能的、反射样的、激发态的，称为不经意情志。

"经意情志"与"不经意情志"在情志的发生过程中并不是截然分开的，有些被认为是经意情志，而有些被认为是不经意情志，是因为情志的"经意"和"不经意"在情志发生中所占的份额不同而已。笔者认为，任何情志都有"经意"的成分，即便是"勃然大怒"的状态也会因人的修养和性格的不同而表现的有所差异，也会受到环境的制约。人在经过长期的磨砺和陶冶后随着思想意识的改变，性情也会有所改变，情志的"经意"就会逐渐占主导地位，正所谓"宠辱不惊，闲看庭前花开花落"。任何"情志"亦都有"不经意"的成分，即属于人的本能的与生俱来的特点，这些"不经意"取决于人的先天禀赋和性格，与人的生理和心理素质相联系。当人处于身心有疾患的状态时，不经意情志则表现较为显著，表现为一种对外界事物的高敏感状态，说明人的机体功能紊乱。这类患者的理性控制能力差，表现为情绪波动大，不分场合，随意发作，自我管理能力差，意志力薄弱等。

# 4　情志辨识

学者阎兆君等认为，目下情志混同，见情志病则认作肝郁内伤，或一味疏肝解郁，或屡用平肝息风，也已成为制约中医临床疗效提高的瓶颈，情志有别，应当辨识。

## 情志不宜混同

喜、怒、忧、思、悲、惊、恐七情，是环境与生命体作用中的反应类型，即感物而动，属于个体体验，具有外显性。神、魂、魄、意、志五志，是生命体潜在的特性、本能，具有内在性。在环境与生命体作用过程中，通过识神的感知，心为之择，意志的调控，从而个体产生不同类型情绪的反应和适宜的动作行为。从一定意义上讲，七情发生重点不在内伤，而在于生命个体对外界的感应特点的不同。五志虽属生命体潜在的特性、本能，多为"天之就也"，与气质、体质紧密关联，既与禀赋有关，因禀气偏秉成就，又有某种习得的特点，但可以由于习染或药物干预而改变和调控。

## 五志应当区别

神魂魄意志是《黄帝内经》借五行五脏说所作的分类，《素问》称五脏为"神脏五"，即心藏神，肺藏魄，肝藏魂，脾藏意，肾藏志。《素问集注》注释"五志"为神魂魄意志。

魂魄：常并称，有着一些共同特点，即与生俱来，基于形气，自然形成；与形体机能强弱有关。"形气既殊，魂魄各异"，遗传或禀赋不同，可造成魂魄各异，亦即有着某种遗传特性。"用物精多，则魂魄强"，有后天习性差别。病理状态下，其病证表现有某些相似之处，《灵枢·本神》曰"肝，悲哀动中则伤魂，魂伤则狂妄不精""肺，喜乐无极则伤魄，魄伤则狂"。魂魄虽并称，但又有不同，既有联系但本质又有区别的心理活动。魄，属阴神，属精的表现，具有抑制性、被动性，是与生俱来的，本能性的，一旦形体出现便基本具备，具有"魄属形体""并精出入"等义，后世有"体魄"之说，即"肺藏魄"。魄是较低级的神经精神活动，如新生儿啼哭等非条件反射动作和四肢运动、耳听、目视、冷热痛痒等感知觉及记忆等。魂，属阳神，必附着于神，属神的分支，是后天发展而成的，具有兴奋性、主动性，指一些非本能的、较高级的精神心理活动，是建立在神气活动基础上的，是逐步发展完善的，活跃的，故有"魂属精神""随神往来"，后世有"灵魂"之说，即"肝藏魂"。魂以魄的活动为基础，是比魄更高级的精神心理活动，类似所谓思维、想象、评价、决断和情感、意志等心理活动。"运用动作的是魂，不运用动作的是魄""动以营身谓之魂，静以镇形谓之魄""魂强者多寤，魄强者多眠"。中国传统文化常以阴阳动静来区分。《左传》曰："魂阳而魄阴，魂动而魄静。"

志意：有时合称，《灵枢·本脏》曰："志意者，所以御精神，收魂魄，适寒温，和喜怒者也。""志意和则精神专直，魂魄不散，悔怒不起，五脏不受邪"。说明"志意"可驾驭控制其他心理活动或过程。但这里的"志意"，实际上主要是指"志"的含义之一。志，有广义与狭义之分。广义"志"，与神同义，泛指各种精神情绪活动。"心藏神""心主神志"，"五志""元志"均与"神"同义。狭义"志"，主要含义是有着明确目标的意向性心理过程，即动机和意志，亦与技巧有联系。《素问·灵兰秘典》曰："肾藏志""肾者，作强之官，技巧出焉。"意即肾中精气充盈强弱与否，与人的毅力、坚韧性和意志坚定与否及动作行为的自控与调节有关。意，大多与注意记忆思维和推测等心理活动有关。其主要含义：

记忆，《灵枢·本神》曰"心有所忆谓之意"，《三因极一病症方法》曰"意者，记所往事"，又指注意，表现为对某事物或动作行为的指向和集中，它和记忆有着内在联系，《类经·藏象类》曰"一念之生，心有所向，而未定者，曰意"，《医宗金鉴》曰"意者，心神之机动而未行之谓也"，含有注意性质，可理解为进行思维活动或动作行为的初始状态；思即思考、思虑，《黄帝内经》曰"脾藏意""脾在志为思""脾为谏议之官"；《三因极一病症方法》曰"脾主意与思，意者记所往事，思者兼心之所为也"；《难经》有"脾藏意与智"之说；意还有推测臆度分析之义，《说文解字》曰"意者，志也"。从心察言而知意也，《医先》曰"医者，意也。度病之起意而治之"。注意、记忆、思虑推测与分析均属前后相贯的思维组成过程。另外，意不仅是思维活动之不同过程，亦是情感欲念赖以萌生的前提，《诸真语录》曰"心有所从谓之情，情有所属谓之意"。《类经·藏象类》曰"志为意已决而卓有所立者"。《证治准绳》更是明确指出"志意合称者，志是静而不移，意是动而不定"。

神：是各类心理活动的总称。有元神、欲神、识神之分，张景岳认为"神有元神，气有元气""元神见则元气生，元气生则元精产"，元神是来自先天的，是生命的主宰。"欲神者气禀之性"，主要涉及个体和种系延续等源自本能的生物功能，它或自主萌动，或由外界刺激所诱（通过识神）而发动。识神是元神基础上的一种后天的高级精神心理活动，却又能干扰元神。

## 七情亦需明辨

七情即喜、怒、忧、思、悲、惊、恐七种情感，是环境与生命体作用中感物而动的反应类型，中医认为，"七情人之常性"，它既是一种本能冲动，又是一种行为，既是一类体验，又是一种反应，是人类所有的一种复合状态。《荀子·正名》曰"性之好、恶、喜、怒、哀、乐谓之情""性者天之就也，情者性之质也，欲者，情之应也"，欲同样与自然质性相关，为性的一个组成部分。人的欲求具体表现不一，凡主观上企求的满足或驱使人们为达到某一目的而进行的各种努力的心理动因，均属于欲的范畴。由于"人之情欲无涯"，一些欲望满足后，又会产生新的更高层次的欲求，所以情与欲对健康的维护有着利与弊的双重性特点。例如，《道藏精华录》曰："人之禀气必有情性。性之所感者，情也；情之所安者，欲也。情出于性而情违性，欲由于情而欲害情。"朱熹所谓"喜怒哀乐，情也；其未发则性也"，性是静也，其发动为情。脏有强弱、腑有脆薄、情性偏秉、欲恶嗜好，具有一定气质、体质、自然禀性的生命体，感触外界刺激，"感物而动""知与物接，而好憎生焉"。"情"不是一种单纯的反应或体验，它涉及内外多个心理生理层次，心神的知止、魂魄的兴抑、志意的驱制、形体动作行为的转释、脏腑气血的代偿与反馈等，对"情"的"感、知、应、发、动"过程起到非常重要的调控作用。七情由于人的个体特点，具有外显性、指向性、诱发性、深刻性、协调性、稳定性、适当性、效能性、反馈性、自觉性的差异。情的表现形式多样不一而复杂，但归结而言"情虽有七，而喜也，爱也，皆欲之别；怒也，哀也，惧也，皆恶之别也。故情七欲恶可以赅之"。

**1. 喜** 肯定性情绪，归之于阳，笑是喜的表现，《增韵》曰："笑，喜而解颜启齿也。"《论语》言"乐然后笑"，喜为心之志，是人类独特的感情表现和流露。喜笑使心神畅、心志达、营卫气血通利，有益健康。但过度或过长时间地喜笑，就成了致病因素，《灵枢·本神》曰"喜乐者，神惮散而不藏"，《素问·举痛论》曰"喜则气缓"，心气散而不收，神无所归藏。"乐极生悲"，喜乐无极，火克金，害肺伤魄，表现为狂，意不存人；皮革焦，毛悴色夭。喜，暴喜过度或人体心气内虚，难以承受强烈的喜乐情绪时，便会形成喜的致病情况，心藏血舍神，若其太过则心气涣散不收，神不守舍，出现心神散越的种种变端。一为损伤心气；一为致病狂乱。

**2. 怒** 以性情急躁易怒或无故善怒为主要表现，是一种积极性情绪。郁怒是一种极不愉快的情感，也是胸无大志的表现。人格受到压抑或侮辱，苦衷难言，郁气不舒，怨气不伸，久存于心，快快郁于肝，发展而成。或文明和修养缺乏，不能容忍，或自尊心受到嘲弄，利害不得调解，怨恨超越自持力的忍受限度，"怒则气上""怒则气逆"，勃然大怒。可以使气机逆乱，阳气升发，气血上逆。由于肝主疏泄，"在志为怒"，故"怒伤肝"，同时肝气升泄太过，血随气逆，甚而呕血、昏厥及飧泄等。从怒的病证表现及其发病机制，不难推论怒之病因其性属于阳，乃向上、向外导致气机升发太过之病。"盛怒者迷惑不治"，盛怒不止，土克水，害肾伤志，表现为喜忘其前言；腰脊不可俯仰屈伸，毛悴色夭。

**3. 忧**　以担忧愁郁为主要表现，是一种消极性情绪。持续日久的不合心意，或处于逆境中的不良心境，如社会生活中，预感到前景不妙而担忧，思想焦虑，情志沉郁。"忧则气聚""愁忧者，气闭塞而不行"，忧愁不解，木克土，则害脾伤意，表现为膜乱，四肢不举，毛悴色夭。

**4. 思**　以思绪不宁、脘闷不适为主要表现，是一种积极性情绪。思可以凝神定志、意守中宫、唤起欲情，但"思则心有所存，神有所归，正气留而不行，故气结也"。伏惕思虑，水克火，则害心伤神，表现为恐惧自失，破脱肉，毛悴色夭。思为思虑，乃长期持久地专注于某一事物，或所求不遂以致太过。思虑太过则志凝神聚，久之出现气机运行滞碍的种种表现。因脾"在志为思"，故"思伤脾"，从而多见运化无力、运化失常的病变。气结不行，脾运受阻则见脘腹痞胀，纳食不佳，甚则泄泻等，由于思则气机结滞，还可见不眠辗转，嗜卧倦怠，头晕神疲等。严重的还可影响生殖功能，出现男子滑精，女子白带和筋肉失养。因脾与思的形神关系，思虑过度致病以脾运不健之变为主。

**5. 悲**　以心境凄楚为主要表现，是一种消极性情绪。忧与悲程度有不同，但同属于肺志，两者均为不良刺激的情绪反应。过度的忧愁悲哀容易导致气机收敛，闭塞不行，终而导致宣发肃降失常、肺气消损诸证。悲忧致病，从其病因性质而言属于阴性病邪，为病多影响心系肺系，出现心急肺举病证。症见悲伤欲哭、神情郁闷、胸闷不舒、善太息以及肺气亏虚诸变，严重者出现上下隔塞不通的噎嗝证。

**6. 惊恐**　惊以神情紧张惊骇为主要表现，是一种被动性情绪。恐，以胆怯恐吓为主要表现，是一种被动性情绪。恐是过度惧怕，惊是突然受惊的一种精神刺激，其区别是恐为自知而惊为不自知，两者均属不良刺激，能使机体的气机运行紊乱或者肾气的摄纳无权，同时大惊卒恐又会伤及心神，故惊亦有属心志之所说。其病甚者，可见癫狂、喜笑、歌乐、妄行不休息及狂言诸症，《黄帝内经》认为其病皆由于"得之大恐"，恐则气下，惊则气乱，其为病伤气机，伤气血，伤五脏，伤精神者，确乎其然。两者阴阳有别，恐为气机内敛向下，故属于阴；惊则气机散乱，精神动荡，属于阴。

# 5　情志概念和分类

情志是中医心理学的一个重要概念，它不仅是人体的一种正常生命活动，也是一种致病病因。正确全面地认识情志的含义是推动中医情志理论的必要条件，更是发展中医心理学的重要基础。学者邵祺腾等结合古代文献中有关情志的描述，就情志的渊源做了论述，有助于对情志的理解和准确把握。

## 情、志和情志的概念

中国古代多以"情"字，表示感情、情绪的意思。例如，《荀子·正名》曰："性之好恶喜怒哀乐，谓之情。"此外，"情"还有爱情、真情、实情、情况、情态、情趣等义，因此是一个多义词。在古代有时也用"志"字来表示感情、情绪。例如，《素问·阴阳应象大论》曰"肝在志为怒""心在志为喜""脾在志为思""肺在志为悲""肾在志为恐"的"五志"；《素问·四气调神大论》曰"使志无怒""使志安宁"等，其中的"志"皆是指情绪、情感而言。但古代"志"的含义，更多的是指意志、志向而言。例如，《论语·子罕》曰"三军可夺帅也，匹夫不可夺志也"；《素问·血气形志》中"形乐志苦"和"形苦志苦"等则有了神的意思；而《灵枢·本神》曰"意之所存谓之志"，又是指记忆存储而言。因此，"情"与"志"单独使用时，并非情感、情绪的专用术语，而将"情"与"志"二者组合成"情志"时，则排除了"情""志"的其他含义，成为情感、情绪的专属性名词术语。

"情志"一词形成较晚，有人考证在唐代孔颖达对《诗·周南关雎》"窈窕淑女，琴瑟友之"的疏文"以琴瑟相和，似人情志，故以友言之"中始见这一词汇。此前的古代典籍包括中医古籍在内，其中尚未见情、志二字组合成词，直到明代张景岳在《类经》中提出"情志九气""情志"一词才在中医学中广泛运用，且医论提及之处多引《黄帝内经》中五脏五志等内容。即《类经·疾病类》曰"世有所谓七情者，即本经之五志也"。中国古代在"情志"一词出现前，对情绪、情感大多以"情"字来表示，也可见以"志"来表示者。在中医学中，情志是怒、喜、思、忧、悲、恐、惊"七情"和怒、喜、思、忧、恐"五志"的统称，是指人类的情感过程。中医学的七情五志概括了人类情绪活动的基本状态，包括现代心理学所说的喜怒哀惧人类情绪活动的四大基本形式，它们之间的复合则囊括了人类复杂多变的全部情感变化。当代学者分析古文献中有关情志的论述，认为《黄帝内经》的情志与现代心理学的情绪在内涵上基本相同，即是人对与己相关的外界事件进行评价后，根据事件与自身需要的复合程度而产生的内心体验，伴有内在的生理功能变化和外部表情、行为。

## 情志的分类

人的情志活动十分复杂，可表现为多种多样的情绪状态。为了理论研究和临床应用方便，将复杂的情志活动进行分类归纳，这是至今仍采用的方法，如《医学心理学》将快乐、悲哀、愤怒、恐惧作为四种最基本的情绪形式或原始情绪。中国古代对基本情绪的分类有二情、四情、五情、六情、七情、九情、十情之说。

**1. 二情说**　这是我国古代先贤对复杂情志高度概括的"情二端"分类法。孔子曰："唯仁者，能好人，能恶人。"（《论语·里仁》）认为在复杂的情感中，最基本的是"好"与"恶"二端，其余皆由此二者分化衍生出来。《左传·昭公二十五年》曰："喜生于好，怒生于恶……好物乐也，恶物哀也。"肯定了"好""恶"是产生喜、怒、哀、乐等情感的基础。《礼记·礼运》曰："欲恶者，心之大端也。"《礼记集解》曰："情虽有七，而喜也、爱也，皆欲之别也；怒也、哀也、惧也，皆恶之别。故情七而欲、恶可以该之，故曰欲、恶者心之大端也。"这里的"欲"，即"好"或"爱"，也肯定了"好""恶"是人情感的两个"大端"。《黄帝内经》则用"阴阳喜怒"（《素问·调经论》）将情志划分为两大类，喜为阳，怒为阴，用喜概括了需要获得满足时所产生的积极、肯定的情绪，故为阳；用怒概括了需要未获得满足时所产生的消极、否定的情绪，故为阴。

**2. 四情说**　《孟子·告子上》曰："性感于物而动，则缘于情而为四端。"因此，将人的基本情绪分为四种分类法起之于孟子的"四端说"。《中庸》曰："喜怒哀乐之未发，谓之中；发而皆中节，谓之和。"明确将情志分类为"喜、怒、哀、乐"四种。汉代董仲舒《春秋繁露·阳尊阴卑》曰："夫喜怒哀乐之发，与清暖寒暑其实一贯也。"将人的"喜怒哀乐"四种情志对应于一年的春夏秋冬。朱熹也主张将情志分为四种，但除了继承《中庸》的"喜、怒、哀、乐"之外，还有"喜、怒、忧、乐""好、乐、忧、惧"（《朱子语类》）的提法。

**3. 五情说**　五情即五志，将人的情志划分为五。虽然《吕氏春秋·尽数》提到"喜、怒、忧、恐、哀"五情，但最具有代表性的还是《黄帝内经》的"五志"说。《素问·阴阳应象大论》曰："人有五脏化五气，以生喜怒思忧恐。"《黄帝内经》认为情志的产生与五脏气化功能密切相关，因此在五行学说影响下，将情志按五行归类而分属于五脏，称为"五脏情志"，简称"五志"。此即《素问·阴阳应象大论》所说，肝"在志为怒"、心"在志为喜"、脾"在志为思"、肺"在志为忧"、肾"在志为恐"。自此之后，"怒喜思忧恐"成为当今较为"规范"的"五志"概念，在中医学中一直沿用至今。

**4. 六情说**　将情志分为六的提法，最早见于《左传·昭公二十五年》，曰："民有好、恶、喜、怒、哀、乐，生于六气，是故审则宜类，以制六志。"《左传》将情志概括为"好恶喜怒哀乐"六种，称为"六志"。《荀子·正名》则将其称为"六情"："性之好、恶、喜、怒、哀、乐，谓之情。"《荀子》之"六情"与《左传》之"六志"内容完全相同，且可两两相应组成三对。《庄子》的"六情"有"悲乐、喜怒、好恶"（《刻意》）及"恶欲、喜怒、哀乐"（《庚桑楚》），也皆为三对组合。东汉《白虎通义·性情》曰："六情者何谓也？喜、怒、哀、乐、爱、恶谓六情。"由此可见，儒家、道家所言之"六情"内容基本相同，仅是文字上的一些差别，如"好"与"爱""欲"，"悲"与"哀"等。但三国时刘劭《人物志·八观》曰："夫人之情有六机。"指出"六机"变化所产生的"六情"是"喜、怨、恶、悦、惧、妒"，这是前人所未提及的。此外，佛家"六根"（眼、耳、鼻、舌、身、意）也称"六情"，例如，《金光明经·空品》曰："心处六情，如鸟投网。"这与儒道医所言"六情"名同而实异。

**5. 七情说**　将情志分类为七，最早见于《礼记·礼运》，曰："何谓人情？喜、怒、哀、惧、爱、恶、欲，七者弗学而能。"此即儒家所说"七情"。而道家与佛家所说"七情"和儒家稍有不同，分别为"喜、怒、忧、悲、好、憎、欲"及"喜、怒、忧、惧、爱、憎、欲"，但儒、道、释三家皆将"欲"列为"七情"之末。"欲"即是需要，虽然与"情"有着密切的关系，但并不是一种情感，因此后世多以中医学的"喜、怒、忧、思、悲、恐、惊"为"七情"。中医学的七情说，是宋代医家陈无择在《黄帝内经》基础上归纳总结出的新说，见于《三因极一病证方论·三因论》，曰："七情者，喜、怒、忧、思、悲、恐、惊是也。"这个新七情说比之前的七情说更合理，不仅被广泛采用，而且也完善了中医理论的情志学说。但也有对将"思"纳入"七情"持有异议者，对"思"的认识至今观点仍不统一。有学者认为，"思"对七情起主导作用，对各种情绪都有评价决定的中心作用；也有学者认为，"思"的实质等同抑郁情绪；邵祺腾之师认为"思"为分析、综合、推理、判断的思维过程，是五志七情的中位情志。虽然各家对"思"的理解不同，但"思"对脏腑气血的影响却是毋庸置疑的。

**6. 九情说**　《荀子·正名》除了提出"六情"说外，还提出"说、故、喜、怒、哀、乐、爱、恶、欲，以心异"。有人据此认为这是荀子提出的"九情"，除"喜怒哀乐爱恶欲"外，增加了"说"与"故"。《说文解字》曰："说，释也。"《辞海》曰："说，通脱。"因此"说"是指开释、开脱后的愉快心情；"故"可读为"锢"，是指心中郁结不愉快的情绪。《素问·举痛论》以情志为主体，总结出"九气"

病机，"怒则气上，喜则气缓，悲则气消，恐则气下，寒则气收，炅则气泄，惊则气乱，劳则气耗，思则气结。"其中寒、炅（热）、劳三者不属于情志内容，因此只是"喜、怒、悲、恐、惊、思"六情，因此《黄帝内经》的"九气说"不等于"九情说"。

**7. 十情说**　将情志分类为十的观点，以吴澄、刘智为代表。吴澄《宋元学案》曰："约爱、恶、哀、乐、喜、怒、忧、惧、悲、欲十者之情，而归之于礼、义、仁、智四者之性。"（《草庐学案·草庐精语》）提出"爱恶哀乐喜怒忧惧悲欲"为"十情"。而清初刘智《天方性理·图传》曰："心七层而其情有十，喜也、怒也、爱也、恶也、哀也、乐也、忧也、欲也、望也、惧也。"（《大成全品图说》）明确提出"喜怒爱恶哀乐忧欲望惧"为"十情"。二者所不同的是，刘智"十情"中无"悲"而增加了"望"（希望）。

以上各家对情志分类的方法虽有所不同，但都是对人的基本情绪的概括，其内容基本相似，只是繁简有别。其中以《黄帝内经》的"五志"和《三因极一病症方论》根据《黄帝内经》而确立的"七情"最为后世推崇，在中医学中得到广泛运用，因此在中医心理学中所称之"情志"，实际就是此"七情""五志"的统称。其中"五志"是将"七情"中的"忧"合并于"悲"而归属于"肺之志"，"惊"合并于"恐"而归属于"肾之志"，因此"七情"包含了"五志"，而"五志"也概括了"七情"。怒、喜、思、忧、悲、恐、惊作为七种基本情绪，相互复合后则突破了七或五的具体数字局限，可概括人的心理活动中复杂的全部情志变化。

值得一提的是，中国古代对情志的"情二端"分类法所形成的"二情说"，与现代心理学认为人的情绪、情感变化具有两极性的观点颇有相似之处。这种两极性表现为肯定与否定的对立性质、积极的增力作用和消极的减力作用、强与弱、紧张与轻松、激动与平静的状态。凡是需要得到满足时所产生的是一种肯定的情绪，一般都具有积极的增力作用，因此又称为积极情绪或正性情绪；凡是需要得不到满足时所产生的是一种否定的情绪，一般都具有消极的减力作用，因此又称为消极情绪或负性情绪。这样，把人的多种多样情感都可以按照对比的性质配比成对，凡是配比成对的两种情感，都是在性质方面彼此相反，如欢-悲、乐-哀、喜-恶、爱-恨等。《黄帝内经》曰"神有余则笑不休，神不足则悲"（《素问·调经论》）、"肝气虚则恐，实则怒"（《灵枢·本神》）等，也都是情志活动两极性特征的表现。

情志虽然是人对外界事物的反应，但外界事物对人是否起作用或起何作用，决定于它对人是否有意义及何种意义，而这是由心神认识与评价的，因而心神的特点和反应能力对个体情志的产生具有重要甚至是决定作用。例如，《关尹子·五鉴》曰"情生于心""心感物……生情""因识生情"。中医心理学认为，认知活动是在心神主导之下进行的，心神对客观事物是否满足个体需要的认知，才会产生不同的态度体验而表现出相应的情志，因此心神在情志活动中具有主导作用。情志活动是以五脏为生理基础的，情志与五脏之间虽然有着某种相互对应的联系，但这种联系并非是不同性质情感刺激直接作用于某脏的结果，而是首先作用于心，被心神认知后，通过心神的调节而使五脏分别产生不同的变动，形于外则表现为相应的情志变化。

近年来，学者们对中医"七情学说"的研究日渐深入，有人提出"中医情志学"的学科概念，构筑了中医情志学学科的理论框架。这些研究内容从核心概念到情志理论与假说，从情志表现到情志心理与生理，从情志病理到情志病证与防治，都对中医的七情学说从理论到临床进行了全面详细的阐述。中医学的这些情志理论，是中医心理学基础理论的重要组成部分，与认知理论、意志理论、睡梦理论、人格理论等共同构成中医心理学对心理过程和个性心理特征的认识。中医情志学充实了中医心理学的基础理论，是对中医情志理论的深化，对中医心理学的发展起到了推动作用，对中医养生保健及"治未病"均具有重要的指导意义。

# 6　情志概念的研究

在中医学领域，张景岳《类经》中最早提出情志概念，但对何谓情志，情志与七情、情绪等关系问题，却一直缺乏清晰的认识。近年来，许多学者对此进行了深入探讨，但至今尚未达成共识，故学者邢玉瑞认为，有必要在对以往研究成果进行系统梳理的基础上，提出新的情志概念的定义。

## 情志合称说

有学者认为，中医情志概念是情与志的合称。如韩成仁认为，情志是指人的精神情感变化，情感出于人性，人性的一切活动都有一定的内在规律，皆为有序运动，目的明确，方向专一，每一种情感的出现都代表心神的某个方面的向往，所以说情感是有一定志向的精神运动，故称情志。笼统地讲，七情就是情志，情志就是七情，但仔细分析起来，情与志还是有区别的，志在内，生于藏，情在外，成于感。《黄帝内经》论喜怒忧思恐与脏腑的关系时，用了两种不同的表述方法，一说"人有五脏化五气，以生喜怒悲忧恐"，一说"在志为怒"等（《素问·阴阳应象大论》），这一"生"一"在"似乎隐藏有"在脏为志，出则为情"之义。张燕等也认为情、志、神是三个既密切相关，又有所区别的概念。"情"是"性"受到"物"的刺激，再经过"心"的所取而显于外的各种情感表现。中医的"七情"也是"性"显于外的七种不同情感表现。"志"虽然有时也可代指情绪、情感，但大部分情况下是带有意向性的心理活动，有其特殊的价值属性。"神"的含义较之"情"和"志"要广泛得多，"情"和"志"都包含在狭义之神的范畴中。总之，神包括"情"和"志"，而"情"和"志"都是心理活动的外在表现，"情"是"性"表现于外的各种具体情感，"志"有方向性，是经过动机斗争而确立奋斗目标的心理过程。

上述定义至少存在如下问题：一是用情感界定情志，而没有提及情绪。但在现代心理学中，情感与情绪并不完全相同，一般而言，情绪是偏向与生理性需要相联系的内心体验，而情感是常与社会性需要相联系的较高级的内心感受，是人类独有的复杂的心理体验。情绪总是由当时的情境所决定，随情境迅速变化，不太稳定，比情感更为强烈，具有较多的冲动性和明显的外部表现，可称为"扩大了的情感"；情感则是既具有情境性，又具有稳定性与长期性，着重表明情感过程的感受方面，即情感过程的主观体验方面。二是认为情感是有一定志向的精神运动，或认为"志"有方向性，是经过动机斗争而确立奋斗目标的心理过程，则有将情感与意志概念混同之嫌，因为意志是指一个人自觉地确定目的，并根据目的来支配、调节自己的行动，克服各种困难，从而实现目的的心理过程，具有较为明确的志向，而情感则否。三是认为七情就是情志，情志就是七情，则为同义语反复，并未揭示情志概念的实质，而且混淆了上位概念与下位概念的区别。

另外，黄跃东等认为情与志区别在于：情偏重于功能意识，与脑关系密切，而志偏重于物质形态，与五脏有直接关系；情动于外而志存于内；五志是情的原生态前体，七情是大脑对外界客观事物刺激的不同情绪反应，是思维活动的外象表露，属中医神明体现之一。毛海燕对五志、七情的概念研究认为，五志，包括喜、怒、思、忧（悲）、恐，是以五脏气血为基础，在五脏气化过程中所产生的、有目的的脏气的运动，是五脏与生俱来的本能，属于五脏正常生理功能活动的表现，有调和气机的作用。七情是指机体接受内、外界刺激后所表现于外的七种不同的情感，是由五志演化而来的异常情志状态，属病因之一。情志概念具有双重含义，正常情况下称为五志，致病时则称为七情，七情由五志发动，情以表志，五志调和的结果决定七情发病与否，情、志合则为一，分则为二。阎兆君等也提出情志有别，不宜混同，视情志为七情、五志的合称。

　　上述定义存在着明显的逻辑混乱，一是五志与七情同为人体的情绪反应，只有程度或持续时间的区别，而要将情与志分功能意识与物质形态，又分别与脑、五脏相关联，没有相应的实践及理论依据。二是既然同为人体的情绪反应，则势必有相同的刺激因素、意识体验、生理唤醒以及行为，不可能七情由五志发动，情以表志。

## 情志一体说

　　将情志视为一个单一的、不可拆分的概念，与现代心理学对情绪的认识与重视有关，许多学者认为，情志即中医学对现代心理学情绪、情感的特有称谓，或者说情志概念相当于人的情感系统或过程，其代表心理成分分为情感、情绪与心境，三者在心理功能和外显表征方面常难截然分开。在此基础上，借鉴现代心理学情绪的定义，力图对情志概念予以界定，如闵范忠认为情志活动本是人体对外界刺激（主要是自然环境及社会环境）和体内刺激（或称内源性刺激）的保护性反应。金光亮早期认为情志是人体对与已发生某种关系的客观事物的内心体验，其性质与个体的心理需要相关。情志是在外界刺激因素作用下，五脏精气发生变动而产生的具有某种倾向性的态度表现，是通过心神的感应，在多种因素影响下产生的，心神的反应能力对情志的产生具有重要甚至是决定性作用。其后则明确指出《黄帝内经》的情志与现代心理学的情绪在内涵上是基本相同的，并直接借用现代情绪定义以界定情志概念。武刚认为所谓情志是指机体的精神状态，即机体在心神的主导和调节下，以五脏精气作为物质基础，以相互协调的脏腑功能活动为内在条件，在外界环境的刺激和影响下，内外综合作用而对客观事物产生的一种特殊反应形式，是人对于客观事物能否满足自己欲望而产生的体验。情志活动以五脏为内应，精气血津液为物质，经络为通路。其基本范畴包括现代心理学说的情绪、情感过程，亦涉及认识过程。

　　上述定义强调了情志的人体体验或反应，涉及情志发生的内外刺激因素以及与人体需要的关系，但尚欠全面，或视情志为对客观事物产生的一种特殊反应形式，其表述明显错误。

　　张丽萍提出情志是在脑神的调控下，五脏精气变动而产生的喜、怒、忧、思、悲、恐、惊等，以情感（情绪）为主体兼顾认识、意志过程，具有体验、生理和行为等变化的多维结构心理现象。这一定义借鉴了孟昭兰有关情绪的定义，即情绪是多成分组成、多维量结构、多水平整合，并为有机体生存适应和人际交往而认知交互作用的心理活动过程和心理动力力量。但将意志纳入情志概念，则有失偏颇。乔明琦等在对以往有关情志概念研究的基础上，提出情志是人和高级动物共有的对内外环境变化产生的涉及心理生理的复杂反应；它具有特有的情感体验、情志表情和相应的生理和行为的变化；它发生在一定的情景之中，其反应和表达方式与个体心理、生理状态有关。此概念较为全面地涵盖了情绪体验的基本要素，即刺激、意识体验、生理唤醒以及行为。

　　但也有学者不赞同情志即现代心理学情绪之说，如宋炜熙等从概念、基础理论、分类和东方、西方思维方式上对情志与情绪的异同进行了剖析和比较，认为情绪与情志的概念和内涵有很多共同之处，但情志并不等于情绪，情志除了包括七情五志外，也涉及五神的内容。它不仅包含了部分现代心理学的情绪，也包含了认知、意志的心理过程，还与个性心理特征有关。中医情志学说，是以五脏为中心的系统，重视情志与脏腑之间的联系，重视医生对情志的外部行为的观察，从临床中研究情志的生理病理机制，缺乏客观的量化研究，将认知过程"思"也包括在情志中，强调不同情志之间的相互影响。情绪理论则重视周围环境对情绪的影响，重视个体对情绪的体验，以实验研究情绪的生理、病理机制，重视情绪的量化研究，强调分层分类。梁承谋认为，注重对情绪的整体认识是七情说突出的特点，缺恨多忧是对古代中国人情绪生活的直觉把握，忽视强度区别则反映了东方思维方式在数量把握上的不足，未能涉及情绪心理的社会因素是七情说不能深入的重要原因。朱梅认为，传统中医七情学说的论述几乎都是以病因、病理、治疗为内容，这里就忽略了一个最主要的方面，即七情的正常一面，或者说积极的方面，即正面效应。中医七情学说应由传统的追求心理适应的低层次的研究，上升到提高心理境界和心理生活质量的高层次的研究，上升为研究心理和行为规律的科学。当然这种差异除文化的影响外，也有研究目的、方法、水平差异的影响，随着双方研究的不断深入，其差异性会逐渐减少。

中医界对情志概念的认识历经了一个从提出到争辩，逐步深入到基本达成共识的过程，结合当代情绪心理学的研究成果，情志应该视为一个独立的概念，基本等同于现代心理学的情绪，故对情志的定义也应包含发生基本机制，以及情绪体验的基本要素，即刺激、意识体验、生理唤醒以及行为。由此出发，可将情志定义为：情志是指基于个体心理、生理状态，经过心神（脑）的感应、认知、调控，对内外环境变化产生的涉及心理、生理的复杂反应；它具有特有的情绪主观体验、情志表情和相应的生理和行为的变化；是一个复杂的，具有适应性、动力性和系统性的，能够帮助个体适应复杂多变环境的心理现象。

# 7　先秦至东汉中医情志学理论

先秦至东汉是中国传统文化的鼎盛时期，也是中医情志理论的萌芽时期。以老庄为代表的先秦道家学术著作，以孔孟为代表的儒家学术著作，以及《管子》《淮南子》《吕氏春秋》等诸多文献，都有对情志内容的初步探讨。虽未形成系统的理论，但其所蕴含的"心身合一"思想成为中医学情志理论的文化与思想渊源，对中医防治情志病症理论的形成产生了重要影响。学者宋梧桐等从"心""性""情""志"四个方面分类整理，论述了情志的发生过程及其与疾病发生的关系，以期为临床情志病证的诊断和治疗提供新的思路和理论指导。

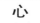

## 心

**1. 心主思维、识别、思虑**　《灵枢·本神》曰："心有所忆谓之意，意之所存谓之志，因志而存变谓之思，因思而远慕谓之虑，因虑而处物谓之智。"后世医家张景岳进一步解释："一念之生，心有所向而未定者，曰意……意已决而卓有所立者，曰志……意志虽定，而复有反复计度者，曰思……深思远慕，必生忧疑，曰虑……疑虑既生，而处得其善者，曰智。"由此可见，在《黄帝内经》中已经对人的情志心理活动进行了分层的探讨，即一个情志心理活动的发展过程会经过"意""志""思""虑""智"等阶段。《管子·九守》提出"心贵智……以天下之心虑则无不知也"。意即心贵在于智慧，如果能够以天下之心来思虑的话，就可以做到无所不知了，这样聪明就不会受到蒙蔽。《邓析子·转辞》曰："心欲安静，虑欲深远。心安静则神策生，虑深远则计谋成。心不欲躁，虑不欲浅。心躁、则精神滑，虑浅、则百事倾。"那么，心真正安静下来，思虑即可以达于深远，深远思虑之后可以形成正确的决策。反之，心愈浮躁，思虑愈浅薄，则容易产生错误的决策而使得事情出乱。《韩非子·解老》则进一步指出"人有祸则心畏恐，心畏恐则行端直，行端直则思虑熟，思虑熟则得事理"。意即人有祸患的时候就会内心畏惧恐慌，因为畏惧祸患而自觉地约束和端正自己的言行，端正言行之时可以进行成熟的思虑过程，然后在较完善的思虑之后明白事情真实的道理。

"心"具有思虑的功能，是心理活动以及情志产生过程中的一个重要环节，并且对人的身体行动产生指挥和影响的作用。

**2. 心与感官的关系**　《荀子·天论》称五官为"天官"，认为"耳、目、鼻、口、形，能各有接而不相能也"。还指出"心居中虚，以治五官"。意即耳、目、鼻、口、形等感官天生具备，即人天生具有闻、视、言、触的功能，而心居于中，是五官的主宰。五官可以接触外在事物传导于心，然后由心进行思考、识别与判断，甚至产生喜欢或者厌恶的体验，继则再由心主导五官有选择性地对外学习与接触。《尸子·贵言》曰："目之所美，心以为不义，弗敢视也。"意为如果心识别事物为不善的事物，那即便是美的事物眼睛也不敢看。由此可知，心的感知、认知以及识别等功能对眼、耳、鼻、口、舌等具有主导和控制作用。《吕氏春秋·孟夏纪》曰："天生人也，而使其耳可以闻，不学，其闻不若聋……使其心可以知，不学，其知不若狂。"不但认识到"心"具有感知和识别的功能，还认识到"心"可以主导眼、耳、鼻、口学习的过程，从而逐渐完善后天素质的培养。

《老子》曰："五色令人目盲，五音令人耳聋，五味令人口爽，驰骋畋猎令人心发狂。"即缤纷的色彩使人眼花缭乱，嘈杂的音调使人听觉失灵，丰盛的食物，使人舌不知味，纵情狩猎，使人心情放荡发狂。《文子·道原》曰"夫任耳目以听视者，劳心而不明"，认识到如果任由放纵自己的感官去听视享受，不加节制，那么就会使心劳累而不能明。《韩非子·解老》曰："苟极尽，则费神多；费神多，则盲聋悖狂之祸至，是以啬之。"如果视力、听力过度使用则会导致心神耗费，心神过度消耗则盲聋狂乱的祸害就会到来，进一步导致心身疾病的产生。反之，适度的视听感受对人的心身健康则具有良好的促进作用。

## 性

**1. 先天之性与后天之性**　先秦至东汉的文献资料中已有"先天之性"和"后天之性"的类似阐述。《荀子·正名》曰："生之所以然者谓之性。性之和所生，精合感应，不事而自然谓之性。"其中体现人天生具备之性，即先天之性，不需要经过人为努力或者社会影响而自然形成。而后天之性则需要经过后天的学习以及教化过程中逐渐养成，如人在后天成长成熟过程中所形成的个性、性格等。不同的后天成长环境则可以塑造出不同的个性。《论衡·本性》曰："情性者，人治之本，礼乐所由生也。故原情性之极，礼为之防，乐为之节。性有卑谦辞让，故制礼以适其宜；情有好恶喜怒哀乐，故作乐以通其敬。"指出情性是治理人的根本，礼乐制度由此制定出来。为了防止情性发展到极端，可以用礼来作为防范，用乐来作为节制。性有卑谦辞让，所以制礼以便适合其亲善；情有好、恶、喜、怒、哀、乐，所以作乐以便得到严肃的表达。这也体现了人性接受后天礼乐教化的过程，通过教化和引导，可以使人后天具备一个较为亲善仁义的个性。

《淮南子·原道训》曰："人生而静，天之性也。感而后动，性之害也。物至而神应，知之动也。知与物接而好憎生焉，好憎成形而知诱于外。"由此可见，人天性宁静，感知外物之后有了动机，而与外物接触之时会产生出好与憎的不同心理。由此验证人之天性本来没有好与恶的区分，但是随着心对外界的感知与识别，则会产生出了好憎的体验。

**2. 性与欲**　《孟子·尽心下》曰："口之于味也，目之于色也，耳之于声也，鼻之于臭也，四肢之于安佚也，性也。"意即口、目、耳、鼻、身等基本的生理欲求是出于本性的。《吕氏春秋·仲夏纪》曰："生也者，其身固静，感而后知，或使之也。遂而不返，制乎嗜欲。制乎嗜欲无穷，则必失其天矣。且夫嗜欲无穷，则必有贪鄙悖乱之心、淫佚奸诈之事矣。"人之本性天生是清静的，感受到外物而后形成知觉，那么如果放纵其心而不约束，就会被嗜欲所牵制。嗜欲无穷则必然危害身心，并且产生贪婪、卑鄙、犯上作乱的思想，产生淫邪放纵，奸佞欺诈的事情。《文子·道原》曰："夫人从欲失性，动未尝正也，以治国则乱，以治身则秽……人之性欲平，嗜欲害之。"人之本性处于最自然的状态之下是不分善恶的，但是在个人嗜欲的情况之下就有了善恶的区分。因为嗜欲而使心性变得邪秽污浊，所以贪欲的放纵会使本性受到蒙蔽，从而导致狂乱而失去理智。因此，若不加控制，本欲则会进一步膨胀而产生贪欲，放纵之后就会对人性产生蒙蔽和扭曲的作用。因此，在养生调病中需要治养性，实际上就是通过节制自身的欲望，从而保持心性平和、精气内守。正如《吕氏春秋·孟春纪》曰："是故圣人之于声色滋味也，利于性则取之，害于性则舍之，此全性之道也。"即圣贤之人对于声色滋味，懂得取舍之道，不沉溺于声色欲望之中，从而养护保全性命。后世医家孙思邈也指出，如果"知进而不知退，知得而不知丧，嗜欲煎其内，权位牵其外"则会造成"内热之损"，由此产生情志病证。

## 情

**1. 情与性**　《文子·上礼》曰："为礼者雕琢人性，矫拂其情。"《荀子·正名》曰："性之好、恶、喜、怒、哀、乐谓之情。"皆认为"性"与"情"两者存在着一定的联系。《申鉴·杂言下》曰："或曰，仁义性也，好恶情也，仁义常善而好恶或有恶，故有情恶也。曰，不然，好恶者，性之取舍也，实见于外，故谓之情尔，必本乎性矣。"其中指出"性"与"情"两者之间的关系有如一内一外，即"性"处于内，为一个人的本性基础，而"情"表现于外，即一个人对外在事物的情感体验。并且体现性常善而情或有恶，指出一个人的本性是没有好与恶的区分的，而到了对外进行取舍的阶段，即情感情绪产生之时，则有了好恶的区分。《关尹子·五鉴》曰："心感物不生心，生情。物交于心不生物，生识。"认为"心"向外具有识别外在事物的功能，向内则触动于"性"，人的本性不同则产生不同的趋向，于外也就产生了不同的情感体验。《论衡·本性》曰："夫子政之言，谓性在身而不发，情接于物，形出于外，故谓之阳；性不发，不与物接，故谓之阴。"明确提出了"性"与"情"两者之间的关系，即"性"属于人生来而具备，处于我们自身之内而不发的阴的状态；"情"则是接触外在事物后产生而发之于外的阳的状态。两者一内一外，一阴一阳，性由情所表现，即情之本，情发之于外，即性之动。

**2. 情与欲**　　情与欲在先秦文献中常常放在一起使用，但是两者在含义上存在着一定的区别。《荀子·正名》曰："性者，天之就也；情者，性之质也；欲者，情之应也。"其中体现了三者之间的联系，"情"属"性"之动，即对外界事物的感应和体验，表现为人的情感、情绪等；而"欲"则包含着进一步对物进行占有的意义，如声、色、滋、味等基础欲望。《说苑·杂言》曰："中人之情，有余则侈，不足则俭，无禁则淫，无度则失，纵欲则败……传曰触情从欲谓之禽兽。"提出随着人的情感泛滥，欲望就会进一步膨胀并逐步失去节制；如果一个人触情从欲，以至于失去理智，与禽兽也就没有什么区别了。《文子·九守》曰："圣人诚使耳目精明，玄达无所诱慕，意气无失清静而少嗜欲，五脏便宁。精神内守形骸而不越。"即圣贤之人要使自己达到耳目精明，需要做到心不为外所诱惑，意气清静而少有嗜欲，如此，才可以五脏安宁、精神内守、形骸不越。

## 志

《说文解字》释"志"为"意也"，即意志、志向之意，即心之所向，追求的目标。《荀子·儒效》曰："志忍私然后能公，行忍情性然后能修，知而好问然后能才，公修而才，可谓小儒矣。志安公，行安修，知通统类，如是则可谓大儒矣。"指出志有"向己"和"向公"之分。人在放下自私的情绪和欲望之后，可以使得心志向公，从而融入到社会和团体之中，完成自身修养的提高。因此，拥有一个健康积极向上的志向，是维持人的健康心身状态的关键所在。《孔丛子·居卫》曰："成其志者。非唯无欲乎。夫锦缬纷华。所服不过温体。三牲大牢。所食不过充腹。知以身取节者则知足矣。苟知足则不累其志矣。"指出如果放纵自己的情欲，则不能够把持自己的志向。反之，通过减少个人的私欲则有利于专注坚定自身的志向，使得自身更加专注地努力学习、工作以实现志向。即《孟子·尽心下》曰："养心莫善于寡欲。其为人也寡欲，虽有不存焉者，寡矣；其为人也多欲，虽有存焉者，寡矣。"《申鉴·杂言上》又指出"志"可以分为君子之志和小人之志，曰："为世忧乐者，君子之志也；不为世忧乐者，小人之志也。"由于不同的志向，则会产生出不同的心理趋向，进而引导不同的行为趋向。存君子之志，则可以树立君子之行，有助于培养君子之心，调养君子之性，生发君子之情；存小人之志，则会有小人之行，损心性而败德行，那么进一步发展则会养成小人之心、小人之性、小人之情。

## 心、性、情、志

《荀子·正名》曰："情然而心为之择谓之虑。心虑而能为之动谓之伪……性者，天之就也；情者，性之质也；欲者，情之应也。以所欲为可得而求之，情之所必不免也。"《关尹子·五鉴》曰："情生于心，心生于性。情波也，心流也，性水也。"《潜夫论·德化》曰："民有性，有情，有化，有俗。情性者，心也，本也。化俗者，行也，末也。末生于本，行起于心。"由上述文献记载可见，人的情志、心理活动有一个发展过程，在这一过程中又可以分出"心""性""情""志"等不同的层次，并且各个层次之间存在着相互的联系。"心"主要有识别和思维的功能，主要用于感受、认知外在的事物，并且可以进行思考、考虑；"性"即一个人的本性和个性，既具备先天而具备的本性，又具备后天逐步培养起来的个性；"情"则为情绪、情感体验，是在"心"的识别和认知外在事物之后刺激内在的"性"而产生的对外在事物的情绪、情感体验，有着喜恶爱憎的分别；"志"则属于一个人的志向，行动的趋向，属于在"心""性""情"等活动之后进一步激发出来的行为趋向。那么，如果思虑过度，则表现为心神不安，情绪内伤继而损伤内在五脏精气；而如果贪欲不能自制，嗜欲成性，不仅由于纵欲会耗伤身体精气，而且会导致情绪出现逆乱。在"志"而言，若一个人已经形成了不良的志向，说明在"心""性""情"的过程中，当出现不良的欲望追求时，不但没有受到有效控制，反而任由其落实到个人的实践行动中，形成了个人比较稳定的心理趋向和行为趋向。由于不良的行为又会继续动摇本性，使得心思不良、心境恶化，情绪欲望等则更加无法自制，由此进一步加重情志病证。

《素问·灵兰秘典论》曰："故主明则下安，以此养生则寿，殁世不殆，以为天下则大昌。主不明则十二官危，使道闭塞而不通，形乃大伤，以此养生则殃，以为天下者，其宗大危，戒之戒之！"人以心性为君主，以身体脏腑以及四肢百骸为臣民。如果君主昏聩不明，心性悖乱，情欲放纵，那么十二官之脏腑也就有了危险，经络、气血运行的通道闭塞不通，形体则会受到伤害。反之，君主得以平和清净，性可内敛、心无杂思、情得调制、志于贤达，则形骸脏腑可以安定充盈，经络、气血可以运行无碍，以此调养和谐，可以达到寿命天年。

# 8　阳明心学视角与中医情志理论的契合

中医理论在诞生之初就深深打上了哲学烙印，并在随后的发展中，不断吸收各时代的优秀哲学思想。中医在情志病的认识论、方法论上亦含丰富的哲学思想。王阳明是明代中期著名的哲学家、教育家、军事家，他融合了儒、释、道三家之精华，构建起心学体系，提出了"心即理""致良知""知行合一"的观点，心学融会贯通了儒家积极入世、道家自由、佛家空灵觉性的精华，成为明代广为盛行的哲学思想之一。当时有大量医生从儒入医，在时代大背景下心学思想对医学家也产生了巨大影响。学者晋溶辰等对比王阳明的著述发现，明代医家对中医情志的认识及治疗方法论上也应和了当时心学的相关思想。

## 明以后医家对"情"的认识更加丰满

**1. 对性、情、欲的再思考**　中国哲学所说的"情"含义复杂。"情""志"记载始于《礼记》，至元代两者一直独立使用。"情"与"志"是否为一是涉及文学、伦理、哲学范畴的学术公案。王阳明继承儒家对"情"的基本用法，但是在情的良知本体的规定上又有突破，将知情意行高度统一。明代医家对于"情"的认识较为丰富。医史著作中合用情志一词，始于明代张景岳。在《类经》中指明"世有所谓七情者，即本经之五志也"。故《类经》中首列情志九气，并首提情志病。至明代，不少医书将二者明确合称为"情志"，再如《医方考》之"情志门"。

"性、情、欲"也是中国哲学探讨的重要内容。《荀子·正名篇》曰："性者天之就也；情者性之质也；欲者情之应也。"性是生命的内在根本或本体，而情和欲都是性的外部表达。许慎《说文解字》中解释"欲，贪欲也"，认为欲是超出生理的需求。因此不论儒、释、道都主张对"欲"进行限制。宋明理欲之辨更是将人欲和天理的讨论推向了高峰。朱熹曰："饮食者，天理也；要求美味，人欲也。""人之为不善，欲诱之也。""欲"使人背弃天理，因此要约束人欲维护天理。明以前中医对"欲"也有多方面的论述，但多数也围绕"禁欲"思想。与"遏人欲而存天理"思想不同，"心即理"的提出确立个人"良知"的主体性，淡化天理，认定个人情欲的合理性。泰州学派对此加以发挥，反对"无欲"。颜钧认为，"人之好贪财色，皆自天性"；何心隐曰："性而味，性而色，性而声，性而安逸，性也。"肯定了人的物质欲望。李贽"童心说"则是对泰州学派思想的再发展，强调以欲望为中心的自然人性，并大力反对禁欲主义。喜怒哀乐之情，声色臭味之欲，美丑是非之知是人与生俱来的自然之性，这说明情、欲都根于血气，舍此将以何者谓之人哉？生命的完成必须以人的"声色臭味之欲"感性需要的满足为条件，"耳目鼻之官接于物，而心通其则，心之于理义一也，心若其符节也"，心学使欲望论成为人性论的重要组成部分。"欲"不可夺，"欲"最忌讳"郁"。明清医家逐渐开始重视情志因素在郁证发病中的作用，明代赵献可认为五郁以木郁为先导，提出"木郁达之"，逍遥散是治疗木郁的主方。张景岳提出因郁致病的说法，《景岳全书》专列有"情志之郁证治"。他以"忧郁者多以衣食之累，利害之牵，及悲忧惊恐而致郁"为例，说明情志不舒，欲望不解足以导致郁证。明清医案中有大量顺情从欲治疗情志病的记载。叶天士治疗情志之郁，在《临症指南医案·郁》中指出，治疗郁证"用宣通而不堰苗助长"。"从欲""达欲"的思想为情志病的治疗开辟了新的途径。

**2. "情"是人心本来蕴涵**　喜怒哀乐无有好坏，均是人正常情志，佛家所谓"无念为宗""心念不起"，哲学中的不起意，维护心境的静与定，并不是要人像枯槁木石一样全无知觉思虑，寂然不动。王阳明对于个体情感的包容和肯定就是一个最明显的表现。在他看来，情是人心的本来蕴涵。"喜怒哀惧爱恶欲，谓之七情。七情俱是人心合有的……七情顺其自然之流行，皆是良知之用"。王阳明在本然的意义上提出性情一致，人心合有七情，又在应然的意义上认为七情为良知之发用，这就等于确立了七情的自然合理性。同时他认为，只有执着的七情才是不自然、不合理的。王阳明在论述心含七情时表明了他的看法：由于七情为心之发用，原本都是合理的，所以不能对其进行或善或恶的分判，并进而抑制或扼杀某些所谓的"恶"情；关键是要顺其自然，七情要发自本心，则当哭即哭、当乐即乐，而不能有所执着。《传习录》载"问：'乐是心之本体，不知遇大故于哀哭时，此乐还在否？'先生曰：'须是大哭一番方乐，不哭便不乐矣。虽哭，此心安处，即是乐也，本体未尝有动'"。对比心学，中医对情志的论述不离其二。正常的情志活动是体内脏腑、气血、阴阳调和的反应，同时又反作用于人体，调达脏气。《素问·阴阳应象大论》曰："有五脏化五气，以生喜怒忧思恐。"这是情志的最早记载。宋代陈无择所著《三因极一病证方论》中将喜、怒、忧、思、悲、恐、惊七种情志明确为"七情"，同时把七情归纳为喜、怒、忧（悲）、思、恐（惊）为五志，并分属于五脏。肝"在志为怒"藏魂；心"在志为喜"藏神；脾"在志为思"藏意；肺"在志为忧"藏魄；肾"在志为恐"藏志。历代医家对此多有分述。至明代以后医家对情志的生理属性更为深刻。如张景岳认为"情志"是神的一种，由心神化生，其本质就是情。《类经·摄生类》曰："神之为意有二：忿言之，则阳神日魄，阴神日魂，以及意志思虑之类皆神也。"

**3. 心统性情为身之主**　心身关系是医学、哲学共同的基本命题。"心"是甲骨文中唯一可找到的内脏名，是古人最早认识的器官。"心"体现了儒学的精神。先秦就已有心学的论述，《管子》之《内业》《心术》（上下）、《白心》四篇，便是对先秦心学的系统总结。王阳明基于孟子"万物皆备于我"提出"无心则无身，无身则无心"，心学首先肯定了身和心相互制约、相互依存的关系。"喜怒哀乐之未发，则是指其本体而言，性也……喜怒哀乐之与思与知觉，皆心之所发。心统性情。性，心体也；情，心用也。""身之主宰便是心，心之所发便是意，意之本体便是知，意之所在便是物。""心者，身之主也，而心之虚灵明觉，即所谓本然之良知也。"王阳明的这些话强调了"心"在身体感知中的能动作用。王阳明所言之心，体万物而不移，即性即理，为一身之主宰。所谓"心外无物""心外无理"旨在强调意识的参与。一切事物或活动都必须进入意识的领域，才能真正为我们所感知，进而影响着我们的行为。

虽然哲学之"心"与中医之"心"不完全等同，但都包含了精神、意识等含义。从个体生命来说，身与物相对，身在内，物与外；身与心相对，身在外而心在内。从生理层面上看，心是通过感知万事万物来认知客体，所谓"心主思"，"心者，耳目百体之灵之所会归也。"耳、目、口、鼻等感官有赖于心"察而知之"的功能，接触外物所获得的信息、感知汇集到心，形成人的喜、怒、哀、乐、爱、恶、欲等情性。

中医家也非常看重精神的内在力量，认同心对身的主导影响。《素问·六节脏象论》曰"心者，生之本，神之变也"，"悲哀忧愁则心动，心动则五脏六腑皆摇"，"心者，君主之官也，神明出焉"。《黄帝内经·灵枢集注》曰"心主血，中焦受气取汁，化赤而为血，以奉生身"。孙思邈述《青囊秘箓》时指出善医者，必先医其心，而后医其身。自明以来，诸多医家深受心学影响，认识到劳心过度会致病。在叶天士《临证指南医案》中，有不少篇章对劳心致病进行了论述，他提出"诵读劳心""思虑劳心"的理论，并在病因病机上进行阐释，时至今日仍有其现实意义。当时以心法命名的医学著作层出不穷，如《丹溪心法》（朱丹溪）、《伤寒标本心法类萃》（刘完素）、《外科心法》（薛己）等。这些著作均体现了明代医家重视心悟、内省思辨的特点。

## "致中和"与情志疗法

"中和"之论见于《中庸》曰："喜怒哀乐之未发谓之中，发而皆中节谓之和。中也者，天下之大本也；和也者，天下之达道也。致中和，天地位焉，万物育焉。"中和问题是整个宋明理学发展史上的一个非常重要的问题。王阳明对中和、未发已发问题也发表过很多独特的见解。王阳明论中和大致有两大特色，一是主张"中和一体"，强调"和上用功"；二是认为"良知即是未发之中""致是良知而行，则所谓天下之达道也"。

"百病生于气也"。中医认为情志不和、异常的情志变化可导致脏腑气机紊乱，升降出入运动失常，脏腑功能活动失调。陈无择论述七情病机"喜伤心，其气散""怒伤肝，其气击""忧伤肺，其气聚""思伤脾，其气结""悲伤心胞，其气急""恐伤肾，其气怯""惊伤胆，其气乱"。《黄帝内经》里就有以情胜情疗法，可概括为喜胜法、怒胜法、悲胜法、恐（惊）胜法。另有祝由法、顺情从欲法、情志导引法等。中医学里的"情志疗法"，其实都是为了达到《中庸》中所讲的"喜怒哀乐之未发谓之中，发而皆中节谓之和"这一目的，以保持个人性情的中和。

## 良知利导情志养生

儒家的养心包含修德的内意。养心的境界是既超越于道德境界，又离不开道德境界的。王阳明早年修炼道教，后回归儒家，认为按照儒家养德实践，亦能达到道教长生久视。"无善无恶心之体，有善有恶意之动，知善知恶是良知，为善去恶是格物"。心学认为良知即天理，先天就存在于每个人的内心，是心所固有之真善美，格物致知应向自己的内心去推究。"养心"是以"即器显道"的方式来彰显人的道德与品行。致良知，树立良好的道德意识，同时知行合一，让情绪在发泄时有另一种出路。致中和，让七情自然疏导至"未发之中"时的"恬淡虚无"状态，也可起到调节情志的目的。后世医家则把心学的思想融合于医学体系中，从而使"去欲主静""养心收心"等理论赋予新的积极含义，并创造性地把这些哲学思想用来作为节欲养生的原则，为中医调养情志、养生防病提供了重要方法。邹守益作为江右王门的主要代表之一，终生有疾，他在《邹守益集》中有许多从心学角度论述养生的文章。他认为养德与养身是一事，由养德可以学圣，同时亦可调节情志，从而长寿。

## 对情志理论的反思

**1. 养心并非无欲**  养心，即寻求心灵的安顿和自由，是儒释道三家最高的理想和精神境界。与道释两家主张人之欲望、喜怒好恶伤身不同，心学认为人的情欲表现只要合乎天则，就是正常。无欲并不是无有欲望，而是欲望要合乎天理，七情合乎礼节。江右王门代表邹守益通过心学养生的理论研究与实践，总结出心学养生思想体系，提出闲其物欲、敬慎之功等心学养生方法，指出儒家长寿之道在于率性，"寿莫如道。道也者，率性而已""人生而静，湛然清明。众欲动之，始汩其真。从欲为动，循理为静"。因此，并非去除绝对物欲、色欲、杂念才能把握道心，人可以也应该去追求欲望。养心也应该建立在个人的感性欲望、利益、幸福、快乐的身心基础和现实生活之上。

**2. 心为身主的意义不应夸大**  "心外无物"，这种认知观强调了主观思维、主观能动性对认识世界的重要作用，但有忽视客主体相互作用的缺陷。富贵贫贱、死生患难是对心最好的磨炼，但巨大变故也会导致情志过激而病。临床上不应一味强调内心调节，要重视境遇对情志产生的影响，从改善周围环境入手。另外，过度崇尚道德养生，不利于身体素质的健康发展，忽视对人的正常生理规律的探讨，终会遏制中医情志理论的发展。过度静心修身，也会导致精神萎靡、体弱多病，严重影响个人的身体素质。

# 9　中医情志理论源流

当今社会，人们面临多种机遇和挑战，由情绪调节不良所致的心理疾患及心身疾病在疾病谱中所占的比重愈来愈重，已成为中西医学共同关注的焦点。中医学蕴含着情志和健康尤其与疾病关系的深刻认识，在防治情志病证方面愈加显示出其独特性、优越性和超前性。学者马月香对中医情志理论的源流、发展与趋势做了阐述。

## 先秦文化为中医情志理论奠定了思想基础

中医学深深植根于中国传统文化的沃土之中，在不断汲取中国传统文化的优秀合理内核中发生、发展和壮大。被视为群经之首、中国传统文化之源的《周易》，以及"先秦诸子，百家争鸣"的学术局面等奠定了中国传统文化的基础，先秦文化所蕴含的独特思维方式和丰富思想内涵确立了中华民族基本的思维方式、行为方式乃至情感方式，也为中医情志理论的形成和发展奠定了思想基础。

《周易·系辞》曰："君子安其身而后动，易其心而后语，定其交而后求。君子修此者，故全也。"强调人们的言、行都要心平气和，专心致志，情绪正常，才能精神不乱，形体不散，身体机能活动正常，蕴含着调节情绪以防病强身的医学思想。《礼记·礼运》曰："何谓人情，喜、怒、哀、惧、爱、恶、欲，七者弗学而能……圣人之所以治人七情。"首先提出了人类具有七种情志活动。

春秋战国时期以老、庄为代表的道家学术思想，以"道"为核心，"道"即是自然的基本法则，如果人的生命活动符合自然规律，即"是谓深根，固柢，长生久视之道"，就能长寿。老子提出摄生调情的最高准则是"人法地，地法天，天法道，道法自然"（《道德经·二十五章》）。自然是什么？《道德经》中指出"见素抱朴，少思寡欲"。可见，恬淡少思，心境淡泊是达到天地人和的条件，是道法自然的要求，因为"祸莫大于不知足，咎莫大于欲得"，故宜"致虚极，守笃静，万物并作，吾以观其复。夫物芸芸，各复其根，归根曰静"。庄子沿袭老子思想且进一步发展至"虚无恬淡，及合天德"。例如，《庄子·天道》曰"水静犹明，而况精神""静则无为，无为则俞俞，俞俞者忧患不能处，年寿长矣"，把情志活动视为理智的对立面，须避而远之。这一思想成为其后"不动心"，压抑情志活动的滥觞。

道家思想中"清静无为""返璞归真"及"顺应自然"的主张，对中医调情养生理论的形成产生了重要影响。《黄帝内经》从医学的角度提出"恬淡虚无，真气从之，精神内守，病安从来"（《素问·上古天真论》）。

以孔、孟为代表的儒家讲中庸、倡致和，在精神调摄方面，认为最好的方法是减少物质欲望，即所谓"养心莫善于寡欲"（《孟子·尽心下》）。人存在着欲望是正常的，然而只能在社会许可的条件下实现欲望，不可有过分的要求，这就需要遵循"礼"的原则。例如，《论语·颜渊》曰："非礼勿视，非礼勿听，非礼勿言，非礼勿动。"孔子还提出了君子三戒，即"少之时，血气未定，戒之在色；及其壮也，血气方刚，戒之在斗；及其老也，血气既衰，戒之在得"（《论语·季氏》）。行则从礼、君子三戒等内容，即为寡欲。这是儒家关于精神调摄的最高原则。同时，儒家又有"将身有节，动静以义，喜怒以时无害其性，得寿焉"的认识，表明孔子或许已认识到情志所生及人之七性，一味压抑并非得当，故而提出适时表达喜怒等情志活动，并不损害人性表达，且有益长寿的思想。

管子不仅认识到保持乐观情绪是养生防病的重要内容，调节情绪可用雅情怡兴的方法，还深刻认识到情志的致病性。例如，《管子·内业》曰："凡人之生也，必以平正，所以失之必以喜怒忧患。是故止怒莫若诗，去忧莫若乐，节乐莫若礼，守礼莫若敬，守敬莫若静，内静外敬，能反其性，性将大定。"
"凡人之生也，必以其欢。""暴傲生怨，忧犯生疾，疾困乃死。"

《吕氏春秋》为先秦杂家的代表作，其思想体系不仅承袭了儒、道两家的内容，也旁采了墨、法等家之说。其对情志太过伤神害身的认识内涵丰富，例如，《吕氏春秋·尽数》曰："大喜、大怒、大忧、大恐、大哀五者接神则生害矣。""圣人察阴阳之宜，辨万物之利，以便生，故精神安乎形而年寿得长焉。"

荀子总结了先秦诸子学术思想，批判唯心鬼神诸说，强调"气刚强则柔之以调和，勇胆猛戾则辅之以通顺，君子贫穷而志广，怒不过夺，喜不过予"，其论表明个性偏颇可由情志体现，并可以相应方法得到调整，情志对行为的影响亦可由君子品行加以调整。这涉及情志与个性行为的关系问题，显示其认识目光的扩展。

总之，先秦诸子从修身养性出发，对情志的概念、作用以及情志与心神形体、个性行为的关系等都进行了初步探讨。其观点散见于诸子各种古籍文献中，尚未形成系统的理论认识。但它所蕴含的"心身合一"思想规范着人们日常生活的情志活动及其表达方式，影响着后世中医情志理论的形成与发展，成为中医学传统情志理论发生、发展的文化与思想根源。

# 《黄帝内经》构筑了中医情志理论基本框架

《黄帝内经》汲取了先贤有关情志认识的科学内涵，与中医学固有经验相结合，初步构筑了中医情志理论框架。它对情志与脏腑的关系、情志致病规律以及对情志病症的治疗等都做了系统的论述，成为后世中医情志理论发展的基础。

**1. 五脏主五志模式**　人的情志活动，在《黄帝内经》中主要以"五志"的概念加以描述，并与脏腑的功能活动联系起来，认为五志分属于五脏，例如，《素问·阴阳应象大论》曰："人有五脏化五气，以生喜怒悲忧恐。"同时也指出，肝在志为怒，心在志为喜，肺在志为悲（忧），脾在志为思，肾在志为恐（惊）的五志五脏模式。

**2. 一脏多情模式**　《黄帝内经》在论述五志分属五脏的同时，也在不同篇章从不同侧面指出了情志的复杂性及与脏腑的复杂联系。例如，《灵枢·本神》曰："肝气虚则恐，实则怒，心气虚则悲，实则笑不休。"将恐与怒归于肝气的虚实变化，悲与笑不休同属心气异常，这已与五志归属五脏的模式有所不同。在病理方面进一步指出多种情志同伤一脏，如本篇又曰"心怵惕思虑伤神"，"肺喜乐无极伤魄"，"恐惧而不解则伤精"。《灵枢·寿夭刚柔》《素问·宣明五气》两篇则从脏腑精气虚实论述，肝病见忧，脾病见畏。《素问·血气形志》则从形体与情志两方面的改变阐发情志不乐的肝病及其脉病。而脱营、失精之病更属忧愤愁苦、悔怒思虑等多种情志交织压抑而成。

**3. 情志致病规律**

（1）情志致病伤及内脏：《灵枢·本脏》曰："志意者，所以御精神，收魂魄，适寒温，和喜怒者也，志意和则精神专直，魂魄不散，悔怒不起，五脏不受邪矣。"说明人体正常的心理变化和精神活动有利于脏腑的功能活动，对于防御疾病、保持健康是有益的。但《素问·阴阳应象大论》曰："暴怒伤阴，暴喜伤阳。厥气上行，满脉去形。喜怒不节，寒暑过度，生乃不固。"则论述了情志如果太过就会导致机体发病。既然情志活动的产生以脏腑精气为物质基础，那么情志过激亦必然损伤其所主之脏。例如，《灵枢·百病始生》曰："喜怒不节则伤藏，藏伤则病起于阴也。"情志内伤从内而发，其损伤内脏带有五行规律的特征。根据五志五脏模式，肝、心、脾、肺、肾五脏，分别对应于怒、喜、思、悲、恐五志，忧同悲，惊同恐。故过怒伤肝，过喜伤心，过思伤脾，过悲伤肺，过恐伤肾。

（2）情志致病扰乱气机：在情志致病过程中，由于导致各种情志变化的刺激不同，机体内部的变化也不一样，多表现出与各种情志相关的特殊的气机变化。《素问·举痛论》对此概括为"怒则气上，喜则气缓，悲则气消，恐则气下，思则气结，惊则气乱"。气机紊乱在情志致病中是普遍存在的，始终贯穿于情志疾病的整个过程中。

**4. 情志病证治疗**　《素问·阴阳应象大论》和《素问·五运行大论》根据五脏主五志对应五行理论，以及五行生克制化规律，提出了以情胜情的情志治疗原则，即以一种情志抑制另一种情志，达到淡化、消除不良情绪的目的，并列出怒伤肝，悲胜怒；喜伤心，恐胜喜；思伤脾，怒胜思；忧伤肺，喜胜忧；恐伤肾，思胜恐的情志相胜规律，对后世产生了一定的影响。

《素问·移精变气论》曰："古之治病，惟其移精变气，可祝由而已。"本篇所论述的祝由疗法，其本质就是转移患者的精神注意力，以达到纠正患者气血紊乱状态，从而调畅气机，疏通气血，调整脏腑功能的目的，恢复机体健康。

## 后世医家对中医情志理论的补充和发展

《黄帝内经》以降，历代医家在创新和发展中医理论的同时，也从不同的角度丰富和发展了中医情志学说，使中医情志学说进入一个崭新的历史时期。

**1. 陈无择明确提出"七情"概念**　陈无择在"三因学说"中，明确提出了"七情"的概念，并将其作为一类重要的致病因素，指出"七情者，喜、怒、忧、思、悲、恐、惊是也。若将护得宜，怡然安泰。役冒非理，百病生焉"（《三因极一病证方论·内所因论》）。他在论述七情致病时，与《黄帝内经》的"九气致病"有所不同。其曰："夫五脏六腑，阴阳升降，非气不生。神静则宁，情动则乱。故有喜、怒、忧、思、悲、恐、惊七者不同，各随其本脏所生所伤而为病。故喜伤心，其气散。怒伤肝，其气擎。忧伤肺，其气聚。思伤脾，其气结。悲伤心包，其气急。恐伤肾，其气怯。惊伤胆，其气乱。虽七诊自殊，无蹄于气。黄帝曰：余知百病生于气也。但古论有寒热忧患，而无思悲恐惊，似不伦类。"（《三因极一病证方论·七气叙论》）。

**2. 金元四大家为情志理论充实了新内容**　金元时期，科学技术的发展推动了中医学术的繁荣，也进一步促进了中医情志理论的发展。刘完素创立了"火热论"，认为五志过极亦能化火，曰"五脏之志者，怒喜悲思恐也，悲一作忧。若五虑过度作劳，劳则伤本脏，凡五志所伤皆热也"（《素问·玄机原病式》）。李东垣以"内伤脾胃，百病由生"立论，认为情志不和，内伤脾胃是导致疾病发生的重要原因。指出"内伤病的发生，皆先由喜怒悲忧恐，为五贼所伤，而后胃气不行，劳逸饮食不节继之，则元气乃伤"（《脾胃论》）。情志内伤脾胃的病机是"因喜怒忧恐，损耗元气，资助心火，火与元气不两立，火胜则乘其土位，此所以病也"（《脾胃论》）。他在论述"阴火"产生的病机时，也特别强调情志因素，指出"夫阴火之炽盛，由心生凝滞，七情不安故也"（《脾胃论》）。张从正在临床治疗方面特别重视心理因素，例如他发挥了《黄帝内经》的情志相胜疗法，曰："悲可以治怒，喜可以治悲，恐可以治喜，怒可以治思，思可以治恐。"（《儒门事亲》）《儒门事亲》中还记载了他许多的医案。如"击拍门窗，使其声不绝，以治因惊而畏响，魂气飞扬者"。此谓"惊者平之"。朱丹溪倡导"相火论"，他认为相火妄动是导致疾病发生的根由，而引起相火妄动的重要原因之一是情志过极。如"五脏各有火，五志激之，其火随起"（《局方发挥》）、"相火易起，五性厥阳之火相扇，则妄动矣"（《格致余论》）。他对郁证的论证很有见地和成就，曰"气血冲和，百病不生，一有佛郁，诸病生矣"（《丹溪心法》）。因此，他所拟定的行气开郁的方剂越鞠丸，一直为后世医家所效法。

**3. 明清时期情志理论得到广泛应用**　明清时代，七情学说大行其道，许多医家专列七情病进行研究，七情学说得到了普遍应用，情志致病因素为临床各科医家普遍重视，如明代著名医家张景岳在《类经·会通类》中专设"情志病"一节。在《景岳全书》中，对内、外、妇、儿等各种疾病的心理病机亦多有发挥，其中对痴呆、癫、痫、狂、郁等证阐发尤详。陈实功的《外科正宗》对情志因素导致外科疾病的机制做了全面论述。李梴在《医学入门》中重点对七情脉理及暴喜、暴怒、积忧、过思等情志进行了发挥。清代叶天士密切结合临床诊治辨析阐发"七情致病"之理。王旭高在《医学刍言》中阐述了七情的归脏、病证及方药的应用。特别是在汇编医书中专列七情病案。《张氏医通》专列有"神志门"，每一病证都列出病因、病机及治疗方法，条理清楚。《古今医案按》把七情分别类案。《柳选四家医案》记录有"神志门"。江瓘的《名医类案》、余震的《古今医案按》等收集整理了大量有关中医情志疾病学的资料，具有很高的理论和实用价值。《古今图书集成·医部全录·情志门》收载了二十余方，专治以情志异常症状为主的疾病。至于情志致病的具体病例则更多见。傅青主擅长妇科，结合妇女的心身特点，认为妇女以情志病为多见。

总之，继《黄帝内经》之后，历代医家在继承前人的基础上，对七情的概念、情志致病规律以及对情志病症的治疗等都有了更加深刻的认识，显示了七情学说对临床实践的指导意义，一直以来，为临床有效防治情志病证做出了重要贡献。

但情志病证的发生和发展与社会环境密切相关，传统的七情学说形成于两千余年前的封建社会，当时的社会背景是其形成的基础条件。经过两千余年的发展，当今社会环境已经发生了巨大的变化，原有的七情学说缺乏时代的新血液，已难以适应时代的要求。因此，传统的七情学说需要从适应时代要求的蜕变中实现它自身的飞跃。

# 10　情志学说基本理论

学者王晓沶等认为，中医情志学说的基本理论包括核心概念、基本原理、致病理论、治疗理论及治疗原则，系统阐述情志概念、整体观念、阴阳五行、病机理论、情志相胜理论、阴阳平衡原则，对情志学说的得失做初步评价，能进一步深化对情志学说的认知。

## 情志与情志疾病

许多人认为情志与现代心理学的情绪概念相同，是中医对情绪的特殊称谓。然而，两者之间是有区别的。现代心理学认为，情绪既是体验也是反应；既是冲动也是行为；兼有认知、生理及行为的成分，但不同于认识活动；一般将情绪分为四种基本类型，即快乐、愤怒、悲哀和恐惧，其他各种情绪则是由此派生出来的。显然，情绪概念与中医情志中的喜、怒、忧、恐相同或相近。这样，情志与情绪的差别，以及人们关于情志概念的分歧主要集中在"思"上。在现代心理学中，"思"是指思考、思维，属于认知过程而非情感过程。有研究认为，情志中的"思"也属于认知范畴。而严灿认为"思"并不是指思维活动或认知过程，而是指在所思问题不解、事件未决时所处的一种思（忧）虑不安的复合情绪状态。的确，过度思虑与相思至少与情绪的作用具有相似性，而且这种心理活动会引发疾病。古人将"思"引入情志概念显示出高超的智慧。

情志疾病是指由情志异常改变而引起的疾病。中医认为无论何种情绪、情感，只要节制适度，便有益于气血运行、阴阳协调。例如，暂时而轻度的发怒是自身调节、起保护作用的生理反应，可使紧张而压抑的情绪得到缓解，对身心是有益的；但大怒或长久郁怒则可伤及脏腑，从而导致疾病。情志疾病的范围相当广泛，包括现代医学所说的心身疾病和精神、心理疾病。其中心身疾病是一类特殊的躯体疾病，表现为生理功能紊乱及器质性损害，包括心脑血管病、糖尿病、消化性溃疡等。与一般躯体疾病不同的是，在心身疾病发生、发展、转归和防治中，心理与社会因素起重要作用。之所以可归入情志疾病，是因为心理社会因素要通过情志改变作用于身心。

## 情志学说基本原理

**1. 整体观念**　中医学的显著特征在于其整体观念，这个观念涉及三个层次的内容。其一，人体是有机整体，其脏腑、经络、营卫、气血相统一，各部分相互联系、相互影响。其二，人是身心统一体，也即"形神合一"。其三，人与环境一体。人既是大自然的产物，也是社会的产物。作为身心统一体，人时刻都在与外部世界进行着物质、能量及信息交换。正常情况下，人与外部环境和谐相处，保持着动态平衡。这种整体平衡应当成为追求的目标，所以我国古人讲"天人合一"。

**2. 阴阳五行学说**　阴阳学说认为，宇宙间有阴和阳两种势力，其中阳代表积极、兴奋、上升、刚强、明显、外向等，阴代表消极、抑制、下降、柔弱、隐晦、内向等。任何两种相互对立的事物都可用阴阳来表示，任何事物中两个相互对立的方面也可用阴阳来表示；阴阳之间既相互对立、相互依存、相互为根、相互消长、相互为用，又可相互转化。五行学说认为宇宙间存在火、木、土、金、水等五种基本物象，称之为五行；五行之间具有相生、相克的关系，所谓相生、相克就是有利、有害。阴阳五行学说是阴阳学说与五行学说的综合，该学说认为五行乃是阴阳内容的存在形式，即阴阳的内容通过五行反映出来，如水为阴、火为阳。必须指出，阴阳和五行均为取象、比类得到的抽象概念，并不表示特定的事物或物质。古人常采用五分法，除五行之外，还有五音、五色等。此外，阴阳思维也并非简单的二分法，因为在实际问题中往往要考虑太阳、少阳、太阴、少阴、阴阳平和等五种情况。现在普遍认为，阴阳是一种定性的分类方法。这种方案在现实中确有普遍性，这是阴阳学说的优势。

## 情志疾病致病理论

**1. 五脏情志论** 中医学将情志分为五类，与五行、脏腑功能活动联系起来；用五行说明脏腑属性及其相互关系；用相生相克解释脏腑之间相互滋生和制约的关系。这是情志学说的一个难题。情志与脏腑之间的关系，不会是简单的固定关系，因为事实很清楚，多种情志均可伤及一脏，一种情志也可伤及多脏。众所周知，在中医学理论中处处体现着阴阳学说的思想，并用五行学说来解释人体的生理功能、说明机体病理变化。阴阳五行学说本来是哲学思想，被引入中医学之后却成为医学理论的基本成分，体现在致病理论、治疗理论及治疗原则之中。

**2. 病因理论** 中医认为脏腑气血功能失调可引起情志异常改变，情志异常改变也会影响脏腑气血构成与功能。一般情志活动是正常的生理活动，并不会引起生理病变。情志刺激较轻或持续时间较短，脏腑的自我调适功能也可保机体免于发病，但若情志刺激太大、太久，则将导致疾病。例如，喜可以使气血流通、肌肉放松，益于恢复身体疲劳，但欢喜太过，则损伤心气，甚至因过喜而发狂。

对于情志疾病的原因，一般分为内因和外因。有学者认为情志学说忽视诱发情志变化的社会因素和个体因素，其实情况并非如此。中医学明确指出，情志异常改变并非情志疾病的唯一致病因素，性格特征、行为异常、社会适应不良等均可导致疾病。必须注意的是，一些因素直接作用于机体，另一些因素如社会压力事件则通过引发情志异常而作用于人。

**3. 病机理论** 基于整体观念和阴阳学说，无论是机体内部失调，还是人与环境平衡被打破，都可能引发疾病。对于情志致病，中医学认为最基本的机制是气机紊乱。人体生命活动突出地表现于气机的升降出入，当气机运行有序时，生命活动正常，而气机紊乱则导致脏腑功能系统紊乱。从阴阳学说的角度讲，情志疾病的发生是阴阳偏盛偏衰、失去相对平衡的结果。在正常情况下，阴阳处于动态平衡状态。如果阴阳消长关系超出一定限度，不能保持相对平衡，必然会出现身心不适，乃至引发疾病。

近些年来，有学者通过动物实验对情志病机进行实证研究，试图阐明情志学说的生理病理基础。从研究现状看，情志致病机制仍不成熟，提出的观点均为有待进一步检验的假说。由于存在明显的缺陷，人们对动物实验研究成果争议较大。我们认为，中医是从整体观念出发的，应关注整体性的功能反应与状态，故不能将实验研究的结果简单地与情志学说相联系。

## 情志疾病治疗理论

**1. 心身同治理论** 基于身心一体、天人合一的整体观念，中医强调疾病治疗的整体性，重视整体机能的恢复与提升。对于情志疾病，单靠药物治疗难以取得令人满意的效果。张景岳曰："心为脏腑之主，而总统魂魄，并赅意志，故忧动于心而肺应，思动于心而脾应，怒动于心而肝应，恐动于心而肾应，此所以五脏唯心所使也。"科学已证明，心理活动的最高级中枢是大脑，但有实验表明，心-脑耦合机制是存在的。所以，中医历来强调"心身同治"，药物治疗与心理治疗相结合，甚至主张以心理治疗为主，药物治疗为辅。

**2. 情志相胜理论** 情志相胜理论认为，当某种情志过激而致病时，可用另一种情志来转移、制约或平衡，以达到平衡阴阳的目的。我们认为情志相胜有两种基本形式，分别源自两种原理。一是五脏情志制约，它基于五行相克原理。二是阴阳情志制约，基于阴阳平衡原理，也称为相反情志疗法。根据各种情志对气机的影响，可将其划分为阴阳对立的两类。凡能使气机通利、益于气血运行的情志属阳，反之属阴，使气机缓和发散的属阳，抑郁集聚的属阴，气上属阳，气下属阴等。阴阳属性彼此相反的情志，对气机的影响正好相反，两者之间可以相互调节。显然，从本质上讲，这种相反情志疗法是情志中和，以使气机复归于平和。如郁怒则气急，属阴；喜则气缓，属阳；故可以喜制怒。

**3. 情志治疗原则**　中医治疗以阴阳学说为基础，以阴阳平衡为基本原则。首先是人与自然和谐，即与自然保持一致，和谐相处。其次是人际和谐，以和为贵。最后是心身和谐及阴阳平衡。正常情况下，人的阴阳处于动态平衡状态，没有偏盛、偏衰现象。所以心理健康的人一定是阴阳平衡的人，也一定是积极心理与消极心理平衡的人。情志疾病与情志偏盛有关，治疗就是调整阴阳，使其归于平衡，也即恢复功能系统的平衡。情志学说包含多种治疗方法，如情志相胜法、移情变气法、激情刺激法、言语开导法、宁神静志法、顺情从欲法、习见习闻法、修身养性法等。这些方法所贯穿的基本原则就是阴阳平衡。

从结构上讲，情志学说主要包括基本概念、基本原理、致病理论、治疗理论和治疗原则，它们处于不同层次上，抽象程度逐级降低。情志学说的特色显而易见，最为重要的是从整体、普遍联系、发展变化的观点把握生命规律，强调阴阳协调与动态平衡。这种古老的学说在思想上、理论上、实践上，均具有明显的超前性和独特性。一些基本见解是极为深刻的，特别是整体观念和阴阳学说。以情制情的疗法也是相当有效的。

# 11　情志与情绪的异同

情志是中医学所特有的概念，是对机体精神状态的描述；情绪是三大心理现象之一，被心理学家认为是影响人类行为的一个重要方面。学者宋炜熙等比较了二者的异同，以期融会中西，借鉴现代心理学知识，发展中医情志学说。

## 中医情志学与现代情绪的基本内容

情志本为中国古代的文化问题，指情感与志趣。中医学系统的情志论述，首见于《黄帝内经》。《素问·阴阳应象大论》曰"人有五脏化五气，以生喜怒悲忧恐""肝……在志为怒""心……在志为喜""肺……在志为忧""脾……在志为思""肾……在志为恐"。由此创立了"五志"概念，将人的情绪心理概括为五种基本的情志，并论述了五志与人体生理、病理的关系。《伤寒杂病论》论叙了"脏躁""郁冒""惊悸"等情志病证的病因病机。《诸病源候论》将情志作为病因之一。南宋陈无择对《黄帝内经》五志说做了较好的阐发，他将喜、怒、忧、思、悲、恐、惊七种情志明确为"七情"，认为情志是健康个体所必备的功能活动，并把致病因素、发病途径分为外感六淫、内伤七情及不内外因三类，指出"内所因惟属七情交错，爱恶相胜为病，能明而推之"。情志并称首见于明代张景岳《类经》中的"情志九气"，并提出"情志病"的病名。至此情志学说已定型成熟，成为中医学基本理论的重要组成部分。

经过历代的应用和发展，情志的概念已蕴含了丰富内容。但医家学术见解不同，对情志的理解也不同。《中医基础理论》称情志是机体的精神状态，是人体对客观外界事物和现象所做出的七种不同的情志反应。金光亮认为情志是一种内心的体验，是在外界刺激因素作用下，五脏精气发生变动而产生的具有某种倾向性的态度表现，是通过心神的感应，在多种因素影响下所产生。武刚则指出情志是机体的精神状态，机体在心神的主导和调节下，以五脏精气作为物质条件，在外界环境的刺激和影响下，通过内外综合作用而对客观事物所产生的一种特殊的反应形式，是人对于客观事物能否满足自己欲望而产生的体验。但综观现代有关中医情志的文献，绝大部分学者将情志与情绪视为等同，将情志看作是中医对情绪的特殊称谓。中医的情志学说，主要研究在疾病的发生、发展和转归过程中情志因素所起的主导作用。从生理上来说，中医认为情志活动是五脏功能的体现，五脏并于精而生五志，即七情由内而发；从病理上来说，情志失调可扰乱心神，引起气机失调而发病；疾病可导致情志异常；个性意识可致情志紊乱而造成疾病。在临床上，中医强调"恬淡虚无"维持情志正常以预防疾病，在诊断中重视情志与体征、声音的关系，在辨证中重视情志与脏腑的关系，在治疗中运用以情胜情以恢复七情调和。

情绪是心理学的重要组成部分，它是一种复杂的心理现象，也是一种生理过程；情绪是体验，又是反应；是冲动，又是行为，它是有机体的一种复合状态。情绪通常由情绪体验、情绪表现和情绪心理三种因素所组成。心理学家对情绪的认识不同，所给的定义也不同。《简明牛津英语词典》载：情绪是一种不同于认知或意志的精神上的情感或感情。《情绪心理学》称：情绪是人（包括动物）所有的一种心理形式。它与认识活动不同，具有独特的主观体验形式（如喜、怒、悲、惧等感受色彩）、外部表现形式（如面部表情），以及独特的生理基础（如皮层下等部位的特定活动）。孟昭兰认为：情绪是多成分、多维量结构、多水平整合，并为有机体生存适应和人际交往以及认知交互作用的心理活动过程和心理动机力量。

在情绪的分类上，基本以个体的满足与挫折作为情绪的正负向，趋避的程度作为情绪的强度，以刺激与情绪发生的时距分情绪的阶段（即时反应、情绪后反应、情绪习惯）。情绪的一级分类较为一致，即情绪维度是两大类：愉快或不愉快；活跃或唤起；消极情绪和积极情绪。情绪的二级分类仍存在形形色色的方法，研究者对应该将哪些具体的情绪整合在一个完整的、全面的情绪模型中各持己见；不同的情绪量表在所包含的成分数量上有很大的差异，侧重点也各不相同，反映了对情绪测量的具体性的程度；有些量表还包含着一些独特的、其他量表没有的情绪种类。二级分类的不同反映了情绪的复杂性。

情绪反应的解剖位置，在大脑的边缘系统，包括扣带回、负海马回、钩回、杏仁体和中隔区。在大脑皮层和皮层下自主性神经中枢的控制下，自主神经系统管理各种内脏器官、腺体和平滑肌的活动。一些情绪发生时，表现出交感神经活动亢进的现象；另一些情绪发生时，表现出副交感神经活动亢进的现象，自主性神经的唤醒与情绪体验有明显的关联，虽然身体的感觉可能与特殊的情绪不相联系，但这些感觉决定人们体验到情绪的强度。

情绪的变化程度主要以情绪量表来反映，评定量表是用来量化观察、体验中所得印象的一种测量工具，测验方法是用标准化的量表来测量被试者的情绪体验。量表客观、量化、全面地评价受评者的情绪状态。主观体验测量方法和表情研究方法、实验研究方法组成了一个方法体系，它们从不同的侧面揭示情绪的机制。从某种意义上说，心理学与精神病学的关系，最密切地表现在情绪问题上。情绪的剧烈改变往往是精神障碍的病因，而对情绪的调节又往往成为治疗精神障碍的重要手段。

## 情绪与情志的异同与分类

中医学的情志学说是在中国传统文化的背景下形成的，迄今已有数千年历史，对情志的认识，是通过临床反复验证而发展的。现代心理学产生仅百余年，主要是通过实验方法对情绪进行研究。由于东西方文化和研究方法的不同，因此对情志和情绪的认识也有相当大的差异。

情绪的分类是研究者棘手的问题。人类的情绪千变万化，其数量之多，使人很难清楚地将其明确归类。心理学和中医学对基本情绪都做了分类，虽然二者的文化背景不同，但也表现了很强的一致性。心理学对情绪分类也各持己见，所包含的情绪成分在数量上也有很大的差异。

情绪与情志的概念和内涵有很多共同之处，但情志并不等于情绪，情志除了包括七情五志外，也涉及五神的内容。它不仅包含了部分现代心理学的情绪，也包含了认知、意志的心理过程，还与个性心理特征有关。两者的区别是明显的。笔者认为，必须从中医学理论的基本特点出发去理解情志概念。

传统中医学的思维是以直觉、触觉和总体性思考为特点的，中医学情志理论的形成和发展，也是历代中医医家在临床实践中通过"有诸内，必形诸外"的观察研究方法，从"形神合一"的整体观念出发，根据外在征象和脏腑理论观察分析的结果。对情绪的整体认识是情志学说的特点，而忽视情志强度的区别是情志学说的不足。因此，中医学情志学说，是以五脏为中心的系统，情志是"内发"，过激可以反作用于内脏；情志的概念揭示了心理活动与脏腑之间的联系，它重视的是情绪的生理机制和情绪在疾病发生、发展和预防过程中的作用，是情绪的表现，而不是重视情绪、情感主观的内在的体验。忽视了中医学的基本特点和思维方式才会把情绪与情志等同起来。

中医学主要是站在中国传统文化的基础上，从宏观上探讨分析情志理论问题，有些见解是有深刻的科学意义的。但对情志的认识大多是基于直观的和经验的，还有待进一步研究、证实；情志的生理机制和致病机制极为复杂，又缺乏客观的基础，影响了研究的深入，我们应该吸收现代新理论和新知识，把情志学说和情绪理论巧妙地融合起来，例如，用中医思维，参照现代心理学测量原理与方法，编制中医证候的情绪量表，进行情志病的实验研究和临床流行病学调查，研究中医情志动物模型，将情志病辨证规范化，这样情志学说才能出现飞跃发展。

# 12　情志与经络的关系

　　为探讨情志与经络的内在关系，将《黄帝内经》理论作为理论基础并进行分析和解读。依据子午流注中十二经脉与十二时辰的对应关系、人体内经络的走向与情志的变化，以及经络内部与情志的联系，学者张惠东等将这三方面相联系进行系统分析，并通过人体所表达负面情绪的时间来判断受损伤的经络，进而判断出所引起的相关疾病，在临床上可通过消除负面情绪的方法来间接调节经络内的气血运行，最终可达到疏通经络和消除疾病的目的。

　　《素问·阴阳应象大论》曰："人有五脏化五气，以生喜怒悲忧恐。"即心在志为喜，肝在志为怒，脾在志为思，肺在志为忧，肾在志为恐。《素问·宣明五气》曰："精气并肝则忧，并心则喜，并肺则悲，并肾则恐，并脾则畏，是谓五精之气，并于脏也。"说明情志和脏腑经络同样有着不同寻常的内在关系，当人体出现负面情绪时，相应的经络便会出现瘀阻和堵塞，进而引发相关脏腑的疾病。因此可根据身体负面情绪所表达出来的时间，按照子午流注体系中十二经脉与十二时辰的对应关系，来判断相关经络的损伤程度。

## 经络与时辰的关系

　　《灵枢·经别》云："人之合于天道也，内有五脏，以应五音，五色……十二经脉者，此五脏六腑之所以应天道也。"人体内有十二经脉，一天之中有十二时辰，不同时辰的气血运行可至不同经脉，依据子午流注体系可知，人体内的各个经脉依附于十二时辰之内，即每个时辰均有不同经络走行，因此我们可以根据经络与时辰的对应关系，来判断体内是否出现病变，从而进行相应的临床治疗。

　　**1. 十二经脉与十二时辰的对应属性**　基于《黄帝内经》理论可知，十二经脉的流注次序均由手太阴肺经开始，依次经过流注各个经脉，至足厥阴肝经而复回到肺经的过程。中医理论中人体与自然相应，因此每个经脉在循行时也都对应各自的时辰。《灵枢·阴阳系日月》记载"寅者，正月之生阳也"。可知寅为十二时辰之首，而肺经为气血循环之始，同样为十二经之首，因此肺经对应寅时。依次大肠经对应卯时，胃经对应辰时……胆经对应子时，肝经对应丑时。《素问·生气通天论》曰："生之本，本于阴阳。"依据十二经脉与十二时辰的对应属性可知，人体的作息时间只有与自然天地阴阳相合，体内的阴阳之气才能够达到平衡，疾病便不会乘虚而入。

　　**2. 时辰所属脏腑的功能变化**　据十二经脉的流注次序，以肺经为例，肺经为十二经之首，而在寅时的时候肺经最为旺盛，同时也最易受到外邪的侵袭，在机体正常的生理过程中，肺受到其他脏腑的血液供应而送往全身，此时人体才会感受到皮肤红润，精力充沛和旺盛，若此时肺经受阻，肺的宣发肃降功能失调，会极易引起咳嗽和气喘。

## 经络走向与情志变化

　　自古以来人们都遵循阴阳平衡的观念生长生存，在《黄帝内经》中还曾专门用大量篇幅来叙述关于阴阳的理念，例如，《素问·宝命全形论》曰："人生有形，不离阴阳。"人体内十二条正经中每一条经脉都有正负的双向循行，而这一正一负便代表阴阳。人体内经络的走向变化同样离不开阴阳的属性，而阴阳的盛衰同样影响着情志的变化。

**1. 同条经脉的走向以及情志变化**　人体内的十二正经，每一条经脉都有独立的循行路线，且都是双向正负运行。以人体手足阴阳四条经脉为例进行分析，如手太阴肺经，如果人体左半身的循行路线是从胸走手，那么根据阴阳平衡的理论，右半身的运行便一定是从手回到胸中；同理足太阴脾经循行时，若左半身从足走腹，右半身的走向便是从腹回到头；足阳明胃经循行时，若左半身为从头走足，右半身便为从足回到头。

依据《黄帝内经》所云以及按照阴生阳降和此消彼长的观点，人体的气血运行一定不会都是上升，或者都是下降，那样定会导致阴阳失衡。若体内阴阳不能平衡，则必然会引发情志上的波动，阳盛于阴则亢奋，阴盛于阳则抑郁，因此无论是自然界还是人体本身必都将遵循阴阳平衡的理念。

**2. 左右阴阳对立经脉的走向变化**　《黄帝内经》中记载经脉中阴阳对立升降的变化，在传统理论中以身体左侧的手三阴经为例，走向为从胸走手，即气血的走行从高温处流向低温处；手三阳经从手走头，即气血从低温处流向高温处；足三阳三阴经脉同理，分别为从头走足和从足走腹，气血温度的变化分别为从高温流向低温和从低温流向高温。而身体右侧的经脉循行恰好与之相反，因此体内便构成了阴阳升降以及气血蒸腾气化的循环流注，而这一升一降便形成了一次阴阳的循环。

## 情志与经络的关系

人体内的十二经脉分别对应体内的五脏六腑，包括心包，因此当体内的经脉受阻或是遭受到破坏时，便会表现出相应的负面的情绪；同理，当人们经常反复出现某一情绪时，也恰好能反映出哪一条经脉受到损伤，很多疾病的发生都是由不良情绪所引发的，而不同的情志变化也同样暗示不同的疾病。《素问·解精微论》曰："心，有亡，忧知于色，是以悲哀则泣下。"由于身心是相互影响的，可以通过消除负面情绪的方法，间接地排除由于体内代谢而产生的废物和垃圾，以达到疏通经络的目的。

**1. 经络对情志的调节关系**　在《黄帝内经》中很少有专门对情志的论述，而是以喜怒忧思悲恐惊等七情为代表进行分析和阐述。从某一程度上来说，人的身心一定是相通的，心理上的不良反应和负面的情绪必然会造成生理上的紊乱和失调，而在大多数的情况下，心理上的障碍若只调节心理方面的问题通常效果并不明显，但是可以通过对体内经络的调节，疏通经络中被阻塞的部位，当经络通畅时情志自然能够得到改善。因此情志不仅可以反映人体内脏腑器官的正常与否，也同样能反映出经络生理功能的状况。

**2. 负面情绪引起十二经脉的变化**　人体每条经脉都对应相关的脏腑，各脏腑的生理功能出现变化便会产生相应的不良情绪。根据十二经络流注的交替次序可知，寅时肺经开始工作，中医理论里肺居于人体上焦，主一身之气，当人出现悲伤的情绪时，很可能造成了肺经的瘀阻不通……午时心经较为活跃，气血聚集于心中，人可能会出现怨恨和仇恨等负面的情绪，则会耗上心气心血，最后导致心经堵塞；未时血液流向小肠经，小肠主液，具有升清化浊的功能，而当出现怜悯或过度哀伤的表现，一般多为小肠经受阻。

申时气血津液流向膀胱经，膀胱经为阳气之所，是身体内主要的排毒之经脉，当人出现意志消沉、消极时，导致阳气无法上升，大多为膀胱经瘀阻，亥时三焦经工作，是人体气血运行的重要通道，当人出现紧张情绪时，三焦经的正常功能不能发挥出来，便会形成堵塞，使经络不通；子时气血聚集在胆经，此时人体内阳气下降，若出现焦虑不安的状态，可能造成了胆火上逆，使经络失去了正常的生理功能；丑时为肝经工作时间，肝胆相表里可互为影响，若表现出愤怒或大怒的情绪，多半是肝经瘀阻不通。

**3. 调节情志的治疗方法**　《灵枢·本神》曰："是故怵惕思虑者则伤神，神伤则恐惧流淫不止……愁忧者气闭塞而不行。"因此调节情志最重要的便是调神，人们在生活中最容易产生的负面情绪为忧愁悲哀、大怒和过度紧张三种，因此可通过调节以上三者的不良情绪进而来调神。适度的忧愁悲哀情绪属于正常的生理现象，若负面情绪表现过度则会损伤肺经，会造成肺经瘀阻不通，此时可以通过减少悲伤的情绪来疏通经络。若此不良的情志长时间淤积在体内，则便会损伤心神，《灵枢·百病始生》曰："忧思伤心。"又因心主藏神，所以过度伤春悲秋的情绪必然会导致心神受损，进而使心经不通引起相关疾病，《黄帝内经》又曰："喜胜悲。"因此可以通过做一些喜乐开心的事情来消除悲伤的情绪。《灵枢·邪气脏腑病形》曰："若有所大怒，气上而不下，积于胁下，则伤肝。"根据五行属性，肝主怒，若过度愤怒一定会损伤肝脏，而会使肝经堵塞不通，因肝经对应丑时，若此不良情绪长期出现定会引起失眠的症状，体内的新陈代谢也会受阻。因此必须要排解愤怒的情绪，时刻保持豁达的心情，或是寻找一些轻松的方式来使心情变得平和，只有这样肝经才可以被疏通，所造成的一些临床的症状才可以被改善。当人体经常出现不自觉的过度紧张的情况，多半已经引起了三焦经的瘀阻，因过度紧张的负面情绪会使三焦经通调水道的生理功能不能得以发挥出来，此时必须要消除紧张的情绪，必要时可通过做一些户外运动让心情放松，且要保证充足的睡眠，这样瘀阻的经络才能被疏通并发挥正常的生理功能。

《黄帝内经》中认为情志的影响因素十分复杂，可能包括机体内外的影响，时辰的影响，阴阳五行的影响，自然环境的影响等。而体内大部分的疾病或者不良反应都源于不正当的情志，这种负面的情绪由一种无形的力量进而变成有形的产物，造成我们的经脉受阻。而由不良的情志所引起的经络瘀阻闭塞不通的现象十分严重，临床上可通过消除负面情绪的方法，间接调节经络气血运行，最终达到疏通经络和消除疾病的目的，对于临床上的发展同样起着重要的作用。

# 13　七情发生与五脏功能调节

　　中医认为，一方面，形神一体，神本于形而生，神的产生需以精为本，神的活动需以精为物质基础；另一方面，神对形也有调节作用，其不仅能调节机体自身各部分之间的关系，而且在调节机体与外界环境关系上也起主导作用。七情作为精神活动的一部分，是以脏腑气血为物质基础，产生于脏腑功能活动中，并受到脏腑功能的调节。学者岳广欣等就此做了阐述。

## 七情的概念

　　七情是指喜、怒、忧、思、悲、恐、惊七种情志变化。喜是个体脏腑气血功能协调，且愿望实现、紧张解除的轻松愉快的情绪体验及相应的表情及行为变化。怒一般指由于愿望受阻、行为受挫而致的紧张的情绪体验。忧可定义为对所面临问题找不到解决的办法及身体状况不佳、担心时，以心情低沉为特点的复合情绪状态。思是指对所思问题不解，事情未解决及个体肝脾气郁功能低下时产生的担忧焦虑的心情，是一种思虑不安的复合情绪状态。悲为个体对所热爱的人或物丧失与所追求的希望破灭及脏腑精气亏虚时，哀痛情绪的体验。恐可定义为遇到危险而又无力应付及脏腑气血大虚时产生惧怕不安的情绪体验。惊系指突然遭受意料之外事件，尤其心神欠稳、脏腑机能失调复遇异物异声而产生的伴有紧张惊骇的情绪体验。可见七情的发生均涉及了外界客观事物与主体间的相互作用。

## 七情的发生过程

　　七情发生涉及多个环节，本性是七情发生演化的根源。这里的本性，包括了生性和理性，生性即禀性，是禀受于父母而形成个体脏腑形神的质性；理性是由禀性通过后天教育、修炼而形成。"欲"是由"性"演化出的，当人性发出欲望时，会有不同情感、情绪的流露过程，古代学者总结为喜、怒、忧、思、悲、恐、惊等七情，其化生于脏腑，出于心神，为性之外现。

　　七情的发生首先取决于个体对外界事物及刺激的认知；其次是内在动机因素，即"欲"满足与否所引起的情志反应；再次则是个性趋向对外界刺激的情感体验及社会环境的适应能力；最后则是不同的神经类型及体质的个体会产生不同的致病作用。现代心理学认为，动机是对所有引起、支配和维持生理和心理活动过程的概括，其核心问题是"需要"，即个体对一定生存和发展条件的要求，如衣、食、住、行、性等，这些都是人们赖以生存的最基本需要，除此之外还有安全、自尊、价值体现等多种心理精神上的高层次需要。人们为了满足需要从而产生欲求，并成为个体一切行为的动机。这种动机是个体行为积极的源泉，同时又是推动社会发展进步的原动力。但有时欲求也是导致七情之动的重要原因之一，特别当欲求不得时，则可引起强烈的七情反应，从而诱发各种疾病。

## 五脏功能与七情调控

　　情志活动是脏腑机能活动的表现形式之一，脏腑气血是情志变化的物质基础。《素问·阴阳应象大论》曰："人有五脏化五气，以生喜怒悲忧恐。"《灵枢·平人绝谷》则又曰："血脉和利，精神乃居。"意为血气充盛和调，则精力充沛，思维敏捷，情绪稳定。五脏与七情虽有对应关系，但是处于一个大系统内的五脏之间又是相互影响的，并在情志的形成过程中起着不同的作用。

**1. 心——七情发生的先导和主宰**　七情的产生首先取决于个体对内外环境刺激的认识，而心神主宰人的意识和思维活动，人对客观事物的感知是在心神的主导下完成的。心神的主要功能可概括为主感觉、知觉、思维，它包括了认识事物从感性到理性、从低级阶段到高级阶段的发展全过程。可见心为个体与客观世界接触并获取信息的界面，是七情发生的先导。其次心神还主宰七情的发生过程，使其产生恰当的外在表露。情志与五脏气血密切相关，但这种联系并非各种不同的情志反应与五脏气血之间机械的线性联系，而是通过心神的调节来实现的，是以心神为主导的各脏腑机能活动的综合体现。如《类经》中提到"忧动于心则肺应，思动于心则脾应，怒动于心则肝应，恐动于心则肾应，此所以五志随心所使也"。心神通过统领脏腑，主持血脉，以调节各脏的功能活动及维持各脏腑之间的平衡协调，适应内外环境的需要而产生各种不同的情志变化。

**2. 肝——七情调畅的保障**　一方面，肝，作为人体的"功能阈"，具有调和机体各项功能，使之勿太过和不及的作用，而七情的正常表达，更以肝气的协调为首要前提，肝气和则五志易和，肝气乖则五志乖。肝在四时属春，春为万物发生之始，春升则万物化安，肝气升则其他四气皆得以生化，机体各项生理功能活动（包括情志活动）才得以正常发挥，故而肝气旺盛则能启动情志的生成。另一方面，肝还可通过两条途径辅助心主神明功能，一是肝主疏泄，调畅全身气机，推动气血津液的运行，保障情志活动得以正常进行，即肝可助心行使其主神明功能；二是肝藏血，当思考问题时可在心气的作用下，将所藏之血外运以供一时之需，起到暂时辅心行思的作用。但这种作用是有限的，因为肝毕竟不是生血之脏，而且所藏之血外运会使肝主疏泄的物质基础相对不足，减弱其主疏泄的作用，导致气血郁结，甚则日久化火扰及心神，可表现为烦躁不安、默默无语、两胁胀满疼痛、善叹息等症状。可见，肝通过调畅气机而使气血通畅，七情才能及时适应环境的变化而正常表达。

**3. 脾胃——七情调衡的枢纽**　首先，情志活动以五脏整体协调关系为基础，五脏整体与神志活动联系起重要作用者，首推心与脾胃。神志活动平衡适度，主要取决于气机升降平衡，而脾胃是气机升降的枢纽。脾升主升清阳，升肝肾之阴精以济心肺，助气机的上升，制其下降太过；胃降主降浊阴、降心肺之阳气以和肝肾，助气机的下降，制其上升太过。此脾升与胃降相互协调，则气机升降有序，保持平衡。其次，情志活动必须依赖气血作为物质基础，脾胃提供了心完成情志活动所需之气血。此外，脾藏意主要体现了脾主运化水谷，化生营气，以"营"养"意"的生理。脾主思则主要体现了脾主气机之枢，在情志上表现为主情感的内在转变，以调节、推动与激发机体对外界事物产生内在心理转变时的情志表现，无论是喜怒还是悲恐，均由思之而后生，因而中焦脾胃对全部情志活动的产生和作用的发挥起着枢轴作用。

**4. 肺——情志活动之辅脏**　首先，肺主气，司呼吸，这包括两方面作用，一是可吸入清气，与水谷精微相合而成为人体之气；二是调节全身气机。肺调节气机，通过朝百脉功能，助心行血，辅助心主神明功能；通过宣发肃降，调动全身气机，促进气的输布，辅助肝脏疏泄。只要肺主气功能正常，全身气血运行通畅，则心神能够得到充分滋养，便会神清气旺。

**5. 肾——七情发生的根本**　首先，肾藏精，精生髓，脑为髓海，情志活动产生的中枢部位在脑，这表明肾所藏之精为情志活动的物质基础。其次，肾为相火寄居之地，相火主持诸气，通行三焦，是升降运动的原始动力，而气血的正常升降是七情正常发生的前提。另外，《素问·宣明五气论》指出"肾藏志"，志，一是指记忆的保持，即"意之所存谓之志"，代表长时记忆；二是指意志，是一种精神力量，可主动调节自己的情欲和行为，即所谓的"意已决而卓有所主者，曰志"（《类经·藏相论》）。志意论与现代心理学中有关"动机""意向"、思维，尤其是"意志"的概念表述有相近之处。在七情发生过程中，客观事物作用于个体，首先为心神所感知、察觉，进入意识领域，对之是否合乎自身需要、是否有损或威胁自身利益做出评估、判断，确立目标；肾志则根据目标，对自身行为进行把握与调节，使之与心神相一致，若不利于机体，则动员积极力量，采取相应的回避或攻击行为，以逃避或消除不利因素。同时，在这个过程中产生了七情的变化，满足需要的事物引起高兴、满意等肯定（即善或好）的情感体验；违背需要的客观事物引起愤怒、忧郁、恐惧等否定（即恶）的情感体验。这样既可维持内环境的平衡和脏腑功能的协调，又与外界环境的变化相适应。但是倘若机体对外界不良刺激有所认识（已知不利），而自身无能回避或消除（难以免除），或期望值过高（所欲不遂），不能调整目标与实际的差距，心神与肾志之间失去平衡，则产生强烈的七情反应，可诱发各种疾病的产生。

通过以上分析，可以看出五脏所藏及功能不同，对七情活动的调节作用也不同。在七情的发生过程中，五脏精气是基础，脏腑活动是启机，心（脑）神任物为中枢，外界物感是条件，各方协调一致产生了七情的各种变化。由于五脏化生精气血的能力各不相同，导致了各脏对七情的调节和耐受性也不同。肝非产气生血之脏，情志活动中常首先受难，并诱发其他病变，因此可称其为情志之弱脏；脾主运化，能化气养心，脾主统血，能固摄心神，为养神固神之脏，但易为肝乘而生痰浊；肺主气，朝百脉，能化生气血，强力支持心主神明功能，为情志之辅脏；心主血生血，而主神明，是情志之君脏，但易为痰浊蒙蔽；肾藏精，内寄相火，肾精是情志活动的基础，相火是情志活动的原动力，因此肾为七情发生之根本。

# 14 中医体质与情志病

体质是对个体身心特性的概括，是由先天禀赋和后天因素所决定的，表现在以五脏为中心的形态结构、生理功能和心理活动方面综合的相对稳定的生理特性。情志是指喜、怒、忧、思、悲、恐、惊七情，是机体对外界刺激产生的情绪反应。体质与情志是人体表现于外的不可分割的两大特征，体质与情志都是在先天禀赋的基础上，在后天各种因素作用的过程中形成和变化的。体质是情志产生的基础，因此，两者有着密不可分的必然联系和一致性，只是情志突出体现体质的心理活动方面个性特征、情感、意志等。情志病指发病与情志有关或有情志异常表现的病证。情志病往往都在特定的体质背景基础上发生，心理素质则正是情志致病发生的直接内在根据。综合研究体质与情志病的形成变化，有利于更好地指导临床对情志病的预防与治疗。学者夏丽就体质与情志病的关系做了论述。

## 情志的产生背景

情志是以人的五脏为主体、体质因素作为背景产生的。《内经·阴阳应象大论》曰"人有五脏化五气，以生喜、怒、悲（思）、忧、恐"。体质由脏腑功能状态所决定和影响，情志的产生同样与脏腑功能及其产生的气血津液盛衰密切相关，肝"在志为怒"，心"在志为喜"，脾"在志为思"，肺"在志为忧"，肾"在志为恐"，阐释了情志与人体生理的关系，反映了精神心理活动是以五脏精气为物质基础的生命活动，五脏功能正常，气血充盛，则为情志的产生提供了良好的生理基础。《黄帝内经》中按人的阴阳多少、生理和心理等不同对体质进行了分类。如《灵枢·通天》将人的体质分为"太阴之人，少阴之人，太阳之人，少阳之人，阴阳平和之人"五种类型。其中太阴之人，贪而不仁，表面谦卑，内心险恶，好得恶失，喜怒不形于色，不识时务；太阳之人，得意自足，言过其实，好高骛远，不顾是非，意气用事，自以为是，虽事败而常无悔；阴阳平和之人，安静自处，无所畏惧，不追求过分喜乐，遇事从容，情绪平稳，很少因情绪失调而引起疾病，这种分类从心理、性情、情绪等描述了体质不同情志倾向也各有不同。另外《灵枢·阴阳二十五人》将人的体质按五行分为"木形之人，火形之人，土形之人，金形之人，水形之人"。木形之人好用心思，多忧劳；火形之人性急躁，易发怒；土形之人忠厚诚恳，善于与人相处；金形之人性格孤傲，严厉而冷酷；水形之人无所畏惧，好欺诈等。尽管表述为按五行分类的体质，不难看出其实是根据人的性格、性情、行为特点的不同来划分的。《素问·血气志》更把心理和生理特点结合，将人的体质分为"形乐志苦""形乐志乐""形苦志乐""形苦志苦""形数惊恐"等类型，称之为"五形志"。《类经·藏象类》也强调"禀赋不同，情志亦异"，认为情志与先天禀赋有关，不同类型的人具有不同的情志特点。以上均论述了以人的五脏为主体的体质因素对情志倾向的影响。

## 体质与情志病

情志病的发生是与体质有关的五脏功能失调为基础产生的。脏气发生偏聚盈虚的体质改变，可使体内形成某种情感好发的潜在环境，使人对外界刺激的反应增强，使七情的产生有一定的选择性和倾向性，表现为某一情感的发生较为经常，且持续时间较长，发作强度较大，甚至可能成为一种相对固定的性格特征。《素问·宝命全形论》曰"气并于心则喜，并于肺则悲，并于肝则忧，并于脾则畏，并于肾则恐"（《素问·宣明五气》），若五脏有盛衰变化，气血有虚实盈亏，往往对外界刺激极为敏感，会直接影响到人的情志活动，产生相应的变化。如肺气虚时，机体对外来的非良性刺激的耐受性就会下降，甚至莫名地悲观失望，情绪不振，意志消沉；心火旺时，一旦遇事而调节情绪的能力下降，易情绪激动、烦躁失眠；肝阳之气上亢时，稍有刺激，就易激动发怒。例如，《灵枢·本神》曰："肝气虚则恐，实则怒；心气虚则悲，实则笑不休。"这些充分说明了情志的产生依赖于脏腑功能活动，而脏腑功能活动体现了体质的特点，情志病产生于以体质为背景的脏腑功能失常、气血功能紊乱基础上。但是七情发生后是否致病，首先取决于机体的耐受性和调节能力的大小，而耐受性和调节能力又与体质所决定的生理、心理状态有关。《黄帝内经》记载有"勇者气行则已，怯者则着而为病也"，勇者气血畅行，脏气充盈，常可防御或消除精神刺激的不良影响，迅速调节恢复气机升降出入功能；怯者脏气脆弱，心胆虚怯，易惊善恐，受到冲击力无法抗衡，故气机失调，乱而为病。表明体质禀赋不足，性格怯弱者更易患情志病变。《灵枢·通天》认为，体质为太阴之人，阴气稍盛，温和喜静，易患气机阻滞疾病，如抑郁症等；体质为太阳之人，阳气偏盛，暴躁喜动，感情易于暴发而狂躁，易引起疯狂、晕厥甚至暴死等。有调查发现气虚体质在抑郁症发病上具有较重要意义，在 100 例抑郁症患者中，气虚体质共 35 例，占总例数的 35%，显著高于其他类型的抑郁症体质。可见体质因素是情志致病的根本，是情志病发生的形态基础和生理基础。

目前，在国内研究较多的是归属于中医情志病中的抑郁症与体质的关系，西医一般认为其发生与遗传因素有很大的关系，在抑郁症患者的家族成员中，发病率要比一般人高出许多，这与中医认为的情志病与体质形成中的先天禀赋有关的理论不谋而合。由于体质有别，个体在面对应激性生活事件时均有所不同，从而表现出对情志病证的易感性差异，因此，体质强弱是情志病证发生与否的关键。

## 性别与情志病

男女性别不同，其体质亦各有特征，情志病的表现特点也不同。性别不同，妇女在生理上和心理上确有许多不同于男子之处，历代很多著名医家都阐明了这些差异的存在。张仲景《金匮要略》便有妇人病专论。除妊娠、产后诸病与情志关系颇为密切外，杂病中脏躁、梅核气、百合、狐惑等均系女性多有的情志病。其后，王焘的《外台秘要》、严用和的《济生方》、虞抟的《医学正传》等都细致而深刻地揭示了妇女重情感、多情绪障碍或异常的心理特点，女性情志疾病的患者远多于男性。《外台秘要》曰"女属阴，得气多郁""男属阳，得气易散"，女性多阳弱阴盛之体，气血运行缓弱，脏腑气机易郁多滞，男性为阳气偏盛之体，气血运行滑利流畅，气易散少郁。《济生方》指出"若是四时节气，喜怒忧思，饮食房劳为患者，（妇女）悉分丈夫同也……又况慈恋、爱憎、嫉妒、忧恚、抑郁不能自释，为病深固者，所以治疗十倍难于男子"。女子多虚弱、偏颇、失调体质，与男子相比，尤以精血不足等虚弱体质为多见。据统计，男女心身疾病发生率之比为 1∶1.77。《医学正传》亦强调"妇人百病皆自心生"，如"乳岩""多生于忧郁积忿中年妇女"。何裕民教授曾作过大样本调研，发现女性比男性情感易波动，不稳定，心因引起的躯体或精神疾病明显更多。

## 年龄与情志病

年龄阶段不同，体质亦各有特点，情志病表现特点也有差异。体质是一个随着个体发育的不同阶段而不断演变的生命过程，幼年期稚阴稚阳，青壮年期气血充盛，老年期五脏衰弱，因而与情志相关的疾病表现各有不同，对此历来论述较多的是小儿和老年人。小儿"五脏六腑，成而未全"（《小儿药证直诀》），"小儿善忘者，脑未满也"（《本草备要》），其五脏六腑之形与气都相对不足，脏腑娇嫩，形气未充，智力尚处于不断发育完善阶段，神气怯弱，智慧未充，且年龄越小，表现越突出，这样的生理特点决定了其对各种精神刺激的耐受性和调节能力较成年人更差，易为情志所伤，发为情志病。若目睹怪物、耳闻巨响，或夜作恶梦，则易为惊恐所伤。惊则气乱，致使心神不宁、神志不安，易生夜啼、惊风、癫痫等情志病，所以在儿科疾病中不能忽视情志病。

　　老年情志病中尤以抑郁症为多见。老年抑郁症是指首次发病于 60 岁以后，以持久的抑郁心境为主要临床表现的一种精神情志疾病。《本草备要》曰"老人健忘者，脑渐空也"，随着年龄的增长，老年人体质因素中的脏腑功能减退，肝肾渐亏，精血不足，脑神失养，如有社会、人际、家庭等因素影响，肝郁失畅，从而发生老年期抑郁症。研究发现老年抑郁症与老年抑郁症患者体质有密切关系。根据对老年患者体质类型出现率的统计可知，出现率最多的是气虚质、阴虚质、阳虚质，是老年抑郁症患者的重要致病特质。

## 情志病改变体质

　　突然、强烈的情志刺激，或长期、持久的情绪失常，导致七情致病，情志病直接损伤脏腑，使气机逆乱，气血失调，病变进一步发展，则致痰火、瘀血、气血津液亏损，而体质又是由脏腑经络及气血津液盛衰所决定和影响，情志病日久必然影响体质，甚至可以改变体质的类型。《素问·阴阳应象大论》曰："喜怒不节，寒暑过度，生乃不固。"说明七情失调、喜怒太过等不良情志是危害人体健康引起疾病的重要原因。《灵枢·寿夭刚柔》曰："忧恐忿怒伤气，气伤脏，乃病脏。"阐释了七情太过可影响人体气机、损伤脏腑。《素问·举痛论》具体总结了"怒则气上，喜则气缓，悲则气消，恐则气下，惊则气乱，思则气结"。七情导致脏腑气机紊乱的规律，《素问·阴阳应象大论》进一步归纳出"怒伤肝""喜伤心""思伤脾""忧伤肺""恐伤肾"等情志太过伤及相应脏腑的规律。情志活动的产生以脏腑精气为物质基础，情志过激亦必然损伤其所主之脏。例如，《灵枢·百病始生》曰"喜怒不节则伤藏，藏伤则病起于阴也"。情志致病直接伤及脏腑，最易伤及的脏腑是脾胃、肝胆、心脑，脾胃纳运失调，肝胆疏泄失常，心脑神明失主，日久必然损伤以脏腑为基础的体质。如长期的精神刺激，情志不畅，肝气郁结，气机阻滞，体质有可能转变为性格内向不稳定、忧郁脆弱、敏感多疑的气郁体，长久的情志所伤，还有可能累及脾胃，脾胃运化失司，气血化生不足，体质有可能转变为元气不足，全身机能低下的气虚体质。

## 预防情志病需调整体质

　　体质不是一成不变的，既然情志病影响和改变体质，体质是情志病发生的背景和基础，那么尽可能地改善和纠正体质偏颇，可在一定程度上预防或减少情志病的发生，这正是中医体质学说所要达到"治未病"的境界。未病之前，辨清体质的阴阳消长盈亏虚实，并充分考虑体质所具有的潜在发病的倾向性，再通过中医等方法的综合调理，就可使体质偏颇得以纠正。如对于那些具有抑郁症发病倾向，或者曾有抑郁症发病史的人群，应在中医体质学说的基础上，根据不同的体质特点及类型，采用适宜的综合调理方法，尤其要注重自我调节，减轻心理压力，保持良好的心态，这样就可以达到防患于未然，避免发病的目的。

　　体质的形成受先天禀赋和后天因素的影响，不同的人具有不同的体质特征，体质是情志产生的基础，情志病往往都在特定的体质背景基础上发生，反过来情志病也会影响和改变体质，综合研究体质与情志病的形成变化，有利于更好地指导临床对情志病的预防与治疗。

# 15　情志与老年中医体质的关系

中医情志和体质理论是中医基础理论的重要组成部分。学者蔡芮桐等以老年九种体质为纲，探究了情志与体质之间的相互作用，结合"气血津液"理论，论述了老年人不同体质和情志的产生以及两者之间相互影响、相互作用的中医病机。同时分析了情志和体质共同作用下对老年人健康的影响，为从中医情志和体质理论预防与治疗老年疾病提供了科学内涵与理论依据。

体质是人类生命活动的一种重要表现形式，是指在人体生命过程中，在先天禀赋和后天获得的基础上所形成的形态结构、生理功能和心理状态等方面相对稳定的固有特质。关于体质的记载最早出现在《黄帝内经》。从阴阳而论，《灵枢》将人的体质分为五大类，分别是阴阳平和质以及少阴、太阴、太阳、少阳质。体质学说发展至今，依据中华中医药学会发布的《中医体质分类与判定》标准，基于王琦教授的观点，将体质分为九种，分别是气虚质、气郁质、阳虚质、阴虚质、血瘀质、痰湿质、湿热质、平和质、特禀质。不同体质的老年人对于不同种类疾病的易感性有着一定的差异，患病时疾病的传变和转归也不同。情志分为喜、怒、忧、思、悲、恐、惊七种，情志与五脏、精气密切相关，情志异常可诱发多种疾病，且致病范围广泛。情志与体质息息相关且相互影响，研究表明，不同体质禀赋者在患情志疾病时具有不同的倾向性，故保持舒畅的情志和平和的体质是老年人保持健康的关键。

## 情志与老年平和体质的关系

老年平和质多存在于相对健康的老年人群中，其机体阴阳调和，脏腑精气相对充足，正气旺盛，邪不可干，不易受外邪侵袭，即使感受外邪而患病，邪气不易内传，相对其他偏颇体质患者预后和转归较好。具有此种体质的老年人其情志多愉悦舒畅，平日注重精神调摄，遇事有较好的情绪调节能力，不大喜大悲而影响身体健康。所谓形神合一，即人体达到心理和生理的统一，可尽终其天年。

**1. 情志对老年人平和体质形成的作用**　情志与五脏功能紧密关联，老年人若情绪过极，可诱发脏腑功能失调，从而引发相关疾病。老年人若保持心情愉悦，体内气机通利，则各脏腑和调，正气充足，邪气不易侵犯，长期的精神内守，可使机体达成平和体质，对老年人之保养摄生均有益处。但老年群体随着年岁渐增，一方面体内阳气渐衰，容易受到外邪侵扰，体质易产生偏颇，另一方面由于受到生活习惯、居住环境以及饮食偏好等因素的长期影响，老年人体内容易有病理产物的积蓄，故平和质的老年人数量并不多。

**2. 平和体质对情志的影响**　平和体质的老年人气血调和，处于心理健康的平衡状态，不易受到精神情志刺激，可以较好地应对外界变化所产生的不良情志。平和体质的老年人在生理健康的状态下，健康的生活状态对其心理也有着积极影响，使其保持乐观、愉悦的精神状态，生理健康和心理健康息息相关，彼此作用，良性循环，从而保持阴阳平衡的健康状态。

## 情志与老年气虚体质的关系

老年气虚质为体内正气亏虚，卫气顾护肌表之力不足，此类人群易受到外邪侵袭，感受风、寒、暑、湿等多种邪气进而发展为多种疾病，且因素体虚弱，此类人群起病之后外邪易于入里，向内传变，使表证进一步发展成里证，病情加重，病程延绵，迁延难愈。故气虚体质的老年人可多食黄芪等补气之品，顺应气候变化而及时调整衣物以及生活作息，以防御外邪，达到养生保健的目的。

**1. 情志对老年人气虚体质形成的作用**　忧伤肺，思伤脾，老年群体因独居、社交活动较少、生活形式单一等多种家庭以及社会原因，较年轻人更容易产生忧思情绪。肺与皮毛相合，相互依存，主宣发以及输送精气于肌表腠理之间，卫气顾护体表，防止外邪侵袭。故老年人忧伤情志可损伤自身肺气，导致皮毛腠理间精气不足，由精气所化之卫气亦不足，容易导致气虚体质。思极伤脾，脾脏的功能主要为化生水谷，若思虑情志较甚，伤及脾气，气虚运化无力，水谷精微无法化生，亦导致老年人正气不足，气虚体质形成。而老年人之所以为感冒等疾病的易感群体，与其气虚无以护表有密切关系。气虚体质的人在老年人群中占有很大的比例。

**2. 气虚质对情志的影响**　老年气虚体质之人多少气懒言、倦怠乏力，其大喜大怒之情志较少，较易产生忧思悲伤的情绪。气虚之人可表现为肺脾不足，肺在五志体现为忧，脾在五志表现为思，故忧与思为老年气虚体质人群的主要情志表现，此类人群时常郁郁寡欢，易有抑郁、心悸、失眠等疾病。

## 情志与老年阳虚体质的关系

老年阳虚质是老年气虚质的进一步发展，此类人群在正气不足的基础上又增加了畏寒的系列症状，可有四肢不温、小便清长等表现。老年阳虚体质的人尤易感受寒邪而发病，平素较其他体质的人怕冷，患病时多有寒证、虚证。此种体质的人冬应防寒保暖，培补阳气。督脉总督一身之阳气，阳虚体质老年人可通过督脉艾灸等方法改善阳虚体质，达到预防和治疗疾病的目的。

**1. 情志对老年人阳虚体质形成的作用**　忧思伤及脾肺二脏，导致老年人容易形成气虚体质，气虚日久则发展为阳虚，阳虚体质逐渐形成。老年人阳气逐渐衰退，又多有长期慢性病史，病久损伤阳气，故体内阳气亏虚者多见。疾病是逐渐发展的过程，故阳虚体质的老年人在出现阳虚的表现之前一般先出现气虚证的诸多表现，若在气虚时注重忧思情志的疏导，则可延缓发展为阳虚体质的进程，减少忧思情志、保持乐观心态对老年人的健康有益。无论阳虚还是气虚在老年人中都十分常见，故在治疗老年系统疾病时可将体质因素纳入考虑，对虚证患者加入补虚的中药可取得显著疗效。

**2. 阳虚质对情志的影响**　大部分阳虚体质是从气虚体质进一步发展而成，所以阳虚的老年人同气虚之人都容易产生忧思的情志，除此之外，阳虚体质者阴气相对旺盛，故心绪内收、沉静、性格胆小、懦弱，容易产生消极、压抑、孤独的负面情绪。在治疗此类情志疾病时，除注重患者的心理疏导外，佐以助阳的药物，可起到辅助调畅患者精神情志和脏腑功能的双重作用。

## 情志与老年阴虚体质的关系

老年阴虚质为阴津亏耗，脏腑阴阳失衡，常表现为虚火内生、五心烦热等症状，此体质人群以形体消瘦者多见，易感受火热邪气，可多食滋养之品以调养保健。

**1. 情志对老年人阴虚体质形成的作用**　七情中的喜，我们通常将其认为是正面的情志，"喜则气和志达，荣卫通利"，老年人若每日保持愉悦喜乐的心情，可全身气机通利，有益健康。一方面，若喜志太过发为狂，亦可为患。喜则气缓，心神散而无以收藏心肾之阴，可导致阴虚。另一方面喜志过极通常为心志太过所导致，心属火，过喜之人心火亢盛，火热伤及阴津，阴津亏耗，阳气得不到约束，长此以往，老年人产生阴虚体质。过怒的情志也会导致阴虚体质的形成，怒为肝之情志，肝以阳气为用，故暴怒可以导致肝之阳气上亢，损伤肝阴，长此以往，形成阴虚之体质。故老年人养生之道不宜大喜大怒，无论何种情志均不应过度，应保持冷静沉着的性格方可顺应自然，修养身心。

**2. 阴虚质对情志的影响**　阴虚体质的老年人阴液耗伤，有燥热之症，可有五心烦热、心情烦躁诸多症状，阴亏不能制阳，故性情急躁，易大喜大怒，尤其在夏季天气炎热之时，情绪易波动，心烦易怒，此体质的老年人更应注重三伏天的情志调护。许多老年患者在青壮年时期性情温和，随年龄的增长，性情变得急躁易怒，此种心志改变可能为体质改变所导致，此时可用壮水制火之滋补肾阴的方法，症状可以得到改善。阴虚体质之人在老年群体中较为常见，体质与情志并调，方为养生之道。

## 情志与老年痰湿体质的关系

老年痰湿质为肺脾肾、三焦脏腑功能失调，津液代谢不利，津液聚而为痰。"瘦人多火，肥人多痰"，故痰湿体质的老年人外形多肥胖，尤其腹部松软肥满，是糖尿病、血脂异常等代谢疾病的好发群体。与此同时，痰湿体质的人易感受湿邪，经常会感到困倦身重，痰湿上蒙清窍会出现头晕等症状，治以燥湿化痰，顾护脾胃。

**1. 情志对老年人痰湿体质形成的作用**　老年人痰湿体质的形成也与忧思之情志过度有关，忧思伤脾，脾为生痰之源，脾气亏耗，脏腑功能失调，津液水湿代谢不利，蕴结为痰，脾气郁结，气机失常，纳运无力，痰邪亦生，形成老年痰湿质。

**2. 痰湿质对情志的影响**　痰湿之源头为脾，脾主意，为情志之枢，脾脏影响着人的各种情志，脾虚则善畏；同时痰与郁常相伴而生，痰湿体质的老年人多善于忍耐，情绪压抑，故也为郁证的高发人群。痰湿质的老年群体表现为多困倦乏力、健忘、思维迟钝。治疗此类情志病时，应针对其痰湿体质选择健脾化痰之药物。痴呆是老年人群的多发病和常见病，一些研究结果表明，运用二陈汤和四君子汤治疗老年健忘症可以取得很好的疗效，此即是通过调节痰湿体质改善老年情志症状的范例。

## 情志与老年湿热体质的关系

老年湿热质的形成可分为两种情况。其一为老年人同时受湿邪与热邪侵扰，两者同时存于体内；其二可为老年人感受湿邪，邪气在体内蕴积日久，久而化热。此种体质之人应忌辛温滋腻，分辨湿重还是热重，再佐以不同中药方剂祛湿化热。部分老年人有嗜饮酒者，其饮酒史可长达数十年，酒易酿湿化热，为老年湿热体质的形成留下宿根。

**1. 情志对老年人湿热体质形成的作用**　怒则气上，恐则气下，惊则气乱，思则气结，情志对气的运动至关重要，同时双向影响脏腑功能。各种情志过极均可扰乱气机，肝主调畅全身气机，肝郁日久生湿生热。忧思伤脾，脾胃伤而痰生，痰饮存于机体日久生热，湿热体质形成。长期情绪压抑，借酒消愁，酒既化湿生热，又可通过损伤脾胃而生痰，导致湿热体质形成。研究显示，老年人若为湿热体质，则其患高血压、冠心病等疾病的风险相对其他体质的人群更高，因体质具有可调节性，从情志调摄入手可作为降低此类疾病易感性的方法之一。

**2. 湿热质对情志的影响**　湿热体质的老年人因体内有热，性格急躁，情志表现为易怒易激。因夏季多火热、暑湿之邪，"二阳相伴"，故湿热体质之人夏季情志波动更大，更易感受多种疾病，可出现纳呆、便黏、小便短赤、胁肋胀痛诸症，盛夏应更加注重精神调护，通过运动、饮食及药物等多方面的调养改善湿热体质，稳定情志。

## 情志与老年气郁体质的关系

老年气郁质为情志日久不舒或突发精神刺激所致气机阻滞，肝气不舒，可表现为性情忧郁、敏感多疑、精神异常等，常见于老年女性，易患梅核气、抑郁症等疾病，也可见于老年男性，治以疏肝理气。

**1. 情志对老年人气郁体质形成的作用**　肝主调畅情志，部分老年人由于生活或者家庭琐事，长期精神压抑、脆弱敏感、情志活动出现异常，会导致肝主疏泄出现障碍，使气机阻滞，形成气郁体质。老年人体质较青壮年弱，情志也易受到外界刺激而产生变化，且情志波动更大。"郁为七情不舒，遂成郁结""百病皆生于气"，说明老年人在受到七情变化的影响时，首先出现气机异常的表现，发为郁证，继而可诱发多种疾病。

**2. 气郁质对情志的影响** 有学者对最易患抑郁症的危险体质进行了调查，结果表明，气郁体质居于前列。气郁体质的老年人可出现气机不畅而扰及心神的现象，表现在情志可为气郁化火、心烦易怒，亦可为气郁痰蒙、闭阻清窍、情绪淡漠、淡漠寡欢。气机郁滞日久心气亦不畅，心主神明，司人体情志活动，此生理功能受损，易诱发情志病。气郁体质与情志的关系极为密切，保持大度乐观平和的心态对气郁体质的改善有着重要作用，同时通过中药、中医理疗等方式改善气郁体质，患者的负面情绪也能得到一定的改善。

## 情志与老年血瘀体质的关系

老年血瘀体质是体内血液运行不畅，阻于脉道，多由久坐、嗜食生冷、长期情绪压抑、久病等因素导致，可表现为瘀点、瘀斑或局部疼痛。血得温则行，可运用温煦或补气之法以助血行的方法调节血瘀体质，治以活血化瘀通络之药物，拔罐、推拿、刮痧等中医特色治疗对血瘀体质的调节也有辅助作用。

**1. 情志对老年人血瘀体质形成的作用** 《灵枢·百病始生》曰："内伤于忧怒，则气上逆……凝血蕴里而不散。"可见七情内伤可以导致瘀血的形成。老年血瘀体质的形成主要与气滞、气虚、寒凝三种因素有关。肝主情志，主藏血，肝气舒畅则全身血液运行正常，当情志出现病变，气机失常，血液运行不畅，阻塞脉道，导致老年人血瘀体质产生，此为气滞血瘀；忧思伤及脾胃，运化不利，久而正气虚弱，气推动血液运行的功能受到影响，血液瘀阻于脉道，形成血瘀体质，此为气虚血瘀；老年人经常感受寒邪，或气虚日久，伤及阳气，阳虚生寒，寒性凝滞，血液凝滞于脉内，形成血瘀体质，此为寒凝血瘀。

**2. 血瘀质对情志的影响** 血瘀体质的老年人脉道瘀阻，血瘀作为病理产物又反过来影响肝的功能，肝气不畅，表现在情志方面可见抑郁或烦躁易怒。不通则痛，长期受疼痛折磨的老年人情绪多郁郁寡欢，忧心忡忡，长此以往，情志不畅又加重血瘀，产生恶性循环，若血瘀症状减轻，则可愉悦心情；情绪良好、保持乐观心情以利气血通行，对疾病的改善有益，形成良性循环。

## 情志与老年特禀体质的关系

老年特禀质为一类特殊体质人群，其面对外界刺激的自我调节能力较低，易引发宿疾，如发生过敏、哮喘、湿疹以及慢性阻塞性肺疾病等疾病。特禀质多由先天禀赋不足导致，也可由后天因素诱发，治以顾护正气，可选用玉屏风散等调理体质，同时要嘱咐老年人尽量避免接触过敏原，预防疾病的发生。

**1. 情志对老年人特禀体质形成的作用** 大多数老年特禀质人群者常常同时兼杂气虚、阳虚以及湿热等体质，阴阳失调、卫外不固，故易受外界刺激而发病。在老年特禀体质调理时，应尤其注重脾胃之气的重要性，补益脾胃，亦可滋生元气。《景岳全书》曰："情性气质，无不关乎胃气。"表明情志可影响脾胃之气的盛衰，忧思愤怒等情绪最易影响气机，进而影响脾胃的运化功能，水谷无以化生，卫气无法运输到皮肤腠理以抵御外邪，故容易形成老年特禀质。

**2. 特禀质对情志的影响** 特禀质的老年人因易受到外界变化的影响，自我调节能力差，性格常表现为紧张、敏感、焦虑，同时也可有性格沉静、内向、消极等表现。

## 讨 论

《素问》中有关于"恬淡虚无"养生之道的论述，即情志宁静淡泊是人体健康的根基。情志是体质形成的重要基础，影响着体质的偏颇。不同性情的老年人体质偏颇不同，易感受到的邪气不同，则发为不同的疾病。情志与体质相互作用、相互影响的同时，也在体内产生了痰、瘀等不同的病理产物，当外邪侵袭时，与体内潜伏的病邪共同作用，决定了疾病的易感性。情志对老年人体质的改变主要通过影响人体气机而形成。怒、喜、思、悲、恐均影响气机升降出入的运行，任何一种情志发生太过或不及，均导致气机运行的失常，气血津液的代谢失常，从而影响老年人体质形成偏颇。情志除了对气机的影响也可以直接对五脏产生影响，怒伤肝，喜伤心，忧伤肺，思伤脾，恐伤肾，某一种情志的过度刺激或长期刺激会影响特定脏腑的功能，使病理产物堆积，形成偏颇体质。

老年平和质是老年人的理想体质，阴阳平衡，不易感受邪气，精神内守，形与神俱。人的体质除了受先天禀赋的影响，也可通过后天调理而发生改变，故可利用情志相胜的方法来调节老年偏颇体质，即利用情志间相互影响和相互约束的作用，凭借某种情绪来影响其他不良情绪，从而治疗情志疾病，调节老年人体质。有研究表明，以情志相胜之喜胜悲为例，对老年人的情志改善进行了研究，结果表明老年人经过喜胜悲法情志调节后的干预组其孤独感明显下降，心理健康也有所提高。

老年人群之特殊性在于其体内正气虚衰，《灵枢》中记载"六十岁，心气始衰"，随着老年人年岁增加，老年人各脏腑正气愈加衰败，故其体质以虚性、虚实夹杂性体质最为常见。老年人的情志以忧思悲伤为常见。老年人的生理状态日益受到关注的同时，心理状态也逐渐受到关注，老年精神疾病时有发生，其中以郁证发生的概率最高。有学者从体质论治郁证，开郁散结调气，不失为治疗老年情志疾病的重要策略。在对老年疾病进行中医治疗时，可以从补虚调节体质以及理气疏解情绪两方面双管齐下，相辅相成，可以取得较好疗效。深入探究情志和老年人体质两者的联系对老年人的疾病预防和治疗具有积极意义。

# 16　肝主疏泄情志的内涵

　　肝主疏泄是指肝具有疏通、宣泄和升发的生理功能。情志是机体对外界客观事物的刺激所做出的情感方面的反应，人的情志活动，以气血为物质基础，肝主疏泄，调畅气机，促进气血的运行，故能调畅情志。病理性心理应激反应属于中医所述情志异常的范畴，心理应激从中医脏象分析，当主要责之于肝，肝主疏泄可调节心理应激反应。心理应激可对机体产生全身性的影响，从而导致多个系统的功能改变或器质性损害，根据"肝主疏泄"的理论辨治现代多系统疾病可取得较好的临床疗效。学者于峥等在此就肝主疏泄畅情志的理论内涵及临床应用做了广泛论述。

　　"疏泄"一词首见于《黄帝内经》，朱丹溪在《格致余论·阳有余而阴不足论》中对肝与疏泄曾有论述，曰"司疏泄者，肝也"，明确指出了肝主疏泄。中医学认为，肝主疏泄是指肝具有疏通、宣泄和升发的生理功能，包括调畅气机、促进津血的运行和代谢、调畅情志、促进脾胃消化及促进和调节生殖功能。情志即情感、情绪，是机体对外界客观事物的刺激所做出的情感方面的反应，属精神活动范畴。中医学将情志活动概括为喜、怒、忧、思、悲、恐、惊七个方面，肝主疏泄，与情志活动互为因果，生理上互相联系，病理上相互影响，故从肝论治情志病具有重要的临床指导意义。

## 肝主疏泄畅情志的中医学内涵

　　肝主调畅气机，即肝主疏泄而促进气的升降出入的有序运动。肝气舒则气的运行通而不滞；肝气泄则气散而不郁。人体的各种生理活动，包括呼吸、饮食物的消化、水液的代谢、血液的运行及生殖功能等，都依赖于气的推动，受肝主疏泄功能的调节。因此，肝主疏泄、调畅气机对全身的生理功能均有重要的影响。气机调畅则身体机能平衡，病无从生；肝失疏泄，则气的升发不足，气机的疏通和发散不利，气机不畅，而出现胸胁、少腹等胀痛不适，治疗多采用疏肝理气法，例如，赵彦晖《存斋医话稿续集》曰："惟肝主疏泄，若郁结而肝气不舒，则当遵木郁达之旨。"

　　肝主疏泄而能促进津血的运行和代谢。中医学认为，"气为血之帅"，气的推动作用是血液循环的动力。肝的疏泄功能正常，则气的运动疏散通畅，血的运行亦随之畅通无阻，经络通利，脏腑器官的活动也正常和调。唐容川《血证论·脏腑病机论》曰："肝属木，木气冲和条达，不致遏郁，则血脉得畅。"若肝的疏泄功能减退，气机不畅，则导致血行不畅而瘀阻；疏泄太过，则血随气逆。水液的运行也离不开肝的疏泄功能。因水之运行全赖于气，气行则水行，气滞则水停。肝主疏泄而调畅气机，气机畅则津液输布也随之畅通无阻；肝失疏泄，水液不能正常代谢。情志泛指人的情绪、情感活动。五脏之中，以心与情志关系最密切，心主血脉，主藏神，精神情志主要是心神的生理功能，而心神的物质基础是气血，故情志活动与气血关系亦非常密切。《明医杂著·医论》曰"肝为心之母，肝气通，则心气和，肝气滞，则心气乏""心为君主之官""肝为将军之官"，故肝主疏泄能辅助心气的鼓动，使血行有力，在调节神志活动中亦能发挥重要作用。总之，人的情志活动以气血为物质基础，而肝主疏泄，调畅气机，促进气血的运行，故能调畅情志。只有肝主疏泄功能正常，气血调畅，人的精神情志才能正常；若肝失疏泄，气血不调则可致情志失调，主要表现为两种情况：一是肝的疏泄功能太过，肝气亢奋，临床可见急躁易怒等；二是疏泄功能减退，气血不畅，肝气郁结，临床可见抑郁寡欢、多疑善虑等。肝失疏泄而致情志异常，情志异常亦可导致肝失疏泄。因此，临床上多应用"肝主疏泄"而调畅气机、调和气血，指导情志失常相关病证的治疗。

## 肝主疏泄调节心理应激反应

从现代医学角度研究中医藏象本质得出：肝脏的相关病证可表现出神经-内分泌-免疫网络的功能紊乱。陈家旭认为，肝主疏泄的生理病理与神经内分泌活动密切相关。李瀚旻等首次建立"左旋谷氨酸单钠-肝再生-大鼠模型"，发现该动物模型的肝再生受到明显抑制，且"神经-内分泌-免疫网络"功能紊乱，并发现左归丸治疗后可改善，提出了"肝肾同源于神经-内分泌-免疫网络"的假说。王朝勋等对怒伤肝患者神经-内分泌-免疫系统失调进行了探讨，提出愤怒情绪发生时，激活交感神经系统，促使交感肾上腺髓质系统兴奋，进而内分泌系统被激活，多种激素分泌增加，对肝及其他脏器都有严重影响，使之出现异常变化，认为怒伤肝的现代医学机制是引起神经-内分泌-免疫系统失调。严灿等认为，肝主疏泄的本质与神经内分泌有关，提出肝经循行联络机体很多内分泌腺体，肝主疏泄对其有调节功能；肝主疏泄可调节机体神经递质、神经肽、激素等的合成和分泌；心理应激通过对神经内分泌的调控影响免疫系统，进而增加了机体对许多疾病的易感性；提出肝主疏泄可调节心理应激。岳广欣等从现代信息控制系统理论角度对肝主疏泄的生理学基础进行了探讨，提出动机和情绪中枢大脑边缘系统为肝主疏泄的调控中枢，调控中枢通过下丘脑-脑干-自主神经通路和交感-肾上腺髓质通路对肝的疏泄功能进行调控。

心理应激是个体在生活适应过程中，由于环境要求与自身应付能力不平衡的认识所引起的一种身心紧张状态，这种紧张状态倾向于通过非特异性的心理和生理反应表现出来。一般情况下，心理应激所引起的防御反应是机体的自我保护机制，不会引起病理性改变。当机体长期处于慢性应激状态时，会使防御反应始终处于持续活动状态，从而导致应激系统失调，同时对某些疾病的发生发展施加重要的影响。现代医学认为，心理应激通过神经-内分泌-免疫网络对机体产生全身性的影响。该网络是维持机体内环境及生理功能平衡和稳定的基础。中医学认为，应激反应首先影响了机体的正常气机运行，进而导致气血津液运化失常、脏腑功能失调及阴阳失衡；而肝主疏泄，调节气机，气机调畅则气血津液运行正常，脏腑功能得以正常发挥，阴阳和调，与现代应激理论相似。总之，心理应激反应通过神经-内分泌-免疫网络对机体产生影响，而肝主疏泄可对神经内分泌免疫功能进行调节，故肝主疏泄可调节心理应激反应。

由此可见，心理应激导致的机体病理性反应与肝脏密切相关，从中医藏象分析主要责之于"肝"。肝失疏泄所致的机体病理改变与病理性心理应激反应相似。从中医角度而言，肝主疏泄功能在机体心理应激反应中起决定性作用，肝是机体调节心理应激反应的核心。肝主疏泄，调畅气机，则气血调和。因此，对于心理应激反应所引起的神经、内分泌、免疫功能失调，调肝是治疗的基础方法。如李峰等认为，肝是人体应激机制的调节中枢，对于各种刺激所引起的气机变化，主要是由肝脏来调整，疏肝对于情志因素引起的各种病理性变化有决定性的调节作用。

## 肝主疏泄畅情志指导临床治疗

随着社会的发展，因生活节奏快、工作压力大、竞争性增强等因素引起的过度精神紧张与适应不良所导致的疑难病的发病率日渐增高。精神疾病、心脑血管疾病、消化系统疾病、免疫系统疾病都与心理应激相关。中医学认为，疾病的发生均有不同程度的精神因素在内，多表现为抑郁、悲观或急躁、易怒等，这些病症的发生发展都可以从情志的角度考虑，应根据"肝主疏泄"的理论进行辨治。

抑郁症是一种常见的情感性精神障碍，是一种以显著而持久的情绪低落为主要临床特点的综合征。临床多表现为心情抑郁、思维迟缓、少言寡语，并伴有食欲减退、性功能降低、睡眠障碍等症状表现。中医学中没有"抑郁症"病名，根据其临床症状当属于"郁证"范畴。抑郁症与肝脏关系甚为密切，情志所伤，肝失疏泄，肝气郁结，气机不和是抑郁症的主要病机，肝郁是造成抑郁症的主因，从肝论治抑郁症具有重要的临床意义，具体可根据辨证施以疏肝、养肝、清肝等法。抑郁症常表现为全身应激反的失调。韩毳等认为，抑郁症与中医肝脏的关系非常密切，肝失疏泄出现的临床表现与现代抑郁症相符，神经内分泌功能失调可能是抑郁症和肝失疏泄证共同的病理学基础，认为从"调肝"论治抑郁症及其他精神科疾病是一种有效的方法。

现代医学研究发现，胃食管反流病患者大多数都存在不同程度的精神心理异常表现，在心理应激时，胃动力显著降低，胃排空显著延迟，精神心理因素可通过介导神经系统和胃肠激素等，影响食管括约肌压力和胃食管动力。李志等通过对精神心理因素与胃食管反流病中医证型的相关性研究表明，精神心理因素与胃食管反流病关系密切，中医不同证型的胃食管反流病患者均有不同程度的精神神经症状表现，而肝失疏泄，肝气促进脾胃消化的功能失常会导致胃食管反流病的发病，中医辨治本病时应重视疏肝解郁，调畅气机，同时配合现代医学精神疗法，才能取得更好的临床效果。

儿童孤独症亦称"自闭症"，多起于婴幼儿时期，表现为社会交往能力缺陷、功能性沟通障碍、语言发育障碍、行为刻板及兴趣爱好狭隘等。中医认为，儿童孤独症的临床表现大多是"肝"失去调控情志作用的突出表现。穆朝娟等通过研究得出，有 1/3 的孤独症患儿存在 5-羟色胺（5-HT）血症，且 5-HT 系统的功能障碍与孤独症许多症状存在因果关系。马燕等对孤独症患儿 5-HT 浓度与孤独症严重程度的关系及 5-HT 再摄取抑制治疗孤独症核心症状的临床机制进行研究，结果显示，5-HT 在患儿体内浓度升高，但与本病严重程度无关，应用再摄取抑制剂治疗孤独症显示出一定的临床效果。大量临床研究显示，疏肝解郁类中药可调节体内 5-HT，具有显著的抗焦虑、抗抑郁作用。张晓文等认为，肝脏可合成金属硫蛋白，金属硫蛋白参与调节免疫反应和能量代谢，参与机体损伤的保护，肝脏诱导产生金属硫蛋白，对各种应激产生防护，与"肝主疏泄"功能相一致。郭佳认为，孤独症的发病与肝密切相关，肝失疏泄，肝气郁结，升发不及则造成儿童孤僻、内向的性格，提出从肝论治孤独症具有重要的临床价值。

乳腺增生症是以周期性乳房胀痛、乳房肿块为临床症状特点的中青年妇女最常见的乳房病。本病在中医学中属"乳癖"范畴，病程长，不易治愈彻底，容易反复，病情多随月经或情志改变而变化。现代医学认为，本病是一种心理应激反应性疾病，而中医学则认为，由于肝失疏泄，冲任失调而致气血运行不畅，气滞血瘀，痰凝结聚而成"乳癖"。张琼等认为，乳腺增生症的发生与心理应激关系密切，两者都受神经内分泌功能调节，且与情志变化相关，中医运用疏肝理气等治法在本病的治疗中常可取得较满意的疗效。

中医学认为，肝主疏泄，能调畅气机，以促进津血正常运行；如肝失疏泄，则气机紊乱，气血失和，情志失常。肝不仅在生理上对神经-内分泌-免疫网络具有一定的调节功能，在病理上，无论虚、实都会表现出不同程度的神经内分泌功能紊乱，心理应激可通过神经-内分泌-免疫网络系统对机体产生全身性的影响。基于"肝主疏泄"可调节心理应激反应，所以从"治肝"入手治疗这些疾病具有较高的临床应用价值。

# 17　肝主疏泄情志的发病机制

　　近年来，对于肝主疏泄，调畅情志作用研究，从中医学角度以及现代医学角度都取得了一定进展。肝对情志具有调控作用，其中肝主疏泄这一生理特性对情志的调控尤为明显。肝主疏泄功能失常则诱发相关情志病症。例如，疏泄太过则诱发焦虑、紧张、易激惹等症状，疏泄不及则诱发抑郁寡欢、闷闷不乐。情志病症影响情绪以及精神状况，若长期得不到治疗，会诱发机体生理功能的改变。例如，诱发乳腺疾病、月经失调等生理病变。因此明确肝主疏泄条畅情志的内在机制对今后研究疾病治疗意义重大。神经-内分泌-免疫调节和心理应激理论等相关方面的研究成为近年来研究的热点。这或许能为找到内在作用机制打开一扇大门，学者张震等就此做了疏理论述。

## 肝主疏泄调畅情志的中医理论探究

　　**1. 肝主疏泄中医理论源流**　　朱丹溪首次在《格致余论·阳有余阴不足论》一文中提出"肝司疏泄"的理论，他在文中曰："主闭藏者，肾也；司疏泄者，肝也。"《素问·六节藏象论》曰："肝者，罢极之本，魂之居也；其华在爪，其充在筋，以生血气，其味酸，其色苍，此为阳中之少阳，通于春气……凡十一藏取决于胆也。"肝五行属木，与春季相通应，主升发和条达。"肝主疏泄"的现代认识有调畅气机、调节情志、畅通气血、调节水液代谢、协调脾胃运化及能量代谢、调理生殖系统、疏散外邪等方面；肝为五脏之贼，肝失疏泄则百病丛生，所以百病治疗莫忘疏肝。

　　**2. 肝主疏泄之调畅情志**　　《素问·举痛论》曰："百病生于气也。"肝的疏泄功能正常，人体就能较好地协调自身的精神、情志活动，表现为精神愉快、心情舒畅、理智灵敏；疏泄不及，则功能低下，临床表现为委顿、抑郁、多愁善虑、沉闷欲哭、嗳气太息、胸胁胀闷等。此种表现主要因肝脏生发不足、不能舒展、气血阴阳失调等。《金匮·钩玄》中描述为"郁者，结聚而不得发越也。当升者不得升，当降者不得降，当变化者不得变化也"。疏泄太过，则肝脏功能亢进，表现为逆的病理状态，临床上表现为脾气暴烈、性情刚强、烦躁易怒、头晕胀痛、失眠多梦等。此种表现主要因肝阳亢盛、情志刺激等所致。疏泄太过可分上逆与横逆两种：第一种，肝气上逆，则上攻头目，症见眩晕头痛、胸胁苦满、面赤耳聋或血随气逆，络破血失，而见呕血、吐血；甚则血郁于上，壅遏清窍，发为昏厥。严重者可致血溢脑内卒然死亡，或半身不遂。《临证指南医案》曰："肝为风脏，因精血衰耗，水不涵木，木少滋荣，故肝阳偏亢，内风时起……或风阳上僭，痰火阻窍神识不清。"第二种，肝气横逆犯脾，则肝脾不和，可见脘腹胀痛、厌食、胸闷胁胀、痛泻交作；横逆犯胃，则胃失和降，胃气上逆。病及四肢，表现为肢体麻木、震颤、萌动等症状。

　　**3. 肝主疏泄之调畅情志的生理基础**　　人的心里活动对外界事物的反应在中医学中称为情志，人体五脏六腑共同决定情志变化；五脏中肝者为将军之官，谋虑出焉，表明肝主疏泄主要表现在对情志的调节作用，通过调畅气机，促进、调节气血运行来调畅情志。若情志活动异常，则气机紊乱，肝主疏泄功能亦受影响。因此肝的疏泄功能失常是情志病证发生发展的重要因素，影响情志病症发生发展的整个过程。

## 肝主疏泄调畅情志的现代医学探究

近年来对肝本质的研究发现，肝主疏泄的生理效应是广泛的。从中医学角度来说，在心理应激反应中起决定性作用的就是肝的疏泄功能，是心理应激反应的核心。近几年来中医藏象理论研究认为：肝的实虚两证都表现出不同程度的神经-内分泌-免疫网络功能紊乱，情志与肝主疏泄关系密切，情志改变引起大脑皮层功能变化而致该功能紊乱。现代医学已经探明其生理功能以及病理变化还涉及机体多个系统，如中枢神经系统、免疫系统、内分泌系统等。还有研究发现"肝主疏泄"的作用，相当于中枢神经和运动神经系统的功能集合。

**1. 肝主疏泄的生理学基础**  现代研究探明肝主疏泄的生理学基础有以下几个方面：①肝主疏泄的调控中枢是边缘系统，是情绪和动机发生的源头；内外环境刺激时它能及时做出反应，又可以通过体内信息的反馈，做出适应性反应。②边缘系统-脑干-自主神经通路和交感-肾上腺髓质是边缘系统信息传递的主要通路，其中自主神经通路又分为交感神经通路和副交感神经通路。③肝主疏泄主要通过平滑肌的收缩和舒张活动来完成。④肝主疏泄功能状态的强弱主要依赖于糖皮质激素对边缘系统兴奋性和敏感性的影响。

**2. 肝主疏泄与心理应激**  现代研究发现，中医理论中的情志、情志疾病以及由此所引起的脏腑功能失调在一定程度上反映了心理应激状态，与心理应激的内涵与机制之间有密切联系，神经内分泌网络是肝主疏泄与心理应激的内在联系。下丘脑-垂体-肾上腺轴（HPA）被激活而发生一系列神经内分泌反应就是心理应激反应发生的过程。其中主要涉及下丘脑分泌的促肾上腺皮质激素释放激素（CRH），垂体分泌的促肾上腺皮质激素（ACTH）、β-内啡肽（β-EP）以及肾上腺皮质分泌的肾上腺酮，其中β-EP与情绪调控关系密切，而β-EP水平高低可以直接反映应激程度高低。HPAA功能亢进与中枢神经系统也有着十分密切的联系。一方面，应激反应可促进中枢儿茶酚胺（CA）和兴奋性氨基酸（EAA）的释放；另一方面，下丘脑去甲肾上腺素（NE）和EAA可提高HPAA的兴奋性，增强HPAA对应激源的反应。

**3. 情志与心理应激**  中医学在表达情志时注重主观体验的描述，而应激理论多通过躯体生物学微观指标的检测，对于情志因素（心理应激）引起的各种变化，认为肝是机体调节心理应激反应的核心。在认识方法上，中医情志理论与心理应激理论如出一辙，其主要模式都是S-R-S-外界刺激，R-人体生物性、心理性的多方面反应，只是二者的侧重点不同。在对肝主疏泄的神经生物学机制研究中发现与其密切相关的中枢部位可能是下丘脑，可能与反复制动应激出现的HPAA功能亢进，增强下丘脑甲状腺激素（TH）细胞功能，升高下丘脑5-羟色胺（5-HT）和β-EP含量，降低下丘脑γ-氨基丁酸（GABA），重酒石酸去甲肾上腺素，牛磺酸（Tau）和海马酪氨酸（Tyr）含量，改善抑郁症状联系密切。为探求调治情志疾病的机制及其治疗方法，从心理应激的角度来研究肝本质，是当前研究肝本质以及为临床治疗情志疾病提供科学依据最行之有效的方法。

## 相关病证研究

基于肝主疏泄对情志病症中医学理论以及现代医学中神经、内分泌、免疫调节和心理应激理论的研究，国内对相关病症的研究也取得了一定进展。有研究认为肝气逆证主要与甲状腺素分泌减少有关，肝气郁结证则与垂体前叶促甲状腺素（TSH）和甲状腺素反馈性调节失灵有关。相关研究认为：①肝郁与高级中枢神经活动相关，肝郁证患者血液中的5-羟色胺含量明显升高。②肝郁可使血液流变学倾向高黏、凝聚。③肝郁降低机体细胞免疫。④肝郁患者血清中 $E_2$ 含量增高，引起情感、乳房、月经、代谢等方面的变化。⑤肝郁患者血清胃泌素显著低于常人。⑥肝郁大鼠的脑组织中去甲肾上腺素明显降低。

　　刘爱平等发现抑郁症和肝失疏泄证共同的病理学基础可能是神经内分泌功能失调。肝阳化风证患者血浆皮质醇含量显著高于正常人。因此，抑郁症发病可能是由于脑中 NE/5-HT 受体敏感性增高，导致神经内分泌改变进而出现下丘脑-垂体-肾上腺轴功能亢进和下丘脑-垂体-甲状腺轴功能障碍。垂体肾上腺轴的高活性是抑郁症最主要的神经内分泌异常。如果血浆皮质酮增加，下丘脑室旁核的 CRH 神经元活性增加，则使抑郁症患者的 HPA 被激活。近年来激素及其代谢产物、5-HT 系统、γ-氨基丁酸系统、内源性阿片肽系统异常与经前期综合征（PMS）肝气逆证的相关性研究：①雌激素通过雌激素受体（ER）调节 5-HT 的合成、传导、重吸收，从而发挥情绪调节的作用。②5-HT 和 5-HT 受体功能异常与 PMS 肝气逆证密切相关。③经前烦躁易怒可能与神经类固醇在月经周期调节皮层 GABA 中枢功能紊乱有关。④有实验证明中枢阿片受体基因表达的变化可能是 PMS 肝气逆证的发病机制之一。

　　现代医学研究发现肝脏与大脑的边缘系统有关，涉及神经、内分泌、生殖、免疫等多个系统，因此为研究肝主疏泄调畅情志的中枢发病机制，我们应该借助现代科学技术，通过多层次、多学科立体互通交叉渗透，从整体、器官、细胞、分子、基因等各个方面着手，从宏观以及微观角度明确多个层次多个系统之间的相互关系。将整体、抽象的中医理论细致化、明确化，对肝主疏泄调畅情志理论从现代医学角度进行新的解释和证实。

# 18　肝主疏泄与情绪加工的神经机制

　　朱丹溪首次在《格致余论·阳有余阴不足论》中提出"主闭藏者肾也，司疏泄者肝也"的肝主疏泄理论。情志疾病存在着肝失疏泄的情绪加工异常，肝主疏泄功能可使气息理顺。由此可见，肝主疏泄是情绪加工的重要机制，防治情志疾病也要从肝失疏泄的病理机制入手，由此学者王共强等以肝主疏泄理论为核心，论述了其情绪加工过程的神经机制。

## 情绪加工的神经机制

　　人的情志活动与肝主疏泄功能有着密切关系。情志是精神活动中反映情感变化的主要心理过程。肝的疏泄功能正常，则气血调和，气机调畅，情志活动平和。"喜伤心、怒伤肝、思伤脾、忧伤肺、恐伤肾"情志理论反映着不同的情志刺激对不同脏腑会产生不同的影响。近些年有关情绪加工的神经机制研究，成为国内外神经心理学研究热点之一。相对于在认知功能方面的研究进展而言，心理学在情绪方面的研究进展始终是缓慢而含糊不清的，这部分是因为传统心理学都倾向于将情绪看成是一种意识所能体验到东西，而忽略了自动化的无意识加工在情绪过程中的重要性。借助于新的认知神经科学手段，学者们开始研究在人们还不能意识到自己的情绪反应，或者是在意识到自己的情绪反应之前，尝试捕捉脑内情绪加工相关的神经结构及环路的功能定位。伴随着事件相关电位（ERP）及功能磁共振成像（fMRI）等神经成像技术的广泛应用，研究者对情绪加工的神经机制进行了深入研究。当代情绪心理学提出的"纬度模型法"最常用于情绪加工的脑功能成像研究，该模型按照人类不同的情绪唤醒度和情绪效价进行划分。情绪记忆是人类最重要的认知功能之一，它是指情绪对记忆加工不同阶段编码、巩固和提取等产生的影响。研究发现，高唤醒度的情绪记忆加工主要依靠杏仁核-海马参与，而低唤醒度情绪记忆加工主要依靠额叶-海马参与。不同唤醒度情绪加工涉及不同的神经通路，杏仁核和前额叶不同亚区与情绪的唤醒程度有关。也有研究发现岛叶-基底节系统在厌恶情绪加工中起着重要作用，其中厌恶情绪的视听加工与岛叶参与有关，而厌恶情绪的视觉加工与基底节参与密切相关。由于基底神经节与前额叶皮质结构和边缘系统的广泛联系形成了额叶-纹状体环路，临床上的很多神经心理改变可能与额叶-纹状体环路有关。因此，有人提出额叶-纹状体环路是情绪加工的重要结构，基底神经节除参与运动控制和姿势保持作用外，还参与复杂的情绪加工、认知及执行功能等神经心理学活动。综上可知，人类情绪加工的神经基础十分复杂，涉及很多脑结构，情绪加工活动可能是一个涉及多种心理成分和多层次结构系统相互作用的脑功能网络。

## 肝主疏泄情绪加工的生物学机制

　　"肝主疏泄"是中医理论体系中的一个重要组成部分，是指肝对人体之气具有疏通发泄、通达条畅的广泛生理效应。肝之疏泄功能正常，则气血调和，各脏腑的活动平和正常。肝的疏泄功能失常，以气机失调、疏泄不利为其基本病理机制，其病机有虚有实，其形式有太过或不及。由于肝疏泄功能失常，有肝血不足、肝燥而不疏者，有情志郁滞、肝郁而不疏者等。肝失疏泄功能又可进一步导致机体气血津液代谢失常。近些年学者从现代医学内分泌系统、凝血机制、神经介质和垂体-肾上腺轴系统等方面对"肝主疏泄"功能进行研究发现，肝主疏泄功能与机体大脑皮层的兴奋与抑制功能以及自主神经功能密切相关，各种情志疾病与肝失疏泄产生的病理机制有关系。肝主疏泄功能的神经调控中枢可能在边缘前脑及相关脑区，且与中枢神经系统内的去甲肾上腺素、5-羟色胺、多巴胺等多种神经递质有关。由此提出"肝主疏泄中枢调控关键部位主要在边缘前脑及相关脑区"和"肝主疏泄与机体单胺类神经递质有关"的科学假说。大脑边缘系统被认为肝主疏泄功能中的动机和情绪调控中枢，本能需求为肝主疏泄功能的核心；下丘脑-脑干-自主神经网络和交感-肾上腺髓质网络同时成为肝主疏泄调控的主要信息通路；肝主疏泄功能实现的效应器是机体的平滑肌系统。人类在面对各种应激事件情绪调节方面，肝主疏泄功能是通过调节下丘脑-垂体-肾上腺轴来实现调节的，作用脑区涉及下丘脑、海马、杏仁核、皮层等，表现出多层次、多靶点以及多环节作用特点，涉及中枢神经系统的多种神经递质及其合成酶、神经肽、激素、环核苷酸系统以及 Fos 蛋白表达的变化。有研究进一步证实，肝主疏泄功能与应激的调节位点除下丘脑-垂体-肾上腺轴以外，还涉及海马、皮层、边缘系统等多个脑区，另外，内源性阿片肽也广泛参与心理应激情绪的调节。

从现代医学角度来看，"肝主疏泄"功能涉及机体内分泌系统、免疫系统以及中枢神经系统等，可见具有广泛的生理功能效应。以此为理论根据指导临床用药，从整体观念出发从肝论治，以疏肝理气为主治疗各种情志疾病，灵活变通亦能奏效。虽然近十年来国内学者先后对肝脏常见证候的辨证规范化、情绪评定、病理生理等对"肝主疏泄"生理机制开展了广泛的探索，但就肝主疏泄功能的生物学本质而言，仍属起步阶段，有待探索的问题依然很多。随着如脑磁图（MEG）等脑成像技术的应用，具有高时空分辨率，高度灵敏度的高新技术，将为肝主疏泄功能进一步提供立体化、多维度、可靠的活动信息，进一步揭示肝主疏泄其情绪加工的全方位生理功能基础。人脑功能定位以及毁损或兴奋病灶定位和三维锁定一直是神经科学研究的兴趣点。基于神经心理学方法的功能神经影像学、神经心理学测验、神经电生理学及计算机软件辅助分析的研究称为"脑结构-功能三维锁定"，这个研究方法给我们提供脑"活体"功能解剖学观察技术，其中包括最常用的 ERP 和 fMRI 技术。

## 肝失疏泄是情志疾病情绪加工的病理机制

情志异常，肝失疏泄，进而气血不调、气机逆乱是各种情志疾病情绪加工异常的主要病机特点，情志病与肝藏血、主疏泄、藏魂的功能密切相关。在工作、学习、生活中随着社会生活节奏不断加快，情志类疾病越来越多。但情绪活动的机制是复杂的，至今还有许多深层次的机制有待揭示。中医学以五脏为中心，通过经络的联系，将人体构成一个统一的有机整体，其中五脏中的肝脏则是人体重要脏器之一，特别是肝的疏泄功能，肝失疏泄在病理上涉及情志异常、消化功能紊乱、气血运行不畅、水液代谢及生殖功能障碍等病理变化。郑绍勇等检索 1915—2009 年间文献中与"肝主/失疏泄"相关疾病总频次为 3614 次，涉及病种 264 种，其病因大多与情志异常、肝失疏泄、气机不畅密切相关。而肝气郁结证、肝气逆证是肝失疏泄的始发证候。该类病证虽然从肝论治获得了丰富临床经验，但一直面临肝主疏泄调畅情志科学内涵不清以及缺乏情志异常的客观测量方法的难题。"脑结构-功能三维锁定"是解决上述难题的新领域及新途径。研究肝失疏泄病证患者情绪加工脑时空动态机制有望开创表达内心情绪体验研究新领域及肝主疏泄科学内涵揭示新途径。

## 讨　　论

"肝主疏泄"标志着情绪加工的性质、症状的轻重、机体的状态、体现着机体内相关内分泌系统、免疫系统以及中枢神经系统等多系统联动的动态变化过程。"肝失疏泄"作为情绪加工中存在的病机，有其独特的"有诸外必有诸内"的客观化反应。研究工作需要从中医理论形成的自身规律、疾病变化特征等寻找切入点，探讨"肝主疏泄"证候表征的研究思路。同时"肝主疏泄"是中医理论体系中的一个重要组成部分，是以人体五脏络脉系统为基础的调节网络病变的概括，其蕴藏着深刻的理论内涵，不仅能够阐明许多过去未曾解释情志疾病的生理病理现象，而且还可能为未来进一步防治多种情志疾病提供新手段、新思路。运用这一理论可以帮助对"肝主疏泄"的情绪加工机制及其病理基础有更深入的认识，将进一步对其理、法、方、药的理论研究产生影响，使"肝失疏泄"情志病证的临床治疗与康复水平得到飞跃。

# 19　从气论肝主疏泄与情志病的作用机制

　　肝主疏泄是肝主要的生理功能之一，情志病是由精神情志的变化引起脏腑精气功能紊乱而导致的疾病。肝与情志之间存在着密切关系，临床上情志病多注重调肝。肝主疏泄与情志的异常，都会影响全身的气机。因此可从气的改变这一中间环节来探究肝主疏泄与情志病之间的联系，更细致地了解两者间的作用机制，从而应用于临床中治疗部分情志病。

　　肝主疏泄是指肝具有维持全身气机疏通畅达，通而不滞，散而不郁的生理功能，可见肝对调控全身气机有重要作用，例如，《续医随笔》曰："肝者，贯阴阳……握升降之枢也。"肝主疏泄生理功能的主要表现之一为调畅情志，肝气疏泄得当，气机调畅，则心情开朗，情志活动适度。因此肝主疏泄与情志间"气"起着十分重要的作用。学者严冬等就此做了深入的讨论。

## 气的概念及分类

　　气的概念最早来源于汉代，《说文解字》曰："气，云气也。象形。凡气之属皆从气。"清代《说文解字注》做了进一步解释："象云起之貌。三之者，列多不过三之意也。"中医学的气是古人对人体的某些生命现象，如呼吸时的气、出汗时的热气及在气功锻炼的基础上进行推测、猜想，形成了人体之气是人体内能够运动的细小物质的概念，同时结合了古代哲学气学说理论，从而建立了中医的气学说。中医学的气是客观存在于人体之中的，从其生成来源、分布部位及功能特点的差异而有不同的命名，一般可从三个层次进行归类。第一层是人身之气即人体之气，一身之气的总称；第二层是根据人身之气分布的部位、运动形式和功能特性分为元气、宗气、营气和卫气，都属一身之气的构成部分；第三层从存在的部位分为脏腑之气和经络之气，它们都由先天之气即元气、水谷之气和自然界的清气（后两者又合成为后天之气即宗气）来构成的。脏腑之气即一身之气分布在不同脏腑的气，如肝气等。在经络之中运行的气称为经络之气，简称经气。经气与脏腑之气相通，是沟通联络脏腑形体的中介，具有感应和传输信息的机制。

## 肝主疏泄

　　**1. 肝主疏泄的理论源流**　"疏泄"这一词可追溯到《素问·五常政大论》，其曰"发生之纪，是谓启陈。土疏泄，苍气达"，这里只提到了"土"的疏泄，并未提及肝主疏泄。肝主疏泄理论首先见于金元时期《格致余论·阳有余阴不足论》，其曰"主闭藏者肾也，司疏泄者肝也"，是首次将肝与疏泄相互联系。明代薛立斋《内科摘要·卷下》正式提出"肝主疏泄"，喻昌则将"肝司疏泄"改为"肝喜疏泄"，认为疏泄"是描述肝的自身特点之义。清代陈梦雷详细描述了肝的条达之性和疏泄之能。目前对于肝主疏泄这一认识，是在临床实践中发展完善的。

　　**2. 肝主疏泄与气的关系**　肝主疏泄功能实则是对气机的调畅作用。肝气疏通、气机调畅，则脏腑经络之气通畅无阻，升降出入运动协调平衡。肝处中焦，为气升降出入必经之所，肝主疏泄对于气机的影响，是使气能在脏腑与经络间畅通无阻的运行，并且保持气机升降出入的平衡。由此可看出肝主疏泄，调畅气机的功能实质是对全身脏腑之气和经络之气的直接或间接调节。因此在肝失疏泄时，畅达全身气机的生理功能失调，则脏腑之气和经络之气的运行发生改变。反之脏腑之气和经络之气的升降出入发生改变，也会使肝的疏泄功能太过或不及，引起肝脏的不适。

## 情志病

**1. 情志的概念与来源**　情志是中医学对情绪的特有的称谓，其中有代表性的七种正常情志活动是喜、怒、忧、思、悲、惊、恐称为"七情"。情志与七情是一般和个别的关系，情志是对包括七情在内的所有情志特征与属性的抽象和概括，七情则是情志概念下的具体的七种情志。情志一词形成较晚，但其概念首见于《素问·阴阳应象大论》"人有五脏化五气，以生喜怒悲忧恐"。在唐代孔颖达对《诗·周南关雎》"窈窕淑女，琴瑟友之"的疏文"以琴瑟相和，似人情志，故以友言之"中始见这一词汇。直到明代的张景岳在《类经》"情志九气"中提出，情志一词才在中医学中出现，且医论提及之处多引《黄帝内经》中"五脏五志"等内容，即《类经·疾病类》曰："世有所谓七情者，即本经之五志也"。中国古代在"情志"一词出现前，对情绪、情感大多以"情"字来表示，也可见以"志"来表示者。

**2. 情志的生成机制及情志病**　情志活动是五脏藏精，精化生为气，气的运动应答外在环境而产生的，脏腑精气是产生各种情志活动的内在生理基础。五脏精气可生成相应的情志活动，即《素问·阴阳应象大论》曰："心在志为喜，肝在志为怒。"情志病病名首见于明代张景岳的《类经》，指发病与情志刺激有关，具有情志异常表现的病证。可将其分为两类，一是疾病以情志刺激为主要病因或诱因。这其中又可分为直接由情志刺激而引发，以情志的异常为表现的疾病，如郁证等；还有以情志刺激而诱发的病证，主要以非情志的临床表现为特征，如胸痹等。二是以内因即身体的病变而致引起情志异常表现的病症，如慢性肝胆疾病表现为抑郁等，并且情绪会随病情的好坏而改变。

**3. 情志病与气**　《素问·举痛论》曰："怒则气上，喜则气缓，悲则气消，恐则气下，惊则气乱，思则气结。"情志刺激对气机的作用也各有其差异，气逆则头痛，眩晕，呕血，昏厥等；气陷常见头晕眼花，脏器的下垂；气机郁滞常见胸胁脘腹疼满，部位不定，随情绪变化而改变，嗳气太息；可见不同的情志的刺激会引起不同脏腑之气改变，而产生不同的症状表现。而经络之气作为其中介，对脏腑之气的改变自然也要经过经络之气传导的。因此情志刺激通过改变经络之气的通畅与否，从而改变脏腑之气的盛衰，进而表现出不同的症状。又脏腑精气是产生各种情志活动的内在生理基础，脏腑之经化生脏腑之气，因此可认为脏腑之气生成情志，脏腑之气的盛衰和经络之气是否通畅也能改变个人情志表达，二者相互影响。

## 肝-气-情志病

肝的疏泄功能正常，一身之气则能舒畅调达，脏腑之气则能充实，经络之气则能通畅，精神情志活动则正常，表现为精神愉快，理智清朗，思维灵敏。若肝失疏泄易引起人的情志活动异常。疏泄不及则首先会肝气郁结，经络之气不能通畅运行，疏布至全身，表现为抑郁、善太息等；疏泄太过，则导致肝经气满，随经而上，充于头面部肝经，出现烦躁易怒，头晕胀痛等。不管是疏泄太过还是不及，首先都是作用于本藏即肝脏的肝气和肝经之气的改变，导致气血运行的失常，其后引起五脏气血的失和，最终使情志活动发生异常。例如，《灵枢·本神》曰："肝气虚则恐，实则怒……心气虚则悲，实则笑不休。"肝失疏泄而致情志异常，情志异常亦可致肝失疏泄。情绪异常，则导致气的升降出入失常，如因外在不良刺激引起的郁证，使脏腑之气与经络之气郁结，与肝气升发的特性相冲，导致肝失疏泄，肝脏功能失调，最后形成肝的病变。

肝与情志之间是通过脏腑之气与经络之气联系的，因为脏腑之气和经络之气是情志活动产生的物质基础和通道，也是肝主疏泄调畅气机的对象，且相对于人一身之气来说，脏腑之气和经络之气更细微更具体，在情志病或者肝主疏泄出现异常时会第一时间发生变化，便于早期诊治。因此肝的疏泄与情志病间的相互作用是以脏腑之气和经络之气为枢纽。当肝失疏泄时，首先会引起肝气和肝经之气出现异常，导致情志的异常表达，从而引起内环境改变的情志病；而外在不良刺激引起的情志病会导致脏腑气机的升降出入失常和经络之气运行受阻，也是首先影响调畅全身气机的肝主疏泄的功能。

　　肝主疏泄与情志间的联系，可以通过"气"进行联系，以"气"为中介，从而形成了肝-气-情志的作用轴。而这三个要素之中，情志为患者的自我表达，调肝和理气则作为医者治病的着重点。如外在不良刺激引起情志活动的异常时，一方面告知患者自身调节情绪，并加以疏导；另一方面通过给予患者疏肝理气药物，辅以针刺或推拿其肝经之穴疏解其肝经之气，以达到良好的效果。四川名老中医董湘玉教授在治疗情志病时多用疏理气机的方法。王新志教授提出"情志-气机-脏腑-气机"的病理发展过程，治疗情志病以气为要。栗锦迁教授在治疗郁证时，把疏肝行气的治疗原则贯穿始终。孙庆教授运用"疏肝行气，调神解郁"腹部推拿治疗广泛性焦虑症。可见从肝主疏泄理论入手治疗情志病作为临床上常用指导思想，其缘由就在于肝主疏泄的功能正常，则全身气机调畅，气血调和，脏腑精气充沛，情志活动自然适度。

# 20  情志与脾胃的相关性

现代研究显示，抑郁症是功能性消化不良发病的常见心理精神因素。《景岳全书·杂证谟》曰："脾胃之伤于劳倦情志者，较之饮食寒暑为更多也。"明言脾胃与情志因素密切相关。《黄帝内经》中"情""志"一直分别使用。《春秋左传正义·卷五十一》对情和志进行区别，"在己为情，情动为志，情志一也。所从言之异耳"。认为"情"是个人的内心体验，"志"是"情"的表达，二者是一个统一体，是从不同角度的表述。情志合为一词始见于明代，《类经·疾病类》首列"情志九气"。借鉴心理学对情绪的研究成果，当前对情志的认识：情志是人对内外环境变化进行认知评价而产生的涉及心理、生理两大系统的复杂反应，具有内心体验，外在表情和相应的生理、行为的变化。简而言之，情志包括内心体验、外在表情、行为和所伴随的生理变化等方面。

## 情志内心体验与脾胃的关系

"七情者，喜、怒、忧、思、悲、恐、惊是也"；五志者，"人有五藏化五气，以生喜怒忧思恐"。以不同的内心体验指代具体情志，表明了情志的核心是内心体验。而内心体验又是社会、自然等外界因素与个体身心因素相互作用下形成。

**1. 影响情志内心体验的主要因素**

（1）自然与社会因素：自然因素与社会因素是情志发生变动的外因。《礼记集说·卷五十六》曰："夫命于天而谓之性，感于物而谓之情。"提示情志由外界刺激诱发。自然界气候会对情志产生影响，例如，《礼记·礼运》曰："天有六气，在人为六情，谓喜怒哀乐好恶……六气谓阴阳风雨晦明也……喜生于风，怒生于雨，哀生于晦，乐生于明，好生于阳，恶生于阴。"描述了人对不同天气易产生喜、怒、哀、乐、好、恶等不同感受。病理状态下，感受外邪，正邪交争，损伤正气，不但产生躯体症状，亦可出现情志的改变，例如，《灵枢·厥病》曰："风痹淫泺……烦心头痛……悲以喜恐，短气不乐。"社会地位、经济环境、家庭生活等社会因素均对情志产生重要影响。例如，《素问·疏五过论》曰"尝贵后贱，虽不中邪，病从内生，名曰脱营。尝富后贫，名曰失精"；"离绝菀结，忧恐喜怒"。说明剧烈、持久的不良生活事件可引发情志异常。故《素问·上古天真论》提出"适嗜欲于世俗之间，无恚嗔之心"以求"内无思想之患"。

（2）心理因素：认知是情志产生的重要环节，情志的产生情况取决于对外界输入刺激的加工。对同一外界刺激，不同的认知角度可产生不同的情志反应。《逸周书》曰："凡民生而有好有恶，小得其所好则喜，大得其所好则乐小遭其所恶则忧，大遭其所恶则哀。"表明个人的遭遇及好恶导致情志变化。外界的事物或遭遇，为人所感知，经过赋予其意义，然后评估喜好，产生各种情志，这个过程中存在认知加工的环节。情志受到人格因素的影响。《荀子·正名篇》曰："生之所以然者，谓之性。性之好恶喜怒哀乐，谓之情。"表明情志由"性"所生。然而何为"性"？《白虎通·情性》解释："五性者何？仁义礼智信也。"表明"性"的概念中包含行为模式。《荀子·正名篇》曰："不可学，不可事，而在人者谓之性。"表明了"性"是与生俱来的，且具有一定稳定性。而《论语·阳货》曰："性相近也，习相远也。"表明后天的教育对"性"的塑造。综合不同方面的论述，"性"与现代心理学"人格"十分相似。人格是个体特有的特质模式及行为倾向的统一体，是在遗传、环境、教育等因素的交互作用下形成的，是生物性与社会性的统一，是稳定性与可塑性的统一。

（3）生理因素：情志的产生是以脏腑气血作为物质基础和载体的，脏腑气血等功能正常则情志活动正常。《灵枢·平人绝谷》曰："五脏安定，血脉和利，精神乃居。"病理情况下，脏腑之虚实，气血之盛衰可导致情志的改变。《灵枢·本神》指出"肝气虚则恐，实则怒""心气虚则悲，实则笑不休"。《素问·调经论》指出"神有余则笑不休，神不足则悲""血有余则怒，不足则恐"。

上述外界刺激作用于人体，一方面，通过影响人的脏腑功能、气血盛衰等情志的物质基础，为各种情志变动提供生理条件，如《伤寒论》第96条"伤寒五六日中风……心烦喜呕，默默不欲饮食"便是邪气传入少阳，少阳胆火内郁，故有神情默默、心烦等情志表现；第97条"血弱气尽，腠理开，邪气因入"，指出因气血亏虚，腠理不密，邪气乘虚而入于少阳。另一方面，通过人的认知对感受到的外界刺激进行评估、分析等信息加工，产生各种情绪变动，而人的性格影响认知模式。性格开朗者，待人接物更为豁达，不易产生负面情志，并且能更好地调节自身情绪，故《素问·上古天真论》告诫"美其食，任其服，高下不相慕"，以求"恬淡虚无""德全而不危"。

**2. 脾胃对情志内心体验的影响**

（1）脾胃参与情志的心理过程：《灵枢·本神》概括人的认知过程为"所以任物者谓之心；心有所忆谓之意；意之所存谓之志；因志而存变谓之思；因思而远慕谓之虑；因虑而处物谓之智"。《类经·本神》曰："意，思忆也，曰心有所向，一念之生而未定者也。"表明"意"包含有记忆和意向的双重含义，即在"心"接受外界的信息，并在既往的记忆综合分析的基础上产生的一种意向、意念。"脾藏营，营舍意"，关系到信息的储存和转换，是初级认知向高级认知转换的关键。《黄帝内经太素·卷六》谓："专存之志，变转异求，谓之思也。"认为对原有的思维、认识的反复计度、权衡，即为"思"，脾主思，是感性认识向理性认识转变的关键。"疑虑既生，而处得其善，曰智。"智是在具备完整、缜密的一系列思维活动之后所达到的一种处理事物的最佳状态，是人在进行一系列完整的思维活动之后将个人的认知反馈于外界的过程。《难经·三十四难》亦有"脾藏意与智"的记载。表明除"脾舍意"外，"智"亦与脾有关。可见，脾深度参与认知活动，是初级认知向高级认知，感性认识向理性认识转变的关键。

（2）脾胃影响情志的生理基础：脏腑功能、气血阴阳是情志的生理基础。"胃为水谷之海"而"脾为土脏，灌溉四傍"，脾胃为气血生化之源，滋养其他脏腑，为后天之本。故"能治脾胃而使食进胃强，即所以安五脏也"。治疗上，调治脾胃亦能助安神定志。李东垣在《脾胃论·卷中》提出调治脾胃而养心安神之法，对心乱而烦、愦愦不安时，以养心安神与调治脾胃并举，用补中益气汤合朱砂安神丸治之，使脾胃调和，心神安定而七情不伤。综合而言，脾胃在情志的内心体验中发挥重要作用，即参与情志变动的心理认知过程，又影响脏腑功能、气血阴阳的盛衰等情志产生的生理基础。

## 情志伴随生理变化与脾胃的关系

中医学虽然强调形神一体观，但对于情志伴随的生理变化所论较少。而中医学对情志导致的病理改变论述颇丰。情志导致的最基本的病理改变是气机的失调或脏腑功能的异常，涉及多个脏腑，其中对脾胃影响尤甚。

**1. 情志影响脾胃气机**　情志属于"神"的范畴，神能驭气统精。《理虚元鉴·心肾论》曰："夫心主血而藏神者也，肾主志而藏精者也。以先天生成之体质论，则精生气，气生神；以后天运用之主宰论，则神役气，气役精。"揭示神、气、精之间的关系，神通过对气的调控，进而实现对精调控，换言之，神对精气血津液代谢的调控，是以调控气机为核心展开的。《素问·举痛论》曰"怒则气上，喜则气缓，悲则气消，恐则气下……思则气结""怒则气逆，甚则呕血及飧泄，故气上矣"。指出各种情志导致不同形式气机失调。脾胃又为气机升降之枢纽，气机的失调常累及脾胃，导致"脾气不升"或"胃气不降"。此外，气机的失调，常常导致水液代谢的失常，生湿聚痰，痰湿又能影响脾胃气机。

**2. 脏腑相传累及脾胃**　情志影响脏腑活动，《素问·阴阳应象大论》曰："怒伤肝，喜伤心，忧伤肺，思伤脾，恐伤肾。"除"思"直接"伤脾"，其他情志通过脏腑相传，怒、惊、恐亦能影响脾胃。例如，《景岳全书·杂证谟》指出"怒郁者，方其大怒气逆之时，则实邪在肝，多见气满腹胀，所当平也。及其怒后而逆气已去，惟中气受伤矣，既无胀满疼痛等证，而或为倦怠，或为少食，此以木邪克土，损在脾矣"；"思则气结，结于心而伤于脾也。及其既甚，则上连肺胃而为咳喘……为呕吐"。巢元方《诸病源候论·气诸病·贲豚气候》曰："夫贲豚气者，肾之积气。起于惊恐、忧思所生……食饮辄呕……此惊恐贲豚之状。"上述怒、思、惊、恐诸多情志均可对脾胃产生影响，故李东垣曰："内伤病的发生，皆先由喜怒悲忧恐，为五贼所伤，而后胃气不行，劳逸饮食不节继之，则元气乃伤。"情志为内伤病的始发病因，随后病及脾胃，导致纳化失司，而情志亦可导致行为异常，如劳逸、饮食不节等，更进一步影响脾胃化生气血，滋养先天。

## 情志的外在表现与脾胃的关系

"情志"的核心固然为其内心体验，然而"有诸于内，必形之于外"，因此又有情之外候，包括外观上可被觉察的表情和行为的变化。

**1. 表情与脾胃** 面部表情是通过全部颜面肌肉的变化来表达内心情感。"五轮学说"认为眼睑属脾，亦称肉轮。《望诊遵经·变色望法相参》曰："思则气结于脾，故睑定而色黄以涩。"沉思时，眼睑因脾气结聚，较正常时眨眼次数减少，表现为凝视。言语表情是通过声音、声调、语气等变化对不同情感、态度及内心感受进行表达。五声呼、笑、歌、哭、呻，是情志活动的外在表现。脾在志为思，思而有得则歌。

**2. 行为与脾胃** 情志可影响行为，以饮食行为与脾胃关系尤为密切。一方面，情志影响脾胃纳化，以致饮食行为的变化，例如，《临证指南医案·吐血卷二》曰："由情志郁勃致伤，抑且少食抵羸。"另一方面，情志影响神志，以致饮食行为的变化，例如，《金匮要略浅注·百合狐惑阴阳毒病证治第三》认为，百合病病机为"或平素多思不断，情志不遂；或偶触惊疑，猝临异遇，以致行住坐卧饮食等，皆若不能自主之势"。此外情志与文化、风俗综合作用，可影响饮食行为，如以酒解忧的行为。《易林·坎之兑》曰："酒为欢伯，除忧来乐。"认为酒能消忧解愁，能给人们带来欢乐。然而《本草纲目》记载"酒……少饮则和血行气，壮神御寒，消愁遣兴；痛饮则伤神耗血，损胃亡精，生痰动火"。酒虽可消解忧愁，过度亦能伤胃。上述情志可影响人的行为，可致饮食不节或偏嗜，从而影响脾胃；亦能通过影响脾胃功能，表现出饮食行为的改变。

随着社会的发展、生活节奏的加快以及竞争压力的日趋增大，情志病或疾病的情志因素日益突出。情志因素作为脾胃病发生的重要病因，其理论十分复杂，影响情志的因素亦十分广泛，如身体状态、社会地位、文化风俗等。总体而言，情志不但包括"喜怒悲忧恐"等内在体验，还包括生理变化及外在的表情与行为。而上述情志三方面内容均有脾胃的参与。从情志的内在体验而言，脾胃参与情志变动的认知心理过程，又影响脏腑功能、气血阴阳的盛衰等情志产生的生理基础。

从情志伴随的内在生理变化而言，生理上产生变化的核心是情志对气机、脏腑功能的调控，而脾胃为气机枢纽，又为后天之本，故情志通过对气机的调控影响脾胃气机，或直接损伤或通过脏腑相传影响脾胃功能。从情志的外在表现上，不同情志表现出相应的表情，如脾主思，思虑时常表现出眼神凝滞状，思有所得则歌；情志也常诱发某些行为，其中饮食行为的改变可影响脾胃。简而言之，脾胃参与情志内在体验及外在表达，情志通过调节气机、脏腑功能、饮食行为来影响脾胃。厘清情志与脾胃的相关性，有助于情志相关疾病的临床防治。

# 21　中土五行与情志的关系

　　"情志"最早见于东汉末年《昭明文选》中："荡涤放情志，何为自结束。"《中医情志学》中认为，七情代表了中医学对人类基本情绪的认识，并在一定程度上具有代表一般情绪的意义。《素问·宣明五色》中认为"心藏神、肺藏魄"，后世说法众多学者认为如果没有五藏神即神、魂、魄、意、志的活动，就不会产生相应五志，也就不会产生七情。七情与五志从广义上来讲，它涵盖了人类的所有情绪。

　　情志病在中医学中论述颇多，中医学关于情志病多是从生克五行或脏腑对应情志或七情学说进行论述，在临床思路中强调从某个脏论治情志病。但虽相关论述繁多，却鲜见立论于中土五行理论。学者程勋树等从中土五行理论下脏腑所藏精气及气机升降角度阐述了情志的发生发展，以此为切入点，通过脾胃气机升降，深入分析了肝血、肺气、肾精、心神，在中土五行理论中产生情志及情志致病的内在机制。

## 中土五行理论

　　**1. 理论内涵**　中土五行，是指"土"位于五行的中央，《尚书正义》曰："土者，万物之所滋生也。"解释宇宙万物由土所生。脏腑之中脾胃为"后天之本"其生理位置位于人体的中心、五行属土"土居中央、中控四方"对于其他四脏在气机的升降，脏腑精气的形成中有调控作用。《国语·郑语》曰："土与木火金水杂以成百物。"认为脾胃升降为人体气机之枢纽，脾气升胃气降、肝气升肺气降、心气生而已降、肾气降而已升，此三生三降围绕脾胃构成了人体的气机循环。在生克五行学说中五行间的关系是对等的，而在中土五行中，五行间虽然相互影响，但土行起到基础作用。

　　**2. 理论溯源**　中土五行学说在《黄帝内经》中体现为重视脾胃，清代医家黄元御在前人重视脾胃的基础上进行了理论完善，丰富和发展了中土五行学说，脾胃为气机升降之枢纽，脾气升而胃气降。清代医家郑钦安《医学真传》曰："二火不可分（君火、相火），而二火亦不胜合。所以一来一往，化生中气。二火皆能生土，上者生凡土，即胃。下者生阴土，即脾。"心中藏君火，肾中藏相火，所谓"乾坤一气生坎离二卦，二气往来化生中土"，从中可见，脾胃位于人体中央为气机之枢纽是有理可依的，正因为天地生乾坤，而乾坤生坎离二卦，坎离为心肾二脏，二脏藏君相二火，二火生脾胃二土，故离火在上，坎水在下而脾胃在中。《四圣心源·气血本源》曰："肝藏血，肺藏气，而气本于胃，血本于脾。盖脾土之左旋，生发之令畅，故温暖而生乙木、胃土右转，收敛之政行，故清凉而化辛金。"认为肝肺的功能特性均是在脾胃之气的作用下形成的。对于人体脏腑精气多从气机的升降及与脾胃的联系进行思考，形成了一个以五脏为中心的生理系统。

## 脏腑气血与情志

　　"人有五脏化五气，以生喜怒思忧恐"。可见古人认为五脏与情志存在相互对应关系。五志五神与情志虽有关联，但与情志关联最为密切的是五脏精气的实际状态，而并非五脏中单独某一个脏本身，因为五脏之间是相互关联的，它脏功能受损亦可以导致本脏精气异常，在中土五行理论之中，五脏的功能特点既相互关联，又有着明确的区分。

　　**1. 中气与情志**　《中医基础理论》认为"人的情志活动与脏腑有密切联系。因为情志活动必须以五脏精气作为物质基础，而外界的精神刺激只有作用于相关内脏才能表现出相应的情志变化"。《灵枢·平人绝谷》曰："故神者。水谷之精气也。"说明了脾胃化生精气在神的生成和运动中起着重要的作用，脾胃化生水谷精气的能力越强五脏所藏的精气也就越充足，正气也就越强，能够更好地面对外界的精神刺激，与情志病的发生发展以及愈后都有着密切的联系。即脾胃功能越强，脏腑功能所藏精气就越多，就越不易患情志病，即使是患病后相较于脾胃功能弱的人更加容易康复。

金代李东垣创立了"脾胃论"，认为脾胃在疾病的发生变化中起着重要的作用，认为无论内伤发病或由于外界刺激发病都是由于人体正气不足。疾病的形成是由于气不足，而气之所以不足都是脾胃损伤所致。后世医家黄元御则认识到脾胃为气机升降枢纽，又是气血生化之源，所以其他四脏所藏精气全是从脾胃化生而来，《四圣心源·脏腑生成》曰："祖气之内含抱阴阳，阴阳之间视为中气，中者，土也……中气左旋则为己土……右转则为戊土。"己土为脾，脾气上升；戊土为胃，胃气下降，脾胃二脏即是一阴一阳，体现阴阳既相互对立又相互为用，如脾胃论中所说"胃既病、则脾无所禀受，脾为死阴，不主时也，故亦从而病焉……脾既病，则其胃不能独行津液，故亦从而病焉"。中气运动变化可化生其余四脏所藏精气，"阳生于左，则为肝，生于上，则为心……阴降于右，则为肺，降于下，则为肾"，而肾藏精、肝藏血、肺藏气、心藏神，就是其余四脏所藏精气。

**2. 肝血、心神与情志**　肝血与情志间的作用主要体现在"肝主疏泄"这一功能，肝为刚脏体阴而用阳，肝主疏泄功能是肝阳依赖于肝血向上生发，《脾胃论》曰："诸阳气根于阴血中。"《灵枢·本神》曰："肝气虚则恐，实则怒。"如果疏泄太过就会造成肝气逆，疏泄不及则会肝气郁。在情志病的发病中往往多情交织首先伤肝。心为五脏六腑之大主，人对客观事物的感知是在心神的主导下完成的。《类经》曰："忧动于心则肺应之，思动于心则脾应之，怒动于心则肺应之，恐动于心则肾应之，自所以五志唯心所使也。"从这里可以看出，心具有主宰精神情志以及意识思维活动的功能，情志活动与心主神明密不可分。

中土理论认为，五脏之精气皆是由阴阳二土化生而来，阴土为脾，脾气左升化生为肝魂，心神是由肝气上升方能化生心神，单是脾气上升不能够化生心神，"肝血温升，升而不已，温化为热则生心火……神发于心，方其在肝，神未旺也而已现其阳魂。"《灵枢·本神》指出"随神往来者谓之魂"即是此意，脾气左旋化生肝木还不够，还需要肝木"积温成热"才能生心火。"神胎于魂而发于心"，故在情志病的治疗中，多从肝心论治。

**3. 肺气、肾精与情志**　《素问·六节脏象论》曰："肺者，气之本也。"主发肃降，肺气降于右与肝气生于左相互对应，共同参与人体气机升降的调节，在气的生成过程中也起着重要的作用。通过调肺可调节全身之气，使气机条畅而治疗一些情志病。肾在志为恐，肾藏精-精生髓-髓充脑这一过程形成了神志活动产生的基础，肾不藏精则脑髓不养，便会影响心主神明的功能从而出现神志活动失常。

中土理论中阳土右旋下行"阳降化阴，阴降于右则为肺，将于下则为肾"。而胃气下行并非能直接化生肾精，需要由肺气下降，"肺气清降，降而不已，清化为寒，则生肾水""并精而出入者谓之魄"，即肺藏魄"精为盈也，而结其阴魄。""精盈于魄而藏于肾"，肾精与心神在情志病的发生发展过程中，一方面是体现在心肾相交，阴阳既济上；肾精伴随肾阳向上，心火伴随心阴向下，二者相交则"神清而不摇"，如果肺气胃气不降，肾精无所化生，又如何能与心神相交，也就不能使"神清而不摇"。

另一方面则是体现在精能够化生心神；关于精化神还是气化神这一点自古以来就有许多不同的看法，《类证制裁·内景综要》曰："神生于气，气生于精，精化气，气化神。"认为气能生神。《灵枢·平人绝谷》曰："神者，水谷之精气也。"《脾胃论·省言箴》曰："气乃神之祖，精乃气之子。"这里又认为气能够生精，笔者认为此气非彼气，气能生精指的是中气也就是脾胃之气，而气能化神指的则是一身之气，主要是指营气，营气在脏腑就为血，在经络就为营。

肝藏血，血舍魂，积温化火而生心火离不开血的营养滋润作用，其根本是中气化生精血而肝血充足肝魂，是肝魂上升为神的前提条件，所以真正化生心神的就是肝血。所谓"精血同源"，肾水的来源为胃气右旋下降，先成其魄，降而化精，而心火的来源为脾气左旋上升，先成其魂，再升而化神，肝血的来源为脾气左旋、肾精的来源为胃气右旋，生成肺魄再进一步化生而来。肝血与肾精二者的来源并不相同，但是脾胃二土即是坎离二卦所化生的，加之水为木之母，故肾精可以充养肝血，虽然来源不同但却是一同化生心神，故肾精和肝血充足为心神化生的前提条件，故谓积精以全神。

## 中土五行理论下情志病病案分析

《四圣心源》曰："癫病者，安静而多悲恐，肺肾之气旺也。狂病者，躁动而多喜怒，肝心之气旺也。"认为脾气与肝气一同上升，如果脾为湿所困，不仅脾气不升，肝气也不能正常升发，故肝郁生热，此时肝气旺盛则表现为怒，若火气旺盛表现为喜。湿寒邪气伤及脾胃则饮食不能胃气不降，胃气不降肺气亦不降，肺气不降则不能化生肾精，故或悲或恐身静神迷。在治疗中黄元御注重健脾化痰安神，方用苓甘姜附龙骨汤，方中茯苓、甘草健脾祛湿，法半夏降胃气，胃气降则肺气亦降，麦门冬则清肺生津，龙骨、牡蛎安神定志，敛神藏精，干姜、附子温脾暖肾。黄元御以脾胃气机为人体气机之轴入手，充分考虑脏腑间的关系来治疗癫病，并在原文中注明"有痰者，加蜀漆"，如果脾胃功能异常可能生成病理产物，另更加复杂，其根本就是在于"中土"。有学者用"柴芍六君子汤"治疗产后抑郁症效果良好，认为脾胃为后天之本，气血生化之源，故此病应从脾胃论治。女子产后血虚，加之哺乳更加耗伤精血，原本肝藏血，多从补肝血进行治疗，但归根到底补肝治法仍然需经脾胃的运化生成，如隔靴搔痒。故此学者从脾胃进行论治，效果颇佳。赵建民等通过临床观察大量郁证患者，总结了治郁证当"立足于脾胃，兼顾心肝"的理论，并据脾胃受伤程度将郁证分为初期、中期、后期。初期应该注意"保脾调肝"防止疾病发展传变；中期脾胃受伤，气机郁滞而出现各种病理变化，治疗应祛邪兼扶正；后期脾胃严重受损，治疗应以扶正为主兼顾驱邪。

张仲景名方"甘麦大枣汤"治疗"悲伤欲哭"脏躁，脏躁多发生在女子绝经期，此时期女子七七任脉虚，太冲脉衰少，天癸竭。病机根本在于肝肾阴虚，肝肾之气不升，肺气独盛。方中浮小麦为君药归心经可以除虚热，可清心安神；甘草可以补脾益气，脾气主升又能化生精血；大枣补中益气、养血和胃。肝体阴而用阳，肝气之所以不升是因为肝阴不足，大枣补血，甘草补脾气升发，肝脾之气与肺胃下降之气相互制衡，故能标本兼治、药到病除。

中土五行理论下情志的发生发展与脏腑所藏精气相关，肝藏血体阴而用阳，肝血不足，肝气虚而不升而肾气生发，故表现为恐；心藏神，心气主降，心神正常下降就表现为喜，如心神虚而不降，肺气旺盛下降则表现为悲；其中肝血来源于脾化生传输的营养物质，因"乙癸同源"，故又受到肾精水平的影响；心神下降肾精上升相交为正常状态，如有一脏升降功能失常就会出现情志上的异常。可见肝气升心气降在情志的发生发展过程中起到直接作用，心肝二脏所藏精气是否充盈、升降是否正常主导情志的发生发展。而肺肾二脏在情志的发生过程中起到间接作用主要体现在：①肾精的化生，肾精足可滋养肝血。②肾精足肾气升才能与心神相交。③肺气下降，肃降的功能失常会导致心火不降，同时也会造成肾精不足。在情志病发生之初或可无关脾胃，但随着病情衍化发展会影响脾胃的功能异常，最终使病情进一步恶化。故在中土五行理论下五脏均参与情志病的发生发展，不论出现怎样的情志异常，随着疾病的发展一定会影响到中气的升降失调，随着疾病的变化形成恶性循环，最终导致疾病进一步发展。所以情志病的治疗中应主要把握脏腑精气盛衰的状态及脏腑特点，从而进一步了解气机失常的具体脏腑，针对脏腑选择用药及配伍。

# 22    中医心理学对情感过程的认识

　　学者邵祺腾等从情志的产生、作用及对脏腑的影响等方面对中医的情志理论进行探析，总结中医心理学的情志理论，以充实中医心理学的基础理论内容。

　　情感过程是人们对客观现实表达自己态度的过程，是心理过程的一个重要方面。这一过程反映了人与客观现实的关系，是人对客观现实是否符合自己需要而产生的内心体验，包括情绪和情感。二者有多种表现形式，中医心理学将其统称为"七情""五志"，简称为"情志"。情志的产生往往伴随着认知过程并对认知过程产生重大的影响，中医心理学将这个过程称之为情志活动，认为人对客观世界的感知乃至全部认识活动都是在心神主导之下进行的，所以人的情志活动自然也是在心神主导之下，并与五脏密切相关。五脏与情志的这种关系，不仅能解释产生情志的生理基础，也为情志致病的理论提供了依据，对临床诊断治疗、疾病预防及日常保健养生均具有重要意义。正因如此，中医心理学归纳这一情感过程为在心神主导之下的"五脏情志论"。

## 情志的产生

　　现代心理学认为，情绪和情感是人对客观事物的态度体验以及相应的心身变化。我国古代先贤对此早有深刻的认识，如唐代韩愈就曾明确指出"情也者，接于物而生也"（《昌黎先生集·原性》）。在此之前，《礼记·乐记》很早就提出情是"感于物而后动"的结果。这种"动"既是内心的体验，又有外部的表现，即所谓"动于中而形于外"。《淮南子》进一步认为，情是个体对外物有感而自然发生的，若无体验和感受就不会产生相应的情，故曰："喜怒哀乐，有感而自然者也……譬若水之下流，烟之上寻也，夫有孰推之者！"明代王廷相《雅述·上》曰："憎爱哀乐，外感之迹""喜怒者，由外触者也。"认为情感过程是由外物引起的，所以将其称为"外感之迹"或"外触者也"。但"外感""外触"还可能仅是认知过程，只有对事物的认识产生了某种主观上的体验，才是情感。因此又曰："喜怒哀乐，其理在物；所以喜怒哀乐，其情在我，合内外而一之道也。"强调情感是"其理在物""其情在我"。张光霁通过对文字学的考察与历代文献注疏的整理，得出七情概念发生中"物"的存在与引发"心神"的感应也是情志发生的必要条件。此外现代心理学认为，需要是情绪、情感产生的基础，对刺激情景的认知决定情绪、情感的性质，因此是情绪、情感产生的直接原因。我国古代思想家也将情与性、欲结合起来，以阐述情志产生的基础和性质，即"性生情""欲生情"的"性情说"和"情欲说"。

## 五脏气化论

　　"五脏气化论"是《黄帝内经》对情志产生的独特理论，不仅笼统地指出"五脏化生五志"，而且还进一步阐述了五志与五脏的对应关系，成为中医学情志学说的重要基础，也是中医心理学"五脏情志论"的基本观点之一。

　　**1. 情志乃五脏气化而生**　《素问·天元纪大论》曰："人有五脏化五气，以生喜怒思忧恐。"明确提出情志乃五脏气化而生。《黄帝内经》认为，人的情志变化是以五脏精气为物质基础的气化活动的一种表现形式，具有脏腑气血的生理基础。五脏藏精化气生神，神接受客观事物的刺激而产生各种功能活动，神动于内，情表现于外，这便是五脏主五神产生情志活动的全过程。宋代陈无择在《三因极一病证方论·三因论》中对此阐发尤佳，并明确指出"七情，人之常性，动之则先自脏腑郁发，外形于肢体"。认为情志活动乃人之常情，当人体受到外部情景触动时，内在脏腑气机首先发生变动，然后才产生相应的情志变化，并通过各种表情动作外显出来。这也可以理解为七情是人体与外环境之间的一种信息交流，作为内心的感受，是脏腑机能活动产生的主观体验而指向外界的表达，这与现代的心理应激理论在认识上有相似之处。

通过长期的实际观察和临床实践，《黄帝内经》亦总结出五志与五脏的对应关系。根据《素问·天元纪大论》及《素问·阴阳应象大论》《素问·五运行大论》记载，这种对应关系是"肝在志为怒，心在志为喜，脾在志为思，肺在志为悲（忧），肾在志为恐"。当然这种对应关系是在心神主导之下得以实现的。

**2. 情志与内外环境的关系** 人体的内环境主要是指脏腑气血的功能状态。情乃"感于物而动"，具体是指五脏气机发生变动而产生情志，所以只有在五脏气化功能正常的情况下，人的情志活动才能正常，才能表现出正常的情绪和情感。若五脏虚实变化、功能失调，则可引起异常的情志变动。例如，《灵枢·本神》曰"肝气虚则恐，实则怒""心气虚则悲，实则笑不休"等。这是因为当五脏发生虚实盛衰的病理变化时，往往对外界的某种刺激变得极为敏感，会直接影响到人的脏腑活动，产生不正常的变化，极易发生相应的情绪波动，即外因在情志致病的发生和发展过程中起着"扳机"作用，内因才是影响病变的基础和主体，情志致病往往是内外因相互作用的结果。如当肝气盛、肝阳上亢时最容易发怒，常常有一点不顺心便大发雷霆；当肺气虚时，机体对不良精神刺激的耐受性降低，最容易引起悲忧的情绪变化。日常生活中可经常看到这种现象，当一些人患病之后，社会和家庭生活中的一些轻微刺激往往能引起其强烈的情绪反应，性情变得异常焦躁烦躁，常常大发脾气。这种从脏腑气血生理病理变化去探讨情志变化的认识方法，正是中医心理学的特色。

此外，五脏虚实变化有时也可使其对相应的刺激变得迟钝起来，甚至因五脏"虚而相并"表现出它脏的情志变动。如肝气虚时对引发怒气的刺激迟钝而怒不起来，反因木不疏土，脾土偏并于肾而表现为肾志之恐；心气虚时因对喜的刺激迟钝，不仅高兴不起来，因肺金反侮心火而现肺志之悲。正例如，《素问集注》指出"心在志为喜，在声为笑，故有余则笑不休，不足则金气反胜而为悲"；"肝志怒，肾志恐，故血有余则肝气盛而主怒……木不足则土气盛，土气盛则并于所胜之肾脏而为恐"。这样一来，就使得情志变化与五脏之间的关系变得复杂起来，必须要在中医阴阳五行、藏象理论的指导下来认识，绝不能将五脏与五志简单地对号入座。

## 情志的作用及对脏腑的影响

情志是人感受外部客观事物后的态度体验，是以五脏气化活动为生理基础的一种机体反应。这种反应虽然是由机体产生的，但反过来对机体还能产生很大的作用。对于人来说，这种作用可一分为二，既具有积极意义的"增力作用"，又具有消极意义的"减力作用"。

**1. 情志的动力功能** 现代心理学认为，人的各种需要是行为动机产生的基础和主要来源，而情绪和情感是需要是否得到满足的主观体验，能激励人的行为，改变行为效率，因此具有动力功能。

（1）情志的动力功能在行为方面的作用：情志的动力功能多表现在行为方面，对行为既有促进作用，也有干扰作用。现代心理学认为，适当的情绪兴奋性，可使身心处于活动的最佳状态，进而推动人有效地完成工作任务。但是情绪和情感有时也有干扰作用，当人的行为受到阻碍而产生消极情绪时，会干扰有序的动机性行为，妨碍活动的进程，降低活动的效率。一般来说，积极的情绪、情感能够提高人的活动能力，充实人的体力和精力，有助于工作效率的提高，这便是情志的增力作用；而消极的情绪、情感能抑制人的活动能力，降低人的体力和精力，则会影响工作效率，体现的是情志的减力作用。我国古代先贤很早就认识了这种作用，如老子所言"慈故能勇"（《老子·六十七章》），即指出人的情感是能激发、影响其意志、性格的。

（2）情志的动力功能在认知方面的作用：情志的动力功能除了表现在行为方面，也表现在认知方面。《荀子·正名》曰："心忧恐则口衔刍豢而不知其味，耳听钟鼓而不知其声，目视黼黻而不知其状，轻暖平簟而体不知其安。"认为"心忧恐"这种心境妨碍着对当前事物的正确认知，可视为情志的减力作用。"心平愉则色不及佣而可以养目，声不及佣而可以养耳，蔬食菜羹而可以养口，粗布之衣、粗紃之履而可以养体，局室、芦帘、藁蓐、尚（蔽）机筵而可以养形。故无万物之美而可以养乐，无埶列位而可以养名。"这就是说，"心平愉"这种心境能在认知过程中起到积极作用，可认为是情志的增力作用。《吕氏春秋·去尤》记载的故事：某人无意中丢了斧头，怀疑是邻居偷了，这一心态让其觉得邻居的一言一行都像是偷斧头的人。后来斧头找到了，再看邻居的一言一行就没有一点像偷斧头的了。这并不是邻居的言行前后有什么变化，而是丢斧头人的情绪前后发生了变化，这也说明了情志对认知所产生的减力作用。

**2. 情志对脏腑的反作用**　《黄帝内经》关于情志产生的"五脏气化论"，明确指出五脏气化活动是情志产生的生理基础，但《黄帝内经》同时也强调了情志对脏腑的反作用，这又成为"五脏情志论"的另一个重要的基本观点。

（1）七情的常与变对脏腑的影响：七情之"常"，是指生理状态下的情志活动。"人非草木，孰能无情"，"七情"可看成是人体在心神主导之下对情感刺激的一种"应答性反应"，是五脏六腑对外界环境变化的相应活动。这种活动若是适度而有节制，则对五脏气血具有一定的调节作用，如适当的怒可加强肝的条达疏泄功能，有助于郁滞之气的疏散。正例如，《素问·举痛论》所说"喜则气和志达，荣卫通利"。

然而，过激的情志活动也会为脏腑气血带来负面影响，甚至导致心身疾病的产生。这样的情志活动就是七情之"变"，因七情之"变"而致病的病例也散在各中医书籍中，例如，《金匮要略》记载"奔豚病，从少腹起，上冲咽喉，发作欲死，复还止，皆从惊恐得之"。当代学者也就情志致病进行了较为深入的研究，试图解释情志致病的机制。如严灿等采用人工钳夹鼠尾的方法激惹大鼠，使大鼠处于激怒刺激的应激状态下，使其符合中医"怒伤肝"的病因。该实验显示，应激后大鼠腹腔巨噬细胞释放 $H_2O_2$ 能力明显下降，血浆皮质酮含量升高。因此，合理控制情绪情感，或正确疏导过激的负面情绪，对维持脏腑气血的正常功能有重要意义。

（2）七情太过内伤脏腑的规律：《灵枢·百病始生》曰："喜怒不节则伤脏，脏伤则病起于阴也。"《三因极一病证方论》则明确区分了七情致病与外感"六淫"，如"动之则先自脏腑郁发，外形于肢体，为内所因"。可见古人早就认识到七情为内伤病因，这也是当今心身疾病发生的主要病因。《灵枢·寿夭刚柔》曰："忧恐忿怒伤气，气伤脏，乃病脏。"情志的产生是脏腑活动的结果，情绪的活跃或抑郁，总伴随着五脏气机的活跃或抑郁进而产生不同的效应，即所谓"百病生于气也，怒则气上，喜则气缓，悲则气消，恐则气下……惊则气乱……思则气结"（《素问·举痛论》）。因此，各种不正常的情志活动皆可造成脏腑的气机紊乱，导致脏腑病变并诱发或加重病情。

五脏化五气，所生五志与五脏有着相互对应的关系，反过来五志对五脏的影响同样也有着相互对应的关系。《黄帝内经》将其总结为"怒伤肝，喜伤心，思伤脾，悲伤肺，恐伤肾"（《素问·阴阳应象大论》），而这一规律在古今医案中均得到验证，不少书籍中也对相关病例进行了记载，如《古今医案按》《医部全录》《儒门事亲》等。民间耳熟能详的典故，如"范进中举""黛玉葬花"等，也反映了这一规律。

然而情志致病也不局限于上述的对应关系。由于心神的主导作用，情志致病往往并发心神的损伤。如张景岳说"情志之伤……无不从心而发"等。肝脏的疏泄气机的作用对情志致病也是一个影响因素，情志致病均伴随气机紊乱，例如，《寿世保元》曰："若七情过极，则气机紊乱，致使津液凝滞而为痰，血行不利而成瘀。"故疏肝理气也常见于情志病的治疗之中；同时"七情"也可伤及多脏，如"夫怒伤肝，肝属木，怒则气并于肝而脾土受邪，木太过则肝亦自病"（《儒门事亲》）。因此临床诊疗时，还应综合考虑，辨证周全。

中医心理学的情志学说，是以《黄帝内经》情志论为基础，运用中医理论阐释人的情感过程，结合历代先贤有关情志的论述形成的，它根植于中医学的情志理论，同时又充实、发展了中医学的情志理论。这些情志理论与现代心理学有很多暗合之处，且有些观点是现代情志理论尚未论及或很少论及的，对现代医学心理学的充实发展具有重要价值。此外，中医学情志学说具有深厚的中医临床基础，对临床具有重要的指导意义，因此也成为中医心理学基础理论框架的重要支撑。而中医心理学的"五脏情志论"，对中医养生保健、"治未病"及中医情志疾病的临床诊治更是意义深远，这也是与现代医学有别的中医特色的体现。

# 23　情志病的中医发病学

发病学是研究疾病发生、发展的学说。中医发病学认为，疾病的发生是在致病因素作用下，引起机体内部的平衡均势关系发生变异（阴阳失调），造成脏腑气血功能紊乱而形成。中医学说下的发病因子由致病因素的性质、病变脏腑的功能特性、气血紊乱的性质变化所共同决定，发病是这三者之间相互作用的结果。通过对以《黄帝内经》为代表的中医论著的研习，学者柯兰等认为中医学对情志疾病发病的认识是多角度的，情志疾病也有自己宏观和微观的发病理论体系。

## 情志疾病的人体内环境发病系统

**1. "五脏-情志"发病系统**　中医学认为，五脏功能失调是情志疾病发病学的病理靶位。中医学沿袭《黄帝内经》对情志活动的认识，将人体的情志活动分别"归属"于五脏，神、魂、魄、意、志五神，喜、怒、忧、思、恐五志分别与五脏对应：心藏神，肺藏魄，肝藏魂，脾藏意，肾藏志；肝在志为怒，心在志为喜，脾在志为思，肺在志为忧，肾在志为恐。五神在内，为脏所藏。

五志在外，为脏所现。志生于藏。人体的情志活动喜、怒、忧、思、悲、恐、惊"七情"与"心志为喜""肝志为怒""脾志为思""肺志为悲""肾志为恐"在名称及内涵上相互对应。五志在内，生于五脏；七情在外，生于情感。因此，"从发生学的角度理解，五志是七情的原生态物质"。《素问·阴阳应象大论》指出"人有五脏化五气，以生喜怒悲忧恐"，认为"生"于五脏之志；肝"在志为怒"，心"在志为喜"，脾"在志为思"，肺"在志为忧"，肾"在志为恐"，这些是由脏而生之"情"，"情"就是人的情志活动，情志疾病是情志活动的异常。五脏功能强健产生正常的情志活动。例如，《灵枢·平人绝谷》曰："五脏安定，血脉和利，精神乃居，故神者，水谷之精气也。""居"即情志正常的现象。五脏功能失常会产生异常的情志活动。例如，《素问·示从容论》中有"肝虚、肾虚、脾虚皆令人体重烦冤"（即一种心情烦闷的情志变化）；《灵枢·本神》中有"肝气虚则恐，实则怒……心气虚则悲，实则笑不休"；《素问·藏气法时论》中有"肾病者……虚则胸中痛，大腹、小腹痛，清厥，意不乐"（即心中不乐的情志变化）；"肝病者，两胁下痛引少腹，令人善怒，虚则目无所见，耳无所闻，善恐，如人将捕之"；《素问·宣明五气》中有"精气并于心则喜，并于肺则悲，并于肝则忧，并于脾则畏，并于肾则恐。是谓五并，虚而相并者也"。

《黄帝内经》充分认识到五脏参与情志活动的广泛性。五脏的功能失调，特别是心肝肾脾的虚证，可以导致情志疾病，产生诸如"体重烦冤""恐""怒""悲""笑不休""不乐""忧""喜""畏"等情志异常的表现。

**2. "气、血、营、精基本物质-情志"发病系统**　因五脏功能失调而导致的基本物质量和运行的变化是情志疾病发病学的病理要素。气、血、营、精等基本物质是五脏功能和情志活动之间的介质。《灵枢·本神》进一步明确提出"心藏脉，脉舍神""肺藏气，气舍魄""肝藏血，血舍魂""脾藏营，营舍意""肾藏精，精舍志"。气、血、营、精这些人体的基本物质通过神、魂、魄、意、志五神，与"五志""七情"联系在一起。由此不难发现，五脏化生的气、血、营、精是正常或异常情志产生过程中的物质基础和形质载体，情志活动源于五脏的气化功能，基本物质是情志产生的基础，基本物质的失常是五脏-情志疾病发病学的本质。

《灵枢·天年》曰："血气已和，营卫已通，五脏已成，神气舍心，魂魄毕具，乃成为人。"表明正是营卫神气赋予了人体正常的情志活动。又曰："六十岁，心气始衰，苦忧悲，血气懈惰，故好卧。"《素问·调经论》亦指出"血有余则怒，不足则恐""血并于上，气并于下，心烦惋善怒；血并于下，气并于上，乱而喜忘"，说明气血不和，则变生情志疾病。《灵枢·五乱》提出"气乱于心，则烦心密嘿，俯首静伏"，表明气血逆乱，则神无所归。

综上可知，人体气血充盈、血气和合则神气安宁、情志畅达；气血不足，或气血营精运行紊乱，则产生各种情志异常表现，究其发病机制，每每与物质运行紊乱所致的病理产物如痰浊、瘀血蒙蔽心神有关。

**3. "体质-情志"发病系统**　中医学认为，情志疾病的发病与个体先天禀赋、个体体质有密切关系。《灵枢·通天》指出"阴阳和平之人，居处安静，无为惧惧，无为欣欣，婉然从物，或与不争"，而"太阴之人，贪而不仁""少阴之人，小贪而贼心""太阳之人，居处于于，好言大事""少阳之人，谛好自贵"。《灵枢·阴阳二十五人》也指出，"木形之人……劳心，少力，多忧劳于事""火形之人……少信，多虑"；"土形之人……安心，好利人""金形之人……急心，静悍"；"水形之人……不敬畏"。《灵枢·本藏》指出"心小则安，邪弗能伤，易伤以忧""五脏皆小者，少病，苦焦心，大愁忧；五脏皆大者，缓于事，难使以忧"。《黄帝内经》为我们提供了对阴阳平和之人不易患情志疾病，而木火土金水各形之人、心小之人、五脏皆小之人等易患忧、愁、自责等情志疾病的认识方法，从而肯定了体质与情志疾病发病学上的内在联系。

**4. "情志-情志"发病系统**　五志是五脏的正常情志反应，五志相互制约，在一定程度上维持动态平衡，这是人体的情志生理。《灵枢·本神》指出"心怵惕思虑则伤神，神伤则恐惧自失""脾愁忧而不解则伤意，意伤则悗乱""肝悲哀动中则伤魂，魂伤则狂忘不精""肺喜乐无极则伤魄，魄伤则狂""肾盛怒而不止则伤志，志伤则喜忘其前言"。《灵枢·癫狂》指出"癫疾始生，先不乐"；"狂始生，先自悲也，喜忘、苦怒、善恐者得之忧饥……狂始发，少卧不饥，自高贤也，自辩智也，自尊贵也，善骂詈，日夜不休"，其中从"怵惕思虑"到"恐惧自失"，从"愁忧不解"到"悗乱"，从"悲哀"到"狂忘不精"，从"喜乐无极"到"狂"，从"盛怒"到"喜忘其前言"，从"不乐"到"癫疾"，从"自悲、喜忘、苦怒、善恐"到"狂"的发作等，都是情志异常和情志疾病相继发作，从而揭示了情志异常既可以是脏腑气血功能障碍的病理产物，还可以成为新的情志疾病致病因素的"情志-情志"发病学特征。

中医认为情志疾病的发病与人体内环境系统有密切关系，其中影响因素包括脏腑功能、气血营精的量和运行状态、体质以及人体自身的情志状态等，而这些因素共处于人体这个统一体中，所以各发病因素之间是相互影响的。

## 情志疾病的人体外环境发病系统

**1. "饮食-情志"发病系统**　酸入肝、辛入肺、苦入心、咸入肾、甘入脾，五味与五脏功能的不同亲和性可以通过影响五脏功能特性而对情志活动产生不同的影响。《素问·生气通天论》提出"味过于咸，大骨气劳，短肌，心气抑""味过于辛，筋脉沮弛，精神乃央"；说明药食性味可以通过影响五脏功能而影响情志活动。

**2. "外邪-情志"发病系统**　《素问·风论》"心风之状，多汗，恶风，焦绝，善怒吓……肝风之状，多汗恶风，善悲，色微苍，嗌干善怒，时憎女子"；《灵枢·厥病》提出"风痹淫泺……烦心头痛，时呕时，眩已汗出，久则目眩，悲以喜恐，短气不乐"；《灵枢·五邪》提出"邪在心，则病心痛喜悲"。以上《黄帝内经》以风邪为例，目的在于提出外邪与情志疾病的联系。风邪导致善怒吓、善悲、嗌干善怒、憎女子、不乐、烦心等情志症状的记叙可以作为情志疾病有可能在外邪作用下发生、发作的发病学依据。

**3. "气候-情志"发病系统**　中医学认为"天人相应"。自然界的气候变化，无论是正常范围，或是太过不及，人体总有一定的生理病理改变与之相应，情志活动亦在这一改变之内。《素问·气交变大论》

指出"岁木太过，风气流行，脾土受邪。民病飧泄，食减体重，烦冤、肠鸣、腹支满……甚则忽忽善怒，眩冒巅疾""岁土太过，雨湿流行，肾水受邪，民病腹痛，清厥，意不乐，体重，烦冤""岁金太过，燥气流行，肝木受邪……则体重，烦冤""岁水太过，寒气流行，邪害心火。民病身热烦心，躁悸，阴厥，上下中寒，谵妄心痛"；《素问·本病论》指出"又或遇戊申戊寅……久而化郁，即白埃翳雾，清生杀气，民病胁满悲伤""阳明不迁正……甚则喘嗽息高，悲伤不乐"；《素问·至真要大论》指出"太阳之复……甚则入心，善忘善悲"。

《黄帝内经》指出了气候的太过、不及，胜、复之变导致悲、忧、烦、冤等情志症状的出现，表明自然的气候变化可以影响人体的情志疾病发病，这个论述与现代研究关于"情志疾病具有季节性发病特征"相吻合。

综上所述，情志疾病的人体外环境发病系统实质上是一个以人体为中心的人与自然和社会相关联的系统，是中医学整体观念的又一具体体现。通过以《黄帝内经》为线索对人体情志疾病的内外环境发病系统的探讨可以发现，情志疾病的发病与其他躯体疾病一样是以整体观念为指导的，对情志疾病的论治必须遵循辨证求因的原则，摆脱仅仅由情志到情志的局限，才能对情志疾病进行有效的审因论治。

# 24　情志致病的内涵

　　随着整体健康观、生物-心理-社会医学模式的建立和发展，人们越来越注重心理、社会因素在健康和疾病中的作用。情绪、情感作为一种重要的心理现象，贯穿于从健康水平的完善状态到疾病产生的全过程；其在不同的健康状态中既可以作为影响因素，也可以作为结果加以表现。情志致病在中医学中占有非常重要的地位，历代医家都非常重视情志在疾病发生、发展以及在养生康复中所发挥的作用。在现代心理学、心身医学的影响下，中医情志致病理论得到了新的发展和应用，不断充实中医基础理论，也不断地促使情志致病理论向系统化的更高层次发展。

　　情志致病机制是目前中医学对情志与疾病关系研究的重点与难点，虽然取得了丰富的研究成果，但大多侧重情志致病的某个环节或某个方面，对于其致病机制仍未取得统一认识。究其原因，除了心理、生理和病理本身及其关系的复杂性、医学科学发展的局限性以外，主要归结于对"情志致病"认识和理解的偏差。因此，学者孙琪等认为有必要对情志致病所涉及的内容进行深入剖析，以明确目标，从而使今后的研究工作更加有的放矢。

## 情志的概念

　　以往有关情志致病的研究中都有对"情志"概念的解释，或论其内涵，或述其外延，概括起来主要有以下几种观点。

　　**1. 情志即七情五志**　很多已发表的论文在讨论情志致病的过程中，常常以七情代称情志，对病因病机的论述也基本围绕喜、怒、忧、思、悲、恐、惊这七种情志展开。传统理论以七情代指情志，此多为情绪的泛指，不能苛以求之。但中医理论发展至今，这种认识就显得非常局限。情志与七情是一般和个别的关系，情志是对包括七情在内的所有情志特征与属性的抽象和概括，七情则是情志概念下的七种具体的情志。七情代表中医学对人的基本情绪的认识，情志除了七情以外，还包括安静、烦闷、焦虑、抚爱、憎恶、嫉妒、傲慢、惭愧、耻辱、自豪、羞涩、恭敬、蔑视等多种单一或复合的生理性及社会性的情绪、情感，其中与疾病有关的情志早已跨越了七情的界限。

　　**2. 情志指情绪**　《中医基础理论》新版教材中引用情志的定义为："情志是中医学对情绪的特有称谓，即是对现代心理学中情绪的中医命名。指人对内外环境变化进行认知评价而产生的涉及心理、生理两大系统的复杂反应，具有内心体验、外在表情和相应的生理和行为的变化，可发生在一定的情境之中，其反应和表达方式与个体心理、生理状态有关，是不同于精神意识思维活动的一类心理现象。"这一认识充分借鉴了现代心理学知识，指出情志（情绪）的产生是人对环境因素通过认知评价过程（即心理状态）的中介作用产生的内心体验，同时将人体内环境（即生理状态）的变化引入其中，指出情志的产生和变化涉及心理和生理两部分，非常符合现代心理学中的情绪认知理论。

　　**3. 情志指情绪和情感**　金光亮参照心理学情绪情感概念将情志定义为："情志是人体对与已发生某种关系的客观事物的内心体验，其性质与个体的心理需要相关。"所谓情志是指机体的一种精神状态，即机体在心神的主导和调节下，以五脏精气作为物质基础，以相互协调的脏腑功能活动为内在条件，在外界环境的刺激和影响下，内外综合作用而对客观事物产生的一种特殊反应形式，是人对于客观事物能否满足自己欲望而产生的体验。其基本范畴包括现代心理学说的情绪、情感过程，亦涉及认识过程。这种认识与现代心理学中对情绪和情感的定义相吻合，"情绪和情感是人对客观事物的态度的体验，是人的需要是否获得满足的反应"，也是在现代心理学理论基础之上对中医理论中"情志"内涵及外延的进一步深入和扩大，其中包含了情感的内容。大量研究证明，负性的情绪与情感均可使人的心理活动失去平衡，导致神经活动功能失调，脏腑功能紊乱，对机体健康产生十分不利的影响。因此，传统理论中的情志，应是指情绪和情感而言。

## 情志的产生机制

情志的产生实际上是复杂而多层次交叉的，它兼容生理、心理、本能、习得以及自然和社会诸多因素。中医学对情志产生的机制早就有所阐述，例如，《素问·天元纪大论》曰："人有五脏化五气，以生喜怒思忧恐。"《类经·疾病类》认为"心为五脏六腑之大主，而总统魂魄，并该志意。故忧动于心则肺应，思动于心则脾应，怒动于心则肝应，恐动于心则肾应，此所以五志惟心所使也"。此为情志产生的生理学基础。《灵枢·论勇》曰："夫勇士之忍痛者，见难不恐，遇痛不动。"而怯者则"见难与痛，目转面黔，恐不能言，失气惊悸，颜色变化，乍死乍生。"此为情志产生的个性基础。《素问·气交变大论》曰："岁木太过，风气流行，脾土受邪。民病飧泄食减，体重烦冤。甚则忽忽善怒，眩冒巅疾……岁水太过……民病身热烦心躁悸。"说明了自然气候能够影响人的情志，使之随五运六气的变化而变化。《素问·疏五过论》中"尝贵后贱""尝富后贫""封君败伤""暴乐暴苦，始乐后苦"等内容均说明了生活、社会环境对情志的影响。

现代心理学关于情绪情感的产生和理解具有不同的角度和研究方法，于是形成了多种情绪理论，目前较受重视的是情绪的动机-唤醒理论、情绪的行为理论、精神分析和体验理论以及情绪的认知理论。其中情绪的认知理论既重视情绪的生物成分（即生理学基础），又重视社会文化环境、个体经验和人格结构等对情绪的制约作用，同时强调情绪受主体认知功能的调节，因而得到了广泛的接受和认同。如沙赫特和辛格的三因素理论认为：认知的参与以及认知对环境和生理唤醒的评价过程是情绪产生的机制，情绪状态实际上是认知过程、生理状态和环境因素共同作用的结果。其中认知决定于个体的心理结构，生理状态主要是大脑皮层兴奋和交感神经系统的普遍唤醒，社会文化因素则影响个体对刺激情境的知觉和评价。现代心理学认为：情绪和情感是在大脑皮层支配下，皮层和皮层下神经过程协同作用的结果，情绪反应的特点在很大程度上取决于下丘脑、边缘系统和脑干网状结构的功能，大脑皮层则对皮层下中枢的活动起调节作用。

## 情志病的内涵和外延

情志所致之病是一个非常复杂多样的疾病系统，既可以是功能上的失调，也可以是形质上的改变，甚至形神俱伤。因此，以往有关情志致病的讨论多将情志所致之"病"视为一个笼统的病理概念，或者将其限定于某几类疾病框架中来加以论述，如妇科情志致病、肝癌与情志的关系、冠心病的情志致病等，对情志所致病证缺乏深入系统的分类研究。中医学虽以"辨证论治"为诊疗特点，但辨病思维与辨证思维从来都是相互交织、综合运用的。运用辨病思维先从总体上把握某一疾病，再进行辨证分型，可以更快更准确地掌握疾病的本质，是临床常用的疾病诊疗方法。因此，将"病"与"证"结合进行分类讨论，而后根据各类型情志病证的病机特点进行总体概括，符合先分析后综合的逻辑步骤，也是探索情志致病机制的另一有效途径。

宋东眷在论述《金匮要略》中有关情志病的内容时指出："《金匮要略》中大部分关于情志异常的记述，主要属于杂病过程中出现的情志症状，真正意义上的情志病仅有百合病、奔豚气、梅核气、脏躁等……情志病发病可见情志异常症状，如百合病、脏躁证；亦可不见情志异常症状而以气机紊乱为主，如奔豚气、梅核气等。"齐南在探讨《景岳全书》中的情志病时提到："《景岳全书》论情志所伤，致病甚广，其中对癫狂、痴呆、眩晕、不寐、郁证、噎膈、胁痛、黄疸、遗精、阳痿，和妇女月经失调、胎孕疾病、带浊、梦交、血疲、乳岩，以及疮疡、瘰疬、乳痈等与情志密切相关的疾患都有较详细的论述。蒋小敏总结《伤寒论》中外感病患者出现精神情志的症状主要有五个方面：①感受外邪致病因素。②发汗太过等失治、误治。③大病之后，阴阳气血逆乱。④个体因素在七情过激时所致的情志异常：病理产物，如痰、水、瘀血所诱发的情志异常改变。指出情志异常是外感病常见证候，其产生之后又对病变发展产生很大影响。

综合各家观点来分析，人们对于情志病的认识不尽相同，因此给情志病进行准确定义就显得非常重要。《中医基础理论》对情志病有详细的论述："情志病病名首见于明代张介宾的《类经》，指发病与情志刺激有关，具有情志异常表现的病证。包括因情志刺激而发的病证，如郁证、癫、狂等；因情志刺激而诱发的病证，如胸痹、真心痛、眩晕（高血压病）等；其他原因所致但具有情志异常表现的病证，如消渴、恶性肿瘤、慢性肝胆疾病等，大都有异常的情志表现，并且其病情也随其情绪变化而有相应的变化。"按照这一定义，情志病应该包括了所有精神情志因素诱发或导致的心理障碍、神经症、精神病症、心身疾病和部分身心障碍。

心理障碍、神经症和精神病属于中医学"神伤"范畴。变态心理学和精神病学等心理精神学科对其有详尽的阐述。心身疾病和身心障碍为"形神俱伤"，前者指"心理社会因素在发病、发展过程中起重要作用的躯体器质性疾病和功能性障碍"，属于"心身疾病"范畴，涉及心理生理学、心理内分泌学、心理神经免疫学等多个学科的知识，其分类尚无统一的方法和标准，但涵盖了循环系统、消化系统、呼吸系统、内分泌系统、神经系统、免疫系统、生殖泌尿系统等全身组织器官，涉及内科、外科、妇科、儿科、皮肤科、五官科、精神科等所有临床学科；后者指"躯体疾病导致的个体心理和行为上的变化"，属于"身心障碍"的范畴。这里所讲的身心障碍指情志病范围内的身心疾病，是指除躯体疾病所致精神障碍、脑器质性精神障碍以外的其他躯体疾病所导致的心理问题及心理异常。各种躯体疾病本身的轻重缓急和痛苦程度都会影响患者的生活、工作，甚至家庭和社会地位等，从而引起患者不同程度的心理变化。但是否会发展为异常情志反应主要取决于患者对疾病的认识和患者本人的心理素质、认知水平、性格、应对方式以及健康护理情况、家庭关系、社会支持等因素，即躯体疾病通过认知中介影响情志变化。

躯体疾病所致精神障碍与脑器质性精神障碍亦为身心障碍的一部分，可因邪侵正伤、先天不足、后天失养、脏腑虚衰、精气竭绝、形体毁沮、饥饿、疲劳、手术等引起，二者都有精神、情志的异常表现，都直接或间接地引发中枢神经的病变，情志异常往往是疾病本身症状表现的一部分。这与躯体疾病引起的心理反应在病理本质上有很大差异，躯体疾病引起的心理反应往往不是躯体疾病的必然症状，因此，前两者不属于严格意义上的情志病。

某些疾病在心身疾病、躯体疾病所致精神障碍、脑器质性精神障碍、躯体疾病引起的心理反应等范围内都有涉及，如糖尿病、甲状腺功能亢进症或减退症等，在进行讨论时应特别说明。这些疾病因情志精神因素引发而作为结果出现时，为心身疾病，属于情志病；未累及中枢神经系统，于患者意识状态下影响心理状态，使其产生不良情绪反应时，该疾病是躯体疾病引起的心理反应，也属于情志病。而当这些疾病累及或继续发展至累及中枢神经系统，即情志的生理基础发生病变，精神情志异常则成为其症状表现的一部分，此时当不作情志病处理，诊断治疗应以躯体疾病为先为重。

综上所述，关于"情志致病"的理解可以总结为由社会、环境、心理、躯体疾病等因素引起的不良或过激情绪、情感反应，从而导致的具有情志异常表现的精神及心理、躯体异常或疾病。

# 25　情志病因概念的完善

概念是反映对象本质属性的思维形式，是对一类具有共同特征（又称关键属性）的事物和现象的本质属性的概括。同时概念又是人们学术及思想交流的载体，是构成科学理论的"细胞"。理论是由概念构成的具有层次性的知识结构。概念总是随着人的实践和认识的发展，处于运动、变化和发展的过程中。当原有概念不能满足科学发展需要的时候，就会产生新的概念。学者李玉真等考察现有中医七情内伤概念，认为已明显阻碍相关病因学的发展，因此有必要突破原有认识，完善中医情志病因概念，为丰富本学科知识，提供新的理论指导。

## 传统七情内伤认识缺陷

中医学情志病因，一般称之为七情内伤或内伤七情。当七情活动过强或持久，超出机体的耐受能力，引起脏腑气血功能紊乱而发病时便称为七情内伤。这一认识存在两方面缺陷：第一是概念缺陷，情志致病远非仅限于喜怒忧思悲恐惊七种情志，七情内伤概念阻碍了对七情以外致病情志及其病证的研究。七情以外各种情志致病，例如，焦虑和抑郁这两种几乎人人都经历且致病最多的情绪，妒忌与自卑以及爱慕相思与仇恨敌视等，导致心理障碍、行为失常甚至癫狂的大量生活和临床例证，都被七情内伤阻挡在视野之外。第二是定义缺陷，仅指出七情本身活动或反应太过对机体功能影响致病，忽略或曰限制了对引起七情过度反应的机体内外原因，以及个体心理生理状况特点在七情致病中的作用认识。中医基础和临床、医学心理学和情绪心理学的大量研究已经证明，社会环境中的"生活事件"，个体自身的个性特点以及应对方式等，是情志致病不可缺少的原因和条件。显然，七情内伤的定义已经滞后于现有的认识。

## 情志病因概念的提出

为反映当今研究进展及新认识，张惠东提出情志病因这一能够涵盖所有致病情志包括内伤七情的概念。

**1. 情志病因概念的内涵**　概念内涵包括所有组成该概念的事物特性和关系。但在定义概念时需要挑选出这些特性中最关键的特点。情志病因概念的内涵，依据笔者及相关研究将其定义为：是指各种导致情志病证发生的原因和条件。

（1）情志病因是情志病证发生的原因：主要是指由个体内外环境变化形成并导致疾病发生的情志刺激。情志刺激是指足以引起机体心理和生理功能改变进而发病的异常情志反应，例如，愤怒争吵导致肝气上逆引起衄血，激动、生气诱发冠心病或心肌梗死等。引入刺激概念，为情志致病量化研究提供概念上的依据。情志刺激的强度是发病的关键。一般而言，只有那些在强度上超过了机体耐受程度的情志刺激才有可能致病。如肝"在志为怒，甚则自伤"。强烈的情志刺激常由出乎意料的重大收获、突发的重大灾难、巨大打击等刺激事件引起，多导致暴病、急病的发生。例如，《素问·通评虚实》曰："隔塞闭绝，上下不通，则暴忧之病也。"有时情志刺激的强度虽不甚强烈，但持续时间过久，产生了累积效应，也可成为致病因素，日久发病。此种情志刺激常由家庭不和、工作压力、所欲不得等刺激事件引起，这类持续的情志刺激多导致慢性病的发生。例如，《景岳全书》认为"噎膈一证，必以忧愁、思虑、积劳、积郁或酒色过度损伤而成"。

　　情志刺激根据其致病方式可分为单一情志刺激和多种情志交织刺激两大类。单一情志刺激指由内外环境变化引起个体情志病证发生的单种异常情志反应。如惊。特定情景下，惊易扰乱心神，导致心神错乱、精神失常。《素问·举痛论》曰："惊则心无所倚，神无所归，虑无所定，故气乱矣。"多种情志交织刺激是由内外环境变化引起个体情志病证发生的异常情志反应组合。情绪具有复杂性，人们日常体验到的是多种情绪的组合，例如，悲喜交加、抑郁悲泣等表达的均是复杂多样的情绪体验，该类情绪反应过度则形成情志刺激而发病。因此，多种情志交织刺激是更为常见的情志刺激。如因抑郁悲泣，致肝阳内动。20 世纪 80 年代，笔者对情志病证展开的病因学调查表明：情志刺激分别占肝气逆证致病因素的51.8%，肝气郁证的 58.0%。肝气逆证、肝气郁证是肝疏泄失常所导致的两个始发证候，肝气逆证由肝疏泄太过，气机不和，横逆或上逆所致，临床主要表现为急躁易怒，乳房胀痛，胸胁胀满作痛或少腹胀痛。肝气郁证由肝疏泄不及，气机郁滞所致。临床主要表现为情绪低落或抑郁寡欢，时欲太息，两证发病多与情志刺激有关。对属情志刺激发病的 192 名两证患者详细调查表明：因忿怒致病者中 71% 的患者具有悔恨情志体验；而郁怒致病者中 79% 的患者具有怨屈内心体验；忧思者中 49% 的人伴有悲伤情感。因此，忿怒悔恨、郁怒怨屈及忧思悲伤等特定多情交织共同致病，是情志内伤的客观现实。另外，两证情志所伤各有特点：忿怒悔恨多致肝气逆证；郁怒怨屈、心愿不合多成肝气郁证。

　　（2）情志病因是导致情志病证发生的条件：情志病证发生的条件主要是指情志刺激致病时不可缺少的相关因素，主要包括与情志致病相关的个体内外环境变化，如社会环境中的"生活事件"，个体自身的认知评价、心理特点及生理状况等。

　　1）引发情志刺激的外界因素：情志作为一种心理活动，是人对客观现实是否符合人的需要的态度体验。因此，情志活动是由外界刺激所引起。外界刺激是情志活动的根源，也是情志致病的真正始因，在情志病证发生过程中，引起情志刺激的社会和自然事件称为情志病证始发因素，简称始发因素。始发因素不直接引起情志病证，但能够引起情志刺激，导致情志异常，进而引起情志病证。研究发现当今社会条件下，引起情志刺激的"社会事件"与患者的职业有关，工作紧张劳累，不合心意，是引起工人发病的主要社会因素；人际关系失谐，夫妻感情不和与干部教师发生情志病证关系密切；家庭成员及邻里关系失睦则为农民发生情志病证的主要因素。有些社会事件对任何职业人群都是危险的，如离婚是导致情志病证的重要始发因素，尤其对女性产生肝气郁证是一高危因素；夫妻感情失和、性生活失谐、工作不合心意是形成情志刺激而引发情志病证的一组危险因素。

　　2）形成情志刺激的个体自身因素：面对同样外界刺激能否形成情志刺激而发病，与个体自身因素密切相关。个体心理和生理状况是在致病原因作用前提下，决定疾病发生发展的重要因素。心理适应调节能力强，机体生理状态良好，即使较强烈的外界刺激一般亦不形成情志刺激；反之，心理适应调节能力差，机体生理状况欠佳，则容易形成情志刺激而发病。李玉真前期有关"肝气逆、肝气郁两证病因与发病机制研究"，以及正在开展的"愤怒和郁怒诱发情志病证发病机制及其干预研究"显示：宏观身体疲劳、睡眠障碍及女子月经前，微观"体内气血潜在不畅"时，机体易感受外界环境变化而产生愤怒或郁怒情志刺激，进而呈现肝疏泄太过的肝气逆证和肝疏泄不及的肝气郁证。

　　定义中指明情志病因包含原因与条件两方面，旨在揭示反映情志致病的实际状况；同时，与现代有关疾病病因复杂网络学说相一致。病因复杂网络学说表明，任何疾病并非单一病因所致，都是多种病因包括社会经济、心理行为等疾病远因和致病机制的近因交互作用而导致疾病发生。

　　**2. 情志病因概念的外延**　概念外延是指所有包括在这个概念中的对象，比如"红"的概念外延是所有红色的事物。情志病因概念外延所反映的对象范围，除了包括喜怒忧思悲恐惊七种致病情志，尚包括七情以外其他致病情志，以及引起情志致病相关的个体内外环境变化。以上认识拓宽了传统七情内伤概念范围，七情以外各种致病情志均被纳入研究视野。如将焦虑和抑郁、妒忌与自卑、爱慕相思与仇恨敌视等当今社会导致心理障碍、行为失常等病证的常见情志作为研究对象。此外，引起情志致病相关的个体内外环境变化也包含于情志病因概念范围中。中医学认为，人与自然和社会是统一的整体，社会、自然外界刺激是情志活动的根源，也是情志致病的真正始因。因此，引发情志刺激的自然和社会因素也是情志病因所涉及的对象。个体自身因素是在致病原因作用前提下，决定疾病发生发展的重要因素。个体自身因素主要包括个体心理因素和生理因素两方面。心理因素中的个性、认知、意志等，生理因素中的生理病理状态、体质特点、年龄性别等因素皆是情志病因概念所包含的对象。

在概念逻辑关系上，情志病因与七情内伤是上下位关系（又称主从关系），前者是后者的上位概念，包含后者；后者则是前者的下位概念，包含于前者之中。明确情志病因概念内涵、外延及其与内伤七情两个概念间关系，可避免理解和应用上的逻辑错误。

## 情志病因概念提出的意义

概念是反映对象本质属性的思维形式，是对一类具有共同特征的事物和现象的本质属性的概括。

事物的本质隐藏在其表面现象的内部，要认识观察对象的本质属性，只有进行科学探索才能取得。概念是人类科学认识的成果，总是随着人的实践和认识的发展，处于运动、变化和发展的过程中。这种发展的过程或是原有概念的内容逐步递加和累积，或是新旧概念的更替和变革。任何科学认识活动都是从已有的概念开始并且以提出新的概念来扩展原有的理论。考察自然科学、社会科学、心理学以及情绪心理学等学科的发展，无一不是通过概念的完善与深化而取得进步的。如 1900 年 Ehrlich 依据自己和前人研究结果提出"受体"概念，认为受体的两个基本特征：结合、结合后引起生物效应。此后，在这一认识基础上形成了系统理论受体学。近年该学科更得到突飞猛进的发展，临床受体学、药理受体学、分子受体学、受体动力学、心血管受体学等分支科学蓬勃发展，极大丰富了本学科的知识。因此，情志病因新概念的提出也是旨在揭示当今社会情志致病的实际状况，拓宽研究视野，对当今社会复杂多样的情志致病现象及时做出新的概括，打开认识复杂病因网络通路，为丰富本学科的知识，提供新的理论指导。

# 26　七情致病的内因

《三因极一病症方论》曰："七情为人之常性，动之则先自脏腑郁发，外形于肢体，为内所因。"七情为人的天性，它表现于外，是由外物引发的重要致病因素。七情乃人之常性，正常情况下并不致病，所致病者，则为七情之动，引起七情之动的原因，首先离不开外界刺激，但外界刺激并非是导致七情之动的决定因素。外界刺激需要经过内在因素的作用才能引起七情之动，学者董少萍认为，这种内在因素，首先取决于个体对外界事物及刺激的认知。其次是内在动机因素，即欲求满足与否所引起的情志反应。再次则是个性趋向对外界刺激的情感体验及社会环境的适应能力。最后则是不同的神经类型及体质，会产生不同的致病作用。

## 七情之动的认知因素

现代心理学认为，个体对于某一客观事物首先通过感知认识，然后产生情绪反应，进一步由意志决定其行为，此即为一般的心理过程。对此我们的祖先早在战国时期就已有认识，例如，《郭店楚简》曰："喜、怒、哀、悲之气，性也。及其见于外，则物取之也。"意思是说，喜怒哀悲等情绪反应是人的天性，它表现于外，是由外物引发。又曰："凡心有志也，亡与不奠，性之不可独行。"明确提出了人对事物的认识感知是决定情绪反应的根本。又如《荀子·正名》曰："情然而心为之择。"这就是说，有什么样的情绪反应是由"心"对事物的认识所决定的。对同一外界刺激，不同的认识即可产生不同的情绪反应。即当个体感受某种外界刺激时，先行于情绪反应，有一个对情景或刺激的评价定位，而这评价定位的结果，又直接影响着情绪反应的性质、趋向和强度等。如美国著名心理学家阿尔伯特·艾利斯认为，人的情绪并不是由某一诱发事件本身所直接引起的，而是由经历了该事件的个体对这一事件的认知、解释和评价所引起。

个体对于事物的认知，受多方面因素的影响，如学识、经历、认知水平、判断能力等，其中学识水平对于认知起着关键性作用。心理学家认为，一个人的学识水平构成了他的认知框架。所以学富五车的大学者，面对任何刺激都会沉着冷静，泰然处之，对任何事物都会表现出举重若轻的大家风范。另外，认知还受到社会习俗、人伦礼义等社会道德观念的影响。人都各自生活在一定的社会氛围中，往往根据当时社会的伦理标准去评价事件，从而做出自己的情感反应，引发精神障碍。可见诱发七情反应的，与其说是事件，不如说是人对事件的认知。

## 七情之动的内在动机因素

现代心理学认为，动机是个体对需要的一种内在体验，而需要则是个体对一定生存和发展条件的要求。如衣、食、住、行、性等这些都是人们赖以生存的最基本需要。除此之外还有安全、自尊、价值体现等多种心理精神上的高层次的需要，人们为了满足需要而产生欲求，并成为个体一切行为的动机，这种动机是个体行为积极的源泉，同时又是推动社会发展进步的原动力。但有时，欲求也是导致七情之动的重要原因之一。特别当欲求不得之时，则可引起强烈的七情反应，从而诱发各种疾病。对此古人有着深刻认识，《荀子·正名》曰："情者，性之质也，欲者，情之应也。以所欲为可得而求之，情之所必不免也。"《荀子·性恶》曰："今人之性，饥而欲饱，寒而欲暖，劳而欲休。"又曰："夫目好色，耳好声，口好味，心好利，骨体肤理好愉快，是皆生于人情性者也。"对于欲求，古人贤哲见解不一，有主张节欲者，甚则主张灭人欲；亦有主张顺达之，间有放纵者。然医家则以节欲为防病养生之大法，如《黄帝内经》即告诫人们不可纵欲，提出"恬淡虚无，真气从之，精神内守，病安从来"之防病原则。宋代林通在《省心录》中则倡适欲，提出欲不可去，可适而为之。曰："功名、官爵、贷财、声色，皆谓之欲，俱可以杀身。或问之曰：欲可去乎？曰：不可，饥者欲食，寒者欲衣，无后者欲子孙。反之，甘于自杀也。然自足不贪，知节而不淫，无沽名之心，而不求功，亦庶几乎可欲可窒也。"《吕氏春秋·情欲》则提出节欲乃生死存亡之本。"天生人而使有贪有欲。欲有情，情有节。圣人修节以止欲，故不过行其情也。故耳之欲五声，目之欲五色，口之欲五味，情也，此三者，贵贱、愚智、贤不肖欲之若一，虽神农、黄帝其与架、封同。圣人之所以异者，得其情也。由贵生动，则得其情也，不由贵生动，则失其情矣。此二者死生存亡之本也。"以上说明，欲求可使七情内动，所以圣人能够从尊生出发则"志闲而少欲，心安而不惧，形劳而不倦，气从以顺，各得其欲，皆得所愿。故美其食，任其服，乐其俗，高下不相慕，其民故曰朴。是以嗜欲不能劳其目，淫邪不能惑其心，愚智贤不肖不惧于物，故合于道。所以能年皆百岁，而动作不衰者，以其德全不危也"（《素问·上古天真论》）。

## 七情之动的个性因素

个性是稳定于个体身上的，具有一定倾向性的各种心理品质的总和，它较集中地反映了人的心理面貌的独特性、个别性。个性包括气质、性格、能力、意志等诸方面，其中能力标志着人在完成某种活动时的潜在可能性上的特征；气质则标志着人在进行心理活动时，于强度、速度、稳定性、灵活性等动态性质方面的独特的个体差异性；性格则鲜明地显示着人在对现实的态度和与之相应的行为方式上的个性特征。正是由于个性特征的不同，所以对同样的外界刺激会引起不同的情志反应，并在主观上对同一紧张事件加以放大或缩小。如面对下岗，对某些人可视为生存上的威胁，从而引起强烈的或持久的情志反应，甚至致病，而对另一些人却只是当作一种挑战，应付自如。

另外个性特征还决定了一个人的社会适应性，给每一适应过程涂上一层独特的色彩。如一个活泼、开朗、达观、自信，有着良好的个性特征的人，就会表现出很好的社会适应能力，一般的社会改变等紧张事件都不会对其构成任何威胁，即使遭受挫折，也能正视现实，及时调整自己的价值体系，适应已改变了的社会环境。或者以顽强的毅力和勇气，采取社会所能接受的方法，寻求解决办法。所以，有着良好个性及心理品质的人，可有效抵御各种不良刺激，只有那些超强刺激才能突破这一防线。与此相反，若心理品质不良，个性孤僻，或性格偏执、敏感、狭隘、自我封闭、胆怯、自卑等则往往表现为社会适应能力差，甚至有的与环境格格不入，因而他们更容易遭受挫折，同时这种不健全的个性特征又使他们难以有效地抵御这些刺激，而且对他们来说较弱的刺激就可能突破其脆弱的心理防线，产生持久而强烈的情志反应。以致导致生理反应，出现躯体疾病。

## 七情之动致病的体质因素

以上论述的认知、动机、个性待征等，是引起七情之动的重要内在因素，然而七情之动是否可引起疾病，引起什么性质的疾病，则与个体体质有着密切关系。首先，个体体质的不同表现在机体对疾病的忍受力与易感性上。如《黄帝内经》所言"勇者气行而已，怯者则着而为病也"。这是因为七情之动首先可引起气机的升降失调，逆乱而为病。勇者则脏气充盛，能够迅速调节气机恢复其升降出入功能，而怯者脏气脆弱，无力调节逆乱的气机，从而导致气滞、气郁等疾病的产生。如气滞血痕所致之冠心病等。此外，《黄帝内经》根据人体阴阳气血的盛衰，将体质分为"太阴之人""少阴之人""太阳之人""少阳之人""阴阳平和之人"等类型。但总而言之，人的体质主要分为两大类，即偏于阴盛之人与偏于阳盛之人，其特点如《灵枢·通天》所言"太阴之人……好内而恶出，心和而不发，不务于时，动而后之""太阳之人……志发于四野，举措不顾是非，为事如常自用，事虽败而常无悔"，又如"太阴之人，多阴而无阳……太阳之人，多阳而少阴"，此即谓太阴之人，阴气稍盛，温和喜静；太阳之人，阳气偏盛，暴躁喜动。《黄帝内经》所分之类型与现代心理学所分的神经类型基本相同。现代心理学认为，人的神经类型主要分为稳定型与不稳定型，从气质上来说即外倾型与内倾型。外倾型即《黄帝内经》所谓太阳之人，多生刚猛之性情，常表现为暴躁易怒，《黄帝内经》谓肝在志为怒，怒伤肝。故当有外界刺激时常因暴怒而顷刻引起肝阳暴亢，气血俱浮，迫血上涌而见卒中。同时在精神方面易诱发躁狂型精神障碍等疾患，甚者可导致精神分裂；而内倾型即太阴之人，则多生疑虑之性情，常表现为抑郁寡欢，《黄帝内经》谓"思则气结""愁忧者，气闭塞而不行"，故长期抑郁不舒可导致气机郁滞，进一步可引起血瘀、湿聚、痰生，甚则化火生风等。《七松岩集》中谓"忧愁、思虑、郁怒、矜持、惊疑……此皆情志抑郁""若人情志抑郁、怀抱不舒，意志不畅，则生机遏绝，而精神气血亦无不受害矣。所以营卫不调，三焦不利，肠胃痞隔，而诸郁生焉"。所以太阴之人在精神方面易诱发抑郁型精神障碍，在躯体疾病方面则为气滞血瘀方面疾病的易感者，另有临床调查表明，性格内向，抑郁而体质偏于阴盛者，则常为癌症的易感者，故有专家称此为癌症性格。

　　认知、动机、个性特征、体质等对七情的发生、致病具有举足轻重的作用，可为决定性因素。所以只有充分认识七情的发生、致病的内在因素，才能适当地控制七情的发生，不致产生过激的情志反应，从而有效地预防情志疾病的产生与发展。

# 27  《黄帝内经》防治情志病理论

随着社会压力的不断增大，因情绪调节不良所引发的心身疾病及心理疾患发病率逐年升高。情绪的好坏对于疾病的发展、发生及转归均具有重要的影响，如何有效地预防和治疗情志病已经成为中西医学共同关注的课题之一。在情志病的预防和治疗的工作中中医学历来具备独特的优势，并随着社会的不断进步，其超前性和优越性越来越显著，而作为中医理论源头的《黄帝内经》对中医情志理论认识深刻、论述丰富，对于预防和指导如今社会的情志病具有重要的意义。学者杨艳妮就《黄帝内经》中对预防情志病的发生及治疗情志病理论的科学内涵进行总结。

## 情志的含义及其与五脏的关系

**1. 情志的含义**  情志主要是指七情和五志，其中七情是指怒、喜、悲、忧、恐、思及惊七种情绪；喜、怒、忧、思、恐简称为五志。情志主要是人们在对外界所发生的事情及现状所表现出的反应，是一种精神活动。当人们处于正常状况下时，不会引发情志病，只有长期强烈的情志刺激超出人体生理活动调节的范围时，才会导致机体气机紊乱，五脏六腑的气血功能出现失调，阴阳失常而引发情志病。

**2. 情志与五脏的关系**  五脏的气血阴阳为情志的生理基础。五脏的精气活动是情志的起源，情志是五脏功能的外在反映，情志的不同表现间接反映了五脏气血阴阳是否平衡协调。《黄帝内经》中提到，情志活动的生理基础为五脏，"五脏化五气"化生出的气血津液是其营养物质。精力充沛、神清气爽是在内脏阴阳气血平衡下表现出的正常的情志活动，有助于协调机体的生理活动。太过刺激的情志及阴阳失衡的状态下会使情志成为致病因素。

## 病因理论

**1. 外因**  人类于社会与自然中生活，社会与自然中许多因素都可以影响人体，两者之间不断地进行能量、物质及信息的交换，使机体出现相应的病理或者生理变化。《灵枢·邪客》曰："人与天地相应也。"外因中又分为社会因素与自然因素。

（1）社会因素：社会因素是引发情志病的重要因素之一。《黄帝内经》中提到了社会地位的变化，如"尝富后贫""尝贵后贱""封君败伤"等均能够引发抑郁情志，内伤精神而暗耗精血；或者因为"始乐后苦，暴乐暴苦'而引发'形体毁沮，精气竭绝"；或者因为情怀郁结，生离死别，忧愁恐惧等一系列过激的情志而使得五脏空虚，精神内伤，气血耗散，从而引发情志病。

（2）自然因素：人的精神状态与自然界的地区环境、季节气候和昼夜晨昏的变化具有密切联系。气候条件会导致人的情绪变化，如果晴空万里、天气温和，人的情志也会思维敏捷、清新爽快。《素问·生气通天论》曰："苍天之气清净，则志意治，虽有贼邪，弗能害也。"在天气闷热的环境下，人的情绪往往也处于烦躁的状态，阴雨绵绵的天气也会使人精神疲惫沮丧。《素问·气交变大论》曰："岁木太过，风气流行，脾土受邪……烦冤……岁水太过，寒气流行，邪害心火，民病身热烦心，躁悸……谵妄心痛。"提示气候变化和自然环境对人的情志具有重要作用。

**2. 内因**  引发情志病的内因主要是指因自身因素而引发疾病，与人们的心理素质和生理素质密切相关，主要分为心理因素和生理因素。

（1）心理因素：现代心理学研究显示，同样的外界刺激，对于处于不同心理状态的机体会做出不同的情志反应。提示心理素质对情志影响的重要性。对于意志坚强的人来说，能够较长时间地承受来自精神的压力，并能够逐一化解，而对于意志较为薄弱的人来说，较多的精神压力会使其身心痛苦，易引发情志病，严重者甚至会导致精神崩溃或者死亡。《灵枢·论勇》曰："夫勇士之忍痛者，见难不恐，遇痛不动……勇士者，目深以固，长衡直扬，三焦理横，其心端直，其肝大以坚，其胆满以傍，怒则气盛而胸胀，肝举而胆横，眦裂而目扬，毛起而面苍，此勇士之由然者也。"提示意志坚强的人脏气充盛，对于外来刺激具有较强的抗御能力，不易引发情志病，而对于意志薄弱的人来说，一旦承受过激的情绪刺激便易发病。

（2）生理因素：导致情志病的生理因素是指因自身因素所引发的非正常的精神活动。一方面是因为自身患有疾病，因疾病折磨，而引发气血逆乱、虚弱及瘀阻，进而产生各种不正常的心理活动，增加了情志病发生的危险性。另一方面是因为机体自身先天或者后天产生的因素而使机体病残，出现心理变态。《素问·调经论》指出"血有余则怒，不足则恐""神有余则笑不休，神气不足则悲"。《灵枢·寿夭刚柔》指出"人之生也，有刚有柔，有弱有强，有短有长，有阴有阳"。《灵枢·本神》认为"肝气虚则恐，实则怒……心气虚则悲，实则笑不休"等。在生理因素中，人的体质与情志最为相关。《黄帝内经》中根据阴阳盛衰将人的体质分为"太阳之人""太阴之人"及"阴阳平和之人"，不同体质的人群，具有不同情志活动。太阳之人具有较旺的阳气，容易暴躁；太阴之人阴气较盛，脾气温和，喜欢安静；阴阳平和之人，具有平和的而心态，谦虚善良。正因为体质的不同，在感受外界刺激时，会做出不同的反应。

## 预防措施

《黄帝内经》中认为五志分属于五脏。《礼记》指出"心以体全，亦以体伤"。《吕氏春秋》指出"百病因怒而起"。大怒、大喜、大恐、大忧、大哀五种情绪均能致病，都说明了疾病的发生与情绪存在密切的相关性。当代学者提出，情绪在给人类带来满足与快乐的同时，也会给人们带来折磨与苦恼。因此，如何预防情志病具有重要的社会价值。

中医学的特色与优势是未病先防，在《黄帝内经》中称之为"治未病"，在《素问·四气调神大论》中曰："圣人不治已病治未病，不治已乱治未乱，此之谓也。"《黄帝内经》中关于如何预防情志病的理论具有丰富的内涵、深刻的认识，具有较强的实用性，对于当今社会情志病的发生、发展和预防具有重要的意义，具体预防措施可分为以下两个方面。

**1. 保持心神宁静**　《黄帝内经》承袭老子、庄子"返璞归真""清静无为""顺应自然"之道家思想，从医学角度出发提出了保持思想清静、心神宁静是疾病预防的重要原则。《素问·生气通天论》曰："清静则肉腠闭拒，虽有大风苛毒，弗之能害。"《素问·上古天真论》曰："恬淡虚无，真气从之，精神内守，病安从来？"《素问·至真要大论》曰："清静则生化治，动则起苛疾。"都提到了清静养神能够使机体保持正常的生理功能，降低疾病的发生率。

近年来，较多的国内学者与国外学者对于情志与机体健康关系的研究愈加重视，并取得了一定的研究结果。有研究显示，任何一种过于激烈的情志刺激均会导致机体的白细胞功能减弱，人体免疫力也随之减弱，进而机体的防御系统对外界的防御功能降低而容易引发多种疾病。现代生理学研究也显示，当人处于心神宁静状态时，大脑作为生命活动的中枢，脑电波又恢复到儿童时代的慢波状态，间接提示了机体衰老的生化指标在一定程度上得到了"逆转"。较多研究结果均证实不良的情绪刺激对机体的危害。社会调查研究也显示，凡是经历过重大的思想打击、精神挫折的人，疾病患病率显著升高，如心脑血管疾病、抑郁症、焦虑症、癌症等疾病的发生均与思想打击、精神创伤等情绪刺激有着密切的联系。因此，《黄帝内经》中所提到的"恬淡虚无"，心无杂念，保持心神宁静，思想清静可以预防疾病的发生是合理的、科学的，是值得后人借鉴学习的。在日常生活中，应当专心致志、排除杂念、神清气和、心胸豁达、乐观愉快，以有助于自身身体健康。

**2. 正确人生观的树立**　《黄帝内经》中除了提到保持心神宁静能够预防情志病外，还提到应树立正确的价值观和人生观，应该有远大的志向和理想，顽强的毅力是能够战胜疾病的动力，也是养生预防疾病的一个重要措施。《灵枢经·本脏》曰："志意者，所以御精神，收魂魄，适寒温，和喜怒者也。"说明意志能够调和情志、统帅精神、抗邪防病的作用。现代生理学研究表示，坚强的信念和意志，对机体内分泌系统具有一定的影响，例如，白细胞水平的升高，能够使机体的生理状态改变，进而使机体的抵抗力增强。社会生活实践也证实，信念和理想是能保障青少年健康成长的保障，有了正确的人生观，才能够使青少年更积极地去探索生命的意义，追求知识，寻求生活的真谛，陶冶情操，进而促进青少年身心的全面发展。除此之外，信念和理想还是老年人生命活力延长的动力，不惧怕衰老是老年人群能够健康长寿的重要精神支柱。因此，在日常生活中应正确树立自己的价值观和人身观，坚定信念，有所追求，对生活充满信心。

## 治疗方法

情志病的主要发病原因为情志刺激，是在发病后具有显著情志症状的病证，其中包含因脏腑功能失调而引发的情志异常反应的疾病。从情志病引发的原因及情志病的主要临床表现考虑，治疗情志病最有效的方法为排除情志困扰，解除情志刺激。《黄帝内经》中对情志病的治疗早有深刻的认识，现主要以转移情志法和以情胜情法进行讨论。

**1. 转移情志法**　转移情志法又称为移情法，主要是指通过一定的措施和方法来使患者的思想焦点改变，或者通过改变患者的周围环境，使其从不良情绪刺激中脱离，或者转移注意力。《素问·移精变气论》中提到，治疗情志病的本质是使患者的注意力转移，以使患者的气血紊乱得到纠正，进而疏通气血、调畅气机，以达到调整脏腑功能的效果，使机体健康得到恢复。

**2. 以情胜情法**　以情胜情法又被称为情志制约法，主要是指利用一种情志来对另一种情志制约的治疗方法，进而达到消除、淡化不良情绪，使机体健康恢复的目的。《素问·阴阳应象大论》提出"怒伤肝，悲胜怒""喜伤心，恐胜喜""忧伤肺，喜胜忧""思伤脾，怒胜思""恐伤肾，思胜恐"。《黄帝内经》中以情胜情法的理论对后世具有较深远的影响，后世较多学者对该理论十分推崇，例如，张子和《儒门事亲·九气感疾更相为治衍二十六》曰："悲可由喜治，以谑浪亵狎之言娱之；怒可由悲治，以恻怆苦楚之言感之；思可由怒治，以污辱欺罔之言触之；喜可由恐治，以恐惧死亡之言怖之；恐可由思治，以虑彼忘此之言夺之。凡此五者，必诡诈谲怪无所不至，然后可以动人耳目，易人听视。"《医方考》亦曰："情志过于激烈，是药物不能治愈的，应该顺以胜情。"朱丹溪宗《黄帝内经》指出"喜伤，以怒解之，以恐胜之；怒伤，以恐解之，以忧胜之；恐伤，以忧解之，以思胜之；忧伤，以怒解之，以喜胜之；惊伤，以恐解之，以忧胜之"。《黄帝内经》一言，是无形治疗情志病之药。

《黄帝内经》中关于情志病的理论具有中医学优势和特色，对于情志病的防治具有较高的临床指导价值。

# 28　《黄帝内经》论精神情志疾病的好发季节

精神情志疾病无论是其发病还是复发都和季节变化有关，多集中在春与秋两季。《黄帝内经》认为肝应春、主疏泄。肝如不能顺应季节变化，易出现肝气升发困难、肝气凝滞。因此，春季精神性疾病发率较高。肺在季为秋，在志为悲。现代人生活工作压力大，很容易就会引起悲伤情绪。同时，春分、秋分时，阴阳气机交融。从春分之日起，万物则由阴气主令而演化为阳气主令，到了秋分之日则刚好相反。因此，春分、秋分时，自然对人体的作用最为显著。身体气血阴阳的转变又容易导致气机逆乱，对人体的身心发展都会带来严重的影响，从而导致精神情志疾病的发病率多于其他季节。学者叶磊等就《黄帝内经》中对此内容的论述做了解析。

《黄帝内经》曰："人以天地之气生，四时之法成。"自然界是一种很奇妙的存在，它包容万物，也主宰万物，从小到原子、分子，大到动物、植物以及人，都与自然界的变化息息相关，正所谓牵一发而动全身。精神情志疾病作为多年来一直困扰人类的一大疾患，因其自身的特点给人类健康造成了很多困扰，无论是其发病还是复发都有很大的特点，那就是和季节的变化有关，尤其是春、秋两季。中医讲究整体观念，人与人、人与社会、人与自然正好印证现代"生物-心理-社会"的医学模式，它强调"天人一物，内外一理"，自然界各种生物与人同处天地之间，虽非同一物，然而却拥有相似的生长变化规律。当外在的环境变化时，就会引起内在的生命运动的转变。因此，民间流传道，阴阳四季是万事万物的本源。同时，自然环境的改变也影响着与之相关的脏器的变化。《素问·脏气法时论》认为，肝应春、心应夏、脾应长夏、肺应秋、肾应冬，而五脏的相应变化则导致了疾病的发生、发展以及预后。

## 从五脏论精神情志病的好发季节

**1. 肝**　气和血是人之大本，主宰人的生命活动，气血的异常，则会导致疾病的发生。气和血又相互依赖，相互共存，血液的运行离不开气的推动，气的来源又有赖于血液的充沛。《灵枢·平人绝谷》曰："血脉和利，精神乃居。"其意思是只要人的气血足，血管没有被阻塞，那么精神就好，精神内守，精神情志活动才正常。"肝藏血，血舍魂"见于《灵枢·本神》，它是中医藏象理论的重要内容，"魂"指阳气，它参与和构成人的思维才智、精神情绪。"肝藏血"指肝具有贮藏血液、调节血量及防止出血的功能。"血舍魂"指血是人体精神情志活动调节的物质基础。刘燕池曾在文中指出，神疲神志与魂紧密相连，并且藏魂又赖于藏血，一旦肝的藏血功能失调，则魂无所居，就会出现失眠、焦虑、多梦、烦躁、困乏等神经衰弱的表现。王冰认为"气和则神安"。狭义的"神"即为人的精神活动情志，而正常精神情志活动的产生，是由人的五脏六腑和气血津液等相互作用的结果，而气是决定精神情志活动是否正常运动的核心条件。《素问·四气调神大论》曰："春三月……万物以荣。"是说农历正月、二月、三月为春季，这个时候各种植物开始发芽生长，天气下降，地气上升，万物因变化而逐渐荣盛。《素问·六节藏象论》曰："肝为罢极之本……通于春气。""罢极之本"指力大至极并能耐受疲劳的根本，后多引申为疏泄、调节之意。春天是四季的开始，阳气逐渐增强，万物欣欣向荣，气候温暖多风。天人相应，气候温和，并与肝脏相适应。因此，在春天的时候，人的肝气是最为活跃的。相应的，肝在此环境下发生病变的可能性较大。《素问·五常政大论》曰："发生之纪……万物以荣。"春三月是肝木当令之时，肝主疏泄，调节情志，肝的疏泄功能直接关系着人体气机是否通畅，肝的疏泄功能正常，则气机调畅，气血和调，经络通利，脏腑组织和生命活动也就正常。高冬梅通过研究发现，肝主疏泄的本质与神经内分泌系统息息相关，通过足厥阴肝经循行路线联络体内多种内分泌腺体，从而实现肝主疏泄对内分泌腺体的调节。肝主疏泄能够调节机体多种神经递质、神经肽以及激素的合成和分泌。清代王孟英《柳州医话》曰："七情之病，必从肝起。"如果肝的疏泄功能出现异常，就容易导致气机不畅、气血失调、神志精神异常、藏血功能紊乱、三焦水道失布、肾脏封藏不密、脾胃运化失常等病变。基于覃骊兰等的研究以及《素问·脏气法时论》所言："肝主春，足厥阴少阳主治，其日甲乙，肝苦急，急食甘以缓之。"可以发现，在相关脏器所对应的季节里，其发病率高于其他季节。根据有关的数据信息调查统计表明，在春天的时候，精神疾病发生的可能性占四季的33.5%，而精神疾病多与肝失疏泄有关。国外有学者指出，精神疾病春季发病与人体内松果体分泌的褪黑激素水平高低有关，在光照期间，褪黑激素水平下降88.0%，而褪黑素通过γ-氨基丁酸机制作用于中枢神经系统苯二氮䓬受体发挥多巴胺能效应。刘仕琦等通过分析得出，大鼠的免疫功能发生明显变动的季节是春分前后。在将大鼠松果体切除以后，会出现肝气凝结不通等症状，而且在春分这段时间里变化得比较明显。

**2. 肺**　　肺居胸中，五脏之中位置最高，如盖上覆，故称为五脏之长，五脏之盖，故肺为"华盖"，肺具有主气司呼吸和宣发肃降的作用。《素问·六节藏象论》曰："肺者，气之本。"肺部在呼吸运动的过程中，将自然界的空气吸入人体，而且将人体内浑浊的气息释放出去。肺也具有宣发肃降的功能，气体在呼入和排除时，通过发挥其宣发肃降的作用使人的脏腑得到更好的滋润，并为人体各项功能的有效代谢提供充足的保障。《素问·灵兰秘典论》曰："肺者，相傅之官，治节出焉。"可见，肺还具有主治节的功能，可以整合体内的血液、气机等，并将其传输到人的各个部位，而气血津液是人体各项正常生理活动的物质基础。《灵枢·本神》曰："并精而出入者谓之魄……肺藏气，气舍魄。"《说文解字》曰："魄，阴神也。"阴藏神，禀受于先天，通过后天充养而具有其生理功能。魄更是高级精神活动的基础，记忆、视听等神经系统非条件反射性的功能皆是魄的作用，并且当人睡着时，神志就藏在魄中。肺主气司呼吸，主治节，调节人的气血津液的输布以及正常的生理功能。一旦肺出现病证，就会影响人体正常的生理活动。根据中医五行相生相克理论，此时其他脏腑也会受累。正例如，《素问·举痛论》曰"悲则心系急……故气消矣"。以上都是指情志过极伤肺从而导致其他脏腑受累。悲忧同属肺志，悲忧伤肺，则肺主气、宣发肃降之功能便会受到影响，从而导致气机郁结，肺气闭塞而成为情志病，故《灵枢·本神》曰："愁忧者，气闭塞而不行。"《素问·宣明五气》曰："精气并于肺则悲。"一般来说，悲伤是不会让人生病的，但是如果这种情绪超出了身体所控制的范围，而且是持续性的，悲则气消，那么就会导致人体器官发生病变，影响内分泌和新陈代谢，人就会常常感觉到倦怠乏力，萎靡不振，懒散思卧，此均为悲则气消的具体临床表现，最后妨碍肺部功能的正常发挥。秋天，气温渐渐转凉，树叶凋落，果实成熟，昆虫隐迹，白昼渐短而夜晚渐长等一切都是"收"的迹象，而对应人体就是阳消阴长。肺在志为悲忧，由于季节性的原因，人体会不自然地产生悲忧的情绪，常常触景生情，容易造成情绪悲伤低落、抑郁。因此，古代有九月九重阳节登高望远的习俗，一来为了祈福；二则可以缓解释放情绪。马淑然等研究发现，在秋分和立秋两个节气，这种情绪变化会更加明显。此外，从现代医学角度分析，白一辰在深入系统地探究节气与松果体和褪黑素之间的关系中得出，在将大鼠的松果体切除以后，其肺部功能的褪黑素季节变化性将完全消除，影响了内分泌的调节，从而解释了中医"肺应秋"的相关调控机制。

## 从气交变论精神情志病的好发季节

《素问·气交变大论》指出"猝然而动者，气交变也"，指出自然界环境气候猝然变化而产生了气候的异常。由于各种因素产生的骤然改变，都有可能使人产生疾病，尤其是季节的变化更替。《素问·气交变大论》指出"阴阳往复，寒暑迎随"，就是说自然界的环境气候绝大多数都是处在四季更迭，寒暑适度变化的状况中，一旦改变则会导致各种疾病的到来。因此，在正常情况下，对于自然界的"气交变"而言，季节更替变化更容易导致人体异常。刘亚雄等在研究中指出"春分前寒而后热，前则昼短夜长，后则夜短昼长；秋分前热而后寒，前则夜短昼长，后则昼短夜长，此寒热昼夜之分也……故曰气异"。换言之，在冬至的时候，人体内的阳气旺盛，而到了夏至的时候，阴气则会滋长，但是这个阶段依旧是阳气和阴气达到极致的时期。夏至时，天气十分炎热，而在冬至时，气候异常寒冷，但是阴阳气的变化并不明显。在春分、秋分时，世界万物的阴阳气交融，从春分之日起，万物则由之前的阴气主令而演化为阳气主令，到了秋分之日则刚好相反。因此，春分、秋分时，自然对人体的作用是最为显著的，此时，人体内的阴气和阳气开始快速地运动，而气温的上下波动对人体的身心发展都会带来严重的影响，从而导致了精神病发病率高于其他季节。同时，在五运六气学说中也可发现，一年之中，冬季、春季在气候上偏寒偏冷，而对于精神疾病来说更有利于其发生与变化。

## 讨　论

精神情志疾病作为危害人类健康的一大疾病，已经成为了医学界的一个顽瘤，无论是其发病率、治愈率以及其预后，现代医学都面临很大困难，尤其是其复发率和对认知功能的影响，给社会和家庭带来了极大负担。现代医学治疗精神情志疾病有其局限性，主要通过药物治疗。在治疗的过程中，不良反应也随之而来，诸如体质量增加、内分泌紊乱等。《素问·四季调神大论》曰："是故圣人不治已病治未病，不治已乱治未乱，此之谓也。"古人很早就提出"治未病"观点。现代研究发现，春秋两季精神情志病的发病率明显高于其他季节。从中医的角度去看，肝主疏泄，调畅情志，与情志疾病季节性改变密切相关。春季高发是因肝气瘀滞，不能根据季节的变动而正常的排通，或者是升发不及，从而限制了肝脏气血调节功能的有效发挥，导致人的情绪波动较大。如果肝能应时而变，调畅气机，通常不会出现因为情志变化而引起人体器官发病。因此，在春天，更应该关注情志的变化或者增加药物的剂量。此外，在春季，疾病防范方面要注意调节阳气，到了秋冬季节，要侧重于滋补阴气，这样才能够从根本上降低肝病变的可能性，这就是《素问·四气调神大论》所言的"春夏养阳，秋冬养阴"。肝属木，喜调达而恶抑郁，实际上这就体现了一个"生"字，从饮食上，清淡饮食，滋阴润燥；起居上，晚睡早起；锻炼上，要讲究适量；情志上，要保持心情舒畅以确保肝气得以有效的升发，这样才可以让人体内的气血充足，血管通畅，并适应四季的变化，控制好个人的情绪波动等。

《素问·生气通天论》曰："阴平阳秘，精神乃治。"人的情志是丰富的、多变的，若情志过激，缺乏移情易性的能力，影响了人体气机的升、降、出、入功能，则会使阴阳失调、气血失和、经脉闭阻、脏腑功能失调，从而导致疾病的产生。对于秋季来说，肺在季为秋，在志为悲。不难发现，现代人生活工作压力大，很容易就会引起悲伤情绪，却不能够很快得以调整，由于气血阴阳的转变又容易导致气机逆乱。因此，秋季应该万物平和，放缓生长，天气开始转冷肃杀，应当早睡早起。为了让肺志安宁，缓解秋天的刑杀，要收敛在外的神气，使人言行更加安定，以此来使神志安宁，使肺气得到肃清。在治疗以及预防的过程中更应该多加关注。《素问·气交变大论》曰："有喜有怒……此象之常也。"人喜怒无常，如同自然界的气候变化一般，这种现象是十分常见的。实际上，一定程度的情志变动也有好处，可以促进人体内脏腑组织的高效运转，并起到增强免疫力，预防疾病的效果，而对于精神病患者，在春分和秋分这两个时间段疾病更容易发生或者加重。《黄帝内经》曰："正气存内……其气必虚。"通过对上述内容进行归纳得出，无论是春天还是秋天，气对于人体都至关重要。《素问·上古天真论》曰："恬淡虚无，真气从之，精神内守，病安从来。"

# 29　《黄帝内经》论情志致病规律

随着社会竞争压力的不断增加，人们的精神心理问题日益加剧，人类在经历了"传染病时代""躯体疾病时代"后，已步入"精神心理疾病"时代，由精神心理问题引发各种临床疾病的问题显得格外突出。近年来研究发现，情志内伤与许多疾病的发生密切相关，精神情志因素是引起冠心病、脑血管、关节炎、各种肿瘤等疾病发生和加重的一个主要因素，特别是长期抑郁和难以解脱的悲哀，是癌症的危险信号。情绪的好坏对疾病的发生、发展和转归有极其重要的影响。中国是心身相关思想的发源地，早在两千多年前，《黄帝内经》首次提出"百病生于气"的发病学观点，把情志内伤作为致病的主要原因，对情志与脏腑的关系，情志致病的原因、特点及情志病的调摄、预防、治疗等，都做了系统的论述。鉴于当今社会情志致病率逐年增高的现实，学者薛芳芸重点对情志致病的规律加以分析，探索其科学内涵，为临床实践提供一定的理论依据，为现代人们的养生保健及延年益寿提供有益的指导。

## 扰乱气机，损耗元气

气机指气的运动变化，是自然界一切事物发生发展变化的根源，是人体生命活动的基础，升降出入是人体气化运动的规律。情志是人体接受内外环境刺激而引起的生理功能复杂性反应，所导致的基本变化也是气的变化，例如，《素问·举痛论》曰："百病生于气也。怒则气上，喜则气缓，悲则气消，恐则气下……思则气结。"怒为气机的宣泄，喜为气机的亢奋，思为气机的凝聚，悲忧为气机的收敛，恐为气机的下沉。气是百病之源，过度的情志变化首先是影响脏腑气机，导致人体气机紊乱，升降失调或损耗元气而患病。"怒则气上"：一发怒则肝气上逆，血随气逆而上溢，则面红目赤，吐血咯血，甚至卒然昏厥。有个成语是"怒发冲冠"，就是对"怒则气上"最好的写照。因为肝气往上冲，胃气不降，就会出现这些特征。《素问·生气通天论》曰："大怒则形气绝，而血菀（郁结）于上，使人薄厥（暴厥）。"如《三国演义》中，雄姿英发、年轻气盛的周瑜，被诸葛亮"三气"之下，大怒不止，薄厥致死。"喜则气缓"：一般说来，喜能缓和紧张与忧悲情绪，使心情平静舒畅，气血调和，营卫通利，故有"人逢喜事精神爽"之说。只有在行为放荡，喜乐无极，或突然大喜过望之下，才可能发生"暴喜伤阳"的病理变化。"悲则气消"：悲生于心，悲哀过度，使心系拘急，心肺同居上焦，心系急则肺叶上举，阻遏上焦营卫之气的宣发，气郁生热，热郁胸中，于是消灼肺气。比如我们伤心欲绝、悲恸大哭时，会越哭气越短，甚至气绝晕倒，而影响生命安危，就是这个道理。"恐则气下"：即受到惊吓或过于恐惧时，气就会下陷，此时上焦完全闭住，下焦整个打开，临床可见下肢酸软无力、二便失禁、滑精等。我们常说"吓得屎滚尿流"，就是因为气往下走，人体的肾精固摄不住，一下子全泄了。"思则气结"：忧思过度则神聚志凝，气机不畅，运化失常，还可暗耗心血，以致心神失养，出现心悸健忘、失眠多梦等。正如《灵枢·本神》所言"愁忧者，气闭塞而不行"。

## 损伤本脏，波及它脏

《黄帝内经》认为，七情致病不同六淫，六淫侵袭人体，多从体表而入；七情致病则病从内生，直接影响内脏。《灵枢·百病始生》曰："夫百病之始生也，皆生于风雨寒暑，清湿喜怒，喜怒不节则伤脏。"情志有喜怒忧思悲恐惊之别，五脏有心肝脾肺肾之异，情志伤脏的方式也各不相同。七情致病一般是多伤及本脏，例如，《素问·阴阳应象大论》指出"人有五脏化五气，以生喜怒悲忧恐"，肝"在志为怒"，心"在志为喜"，脾"在志为思"，肺"在志为忧"，肾"在志为恐"，五志失调则会伤及对应的五脏，"怒伤肝""喜伤心""思伤脾""忧伤肺""恐伤肾"。

暴怒伤肝：肝为风木之脏，主藏血，能疏泄情志活动。若大怒不止则肝气疏泄太过，导致肝气上逆，气血不宁。《灵枢·邪气脏腑病形》曰："若有所大怒，气上而不下，积于胁下，则伤肝。"暴喜伤心：喜为心之志，心主神明。若暴喜过度则可使血气涣散，心气内虚，不能上奉心神，以至于神不守舍，出现失神、狂乱等证候。故《灵枢·本神》曰："喜乐者，神惮散而不藏。"《灵枢·癫狂》曰："狂者……得之有所大喜。"如《儒林外史》中的范进中举，喜之太过，神志涣散而癫狂；又如《岳飞传》里记载的牛皋因大喜而亡，金兀术因大怒而死。忧思伤脾：思为脾之志，思虑过度导致中焦脾胃气机郁结，使之升降不及，运化失常，纳运不健，损伤脾气，久之因气血生化不足而神疲乏力，健忘失眠，形体羸瘦。如《红楼梦》中的林黛玉，忧思郁结，寝食不安，就是典型的思则气结、耗伤心脾的病证。忧悲伤肺：忧为肺之志，肺为"娇脏"，持久的心境忧郁和过度的悲伤哀动，会影响肺气的宣发，导致肺气闭塞，临床常见于胸膈满闷，长吁短叹，乃至咳嗽唾脓血，音低气微等症状。林黛玉就是因忧思过度，脾气郁结，肺气闭塞，最后死于肺痨。大恐伤肾：恐为肾之志，突然受到恐吓或长期恐惧胆怯而不释，导致肾气失固，肾的气化功能失常，引起精气下陷，二便失禁，心神失常等。

七情致病多伤及本脏，由心而发，进而波及五脏。例如，《灵枢·口问》曰："悲哀忧愁则心动，心动则五脏六腑皆摇。"所以临床上不可拘泥于情志伤本脏，而应抓住情志致病"病由内生，直接伤脏"的规律，根据临床症状来判别伤及何脏。如肝肾同源，大怒不仅可以伤肝，还能伤肾；五行生克，木过则脾病生，火过则肺病生等。

## 七情致病，皆伤心神

《素问·灵兰秘典论》曰："心者，君主之官也，神明出焉。"《灵枢·邪客》曰："心为五脏六腑之大主，精神之所舍。"因此心在七情致病中占主导作用，各种情志因素都能使心神受到刺激。如《黄帝内经》记载有"喜伤心""忧思伤心""惊则心无所倚，神无所归，虑无所定""悲则心系急""悲哀忧愁则心动""心怵惕思虑则伤神""恐惧者，神荡惮而不收"等，《医醇賸义·劳伤》曰："七情之伤，虽分为五脏，而必归本于心。喜则伤心，此为本脏之病……至于怒伤肝，肝初不知怒也，心知其当怒，而怒之太过，肝伤心亦伤也。忧伤肺，肺初不知忧也，心知其可忧，而忧之太过，肺伤则心亦伤也。思伤脾，脾初不知思也，心与为思维，而思之太过，脾伤则心亦伤也。推之悲也、恐也、惊也，统之于心，何独不然。"可见七情皆伤心神。而对其他脏器《黄帝内经》则无七情均可导致损伤的记载。七情为病易伤心神是由心主神明，心为五脏六腑之大主的生理功能所决定的。

## 情志过激，耗损精血

血是构成和维持人体生命功能的基础物质之一，灌溉一身，无所不及，"滋脏腑，安神魂，润颜色，充营卫……人有此形，惟赖此血，故血衰则形萎，血败则形坏"。全身各脏腑的功能活动，都有赖于血的濡养，《素问·五脏生成》曰："目受血而能视，足受血而能步，掌受血而能握，指受血而能摄。"情志过度刺激可耗损人体精血致血虚而病，过喜伤心，使心血耗损；大怒伤肝，肝不藏血，肝血亏虚；忧思伤脾，脾失健运，生血不足；悲哀伤肺，肺气消耗，气不生血；惊恐伤肾，消耗肾精，精血同源，精血两伤。血液在人体内流行不止，环周不休。情志刺激还容易使气血逆乱，血液妄行而病。情志刺激也可以使气血瘀滞凝结而病，例如，郁怒伤肝，肝气郁结，疏泄失职，气滞血瘀而见癥瘕积聚等，《灵枢·百病始生》曰："卒然外中于寒，若内伤于忧怒，则气上逆，气上逆则六输不通，温气不行，凝血蕴里不散，津液涩渗，着而不去，而积皆成矣。"

## 精气竭绝，形体毁沮

情志致病，不但扰乱气机，损伤脏腑，还可使精气衰竭，由内而外，导致形体毁坏。《素问·疏五过论》曰："暴乐暴苦，始乐后苦，皆伤精气，精气竭绝，形体毁沮。"又曰："故贵脱势，虽不中邪，精神内伤，身必败亡。"《黄帝内经》认为，如果精气损伤造成的形体毁沮与意识障碍同时出现，则可危及生命。其死期也有一定的规律——多死于受损脏器所不胜之时。《灵枢·本神》曰："心怵惕思虑则伤神，神伤则恐惧自失（不能自控），破䐃脱肉，毛悴色夭，死于冬。脾愁忧不解则伤意，意伤则悗乱，四肢不举，毛悴色夭，死于春。肝悲哀动中则伤魂，魂伤则狂妄不精，不精则不正，当人阴缩而挛筋，两胁骨不举，毛悴色夭，死于秋。肺喜乐无极则伤魄，魄伤则狂，狂者意不存人，皮革焦，毛悴色夭，死于夏。"为什么形体毁沮与意识障碍并见是危惧征兆呢？这是因为人的精神活动和形体组织都是以精气为基础，当二者同时出现病变时，则意味着精气损伤严重。正如《灵枢·本神》所言"五脏主藏精者也，不可伤，伤则失守而阴虚，阴虚则无气，无气则死矣"。

总之，情志致病的一般规律是伤气、伤脏、伤神、伤血、伤精伤形。气是构成人体的最基本物质，气的运动维持人的生命活动，情志刺激容易扰乱气机的升降出入运动或消耗元气而致病。血是构成人体生命机能的基础物质之一，全身血脉与心相通，流行不止，环周不休，从而维持生命的正常功能活动，情志刺激可导致血液瘀滞或耗损人体精血而致病。情志依赖脏腑的精血濡养而正常表达，情志过激则直接损伤本脏，从心而发，波及它脏而致病；各种情志因素都能使心神受到刺激，神乱而致病。情志过激，皆伤精气，精气竭绝，形体毁沮，危及生命。良好的精神状态可使人处于愉快的情绪之中，起到药物所不能起到的作用，所以现实生活中，要重视情志调摄，做自己情绪的主人，做到"当发而发，发而有节"，避免"喜怒不节，乖戾违和"，造成身心疾患。

# 30 《黄帝内经》论情志脉象

脉象可因情志刺激而发生相应变化的理论最早记载于《黄帝内经》，且其变化与情志所对应的五脏及气机变化有关。后世医家在此思想的指导下，对不同情志刺激所致的脉象特点进行论述。《黄帝内经》中有关情志脉象的论述对研究生理性情志脉象及情志病脉象均有重要指导意义，是研究情志变化和脉象变化的基石。学者章道宁等对此进行了梳理解析。

## 情志脉象形成的基础

**1. 情志的内涵及形成基础**　《黄帝内经》中虽未对情志有明确定义，但通过对"五志"的界定为情志的内涵奠定了雏形。《素问·阴阳应象大论》指出"人有五脏化五气，以生喜怒悲忧恐""肝……在志为怒""心……在志为喜""肺……在志为忧""脾……在志为思""肾……在志为恐"。《素问·灵兰秘典论》指出"心者，君主之官也，神明出焉"。可以看出，《黄帝内经》将人的情绪心理概括为五种基本的情志，且这种情绪心理活动是建立在形神统一论基础上的，情志内涵囊括了五志和七情的内容。

情志的形成基础为脏腑气血。《素问·八正神明论》指出"血气者，人之神"。《灵枢·平人绝谷》指出"血脉和利，精神乃居"。说明血液充盛和调，则人的情绪心理正常。而所谓"气为血之帅"，即是指血液能否正常运行依靠于气机的升降出入正常与否，因此各脏腑气血是其对应情志的形成基础。

**2. 脉象的形成基础**　《素问·脉要精微论》曰："夫脉者，血之府也。"说明血与经脉关系紧密，即脉道是血液的居所。而经脉内既有无形之营气，又有有形之血液。《灵枢·决气》曰："中焦受气取汁，变化而赤是谓血。"说明血液来源于中焦脾胃所运化的水谷精微。《灵枢·玉版》曰："胃之所出气血者，经隧也。"《灵枢·邪客》曰："营气者，泌其津液，注之于脉，化以为血。"这些均说明营气与血二者不仅具有来源一致和共行于脉中的特点，且营气为水谷精微精纯柔和部分，能化生血液。所以脉道内的气血，密不可分，气中有血，血中有气，气血相依，循环不已，从而保证经脉的正常运行。因此，气血既是脉象形成的主要物质基础，同时，气血的变化也是脉象变化最根本的原因。

**3. 情志脉象的生理基础**　《素问·宣明五气》曰："心藏神，肺藏魄，肝藏魂，脾藏意，肾藏志，是所谓五藏所藏。"说明《黄帝内经》不仅将不同心理情绪活动的产生归属于特定脏腑，同时指出各脏腑的功能活动是情志脉象产生的生理基础。张景岳将《素问·阴阳应象大论》中的"人有五脏化五气，以生喜怒悲忧恐"注解为："五脏者，心肺肝脾肾也。五气者，五脏之气也。由五气以生五志。"结合原文不难发现，喜怒思悲（忧）恐五志并不是五脏直接发出的五气，而是由五脏所化的五气发生出五志。因此，其重点为脏化气、气生志，而此过程便体现于各个脏腑的生理功能。由于脏腑的功能活动与气血的运行密切相关，例如，"心主血脉""肝主疏泄，肝藏血""肺主气，司呼吸"。由此可见，各脏腑正常的功能活动使得体内气血得以正常运行，从而发挥滋养、濡润、温煦的作用，这是形成情志脉象的生理基础。

**4. 情志脉象的病理基础**　通过对《黄帝内经》原文的梳理，可以将情志脉象的病理因素归纳为内、外两个因素。二者关系密切，其中内因是关键，起主导作用，外因为诱发条件。生理环节的逆向变化过程即可发展为病理基础，《灵枢·寿夭刚柔》明确指出"忧恐忿怒伤气，气伤脏，乃病脏"正是"人有五脏化五气，以生喜怒悲忧恐"的逆向过程。张志聪将三者关系概括为"五脏化五气，以生五志。用志则伤气，气伤则脏伤"，说明情志脉象的生理环节即脏腑化气生志，病理发生环节为首先志伤气，气再伤脏，再次病脏出现。情志致病，首先是引起相应脏腑气机紊乱，喜伤心，怒伤肝，悲忧伤肺，思伤脾，惊恐伤肾。《黄帝内经》认为百病皆生于气，《素问·举痛论》曰："百病生于气也……怒则气上……喜则气缓……悲则气消……恐则气下……惊则气乱……思则气结。"由此可见，第一，气机的运动方向是上与下，气机的运动形态是缓与乱，气机的运动结构是消与聚散。第二，不同的情志刺激对应不同的脏腑气机变化。治疗方法主要包括药物治疗及情志相胜法。药物治疗首选能调畅气机的药品，而源自于《黄帝内经》的情志相胜的方法则是利用脏腑生克导致气机变化的原理。由此可见，这两种治疗方法亦可证明情志刺激首先引起的是脏腑气机的变化。而气与血关系密切，气机的变化必然会影响血的生成和运行，气血的功能失调则可导致脏腑功能的紊乱。因此，情志脉象的病理基础是脏腑功能紊乱，关键在于脏腑气血的变化。

《素问·经脉别论》曰："人之居处动静勇怯，脉亦为之变乎？岐伯对曰：凡人之惊恐恚劳动静，皆为变也。"由此可见，环境变动能使心神受扰，气血发生变化，脉象亦随之发生相应变化。《素问·生气通天论》曰："苍天之气清静，则意志治，顺之则阳气固，虽有贼邪，弗能害也，此因时之序。"《灵枢·五色》曰："病从外来，目有所见，志有所恶。"这些均进一步指出外界环境对人体心理情绪的影响。

无论是情志还是脉象的形成基础均是气血的变化。而情志的产生、变化是由其对应的脏腑功能活动所产生，由于脏腑功能活动主要体现在脏腑气血的变化上。因此，情志脉象的生理、病理基础与各个脏腑的功能活动有关，其中，气血变化是贯穿始终的关键环节。喜、怒、思、悲、恐五种基本情志脉象的形成基础和脉象特点也与相对应的脏腑功能密切相关。需要指出的是，由于情志本身是人体正常的生理过程，因此，情志的产生不依附于疾病的发生，不论有无疾病，都会有情志产生。

**5. 五种基本情志脉象**

（1）喜的脉象形成基础及特点：《素问·举痛论》曰"喜则气和志达，荣卫通利，故气缓矣"。《灵枢·本神》曰："喜乐者，神惮散而不藏。"这些均表明喜乐伤心会导致心气涣散不收。气机运行缓慢，则心气推动血液运行的作用也减慢，结合心本身具有主血脉的功能特点，过度喜乐导致气机缓滞，血不养心是喜的脉象形成基础。因此，喜的脉象特点为脉缓。

（2）怒的脉象形成基础及特点：《素问·生气通天论》曰"阳气者，大怒则形气绝，而血菀于上，使人薄厥"。结合肝主疏泄和肝藏血的生理功能可知，过怒导致肝气疏泄太过，气机上逆，甚则血随气逆，是怒的脉象形成基础。《素问·玉机真脏论》曰："春脉……太过则令人善忘（作怒）。"因此，怒的脉象特点为脉弦。需要指出的是，怒所导致的脉弦与其他病理因素导致的脉弦是有所区别的，怒的脉象特征为脉来急迫而促，冲击脉道。《素问·平人气象论》曰："寸口脉中手促上击者，曰肩背痛。"脉来急促而上部击手者，阳邪盛于上也，是一种向鱼际方向上窜的脉象特点，代表怒气上攻的心理状态，而不能等同于"数而时有一止"的促脉。后世医家均沿袭《黄帝内经》之说，如《脉贯》之"弦激，怒伤肝也"和《医学指要》之"暴怒气逆，皆令脉促"均证明，怒所导致的脉象特点为弦而急迫或急促。

（3）思的脉象形成基础及特点：《素问·举痛论》曰"思则心有所存，神有所归，正气留而不行，故气结矣"。结合脾的生理特点，即脾为土脏，乃后天之本，五脏皆有脾气和脾主统血的生理功能，可知气血结滞是思的脉象形成基础。因此，思的脉象特点为脉结滞。需要指出的是，《素问·举痛论》关于"思则气结"的结滞脉，是一种结滞缓急的脉象，而没有歇止。

（4）悲的脉象形成基础及特点：《素问·五脏生成》曰"诸气者，皆属于肺"。《素问·举痛论》曰："悲则心系急，肺布叶举，而上焦不通，荣卫不散，热气在中，故气消矣。"结合肺的生理功能，说明悲的脉象形成基础是悲伤肺，导致肺失宣降和肺气耗伤。《素问·调经论》曰："悲则气消，消则脉虚空。"因而悲的脉象特点表现为脉虚，由于气消则无以充盈脉道、推动血行，这种"虚"的脉象特点可表现为短而沉细。《脉经》中所言的"寸口脉沉细者……病苦悲伤不乐"和《脉语》《诊脉三十二辨》中的"过于悲哀之人，其脉多短"均证明了这一点。

（5）恐的脉象形成基础及特点：由于肾具有主纳气的生理功能，因而恐惧太过则伤肾，恐则气下，致使肾气失固是恐的脉象形成基础，因此恐的脉象特点为脉沉。《素问·大奇论》指出的"脉至如华者，令人善恐"（如华，脉象如草木之华而轻浮柔弱）亦是明证。

《黄帝内经》中有关情志脉象的论述表明，情志刺激可导致脉象变化，情志脉象的形成及生理、病理基础均与气血变化密切相关。

# 31　情志脉学渊源

　　中医是最早出现情绪情感理论的学科，提出基本情志与其相互作用的关系，并且认为情志是重要的致病因素，既可反映心理变化，又可影响气机活动，属中医心理学研究范畴。中医学认识到情志刺激或心理变化在脉象上会有所反映，并且可从脉象变化来判断与情志因素相关的病症。中医脉学通过对情志与脉象相关性的研究，形成和发展了情志脉学。现代临床亦有多位脉学专家从事情志相关的心理脉学研究，并形成其独特的理论体系；多位学者应用传感技术、图像信息技术等现代化手段对脉形、脉搏波等脉象因素进行研究。学者马欣等通过回顾古代情志脉学的发展，分析现代几位代表性心理脉学专家的学术特点，总结目前已有的情志心理脉学客观化研究结果，以了解中医情志脉学的历史渊源和现代研究进展。

## 古代心理脉学发展概况

　　**1.《黄帝内经》——脉象与情志相关**　《黄帝内经》最早出现有关情志脉象的论述，《素问·经脉别论》曰："人之居处动静勇怯，脉亦为之变乎？岐伯对曰：凡人之惊恐恚劳动静，皆为变也。"可见人所处环境变化、心理活动、身体动静的变化皆可使全身气血发生变化，出现相应的脉象变化。《黄帝内经》详细描述了喜、怒、思、悲、恐五种基本情志的脉象的形成基础和脉象特点，及其与相对应脏腑功能的关系。喜则脉缓，《素问·举痛论》曰："喜则气和志达，荣卫通利，故气缓矣。"喜伤心，使心气涣散，气血运行缓慢，故而脉缓。怒则脉弦而急，《素问·玉机真脏论》曰："春脉者肝也，东方木也，万物之所以始生也。故其气来耎弱轻虚而滑，端直以长，故曰弦，反此者病。"怒伤肝，盛怒导致肝气疏泄太过，气机上逆，气血逆行，故脉象端直以长，气急而促。思则脉结，《素问·举痛论》曰："思则心有所存，神有所归，正气留而不行，故气结矣。"思伤脾，思而气血结滞，故脉亦结滞。悲则脉短而沉细，《素问·调经论》曰："悲则气消，消则脉虚空。"悲伤肺，《素问·举痛论》曰："悲则心系急，肺布叶举，而上焦不通，荣卫不散，热气在中，故气消矣。"由于气消则无力推动血行，脉道不充盈故脉象短而沉细。恐则脉沉，恐伤肾，《素问·大奇论》曰："脉至如华者令人善恐。"肾主纳气，恐则气下，肾气失固故而脉沉。

　　《黄帝内经》涉及情志相关内容的篇目达159篇，占全书总篇数的79.6%，该时期是中国古代情志脉学发展的初萌时期，首次从脏腑特点、情志对脏腑气血的影响、脏腑气血变化与脉象相关等多个方面描述情志脉象的形成原因和脉象特点，是情志脉象最原始的表现形式，对研究生理性心理脉象及情志病脉象均有重要指导意义。

　　**2.《三因极一病证方论》——七情脉象的形成**　宋代陈无择《三因极一病证方论·三因论》曰："七情者，喜怒忧思悲恐惊是也。若将护得宜，怡然安泰；役冒非理，百疴生焉。"首次提出"七情"的概念，将人心理变化概括为喜、怒、忧、思、悲、恐、惊七种基本的情感，七情脉象也随之出现，《三因极一病证方论·五脏传变病》曰："故因怒则魂门弛张，木气奋激，肺金乘之，脉必弦涩；因喜则神廷融泄，火气赫羲。肾水乘之，脉必沉散；因思则意舍不宁，土气凝结，肝木乘之，脉必弦弱；因忧则魄户不闭，金气涩聚，心火乘之，脉必洪短；因恐则志室不遂，水气旋却，脾土乘之，脉必沉缓。"脉象的形成依赖气血充盈，气助血行，情志刺激使脏腑气血运行失调，脉象变化可反映脏腑气血盛衰。《三因极一病证方论·七气叙论》曰："喜伤心，其气散；怒伤肝，其气出；忧伤肺，其气聚；思伤脾，其气结；悲伤心胞，其气急；恐伤肾，其气怯；惊伤胆，其气乱。"悲则心气急，其气消，故悲脉常见沉、短、促。肾在志为恐，惊与恐相似，惊伤胆，其气乱，故惊脉常见数、动、虚等。

七情学说的提出使中国古代心理学发展达到辉煌时期。七情是心理主要的变化形式，是人们对外界事物和感情变化所做出的主观心理反应，属于正常的心理活动，一定程度上影响着人体的气血运行和脏腑功能，若情志刺激过于强烈，超出人体自身调节范围，会导致脏腑气血阴阳失调而出现病理变化，七情脉象可作为重要的诊断手段。

**3. 七情内伤与病理脉象的发展**　明代李梴《医学入门·气口人迎脉诀》中有关"七情脉"的描述为："喜则伤心脉必虚，思传脾脉结中居，因忧伤肺脉必涩，怒气伤肝脉定濡，恐伤于肾脉沉是。"明代张景岳《景岳全书·〈内经脉义〉》曰："忧伤于肺分，脉必涩而气沉。"清代《医学传心录》提出"惊则脉来动不定"。清代黄宫绣《脉理求真·以脉主病》曰："喜伤心而脉散，怒伤肝而脉急，恐伤肾而脉沉，惊伤胆而脉动，思伤脾而脉短，忧伤肺而脉涩，悲伤心而脉促，此七情受伤之脉也。脉之主病如是。"清代蔡贻绩《医学指要》亦指出"恐则伤肾而脉沉"。喜气太过而心血耗散，故脉必沉散。过思则伤脾，运化失司则气结，脾属土，脾气结肝欲乘之，脉则弦弱。忧伤肺气，忧则气弱，病由气衰不行而致。怒伤肝，脉气搏击于上。恐则气下，脉鼓无力，故细弱如丝。

明清医家逐渐完善了中医情志脉象，多位医家对七情脉象进行研究，有关情志脉象的记载也较为完善、客观，掌握情志相关脉象是洞悉心理变化的关键，通过对中国古代情志脉象相关文献的梳理可促进现代情志脉学的发展。

## 现代心理脉学各家论

心理脉学在病因判断、疾病诊断、未病先防等多个方面都有重要的指导意义，不同心理脉象临床意义不同，与所患疾病的联系也更加密切。现代多位脉学专家致力于心理脉学的研究，在传统情志脉学的基础上，结合个人几十年的临床经验，探索出具有个人特色的学术特点，涌现出一系列符合现代社会发展具有临床实用性和专业性的心理脉象学说。

**1. 寿小云心理脉学**　寿小云认为心理脉象和病脉存在多个方面的差异，并将其分为两个不同性质的脉象体系。寿小云指出病脉由疾病的性质、病理状态造成，心理脉象则由人体的心理活动、情感变化和性格特点决定。因产生原因、决定因素不同，故二者形态特征存在较大差异。寿小云总结出心理脉象中不同于病脉的特殊指感，如悸动感、紧张感、振颤感、滞涩感等，都是由特定心理活动情感变化产生的，对心理脉象的诊断具有重要的意义。

寿小云认为心理脉象有特定的诊断部位，或者说特定诊断部位的心理脉象最为清晰，如喜脉、心烦脉、惊悸脉诊断部位在左寸；悲脉在右寸；肝郁脉、怒脉在左关；恐惧脉、精神紧张脉在尺部。寿小云根据多年临床经验总结出恐惧脉、惊悸脉、肝郁脉、怒脉、郁脉、悲伤脉、思脉等近十种心理脉象的特征。并将中医脉诊与尺肤诊法及脉象振动觉相结合，提出"中医脉象振动觉"的理论，将手指振动敏感觉客观表现为脉象的频率特征与频域特征。

**2. 齐向华心理脉学**　齐向华总结出 25 对脉象要素，其中脉体要素（左右、内外、曲直、寒热、清浊）从整体上判断病变部位、寒热虚实及心理状态；脉管壁要素（厚薄、刚柔）从脉管的特征判定性格特点；脉搏波要素（动静、来去、长短、高深、浮沉、上下、粗细、敛散、怠驶、迟数、结代、强弱）以脉搏变化特点推测心理变化对气血运行波动的影响；血流要素（稠稀、疾缓、滑涩、进退、凹凸、枯荣）从血液浓度、血流速度、血流滑利程度等方面辨别体质状况、性格特点和心理特征。脉象要素将脉诊内容具体化、分组化，从多角度分析脉象实质，既符合传统脉学的诊断特点，又使心理脉诊更加形象化和科学化。

齐向华指出通过脉象可以判定人的性格、心理经历和心理状态，并且能够预测个体心理疾患的易患性。性急者脉数，性缓者脉迟，高傲者脉多浮，性情沉稳者脉多沉，是对脉象与相关性格最基础的描述。齐向华认为不良的心理过程会在脉象中遗留痕迹，正如《诊宗三昧》所言："至若尝富贵而后贫贱，则营卫枯槁，血气不调，脉必不能流利和缓，久按索然。"在临床研究心理性疾患的过程中，总结了烦躁焦虑、惊悸不安、郁闷不舒、思虑过度和精神萎靡等五种心理紊乱状态，提出"中医心理紊乱状态理论"，认为紊乱的心理状态会在脉象上有明显表现，其治疗重点在于调整心理紊乱状态。

**3. 许跃远心理脉学** 许跃远将寸口脉按人体脏器分布对应寸、关、尺三部，寸脉对应头、颈、胸，关脉对应上腹部肝、胆、脾、胃、胰等脏腑，尺脉对应脐以下脏腑及双下肢。许跃远提出脉诊包括"脉形"与"脉气"，认为脉"形"反映疾病脏腑、病理改变之形，脉"气"反映疾病浮、沉、表、里、寒、热、虚、实等症状证型变化。将脉动的异常感称为"脉晕"，详细论述了脉的浮沉、张力、频率、节律等16种脉动要素，其中多种脉动要素与心理因素相关。

许跃远认为多种脉动要素与心理变化相关。如精神因素使肝失疏泄、气机不畅、气血失和，可表现为脉的紧张度改变，通过影响脉的张力因素改变脉象，出现弦脉。许跃远提出脉势要素判断心理改变有重要意义，当在尺脉近鱼际端出现冲撞脉势时，若脉弦细，则提示患者有抑郁倾向；若左寸出现向鱼际方向前趋的脉势，代表此人可能有相思之情。许跃远认为脉的振幅变化可反映心的波动情况及神经状态，心理因素可使脉管壁微颤，通过对其振幅信息分析可以了解患者的心理改变。脉管壁外组织张力及饱满度因素一般反映人整体强弱情况，但若患者脉道弦细而直，有从陷下的组织中漂浮出来之势，表示患者孤独孤僻，防御心理强。精神因素影响气血运行，在脉象上必然有所体现，许跃远通过对脉象"形"与"气"的概括及其独特的脉象要素分类，为心理脉象的临床应用提供了有力依据。

除此之外，吴辉"左右分气血"的诊脉观点中同样有脉象情志相关的论述。谭异伦提出"左脉主血、右脉主气"，认为人体之血表现在左脉上，血属阴，脉宜小；体之气表现在人体的右脉上，气属阳，脉宜大。对于女性患者而言，若两脉大小异常，如右脉小于左脉，可见于月经病；若右脉不大反小而沉细者可见于情志病患者，出现精神抑郁、乏力等表现。王明珠等以中医"五神"学说为基础，结合中医"五神"、七情与脉象间的联系，初步构建以中医五神为辨证体系的心理脉象诊断系统。从"神""魂""魄""意""志"与五脏对应关系讨论五个要素对心理脉象的影响。整体概括为：心主神，喜则脉缓、散，烦则脉躁、疾数；肝主魂，怒则脉促、急、弦、涩，时有悸动感；肺主魄，悲则脉短、紧、促、沉细；脾主意，思则脉短、结、滞；肾主志，恐则脉沉、弱、缓。

现代心理脉学的发展以情志脉学为基础，离不开各脉学专家几十年的临床经验和努力探索，具有很高的临床指导意义，既包含经典脉学之精华又有个人见解及切诊特点，为心理脉学的临床应用提供有力理论依据和实践经验，形成各自相对系统化的心理脉象诊断标准，同时促进情志脉学更科学化发展，为情志脉象进行脉象图分析、脉搏信息化处理等数据研究奠定基础。

## 应用现代科学技术对情志脉的研究

**1. 脉图在情志脉象中的应用** 张道宁运用脉图参数的变化特点进行情志"怒"与脉象相关性的研究，研究结果显示，观看愤怒情绪视频后被研究者脉的弦紧度值、流利度值、脉率值等均较观看视频前明显升高，观看视频结束情绪恢复平静后以上观察值均返回观看视频前的水平。本实验验证了脉象变化与情志刺激相关的脉象理论，且观察数据证实情志"怒"具有弦、紧、滑的脉象特点。王莉等使用DY-SS-1型三探头中医脉诊仪，通过对遭受惊吓刺激而出现肾气不足患者的双手六部脉象观察，进行寸关尺六部脉象信息的动态采集与描记，并运用独诊法与辨证法相结合的分析方法进行分析，研究结果显示出现沉、无力脉以中老年患者为主，出现沉、滑脉以青少年患者为主。此外，通过脉象信息分析，展示恐则气下，恐伤肾的脉象特征。姚天文采用ZM-Ⅲ型智能脉象仪探究年龄和性格对中医脉图的影响，探析年龄和性格对脉图参数的影响。研究结果显示不同年龄、性格对脉图都有一定的影响，情绪稳定的人群脉图比不稳定人群较好。邵慧江等以大学生脉图为研究对象，通过素材诱导不同情感的表达，采集不同情感状态下的脉图，提取其时域参数，统计时域参数的差异；并基于时域参数，对不同情感状态进行分类识别，结果显示脉图特征参数可为情感变化提供客观的参考依据。

运用脉象信息采集工具，将脉搏信号转化为脉象图，形象客观地表现脉位、紧张度、脉搏波等脉象要素的变化特点，且以上研究均表明心理活动、情绪变化因素等确实影响脉象信息的变化。但该类研究中所涉及的脉搏感受器、信息转换器、图像成型技术等并不完全相同，可能存在一定的误差；脉诊部位、观察参数的制定缺乏统一的参考标准。目前研究涉及情绪种类还不全面，尚未进行不同情绪脉象图间的比较研究。

**2. 脉搏信号与情感状态的识别**　葛臣应用情感计算对情感状态进行识别，以脉搏信号为研究对象，提取脉搏信号在高兴、惊奇、厌恶、悲伤、愤怒、恐惧六种情感状态下的脉搏生理信号，运用遗传算法和 Fisher 分类器对脉搏信号进行了情感计算，研究结果表明脉搏信号用于情感状态识别时可行，并能够达到一定的效果。张慧玲以脉搏信号、心电信号为研究对象，通过生理信号处理方法，提取重要特征对情感进行识别，实验结果显示，利用脉搏信号对情感状态进行识别的方法是可行的。王艳超通过提取脉搏信号的频谱特征、非线性特征和经验模态分解特征来辨别个体的不同情感状态，实验结果表明该方法对于所研究的四种基本情感状态具有较高的识别率。杨超设计了一款用于实现实时情感识别的脉搏信号采集系统，通过改进的 EMD 对采集到的脉搏信号进行预处理，结合脉搏信号的波形特点，研究和提取了脉搏信号的重要特征，实现了对高兴、愤怒、平静、悲伤四种情感状态的分类识别。

以上研究应用硬件采集系统将脉搏信号转化为一种便于收集的生理信号，运用计算机的信息转化、数据分析等功能，探索不同感情状态下出现的不同的脉搏波，科学验证了脉搏中确实蕴含了大量的情感特征，构成了较为完整的情感识别系统，为心理脉学在临床中的应用提供了科学理论依据。

综上可见，情志因素是脉象变化的重要原因，脉诊作为中医四诊之一，是判断身体生理病理状况的重要依据，而中医情志脉象是情志因素致病的重要诊断依据。"精神内守，病安从来""阴平阳秘，精神乃治"。随着社会的发展，心理性疾病对人们的影响越来越大，该类患者多因情绪不良不能通过与医生的交流客观反映疾病状态，脉象可作为重要的诊断手段。精神抑郁患者心里长时间处于一种不平衡状态，打破机体气机的正常运行，使气的升降出入不再协调，此时进行临床诊断患者可能并没有表现出病理变化，但气的升降出入异常，是疾病形成的重要前奏，此时脉诊通过收集脉象要素，探知人体气血变化，间接感知患者的情志变化，故情志脉象一定程度上可起到"未病先防"的作用。

现代越来越多的学者借助脉诊仪等现代化技术对情志脉象进行客观化、量化的研究，并取得阶段性成果。但脉象仪应用于情志脉象的研究还不成熟，研究方法、情感分类、观察指标等尚未有统一参考标准，有待进一步完善。脉搏信号与情感识别相关已得到实验研究的证实，应用人工智能进行脉象的客观化研究将是未来心理脉象的研究方向，但此类研究需以中医脉诊理论为指导，规范脉象信息采集标准，不断提高脉象信息采集技术。

# 32　情志脉象研究

随着社会的不断发展进步，社会竞争愈加激烈，人们的生活节奏越来越快，情感也变得越来越复杂。复杂的人际交往，时常让人感到心力交瘁，人与人之间的交流越来越少，人们的心理问题愈发突出。然而，人们精神世界的健康却如道旁苦李一样不被重视，这种现状最终会造成现代人易产生抑郁、焦虑等情绪障碍，严重的甚至危及生命。但是，由于各种原因的存在，这些异常情感往往很少直接表露出来，不利于对其进行及时的心理治疗，因此，寻找一种客观、有效的情感识别方法尤为重要。现代医学认为，人类情感的产生与表达主要受大脑意识的控制和干扰，它是主观性的，即使被客观表达，也仅仅局限在意识层面，很难反映出潜意识中情感"潜台词"，因此对其进行客观化识别与分析存在很大困难。中医学情志脉象理论打破了这种常规认识，使人类心理情感活动从脉象上可识、可知、可读。情感脉象在中医古代文献中早有记载，《素问·经脉别论》以黄帝与岐伯的对话形式记载："凡人之惊恐恚劳动静，（脉）皆为变也。"说明惊恐喜怒等情志的改变都能使心神受扰，血脉不宁，脉象亦随之发生变化。脉象受自主神经支配，能有效避免意识的干扰，客观反映机体的各种生理病理信息，所以基于脉图的情感识别与分析对诊治心身疾病有着积极的作用。学者张增乔等对中医脉象情志理论、脉图情感识别的相关实验研究进行了梳理和综述，提示脉象中蕴含着机体客观的心理信息，可作为探察情感变化的窗口。基于脉图的情感识别研究对于及时发现和预防心理问题具有积极的意义。

## 情感与脉象的相关理论研究

**1. 情感与脉象有着共同的物质基础——气血**　气血是脉学理论里的一个重要范畴，自《黄帝内经》以来，即为历代医家所重视。《弦脉歌》注中指出"血荣卫气，脉之所依也"。《五行乖违脉歌》也称"医门大率脉为先，其理精微未易研"。《脉源论》指出"故气血乃脉之用，而气血能使脉之盛衰也"。也就是说，脉的生机活泼，是通过气血的畅达运行表现出来的。脉的作用方式，就是气血的存在本身。从这个意义上说，切脉实际上就是辨气血。中医认为人的情志活动以精、气、血为物质基础，以气机调畅、气血调和为前提。《灵枢·营卫生会》曰："血者，神气也。"气血供给充足，情志活动才能正常，气血亏虚或运行失常，均可以出现不同程度的情志方面的证候，可见气血与情志活动有着密切的联系。巩艳春探析情志因素与脾胃病关系时，发现作为气血生化之源的脾胃是人体情绪变化的晴雨表。另外情志活动是以心神为主导的，素有"心者，君主之官，神明出焉"。而心神的功能，离不开气血的濡养，故有"神为血气之性""血脉和利，精神乃居"之说。稳定脏腑气血的生理基础状态是治疗情志疾病的关键，可作为对不同异常情志的预防、共性干预的主要环节。临床表明，过度节食、厌食、进食障碍等饮食异常与抑郁症的发生有着密切联系。从中医学角度来看，"谷之不入，半日则气衰，一日则气少矣"。如果饮食营养摄入不足，精血化源不足，则会导致气血不足，脏无所养，精无所藏，进而损伤脏气，出现神的异常，即精神和情绪的异常。所谓"心气虚则悲""肝气虚则恐"。《金匮要略》中所描述的妇人产后脏躁之证即是妇人产后精血亏损、气血顿虚、脏气无以得养而出现的神志异常。有报道称，一些老年抑郁症患者经过系统的饮食治疗，取得了较满意的临床治疗效果，这说明合理的营养及饮食，可以使气血来源充足、气血旺盛，可以作为治疗抑郁症等情志疾病的方案之一。

**2. 情志病变可通过脉象外显**　情志的产生与脏腑气血的虚实有着密切的关系，它是由五脏化五气及其与外界事物相互感应，使五脏精气产生变动而表现出的具有某种倾向性的态度表现。《灵枢·本神》

曰："肝藏血，血舍魂，肝气虚则恐，实则怒；心藏脉，脉舍神，心气虚则悲，实则笑不休。"这就是因脏腑气血不及或太过而表现出恐、怒、悲、喜等情志方面的异常。反过来，七情作为致病因素，也能导致脏腑气血功能发生紊乱。《素问·举痛论》曰："百病生于气也。怒则气上，喜则气缓，悲则气消，恐则气下，寒则气收，炅则气泄，惊则气乱，劳则气耗，思则气结。"九气之不同，由此可见，环境变动扰动心神，神驭气血而使其发生变化。《医学入门》曰："脉乃气血之体，气血乃脉之用也。"《五行乖违脉歌》注文曰："脉者，气血之先兆。"脉的形成赖血以充盈，靠气以鼓荡，气血是本，脉象是标，气血是基础，脉象是反映，气血决定脉象，脉象反映气血。因此，人的喜怒悲思恐五志所伤，气血发生变化，脉象也会随之变化。故通过诊察寸口脉象，分析隐藏在脉图信号波形变化中的信息可知气血的盛衰以识别分析情志的变化。脉象可因情志变化的理论最早记载于《黄帝内经》，例如，《素问·经脉别论》有"黄帝问曰：人之居处、动静、勇怯，脉亦为之变乎？岐伯对曰：凡人之惊恐恚劳动静，皆为变也"，《脉象图说》曰："过喜则脉缓，暴怒则脉急，悲伤则脉短，大恐则脉沉。"关于脉象与情志的关系，总结起来即为喜则散，怒则激，忧则涩，思则结，悲则紧，恐则沉，惊则动。宋代陈无择在《三因极一病证方论·五用乖违病脉》中对七情脉象的描述记载"凝思则滑，神耗则散，皆伤心也""癫狂神乱，关上洪疾。"《三因极一病证方论·九道病脉》指出"细为气血俱虚……为神劳，为忧伤过度""动则为痛、为惊、为挛、为泄、为恐"。张晶通过对 1328 例古代医案中情志与脉象信息的频数分析发现，脉象可以作为直接反映情志变化的客观指标。因此，从脉象探析情感变化具有独到的优势，通过分析脉象变化与情感的相关性，可以快速、高效、客观地把握情感的变化。

## 基于脉图的情感识别分析

脉象包含了极为丰富的生理病理信息，对其进行定量研究，将具有重要的应用价值。随着现代科学技术如传感器技术、信息技术的发展，研究者相继研究出一系列脉象仪来客观的记录桡动脉处的脉搏波，即脉图。由于脉象的复杂性，研究脉图是探析脉象内涵的必经过程。由于脉图信号作为人体的一种生理特征，其变化不受人的主观意识控制，能客观反映个体的情感状态，因此，对不同的情感状态下的脉图信号进行分类识别，可为情感客观化研究提供一种有效的途径。近年来，基于脉搏波来进行情感识别的研究屡见报道，如杨超通过经验模态分解（EMD）提取脉搏波信号特征，对高兴、愤怒、平静、悲伤四种情感状态进行分类识别，又如曾建梅采用改进的 EMD 算法，对上述提到的四种情感进行了分类识别，两位研究者均取得了较好的识别结果。上述研究均采集的是指尖头脉搏波，未能全面描述脉象信息。由中医情志脉象理论可知，人类的心理情感活动是可以从脉象上表达出来的。鲍军荣等通过引导志愿者观看科幻惊悚电影来诱发其恐惧的情感，后利用自主研发的基于体感网技术的采集系统对志愿者的左右手寸口脉尺脉位置脉象信息进行客观化的采集，通过预处理，获得脉象的速率、频率和节律等常规信息，并通过相关分析实现生理特征脉象信息到情感空间的映射，完成了恐惧情感的识别。姚天文等采用上海中医药大学诊断教研室研制的 ZM－Ⅲ型智能脉象仪采集不同年龄段健康成人的右手关部的脉图，并通过艾森克人格量表计算性格，分别探析年龄和性格对脉图参数的影响。结果发现，不同性格对脉图有一定的影响，情感稳定的人群脉图均比不稳定人群较好。邵慧江等运用影片来诱导激发大学生的不同情感（平静、悲伤、高兴），并采集三种不同情感状态下的脉图，提取时域参数运用支持向量机分类器对三种不同情感状态进行分类识别，结果发现，三组脉图的时域参数存在显著差异，基于脉图的情感状态平均识别率为 74.25%。也有研究者根据中医寸口诊法三部九候的基本要求，用中医脉诊仪同时检测并记录情志异常致病的患者和正常人两手寸、关、尺六部脉象的变化，通过综合分析发现，实验组与正常人群组异常脉象检出率比较有显著差异（$P < 0.05$），脉象变异程度及多部异常改变与患者病程的长短、病情轻重及其预后关系密切。

鉴于脉图的复杂性，在脉图分析方面，李赟的研究表明从脉图二维图空间域、频率域和三维空间域提取的特征参数与人工神经网络相结合可以大大地提高情感的识别率。情感是人体生理机能的重要组成部分，因此，解读脉象这种生理信号是获取人体情感状态最直接、客观且便捷的方法，将为情感的识别分析提供一种全新的思路与方法。

目前许多研究者已经开始关注情感脉象的客观化研究，并且基于脉图信号的情感识别分析，无论是在理论还是实验研究方面都取得了许多阶段性的成果。与利用面部、语言情感特征等身体外在行为表现信息来识别情感的方式不同，脉图信号是机体器官产生的一种生物电信号，它的波动往往伴随着内在情感的变化，更能客观真实地反映出被试者的真实情感状态。目前人工智能已经发展到了一个较高的水平，同时它的研究与应用领域也在不断扩展和延伸，对人的情感和认知的研究也必将是人工智能理论架构下的一个巨大进步。基于脉图的情感识别将发挥重要作用，将其应用于可穿戴计算机，可以最大限度地发挥可穿戴计算机的优势和潜能，通过可穿戴计算机可以实时捕捉脉图的关键信息，觉察人的情感变化，并做出相应的反应，在人类心理疾病预防等领域发挥积极的作用。另外，目前脑电的研究相对比较成熟，借鉴脑电情感识别的经验，探索同一情感状态下脑电与脉图的关联性，将脑电与脉图相结合应用于情感的识别分析也将是未来的一大趋势。

# 33　情志喜、悲与脉象关系研究

　　七情是指喜、怒、忧、思、悲、恐、惊七种精神、意志及情绪活动。七情学说起源于《黄帝内经》，确立于宋代陈无择的《三因极一病证方论》，经历代专家学者研究阐述为情志学说，但目前有学说尚无学科。在检索和阅读情志对脉象影响的研究文献中发现，不乏"情绪""心理"等词语，诸如心理脉象、中医心理脉象、七情心理脉象、情志脉象、七情脉、七情所伤脉等表述。随着"中医热"和现代心理学的发展，关于二者交融点的研究不断增多，如中医学的"情志"与现代心理学的"情绪"，二者的关系主要有三种解释：①情志是中医学对现代心理学中情绪包括情感的特有称谓。②中医学的情志不仅包含了现代心理学中的情绪、情感，也包含了属于认识过程的。③情志与情绪在内涵上有相似之处，但二者不等同，情志除了包括七情、五志，还涉及五神的内容，它不仅包含了部分的情绪，也包含了认知、意志的心理过程，还与个性心理特征有关。总之，情志不等于情绪，二者所属的医学体系和概念范围均不相同。学者廖结英等从作为中医七情和现代心理情绪理论中具有对立属性的两种基本情志"喜"（快乐）与"悲"（悲哀）出发，对古今"喜、悲"两种情志对脉象影响的研究进行了系统梳理和总结。在研究"喜、悲"对脉象的影响之前，首先要界定研究范围，区分术语的概念或词语的表述。

## 概念厘定与规范

　　脉象是指手指感觉脉搏跳动的形象，或称为脉动应指的形象。脉象包括生理脉象和病理脉象，一般来说，除了正常生理变化范围以内及个体生理特异变化之外的脉象，其余均属病脉，近代临床所提及的病理脉象主要有 28 种。而对于情志，许多学者认为其是五志和七情的综合，其实质则是机体对七情、五志所概括的各种情绪，经心神的认知而产生的一系列心理活动。

　　"心理脉象"这一新概念首次由寿小云提出，其把伴随心理活动而产生，代表某种特定心理活动或心理状态的脉象改变称为心理脉象。寿小云结合现代科学知识，在挖掘传统中医理论并融合各民族脉法的基础上，把心理脉象系统从传统病脉系统中分离出来，形成极具临床实用价值的心理脉象诊法，他认为心理脉象主要反映心理过程中的情感过程、心理状态和个性心理，而 28 病脉反映疾病信息。在对"情志脉象"的描述中，付文倩等指出人的心神健康和疾病主要通过情绪发挥作用，并阐释了喜、怒、悲、思、恐五种不同心理变化对脉象的影响，暗指"情志脉象"是心理脉象的一部分。而"七情脉"和"七情所伤脉"（或情志所伤脉）看似相同，其实是两个概念，"七情脉"是代表七种特定情绪状态的脉象，是心理脉象的一个组成部分；"七情所伤脉"则是情志过激造成脏腑损伤的脉象，属于病脉范畴，《三因极一病证方论》也已将七情内伤、外感六淫与其他不内外因，一起构成了中医病因学理论中的"三因学"说。

　　"心理脉象"和"中医心理脉象"结合了现代心理学，既有中医学特色又有现代医学特色，可以简化规范称为"心理脉象"。"七情心理脉象""七情脉"和"情志脉象"，或者合并称为"情志脉象"，是指中医学中的七情变化所引起的脉象变化或七情过激损伤脏腑形成的脉象，当七情变化在生理范围之内时，它们就是"心理脉象"的一个组成部分；当七情过激造成脏腑受损时，此处的七情就是"三因学"中的七情内伤，它导致的脉象就是病脉的一个组成部分。而"七情所伤脉"，是七情内伤导致疾病而表现的脉象，是"情志脉象"病理脉的一种。而本文所指情志"喜、悲"对脉象的影响就是在"情志脉象"概念下的研究。

# 情志"喜、悲"脉象的古代文献记载

**1. 情志脉象的理论基础和依据**　《素问·经脉别论》曰:"黄帝问曰:人之居处、动静、勇怯,脉亦为之变乎?岐伯对曰:凡人之惊恐恚劳动静,皆为变也。"这段话表明,心理活动的变化可以影响脉象的变化。这一心理活动变化与脉象的相应相变被看作是探讨心理脉象的理论基础。《素问·举痛论》曰:"余知百病生于气也,怒则气上,喜则气缓,悲则气消……怒则气逆,甚则呕血及飧泄,故气上矣。喜则气和志达,荣卫通利,故气缓矣。悲则心系急,肺布叶举,而上焦不通,荣卫不散,热气在中,故气消矣……思则心有所存,神有所归,正气留而不行,故气结矣。"这一论述为心理脉象情志致病的病因病机学说提供了理论依据。

有关情志脉象的生理基础,主要有两种观点:第一种是脏腑的功能活动,以"五脏神"学说为指导,"心藏神,肺藏魄,肝藏魂,脾藏意,肾藏志"(《素问·宣明五气》),在心神的主导下,情志变化是脏腑的外在体现,脏腑功能活动是情志变化的生理基础。第二种是①血化神,气血为人体之根本,脉象是人体状态之反映,气血充盈,机体得到血之濡养,使神志清晰,情志舒畅,则脉象平和;②脉舍神,"心藏脉,脉舍神"(《灵枢·本神》),"心者,君主之官也,神明出焉"(《素问·灵兰秘典》),结合"五脏神"的观点,认为脉中能体现情志变化和脏腑功能的变动;③气调神,"血气者,人之神,不可不谨养"(《素问·八正神明论》),气血是产生心理活动的物质基础,"血脉和利,精神乃居"(《灵枢·平人绝谷》),气机条畅、气血调和是情志活动的前提,气机畅达、气血和利则情志活动与所处之境相协调。

情志脉象产生的病理基础为外界环境变化及脏腑阴阳气血失调。《灵枢·百病始生》曰:"喜怒不节则伤藏,藏伤则病起于阴也。"喜怒泛指七情,不节指过激或无节制,"藏"通"脏",阴相对于阳而言可指内,总指七情过激可内伤于五脏。《灵枢·本神》曰:"是故怵惕思虑则伤神,神伤则恐惧流淫而不止,因悲哀动中者,竭绝而失生。喜乐者,神惮散而不藏,愁忧者,气闭塞而不行,盛怒者,迷惑而不治,恐惧者,神荡惮而不收。"这说明情志太过能损伤脏腑神气,使脏腑气机闭塞不通或神气涣散而不收,使神识昏迷或正气耗竭而导致死亡。这两处论述表明脏腑阴阳气血失调是情志脉象形成的病理基础,此为内因。外因为外界环境对情志变化的影响,例如,《素问·经脉别论》曰:"人之居处动静勇怯,脉亦为之变乎?岐伯对曰:凡人之惊恐恚劳动静,皆为变也。"《灵枢·五色》曰:"病从外来,目有所见,志有所恶。"《素问·生气通天论》曰:"苍天之气清静,则意志治,顺之则阳气固,虽有贼邪,弗能害也,此因时之序。"

**2. 喜、悲"的脉象特征记载**　《素问·举痛论》曰:"喜则气和志达,荣卫通利,故气缓矣。"喜发于心,乐散于外,喜使精神振奋、心气舒缓;但过喜或暴喜伤阳,使心气涣散、神不守舍,故《灵枢·本神》曰:"喜乐者,神惮散而不藏。"《三因极一病证方论》曰:"因喜则神廷融泄……脉必沉散。"《脉象图说》曰:"过喜则脉缓。"《矫世惑脉论》曰:"喜则伤心而脉缓。"《脉语》曰:"心部散曰心多喜。"《医学入门》曰:"喜伤心脉虚,甚则心脉反沉。"《脉说》曰:"脉来虚数,喜伤心也。"《脉贯》曰:"喜则脉来虚散。"《脉理求真》《医学指要》曰:"喜伤心则脉散。"中医学文献中记载的喜的脉象特征可概括为缓、虚、虚散、虚数、散、沉散、沉等。

《素问·举痛论》曰:"悲则心系急,脉布叶举而不焦不通,热气在中,故气消。脉可沉可紧。"《脉经》曰:"寸口脉沉细者,名曰阳中之阴,病苦悲伤不乐。"《矫世惑脉论》《医学指要》曰:"悲则气消而脉短。"《脉象图说》曰:"悲伤则脉短。"《脉语》《诊脉三十二辨》曰:"过于悲哀之人,其脉多短。"《脉说》《脉贯》《脉如》曰:"紧促,悲伤肺也。"《脉理求真》曰:"悲伤心而脉促。"因此,中医学文献记载的悲的脉象特征可概括为沉、紧、沉细、短、紧促等。

# 情志"喜、悲"脉象的现代研究

**1. 临床试验研究**　脉象变化受机体自主神经支配，能较全面地反映人的意识和潜意识中的精神情感活动。七情是人体正常的精神情感活动，是对外界事物和现象做出的相应情感反应，但太过强烈的情志刺激若超出人体的调节范围，就会导致气机紊乱，脏腑功能失调，而诱发疾病。此外，在人体正气虚弱或心理脆弱之时，人体对情志刺激的调节能力较低，也会诱发疾病。基于临床实验的伦理问题，不能在人体进行太过强烈的情志刺激对脉象的影响研究，与情志"喜、悲"脉象相关生理状态下的研究主要有以下三种。

（1）情绪与脉搏信号之间的关系：人的生理、病理变化对脉搏都会产生明显影响，中医理论上有脉象的形成与气、血、脉管、脉管外组织等有关之说。气是血液流动的动力，血是脉管中运行的主要物质，气血决定了脉管的充盈与否，脉管是血液运行的通道，脉外组织也影响脉搏的传导效应，四者共同形成了机体的脉象。脉搏信号能反映心和血管系统综合作用下动脉血压的变化情况，直接关系着机体的健康状况，苏日娜通过脉搏信号对不同的情绪类型进行辨识和分析，对不同情绪状态下的脉搏信号进行分类研究，结果显示恐惧对应的脉搏信号功率谱峰值最低，峰值频率最高，说明恐惧的脉搏信号能量降低，频率升高；其次是伤感和气愤，快乐对应的脉搏信号功率谱峰值最高，频率最低，即快乐的脉搏信号能量最高。这说明四种情绪中，除快乐外，其他三种情绪都不同程度地"伤"身体。

（2）基于脉象的情感状态识别：脉象能客观反映机体的各种生理和病理信息，所以基于脉象的情感识别与分析对诊治心身疾病有着积极的作用。越来越多的研究倾向于生理信号的情感识别，因为研究发现与基于面部表情、肢体动作、语言特点等的情感识别相比，基于生理信号的情感识别有着不易掩盖且客观真实表达情感的特点，生理信号的客观性和准确性更高，生理信号有电生理信号和非电生理信号之别，脉搏就是一种非电生理信号。虽然许多学者都通过经验模态分解（EMD）算法提取脉搏波信号特征对高兴、愤怒、悲伤、愉悦或平静四种情感状态进行分类识别，研究结果也显示了较高的识别率，但这些研究利用脉搏测量仪采集的是指尖脉搏信号，未能全面描述脉象信息。

（3）情绪诱发试验：鲍军荣等依托人机交互系统依据生物全息化，利用自主研发的基于体感网技术，以及小波分析理论，系统采集脉搏信息，实现了情感识别，根据心理脉象理论，人在恐惧时（可通过观看惊悚视频激发恐惧情感）尺脉血管壁会高度紧张拘谨，在血液的搏动下脉壁上出现极细的震颤感。这一研究给心理脉象的客观化研究提供了支撑，为其他情志如"喜、悲"等与其他人体生理特征参数融合的情感识别奠定了基础。邵慧江等通过影片素材诱导受试者的悲伤、高兴两种情感状态，采集平静、悲伤、高兴三种情感状态下的脉图，发现高兴状态下脉较缓，与中医脉诊文献记载的"过喜则脉缓"相吻合。脉图的时域参数在不同情感状态下存在差异，表明情感状态的变化引起了生理变化，并在脉图中得到了体现。实验采用压力传感器采集受试者的脉图，虽然较好地反映了脉象的"位""数"特征，但脉象的"形""势"却未能全面呈现。章道宁的情绪诱发实验结合了情绪的复杂性和混合性，在通过视频诱发愤怒情绪的过程中，使用情绪评定量表对多种情绪都进行了测定，该试验诱发的愤怒伴随悲伤与恐惧情绪，结论所指出的愤怒脉象特征变化为"弦""紧""滑"、脉率变快、力度变强，符合中医理论研究中的脉象变化特点，但缺乏对悲伤和恐惧情绪对脉象变化影响的排除说明或解释。

**2. 动物实验研究**　动物实验对情志脉象研究最大的优势是避免了情志诱发致病的人文伦理问题，目前国内情志动物实验模型设计思路主要有两种类型，即诱发特定情志和引发某种中医证候。前者如通过"猫吓鼠""爆竹吓狗"等制作"恐伤肾"动物模型，后者如通过捆绑、夹尾激怒、模具束缚、药物、慢性应激刺激及复合情志造模等制作肝郁（肝郁气滞）动物模型。但是目前对"喜、悲"情志的动物模型尚无研究，主要是因为"喜、悲"的情志特点，很难跨物种诱发，而且情志活动的异常与社会环境也密切相关，而且人的情绪反应也不可能是单一的，情志可相互兼夹，如恐惧和悲伤可同时存在，相反的喜悦和悲伤也可同时出现，如喜极而泣，因此很难在动物身上复制出人的情绪状态，只能是以某一情志过激反应为主的病理模型。所以要基于中医情志理论自身的特点、动物与人类情绪反应的拟合性等难点，在建立中医情志动物实验模型时，应注重中医情志理论内涵，结合具体研究目的，重视建模的评价方法。

# 34　《黄帝内经》情志理论及其应用

　　情志理论是中医理论的重要组成部分，《黄帝内经》对有关情志产生的机制、情志与脏腑的关系、情志致病的规律、调理情志的方法及情志调节在养生中的重要作用等有较系统阐述，构建了中医学独特的相对完善的情志理论体系，为后世情志理论的发展和临床应用奠定了良好的基础。学者李翠娟等对《黄帝内经》情志理论及其应用做了简要梳理。

## 情志生理观

　　情志是心理活动的表现形式，属人类正常情感活动。《黄帝内经》认为，情志活动的产生与五脏精气有密切的关系。《素问·阴阳应象大论》曰："人有五脏化五气，以生喜怒悲忧恐。"指出五脏精气是情志活动的物质基础，即情志是五脏生理功能的表达方式之一，产生于五脏的气化过程中。关于其具体机制，《素问·宣明五气》曰："精气并于心则喜，并于肺则悲，并于肝则忧，并于脾则畏，并于肾则恐。"认为人体受到外界事物刺激后，在心神主宰和支配下，内脏的精气进行重新调整和分配。不同性质的外界刺激作用于人体后，精气在体内各脏腑的分布状态是不同的，由此而产生相应的不同情感活动。若五脏精气充盛，功能协调，则精神充沛，思维快捷，反应灵敏，言语流利，情志活动处于正常范围，既无亢奋，也无抑郁；反之，正常的心理变化和精神情志活动也有利于营卫通利，脏腑功能协调，对人体防御外邪、保持健康大有益处，故《灵枢·本脏》曰："志意者，所以御精神，收魂魄，适寒温，和喜怒者也……志意和则精神专直，魂魄不散，悔怒不起，五脏不受邪矣。"

## 情志病理观

　　《黄帝内经》认为，情志既是人类正常的情感活动，也是五脏功能失常而发生病理性变化时的表现，还是导致疾病发生的重要病因。一方面，人体由于脏腑的精气阴阳失常可引起情感异常的病理性表现。例如，《灵枢·本神》曰："肝气虚则恐，实则怒……心气虚则悲，实则笑不休。"这常是临床实践中根据患者所表现的情感异常症状进行脏腑定位诊断的依据。另一方面，情志过极又是影响气血运行，破坏人体健康，导致内脏发病的主要原因。其致病规律主要体现在以下几个方面。

　　**1. 直接伤及内脏**　《灵枢·百病始生》曰："喜怒不节则伤脏，脏伤则病起于阴也。"认为情志是人体对内外环境变化所产生的复杂心理反应，是以各脏腑的气血阴阳为物质基础产生的相应功能活动，因此情志过极就会直接损伤内脏。即"怒伤肝""喜伤心""思伤脾""忧伤肺""恐伤肾"（《素问·阴阳应象大论》）。同时，《黄帝内经》认为"所以任物者谓之心"，七情从心而发，正常情况下外界刺激作用于人体，由心做出反应而后表现为情志之怒、喜、思、悲、恐。因而七情内伤致病常先影响心，然后损及相应脏腑，《灵枢·口问》曰："心者，五脏六腑之主也……故悲哀愁忧则心动，心动则五脏六腑皆摇。"

　　**2. 影响脏腑气机**　气机是指人体脏腑之气升降出入的运动状态。受心神调控的脏腑之气是情志活动的物质基础，因此情志过极，伤及心神，必然影响受其调控的脏腑气机，引起气机升降运动失常而产生相应的病症。例如，《灵枢·寿夭刚柔》指出"忧恐忿怒伤气，气伤脏，乃病脏"，认为气机紊乱是情志致病的关键病机。而且，《黄帝内经》还认为，不同的情志变化对气机活动的影响效果不同，即"怒则气上，喜则气缓，悲则气消，恐则气下，惊则气乱，思则气结"（《素问·举痛论》），系统总结了情志过极导致脏腑气机失常的致病规律，并以临床案例论证阐释，例如，《素问·生气通天论》论述的薄厥病，"大怒则形气绝，而血菀于上，使人薄厥"，其具体病机即是大怒致肝气上逆的同时，使血随气逆于上。对此，《素问·调经论》进一步阐述并指出其预后，"血之与气，并走于上，则为大厥，厥则暴死，气复反则生，不反则死"。可见，《黄帝内经》对情志过极引起脏腑气机失常致病特点的认识是有临床实践基础的。

**3. 伴有情志症状**　　情志过极易导致气机逆乱，气血失常，脏腑功能失调，从而引起各种病证。《黄帝内经》指出，七情内伤引发的疾病仍多发为情志病，或表现为躯体与神志失常的症状共见。例如，《灵枢·本神》曰："心怵惕思虑则伤神，神伤则恐惧自失，破䐃脱肉……脾愁忧而不解则伤意，意伤则悗乱，四肢不举……肝悲哀动中则伤魂，魂伤则狂忘不精，不精则不正，当人阴缩而挛筋，两胁骨不举……肺喜乐无极则伤魄，魄伤则狂，狂者意不存人，皮革焦……肾盛怒而不止则伤志，志伤则喜忘其前言，腰脊不可以俯仰屈伸。"究其原因，主要是情志刺激首先影响心神功能，并累及相关脏腑而产生疾病，故情志过极而发生的郁证、癫病、狂病等都有情志异常的临床症状。如"癫疾始生，先不乐，头重痛""狂始生，先自悲也，喜忘，苦怒，善恐者""狂始发，少卧不饥，自高贤也，自辩智也，自尊贵也，善骂詈，日夜不休""狂言、惊、善笑、好歌乐、妄行不休者，得之大恐"；"狂者多食，善见鬼神，善笑而不发于外者，得之有所大喜"等（《灵枢·癫狂》）。

# 情志治疗观

**1. 情志相胜法**　　情志相胜法是根据情志活动分属五脏，归属五行，利用情志活动的五行相克关系，人为诱导出其"所不胜"的情志变化，从而纠正过激情志变化引发的脏腑气血紊乱，使病转愈的治疗手段。例如，《素问·阴阳应象大论》指出"怒伤肝，悲胜怒""喜伤心，恐胜喜""思伤脾，怒胜思""忧伤肺，喜胜忧""恐伤肾，思胜恐"，即是情志相胜疗法的理论基础，指出了运用不同情志刺激主动调控七情的原则和方法，为后世以情胜情治疗方法的临床应用奠定基础。例如，《儒门事亲》曰："悲可以制怒，以怆恻苦楚之言感之；喜可以治悲，以谑浪亵狎之言娱之；恐可以治喜，以恐惧死亡之言怖之；怒可以治思，以污辱欺罔之言触之；思可以治恐，以虑彼志此之言夺之。"将《黄帝内经》以情胜情的方法论述得淋漓尽致。

**2. 移精变气法**　　移精变气，即转移精神，调整气机，是通过语言行为等转移患者对疾病的注意力，解除或减缓患者的心理压力，借以调整气机，使病转愈的治疗方法。这种通过移易人的精神情志状态以改变气的运行，从而增强机体的抗病能力治愈疾病的治疗方法，在《黄帝内经》也多处运用。例如，《素问·移精变气论》曰"余闻古之治病，惟其移精变气，可祝由而已"，祝由，即祝说病由。《灵枢·贼风》也有"先巫者，因知百病之胜，先知其病之所从生者，可祝而已也"，即掌握疾病发生发展的一般规律及临床表现，事先了解患病的缘由，利用祝说病由的方式，调畅精神、安定情绪，转移分散患者的注意力，进而改变气血失调的状态，达到治疗疾病的目的。

**3. 语言劝慰法**　　运用语言对患者进行劝说开导，也是《黄帝内经》调理情志治疗疾病的基本方法。《灵枢·师传》曰："人之情，莫不恶死而乐生，告之以其败，语之以其善，导之以其所便，开之以其所苦，虽有无道之人，恶有不听者乎。"要求医生通过语言开导或劝解，消除患者的思想顾虑，使之保持良好心态，正确对待疾病，积极配合治疗，促使疾病向愈。因此，运用语言疏导不良情绪是《黄帝内经》治疗疾病的重要方法之一，该法既可用于精神疾患，也可用于某些躯体疾病。

**4. 暗示疗法**　　暗示疗法是指在无对抗态度条件下，采用语言、表情、手势或其他暗示，含蓄、间接对患者心理和行为产生影响的一类心理治疗方法。《黄帝内经》最早运用该疗法，《素问·调经论》曰："按摩勿释，出针视之，曰我将深之，适人必革，精气自伏，邪气散乱，无所休息，气泄腠理，真气乃相得。"即在针刺时，先按摩针刺部位，然后拿出针给患者看，并佯说要深刺，待患者精神状态发生改变，意志内守时才入针浅刺。通过暗示方法，使患者精气深伏体内，邪气散乱于外，从腠理外泄，从而使真气通达，邪气外散，达到治疗疾病的目的。因此，暗示疗法可改变精神情绪，激发其自身调控能力，扶正祛邪，从而促使疾病向愈。

## 情志养生观

**1. 顺时调情**　即顺应四时阴阳变化来调养精神情志。《素问·四气调神大论》明确指出顺应四时调养精神的方法，认为春三月应"以使志生，生而勿杀，予而勿夺，赏而勿罚"，夏三月应"使志无怒，使华英成秀，使气得泄，若所爱在外"，秋三月应"使志安宁，以缓秋刑，收敛神气，使秋气平，无外其志"，冬三月应"使志若伏若匿，若有私意，若已有得"。即春季阳气生发，人要顺应阳气之势，保持心胸开阔，乐观愉快，舒畅条达；夏季草长莺飞，万物茂盛，情志应忌发怒，以兴奋、饱满、舒畅外向为原则；秋季天高气爽，秋风劲急，草枯叶落，花木凋零，容易产生凄凉情绪，此时应收敛神气，安定精神；冬季阳气收敛，水冰地坼，万物蛰伏，应减少干扰，使精神内守伏藏而不外露。

**2. 顺心调情**　《黄帝内经》提出心为君主之官，五脏六腑之大主，只有"主明则下安，以此养生则寿""主不明则十二官危，使道闭塞而不通，形乃大伤，以此养生则殃"（《素问·灵兰秘典论》），因此强调调神的首务是养心。如何顺心调情，《素问·上古天真论》提出了具体要求，强调在外应做到"是以嗜欲不能劳其目，淫邪不能惑其心"，即不为外界物欲所累，不因物欲影响心情，保持心无妄念的状态。在内则应"志闲而少欲，心安而不惧……各从其欲，皆得所愿"，避免过度的情志活动，保持心态的安闲清静，排除杂念，减少贪欲，只有"外不劳形于事，内无思想之患，以恬愉为务，以自得为功"，才能"恬淡虚无，真气从之，精神内守，病安从来"，最终达到"形体不敝，精神不散，亦可以百数"的目的。因此，顺心调情，保持乐观宁静的心态，防止情绪的剧烈波动，则有利于脏腑气血功能的正常发挥，促进形体和心理的健康。

**3. 顺势调情**　《黄帝内经》认为，社会地位和经济条件的差异是导致人们心理失衡，进而影响健康的重要诱因。剧烈、骤然变化的社会环境，对人体脏腑经络的生理功能有较大的影响，从而损害人的身心健康。例如，《素问·疏五过论》指出"尝贵后贱"可致"脱营"病，"尝富后贫"可致"失精"病，并解释说："故贵脱势，虽不中邪，精神内伤，身必败亡；始富后贫，虽不伤邪，皮焦筋屈，痿躄为挛。"说明社会地位及经济状况的剧烈变化，常可导致人的精神情志的不稳定，从而影响人体脏腑精气的功能而致某些身心疾病的发生。现代研究发现，不利的社会环境，如家庭纠纷、邻里不和、亲人亡故，以及同事之间或上下级之间关系紧张等，可破坏人体原有的生理和心理的协调与稳定，不仅易引发某些身心疾病，且常使某些原发疾病如冠心病、高血压、糖尿病、肿瘤的病情加重或恶化，甚至死亡。因此，《黄帝内经》非常重视社会因素对人的影响，强调应顺应社会形势，通过调理精神情志和心理活动养生。例如，《素问·上古天真论》明确提出"美其食，任其服，乐其俗，高下不相慕"。其核心思想就是要求人们适应社会环境，构建良好的人际关系，创造有利的社会环境，获得有力的社会支持，尽量避免不利的社会因素对精神的刺激，保持心情愉悦，精神振奋，使气血通利，脏腑和调，以维持身心健康，预防疾病的发生，并促进疾病向好的方面转化。

《黄帝内经》运用精气-阴阳-五行哲学思想及相关的思维方法，对情志的内涵、发生机制、致病规律、调理方法等都有深刻认识，为情志理论的形成和发展，奠定了坚实基础，也是现代中医心理学的理论源头。在情志因素影响健康日益凸显的今天，深入探讨《黄帝内经》情志理论及其调理方法，不仅具有重要的理论意义，而且具有较高的临床应用价值。

# 35　情志致病的病机和治疗

中医学在长期医疗实践中，观察到情志活动过于强烈、持久或失调即可导致疾病发生。并将它列为致病的内因，成为"三因学"说的一项主要内容。同时重视情志因素致病，也成为中医学的一大特色。学者熊炳成就情志致病的病机与治疗做了初步论述。

## 情志与内脏的关系

**1. 情志的分类**　情志是人接受内外环境信息刺激而做出的一种精神反应，是人对客观事物的一种态度。可分为两大类：一类是肯定的、积极的情志如满意、愉快、喜爱；一类是否定的、消极的情志如不满意、痛苦、忧愁、妒忌、愤怒、恐惧、仇恨等。积极的情志能提高人的生活能力，增强精力、体力，驱使人去进行活动，消极的情志会降低人的生活能力，减弱人的精力、体力。人类的情志尽管纷繁复杂，中医学归纳的喜、怒、忧、思、悲、恐、惊七情却大体概括了情志的基本形式。

**2. 情志与五脏的关系**　辩证唯物主义认为，物质是第一性的，精神是第二性的。故情志活动的产生是以五脏及气、血、精、津作为物质基础的。《素问·阴阳应象大论》指出"人有五脏化五气，以生喜怒悲忧恐""肝在志为怒""心在志为喜""肺在志为忧""脾在志为思""肾在志为恐"。说明了情志是五脏功能活动在外的表现，五脏之间是个互相生克的生理系统，各种情志作为五脏的功能活动之一，也相应地成为相互生克的生理系统。若情志活动过激超越了这种协调和代偿的能力，可直接影响五脏功能而致病。反之，五脏功能失调也可导致情志的异常。然而，五脏之中"心者，君主之宫，神明出焉""心者，五脏六腑之主也……故悲哀愁忧则心动，心动则五脏六腑皆摇"。说明情志变化以心为主宰。

**3. 情志与心神的关系**　情志作为一种活动，必然受到意识、思维即心神的控制和调节。心神可以直接调、控情志的发生，这种调、控作用分为两种形式：一是主动调节控制，这种形式需要较高的心神素质，运用高尚的思想产生肯定积极的情志来控制和调节由伤残带来的否定的消极的情志。二是被动调节控制，这种形式是在旁人（包括医生）的诱导下发生的，如在愤怒或悲伤之中经过旁人的劝解、安慰，逐渐用理智战胜感情的过程。这时的理智即指心神。由此可见，情志直接受到心理的控制和调节，而了解心神对情志的这种控制调节作用，对情志疾病的治疗是有重要意义的。

## 情志致病的倾向性

在临床实践中，我们注意到这样一些现象：相同的情志刺激，有的人易致病，有的人不致病。不同的个体对不同的情志有不同的耐受性和易伤性，我们把这种现象姑且叫作情志致病的倾向性。为什么会出现这种致病的倾向性呢？归纳起来大约有如下三方面的因素。

**1. 物质基础的影响**　我们知道人体五脏以及五脏所藏的气血精津是情志活动的物质基础。因此如果劳累过度、疾病状态、年迈体衰、月经妊娠等因素影响了脏腑功能活动和气血精津的代谢，出现了脏腑偏盛偏衰时，则可使某种情志活动易于产生，或机体对某种情志刺激的耐受度降低，进而导致某种情志疾病的发生。

**2. 心神素质的影响**　控制调节机体对情志刺激耐受程度的是心神。但人类心神对情志刺激的控制和调节能力却存在着较大差异，这种差异是心神素质的高低决定的。所谓心神素质是由人的社会存在、文化教育、道德修养、生活经验、个性特征等诸多因素决定的。具有较合理的社会存在地位，较高的文化教育、道德修养水平，较丰富的生活经验之人，心神素质较高。具有妥当处理情志刺激的心理技巧，较少受到情志伤害而致病。反之，心神素质较差之人，缺乏妥当处理情志刺激的心理技巧，则易受情志伤害而导致情志疾病的发生。

**3. 体质因素的影响**　体质是人群中的个体在其生长发育过程中形成的代谢、功能与结构上的特殊性，这种特殊性往往决定着他对某种致病因子的易感性及其所产生的病变类型的倾向性。体质差异直接影响着情志，在其反应的速度和强度以及某种情志的易动易伤等方面表现出个体特征来。如"重阳之人，其神易动，其气易往""多阳者多喜，多阴者多怒"（《灵枢·行针》）。素体肾虚者易恐，肝阳偏旺者易怒，心气盛者易喜，脾气易郁者多思，肺气虚者多悲（忧），胆气虚者善惊，肝气虚、肝血不足者善恐，心气不足者善悲。

## 情志致病的特点及病证

由于长期的精神刺激或突然受到剧烈的精神创伤，超过了人体生理活动所能调节的范围，就会引起体内气机逆乱，脏腑功能失调，病理产物生成，甚至导致脏腑形质的损伤而发生疾病。从疾病病机特点上可分为如下三个期。

**1. 气机逆乱期**　情志的异常变化，开始主要是影响内脏的气机，使其功能活动紊乱而发病。《素问·举痛论》曰："百病生于气也。怒则气上，喜则气缓，悲则气消，恐则气下……惊则气乱……思则气结。"这里不仅指出情志致病皆伤人身之气，而且说明不同的情志致病对内脏气机的破坏形式也不一样。为什么会出现这些病理呢？因为怒则肝气暴涨，木失条达，冲逆于上，故气上矣；"喜则气和志达，营卫通利，故气缓矣；悲则心系急，肺布叶举而上焦不通，营卫不散，热气在中，故气消矣……惊则心无所倚，神无所归，虑无所定，故气乱矣；思则心有所存，神有所归，正气留而不行，故气结矣。"由于情志变化而打乱了气机的升降之常，出入之序而后产生一系列病变。人体五脏之中，肝主疏泄为气机升降出入之枢纽，故此期病变以肝气失调为主要表现。临床常见精神抑郁，烦躁易怒，胁肋胀痛，嗳气太息，咽中如有物梗塞，妇女还可见乳房胀痛或结块，少腹胀痛，月经不调等证。此期以气机紊乱为主要特征。病变重心在肝，可影响其他脏腑。

**2. 脏腑失调期**　由于情志刺激太过。气机反应过于强烈，即可破坏脏腑的平衡协调，甚至消耗五脏之精而出现各种病理证候。《灵枢·百病始生》曰："喜怒不节则伤脏，脏伤则病起于阴也。"丹波元坚《杂病广要》曰："尽力谋虑成肝劳，应乎筋极；曲运神机成心劳，应乎脉极；意外过思成脾劳，应乎肉极；遇事而忧成肺痨，应乎气极；矜持忘节成肾劳，应乎骨极。"由此可见，精神刺激，情志所伤，能够影响脏腑功能和形质而出现脏腑病变。临床观察五脏之中既可单独发病，也常相互影响，而以心、肝、脾三脏的病变为多见。此期临床表现大约有以下三方面。

（1）影响心神：情志过激可耗伤心血，血不养神可见精神恍惚，哭笑无常或惊悸、怔忡、失眠、健忘，或心神不宁，举止失常，甚或扰乱心神出现狂躁妄动，精神错乱等证。

（2）影响脏腑间功能：常见有两种情况，一是肝气郁结，横逆犯胃克脾出现脘腹胀痛，不欲饮食，呕恶、嗳气、便溏溏等肝胃不和或肝脾不和证。二是情志过度，劳伤心脾，火不生土，脾失健运而见饮食少思，腹胀满，大便不调，心悸失眠，妇女可见经闭或崩漏等心脾两虚证。

（3）耗损五脏精气：持续的情志刺激可消耗五脏之精气，加重脏腑阴阳的偏盛偏衰出现咳嗽少气，四肢无力，面色惨淡，神气不足，形休消瘦，盗汗嗜卧，心烦不安，急躁易怒等证。此期以脏腑功能失调和形质损伤为主要特征，以心肝脾三脏的病变为多见。

**3. 病情迁延期**　如果情志刺激持续存在，气机紊乱，脏腑功能失调和五脏气血损伤久不恢复，则进入病情迁延期，此期疾病有如下特点。①病情虚实夹杂，错综复杂，多见虚不受补，实不耐攻。②病理产物生成，气机紊乱，水液代谢失常，或肝脾不和，心脾两虚，脾失健运可产生痰饮；气机阻滞，运行失调，或气虚推动无力，血行不畅可形成瘀血；病理产物的生成可进一步使病情顽固和复杂。③由于有害情志不能排除，导致脏腑气血功能紊乱，脏腑气血功能紊乱又促使有害情志发生的持续性和强度增加，形成恶性循环。④由于病程日久，气血已虚，若复加情志刺激，病情极易恶化而见暴厥、中风、真心痛、癫狂、积聚、岩瘤等恶性病变发生。此期病情复杂，治疗较难，常迁延日久，缠绵难愈。

这三期的划分，是以情志致病的病机特点为依据的，并非情志致病的必然发展过程，而且临床三期证候常交叉互见。

## 情志疾病的治疗

**1. 心理治疗**　关于情志疾病的心理治疗，中医学早有记载，例如，《素问·五运行大论》曰："怒伤肝，悲胜怒，喜伤心，恐胜喜。思伤脾，怒胜思，忧伤肺，喜胜忧，恐伤肾，思胜恐。"这就是古今沿用的"五志相胜"疗法。《儒门事亲》中有一个医案："息城司候，闻父死于贼，乃大悲，哭罢便觉心痛，日增不已，月余成块状，若覆怀，大痛不任，药皆无效，乃求于戴人，戴人至，适逢巫者在其旁，乃学巫者杂以狂言，以谴患者，至是大笑不忍，回面向壁，一、二日心下结硬皆散。"此即喜胜悲也。当然，五志相胜疗法在实际运用中，必须具有机动灵活，巧思舌辨之能。如临床区别患者的虚实寒热，运用补泻温凉治疗原则一样，心理治疗也要辨证施治，方能收到理想疗效。例如，《医方考》曰："情志过极，非药可愈，须以胜情，内经一言，百代宗之，是无形之药也，明者触类而旁通，则术在我矣。"

现代心理学认为，具有思想内容的语言可以作为一种特殊刺激作用于人脑，而引起思想活动和情志变化。临床上我们常常遇到医生的语言引起患者病情变化的实例。作为临床医生应深刻理解语言的作用，高度重视心神对情志的控制调节作用。仅仅强调不给病员以恶性刺激，把病员当作被动对象而加以"保护"是不够的，情志疾病的治疗还给临床医生提出了应懂得这个新的课题；在临床工作中怎样运用心理治疗方法，调动病员的心神对情志进行控制和调节呢？常用纠正心理失衡的方法，概括起来有如下几种。

（1）宣泄法：让患者将压抑郁闷的情绪发泄出来，谈心、说笑、吟诗、唱歌等都是宣泄郁闷的常用方法。

（2）转移法：让患者把对不愉快之事的注意力转移到愉快事上去。散步、聊天、下棋、书画、繁忙都是转移情志的常用方法。

（3）代偿法：对患者的难处表示理解，进行宽慰、诱导，让患者感到从医者处得到感情代偿，增加对医生的信任。

（4）理喻法：用明确的说理，或自身体验进行暗示，帮助患者用理智战胜感情、明确利害得失，从痛苦中解脱。

（5）意控法：让患者逐渐坚强意志，控制感情，特别是那种不压抑不能缓解的情志类型。如越骂越气，越气越骂，呈恶性循环，对此就得进行意志控制。

（6）清醒法：对思想迷惘，头脑发热而产生有害情志的患者就得使其清醒，常用批评、提醒、指点等方法帮助患者解除迷惘，冷静而正确地面对现实。

（7）对抗法：了解患者为何种情志所伤，设法引起与之相反的情志，予以缓解刺激。

以上方法常结合使用，总之要做好患者的思想工作，使其排除有害情志，并刺激其产生肯定与积极的情志，调动主观能动性与疾病进行顽强斗争，促使病情渐愈，这才是主动、积极的方法。

**2. 药物治疗**　情志疾病的药物治疗，除针对情志导致体内气机紊乱，脏腑功能失调，病理产物的生成，阴阳气血的偏盛偏衰等情况而进行辨证施治外，在治疗过程中尚须注意以下问题。

（1）由于肝为人体气机升降出入的枢纽，其气以条达疏泄为顺，而情志疾病多伴随着气机紊乱这一病理。故疏肝调气为情志疾病药物治疗的一个重要环节。肝"体阴而用阳"且"见肝之病知肝传脾"。在疏肝调气的同时当辅以滋肝阴，养肝血，实脾气的药物以恢复肝脏功能，促使整体功能活动协调运转。

（2）人体情志由心神控制和调节，故在药物治疗过程中当重视维护心神。在辨证施治的前提下，辅用安神定志，补心气、养心血的药物使心神得养，功能正常，调控能力增强，促使病情渐愈。

（3）中医学提出的情志对五脏各有所伤的看法，是以长期临床实践作为依据的，具有很强的客观性。故在药物治疗过程中应充分重视这一理论，追查病史，伤于悲（忧）者辅以补益肺气，伤于惊恐者辅以滋肾填精，伤于怒者辅以调补肝血，伤于喜者辅以养心安神，伤于思者辅以醒脾实脾。

**3. 正确处理心理治疗与药物治疗的关系**　药逍遥，人不逍遥，亦无益矣。在情志疾病的治疗中应正确处理心理治疗与药物治疗的关系。在气机逆乱期，由于临床以体内气机紊乱为主要特征，而气机紊乱是可逆性的，故治疗当以心理治疗为主，辅以药物调畅气机。在脏腑失调期，临床以脏腑功能失调和形质损害为主要特征，故治疗须注意详细询问病史，特别是医者自认为辨证准确，用药无误而收效不大的情况下，应查清致病的情志因素，运用心理疗法，帮助病者调理情志，同时使用药物调整脏腑气血阴阳。在病情迁延期，由于其临床表现错综复杂，呈恶性循环状态，治疗中更应重视心理治疗"告之以其败，语之以其善，导之以其所便，开之以其苦"。教给患者对发病本质的认识，争取患者的主动配合，排除有害情志的刺激，并同时运用药物补偏救弊，消除病理产物，促使渐愈。否则"病为本，医为标，标本不得，邪气不服"。

科学在发展，社会在进步，许多古人难以制服的传染病在今天已不可怕，取而代之的是心脑血管疾病、溃疡、高血压、恶性肿瘤、神经系统疾病等对人体健康的威胁，随着"疾病谱"的改变，社会和心理因素的致病作用正越来越被人们重视，故进一步探讨情志因素在疾病发生、发展中的作用以及情志疾病的治疗是有重要意义的。

# 36　《黄帝内经》情志理论对中医心质学构建的影响

中医心质学是以中国传统文化与中医基础理论为指导，研究人类心质特征、心质类型的生理以及病理特点，分析心质疾病的产生与发展，运用心质分型指导疾病治疗、预防及养生的一门学科。中医心质学是基于中国传统文化、中医基础理论以及对人类心质的观察总结研究，吸取相关学科中对心质的认识所提出并建立的学术体系。中医心质学理论由李良松教授提出并建立，纳入道德、灵性、悟性、修养、品质等方面的认知，并将心质分为八种类型，重视在中医理论的指导下，根据不同心质的特点辨证施治。中医对于人类心、神、形的认识远比现代心理学所涵盖的内容更加丰富，然而心理学的发展一直由西方学术界所主导。心质体系不再照搬西方心理学理论的框架和内容，从人的内在的心质出发，探讨人的心灵质、心意质、心识质，在人心的认识层面和临床治疗上对现代心理学做出扩充和完善。中医心质学并非凭空而生的学科，它脱胎于中国传统文化，《易经》和《尚书》是心质分型理论以及人才分型的萌芽，儒家对于"心性"的认识奠定了心灵质的基础，三国时期刘劭的《人物志》中提出的"五质""八材""八能""九征"是心质分型和心质测量的重要组成部分。《黄帝内经》作为中医最重要的经典著作之一，对人性、人心的考察来源于中医临床实践，天人相应的指导思想是心灵质天赋、灵性等内容构建的基础，以阴阳为标准的五态人和以五行为分类标准的阴阳二十五人把人的生理特征、形态特点、易感疾病与人的性情、气质特点相联系是心质分类理论基础之一。基于《黄帝内经》"形神合一"思想，通过改善身体的症状和体征可养心调神、纠正偏颇的心质，是心质学治疗体系的重要组成部分。《黄帝内经》提倡"淳德全道"，认为品质与道德修养可对身心健康造成影响，是"九疗七明"心质受损状态的治疗及综合性治疗的理论基础之一。中医心质学吸纳情志理论的病因病机和治疗方法，构建以中医基础理论为指导的治疗体系。学者魏莉等从《黄帝内经》心性思想和情志理论出发，阐述了其对中医心质学理论的贡献和影响。

## 中医心质学的概念及理论思想

心质包含多层意义，心即心灵、心态、心理，质即气质、质量、特质、性质等。"心质"在古籍中频繁出现，并有不同层次的意义，如三国时期魏国刘劭在《人物志》中记载"故心质亮直，其仪劲固；心质休决，其仪进猛；心质平理，其仪安闲"。心质是指人的完整生命过程中，人于生命产生时便拥有的禀赋悟性、后天通过教化而获得的品德修养以及受环境所影响产生的情感情绪等多方面影响造成的固有特质，是人类处世行事的个性倾向与行为特征。心质的内涵可分为三个层次，分别是心灵质、心识质、心意质。

心灵质的内涵可分为：①禀赋，天性、灵性、灵感，即在某些领域具备天生擅长的能力或者有灵光乍现的领悟力。②智慧，悟性以及人的觉悟能力，相当于梵语里的"般若"之义。③元神，包含魂魄、灵魂的概念。

心识质的内涵包括：①品质，包括道德、修养等方面。②意识，包括思维、想法、心理活动等方面。③认知，包括感觉、知觉、判断等方面，是人对外界环境的信息接收、判断和问题解决的过程。④个性，包括能力、性格、气质，能力多在智力中体现出来，这与心灵质中的智慧有着本质的区别。

心意质包含：①情志，包括情感和情绪；②意志，包括志向与欲望，即"心之所往""心之所之"。

## 《黄帝内经》天人相应思想对中医心质学心灵质理论构建的影响

古人对人心性的研究不是单纯从个体出发，《黄帝内经》建立气化理论，探讨天地气化与生命气化的关系，例如，《素问·宝命全形论》指出"天覆地载，万物悉备，莫贵于人。人以天地之气生，四时之法成""夫人生于地，悬命于天。人禀天地阴阳交合之气而生成，故天地合气，命之曰人"。说明人禀受天地之气，是由天地合气、阴阳相交所产生，因此天地之气、四时之变化不同，人先天禀赋也不同，这种差异不仅体现在人的先天体质和生理特点的差异，也体现在人的天性和在某些事物上天生具备的领悟力存在不同。此外《灵枢·本神》中对天地之气与人先后天精神、心质活动的关系作以阐述："天之在我者德也，地之在我者气也，德流气薄而生者也。故生之来谓之精；两精相搏谓之神；随神往来者谓之魂；并精而出入者谓之魄……因虑而处物谓之智"。也就是说天赋予人德、地赋予人气，天德下流，地气上交，阴阳相结合，才有生命的形与神。心灵质的禀赋、元神两个方面内容的构建借鉴参考该段条文对先天禀赋、元神与魂魄的阐释，主要在以下两个方面有所体现：①人的心质活动和形体的关系是相互依存的，都具有先天禀赋的层面，心灵质独立存在，不受教化、外界邪气的影响，也不因人的情志、意识所改变。②魂与魄都是与生俱来，魂魄也受到禀赋的影响，且魂与形体功能的强弱有关。由此可见，《黄帝内经》天人相应的核心思想对中医心质学心灵质理论的构建有着重要的贡献和影响。心质学的灵性思想不依附于宗教和神学，强调个人先天禀赋、智慧和元神是心灵质的重要组成部分，主张身、心、灵为不可分割的一体，三者互相影响，任意一方的状态受损都可对其他两方面造成影响，源于《黄帝内经》对先天、魂魄、情志的认知，心质学才将人放在灵魂的层面进行剖析，跨越了生理、心理和灵性的藩篱和壁垒。同时，心质学心灵质的理论构建填补了现代中医学的思维空缺，使中医学成为真正意义上的整体医学。

## 《黄帝内经》阴阳五态人及二十五型分类法理论对心质分型的影响

阴阳五态分型源于《灵枢·通天》，其内容为根据阴阳之气的盛衰以及个体间阴阳多少的差异，概括成五种不同的分型之人，分别为太阳之人、少阳之人、阴阳和平之人、少阴之人、太阴之人，并论述了不同分型人的生理特点、心质特点、外观及行为表现。如少阴之人的脏腑生理特点为"小胃而大肠，六府不调，其阳明脉小，而太阳脉大；其血易脱，其气易败也"，心理、品质和行为特点为"小贪而贼心，见人有亡，常若有得，好伤好害，见人有荣，乃反愠怒，心疾而无恩"。这种把脏腑阴阳气血的特点与心理、性格和行为特点相联系与整合的分型方法对中医心质学八种心质辨识分型有重要的启示。《灵枢·阴阳二十五人》则以五行为分类标准将人分为二十五种，将人按五行分为木火土金水，然后在五行之中再分五类，则得二十五人。如关于土形人形态特征的描述为"圆面，大头，美肩背，大腹，美股胫，小手足，多肉，上下相称，行安地，举足浮"。其品质性格特点为"安心，好利人，不喜权势，善附人也"。按照五行特性对人进行分类，属于"取象比类"的认识事物的方法，五态人及二十五型分类法提出形态、脏腑生理、心理、性格与行为特点存在相对应的关联性，脏腑功能的特点会影响心质的状态，既注重个性、体质形成的先天禀赋因素，又强调其后天获得的影响和治病方案的不同。中国中医科学院薛崇成教授与其助手杨秋莉根据《灵枢·阴阳二十五人》内容，组织全国多单位心理学工作者，于1985年制定完成《五态人格量表》，是我国第一个中医心理评定量表。李良松教授结合"阴阳五态人"和"二十五型分类法"的分类方法特点，根据心质特点、体态特征、生理特点，结合阴阳关系、五行之特性划分等最终总结出心质的八种分型，分别为：阳刚质、阴柔质、内敛质、外张质、敏感质、滞缓质、矛盾质、圆融质。五态人分型只有五种，难以全面地概括人类的心质特点，基于对五态人的思考和补充，李良松教授提出八种心质分型，认为多数人具有结合心质的特点，即个体同时具有两种及以上心质特征的心质状态。各分型心质特点，借鉴融入八卦与五行。举例说明，阳刚质对应八卦为乾，五行为阳火（丙火），五行缺水，此型人自信开朗，刚正不阿，处事果断，有卓越的领导才能。但不善于听取意见或建议，当受到环境、精神、疾病等内外环境中诸多因素的影响，超出个人承受范围，可能会刚愎自用，专制独裁，最后可能会形成以自我为中心的自恋型人格障碍。阳刚质正常状态下阳气充沛，其生理、行为特点可表现为昂首挺胸，行为自信，声音洪亮，底气十足，双目有神，口唇面色红润，因五行缺水，阳刚质偏颇状态易表现出阴虚阳亢证的症状，可见舌红或边尖红，少苔或苔黄，脉数。且此型象火属心，虽积极向上，但易于孤注一掷、钻牛角尖，有旺心火的倾向。当此型人受到环境、情志等因素影响，易出现心火炽盛、热扰心神等表现，可见神志狂躁、心烦失眠等症。由此可见，《黄帝内经》对心质分型的贡献和影响体现在以下几个方面：①心质分型参考五态人及二十五型分类法，即外貌形态、脏腑生理、心质特点相对应的分类体系。②重视阴阳、五行、先天禀赋和心质的关系，八种心质有其各自的脏腑阴阳特点、五行属性及五行所缺，与出生季节和五运六气相关。③形成心质的多种因素随着人生的进程而不断改变，心质特性会出现相互结合的情况，考虑五态人分类及二十五型分类缺少结合分类的情况，心质分型理论内容包括典型心质与结合心质。④五态人中的阴阳和平之人是一种较为理想化的状态，大多人心质多有偏颇，故中医心质学分型舍去这一型，保留太阴、太阳、少阴、少阳四型，再分阴阳，从而分成八型来论述人的心质情况。

## 《黄帝内经》形神合一思想、情志理论对心质治疗体系的影响

《黄帝内经》形神合一理论蕴涵着丰富的心身医学思想。《黄帝内经》认为形为阴，神为阳，二者相互作用，相辅相成。《灵枢·天年》曰："血气已和，荣卫已通，五脏已成，神气舍心，魂魄毕具。"说明神依附于形，生命、形体是心质活动的物质基础。《素问·调经论》曰："血有余则怒，不足则恐……血并于上，气并于下，心烦惋善怒。血并于下，气并于上，乱而喜忘。"说明气血、生理的身体疾病可导致心理的异常。基于形神合一思想，改善身体的症状和体征可养心调神，纠正偏颇的心质，奠定心质治疗体系的重要基础。《灵枢·本藏》曰："志意和则精神专直，魂魄不散，悔怒不起，五脏不受邪矣。"阐述平和的精神状态是五脏、机体功能正常的关键，中医心质学关注维持平稳的心意质状态。《黄帝内经》虽无七情的说法，但大量提及喜、怒、忧、思、悲、恐、惊等情志，包含意志、精神、情感、意识等多个方面。中医心质学将情志学说的内容归于心意质这层概念之中，吸取了病因病机与治则，却不局限于情志理论。《灵枢·百病始生》指出"怒则气逆，甚则呕血及飧泄，故气上矣"，《素问·阴阳应象大论》指出"暴怒伤阴，暴喜伤阳。厥气上形，满脉去形，喜怒不节，寒暑过度，生乃不固"，指出过度的情绪变化对气血、阴阳的影响。中医心质学心意质内容包括情志、志欲与意识，心意质有以下几个特点：①心意质不是稳定、固有的，它随着外界环境的改变而变化。②心身为不可分割的一体，六淫邪气及脏腑气血阴阳的异常会导致心意质的偏颇。③心意质与疾病直接相关，心灵质、心识质会在一定的外界环境作用下，通过心意质而发生致病效应。心意质的偏颇治疗以中医基础理论为指导，治则包括以下几点：①平调阴阳，整体论治；②扶正祛邪，以平为期；③明辨标本，权衡缓急；④动态观察，分段论治。中医心质学既强调人性自然（先天）因素的作用，同时也注意到社会环境和文化教育等因素在人性形成和发展中的作用。心质学治疗体系注重三个层次之间的互相作用，认为调养心灵质、提升心识质可为心意质的稳定提供基础。因此，李良松教授提出了"九疗七修"的综合调节心质体系，涵盖了三个层次的内容，对现有的中医心理学疗法做了进一步扩充和完善。《素问·上古天真论》载"有至人者，淳德全道，和于阴阳，调于四时"。"七修"重视保持积极学习的心态和培养高尚的道德情操，通过德明修、素明修、内明修、艺明修、花明修、诗明修、香明修七种自修方法，升华灵性、调整内心，使心境更加充实且稳定，从而修养心灵质。"九疗"包括医药、禅定、心法、饮食、真言、针灸、礼乐、瑜伽、情境九种疗法。《素问·上古天真论》指出"是以志闲而少欲，心安而不惧"。"恬淡虚无"和"志闲少欲"并不是整天无事可做、庸碌无为，"艺修""乐修"、禅定、瑜伽等可转移精神，自我修行与医药、

针灸等传统方法联合，更有助于使患者的精神达到凝聚不散乱的状态，做到"精神专直"。

　　《黄帝内经》是中医学理论集大成之作，《黄帝内经》天人相应思想、阴阳五态人及二十五型分类法、形神合一思想和情志理论对心质的三个层次、中医心质学的理论与分型、中医心质学的临床治疗的构建有着重要影响与贡献。中医心质学以中医学基础理论为根底，却不局限于《黄帝内经》的心性思想和情志理论，心质学吸纳了中华文明的本土心质认识，加入对灵魂、灵性、悟性、道德修养等方面的思考，从内在的心质出发，探讨人的心灵质、心意质、心识质，将对人的认知提升到灵性悟性的层面。在治疗方面，结合阴阳学说、藏象学说等中医基础理论，把握不同心质类型的人群进行针对性治疗，符合中医"因人制宜"的临床思想，是一门有迹可循、思维体系完整、与临床实践紧密结合的学科。

# 37　朱丹溪"情志致病"理论

从中医发展史上看，金元时期情志学说日益成熟。作为金元四大家之一的朱丹溪在长期临床实践过程中，形成了自己独特的学术思想。学者于雷就朱丹溪对"情志学说"的贡献做了深入分析归纳，旨在更深入地认识"情志致病"学说。

## 综合病因，情志作祟

不良的情志因素可成为多种疾病的诱因，或造成对某些疾病的易感性。朱丹溪在临床过程中十分重视情志因素在发病中的作用，相关疾病论述颇多，最具代表意义的有以下几种：①"转胞病，胎妇之禀受弱者，忧闷多者，性急躁者，食味厚者，大率有之"（《格致余论·胎妇转胞病论》）。②"健忘者，此证皆由忧思过度，损其心胞，以致神舍不清，遇事多忘，乃思虑过度，病在心脾"（《丹溪心法·健忘六十》）。③奶岩（即乳腺肿瘤）的病因是女子"不得于夫，不得于舅姑，忧怒郁闷，朝夕积累，脾气消阻，肝气横逆"所致（《格致余论·乳硬论》）。特别是对遗精的论述，提出"遗精得之有四：有用心过度，心不摄肾，以致失精者；有因色欲不遂，精乃失位，输精而出者；有欲太过，滑泄不禁者；有年高气盛，久无色欲，精气满泄者"。朱丹溪将遗精归纳为四个原因，一是用心过度，二是色欲不遂，三是纵欲太过，四是年高气盛。其中前三者均属典型的情志因素致病，可见其对情志因素发病的重视程度。保存下来的朱丹溪医案中，有很多体现了其对情志致病的重视。在收集到的记载有朱丹溪的两组医案中，详细记载了病因的医案分别为 166 例和 52 例，其中直接由于情志因素致病的医案分别为 48 例和 15 例，分别占 28.92% 和 28.84%。

## 情志失调，脏腑病变

朱丹溪认为人体阴阳、水火、气血的升降运动贯穿于生命的始终，气为阳宜降，血为阴宜升。阴精上升，可濡养上焦，与神志活动相关的心、肺、脑等均位居上焦，所以"阴升"是维持情志活动正常的重要保证；阳气下降，温养肝肾，使周身气机和畅，生理功能正常，则情志活动正常。阴升阳降功能失调，便可导致脏腑病变，还可导致情志病的发生。《黄帝内经》指出"怒伤肝""喜伤心""思伤脾""忧伤肺""恐伤肾"。《素问·举痛论》中用气机紊乱阐述了情志致病机制，即"怒则气上""喜则气缓""悲则气消""恐则气下""思则气结""惊则气乱"。对此，朱丹溪进一步加以发挥和完善，其《脉因证治·七情证》曰："怒伤肝，为气逆，悲治怒……喜伤心，气为缓，恐治喜……悲伤肺，为气消，喜治悲……惊伤神，为气乱，思治惊……思伤脾，为气结，怒治思……恐伤肾，为气不行，思治恐。"情志过激，既可造成躯体疾病，又可继发其他情志病。朱丹溪不仅继承了《黄帝内经》关于情志致病的基本观点，而且发展了情志病学思想。

## 情志过极，相火妄动

理学家出身的朱丹溪不仅融汇了诸多医家的思想，也运用"格物穷理"的认识方法创造性地提出了"相火论"。相火论是朱丹溪受宋代周敦颐《太极图说》的启发，结合《黄帝内经》少火、壮火理论，吸取李东垣的阳火说而形成的。这一学说从人体内部探讨刘河间的"火热论"机制，创造性地发展了中医学的火热证治理论。

朱丹溪认为"五志七情过极，皆属火也"（《丹溪心法·火六》），指出"五脏各有火，五志激之，其火随起"，"相火之外，又有脏腑厥阳之火，五志之动，各有火起"（《局方发挥》）。"大怒则火起伤肝"（《格致余论·疝气论》）。相火即肝肾之火，为阴中之阳和人体之元阳。人的生命源于相火之动，"天非此火不能生物，人非此火不能有生"。相火能温百骸、养脏腑、充九窍，所以亦称之谓元阳、真阳、真火，也是人神志活动的动力，认为人的意志活动属"火"性。"相火"是相对"君火"而言的，"君火"在上，"相火"在下，"相火"听命于心，守位禀命，而其动又可见于外，故名之曰"相火"。"相火"寄于肝肾，故肝肾之阴为相火之源。相火生于虚无，有名无形，可以说人的生命源于相火之动，相火是人身之动气，造化之枢机，生命之源泉，相火得肝肾之阴滋养，则动而有制，精神活动则正常。由于"阴常不足"，肝肾阴虚无以制约相火，则相火妄动，变生诸疾，包括情志活动异常。"相火"是相对"君火"而言的，相火之动贵在有度，相火妄动则最易耗伤人体阴津，相火妄动与否，与心火有直接的关系。若心火安宁，则相火"动皆中节"，发挥它的正常功能，若五性感物，则心火易动，心动则相火亦动。"君火"和"相火"都与人的意志活动有关，在生理状态下关联互动，君火处于主导地位，主宰着人体生命活动，相火虽然处于从属地位，但是君火功能的根基，职司全身的功能活动，二者相互配合，相辅相成，人的精神意识活动正常。朱丹溪认为，火之动于常是有条件的，相火之动贵在有度，而火性唯动无静，相火之动便为元气之贼。相火之运动是受君火支配的，相火是否妄动，与君火的状态有直接的关系。如果君火安宁，则相火"动皆中节"，可以发挥它的正常功能，如果因外界刺激诱惑引动君火，君火动则相火亦动，这时的相火便是妄动。相火妄动则最易耗伤人体阴津，"阳有余阴不足"，而致阴虚之各种病症，如心神不宁、耳鸣目眩、失眠多梦、遗精盗汗等。

朱丹溪主张以周敦颐的"中正仁义而主静"和朱熹的"使道心常为一个身之主"来节制"欲"，要求人们养生时能够有遵道主静的思想，即"人心听命乎道心"。保持静心寡欲，情绪平和，防止相火因情欲引动而妄动。现代心理学认为，过于强烈或持久的心理应激（指人头脑中不切合实际的预期、预感、冲突、人际矛盾等，在满足需要和愿望过程中遭受到的挫折等）可以损害人的社会功能，也可以降低对外界致病因素的抵抗力，造成许多疾病的易患状态。

## 秉承七情，首创六郁

郁证是指所有郁滞不得发越所致的证候。广义之郁证为一切气机不畅之疾。狭义之郁证则是由于情志不畅、气机郁结所引起的一类病证。朱丹溪在《黄帝内经》"木、火、土、金、水"五郁和《伤寒论》"水、火、痰"三郁的基础上提出了"气郁、湿郁、痰郁、火郁、血郁、食郁"的"六郁"学说，指出"气血冲和，万病不生，一有怫郁，诸病生焉，故人身诸病，多生于郁"。认为郁多生于中焦，其主要病因是情志怫郁，气失通畅，影响气机，由于气机"结聚而不得发越也，当升者不升，当降者不降，当变化者不得变化"，从而导致郁证。

从"六郁"的症状看：气郁表现为胸胁疼痛，脉沉涩；湿郁者周身走痛，或关节痛，遇阴寒则发，脉沉细；痰郁者，动则气喘，脉沉滑；热郁者瞀闷，小便赤，脉沉数；血郁者，四肢无力，能食小便红，脉沉；食郁者，嗳酸，腹饱不能食，人迎脉平和，寸口脉紧盛。在气、血、痰、火、湿、食六郁之间，即可单独为患，又可互相影响转化，或相因致病。所以朱丹溪认为，郁证为诸病之肇端，气郁为诸郁之首因。在治疗上宜升降中焦，诸郁兼治。朱丹溪创制了"越鞠丸"一方通治诸郁，首开治疗郁证之先河。在临证中对于由明显的情志刺激、五志过激而致的以精神症状为主之郁证，根据辨证所得灵活变通，随症制宜，收效显著。于雷通过对近30年利用越鞠丸治疗郁证的文献进行整理研究，发现近年来运用"六郁"学说指导临床使用越鞠丸及加减方为主治疗郁证的相关研究日趋活跃，取得了许多重要成果。

从病种看：临床治疗主要集中在常见的原发抑郁证、中风后抑郁证和更年期抑郁证三类，亦有不少有关治疗抑郁证主症不寐的报道；从疗效看：越鞠丸治疗组总计报道 551 例，西药对照组报道 177 例，总有效率分别为 93.65％和 74.58％，两组间具有显著性差异，说明临床运用越鞠丸治疗抑郁证疗效显著，并且没有不良反应产生。可以说"六郁"学说为情绪障碍顽症抑郁证的治疗提供了一条有效的线索，使越鞠丸的应用领域得到了拓展。

## "意疗、祝由"疗效显著

中医认为，人的精神与躯体在生理、病理上存在着相互影响相互制约的辩证关系，"五志"之间也存在着相生相克的关系。当某些情志偏盛时，可导致人体气机逆乱、阴阳失调，从而影响脏腑、经络、气血的正常活动，引发精神与躯体疾病。根据"有余者折之""实则泻之"等思想，对于因情志过盛所致疾病，在药物治疗之外，还可有意识地使用一种或多种情志刺激，"以情制情"去抵消或制约另一种情志反应过激的"量"，借助情志间的生克关系，以重新恢复患者"五行相生""阴平阳秘"的和谐状态。

移精变气疗法也称作"祝由疗法"，"移精祝由"出自《素问·移精变气论》，云"古之治病，惟其移精变气，可祝由而已"。我国最早的医书《五十二病方》亦有 30 多处提到祝由治病之法。一般来说，移精变气法主要适用于因惊惑等情志因素所致的病证，如妄识幻想、惊恐迷惑、情志不遂，以及因情志刺激而诱发的轻微疾患。遍查朱丹溪的所有医案可以发现，朱丹溪对于有明显的情志刺激或五志过激而致的以精神症状为主之病证，普遍应用了"意疗"和"祝由疗法"。用这种情志相生克的"意疗"方法防治疾病，疗效显著。如朱丹溪运用"以情胜情"方法，巧妙地以喜胜忧治忧伤肺，以怒胜思治思伤脾，以喜胜悲治悲伤心包，留下了不少运用"意疗""祝由"治疗的典型病案。

总之，朱丹溪倡导"阳常有余阴常不足"学说，创相火病机论，创立"六郁"学说，首开治疗郁证之先河。其强调和重视情志在发病中的作用，为情志类疾病的认识和辨证论治提出了开创性的理论和方法，为"情志学说"的发展提供了新的思路，也为后世对此类疾病的诊治提供了一定的理论依据和实践经验。起到了承先启后、开拓创新的重要作用。

## 38　情志致病方式和伤脏规律

　　目前，因情志刺激引起的疾病已经取代传染病和营养不良性疾病而占据了疾病谱的前列，成为危害人类健康的主要病种。中医情志学说中的"七情分属五脏""五志伤五脏"认识，无法确切解释当今临床情志病证的发病机制。为此，学者于艳红等在总结既往大样本流行病学调研成果基础上，借鉴国内外最新研究进展，提出情志致病方式与伤脏规律两个概念，以期为情志病证的防治及深入系统研究情志病证提供理论依据。

### 致病方式

　　致病方式是特指情志致病时情志刺激的种类及其组合形式。情志刺激系指足以引起机体心理和生理功能改变进而发病的异常情志反应，例如，愤怒导致肝气上逆引起衄血，激动诱发冠心病或心肌梗死等。依据我们及前人的研究将情志刺激致病分为如下两种方式。

　　**1. 单一情志刺激致病**　情志刺激可以一种情志单独致病。如惊。特定情景下，惊容易扰乱心神，导致心神错乱、精神失常。《素问·举痛论》曰："惊则心无所倚，神无所归，虑无所定，故气乱矣。"说明惊能损伤心神，使心神不安，甚至心神错乱。沈浪泳等运用给予间歇的、突发的噪声刺激方法制作惊伤心神大鼠模型，并运用模型进行了惊伤心神理论的初步研究，结果表明：过惊会导致心神失常，引起学习、记忆能力下降和行为异常。怒也可单独致病。张从正在《儒门事亲·卷三》中总结为"怒气所至，为呕血，为飧泄，为煎厥，为薄厥，为阳厥，为胸满胁痛；食则气逆而不下，为喘渴烦心，为消瘅，为肥气，为目暴盲，耳暴闭，筋解，发于外为疽痈"。现代研究亦支持上述认识，如一项对年轻男性长达 36 年的前瞻性队列研究证实，愤怒情绪使早期心血管疾病发生的相对危险度增加三倍。

　　**2. 多种情志刺激共同致病**　情志刺激可以单独致病，也可以两种以上交织致病。由于情绪具有的复杂性，人们日常体验到的情绪往往是多种情绪的组合。该类情绪反应过度同样形成情志刺激而发病，而且多种情志刺激共同致病是更常见的致病方式。例如，《古今名医汇萃》曰"妇人瘰病……或因忧思郁怒，伤损肝脾"；《医学原理》曰"如每遇忧惧郁怒，便发肿痛，大便艰难，强力则肛门坠出不收，曰气痔……治法必须清热凉血、疏郁行滞为先"。我们查阅宋代至民国时期 32 种医著，得情志医案 230 例，统计结果显示，多种情志共同致病的占 67％以上；又对属情志刺激发病的 192 名肝气逆、肝气郁两证患者详细调查表明：有 71％的因忿怒致病者具有悔恨情志体验；而 79％的郁怒致病者具有怨曲内心体验；忧思者 49％伴有悲伤情感。因此，忿怒悔恨、郁怒怨曲及忧思悲伤等特定多情交织共同致病，是当今情志内伤的客观现实。因此，提出"多种情志刺激交织组合共同为病是当今社会条件下情志致病的基本方式"假说。随后在济南市三家三级甲等省级中西医院神经内科、妇科、消化、内分泌、心内科五个科室同时期展开现况调查，共检出情志病证病例 553 例，其中单一情志致病 61 例，占全部病例的11.03％；两种或两种以上负性情志共同致病 492 例，占全部病例的 88.97％。在情志病例中采用探索性因子分析方法分析出四类情志因子，其中"焦虑类情志因子"包括忧郁、思虑、悲伤、紧张、痛苦、担忧、焦虑七种情志，焦虑因子负荷最高；"嫉妒类情志因子"包括厌恶、悔恨、嫉妒、敌意、羞耻五种情志，嫉妒因子负荷最高；"惊吓类情志因子"包括恐惧、惊吓二种情志，惊吓因子负荷最高；"愤怒类情志因子"包括愤怒、郁怒二种情志，愤怒因子负荷最高。本研究修正了传统的"五志伤五脏"的理论模式，验证了"多种情志刺激交织组合共同为病是当今社会条件下情志致病的基本方式"的假说。吴丽丽等所做的 1040 个古代情志病证医案病因、病位和病机以及辨证规律的研究亦支持上述认识，认为情志病证的产生以多种情志因素混合诱发者为多，如悲忧、郁怒、悲愤等，而单一情志因素所占比例不高，说明单一情志致病的七情内伤模式与临床实际不符。

## 伤脏规律

伤脏规律是指情志致病损伤脏腑中某一脏的概率更大。传统理论认为，情志致病损伤脏腑规律是喜伤心、怒伤肝、思伤脾、悲伤肺、恐伤肾，即五志伤五脏。五志伤五脏符合临床实际吗？情志致病果真是五志伤五脏吗？查阅统计记载情志致病的古代医案，总结大样本分层抽样调研和发病机制研究显示，"五志伤五脏"认识不符合临床实际，情志致病损伤脏腑具有如下规律。

**1. 首先伤肝**　"七情之病必由肝起"，为清代医家魏之琇所体悟，同代医家王士雄所阐发。魏之琇曰："肝木为龙，龙之变化莫测，其于病亦然。明者遇内伤证，但求得其本，则其标可按籍而稽矣。此天地古今未泄之秘，《黄帝内经》微露一言，曰'肝为万病之贼'六字而止。似圣人亦不欲竟其端委，殆以生杀之柄不可操之人耳。余临证数十年乃始获之，实千虑之一得也。"王士雄阐发曰："肺主一身之表，肝主一身之里。五气之感皆从肺入，七情之病必由肝起。此余凤论如此。魏之琇长于内伤，斯言先获我心。盖龙性难驯，变化莫测，独窥经旨，理自不诬。"

肝在情志产生、分化中均起主导作用，机体内外刺激信息经由肝调畅的气机传送于心，心神"任物"对内外刺激分析评价从而产生情绪体验，体验到的情绪经气机传至全身从而产生身体外显的表情及体内相应的生理变化。心神对情志的产生有重要作用，但这一作用的实现须依赖于肝调畅气机的功能。因此，在内伤发病情况下，情志刺激易于首先伤肝，导致肝疏泄失常。疏泄太过，产生肝气逆证；疏泄不及，产生肝气郁证。

近年进行的临床流行病学调查亦表明情志伤脏以肝为主。我们发现，在所调查的 553 例情志病证病例中，情志疾病共出现 95 种，其中排在前十位的是胃炎、甲亢、月经不调、失眠、糖尿病、胆囊炎、冠心病、原发性高血压、抑郁症、消化性溃疡；情志证候共出现 23 种，出现十次以上的有八种，其中肝系证候出现频率为 91.5%，肝郁脾虚 144 例，频率 26.04%，肝气郁 143 例，频率 25.86%，肝气逆 132 例，频率 23.87%；情志病证脏腑定位涉及 13 个脏腑，其中伤肝者占 520 例，频率 94%，提示情志伤脏以肝为主。

此外，诸多研究支持上述观点。如李丹探讨了肝主疏泄与中医内科多种疾病的关系，认为内科多种疾病如心脑血管疾病、胃肠道疾病、神经系统疾病、各种肿瘤增生性疾病、风湿骨病等与各种原因导致的情志不舒、急躁易怒、紧张焦虑有关，其进而影响肝脏功能，导致肝失疏泄而引发多种疾病。王广洁探讨了妇人七情致病与肝之关系，认为七情致病首先伤肝。肝之疏泄不及，肝气郁结，诸病丛生。郁久又可化热、化火、生风，又可出现疏泄太过的病机变化。七情发病以怒气为多，而怒更易伤肝。严灿等通过大样本人群调查研究，发现脾胃、肝胆、心脑在情志致病中作用最为密切，结合动物实验研究成果提出并证实肝在情志致病中起关键性作用。

**2. 易中潜病之脏**　潜病，是指病证已经发生但无明显临床表现的病证。潜病之脏是指潜病所在所伤的脏。七情内伤不仅易首先伤肝，而且还易于损伤潜病之脏。例如，曾患胸痹、真心痛、飧泄、头痛等病证的患者，虽临床症状已经消失，但遇有情志刺激，最易首先出现原先所患病证的临床症状。如遇有情志刺激，胸痹患者易首先出现胸闷、胸痛等症状；真心痛患者则易出现心前区疼痛，甚至两臂内痛；飧泄患者易首先出现腹痛、腹泻等症状；头痛者则易先发偏头痛等症状。现代研究亦支持上述认识。通过试验证实，长期抑郁、内向性格是脱离于肥胖、高血压等其他危险因素之外的、导致冠心病发生的重要因素。其机制有学者认为可能是不良情绪可使大脑皮层处于高度紧张及高负荷运行状态，易引起中枢神经系统功能失调，调节能力下降，从而诱发冠心病急性缺血事件。周惠清等对我国福建省 4826 例青少年肠易激综合征流行病学进行 Logistic 回归分析提示：包括心情压抑、纳差、胃肠感染等

11 种因素为最可能的危险因素。其中有焦虑性情绪障碍倾向者占 22.53%，且发病率随年龄增长而上升。

**3. 易伤心脾**　由于心神"任物"对内外刺激分析评价从而产生情绪体验，因此，情志刺激致病往往损伤心脏。"悲哀忧愁则心动，心动则五脏六腑皆摇"（《灵枢·口问》）。张景岳指出"心为五脏六腑之大主，而总统魂魄，并赅意志，故忧动于心则肺应，思动于心则脾应，怒动于心则肝应，恐动于心则肾应，此所以五志唯心所使也"，又说"情志之伤，虽五脏各有所属，然求其所由，则无不从心而发"（《类经·疾病类·情志九气》）。可见，无论何种情志刺激，都会伤心致病。《儒林外史》中描写范进年老中举，由于悲喜交集忽发狂疾的故事，是典型情志刺激伤心的病例。

脾胃与情志关系密切，情志刺激致病也常损伤脾胃。如《临证指南医案》中有 47 方治疗胃脘痛，其中 16 方与情志有关。首先，脾胃运化水谷，化生精微，是气血化生之源，为情志活动提供物质基础，故情志失常形成情志刺激时常伤脾胃。其次，脾以升为健，胃以降为和。脾胃升降协调，气机运行畅通是水谷出入有序、纳食运化正常的根本保证。各种情志因素均可影响肝之疏泄功能，导致气机郁结或气机逆乱，从而影响中焦气机，导致脾胃功能障碍。《景岳全书》曰："凡遇怒气便做泄泻者，必先以怒时夹食，致伤脾胃，但有所犯随触而发，此肝脾两脏之病也，盖以肝木克土，脾胃受伤而然。"恰如叶天士《临证指南医案》曰："肝为起病之源，胃为传病之所。"另外，脾胃互为表里，经脉相互络属，胃之大络又与心联络沟通。《素问·平人气象论》曰："胃之大络，命曰虚里，贯膈络肺，出于左乳下。"因此，脾胃受损，中焦气机紊乱广泛存在于情志病证中。

现代研究亦认为，情志刺激是诸多脾胃病的危险因素。如刘艳萍等对青少年慢性胃炎危险因素进行了分析，得出青少年慢性胃炎各致病危险因素中，负性社会心理因素排位第一，相对危险度最高。我国流行病学调查表明，情志刺激在消化性溃疡的发病中占有重要地位，占全部患者的 5.4%～20.5%。黄建平认为其产生机制为长期思想压力过大、精神抑郁、情绪紧张、焦虑失眠、烦躁易怒、恐慌畏惧、过度思虑及心理障碍等心理情志异常因素，可使人体神经-内分泌功能和自主神经调节功能持续发生紊乱，引起机体免疫力下降，胃肠蠕动减弱，胃黏液分泌减少，胃酸分泌减少或增多，食欲减退，胃纳差，胃、十二指肠黏膜血管痉挛、缺血、屏障功能削弱，易受幽门螺杆菌（Hp）侵袭，可引起黏膜糜烂，进而形成溃疡或并发出血。

# 39 情志致病特点和致病机制

情志是中医学对情绪的特有称谓，是机体对内外环境变化进行认知评价而产生的复杂反应，以内脏气血为物质基础。随着当今社会发展、竞争加剧、心理压力增大，情志对健康和疾病的影响，愈来愈受到社会各界的日益关注。因此，学者于艳红等认为，探明情志致病特点及致病机制，对临证制定确实有效的辨治方药具有重要意义。

## 致病特点

情志致病可直接伤及内脏，《黄帝内经》认为心在志为喜为惊，过喜或过惊则伤心；肝在志为怒，过怒则伤肝；脾在志为思，过度思虑则伤脾；肺在志为悲为忧，过悲则伤肺；肾在志为恐，过恐则伤肾。其后，张景岳提出了"五志首先影响心神，后伤相应之脏"的观点。迨至清代"七情之病必由肝起"为医家魏之绣所体悟，同代医家王士雄所阐发。《中医基础理论》教材指出"七情损伤脏腑，以心、脾、肝三脏多见"。由上看出，中医学对情志致病方式的认识是不断发展、深化的，自《黄帝内经》五志伤五脏论提出两千余年的时间里，又发展提出了五志伤心、七情伤肝、七情易伤脏腑等理论。于艳红及课题组经查阅情志致病的古代医案，并结合大样本分层抽样调研，进一步提出如下认识。

**1. 多情交织共同致病首先伤肝** 情绪具有巨大复杂性，人们日常体验到的情绪往往是多种情绪的组合。因此七情内伤，往往两种以上情志交织伤人，例如，忧思、郁怒、惊喜等。而且多情交织致病，往往首先伤肝。例如，《临证指南医案·卷六·郁》指出"悒郁动肝致病。久则延及脾胃中伤，不纳不知味……情志之郁，药难霍然""因抑郁悲泣，致肝阳内动""惊惶忿怒都主肝阳上冒"。近年有关流行病学研究资料亦表明，恼怒悔恨、郁怒冤屈、忧愁思虑等两种以上情志组合伤肝，为当今临床常见情形。由于正常情况下，肝调畅情志具有调节情绪反应保持心情舒畅的作用。因此，在内伤发病情况下，情志刺激易于首先伤肝，导致肝疏泄失常。疏泄太过，产生肝气逆证，可见烦躁易怒，甚则无端发火，失眠多梦，头痛，胸胁乳房或少腹胀痛，胃脘胀痛或嗳气吞酸，注意力不集中，工作、理家能力下降等。疏泄不及，产生肝气郁证，可见情绪低落或抑郁寡欢，胸闷或胸胁不舒，腹部胀满，疲乏，食欲不振，遇事为难或退缩行为等。

**2. 多情交织共同致病易伤潜病之脏** 潜病，是指病证已经发生但无明显临床表现的病证。潜病之脏腑是指潜病所在的脏腑。七情内伤不仅多损伤肝脏，而且还易于损伤潜病之脏腑。例如，曾患胸痹、真心痛、飧泄、头痛等病证的患者，虽临床症状已经消失，但遇有情志刺激，最易首先出现原先所患病证的临床症状。如遇有情志刺激，胸痹患者易首先出现胸闷、胸痛等症状；真心痛患者则易出现心前区疼痛，甚至两臂内痛；飧泄患者易首先出现腹痛、腹泻等症状；头痛者则易先发偏头痛等症状。

**3. 特定情志单一致病易扰乱心神** 近代尤其当今研究资料表明，特定情景下，特定情志——惊恐易扰乱心神，导致心神错乱、精神失常。

**4. 情志易扰乱气机影响病情转化** 情志是脏腑功能活动的产物，以气血畅达为基础，故情志异常多先使脏腑气机紊乱。不同的情志刺激，对气机的影响也有所不同。情志影响脏腑气机的病变规律，《素问·举痛论》概括为"怒则气上，喜则气缓，悲则气消，恐则气下……惊则气乱……思则气结"。在情志刺激影响气机的诸多病证中，以肝气失调最突出。由于肝气的生理特点是主升、主动，这对于全身气机的疏通、畅达，是一个非常重要的因素。肝气的疏泄功能正常发挥，则气机调畅，气血和调，脏腑功能活动稳定有序，情志活动正常。肝气的疏泄功能失常，称为肝失疏泄。根据其所致病证的不同表现，可分为两个方面：一为肝气的疏泄功能不及，常因抑郁伤肝，肝气不舒，疏泄失职，气机不得畅达，形成气机郁结的病理变化，称为"肝气郁结"，临床表现多见闷闷不乐，悲忧欲哭等。二是肝气的疏泄功能太过，常因暴怒伤肝，或气郁日久化火，导致肝气亢逆，升发太过，称为"肝气上逆"，多表现为急躁易怒。

气机紊乱是情志刺激的基本致病特点之一，而致病之后，易于转化则是其另一特点。这是因为情志刺激可导致脏腑气机失调，而气机失调又可妨碍机体的气化过程，引起精气血津液的代谢失常，从而继发多种病证。气机郁滞日久，可化热化火；气机逆上，亢奋有余，也可化热化火，以致火热内生。精血津液的施泄、输布可因气机郁滞而不畅，产生精瘀、血瘀、痰饮等病变，而痰饮与瘀血互结，则又可致癥积、肿瘤等。总之，气机紊乱，日久不愈，或气病及血，或郁而生热，或津聚为痰，或气逆成热，变化多端，形成多种疾患。

七情变化对病情具有两方面的影响：一是有利于疾病康复。情绪积极乐观，七情反应适当，当怒则怒，当悲则悲，怒而不过，悲而不消沉，有利于病情的好转乃至痊愈。二是诱发疾病发作和加重病情。情绪消沉，悲观失望，或七情异常波动，可诱发疾病发作或使病情加重、恶化。故《医圣阶梯》曰："夫气病因当因病而药，尤当以平怒为先，胸襟洒落，怀抱宽舒，庶有其效。苟藏怒蓄怨，药亦何济？"患者必须调整和控制自己的情绪，才有利于情志病证的治疗和康复。

## 致病机制

致病机制即病机，是中医学特有的名词术语，出自《素问·至真要大论》，其曰："谨察病机，无失气宜。"是指在致病因素作用下，机体与病因进行斗争，体内所产生的阴阳脏腑气血功能的变化。疾病过程中体内的这种变化左右着疾病的发展、变化及转归，是疾病外在临床表现的内在根据。情志病机有其独有的特点。

**1. 阴阳失调** 情志刺激可致阴阳的损伤，而影响形体，产生疾病，例如，《素问·阴阳应象大论》曰："暴怒伤阴，暴喜伤阳。"《素问·生气通天论》曰："阳气者，大怒则形气绝，而血菀于上，使人薄厥。"《素问·调经论》亦曰："喜怒不节则阴气上逆，上逆则下虚，下虚则阳气走之。"很明显《黄帝内经》的这些论述指出了情志因素导致阴阳失调的两种情况。其一是致阴阳的逆乱，阴阳失其常态，形体受伤而致疾病的发生。此种情况多产生暴、急、实证。其二是伤阴损阳，造成阴阳的相对偏盛偏衰，形体受伤而致疾病的发生。此种情况多产生虚损或虚实夹杂性疾病。

**2. 气机紊乱** 情志病证的早期，情志刺激破坏了心理与生理和谐有序的状态，从而使脏腑气机紊乱，形成气滞、气逆、气陷、气闭、气脱的病理变化。其中以气滞、气逆和气闭多见。气滞多因情志抑郁，影响气的流通，形成全身或局部气的运行不畅或停滞的病理变化。气逆多因愤怒暴怒，导致气的上升太过或下降不及的病理变化。气闭多因突然的情志刺激，使气机闭阻，气不能外达，以致清窍闭塞，出现昏厥的病理变化。情志刺激影响脏腑气机的病变规律，《素问·举痛论》概括为"怒则气上，喜则气缓，悲则气消，恐则气下……惊则气乱……思则气结"。气机紊乱一般属于功能性病变或器质性病变的早期。在情志刺激影响气机的诸多病证中，以肝气失调最突出，又有肝气升发太过的肝气逆和肝气运行不畅的肝气郁两种病变。肝气失调，疏泄失司，常可累及其他脏腑，造成其他脏腑功能失调，气机紊乱。气机紊乱作为情志病证的早期机制在治疗学上更具重要意义，临床常见有抑郁恼怒使肝气失调，肝失疏泄，横逆犯脾，脾气不升，清气在下，发为腹泻。其病变尚浅，若取治于情志疏导，每可获效。

**3. 脏腑受损** 各种情志刺激均可引起情志异常，直接损伤脏腑，导致脏腑功能失常。并且初期以多情交织损伤肝藏和潜病之脏为多见。清代医家王士雄曰："肺主一身之表，肝主一身之里。五气之感皆从肺入，七情之病必由肝起。"情志病证中期、后期常由肝脏累及它脏受损。损伤不同的脏腑，则有不同的表现。例如，《灵枢·本神》曰："心怵惕思虑则伤神，神伤则恐惧自失……脾愁忧而不解则伤意，意伤则悗乱……肝悲哀动中则伤魂，魂伤则狂妄不精，不精则不正当人……肺喜乐无极则伤魄，魄伤则狂，狂者意不存人……肾盛怒而不止则伤志，志伤则喜忘其前言。”

**4. 经络受阻**　经络有沟通表里上下，联系脏腑器官与通行气血的作用。《黄帝内经》认为情志刺激也可引起经络阻滞而致病，例如，《素问·痿论》曰：“悲哀太甚，则胞络绝，胞络绝则阳气内动，发则心下崩，数溲血也。”言情志刺激损伤胞络而为病，《素问·血气形志》曰：“形数惊恐，经络不通，病生于不仁。”言情志刺激可致经络阻滞不通，而产生形体麻木不仁之症。

**5. 形质亏损**　精气血津液是构成和维持人体生命活动的精微物质，同样也是情志活动的物质基础。情志刺激，日久不已，则易引起精气血津液的虚损，例如，《素问·疏五过论》曰：“离绝苑结，忧恐喜怒，五脏空虚，血气离守。”《灵枢·本神》曰：“恐惧而不解，则伤精，精伤则骨酸痿厥，精时自下。”《灵枢·寿夭刚柔》指出“忧恐忿怒伤气”。孙思邈也说“怒甚偏伤气……气弱病相萦”。《养生论》指出“喜怒悖其正气”。情志刺激损伤精气血津液的原因有三个方面。首先，五脏精气血津液是情志活动的物质基础，七情过用或五志化火均能耗损气血、灼伤阴津。其次，七情皆易伤及脾胃，使后天生化无源，久之终致精津涸竭。再次，某些情志刺激又可直接耗伤精血，如大惊伴恐之精气流淫、暴怒伤肝血随气逆之出血等。

情志活动与形体物质是辩证的统一体，二者相互联系、相互影响，其协调统一则人体健康无病，若协调统一关系破坏则疾病萌生。这种关系在诊断学、治疗学和养生学上，特别是在中医精神病学上有较大意义。

**6. 痰凝血瘀**　津液与血本系体内精微物质，其运行、输布、排泄有赖于气的升降出入运动，因此气机失调是津液停留，水湿内生，聚痰成饮和血行障碍，瘀血停留的直接原因。而情志刺激每每首先干扰气机，使气机紊乱，故情志病证过程中，常可见痰饮内生，瘀血停留。如陈言在论及胁痛时指出“因大怒，血著不散，两胁疼痛，皆由瘀血在内”。在论及衄血时又云：“病有积怒伤肝，积忧伤肺，烦思伤脾，失志伤肾，爆喜伤心，皆能动血，蓄聚不已，停留胸间，随气上溢……发为鼻衄。”痰凝血瘀的形成又影响气血精津的化生，使病证虚实夹杂，缠绵难愈。

**7. 化火伤阴**　七情交攻，气之妄动可郁而化火。“捍卫冲和不息之谓气，扰乱妄动变常之谓火……及其七情之交攻，五志之间发，乖决失常……五志厥阳之火起焉”。可见五志化火伤阴是由气机紊乱所致。情志刺激可造成脏腑气血失常和生理功能失衡，引起气机郁结或亢逆，化热化火，因之火热内生，进一步发展可耗伤阴液。如情志抑郁常导致肝郁气滞，气郁化火，发为肝火；而大怒伤肝，肝气亢逆化火，也可发为肝火。

情志病变可表现为不同的病机。阴阳失调、气机紊乱、脏腑受损、经络受阻、形质亏损、痰凝血瘀、化火伤阴等病机变化虽各自独立，但却常表现出由实至虚、因虚致实、进而虚实夹杂的演变过程。

# 40  情志伤脏规律的流行病学调查

情志伤人首先影响脏腑功能。自《黄帝内经》以降，"五志伤五脏"伤脏模式一直延续，但这种情志伤脏模式尚未经现代临床流行病学调查验证。乔明琦教授根据大量古籍文献整理和前期大样本流行病学调查提出"多情交织共同致病，首先伤肝"的科学假说。鉴于以上不同认识，学者齐玉玺等通过临床流行病学现况调查，对情志致病伤脏规律展开了研究。

## 材料与方法

**1. 情志病诊断标准**  情志因素在疾病的发生发展中起着主导作用；临床症状的产生或加剧与所受的情志刺激具有时间上或强度上的相关性；通过情志疏导或相关心理治疗后有显著疗效。

**2. 研究对象**  研究对象为 2007 年 11 月至 2008 年 5 月在山东省中医院、山东省齐鲁医院、济南市中心医院消化内科、心内科、内分泌科、神经内科、妇科门诊就诊的情志病患者 553 例。

**3. 病例采集标准**  病例纳入标准：患者诉发病与情志刺激有关；年龄≥18 岁且≤65 岁；意识清楚，具有独立自主的判断能力；能理解本研究的目的并自愿配合者。病例排除标准：患者诉发病与情志刺激无关；年龄≤18 岁，≥65 岁者；丧失或不具备自主判断能力的患者；不能理解本研究的目的或不愿配合者。

## 研究方法

**1. 问卷调查**  应用自制调查表在上述三家医院的各门诊进行流行病学现况调查。采集患者主要症状及发病相关因素；填写负性情绪调查表及一般情况调查表；参考中医专家诊断，确定损伤脏腑。所有受试者在填写量表之前均签署知情同意书。

**2. 质量控制**  研究人员固定；调研前及过程中对研究者进行多次培训；对回收量表进行严格质量控制；由专人负责抽查核对量表。

回收量表数据录入 Excel 表，应用 SPSS 13.0 软件统计分析。采用频数分析研究情绪与情志病证、损伤脏腑的关系。

## 研究结果

**1. 情志病证患者一般情况**  研究发现 553 例情志病证患者中女性多于男性，男女比例达到 1：2.86。接受高等教育及以上（大专、大学，研究生）者占总人数的 37.6%。职业分布中以工人、农民、离退休人员较多，以 20～50 岁为患病多发期。

**2. 情志病证患者出现主要症状结果显示**  出现最多的临床症状前 10 位的分别是易怒（29.25%）、心烦（18.08%）、失眠（13.92%）、烦躁（13.02%）、心悸（11.13%）、胃脘痛（1113%）、嗳气（10.85%）、腹痛（10.13%）、胸闷（10.13%）、纳差（9.76%），提示情志病证多有精神症状，脾胃气机不畅症状及肝经循行症状等。

**3. 不同证候在情志病证中的分布**  结果显示，情志疾病肝系证候最多。依次为肝郁脾虚（26.04%）、肝气郁（25.86%）、肝气逆（23.87%），肝肾阴虚（7.59%）、肝火上炎（4.34%），提示情志病证与肝脏关系密切。

**4. 不同脏腑定位在情志病证中的分布**　结果显示，情志病证伤及脏腑位于前 10 位的分别为肝（94%）、脾（31.6%）、胃（27.3%）、心（15%）、胆（10.1%）、肾（8.7%）、女子胞（6.5%）、大肠（3.3%）、肺（2.5%）、脑（1.4%）。提示情志病证损伤脏腑以五脏为主，五脏中又以肝为最多，脾、心、肾次之，肺的关系最少。情志病证与六腑中胃、胆，尤其是胃的关系密切。

## 讨　　论

**1. 情志病证患者一般情况讨论**

（1）情志病证患者中，以女性为重：中医认为两性的差异是由脏腑、气血和天癸，以及奇经参与的结果。有关流行病学调查发现女性在情绪障碍（抑郁症、焦虑症）的发病率高于男性。王米渠在对《名医类案》196 例情志致病病例调查中发现，男女分别为 95 例和 101 例，但分别占该书男女总案例数的5.5% 和 15.2%。女子以血为用，以肝为本，又要历经月经、妊娠、生产、哺乳等生理过程，都与情绪直接相关。研究共调研患者 553 例，其中女性 410 例，男性 143 例。男女比例达到 1∶2.86，与前期相关调研结果一致，提示在情志病证的分布中存在性别差异，女性更应该受到关注。

（2）教育文化程度较高者更易出现情志病证：在文化程度分布中，高中文化程度者（23.9%）所占比重最大，接受高等教育及以上者占总人数的 37.6%。研究发现情志病证的发生率有随文化程度增高而逐步增高的趋势。可能与文化程度较高者从事职业也多为脑力劳动，且兼认知程度较高，易接受情志刺激而产生情绪改变。谢瑞娟等对慢性肾衰尿毒症患者进行相关调查中也发现文化程度高者，抑郁发生率明显高于文化程度低者。张怀惠等的研究结果却与此相悖，她发现教育程度不是影响患者情绪变化的重要因素。可能与不同疾病的易感人群和住院病例与门诊病例的收集特点不同有关。

（3）长期从事脑力劳动者，更易罹患情志病证：有关研究称，职业在情志致病中具有重要作用，长期从事脑力劳动者因经常处于情绪紧张的应激状态，故更易罹患情志病证。因职业与文化程度，经济收入，接触生活事件密切相关，从而影响其情志状态。本研究中职业分布以工人、农民、离退休人员较多。而本该处于高患病群体的干部、经商者反不及位，可能与本次调研收集的为门诊病历，考虑与其难以工作日外出就诊有关。同理可以解释教师较低的构成比（5.6%）。

（4）年龄段与情志病证发生率的关系：王叶丽等研究发现慢性心功能不全、高血压和冠心病患者存在明显心理障碍，年龄、性别、职业均是影响焦虑的因素。王伯军等在对 1523 例胃肠疾病患者进行相关调查中发现性别、年龄、职业和受教育程度与本调查结果基本相符。提示性别、职业和受教育程度与情志病证的发生有密切关系，对情志病证高发群体应给予更多关注。本调查结果显示，以 20~50 岁为情志病证多发期，该段患者占总人数的 90.7%。可能与该段人群处于社会中坚，承受较大学习任务、社会责任、生活压力及健康危机有关。

**2. 关于情志病证伤脏规律的讨论**　中医理论认为情志活动以五脏精气作为物质基础，因此情志活动是脏腑功能活动的表现形式之一，与脏腑其他生理功能一样，其本质也是气机的运动。只有气机调畅，才能维持全身脏腑功能的健旺，也才能保持良好的心境，维持正常的情志活动。《灵枢·寿夭刚柔》曰："忧恐愤怒伤气。气伤脏，乃病脏。"表明病理情况下，情志过激先伤气，气机逆乱影响脏腑功能从而发病。气机紊乱是情志病证的基本的病机特点，而气机紊乱的病机特点又有气机失和实多虚少，脏腑失常经络不利，气病在先累及津血三个方面。

而调畅全身气机又责之于肝，肝是七情调畅的保障，是人体各项功能的枢纽。肝疏泄功能正常，气机调达，五脏调和，相应地各脏腑器官的功能活动就正常。如果肝失疏泄，疏泄太过或不及则会导致机体气机逆乱，脏腑功能失调从而引起情志病证的发生。反之，情志病证也多伤及肝脏。张皞珺等称，情志病生于心，情志病责在肝。情志疏导重在调心，药物治疗重在调肝。岳广欣等称，肝非产气生血之脏，情志活动中常首先受难，并诱发其他病变，因此可称其为情志之弱脏。乔明琦等通过对《清代名医医案》的情志致病医案整理发现与情志有关病证 160 例，而情志伤肝或因怒或郁者占 80%。王米渠通过统计前人医案 8000 例，发现七情中怒占 50.3%。《素问·本病论》曰："人或恚怒，气逆上而不下，及伤肝也。"说明怒与肝关系密切，故情志所伤唯肝为甚。

本次流行病学调查发现情志损伤脏腑定位中直接伤及肝脏者有 520 例，占总病例数的 94%（520/553），提示情志病证与肝脏关系密切。情志病证患者主要中医证候有肝郁脾虚、肝气郁、肝气逆、肝肾阴虚、肝火上炎等，其中与肝系密切相关的证型占情志病例总数 91.5%（506/553）。刘汶等在调查功能性消化不良（FD）患者性情时发现肝郁气滞证和肝郁脾虚证多与情绪不佳有关，功能性消化不良可能主要与肝失疏泄有关。乔明琦等在对 1026 例工人、干部、教师和农民进行现况调查中发现肝气逆、肝气郁两证是肝疏泄失常所致的两个始发证候，情志内伤所致病例占两证总人数的 55.4%，情志内伤是两证的主要致病因素，多种情志交织共同致病，直接伤肝是情志致病的主要方式。

情志内伤一般直接伤及五脏，本研究显示，其中又以肝为主，脾、心次之。因为肝、心、脾在人体生理心理活动中起重要作用，心主血藏神，《灵枢·邪气脏腑病形》指出"愁忧恐惧则伤心"；肝藏血主疏泄，《灵枢·邪气脏腑病形》指出"若有所大怒，气上而不下，积于胁下，则伤肝"；脾胃为气血生化之源，主运化，主思，为气机升降之枢纽，《望诊遵经》指出"思则气结于脾"。故情志内伤多伤及心肝脾。若大怒伤肝，肝火上炎，见易怒、心烦、烦躁等症；思虑劳神，损伤心脾，见失眠、心悸等症；肝火横逆犯胃可见嗳气、纳差、胃痛等症。情志病证还可伤及六腑，尤与胃、胆关系密切。因脾胃、肝胆或为表里，五脏受伤多影响相应六腑功能。吴丽丽等通过 1040 例情志病证医案分析表明，情志病证的病位主要集中在五脏中的心、肝、脾和六腑中的胃和胆，与本研究结果一致。严灿通过多年的大样本的人群调查研究，发现脾胃、肝胆、心脑在情志致病中作用最为密切，结合动物实验研究成果提出并证实肝在情志致病中起关键性作用。

需要指出的是人体是一个复杂的有机整体，而人类的情绪也具有相当的复杂性，平时人们体验到的也大多为复合情绪。而情志伤脏时，亦可出现一志伤多脏，多志伤一脏的情况。一般以肝、脾多见，肝病尤甚。而齐玉玺的前期研究发现，多情交织，首先伤肝是情志致病的主要方式。齐玉玺本次对脏腑定位的调查研究再次证明了这一结果：肝为情志所伤的最主要的脏腑。

# 41　情志与疾病的相关性研究

　　中医学从几千年前就注重从社会、自然，特别是情志心理等多种因素全面考虑疾病，指导医事活动，为人类的心身健康做出了贡献。中医理论认为，人的情志生于五脏，正常状态下的情志变化不会引起机体的病理改变，导致疾病的发生；而一旦出现突然、强烈或长期的情志刺激，超过机体的生理承受和调节能力，则易累及脏腑，从而使气血津液运化失常，阴阳失调，产生各种疾病。例如，《医学正传》指出"喜、怒、忧、思、悲、恐、惊，谓之七情，七情通于五脏……七情太过，则伤五脏"。情志的异常可以致病，同理通过调整情志使之趋于平和也有利于疾病的治疗。近年来，国内研究人员开展了一系列情志与多种疾病发生、发展的相关性研究，取得了一些成果，学者郝一鸣等对此有关研究内容做了梳理归纳。

## 情志与心系疾病的相关性研究

　　在中医学藏象理论中，情志活动不仅归属于五脏，而且主要归属于心主神明的生理功能。常艳鹏等应用量表学方法，并运用德尔菲法制定冠心病（稳定性心绞痛）证候要素、证候特征及证候病机演变规律临床专家调查问卷，进行临床一线专家大样本问卷调查，以明确情志证候要素在冠心病发病中的作用，发现情志在冠心病各证型中均有出现且比例达到92%以上，情志频数在各期的分布结果达到95%以上，认为情志的证候要素在各个阶段均持续存在，说明"情志"贯穿冠心病病变的始终。陈雪华等通过临床病例探讨中医情志护理在高血压病患者中的降压效果，发现中医情志干预可减轻高血压病患者的焦虑、抑郁情绪，有利于高血压的治疗。因而在降压药物治疗的同时，也要重视情志和社会环境因素对血压的影响，运用情志学理论开展高血压的情志护理干预工作，以提高高血压的治疗率和控制率，减少并发症，改善患者生活质量。宋贤煜观察代谢性高血压患者82例，发现中医情志护理能有效改善代谢性高血压患者的血压，降低其焦虑程度，同时可以显著提高患者对门诊护理工作的满意度。

　　同时，心主神明的生理功能与心主血脉的生理功能密切相关。薛一涛等选择悲志等情志为观察点，通过电影诱导方式观察情志刺激对人的神经内分泌及血管内皮功能的影响，发现情志能够影响健康人心血管神经内分泌系统及血管内皮功能，认为情志因素可以通过神经内分泌系统和血管内皮功能的改变，影响心血管疾病的发生发展，为减少与控制心血管疾病发病因素提供新的客观依据。

## 情志与肺系疾病的相关性研究

　　肺主气，情志不畅易使气不断地消耗而伤肺。叶进等通过儿童行为量表调查110例哮喘患儿的心理行为，发现哮喘儿童往往任性、以自我为中心、情绪不稳定、有退缩倾向等，提示情志是哮喘病发生发展过程中不可忽视的重要因素。在治疗过程中辅以疏肝理气中药及心理疏导，则能提高疗效。吴巧媚等通过中医情志护理配合穴位按摩60例慢性阻塞性肺病急性加重期呼衰无创通气患者，比较汉密尔顿焦虑量表评分及无创通气总天数，认为中医情志护理配合穴位按摩，能缓解焦虑感，提高对无创通气的耐受性，增加人机协调，能改善慢性阻塞性肺病急性加重期呼衰无创通气效果，缩短无创通气时间，为慢性阻塞性肺病急性加重期呼衰无创通气患者提供一套有中医特色的情志护理方案。刘晓琴选择呼吸肿瘤科33例晚期肺癌患者，通过饮食及情志调节观察生活质量情况，发现调节饮食及情志能明显改善晚期肺癌的生活质量。

## 情志与脾系疾病的相关性研究

"思出于心，而脾应之"。当思虑过度、所思不遂时，由于气结于中，影响脾的升清，脾胃的运化功能会受到损伤。陈正等根据问卷设计的原理，结合文献研究和专家咨询等方法，制定情志与脾胃病关系调查表，收集 510 例脾胃病患者资料，研究脾胃病与量表各因子项之间的相关性，各证型的脾胃病患者心理障碍的分布权重基本一致，认为情志与脾胃病有密切关系，治疗当以心理治疗和药物治疗并重。孙英霞等通过流行病学现况调查分析胃脘痛相关的情志病因及相关因素，发现女性、中老年人、脑力劳动者以及受教育程度高者更容易因情志因素而引发胃脘痛；家庭关系失和、人际关系不和是胃脘痛发病主要始发因素；与胃脘痛发病有关的单一情志以怒、思、忧等负性情志为主，因子分析显示，多种情志交织组合规律为思虑与恐惧交织、忧郁与悲伤交织，愤怒与郁怒相斥，认为情志致病呈现一定的规律性。同样通过动物实验，谢斌等以乙酸烧灼法建立大鼠胃溃疡模型，发现情志刺激对胃溃疡的愈合有明显影响。

肝为脾之主，反复、持久的情志异常会影响肝的疏泄功能，从而损伤脾的升清功能，在下则为飧泄。卜景华等对近来国内 22 篇关于情志与腹泻型肠易激综合征关系相关文献的病例对照研究进行 Meta 分析，发现情志与腹泻关系相关明显，疏肝理脾药物或结合心理疗法治疗腹泻型肠易激综合征明显有效，从情志角度切入治疗腹泻有效地提高了治愈率，并可降低疾病的复发率。认为情志是腹泻发生的重要因素之一，在临床治疗中重视情志对疾病的影响，可有效提高疗效。

## 情志与肝系疾病的相关性研究

《素问·举痛论》指出"百病生于气也"，即指情志所伤而影响气机的条畅。肝的疏泄功能则具有调畅情志的作用。刘素蓉等对 73 例肝病患者进行中医证型分型、气质分类（五态人）及血液流变学检测，发现中医五态人中，太阴人与太阳人易患肝病（属肝病高发气质），认为情志的亢奋和抑郁（过激）是肝病发病的重要病因之一。岑彩玲等对 6 例晚期肝癌患者实施中医情志护理，包括情志相胜、以情治情、移情疗法、暗示疗法，发现经过情志护理，患者睡眠质量好转，食欲增加，焦虑情绪有所缓解，认为中医情志护理对晚期肝癌患者生活质量的提高有一定价值。

## 情志与肾系疾病的相关性研究

肾主纳气，情志受到刺激也会对肾气的运行产生不良的影响。朱丽芹等观察 60 例原发性肾病综合征患者，发现情志状态对原发性肾病综合征患者的糖代谢存在影响，其原因可能与情志不稳定引起的血压升高，血脂、尿酸代谢紊乱相关，临床工作中情志调治及整体施护极为重要。林志咸等收集 77 例慢性前列腺炎/慢性骨盆疼痛综合征患者，采用单因素及多因素的 Cox 回归模型分析情志因素对电针治疗效应影响，发现抑郁症状是影响慢性前列腺炎/慢性骨盆疼痛综合征患者电针治疗效应的危险因素，应重视患者情志因素，必要时以采取更有针对性干预治疗。

情志刺激同样会影响到肾藏精的功能。刘然等通过对雄性大鼠慢性束缚刺激的方法建立肝郁精瘀动物模型，探讨肝气郁结与精液瘀阻之间的相关性及内在机制。发现肝气郁结可通过对 ACP、$E_2$、α-Glu 的变化而影响生殖之精的正常排泄，致精液瘀阻。提示情志刺激-肝气郁结-精液瘀阻三者之间具有相关性。

## 情志与其他慢性疾病的相关性研究

部分学者观察情志变化对失眠、复发性口腔溃疡、系统性红斑狼疮、肿瘤等慢性疾病的影响，亦有发现。李倩等对 63 例失眠患者采用匹茨堡睡眠质量指数量表、抑郁自评量表问卷调查并进行统计分析，发现失眠症状与抑郁症状呈正相关性。严毅通过面对面访谈调查 60 例复发性口腔溃疡患者，发现复发性口腔溃疡患者更易有愤怒、紧张、焦虑或惊恐的精神异常表现，熬夜和生活无规律的频率较高，生活、工作或学习压力较大，认为情志因素与复发性口腔溃疡发病有一定关联，复发性口腔溃疡患者应注重调畅情志和生活规律。杨薇等通过对 60 例符合郁证诊断标准的系统性红斑狼疮患者进行音乐疗法结合中医辨证，在干预前后比较汉密尔顿抑郁量表和汉密尔顿焦虑量表评分，发现干预后音乐疗法结合中医辨证患者忧郁情绪、入睡困难、睡眠困难、早醒、工作和兴趣、躯体性焦虑、全身症状、胃肠道症状、疑病等抑郁评分以及焦虑心境、害怕、失眠、胃肠道症状等焦虑评分均较低；并于干预后对患者进行访谈，发现音乐疗法结合中医辨证患者非常愿意接受中医音乐疗法，表示音乐带给他们享受、增加舒适感、改变情绪并振奋精神。提示中医音乐疗法可以改善系统性红斑狼疮郁证患者的不良心理状态，使患者身心放松、情志舒畅、利于康复。胡晓平等观察 70 例妇科恶性肿瘤化疗患者，采用欧洲癌症研究与情志辨证施护组研制的生活质量测定量表对患者进行生活质量测量和评价，采用 Rotterdam 症状检测量表对患者的相关症状进行评价，发现情志辨证施护组患者治疗后生活质量较高，Rotterdam 症状积分较底，认为妇科恶性肿瘤患者化疗前后存在不良心理状态，情志辨证施护能提高妇科恶性肿瘤术后患者的生存质量，减轻肿瘤临床症状。

## 情志与手术后康复的相关性研究

情志调护对于手术后的康复治疗具有较好的帮助。一些研究者发现骨折术后患者在康复阶段运用情志调护与未实施情志调护有显著差异，而且患者的各项心理学指标明显提高，表明心理和社会功能康复。王玉华等通过术前访视观察 103 例硬膜外麻醉手术患者的情志变化，认为术前访视能有效缓解术前焦虑，提高疼痛阈值，减少血压及心率波动，有利于患者术后康复。程顺英等观察 314 例肝胆术后患者，发现常规护理同时实施情志调护的患者 1 周后临床表现改善情况明显优于常规护理组，认为通过对肝胆手术患者实施情志调护，能有效改善肝胆术后临床表现，促进康复。张琼等认为肛肠疾病手术护理采用中医情志护理可取得更好的效果。

近年的国内研究发现情志因素在机体各个系统的疾病发生、发展过程中均起着不可或缺的重要作用，具有一定的相关性，为中医情志致病理论提供了较好的客观依据，对于疾病的情志治疗及调护具有临床指导意义。

# 42　情志病病机演变规律

　　"情志"一词首见于明代张景岳的《类经》，是后世医家对七情五志的合并简称。情志病是临床常见疾病，是指在疾病的发生、发展和转归过程中以情绪为主导因素的一类疾病。中医"情志病"包括现代医学的心身疾病、神经官能症以及精神类疾病等。现代社会情志病的发病率逐年增高，由此引发的各种社会问题得到了极大重视，然而历代各医家对情志病的记载散落在不同书籍中，目前仍未有规范、统一的认识。学者高维等认为，对其发生发展演变规律的进一步认识将对情志病的防治大有裨益。

## 对"火"的认识

　　**1. 肝气郁结易化火，从而产生变证**　　在中医概念中，"五志""七情"是人对外界的感受、观点和态度，还包括随之产生的心身生理变化，正常情况下是人体的自我保护机制，一旦变化过极，就会成为重要的致病因素。"木郁"一词早在《素问·六元正纪大论》中就被提出，进入金元时期，在《珍珠囊·去脏腑之火》中张元素创造性地提出"肝火"的概念。寒凉派刘完素则更为强调"五志过极，皆为热甚"的观点，治疗上以清心泻火为主；"肝司疏泄"，与情志密切相关，为肝的重要生理功能，这一观点在《格致余论·阳有余阴不足论》被朱丹溪首次概括，他认为"气有余便是火"，而情欲便为动"火"之因，以滋阴降火为其主要的学术思想。经过历代医家不断地补充完善，终于形成了"肝郁化火"的理法方药原创体系，至今仍有效地指导临床实践工作。

　　高维认为情志病的发生过程：①情志过极，首先影响人体气机，肝主疏泄，最易受其影响，导致气机郁滞，表现为胸闷，善太息，情志抑郁易怒，胸胁胀痛，咽部异物感，脉弦等症状。②气郁日久可以化火，进而肝火上炎，具体表现为烦躁易怒、头目眩晕、耳鸣目赤、胸胁胀满，或伴灼痛、口苦口干、舌边尖红，苔色黄等临床症状。③内生火邪进一步影响人体其他脏腑，变生他证，可乘克脾土，运化降纳失常；可伤及阴液，进而耗伤精血之根本；亦可刑肺，宣降失司；可上扰心神，精神不守；可下扰精室，封藏失司；可化风生痰，损伤机体。

　　**2. "火"为慢性微炎症状态，是心身疾病的拐点**　　肝郁化火的病机囊括了肝气郁结和肝火炽盛，二者也非同步关系，肝气郁结是起病之初表现，若迟迟不愈，则郁而化火，发展为肝郁化火证，可见"火邪"是临床产生各种变证的病理基础，或是情志致病过程中病情加重恶化的一个重要拐点。

　　现代研究已经证明情志病的产生与"神经-内分泌-免疫"这一复杂网络的调控失衡相关，往往是一种非线性的关系，相互交织、互相影响，给研究者带来了极大的困扰。但从宏观整体的角度看情志病的发生、发展，并非毫无规律可循，在某些关键环节、机制上也有其独特之处。应激作用于人体，"神经-内分泌系统"快速应答，若时间短、程度轻，未超过人体的承受范围，一般情况下也可以通过自身调整恢复到初始稳态，若持久不消或程度较重，则可出现导致神经递质失衡，内分泌系统功能紊乱，进一步将导致免疫系统失控，很多相关炎性信号通路异常启动，从而使机体处于一种长期慢性的微炎症病理状态，成为代谢综合征、动脉粥样硬化、血液黏稠凝聚、心脑血管疾病、肿瘤等的罪魁祸首。所以高维认为，应激导致心身疾病重要的病理环节就是炎性信号通路的异常启动，导致机体内慢性持续的微炎症状态，并大胆猜想这就是"火"的微观生物学实质，通过一系列实验得到了部分证实。

## 对肝和脾的认识

**1. 肝脾相连，极易传变**　情志病的病位与肝、脾关系密切，肝与脾生理上紧密联系，病理上也极易相互传变。肝主疏泄，调畅周身之气机，辅助脾胃之气升降，同时促进胆汁排泄于肠道，帮助脾胃的消化吸收；脾为后天之本，脾气健运，气血生化有源，则水谷精微充盈，濡养肝脏。而肝木最易克伐脾土，若肝失疏泄，则脾胃升降失司，水谷运化难行，水湿内生，困脾降胃，日久便出现精神抑郁沉闷、胸闷不适、善太息、纳差食少、腹胀便溏等肝脾不调的症状。而脾虚则肝木易乘，脾失健运，肝失濡养，疏泄不畅，也可以导致"土壅木郁"之候。

**2. 脾胃为抑郁症的关键环节，线粒体或为靶点**　抑郁症为情志病中的代表，而肝郁脾虚是抑郁症最常见的病机证型，治疗抑郁症时要十分重视肝、脾的地位，尤其关注中焦脾土，认为其往往是抑郁症发生、发展中的关键环节。抑郁症早期或阈下抑郁多以精神症状为主，表现为情绪低沉、少言懒动等，总结病机多属于肝气郁结。而临床期则出现多系统躯体症状，同时伴见体倦乏力、纳差食少便溏、睡眠紊乱、体质量下降等，总结病机多属于肝郁脾虚，此时表现出的极度疲劳和多系统疾病，高度吻合线粒体损伤的特点。为了进一步展开研究，用慢性不可预知性温和应激（CUMS）法制造抑郁大鼠模型，发现应激早期，即 2 周左右，皮质酮、炎性因子最先出现异常，而线粒体未出现异常，提示炎症网络的失衡可能是重要的拐点。继而出现明显失衡的是皮质酮-炎性因子-线粒体网络，造模 6 周之后，抑郁症肝郁脾虚模型大鼠成功制备，并且证实抑郁大鼠的多个部位组织器官在电镜下观察均存在明显的线粒体损伤。

《金匮要略》中提到"见肝之病，知肝传脾"，故笔者认为抑郁早期与 HPA 异常和炎症反应密切相关，多为"肝气郁结"之象，而应激中后期会逐渐出现线粒体损伤，为肝木乘土而致肝郁脾虚的表现。抑郁症发病的关键环节便是脾虚的产生，而线粒体能量代谢异常正是关键因素，炎症和线粒体损伤在一定程度上揭示了抑郁症的精神症状与诸多伴发躯体症状的科学内涵。

## 情志病久入络

**1. 气、血、神、络脉之间的关系**　络病之"络"源于《黄帝内经》，治法始于《伤寒杂病论》，理论完善于清代，近现代与西方医学融合，借由先进的科学技术得到了极大的发展。气、血、神、络脉之间的关系十分微妙，情志病与络病有着紧密的联系：①络脉分气、血，气络与血络相伴而行，为气血运行的载体，正常状态下，络脉充盈，气血出入自由。②气血本为人体精微物质，可化为有形之体，是络脉的物质基础，同时濡养脉络。③《灵枢·营卫生会》曰："血者，神气也。"《素问·六节藏象论》曰："气和而生，津液相成，神乃自生。"故气血也是"神志"的核心物质基础。④《灵枢·本神》曰："脉舍神。"《素问·八正神明论》曰："血气者，人之神。"故络脉是"神"运行传送的重要通道，将人体之神机含于气血之中运行传递至全身各处。⑤神为人体之主宰，主管所有生命活动，当然也包括气、血、络脉的生化运行，而神有广义与狭义之分，狭义的"神"指的是人的思维、情绪、认知等精神活动。⑥瘀滞不通是络病的主要病机，七情五志过极皆可导致络脉瘀滞，而《灵枢·平人绝谷》曰："血脉和利，精神乃居。"络脉瘀滞也可导致神志异常。

**2. 从气入血，久病入络，痰瘀并见，百病皆生**　《素问·举痛论》提出"百病生于气"。为后世医家所尊崇，而情志病与气的关系更为紧密，笔者认为情志病也遵循"从气入血，久病入络，痰瘀并见，百病皆生"的规律。情志过极，肝郁气滞，气郁化火，炼液为痰，气滞日久也可致血瘀津停，同时肝木乘克脾土，脾虚湿盛，气血生化乏源，气虚推动无力，血行失和，脉络不畅失养，由气病而致痰瘀阻滞，虚实夹杂，最终成为络病发病的主要致病因素。所以与单纯的血瘀证不同，除了血液运行和血液质的异常，络脉的病变反映更多的是自身功能的异常，以现代病理学解释，包括血管舒缩功能异常、血管内皮细胞损伤、血管基底膜受损、微循环障碍等络脉的瘀虚之象，导致缠络、结络等病络。从功能到结构的改变，才造成了相应脏腑、组织、器官的进一步损伤，从而引发多种疾病、病证。

**3. 络病与情志病互为因果**　　络病则神机失用，神机失常则络病由生，且互为因果。已有研究表明，抑郁状态会抑制一氧化氮（NO）的生成，进而导致血管内皮细胞功能异常，临床上冠状动脉粥样硬化性心脏病患者容易出现焦虑、抑郁等负性情绪，与其预后不良相关，同时焦虑抑郁状态也可以加重冠状动脉粥样硬化性心脏病患者内皮功能损伤。而临床研究证明，基于络病学说的通心络胶囊也可以改善冠状动脉粥样硬化性心脏病、尿毒症、脑梗死、神经症等多个系统相关疾病伴随的抑郁状态。

情绪因素致病，辨证早期多属肝郁化火、上扰心神，中期则属肝郁脾虚、心失所养，后期则久病入络，痰瘀并见，百病皆生。而情绪不仅是很多疾病的诱因和并发症，也是疾病产生和转归的重要因素，所以情绪的全程化管理十分重要。

情绪管理是人对自我情绪识别、监控和驱动的能力，以及对周围环境的认知与适度反应也是其重要的能力。在临床诊疗中，医生往往单纯着眼于原发病的治疗，而往往容易忽视患者的不良情绪对疾病的影响，这常常造成躯体化障碍与原发病共存，患者依从性差等，增加了治疗难度，也影响了治疗效果。通过药物、心理、针灸等治疗手段，加强患者的情绪管理，不仅能提高患者的主观能动性，增加对医生的信任感，积极配合医生的治疗，营造良好的医患关系，从本质上来讲也是治疗原发病的手段，符合现代生物-心理-社会医学模式和中医学"形神合一"的整体观理念。

# 43　论"情志伏邪"致病的疾病过程和诊疗

随着时代变迁，疾病谱漂移，情志致病渐趋增加已经成为不争的事实。其临床或有外感疾病的表现，或有内伤杂病的表现，涉及临床各个系统的疾病，已很难用既有的理论、经验来解释、归纳和有效治疗。目前，迫切需要一种全新的、行之有效的理论与辨治体系来解决具有"变色龙"特点的情志类疾病。疾病是从病因回溯到病机辨证，再到病机衍化的动态变化过程，简称"疾病过程"，在这个过程中，各个主要责任环节起推动和维持作用，也是治疗和防护的靶点。疾病过程中责任环节即包括体质、个性、病因、病机及其之间的联系。鉴于此，齐向华教授从伏邪学说的角度，提出"情志伏邪"的概念，并主张用"疾病过程"理论来研究情志疾病的发生、发展、预后与辨证诊疗，应用于临床实践，并不断从临床实践中总结、发展、完善，形成"情志伏邪"致病下的"中医心理紊乱状态"理论与辨治体系。

## 情志伏邪的内涵

伏邪理论，是中医学理论的重要组成部分，属于病因学范畴。肇始于《黄帝内经》，其提出"藏于精者，春不病温"与"冬伤于寒，春必温病"的论述；张仲景先师，首创"伏气"之名，经后世诸位医家继承发展，至明清时代，刘吉人《伏邪新书》将所伏之"邪"由"伏寒"扩大为"六淫伏邪"。王燕昌《王氏医存》曰："伏匿诸病，六淫、诸郁、饮食、瘀血、结痰、积气、蓄水、诸虫皆有之。"从而进一步拓展了伏邪概念的内涵，伏邪理论逐渐趋于完善成熟。《中医大辞典》将伏邪描述为藏伏于体内而不立即发病的病邪。伏邪有广义和狭义之分。广义伏邪即指一切伏而不即发的邪气，包括瘀血、痰浊、水饮、内毒、外感六淫、七情内伤、饮食失宜以及先天遗传等藏匿于体内的邪气；狭义伏邪指温热伏邪。齐教授认为"情志伏邪"，是内伤七情，不立即发病，藏伏于体内，维持足够长时间，程度逐渐加重，超过机体耐受程度，遇诱发因素而发病，临床表现多样化，以躯体性症状和情志异常为主要表现的一类致病邪气。"情志伏邪"致病主要有以下特点：①有明确的情志内伤史，或为显性，但多数为隐性。②从情志所伤到遇因触发中间有一段明显的"邪伏"过程。③发病表现与个体秉性及情结密切相关。④具有缠绵反复的病程与复发倾向。⑤每次复发病机相似，症状复杂多变。

## 情志伏邪的分类

"情志伏邪"分属杂病伏邪，具有不同的分类。

**1. 根据来源不同进行分类**　"情志伏邪"根据来源的不同，有胎体伏邪和后天伏邪之不同。现今在新生儿和婴幼儿疾病中发病率日趋增加的情志病证，关键病因即是胎体伏邪，传及子代（先天伏邪），遇有外因则立时发作。已有临床资料证实，母亲抑郁或遭受应激感邪对子代的行为学有负性影响，并且与子代多发的情志病证有关。后天伏邪即为自身伤于情志，不即时发病，遇有诱因发作。

**2. 根据"情志伏邪"性质分类**　"情志伏邪"蛰伏于体内，程度逐渐蓄积，"神"（心理）紊乱的状态逐渐形成，开始形成对"形"层面的损害，未表现出症状或体征，或者是中医学所讲的"无证可辨"的状态，但是已经形成了相对稳定的潜性病机。当机体遭受六淫、七情、饮食劳倦等致病邪气时，潜性病机被触发，发为相应疾病；疾病一旦发生，其临床的发展、变化及预后转归，均受潜性病机的主导；整个病变过程的核心在于神紊乱主导下的躯体化疾病。齐教授将这种"情志伏邪"作用下，出现"神"

的紊乱、"形"的损伤的状态称之为"心理紊乱状态"，其主要病因和潜在病因是"情志伏邪"，具有相对独立的病机理论及诊疗特点。

"情志伏邪"根据个体心理内容、对机体造成的潜在损伤的不同，主要分为五种：思虑过度、郁闷不舒、烦躁焦虑、惊悸不安、精神萎靡。当五种情志伏邪导致心理紊乱状态时，称为思虑过度状态、郁闷不舒状态、烦躁焦虑状态、惊悸不安状态、精神萎靡状态；五种心理紊乱状态可以合并存在，可以互相转化；每种状态都具有独立的导致疾病发生、发展、变化的过程。

（1）烦躁焦虑状态：指患者心境不良，觉得事事不顺心如意，想发脾气，甚至出现焦躁不安，坐卧不宁。临床表现为心理情绪烦乱，坐卧不宁，或卧位反复颠倒，肢体躁扰，虽然体温不高，但往往感觉身体发热，口腔干燥而渴，舌尖红点薄白，脉象躁数。常见于神经症情绪不良者。

（2）惊悸不安状态：是对种种事物过分害怕而出现的神乱貌，是自觉症状。临床表现为心中惊悸，忐忑不安，精神慌乱，喜悲伤，心虚怕见生人，不能独处，卧起不安，舌体收束有细微震颤，脉象悸动。常见于神经症焦虑状态者。

（3）郁闷不舒状态：指患者心理宣泄不够，情绪郁闷，幽忧寡欢，及胁腹胀满等证。临床表现为情绪低落，郁闷，不善言语，太息嗳气，肩背紧痛，腹部胀满，按之心下及胁部有抵触感；患者多性格内向，或有情志内伤，不得心理情绪宣泄的历史；舌边尖黯红透紫，舌苔分部于偏侧；脉象郁滞不畅。常见于述情障碍、心理宣泄不足者。

（4）思虑过度状态：指过度地苦思冥想，凝神敛至的过程。临床表现为终日不间断地苦思冥想，不能自己控制，对周围事情不感兴趣，闷闷不乐，健忘，神呆行迟，纳呆腹胀，舌边白涎线；脉象结滞。常见于工作倦怠、脑功能障碍，及思想偏执者。

（5）精神萎靡状态：是指患者的整个精神状态疲惫，表情淡漠，少言寡笑，对外界事物漠不关心，反应迟钝，目视茫茫，是轻度失神的表现。临床表现为心境情绪的低落，精神困倦，思维迟滞，内容贫乏，瞑目欲眠，自感能力不足，嗜卧少力，肢体倦怠等。舌体软，舌色淡白，脉象迟缓怠慢。常见于慢疲劳综合征、动力缺乏的抑郁症等。

## 情志伏邪的形成

"情志伏邪"的性质与诱发其发病的七情性质是不同的。"情志伏邪"的形成，在情志内伤的诱导下形成，受个性、情结决定，受体质的影响。

**1. 情绪可诱发"情志伏邪"的形成**　情志是中医学对情绪的特有称谓，中医学以喜、怒、忧、思、悲、恐、惊七情概括人类所有的情感活动，是人体的生理和心理活动对外界环境刺激的不同反应，属于人人皆有的情绪体验。人体在应答外界环境中的各种刺激时，有度地发泄，可以疏泄脏腑气机，有利于气血调和，是一种正常的情绪体验。若情志过激或持续不解，超过了人体的承受限度，最先影响气机，变化乃生。

**2. 个性、情结决定"情志伏邪"的性质**　个性又称人格，是指一个人的基本精神面貌，其表现在一个人心理活动中那些经常的、稳定的本质的心理特点的总和，又称个性心理特征。个性之不同受五神结构而决定。五神的形成，以先天禀赋为基础，并受到后天如劳逸饮食、家庭教育、学校教育、社会文化的影响，是遗传与环境交互作用的结果。五神偏颇与"情志伏邪"的发生具有重要的相关性，是心理紊乱状态发生的潜在病因和发展的维动病因。如魂用过亢之人，肝魂过亢，心理敏感，且自我疏泄不及，故而生活中所遇不平事较多，郁怒不疏，发而为病。志强之人，则易于过度关注，容易发生思虑过度状态。情结是荣格分析心理学中的重要内容之一，他认为情结是个人无意识中对造成意识干扰负责任的那部分无意识内容。或者说指带有个人无意识色彩的自发内容，其通常是因为心灵伤害或巨痛所造成。与人格相比，情结是"人格碎片"，因为它从完整、和谐的人格内部分离了出来，失去了与人格整体活动的一致性。它也可被视为"人格断面或次级人格"，是一个具体而微小的人格结构，并且它本身又构成了一个独立的人格子系统。这一系统通常具有很强的整体性、内在性、自主性、情绪钻结性和动力。一旦情结被触发而起作用,无论人是否意识到,情结总能对人的心理和行为产生极具强度的情感影响,甚至是主导性作用。临床过程中发现,有许多人的心理紊乱状态与其存在的情结有密切关系。

**3. 体质影响情志伏邪的性质** 现代学者匡调元定义人类体质是"人群及人群中的个体在遗传基础上,在环境的影响下,在其生长、发育和衰老过程中形成的功能结构与代谢上相对稳定的特殊状态"。这种特殊状态往往决定着他的生理反应的特异性、对某些致病因子的易感性及所产生病变类型的倾向性。《灵枢·阴阳二十五人第六十四》木形之人易于思虑过度、烦躁不安,火形之人易于烦躁不安,金形之人易于郁闷不舒和惊悸不安,水形之人易于思虑过度和萎靡不振,土形之人善良忍让,甚则郁闷。临床实践证明,通过纠正患者体质的偏颇,恢复"阴平阳秘"的状态,具有明显改善其心理紊乱的作用。

## 情志伏邪致病——心理紊乱状态的病机

病机,即疾病发生、发展与变化的机制,是临床表现的内在基础,亦是疾病发展、转归和诊断治疗的内在依据。疾病过程极其复杂,牵涉局部和全身的各个层次,对病机的研究也要从不同的层面和角度进行。在划分病机层次时,要考虑以下三个基本要素:对疾病发生、发展、变化过程与规律的把握;疾病的表现纷繁复杂、变化多端,要透过现象看本质,抓主证,理清思路,注意对证候属性的判断与把握;注意对治病求本的理解与把握。齐教授深入挖掘传统病机理论,创造性提出时间-空间疾病过程流,并分析情志致病疾病过程:五神的偏颇是情志伏邪形成的本源和主导;"情志伏邪"导致心理紊乱状态的发生,直接导致机体气机的逆乱;气机逆乱窜犯经络、脏腑,并衍化形成风火痰瘀虚的病理演变,最终发为不同系统的西医疾病。

根据上述的病机理论,情志伏邪导致的心理紊乱状态划分为三个层次,即三位病机理论:原发病机、衍化病机、具体病机。原发病机,是心理紊乱状态的本质病机,又是导致其致病发生、发展和转归的维持因素,是临床治疗的核心。比如肝气郁结是郁闷不舒状态的原发病机及维动病因,又是核心病机,是临床辨证论治的核心。临床治疗应明确疾病发生的始动病因,并针对维动病因治疗,阻断病程。衍化病机,是心理紊乱状态的第二位病机,是结合患者的体质、个性及事件本身的严重程度、持续时间等因素,在原发病机的基础上,导致病机发生的延展性变化,如性格急者则阳亢,阴虚者则内热,痰湿重者则出现痰热。具体病机,第一位、第二位病机对于临床回溯疾病的发生、发展过程,统观大局,把握病因和疾病发展趋势具有重要意义,具体病机能够明确临床用药的具体靶向。

## 情志伏邪致病的临床诊断

临床上有许多患者以某种躯体化症状就诊,但事实上引起患者躯体化症状的根本原因是异常心理状态,但患者在叙述病史时过度关注病情而隐瞒、忽视了心理情绪异常的存在,或者虽然已经注意到心理情绪对所患疾病的诱发作用,却不认为这种情绪是导致疾病的真正原因,而临床医生如若没有获取心理异常状态的手段,也就不能准确诊断疾病,因而导致临床治疗仅针对患者临床症状,中医治疗西医化,治疗效果也不甚满意。

齐教授团队通过总结以往相关文献及临床实践,进行了大量的临床研究,将心理学中心理测量的相关方法引进到研究中,编制了"中医心理紊乱状态评定量表",并对量表进行了信效度考核,为临床辨识心理紊乱状态提供了客观的衡量标准,而且对于观察中医药治疗心理紊乱状态的临床疗效及发展和完善中医的情志学说,也具有重要的理论和临床实践意义。齐教授利用系统辨证脉学,提出"心志脉象"概念,开辟"诊脉辨心,调心论治"的临床诊疗新领域;构建了中医心理紊乱状态的脉象系统,表征机体特定生理、心理和病理特点,又可以组合成为"脉象系统"从整体角度全面反映人的身心状态、情志经历、西医疾病，并点明了脉象系统质，为心理紊乱状态的临床辨识和治疗评价提供脉象学依据。

## 情志伏邪致病的临床治疗

**1. 和畅气机，直捣核心病机**　中医理论认为，气血是构成人体、维持生命活动的最基本要素，是人体生命活动的重要物质基础。当气血两者保持和谐的状态才能维持机体正常；当这种动态平衡遭到破坏，就可出现气血关系失调，严重者可发展为气血逆乱、气血亏虚。

和，就是要达到一种和谐的状态。和气血简而言之就是使气血达到一种和谐的状态。针对气血的偏颇进行纠正。这方面还是比较易于理解，补其不足，泻之有余。气虚则补气以使之和；气机失调则根据不同的情况区别对待，气滞则行气，气逆则降逆，气陷则升提，气闭则通闭，气脱则补气固脱等。通过补其不足，调其不通或者祛除外因使达到和谐的状态。

**2. 理燮衍化，截断病机发展**　对衍化病机的治疗，采取的基本原则是"虚则补之，实则泻之"。实者当祛其邪气，阳亢者潜其阳，生风者息其风，痰聚者化其痰，血瘀者活其血。虚者当扶助正气，根据气血阴阳亏虚的不同，以益气、养血、滋阴、温阳。对于虚实夹杂者，又当兼顾之。应随患者体质和病情的具体衍化随病机变化而应用。

**3. 参察病位，确定治法方药**　参察病位，即根据部位之不同，结合原发病机和衍化病机，在大的治疗原则之下，确定治疗大法和方药。如诊断出火热上炎于咽喉，可加用牛蒡子。

"情志伏邪"致病具有复杂性和多样性。而疾病过程呈现的是时间意义上的异时连续的演变过程。齐向华通过不断探索与临床实践，不断地剖析这一过程，才能无限接近疾病的客观真相，认清疾病的本质，才能采取精准化措施来遏制疾病过程进展，达到"未病先防，既病防变"的目的。

# 44　七情致病"虚气留滞"病因病机新认识

情志疾病是指在疾病发生、发展、转归与防治过程中，精神情志因素起着重要作用的一类疾病以及神志异常为主要症状的一类疾病，涵盖了现代医学所说的心身疾病、神经症以及精神疾病等。中医以擅长心身并治而在情志疾病的防治中颇显优势。《黄帝内经》将"薄厥""女子不月""狂""癫""失精""脱营"等病证直接归因于情绪异常变化，《伤寒论》首先记述了"百合病""脏躁""梅核气"等主要情绪障碍所致病症的症状、病因、病机、诊断和治疗等。因此，学者高维等通过文献梳理，结合临床经验和现代生物学进展，对七情致病的病因病机进行新思考，发展了"虚气留滞"创新病因病机的内涵，为丰富发展中医基础理论并有效指导临床实践进行初步探索。

## "虚气留滞"源流

**1. "虚气"源流**　《素问·五运行大论》曰："故令有形之地受无形之虚气，而生化万物也。"首次提出了"虚气"的概念，"虚"强调气的无形，指风、寒、暑、湿、燥、火的天之六气，同时《素问·经脉别论》又指出"太阳脏独至，厥喘，虚气逆，是阴不足，阳有余也"，认为"虚气"有上逆之象，与阴阳失调有关，后世多有发挥，如宋代《内经知要》有"火旺而真阴如煎，火炎而虚气逆上，故曰煎厥"，而清代《灵枢识》有"厥气者，虚气，厥逆于脏腑之间，客者薄于脏腑之外也"，故有医家认为"虚气"为"厥气"，是一种病理状态下的气，类似于"气逆"，它的运行不循常道，多因阴虚阳亢所致。

同时也有诸多医家认为"虚气"之"虚"为亏虚之义，对其生理病理有诸多诠释，如金《黄帝素问宣明论方》有"表气寒故战，里热甚则渴，或虚气久不已者"，在外感病中"虚气"为正气亏虚。《幼科类萃》有"脾胃内弱，每生虚气"。《王九峰医案》认为"虚气上逆，浊饮上升"则出现恶心呕吐、嗳气，"虚气下坠"则出现"肠澼延绵不已"，即"虚气"来源于脾胃。《黄帝内经素问集注》有"虚气上逆，则血随而上行，虚气下逆，则闻呻吟之病音"，即"虚气"来源于肺，可出现咳喘。《中西汇通医经精义》有"虚气浮，宜安神丸之类"，即"虚气"来源于心，可扰乱心神。《医醇賸义》认为"操烦太过，营血大亏，虚气无归，横逆胀痛"，即"虚气"来源于血虚，可出现两胁胀痛。《脉诀新编》有"细者，虚气不行而痹生焉"，"虚气"表现为脉细，可导致痹病。

总之，关于"虚气"的定义和内涵至今仍未有明确的概念，但是纵观医家言论，可得如下几点。① "虚气"不等同于"气虚"，它存在气机逆乱的现象。② "虚气"不等同于"气郁（滞）"，它可具有运动性，不局限于局部。③ "虚气"不等同于"厥气"或者"气逆"，它游行于五脏六腑、经络百骸之中，可达全身上下内外。故可以认为"虚气"为人体内生的一种不正常的气，可见于多个脏腑，同时具有气虚、气滞、气逆的特性，兼有虚实夹杂的性质，是因脏腑亏虚或气血阴阳失调而形成的内生邪气。关于"虚气"的论述仍处于理论雏形阶段，后世虽多又发挥，仍未进入成熟阶段。

**2. "虚气留滞"源流**　"虚气留滞"一词首见于宋代杨士瀛的《仁斋直指方论》，"虚者，时胀时减，虚气留滞，按之则濡，法当以温药和之"，此时的"留滞"代表气滞，"虚气留滞"为因虚而留滞，代表了因脾胃气虚导致脾胃气滞的病理过程。后世也多有发挥，如《伤寒明理论卷上》曰"盖虚气留滞，亦为之胀，但比之实者，不至坚痛也"。《医学指要》治假胀之症，"一加消克顺气，益令虚气无依，上攻喘促而死"，可见针对"虚气留滞"导致的脾胃虚痞已经了形成比较系统成熟的理法方药体系。

同时也有医家认为因虚而"留滞"的病理产物，还包含了火、血瘀、痰凝等，如《普济方》治妇人阴蚀疮提到"此皆由心神烦郁，胃气虚弱，致气血流滞"，明代张三锡认为"今人多内伤，气血亏损，湿痰阴火流滞经络，或在四肢，或在腰背，痛不可当，一名白虎历节风是也"，说明"虚气留滞"理论已经指导着历代医家进行临床实践，并成为了一个重要的病机理念，应用于多种疾病的诊疗中。

　　1996 年课题组在探讨以动脉硬化为病理特征的缺血性血管病变的共性病理环节时，结合其多年临床经验，赋予了"虚气留滞"新的内涵，指因元气亏虚，气血相失，气血津液运行不畅失常，导致气滞、血瘀、痰凝、经络不畅的病理过程，强调以虚为本，以滞为标，因虚而留滞的病理特点，主要针对缺血性脑卒中、冠心病、脑白质变性等心脑血管疾病。此后"虚气留滞"病机理论的应用更为广泛，延伸到血管性抑郁、癫痫、帕金森病、糖尿病肾病、艾滋病等多个系统疾病，"虚气留滞"作为类病病机，特指内伤疾病的发生、发展和变化规律，成为心脑血管疾病、代谢性疾病、慢性退行性疾病、肿瘤等多种慢性疾病的共同病理环节。

## 七情致病"郁、虚"之辨

　　中医学先后经历了四情说、五情说、六情说，直到宋代陈无择才明确了"七情"概念，包括喜、怒、忧、思、悲、恐、惊，他在《三因极一病证方论》提出"三因"学说，将情绪与气候、物理、生物等致病因素并列为同等病理意义的病因，标志着七情学说的定型成熟，而历史上关于七情致病的病机形成了致"郁"和致"虚"两种学说。

　　**1. 七情致"郁"学说**　明代之前，郁证多以《黄帝内经》之"五郁"及朱丹溪之"六郁"为主流思想，多指以郁滞为病因病机特点的一类疾病，现代所言郁证多为情志郁证。《黄帝内经》虽未提出情志郁证，却是情志郁证最早的理论来源，直至明代医家张景岳在《景岳全书郁证》首提"情志三郁"理论，明确了怒、思、忧可以致郁及其症状特点及治法方药，开启了情志郁证的先河。宋明医界对于情绪病理认识及发展有一个鲜明的特点，就是特别强调"郁"（情志怫郁、抑郁）在各种疾病发生、发展过程中的先导意义，对后世影响极大，如《七松岩集》曰："先情志不和，方有六郁之病。"

　　情志郁证理论认为情志活动与气的运行又有着对应的关系，情志异常波动每每伴有气机郁滞，气行不畅或气行失常，中医学每以"郁"来概括，"因郁致病"亦成了内伤七情的总概括，故调畅气机即可调畅情志，这也是肝主疏泄具有调畅情志的生理学基础，由此形成了"肝郁"学说和肝系辨证论治体系，认为"气郁"以"木郁"为要，"一法代五法"即"木郁达之"，肝气舒则诸郁解，气机畅达，并一直沿用至今成为郁证的主流思想。

　　**2. 七情致"虚"学说**　《黄帝内经》提出情绪障碍可导致五脏受损，如"喜怒不节则伤脏，脏伤则病"，导致"脱营""失精"之病。这种七情致"虚"的思想也一直影响着后世医家，如《脾胃论》有"凡怒、忿、悲、思、恐、惧，皆损元气"。《外科正宗》曰："七情六欲者，盗人元气之贼也。"随着对情志疾病认识的深度和广度的提升，七情致"虚"的思想在清代以后逐渐受到重视，汪绮石在《理虚元鉴》中重点论述了情绪与虚劳病症的多方联系，认为内生之邪，撙节情志为首，"病起于七情，而五脏因之受损""虚劳之人，其性情多有偏重之处"，在治疗劳嗽吐血时强调"凡患此症者，如心性开爽，善自调养，又当境遇顺适，则为可治；若心性系滞，或善怒多郁……死何疑焉"？可见七情既可以是"虚"的因，也可以是"虚"的果，常相互影响，推进疾病的进程，七情致"虚"思想在后世也有诸多发展，如郁证从阳虚、脾虚、肾虚论治，但仍未成为情志疾病的主流思想。

　　综上所述，七情致"郁"和致"虚"学说是中医对情志疾病病因病机的整体概括，情志疾病的主要病理改变在于以气机失调为中介的脏腑损伤，包括脏腑功能紊乱和虚损，体现了情志疾病虚实夹杂的基本特点。

# 七情致病"虚气留滞"病因病机新认识

"虚气留滞"创新病因病机是基于"气-血-津液"系统提出的，为中医虚实病机理论提供了思路。七情致病属于虚实夹杂，且涉及"神"的层面，属于中医学"形（精）-气-神"系统，故据此提出"虚气"病邪假说，旨在揭示"郁"与"虚"的关系，诠释"虚气留滞"在七情致病过程中的指导意义。

**1. 七情致病"虚气"病因**

（1）"虚气"病邪假说："虚气"属于病理产物形成的病因。人之有生，全赖于气，气要发挥其正常的生理功能一方面取决于气的充沛与否，另一方面有赖于气的运行正常。气虚可因多个脏腑亏虚所致，为气化不利，动力不足，而气郁（滞）多因多种情志交织刺激而生，运化不利，通道郁滞，"虚""郁（滞）"复合形成新的病邪"虚气"，胶结难分，相互滋生，形成恶性循环之势。它既不同于"虚、郁"单独存在的病理状态，也有别于"虚"和"郁"共同存在但尚未发生互结互生的相对稳定的病理状态。它是一种内生的，有别于气虚、气郁（滞）的致病力更强的新的致病因素。七情致病主要为气机失调，致"虚"、致"郁"，可认为是"虚气"的重要来源之一。"虚""郁（滞）"并存在七情致病中，以肝郁脾虚最为典型，"虚气"可认为肝郁脾虚证是"虚气"在证候病机层面的体现。肝与脾生理上紧密联系，病理上也极易相互传变，张仲景提出"见肝之病，知肝传脾，当先实脾"，叶天士亦指出"肝为起病之源，胃为传病之所"。肝郁脾虚证临床上十分常见，症状也比单纯的肝气郁滞证和脾气虚证更加复杂。现代医家认为藏象理论中"肝"和"脾"的功能部分相当于西医学中"脑"和"胃肠"，肝郁脾虚证与脑-肠轴的异常关系密切，现代研究也发现"脑-肠-微生物轴"的双向调节作用，这可能为"虚气"的生物学机制之一。

（2）"虚气"的性质：①其性留滞：虚气为动力不足之气，因虚而留滞，正如《医方集解》曰"气与血犹水也，盛则流畅，虚则鲜有不滞者"，《寿世保元》曰："气健则升降不失其度，气弱则稽滞也。"同时虚气又为运化不利之气，因郁而滞气，故患者咽中如有炙脔，吐之不出，吞之不下等，因虚气无形，而检查难以发现异常。但"虚气"并非停滞不前，而是介于"流"与"滞"之间的状态，仍可以在体内运动，故患者会感觉腹部痞满，且横逆胀痛。②其性裹挟：虚气容易裹挟流动的有形之物如血、津液等，形成痰湿、瘀血等病理产物。可认为虚气为无形的痰湿和瘀血背后存在的一种更本质，更微观的病理因素，也是其动力之源，虚气裹挟正常的津液或血则成无形之痰或瘀。无形之痰、瘀可随虚气而动，故出现"流动不测，故其为害，上至巅顶，下至涌泉，随气升降，周身内外皆到，五脏六腑俱有"（《杂病源流犀烛痰饮源流》）。③随神乱而妄动："虚气"本质仍属于"气"的范畴，故具有气的属性，而神与气的关系十分微妙，"神为气之子……神为气之帅，如神行即气行，神住即气住"（《寿世传真》），故七情可为"虚气"之动力，七情过极就会导致虚气妄动，出现气如奔豚之状从下往上冲撞，甚至损害形体，如患者病情随情绪变化而加重。

**2. 七情致病"虚气留滞"病机**　"虚气留滞"是七情致病的基本病因病机，贯穿疾病发生、发展全过程，存在"气虚为本，气滞为先，痰湿为渐，瘀血为著，毒邪为损"的动态演变规律。

（1）"虚气"的形成："虚"和"郁"共同存在是"虚气"产生的前提条件和前期阶段，虚郁胶着形成"虚气"，循行于人体脏腑组织之中，起病隐匿，难以清除。

（2）"虚气"导致"留滞"："虚气"性留滞，易裹挟有形流体物质，形成痰湿、血瘀等"留滞"。

（3）"虚气"与"留滞"搏结："留滞"进一步阻滞气机，脏腑失养，亏虚更甚，导致"虚气"加重，形成"虚气"与"留滞"恶性循环之势。

（4）"留滞"生毒，直伤形体：痰、瘀蕴久，化火生毒，毒邪入络，循络趋里入深，败坏形质。

（5）七情引动"虚气"，病情无常："虚气"易被七情引动，病情反复无常，而"留滞"亦随"虚气"而流动，变证丛生。

七情之中"思"既为认知的中心，又是情感产生的中流，脾主思，七情内伤导致"气虚"多与中焦有关，现代科学认为线粒体的功能相当于脾，而现代研究认为慢性应激会导致线粒体能量代谢障碍，进而导致饱腹感、胃排空障碍，以及糖脂代谢异常、血管功能障碍，中医多认为是"气滞""痰浊""血瘀"之象，类似无形"虚气"化为有形"留滞"的过程，故线粒体能量代谢障碍可能也是"虚气留滞"的生物学机制之一。

## 七情致病"虚气留滞"治疗原则

**1. 培元开郁，辨清病位，分清主次**　七情致病，病位首先在肝、脾，疾病早期"虚气"即生，以气虚为本，以气郁为标，虚郁同治，重在补虚，脾为后天之本，脾气旺则五脏强，故肝脾同治，重在补脾，所谓"肝强脾弱，舍肝救脾"（《景岳全书》）。后期"虚气"与"留滞"同存，以"虚气"为本，以"留滞"为标，胶结互损，损气伤阳，日久可伤及后天之本，故需补虚与去滞并重，故清除痰、瘀、毒邪时，也应重视脾肾之力，益气化源，正如《冯氏锦囊秘录》曰："善痰治者，不治痰而治气，气顺则一身之津液亦随气而顺，更不治痰而补脾，脾得健运，而痰自化矣。"

**2. 形神并调，内外兼备，减少诱因**　七情为"虚气"之源，具备致病和治病的双重属性，调理情绪也可达到舒畅气机的目的，消除"虚气"可降阶治疗，正如"有形之血不能速生，无形之气所当急固"，补虚不可速成，调气可以速成，情绪是关键。明代李中梓曾把诱发情绪异常的因素归为"境缘"即境遇，主要涉及外界社会的种种刺激，以及"营求"则主要与自我内在需求有关。故在调整七情时还需注重心理、社会因素，减少诱因，这也是现代提倡的"生物-心理-社会"医学模式。

**3. 辨病进展，未病先防，既病防变**　七情致病"虚气留滞"具有一定的病理演变特点和临床致病特点，气虚为本，"虚气"大体可分为：肝郁期→肝郁脾虚期→肝脾及肾期，"留滞"为标，大体遵循"气滞→痰湿→瘀血→火、毒"的演变规律，执简驭繁，可以根据临床症状判断疾病所处的阶段，辨别疾病病势，未病先防，既病防变。

据统计70%以上的疾病和心理社会因素有关，是疾病残留症状多、病情持续进展、复发率高的重要原因，但心理治疗、精神类药物都难以解决现状。究其原因在于多关注病因，对症治疗为主，缺乏对情绪与疾病相互影响的动态病理演变规律的认识。中医病机理论是对病证动态、系统、全面的分析，更易于从宏观把握疾病的整体变化，从七情致病"虚气留滞"创新病因病机角度提出丰富了中医传统的七情内伤理论，有助于实现分层精准诊疗，提高临床疗效。

# 45　情志范畴肝郁克脾病机新解

肝郁脾虚是临床中最常见的中医病机之一，张仲景在《金匮要略》中即以"见肝之病，知肝传脾，当先实脾"为例来说明"治未病"的思路和方法。出自宋代《太平惠民和剂局方》的逍遥散被古今医家用以治疗肝郁脾虚证并屡获良效，现已成为临床上最常用的方剂之一。近年来关于肝郁脾虚的实验研究不胜枚举，从动物建模的成功到实验诊断指标的研究，可谓成果颇丰。临床研究发现，抑郁状态、睡眠障碍和消化系统功能失调等疾病和肝郁脾虚相关性很大。学者胡俊媛等认为，此病机涉及中医情志与神志理论，"肝在志为怒""脾在志为思"，怒志的生成与表达的矛盾是"肝郁克脾"的核心；"肝藏魂""脾藏意""魂"与"意"的内涵和功能是"肝郁克脾"的深层原因。在情志病和神志病范畴的"肝郁克脾"，认知行为疗法有利于消除肝脾的矛盾，进而为"肝郁克脾"证治提供了新思路。

## 肝郁克脾病机研究

中医将五行理论引入医学以解释人体生命现象并建立诊疗方法以诊治疾病，这是中医藏象理论形成的基础。中医藏象理论认为，肝属木，脾属土，肝气有失调畅则肝木被抑，木郁克土，继而脾失健运，这就形成了肝郁脾虚的病理机制。用五行生克的关系来解释肝郁脾虚证的病机是古今医者最常用的方法，中医藏象理论认为五脏皆藏神，"肝藏魂、心藏神、脾藏意、肺藏魄、肾藏志"，五脏在情志方面分别对应"怒、喜、思、悲、恐"，而且早在《黄帝内经》中就明确叙述了情志活动与人体脏腑气机的密切关系。五脏藏神各有其志，情志过激或表达不畅即引起气机失调，进而影响脏腑的正常生理功能。肝在志为怒，脾在志为思，"怒志"和"思志"的生成与表达所引起的气机变化和神志影响是这一问题的切入点。中医将人体的心理和情绪变化概括以"情志"，又将人体的神经和精神活动概括为"神志"，为了探究"肝郁克脾"的深层机制，胡俊媛以现代心理学对"怒"的研究和弗洛伊德人格结构理论为参考，为"肝郁克脾"的病机研究提供了新的思路。中医治病讲究"理、法、方、药"，明确肝郁克脾的深层机制也可为治疗提供新途径，比如从患者的情绪习惯和认知方式中寻找病因，以认知行为疗法鼓励患者以恰当的方式适当地表达情志，帮助患者发现自我的内在需求并合理表达自我，这与《黄帝内经》所言"伏其所主而先其所因"是一致的。

## "怒志、思志"的生成和表达

**1. 怒志生成机制**　中医理论认为情志变化是以五脏为核心，以气机变化来实现的，《黄帝内经》曰"人有五脏化五气，以生喜怒悲忧恐""肝在志为怒""肝气实则怒"。《黄帝内经》对于怒志引发气机变化的描述是很具体的，气聚于肝则肝气实，进而"怒志"生，但《黄帝内经》并没有论述怒志最开始的萌发和怒志生成的意义。从人类学的角度来看，在受到欲望被阻逆、利益被侵犯的刺激时，怒志的生成是为发动以防御、驱逐、征服为目的的攻击行为作准备。人类生活在此基础上增加了维护其事先认可的行为准则的需要，当某一刺激被个体主观判定具有阻逆其欲望、侵犯其利益、挑战其事先认可的社会行为准则，则会引发怒志的生成。怒志的生成机制是对动物远祖机制的继承与演进，怒志并非人类独有，这是生物的本性之一，但人类的怒志也有其特殊性。

**2. 怒志的表达**　喜怒哀乐的表达是人类的本能，但加之以环境考虑、后果评估、利益权衡等主观意念之后，往往使情志不能自然流露。根据情志五行理论，"怒伤肝"的内在机制是什么，有学者从气机变化的角度来阐述，也有学者从神经内分泌学角度来解释。"怒则气上"是怒志生成之后的人体本能反应，怒志的表达即是气机恢复正常路径的转折点。由此可见，根据怒志生成之后是否表达出来，则有了"发怒"和"郁怒"的区分，在情绪表达之前，也有"不经意"和"经意"的区别。因此，怒志生成后即有三种途径：不经意直接表达，经意后适度表达，经意后抑制表达。《黄帝内经》曰"暴怒伤阴，暴喜伤阳"，这是说情志过激引发气机暴变，这会伤人；同样情志表达不遂，没有完成怒志"生成-表达-平复"的这个过程，使气机郁结在上，影响了正常的气机升降，也会伤人；气聚于肝而不得行，肝气常常处于偏实的状态，即会易怒多怒，《黄帝内经》曰"肝气实则怒"，这也正是为何那些情志抑郁的人又常常爱生气的原因。由此可见，怒志伤人的根本原因在于：①怒志过激，气机暴变。②怒志压抑，表达不遂。③多怒常怒，耗气伤肝。

**3. 思志的过用**  《黄帝内经》认为"脾在志为思""因志而存变谓之思""思则气结"。脾位于人体的中焦，是气机变化的枢纽，如果思志太过则会气机郁结。"思"包含两个方面，即认知范围的反复思考和情感范畴的深沉思念。有学者提出思志的作用在于机体在对外界刺激做应答反应时的内在心理转变，这直接影响到机体的行为反应。从情志的表达来看，外界刺激产生了情志活动，情志活动引起气机变化，气机变化推动行为反应，而"思志"可以控制这个行为是否施行以及怎样施行。张伯华明确提出情志表达有"经意与不经意"之分，"经意"的情志即是加入了"主观认知、理智分析和刻意控制"之后的表现。由此可知，怒志生成之后经过主观意识克制了表达，一方面伤肝，另一方面也伤脾。尤其是习惯性地过度克制情志表达，这就造成了"思"志的过用。《黄帝内经》认为"生病起于过用"，久而久之"肝郁"发展为"脾虚"，即构成了"肝郁克脾"的病机。

## "肝郁克脾"和"自我与本我的矛盾"

**1. "肝藏魂"与"本我"**  情绪的表达和自然流露是人类的共性，属于"本我"的范畴。弗洛伊德的人格结构理论将人格系统和心理结构分为"本我、自我、超我"三个层面。"本我"指人的动物性，是潜意识的真子集，是人格中最难接近但又最有力的部分。朱丹溪在《格致余论》中明确提出"司疏泄者，肝也"，中医理论认为"肝主疏泄"的功能中包含了"调畅情志"，这与"本我主情绪表达"的理论是一致的。由此推论："肝郁克脾"不仅仅是怒志表达不遂而伤肝伤脾，只要是情绪的压抑均是对本我的阻逆，均可伤肝。弗洛伊德所谓的"本我"与"肝藏魂"的理论关联，还得从"魂魄"的释义中寻找依据。

《说文解字》曰"魂，阳气也""魄，阴神也"。《灵枢》曰"随神往来者谓之魂""并精而出入者谓之魄"。《弄丸心法·神论》曰："神气之灵曰魂，魂则属木；精血之灵曰魄，魄则属金。"魂和魄都属于广义的"神"的范畴，魂善变动且不易被观测到，魄较稳定且更有赖于物质基础。有很多医家都意识到魂与梦有很大的相关性，《灵枢》的"淫邪发梦篇"论述邪气作用于魂之后生梦境的情况。张景岳在《类经》中曰"魂之为言，如梦寐恍惚，变幻游行之境是也"；唐容川曰："昼则魂游于目而能视，夜则魂归于肝而能寐。"魂伴随精神活动而变化，直接参与人的心理情感活动，但难以被直接感知和彰显出来。弗洛伊德提出潜意识常常在梦境中呈现出来，它被认为是心理结构的最深层，其主要成分是原始的冲动、各种本能、通过种族遗传得到的人类早期经验等。情绪的表达即为原始的冲动和本能，属于"本我"，归于潜意识范畴。有学者已经意识到，肝藏之"魂"与弗洛伊德人格结构理论之"本我"有很大相关性。

**2. "脾藏意"与"自我"**  情绪有"经意"与"不经意"之分，"意"为脾之所藏，情绪的表达与否和表达方式均由脾传输到行为。《说文解字》曰："意，志也。从心察言而知意也。"《灵枢》曰："所以任物者谓之心，心有所忆谓之意，意之所存谓之志。"现代学者们认为"意"的范畴主要包含"记忆、思维、推测、注意"等方面。总之，意是后天形成的，是可以被感知到的精神活动，主要用于应对现实世界的问题，这与弗洛伊德所谓的"自我"有很大相似之处。在弗洛伊德的人格结构理论中，"自我"是人格中理智的、符合现实的部分，它派生于本我，不能脱离本我而单独存在。"超我"是人格中最文明、最有道德的部分，主要包括自我理想和良知。"自我"是协调者，通过调节使本我、超我等人格内部各种力量之间、人与环境之间达到平衡。有学者已经意识到，脾藏之"意"与弗洛伊德人格结构理论之"自我"有密切关系。

**3. "肝郁克脾"和"自我与超我的矛盾"**　如果说"魂"代表了"本我"，"意"代表了"自我"，"志"可代表"超我"，那么"自我"出于现实的需要常常协调"本我"与"超我"的矛盾。比如，接受了社交礼仪教育后的"超我"要求克制怒气，但作为人类本性的"本我"却想要发泄怒火，"自我"经过理智判断后克制了怒气，没有合理疏导则怒气不消郁结在肝，久久如此则脾气受伤，从而形成了"肝郁克脾"的病机。"肝郁克脾"当有狭义与广义之分：狭义即怒志和情绪被理智压抑后郁怒状态对身体造成的伤害；广义即潜在欲求被理智压抑后不得疏导而对身体造成的伤害。

"自我"对"本我"的多度阻逆即"肝郁克脾"的病机关键，其根本原因在于"超我"和"本我"的矛盾。如果"自我"能够使得"本我"和"超我"达成一致，那么就不会有"本我"的受伤和"自我"的过用了。《黄帝内经》明确提出了"志意"的作用："志意者，所以御精神，收魂魄，适寒温，和喜怒者也"，这与"'自我'是'本我'和'超我'的协调者"的理论有相似之处。《黄帝内经》更强调了"志意和"的重要意义："志意和则精神专直，魂魄不散，悔怒不起，五脏不受邪矣"。《黄帝内经》所言"志意和"的方法可以从根本上避免"肝郁克脾"，"怒志"的生成是在受到欲望被阻逆、利益被侵犯的刺激时产生的。如果减掉一些过分的欲望、看淡利害得失，自然地就会大大减少怒志的生成概率，同时也会减少很多"本我"与"超我"的矛盾，这与《黄帝内经》所说"恬惔虚无，真气从之"是一致的。

## 肝郁克脾证的认知行为疗法

**1. 自我情绪疏导**　认知行为疗法已经越来越受到医学界的重视，《黄帝内经》曰："人之情，莫不恶死而乐生，告之以其败，与之以其善，导之以其所便，开之以其所苦，虽有无道之人，恶有不听者乎？"即是以说理开导的办法来告诫患者不良行为对身心的危害，告诉他怎样才是正确的，帮他建立良好的行为习惯。人们对情绪疏导还并没有足够重视，但情绪被抑后的不良反应却长期地影响着身心健康。《黄帝内经》指出"脾悲忧而不解则伤意，意伤则闷乱"；《古今医统大全》指出"凡有忍气郁结积怒之人，并不得行其志者，多有咳逆之证"；由情志起病的古今医案比比皆是，大夫可为患者提供情绪疏导的具体方案，并在健康教育中重视情绪舒畅对健康的作用。

**2. 自我认识和调整**　美国心理学家亚伯拉罕·马斯洛在《人类激励理论》论文中提出人类需求像阶梯一样从低到高按层次分为五种：生理需求、安全需求、社交需求、尊重需求和自我实现需求。很多人没有正确认识作为人的基本需要，或者没有区分出不同需求的重要程度，使得需求长期被压抑或者将基础需求与高层需求本末倒置，张仲景这样描述"但竞逐荣势，企踵权豪，孜孜汲汲，惟名利是务，崇饰其末，忽弃其本"，这是有害身心的行为。《黄帝内经》鼓励人们"志闲而少欲"，对于普通人来说，"恬惔虚无"很难做到，更重要的是去掉那些浮华的虚荣和过分的欲望，使人性多方面的需求得以满足而达到平衡。

**3. 自我发现与实现**　在人的基本需求之上，人会有自我实现的需求，根植于灵魂的自我表达需要自我发现和诱导扶助方能完成。这个自我实现的过程和最终目的，如果与社会法则不相违背甚至是利他利公的，那么真可谓"志意和而精神专直"了，这大概是合于"从心所欲不逾矩"的道理吧！人性的本来面目是值得人类一直去探寻的问题，荀子主张的性恶论与孔子主张的善论可看作是从不同的方面去解释人性。怎样才能顺应现实与本我呢？在这个问题上，梁漱溟先生所提倡的态度和方法或可供借鉴："人类的本性不是贪婪，也不是禁欲，不是驰逐于外，也不是清静自守，人类的本性是很自然很条顺很活泼如活水似的流了前去。"

# 46　　从"神"角度论情志致形神失调病机

　　情（包括情绪、情感）是导致情志及身心疾病的重要因素，《黄帝内经》中指喜、怒、忧（思）、悲、恐（惊）五种情绪（惊为病来自继发的恐惧，忧为病来自过度的思虑，故将惊与恐，忧与思合并概括）。学者莫慧等深入阐述了情志致形神失调的病机演变及临床表现。

## 神的内核与延展

　　"神"是一种难以表述却可被感受的精神、思维和意识的状态，含义非常广泛，但有层次性，从天地间一切变化的现象和规律、一切生命活动、人体内的调控系统，至意识、思维、记忆、动机、情感、人格等。"神"指两精相搏而来，亦指脏腑气血功能活动和内脏精气外华。《素问·三部九候论》认为"神脏五，形脏四"，五脏是藏神之所，《灵枢·经水》认为"五脏者，合神气魂魄而藏之"，进一步将神细分为神、魂、魄、意、志五部分，五脏神可理解为五行精神落实在人体内的代言者，其中神为自觉意识，魂为本体意识，魄为感觉、运动本能，意志则代表心神主导下的思维活动。

## 神与形对立与统一

　　神与形是生命运动的基本矛盾与特征，神本于形而生，神依于形而存；神统率形，形受制于神，神是形外显之貌，形是神内驻之基，两者相依互用，相即与合一，张景岳曰："形者神之体，神者形之用；无神则形不可活，无形则神无以生。"形神相合，生命得以延续，形神相离，生命则终结，神灭则气机消失，则形滞、人死，《素问·五常政大论》认为"神去则机息"，《灵枢·邪客》认为"神去则死矣"；形灭则神去，失去功能而死亡，《灵枢·天年》认为"百岁，五藏皆虚，神气皆去，形骸独居而终矣"。形与神异常的病理状态为形神失调，可见于躯体、精神、行为动作疾病等。

## 情志之"速达"与"迟至"

　　长期、慢性、持续性的情志刺激不仅影响"神"活动，更伤"神"本身进而渐伤精、伤肾，导致神失其机，神不御形而生病，其发病和症之轻重与不同情志刺激有关。伤神为慢性刺激的早期改变，日久则伤精致遗精、滑泄等表现。神形失调性疾病是指由于长期、慢性、持续的刺激导致神不御形而产生的各种躯体疾病。突然、剧烈的情绪刺激对神的影响是间接的，是通过伤及神之用、神之别用影响神的活动，并不直接影响神本身，可产生各种表现，引起卒中、厥证、呕血、心痛、发狂等疾病，不是形神失调性疾病讨论的范畴。

## 情志致形神失调的病理机制

　　情志过极是形神失调的主要原因，有学者认为《黄帝内经》中的心身失调病机包括气机紊乱、脏腑经络功能失调、精血亏虚、神志失常，然笔者认为情志所伤，则神失其机，神不御形，气乱脏扰而发病。不同情志导致的疾病特征各异，而情志致病主要有以下四种途径。

**1. 情志直接影响五脏神**　情志过极可直接影响五脏神的活动,不同情绪影响五脏神性质各一,尽管情志可应五脏,五脏应五脏神,然情志伤及非对应关系,有自身的对应规律,具体为《灵枢·本神》曰:"怵惕思虑则伤神……愁忧不解则伤意……悲哀动中则伤魂……喜乐无极则伤魄……盛怒而不止则伤志。"因不同情绪常杂糅相混,且对五脏神的影响常混而并见,在实际治疗中常多种情志致病共同考虑。诸多学者从五脏神探讨分析抑郁不舒、失眠、精神分裂症、精神动作的病机,并证实从五脏神角度治失眠取得良好临床疗效。

**2. 情志干扰五精气活动**　五精气指"脉、血、气、营、精"。首先,情志对五精气的影响与其分舍五脏神的功能相关。《灵枢·本神》指出"血舍魂……营舍意……脉舍神……气舍魄……精舍志",情绪干扰五精气,进而影响所藏五脏神的活动,其对应规律为:忧愁思虑则伤意伤营,悲哀过度则伤魄伤气,喜乐无度则伤神伤脉,盛怒则伤魂伤血,恐惧太过则伤精伤志。其次,气尤特殊,忧愁、恐惧、忿懑、愤怒、惊吓均可伤"气",《灵枢·寿夭刚柔》指出"忧恐忿怒伤气",《素问·举痛论》指出"惊则心无所倚,神无所归,虑无所定,故气乱矣"。同时,五精气之虚则易被情绪所扰,《素问·宣明五气》指出"精气并于心则善,并于肺则悲,并于肝则忧,并于脾则畏,并于肾则恐",并为虚也,虚而郁,郁而并,脏之精气虚则易患所应之情绪病,脏实则其所主之志彰显,分别出现喜、悲、忧、畏、恐等情志改变,情志随五脏虚实之不同而有不同的表现。

**3. 情志诱发气机紊乱及血行改变**　气、血虽属五精气,然因其活动的广泛性,有其特殊性。气机的紊乱会导致各种疾病的产生,是情志致病的重要机制和心身疾病的基础病机,而气机紊乱,也会进一步致血行改变及脏器损伤。

情绪诱发气机紊乱表现为①情志直接诱发紊乱:不同情绪对气机的升降出入影响各异。《素问·举痛论》曰:"怒则气上,喜则气缓,悲则气消,恐则气下,寒则气收,炅则气泄,惊则气乱,劳则气耗,思则气结。"②情志通过脏腑影响气机:《素问·举痛论》曰:"悲则心系急,肺布叶举,而上焦不通,营卫不散,热气在中,故气消矣。"③气机紊乱可进一步损伤相应脏器:《素问·本病论》指出"人或恚怒,气逆上而不下,即伤肝也",《灵枢·邪气脏腑病形》曰:"若有所大怒,气上而不下,积于胁下,则伤肝。"④气机变化致血行异常:气行则血行,气滞则血停,血行上逆则呕血、薄厥,《素问·举痛论》曰:"怒则气逆,甚则呕血。"

情志过极可致气血运行异常,可见①情志过极影响血行改变:《素问·生气通天论》曰"大怒则形气绝,而血菀于上,使人薄厥"。②气血活动影响情志变化:《素问·调经论》曰:"血并于上,气并于下,心烦闷喜怒。血并于下,气并上,乱而喜忘。"③气血盛衰影响情绪易感性:《灵枢·经脉》指出"气不足则善恐,心惕惕如人将捕之",《素问·调经论》指出"血有余则怒,不足则恐"。④时间、季节影响气血,进而影响情绪易感性:《素问·四时刺逆从论》曰:"夏刺肌肉,血气内却,令人善恐;夏刺筋骨,血气上逆,令人善怒。"

**4. 情志伤及所应脏腑功能**　脏生情,情调脏。脏生情,脏是情志活动基础,《素问·阴阳应象大论》认为"人有五脏化五气,以生喜怒悲忧恐";情调脏,情志过极可影响脏功能,《灵枢·百病始生》认为"喜怒不节则伤脏"。不同脏对情绪的反应不同,故各情易伤及脏不一,一般认为伤脏规律按五脏配五志模式,然笔者认为心易被恐惧伤、脾易被忧愁伤、肝易被悲哀伤、肺易被喜乐伤、肾易被盛怒伤,且在临床实践中,一情常伤多脏,约55.5%表现为多种情志交杂致病。

情志过极致脏腑的变化与两个因素强弱有关,即脏器本身的虚实,情志刺激的强弱。五脏盛衰是引起意识障碍和情志异常的重要原因,脏器实,情志刺激弱则不病;脏器虚,情志刺激强则易病。《灵枢·本脏》曰:"五脏皆小者,少病,苦憔心,大愁扰;五脏皆大者,缓于事,难使以扰。"五脏被扰之情与所属脏性质相关,《素问·脏气法时论》曰:"肝病者……令人善怒。虚则目䀮䀮无所见,耳无所闻,善恐,如人将捕之。"五脏的气脉不通,亦可表现出情志的异常,《素问·痹论》曰:"心痹者,脉不通,烦则心下鼓,暴上气而喘,嗌干善噫,厥气上则恐。"在各脏中以心为首,其与心藏神、主血有关,各种情绪均可伤及心,《灵枢·口问》指出"故悲哀愁忧则心动",《灵枢·邪气脏腑病形》认为

"愁忧恐惧则伤心"，而心之大、小、高、下影响情志的易伤性：《灵枢·本脏》曰："心小则安……易伤以忧；心大则忧……易伤于邪。心高则满于肺中，悗而善忘……心下，则藏外，易伤于寒。"同时安神药可通过心神-五脏神-五脏整体系统广泛应用于人体各系统疾病的治疗。

**5. 各途径之间的相互联系**　情志致形神失调的五个途径之间是相互影响及作用，在考虑作用途径时应兼而顾之，亦有侧重。具体而言，①忧（思）应脾，忧思过度伤脾之运化，伤脾意，亦伤营，而肝精气虚则易被忧伤。②喜应心，然喜乐无度伤心之藏神，见心神涣散，喜（火）乘伤肺（金）魄，亦伤脉，而心精气虚则易被喜伤。③怒应肝，然盛怒伤肝之疏泄，亦及子脏伤肾志，亦伤精。④悲应肺，然悲哀伤肺之宣降，亦悲（金）克伤肝（木）魂，亦伤气，而肺精气虚则易被悲伤。⑤恐（惊）应肾，然恐惧惊惕伤肾之藏，亦恐（水）乘伤心（火）神，亦伤血，而肾精气虚则易被恐伤，脾精气虚则易被畏伤。

## 形神关系异常——"神失守"与"形失和"

情志致形神关系是产生病理状态的主要原因，情志失和，导致神不御形而发病，以神失守、形失调为表现。

**1. 神失守**　神失守表现为异常的神的活动、脏腑功能以及两者间的相互关系。神活动的异常表现为精神状态和人格状态的异常。精神状态有三种表现形式。①五脏神异常：表现为幻觉、妄想、强迫、躯体障碍等诸多精神疾病。伤心神见意识欠清、思维障碍，伤肝魂见狂忘、幻觉，伤肺魄见发狂、妄想，脾伤见烦乱、孤独，伤肾精见善忘，《灵枢·本神》曰："神伤则恐惧自失……魂伤则狂忘不精……魄伤则狂……意伤则悗乱……志伤则喜忘其前言。"②神气活动异常：表现为精神涣散不集中、精神恍惚、神情呆滞等精神异常症状。喜乐则神气涣散，愁忧则神气闭塞，盛怒则神气恍乱，恐惧则神气荡惮，《灵枢·本神》曰："喜乐者，神惮散而不藏。愁忧者，气闭塞而不行。盛怒者，迷惑而不治。恐惧者，神荡惮而不收。"③五精气活动异常：表现为恍惚、思维混乱、行为冒失等精神障碍及乏力、腹胀、鼻塞、胸闷等躯体障碍。《灵枢·本神》曰："血、脉、营、气、精神……至其淫泆离脏则精失、魂魄飞扬、志意恍乱、智虑去身者。"

人格状态的异常可见旁若无人、失去判断、善忘、"魂魄飞扬"等，亦可见禀性、认识事物、思维过程及行为等的异常。《灵枢·本神》曰："魄伤则狂，狂者意不存人……魂伤则狂忘不精，不精则不正……因悲哀动中者，竭绝而失生。"

**2. 形失和**　形失和主以损伤脏腑、五精气为机，见各种各样的躯体不适症状，具体有五种途径。①本脏自病：五情可致所应脏异常，愁忧伤脾见"四肢不举""腹胀""经溲不利"；悲哀伤肝见"两胁骨不举"；盛怒伤肾见"腰脊不可以俛仰屈伸"；过悲伤肺见"鼻塞""少气""喘喝""胸盈仰息"。②累及子脏、母脏：可引起所应脏之母或子病，怵惕伤神，伤其子脏脾见脱肉，《灵枢·本神》曰："神伤则恐惧自失，破䐃脱肉。"③通过生克制化、乘侮累及脏腑：怵惕伤心神，被肾所侮见遗精滑泄，《灵枢·本神》指出"神伤则恐惧流淫而不止"；怒应肝，过怒则乘脾见腹泻，《素问·举痛论》曰："怒则气逆，甚则呕血及飧泄。"④连及全身脏腑：可见五脏不安等全身表现，《灵枢·本神》曰："脾气虚则四肢不用，五脏不安……肾气虚则厥，实则胀，五脏不安。"⑤五精气功能异常：影响血行见呕血、薄厥等，《素问·生气通天论》曰："大怒则形气绝而血菀于上，使人薄厥。"伤精见腰膝酸软、遗精滑泄，《灵枢·本神》曰："骨酸痿厥，精时自下。"影响气机见胸闷、疼痛等，《素问·举痛论》曰："气不通，故卒然而痛。"

## "神"的核心、桥梁作用

"神"在情志致形神失调的病机演变中发挥核心作用，主要通过三个方面实现。①"神"是情志致形失和的桥梁：情志过极先引起"神"活动异常，进而致形失和。②"神"状态影响情志的易感性："神"和畅、充实则不易感受五情之邪，《素问·调经论》指出"神有余则笑不休，神不足则悲"，志意功能正常，可调节情绪活动及五脏功能，《灵枢·本脏》曰："志意和则精神专直，魂魄不散，悔怒不起，五藏不受邪矣。"③五情过极可直接致神活动异常：情绪的过极或突发，会直接影响神的活动异常。如喜则气缓、恐则气下。④神活动的异常可通过脏的异常表现出来：神活动的异常并不容易直接被发现，但可通过脏的异常活动表现出来。如"五脏不安""阴缩而挛筋"等。

　　情志致"形神失调"的病机演变有以下特点。①通过五脏神、五精气、脏腑致形神失调。②通过影响本脏、子母脏、乘侮脏或所有脏腑引起脏腑异常。③与五情所应血营脉气精功能相关。④形神失调见神失守、形失和，见精神、人格、行为和脏腑、气血功能异常。⑤长期慢性刺激与短时强刺激造成的影响不同。⑥"神"在情绪致形神失调中有重要作用。

# 47　心理学视角下情志致病的中医治疗

　　当代心理学认为人的心理现象包括两部分：心理过程与个性心理特征。其中，心理过程，即认识过程、情绪情感过程和意志过程是每个人都有的，而个性心理特征，如能力、气质、性格等则具有差异性。知、情、意和人格的协调一致以及相对稳定对人的心理健康具有重要作用，任何一个因素失调都可能造成心理紊乱。而中医情志学说，特别阐述了情志（即现在的情绪）对人体的影响。情志作为人对外界事物的自然应答反应，属正常反应；但若外界刺激，如社会因素、季节气候、生理因素等，过于强烈或持久，导致情志失调，超过人的自我调节能力，就会成为致病因素，从而影响气血运行，导致气机紊乱，脏腑功能失调，甚渐积损成衰。中医情志学说萌芽于先秦时代，在明清时期得到完善，在如今又增添了更多新的理论见解与主张。学者李科定等在当代心理学的视角下，将中医情志致病以及治疗与当代临床心理学、情绪心理学等理论与实践加以结合，使其能够更好地运用于当代心理治疗中。

## 中医情志致病及治疗

　　中医情志学说在中医基础理论指导下研究情绪、情感的活动规律，揭示其生理基础以及情绪和疾病的相互关系和作用规律。研究的对象是七情，喜、怒、忧、思、悲、恐、惊，七情分属五脏，以喜、怒、思、（忧）悲、（惊）恐为代表，称为五志。七情，最早是南宋的陈无择在《三因极一病证方论》中提出的，突出强调了情志因素在疾病发生过程中所起的重要作用，标志着中医的"七情学说"成熟，一直为后世医家所遵循。从中医学的角度来说，人的精神、意识、思维活动、情志变化等同归于心，故曰"心藏神"。同时，"神"又一分为五，即神、魂、魄、意、志，并分属于五脏：即心藏神，主喜；肝藏魂，主怒；肺藏魄，主悲；脾藏意，主思；肾藏志，主恐等。人身之神，唯心所统，故心主神明。即七情皆动心而应于五脏，各情志按其性质分属于五脏。五脏所化生的精、气、血，是产生情志活动的物质基础，是维持精神情志活动的基本保障，而情志活动是脏腑精气的外在表现。

　　此外，在中医情志理论中，古人认为，同一种过激的情志，作用于不同的个体会产生不同的病理反应，这除了与刺激的强度、持续的时间有关之外，还与人的体质，如先天禀赋、性格、气血阴阳盛衰有关。

## 当代心理学有关情绪理论及治疗研究

　　生理学家坎农，在 20 世纪 30 年代提出情绪心理学说，指出强烈的情绪变化（恐惧、发怒等）会使动物产生"战斗或逃避"的反应，通过自主神经系统影响下丘脑激素的分泌，导致心血管系统活动的改变，如果不良情绪长期反复地出现，就会引起生理功能紊乱和病理改变。在 1930 年后，生理学家塞里提出了情绪的应激适应机制学说，他认为应激是个体对有害因素的抵御引起的一种非特异性反应，表现为一般适应综合征。与此同时，俄国巴甫洛夫学派提出的高级神经活动学说，指出躯体各器官都受大脑皮质的调节。贝柯夫的皮质内脏相关学说，认为环境刺激、语言、文字、心理活动都可成为条件刺激物，通过条件反射影响体内每一器官。高级神经功能活动异常时，会向内脏发出病理性冲动，而使内脏功能失调，产生神经症和身心疾病。

　　根据沃尔夫学派研究发现，情绪影响躯体器官的生理活动程度还要取决于遗传素质（易感素质）和个性特征。有意识的心理活动,对外界刺激的认知、评价是机体生理功能的主动调节者,是导致疾病或促进健康的关键因素:如果察觉外界刺激具有威胁性,就会产生焦虑、恐惧或愤怒的情绪;如果认为它是良好的信息,就会产生愉快、喜悦或兴奋的情绪。这种消极的或积极的情绪的产生,因各人个性差异和对外界刺激的主观评价而又有很大的不同。

在20世纪50年代,埃利斯提出理性情绪疗法,认为情绪和行为障碍是由于非理性信念、绝对性思考和错误评价所造成的,治疗应着重于认知矫正,教会患者理性思维方式。随后,麦钦鲍姆发展出自我指导训练,认为一旦患者改变了对自己的内部对话,其行为亦将随之改变。治疗方法就是将患者的适应不良性想法或想象,改变为重复的适应性的自我对话。另外贝克提出认知治疗模式,其基本理论是:认知过程是行为和情感的中介,情感和行为障碍与适应不良的认知有关。通过找出这些认知曲解,提供"学习"和训练方法以矫正其认知方式,就能使心理障碍好转,该治疗技术已运用于抑郁症的治疗。

中医情志致病的病因病机。《黄帝内经》较系统地论述了情志的生理基础以及病理变化,《黄帝内经》162篇中,涉及情志致病达129篇,其他古代医籍则进一步细化阐述相关情志治病的病因以及治疗方案,主要分为气病、神病、郁症、五脏疾病,以及妇科、儿科等其他疾病,这对当代临床诊断具有较大的参考价值。

## 中医对情志疾病的治疗

**1. 心理治疗原则**　俗话说"心病还须心药医",中医认为"以情病者,非情不解",对情志疾病,中医以心治心,"古称真心为大药,又有以心医心之法,乃是最妙上乘"。《黄帝内经》中指出了心理治疗应遵循的原则,第一,动其神,第二,使其身相应;"不能动神……病不能移,则医事不行"。动神,即运动其神,《黄帝内经》认为医者用心理治疗一定要使病者在心理上有切身的感触,产生预期的心理活动,包括动其情、欲、愿、知、志意、智、神;第二个原则,《黄帝内经》认为神动须有生理相应,使病者产生相应的生理变化,"古之治病者,唯其移精变气",认为心理治疗有其相应的生理物质基础,强调身心同臻于治。

**2. 心理治疗方法**　中医对心理治疗的方法论述得较多,从实用的角度,综合现代心理治疗理论和《黄帝内经》等中医著作的分类方法,中医心理治疗方法可归纳为:

(1) 情绪疗法:以情志的五行相胜治疗为主,是历代医家在长期医疗实践中总结出来并行之有效的心理疗法。

(2) 认知疗法:患者的认知角度入手治疗,分别为直知治、心知治(理治)、祝由治。

(3) 行为疗法:分别包括痛疗、厌恶疗法、平治(习治)法。

(4) 行动治疗:运用气功、导引、五禽戏、按摩等疗法,调心、调神、调息、调形,以行治心,从外治内。

(5) 暗示疗法:可分为他人暗示和自我暗示。

(6) 移神治法:即转移注意力,病者自觉转移,或医者采取一定的方式使之移神,达到缓解减弱不良情绪或产生积极情绪的目的。

(7) 静治、动治法:静可宁神,可以修复心理功能;与静治相对的为动治,"因其不动,故而动之也"。

(8) 劳治、逸治法:通过劳逸结合,使其达到阴阳平和。

(9) 意治法:因患者之意而用之,因病症之意而用之,因药味之意而用之。

(10) 志意治(智治)法:《黄帝内经》指出"志意者,所以御精神,收魂魄,适寒温,和喜怒者也",故大智者、大勇者、大断者,病易愈。

(11) 梦治法:梦,中医认为也是心理的一种形式,故梦也可作为一种特殊的心理疗法,梦治。

(12) 音乐疗法:《黄帝内经》指出"脾在声为歌"。认为"宫音湿舒、长、下",宫可动脾,故可治愈幽忧之疾，如治食积、失眠。

（13）食疗法：《备急千金要方》中对食疗颇多讲述，为医者当先洞晓病源知其所犯，以食治之，食疗不愈，然后命药。

（14）针灸治疗法：针刺治疗分别运用在神病（心系统病症）如悲喜无常，以及血病（肝系统病症）如怒恐不安等。

（15）长期心理保健法：不良的心理类型特点有害于人的身心健康，改变不良的品德、性格有利于健康。

（16）其他：包括以雅言减轻患者的心理压力，利用心理效应来治病，进行身心同治，发展治疗身心疾病的方剂等。

在中医情志治疗理论中，中医情绪疗法研究较多，以情志的五行相胜治疗为主。治疗的基本原则是依据中医阴阳五行学说，按五脏配属五行的相克关系进行治疗。肝属木，情志主怒；心属火，情志主喜；脾属土，情志主思（忧）；肺属金，情志主悲；肾属水，情志主恐（惊）。木克土，怒胜思；土克水，思胜恐；水克火，恐胜喜；火克金，喜胜悲；金克木，悲胜怒。传统情绪疗法主要有：

（1）情志相胜疗法：主要包括怒胜思疗法、思胜恐疗法、恐胜喜疗法、喜胜忧疗法及忧胜怒疗法。

（2）相反情绪疗法：根据阴阳理论，赋予七情以阴阳极性，用极性相反的情绪来相互调节，克制病理情绪。

（3）激情疗法：激发强烈、短暂的情绪来治疗疾病的方法，主要包括惊恐疗法、愤怒疗法、羞辱疗法。

（4）七情合参疗法：根据病情变化，灵活诱发多种情绪治疗疾病。

（5）以情调身法：通过情志来调整身体，使疾病消除。

（6）爱疗法：利用情爱、友爱等情感来治疗疾病。

（7）冲喜疗法：又叫结婚疗法，指利用结婚的"喜气"来治疗疾病。

（8）发泄法：《黄帝内经》称为"发之"。发之则可使人遭受到的压抑和忧郁得到疏泄，情释开怀，身心得舒。

## 情志治病的当代心理学阐释

**1. 行为主义疗法**　在中医心理中，情志有关的一些治疗方法，实际上跟当代心理治疗中行为主义流派方法类似。比如，《黄帝内经》有"惊则平之"之论，平者常也，使之习以为常，见怪不怪，这类似于现代行为疗法中的"系统脱敏法"，在《儒门事亲》中记载了张子和采用"平治法"治愈一位受惊妇人。行为疗法中的"厌恶疗法"在中医心理治疗中亦有应用，《世医得效方》记载，一个酒鬼（酒精成瘾）特别想喝酒却喝不到，气急，吐出一块瘀血，家人将瘀血放入酒中蒸煮，酒鬼看到煮后血块的恶心样子，滴酒不沾。痛疗，使患者产生疼痛体验来治疗疾病，类似于现代行为主义疗法用"负强化"使行为消退。如明代龚廷贤治疗一个看见男子就"咬住不放"的未婚女子，令其父母用棍棒痛打该女患者，"使之思痛而失欲也"。《名医类案》中"一人患心疾，见物如狮子，伊川先生教以手向前捕之，其见无物，久久自愈"。该方法则类似于现代心理学中的行为塑造法。

**2. 认知主义疗法**　当代心理学认为情绪和认知是紧密联系在一起的，认知活动（如对客观事物的评价）在情绪的产生和情绪引起的疾病中有着重要作用，而中医心理学也有众多认知活动改变情志的记述。如"直知治""以知见事实，则可以释惑去疑；又则易于生情，悦人心怀"。通过认知上的澄清疑惑使人豁然开朗，心情愉悦。同时，有"知治"或"理治"，知事物之源，知事物相生相克，则可以理制情节欲，以及有远识，不为情欲所惑。通过提高患者认知能力，让其明白疾病产生的原因，从而能使其制情节欲，不受过激的情志影响。而传统的"祝由治"更是直接从认知的角度来调整情志，"先知其病之所从生者，可祝而已"。祝，告也；由，病之所以出也。"详告以病之所由来，使患者知之，而不敢再犯"。

**3. 精神分析流派疗法**　同时中医心理情志理论，七情病证中"癫"和"狂"属于心理障碍中被称为"重性精神病"的一类疾病，其表现可见于精神分裂症、情感性精神病的躁狂和抑郁状态以及反应性精神病等严重的精神疾病。又如明代外科名医陈实功曾治一女，得知其有心因，源于家人反对她的爱情。后在他的劝说以及治疗下，该女子在婚后病愈；这与弗洛伊德阐明的性心理发展观具有共同之处，正是性心理发展受到阻碍，使个体健康、心理、行为产生障碍。

**4. 人格心理疗法**　现代研究表明，性格缺陷等易患素质是发生身心疾病的内在基础。当代心理学对 A 型性格导致有关的身心疾病有众多的论述和相关研究，而不良性格特点对人的身心健康的不利影响在中医心理学亦有阐述。《灵枢·通天》将人分为太阴之人、少阴之人、太阳之人、少阳之人、阴阳和平之人。其中太阳之人，"居处于于，好言大事，无能而虚说，志发于四野，举措不顾是非，为事如常自用，事虽败而无常悔"，其精力充沛，性情急躁，情绪易爆发、易冲动，刚愎自用，交际广泛，但好高骛远，自制力差。这与当代心理学对于 A 型人格的划分具有相似之处。

**5. 其他**　另外心理暗示与安慰剂效应在当代心理治疗中已有非常明确的结论，即心理暗示或安慰剂可以起到一定的治疗作用。中医心理中亦有众多关于心理暗示或安慰剂起作用的记载。诊治患者在谈笑中进行，暗示患者其病可治、易治，病不重。名医的威望令人信赖，可使患者产生自我心理暗示疾病将要好转。例如，《浙江通志》记载"郭琬，字宜生……专治妇人胎产诸证奇验……既精其理，而又以诚心应物，举辄愈，故妇人郭宜生来，自喜得生，疾已减十四矣"。

## 讨　论

东西方心理学都认为情绪的变化会导致中枢与外周神经系统两方面的生理变化，从中国历代医家对情志的论述和临床医案的记载来看，中医情志学说进一步阐述了七情与内脏的对应变化关系，重在治疗情志对机体产生的异常影响以及如何调节情绪，而西方的情绪理论，较多地强调情绪过程，强调动机、驱动力以及认识作用。七情情志致病与治病有着众多和现代心理治疗方法与原则相一致之处，这些论述对现代心理治疗有很大的参考价值，同时中医心理疗法与西方心理疗法也有一定的差异之处。相比较疗程较长的西方精神分析疗法，有些情志疗法疗效迅捷，在快节奏的现代社会显得更加适用；中医大胆应用欺骗、痛打、侮辱等疗法，而根据西方心理治疗的伦理守则，这些"不择手段"的疗法则不受认可；此外，治疗身心疾病的西药不良反应大，而中医无不良反应，食疗、针灸等均不会对患者产生不良影响。中医情志致病及疗法为现代医学提供相当多的理论基础以及实践运用，其中部分中医情志疗法和当代心理学相应的治疗理论有异曲同工之妙。通过对中医情志致病病因病机以及情志疗法的深入挖掘，中西结合，取其精华去其糟粕，有利于进行心理学的理论探讨与实践运用，促进人体的身心康复，帮助传播中医心理文化。

# 48 情志理论在肿瘤防治中的作用

随着人类社会生活方式的改变，情志障碍在各种疾病发生发展中的作用日渐突显。大量研究表明，情志异常与肿瘤的发生发展密切相关。学者张兆洲等通过对中医学情志理论的概念与发展源流、情志与肿瘤之间的关系以及情志理论在肿瘤防治中的作用进行梳理，将情志理论与肿瘤的病因病机和辨证论治结合分析，提出情志理论可运用于指导肿瘤的预防、治疗、康复等全过程的学术观点。

情志理论源远流长、内涵丰富，是中医学理论的重要组成部分。情志异常在恶性肿瘤患者中普遍存在，而且情志失调可能与肿瘤的治疗效果、免疫、神经内分泌、复发转移及药物耐药等密切有关。中医临床实践表明，情志理论在指导恶性肿瘤的防治中具有独特优势。

## 中医学情志理论的发展源流

**1. 情志理论肇始于中华传统文化** 情志是机体的一种精神状态，是人和高级动物共有的对内、外环境变化产生的复杂反应。情志是机体脏腑精气受各种内外因素刺激发生变动，并通过心神的感应而产生的具有某种倾向性的情感活动，它具有特有的情志体验、情志表情和相应的生理和行为变化等特点。中医学脱胎于中国传统文化，"情"与"志"的概念首见于中国传统哲学典籍中。例如，《礼记·礼运》曰："何谓人情，喜、怒、哀、惧、爱、恶、欲，七者弗学而能。"《左传·昭公二十五年》曰："民有好恶喜怒哀乐，生于六气。是故审则宜类，以制六志。哀有哭泣，乐有歌舞，喜有施舍，怒有战斗；喜生于好，怒生于恶。"孔颖达明确提出"此六志，《礼记》谓之六情，在己为情，情动为志，情志一也"。由此可见，先秦著作中的"情""志"主要指的是人的情绪体验和情感反应。

**2.《黄帝内经》奠定了情志理论的基础** 《素问·阴阳应象大论》指出"人有五藏化五气，以生喜怒悲忧恐""心在志为喜，肝在志为怒，脾在志为思，肺在志为忧，肾在志为恐"。阐明了人的情志活动源于五脏之精气，五脏藏精化气生神，神动于内而情现于外，情志活动是五脏功能的外在体现。秉承《黄帝内经》之旨，后世医家对情志理论进行了继承和发展。

**3.《伤寒杂病论》开启辨证论治情志病先河** 东汉末期张仲景所著《伤寒杂病论》是我国第一部理、法、方、药比较完善，理论联系实际的中医学经典著作。有研究表明，《伤寒杂病论》条文中共有132条包含情志症状，约占全部条文总数的1/6，提出的情志异常表现主要有谵语、郑声、独语、嘿嘿不欲饮食、躁烦、狂、循衣摸床、喜太息、心愦愦、恍惚心乱、像如神灵所作、独语如见鬼状等。《伤寒杂病论》对一些情志病证的病因病机和治法方药进行了系统论述，如百合病、奔豚气病、狐惑病、脏躁、梅核气、中风病、虚劳病等。以《金匮要略·百合狐惑阴阳毒》中百合病的辨证论治为例，原文曰："百合病者……意欲食复不能食，常默然，欲卧不能卧，欲行不能行，饮食或有美时，或有不用闻食臭时，如寒无寒，如热无热，口苦小便赤，诸药不能治，得药则剧吐利，如有神灵者，身形如和，其脉微数。"其病机为心肺阴虚内热，治之以百合地黄汤滋养心肺之阴；如果误用吐法、下法和汗法出现变证，可分别选用百合地黄汤、滑石代赭汤、百合鸡子黄汤；如日久变渴，可配用百合洗方或栝楼牡蛎散内外合治；如变发热，则用百合滑石散。此外，张仲景也提出了针灸在情志疾病治疗中的重要作用，如《伤寒论》第117条"发汗后，烧针令其汗，针处被寒，核起而赤者，必发奔豚，气从少腹上至心，灸其核上各一壮，与桂枝加桂汤主之"。第142条"太阳与少阳并病，头痛，或眩冒，如结胸，心下痞而坚，当刺肺俞、肝俞、大椎第一间，慎不可发汗，发汗即谵语，谵语则脉弦。五日谵语不止，当刺期门"。第216条"阳明病，下血谵语者，此为热入血室。但头汗出者，刺期门，随其实而泻之，濈然汗出则愈"。

**4. 隋唐情志理论进一步丰富**　隋代巢元方在《诸病源候论》中提出了"瘿者，由忧患气结所生"的观点，并记载了一系列情志病的症状和病因病机，如卷一中"风惊恐候"记载的"由体虚受风，入乘脏腑，其状如人将捕之"。卷二"鬼邪候"所载"凡邪气鬼物所为病也，其状不同，或言语错谬，或啼哭惊走，或癫狂慒乱，或喜怒悲笑，或大怖惧如人来逐，或歌谣咏啸，或不肯语"。唐代孙思邈在《备急千金要方》提出"七气者，皆生积聚"的观点，并给出了治疗方剂七气丸，该方主治"七气积聚，坚大如杯，若盘在心下，腹中疾痛，饮食不能，时来时去，每发欲死，如有祸祟"。此外，《备急千金要方》中脏腑证的各主治证多数涉及了情志变化，如肝实热证中包含了狂、怒、惊、悲、恐五种情志变化，这些情志变化可以成为辨证的依据。肝实热证的地黄煎，治"邪热伤肝，好生悲怒，所作不定，自惊恐"，其情志变化有悲、怒、惊、恐四种。

**5. 宋金元情志理论进一步发展**　金元四大家对情志理论的发展起了重要作用。宋代陈无择在《三因极一病证方论》中首次明确提出"情志"概念，并将情志异常归属于病因学内伤范畴。指出"七情者，喜、怒、忧、思、悲、恐、惊……七情，人之常性，动之则先自脏腑郁发，外形于肢体，为内所因"。张从正所著《儒门事亲》对情志相胜法治疗情志疾病做了精辟的论述："喜可以治悲，以谑浪戏狎之言娱之，悲可以制怒，以怆恻苦楚之言感之。"刘完素持"六气皆从火化"论，其在《素问玄机原病式》中曰："如六欲者，眼耳鼻舌身意也；七情者，喜、怒、哀、惧、爱、恶、欲。情之所伤，则皆属火热……六欲七情，为道之患。属火故也……五藏之志者，怒、喜、悲、思、恐也，若五志过度则劳，劳则伤本藏，凡五志所伤皆热甚也。"朱丹溪持"阳常有余，阴常不足"和"相火论"的观点，在《局方发挥》中提出"五脏各有火，五志激之，其火随起"的学术观点。李东垣在《脾胃论》中指出"皆先由喜怒悲忧恐，为五贼所伤，而后胃气不行，劳役饮食不节继之，则元气乃伤"。李东垣认为，情志变动是造成脾胃损伤、元气内伤的重要病因。

**6. 明清情志理论渐臻完善**　张景岳在《类经》中专设"情志病"一节进行论述，提出了"情志所伤，虽五脏各有所属，然求其所由，则无不从心而发"的学术观点。王肯堂在《证治准绳》指出"中气因七情内伤，气逆为病"。李梴在《医学入门》对七情脉理及情志抑郁发病进行了较为全面的论述。叶天士在《临证指南医案》中提出了"今所辑者，七情之郁居多，如思伤脾、怒伤肝之类是也。其原由总于心，因情志不遂，则郁而成病矣。其症在心、脾、肝、胆为多"和"病从情志内伤，治法惟宜理编"的观点。

## 情志理论的主要内容

**1. 心在机体的情志活动中起主导作用**　《素问·灵兰秘典论》曰："心者，君主之官也，神明出焉。"《灵枢·邪客》曰："心者，五藏六府之大主也，精神之所舍也。"张景岳《类经·藏象类》曰："凡情志之属，惟心所统，是为吾身之全神也。"费伯雄《医醇賸义·劳伤》曰："然七情之伤，虽分五脏，而必归本于心。"喻昌《医门法律·先哲格言》曰："故忧动于心则肺应，思动于心则脾应，怒动于心则肝应，恐动于心则肾应，此所以五志唯心所使也。"

**2. 情志变动的类型及其影响因素**　《素问·气交变大论》曰："有喜有怒，有忧有丧，有泽有燥，此象之常也。"《医醇賸义·劳伤》曰："夫喜、怒、忧、思、恐、悲、惊，人人共有之境。若当喜而喜，当怒而怒，当忧而忧，是即喜怒哀乐而皆中节也。"由此可见，情志变动有节有度，属于机体的正常生理反应。而激烈、持久或无度的情志变动，则是情志致病的始发阶段。情志变动可分为暴发性情志变化和持续性情志变化，影响情志变动的因素繁多。《素问·疏五过论》曰"尝贵后贱者""尝富后贫者""饮食居处，暴乐暴苦，始乐后苦"。《素问·气交变大论》曰："岁木太过，风气流行……民病飧泄食减……甚则忽忽善怒。"《素问·至真要大论》曰："少阳之胜……善惊奇谵妄。"《灵枢·行针》曰："多阳者多喜，多阴者所怒。"《灵枢·通天》和《灵枢·阴阳二十五人》论述了"五态人"和"阴阳二十五人"。由此可知，个人社会地位及经济状况的变化、自然环境的异常变化以及个体的体质因素都是影响情志变动的重要因素。

**3. 情志致病的特点**　从中医病因学角度看，情志致病属于内伤病因范畴，主要有以下致病特点。

（1）病从内生，扰乱气血运行：《灵枢·百病始生》曰"夫百病之始生也，皆生于风雨寒暑，清湿喜怒。喜怒不节则伤藏，风雨则伤上，清湿则伤下"。《素问·调经论》曰："夫邪之生也，或生于阴，或生于阳。其生于阳者，得之风雨寒暑。其生于阴者，得之饮食居处，阴阳喜怒。"《素问·举痛论》曰"怒则气上，喜则气缓，悲则气消，恐则气下……惊则气乱……思则气结"。

（2）直接伤及脏腑，多伤及本脏，亦可伤及他脏：例如，《素问·阴阳应象大论》曰："怒伤肝，喜伤心，忧伤肺，思伤脾，恐伤肾。"《灵枢·本神》曰："脾愁忧而不解则伤意，意伤则悗乱……肺喜乐无极则伤魄，魄伤则狂。"

（3）皆可伤心：《灵枢·口问》曰"心者，五藏六腑之主也……故悲哀愁忧则心动，心动则五藏六腑皆摇"。《素问·阴阳应象大论》提出"喜伤心"，《灵枢·百病始生》提出"忧思伤心"，《灵枢·邪气脏腑病形》曰"愁忧恐惧则伤心""惊则心无所倚，神无所归，虑无所定"。充分说明情志致病，皆可伤心。

（4）影响疾病传变和加重病情：《素问·玉机真脏论》曰"然其卒发者，不必治于传，或其传化有不以次，不以次入者，忧恐悲喜怒，令不得以其次，故令人有大病矣。因而喜大虚，则肾气乘矣，怒则肝气乘矣，悲则肺气乘矣，恐则脾气乘矣，忧则心气乘矣，此其道也"。由此可见，情志致病的传变取决于脏气的虚实，实则传彼，虚则被传。

（5）情志致病具有相兼性：七情致病，单一的情志致病比较少见，往往是两种或两种以上的情志相兼为病。例如，《素问·经脉别论》曰："有所惊恐，喘出于肺。"说明可怕之事可导致人产生惊和恐两种情志。喜为心之志，暴喜过喜则伤心，使得心气缓散不收，而《灵枢·百病始生》又提出"忧思伤心"，表明喜、忧、思三种情志的异常皆可伤心。但同时需要明确的是，情志相兼为病并非无主次之分和无轻重之别，辨证论治时当抓其主要矛盾为务。

（6）情志致病，心身症状并见：《素问·脉要精微论》中"衣被不敛，言语善恶，不避亲疏者"和《素问·阳明脉解》中"病甚则弃衣而走，登高而歌……所上之处，皆非其素所能也"记载了癫狂等神志失常的症状。而情志为病，不但影响气血运行，还可损伤脏腑精气，导致形体毁沮而引起痿证、瘿瘤等以躯体症状为主要表现的神志疾病。

**4. 情志疾病的辨证论治**　情志疾病的辨证论治，当在遵循中医学"观其脉证，知犯何逆，随证治之"辨证论治一般规律的基础上，重视情志疾病特殊的辨证论治规律，尤其是要重视"心神"和"肝郁"两大核心病机。具体而言，首先要通过望闻问切辨明病因，审因求证，以证立方，随证选方，方证结合。药物治疗的同时要重视心理治疗，常见的心理疗法主要有情志相胜法、暗示疗法、劝说开导法、气功导引疗法、音乐疗法、从欲顺志法以及移精变气法等。

## 情志与肿瘤之间的相互关系

**1. 情志失调导致肿瘤的发生发展**　肿瘤属于中医学"癥瘕""积聚"等范畴。中医学认为，肿瘤的病因病机主要有六淫外袭、情志内伤、饮食水土失宜、痰浊凝聚、瘀血阻滞、热毒内蕴及正气亏损等，而情志失调与肿瘤的发生发展密切相关。例如，《素问·通评虚实论》中论述噎膈的病因为"隔塞闭绝，上下不通，则暴忧之病也"。《灵枢·百病始生》曰："内伤于忧怒，则气上逆，气上逆则六腑不通，温气不行，凝血蕴里而不散，津液涩渗，著而不去，而积皆成也。"《灵枢·五变》曰："内伤于忧怒……而积聚成矣。"《丹溪心法》曰："气血冲和，万病不生，一生怫郁，诸病生焉，故人身诸病多生于郁。"《丹溪心法》论述乳岩的病因为"忧恚郁闷，晰夕积累，脾气消阻，肝气横逆"。《医宗金鉴》认为"失荣"的病因为"忧思恚怒，气郁血逆，与火凝结而成"，《外科准绳》亦曰："忧怒郁遏，时时积累，脾气消阻，肝气横逆，遂成隐核，如鳖子，不痛不痒，十数年后方成疮陷，名曰岩（癌）。"

情志失调导致肿瘤发生发展的病因病机主要有以下几方面：①情志致癌多始于气血运行紊乱。气血津液运行失常，机体阴阳失衡，气滞、血瘀、痰凝等病理产物蓄积，日久不化，酿生癌毒。②情志过极，皆能化火，火为阳邪，耗伤阴液，炼液为痰，痰瘀互结，久蕴不散，癌毒酿生。③情志郁怒，肝失疏泄，肝郁气滞，气滞血瘀，瘀毒久蕴不解，酿生癌毒。④情志失调可损伤机体正气，使得机体防御外邪的能力减弱，机体易受六淫外邪侵袭，内外合邪，酿生癌毒。⑤情志异常可能通过引发体内宿疾而导致肿瘤的发生发展，如患者本痰饮、瘀血体质，加之暴怒生风动火，郁怒耗伤阴血，阻碍气血运行。正如《灵枢·贼风》所说："故邪留而未发，因而志有所恶，及有所慕"而导致"血气内乱，两气相博"为病。⑥情志异常可能导致先天禀赋异常而增加对肿瘤的易感性。例如，《素问·奇病论》曰："人生而有病癫疾者……得之在母腹中时，其母有所大惊，气上而不下，精气并居，故令子发为癫疾也。"此处所举例虽为癫疾，但现代医学认为，恶性肿瘤是一种遗传性疾病，其核心是细胞遗传特性的改变。有研究表明，心神不明、情志失常可通过 DNA 修复受损、免疫功能受到抑制等途径促进肿瘤的血管生成。

**2. 肿瘤能够导致机体情志异常**　临证常见有些肿瘤患者的情志譬如风云，喜怒无常，变化多端，晦明有时，晴雨难测，且多有兼夹。有文献研究表明，肿瘤患者抑郁症发病率较高，几乎 90% 的肿瘤患者都遭受抑郁症的长期折磨，有些患者的直接死因可能不是肿瘤而是抑郁症。肿瘤导致患者出现情志异常的原因，可能主要有以下几方面：①肿瘤作为有形之邪，消耗机体气、血、津液等精微物质，压迫脏腑经络，是导致情志异常的直接原因，如肿瘤患者因癌性疼痛、失眠等导致的情志异常。②恶性肿瘤的高致死率、高复发转移率给患者造成严重的思想负担，直接导致患者情志出现异常。有文献报道，恶性肿瘤患者死亡焦虑状况与焦虑、抑郁情绪呈正相关，而心理干预和抗抑郁治疗能够有效改善恶性肿瘤患者的焦虑抑郁症状，提高治疗的依从性和改善生活质量，延长生存时间。③肿瘤相关的治疗手段如手术、放化疗、靶向治疗等引起的不良反应，进一步加剧了肿瘤患者的情志异常。以乳腺癌术后患者为例，患者乳房的残缺、形体的改变、脱发等可明显影响其身体形象和社会意识，第二性征的丧失加重患者的心理负担，给患者带来巨大的压力，加之术后家庭生活的不和谐，使乳腺癌患者对生活产生厌倦、悲观、绝望、郁郁寡欢的情绪体验。

## 情志理论在肿瘤防治中的作用

**1. 未病先防，宁心安神**　《素问·四气调神大论》曰："是故圣人不治已病治未病，不治已乱治未乱，此之谓也。"对于恶性肿瘤的预防，其现实意义可能远大于治疗。中医学认为，心为君主之官，五脏六腑之大主，因此治"心"居恶性肿瘤预防之首位。《素问·上古天真论》曰："恬淡虚无，真气从之，精神内守，病安从来？"《素问·生气通天论》曰："清静则肉腠闭拒，虽有大风苛毒，弗之能害。"《素问·痹论》曰："静则神藏，躁则消亡。"《素问·至真要大论》指出"清静则生化治，动则苛疾起""是以嗜欲不能劳其目，淫邪不能惑其心""志闲而少欲，心安而不惧"。由此可知，治"心"防癌当从内、外入手，内在修养上努力做到清心安神，对待外物要努力做到节欲保精。

**2. 既病防变，先安未受邪之地**　《素问·阴阳应象大论》曰："故善治者治皮毛，其次治肌肤，其次治筋脉，其次治六腑，其次治五脏，治五脏者，半死半生也。"《金匮要略》曰："见肝之病，知肝传脾，当先实脾。"恶性肿瘤的侵袭转移是肿瘤治疗的难点所在。预防肿瘤术后复发转移，不仅要密切观察患者当前的状况，更要放眼长远；不仅要谙熟肿瘤侵袭转移的一般规律，也要明辨患者脏腑阴、阳、表、里、虚、实、寒、热；不仅要俯瞰全局、整体把握，也要能见微知著、防微杜渐，于癌毒未发生传舍之前，先安未受邪之地，有效阻断癌毒传舍的路径。

**3. 瘥后防复，身心并调**　肿瘤患者术后或放化疗后，正气未复，邪气残存，正邪力量对比不稳定，如将息失宜，情志不畅，易致肿瘤卷土重来。有文献报道，应激抑郁可通过促进肿瘤血管生成、抑制肿瘤细胞凋亡、降低机体细胞免疫功能等途径促进肿瘤的生长和转移。鉴于此，应充分考虑到情志因素在防止肿瘤复发转移中的重要性，将药物治疗与心理治疗紧密有机结合。

**4. 情志护理，医患结合**　中医情志护理能有效改善肿瘤患者的焦虑症状和提高患者的生活质量。《素问·汤液醪醴论》中指出"精神不进，志意不治，故病不可愈。今精坏神去，荣卫不可复收……嗜欲无穷，而忧患不止，精气弛坏，荣泣卫除，故神去之而病不愈也"。该论启示我们，肿瘤患者太弱或太强的求生欲望都不利于肿瘤的预后。情志护理之目的，就是尽可能地帮助患者调畅情志，正确看待生死，积极配合治疗。相关文献表明，将中医情志疗法运用于肿瘤患者的护理中能够改善患者睡眠情况，增加食欲，提高兴趣，增强免疫功能，缓解焦虑情绪，提高肿瘤患者的生活质量。也有研究提出，可根据肿瘤发展的不同阶段而采用不同的情志疗法进行治疗，如确诊患癌期用说理开导法，围手术期用情志安神法，术后疼痛用心理镇痛法，放化疗时用转移注意法，症情稳定期用怡悦开怀法及癌症晚期用同感心疗法等。

**5. 情志康复，以平为期**　随着肿瘤作为一种慢性病观念的逐步普及，肿瘤康复治疗的重要意义逐渐凸显，而情志或心理康复，尤为重要。笔者认为可从以下几方面进行尝试。首先，引导患者顺时调养情志，改变不良生活习惯。《素问·四气调神大论》指出，春三月"以使志生"，夏三月"使志无怒"，秋三月"使志安宁"，冬三月"使志若伏若匿"。其次，引导患者顺势调养情志，调整不良心态。《素问·上古天真论》曰："美其食，任其服，乐其俗，高下不相慕。"其核心思想就是要求人们适应社会环境，构建良好的人际关系，创造有利的社会环境，获得有力的社会支持，从而有利于肿瘤的康复。最后，情志康复的关键在于患者自己，要正确引导患者树立健康积极的抗癌心态，诚如《临证指南医案》中所言："情志之郁，由于隐情曲意不伸……郁证全在病者能移情易性。"

**6. 医者仁心，医心为上**　《素问·五脏别论》中提到"凡治病，必察其下，适其脉，观其志意，与其病也。拘于鬼神者，不可与言至德。恶于针石者，不可与言至巧。病不许治者，病必不治，治之无功矣"。阐述了一些"病必不治"的特殊情况。而《灵枢·师传》又曰："人之情，莫不恶死而乐生，告之以其败，语之以其善，导之以其所便，开之以其所苦，虽有无道之人，恶有不听者乎？"启示我们，对待情志失调、依存性差的患者，医者要充分运用"告、语、导、开"等方法，以高度的责任心和耐心对患者循循善诱以助其解开郁结。孙思邈在《千金方》第一卷《大医精诚》中提出的"凡大医治病，必当安神定志，无欲无求；见彼苦恼，若己有之，深心凄怆；夫大医之体，欲得澄神内视，望之俨然，宽裕汪汪，不皎不昧；夫为医之法，不得多语调笑，谈谑喧哗，道说是非，议论人物"等要求表明，医者不仅要从仪表上给患者安全感，更要从言语、神态、心理上给予患者安慰与鼓励。

医学模式由生物医学模式转变为生物、心理、社会医学模式的过程充分表明，心理和社会因素在疾病的发生发展、诊断治疗中发挥着重要作用。情志失调可能伴随着肿瘤发生发展、复发转移、诊断治疗等全过程。而现代医学主要运用抗抑郁、抗焦虑、抗精神分裂等"对抗性"药物治疗相关的精神障碍，虽然取得一定疗效，但随之而来的不良反应使得患者对治疗的依存性严重下降。中医学情志理论中所体现出的"和"治疗思想和手段，对恶性肿瘤相关的情志失调的治疗具有独特的优势，值得深入发掘和继承创新。

# 49　情志与肿瘤发生发展、治疗和预后的关系

中医学认为情志致病是病因学的重要内容，在肿瘤的发病中对情志因素亦有独到深刻的认识，情志可致瘤，亦可治瘤。近年来，越来越多的研究表明压力、焦虑和抑郁等不良情志会促进肿瘤的发生和发展，并影响其预后，即情志因素在肿瘤发生和发展中起着重要作用，学者李晓曼等就此进行了综合归纳，并揭示其背后的相关机制，以期在临床治疗中，重视患者情绪的疏导，获得良好的治疗效果。

## 情志在肿瘤发生和发展中起着重要作用

情志因素会影响恶性肿瘤的发生和发展及患者的存活时间，其导致恶性肿瘤患者死亡人数占全部癌因性死亡患者的 40％ 左右。患者在被诊断癌症后会引起各种负面情绪的堆积，如焦虑、悲伤、愤怒，以及对死亡和痛苦的恐惧，进而引起情绪困扰和抑郁症状等，不仅可以影响患者的心理适应，还可以影响患者的自主神经功能和免疫功能，这对患者的生活质量和癌症预后起着重要作用。

**1. 流行病学研究表明不良情志能够促进肿瘤发生和发展**　流行病学研究表明，癌症患者因疼痛、治疗过程的痛苦以及对癌症复发的恐惧，经常伴随着焦虑和抑郁。而严重的压力应激、焦虑和抑郁能够促进乳腺癌发生和发展。有学者对抑郁症与癌症患者死亡率之间关系进行了分析，发现在针对 163363 例参与者的 16 项独立研究中，焦虑和抑郁可能会增加个体因特定癌症而死亡的风险，如食道癌、结肠癌和胰腺癌等，有严重抑郁症的癌症患者死亡率比轻度抑郁或精神状况良好患者死亡率高 32％。对 1990—2015 年乳腺癌治疗的临床实践指南进行了系统的综述，发现音乐疗法、冥想、抗压力治疗和瑜伽可以改善乳腺癌患者焦虑情绪，提升患者生活质量。此外，癌症患者的伴侣精神病发病率高和发展为临床抑郁症的风险增加，即情绪的传染性。在丹麦，一项持续 14 年涉及 1420592 例男性的研究发现，被确诊乳腺癌女性的伴侣患精神方面疾病的概率比未患乳腺癌的女性伴侣高，且被确诊乳腺癌女性的伴侣使用抗抑郁药的可能性增加了 1.08 倍。

**2. 动物实验研究表明不良情志能够促进肿瘤发生和发展**　由于晚期或无法治愈的癌症患者常罹患抑郁，所以本部分以抑郁症为不良情志的代表，分析其对动物体内肿瘤发生和发展的影响。

（1）常用的抑郁症动物模型：目前已经有 20 多种方法用于建立抑郁症动物模型，常用的动物模型有慢性不可预知性温和应激（CUMS）模型、行为绝望（BD）模型、获得性无助（LH）模型和慢性束缚应激（CRS）模型等。

CUMS 模型，指小鼠在遭受长期应激后出现一系列情绪性行为改变，如自发活动减少、学习能力下降和食欲减退等。该模型模拟了抑郁症的环境诱因，动物的行为特征改变以及血浆皮质激素升高等表现形式均与内源性抑郁症状相似，因此作为抑郁模型具有较高的应用价值。随机给予慢性不可预知性的八种应激因子刺激，每日选择 1～2 种应激方法刺激小鼠，各种应激随机出现，建立慢性应激抑郁小鼠模型。应用糖水偏爱实验、旷场实验和强迫游泳实验检测鼠抑郁行为，采用 Morris 水迷宫实验检测小鼠空间学习记忆能力。其机制可能与神经炎性反应和神经营养因子相关。

行为绝望模型，指利用动物不能逃逸出恶劣环境，导致动物行为绝望而设计的一种模型。最常见的是强迫游泳实验和小鼠尾悬实验。小鼠尾悬实验是将小鼠尾端（在距尾尖 2 cm 处）用胶布固定在悬尾仪吊环上，使小鼠倒立悬挂，录像监测小鼠从开始拼命挣扎到停止反抗的时间。强迫游泳实验是将动物放入盛有清水的圆柱形透明玻璃筒中，水温 23 ℃～25 ℃。观察记录动物从拼命逃离到放弃挣扎、漂浮

在水面上的时间。

获得性无助模型，指将动物置于穿梭箱，给予随机的不可逃避的电击，每次持续 15 s，间隔时间无规律，每日 1 h，经过 7～10 d 后，再给予实验动物可以逃避的电刺激，实验动物表现为逃避障碍和活动减少，因而称获得性无助。其机制可能与脑源性神经营养因子（BDNF）的下调、蛋白激酶 B（PKB，又称 Akt）-雷帕霉素靶体蛋白（mTOR）信号通路失活及炎性反应相关。

CRS 模型，即指剥夺动物身体自由活动，以束缚制动为应激源的抑郁模型。具体造模流程：将动物置于通风的束缚管中，该束缚管紧密贴合动物的身体，每日 4 h，持续 35 d。造模成功后，动物出现糖水偏爱指数下降，快感缺失，强迫游泳不动时间明显延长等抑郁样症状。

（2）动物实验显示不良情志（抑郁）能够促进肿瘤发生和发展：研究证实，慢性应激能驱使卵巢癌、乳腺癌和前列腺癌的生长和转移。卵巢癌动物模型中，通过慢性束缚应激可促进肿瘤增长、肿瘤血管新生和转移等的发生；慢性应激还可能导致表观遗传学改变，这也许是癌症遗传的一种潜在机制。NILSSON 等研究表明，CRS 能够促进非小细胞肺癌（NSCLC）HCC827 和 HCC4006 细胞在裸鼠体内的生长，并能激活 NSCLC 中 β2 肾上腺素受体，进而激活下游压力信号通路，使得小鼠体内白介素-6（IL-6）的水平上升，从而增加肺癌细胞对表皮生长因子受体（EGFR）抑制剂的耐药性。RENZ 等采用 CRS 模型研究应激对胰腺癌发生的影响，发现 CRS 能够促进 K-ras 基因突变的胰腺癌自发模型鼠胰腺癌的发生，发生率为 38%，而正常饲养环境下饲养的小鼠并未发生胰腺癌。CHANG 等发现，CRS 能使高转移乳腺癌 MDA-MB-231HM 细胞在裸鼠体内转移能力增强 10 倍。THAKER 等研究发现，CRS 同样对卵巢癌的生长具有一定的影响，发现每日束缚 2 h 和 6 h，可使裸鼠体内肿瘤结节数分别增加了 259% 和 356%，肿瘤质量分别增加了 242% 和 275%。ZHAO 等采用 CUMS 制备了小鼠抑郁模型，发现 CUMS 模型能够显著促进肝癌的发展。

综上所述，很多研究提示以抑郁为代表的不良情志能够促进动物体内肿瘤的发生和发展。那么，良好的心理应激对肿瘤是否有改善作用呢？

（3）良好心理应激能够抑制肿瘤发生及增强化疗的敏感性：良好心理模型是将小鼠饲养于丰富的环境中，如饲养于体积较大的饲养笼子（61 cm×43 cm×21 cm）中，每笼最多饲养 12 只小鼠；笼中有跑轮、隧道、木制玩具、小木屋和筑巢材料等，给动物提供"福利"，且这些设施每周更换 1 次，在笼中的位置每周更换 2 次。SONG 等研究证实，饲养于丰富环境中的小鼠体内自然杀伤（NK）细胞的细胞毒作用显著增强，即抗肿瘤活性明显增强。WU 等研究表明，生活在丰富环境中的胰腺癌荷瘤小鼠对化疗药物 5-氟尿嘧啶（5-FU）和吉西他滨的敏感性明显提高，与标准饲养环境相比，丰富环境下 5-FU 和吉西他滨对肿瘤的抑瘤率分别从 17.7% 和 23.6% 提高到了 46.3% 和 49.9%，这一结果提示快乐的情绪能够增强胰腺癌的化疗效果。

不良情志会促进肿瘤的形成、转移和复发，增加个体因癌症死亡的风险，而良好的心理应激能够抑制肿瘤的发生和发展。那么其背后的机制又是什么呢？笔者认为了解其机制，将有助于在日常或临床治疗中有的放矢地进行防范。

## 情志致瘤可能的机制

**1. 中医学观点**　中医学认为，情志损伤导致气机失调，增强对肿瘤的易感性。中医学认为情志损伤可直接作用于脏腑，造成脏腑功能损伤，正气亏虚，阴阳失调，成为恶性肿瘤的易感因素。正如《诸病源候论·积聚病诸候》所言"积聚者，阴阳不和，脏腑虚弱，受于风邪"。情志异常更能引起气机紊乱，即气的升降出入异常，或气逆而上，或气陷而下，或气结于某处，气滞则血瘀，阻碍津液的运行，津液输布异常则痰浊内生，痰瘀互结而至，日久而生肿块。中医对肿瘤的病因认识中，尚十分重视"肝郁"等情志因素，认为肝是情志致瘤病理机制演变的核心，清代陈士铎指出"木郁成瘕痕"。主疏泄是肝的主要功能，具有疏通、宣泄和条达全身气机之功能，肝疏泄不及，则气升发受阻，气机不畅、气机郁滞，肝气郁结不散，气推动之力不足，病理产物堆积，出现气滞血瘀，气滞水停，气滞痰阻，甚至气滞毒聚等，可见瘿瘤瘰疬、痰核、痰饮、癥瘕、积聚等；升发太过，则气升发太过，下降不及，肝气上逆，致血随气升，气机紊乱，致病理产物随之流动，可能是恶性肿瘤转移的病理机制之一。有研究认为，从肝主疏泄理论出发，可指导临床肿瘤防治；遣方用药包括：疏肝解郁，调畅情志；行气活血，改善瘀血阻滞；化痰清浊散结。

**2. 现代医学观点** 现代医学认为，压力可能导致机体自主神经功能、免疫功能和内分泌功能的紊乱，促进肿瘤的发生和发展。有学者将情志致瘤机制与现代医学结合进行了深入的研究，归纳为压力会扰乱机体自主神经功能和免疫系统，导致细胞异常增殖和散布，促进肿瘤形成、免疫逃逸和耐药。

（1）压力导致自主神经功能紊乱可能促进肿瘤形成、免疫逃逸和耐药：压力可影响人体的生理状况，使机体内环境稳态失调，自主神经功能紊乱，神经递质儿茶酚胺浓度升高，作用于 β 肾上腺素受体，造成细胞生长失控、突变而产生肿瘤；因此，β 受体阻断剂显示出较好的抗癌作用，如 β 受体抑制剂普萘洛尔（又称心得安）能够显著逆转应激诱导的荷瘤鼠体内前列腺癌细胞 DU145 的转移；NILSSON 等联合使用 EGFR 抑制剂阿法替尼和 β 肾上腺素受体阻断剂，肺癌无进展生存期由 11.1 个月延长至 13.6 个月。LE 等发现，压力应激可激活交感神经系统，从而促进乳腺癌细胞中血管内皮生长因子 C（VEGFC）表达，VEGFC 能促进肿瘤内部和周围淋巴管形成，为肿瘤逃逸提供通道。CHENG 等以 98 例前列腺癌患者为研究对象，发现抑郁症评分更高的患者发生肿瘤侵袭和转移情况也更为严重，其中黏着斑激酶（FAK）表达量在发生转移和抑郁症评分更高的患者中显著增加，敲低 FAK 基因表达能够完全阻止抑郁症促进的肿瘤侵袭；在过表达 Myc 的抑郁症前列腺癌小鼠模型的前列腺组织中检测到交感神经激活，并且更进一步证实 FAK 激活依赖环磷腺苷（cAMP）-蛋白激酶 A（PKA）信号途径，表明在高抑郁症评分的前列腺癌患者体内，交感神经-FAK 信号途径的激活能够促进肿瘤侵袭，提示用心得安抑制 β2 肾上腺素受体或者小分子药物 PF562271 抑制 FAK 的激活可能是治疗患有侵袭性前列腺癌的抑郁症患者的新策略。

（2）压力抑制免疫系统导致肿瘤的发生和转移：免疫系统本可以监视细胞的突变，稳定细胞内环境，调节外环境，但情志过激会抑制人体免疫系统的正常功能，如抑制胸腺功能，影响 T 细胞的再循环等，使人体免疫系统不能及时发现并消灭突变的细胞而导致肿瘤发生。有报道称，压力应激诱导肿瘤微环境中儿茶酚胺类神经递质的释放，该递质可激活免疫细胞的肾上腺素受体，诱导免疫抑制分子细胞毒性 T 淋巴细胞相关蛋白-4（CTLA-4）、精氨酸酶和诱导型一氧化氮合酶（iNOS）等的产生，同时该递质还可抑制干扰素-γ（IFN-γ）、白介素-2（IL-2）和 IL-12 等细胞因子的产生，导致肿瘤微环境免疫紊乱，促存活和促转移分子表达增多，从而促进肿瘤细胞存活和转移。

（3）应激导致内分泌和代谢紊乱促进肿瘤的发生和发展：ZHAO 等证实，抑郁过程中下丘脑-垂体-肾上腺轴（HPA）功能亢进引发的糖皮质激素水平激增，能够促进肿瘤微环境中 NK 细胞程序性死亡受体-1（PD-1）的表达，PD-1 是一种重要的免疫抑制分子，能显著削弱 NK 细胞的毒作用，从而促进肝癌的发展。LI 等研究表明，丰富的生活环境（即良好的心理应激）能显著抑制小鼠胰腺癌的生长，分别使皮下瘤和原位瘤的肿瘤质量减轻 53% 和 41%。进一步对其机制进行探究，发现良好的心理应激能够降低线粒体相关基因的表达，这些基因多参与了三羧酸循环和氧化磷酸化过程。

**3. 抑郁引发的情绪性进食将造成肠道菌群失衡导致肿瘤产生** 肠道菌群在情志致瘤的过程中也扮演着重要角色。现代医学认为，肠道微生态与人的健康密切相关，脑-肠轴是大脑和肠道进行对话的双向调节轴，肠道微生物是该过程的重要参与者，其可通过脑-肠轴作用于中枢神经系统，从而对全身的代谢和行为产生影响；反之，神经系统也通过脑-肠轴改变肠道功能。肠道菌群失衡会影响各种社会、情感和焦虑样行为，其在情志致瘤过程中发挥着媒介的作用。不少人认为，办公室零食文化是"压力情绪的出口"，而这种情绪性进食往往摄入高能量食物，一方面碳水化合物吸收不良与发生精神抑郁的风险增加有关，同时膳食纤维及益生菌缺乏，会使黏液层遭到破坏，渗透性增加，致病菌入侵激活黏膜免疫系统，引发一系列炎性级联反应，从而导致肠易激综合征、炎性肠病及结直肠癌等疾病的发生。

**4. 炎性反应在焦虑、抑郁致瘤过程中也起着重要作用**　研究显示，免疫炎性反应在焦虑、抑郁症的发生和发展中扮演了重要角色。应激一方面可通过 HPA 和交感神经调控免疫系统，促进外周和中枢促炎因子的释放；另一方面应激可激活炎性反应小体引发炎性反应，从而促进焦虑和抑郁症的发生。免疫炎性在焦虑以及抑郁症致瘤的过程中也发挥中介作用。COHEN 等研究证实，抑郁症症状与癌症患者的生存时间较短相关，并对 15 例存在显著抑郁症状的肾癌患者与抑郁症最温和患者的 15 个组织样本进行全基因组分析，探索抑郁症缩短癌症患者生存期的潜在机制，发现调节细胞炎症的特定信号通路在抑郁症癌症患者中表达水平明显提高，即抑郁症缩短癌症患者生存期可能是由于炎性反应导致的。

综上所述，压力、焦虑和抑郁等负面情志会导致自主神经功能、免疫系统和肠道菌群的紊乱及炎症的发生，从而为肿瘤的发生和发展创造便利条件。因此，在肿瘤的防治中，应增强对情志调摄的重视，"未病先防，既病防变"。

## 重视情志调养防治肿瘤

首先，要学会调节情绪，积极的情绪或许不能帮助患者从疾病的深渊里逃脱，但是学会管理自己的不良情绪确实可以避免掉入疾病的深渊，调节情绪的平衡应是每个人的必修课。其次，既病防变。肿瘤属于心身疾病范畴，中医诊治心身疾病，非常重视心理、社会因素在疾病中的作用。《黄帝内经》提到"凡未诊病者，必问尝贵后贱，虽不中邪，病从内生，名曰脱营。尝富后贫，名曰失精，五气留连，病有所并"。有中医应用疏肝理气法（基本方剂常选用柴胡疏肝散、逍遥散、四逆散、越鞠丸和金铃子散等加减）治疗多种肿瘤，在改善患者症状、提高生存质量、延长生存期方面都取得了一定的疗效。

在生物医学模式向"生物-心理-社会医学"变革的今天，应用现代诊疗手段，对肿瘤患者进行手术、放疗和化疗等治疗的同时，采用心理疗法，调动患者抗病的积极因素，对促进患者康复、预防肿瘤复发、控制肿瘤转移有积极意义。《中国肿瘤心理治疗指南》推荐肿瘤科临床医生在初诊时对患者进行心理痛苦筛查和心理支持需求评估，为存在中重度心理痛苦和/或强烈心理支持需求的高危患者提供转诊，接受由精神科医生和心理治疗师专业的精神治疗或心理干预，对存在轻度心理痛苦和/或心理支持需求较弱的患者，可由护士、社会工作者等为其提供情感支持。建议肿瘤临床医护人员接受专业培训，以更好地识别患者在诊疗过程中的情绪线索，为患者提供及时有效的转诊。研究发现，化疗加抗抑郁治疗组乳腺癌患者的情绪、睡眠障碍和依从性较单纯化疗组明显改善，化疗加抗抑郁治疗组患者血清中 $CD3^+$、$CD4^+$、$CD8^+$、$CD4^+/CD8^+$ T 细胞及 NK 细胞数量较治疗前均有提高，表明抗抑郁治疗可明显提高乳腺癌化疗患者的生活质量，改善其免疫功能。

情志与肿瘤发生和发展密切相关，中医认为情致过激损伤脏腑，引起阴阳失调，或情志损伤致肝疏泄不及是情志致瘤主要病机，将此与现代医学结合，归纳为神经、内分泌、免疫、肠道菌群均为情志与肿瘤相互影响的媒介，提示临床中应重视心理的疏导，增强患者抗病的信心，或采用疏肝解郁方剂给予干预，提高患者的生存质量。

# 50 情志致病与恶性肿瘤

恶性肿瘤是目前世界范围内致死率较高的难治性疾病，病因尚不明确，多与环境污染、转基因食品、病毒、免疫力低下等有关，随医学模式的转变和心身医学的发展，肿瘤属于心身疾病已得到共识。心身医学将肿瘤生长发展看作是肿瘤与生理、心理和可获得的心理社会环境、社会支持之间相互作用的结果，以及这种作用对个体应对外源环境能力的影响。这与中医"形神合一"的整体观念以及情志致病学说对肿瘤的认识基本吻合。经历代医家的不断论证、完善，中医学已较完整地论述躯体与心理、社会因素之间的关系，并把情志作为发病和影响疾病进展的原因之一，而现代医学临床观察也已证实，某些疾病发生与社会心理因素明确相关。在恶性肿瘤诊治过程中出现的以情绪低落、兴趣减退、体力缺乏、自罪观念与自杀倾向等为主要特征的"肿瘤相关抑郁状态"，与中医学情志所伤造成的气郁、痰凝等症状表现吻合。因此，学者李皓月等认为，归纳总结中医情志致病与恶性肿瘤发病的关系，对揭示肿瘤病因病机，指导防治原则具有重要意义。

## 情志致病的病因病机

在中医学"形神合一""整体恒动观"指导下，形成的中医形神论、中医情志论等理论内涵与现代生物-心理-社会医学模式不谋而合且相互补充。中医认为精气即道，乃是万物本原，不但人身是精气所化，人的意识思维活动也是精气运动的结果，因此提出情志致病观。情志致病主要受两方面因素影响，一是躯体因素，不同体质人因气血、脏腑强弱不同，对刺激反应也不同。如《黄帝内经》（以下简称《内经》）提出"九气论""五志说"等，按身体和性格特点对体质进行分类，形成气质学说，较系统地将体质与疾病发生联系起来。二是社会心理因素，七情过极、不良人格和不同社会环境均可影响情志变化。例如，《素问·阴阳应象大论》曰："喜怒伤气。"《灵枢·口问》曰："悲哀愁忧则心动，心动则五脏六腑皆摇。"较全面地将情志与脏腑气血联系起来。根据情志与五脏的关系，情志失宜主要通过干扰脏腑气机导致疾病发生。

## 中医对情志致瘤的认识

中医并无肿瘤之病名，《黄帝内经》中"石瘕""肠覃""癥瘕""癖结""下膈"等病症，与某些肿瘤的症状类似。中医亦常以癥、瘕、积、聚命名肿瘤，《灵枢·五变》首次提出积聚证候，曰："如此则肠胃恶，恶则邪气留止，积聚乃伤。"《中藏经·卷二·积聚癥瘕杂虫论》进一步分类，其曰："积者，系于脏也；聚者，系于腑也；癥者，系于血也；瘕者，系于气血也。"宋代《仁斋直指附遗方论》中首次将"癌"作为病名讨论，其特点与现代恶性实体瘤相近。

中医对"情志致瘤"的认识始于《黄帝内经》。《灵枢·邪气脏腑病形》曰："若有所大怒，气上而不下，积于胁下，则伤肝。"《灵枢·百病始生》曰："内伤于忧怒，则气上逆……而积皆成也。"提出情志不遂可通过妨碍气机致瘤。金元时期，张子和《儒门事亲》曰："积之成也，或因暴怒喜悲思恐之气。"明代薛生白《外科枢要·论瘤赘》认为"郁结伤脾"乃是肿瘤的发生原因。情志异常可作为不同部位恶性肿瘤发生的重要病因甚至直接原因。情志内伤通过影响人身气血运行、脏腑功能，形成气滞、血瘀、痰凝、毒聚等病理产物，在此基础上，"内虚"与郁火、血瘀、痰凝、毒邪等合而为患，促使恶性肿瘤的发生。

**1. 失荣**　失荣又称"失营""脱营""恶核"等，是发于颈部及耳之前后的岩肿，因其晚期气血亏乏、面容憔悴、形体消瘦、状如树木枝叶发枯而得名，相当于颈部淋巴结转移癌和原发性恶性肿瘤。明代陈实功于《外科正宗》首次提出"失荣症"概念，其曰："失荣者……或因六欲不遂，损伤中气，郁火相凝，隧痰失道停结而成。"认为失荣是由昔贵今贱，得而复失等"六欲不遂"之因，导致郁火痰凝，结于颈部而得。现代研究表明，头颈部恶性肿瘤患者普遍具有性格内向特征，女性尤甚，而情绪性稳定程度甚至超出正常范围，此类患者多孤独，较难适应外部环境的变化，当其面临一定社会、生活冲击时，容易发病或加重病情。这与中医论述颇为相似。

本病之发生与脾关系最密切，脾主思，中医学认为"思"有两种含义，一是日常生活中的思索、思考，不会引起疾病；二是焦虑、抑郁状态，可认为是"悲、忧、愁"的概括。思则气结，忧愁、焦虑可直接伤脾，或通过干扰心神，母病及子，伤及脾气。抑郁状态导致的躯体症状与"思伤脾"基本吻合，情绪与行为表现基本一致。因此可以认为"思伤脾"造成的脾虚气郁是本病发生的重要原因。脾主中央，灌溉四旁，五脏六腑皆藏有脾气，忧思伤脾，脾气一损，不得健运，诸脏腑失养，气血结，痰湿生，壅塞足阳明之缺盆，则癌疾成，在上发为失荣。

**2. 乳岩**　乳岩又称"乳石痈""奶岩""石榴翻花发""石奶"等，相当于乳腺癌。东晋时期葛洪在《肘后备急方·治痈疽妬乳诸毒肿方》中最早记载了乳岩症状表现："痈结肿坚如石，或如大核色不变，或作石痈不消。"朱丹溪《格致余论·乳硬论》曰："忧怒抑郁，朝夕累积，脾气消阻，肝气横逆，遂成隐核……数年而发，名曰奶岩。"强调郁怒寡欢、情志不遂造成肝气郁滞，日久可以酝酿成病发为乳岩。陈实功《外科正宗》曰："又忧郁伤肝，思虑伤脾，积想在心，所愿不得，致经络痞涩，聚结成核……名曰乳岩。"汪机《外科理例·乳痈》亦称乳岩"乃七情所伤，肝经气血枯槁之证"。现代研究表明，"屈服"（除"焦虑"与"敌对"外）是乳腺癌患者的消极应对方式，会加重患者心身症状，而"回避"为积极应对方式，可缓解患者心身症状，这与中医对二者的关系比较吻合。此病好发于妇人，与肝关系最密切。因"肝为女子之先天"，肝在志为怒，"怒"分为暴怒和郁怒，前者怒气发泄，后者疏泄不及，妇人常有郁怒故多肝郁。肝主藏血，赖阴血涵养肝气。《本草纲目》载"女子，阴类也，以血为主"。其经、胎、产、乳莫不关乎血，亦莫不伤乎血。《景岳全书·妇人规》曰："妇人幽居多郁，常无所伸，阴性偏拗，每不可解，加之慈恋爱憎，嫉妒忧恚，罔知义命，每多怨尤……此其情之使然也。"妇人常生郁闷难舒之情，疏泄不及，气机滞涩则伤肝，又有多气少血之质，血海不足，肝气失养更添一损。若肝经郁火横逆犯胃，后天之资匮乏，所虚益虚，郁结更甚，痰湿瘀乘虚循肝胃二经上行壅塞于乳房，日久则发乳岩。

**3. 噎膈**　噎膈又称"反（翻）胃""食噎""否鬲"等，是指食物吞咽不利，饮食难下，或纳而复出的疾患，相当于食管癌、贲门癌等。噎膈之病首见载于《黄帝内经》，《灵枢·上膈》曰："气为上膈者，食饮入而还出。"朱丹溪在《丹溪手镜》中将噎膈分为气噎、食噎、忧噎、劳噎、思噎、怒膈、喜膈、恐膈，情志因素在噎膈发病中的作用可见一斑。《景岳全书·杂证谟》曰："噎膈一证，必以忧愁思虑，积劳积郁……盖忧思过度则气结，气结则施化不行……气不行则噎膈病于上。"指出情志不遂影响气机进而形成噎膈病。皇甫中《明医指掌》指出"（噎嗝）多起于忧郁，忧郁则气结于胸臆而生痰"，亦将"忧郁"作为噎膈发病的重要病因。研究表明，具有内向、孤独、不喜交往、习惯压抑和掩饰情绪、悲观消极等 C 型人格特征者，更易患消化道恶性肿瘤，这与中医文献记载相符。此病责之于胃，与五脏皆有联系。情志活动的基础是精气，情志即精气对外界环境的应答，因此超过个体身体适应能力的情绪反应可导致躯体病变或损伤。而人体精气依赖后天脾胃运化的水谷精微滋养，多种原因导致的胃气受损可影响情志反应，反之亦然。若恼怒忧郁，心神不明，意志未和，则气机升降失司，久则气血生化失常，血虚则火起，气虚则火炽，火郁中焦灼伤胃津，胃不受纳则水谷难入。发病虽在胃腑，但郁怒忧愁先伤五脏，致使气血亏虚，阴虚火旺，灼津成痰，胃气不降，瘀、痰、气交阻结于胸咽，则成噎膈之病。如疏泄郁结，不至烦忧，则顽疾可防。

**4. 其他**　另有多种恶性肿瘤与情志因素相关。例如，清代高秉钧《疡科心得集》曰："舌疳者，由心脾毒火所致……因心绪烦扰则生火，思虑伤脾则气郁，郁甚而成斯疾，其证最恶。"清代邹岳《外科真诠》曰："舌岩……乃思忧伤脾，心火上炎所致。"尤乘《尤氏喉科秘书咽喉脉证通论》曰："（喉菌）此症属忧郁血热气滞，妇人多患之。"说明舌疳（岩）、喉菌等各类癌瘤的发生均与情志因素密切相关，情志异常可引起气机紊乱和脏腑失调、伤精耗血、聚痰成瘀，导致多种疾病包括肿瘤的发生。

## 讨　论

结合中医学对心身疾病的认识不难发现，恶性肿瘤的形成与情志异常密切相关。癌症的发生是长期暴露在高危因素下逐渐形成的，社会环境和可获得的心理社会支持对个体心理活动产生影响，使机体产生一系列生理病理变化形成肿瘤，因此可以说，肿瘤的发生是一种体质性变化，包括性格与身体素质又受到外界环境影响，体质决定着发病概率和易患的肿瘤类型，而环境则是诱发因素。昔贵今贱、所愿不遂、暴受惊恐、大喜大悲等原因导致的五志失和可引起气血逆乱、脏腑失衡。某些情绪变化更容易对特殊体质之人产生影响，如具有内向性格、素体阳虚之人更容易患肿瘤，而乳岩则好发于妇女，这都是体质与情绪共同作用的结果。情志所伤可引起气机不畅，导致肝失疏泄，脾失健运，心失所养，伤精耗气。在本虚基础之上，或生郁火，或感热毒，或酿生血瘀、痰浊、湿邪等病理产物，壅塞经络形成积聚肿毒，根据个体体质类型导致不同恶性肿瘤的发生。而肿瘤患者多易出现焦虑、抑郁状态，又可进一步加重病情。因此在恶性肿瘤治疗与康复中，不仅需要抗癌更要注重调整人的状态，心身兼顾，整体康复，延长生命的同时尽可能保证生存质量。在恶性肿瘤的治疗过程中，加强心理护理，通过言语劝慰，调节情志，培养健康人格，适当排解忧愁和压力，营造良好生活环境，同时配合药物调节的方法，可达到治疗肿瘤、改善预后的目的。对于健康人群，舒畅情志，维持良好的社会生活环境，有助于预防癌症形成。《黄帝内经》中所载的四时养生之法，以及《素问·上古天真论》中介绍的生活和处事方式所蕴含的形神合一养生法则，与心身医学强调的生物-心理-社会医学模式基本吻合，对当代养生保健具有指导意义。

情志致病学说是中医药文化的重要组成部分，中医学历来重视心身互相影响的关系，随着现代生物-心理-社会医学模式的发展，中医情志致病理论愈加显现出其科学性和对临床的指导意义。在恶性肿瘤发病率逐年升高的当代，综合考虑社会心理因素在其发病中的作用，将癌症的发生与中医情志学说相联系，可为预防肿瘤探索更多防治原则提供思路，更好地服务于人类健康事业。

# 51  长期负性情绪加速脑老化的探索

　　随着人口老龄化程度的持续加剧、社会竞争的日趋激烈和生物-心理-社会医学模式的认可普及，长期负性情绪积累肝失疏泄已被证实是脑老化相关疾病如轻度认知功能障碍（MCI）和痴呆等的危险因素，但其相关机制尚未完全阐述。詹向红教授及其课题组基于国内外研究现状，通过系列实验（试验）研究后提出"长期负性情绪积累肝失疏泄加速脑老化进程"的科学假说，并依次从单一负性情绪积累（愤怒情志）研究拓展到多情交织共同致病的长期负性情绪积累，从动物实验研究拓展到正常人群再到阿尔茨海默病（AD）患者和MCI患者，从未用药病例对照研究拓展到疏肝法用药干预肝失疏泄型MCI患者，逐层深入，分别探索了单一负性情绪积累（愤怒情志）对认知老化进程的影响、多情交织作用的复合负性情绪积累（复合情绪）对认知老化进程的影响、疏肝解郁方药对认知老化进程的影响及机制研究，并充分借助神经心理学事件相关电位（ERP）技术、功能磁共振成像（fMRI）技术、眼动技术等获取肝失疏泄加速脑老化进程的实证依据，以期为MCI的中医临床干预提供新思路，为中医脑老化学说增添新内涵。

　　"夫百病之始生也，皆生于……阴阳喜怒……大惊卒恐"，《黄帝内经》中如此论述不良情绪对于疾病的影响。而缓衰益智是中医学的优势领域，一般认为痴呆等脑老化疾病主要病位在脑，与五脏六腑功能失调和痰浊血瘀阻塞脑窍进而引起的精气血津液运行输布有碍、不能上充于脑关系密切，然而精气血津液的运行输布和五脏功能的正常发挥均有赖于全身气机的通调畅达，肝主疏泄、调畅全身气机是中医学的特色命题，因此肝失疏泄对脑老化相关疾病的影响亦不容忽视。但是肝失疏泄如何影响脑老化相关进程，其现代医学机制又是怎样呢？课题组进行了如下的思考和探索。

## 确定科学假说

　　现代医学研究发现，长期负性情绪积累人群易处于慢性情绪应激状态，经久不调容易造成下丘脑-垂体-肾上腺轴（HPA）的过度激活，继而引起糖皮质激素水平的持续升高，而作为学习记忆关键部位的海马，富含糖皮质激素受体，对应激反应更加敏感，极易受到损害，导致学习记忆能力下降继发痴呆等。中医学中亦有"情志失调影响脑老化进程"相关记载，例如，《景岳全书》曰"痴呆症……或以郁结，或以不遂，或以思虑，或以惊恐而渐痴呆"；《辨证录·呆病门》论述"大约起始也，起于肝气之郁"，明确指出肝气郁结肝失疏泄可能是脑老化加速并导致痴呆的始动因素。现代中医学者对此亦有认识，陈立典团队通过调查统计发现肝病位证素占到了福州市老年MCI人群中医证素的第一位；龚华强等通过对认知障碍门诊中的MCI患者进行中医证候调查，发现肝气郁结证候占据所有MCI患者中医证候的首位，占比达到38.50%；于梅等通过对157例老年期痴呆患者进行中医辨证分型调查发现，具有肝气郁证候的痴呆病例占比达39.49%；田金洲团队等通过文献研究MCI证候要素分布，发现肝病在中医病位证候中占到14.17%。一般认为，情志是中医学对于情绪的特有称谓，其不仅是个体接受外界刺激后产生的主观反应，同时也是五脏六腑的功能活动以及精气血津液充盛与否的内在表现。若长期情志失常，经久不调，势必导致肝失疏泄，气机失常，气血逆乱，精气血津液运行输布有碍，或气血亏虚，脑失濡养；或痰瘀互结，清窍阻塞，化毒为害；或二者并见，虚实夹杂继而伤及脏腑，扰乱神志，导致神机失灵，引发认知功能障碍而脑老化加速。

　　因此，综合以上研究分析，结合对现代医学、中医学研究现状的总结，课题组提出了"长期负性情绪积累肝失疏泄加速脑老化进程"的科学假说，认为旷日持久的情志失常，经久不调会导致肝失疏泄，影响全身气机的正常运转，进而影响五脏精华之血和六腑清阳之气的输布汇聚，最终导致脑之神机失用，加速脑老化等相关进程。依托国家自然科学基金和国家重点基础研发计划的系列资助，进行了该假说的一系列探索和实验，在一定程度上验证了"长期负性情绪积累肝失疏泄加速脑老化"的部分机制，并探索创新了一些比较成熟的研究技术和方法。

## 创新实验方法

近年来，在"肝失疏泄加速脑老化"这一科学假说指导下，探索并创新间接电击激怒法的单一长期愤怒诱发模型和复合长期负性情绪应激动物大鼠模型、首创正常人群愤怒情志诱发试验材料的影片片段、探索并完善被试者的一般情况记录表及认知功能筛查方案、制作并完善多个事件相关电位（ERP）技术研究范式等。

### 1. 创新"单一"长期愤怒情绪、复合负性情绪应激大鼠动物模型和正常人群愤怒情绪诱发材料

一般认为动物实验是从宏观到微观层次深入认识疾病发生发展机制的重要媒介。因此在探索长期愤怒情志影响脑老化进程的研究中，首先从动物实验开始，基于常见愤怒情绪造模方法如直接电击法所诱发的情绪较为多样复杂、兼有一定的恐惧情绪特征和愤怒情绪击中率不高；间接夹尾刺激法对攻击鼠易造成尾部皮肤损伤且进行夹尾操作时攻击鼠往往出现不攻击应激鼠反而回头撕咬止血钳的情况；居住入侵法等所诱发的愤怒情绪程度轻和时间短不能满足长期愤怒情绪的要求。因此受直接电击法和间接夹尾刺激法启发，改良了间接电击激怒法的长期愤怒情绪大鼠动物模型：实验过程中使用电极末端电击刺激攻击鼠胸腹部，攻击鼠受电击刺激后被激惹，不久即对其前方实验组大鼠发起攻击，双方互相对峙、打斗、撕咬，继而产生愤怒心理。使用间接电击法每日刺激攻击鼠 15 min，刺激频率为 1～2 次/min，连续干预 4 周后结果显示：实验组大鼠鼠毛竖立、怒目而视、佯攻尖叫、威吓对峙，甚至撕咬、攀压、打斗等，表情行为较好符合愤怒应激状态特征。该造模方法诱发愤怒情绪较为单纯、应激持续时间长、躯体应激刺激少，较为适合"单一"长期愤怒情绪大鼠动物模型的制备。此外需要说明的是：以上造模方法所诱发的愤怒情绪仍然是混合情绪，并非严格意义的单一长期愤怒情绪，但相比较于当前文献其他愤怒情志造模方法，该法诱发愤怒情绪的击中率和持续时间更长，更加接近于单一长期愤怒情绪的研究目的。

在间接电击法制备单一愤怒情绪大鼠模型基础上，继而改良并优化了多情交织作用下的复合长期负性情绪应激大鼠动物模型。鉴于常见慢性负性情绪应激造模方法如慢性束缚法造模时间长且可能对动物本身产生躯体应激、空瓶应激法所诱发的情绪重复性低、居住入侵（社交失败）法造模成功率低等缺点，而慢性温和不可预知性应激（CUMS）造模方法可通过给予大鼠温和、随机和长期不同的应激因子而较好诱发和模拟人类的慢性长期抑郁状态。因此选用改进的 CUMS 诱导方法，并创新将其中易产生躯体应激的直接电击和禁食禁水等刺激分别替代为慢性不可预知性心理应激因子间接电击和惩罚性饮水，将每种心理应激刺激时间稍微延长以更好诱发抑郁情绪并最大程度减少可能引起的焦虑因子，最终将 CUMS 模型综合改进为下述八种不同的心理应激因子，实验过程中每日随机序贯对应激组大鼠施以其中的一种：①束缚：使用束缚筒束缚大鼠 6 h/d。②温水游泳：15 min/d。③间接电击刺激攻击鼠：15 min/d，频率为 1～2 次/d。④强光刺激：5 h/d，照明频率为 300 闪光/min。⑤摇晃：设置振荡器 30 min，频率 160 次/min。⑥潮湿垫料：12 h。⑦噪声：3 h/d，强度为 90 dB。⑧惩罚性饮水：10 min/d 等，持续造模 4 周后结果发现：应激组大鼠目光无神，毛发零乱，摄水摄食量明显减少，头部蜷缩在身体中，夜间不时发出细声尖叫，以上表情行为较好符合长期负性情绪抑郁状态。此方法充分借鉴了上述间接电击法的造模优势，合理控制了躯体刺激成分，并将心理应激因子随机序贯干预且使单一应激因子的作用时间稍微延长，较为适用于制备长期负性情绪应激抑郁大鼠模型。

鉴于动物实验研究成果无法直接推及正常人群，课题组继而创新制备了正常人群愤怒情绪诱发材

料：基于使用图片、音乐或气味等诱发的靶情绪强度和生态效度不理想，而影片采用视听双通道高强度诱发靶情绪且具有较高的生态学效度。因此充分参考国内外情绪研究者使用的影片材料，经过大量走访、调查并听取多方权威专家、电影制片人和导演推荐，初步剪辑合成 4 部愤怒情绪诱发影片片段，经过伦理委员会批准后随机选取某高校 161 名学生志愿者随机观看以上影片，以情绪诱发强度、击中率、差异显著性等作为靶情绪诱发强度评定指标，并经两次优化改良后删掉以上合成影片中令人厌恶的镜头和其他血淋淋的场面，最终再次选取 75 名志愿者观看后发现：制作合成的《罪恶和审判》影片片段诱发愤怒情绪最佳。

**2. 探索并制作认知功能的流行病学调查软件及一般情况记录表等筛查方案**　当前对于脑老化相关疾病如 MCI、痴呆等重要的诊断方法仍是量表检测，通过查阅大量文献和开展系列预试验后发现：联合使用蒙特利尔认知评估量表（MoCA）和简易精神状态量表（MMSE）初筛 MCI 患者，并用日常生活活动能力量表、全面衰退量表以及自编一般情况调查表（包括性别、年龄、职业、婚姻状况、受教育年限、家庭经济情况、家庭居住地、是否患有或曾患有影响认知功能的疾病、是否服用药物以及听视觉障碍等信息）以再次确诊 MCI 患者的流行病学调查方案最佳，并已将以上成果申报制作流行病学筛查软件且经过多个国家自然科学基金试验验证以上方案有效可行。

**3. 制作、改良并完善工作记忆、前瞻记忆及执行功能事件相关电位实验范式**　近年来，ERP 以其高时间分辨率、低成本、客观性强、对人体无创伤且便于反映认知的动态时间特征等优势被誉为观察脑高级功能的窗口，因此将 ERP 探索引入研究"长期负性情绪积累肝失疏泄加速脑老化"的相关神经电生理机制中。鉴于脑老化等认知障碍性疾病多以记忆力下降为主，其中工作记忆、前瞻记忆及其相关的执行功能是其重要的受损成分，课题组先后完善并改良了研究以上成分的 ERP 实验范式：分别采用不同任务负荷的中文版数字广度 N-back 实验范式以评估肝失疏泄型 MCI 患者言语和空间工作记忆受损情况；采用标准版红黄绿三种颜色和人物、动物、植物和日用品四类常见的 400 个汉语词语组成的"色词"前瞻记忆双任务研究范式评估被试者前瞻记忆水平：任务为每一次刺激呈现时，请被试者在规定时间内判断屏幕中间出现的两个词语是否属于同类，如果相同，则按［J］键，如果不同，则按［F］键。前瞻记忆任务为：若屏幕中间显示的两个词语为随机数确定的红黄绿三种特定颜色中的一种，被试者则不用进行词类判断，只需按下空格键。通过预试验研究结果显示以上范式可较好诱发前瞻记忆 P200、N300、PP 等特异性 ERP 成分；在此基础上，又创新完善了执行功能三个相关范式评估被试者执行功能受损情况：分别是红黄绿三种颜色和红黄绿三个字组成的色词 stroop 抑制控制试验范式、N-back 数字广度记忆刷新试验范式以及 1—9（不包括 5）共八个数字和红绿两种颜色组成并根据不同颜色分别判断数字大小和奇偶的灵活转换试验范式，并经相关预试验研究证实以上范式有效可行。

## 逐层开展探索

课题组从 2006 年开始，经伦理委员会批准，先后在河南省郑州市及其周边城市、山东省济南市及其周边城市等多地进行了"肝失疏泄加速脑老化进程"3 个层次的深入研究，逐层探索了单一长期负性情绪积累（愤怒情绪）对认知老化进程的影响、多情交织作用下的长期负性情绪积累（复合情绪）对认知老化进程的影响、疏肝解郁方药对认知老化进程的影响及机制研究，其具体步骤和成果简述如下：

**1. 单一负性情绪积累（愤怒情志）对认知老化进程的影响**　中医学对"怒伤肝"理论颇有认识，例如，《黄帝内经》指出"肝在志为怒，怒伤肝，悲胜怒"，另有"大怒则形气绝，而血菀于上，使人薄厥"等论述。怒作为负性情绪的重要组成部分，当前社会环境下其对个体身心健康和认知老化进程如痴呆等影响愈发突出。因此，首先从单一长期负性情绪积累愤怒情绪入手，以动物、阿尔茨海默病（AD）患者和正常在校大学生为试验对象，分别进行了愤怒情绪与认知功能减退的动物实验研究、愤怒情绪积累与认知功能减退的回溯性病例对照研究、愤怒情绪对正常人群的工作记忆研究和个体差异 ERP 研究。在动物实验研究中，先后通过大鼠旷场实验，大鼠的病理组织大脑皮层、海马及神经元形态学和超微结构检测，血浆氧化指标检测，神经内分泌 HPA 功能检测等，证实长期愤怒情绪可显著降低大鼠空间学习记忆能力，加重大鼠大脑海马神经元退行性病变，HPA 过度激活，提示长期愤怒情志可明显加速大鼠脑老化进程；那么愤怒情绪对 AD 患者的影响是怎样的呢？课题组在动物实验研究基础上，对部分 AD 患者进行了愤怒情绪积累与认知功能减退的回溯性病例对照研究；发现其 OR 值（95%CI）为 51.857（14.009，191.954），提示长期愤怒情绪积累是 AD 发病的危险因素；那么愤怒情绪对正常人群的影响是否也是如此？为使动物实验和临床患者研究成果推及正常人群，课题组使用工作记忆行为学测试软件对高低愤怒特质组正常大学生施以课题组制作的愤怒情志诱发影片后发现：高愤怒被试者工作记忆容量下降，高特质怒唤醒状态可改变神经内分泌功能；并在此基础上，进一步使用 go/nogo 试验范式对高低特质被试者进行 ERP 研究抑制控制能力后发现：与低特质怒个体相比，高特质怒个体 nogo 刺激时平均脑电 P300 波幅较小，提示高特质怒者抑制控制能力较低。以上试验分别证实长期愤怒情志可加速大鼠和 AD 患者认知老化进程，影响正常人群认知功能。

然而，当前生物-心理-社会医学模式下负性情绪应激往往呈现多情交织共同致病，如乔明琦课题组通过对 553 例情志病患者流行病学调查发现：两种或两种以上负性情绪多情交织共同致病者高达 88.97%，周莹、张慧等分别通过研究古代和清代情志病证医案，同样发现多种情质因素共同致病最为常见。那么多情交织作用下的长期负性情绪积累对于认知老化进程的影响又是怎样呢？

**2. 长期负性情绪积累对认知老化进程的影响** 以长期负性情绪积累为自变量，课题组分别进行了动物实验研究、正常人群的 ERP 研究和 MCI 与正常人的病例对照研究。在动物实验中，采用上述优化和改良的长期负性情绪应激大鼠模型，分别进行了旷场实验、大脑皮层形态学、血浆氧化指标、HPA 指标、谷氨酸和 $Ca^{2+}$ 浓度、海马神经元 NMDAR、钙调蛋白（CaM）、cAMP 反应元件结合蛋白（CREB）检测以及甲基化程度等检测，结果显示：相比较对照组，长期负性情绪应激组大鼠学习记忆能力下降，海马 CA1 区神经细胞数目明显减少、排列松散、胞核染色变浅且伴有胶质细胞增生，ACTH、CORT 等激素含量明显升高，大鼠海马 NMDAR 含量显著增加，NR2B 和脑源性神经营养因子（BDNF）基因启动子区 CpG 甲基化程度显著增高，提示长期复合负性情绪积累可加速大鼠认知老化进程；在动物实验研究基础上，经伦理委员会批准，筛选长期负性积累人群志愿者并对其进行了流体智力检测，衰老生物学指标 8-OHdG、超氧化物歧化酶（SOD）、脂质过氧化物（LPO）检测，端粒长度、活性以及 ERPs 试验，结果显示长期负性情绪积累人群总体智力水平和反应速度有所下降、衰老生物学以上 3 个指标均高于对照组，端粒长度和端粒酶活性均低于对照组，脑电试验 N1 波幅、PP 潜伏期延长，认知加工速度下降，提示长期负性积累可加速正常人群脑老化进程；鉴于 AD 病程的不可逆和目前不甚乐观的药物研究局面，课题组招募 AD 前期的肝气郁结型 MCI 患者进行了病例对照研究，其 OR 值（95%CI）为 5.364（1.774，16.225），提示长期负性情绪积累是 MCI 的危险因素。以上研究结果证实长期负性情绪积累可加速动物、MCI 患者认知老化进程，影响正常人群认知功能。鉴于中医学在未病先防、既病防变的缓衰益智方面具有独特优势，那么使用疏肝解郁的方法对长期负性情绪积累 MCI 患者进行用药干预，能否改善其认知功能，其神经机制又是什么呢？

**3. 疏肝解郁方药对认知老化进程的影响及机制研究** 肝主疏泄的调控部位在脑，而高空间分辨率的功能磁共振成像（fMRI）技术可较为立体而准确地定位脑功能和结构的损伤部位，因此将 fMRI 技术引入到研究疏肝法对认知老化进程的影响及机制中。经河南中医药大学第一附属医院伦理委员会批准，选取长期负性情绪积累肝失疏泄 MCI 患者的一种常见中医证型——肝气郁结证进行研究，使用上述认知功能筛查方案和肝气郁结证症状程度计分表（在使用肝郁量表评判被试者肝郁程度时，会向被试者强调说明该量表选项中的每个症状发生时间均要持续 3 个月以上，以尽可能保证被试者的肝郁症状是长期情志不畅而非一时之郁），综合筛选 46～65 周岁的肝气郁结型 MCI 用药组、肝气郁结型 MCI 未用药组和正常对照组 3 组志愿者，使用疏肝解郁代表方药逍遥丸对肝气郁结型 MCI 用药组志愿者进行连续 3 个月用药干预，并分别进行用药前后 3 个月的两次工作记忆的 ERP 检测、fMRI 的磁共振波谱、功能连接和局部一致性研究，以及衰老生物学指标检测和韦克斯勒成人记忆量表检测等，结果发现肝气郁结型用药组 MCI 患者干预后 MoCA 总分和所有认知域得分均有所增加，磁共振波谱显示用药后右后扣带回胆碱与肌酸的比值降低，衰老生物学指标 8-OHdG 含量降低，端粒酶活性升高，Oddball 任务中 P300 波幅已与正常无显著差异，N-back 任务下 P300 潜伏期延长，提示肝郁型 MCI 患者用药干预 3 个月后可逐渐恢复记忆模板；N400 潜伏期缩短、波幅降低，提示疏肝法可显著改善 MCI 患者认知功能，其机制可能与降低肝郁 MCI 患者的氧化应激水平、降低海马环路中后扣带回区域胆碱化合物水平以及改善工作记忆的编码、储存能力等有关。

　　围绕"长期负性情绪积累肝失疏泄加速脑老化进程"的科学假说，依次从单一长期负性情绪（愤怒特质）研究拓展到多情交织作用的长期复合负性情绪积累，从动物实验研究拓展到正常人群再到 AD 和 MCI 患者，从未用药研究拓展到疏肝解郁方药干预肝气郁结型 MCI 患者，并充分结合高时间分辨率的 ERP 和高空间分辨率的 fMRI 等现代神经心理学技术，有效证实了长期负性情绪积累肝失疏泄可加速脑老化进程；并在一定程度上提示使用疏肝法可在改善肝郁型 MCI 患者肝郁症状的同时，也可有效改善和提高其总体认知功能。此外，一般认为眼睛（目）是大脑思维活动和情绪变化的外在反应，同时也是大脑获得外界信息的主要渠道，即察目可通于神，"肝开窍于目""目系通于脑"，且当前多项研究报道眼动技术可提供敏感的、非侵入性的认知（变化或恶化）的标记，是早期诊断 MCI 及 AD 的敏感工具。

# 52　情志与"郁"

中医郁的理论由来已久，然古今异意。《黄帝内经》有五郁论，朱丹溪有六郁之说，今日狭义的郁证专指情志致郁。然而以上仅为较具代表性之观点，郁证在古代医籍中的变化具有相当的复杂性。学者董娴等通过对古代医学文献的梳理，还原了其在不同历史时期所表达的不同含义。

郁，古作"鬱"。《说文解字》解释为"木丛者"。清代段玉裁注引《诗·秦风·晨风》"鬱彼北林"毛传："鬱，积也"。可见，郁的本义为丛生的草木，由此引申出"积聚、积滞"义。此外，郁还可作愁闷解，如《楚辞·九叹·忧苦》中有"愿假簧以舒忧兮，志纡郁其难释"。"纡郁其难释"即几经蕴结的苦闷、忧愁，难以化解消释。

## 中医郁之滥觞

中医学关于"郁"的理论，最早出现在《黄帝内经》（以下简称《内经》），主要分两种情况：一为运气异常致郁；二为情志致郁。其中因运气异常所致"五郁"，被视为中医郁证之发端。《素问·六元正纪大论》曰："五运之气，亦复岁乎？岐伯曰：郁极乃发，待时而作也。帝曰：请问其所谓也？岐伯曰：五常之气，太过不及，其发异也。"五运，指木、火、土、金、水五行之气的运动。五运异常，一年之中主气与客气的五行属性相克，就会导致木郁、火郁、土郁、金郁、水郁五种情况，即五郁。五郁之发，则影响山川草木虫兽，进而导致民病。如"金郁之发，天洁地明，风清气切，大凉乃举，草树浮烟，燥气以行，霜雾数起，杀气来至，草木苍干，金乃有声。故民病咳逆，心胁满引少腹，善暴痛，不可反侧，嗌干，面尘色恶"。而其调治之法，则为"金郁泄之"。五郁理论，实为运气学说的概念，体现了自然界气候变化和人体发病规律之间的紧密关系。五郁之"郁"指五气受抑所致郁而不发的状态，与后世狭义郁证含义相差甚远。

情志致郁方面，《黄帝内经》时代人们已经意识到，情志的任何变动都可使人体气机失调，进而引起各种病变。《素问·举痛论》曰："思则心有所存，神有所归，正气留而不行，故气结矣。"《黄帝内经》中虽未明确将情志致郁作为一个独立的医学概念，但是多次提到情绪愁闷抑郁是一种致病因素。例如，《灵枢·本神》曰："愁忧者，气闭塞而不行。"忧愁则气机闭塞不通，而气机的郁闭会进一步损害脏腑功能。此类论述在《黄帝内经》中多处可见"忧恐忿怒伤气。气伤藏，乃藏病"（《灵枢·寿夭刚柔》），"悲哀愁忧则心动，心动则五藏六府皆摇"（《灵枢·口问》）。

## 历代郁的病因病机演变

东汉张仲景《伤寒论》一书中，与郁相关的论述有《伤寒论·辨脉法》所称"内外不通，上焦怫郁，脏气相熏，口烂食龂也"。怫，郁也。"怫郁"是郁遏、不舒畅的意思。因邪气中人，三焦气机不畅。《伤寒论·辨太阳病脉证并治》曰："设面色缘缘正赤者，阳气怫郁在表，当解之、熏之。若发汗不彻，不足言，阳气怫郁不得越，当汗。"太阳病初起，发汗不透彻。阳气郁遏于表，则满面赤红。热邪郁滞于里，而见"心下急，郁郁微烦者"。《伤寒论·辨可吐》曰："病胸上诸实，胸中郁郁而痛，不能食。"实邪积于胸中，郁郁而痛。这里的"怫郁"和"郁郁"均有郁滞、积聚的含义，前者阐述的是病机，后者是一种病理表现。

　　张仲景在《金匮要略·妇人杂病脉证并治》中提出了3个关于"郁"的概念，反映出郁证的诸多证候。"百合病者，百脉一宗，悉致其病也。意欲食复不能食，常默默，欲卧不能卧，欲行不能行"。该病以神志恍惚、精神不定为主要表现。"妇人咽中如有炙脔，半夏厚朴汤主之。"妇人咽中如有物阻，咯吐不出，吞咽不下。"妇人脏躁，喜悲伤欲哭，象如神灵所作，数欠伸，甘麦大枣汤主之"。妇女精神忧郁，烦躁不宁，无故悲泣，呵欠频作，称为脏躁。此三者皆起于气机的郁滞。气逆于心，或发为脏躁之证；气逆于肺，亦可发为百合病之类；气逆于脾，或发为梅核气。

　　隋代巢元方的《诸病源候论》为我国现存第一部病因、病理学专著，记述了隋唐以前最为详尽的疾病证候。在《气病诸候》篇中有如下描述："结气病者，忧思所生也。心有所存，神有所止。气留而不行。故结于内。"巢元方认识到情志不舒可以致病，对因心神不宁、忧虑多思而导致的气机不畅，称为"结气病"，并提出了除结气的导引法。

　　南宋陈无择的《三因极一病证方论》，继承发展了《黄帝内经》和《伤寒杂病论》的病因学理论，创立了病因分类的"三因学说"即内因、外因、不内外因。内因即喜、怒、忧、思、悲、恐、惊七情。认为"情，人之常性，动之则先自脏腑郁发，外形于肢体，为内所因"。内因七情与郁关系密切，且各随其脏腑所应而为病。指出"七者虽不同，本乎一气。脏气不行，郁而生涎，随气积聚，坚大如块，在心腹中，或塞咽喉，如粉絮，吐不出，咽不下，时去时来，每发欲死，状如神灵所作，逆害饮食，皆七气所生所成"。七情各不相同，但其致病病机无非一个"气"字。气机郁滞，损伤脏腑功能，则生出涎痰。

　　金元时期，刘完素在《素问玄机原病式》中继承并发展了张仲景在《伤寒论》中关于"阳气怫郁"的论述。《素问玄机原病式·六气为病·热类》曰："郁，怫郁也。结滞壅塞而气不通畅，所谓热甚则腠理闭密而郁结也。如火炼物，热极相合，而不能相离，故热郁则闭塞而不通畅也。"认为阳气怫郁可致外感表证："盖寒伤皮毛，则腠理闭密，阳气怫郁，不能通畅，则为热也。故伤寒身表热者，热在表也。"在此篇中，怫热郁结也被其视为多种疾病的病因病机，如其对"转筋"的解释："但外冒于寒，而腠理闭密，阳气郁结，怫热内作，热燥于筋，则转筋也。"另如"鼻衄""衄者，阳热怫郁，干于足阳明，而上热甚，则血妄行为鼻衄也"。

　　朱丹溪认为，气血郁滞不通是人身发病的重要原因。对此，《丹溪心法·六郁》中有非常著名的论述"气血冲和，万病不生，一有怫郁，诸病生焉。故人身诸病，多生于郁"。他首次打破了《黄帝内经》五郁论，提出六郁之说，即气郁、湿郁、痰郁、热郁、血郁、食郁。同时还明确指出六者之间，是先由气郁，而后湿、痰、热、血、食等随之而郁，从而为病。"凡郁皆在中焦"，治疗上当以调理中焦气机为主。其高足戴原礼在朱丹溪原论之后，详述六郁脉证："气郁者，胸胁痛，脉沉涩；湿郁者，周身走痛，或关节痛，遇阴寒则发，脉沉细；痰郁者，动则喘，寸口脉沉滑；热郁者，瞀闷，小便赤，脉沉数；血郁者，四肢无力，能食便红，脉沉；食郁者，嗳酸，腹饱不能食，人迎脉平和，气口脉紧盛者是也。"文后又附治疗六郁主药，以苍术、川芎为总药，随证加减。可见，朱丹溪的六郁之论在临床辨证施治上已经形成体系。

　　在《医经溯洄集·五郁论》中，王履指出"凡病之起也，多由乎郁，郁者，滞而不通之义，或因所乘而为郁，或不因所乘而本气自郁皆郁也"。认为《黄帝内经》虽然为五运之郁立五法（即"达之、发之、夺之、泄之、折之"），然而五法的含义不应局限于王冰的注解，如把达理解为吐，把发理解为汗，可以与五脏生理病理相联系，扩充运用到临床治疗中。如"木郁达之，达者通畅之也。如肝性急怒，气逆胠胁或胀，火时上炎，治以苦寒辛散而不愈者，则用升发之药"。其论述使五郁从《黄帝内经》的运气学说中脱离出来。他还强调，郁久必损人正气："然邪气久客，正气必损，今邪气虽去。正气岂能遽平哉？苟不平调正气。使各安其位，复其常于治郁之余。则犹未足以尽治法之妙。"自明代起，郁证成为一个独立的病证门类，广泛出现于各类著作中。在虞抟的《医学正传》中，"郁证"第一次作为独立的病证出现。但其所述不出《黄帝内经》五郁和朱丹溪六郁学说范畴。明太医院医官徐春甫编纂的《古今医统大全》，撰取历代医源，专立郁证门，详述病机、脉候、治法、药方和医案。其五郁非《黄帝内经》之五郁，而是将郁与五脏相对应，阐发五脏功能失调的外在表现。如"心郁者，神气昏昧，心胸微闷，主事健忘者是也"。其中也有关于情志致郁的论述："郁为七情不舒，遂成郁结，既郁之久，病变多端。男子得之，或变为虚怯，或变噎嗝，气满腹胀等证；妇女得之，或为不月，或为堕胎，崩带虚劳等证。"明确指出郁证的病因在情志方面。同时，还认识到郁病日久，可以引发多种临床症状。该篇所列医案亦多为情志致郁。

赵献可对《黄帝内经》五郁颇多识见，他在《医贯·郁病论》中指出"凡病之起，多由于郁。郁者，抑而不通之义。《黄帝内经》五法，为因五运之气所乘而致郁，不必作忧郁之郁。忧乃七情之病，但忧亦在其中"。赵献可还指出五郁相因而为病，火、土、金、水等郁证皆与木郁有关。凡郁皆肝病，从而提出以"一法治五法"，即用逍遥散治疗郁病："五行相因，自然之理。唯其相因也，予以一方治其木郁，而诸郁皆因而愈。"其理论对后世影响较大。

孙一奎对五郁治法也有其独到理解，他认为"达之、发之、夺之、泄之、折之"都是为了使五脏的生理功能归于调顺，所谓"皆因其曲而直之也"。《赤水玄珠·卷十一·郁证门》中指出"木郁者，肝郁也。达者，条达、通达之谓也"。达之，"以畅其挺然不屈之常"。如此便将五种治法与五脏气机相对应，以便更灵活地遣方用药。孙一奎还特意指出"素虚之人，一旦事不如意，头目眩晕，精神短少，筋痿，气急，有似虚证，先当开郁顺气，其病自愈"。

## 情志致郁渐受重视

《景岳全书》集张景岳晚年学术思想、临床各科、方药针灸之大成。其中列郁证一门，可谓博采前人精义，亦多心得发挥。张景岳将郁分为"因病而郁"与"因郁而病"两种，认为"凡五气之郁，则诸病皆有，此因病而郁也；至若情志之郁，则总由乎心，此因郁而病也"。并总结出郁有三证：怒郁、思郁和忧郁。如"若忧郁病者，则全属大虚，本无邪实，此多以衣食之累，利害之牵，及悲忧惊恐而致郁者，总皆受郁之类"。张景岳"三郁"辨证，从病因、病证、病位、病机和治则做了分类，见解颇为独到。至于对实邪导致的郁滞，他指出："凡诸郁滞，如气、血、食、痰、风、湿、寒、热，或表或里，或脏或腑，一有滞逆，皆为之郁，当各求其属，分微甚而开之，自无不愈。"并详列用药所宜，为临床所广泛运用。

清代医家陈士铎非常重视郁证和肝脏之间的联系。《石室秘录》指出："夫郁症未有不伤肝者也，伤肝又可伐肝乎？伐肝是愈助其郁，郁且不能解，又何以救死于顷刻哉？"并创制救肝开郁汤，救人于郁气不解，奄奄一息时。陈士铎同时认识到，妇女易患郁病，而又最难治疗。《辨证录·卷四·五郁门》曰："倘有困卧终日，痴痴不语，人以为呆病之将成也，谁知是思想结于心、中气郁而不舒乎？此等之症，欲全恃药饵，本非治法，然不恃药饵，听其自愈，亦非治法也。"针对此种情况，他提出"必动之以怒，后引之以喜，而徐以药饵继之"的治疗方法。

《张氏医通》将"郁"列于"诸气门"下，征引古代文献及历代医家医论，虽列《黄帝内经》《金匮要略》及诸家之说，但他结合个人临诊经验，认为情志因素是郁证的主要发病病因。《张氏医通·诸气门·郁》记载"郁证多缘于志虑不伸，而气先受病，故越鞠、四七始立也。郁之既久，火邪耗血，岂苍术、香附辈能久服乎？是逍遥、归脾继而设也"。郁证初起在气分，可先用越鞠、四七，但是久郁必定耗伤正气，需用逍遥、归脾。同时他也认为"郁证多患于妇人"。

叶天士的《临证指南医案》作为一部搜罗宏富、征引广博的名医医案专著，其中《郁篇》所列病案，均属情志致郁。华岫云在该篇按中总结叶天士治郁之法："盖郁症全在病者能移情易性，医者构思灵巧，不重在攻补，而在乎用苦泄热而不损胃，用辛理气而不破气，用滑润濡燥涩而不滋腻气机，用宣通而不揠苗助长，庶几或有幸成。"强调移情易性在治疗中的重要性。

沈金鳌《杂病源流犀烛》是阐释杂病的专著，每门分若干病证，每病各著源流一篇。在其第十八卷内伤外感门中设"诸郁源流"一篇，开篇即言"诸郁，脏气病也。其原本由思虑过深，更兼脏气弱，故六郁之病生焉"。沈金鳌在博采前人著述之外，也结合个人见解，对郁证做出了较完备的论述："结不解散，即谓之郁，此又外感六气而成者。要之，《黄帝内经》之论五郁是言脏气，论六气之郁是言客气，丹溪论郁是言病气，皆当稔悉。此外又有忧愁思虑之郁，先富后贫曰失精，先贵后贱曰脱荣，此郁开之极难，然究不外木达火发之义。

清代的医家在注意到情志致郁较难治愈的同时，普遍认识到移情易性在治疗过程中的关键作用，除了上文提到的叶天士外，钱一桂的综合性医书《医略·郁症》也记载"惟积怒不舒，积思不遂，积郁不解，此情志之郁，姑与调其气，无由折之以其畏，是在知命者之能屈能伸，达观者之是色是空，则病不治而自愈矣"。

## "郁"在中医药名词专著中的呈现状态

近现代以来，随着西医学的影响和中医现代行业规范体系的建立，"郁证"这一病名概念逐渐缩小。在以名词规范为导向的工具书，如《中医药学名词》（2004）对"郁证"的定义为："以心情抑郁，情绪不宁，胸部满闷，胁肋胀痛，或易怒易哭，或咽中如有异物哽塞等为主要表现的疾病。"《中医药学名词》（2010）将"郁证"改为"郁病"，定义同2004版。但"郁病"之下，细分出"肝气郁结证""气郁化火证""血瘀证""痰气郁结证""心神失养证""忧郁伤神证""心脾两虚证""心阴虚证""心肾阴虚证""肝阴虚证""阴虚火旺证"11条。另增加的相关条目包括"六郁""气郁""湿郁""痰郁""火郁""食郁"。《今日中医内科》认为："根据郁病的临床表现及情志内伤致病的特点，本病主要可见于西医学的神经症，以神经衰弱和癔病为多见，也可见于更年期综合征和反应性精神病。"书中描述的神经症是"在沉重的心理负担和长期的精神紧张之后，出现神经功能活动的削弱，伴有明显的焦虑反应以及各种躯体不适感，就成为神经症"。

在字词典类型的工具书中，往往将"郁证"作广义之郁解，而将"郁病"作狭义之郁解。如李经纬的《中医大辞典》，其中"郁病"条的解释与2004版《中医药学名词》中"郁证"的定义一致。但对于"郁证"，《中医大辞典》认为"凡滞而不得发越之病，总称郁证。简称郁"。《中医辞海》"郁证"条也沿用此解释。在《中医词释》中，对"郁证"的解释为："①泛指郁滞不得发越引起的各种病证。②指心情不舒畅引起的一系列精神和内脏失调的证候"。《简明中医辞典》中"郁证"也有类似但更详尽的解释："①泛指郁滞不得发越所致的病证"，内容包括《黄帝内经》五郁，丹溪六郁及张景岳和孙一奎对郁的分类；②指情志不舒、气机郁结引起的一些病证。"并认为临床以实证为多见，如肝气郁结、气郁化火、痰气郁结等。

《黄帝内经》五郁论，实发中医郁证理论之滥觞，此处郁所表达的含义属运气学的概念。同时，《黄帝内经》中也有不少因情志不畅所致人体气机郁闭，进而损害脏腑功能的论述。后世医家对郁证颇多发明。东汉张仲景在《金匮要略》中对百合病、脏躁、梅核气等病症有较详细的描述。隋代巢元方在《诸病源候论·气病诸候》中指出，忧思能导致气机郁结的结气病。南宋陈无择创立"三因"学说，明确内因七情先自脏腑郁发，进而外形于肢体。金元时代，郁证的概念渐渐独立。《丹溪心法·六郁》中指出气血郁滞是导致许多疾病的重要病理变化，提出了气、血、火、食、湿、痰六郁说，并且创立了六郁汤、越鞠丸等著名方剂。郁证作为独立病名，首次出现于明代虞抟《医学正传》，但是其内容还是以《素问·六元正纪大论》的五郁及《丹溪心法》的六郁为主。此后的医家逐渐将情志致郁引入郁证范畴，如明代徐春甫《古今医统大全》，明确指出郁证的病因是七情不舒。在治疗方面，当时医家也多有发挥，如赵献可在《医贯》中提出五郁相因为病，郁病从肝论治。张景岳将郁证理论推上一个新的高度，他在《景岳全书》中提出"因病而郁"和"因郁而病"的不刊之论。对于"因郁而病"的情志致郁，又分作怒郁、思郁、忧郁三类分别阐述证治。清代，情志致郁理论的影响逐渐扩大，在诸多医家的著作中多有反映。如《张氏医通》中的"郁证多缘于志虑不伸"，又如叶天士在《临证指南医案·郁》中所载医案全属情志之郁。而现代的郁证，是建立在明清情志致郁基础上的狭义的郁，其以情志不舒为病因，以气机郁滞为基本病机。

# 53　中医之"郁"

先秦时代对自然界出现蓄结积聚、不能通畅的现象多以"郁"概之，如《诗经·晨风》称"郁彼北林"，《尚书》以"愤结积聚"为"郁"等。最早记述"郁"的中医学专著是《黄帝内经》，称："木郁达之，火郁发之，土郁夺之，金郁泄之，水郁折之。"郁，一是指疾病病机，是引发疾病过程中人体的气血功能、脏腑功能郁滞不通的病理状态，如朱丹溪所言"气血冲和，万病不生，一有怫郁，诸病生焉，故人身诸病，多生于郁"。二是指一类病证，是情志怫郁造成气机郁滞不畅，主要症状表现为心情抑郁、易怒欲哭、胸胁胀闷不舒等。学者张国松等从五个方面阐释了中医"郁"之含义。

## 玄府郁结论

刘完素认为，"玄府"不仅是《素问·水热穴论》中所言的"汗孔"，还指遍布于人体的"精微组织"，称"玄府者，谓玄微之府也""玄府者，无物不有，人体的脏腑、皮毛……骨髓、爪甲等，悉皆有之，是升降出入道路之门户也"，扩充了玄府的概念范畴。此外，刘完素还进一步提出玄府是人体"气液隧道"，机体在正常功能状态下，玄府通畅滑利，气液通畅易行，则脏腑功能和谐为用，否则若"玄府有所闭塞，则不能为用也"。刘完素认为，玄府郁结能够引起机体发生疾病，郁与热是密切相关的，即"热甚则腠理闭塞而郁结也，如火炼物，热极相合，而不能相离，故热郁则闭塞而不通畅也"。火热之邪侵犯玄府，引起腠理闭塞，则"阳热怫郁"，邪热不能外散，进而呈现出气液功能异常的"郁结"之象。正如寒伤皮毛，则玄府闭塞、阳气怫郁，郁滞不通则为热。寒邪是病因，"玄府闭塞"是病机，阳郁发热是外在表现和结果。鉴于此，刘完素在治疗寒邪束表的疾病时，经常使用启闭开郁之法。此外，通过运用中药的散、行、通特性，进一步畅通玄府之闭，通彻气液之郁，最终实现人体气机升降有序，玄府清利、出入通畅，郁结遂解，怫热遂散，即是"令郁得开而气液皆复得宣通也"。另外，刘完素在病证用药方面，表证常用"石膏、滑石、葱豉之类，皆能发散郁结"，表里同病常用凉膈散。此外，尚有治杂病耳聋"以开发玄府而令耳中郁滞通泄"。

## 五运之郁论

《素问·六元正纪大论》曰："木郁达之，火郁发之，土郁夺之，金郁泄之，水郁折之。"王冰注释曰："达，谓吐之令其调达也；发，谓汗之令其疏散也；夺，谓下之令无壅碍也；泄，谓渗泄解表利小便也；折，谓抑之制其冲逆也。"然《素问》在明确"木郁达之，火郁发之，土郁夺之，金郁泄之，水郁折之"之前，对土郁之发、金郁之发、水郁之发、木郁之发和火郁之发的病症做了全面论述。如木郁之发，"民病胃脘当心而痛，上支两胁，膈咽不通，食饮不下，甚则耳鸣眩转，目不识人，善暴僵仆"；火郁之发，"故民病少气，疮疡痈肿"。因此，"木郁达之，火郁发之，土郁夺之，金郁泄之，水郁折之"的基本治疗大法，即"达""发""夺""泄""折"是针对"五郁之发"笼统而言的，并非全如王冰所注之意。

后世王履认为，王冰之说未能完全阐明经旨，因此他对五运之郁进行了独到阐述，曰："经虽为病，由五运之郁，所致而立。然扩而充之，则未尝不可也。且凡病之起也，多由乎郁……岂惟五运之变能使然哉？郁既非五运之变可拘，则达之、发之、夺之、泄之、折之之法，固可扩焉而充之矣。"其一，病非唯五运之变所为，遵经而不死于前人之句下；其二，既然发病理论不必为"五郁"所束，那么"五郁"治法同样也可在王冰注释的基础上进一步扩大。总之，王履认为五郁治法不只在于攻邪解郁，也包括扶正解郁。同时指出，郁证日久，正气必损，即使邪气去，也要注意调其正气，这就是《黄帝内经》"然调其气"的深层含义。由于王履论述中允，张景岳、李中梓均予以首肯，而赵献可则有不同见解。他在"五行相因"的原理上，独重木郁，认为"木郁则火郁……火郁则土郁，土郁则金亦郁，金郁则水亦郁"。且肝胆为本，肝木被郁则"温风一吹，郁气即畅达"，擅长用逍遥散治疗木郁，而诸郁皆因而得愈，即所谓"一法通五法"。此外，赵献可首先创立"郁病"这一概念，强调郁病以木郁为本，并提出"以一法代五法"之治郁观点，对后世影响较大。明代以后的医家，大多主张将五运之郁的范围扩大，"凡五气之郁，则诸病皆有"，从而为拓展其治法的应用范围奠定了理论基础。

# 六郁论

朱丹溪提出"阳常有余，阴常不足"论，开滋阴之风，创立滋阴学派，虽承河间之学，却旁开易水之门。他注重阐释阴虚火旺病机，并在病机论述中强调"气血冲和，万病不生"，否则"一有怫郁，诸病生焉"。在临床治疗上，朱丹溪将"郁病"分为气郁、血郁、湿郁、食郁、痰郁、火郁六种类型。而气郁又是其他类型郁病之基础，气郁可影响他郁。如气郁引起血停形成血郁；气郁引起津液不行，形成湿郁，进一步酿成痰郁；气郁日久，可化热生火形成火郁；气机郁滞不畅，引起脾胃运化失常形成食郁。反之他郁同样兼有气郁。因此，临床治疗六郁，首先应该解气郁。此外，他还认为，"食郁食在气上，提其气则食自降矣，余皆仿此"，并创制越鞠丸用来通解诸郁。

朱丹溪还认为，六郁发病多在中焦脾胃之地，心肺居于上，肝肾居于下，胃是水谷之海，人体五脏六腑皆禀受胃气以资其生，凡六淫七情、劳役妄动，上下所属脏气显现出虚实克胜之变化，通过中焦，必克其气，因此四脏一有不平，中焦必为之气郁，即是"凡郁皆在中焦"。此外，也有因饮食不节，停痰积饮，寒湿不通，而脾胃自受者。在越鞠丸中苍术为阳明药，强胃健脾，其气雄壮辛烈，开发水谷之气，其效最大；香附为血中气药，下气最速；二者相合，一升一降，其郁自散。脾胃有了水谷之气灌输，其他各脏腑可因胃气之资而得通，元真之气不达者，也可因之而得伸，此谓越鞠丸善"解诸郁"意义之所在。

# 情志之郁论

情志因素导致人体内在气机闭塞不行的观点，在《黄帝内经》中早有论述。例如，《素问·举痛论》指出"思则心有所存，神有所归，正气留而不行"；《灵枢·本神》指出"忧愁者，气闭塞而不行"。另例如，《素问·阴阳别论》指出"二阳之病发心脾，有不得隐曲，女子不月"，是指有隐蔽难言之事，令人时常不得舒坦宣泄，导致心脾气血亏虚，二便不通，不能房事，女子闭经等病症。后人也将其纳入情志致病的范围内，如《金匮要略》记载的"奔豚证""脏躁"也提到与情志因素有关。巢元方认识到忧思能够造成"气留而不行"结于内，故亦将忧思致郁称为结气病，其中由忧所致者又谓之忧气，由愁所致者谓之愁气，这些都属于情志致郁的范围。但真正明确提出情志致郁者则是宋代陈无择。陈无择认为，七情能够致郁，称"七情，人之常性，动之则先自脏腑郁发，外形于肢体，为内所因"；同时强调气机郁滞是引起人体七情所伤的关键，且将情志作为郁证的致病因素完全独立出来。

明代张景岳称"情志之郁，则总由乎心"，并把情志之郁进一步细分为忧郁、思郁和怒郁三种类型，将其致病原因、受病脏腑、临床症状以及治疗原则都论述得较为具体，他还在《类经·会通类》中汇集《黄帝内经》28条经文，试图贯通所有情志病。明末清初医家张石顽亦称"郁证多缘于志虑不伸"，而李梴《医学入门》重点对七情脉理及暴喜、暴怒、积忧、过思等进行了发挥。

# 五脏本气自郁论

五脏本气自郁论为医家孙一奎首提。这种非外感因素亦非情志因素所致的五脏自身阴阳失调，升降失常出现的"郁"象，其具体临床表现如李用粹所言"心郁昏昧健忘，肝郁胁胀嗳气，脾郁中满不食，肺郁干咳无痰，肾郁腰胀淋浊，不能久立"。在临床治疗上，孙一奎认为，心郁者宜肉桂、黄连、石菖蒲；肝郁宜青皮、川芎、吴茱萸；脾郁宜陈皮、法半夏、苍术；肺郁宜桔梗、麻黄、豆豉；肾郁宜茯苓、肉桂、小茴香。可见孙一奎在病因病机上不为六淫七情所束，独重内脏自郁病机，在"郁"论学说中别树一帜，自成一家。

以上关于"郁"的五种论述，既有联系也有区别。《黄帝内经》"五郁"说，后代医家多与五脏联系在一起加以阐述。明代马莳曰："木郁者，肝病也……火郁者，心病也……土郁者，脾病也……金郁者，肺病也……水郁者，肾病也。"《黄帝内经》"五郁"则既可由外邪侵袭而生，也可由内生七情而成，还可由本脏自身失调而变，因此，"五郁"是一种最常见最基本的"郁"。气、血、痰、火、湿、食之"六郁"必须落到五脏才能正确地进行论治。六郁之一郁可见于五郁的数郁之中，诸如气郁有肺气郁、肝气郁、脾气郁等；血郁有心血郁、肝血郁；痰郁有痰迷心窍之郁、痰涎壅肺之郁。同理，五郁之一郁也可包括六郁之数郁，如肝木郁可含气郁、血郁；脾土郁可含湿郁、痰郁等。六郁必须以五郁为基础。朱丹溪六郁论认为中焦是关键，而赵献可则认为，五郁中肝木郁是形成其他四郁的基础。中焦是气机升降运动的枢纽，肝主疏泄、喜条达，又是调节人身气机的核心，因此尽管一者言肝，一者言中焦，但其共同焦点是一致的，即气之失于通畅是诸郁产生的根本原因。心主情志，肝主疏泄，调畅情志，情志之郁，总源于心肝，况且情志之郁多致内脏功能紊乱，气血运行失调，出现脏腑气血诸病。因此，情志之郁也会直接涉及"五郁"和"六郁"的内容。情志之郁和五脏本气自郁，重视发病因素是其共同点，虽然病因各有不同，但都可联系到"五郁"和"六郁"，并可分型施治，而"玄府郁结"论则是古代医家试图微观地认识疾病本质所作的一种解释。

# 54　《黄帝内经》"五郁"本义

　　五郁是木郁、火郁、土郁、金郁、水郁的合称，源出于《素问·六元正纪大论》"木郁达之，火郁发之，土郁夺之，金郁泄之，水郁折之"，是专门讨论"郁之甚者治之"的内容，逐渐演化为"五郁之治"。作为经典的中医治法而广为流传，强调"气运乖和"则郁，"时必顺之"而解，"郁发择时"可事半功倍，对临床诊疗颇多启发，由此引发理论与临床阐释的后世热议，极富创新且见仁见智。然而，伴随郁证、郁病以及运气异常致"郁"、情志不畅致"郁"的热议，对中医学术源头《黄帝内经》中涉及的郁、五郁等学术探究渐受重视，却由于五运六气知识背景欠缺，呈现运气异常致"郁"的学术探究多停留于表浅、混淆甚至曲解的现状，造成有碍于守正传承的不利影响。缘此，学者杨威等运用中医理论研究方法，探究《黄帝内经》及后世名家对运气异常致郁及其五郁的阐释，以期系统梳理《黄帝内经》"郁""五郁"内涵，正本清源，以正视听。

## 正本清源"五郁"的学术焦点

　　**1. "郁"具一字多义，"五郁"集中于三篇**　一字多义是中文的突出现象，也普遍存在于中医经典文献的语义表达中。据《古代汉语词典》《说文解字》等解释，"郁"古又写作"鬱"，本义"树木丛生也"，茂盛的样子，形容盛多、盛美，引申形容香气浓盛、富有文采等。又通"燠"，指温暖。又"鬱，积也"，释为阻滞、积滞、蕴结、不通畅，引申形容心情不舒畅、忧闷烦愁，其中郁积、阻滞的字义切合中医郁证认识。现代较普遍认为，《黄帝内经》"郁"的病证主要囊括运气异常致郁、情志不畅致郁两种，其中因运气异常所致"五郁"被视为中医郁证的发端。然而论及何为运气异常致郁？多数语焉不详，甚至未能区分《素问·六元正纪大论》与《素问遗》的五郁之论。

　　随着对心身疾病的重视高涨，郁证、郁病成为中医现代热门词汇。《中医药学名词》2004 版将郁证定义为"以心情抑郁，情绪不宁，胸部满闷，胁肋胀痛，或易怒易哭，或咽中如有异物哽塞等为主要表现的疾病"。2010 年版"郁证"更改为"郁病"，定义同前版"郁证"，下增肝气郁结证、气郁化火证、血瘀证、痰气郁结证、心神失养证、忧郁伤神证、心脾两虚证、心阴虚证、心肾阴虚证、肝阴虚证、阴虚火旺证等证型，并收录六郁、气郁、湿郁、痰郁、火郁、食郁诸条。显然，郁证、郁病归于情志不畅致郁，并未提及与"五郁"的关联，更未涉足五运六气理论。考察《黄帝内经》正文，"郁"字的出现频率有限，大多数集中于五运六气理论相关的篇章。中华医典（单机版 V5.0）限定《黄帝内经素问》（唐代王冰版）范围的正文检索"郁"字 80 条，分别为生气通天论篇 1 条，五运行大论篇 1 条，气交变大论篇 4 条，五常政大论篇 5 条，六元正纪大论篇 30 条，至真要大论篇 4 条，刺法论 20 条，本病论 15 条。天元纪、五运行、六微旨、气交变、五常政、六元正纪、至真要大论并称《素问》七篇"运气大论"，为唐代王冰次注《素问》阑入的篇章，经宋代林亿等考订、校正，被认定为"古医经"而倡"并论补亡"。此后其书成为官学认可的《素问》标准版本，得以广泛传播与尊崇。刺法论、本病论两篇王冰仅见篇目，至宋代刘温舒整理后呈现于世，称《素问遗篇》，主要论述升降失和、迁正退位不利所致"五郁"，与疫疠密切相关，"与六元正纪（大论）五郁证相表里也"（《世补斋医书》），说明两者源流有别，可作互参。

　　在《素问》中，"郁"广涉多种字义。例如，《素问·六元正纪大论》"郁"字最多见，有形容自然状态或现象的郁燠、火反郁、阳气郁、黄黑郁若，有形容病症或谈及治疗的郁气、热郁、气郁、郁极乃发、郁甚之治，木郁、火郁、土郁、金郁、水郁"五郁"首次队列式出现。《素问·刺法论》提及"升降不前，气交有变，即成暴郁"的发病机制，提出"折郁扶运""发郁亦须待时""抑之郁发""可散其郁"等治郁的法则或方法；《素问·本病论》认为"气交遇会胜抑之由，变成民病"，久而"化郁""成郁""伏郁"以及降之不下，抑之"变郁""化郁"及"伏之化郁"等。"五郁"并提仅见于六元正纪大论、刺法论、本病论篇。由此，历来"五郁"被认为是与五运六气理论密切相关的学术内容，近年文献冠以"运气异常致郁"进行探讨。

《素问·生气通天论》着眼于病机，"劳汗当风，寒薄为皶，郁乃痤"。《素问·五运行大论》描述现象，"南方生热，其性为暑，其政为明，其令郁蒸"。《素问·气交变大论》提及岁水太过，甚则"大雨至，埃雾朦郁"；岁火不及，民病"郁冒朦昧"，复则"埃郁"，大雨且至；金不及，"夏有光显郁蒸之令"，则冬有严凝整肃之应。《素问·五常政大论》多用于自然现象，伏明之纪"其气郁"，涸流之纪"其主埃郁昏翳"，赫曦之纪"其德暄暑郁蒸"，敦阜之纪"烟埃朦郁"，阳明司天，暴热至，"阳气郁发"。《素问·至真要大论》多用于疾病现象，"太阴之胜，火气内郁""独胜则湿气内郁"，以及"郁冒不知人者""诸气膹郁，皆属于肺"。

考虑语境及词义，古汉语"郁"字多重字义在《素问》均有体现，但尚未涉及"情志不畅致郁"等范畴，此语义在宋金元之后的"郁"相关中医文献中较高频出现。《黄帝内经》有关"情志不畅致郁"的讨论，例如，《素问·举痛论》"思则心有所存，神有所归，正气留而不行，故气结矣"。又如《灵枢·本神》"愁忧者，气闭塞而不行"等，结滞、闭塞、不通的语义与"郁"相同，尚未使用"郁"字表达。中华医典（单机版 V5.0）无《灵枢》原文版，限定《黄帝内经灵枢集注》范围检索正文"郁"字，再逐一核对本书纸质出版物，检出 12 条均为后世注文而非《灵枢》原文，如"宛，郁也"，郁滞、五脏之郁气、郁怒而不得疏达、阳气郁而欲伸出之、气郁之所生、病多本于郁逆、心气受郁、五脏渐积之郁毒、肝脏胃腑之郁毒等，语义强调郁滞、不通畅、不疏达，其间涉及情志之郁，与注文的时代特点相符。

**2. 后世释"郁"易望文会意，嬗变渐脱五运六气束缚**  五郁之"郁"具有怫郁、郁抑等含义，即郁滞、不通畅等字义，后世名家解释略有差别。例如，《素问·六元正纪大论》王冰注曰："郁，谓郁抑天气之甚也。"立足气运乖和之论，"虽天气亦有涯也，分终则衰，故虽郁者怒发也"。天气常与地气相对而言，具有清轻、升散之性，习以六气主客候之。《医经溯洄集·五郁论》明确提出"凡病之起也，多由乎郁。郁者滞而不通之义。或因所乘而为郁，或不因所乘而本气自郁，皆郁也"，达之、发之等法"《经》虽为病由五运之郁所致而立"，不必拘于"五运之变"束缚，"扩而充之"，善顺邪正之势而调制其郁。《黄帝内经素问吴注》释："郁，怫也。怫其常性，则气失其和，治之者宜顺其性而利导之。"病因归咎不遵常性，治法突出顺势利导，理法贯通，五行、五藏、五郁互参互注，扩展五郁之治的普适性。《景岳全书·论内经五郁之治》曰："经言五郁者，言五行之化也，气运有乖和，则五郁之病生矣。其在于人，则凡气血一有不调而致病者，皆得谓之郁证，亦无非五气之化耳。"借由五气郁滞发明其用，又以五行之中各具五法而倡"通融圆活之道"。气运乖和致郁、郁极乃发的自然现象、病症表现、治法原则等，古今文献大多按《素问》原文摘录，鲜有变动。探讨因何而郁及治郁经验时，历代名家往往各抒己见，百花争艳。由《素问》运气异常致郁、五郁之治逐渐推而广之，"积滞不通"所涉"郁"的主体扩大，"郁"的病证囊括气运乖和之郁、阳气怫郁、藏府郁结、元气怫郁、气血痰湿食热六郁、七情郁结、人事失养之郁等，"五郁之治"成为因郁所致众多病症的重要治疗原则，彰显后世医家的创新。如《伤寒论·辨太阳病脉证并治中第六》（48 条二阳并病）论及阳气怫郁的见症与治法："设面色缘缘正赤者，阳气怫郁在表，当解之、熏之"。《素问玄机原病式·热类》强调郁为"结滞壅塞而气不通畅"，热郁则闭塞而不通畅，"热甚则腠理闭塞而郁结"，热气怫郁可致目无所见、耳无所闻、鼻不闻臭、舌不知味、筋痿骨痹、毛发堕落、皮肤不仁、肠不渗泄、心神昏冒诸症。《儒门事亲·五积六聚治同郁断》提及五郁之治属"五运为司天所制，故立此五法"，五积"皆抑郁不伸而受其邪也。岂待司天克运，然后为之郁哉"？悟五郁之治而力倡汗吐下诸法。《丹溪心法·六郁》创气、血、痰、湿、热、食六郁及治郁名方越鞠丸，认为"气血冲和，万病不生。一有怫郁，诸病生焉。故人身诸病多生于郁"，责之于

"当升者不升，当降者不降，当变化者不得变化也，此为传化失常，六郁之病见矣"。《医旨绪余·论五郁》指出"夫五脏一有不平则郁"，五郁释为肝郁、心郁、脾郁、肺郁、肾郁并附以方药，按"所胜平之，递相济养，交互克伐"钩玄。

《医贯·郁病论》依据五行相因之理，提出"木郁则火亦郁于木中矣""火郁则土自郁，土郁则金亦郁，金郁则水亦郁"，主张逍遥散"治其木郁，而诸郁皆因而愈"，甚者加左金丸。《张氏医通·郁》注重"郁证多缘于志虑不伸，而气先受病""郁证多患于妇人"，从情志立论，"治法总不离乎逍遥、归脾、左金、降气、乌沉七气等方"。《不居集·郁论》指出"百病皆生于郁，故凡病之属郁者，十常八九有本气自郁而病者，有别脏所乘而郁者"，主张"凡七情五志，劳伤积食，各病皆属于郁"，重视"心气一郁，而百病相因皆郁，宜用赵敬斋补心丸，并归脾汤"，兼顾人事、情志调畅。《叶选医衡·五郁六郁解》讨论五郁、六郁的异同，认识到"夫郁者，闭结凝滞瘀蓄抑遏之总名。《黄帝内经》五郁，以运气言也。丹溪六郁，以病因言也"。可见，古今探讨五郁、五郁之治及郁的医家众多，各有侧重，积淀厚重。郁生百病，"郁"逐渐演变为病因、病机、病症并辅以治法、方药，朱丹溪"六郁"阐释平易近人而大受后世推崇，超越《黄帝内经》"五郁"而家喻户晓。或许因五运六气理论的古奥艰深，运气异常所致郁、五郁的古今文献不乏摘录即止者、遇难而默者、望文生义者、自创为说者、临床喜得者、以讹传讹者。但细究"郁"由天地气运至人体脏腑再至人事情志的发展脉络，无法否认五运六气理论的肇始和启迪功劳，也透露出先贤由尊崇自然至尊崇自我的人性转变。

## 《素问·六元正纪大论》诸"郁"剖析

五运六气理论的概念命名，通常"五"指五运，"六"指六气。按五运六气基本格局，五运包括天干化运、统管全年的岁运（亦名中运、大运），分司一年五季的主运、客运，六气分为年年不变的主气、按地支变动的客气，将一年分为六季，又由地支所司的司天之气、在泉之气分管上下半年。还包括胜复、郁发、升降、迁正退位、标本中气等五运六气理论概念。五郁按五行司化而命名，是否仅如后世提及的司天克运之郁？又是何司天克何运而为何郁？仅言五郁而未言六郁，是否六气不会被郁？疑问充斥其间。

张国松认为，五运六气篇章所论诸"郁"的理解难点在于中文表达的丰富性，五运六气理论构架的复杂性，溯源析流、剖析归纳对解决运气异常致郁的模糊认识大有裨益。《素问·六元正纪大论》前半部分详列六十甲子司天、在泉、岁运的五运六气变化规律，提出每岁"必折其郁气"、资其化源的治疗总则，每岁六步中包含若干热郁、气郁等，后半部分详述五郁的郁极乃发、郁之甚者治之等，后世分别概括为五郁之微、五郁之甚等，各有阐释与创新。

**1. 岁运之气被司天在泉之气郁滞**　《素问·六元正纪大论》曰："太阳，太徵，太阴。戊辰、戊戌同正徵。其运热，其化暄暑郁燠，其变炎烈沸腾，其病热郁。"太阳、太徵、太阴分别为司天、岁运、在泉之气，戊辰、戊戌为干支纪年，其后为此年的气候变化特点，热郁为易发疾病，属火性偏盛的岁运之气被寒湿之性的司天在泉之气郁滞而引发的病症。天干统司岁运，"戊癸之岁，火运统之"，岁运按阳干太过、阴干不及推演，10年一循环周期，戊年属火运太过之年。又按五音建运，火曰徵，太徵亦指火运太过之岁。《素问·气交变大论》"岁火太过，炎暑流行"，故其化、其变为暖热、炎烈之象，暄、暑、郁、燠皆有炎热、温暖之义，并列则语气加强。

地支统司客气，司天之气、在泉之气按三阴三阳顺序逐年变换，司天之气分别为子午少阴君火、卯酉阳明燥金、辰戌太阳寒水、丑未太阴湿土、巳亥厥阴风木、寅申少阳相火，12年两循环周期。"辰戌之上，太阳主之"，太阳、太阴是太阳寒水司天、太阴湿土在泉的省语代称。寒湿之气分居于上下（天地），分司上下半年，均为阴性之气，致病属阴性邪气。逢戊辰、戊戌年，若岁运太过之气为司天、在泉之气所抑，岁运火热太过的程度因寒湿之气影响而减弱，则太徵"同正徵"，转为平气之纪，气和病轻。若火运太过之气被司天、在泉的寒湿之气所郁阻，寒湿之气郁滞火热岁气的升腾发散，易导致寒包于外、火郁于中的热郁疾病，即火热岁气被寒湿郁遏不能畅行，反成热郁。热郁亦即火郁，此"热郁"的成因与张从正提到的"司天克运"相似，但原文未限定司天或上半年。后文又有太阳司天之政，寒临太虚，阳气不令，寒政大举甚则火郁，"火发待时"，王冰注为四气乃发，郁证缓解。有"后人附托之嫌"的传世本《素问六气玄珠密语》所载天郁运五法、地郁运五法，分别按五行相克列举岁运被司天之气抑制而成郁气，在泉之气被岁运抑制而伏成伏郁的自然特点及病症表现，较之本篇所涉更为丰富，"五郁"队列式呈现。

**2. 主气被客气所郁** 六气主客分司一年六季，主气按厥阴风木、少阴君火、少阳相火、太阴湿土、阳明燥金、太阳寒水的五行相生顺序更替，春升夏长、秋收冬藏固定不移；客气随纪年地支以司天之气定位三之气，按厥阴风木、少阴君火、太阴湿土、少阳相火、阳明燥金、太阳寒水的三阴三阳顺序更替，年年不同，6年一循环周期。《素问·六元正纪大论》曰："凡此少阳司天之政……二之气，火反郁，白埃四起，云趋雨府，风不胜湿，雨乃零，民乃康。其病热郁于上，咳逆呕吐，疮发于中，胸嗌不利，头痛身热，昏愦脓疮。"此年份地支为寅申，少阳相火司天、厥阴风木在泉。按六气主客六步推演，处于初夏季节的二之气，正当太阴湿土客气，郁滞少阴君火主气，故主气运行不畅，火反郁，病热郁于上，病位偏于人体上部。"凡此太阳司天之政……二之气，大凉反至，民乃惨，草乃遇寒，火气遂抑，民病气郁中满，寒乃始。"此年份地支为辰戌，太阳寒水司天、太阴湿土在泉。二之气正当阳明燥金客气，加于少阴君火主气，气郁于中而致中满，病位偏于人体中部。"凡此少阴司天之政……初之气，地气迁，燥将去，寒乃始，蛰复藏，水乃冰，霜复降，风乃至，阳气郁，民反周密，关节禁固，腰脽痛，炎暑将起，中外疮疡。二之气，阳气布，风乃行，春气以正，万物应荣，寒气时至，民乃和，其病淋，目瞑目赤，气郁于上而热。"此年份地支为子午，少阴君火司天、阳明燥金在泉。处于春季的初之气，正当太阳寒水客气，加于厥阴风木主气，春时生升之气被寒气郁滞，阳气不畅，故阳气郁。二之气，正当厥阴风木客气，加于少阴君火主气，风助火力，春气以行，火热上行则目瞑目赤，下行则淋，故气壅于上而见火热病症；若间有寒气短暂反复，也可见寒包火的火郁之症。此处"气郁"之郁似兼具茂盛、郁滞两层字义。

以上三文均为主气被客气所郁滞而致郁，其共性特点为诸"郁"易发于春夏之季，春生夏长之势被湿滞或秋凉冬寒的阴性客气阻滞，"阴降"客气阻碍"阳升"主气而致郁。诸郁均为寒阻于外、火郁于中的病症，虽其中有用"气郁"描述的，似也可归于热郁、火郁之症，使人联想刘完素"六气皆从火化"之论。

**3. 郁之微提倡先时泻其所胜** 《素问·六元正纪大论》在探讨诸司天之政时，无论客气六步的具体影响中有无提及诸"郁"，其防治原则均论及"折其郁气"，语气略有不同，暗示诸年均有"郁气"的可能，"客主不合"当为郁气的病因。受本篇"气有多少，发有微甚，微者当其气，甚者兼其下"及后世注家的影响，为与后文"郁之甚之治"相区别，后世将"折其郁气"的相关内容冠之"郁之微"进行探讨。王冰注文未释"郁气"而逐一解释"化源"，先于时气偏胜之时迎而取之，含有预取平和之意，惜其文简略，不利理解。林亿新校正补释王冰之注，如太阳司天取九月，阳明司天取六月，意在"先取在天之气"，即太阳司天之政寒水之气偏盛，邪害心火，冬令尤甚，水旺十月，故先于九月迎而取之，先泻肾之源，以补心火。阳明司天之政燥气偏盛，邪害肝木，秋令尤甚，金旺七月，故先于六月泻金气，以和肝气。再如，少阳司天取年前十二月，太阴司天取九月，意在"先时取在地之气"，即依对应的在泉之气（厥阴风木、太阳寒水），先其当令旺时而调治。同时，新校正指出王冰注文"少阴司天取年前十二月，厥阴司天取四月，义不可解"，或存在"王注之月疑有误"的疑点，而《玄珠》之说"太阳、阳明之月与王冰合，少阳、少阴俱取三月，太阴取五月，厥阴取年前十二"更易理解。

刘温舒《素问入式运气论奥·论治法》（以下简称《论奥》）所引《赤水玄珠》较林亿新校正更细致，"太阳司天，取九月泻水之源；阳明司天，取六月泻金之源；少阴司天，少阳司天，取三月泻火之源；太阴司天，取五月泻土之源；厥阴司天，取年前十二月泻木之源，乃用针迎而取之之法也"，按农历3个月为一季，长夏湿土应于夏季末月，均取应季的前一月为先时之期，针刺泻法，理法简便易记，成为"郁之微"的后世调治参照。此外，传世本《素问六气玄珠密语·迎随补泻纪篇》从五行之胜而论，未言"郁气"。主张将胜之时，先其时"迎而取之"，各取本经源穴（即原穴）行泻法，或用药泻胜补衰。若见胜气则"资者补之，取者泻之，当泻其胜实，补其衰弱也"，泻本经原穴，补克伐之经原穴，如"木气之胜，土当衰弱也，故泻其肝源，补其脾源也"。其针法"以外至内而出曰泻也，以内至外而出曰补也"，颇可借鉴。即按穴得气即下针至三分，留针数呼（五行生数），弹针得气即进针至五分，再留针数呼（五行成数），候气相接而急出针，泻有余之气为泻法。按穴得气即下针至五分，留针数呼（五行生数），得气动即抽针至三分，再留针数呼（五行成数）而出针，"引阴至阳"为补法。此说与《素问遗篇》所论当可互参。

**4. "郁之甚之治"循胜气、郁气探讨**　《素问·六元正纪大论》曰："郁之甚者，治之奈何？岐伯曰：木郁达之，火郁发之，土郁夺之，金郁泄之，水郁折之。"王冰注曰："天地五行应运，有郁抑不伸之甚者也。"强调郁抑不申的严重程度，郁的主体较宽泛，未如前限制在"郁抑天气"的释义。受胜复、郁发理论架构的启发，后世医家或按岁运太过、不及而分论五郁。若岁运太过之年，本气偏胜成为胜气；本气所胜之气（我克）因克伐过度而郁滞成为郁气。其后，视郁气严重程度，或郁极而暴发、怒发，或本气所不胜之气（克我）成为复气，制约本气偏胜，待时而解其郁。干预调治宜泻太过的本气（胜气），扶助克我的复气，适度抑制本气的生我之气，以缓解郁气，抑强扶弱，恢复诸气平衡，并善加利用解郁时机提升效率。如岁木太过，木气偏胜，土气被郁而成土郁，土郁极则发；金气来复，以制约木气偏胜，金为复气；治当清泻木气之胜，扶助金气之复，缓解土气之郁。

若岁运不及之年，本气虚弱，所胜之气（我克）反侮（反克）本气，所不胜之气（克我）旺胜而为胜气，加重克伐本气，则本气郁滞成为郁气。干预调治宜扶助虚弱不及的本气，补母气以生我，泻子气以消减反侮，泻胜气以消减克我，从而抑强扶弱，缓解郁气，恢复诸气平衡，同时也需把握时机，因势利导，事半功倍。如岁木不及，土气反侮木气，金气偏胜，过度克伐木气，而致木气郁滞；治当扶助不足的木气，温振肝气以求自救，并抑制金气，疏浚土气，以减轻对木气的克伐。这种"郁之甚之治"区分岁运太过、不及所致胜气、郁气的思路，在当代教材（如"十三五"规划教材《五运六气概论》）也有异曲同工的阐释，其溯源探流尚需进一步解惑。《论奥·论六病》所论："运太过则不胜者受邪，运不及则所胜者来克。主客胜复郁发，其病作矣。"《论奥·论胜复》所论"太过则先天时化，以气胜实，故不胜者受邪。不及则后天时化，以气衰虚，故胜己者来克。被克之后，必待时而复也"，成为目前追溯到较早的相关阐述。

马印麟《瘟疫发源》别具巧思，重视"时气郁滞化火为疫"，木郁化火为疫，达之以龙胆泻肝汤研服五瘟丹加羌活、防风，少阴君火郁而化火为疫，发之以竹叶导赤散研化五瘟丹；少阳相火郁而化火为疫，发之以凉膈散同研五瘟丹；土郁化火为疫，夺之以泻黄散同研五瘟丹；金郁化火为疫，泻之以泻白散同研五瘟丹；水郁化火为疫，折之以连翘解毒饮送服五瘟丹。杨力教授提出木郁达之宜扶木抑金，火郁发之宜培土以制水，金郁泄之宜扶助肺气、承制心火，土郁夺之宜抑木扶土，水郁折之宜温阳化气。因岁金太过，克制木气，肃杀金气，草木不生，木郁导致肝脾失调，属受运气影响的群体性时令疾病，非仅受脏腑本身之气影响，此时木郁治疗不可疏肝泄肝，重伤肝木之气，宜用制金扶木、温振肝气。

综上所述，源自《素问·六元正纪大论》的五郁之论并未局限于木郁、火郁、土郁、金郁、水郁的字面表达及"郁之甚之治"的五郁治则，涉及的诸"郁"病证均为郁滞不畅导致，可按五郁归纳。在本篇中，郁见于岁运之气被司天在泉之气郁滞、主气被客气所郁，又有郁滞轻浅、重甚之别；主张先时择机预防、适时因势利导调治，针刺、用药法则可参考《素问六气玄珠密语》等后世医家的阐释。同时，区分岁运本气太过、不及，循胜气、郁气的差异而辨别"郁"结病位及脏腑虚实，并采用针对性干预措施以抑强扶弱，对避免临床遭犯"虚虚实实"之误具有重要价值。《黄帝内经》运气异常致"郁"的探究还涉及《素问遗篇》诸郁剖析，可予互参。根据五运六气理论原则，诸郁之时天人互感，自然气候、物候及人体脏腑、情志、病候皆受郁滞影响，其与精神类疾病的内在联系已见关注。随着《黄帝内经》诸"郁"本义的深入探索，对临床重视的情志不畅致"郁"亦有积极的启迪价值。

# 55　郁的病名古代文献考辨

郁证是古代医家对情志不舒、气机郁结、不得发越而诱致的诸多证候，进行综合归纳后采用的病变名称，古医籍所载之"郁"有广义和狭义之分。"凡诸郁滞……一有滞逆，皆为之郁。"凡外邪、情志、饮食等因素所致的气机郁滞，即为广义之郁；郁为七情不舒，遂成郁结，既郁之久，变病多端。七情所伤而致的气机郁滞之证，即为狭义之郁，也称为情志之郁。现代《中医内科学》定义郁证：郁怒、思虑、悲哀、忧愁等情志因素，导致肝失疏泄，脾失健运，心失所养及脏腑阴阳气血失调，从而发生以抑郁善忧、情绪不宁或易怒善哭、咽内如异物梗塞为主症的疾病。中医"郁"的概念源于《黄帝内经》，表述为自然气候对人体五脏之气的影响，强调外因；发展至金元，则重点将"郁"归为内伤杂病。从《黄帝内经》的"五气之邪"到朱丹溪的"六郁论"，反映了医家对"郁"认识的深化过程。学者王文凯等在系统梳理古文献所载郁证发展特征基础上，对郁证的病名做了考辨。

## 郁的病名古代发展特征

**1. 先秦至两宋时期**　这一时期，郁的病名尚未出现在古文献中，医家多从病机、症状特点等角度命名和郁有关的病证，并初步形成了关于郁病的辨证论治体系。《素问·至真要大论》曰："诸气膹郁，皆属于肺。"这是古医籍中最早关于郁的记载。《素问·六元正纪大论》中提出"五郁"，并载其治法"木郁达之，火郁发之……水郁折之"。《素问·举痛论》中使用"气结、气不行"描述类似郁的病证，指出"思则身心有所止，气留不行，故气结矣"，"恐则精却，却则上焦闭，故气不行矣"。《黄帝内经》五郁与七情致郁之思想对后世郁病理论体系形成产生了深远影响。

《伤寒论》从寒热致郁描述郁的病机，载有"怫郁""郁郁""郁冒"之病名。《金匮要略》中详细记载了"百合病""脏躁""梅核气""肝着证"等情志病证，还创立了如小柴胡汤、甘麦大枣汤、半夏厚朴汤等一系列治郁方剂。为后世形成郁的辨证论治理论体系奠定了基础。巢元方的《诸病源候论》中记载了"结气病""奔豚气"，其曰"结气病者，忧思所生也"，"夫奔豚气者……肾之积气，如豚之奔，故曰奔豚"。这些病症未以"郁证"命名，而是以病因、证候特点命名，从不同角度描述的郁都属于现代狭义郁证范畴。

**2. 金元时期**　金元医家开始把"郁"作为一个单独的病症进行论述，但各家对"郁证"都有不同的认识与命名。刘完素以火热病机理论阐释郁，《素问玄机原病式·六气为病》曰："腠理闭塞，阳气怫郁。"朱丹溪创六郁学说，《丹溪心法·六郁》曰："气血冲和，万病不生，一有怫郁，诸病生焉。"戴思聪阐释六郁病机"郁者，结聚而不得发越也。此为传化失常，六郁之病见矣"。认为外感、内伤导致气郁为先，其他诸郁相因为病。王履扩充了郁的治法，《医经溯洄集》曰："凡病之起，多由乎郁……可扩可充，其应变不穷之理也欤。"总体而言，虽然金元时期医家仍从病因病机的角度命名郁，但出现了论郁专篇，其发展了《黄帝内经》五郁学说，尤其是随着六郁理论的出现，对郁的认识从外感疾病转向内伤疾病，深化发展了郁证理论。

**3. 明清时期**　明代虞抟首次提出"郁证"病名，其后医家将"郁证""郁症""郁病"病名混用。医家还对前世医家所述郁证进行分类，提出了"内郁""外郁""七情郁症""五脏郁症"等病名。虞抟首提郁证病名，总结了前人所述之郁，不仅有五郁，还有六郁和情志之郁。其在《医学正传·郁证》曰："夫所谓六郁者……或七情之抑遏，或寒热之交侵，故为九气怫郁之候。"《景岳全书·明集·论情志三郁证治》从病因角度区分五郁与情志之郁，将其分为"因郁而病"和"因病而郁"。孙一奎认为五郁应与五脏相应，在《医旨绪余·三十四·论五郁》中提出五脏之郁，文中载"夫五脏一有不平则郁。木郁者，肝郁也……水郁者，肾郁也"。《证治汇补·郁症》将郁症分为五脏郁症和七情郁症，曰："五脏郁症……心郁昏昧健忘……七情郁症……或为虚怯。"《证录·卷之四·五郁门》论郁病"或疑郁病……宜用解散之剂，不宜用补益之味……人之郁病，妇女最多"。《不居集·诸郁》曰："内郁者，七情之郁也，外郁者，六气之郁也。"《临证指南医案》中论述情志之郁的治疗方法："盖郁症全在病者能移情易性。"可见明清医家对"郁"的认识较前世有了很大发展，虽然已出现明确郁的病名，但有些医家仍从病因病机角度阐释郁证。他们对前人所述之郁进行总结，认为五郁、六郁和情志之郁皆属于郁证范畴，并逐渐重视了情志因素对于郁证的发生具有的重要影响，同时病位上强调脏腑之郁，治疗上重视脏腑辨证。

## 郁的病名古代文献考辨

**1. 广义郁的病名**

（1）五郁：五常之气，太过不及，其发异也。自然界运气的异常变化作用于人体，可阻碍机体气机升降出入，从而引发木、火、土、金、水——五郁的发生。《黄帝内经》所论五郁，属于外感疾病。后世医家多推崇五郁之说，并不断丰富和发展了五郁理论。张景岳为五郁致病下了明确定义，《景岳全书·明集·论情志三郁证治》曰："凡五气之郁，则诸病皆有，此因病而郁也。"他还提出"凡气血一有不调而致病者……亦无非五气之化耳"。将五郁推而广之，认为五郁不仅由外感引发，内伤也是五郁发生重要因素，其所论五郁之病因病机与广义之郁概念相符。

（2）五脏郁症、五脏之郁：《医旨绪余·三十四·论五郁》曰"木郁者，肝郁也……水郁者，肾郁也"。认为五郁与五脏相应。《类经·二十六卷·五郁之发之治》曰："天地有五运之郁，人身有五脏之应。"《证治汇补·郁症》论述了五脏郁症，曰："有本气自郁而生病者……心郁昏昧健忘……胆郁口晡热，怔忡不宁。"《景岳全书》将五郁之治直接应用于脏腑论治，曰："木郁之病，风之属也，其脏应肝胆。"五脏之郁是对五郁理论的发展，外感内伤诸因素皆可致郁，病上分属五脏进行辨证治疗。

（3）郁冒、郁郁、怫郁：《伤寒杂病论》中有许多关于郁的病机或症状的描述。如"必郁冒，汗出而解"，又有"阳气怫郁在表""胸中郁郁而痛，不能食""心下急，郁郁微烦者"，这些论述都从症状上描述了外邪侵袭，或热邪积聚于内造成的脏腑气机郁滞。《金匮要略》中有确切的郁冒之病名，曰："亡血复汗，寒多，故令郁冒。"这里提到的郁冒指的是妇女由于失血多汗，加之忧郁导致气郁血结，阴阳气血不能相交而造成的晕厥。属于狭义之郁的范畴。

（4）六郁：朱丹溪认为气、血、痰、火、湿、食皆可致郁，强调气郁是诸郁之诱因。《丹溪心法·六郁》详述六郁症状特点，其曰："气郁者，胸胁痛，食郁者，嗳酸，腹饱不能食。"《医贯·郁病论》中释义曰："气郁而成湿滞，血不行而食不消，此六者相因为病者也。"这说明了六郁以气郁为主，朱丹溪治郁突出理气为先的原则至今仍为现代医家所遵循，如越鞠丸、六郁汤等治郁方剂一直被沿用至今。六郁以病因命名郁证，突破五郁论，将郁证的诊治重点由外感转向内伤，是对郁证认识的重要转折，丰富和发展了郁的辨证体系。

（5）郁证、郁症：清代郁症和郁证混用，名异实同。《医学正传·郁证》对历代医家所说的郁进行了总结，曰："夫所谓六郁者……或七情之抑遏，或寒热之交侵，故为九气怫郁之候。"这里的郁证包括五郁、六郁、情志之郁。《证治汇补·郁症》将郁症分为五脏郁症和七情郁症，指出"五脏郁症……心郁昏昧健忘……七情郁症……或为虚怯"。《类证治裁·卷之三·郁症论治》曰："病发心脾，不得隐曲，皆情志之郁也。夫六气外来之郁，皆可以消散解。"认为郁症包括情志之郁和六郁。医家在研究历代郁论基础上总结出了对郁的认识，认为郁证的致病因素不外乎六淫、七情所伤，对郁的内涵认识与现代广义之郁基本相同。

### 2. 狭义郁的病名

（1）百合病、肝着证、梅核气、脏躁：《金匮要略》中载有与郁相关的病证，如《金匮要略·百合狐惑阴阳毒脉证并治第三》中"意欲食复不能食，常默默"的百合病，又指出"如物之粘着……旋覆花汤主之"的肝着证，"妇人咽中如有炙脔"的梅核气，"喜悲伤欲哭"的脏躁。这些疾病虽未提及郁，对症状表现与狭义郁证"易怒善哭、情绪不宁、咽中如异物梗塞不适"之症状相吻合，可见该病属于情志之郁疾病的范畴。张仲景把郁视为疾病发生的关键因素，创立治郁诸方，如治疗气郁的四逆散，治疗痰气郁滞的半夏厚朴汤，调肝脾、缓肝急的甘麦大枣汤等，各方均以"勿令九窍闭塞"为治疗大法，为后世医家遵循沿用。

（2）气病、结气病、奔豚气：巢元方将郁总结为九气所为，九气太过会损伤人体，使气机紊乱，邪气趁机而入。诚如《诸病源候论·卷十三·九气候》所言"夫百病皆生于气，怒则气逆，喜则其气缓……思则气结"。或因忧思"气留而不行"产生结气病、气病，因惊恐、忧思导致"气下上游走，如豚之奔"。以上病症起于忧思、惊恐，导致脏腑气机郁滞，应属于情志之郁的范畴。

（3）情志之郁：张景岳将七情按与郁的关系不同归为三类，正如《景岳全书·明集·论情志三郁证治》中所称"一曰怒郁，二曰思郁，三曰忧郁"。认为怒郁伤肝，思郁伤脾，悲忧惊恐皆可耗伤精气，气血亏虚而"因虚致郁"。张景岳直言七情对气机的影响，认为七情太过可致五脏虚损而致郁。清代林佩琴认为情志怫抑变生六郁之病，多损脏阴，损伤人体气血，终乃成劳。其在《类证治裁·郁症论治》中指出"思虑则伤神，忧郁不解则伤意……此论气血之损……所愿不得，皆情志之郁也"。上述所论较为明确地提出情志之郁的概念，其本质与现代狭义之郁相同。

（4）郁病、郁症：《证录·卷之四·五郁门》曰："或疑郁病，宜用解散之剂，不宜用补益之味……怫郁之事常多，愁闷之心易结"。因此，治疗上宜注意扶助正气。对于情志致郁者。妇女多见，如"郁病，妇女最多……大约思想郁症，得喜可解"。该书所论之郁病（症），乃情志之郁，认为郁发于七情内伤，久则正气不足。治疗应扶正散郁之品同用。

## 讨 论

通过对历代古医籍文献的梳理，可以看到由于不同历史时期医家对郁的认识不同，对于其症状产生的原因和发病机制理解不一，而形成了诸多病名。战国至宋代，郁的病名虽未见到，但已有古医籍载其症状、病机及治法的描述，如《黄帝内经》最早记载"木、火、土、金、水"即五郁，汉代张仲景将郁描述为"怫郁""郁郁"，随之出现了"百合病""脏躁""梅核气""结气病""气病""奔豚气"等与郁相关的疾病病名。金元时期，医家发展郁的理论，专篇论郁，提出了"怫热郁结"；还有"气、血、痰、火、湿、食"之病因的"六郁"病名。明清时期，明确提出了郁的病名，认为五郁、六郁与情志之郁都为郁的范畴，并指出了情志因素是郁产生的重要因素，这与现代郁证概念极为相近，被广泛沿用至今。

中医"郁"的含义涵盖有两个方面，一是指病机，表达疾病过程中人体气血、脏腑功能郁滞不畅的病理状态；二是指郁病，即由情志怫郁导致气机郁滞为主要病机的一类病证，即"郁"包含有广义和狭义之分。郁的病名发展历程揭示了人们对郁的内涵认识经历了不同发展阶段，《黄帝内经》认为外感六淫、七情可导致脏腑功能紊乱发为郁，各代医家学派在此基础发挥郁证病机治法，发展成不仅外邪、七情可致郁、因虚也可致郁的普遍认识。并以"因郁而病"和"因病而郁"的定义区分外感郁证和内伤郁证，在治疗上突出脏腑、气血、虚实证，同时重视情志因素在郁证产生中的作用。

# 56　基于知识考古学的郁证理论形成研究

现代中医学认为，"郁证多由于情志不舒，气机郁滞而致，以心情抑郁、情绪不宁、胸部满闷、胁肋胀痛，或易怒欲哭，或咽中如有异物梗阻等为主要症状"，并强调本病是"由精神因素所引起、以气机郁滞为基本病变的一类病证"。考察历代中医文献发现，"郁证"作为一个独立的疾病名称，明代就已出现，而关于"郁"所致疾病的各种论述，更是早已有之。然而，考察源流发现，现代中医学的郁证理论与明清时期的郁证不全相同，与明以前的各种"郁"理论更是大相径庭。可以认为，现代中医学的"郁证"是一个不同于前代的后起概念。

一般认为，中医郁证理论起源于《黄帝内经》，《素问·六元正纪大论》中的五郁理论奠定了中医郁证理论基础和治疗原则；发展于汉唐，《伤寒论》《金匮要略》等著作初步阐述了郁证具体症候及其治疗；丰富于金元，如朱丹溪提出了"六郁"，张子和、李东垣则从不同角度阐发了郁证理论；完善于明清，如戴思恭、虞抟、张景岳、赵献可等均对郁证理论进行了总结和阐发，使该理论逐渐完善。这样的认识，正是传统追溯法考察知识史所致的错误。传统学术史的研究多从"起源""连续性""总体性"三大主题着手，习惯追溯源头，认为后世的发展都是对该"源头"一脉相承的线性发展。这种方法忽视了所谓"源头"与后世发展之间的差异性，难以反映学术发展的内在规律。因而，学者司鹏飞等采用法国思想史学家米歇尔·福柯创立的知识考古学这一关于知识史和思想史研究的新方法，从话语对象、概念及从属主题三方面对郁证理论形成构成要素及其外在的来源、合并模式进行历史考察，进而阐明郁证理论的形成过程。

## 《黄帝内经》"五郁"——虚假的郁证源头

传统认为，郁证理论源于《黄帝内经》，《素问·六元正纪大论》的"五郁"为中医郁证理论奠定了基础。然而，考察全篇，其所述内容绝非现代中医之"郁证"。作为"运气七篇大论"之一，《素问·六元正纪大论》是运气背景下对岁气与人体发病关系的阐释。其理论的实质是对五运六气理论的阐发，这在同篇中已有明确交代："帝曰：五运之气，亦复岁乎？岐伯曰：郁极乃发，待时而作也。"以"木郁"为例，"木郁之发，太虚埃昏，云物以扰，大风乃至，屋发折木，木有变。故民病胃脘当心而痛，上支两胁，膈咽不通，食饮不下，甚则耳鸣眩转，目不识人，善暴僵仆"。该段文字叙述了金运太过或木运不及之年，木气被郁，木气郁至极点便会由郁而发，进而导致一系列的气候变化，并引起人体某种疾病的发生。在这些文字中，"郁"所表达的含义是五行之气被其所不胜之气克制而出现的一种被抑制、郁而不发的状态，属运气学概念。包括《素问》同篇中出现的诸如"二之气，火反郁""必折其郁气"之类，也均为运气学术语。此外，同篇后文有"帝曰：善。郁之甚者治之奈何？岐伯曰：木郁达之，火郁发之，土郁夺之，金郁泄之，水郁折之"的对话，这段对话被后世医家奉为治疗郁证的金科玉律，并在此基础上进行了颇多阐发，但其本质不过是基于运气学说而提出的一个治疗学理论，即在岁气出现"五郁"情况的时候，人体出现了相关的疾病，便以此理论指导治疗。由此，可以认为，《黄帝内经》中的"五郁"理论，是在当时天人相应的宇宙观下，在五行学说和五运六气理论的背景下构建的一个岁气与人体疾病关系的理论体系，是一个与后世郁证理论完全不同的知识体系。

当然，汉唐时期，中医理论中的确已经出现了精神情志疾病的论述，例如，《灵枢·本神》指出"心气虚则悲，实则笑不休"，《灵枢·五乱》指出"故气乱于心，则烦心密嘿，俯首静伏"等，此外

《黄帝内经》中还有大量类似现代心身疾病的论述，例如，《素问·痿论》曰："悲哀太甚，则胞络绝，胞络绝，则阳气内动，发则心下崩，数溲血也。"在《金匮要略》中，也有百合病、脏躁病等论述，多数学者认为这是表明张仲景初步阐释了郁证的具体症候及治疗。事实上，这些内容虽然与现代郁证类似，其从属主题是完全不同的。现代郁证是情志疾病，而《黄帝内经》和张仲景的论述，包括被附会为张仲景治郁主方的小柴胡汤、四逆散，其从属主题均为脏腑经络疾病，而张仲景小柴胡汤、四逆散之立方主旨也绝无后世"疏肝解郁"之义。

## 朱丹溪"六郁"——无关郁证的病机理论

传统认为，宋金元时期是郁证理论体系形成的时期，朱丹溪的"六郁"说标志着郁证理论的形成，越鞠丸被认为是治疗郁证的主方。事实上，"六郁"理论的实质是在新的理论背景下构建的一个病机理论，与情志病丝毫无涉；朱丹溪用越鞠丸所治之六郁也决然不同于现代郁证。这一时期，伴随病因学说和药物治疗理论的发展，人们逐渐认识到了内生邪气在疾病发生发展过程中的重要性。在这个背景下，中医郁证理论发生了新的变化，邪郁理论开始出现。刘完素、张从正等金元医家对此都有阐发，至朱丹溪，将其总结为"六郁"理论。在该理论中，"郁"被阐发为"邪气郁滞"，并成为这一时期重要的病机学说。"郁"逐渐从《黄帝内经》的运气概念转变成为更具临床指导价值的病机概念。

**1. "邪郁"理论的形成**　朱丹溪首次打破《黄帝内经》的"五郁"说，从病机角度提出"六郁"理论，并将"六郁"作为独立一门进行论述，也是对这一时期郁理论新发展的一个总结。在《丹溪心法》中，他提出了"气血冲和，万病不生，一有怫郁，诸病生焉。故人身诸病，多生于郁"的著名论断，认为气血郁滞是人体疾病的重要原因。同时，在治疗上又以调理中焦气机为主，所谓"凡郁皆在中焦，以苍术、抚芎开提其气以升之"，并列举了六种郁滞的主证、主药，使其"六郁"理论体系更加完善。朱丹溪治疗郁证首重理气的思想对后世郁证治疗产生了重要的影响，其主方越鞠丸更是成为后世治郁的祖方，后世医家治郁，或用其方，或师其义。

考查朱丹溪的"六郁"理论，其已与《黄帝内经》"五郁"理论完全不同。首先，从属主题不同。《黄帝内经》"五郁"从属于运气理论，而该理论则完全是基于人体气血运动，从属于病机理论；其次，核心概念的含义不同。该理论"郁"的概念已与"五郁"理论中的"郁"完全不同，《丹溪心法》戴元礼指出"郁者，结聚而不得发越也"，而五郁之"郁"则为"郁闭"之义；再次，临床适用范围不同。"五郁"理论是运气理论中对疾病与气候关系的论述，而该理论在杂病治疗中具有广泛的指导意义。综上可以认定，从《黄帝内经》"五郁"理论到朱丹溪的"六郁"理论，是一个新理论取代旧理论的范式转换的过程。如《鳝溪医论选》所言"夫郁者，闭结、凝滞、瘀蓄、抑遏之总名，内经五郁，以运气言也，朱丹溪六郁，以病因言也。"此外，这一时期的其他医家对郁也有较多创见。如刘完素的热郁理论，该理论发邪郁致病论的先声。刘完素借用运气学说的概念，阐发了邪郁理论，他将五脏之病归于五运，把人体脏腑虚实与六气的变化相联系，提出了"六气皆从火化"的观点，认为"热甚则腠理闭塞而郁结"，是多数疾病的原因。并提出了以辛热药配伍寒药的药物治疗原则，如"一切怫热郁结者，不必只以辛甘热药能开发也，如石膏、滑石、甘草、葱、豉之类寒药，皆能开发郁结，以其本热，故得寒则散也。夫辛甘热药皆能发散者，以力强开冲也。然发之不开者，病热转加也……是故善用之者须加寒药"。可见，其热郁说虽脱胎于《黄帝内经》"五郁"，却完全摆脱了运气学说的窠臼，而是一个新的病机学说。

再如张从正，则明确提出了"邪郁致病"的理论。在《儒门事亲·五积六聚治同郁断》一篇中，张从正提出积聚的病因为邪气郁结，"盖五积者，因受胜己之邪，而传于己之所胜，适当旺时，拒而不受，复还于胜己者，胜己者不肯受，因留结为积"。其治疗当宗《黄帝内经》"木郁达之，火郁发之，土郁夺之，金郁泄之，水郁折之"之大法，而以汗、吐、下三法统之，这是利用新的知识对《黄帝内经》五郁治法的诠释，已经与《黄帝内经》中的含义完全不同了。虽然张从正在立论上沿用《黄帝内经》"五郁"，但其话语对象却已然被改换成了邪气，即"邪气致郁"。这改变了虚言岁气的《黄帝内经》"五郁"说，而是探讨邪气致郁、情志致郁以及脏腑之郁与疾病的关系。在其理论体系中，"郁"依然是一个病机概念，不过其内涵却不同于刘河间的"郁闭""闭塞"，而转变成为"郁结"。

以此可见，在整个宋金元时期，医家对"郁"的认识，不论是阐发"五郁"理论，还是提出新说，都逐渐脱离了运气理论，而力图从人体疾病的脏腑气血病机切入，使该理论更加切合临床。然而，在这一时期，不管是"五郁"还是"六郁"，都只是病机概念，与现代郁证决然无关。

**2. 宋元时期情志病的新发展**　这一时期医家对情志病的认识有了深化，首先体现在情志因素被认为是病因之一。如在《三因极一病证方论》中，明确把情志因素作为疾病的"内因"之一，并认为情志疾病多与情志因素相关。如提出"七情，人之常性，动之则先自脏腑郁发，外形于肢体，为内所因""脏气不行，郁而生涎，随气积聚，坚大如块，在心腹中……皆七气所生所成"等；这些无疑成为后世情志致郁的理论滥觞。张从正在《儒门事亲·九气感疾更相为治衍》中归纳了怒、喜、悲、思、惊之气的病证，并提出了以情治情的方法治疗情志疾病的理论。同时，在疾病分类上，也出现了改变。在《金匮要略》《诸病源候论》中情志疾病多散见于各篇之中，而这一时期的著作，如《丹溪心法》《素问玄机原病式》《医学启源》等书中，精神情志类疾病出现了集中编排的现象，这也说明中医学对情志疾病的认识逐渐系统化。此外，杨士瀛《仁斋直指方》中，首次提出了"梅核气"的病名，并沿用至今，成为现代中医郁证体系的一部分。

## 明清——两种"郁证"的分化

明清时期，中医郁理论出现了以下三个特点。首先，郁证成为一个独立的疾病，六郁理论逐渐成为郁证理论的主流；其次，在"六郁"中，气郁成为郁证的主要病机，调气成为治疗郁证的关键；再次，情志致郁理论逐渐形成，并被提升为郁证的主要病因，最终形成七情郁证理论体系。这一时期，郁证理论走向分化，逐渐形成两个体系，其话语对象再次发生变化。

**1. "郁证"——病机向疾病的转换**　虞抟《医学正传》首次将"郁证"作为一个独立的病名提出，这标志着郁由明以前的病机概念变成了一个独立的疾病，郁理论出现了又一次范式转换。此后，众医家从单论郁或将郁作为病机进行发挥的模式，转变成将郁证作为疾病，去探讨其病因病机理论，正是如此，导致了七情致郁、肝郁、气郁等理论的产生与发展。

同时，五郁说被边缘化，六郁说成为了郁证的主流理论。这一时期，大多数医书在论述郁证时，既讲"五郁"又论"六郁"，然而多以六郁为主。而对五郁的引述，或仅仅是为了引经以溯源，或是对五郁进行理论重构，其所言之"郁"已与《黄帝内经》之"郁"毫不相干了。如《医学正传》，虽先引述《黄帝内经》五郁，而其后皆为六郁的治疗。再如孙一奎明确指出"《黄帝内经》有五郁之论……虽统揭夫郁之名，而未显言夫郁之症"。张景岳虽言五郁，但其却是以朱丹溪六郁来诠释《黄帝内经》，如其言"经言五郁者，言五行之化也……其在于人，则凡气血一有不调而得病者，皆得谓之郁证"。五郁俨然只是装了新理论的旧框架而已。另一些医家则不再使用"五郁"说，而力倡"六郁"，如孙文胤在其《丹台玉案》中，只言六郁。

**2. 疏肝理气治法的形成**　随着郁证成为一个独立的疾病以及情志致郁说和气郁说影响的逐渐扩大，对郁证主要病机的认识也发生了转变，而以气郁为主，于是调畅气机成为治郁的一大法门，这些理论促进了疏肝解郁治法的出现，也对现代郁证理论的形产生了推动作用。在《张氏医通》中，张璐就明确提出了"郁证多缘于志虑不伸，而气先受病，故越鞠、四七始立也"。李用粹也指出"郁病虽多，皆因气不周流，法当顺气为先，开提为次"，并与五郁治法之外特列调气总法，充分体现了其对理气治法的重视。在疾病分类体系上，这一时期郁证多被列在"诸气门"之下，如王肯堂《杂病证治准绳》、张璐《张氏医通》、吴谦《医宗金鉴·杂病心法要诀》等。同时，在方书如汪昂《医方集解》也有所体现，如《三因极一病症方论》七气汤和《太平惠民和剂局方》四七汤都被汪昂编入"理气之剂"内，该二方主治均为"七情气郁"。在此基础上，疏肝解郁的治法也逐渐出现。赵献可以逍遥散为治郁主方，并借助五行理论阐释了这一治法的合理性。陈士铎也指出"郁症未有不伤肝者也"，立救肝开郁汤，以逍遥散为底，而重用白芍养肝，"以益其匮乏之气"。至叶天士时，该理论已被叶天士完善成一套以调肝气，养肝阴为核心的治郁理论，并成为叶天士"肝体阴用阳"思想的重要组成部分。叶天士认为，"郁则气滞，气滞久必化热，热郁则津液耗而不流，升降之机失度，初伤气分，久延血分，延及虚劳沉痾"，观其医案，对单纯肝郁之证，叶天士以逍遥散之类疏肝之剂加减即可，久郁损伤肝阴者，其多以当归、白芍、桃仁、柏子仁、石斛之类养阴以疏肝，而对于阴伤甚而致阳亢者，叶天士则每以复脉汤之类"柔缓以濡之"，使从肝治郁的治法内涵进一步丰富。同时，由于肝与郁的紧密联系，一些医家如叶天士把肝气郁滞所致的各种内科疾病如胃痛等也列入郁证范畴，而成为这一时期郁证的另一个特点。

**3. 情志致郁理论的出现**　南宋陈无择在《三因极一病证方论》中最早提出了情志致郁的理论，明清时该理论基本形成。情志致郁理论的形成，是中医郁理论的又一次范式转换，标志着中医郁证由躯体疾病向精神情志疾病的转变。明代徐春甫较早指出情志是郁证发生的原因，"郁为七情不舒，遂成郁结，既郁之久，变病多端"。张景岳则进一步提出"凡五气之郁，则诸病皆有，此因病而郁也；至若情志之郁，则总由乎心，此因郁而病也"，并将其分为"情志三郁"，即怒郁、思郁、忧郁，并认为全身性疾病，如失血、噎膈、闭经等，皆可与久郁相关。同时还提出了"以情病者，非情不解"的情志疗法。在《不居集》中，吴澄单列"七情内郁"一门专论情志郁证，指出"凡七情五志，劳伤积食，各病皆属于郁"，将情志致郁推而广之，并提出"情志怫抑，无不关于心，郁者心病也"的论断。此外对《黄帝内经》"五郁"说的阐释，吴澄亦从情志着眼，认为"金木水火土，各有其性，所愿不遂，则郁生焉。"

由此可见，在这一时期，郁证虽然成为一个独立疾病，并在某些方面与现代中医郁证略有相似，但其依然是两个不同的体系。这一时期郁证的概念内涵是非常宽泛的，其实质是对朱丹溪"六郁"病机的具体化，正如《万病回春》曰："郁证者，郁结而不散也。"即凡属郁结之病，皆可归入郁证，包括情志，也包括气血痰火等致病因素。而现代中医郁证则强调为精神情志疾病，其话语对象和主题从属都是不同的。但是不能否认的是，明清时期情志郁证的出现，以及理气解郁、疏肝解郁治法的提出，对现代郁证理论体系的构建产生了很大的影响。

## 现代郁证——中西汇通的情志疾病

近代以来，由于西医学的传入和中西医结合的发展，郁证理论受到了西医精神病学的影响，并在其基础上进行了理论重构。从某种意义上说，现代中医郁证类似于现代精神病学中的抑郁症和神经症（主要包括焦虑症、恐惧症、强迫症、疑病症、神经衰弱等）。考察现代中医内科学中郁证的概念及其诊疗体系，不难发现，现代郁证体系就是一个除了癫、狂的精神疾病治疗体系，其包括了明清的七情郁证，以及传统中医学中的脏躁、百合病等具有精神症状的疾病。这个体系的指导思想就是情志不畅导致气滞，气滞又对人体脏腑气机和血液、津液运行产生影响，进而导致人体以精神症状为主的多方面的疾病。在治疗上，又借鉴明清医家疏肝解郁的治法和肝主疏泄情志理论的影响，认为郁证以心、肝、脾为主要病位，治疗分虚实两端，实证以疏肝理气为主，虚证以补益心脾为多。因而，现代郁证体系是一个不同于以前的全新的知识体系。首先，其话语对象由以往的岁气、病邪等转换成为"肝气"等脏腑气机，其次，在从属主题上，由以往从属于运气理论、病机理论转变成现代精神病学。再次，其核心概念"郁"的内涵也转变成为"郁滞、不畅达"。此外，该理论的构建也是以大量现代医学理论为基础的。由此，该理论体系的实质是西医精神病学背景下对明清七情郁证体系的重新构建，是中西医结合的新产物，也是郁证理论的又一次新的转型，这次转型使郁证理论成为中医情志病理论体系的一部分。

中医理论的源流和发展研究是中医文献研究的重要内容，本文摒弃了传统的追溯法，而使用了全新的后现代主义的知识史研究法知识考古学。通过知识考古学的方法对中医郁证理论形成进行历史考察，司鹏飞认为，现代中医郁证体系的形成不是沿着传统认为的线性发展而来的，而是在吸收历代中医情志病理论的基础上，借鉴西医《精神病学》中抑郁症和神经症的理论，进行重新构建的一个全新体系，是"范式转换"的科学革命的过程。不可否认，在现代郁证理论体系中，包含有《黄帝内经》五郁、朱丹溪六郁等理论的"成分"，如在论述病机的时候，提到"气郁""木郁"，在治疗中，依然会使用越鞠丸，但是现代郁证的理论体系已经与此前完全不同，其中所存在的来源于《黄帝内经》、"朱丹溪的成分"均已被重新定义，不再是当时的原意。

　　事实上，在中医理论的发展过程中，很多疾病的概念内涵和医学理论都存在这种范式转换和理论重构的现象。如果忽略理论演变中的这些重构，而先入为主地认为，学术发展就是一个现行的继承发展的过程，必然会导致大量的学术争议和牵强附会。而福柯的知识考古学恰好为我们提供了一个研究工具。知识考古学借助考古学的理论，将某一知识还原在它所出现的时期，并考察这一时期的理论环境及其他知识与该知识的关系，在一个大的话语场中探求该知识的理论内涵。中医学的理论发展和创新，绝不能脱离对《黄帝内经》《伤寒论》等古籍的研究，然而在现代中医理论体系下的这些研究，往往会将现代理论追溯至《黄帝内经》《伤寒论》，这种研究方法必然导致福柯所谓的"观念史的虚假"。因而，在中医学术史研究中引入知识考古学的方法，一方面可以厘清古今医学概念的差别，避免不必要的学术争议；另一方面也有助于探讨中医学的发展规律，促进中医学理论的自我发展与创新。

# 57　郁证 《黄帝内经》 论

《黄帝内经》由《素问》和《灵枢》两部分组成，奠定了中医生理、病理、诊断以及治疗的理论基础。学者蒋健经过数十年临床以后，重读《黄帝内经》，发现书中虽无郁证的病名，却早已系统论述了郁证的病因病机、临床表现、诊断以及治疗等丰富内容。

## 郁证病因

《黄帝内经》提出了情志病因学说，而且将情志致病看作与外感邪气致病处于同等重要，甚至更加重要的地位。这是中医学对世界医学最伟大的贡献，在西汉以前便道破了心身医学的奥秘。与此形成鲜明对比的是，现代医学真正开始认识并重视精神心理因素致病至多不过只是短短百年以内的事情，半个多世纪前才刚刚开始重视生物-心理-社会的医学模式。

**1. 情志病因学说**

（1）喜怒常情，不节致病：《灵枢·邪客》曰 "天有风雨，人有喜怒"。《素问·阴阳应象大论》曰："天有四时五行，以生长收藏，以生寒暑燥湿风。人有五藏化五气，以生喜怒悲忧恐。" 人有喜怒悲忧恐等精神心理现象，犹如自然界存在风雨寒暑一样，乃属天经地义。喜怒哀乐乃人之常情，为人类固有的情感变化及心理活动。并且，多数人存在心情可受气候变化的影响，此亦人与自然一体、天人相应之理。然而，如果情志活动超过人体所能调节的程度时，便如四季不时之邪一样，可以引起疾病的发生。《灵枢·百病始生》曰："夫百病之始生也，皆生于风雨寒暑，清湿喜怒。"

到了宋代，陈无择在《三因极一病证方论》中始将病因归为外感六淫（外因）、内伤七情（内因）以及饮食劳倦（不内外因）之三因学说。明代张景岳《景岳全书·郁证》曰："凡五气之郁，则诸病皆有，此因病而郁也；至若情志之郁，则总由乎心，此因郁而病也。"清代李用粹《证治汇补》曰："有病久而生郁者，亦有郁久而生病者。"其所论都是以《黄帝内经》情志病因学说为滥觞，其所说因郁致病、因病致郁即是现代医学所谓心身疾病或身心疾病的概念。

（2）七情五志，可伤五脏：《素问·阴阳应象大论》首提怒伤肝、喜伤心、思伤脾、忧伤肺、恐伤肾，即五脏均可被相关情志活动所伤。《素问·宣明五气》指出这与心藏神、肺藏魄、肝藏魂、脾藏意、肾藏志五脏所藏有关。《素问·调经论》还指出这与心藏神、肺藏气、肝藏血、脾藏肉、肾藏志五脏所藏有关。《灵枢·本藏》进一步指出这与五脏所藏精神血气均有关，"五藏者，所以藏精神血气魂魄者也"。《灵枢·九针论》补充这与五脏精气所并有关，"五并，精气并肝则忧，并心则喜，并肺则悲，并肾则恐，并脾则畏，是谓五精之气并于藏也"。

通过上述反复叠加递进的论述，《黄帝内经》将情志活动与五脏生理功能紧密地联系在一起，于是，不仅将五脏看作一般的肉体器官，更看作具有活的灵魂的肉体器官，这便是情志因素可以导致疾病发生的生理病理基础，也是中医治疗能够做到通过调节脏腑功能而调节情志，或通过调节情志而调节脏腑功能的理论基础。相对于仅仅将组织器官看作肉体而没有灵魂的现代医学而言，这是最本质的区别点。

（3）情志伤脏，心君为主：《黄帝内经》关于五志伤五脏的说法，只是借用了中国古代哲学的五行学说而已。但其核心强调的是，情志活动均可伤及五脏，或五脏均参与情志活动，五志伤及五脏并非是一一机械对应的。五脏之中，数心与情志活动的关系最为密切，这是因为心为君主之官，"神气舍心"（《灵枢·天年》）之故。例如，《灵枢·邪气藏府病形》指出 "愁忧恐惧则伤心"；《灵枢·百病始生》指出"忧思伤心"，此之谓也。《素问·灵兰秘典论》曰："心者，君主之官也，神明出焉。肺者，相傅之官，治节出焉。肝者，将军之官，谋虑出焉。胆者，中正之官，决断出焉。膻中者，臣使之官，喜乐出焉。脾胃者，仓廪之官，五味出焉。大肠者，传道之官，变化出焉。小肠者，受盛之官，化物出焉。肾者，作强之官，伎巧出焉。三焦者，决渎之官，水道出焉。膀胱者，州都之官，津液藏焉，气化则能出矣。凡此十二官者，不得相失也。故主明则下安，以此养生则寿，殁世不殆，以为天下则大昌。主不明则十二官危，使道闭塞而不通，形乃大伤，以此养生则殃，以为天下者，其宗大危，戒之戒之。"这段内容说明情志活动可影响所有脏腑的功能，但以心君为主，君明臣安则体寿无殃。

**2. 情志禀赋学说**　早在西汉之前的古代中医就发现，同样存在负性生活事件，有人发病有人不发病，这其实与个体禀赋有关。也就是说，情志致病因素是否致病及其致病样式，除了与七情内伤的程度有关以外，还与个体的心理特质、人格特征、性格类型、体质特点及遗传因素有关。《黄帝内经》有关情志致病事关禀赋的学说是对情志病因学说的深入阐述和完美补充。

（1）先天禀赋，受之父母：《灵枢·天年》曰"（人之始生）以母为基，以父为楯；失神者死，得神者生也"。即每人均接受来自父母的基因，疾病也不例外。例如，《素问·奇病论》提到"巅疾"即得之于母腹中时，说明一些疾病具有遗传因素，得之于父母禀赋。《素问·经脉别论》所谓人之"勇怯"，其实也是禀赋使然。张景岳《类经》解释禀赋为"夫禀赋为胎元之本，精气之受于父母者是也……此外如饥饱劳逸，五情六气，无不各有所关，是皆所谓禀赋也"。明确指出人之性情可出于禀赋；《类经》又说情志可因禀赋而异，"五脏六腑，共为十一，禀赋不同，情志亦异，必资胆气，庶得各成其用，故皆取决于胆也"。明代王肯堂《证治准绳·杂病》也发挥曰："人生气禀不同，得气之清，则心之知觉者明，得气之浊，则心之知觉者昏。"清代林佩琴《类证治裁·健忘论治》甚至谈到禀赋所致情志病的治疗方药，"或禀赋不足，神志虚扰，定志丸、孔圣枕中丹"。总之，情志因素是否致病，尚因禀赋而异。基于《黄帝内经》禀赋理论的这一情志病因学说，具有极大的临床指导意义。

（2）怵惕之恐，"心小"易病：在同等程度七情不遂致病因素作用下，是否致病取决于个体调节情志活动的能力。而这种能力来源于两个方面，一是后天修养所得，二是与个体志意强弱先天禀赋有关。《灵枢·本藏》指出"人之血气精神者，所以奉生而周于性命者也""志意者，所以御精神，收魂魄，适寒温，和喜怒者也""志意和则精神专直，魂魄不散，悔怒不起，五藏不受邪矣"。意即精神和气血一样，都是生命的物质基础和保障；志意（意志）坚强则能驾驭精神魂魄喜怒，如此则不易受情志因素影响而得病。

在《灵枢·本藏》中黄帝问"有其不离屏蔽室内，无怵惕之恐，然犹不免于病，何也？"岐伯答曰此与个体心有大小、志有坚脆有关，心小志脆者容易发病，心大志坚者不易发病。因此事关禀赋艰涩难懂，黄帝听了还不明白，又问了一遍。岐伯耐心再答如下："五藏六府，邪之舍也，请言其故。五藏皆小者，少病，苦燋心，大愁忧。五藏皆大者，缓于事，难使以忧。五藏皆高者，好高举措。五藏皆下者，好出人下。五藏皆坚者，无病。五藏皆脆者，不离于病。五藏皆端正者，和利得人心。五藏皆偏倾者，邪心而善盗，不可以为人平，反复言语也。"

以上黄帝想要知道的是，有些人曾经忧患交加、褴褛筚路、历经沧桑（深忧大恐怵惕之志）而能长寿；相反，有些人生活安逸未受外邪侵袭，似乎也并无外来诸般显在烦恼（不离屏蔽室内又无怵惕之恐）却反而不免于病甚或夭折，这是什么原因呢？岐伯分别以人有心有大小、志有坚脆以及人有五脏小大高下坚脆端正偏倾作答。在《灵枢·阴阳二十五人》中将人分为木、火、土、金、水形之人，亦具此义。这些实际就是与禀赋密切相关的要素，相当于现今所谓体质、性格、人格、心理特质之类，与遗传也有一定的关系。

情志不遂是否致病，禀赋有时甚至可以起到决定性的作用。具有坚强志意禀赋者，虽有深忧大恐怵惕之志，皆能大事化小小事化了，付之一笑而不影响身体健康；相反，意志脆弱禀赋者，尽管深居简出生活无忧，仍然不免最终因病求医。所谓"心小"者，即多思多虑、疑神疑鬼、心结难解、无故悲伤者，即使并无外在负性生活事件，仍可自内生出烦恼与恐惧，情志不遂而得郁证。

**3. 情志伏邪学说**  《素问·脉要精微论》曰："彼秋之忿，为冬之怒。""忿"义为心绪散乱，心中乱麻一团，情绪糟糕；忿是怒的初级状态，怒是忿的极端状态。情志伤人，有时并不立即发病；外邪六淫有伏邪，内伤七情也有伏邪；犹如外感热病有潜伏期一样，内伤七情致病也可有潜伏期，秋忿冬怒，久郁发病。"秋""冬"代表时间变化。芸芸众生不如意事常八九，一般多能自行调节排遣，时过境迁便可释然；倘若怀抱悒郁经久不释，一旦超出机体的调节能力，终能因郁致病。在这种场合下，"秋忿"与"冬怒"分别相当于隐性郁证和显性郁证以及从隐性郁证转化为显性郁证。历代注家多从气候转换角度解释"彼秋之忿，为冬之怒"，这种脱离文字本义转弯抹角地臆测曲解，反失其真。

《黄帝内经》虽并未有"禀赋"字眼出现，但以上一系列论述的内容实质都是有关禀赋的内涵，后世禀赋学说即发源于《黄帝内经》。所谓郁证禀赋，就是具有与生俱来的郁证易感体质和/或性格，情志郁结不遂犹如伏邪埋在体内，在某种特定时候可能为一些区区小事而触发郁证。

## 郁证病机证候

郁证的病机主要是气机紊乱，可以发生多脏腑多系统纷繁多彩的临床表现，许多是表现为隐性郁证的躯体症状。

**1. 气机紊乱，症象多端**  《灵枢·寿夭刚柔》曰："风寒伤形，忧恐忿怒伤气。"是说外感邪气致病主要伤及形体，七情不遂致病主要伤及气机。情志因素致病的病机特点是气机紊乱，气机作为生命活动状态的概括，一旦紊乱便可产生异常繁杂多彩的临床病症。《素问·举痛论》曰："百病生于气也。怒则气上，喜则气缓，悲则气消，恐则气下，寒则气收，炅则气泄，惊则气乱，劳则气耗，思则气结。"并继而指出，情志不遂导致气机运转失常可以引起有多种病症，诸如口苦、噫、言无音、梦、狂忘、喜忘、薄厥、少气、喘喝胸盈仰息、呕血、飧泄、腹胀、经溲不利、阴缩挛筋、精时自下、流淫、筋纵、偏沮偏枯、脱肉、毛悴色夭、四肢不举、胁骨不举、腰脊不可俯仰屈伸、骨酸痿厥等，难以枚举。

《素问·玉机真藏论》曰："然其卒发者，不必治于传，或其传化有不以次，不以次入者，忧恐悲喜怒，令不得以其次，故令人有大病矣。因而喜大虚则肾气乘矣，怒则肝气乘矣，悲则肺气乘矣，恐则脾气乘矣，忧则心气乘矣，此其道也。故病有五，五五二十五变，及其传化。传，乘之名也。"说明情志因素所致之病有多种传乘转化，症象变化多端，给诊断带来很大的困难。

**2. 隐性郁证，或涉禀赋**  《灵枢·贼风》中"黄帝曰：今夫子之所言者，皆患者之所自知也。其毋所遇邪气，又毋怵惕之所志，卒然而病者，其故何也？唯有因鬼神之事乎？岐伯曰：此亦有故，邪留而未发，因而志有所恶，及有所慕，血气内乱，两气相搏。其所从来者微，视之不见，听而不闻，故似鬼神"。由于这段对话蕴含特别重要的内涵，有必要展开解释一下。黄帝问：一般患者得病大抵都能知道原因，但有些患者并无外邪所中、本人也未自觉有明显的七情不遂，突然生病是什么道理？岐伯回答：其实生病是有原因的，通常是由情志致病因素（志有所恶所慕）潜伏（邪留而未发）所引起的，只不过发病起始比较隐匿（其所从来者微）而医患双方都没有觉察到（视之不见听而不闻）罢了。以上帝臣对话蕴含两层深意：一是再次证实情志致病因素作为"伏邪"留存体内，最终可以导致气血紊乱而发病；二是因情志伏邪所致之病所从来者微而隐匿，难以觉察，有似鬼神所作一般。因此，这段内容清楚不过地证明，临床存在隐性郁证，临床存在情志伏邪；暗示情志伏邪及其发病或与郁证性禀赋有关。

隋朝巢元方对莫名其妙发病且病情怪异者，称为"中恶"或"中鬼毒之气"，明确指出乃为"精神衰弱"所致。《诸病源候论·中恶病诸候》曰："中恶者，是人精神衰弱，为鬼神之气，卒中之也。夫人阴阳顺理，荣卫调平，神守则强，邪不干正。若将摄失宜，精神衰弱，便中鬼毒之气。"所谓"精神衰弱"，就是诸如癔症类郁证性禀赋；所谓"中恶"就是指莫名其妙发病突然；所谓"鬼神（如鬼使神差）"，就是形容似乎无因可查之隐性郁证和/或临床表现怪异多彩。张仲景在描述郁证脏躁及百合病特点时也用了"象如神灵所作""如有神灵"类词。其来源都是《黄帝内经》，可知《黄帝内经》中"鬼神"论主要是指郁证类病症。

# 郁证身心诊断

《素问·移精变气论》曰："闭户塞牖，系之病者，数问其情，以从其意，得神者昌，失神者亡。"接诊应在独立的诊室，注意保护患者的隐私；病患必有前因后果，需通过详细询问了解病情，尤其有无为情所伤、为情所系；问病过程的语言开导、顺情从欲，即已构成心理咨询治疗手段的组成部分；如能得到患者信任或病情不是特别严重，便易获效。此接诊方式方法尤其适用于郁证患者的诊疗。

**1. 察体尚需观心**　《素问·经脉别论》明确提出"诊病之道，观人勇怯，骨肉皮肤，能知其情，以为诊法也"。接诊时除对骨肉皮肤进行体格检查外，还需要了解患者的心理性格状况，强调察体还需观心，这才是正确的诊查方法。《灵枢·邪气藏府病形》对诊法提出了更高的要求，"见其色，知其病，命曰明；按其脉，知其病，命曰神；问其病，知其处，命曰工""故知一则为工，知二则为神，知三则神且明矣"。《难经·六十一难》据此归结为"望而知之谓之神，闻而知之谓之圣，问而知之谓之工，切脉而知之谓之巧"。所谓"望而知之为之神"即通过望诊见色知病，显然绝不是指诸如黄疸、癥瘕、鼓胀、水肿、出血之类显而易见的疾病，而是如张仲景《金匮要略·百合狐惑阴阳毒病脉证治》中所说的"身形如和（即身体外观上看不出有何异常）"之百合病类情志性疾病——郁证尤其是隐性郁证。有经验的医者仅凭观察患者的眼神、面部表情或精神状态，即可知是否为郁所困。事实上郁证病证往往体格检查并无异常发现，在很大程度上需要取决于问诊，但当患者表现为"其所从来者微，视之不见，听而不闻"的隐性郁证，或患者不愿向医者倾诉衷肠公开隐情，或甚至连患者本人也并未有意识到自己的病为情所困时之际，医者通过望诊进行判断显得更为重要。望而知郁是"望而知之"最重要的含义之一。

**2. 毋犯"五过""四失"**　《素问·疏五过论》中黄帝告诉雷公何为诊疗之"五过"，简直就是情志病郁证的诊疗大典。其中：

（1）一过："凡未诊病者，必问尝贵后贱，虽不中邪，病从内生，名曰脱营。尝富后贫，名曰失精，五气留连，病有所并。医工诊之，不在藏府，不变躯形，诊之而疑，不知病名。身体日减，气虚无精，病深无气，洒洒然时惊，病深者，以其外耗于卫，内夺于荣。良工所失，不知病情，此亦治之一过也。"一些患者看似躯体无异，实是因人生际遇跌宕起伏所致的郁证性虚劳。

（2）二过："凡欲诊病者，必问饮食居处，暴乐暴苦，始乐后苦，皆伤精气，精气竭绝，形体毁沮。暴怒伤阴，暴喜伤阳，厥气上行，满脉去形。愚医治之，不知补泻，不知病情，精华日脱，邪气乃并，此治之二过也。"诊病需要了解患者的喜怒苦乐，阴阳精气皆可因此而伤，甚至躯体可以因此毁沮。

（3）三过："善为脉者，必以比类奇恒，从容知之，为工而不知道，此诊之不足贵，此治之三过也。"医生如不谙世事人情，便无法体察了解患者内心的感情经历，无以善诊。

（4）四过："诊有三常，必问贵贱，封君败伤，及欲侯王。故贵脱势，虽不中邪，精神内伤，身必败亡。始富后贫，虽不伤邪，皮焦筋屈，痿躄为挛。医不能严，不能动神，外为柔弱，乱至失常，病不能移，则医事不行，此治之四过也。"概同"一过"；对人生际遇变化导致情志内伤所引起的疾病，医生如不善于调动患者的精神心理力量（动神）以抗病，必致病深无救。

（5）五过："凡诊者，必知终始，有知余绪，切脉问名，当合男女。离绝菀结，忧恐喜怒，五藏空虚，血气离守，工不能知，何术之语。尝富大伤，斩筋绝脉，身体复行，令泽不息。故伤败结积，留薄归阳，脓积寒炅。粗工治之，亟刺阴阳，身体解散，四支转筋，死日有期。医不能明，不问所发，唯言死日，亦为粗工，此治之五过也。"医生如果不知男女悲欢离合等情志因素所致之病，仅凭一般医技医术治标不顾本、疗病不医心，则病不得瘥。

黄帝最后总结："凡此五者，皆受术不通，人事不明也。故曰，圣人之治病也，必知天地阴阳，四时经纪，五脏六腑，雌雄表里，刺灸砭石，毒药所主，从容人事，以明经道，贵贱贫富，各异品理，问年少长，勇怯之理，审于分部，知病本始，八证九候，诊必副矣。"优秀的医生应将疾病与患者所处的生活环境及际遇变化联系起来，知晓世态人情，注重社会心理对疾病的影响。

诊疗"四失"类似"五过"。《素问·微四失论》曰:"诊不知阴阳逆从之理,此治之一失矣。受师不卒,妄作杂术,谬言为道,更名自功,妄用砭石,后遗身咎,此治之二失也。不适贫富贵贱之居,坐之薄厚,形之寒温,不适饮食之宜,不别人之勇怯,不知比类,足以自乱,不足以自明,此治之三失也。诊病不问其始,忧患饮食之失节,起居之过度,或伤于毒,不先言此,卒持寸口,何病能中,妄言作名,为粗所穷,此治之四失也。"其中尤其是"不适贫富贵贱之居""不别人之勇怯""诊病不问其始",反复告诫医者,诊疗如罔顾七情致病的事实,不仅"何病能中",甚则"足以自乱"。

《黄帝内经》初步构建了郁证相关的诊治方法,强调医者必须懂得人情世故,必须具备必要的心理学知识,必须了解情志因素致病的来龙去脉。

## 郁证非药物情志疗法

《黄帝内经》作为医学典籍鼻祖,但全书仅示13方,似乎很少涉及治疗。《素问·汤液醪醴论》清晰地表明了本书的定位:"帝曰:上古圣人作汤液醪醴,为而不用,何也?岐伯曰:自古圣人之作汤液醪醴者,以为备耳,夫上古作汤液,故为而弗服也。"可见《黄帝内经》重点在于讨论养生以防生病、治未病、疗心病的理念;对于郁证的治疗,尤其重视非药物情志疗法。

**1. 制服邪气,必本于神** 《素问·汤液醪醴论》中谈到今世之病服汤液醪醴不必已,"必齐毒药攻其中,镵石针艾治其外,形弊血尽而功不立",究其原因就是"神不使也"——即患者精神不进,志意不治,精坏神去,嗜欲无穷,忧患不止,精气弛坏,营泣卫除,故神去之而病不愈也。紧接着指出"病为本,工为标,标本不得,邪气不服,此之谓也"。意即患者的抗病能力与其精神状态是密切相关的,医生帮助患者调适心态,从而调动其自身内在的抗病能力,这是治疗获效的重要前提。

《素问·血气形志》又指出人有形乐志苦、形乐志乐、形苦志乐、形苦志苦及形数惊恐等不同病态,治疗时需要注意调节患者心身两个方面,分别选用灸刺、针石、熨引以及按摩醪药;尤其对惊恐等情志疾病的治疗,应采取按之摩之使其舒适,再予醪饮(酒或药酒)使其微醉忘忧等,要在"形""志"结合,身心两调,调志治心即为"本于神"之本义。针灸治疗也是如此。《灵枢·本神》曰:"凡刺之法,先必本于神。"《素问·针解》曰:"必正其神者,欲瞻患者目,制其神,令气易行也。"《素问·调经论》曰:"按摩勿释,出针视之曰:我将深之。适人必革,精气自伏,邪气散乱,无所休息,气泄腠理,真气乃相得。"通过医患眼神交流及针刺配合语言暗示引导,唤起患者的注意力,有助于提高患者体内的正气能量而驱散邪气,这也是"本于神"的内涵之一。

**2. 劝说开导,同情安慰** 相当于今之心理咨询。《灵枢·师传》曰:"夫治民与自治,治彼与治此,治小与治大,治国与治家,未有逆而能治之也,夫惟顺而已矣。顺者非独阴阳脉,论气之逆顺也,百姓人民皆欲顺其志也。"治病如治国,需要同情关爱、从其意而顺其气。要求医者对患者态度和蔼,充满同情心,帮助患者消除顾虑及负性情绪,使患者保持良好的精神状态,顺畅其气机,以便更好地配合医疗战胜疾病。《灵枢·师传》又曰:"人之情,莫不恶死而乐生。告之以其败,语之以其善,导之以其便,开之以其苦,虽有无道之人,恶有不听者乎?"医生应耐心向患者解释病情,善言相劝,解除患者思想负担,增强战胜疾病的信心。

**3. 祝由疗法,或可获效** 祝由是古代祝祷治病方法,后世称用符咒禳病的为祝由科。曾被认为其是迷信之术。其实祝由疗法与现代心理疗法属类有相通之处,通过暗示或转移患者的注意力,是可以用来治疗一些与心理精神有关的疾病的。祝由疗法有时有效有时无效。《素问·移精变气论》曰:"往古人居禽兽之间,动作以避寒,阴居以避暑,内无眷慕之累,外无伸宦之形,此恬惔之世,邪不能深入也。故毒药不能治其内,针石不能治其外,故可移精祝由而已。当今之世不然,忧患缘其内,苦形伤其外,又失四时之从,逆寒暑之宜,贼风数至,虚邪朝夕,内至五藏骨髓,外伤空窍肌肤,所以小病必甚,大病必死,故祝由不能已也。"大意是说身壮病浅、心态恬淡者,可以移精祝由;起居逆于寒暑、外邪深入,又兼忧患,则祝由难效。《灵枢·贼风》中又说对于因志所恶所慕发病、其所从来者微而似鬼神者,可祝由而已。总的来说，祝由适用于情志因素致病者；祝由到底灵不灵，要看医患双方信不信、患者受暗示力强不强以及祝由方法好不好而定。

**4. 情志相胜，因案设计**　基于五行生克学说的"情志相胜法"，是古代中医特有的治疗情志病郁证的重要的非药物情志疗法。《素问·阴阳应象大论》指出，怒伤肝，悲胜怒；喜伤心，恐胜喜；思伤脾，怒胜思；忧伤肺，喜胜忧；恐伤肾，思胜恐。医生根据情志病患者的不同病情，设计出具体的方案，其实施通常需要患者家人的配合。要在通过使患者开悟人事、卸除心结、幡然醒悟、调整心态并纠正不良情绪，常可获得不药而愈的惊奇效果。成书于金代张从正《儒门事亲》中有很多治愈情志病郁证的"情志相胜法"，因人设计的案情有如剧情，内容精彩，无愧为是古代中医心理治疗大师，指导其临床实践的基础理论均是出自于《黄帝内经》。

《黄帝内经》论述了自然-生物-心理-社会的整体医学模式，其中最重要的内容之一就是系统提出了郁证的因机证治。在病因方面，该书最早指出情志不遂可对人体造成伤害，详尽介绍了情志病因学说、情志禀赋学说、情志伏邪学说。在病机证候方面，指出郁证的病机特点为气机郁滞或紊乱；郁证的临床表现"五五二十五变"，有时可能隐匿而难以察觉到。在诊断方面，反复强调诊断察体尚需观心，毋犯"五过""四失"，需将疾病与社会心理紧密相连。在治疗方面，提出"病本工标"的观点，重视以非药物情志疗法医心疗心，调动患者自身内在的抗病能力愈疾。重读掩卷，不禁令人肃然。

# 58　张景岳"情志三郁"理论

　　明代之前，郁证多以《黄帝内经》之"五郁"及朱丹溪之"六郁"为主流思想，此时之郁多是以郁滞为病因病机特点的一类疾病之概括，是广义上的郁证，如"六郁"则为气、血、痰、火、湿、食六种病理因素郁积体内致病。然现代中医内科学中所言郁证为情志郁证，是为狭义郁证，体现了情志与郁证产生的密切关系。《黄帝内经》虽未提出情志郁证，却是情志郁证最早的理论来源，在此基础上张景岳在《景岳全书·郁证》专篇论述了"情志三郁"，明确了怒、思、忧可以致郁及其症状特点及治法方药。张景岳"情志三郁"与《黄帝内经》有着深厚的渊源，学者饶炼等对张景岳的"情志三郁"理论与《黄帝内经》的渊源、发生机制及特点阐述了自己的见解，颇给人启迪。

## "情志三郁"理论渊源

　　**1.《黄帝内经》情志致病**　情志致病源于《素问·阴阳应象大论》，其曰："人有五脏化五气，以生喜怒悲忧……喜怒伤气，暴怒伤阴，暴喜伤阳。"五脏产生喜怒悲忧恐五种情志，喜怒等情志变化可以伤气，突然大怒损伤阴气，突然大喜损伤阳气。情志是人体精神状态的一种体现，能够影响机体的生理病理状态。情志不调超过人所能承受的范围则阴阳不和、脏腑失调、气机不畅而发病。《素问》指出"隔塞闭绝，上下不通，则暴忧之病也""人或恚怒，气逆上而不下，即伤肝也"。《黄帝内经》有着完备而丰富的情志理论体系，将五志归属于五脏，认识到情志对于疾病产生的重要作用，并详细记载了五志过极产生脏腑病变的病机特点。虽未明确提出情志郁证，却是张景岳情志郁证核心的理论来源之一，如怒郁之"大怒气逆"，思郁之"思则气结"等。但张景岳的情志郁证理论有继承更有发展与创新，《景岳全书》论述郁证更有某一诱因导致情志不遂，伤及本脏及他脏相应的症状特点，对于辨证更加清晰明朗。

　　**2."情志三郁"与《黄帝内经》"五郁"**　"郁"最早记载于《黄帝内经》运气学说之"五郁"，张景岳的郁证开篇即对"五郁"做了大篇叙述。"五郁"是"情志三郁"重要的思想来源，但两者却不是一脉相承的关系，"情志三郁"来源于"五郁"亦有别于"五郁"。

　　（1）病因病机之异同：《素问·六元正纪大论》曰："五运之气……郁极而发，待时而作也……五常之气，太过不及，其发异也。"五气运行，每运各主一年，五运之气异常，太过或不及皆致气郁，郁积到一定程度应时而发，给自然界带来相应灾害，对于人体则产生相应的病理改变。以此来看，《黄帝内经》"五郁"更多的是运气学说理论中的一种概念，五气郁积过极，人体感受此郁极之气而发病，病机症状因时而异，如土郁之病湿邪郁滞，脾为湿困，出现腹痛肠鸣、大便频数甚至心痛胁胀满、呕吐霍乱、水饮发作等症状。张景岳论述"情志三郁"借用"五郁"这一概念，因两者病机有相通之处"郁极而发病"，但同时病机却不完全相同。情志郁证是为人体自身情志不调，五志郁极，气机郁滞而使脏腑功能受损致病，是因郁而病，自内而发。从病因上"五郁"致病可归属于外感邪气，情志郁证则为内伤七情。从"郁"病机特点来说，"五郁"不仅是气机郁滞，木郁为肝气郁滞、经络不通，火郁为热邪郁结于内，土郁为湿邪壅滞，金郁为燥为闭，水郁为寒邪内盛，痹阻心脉、经络而为病。情志郁证主因情志不节，主要引起气机不畅，"思则气结""怒则气上""悲则气消""忧则气聚"，故"五郁"是"情志三郁"的思想启蒙。"情志三郁"概念亦来源于"五郁"，病机有相同之处却又明显不同，正所谓"凡五气之郁，则诸病皆有，此因病而郁也；至若情志之郁，则总由乎心，此因郁而病也"。

（2）辨证论治之异同：《景岳全书·郁证》中"论《黄帝内经》五郁之治"占据了相当大的篇幅，实则泄之，虚则补之，"五郁"致病多为实证，治之予"木郁达之、火郁发之、土郁夺之、金郁泄之、水郁折之"。但张景岳提出并非郁证均为实证。《景岳全书·郁证·论情志三郁证治》曰："自古言郁者，但知解郁顺气，通作实邪论治，不无失矣。""情志三郁"早期多为实证，宜泄宜折，后期脏腑受伤、正气已损，虚证居多，治疗不宜拘泥于五郁的泄折法，应以补虚为本。如思郁"初病而气结为滞者，宜顺宜开；久病而损及中气者，宜修宜补。"张景岳认识到郁证虚证，纠正了世人多以郁证即为实证的片面看法，在郁证早期沿用"五郁"治则，又补充了后期虚证的辨证论治。

## "情志三郁"病机微探

**1. 怒郁**　张景岳曰："怒郁者，方其大怒气逆之时，则实邪在肝，多见气满腹胀，所当平也。及其怒后，而逆气已去，为中气受伤矣，既无胀满疼痛等证，而或为倦怠，或为少食。"大怒则肝气上逆，初为实证，肝气太盛，则乘脾土，脾胃受伤，运化失调，水津失布，郁积于内，阻滞气机，发为郁证。怒导致的病机特点为肝气上逆，《黄帝内经》指出"怒则气上……怒则气逆，甚则呕血飧泄""大怒则形气绝，而血菀于上，使人薄厥"。怒志失常气机上逆，而郁则是郁积于内。单独从张景岳的论述及《黄帝内经》来理解，怒志太过更易致气血上逆类疾病，并不直接导致郁证，后期伤及脾胃，运化失常才会导致，但其实两者是有密切病理联系的，结合现代情绪理论研究有助于理解怒郁的产生机制。怒是遇到不合情理或者与自己意愿相违背的事情，是精神紧张程度逐渐加深的一种情绪体验。怒的表现形式主要有两种，一是指向外界，向外宣泄怒意，表现为大声责骂等，是为愤怒；一是指向自我，怒意憋闷于心，不满情绪得不到排解，表现为心情沉闷，此为郁怒。愤怒多为肝火盛，肝气上逆、气血逆乱而致病，而郁怒以怒气郁积于内、心情压抑为主，病机主要是肝气郁滞。分析情志病患者愤怒、郁怒特质的不同应对方式，发现郁怒者较愤怒患者更倾向于消极应对。愤怒即会向外发泄，较郁怒将不快郁积于内是为积极应对，怒气得到排解，宣泄有度则不会致病，怒气太过则致气血上逆，多成呕血、煎厥、薄厥等，而郁怒之人初始即为压抑怒气，气机郁滞，肝失条达，肝木乘脾，郁证始得。因此，怒郁与郁怒关系更为密切，多是源于郁怒。

**2. 思郁**　张景岳曰："又若思郁者，则惟旷女鳏妇，及灯窗困厄，积疑在怨者皆有之。思则气结，结于心而伤于脾也。"思郁的产生主因思则气结，"思"既指思考、思维的认知过程，也指思考未果引起的情志改变、情绪状态。乔明琦认为七情之思为思虑，即对所思问题未解决时的焦虑不安及忧愁情绪状态。人的思维活动是在脾的物质基础支持与心的主导下进行，思则心有所存，心神凝聚，气留而不行，故气结。若所思得以解决，心情舒畅，则气结自解，但所思未果则产生焦虑、忧愁的消极情绪，气结不得开解，心脾气滞、脾郁神伤而成郁证。

**3. 忧郁**　张景岳曰："又若忧郁病者……多以衣食之累，利害之牵，及悲忧惊恐而致郁者，总皆受郁之类。"景岳以为忧郁多因生活受累、心系利益得失所诱发，悲惊恐三种情志失调亦可产生忧郁，且可累及五脏。究其病机，《灵枢·本神》曰："愁忧者，气闭塞而不行。"愁忧过度就会使上焦气机闭塞而不得畅行，致肺气郁闭。肺为相傅之官，主气司呼吸，调节一身气机，愁忧伤肺，气机宣降失常，郁滞不畅。张景岳认为五脏皆可伤于忧，而非独肺，五志互通为病，"忧"志为病，伤及心肺肝脾，脏腑气机郁滞，则余四脏之志不伸发为郁证，表现为心情低落、忧愁，对事情失去兴趣，不喜参与活动。

关于惊、恐情志致病的记载，《景岳全书·论情志三郁证治》曰："惊则气乱，恐则气下，必伤肝肾。"《张氏医通·惊》曰："惊则气乱，郁而生火生涎，涎与气搏，变生诸证。"《类证治裁·郁症》曰："恐郁，阳消精怯。"可见，古人对于惊恐情志致病的病机皆源于《黄帝内经》"惊则气乱，恐则气下"，惊恐过度常致气机逆乱，伤及心肾易成癫狂痫证。《灵枢·口问》指出"大惊卒恐则血气分离，阴阳破散"，临床表现多以精神失常为主，病机为气机逆乱、蒙蔽神机，而郁证则多是以心情抑郁为主要表现，以气机郁滞为主要病机，神志大多正常。是以情志郁证为情志病中的重要组成部分，惊恐过度所致病症是为情志病，但不宜归为郁证。

　　张景岳"情志三郁"理论开启了情志郁证的先河，其郁证的论治思想一直沿用至今，对于现代郁证亦有很大指导意义。"情志三郁"理论核心思想来源于《黄帝内经》情志致病理论及"五郁"学说，情志致病理论构成了"情志三郁"学说病机的核心部分，"五郁"是"情志三郁"的概念来源，但二者并不是继承关系，世人对于两者的理解也处于混沌状态。本文从病因病机及辨证论治梳理了"情志三郁"与"五郁"的关系，并结合现代情绪心理学，具体探讨了"情志三郁"的产生机制，结合中医和现代医学更好的理解情志郁证。中医经典理论丰富而精粹，在运用的时候我们需认真研究理解，真正发挥它的指路明灯作用。

# 59　叶天士辨治郁证研究

　　叶天士，本名桂，字天士，号香岩，清代著名医学家，是温病学派的主要奠基人，在中医史上处于极其重要的地位。他少承家学，精于内外妇儿诸科，对针灸、推拿、祝由亦有涉猎。令人遗憾的是，他一生忙于诊务，无暇著述，现存除《温热论》为短篇医论之外，仅有《临证指南医案》《未刻本叶氏医案》等医案合集，及先生自选前人名医的医论合集若干。虽然留存下来的资料稍欠完备、不够系统，但其中仍然可以一窥叶天士先生一代名医的风采。学者陈之杨等素喜叶先生的理法方路，时时捧读，现将叶先生辨治郁证的思想及方药整理并发挥，与诸君分享。

## 辨治思想脉络

　　**1. 叶天士先生所理解的郁证**　叶先生并未留下自身关于郁证的成篇论述，但是在他手选的医论集《叶选医衡》中，选取了一篇作者为沈明生的《五郁六郁解》，可以认为叶先生是赞同前贤的相关论点的。这篇文章中，开篇"夫郁者，闭结凝滞瘀蓄抑遏之总名"即一语道破，叶先生所定义的郁证是广义郁证，即一种凝滞闭塞的病机。这种广义郁证，包括单纯的躯体疾病，也包括情志相关的变证。这和《医经溯洄集·五郁论》中的"郁者，滞而不通之意。或因所乘而为郁，或不因所乘而本气自郁，皆郁也。至于七情，除喜则气舒畅外，其忧思悲怒，皆能令人郁结"一说可以相互参照理解。由此推论，伤寒可以有郁证，温病可以有郁证，暑湿可以有郁证，各脏均能有郁证，忧思悲怒等情志不畅一样可以有郁证。在古代朴素的唯物辩证观里，情志相关的郁证被打散归入五脏辨证，属于五郁之中，故该篇文章仍以"五郁""六郁"作为提纲论述。这里的五郁出自《黄帝内经·素问》的"六元正纪大论"一篇，指木、火、土、金、水。六郁出自《丹溪心法》，指气、血、湿、火、痰、食。在治则方面，五郁继承了"六元正纪大论"中的"木郁达之，火郁发之，土郁夺之，金郁泄之，水郁折之"，六郁则以越鞠丸等方为基本方个体化辨证施治。

　　**2. 现代中医所理解的郁证**　据目前《中医内科学》官方定义，郁证是由于情志不舒、气机郁滞所致，以心情抑郁、情绪不宁、胸部满闷、胸胁胀痛，或易怒易哭，或咽中如有异物梗塞等为主要表现的一类病证。这个定义可以称之为狭义定义，严格来讲相当于重新划分了一个新的名叫"郁证"的病种，和古时的郁证区别很大。从与古代病名的对应关系来看，狭义定义包括了一部分广义郁证、古籍中的部分脏躁病、大部分梅核气病、部分较轻的癫病。

　　**3. 西医的相关病名**　西医定义中与之类似的疾病，一般认为包括抑郁症/抑郁障碍（双相情感障碍也在内）和焦虑症/焦虑障碍，病情轻重不等，从医学范畴内的精神疾病到心理学范畴内的神经症、心理问题都笼括在内。这一范畴相对中医而言，是非常局限的，比现代中医所划的郁证范围还要小很多。

　　**4. 陈之杨关于定义的发挥**

　　（1）关于五运六气对郁证的影响：值得注意的是，叶先生在病案相关的论述中，非常重视五运六气的相关理论。在载于《黄帝内经》的五运六气理论中，每一甲子有六十年，每年有六气运行，如 2017 年为丁酉年，则是阳明燥金在天，中少角木运，少阴君火在泉。那么我们可以得知，2017 年的初气、二气受燥金影响，导致人体木郁；三气、四气木旺，导致土郁；五气、六气君火主事，导致金郁。也就是说，每年受气候运行关系，人群会对应出现相关的脏腑气机运行问题，这一影响是中国国境之内（即古九州）均有的，属于群体性病机。而同时，由于秋收冬藏的季节特性，抑郁相关的疾病在秋冬季，即每年的下半段会有加重的表现，也是不难理解的。叶先生在多则病案里即有记载当年的五运六气导致了患者出现了何种郁证，尤其重视气候在泉为何的这一点，非常值得我们重视。

（2）躯体疾病和情志的相互关系：《景岳全书·郁证》曰："凡五气之郁则诸病皆有，此因病而郁也。至若情志之郁，则总由乎心，此因郁而病也。"就临床而言，常见西医明确诊断为抑郁/焦虑症的患者，伴有各种躯体症状的表现；而重病、久病的患者，也常有一定的抑郁/焦虑情绪。此二者相互影响，即《慎斋遗书》所言"病于神者，不能无害乎形；病于形者，不能无害乎神"。对于以情志疾病为主诉的患者，不应忽略其躯体诱因，对于以躯体症状为主诉的患者，更应关切其心理健康。中医的优势在于，部分西医通过现代高科技手段无法准确诊断的功能性疾病，多有情志致病因素，可以根据患者主诉及脉象舌象的变化，予以准确的中医病机诊断并给予治疗。例如"思则气结"，患者久受思虑之苦，有胃胀、胸闷等见症，可见面色滞着、苔白脉弦，而心电图、心脏彩超、胃镜等一系列检查并没有发现异常。这时，通过中医的辨证论治，可以明确诊断为由情志因素所引发的躯体症状，辨证为气滞相关，选用逍遥散、越鞠丸一类的方剂治疗，并根据思与脾相关这一治则加入调治脾经的药物，即可得到很好的疗效。在此基础上，对这些临床以躯体症状为主的患者，结合心理治疗施治，则效果更为理想。

## 病案统计分类

**1.《临证指南医案》中各郁证统计**　陈之杨共收录《临症指南医案》中医案 244 则，标准如下：①医案中明确出现"郁"字。②"郁"字具体指代患者病情病机，而非引用医典和展开讨论。出现如"郁冒"病名，为另一疾病，未予收录。③部分病情较复杂可能有异议的，结合理解收录。如《临症指南医案卷八·目门》中江氏医案，描述为"脉数右大，郁久热生，目障心痛"，虽然有"热"字样，但此热为郁所化热，导致郁的病因不明，所以该则收入原因不明类。又如《临症指南医案卷七·痹门》中某氏病案，描述为"病后过食肥腻，气滞热郁，口腻黏涎，指节常有痹痛"，虽然有"气""热"字样，但阅读理解可知此病由食积而起，阻气化热，所以该则收入食郁类。余例仿此。

**2.《临证指南医案》相关说明及讨论**

（1）关于五郁：《黄帝内经》所言五郁为木、火、土、金、水五郁，一般认为是指对应肝、心、脾、肺、肾五脏。但陈之杨在病案收集整理时发现，心和肾两脏郁证在两辑病案里均未见记载。这时陈之杨有所领悟，结合《黄帝内经》所言，心在志为喜，肾在志为恐，此两志一过极为涣散，一过极为混乱，二者皆难有郁。那火郁和水郁又对应什么呢？首先讨论火郁。心为君火，君火无邪，那相火呢？由此查阅手少阳三焦和足少阳胆经的相火郁证，结果所见病案颇多，仅次于肝木所郁，故陈之杨以相火郁证作为火郁代表纳入讨论。水郁除有认为对应肾的论点外，还有认为是对应水饮的。陈之杨采纳了后者的观点，并把寒郁也归入范畴内——寒在五气内本就对应于水，而且就内经"水郁折之"的观点来看，寒郁的治则也是符合的。

（2）关于六郁：六郁中的热郁与前火郁不同，单纯指热这一病机所引起的郁证。六郁中以气郁、热郁数量最多，应与诸郁多碍气，碍气多化火有关，不排除有其他未记载的病机因素作用（不过这一统计误差几乎是不可避免的）。偶见因酒致郁，归入食郁门。

（3）关于情志致郁：《景岳全书·郁证》中对于情志致郁的分类是"一曰怒郁，二曰思郁，三曰忧郁"。就所见叶天士病案所提及的具体情志，完全符合这一分类范畴。有见志为悲的，因悲、忧两种情志在《黄帝内经》中均归于肺，故合并统计。其他只言情志所致，未明言具体种类的，统一归入情志类。

（4）关于兼见：纵观兼见统计情况，除怒湿兼见一则外，均为关联因素。其中尤以气血兼见为多，因气郁则血瘀，血郁则气滞，二者关系极为紧密之故。

（5）讨论：就大类而言，可以发现所占比例最高的为六郁一类，占总数的 49.1％，这证明了影响辨证施治的首要因素为病理因素。情志因素在此之后以 30.3％列第二位，可证情志因素和广义郁证之间的联系较目前普遍观点所认为的更为紧密，其对郁证的形成有决定性影响，更是情志因素可引发躯体病变的有力佐证。三种致郁情志数量大体相当，相兼情况亦是相差不多，说明在怒、忧、思均可致郁的基础上，发病率也很接近，这对目前西医诊断中的抑郁症病因分类也是有益的指导。五郁见证总数占20.4％，以木火之郁为主，土金水较少。首先，不应无视木火之郁发病率远高于另外三者的事实，因肝胆这一对脏腑，本来就有升降全身气机的作用，一者人身有郁，肝胆首当其冲，二者气机升降阻隔引起的症状，非常贴合广义郁证的病机。反观土郁，于疾病归类多体现为痞满、腹泻/便秘、腹痛甚至噎膈，仅用"郁"来描述定义的只是少数病例。金郁引发的咳嗽、哮喘、肺胀及水郁引发的水饮、癃闭、关格等大体类此。此外，兼见中的肝脾气血情志兼见和肝脾气血怒兼见 2 例是叶先生描述非常具体的 2 个病案，病机多，构成复杂，但内里逻辑清楚，归类有条理，将不同病机混杂出现、先后顺序不明的病案分析得很透彻，可以作为后学典范。

**3. 《未刻本叶氏医案》中各郁证统计**　《未刻本叶氏医案》为先生门人所传，记录人似为先生本人，但此书相对《临证指南医案》有诸多不足：记录病症、方剂均非常简略；所记病例集中于夏秋之际，时气病多，应为同一年的病案；抄录讹误甚多，且为原本直接刊印，未经整理注解等。但这些瑕疵不能泯灭本书的研究价值，就陈之杨所集录相关郁证病案来看，诊治思路和《临证指南医案》一脉相承，颇有呼应之处。陈之杨共收录《未刻本叶氏医案》84 则，标准与前大致相同。

**4. 《未刻本叶氏医案》相关说明及讨论**　因该书成于某年的夏秋之际，故病案集中暑邪致郁，湿邪致郁，湿热兼见的比例明显增高。同时，由于记载简练，对发病过程描述欠详，引发疾病的情志因素多半略去，导致情志相关的郁证比例减少。

**5. 两书综合讨论及检验**　两本著作的原因不详类郁证分别占总数的 6.6％和 7.1％，则以上结果基本可信，可以体现叶先生所处医案的郁证病因分布。然后以大类为分组，对两本著作的病机大类分布进行秩和检验，得到 $Z=-1.809$，$P=0.07$，两组之间的病机分布无明显差异，即叶先生的精选医案集《临症指南医案》和阶段性全选医案集《未刻本叶氏医案》两书的郁证病机分布大体相同，这无疑可以体现叶先生诊治规程的严谨统一性，证明两书有着紧密的内在联系，对相关的医学文献研究有着重要的意义。

## 情志因素相关郁证的选方用药研究

以躯体症状为主要表现的郁证辨证论治，可以查阅现行诊疗标准各病种相关证型。而以情志病因相关的治疗，目前教材仍处于空白阶段，故陈之杨尝试予以补充说明。以下涉及方药，均出自两书的情志大类中，共 75 则。

**1. 立足本病，辨证施治**　叶天士在郁证相关疾病的治疗方面，均以所见疾病主病主证为主。如心阳不振的不寐病，选用妙香散；营卫不和的咯血病，选用清营汤；瘀血为主的肛瘘病，选用旋覆花汤等。在已经明确了解疾病发生有情志因素参与的情形下，叶先生没有盲目使用首乌藤、合欢皮乃至柴胡香附一类药物，而是根据目前的疾病辨证选药用方，可谓得到了辨证论治的精髓。如果讨论时割离患者的躯体本病，只单纯研究情志用方，那么显而易见无法得到正确的结论。目前，由于躯体疾病引发抑郁症的患者非常多见，这一类患者偶尔会以抑郁相关为主诉就诊，在诊治患者时更应关切其躯体本病，究竟为何病，为何证，应当如何论治，而非用一张柴胡疏肝散或是越鞠丸之类的方子包打天下，这才是正确的诊治态度。

**2. 善补对应脏腑之阴**　叶先生受朱丹溪先生的理法方药影响很深，喜用滋阴，善用滋阴，在郁证治疗中亦多见使用。陈之杨认为，滋阴对于情志相关的郁证是极其重要的治疗手段，刘完素先生曾指出："五志过极，皆能化火"，无论喜怒忧思悲恐，过度之后必有化火转归，火证焉有不伤阴者？叶先生于朱姓医案中写明："内经以五志过极皆火，但非六气外来，芩连之属不能制伏。"外邪所致火疾，宜用黄芩、黄连苦寒直折，而情志自生之火，当用润济有情之品。滋阴药物种类众多，叶先生在具体应用中，更是依据患者的所患情志种类不同，以对应脏气选择用药：如悲忧所致，可选桑叶、沙参、天冬等肺经药；愁思所致，可选大枣、石膏、麦冬等脾胃药；忿怒所致，可选山栀子、牡丹皮、白芍等肝经药。而当疾病进一步发展之后，会波及肾阴，病案中即选取熟地黄、山茱萸、五味子、川石斛、牛膝等品以滋补。情志医案共 75 则，其中重用滋阴法的有 22 则，占总数的 29.3%。反观当前郁证相关的临床文献，极少有研究滋阴一法的，希望各位专家可以对阴虚这一病机在郁证中发挥的作用给予更多重视。

**3. 宁心为主，概治五志** 《灵枢·口问》曰："心者，五脏六腑之主也……故悲哀愁忧则心动，心动则五脏六腑皆摇。"《类经》进一步阐述了这个观点，"忧动于心则肺应，思动于心则脾应，怒动于心则肝应，恐动于心则肾应，此所以五志随心所使也"。凡五志所生，皆出于心，心静不妄动则五志虚扰不生，避免疾病的形成。同样的，从反方向入手，以宁心为治则治疗五志疾病，也是有意义且效果明显的。经过对所有情志相关医案的统计之后，出现频率最高的药物是茯苓/茯神这一药物，共出现 48 次，占所有病种医案的 64%，频率排第二的陈皮仅出现 20 次。除辛开苦降类方、部分滋阴类方及个别特殊病种选方之外，几乎所有方剂都有茯苓/茯神，是为叶先生论治郁证的明显共性之一，而该味药物最显著的功效即为宁心安神。

**4. 辛开苦降，通畅气机** 在《临证指南医案·郁门》的卷尾语中，主编华岫云如此写道："先生用药大旨每以苦辛凉润宣通，不投燥热敛涩呆补，此其治疗之大法也。"辛开苦降作为叶先生的代表治法之一，多用于中焦肝胃诸证。在情志相关郁证的治疗中，采用辛开苦降法的共有 16 则，占总数的 21.3%。选药以法半夏、黄连、姜汁的铁三角为主，随证各有加减，如肝木侮土加川楝子、吴茱萸，胃气不运加杏仁、陈皮，肝火犯胃加竹茹、栀子等。

**5. 重视应用心理治疗** 叶先生并不是古代医家里对心理治疗首开先河之人，但他对心理治疗的重视程度在医家中可谓名列前茅。在情志相关郁证医案中，常常见到如下陈述"当怡情善调""若不情怀开爽，服药无益""开怀安养为宜，勿徒恃药"，品其大意，心理治疗不仅是药物治疗的补充，更是可占据主导地位或者作为决定性因素的重要治疗手段。如在《临证指南医案·调经门》中的顾氏以悲忧致病医案中，即参照了《素问·阴阳应象大论》中的"西方生燥，在志为忧，忧伤肺，喜胜忧"一则，运用五志相胜，以怡悦法治之。

叶天士先生在立足广义郁证的基础上，将病因病机与见症紧密结合，详述理法方药，为后学之圭臬。其在论治情志相关郁证中运用的滋阴法和辛开苦降法，也可以弥补当前文献研究的不足。

# 60　脑、脑病与郁证

　　长期以来或许受到"心为君主之官"论的影响至深，脑的功能在很大程度上被心的功能所覆盖，古代医学文献中有关脑的生理、病理、病证及其诊疗缺少系统论述。自清代始，西学东渐日盛，汇通派对脑的认识有了飞跃的发展。近现代中医出于中西融合的需要，将脑病独立归类倾向日益明显。在此种背景下，系统整理脑的生理、病理及七情相干导致脑病的因机证治，实属出于临证的需要。因而学者周丹等对脑、脑病与郁证的关系做了广泛深入的论述。

## 脑的生理

　　**1. 脑主元神智力**　肾藏精主髓，聚髓成脑。"诸髓者，皆属于脑"（《素问·五藏生成》），"脑为髓之海"（《灵枢·海论》），"人始生，先成精，精成而脑髓生"（《灵枢·经脉》）。脑藏元神。"头者，诸阳之会，上丹产核实于泥丸宫，百神所聚"（《三因极一病证方论·头痛证治》）。明代张景岳《类经》曰"人之脑为髓海，是谓上丹田，太乙帝君所居"。认为"太乙帝君"即至尊无上之元神，为元精元气所化。"所谓元精、元气、元神，由未生出胎以前而具，俱先天也"（《寿世传真·修养宜宝精宝气宝神》）。脑主元神智力具有一定的先天性，主要有以下生理功能。

　　（1）脑主思维：清代程杏轩《医述》曰"思则心气上通于囟，脑髓实则思易得。过思则心火烁脑，头眩、眼花、耳鸣之象立见，而髓伤矣"。清代郑钦安《医理真传》注解："古人造字时，思字从囟从心，明指思维时心气上通于脑，脑必赖心之血液营养而始发生思维智慧的现象。"思维能力与脑髓虚实有关，后者需赖心之气血煦濡。

　　（2）脑主想象意念：宋代刘温舒《素问遗篇·刺法论》曰"气出于脑，即脑室，先想心如日……次想自气自肺而出……次想赤气自心而出……次想黑气自肾而出……次想黄气自脾而出"，已意识到想象意念由脑而生。

　　（3）脑主记忆：明代金正希《尚志堂文集·见闻录》曰"人之记性，皆在脑中，小儿健忘者，脑未满也，老人健忘者，脑渐空也。凡是一形留于脑中。人之记忆往事，必闭目上瞪而思索之此即凝神于脑之意"。清代林佩琴《类证治裁·健忘论治》曰："而脑为元神之府，精髓之海，实记性所凭也。"

　　（4）脑主智愚：明初方以智《物理小识·卷三》曰"人之智愚系脑之清浊。"清代程杏轩《医述》曰："脑髓纯者灵，杂者钝，耳目皆由以禀令，故聪明焉"。智愚关乎灵机记忆，清代王清任《医林改错》指出"灵机记性在脑"。

　　（5）脑主感知：脑通过五官感知视觉、听觉、嗅觉，感知外界事物，加以辨别并做出反应。清代王宏翰《医学原始》曰："五官居于身上，为知觉之具。耳目口鼻聚于首，便于接物。耳目口鼻之所导入，最近于脑，必以脑先受其象而觉之、而寄之、而存之也。"

　　（6）脑主运动知觉：《灵枢·海论》指出"髓海有余，则轻劲多力，自过其度；髓海不足，则脑转耳鸣，胫酸眩冒，目无所见，懈怠安卧"。王宏翰、王惠源《医学原始》曰："脑颅居百体之首，为五官四司所赖，以摄百肢，为运动知觉之德。"张锡纯《医学衷中参西录》曰："人之脑髓空者……其或猝然昏厥，知觉运动俱废，因脑髓之质，原为神经之本源也。"唐容川《中西汇通医经精义》指出"其司知觉运动者，全在脑髓""盖肾主骨，肾系贯脊，通于脊髓，肾精足，则入脊化髓上循入脑而为脑髓，是髓者精气之所会也。髓足则精气能供五脏六腑之驱使，故知觉运动，无不爽健，非髓能，使各脏实各脏能使髓也"。

（7）脑主语言：《春秋纬元命苞》认为"脑之为言所在也，人精在脑"。民国曹颖甫《伤寒发微·阳明》认为无论正常的言语，还是病理的郑声谵语均与脑主语言功能有关，"语言之发，必经思虑而后出。心之元神藏于脑，凡有思虑心为主而脑为役。是故事关探讨则仰首而神凝，暴受惊恐则颠眩而神昏。明乎此，然后可与言郑声谵语之理"。

**2. 脑统心身**　脑之元神居心神之上，统领心身。

（1）神明体在脑而用在心：中医一说心为君主之官，一说"脑为元神之府"百神所聚，并不矛盾。张景岳指出脑神居于心神之上，《类经》曰："心为君主之官，神明出焉，神失守位，即神游上丹田，在帝太乙帝君泥丸君下（人之脑为髓海，是谓上丹田，太乙帝君所居，亦曰泥丸君，总众神者也。心之神明失守其位，则浮游于此）。"清代张锡纯指出神明之体在脑而其用在心，心脑协同主持神明。《医学衷中参西录》指出"人之神明，原在心与脑两处""神明之体藏于脑，神明之用出于心""人之元神藏于脑，人之识神发于心，识神者思虑之神也""心脑息息相通，其神明自湛然长醒""忧愁思虑者，神明常常由心发露，心血必因热而耗，是以伤心也。心伤，上之不能充量输血于脑，下之不能充量输血于肝，脑中之神失其凭借，故苦惊喜忘，肝中之魂，失其护卫，故夜不能寐，且肝中血少，必生燥热，故又多怒也。"清代郑钦安则认为心藏神本包含了脑之元神在内，《医理真传》指出"中医学谓'心主神明''心藏神'，而少言及脑，常被认为不科学。实则藏神而出神明的心，不仅指心脏，而亦兼及脑与神经系统"。脑髓赖肾精滋养补充，神明之体在脑其用在心，脑统诸神主要通过脑与心肾的关系体现出来。现代诸多医家将心和脑的病证统称为心脑病证，认为凡情志所伤、禀赋不足，或年老体虚、久病失养，均可引起心脑功能失常。心主神明、主血脉，心病主要表现为神志精神活动异常和血脉运行障碍；脑为元神之府，与一切精神活动有关，脑病主要表现为神志精神活动障碍，故现代医家亦多认为心脑共主神明。

（2）脑统五脏之神：宋代张君房《道藏·云笈七签·元气论》曰："脑实则神全，神全则气全，气全则形全，形全则百节调于内，八邪消于外。"指出人之五脏六腑形体百骸均受脑神统领。现代国医大师任继学曾阐述脑统五脏之神的理论，认为五脏功能均与心藏神、肝藏魂、肺藏魄、脾藏意、肾藏志有关，而五脏五志均受到脑之元神统领。《名老中医任继学临床经验·医论医话·二论髓》指出"脑与脏腑的生理互为一体。五脏六腑生理功能，是以脑之元神统发五脏之神使然。即魂受元神之气，则魂动于肝，而肝之疏泄、藏血、调血功能得以舒达，其少阳升发之气，释放于胆，泌泄胆汁，以行通降。而肝之解毒、防御之能得以内通外达，此为'肝藏魂'，肝胆互为表里的内涵。"接着，任继学又依次论证了"魄受脑神之气则魄行于肺""神受元神之气则神荡于心""意受元神之气则意发于脾""志受元神之气则志统真元"的机制。强调脑神统领五脏所藏之神对维系心身健康发挥了十分重要的作用。

## 脑病及郁证性脑病

中医脑病涉及内科、五官科、儿科、外科等多科病证（症）。内科病证诸如头痛（头风）、眩晕、耳鸣（脑鸣）、健忘、不寐、多寐、厥证、梦魇（噩梦）、中风、瘫痪、口僻、失语、风痱、面风、闭证、脱证、痿证、颤证、神昏谵语、痫证、癫狂、痴呆、脑黄、脑冷、脑湿、脑蒸等；五官科病证诸如耳鸣耳聋、失音、鼻渊、鼻衄、鼻息肉、鼻齆、脑流青盲眼、圆翳内障外障等；儿科病证诸如脑长头大、囟门未闭、夜啼、急惊风、慢惊风、五软、五硬、五迟等；外科病证诸如脑疽（又名脑漂、脑痈、脑后发、脑烁）、脑疳、脑岩、脑发、发脑、脑发疽等。就内科病证而言，凡由情志不遂导致出现病位和/或病机与脑有关的病证，不妨称之为郁证性脑病，常见以下几种。

**1. 头痛（含脑风、厥巅疾）**　头痛又称脑疼、脑痛、脑风，头痛甚者称首风。郁证性头痛包括偏头痛常为情志因素所激发，如抑郁暴怒伤肝，肝气郁结、肝火上冲甚或肝阳化风；亦可缘于神劳事烦、脑力多动少静，致使心脾气血两亏。元代程杏轩《医述·杂证汇参·脑》曰："头脑作痛，犹如刀劈，动辄眩晕，脑后抽掣跳动，举发无时，此肝经痰火，名曰厥巅疾。厥者逆也。恚怒太过，气与血俱逆于高巅。而胆穴又络于脑。宜清痰降火，以芩、连、花粉、胆草、大黄、芦荟、牡丹皮、赤芍之类，调猪胆汁服之。若虚弱人患此，宜六味汤、逍遥散主之。"明代王肯堂《证治准绳·头痛》曰："怒气伤肝，及肝气不顺上冲于脑，令人头痛，宜沉香降气散，并苏子降气汤，下养正丹。"清代张锡纯《医学衷中参西录》指出"因劳心过度，遂得脑充血头疼证""一人因境多拂逆，常动肝气、肝火，致脑部充血作疼。治以镇肝、凉肝之药"。

**2. 眩晕（含目疾）**　精神性眩晕是指焦虑、抑郁、躯体化障碍等精神心理因素或精神障碍所致的眩晕，以及部分与精神心理密切相关的慢性主观性头晕，概属郁证性脑病范畴，情志扰乱则易发，清静宁谧则安泰。清代何梦瑶《医碥》曰："头以脑为主，脑者髓之海，目之瞳子亦肾之精，二者皆属肾水，喜宁静而恶动扰。宁静则清明内持，动扰则散乱昏惑，故目眩脑转云云。则风火煽动，固有脑转系急，而目转眩者乎。"清代黄庭镜《目经大成》曰："然虽有脏腑阴阳属病之分，而障成则一。究其原，皆从五味四气、七情六欲不知节之所致也。"指出七情不节可致目眩或视物昏花。

**3. 耳鸣（含脑鸣）耳聋**　肾开窍于耳，但亦关乎脑，易发于思虑烦心。明代龚廷贤《寿世保元》曰："坎离交则聚气以司聪以善听也，关于肾而贯于脑……其耳鸣耳痒耳聋者，皆属肾虚。"治宜升阳散火汤加味。又提出"一论思虑烦心而神散，精脱于下，则真阴不上泥丸，而气不聚，故耳鸣耳重听及耳内痒。安神复元汤"。清代麻瑞亭认识到头脑清晰则反应灵敏、耳聪目明；否则反应迟钝、虚眩脑鸣、目涩昏花。而这都与肝木条达、情志舒畅有关。《麻瑞亭治验集·怔忡》曰："水土温暖，生发之令畅，则肝木条达，魂神畅旺，故五官空灵，头脑清晰，耳聪目明，反应灵敏，判断迅速准确。脾湿肾寒，肝木郁陷，则魂虚无以济神，而致神虚，故症见五官昏朦，虚眩脑鸣，反应迟钝，判断迟缓而不准，二目干涩，昏花不明。"郁证性耳鸣包括情绪因素所导致的生理性耳鸣，与精神疾病或自主神经功能紊乱有关的中枢神经性耳鸣、心理因素导致的全身疾病性耳鸣，以及伪装性耳鸣等。

**4. 不寐多寐**　不寐、多寐均与脑之静谧动扰有关。明代董宿《奇效良方》曰："脑喜静谧而恶动扰，静谧清明内持，扰则掉摇散乱……或眩或痛，或不寐或多寐，或健忘和呆痴，或神蒙或昏聩。"不寐与多寐虽相反，邪扰脑神的病机则一。《类证治裁·多寐论治》认为多寐与心神昏浊有关，"多寐者……心神昏浊，不能自主，脾气困顿，食已即倦，皆能致之。欲清心神，如麦冬、石菖蒲、芽茶、南烛之属"。民国罗止园意识到不寐多寐与心脑神经衰弱有关，其在《止园医话·生理学合参卷一》曰："若是心脏弱了，马上人就缺乏精神，或者成天头晕眼黑，神志不清，惊悸善忘，嗜睡或失眠，起了种种神经衰弱的状态，这就是君主失其权能，天真神明，受其影响的一个证明。总而言之，脑子神经，全赖血来养着它，它若是不受心血的影响，绝对不会单独有作用的。"此论将中医心藏神，脑为元神之府理论与西医神经衰弱联系在一起，试图解释不寐、多寐共同的精神心理机制。

**5. 健忘**　人之记性在脑，可受情志影响。清代王秉衡《重庆堂随笔·卷上》曰："盖七情五志，动即为火，皆足扰我安静之神，而痰闭血郁又无论矣……盖脑为髓海，又名元神之府，水足髓充，则元神清湛而强记不忘矣。"《类证治裁》认为脑之元神主记忆需赖心藏神、肾藏精共同维系，故治疗需要交通心肾、补益肝肾精血，使之上升于脑，以加强记忆。其在《类证治裁·健忘论治》指出"故治健忘者，必交其心肾，使心之神明，下通于肾，肾之精华，上升于脑。精能生气，气能生神，神定气清，自鲜遗忘之失"。提出以六味丸加远志、五味培补肝肾，以归脾汤专养心脾，以人参养营汤下远志丸兼补气血，以养心汤治上盛下虚，以龙眼汤治上虚下盛，以朱雀丸交通心肾水，以茯苓汤或导痰汤下寿星丸治痰迷心窍，以安神定志丸治精神恍惚，以辰砂妙香散治心气不足，以定志丸、孔圣枕中丹治禀赋不足，以加减固本丸治年老神衰等诸般健忘，观其所用治则方药，均属从郁论治范畴。清代郑寿全《医理真传》曰："中医学所谓心藏神，实指心血营养于脑而生知虑的作用。"提出治疗健忘用补血汤、独参汤、参枣汤，皆从补心之气血以安心神立意，概属从郁论治范畴。

**6. 痴呆**　表现为早期记忆减退，后期认知功能障碍。增龄相关记忆障碍（AAMI）对日常生活虽有一定影响，但无智力下降或痴呆表现，属老年生理性变化。认知功能障碍包括轻度认知功能障碍

（MCI）及不同类型与程度的痴呆症。AAMI、MCI及痴呆的记忆减退随年龄增长而加重；AAMI可向MCI转化或可能是MCI前期，是正常老化与痴呆间的过渡状态，既可稳定或好转，又可进展为阿尔茨海默病（AD）等痴呆症。明代张景岳《景岳全书·癫狂痴呆》曰："痴呆证，凡平素无痰，而或以郁结，或以不遂，或以思虑，或以疑贰，或以惊恐，而渐致痴呆。言辞颠倒，举动不经，或多汗，或善愁，其证则千奇百怪，无所不至……然此证有可愈者，有不可愈者。"其"可愈者"可能是指AAMI，其"不可愈者"可能是指AD，可收一定效果者可能是指MCI。痴呆有因郁致病者，从郁论治不失为其一法。清代陈士铎《辨证奇闻·呆》指出"然其始，起于肝郁""痰不消，于是痰积胸中，盘踞心外，使神明不清，呆成。宜开郁逐痰"。治以洗心汤（人参、茯神、生酸枣仁、法半夏、陈皮、神曲、甘草、附子、石菖蒲）。当代有医家认为柴胡加龙骨牡蛎汤有疏解肝胆郁热、益气养心敛神的功效，治老年性痴呆等可收一定效果。

**7. 一时痴笑不止**　　痴笑本是相当于精神分裂症等精神失常疾患癫狂的特征之一。但心境障碍中躁狂抑郁型、抑郁大发作、急性反应性精神病的反应兴奋状态也可发生一时痴笑，属郁证范畴。《灵枢·本神》指出笑不休与心气虚实有关，"心气虚则悲，实则笑不休"。清代陈士铎《辨证录·自笑门》补充尚有心包之火的病机，"人有无端大笑不止，或背人处自笑，异于平素者，人以为心家有邪热也，谁知心包之火盛乎。其状绝似有祟凭之，孰知绝非祟也"。心藏神而脑为元神之府，故一时痴笑亦可归脑病。例如，清代袁焯《丛桂草堂医案·卷四》载治一邮差之妇，产后忽大笑不止。"此临盆下血过多，脑无血养，致脑之作用失其常度，殆由平日愤郁太过，乃有此变象欤。治法当以补养气血、滋益脑髓为主"。方用熟地黄、阿胶、酸枣仁、茯神、柏子仁、白芍、五味子、党参、黄芪、鸡子黄。服2剂后，笑不作。本案产后下血过多，兼平素愤郁，脑无血养而痴笑，类郁证性郁冒。所投养心血、补心气、安心神之品，符合从郁论治的原则。

**8. 癫狂**　　癫狂是精神失常疾病，类似于西医某些精神病。精神分裂症的精神抑郁型、心境障碍中躁狂抑郁症的抑郁型、抑郁发作，大致相当于癫病；精神分裂症的紧张性兴奋型及青春型、心境障碍中躁狂抑郁症的躁狂型、躁狂发作、急性反应性精神病的反应兴奋状态，大致相当于狂病。《素问·脉要精微论》明确指出这类病证为"神明之乱"，《灵枢·癫狂》谓可得之忧恐等情志因素。金代刘完素《素问玄机原病式·五运主病》指出癫狂为"五志所发"。明代医家戴思恭《证治要诀·癫狂》指出"癫狂由七情所郁，遂生痰涎，迷塞心窍"。张锡纯《医学衷中参西录》指出该病乃因痰火瘀塞心脑相通之窍络所致："盖此证（癫狂），由于忧思过度，心气结而不散，痰涎亦即随之凝结。又加以思虑过则心血耗，而暗生内热。痰经热炼，而胶黏益甚，热为痰锢，而消解无从。于是痰火充溢，将心与脑相通之窍络，尽皆瘀塞，是以其神明溷乱也。"癫狂的治则方药包括疏肝理气解郁、化痰开窍、泻心降火、镇心安神定志、涤痰化瘀；方如养心汤、逍遥散、涤痰汤、癫狂梦醒汤、二阴煎送服定志丸、泻心汤合礞石滚痰丸、朱砂安神丸、定志丸、温胆汤、甘麦大枣汤等，均属从郁论治范畴。

**9. 痫症**　　发作性精神恍惚，甚则突然昏仆。《素问·奇病论》指出此疾可有先天遗传因素所致。情志不遂痰邪内盛亦可致病，例如，唐代孙思邈《备急千金要方·惊痫》指出"意气下而妄怒"。明代《景岳全书·诸气》指出"惊气所致"。孙一奎《医旨绪余·癫狂痫辩》指出"（痫）或因惊或因怒，而动其痰火"。虞传《医学正传·癫狂痫证》曰："五志之火，因七情而起，郁而成痰，故为癫痫狂妄之证，宜以人事制之，非药石所能疗也。"治疗方药有定神至宝丹、加减导痰汤（《寿世保元·痫症》）。

**10. 颤证**　　是指以头部或肢体摇动、颤抖为主要表现的病证，可见于西医某些锥体外系疾病所致的不随意运动。《素问·至真要大论篇》曰："诸风掉眩，皆属于肝。"从七情内伤病因可以诱导加重颤证、需从郁或辅助从郁论治而言，亦与郁证有一定关系。例如，明代王肯堂《证治准绳·女科·颤振》曰："一妇人性善怒，发热，经水非过期则不及，肢体倦怠，饮食少思而颤振，余谓脾气不足，肝经血少而火盛也……一妇人身颤振，口妄言，诸药不效。余以为郁怒所致，询其故，盖为素嫌其夫而含怒久矣，投以小柴胡汤稍可，又用加味归脾汤而愈。"薛铠《保婴撮要·颤振》亦曰："因怒两手颤振，面色或青或赤，此肝经血虚火盛而生风也，用四物加山栀、钩藤钩、龙胆草、甘草，而颤振渐愈，乃去胆草，与地黄丸间服而痊。后因劳心发热，两手复振，用补中益气汤、地黄丸而愈。"以上均指出此病可因情志病因而起，亦需从郁论治。

**11. 郁厥** 情志因素所致厥仆谓"郁厥"。"阳气者，大怒则形气绝，而血菀于上，使人薄厥"（《素问·生气通天论》）；"血之与气，并走于上，则为大厥，厥则暴死。气复反则生，不复则死（《素问·调经论》）"。所谓"上"，即是指气血上冲于脑，使脑之元神昏蒙而致厥仆失神。诚如清代周学海《读医随笔·证治类·风厥痉痫》所言"以泰西医说考之，乃逆气鼓激恶血上攻于脑也"。

**12. 中风** 中风在发病上与中气、中忧、中恶有类似之处，存在为七情五志卒中而病的情况。七情内伤易诱发中风，表现为心火暴甚、肝火炽盛、肝气上逆、肝阳上亢、肝风内动，以致痰瘀阻塞机窍及经络。部分患者中风之后，还可继发抑郁。此类中风谓郁证性中风，既有因郁致病又有因病致郁。中风在治疗上常需运用疏肝解郁、泻火潜阳息风、培补肝肾之阴以及理气化痰祛瘀诸法，多属从郁论治范畴。情志调摄对于预防中风发生及减轻中风病情有重要意义，可为郁证性中风未病先防和既病防变之策略。

## 郁证性脑病的临床特点

脑病大致包括以下几类，一是脑所在的头部病证，例如头痛、头昏脑胀、眩晕、脑鸣等；二是与脑有关的五官病证，例如眼花目疼、耳鸣、鼻病等；三是神志昏迷或神志异常的病证，例如中风、厥证、癫狂、痫症、痴呆、痴笑等；四是与心神蒙昧或精神心理有关等病证，例如健忘、心悸怔忡、不寐、多寐等；五是与运动知觉异常有关的病证，例如痉病、颤证等。上述病证有不同的系统归类法，有归于脑病者，也有分属于相关脏腑者，病机多与心、肾、肝密切相关，如郁怒伤肝，化火生风，上冲于脑；思虑伤心，神明失守，或心火烁脑；心肾不交，脑神失养等。近年有将以上病证归于脑病系统的倾向。

如果将以上相关病证归为脑病类，则郁证性脑病具有因情志不遂引起、诱发或加重的临床特征；脑病郁证形态丰富，既有单纯郁证又有病郁同存，既有因郁致病又有因病致郁，既有显性郁证又有隐性郁证。治疗郁证性脑病一般需要采用或辅助采用从郁论治的方药。

## 郁证性脑病的治法方药

包括狭义从郁论治和广义从郁论治。郁证性脑病，虚则补养气血、滋阴补阳、益精生髓（《丛桂草堂医案》），方如归脾汤、养心汤类；实则重镇安神、泄浊化痰祛瘀（《续名医类案》《临证指南医案》），方如镇肝息风汤、安神复元汤、朱砂安神丸、磁朱丸、半夏厚朴汤、导痰汤、涤痰汤、温胆汤、通窍活血汤等。脑统五脏之神，故郁证性脑病可从脏论治。凡肝病及脑（《医述》）者、心病及脑（《类经》）者、肾病及脑（《寿世保元》）者，可分别从肝、从心、从心肾论治。从肝论治包括疏肝理气（《医述》）、清肝泻肝（《医学衷中参西录》）、息风潜阳（《医学衷中参西录》《临证指南医案》）、养肝柔肝（《疡医大全》）等，方如逍遥散及丹栀逍遥散、龙胆泻肝汤、柴胡疏肝散。从心论治包括益心养心、清心泻火、豁痰祛瘀开窍、安神定志（《寿世保元》《古今名医汇粹》）等，方如丹砂镇心丸方（《圣济总录》）、安神定志人参汤、养神丸、开心丸、白虎汤合泻心汤（《余无言医案》）、镇心丸和开心散（《备急千金要方》）、天王补心丹、甘麦大枣汤及百合地黄汤。从肾论治主要是补肾益精填髓（《医述》）。交通心肾是治疗郁证性脑病的重点（《寿世保元》），方如黄连阿胶汤、交泰丸、朱雀丸、孔圣枕中丹等。

现代医家从郁论治脑病常采用安神定志（包括重镇安神、滋养安神）、疏肝理气、化痰醒脑、益智健脑、活血化瘀等法。如以黄连阿胶鸡子黄汤交通心肾治疗用脑过度导致神经衰弱性失眠，以孔圣枕中丹（败龟甲、龙骨、远志、九菖蒲）治疗脑萎缩、健忘、失眠、少神等。强调"脑病以调神为要"，故也可通过气功疗法、心理疗法及综合疗法，自主调理精神与气机，促进气血顺畅，脏腑安和，精神内守。

脑主元神智力，具有思维、想象意念、记忆、智愚、感知、运动知觉、语言等生理功能。脑统五脏之神而辖全身，维系机体心身健康。神明其体在脑其用在心，心脑协同共主神明。脑病是指脑所在的头部病证、与脑有关的五官病证、神志昏迷或神志异常的病证、心神蒙昧或精神心理有关等病证以及与运动知觉异常有关的病证。其中，凡由情志不遂所引起或加重的脑病即为郁证性脑病，如部分头痛、眩晕、耳鸣脑鸣、不寐、多寐、健忘、痴呆、一时痴笑、癫狂、痫症、颤证、郁厥、中风等。郁证性脑病既有单纯郁证又有病郁同存。从郁论治主要包括从肝论治、从心论治、从肾论治以及交通心肾，具体法则包括疏肝解郁、清肝泻肝、息风潜阳、养肝柔肝、益心养心、清心泻火、豁痰祛瘀开窍、安神定志、补肾益精填髓、交通心肾。

# 61　中医郁证源流

郁证为积、滞、蕴结等不得发越之证的总称。泛指外感六淫、内伤七情引起脏腑功能不和，导致气、血、痰、火、食、湿等多种病理产物的滞塞和郁结的一类病证。该证涉及疾病种类繁多，症状表现复杂，在临床极为常见，因此历代医家对其论述颇多。《黄帝内经》首提木郁、土郁、金郁、水郁、火郁及其治则；《金匮钩玄》开始将其作为一个独立病证论述，首创气郁、血郁、痰郁、火郁、湿郁、食郁的"六郁"之说，详细论述了它们的症状、脉象、治法和方药；更有医家提出"郁生百病""因病致郁"和"因郁致病"等学说。这些不同历史阶段的观点逐渐丰富和充实着郁证的理论体系，对中医临床实践具有非常重要的指导意义。有鉴于此，学者叶峥嵘对中医郁证理论的历史发展源流进行了梳理分析。

## 春秋战国和秦汉时期郁证理论的创立

《黄帝内经》是现存最早的中医理论著作，有关中医学郁证的理论首见其中。根据朴素的唯物辩证法思想，运用天人相应的观念和取类比象的认识方法，《黄帝内经》把自然界木、火、土、金、水的五方之气和风、寒、暑、湿、燥、火六种气候的变化，与人体发病的症状、特点及规律联系起来，首创"五郁"说，提出"木郁达之，火郁发之，土郁夺之，金郁泄之，水郁折之，然调其气。过者折之，以其畏也，所谓泄之"。奠定了郁证理论发展的基础。同时，《素问·通评虚实论》有"暴忧之病"，《素问·举痛论》指出"思则气结"，《素问·本病论》指出"人或恚怒，气逆上而不下，即伤肝也"，对情志引起人体气机闭塞的病机做了开创性的论述，形成了情志致郁的观点，为后代七情致郁和因郁而病提供了理论基础。作为我国第一部理论联系实践、理法方药齐备的临床医学巨著，《伤寒论》被历代医家尊为"经典"。在六经病的辨证论治中，三阳之病多因阳气通行受阻，表现为表郁、半表半里之郁、里郁诸证，在辨证论治中主要以通阳为法；三阴之病，则以阳气之体不足，阳气之用不彰为要，论治以温阳与通阳两法相结合，保护调理强壮振奋阳气。对后世气郁、火郁、水郁、痰郁、湿热郁结、血郁和阳虚致郁等论治有重要的理论指导意义。同时，医圣张仲景在《金匮要略》中最早记载了百合病、脏躁、梅核气、奔豚气等病证，虽然没有提出情志致郁证的名称，但对情志郁的辨证论治奠定了基础。其中记载的百合汤、甘麦大枣汤等方药时至今日仍具有极为重要的临床价值。

## 三国两晋、隋唐五代和两宋时期郁证理论的发展

《诸病源候论》是我国最早的病源证候学专著，巢元方将壅积不泄的气机异常状态，扩充到对自然环境的认识当中，并据此认为古井、冢及深坑中郁气太盛而有毒，扩大了"郁"的概念范畴。对疾病病机的认识方面，由之前寒热等外邪致郁扩充为脾胃内伤导致湿热内郁而发病，明确提出湿热蓄于脾胃是黄疸形成的病机关键，"热气相搏，则郁蒸不散，令身体面目爪甲及小便尽黄"。还指出痈疽发病与情志致郁有关。药王孙思邈在《备急千金要方》中有治"心中烦郁，惊悸狂癫"的薯蓣丸方的记载，并在治疗情志致郁时以黄芩、黄连、大黄、石膏等寒凉药与干姜、细辛、桂心、吴茱萸等温热药并用。北宋时期，随着中医学发展，大量方书不断涌现，由民间常用的有效中药方剂汇集而成的《太平惠民和剂局方》在其中流传较广，影响较大。该书不仅收录有治疗郁证的方剂，使治郁方药有了一定的发展；而且

记载有许多芳香行气药物组成的药方，通畅气机效果显著，对后世喜用行气药治疗郁证有很大的影响。宋代陈无择的《三因极一病证方论》对历代的病因学内容进行了整理并加以总结，论述的三因均与"郁"相关，在外因中将外邪致郁从之前以寒热为主扩展为湿热外邪致郁，认为内因即喜怒忧思悲恐惊七情与"郁"的关系最为密切，这与此前文献对情志之郁的零散记载形成了鲜明的对比。

## 金元时期郁证理论进一步丰富

金元时期，不同医家的学术争鸣促使了各医学学派形成。他们的理论主张与临证实践，开创了医学发展的新局面，标志着"医之分门户"。对于郁证理论，代表性的"金元四大家"各有发挥。刘完素阐发火热病机等有关理论，依据"亢则害，承乃制"的思想，认为"郁"是一种"结滞奎塞，而气不通畅"的状态，与玄府即"皮肤之汗孔"密切相关。气机佛郁，玄府闭塞，则津液血脉，荣卫清气，不能升降出入而为病。"热甚则膝理闭密而郁结也，如火炼物，热极相合而不能相离，故热郁则闭塞而不通畅也"，为郁证的范畴做了更广泛的论释。他认为六气都从"火"化，疾病多起于"火"，治病以"降心火、益肾水"为主，喜用凉药，后世称其为"寒凉派"；张从正所论风木、暑火、湿土、燥金、寒水等郁病，与《黄帝内经》五郁为病观点一致。并将《黄帝内经》五郁治法与五脏病机结合，使郁证有了典型的脏腑病症表现，使五郁论的内涵得到了丰富。同时，也强调了五积六聚等其他致郁的病因。认为外感多由热郁，杂病多由肝脾郁结。《儒门事亲》中有"此皆抑郁不伸而受其邪也，岂待司天克运，然后为之郁哉？且积之成也，或因暴怒、喜、悲、思、恐之气"的记载，明确指出了情志在郁证发病中的重要地位；朱丹溪从病机角度出发，开拓了专题研究郁证论治的先河。他首先强调气血壅塞是郁证发生的关键，同时认为机体内的一切物质发生传化失常均可导致郁证的发生，阐发了气郁、湿郁、痰郁、热郁、血郁、食郁之六郁论，详细描述了六郁的症状特点。在治郁时以调中为大法，突出顺气为先之原则，并具体提出随气、血、痰、火、湿、食六郁之不同而采用辨证治疗之法，创制越鞠丸等解郁方剂，开创了治疗郁证专方的先河，对后世治疗郁证有很大的贡献；"补土派"的创始人李东垣以脾胃为出发点阐述了郁的形成机制。他认为饮食失节，寒温不适，脾胃乃伤。而喜、怒、忧、恐也可损耗元气，致脾胃气虚。最终导致脾胃清阳之气不升而下沉，造成木火受遏，从而形成脾胃、肝胆气郁。因此，他把调理脾胃功能，恢复气机升降之性作为调治郁证的关键。在强调用甘温补中的同时，特别强调了火郁发之的治疗思想。李东垣的这一思想为后世补虚治郁的理论奠定了基础，对郁证学说的发展起了重要的推动作用。此外，张元素在前世医家的启发和影响下，取诸家之长，参临证之验，把药物的使用与脏腑辨证直接联系起来，形成了一个以脏腑为主体，寒热虚实论病机，理法方药齐备的临床辨证治疗体系。围绕郁证，他将《黄帝内经》中的五行郁与五脏病变一一对应，就五脏的病变提出相应的治法。并重视扶养胃气，认为"四时以胃气为本"，以"养正积自除"为临证思想，对"因病而郁"的郁证治法有重要的影响；滑伯仁从五行之理提出"木性条达、火性发扬、土性冲和、金性清肃、水性流通，一有佛郁，失其性矣"。且从气机升降理论来探研郁证，认为"郁者结聚，而不得发越，当升者不得升，当降者不得降，当变化者不得变化，所以传化失常，而六郁之病见矣"。丰富了气机升降失调致郁的病机。

## 明清时期郁证理论的完善

明清时期，各医家有关郁证的著述更是十分丰富，对郁证理论有更进一步的补充和完善，如朱震亨的弟子戴思恭，对六郁之病的辨证及治法有精详的论述。对其治六郁皆在中焦的理论做了详尽的阐述，形成了朱丹溪一派郁证以脾胃为本、六郁为体系的独特学术思想；朱丹溪另一弟子王伦则认为"郁久而生病，或病久而生郁"，由于气、血、痰三病多有兼郁者，故治疗上必须"以郁法参之"，并继承创新性的提出用四物汤加开郁药治疗血郁，丰富了从血虚论治郁证的理论。而董宿则认为治病当随时变通。对有郁滞者，应用温补之品会在体内形成郁毒，造成疾病难以治疗。对于郁证的有关论述，历代医家虽多有记载，但明确采用"郁证"为病证名称者首先见于明朝虞传的《医学正传》。他的郁证学术思想受朱丹溪影响很大，并对其有所发挥。认为六郁的病因主要是"七情之抑遏""寒热之交侵"而为"九气佛郁之候"，此外"雨湿之侵凌""酒浆之积聚"可为留饮湿郁之疾。他还对六郁脉象进行了补充，认为痰郁脉必弦滑，血郁脉必乳而结促，食郁脉必滑而紧盛，自此才形成了较完整的六郁脉象。徐春甫编撰的《古今医统大全》，集医家之大成，书中单辟一卷专论郁证，广泛收集整理了其他医家对"郁"的相关论述，内容涉及郁证病机、脉候、治法、药方、医案等，将脏腑名称与"郁"直接相连以命名证候。并认为"郁为七情之病，故病郁者十有八九"，转载的郁证医案亦多为情志之郁。王肯堂则将郁分为外感和内伤，并倡导对内伤之郁从肺治疗。龚居中在《痰火点雪》也提出从肺去认识郁证，认为情志异常导致气郁，化火烁伤肺金，涸水为痰。因此在用药物治疗的同时，应戒酒色财气，忌厚味饮食，慎起居，节饮食，保金以育水。龚廷贤继承家学著成《万病回春》一书，不仅认识到"郁证者，郁结而不散也"。在区别五郁与六郁更则总结出"五郁者，金、水、木、火、土，泄折达发夺之义是也。六郁者，气、血、痰、湿、热、食结聚而不得发越也"。张景岳在《景岳全书》更扩充了郁证的范围，从五行之气太过及其对人体五脏的影响而论郁的病因病机，对五郁治法进行了全面而深入的解释和发挥。提出"凡气血一有不调而致病者，皆得谓之郁证"。又提出"天地有五运之郁，人身有五脏之应"。强调外邪风、热、湿、燥、寒对疾病的影响，提示祛邪乃治郁的重要内容。同时重视脏腑病机并根据其特点确定郁证治法。而且他还将单一的情志因素与"郁"结合起来论病证，论述了情志三郁"怒、思、忧"的致病原因、受病脏腑、临床症状、治法及方剂。并指出"自古言郁者，但知解郁顺气，通作实邪论治，不无失失。兹予辩其三证，庶可无误。盖一曰怒郁，二曰思郁，三曰忧郁"。三郁之病变有虚实之异，治疗亦有扶正与祛邪之别，对治疗郁证富有启迪的作用。重视木郁的医家则是赵献可继续阐发《黄帝内经》五郁之旨，将《黄帝内经》论郁之理，紧密的联系脏腑，并结合临床病证展开论述。提出木郁得解，肝胆气舒，则诸证自解，主张"以一法代五法"，以逍遥散为主要治疗方剂。清代医家戴天章在《广瘟疫论》注意到时疫有夹气郁者，并对其鉴别诊断、治法及用药做了总结。傅青主本着"女子以血为本""肝为女子先天"之说，调治妇女郁证，立论着眼于肝之"体"，施治则注重于扶正，平肝气在于柔肝体，治逆气必须实脾土，救肾燥要滋下源。而重用扶正、轻用疏理的治郁特点，更是妙理无穷，是其最大的发明之处。《冯氏锦囊秘录》一书中将朱丹溪的六郁和《黄帝内经》的五行郁及情志郁进行了合论，论述了它们的病症、脉象及治疗方药。并阐发了伤寒、温病病机与"郁"的密切关系，认为"传经伤寒是郁病""伤于寒而不即发，至春变为温病，不恶寒而渴"。萧埙在《女科经纶》中论述了诸多妇科病症的发生均与郁密切相关。叶天士论郁强调情志是重要的致病因素，情志致郁可损及心、脾、肝、胆四脏腑，有明显的情志异常表现，久则成劳，病情有虚有实、证候复杂多变。并提出治疗情志之郁的用药原则为"苦辛凉润宣通，不投燥热敛涩呆补"。发前人所未发，为治郁大法开辟了新的途径。何梦瑶不从肺论郁，强调应从肝论郁，他曰："盖郁未有不病火者也，火未有不由郁者也。第郁而不舒，则皆肝木之病矣。"又将气郁细分为风寒郁热、饮食郁热、痰饮郁热、癖血郁热、水湿郁热、肝气郁热、脾气郁热等七种。并强调"肝气郁热"和"脾气郁热"的重要性，提出"五脏郁证，止举肝脾"。朱时进的《一见能医》认为郁火的产生为"平素内热，外感风寒，腠理闭塞"，或"恚怒不发，谋虑不遂，肝风屈曲"，或"胃虚食冷，抑遏阳气于脾土之中，四肢发热"三种情况。江涵墩综合各家之说，认为百病皆生于郁，并将诸郁分为三类，指出"郁有六气之郁，风寒暑湿燥火是也；有七情之郁，喜怒忧思悲恐惊是也；有人事失养之郁，气血痰食是也。当分治之"。郭诚勋的《证治针经》认为郁有外感与内伤之分，有在气和在血之别。针对郁证治疗的具体方药应切忌燥热涩敛滋填，最喜宣通凉润。林佩琴对情志之郁与五郁的不同用药有所阐发。因气运乖和而生五郁之病，为胜复之变；因情志之佛抑而生六郁之病，为气血之损。前者六气外来之郁多伤在经腑，可以消散而解。后者思忧悲惊怒恐之郁，多损脏阴，初起伤气，后必及血，终乃成劳，不可徒以消散治之，宜苦辛凉润宣通。苦能泄热，辛能理气，凉润能濡燥，宣通能解结，乃可取效。王旭高认为郁证为情志病变，治疗应以畅怀为要。并应注意鉴别瘟疫夹郁与瘟疫夹食。

　　中医理论是医家根据自身的文化及医学知识背景，在不断的临床实践中思辨的产物。随着时代的延伸，诸多医家在不同的历史阶段不断创立、补充、完善和发展着相应的中医理论，逐步形成了各自的学术观点，丰富着中医学的理论体系。不同医家在其生长环境之下有着各自的文化特点，而由于师承、私塾、自学、院校教育等方法又获取着相应的中医学知识，且不同时代和不同地域又存在着不同的临床实践经历，因此，中医学理论体系中更多的是呈现着各家学说。上述不同历史阶段不同医家有关郁证理论的论述，就体现了这种特点。针对积、滞、蕴结等不得发越的郁证，不仅有根据五行及其对应的脏腑属性而创立、发展、完善的"金、木、水、火、土五郁论"和"脏腑郁论"，也有根据机体内的一切物质发生传化失常而形成的"气、湿、痰、热、血、食六郁论"，还有根据七种情志的异常变化是引起内脏生郁的"情志郁论"，更有根据整体观念认识到的从肝、肺、脾论治郁证的不同观点。当然，如果再按照八纲辨证，又有从表、里、阴、阳、虚、实论治郁证的认识；如果从六经或卫气营血辨证，有太阳、少阳、阳明、少阴、太阴、厥阴及卫分、气分、营分、血分论治郁证的理论。虽然有上述不同的认识，但均对郁证的临床治疗有重要的指导意义。而且随着时代的推进，郁证理论经创立、发展、丰富并获得了不断的完善。

# 62　隐性郁证论

　　学者蒋健独具匠心地提出了中医学隐性郁证的概念，并做了广泛的论述，其认为隐性郁证包括了现代医学精神障碍类疾病中的躯体形式障碍以及由精神心理因素所致的自主神经功能紊乱和身心医学疾病，其发病机制与遗传禀赋、人格及患者的心理防御、认知能力及述情障碍有关。

　　从郁证诸般形态之间的关系来看，大致上，显性郁证可以理解为狭义郁证，广义郁证可以理解为显性郁证（狭义郁证）与隐性郁证之和，隐性郁证即是显性郁证（狭义郁证）之外构成广义郁证的最重要的部分。隐性郁证是临床最为多见，也是最难识别的郁证形态，容易漏诊误诊。据世界卫生组织"综合医疗机构中的心理障碍"全球合作研究报道，有 99.1% 的心理障碍患者是以躯体不适为主诉而就诊。大量隐性郁证患者表面上所诉的是种种躯体不适，但隐藏在临床表象背后的却是深埋在内心的诸多痛苦。在目前生物医学的模式下，现代医学只注重躯体症状的处理，常忽视心理精神状态作为疾病"罪魁祸首"的作用。中医只有深刻认识到隐性郁证的临床诊疗特点，才能更好地发挥"以人为本"的治疗理念，才能进一步提高隐性郁证患者的生存质量和幸福指数。

## 隐性郁证的"伪装外衣"

　　隐性郁证是由并不显现的七情变化、隐匿的郁证倾向的体质禀赋或人格特征所导致的临床不易察觉的郁证。种种躯体不适症状掩盖了郁证的特征性表现，犹如披着一件"伪装外衣"，因此不妨将隐性郁证称为"披衣郁证"。隐性郁证（披衣郁证）的"伪装外衣"主要有以下三种。

　　**1. "普衣郁证"**　某些隐性郁证从表面看，具有一般普通病证的临床表现，犹如披着普通疾病的"外衣"，蒋健称其为"普衣郁证"。许多看似普通寻常的中医病证（症），其实就是披着普通病证"外衣"的隐性郁证，诸如某些汗证、忽冷忽热、潮热、低热、手足心热、口干、乏力、消瘦、头痛、头晕、颤证、耳鸣、目糊、目胀、咽干、咽痛、咳喘、气短、呼吸困难、胸闷、心悸、胸痹、健忘、入睡困难、早醒、多梦、吞咽困难、恶心、呕吐、泛酸、呃逆、纳呆、胃痛、腹痛、腹胀、腹泻、便秘、胁痛、腰酸、排尿困难、性欲减退、关节痛、背痛、肌肉酸痛、感觉异常（灼热感、刺痛感、瘙痒感、沉重感、肿胀感、蚁行感等）、皮肤瘙痒、肛门坠胀、肛门隐痛、月经紊乱、阴吹等。

　　临证也观察到一些隐性郁证以口苦、嗳气、尿频、奔豚气、阳痿、遗精、麻木、疼痛、畏寒、胸痛等为主要表现，广泛涉及心脑系病证、肺系病证、脾胃系病证、肝胆系病证、肾系病证、头面五官病证、气血津液病证、肢体经络病证、痔科病证以及妇科病证，几乎所有系统的所有常见病证都有可能是"普衣郁证"。种种普通病证的临床表现犹如日常普通的"衣服"，其中裹藏着郁证的真"面目"。

　　**2. "花衣郁证"**　某些隐性郁证从表面看具有"异彩缤纷"的临床表现，犹如隐藏在花花绿绿的"外衣"下，蒋健称其为"花衣郁证"。临床表现的多样性和广泛性正是郁证的特点，其不仅症状繁复，且有"阿是症状"。"花衣郁证"多见于精神障碍性疾病，其躯体化障碍的临床表现复杂多样，可累及多个系统，难以运用某种内科疾病进行一元化解释。种种异彩纷呈的临床表现犹如色彩斑斓的"衣服"，其中裹藏着郁证的真"面目"。

　　**3. "怪衣郁证"**　"怪衣郁证"从表面看具有怪异的临床表现，犹如隐藏在"奇装异服"下，蒋健称其为"怪衣郁证"。此类郁证的某些症状十分怪异，或症状本身并不算怪异，但患者将此与某种原因"强行关联"，或症状的持续存在不合理，难以用现有的医学理论解释（但从郁证角度来看并非不可解释）。临床所见的许多"疑难杂症"其实属于郁证的范畴。种种奇形怪状的临床表现犹如"奇装异服"，其中裹藏着郁证的真"面目"。

由于隐性郁证存在"伪装外衣"，加上此类患者通常会竭力掩饰精神心理方面存在的问题，导致诊断存在一定的困难。运用现代医学有关精神神经症状及功能的测量量表有助于隐性郁证的诊断，但运用这些量表诊断需要专业资质和一定的培训，且麻烦耗时，难以进行筛选，临床应用多有不便之处。为此，蒋健结合前著《郁证诊断论》中的内容，分发病原因、情志类表现、体质禀赋和人格特质、精神障碍类疾病、四诊要点以及诊断性治疗六大类，制成了郁证诊断一览表。只要符合表中任何 1 项，即可拟诊郁证；符合 1 项以上，基本可以临床确诊。

## 隐性郁证治疗中的常见问题

隐性郁证是一种难治性疾病，具有隐蔽性，给临床识别和辨证带来很多困扰，相应地给治疗也带来不少困难。相对而言，"花衣郁证"与"怪衣郁证"较之"普衣郁证"反而更加容易识别。其中前者多表现为复合证候、复杂证候甚或难以归纳的证候，难以进行常规辨证论治；"普衣郁证"容易误按一般普通病证进行辨证论治，容易陷于治疗无效或效果不明显的境遇。因此，在治疗隐性郁证时，辨证论治切不可机械教条，应当圆机活法。需要强调的是，即使部分隐性郁证患者辨证论治有效，也难以完全排除"安慰剂效应"的可能性。尽管如此，由于"安慰剂效应"同样能够减轻疾苦，故不能将"安慰剂效应"视作药物无效的同义词。事实上，对郁证患者常用的心理咨询、疏导、安慰、同情、劝说、精神分析疗法、催眠疗法、认知疗法、行为疗法以及中医情志疗法等非药物治疗方法，在本质上均具有"安慰剂效应"的属性。问题在于，"安慰剂效应"有"主动"和"被动"之分。"主动安慰剂效应"是指医生在明了郁证诊疗特点的基础上自觉运用的结果，乃是基于心理学的治疗方法；而"被动安慰剂效应"是指某种干预措施偶然见效，而医生自以为是巧妙治疗的结果，可能由此产生出种种似是而非的治疗方法甚或混淆视听的学术观点。

相关疾病的从郁论治包括但不限于疏肝理气解郁、养心安神定志等方法，其内涵十分丰富而复杂。由于郁证是因情志不遂、气机郁滞所导致的一类病证，故任何与调节情志、疏通气机有关的方药均可治疗郁证；由于情志与五脏相关，故任何与调理脏腑气血功能有关的方药均能治疗郁证；由于存在病郁同存的情况，故任何与减缓病情（包括器质性疾病）有关的方药均能治疗郁证。纵观文献，治疗郁证的理法方药具有很大的离散度。从郁论治的效果亦并非一概能够立竿见影，原因很复杂，至少有三点值得考虑。一是从郁论治疗程不足。郁证是一种需要持续治疗的疾病，即使一时无效，也不能因此轻易否定隐性郁证的诊断，坚持一段时间的治疗以后，许多患者的病情可逐渐得到改善。二是从郁论治的方药或其剂量选择失当。例如对隐性郁证运用中药从郁论治无效之后，再用氟哌噻吨美利曲辛（黛力新）等抗抑郁、抗焦虑西药治疗则多能取效，即是明示。三是在病郁同存尤其是因病致郁的情况下，单纯从郁论治或显不足，需要病郁同治甚或治病为先。

## 隐性郁证的现代机制

中医隐性郁证主要包括精神障碍类疾病中的躯体形式障碍、神经衰弱、部分癔症、性功能障碍、与文化密切相关的精神障碍、精神障碍范畴的"医学难以解释的症状"（MUS）、非显性精神心理因素引起的自主神经功能紊乱，以及各类由精神心理因素所致的身心医学疾病。遗传因素及气质禀赋是隐性郁证发生的重要因素。性格内向、敏感多疑者易产生紧张、焦虑和抑郁的情绪，进而通过影响边缘系统网状结构-下丘脑-垂体，促使相关神经递质分泌，引起交感和副交感神经失衡，导致自主神经功能紊乱，表现为多系统躯体的症状。研究发现，躯体形式障碍中躯体化障碍患者及未分化型躯体形式障碍患者，其双侧大脑半球葡萄糖代谢存在异常，呈现出明显的大脑功能不对称性改变。隐匿性抑郁症患者交感神经皮肤反应（SSR）潜伏期延长、波幅降低，表明自主神经功能受到损害是出现躯体症状与自主神经系统症状的病理之一。

心理防御机制可使人与负性情绪隔离，但不成熟的心理防御机制是躯体形式障碍的原因，在内心冲突无法得到有效解决时，最终以躯体症状的形式表现出来。诸多躯体症状的产生实际上是存在于潜意识中的内心矛盾或冲突以及不良情绪体验的代替。躯体形式障碍患者在自我感受情绪和言语表达方面存在障碍（述情障碍），其情绪体验没有上传至大脑皮层并通过语言符号表达出来，而是通过自主神经通路，以躯体症状的形式表达出来。当负性情绪不能通过言语和动作等方式发泄时，便可被压抑入潜意识中，转而以躯体症状的形式表现出来，形成所谓的"器官语言"。躯体不适的实际感受通过转移患者自我的注意力，从而达到缓解内心冲突及不安情绪的目的。部分患者通过呈现躯体不适可从潜意识中获益，如免除内心的负罪感、不愿承担的责任义务、取得家人和社会的同情和照顾等。躯体形式障碍或 MUS 患者大多采用以偏概全的方式看待躯体不适，过分关注或过度放大躯体症状。此类行为可激活认知网络，引导大脑对所有与疾病相关信息的早期觉察，从而导致不良表征的激活与错误归因的恶性循环，产生躯体症状。

中国人通常不能严格区分躯体和心里的感觉，常以一种混合的方式进行表达。在中国传统文化观念中，存在"精神障碍"是令人蒙羞的，于是更易倾向于选择掩饰内心的负性情绪，转而以躯体不适这种"合法的""正常的"的途径进行表达，久而久之以至于最终完全忽略或坚决否认心理因素的存在。清代黄庭镜《目经大成·卷三》指出"久病不瘥，必有隐情，情极则羸，会成痨瘵……不知情欲致病，责在心君"。《续名类医案》记载一患者面目皆红，鼻青耳聋，眼瞪神昏，自语不休，昨日早间，连大便三四次，即卧床不省人事，今日忽然发昏。察其所言，皆平日之事，则似少阴之独语。"询之，乃昨早失手自碎粥罐，因怒不止，即大便昏迷，知为郁怒所伤，肝火上逆而诸症蜂起，经所谓怒则气上是也，与戴阳相去远矣。用逍遥散去白术，加地黄、牡丹皮、炒栀属而愈。病多隐微，医不审察，误斯众矣"。可见古代中医早已认识到隐情曲意志虑不伸可以导致诸般杂症怪症，此即为隐性郁证。今之医者可不察乎！

# 63 郁证"五段"论

学者畅洪昇等认为，中医学郁证学说发展经历了理论源起、辨治雏形、认识深入、学说形成、体系完善五个不同阶段，其发展过程中包括刘完素怫热郁结论、张子和肝脾郁结论、李东垣气虚致郁论、朱丹溪学派六郁论、王履五郁治法新论，明清医家倡导的百病兼郁论等诸多各家之"郁论"，完善了五郁、六郁辨证治疗体系，形成了内涵丰富的学说。纵观历代对郁证的认识，中医学的郁证学说包括了七情、病邪、药物等因素作用于机体后出现的一系列郁滞状态，涉及脏腑功能、气血津液等诸多因素，其研究内容包括脏气郁、病气郁、客气郁、情志郁、药郁等，其中包含的辨证论治思想可以用于指导认识和治疗各种疾病。

郁，《说文解字》指出"木丛也"。清代段玉裁注曰："郁，积也。"先秦时期，"郁"常用以描述自然界及人类社会中一切闭塞的状态，《吕氏春秋·达郁》曰："水郁则为污，树郁则为蠹，草郁则为蕡。国亦有郁，主德不通，民欲不达，此国之郁也。"《素问·六元正纪大论》曰："郁极乃发。"王冰注："郁，谓郁抑天气之甚也。"郁也作为医学概念来说明疾病的病理。《吕氏春秋·达郁》曰："凡人三百六十节，九窍五脏六腑，肌肤欲其比也，血脉欲其通也，筋骨欲其坚也，心志欲其和也，精气欲其行也，若此则病无所居而恶无由生矣。病之留，恶之生也，精气郁也。"此时对情志致郁也有了一定的认识，例如，《管子·内业》云："忧郁生疾，病困乃死。"总之，古之以郁名者有三义：一指天地间的闭塞状态；一指人体内精气不畅通的病理；一指情志抑郁致病。

## 郁证理论的源起

中医学的"郁"最早见于《黄帝内经》，其郁证理论包括五郁论和情志致郁。《素问·六元正纪大论》论述了五运之气太过与不及导致土郁、金郁、水郁、木郁、火郁的情况。五运即木、火、土、金、水五行五方之气的运动，存在于空间的风、寒、暑、湿、燥、火六种气候变化要素为六气。五郁论把自然界气候的变化和人体发病的规律统一起来，根据天人相应的观念，运用取类比象的认识方法，探讨了五运六气引起人体脏腑功能改变而发生的各种疾病。另外，在该篇中"郁"也指闭塞不通的病机，如"其病热郁于上，咳逆呕吐，疮发于中，胸嗌不利，头痛身热，昏愦脓疮"，但较之前者这类论述很少。

此外，《黄帝内经》对情志引起人体气机闭塞的病机做了开创性的阐述，从而形成了情志致郁理论。《素问·通评虚实论》曰："隔塞闭绝，上下不通，则暴忧之病也。"《灵枢·本神》曰："愁忧者，气闭塞而不行。"《素问·举痛论》指出"思则气结""思则心有所存，神有所归，正气留而不行，故气结矣"。《素问·本病论篇》曰："人或恚怒，气逆上而不下，即伤肝也。"以上说明，悲、忧、愁、思等不良情志可以影响心主神、脾主意的功能，并导致人体气机不通。大怒可以导致肝气逆、肝气郁。总之，《黄帝内经》认为情志致郁的主要病机为气郁不行，忧愁则气闭、思则气结、怒则气逆，皆可导致心肝脾诸脏气机郁滞逆乱。《黄帝内经》还认为人的这些情志反应与体质有关，例如，《灵枢·本脏》曰："五脏皆小者，少病，苦燋心，大愁忧。"治疗方面，《素问·六元正纪大论》提出治郁大法，所谓"木郁达之，火郁发之，土郁夺之，金郁泄之，水郁折之，然调其气。过者折之，以其畏也，所谓泄之"。虽未能进一步给出治疗方药，但这一论述成为后世治疗郁证遣方用药的原则，具有很大的指导意义。

# 郁证辨治的雏形

汉代医家张仲景把郁视为疾病发生的关键因素，并初步形成了较完整的郁证辨证论治体系，在治疗上树立了处方用药的典范，这些成为后世郁证治疗学发展的基础。张仲景认为郁是疾病发病过程中的重要病机，他在《金匮要略·脏腑经络先后病脉证第一》中特别强调，"若五脏元真通畅，人即安和"，而无论是内伤杂病，还是外感疾病，均与血脉"壅塞不通"有关。因此，治疗和预防疾病的大法就是"勿令九窍闭塞"。在此认识上，张仲景创立了一系列治疗郁证的方剂。如小柴胡汤，柴胡、黄芩疏泄肝胆，以使"上焦得通"（《伤寒论》230 条），用以治疗少阳病。再如四逆散，柴胡、枳壳、白芍疏肝理气，用以治疗一切气机郁滞疾病，成为治郁之祖方，并被后人进一步发展为逍遥散、柴胡疏肝散。半夏厚朴汤在《金匮要略·妇人杂病脉证并治第二十二》中用以主治"妇人咽中如有炙脔"，该方理气化痰，成为后世作为痰气郁滞的基本方，广泛应用于临床。从上述三方不难看出，张仲景继承了《黄帝内经》郁证以气郁为基础，以调气为大法的发病观和治疗观，并进一步使方药具体化，完善了中医郁证的治疗方法。

此外，张仲景还通过伤寒变证阐述了邪郁的不同类型和治疗方法，如热郁胸膈的栀子豉汤，提示了治疗热郁当以苦辛开泄为基本大法，对后世极具启发。湿热郁结的麻黄连翘赤小豆汤、栀子柏皮汤、茵陈蒿汤，提示当根据不同病情分消其湿热。血郁腹痛的枳实芍药散，提示治疗血郁当以宣通气血为治疗方法。情志郁结的甘麦大枣汤，提示治疗情志郁当以调心脾、缓肝急为基本治疗方法。

# 郁证认识的深入

晋唐宋时期，巢元方、陈无铎等为代表的医家对情志致郁以及郁证的治疗做出了进一步阐发。

**1. 情志致郁**　巢元方认识到忧思可以导致"气留而不行"而结于内，故将忧思致郁称为结气病，其中由忧所致者又谓之忧气，由愁所致者谓之愁气，皆归属于情志致郁的范畴。史堪对情志致郁的临床表现做了描述，"肝心脉涩而迟，来迟去速，肝脉无力，主思虑喜怒，忽忧淤思忆，其状心胸满闷，隔塞不快，饮食难下，两胁胀满，忽时气痛冲心不可忍，面色青黄"。从这些症状分析本证实为情志不舒所致肝气郁结证。

陈无铎认为七情可以致郁，"七情，人之常性，动之则先自脏腑郁发，外形于肢体，为内所因"。七情即喜、怒、忧、思、悲、恐、惊，陈无铎提出七情所伤关键在人体气机郁滞，并开始将七情作为郁证发生的重要内因之一，从此情志作为郁证的致病因素完全独立出来。总之，在继承《黄帝内经》理论的基础上，晋唐宋医家开始重视情志因素对郁证的影响，说明此期医家开始对情志致郁有了深入的认识。

**2. 治疗方药**　唐宋时期，随着中医学发展，大量方书不断涌现，这也使治郁方药有了一定的发展。这一时期张仲景半夏厚朴汤被广泛应用于治疗情志致郁。如《三因极一病症方论》大七气汤实即半夏厚朴汤，主治"喜怒不节，忧思兼并，多生悲恐，或时振惊，致脏气不平"。《太平惠民和剂局方》四七汤即是半夏厚朴汤加大枣，其所治之证较前人又有扩展，"喜怒悲思忧恐惊之气，结成痰涎，状如破絮，或如梅核，在咽喉之间，咯不出，咽不下，此七气所为也。或中脘痞满，气不舒快，或痰涎壅盛，上气喘急，或因痰饮中结，呕逆恶心，并宜服之"。此期的治郁方剂，除采用行气解郁之品外，十分重视采用辛热或苦寒之品清除寒热，这与当时七情、寒热相关的疾病发病理论有关。例如孙思邈《备急千金要方》中记载的情志致郁治疗方剂，常以黄连、黄芩、石膏、大黄与细辛、桂心、干姜、蜀椒、吴茱萸并用。总之，晋唐宋医家已经把郁看作是疾病的重要病因和发病病机，同时在实践中人们对情志致郁疾病有了一些认识，此期提出的大量治疗方剂与今之治法有差异，值得研究。

## 郁证学说的形成

金元时期对郁证的研究，在方法学上分为两派。一是从《黄帝内经》五郁论出发认识郁证，如张子和、王履等；一是以张仲景法为指导，强调临床辨证体系的建立，如刘完素、朱丹溪等。

**1. 刘完素怫热郁结论**　刘完素明确提出郁与气机不利有关，"郁，怫郁也。结滞壅塞，而气不通畅"。怫热郁结是刘完素认识疾病的基本出发点，如吐酸、转筋、结核、吐下霍乱、肿胀、淋、暴病暴死等很多疾病均与此有关。他认为郁与热是密切相关的，"热甚则腠理闭塞而郁结也，如火炼物，热极相合，而不能相离，故热郁则闭塞而不通畅也"。刘完素的怫热郁结理论与张仲景阳气怫郁颇有渊源，二者均认为郁证的发生与人体气血闭塞有关，刘完素提出的上下中外怫热郁结亦与张仲景"阳气怫郁在表"（《伤寒论》23 条）理论相近，在治疗上，他特别强调辛苦寒药微加辛热开发郁热，实是秉承张仲景之旨而发。可见，张仲景、刘完素在郁证的认识、治疗方面有着明显的源流关系。

**2. 张子和肝脾郁结论**　张子和的学术思想深受《黄帝内经》五郁论的影响。他所论风木、暑火、湿土、燥金、寒水等郁病，与《黄帝内经》五郁为病观点一致（《儒门事亲·卷十》）。此外，他将《黄帝内经》五郁治法与五脏病机结合，做出"诸风掉眩，皆属于肝，甲乙木也，木郁达之"等论述，从而将五郁治法同脏腑辨证有机联系起来，使五郁论的内涵得到了丰富。张子和也强调了风、暑、湿、燥、寒以外，其他致郁的病因。如五积六聚，"此皆抑郁不伸而受其邪也，岂待司天克运，然后为之郁哉？且积之成也，或因暴怒、喜、悲、思、恐之气"。这里，张子和已经明确指出了情志在郁证发病中的重要地位。

对郁证的病机，张子和强调外感多由热郁，而杂病则多由肝脾郁结，如偏正头痛"燥金胜，乘肝则肝气郁，肝气郁则气血壅，气血壅则上下不通"。脾的发病有二，一是"脾主思，久思而不已，则脾结"，一是肝郁犯脾，"夫愤郁而不得伸，则肝气乘脾，脾气不化"。张子和是金元时期对情志致郁认识较为深刻的一位医家，这在他的医案中也有反映。他阐述杂病多由肝脾郁结所致，是极具新意的。虽然这是作为吐下二法治疗郁证的理论依据提出的所说实质与今不完全相同，但其中对郁证病理转归的阐发，足可以在名家辈出的金元时期独树一帜。

**3. 李东垣气虚致郁论**　李东垣以脾胃为出发点阐述了郁的形成机制。他认为饮食失节，寒温不适，脾胃乃伤；而喜、怒、忧、恐也可损耗元气，致脾胃气虚。最终导致脾胃清阳之气不升而下沉，造成木火受遏，从而形成脾胃、肝胆气郁。因此，李东垣把调理脾胃功能，恢复气机升降之性作为调治郁证的关键。在强调用甘温补中的同时，特别强调了火郁发之的治疗思想，例如补中益气汤、升阳散火汤等，即多用风药发郁，如柴胡、升麻、葛根、防风、羌活、独活等生发脾胃肝胆之气。李东垣的这一思想为后世补虚治郁的理论奠定了基础，对郁证学说的发展起了重要的推动作用。李东垣也很重视理气解郁，如黄芪人参汤方后加减法，患者心下有忧滞郁结之事，即加青木香、砂仁、白豆蔻等。

**4. 朱丹溪学派六郁论**　朱丹溪从病机角度出发，开拓了专题研究郁证论治的先河。他首先强调气血壅塞是郁证发生的关键，同时认为机体内的一切物质发生传化失常均可导致郁证的发生，阐发了气郁、湿郁、痰郁、热郁、血郁、食郁之六郁论，并详细描述了六郁的症状特点。朱丹溪治郁强调以调中为大法，突出顺气为先之原则，创制越鞠丸等解郁，并具体提出随气、血、痰、火、湿、食六郁之不同而采用辨证治疗之法。显然，朱丹溪已明确认识到，人体气、血、痰、火、湿、食的滞留，是郁证临床常见的重要病变类型，这一论述颇得后世医家的推崇。

戴思恭继承朱丹溪之说，对其治六郁皆在中焦的理论做了详尽的阐述，"脾胃居中，心肺在上，肾肝在下，凡有六淫、七情、劳役、妄动，故上下所属之脏气，致有虚实克胜之变，而过于中者，其中气则常先四脏，一有不平，则中气不得其和而先郁。更因饮食失节、停积痰饮、寒温不通，而脾胃自受者，所以中焦致郁多也"。由此形成了朱丹溪一派郁证以脾胃为本、六郁为体系的独特学术思想。

**5. 王履五郁治法新论**　对《黄帝内经》五郁治法，王冰最早进行了注释："达，谓吐之令其调达也；发，谓汗之令其疏散也；夺，谓下之令无壅碍也；泄，谓渗泄解表利小便也；折，谓抑之制其冲逆也。"对此，后世医家靡不宗之。但王履却认为王冰之说未能完全阐明经旨，他认为传统的认识阻碍了五郁治法的临床扩展，因此，王履对《黄帝内经》五郁治法做了新的阐释和发挥。王履的贡献首先在于，他能将五郁与五脏功能及病理因素相联系，对本段文字前五句治郁之法做出贴近实际的阐释。如木郁达之，王履反对以吐训达，他举例说明了达木郁的具体方法。如肝性急，怒气逆，胁肋或胀，火时上炎，治以苦寒辛散而不愈者，则用升发之药，加以厥阴报使从而治之；又如风入土中为飧泄，则以清扬之剂举而散之。此外，王履对发之、夺之、泄之、折之等治法也有精辟阐释。总之，王履能结合《黄帝内经》以后医家的经验对五郁治法做出实践性的阐释，极大地丰富了郁证的治疗方法。其次，王履认为五郁治法不仅在于攻邪解郁，也包括扶正解郁。他指出，郁证日久，正气必损，即使邪气去，也要注意调其正气，这就是《黄帝内经》"然调其气"的深层含义，这种认识颇有新意。

在继承和发扬《黄帝内经》理论、张仲景治郁思想的基础上，金元医家对郁证已经有了全新的认识，从《黄帝内经》五郁论，到朱丹溪阐释的六郁论，再到王履郁证治法的实践化，反映了中医学对郁证认识的深化过程。由此，郁不仅明确成为一种病理概念，并开始在疾病的辨证和治疗中发挥出指导作用，中医学郁证学说也正式形成。

## 郁证学说体系的完善

**1. 发挥五郁六郁**　《黄帝内经》和朱丹溪对郁证的认识对后世有着较大的影响，明清医家对此深入研究，阐幽发微，提出不少新的见解，使五郁、六郁之说适应范围不断扩大。孙一奎缕析五郁并治法。他继承张子和的思想，将《黄帝内经》五郁治法分属五脏，以木郁属肝脏，火郁为心郁，土郁为脾郁，金郁为肺郁，水郁为肾郁，并以各相应脏腑的功能为基础，来阐明五郁治法，使其含义更加广泛。如火郁发之，已不拘限于升阳散火汤，心火亢盛治用黄连解毒汤、导赤散之类引上炎之火下行，皆有发之意，甚至"思想无穷，所愿不遂，悒郁不乐，因生痰涎，不进饮食，或气不升降，如醉如痴，以木香、石菖蒲、生姜、雄黄之类，帅而动之，亦发之之意也"。孙一奎五郁五脏相关论，在明清时期颇有影响，如张景岳《景岳全书》亦持此观点。

赵献可对《黄帝内经》治郁五法极其推崇，他论述五郁治法颇多沿用王履之注解，但其中也有不少发挥。如他首先立"郁病"这一概念，强调郁病以木郁为本，并提出的"以一法代五法"之治郁观点，对后世影响较大。沈金鳌将郁证理论进行了系统总结和比较，他归纳了各种郁证理论，认为"《黄帝内经》之论五郁是言脏气，论六气之郁是言客气；丹溪论郁是言病气，皆当稔悉。此外，又有忧愁思虑之郁，先富后贫曰失精，先贵后贱曰脱营，此郁开之极难，然究不外木达火发之义"。治疗上他主张"治郁者惟以五郁为本，详察六气之害，参用朱丹溪、赵献可之论，庶乎得矣。总之，凡治诸郁，均忌酸敛滞腻，宜开发意志，调气散结，和中健脾"。以五脏为本，审查致郁之因，参朱丹溪、赵献可之法，这些论述颇能提纲挈领。沈金鳌对郁病发病也有独到见解，他特别强调内因"诸郁，脏气病也，其原本由思虑过深，更兼脏气弱，故六郁之病生焉"，这一论述深合《黄帝内经》郁证发病体质之旨。

**2. 倡导百病兼郁**　在实践中，明清时期许多医家逐步认识到六淫外感、七情内伤等诸因素均可成为致郁之病因而导致郁证之发生，郁是多种疾病的关键病机。如李用粹提出"有病久而生郁者，亦有郁久而生病者，或服药杂乱而成者"。说明郁证不仅是致病原因，也是疾病产生的病理因素，同时与治疗不当也有关。外感病方面，赵献可强调郁是感受邪气后的重要病机，从而提出伤寒为郁火的观点，认为温病、伤寒变热等病机关键在于郁火。此后，叶天士对郁证在外感病中的发生规律做了较好的总结。他认为"六气着人，皆能郁而致病，如伤寒之邪郁于卫、郁于营，或在经、在腑、在脏，如暑湿之蕴结在三焦，瘟疫之邪客于膜原，风、寒、湿三气杂感而成痹证。总之，邪不解散即谓之郁，此外感六气而成者也"。吴澄提出"百病皆生于郁"的观点。他认为郁分内外，"内郁者，七情之郁也。外郁者，六气之郁也"。七情之郁常见有三，即所谓怒郁、思郁、忧郁，同时也有喜悲惊恐致郁，外郁则指六淫之郁。

在此基础上，他从五行、脏腑、病理因素、致病原因等角度将郁证分为五郁（木、火、土、金、水）、脏腑郁（心、肝、脾、肺、肾、胆）及气血痰食火湿风寒热等郁，并进行分类论证。此外，吴澄还提出"药郁""更有一种汤药杂乱，滋补妄投，病无增减，心中愦愦，无可如何之状，因药不合症，郁上加郁，固结弥深，有成药郁者"，提示医者药物错投亦可致郁。吴澄对郁证的分类，不仅全面地总结了前人的理论，也提出了不少自己独到的见解，但其中的缺陷也显而易见，如五郁与脏腑郁中很多证型名异实同，本身就有矛盾之处。

**3. 重视情志致郁** 明清医家逐渐开始注意情志因素在郁证发病中的作用。徐春甫曰："郁为七情不舒，遂成郁结，既郁之久，变病多端。"明确指出郁证的病因是七情不舒，且郁久可导致多种疾病。张景岳提出了"因郁致病"和"因病致郁"的观点，认为外感属于因病致郁，情志所致则为因郁致病。李用粹、赵献可曾先后提出郁症、郁病之名，显示出明代医家对郁的重视，但其主要内容还是指郁的病机，与前人名异实同。张景岳"因郁致病"明确了情志郁病的含义，他将情志郁病分为怒郁、思郁、忧郁。怒郁常得之"大怒气逆之时"，思郁"积疑任怨者皆有之"，张景岳之忧郁实包括了悲忧惊恐等情志因素，忧郁者"多以衣食之累，利害之牵，及悲忧惊恐而致郁者。总皆受郁之类。盖悲则气消，忧则气沉，必伤脾肺；惊则气乱，恐则气下，必伤肝肾。此其戚戚悠悠，精气但有消索，神志不振，心脾日以耗"。他以"离者失其亲爱，绝者断其所怀，菀谓思虑抑郁，结谓深情难解"为例，说明生离死别、忧愁思虑等皆可引起强烈情绪变化而致郁。

**4. 注重培元舒郁** 明清医家在继承前人的有效治疗方法外，创造性地提出虚郁相关并重的治疗思想，使郁证论治方法得到了极大的发展。张景岳强调郁证宜分清虚实论治，如怒郁，初病气逆为实，怒气去脾胃伤为虚；思郁，初病气结为实，久病中气虚为虚；忧郁病则属虚。治疗上，他以虚实变化为依据，详细地归纳了治疗方药，如初起气郁为主，治宜解肝煎、六郁汤、二陈汤、平胃散等；肝郁动火，宜化肝煎；气郁生痰，宜温胆汤；肝郁脾虚，宜五味异功散、归脾汤之类调养之。妇人思郁不解，血气日亏，宜逍遥饮。思虑过度，遗精滑泄，心肺不摄者，秘元煎；肝肾不固者，宜固阴煎。心脾两伤，气血日消，宜寿脾煎或七福饮。张璐主张"治法总不离乎逍遥、归脾、左金、降气、乌沉、七气等方，但当参究新久虚实选用，加减出入可也"。所谓"参究新久虚实选用"，即郁初起在气分，宜先用越鞠、四七，郁久耗伤正气，当用逍遥、归脾之类。

吴澄认为行气开郁化痰适用于郁病初起气滞郁结不开，对于久郁虚损之人，又当以"培补真元"为法，不可"日以行气化痰开郁为事"，从而形成了培元舒郁的治疗思想，并把逍遥散、补心丸并归脾汤列为治郁两大法门。陈士铎认为郁的形成，正气不足是其中重要原因之一。其病机有二：一是郁发生于七情内伤，久则正气多有不足；二是扶正之品与解散之品同用，既可防止其伤正，又能鼓舞气血运行。因此，治疗上宜注意扶助正气，他提出土郁补脾胃、金郁补肾水、水郁于水中补火、木郁滋肝血等补虚治郁的思想和系列方剂。陈士铎特别注重情志抑郁，做了专门讨论，指出"倘有困卧终日，痴痴不语，人以为呆病之将成也，谁知是思想结于心，中气郁而不舒乎"，并创解郁开结汤，方中归芍白术用量较大，也体现补虚解郁的治疗思想。叶天士对郁病的病机认识深刻，认为郁则气滞，气滞久必化热，热郁则津伤。初病在气分，久病在血分。他十分重视顾护正气在治疗郁证中的重要作用，强调"郁者至久，元气未有不伤，克伐屡投，随散而随郁者，比比然也。于此当顾虑根本，权其重轻，或攻补兼施，使邪衰而正胜，或专行于补益，俾养正以除邪"。治疗上，除继承前人有效方法如逍遥散、越鞠丸、温胆汤、归脾汤等外，叶天士提出治肺、治心、治血的独特方法，如气机不利常用枇杷叶、杏仁、瓜蒌皮、紫苏子等治肺以展气化；心气不足，常用人参、石菖蒲、龙骨、酸枣仁、远志、茯神等益气利窍；病在血分，桃仁、当归须、生白芍、丹参等辛润通络。

总之，随着郁证认识的不断拓宽，明清医家旗帜鲜明地提出"百病兼郁"这一论点，并完善了郁证的辨证治疗体系和方法，这说明郁已不能仅仅被看作是病机概念，它所包含的丰富内容已经成为中医学中的一个重要学说，指导认识和治疗各种疾病。

中医学"郁"的概念、治疗理论源于《黄帝内经》，《黄帝内经》五郁的提出有其哲学含义在内，故五郁之郁主要指自然界的郁塞状态。将郁视为人体内精气不畅的病理概念并分证治疗始于张仲景，此后得到金元时期医家的继承，同时在发扬《黄帝内经》五郁的基础上，郁明确成为一种病理概念。明清一代将其分为脏气郁、病气郁、客气郁、情志郁、药郁来进一步对这一概念进行深入探讨，揭示了其形成的原因、发病的病位、病理因素和治疗方法。《黄帝内经》对情志致病的论述无疑具有指导作用，随着宋金元时期对情志概念的不断明确，明清医家已经认识到怒、忧、思、悲等忧郁类情志，以及引起这些精神情志变化的社会因素、个体因素，并就其发病特点、精神症状、辨证治疗方法做了阐述，从而提出情志郁的概念。总之，中医学历代对郁证类型的认识有五种：①脏气郁。脏气郁的提出将脏腑辨证引入到郁证治疗中，将五郁分属五脏，十分明确地提出五脏郁，并把木郁、土郁作为其核心。②病气郁。病气郁从张仲景郁证体系至朱丹溪六郁形成了相对完整的理论和治疗方法，从而羽翼五郁辨证，形成了郁证辨证论治两大体系。③情志郁。即七情致郁，其中以怒、思、忧为主。情志郁的提出是明清时期郁证学说发展的鲜明特点。明清医家初步认识到忧郁类情志如怒、忧、思等可致郁，研究了引起这些精神情志变化的社会因素、个体因素，并对相关精神症状做了详细描述，就其发病特点、治疗大法做了阐述。④客气郁。即外感之郁，指六气感人为郁，体现了郁证学说对外感病的指导作用。⑤药郁。指因治疗失误而致郁。明清医家对药郁的认识仅局限于服药杂乱而成，因药不合症，郁上加郁等初步认识，则为提示后人不可妄药致郁。在深入研究郁证学说中的理法方药的基础上，将之有效地运用到各种疾病的认识和治疗当中，不断探索中医治疗疾病的新路，这应当是郁证学说发展的新方向之一。

# 64　论中医郁证

　　郁证不是单一的一种或是一类疾病，而是在疾病的发展过程中，出现脏腑气血紊乱、抑遏不出的症状。广义上，郁证泛指由外感六淫、七情内伤等多种因素引起的脏腑气机不和，从而导致多种病理产物滞塞和郁结之证。狭义上，仅指因情志因素而导致的气机阻滞，情志失常。学者方跃坤等总结各医家对郁证的认识，进一步对其病理基础、病机特点、转归及治法进行了分析阐述。

## 郁证的理论基础

　　郁本义为"香气浓烈""繁茂"之意，在此引申为"忧愁"。而观其郁字，有积滞、蕴结不得透发之义。其滞而不能发越之态，象应在人体，表现出脏腑瘀滞、气机不畅、气血失和或是情志所伤，皆可用"郁证"概括。《素问·六元正纪大论》有木郁、火郁、土郁、金郁、水郁，属五气之郁，表明了天地五气运化失常，生长化收藏不行其令，而发作逆乱。郁之太过或不及，"乃致当升不升，当降不降，当化不化，而郁病作矣"。《素问·血气形志》中也谈及了情志抑郁对疾病的影响，"形乐志苦，病生于脉……形乐志乐，病生于肉……形苦志乐，病生于筋……形苦志苦，病生于咽溢……形数惊恐，经络不通，病生于不仁"。此后一些医家在继承《黄帝内经》郁证理论的基础上，将郁证归纳为脏腑气机阻滞，引起气血不和，而致痰、湿、气、火、食等郁结于体内而产生的病证。汉代张仲景《金匮要略》最早记载了属于郁证的脏躁及梅核气两种证候；元代朱丹溪的《丹溪心法》在综合七情六淫等内外病因的基础上，进一步提出了"气、血、火、食、湿、痰"致郁的六郁之说；张景岳扩充了郁证的范围，把郁证分为"因病而郁"和"因郁而病"两大类，提出了凡气血一有不调而致病者，皆得谓之郁证。北宋陈无择在《三因极一病证方论》则阐述了"郁不离乎七情"的观点；后清代《张氏医通》言郁证多缘于志虑不伸，而气先受病。

　　历代医家对郁证的理论研究，总结起来大致可分为三种：一是外生诸邪，如外感六淫，寒热交替的变化，引起内外失和而积聚于体内；或是厚食肥甘，当化不化，停滞不通，久而成火、痰、湿等，则生郁证。二是以朱丹溪为代表的医家认为"气血冲和，万病不生，一有佛郁，诸病生焉"，指出人体气血津液的代谢失常，痰、湿等滞留于体内是郁结的根本所在。三是认为情志抑郁是郁证主要的致病因素。正如宋代陈无择曰："七情，人之常情。动之则先自脏腑郁发，外现于肢体，为内所伤。"叶天士在《临证指南医案》中也提及"盖郁证全在病者能移性易情"。

　　但无论是情志之郁，还是因脏腑内伤，致气血失和，内聚痰、湿、食、火等郁，其象皆有郁。而郁者，抑也，受困之谓，因此凡能引之成困者皆可致郁。恰如清代林佩琴在《类证治裁》中认为"凡病无不起于郁者"；而王安道在《医经溯徊集·五郁论》同样指出"凡病之起也，多出乎郁。郁者，滞而不通之义。或因所乘而为郁，或不因所乘本气自病而郁者，皆郁也"。因此郁证不论是外邪积聚，还是脏腑失调，情志所伤，致气机疲滞不畅，湿诸邪内生者，皆有郁结不得发越之象，可以作为郁证的统称。

## 郁证的病机特点

　　清代李用粹曰："郁乃滞而不通之义。或七情之抑遏，或寒暑之交侵，而为九气佛郁之候。或雨雪之浸淫，或酒食之积聚，而为留饮湿郁之候。"由此可知郁证是外感六淫、七情内伤等因素作用下致脏腑气机紊乱，气血津液佛郁，留而不去的一系列证候的统称。因此，郁证的病机特点大多都是气机抑遏，虚实夹杂，多脏受累。总结诸多郁证主要可分为郁在脏腑和郁在气血两方面。

郁在脏腑。以脾胃为例。脾胃乃仓凛之官，气血生化之源。脾主运化，胃司受纳，通主水谷。而脾胃皆位于中焦，可和济水火之机，升降金木之轴，是调节人体的重要枢机之一。《四圣心源》谈及脾胃曰："胃主降浊，脾主升清，湿则中气不运，升降反，清阳下陷，浊阴上逆，人之衰老病死，莫不由此。"因此脾胃功能正常则化生水谷精微，水精四布，五经并行。反之，脾胃受郁，气机升降失调，转输运化无力，则使清扬不升，痰湿积聚。同时，脾胃受困，水谷不能运化，布散全身，在下者，胃肠传导失司则成便溏，在上者，心脏未得脾胃之精微而致心悸失眠。故一脏受郁，五脏之气郁滞必会受其影响。而若脏腑气血经络通达调和，肝行疏泄得令，脾气升清，胃气降浊，则枢机通畅，气血自行。

郁在气血。《黄帝内经》曰："出入废则神机化灭，升降息则气立孤危。"气血受郁，升降出入一旦失常则阴阳之气的升降出入运动受到影响，体内外的物质交换停滞，势必会使邪有所侵，而引起多种病变。"气血冲和，万病不生，一有佛郁，诸病生焉"，因此气血充沛，气机调达，可使五脏气血和畅，功能正常，使"目得血而能视，耳得血而能听，手得血而能摄，掌得血而能握，足得血而能步，脏得之而能液，腑得之而能气"。

无论是郁在气血，还是郁在脏腑，其气机皆抑遏不通，或生痰、热实邪等，或使脏腑虚损，而日久迁延难愈。气郁日久，可由气及血发展为血郁；亦有气郁使痰湿积聚而成湿郁；而若气郁伤及脏腑，若在肝脏，使肝有力不能舒而成肝郁。在肺脏者，使肺气愤郁不能宣发而成肺郁。因此郁证日久，诸郁可相因为病，使病证复杂。

## 郁证的病机转化

随着郁证迁延日久，由于体质、病因、病位各异，且郁生诸邪的性质又复杂多变，其转归的变化难以统一。但我们如果从根本上把握郁证转归的特点，往往能起到"高屋建瓴"的效果。总结郁证的转归大致表现在以下三个方面：

郁多化火。不论是情志不舒，或是素体亏虚，气血津液不行，或是内生痰、湿、食、火等，皆可致气机输布不利，升降失常而成气滞，气滞郁久便成郁热，其热郁久，则更灼伤津液，使虚热实火相杂，其郁愈甚，其热愈甚。即《黄帝内经》中也提及"阳热易为郁结"，刘完素"六气皆从火化"学说。

郁多兼它邪。郁证的发生，主要表现在气血的病理性变化，但无论是气机的升降出入失常引起的气郁，还是脏腑失调，导致的食结、痰湿、血瘀等内邪之郁，抑或是情志所伤之郁，在演变和发展的过程中，几者往往相互夹杂，互为影响，而郁久诸郁相合，更有难解难分之势。如情志之郁久，往往使气机受阻，亦可发为气郁。气郁不畅，伤及脾胃，胃气呆滞而成食郁，症见脘腹饱胀、嗳气酸腐、不能食；气郁化火，灼伤津液，可炼液为痰而成痰郁，症见"动则喘满或嗽，寸脉沉而滑，是痰郁"；痰湿阻滞，气血不行而致血瘀，血郁者症见"四肢无力，能食便红，脉沉"；诸郁相杂，变化多端，因此在治疗时应当结合诸郁的特点综合考虑。

郁久必虚。素体痰、湿、火、食等积聚其中，使脏腑功能代谢运化失常，气血津液，当行而不能行，甚而阻滞。再者寒、痰、湿之阴邪，内伤阳气，火热酒食之阳邪，灼伤阴精，气血化源无力，所以往往呈现出越郁越虚、越虚越郁的状态。故郁久不去，气血难生。通过郁证的转归化趋势，可知郁证发展到后期之变化多端复杂，因此临证应当重视郁证的转归变化，防微杜渐。

## 郁证的治法

郁证不是单纯诊察疾病的症状，而是探求疾病内在的病理关系，开其郁结，使邪有所出。由于郁证病机的复杂性，临证尤应重视郁证的演变规律，既可控制郁证传变，亦从根本上达到解郁开结的目的。

大抵诸病多有兼郁，此所以治有不同也。《黄帝内经》曰："凡火所居，其有结聚敛伏者，不宜蔽遏，故当因其势而解之、散之、升之、扬之，如开其窗，如揭其被，皆谓之发，非独止于汗也。"明确指出了治疗郁证的关键是从郁论治，不论何法，能开其郁结者，皆是治郁之法。何梦瑶《医碥·郁》曰："丹溪分六郁……大要以理气为主，盖气滞则血亦滞，而饮食不行，痰湿停积，郁而成火，气行则数者皆行，故所重在气，不易之理也。"气机之不利是郁证演变的基础，故治法中提倡先宣畅气机，旨在从根本上祛除病因，条达气机。而针对其气滞化火之因近代医家赵绍琴常以升降散化裁，清泻火热、调畅气机。郁证病久，可兼夹诸郁，使脏腑功能紊乱，气血津液失调，进而累及其他脏腑，故食结、痰湿、瘀血等可单独为患，亦会相因而病。例如，赵献可《医贯》曰："又气郁而湿滞，湿滞而成热，热郁而成痰，痰滞而血不行，血滞而食不消化，此六者皆相因而为病者也。"故宣畅气机以治气郁，恐其气郁化火，佐以清热，升清降浊。气滞而食结者，治宜消食解郁，用食郁汤；火郁而炼液成痰湿者，治宜涤痰燥湿解郁，用痰郁汤；痰湿内阻而致血瘀者，治宜和血解郁，可用王清任血府逐瘀汤。郁久必虚，实邪在内而存，痰、湿、食、火等耗伤津液，阳气不行，致阴损伤阳，其虚愈甚。故当虚实兼顾，则使阴阳平衡，邪去正安。因此周绍华在治疗郁久转虚之证时，十分重视养血安神，清热除烦，方用天王补心丹化裁，标本兼顾。虚实相杂，是郁证后期较为复杂的病证，治当分清虚实。《黄帝内经》曰："其高者，因而越之；其下者，引而竭之；中满者，泻之于内；其有邪者，渍形以为汗；其在皮者，汗而发之；其栗悍者，按而收之，其实者，散而泻之。"由此可知，宣畅气机非治郁之独一法门，发汗法，补益法等能消其郁结，使邪有所出，皆可视治郁之法，而法无定法，治郁之要应从郁论治，理气达郁，辨明虚实。此外，例如，《类证治裁·郁证》曰："七情内起之郁，始而伤气，继必及血，终乃成劳。"郁证与情志密切相关，因此治疗还应重视患者的生活心理，在精神情志上给予疏导。

　　郁证是指以气机升降出入失调为基本病机，而逐渐延伸为凡能令气血阻滞、脏腑不和者都可发为郁证。而郁证由于病性、病位、病势转归的不同，能衍生出伤食痰郁、气滞血郁、脏腑之郁、情志之郁等各种郁证，诸郁相杂，互为影响。郁证日久，则可见郁多化火、诸郁相兼、郁久必虚的趋势。因此针对其治法，提倡以宣畅气机为先，临证或补或温，结合不同时期郁证发展的程度，综合素体强弱，正邪斗争的阶段，体现辨证论治的治疗原则。

# 65 五脏致郁论

现代中医学认为，郁证是由于情志不疏气机郁滞所致，以心情抑郁、情绪不宁、胸部满闷、胁肋胀痛，或易怒喜哭，或咽中如有异物梗塞等症为主要临床表现的一类病症。包括抑郁症、神经衰弱、焦虑症、癔病、强迫症及更年期综合征等。因郁证在现代中医学中的含义主要指情志郁结，亦可称为郁病。现代社会的繁荣、发展所带来的各种压力，让郁证成为人们患病的重要因素之一，严重威胁着人类的生命健康，促使人们对郁证越来越重视，尤其是情志所引起的郁证，更应得到社会的关注。学者李文雄等认为，正确认识和掌握郁病的辨证施治，应全面认识郁病与五脏六腑的关系，"诸病皆起于郁""五脏六腑皆令人郁"。故就五脏六腑与郁病的关系、治疗等做了颇有见解的论述。

## "郁"的含义溯源

关于"郁"的论述，始见于《黄帝内经》。《素问·六元正纪大论》中关于五脏之郁的病变及其治疗的论述，奠定了中医郁证学说的理论基础。其后，历代医家不断对郁证学说进行补充和发挥，使其日臻成熟与完善。王冰对五郁之治进行了注释，认为"达"即吐法，"发"即汗法，"夺"即下法，"泄"为利小便，"折"为抑制冲逆，具化了郁证的治疗法则，开创了"五郁之治"的先河。巢元方《诸病源候论》中明确提出了情志致郁，陈无择则在《三因极一病证方论》中首次将情志作为郁证致病因素。朱丹溪开辟了专篇论述郁证脉症和治疗的先河，提出了以"气郁"为核心的气、血、痰、热、湿、食之"六郁"学说，并创制越鞠丸调理中焦气机，统治六郁。而"郁证"作为一个病名，首见于明代虞抟所著的《医学正传》。明代张景岳开创了从虚论治郁证的先河，突出情志之郁，治疗上强调"以情病者，非情不解"，对后世郁证的研究和实践影响颇深。至清代郁证学说趋于完善，在对前人理论总结和应用的同时又有创新，如叶天士在情志治疗上提出"移情易性"的方法；王清任指出郁证中瘀血的重要性，并用血府逐瘀汤治疗郁证。

## 五脏六腑皆令人郁

**1. 从肝论治** 《医碥》曰："郁则不舒，皆肝木之病矣。"肝主疏泄，其用属阳，又主藏血，其体属阴，故有"肝体阴而用阳"之说。从中医临床上看，肝主疏泄功能主要体现在调畅气机、调节血量以及调畅情志三个方面。血液的运行和津液的输布代谢，有赖于气机的调畅。肝气疏泄，调畅气机，使全身脏腑经络之气的运行畅达有序。肝主藏血，当机体活动剧烈或情绪激动时，肝脏通过肝气的疏泄作用将所贮藏的血液向外周输布，以供机体的需要。当人体处于安静或情绪稳定时，机体外周对血液的需求量相对减少，部分血液便又归藏于肝。《素问·五藏生成》曰"人卧血归于肝"，王冰注解曰："肝藏血，心行之，人动则血运于诸经，人静则血归于肝藏。何者？肝主血海故也。"情志活动分属五脏，但由心所主，心主神志与心主血脉息息相关，而血的运行依赖于气机的调畅，肝气的疏泄功能正常，则气机调畅，气血和调心情舒畅，情志活动正常。若肝失疏泄，气必先郁，肝气郁结日久或失治，终必生热化火，即"气有余便是火"。现代研究证实，抑郁症的核心症状群表现为心境低落、兴趣丧失、精力下降、意志活动方面表现为决断困难，这与中医学中肝气虚肝阳虚的症状吻合。

明代赵献可认为，"盖东方先生木，木者生生之气，即火气。空中之火，附于木中。木郁则火亦郁于木中矣，不特此也。火郁则土自郁，土郁则金亦郁，金郁则水亦郁。五行相因，自然之理，唯其相因也。予以一方治其木郁，而诸郁皆因而愈"。周学海认为，肝气不疏乃百病之原由，故治病"必以和肝之法参之，和肝者，伸其郁，开其结也，或化血，或疏痰，兼升兼降，肝和而三焦之气化理矣，百病有不就理者乎"。李勇等应用疏肝解郁方和帕罗西汀分别治疗 40 例抑郁症患者，结果显示抑郁症患者血清脑源性神经营养因子（BDNF）及神经生长因子（NGF）水平低于正常人，经过疏肝解郁治疗后，BDNF、NGF 水平明显升高，同时抑郁症状得到改善，提示疏肝解郁方可以发挥神经保护作用，具有抗抑郁症作用。曹金婷运用吴茱萸汤治疗神经官能症 100 例，结果痊愈 51 例，显效 20 例，好转 16 例，无效 13 例，有效率为 87%。说明从肝论治郁证，使其刚柔相济，脏腑气机升降正常，疗效显著。

**2. 从心论治** 《素问·灵兰秘典论》曰："心者，君主之官也，神明出焉……主明则下安，主不明则十二官危。"心藏神而主神明，心所藏之神，既是主宰人体生命活动的广义之神，又包括意识、思维、情感等狭义之神。人的精神意识和思维活动虽分属于五脏，但总统于心，心神正常，则人体各脏腑的功能互相协调，彼此合作，全身安泰。而神志活动的正常发挥，离不开血气的充养，血是神志活动的物质基础之一，《灵枢·营卫生会》曰："血者，神气也。"心血充足则能化神养神而使心神灵敏不惑而心神清明，则能驭气以调控心血的运行，濡养全身脏腑形体官窍及心脉自身。如心神失养，心气运行不畅，血液运行阻滞则发为心郁。《灵枢·口问》曰："心者……故悲哀忧愁则心动，心动则五脏六腑皆摇。"现代分子生物学亦证实心脏不仅是一个血液循环系统的器官，也是人体内一个重要的内分泌器官，当其受到相应刺激时，会产生和分泌多种激素和血管活性物质，引起机体神经-内分泌-免疫系统调节失常，最终表现以情绪低落为主的机体多组织、多器官功能紊乱的非特异性综合征。华岫云在《临证指南医案》中阐明，郁证虽有思伤脾、怒伤肝等之别，但其根源在于心的功能失调。他指出"其原总由于心"；遣方用药应"不重在攻补，而在乎用苦泄热，而不损胃；用辛理气，而不破气"。张世筠宗其旨意，自拟栀子、莲子心、合欢皮组方，从心辨治抑郁症，疗效显著。谢珍将 113 例更年期抑郁症患者随机分为治疗组（57 例）和对照组 56 例，分别以甘麦大枣汤合归脾汤加减（浮小麦、炒白术、茯神、党参、当归、远志、木香、黄芪、酸枣仁、龙眼肉、大枣、炙甘草等）和口服通脑宁心胶囊治疗。结果治疗组治愈率、总有效率分别为 59.65%、96.49%，均优于对照组治愈率 23.22%、总有效率 83.93%，差异有非常显著性或显著性意义（P<0.05）。杨莉使用归脾汤合黛力新治疗围绝经期抑郁症 68 例，结果证实归脾汤联合黛力新治疗围绝经期抑郁症疗效较好，且使用安全。

**3. 从脾论治** 脾为"后天之本"，主运化和统摄血液。脾气充实，运化功能健全，则能化生水谷精微以养五脏六腑、四肢百骸，使其发挥正常的生理功能，促进人体的生长发育，维持人体的生命活动。脾气健运，人一身之气充足，气足则能固摄血液循脉运行而不逸出脉外。清代沈明宗《金匮要略编注·下血》曰："五脏六腑之血，全赖脾气充摄。"然郁证患者多愁善思，而思则伤脾，脾失健运，气机郁结，影响食物的消化和水谷精微的吸收而成"食郁"，影响水液的输布，必然导致水液在体内停聚而成"湿郁"。例如，《素问·举痛论》曰："思则心有所存，神有所归，正气留而不行，故气结矣。凡此为病，脾气结则……饮食不能运，食不运则血气日消，肌肉日削，精神日减，四肢不用。"现代实验研究亦表明，对抑郁患者做胃电频谱分析，发现其餐后胃运动优势幅值较正常人低。

《灵枢·本神》指出"脾愁忧而不解则伤意"，故出现多思善虑，心悸胆怯，睡眠不安，倦怠乏力，舌质淡，苔薄白，脉细之症状。王任昌应用归脾汤加味治疗抑郁症 43 例，总有效率为 83.7%，效果明显。李东垣《脾胃论》亦曰："治肝、心、肺、肾，有余不足，或补或泻，唯益脾胃之药为切。"脾胃为后天之本，后天之本强健，则气血生化有源，肝肾之精充沛，身强体健，百病不生，此乃培土扶木之法。据此，临床医者针对脾胃功能受损程度的不同将郁证分为三期，初期脾胃功能正常，治疗需顾护脾胃，做到未病先防；中期脾胃功能受损，痰、湿、瘀等病理产物产生，需健脾化痰、祛湿、行瘀；后期脾胃阴阳之气受损，则以恢复其阴阳平衡为要。赵晶认为郁证的发生与脾脏的生理特点有着紧密的联系，治疗郁证可以从脾入手论治。临床上分为脾胃气郁证、脾虚失神证，前者宜理脾助运开郁，方用越鞠丸加减，后者宜健脾养血安神，方用归脾汤加减，疗效满意。

**4. 从肺论治**　《素问·至真要大论》指出"诸气膹郁，皆属于肺""肺为五脏华盖"，主气司呼吸，为宗气出入之所，气机升降之枢。肺气宣发，浊气得以呼出；肺气肃降，清气得以吸入；肺的宣发和肃降运动协调有序，则各脏腑经络之气的升降出入运动协调。若外邪袭表犯肺，肺气失宣，或内伤及肺，肺气失于宣降，皆可致肺气郁闭，宣肃失职，气机失畅，发为咳、喘、水肿等肺郁证。季楚重从肺气的升降失司来论郁证，认为"郁者，清气不升，浊气不降也。然清浊升降，皆出于肺，使太阴失治节之令，不惟生气不升，收气亦不降，上下不交，而郁成矣。"现代有学者发现，抑郁症患者有下丘脑-垂体-肾上腺轴、下丘脑-垂体-甲状腺轴、下丘脑-垂体-生长素轴的功能异常，其基础为脑脊液中促肾上腺皮质激素释放激素（CRH）含量增加，而肺除了主要的呼吸功能外，还具有灭活上述激素的功能。

喻嘉言针对"诸气膹郁，皆属于肺"的机制，创立了清燥救肺汤，以清金保肺立法。《成方便读》曰："此必六淫火邪，外伤于肺，而肺之津液素亏，为火刑逼，是以见诸气责郁，诸痿喘呕之象。然外来之火，非徒用清降可，《黄帝内经》有火郁发之之说，故以桑叶之轻宣肌表者，以解外来之邪，且此物得金气而柔润不凋，取之为君；石膏甘寒色白，直清肺部之火，享西方清肃之气，以治其主病……则膹郁喘呕之证皆可痊矣。"《续名医类案》曰："朱氏郁郁神识不清，胸满谵语，上不得入，下不得出，此因郁所伤，肺气不降所致，但通其肺气。用紫菀宣太阴以清气化；干葛透阳明以散火郁；枳、桔散胸中之结；杏仁、紫苏子导肺中之痰。"一剂而脉转神清。

**5. 从肾论治**　肾为"先天之本"，主藏精，而精是构成人体和维持人体生命活动的最基本物质。《灵枢·决气》曰："两神相搏，合而成形，常先身生，是谓精。"人的先天之精源于父母的生殖之精，是禀受于父母的生命遗传物质，决定着人的体质，禀赋不足则易感神志病。亦即张景岳曰："禀赋不同，情志亦异。"此与现代医学中遗传因素在抑郁症病因中占很大比例的认识有异曲同工之处。《素问·保命全形论》指出"慎守勿失，深浅在志"，认为志是对神志活动的高度概括，是精神活动的集中体现；而在所有七情反应中，意志是决断力，是其枢纽和关键。说明肾藏志与神志活动具有密切的关系。另《医方集解》曰："人之精与志皆藏于肾，肾精不足则志气衰，不能上通于心，故迷惑善忘也。"即若肾精不足，髓海空虚则神明不用，五脏神志活动无所主，出现喜怒无常、悲忧无度、思虑过度、郁郁寡欢等神志异常表现，发为抑郁症。现代研究表明，中医"肾"的本质包括了神经内分泌系统功能。中医肾虚不仅有下丘脑-垂体及其所属三个靶腺（肾上腺、甲状腺、性腺）轴上不同环节、不同程度的功能紊乱，同时还存在免疫功能的紊乱，而这些紊乱是许多神志病的主要病理机制之一。

《素问·生气通天论》曰："阴平阳秘，精神乃治。"肾阴肾阳为全身阴阳之根。郑晓霓等认为，长期抑郁症的主要病机为脏腑阴阳失调，导致脑髓亏虚，故治疗应以补肾填精为主，辅以化痰开窍、行气活血等。正如《灵枢·经脉》指出"人始生，先成精，精成而脑髓生"；且临床显示补肾药抗抑郁的疗效显著，代表方剂如地黄饮子、补肾解郁汤、疏肝补肾方、地黄逐瘀汤、补肾调肝清心方等，而最常用的药物有熟地黄、枸杞子、淫羊藿、山药、刺五加、人参、杜仲、何首乌、山茱萸、续断、菟丝子等。另外，现代医学研究发现补肾药能够促进骨髓间充质干细胞和神经干细胞增殖分化。郭二霞用补肾化瘀法（六味地黄丸合血府逐瘀汤加香附）治疗老年郁病患者 62 例，治疗组治愈率及总有效率分别为 71.43%、92.24%，疗效明显优于对照组（谷维素片治疗组）。

情志致郁多为脏腑功能失调，进而出现一系列不适症状，郁为五脏六腑之病，例如，《景岳全书·郁证》指出"凡诸郁滞……或脏或腑，一有滞逆，皆为之郁"。因此，郁证治疗首先应调和五脏，从五脏相关进行辨证论治。然郁证多有气机不畅，情志不遂，治疗亦应重视理气药物和心理疏导的治疗作用。

# 66　郁的五神辨治

中医五神学说是古人对人类精神、心理活动乃至部分生理活动的认识，由神、魂、魄、意、志五种基本要素构成。在中医五神理论的指导下，重新解读郁的辨证论治，并形成郁的中医五神辨治体系，以实现郁证临床治疗的有效性与特色性。学者王娜等就此做了颇有新见解的论述。

## 郁之古代研究

郁之说法首先源于《黄帝内经》的"五气之郁"，《素问·六元正纪大论》中提出了五常之气太过不及郁而可致土郁、木郁、金郁、火郁、水郁之发，故有"郁极乃发，待时而作"之说。即天地运气失常太过，自然界的异常变化，影响人体使之易受病邪侵袭，而产生相应的各种疾病。对于五郁所致疾病，则有详细描述，《黄帝内经》中有"木郁达之，火郁发之，土郁夺之，金郁泄之，火郁折之"等。《灵枢·寿夭刚柔》曰："忧恐忿怒伤气，气伤脏，乃病脏。"因此可依所伤或所起的脏腑经络进行辨证。对郁的专篇论述，始于金元《丹溪心法》，其曰："气血冲和，万病不生，一有怫郁，诸病生焉，故人身诸病，多生于郁。"在"五气之郁"的基础上，提出"六郁论"，即气、血、痰、火、湿、食六郁，并创立越鞠丸、六郁汤等名方。可以看出，《黄帝内经》重点从发病原因上对郁做了论述和概括，《丹溪心法》则主要从病机及发病演变上着眼加以发挥。

《医学正传》首次提出郁的病名，逐渐把情志之郁作为郁证的主要内容。明清之后，随着对郁的认识深入，又倡导除情志之外的外感内伤诸因素均可致郁。例如，《景岳全书》曰："凡诸郁滞如气血食痰风湿寒热，或表或里或脏或腑，一有滞逆，皆为之郁。"并提出"因郁而病""因病而郁"。创立了小柴胡汤、桃核承气汤、瓜蒂散、栀子豉汤、茵陈蒿汤、麻黄连翘赤小豆汤等治郁诸法。赵献可提出，除情志之郁外，"伤风、伤湿、除直中外，凡外感者俱作郁着"，并主张"五行相因"为病之观点，且以木郁引起诸郁最为普遍。因而临证倡导首治其木郁使肝胆之气舒展，则诸证可自解。指出"以一法代五法""一法可通五法"的观点，以逍遥散为主方，配合左金丸、六味地黄丸等治郁。此外，还有金元四大家之一的刘完素所倡导的辛凉甘寒开郁，寒热并用开郁等"开郁"法；清代叶天士提到"郁证全在病者移情易性"，强调心理疗法的重要性；清代名医王清任则提出"无故爱生气，是血府血瘀"，强调郁证中瘀血的重要性。

综上所述，郁之说法从《黄帝内经》的五行之郁、脏腑之郁，到金元朱丹溪"六因之郁"，再到明清之后情志、外感、内伤致郁等，对郁的认识不断深化与完善。

## 郁之近代研究

在总结古代"五行之郁""脏腑之郁""六因之郁"等的基础上，近代形成的广义之郁是泛指外感六淫、内伤七情所引起的脏腑机能失调，因而导致气、血、痰、火、食、湿等郁滞所致气机不得发越的病症。狭义之郁是指情志不舒，气机郁滞而引起的疾病总称。郁的主要临床表现有心情抑郁、情绪不宁、胁肋胀痛，或善哭易怒、咽中如有异物等症。郁证作为神志病症的一部分，西药对其疗效不太理想，而中医却有着独特的论治方法。

# 中医五神辨治体系

临床上的辨治局限于脏腑、六郁、五行辨证，没有考虑疾病形成的真正心理因素，而中医五神学说，则是在充分认识组成人类思维活动的五种基本元素"神、魂、意、魄、志"的基础上，结合躯体器质性与心理性疾病的临床症状，形神合一，探寻疾病中医五神辨治的全新思路。《内经·灵枢》曰："生之来谓之精，两精相搏谓之神，随神往来者谓之魂，并精而出入者谓之魄，所以任物者谓之心，心有所忆谓之意，意之所存谓之志，因志而存变谓之思，因思而远慕谓之虑，因虑而处物谓之智。"是对中医五神内涵的高度概括。

**1. "神"与郁证**

（1）神之内涵：神之含义天地万物变化的规律，人体生命活动的主宰及其外在表现，人的精神、意识、思维活动，中医五神之"神"要素，属于人的心理活动范畴，是表现与外的各种表现和精神心理活动的总指代。"神居高位，总统四神"五神之"神"乃人类独有的最高层次的自觉意识，在精神活动中发挥主宰作用。"形神相俱，神驭于形"神依附于生命体中，同时也给生命体以活力。例如，《灵枢·天年》曰："失神者死，得神者生也。"

（2）神伤之郁：神伤之郁主要表现为神弱失养、神越失控。情志为病，最易伤心神，例如，《类经》曰："情志之伤，虽五脏各有所属，然求其所由，则无不从心而发。神有余则笑不休，神不足则悲。"喜乐过度，耗伤心神，则心神失养，心神散乱。神弱失养则表现为精神恍惚，悲伤易哭，多愁善感。治当选用养心汤、天王补心丹之类，养心安神。神越失控则表现为心神不宁，喜笑不休，喜怒无常，或谩骂喊叫，或时时欠伸，或手舞足蹈。治当选用朱砂安神丸之类，镇静安神。可酌加龙骨、牡蛎等养心安神之品。

**2. "魂"与郁证**

（1）魂之内涵：魂表征一种高级的精神活动，是对信息加工处理的认知过程，是人体本能的潜意识反应。"随神往来者谓之魂"，魂是神的重要组成部分，能够调节神志活动。《黄帝内经》曰："肝藏血，血舍魂。"因此，肝与魂相互依存。

（2）魂伤之郁：魂伤之郁主要表现为魂怒亢乱。《灵枢·本神》曰："肝悲哀动中则伤魂。"魂亢、魂弱或魂乱等魂伤之证，在郁证中表现为性情急躁易怒，易激惹，胁肋胀痛，痛无定处，头胀目赤，耳鸣多梦，杂乱无章，混乱不清。治当选用柴胡疏肝散、丹栀逍遥散之类养心安神，酌加琥珀粉、朱砂镇摄魂魄之品。

**3. "魄"与郁证**

（1）魄之内涵：魄表征人生来就有的低级的本能行为，如二便的排出，亦指人的胆识。除维持低级反应外，有"魄为阴神"之说，因此魄亦有调节神志活动的功能。《黄帝内经》曰："肺藏气，气舍魄。"魂与肺关系较为密切。

（2）魄伤之郁：魄伤之郁主要表现为魄气不足。"肺藏气，气舍魄"肺在志为悲或忧，伤魄则肺精肺气受损，肺气宣降失司，胸胁胀满，善太息，短气胸闷，纳差胆怯，不愿见人，交流障碍，易做噩梦。方选六君子汤合麦门冬汤之类补脾益肺强魄，酌加琥珀粉、羚羊角粉安神定魄之品。

**4. "意"与郁证**

（1）意之内涵：意指思维、意向，是高级的思维活动，为思维活动的第一阶段。《类经·藏象类》曰："一念之主，心有所向，而未定者，曰意。"是"欲动而未动"的状态。意可以调节精神情绪，例如，《灵枢·本藏》曰："志意者，所以御精神，收魂魄，适寒温，和喜怒者也……志意和，则精神专直，魂魄不散，悔怒不起，五脏不受邪矣。"意气充盛之人，思维清晰、敏捷，自我调控能力强，能够自身的调节适应高压的社会环境。此外，"志意司腠理，外邪不入，故五脏不受也"。

（2）意伤之郁：意伤之郁主要表现为意亢多疑、意气不足。"心有所忆谓之意"，意亢则出现敏感多疑，爱钻牛角尖，多思虑，盗汗，易汗出，腹部胀满不适。方选白术散（《太平圣惠方》）之类，取其安顺定意之意。《灵枢·本神》曰："脾忧愁不解则伤意，意伤则悗乱，四肢不举，毛悴色夭，死于春。"意气不足则易伤及心脾，出现心悸胆怯、四肢无力、头晕神疲、反应迟钝、失眠健忘、纳差、面色不华等。方选智意汤（《鸡峰》）之类健脾补意，酌加党参、龙眼肉、黄芪、当归益气健脾生血之品。

**5. "志"与郁证**

（1）志之内涵：志指思维、意志与志向。志是思维活动的最终阶段，是"意"要求强烈时的着手付诸行动的真正意志行动。"志"者，专意而不移也。功能与"意"相似，更有调气血，和五脏之功。

（2）志伤之郁：志伤之郁主要表现为志意消沉。《医经经意》曰："肾藏志，志定足以御肾精，御心神，使不得妄动。"志伤则损伤肾精，在郁证表现为精神抑郁、懈怠、性格懦弱，意志消沉，缺乏克服困难的勇气，心理承受能力差，兴趣狭窄五心烦热，入睡困难。方选河车大造丸之类，以补肾益髓、增志养神，酌加石菖蒲宁神益志。此外，《金匮要略·妇人杂病脉证并治》曰："夫人咽中如有炙脔，半夏厚朴汤主之。"王娜以为，诸郁证，无论有无咽中异物之感，无论是否有痰气郁结之证，均可酌加半夏厚朴汤，取其行气开郁之意。

中医五神辨治系统下的郁证，可以从神弱失养、神越失控、魂怒亢乱、魄气不足、意亢多疑、意气不足、志意消沉七个方面去辨证施治。郁证与中医五神有着密不可分的联系，郁证的中医五神辨治体系的形成，能更好地解决精神疾病带来的困扰。

# 67 郁的中医辨治

郁是中医临床中的常见病证，特别是随着现代科学技术的发展、人们生活方式及疾病谱的明显改变，与心理情志相关的心身疾病，即中医所谓的"郁证"更加多见。郁的辨证论治古今医家都非常重视，学者翟兴红根据中医理论和个人临床实践，对中医郁的辨证论治进行了有见解的阐述。

## 郁的概念

"郁"字从字面解释，有郁滞不通之意，诸多医家的认识较为统一。如刘完素解释"郁者，怫郁也，结滞壅塞而气不通畅"。《叶选医衡》解释"夫郁者，闭结瘀滞痰蓄抑遏之总名"；华岫云《临证指南医案》解释"邪不解散，即为之郁"。郁证的概念有广义和狭义之分。广义的郁证是指外感六淫、内伤七情等诸多因素引起的脏腑功能失调，气血痰火食湿等壅塞郁滞气机不得发越的一系列病证。狭义的郁证指情志不舒，肝郁气滞的病证。

中医对郁概念阐述比较有代表性的是《黄帝内经》的"五郁"之说和朱丹溪的"六郁"之说。

**1."五郁"之说** 郁的提出最早见于《黄帝内经》。例如，《素问·六元正纪大论》根据五行对应五脏的学说，提出了土、金、水、木、火"五郁"的证候和"土郁之发""金郁之发""水郁之发""木郁之发""火郁之发"治则。

**2."六郁"之说** "六郁"的观点源于金元朱丹溪。《丹溪心法》认为"气血冲和，万病不生，一旦怫郁，诸病生焉。故人身诸病，多生于郁"。根据郁的病机证候不同有"气血痰火湿食"六郁。

郁在古代中医文献中并不局限于情志致病的范畴，较之现代郁证的内涵外延更广，其辨证论治的原则亦不完全相同，对临床郁的治疗有很重要的指导意义。郁与七情相关，但不同于郁病。郁病是指精神情志疾病，临床表现为情绪抑郁、多愁易怒、多疑焦虑、恐惧失眠等。而郁则见于包括郁病在内的多种疾病之中，凡气血失和、气机郁滞的证候皆为郁证。因此，郁证和郁病是证候和疾病的区别，临床当辨之。

## 郁的病因病机

人体气机的升降出入正常是维持五脏六腑功能正常和身体健康的重要保证，例如，《素问·六微旨大论》曰："气之升降，天地之更用也……出入废则神机化灭，升降息则气立孤危，故非出入，则无以生长壮老已，非升降，则无以生长化收藏。是以升降出入，无器不有。"李中梓则明确指出"明乎脏腑阴阳升降之力，凡病皆得其要领"。

**1.七情致郁为主因** "阴平阳秘，精神乃治"，精神平和，可以使脏腑气血冲和，身体健康，一旦情志失调或七情过极则影响脏腑气机正常升降出入，气血运行紊乱，疾病随之产生。

郁的发生与喜怒忧思悲恐惊七情密切相关，七情过极、情志失调是郁证的重要原因。如南宋陈无择指出"郁不离七情"，《素问·玉机真脏论》指出"忧恐悲喜怒，今不得以其次，有大病矣"。《景岳全书》对痴呆、癫、狂、痫、郁等与精神因素密切相关的病证论述也颇为详细，特别强调了情志在疾病产生和治疗中的重要性，指出"以情病者，非情不解，若思郁不解致病者，非得情舒愿遂多难取效"。七情致病可伤及不同脏腑，例如，《灵枢·百病始生》指出"怒伤肝""喜伤心""思伤脾""忧伤肺""恐伤肾"。情志致病对人体气机的影响包括"思则气结""怒则气上""恐则气下""喜则气缓"等。其中肝主疏泄、调畅情志在七情致病中起着尤其重要的作用。

**2. 气机郁滞为病机关键**    朱丹溪曰："气血冲和，万病不生。一旦怫郁，诸病生焉。"朱丹溪学生戴思恭在《丹溪心法·附余》中认为"郁者，结聚而不得发越也，当升者不得升，当降者不得降，当变化者不得变化也。此为传化失常，六郁之病见矣"。气血失和、气机郁滞、气机升降失调是导致郁证的病机关键。

郁证是脏腑功能失调的结果。例如，《杂病源流犀烛·诸郁源流》曰："诸郁，脏器病也。其原本于思虑过深，更兼脏气弱，故六郁之病生焉。"中医认为肝主疏泄、调畅气机，脾胃居于中焦、升清降浊，为气体升降之枢纽，三焦主持诸气、总司全身气机和气化，因此人体气机正常运行与肝脏、脾脏和三焦关系最为密切，郁证发病主要与肝、脾胃、三焦有关，同时肺的肃降、大肠传导、其他脏腑协调作用也起着很重要的作用。

历代医家对于郁证的病机有两种不同见解。一是以明代医家赵献可《医贯·血证论》为代表的"木郁"之说，认为"凡郁皆肝病也"，肝主疏泄、调畅气机，肝郁气滞，则诸郁由生，肝气条达，则诸郁而愈。二是认为脾胃居于中焦，为气机升降的枢纽，因此郁病出于中焦。如朱丹溪创立"六郁"说时指出"凡郁皆在中焦"，戴思恭亦曰："郁病多在中焦，六郁例药，诚得其要。"纵观医家虽然观点不同，但共同之处都认为郁证的病机关键在于气机郁滞，总以舒达气机为解郁之要务。

郁证常证候兼杂、虚实转变。初为气滞，多为实证，久则郁而化热化火，影响气血津液运行，可兼夹瘀血、痰湿、食积、郁热（火）等。若失治误治、久治不愈，亦可发展成为癥瘕、积聚、噎膈、痞满、腹胀、胁痛、经闭、崩中、虚劳等一系列变证。《古今医统大全·郁证门》指出"郁为七情不舒，遂成郁结，既郁之久，变化多端"。《丹溪心法》曰"热郁而成痰，痰郁而成癖，血瘀而成癥，食郁而成痞满，此必然之理也。又气郁而湿滞，湿滞而成热，热郁而成痰，痰滞而血不行，血滞而食不化，此六者皆相因而为病者也"。《证治汇补·七情郁证》曰："七情不快，郁久成病，或为虚怯，或为噎膈，或为痞满，或为腹胀，或为胁痛，女子则经闭堕胎，带下崩中，可见百病兼郁如此。"

## 郁的辨证

郁以脏腑气机郁滞为主，临床常表现为多个脏腑气机失调的表现，症状常具有多样性和复杂性，辨证应脉证合参、详审细辨。郁的辨证方法包括脏腑辨证、六郁辨证、七情辨证。

**1. 脏腑辨证**    根据脏腑气机郁滞、功能失调的症状、舌脉进行辨证，代表为《黄帝内经》的五郁辨证和明代孙一奎《赤水玄珠·郁证门》的五脏郁证辨证。《素问·六元正纪大论》将土、金、水、木、火五郁分别对应了人体脾、肺、肾、肝、心等五脏，其主要症状为"土郁之发……民病心腹胀，肠鸣而为数后，甚则瞋肘心痛胁，呕吐霍乱，饮发注下，肿身重""金郁之发……民病咳逆，心胁满引少腹，闪暴痛，不可反侧，嗌干面尘色恶""水郁之发……民病寒客心痛，腰椎痛，大关节不利，屈伸不利，善厥逆，痞坚腹满""木郁之发……民病胃脘当心而痛，上支两胁，膈咽不通，食饮不下，甚则耳鸣眩转，目不识人，善暴僵仆""火郁之发……民病少气，疮疡痈肿，胁腹胸背，瞋面首四支，愤腹胀，目赤心热，呕逆，甚则瞀闷懊恼"。《赤水玄珠·郁证门》指出了五脏郁证的主要表现为"心郁者，神气昏昧，心胸微闷，主事健忘""肝郁者，两胁微膨，嗳气连连有声""脾郁者，中脘微满，生涎少食，四肢无力""肺郁者，皮毛燥而不润，欲嗽而无痰""肾郁者，小腹微硬，精髓乏少，或浊或淋，不能久立"。

**2. 六郁辨证**    金元朱丹溪首创"气血痰火湿食"六郁辨证。"气血痰火湿食"六郁脉证各异，宜脉症合参。朱丹溪门人明代戴元礼在《丹溪心法·六郁五十二》中概括了六郁的脉证："气郁者，胸胁痛，脉沉涩；湿郁者，周身走痛，或关节痛，遇阴寒则发，脉沉细；痰郁者，动则喘，寸口脉沉滑；热郁者，瞀闷，小便赤，脉沉数；血郁者，四肢无力，能食便红，脉沉；食郁者，嗳酸，腹饱不能食，人迎脉平和，气口脉繁盛者是也。"后世六郁辨治多根据朱丹溪、戴元礼提出的脉症。

**3. 七情辨证**    根据七情对气机影响造成的一系列症状进行辨证。明代张景岳《景岳全书·杂证谟·郁证·论情志三郁》论情志之郁，认为"兹与辨其三证，庶可无误，一曰怒郁，二曰思郁，三曰忧郁"，并详论其证"如怒郁者……多见气满腹胀，而或为倦怠，或为少食""又若思郁者，则为旷女婺妇，及灯窗困厄，积于任怨者皆有之。思则气结，思于心而伤与脾也。及其既甚，则上联肺胃而为咳喘，为失血，为膈噎，为呕吐；下连肝肾，则为带浊，为崩淋，为不月，为劳损""又若忧郁病者，则全属大虚，本无邪实，此多以衣食之累，利害之牵，及悲忧惊恐致郁者，总皆受邪之类，盖悲则气消，忧则气沉，必伤脾肺；惊则气乱，恐则气下，必伤肝肾。此其戚戚忧忧，精气但有消索，神志不振，心脾日久耗伤"。

# 郁的论治

法随证立、方从法出是中医辨证论治的精髓，针对郁的气机郁滞病机，郁的治疗以调畅气机、调和气血为第一要务。主要治则治法如下。《素问·六元正纪大论》提出"木郁达之、火郁发之、土郁夺之、金郁泄之、水郁折之"的"五郁"治则开创了治郁学说的先河，尤其是"木郁达之、火郁发之"的观点迄今仍行之有效，对后世郁证的临床辨治有很大指导作用。对于"五郁"治则，具体治疗方法王冰注解："达，谓吐之，令其条达也。发，谓汗之，令其疏散也。夺，谓下之，令无拥碍也。泄，谓渗泄之，解表利小便也。折，谓抑之，制其冲逆也，通是五法，乃气可平调，后可观其虚盛而调理之也。"治疗郁的根本目的在于调畅气机，调和气血，调整脏腑功能，使五脏六腑气机的升降出入恢复正常，即所谓"疏其血气，令其条达，而致和平"（《素问·至真要大论》）。

（1）疏肝调肝，理气开郁为第一要务：肝主疏泄，调畅气机，调畅情志，七情致郁主要责之于肝，疏肝调肝、理气开郁是郁证的首要治法。正如《医方论·越鞠丸》曰："凡郁病，必先气病，气得疏通，郁于何有？"

在疏肝理气的同时，应调气与通利三焦并重，根据不同病因、病机和兼证对"气血痰火湿食"进行辨证论治，使脏腑、三焦气机畅通。如《丹溪心法·六郁》提出"治郁之法，顺气为先，降火、化痰、消积，分多少而治"；李用粹《证治汇补·内因门·郁证》认为"郁病虽多，皆因气不周流，法当顺气为先，开提为次"；何梦瑶《医碥·郁》曰："盖气滞则血亦滞，而饮食不行，痰湿停积，郁而成火，气行则数者皆行，故所重在气，不易之理也。"疏肝解郁的常用方药包括越鞠丸、六郁汤、柴胡疏肝散、逍遥散、半夏厚朴汤，《三因极一病症方论》治疗"脏腑神气不守正位""喜怒忧思悲恐惊忤郁不行"的七气汤、大七气汤等。

（2）辛开苦降，寒温并用，和解疏利治疗寒热错杂郁证：张仲景《伤寒杂病论》辛开苦降法是治疗痞满的重要方法，辛苦药味同用，辛散苦降，寒温并用，调畅气机，对于寒热错杂的郁证，亦常易取效，常用方药如泻心汤类、四逆散和小柴胡汤等。

（3）根据病程发展，脏腑虚实辨证论治：郁证初期以实证为主，久则虚实夹杂，甚则气血亏虚、脏腑虚损，临床应根据病程发展、脏腑虚实辨证论治。例如，张景岳《景岳全书·郁证》提出"若初郁不开，未至内伤，而胸膈痞闷者，宜二陈汤、平胃散，或和胃煎，或调气平胃散，或神香散，或六君子汤之类以调之。若忧郁伤脾而吞酸呕恶者宜温胃饮，或神香散。若忧郁伤脾而困倦、怔忡、倦怠、食少者，宜归脾汤，或寿脾煎。若忧思伤心脾，以致气血日消，饮食日减，肌肉日消者，宜五福饮、七福饮，甚至大补元煎"。

此外，叶天士《临证指南医案》治郁的经验亦值得借鉴，叶天士治郁贯穿了宣通的原则，用药常用苦辛凉润宣通，忌投燥热敛涩呆补。"用苦泄热，而不损胃；用辛理气，而不破气；用滑润濡燥涩，而不滋腻气机；用宣通，而不揠苗助长"。当代名医赵金铎主张"以一方（逍遥散）治木郁，而诸郁皆解"，亦可供参考。

（4）重视调畅情志，调摄精神：七情与五脏之间相互影响，情志失调是郁证的主要原因，五脏功能变化亦可导致情志异常改变。因此，必须重视调摄精神、调畅情志在郁证治疗中的重要作用，使未病先防、既病防变，巩固和提高郁证的治疗效果。

# 68 从五脏辨治老年因虚郁证

郁证主要表现为精神抑郁、情绪不宁及胸胁胀满等，发病与七情六欲极为密切，与个体平素体质强弱息息相关，"诸郁，脏气病也。其原本于思虑过深，更兼脏气弱，故六郁之病生焉。六郁者，气血湿热食痰也"。年老之人多脏气弱，此为郁证发病的重要内在因素，气血虚衰者如稍有情志刺激，极易引起气机郁滞。郁证病机虽有气滞、血瘀、火郁、食积、痰结等不同，根本病机以气机郁滞为要，先有气郁，继而痰、湿、食、火、血等随之而郁。老年郁证主要表现为情绪压抑、沮丧、痛苦、悲观及失眠、早醒等，常有厌世、自责甚至自杀倾向。学者陈俞先等对从五脏辨证治疗老年因虚郁证做了广泛的论述。

## 病因病机

有研究将郁证分五种，木郁、火郁、土郁、金郁、水郁，后世医家名之"五郁"，然脏腑气机郁滞为主因，以五脏阴阳气血失调为主。古往今来，治郁之法均源自于"肝病多郁，郁病皆气""百病皆生于郁"之论，其证之缘不外心、肝、脾，而略于他脏，肾与肺之郁亦不可小觑。朱丹溪分郁证为六，即气、血、痰、湿、食、火六郁，气郁为诸郁之首。"气为血之帅"，气郁日久，气难载血，血行失畅，发为血郁；气郁日久，化火生热，又可发为火郁；气滞则气血不行，五脏不调，津液不布，聚久酿痰，可发为痰郁；脾胃为气机升降之枢纽，脾失健运，肝气不疏，木郁土壅，则水湿停聚，而成湿郁；食积不消，气机被遏，继而发为食郁，由此诸郁皆以气为首。林佩琴于《类证治裁·郁证》提出"七情内起之郁，始而伤气，继必及血，终乃成劳。主治宜苦辛凉润宣通"，内郁始于气，治之"宜通"。张景岳则言心当为郁之本，例如，《景岳全书·郁证》曰："至若情志之郁，则总由乎心，此因郁而病也。"王清任论述血瘀同郁证之因果，《医林改错》即有"瞀闷，即小事不能开展，即是血瘀""俗言肝气病，无故爱生气，是血府血瘀"诸语。综上，郁证因七情所起，又与素体相关，致脏腑气血津液失调，发而为郁。

## 从五脏辨治

五脏并非各自为政，一脏如一国，一国战乱，邻国亦要动荡。《松峰说疫·五运五郁天时民病详解》中提及"天地五运之郁，人身有五脏之应。结聚而不行，当升不升，当降不降，当化不化，而郁病作矣"。五郁同五脏相应，故一脏失常，余脏亦随之而失常，亦可由子、母之脏受病传变，因所乘而为郁。五脏与郁证也有着密切联系，五脏始终是郁证的根本所在。

**1. 从肝论治** 郁则不舒，皆肝木之病矣。大气之木气生肝胆，周身具有疏漏之处，处处皆存木气，如不能及时疏泄，可见尿少、腹痛、月经不调、少汗、便秘等；反之，疏泄太过，则易致尿多、头晕、自汗、耳鸣及月经不调等。水中火气不足，为疏泄不及者主要原因；金气不足者，多见疏泄太过。疏泄乃主阳、主动，肝者又主藏血，其体属阴，故有"肝体阴而用阳"之说。人卧血归于肝，肝藏血，心行之，人动则血运于诸经，人静则血归于肝藏何者，肝主血海故也。虽然五脏均可调节情志，但最终以心统领，心主血脉、神志之间有着紧密联系，气机通畅是保证血液顺利运行的基础，一身之气升降得宜，则火得宣通，水得封藏，木得生发，金得肃降。肝气疏泄正常，则气血旺盛，反之肝气长期郁结而生热化火。现代研究证明情绪低落、精力下降等，都是抑郁症的核心临床表现，这与肝气阳虚论述高度相符。张丽朵提出从肝论治老年抑郁症，柔肝和志、清肝泻胆、化痰醒神、健脾调肝、补益心脾及养肝益志；肝胆火郁多因情志刚戾不遂、屈无所申、怒无所泄，木气郁结，升发不及，郁而化热，刚柔不济，肝火鼓燥，生发太过，胆经难降，治当清肝泻胆、柔肝和志；痰浊内生，迷蒙清窍，多因性格内向、忧思气结，木郁克土，脾失健运，湿聚为痰，痰气交阻，痰随气升，阻滞清阳，蒙蔽清窍，木郁化热，痰热扰心，神明不爽，法当化痰醒神、健脾调肝法；心脾两虚，清窍失荣，常见于思虑过度、劳逸过极，心脾两伤，气血不足致心肝血虚，心神失养，气虚脾弱，阳气不振，清窍不充，神机不用，当用补益心脾、养肝益志法调养；阴阳失密，心神不定，禀赋阴虚火旺或阳盛之体，遇意外刺激，气机逆乱，致阴虚于下，阳越于上，阴阳失衡，痰火随阳越于上，扰乱清空，精神失守，治以滋阴潜阳，抑肝明志。陈柏莲认为肝火炽盛治疗要清泻中寓疏肝、泻肝中寓补肝、实则泻其子。王岩岩认为根据深浅、轻重、虚实，将郁分为初郁气结、气郁化火、阴虚火旺。

**2. 从心论治**　心者，君主之官也，神明出焉，主明则下安，主不明则十二官危。心主神明，神明者，人身生生不已之动，又统摄前七识。怒、喜、思、忧、恐，神、魂、魄、意、志，虽分寄五脏，但总统于心。心神正常，脏腑各司其职，安然无恙，不离常道，又难离血气之充养，血气乃神之母，血者，神气也，心血充足，化养周身，使其不被迷惑。心神清明，又可通过气机调节心血运行，为其他脏器和窍穴提供温养。反之，由于血脉运行不畅，而发展为心郁。故悲哀忧愁则心动，心动则五脏六腑皆摇。现代研究证明心脏除了为人体提供血液支持之外，还在内分泌方面有着重要作用，对血管活性调整及对血液循环控制最终都会通过神经系统、免疫系统作用于人体，引发一系列非特异性变化。心失其职，郁证之原总是由心，因此在遣方用药中应对心的调理给予重点关注。张世筠选取莲心、栀子、合欢皮为主药，治疗抑郁，取得较为理想的疗效。李悦等从心主神明辨治郁证，整理相关古籍，分析众医家对郁证的辨证心得，发现多由心入手，心为五脏六腑之大主，统帅九窍，主宰情志，历代医家以此治疗情志病的疗效显著，反证心主神明对郁证的诊治功不可没。

**3. 从脾论治**　脾是人体血液统摄的主要器官。脾气充实则可为五脏六腑提供滋养，为生长、发育提供必要的支持。脾为后天之本，脾气充实、健运，维持人体血液在经脉中运行。五脏六腑之血，全赖脾气充摄。郁证患者通常多愁善思，过度思虑影响脾的气机，气机长期郁结，导致运化不畅，形成食郁。津液输布受阻，停滞体内各处，形成湿郁。思则心有所存，神有所归，正气留而不行，故气结矣。脾气郁结影响运化，精神日益萎靡、肌肉日益消减。实验证明抑郁症患者餐后胃运动程度明显偏低。杨正春等研究认为辨治郁证与气虚密切相关，更应调理脾胃，鼓舞中州，促进气机升降，则机枢通利，气旺流畅，情绪正常，诸症皆除。彭计红等发现抑郁症发病神志占重要地位，导致抑郁症的诸多病理因素与脾病密切相关，调理脾胃中气对抑郁症治疗举足轻重。

**4. 从肺论治**　诸气膹郁，皆属于肺。肺为五脏之华盖，不仅主导气机升降，同时也主司宗气进出。肺气宣发则可推动浊气呼出；肺气肃降，则保持清气持续进入人体，二者交替进行，保证人体气机正常流转。肺气受到外邪侵袭，宣发肃降平衡被打破，导致肺气郁闭，出现水肿、咳嗽等多种郁证。"所谓郁者，清气不升，浊气不降也。然清浊升降，皆出于肺，使太阴失治节之令，不惟生气不升，收气亦不降，上下不交，而郁成矣"。现代研究发现垂体功能异常、丘脑功能异常等，在抑郁症患者群体中较为常见，尤其是不断增加的促肾上腺皮质激素释放激素（CRH）表达，更是中医观点之佐证。韩承谟认为肺主气、主治节，气不调则营卫气血、五脏六腑皆为病，情志内伤将会导致郁出现，脏腑和郁发生、发展有直接内在联系；气滞肺病根本在于气血不畅所导致的宣发肃降失衡。杨建等认为郁证大多从心、肝、脾辨证，少有从肺论治，临床发现郁证以肺郁居首，情志与呼吸非同小可，两者密切。人一身之气由肺所主，金气肃降可调理人体气机之升降出入。老年脏腑虚衰多始于肺，肺虚则气机不得正常宣发肃降，肺气郁闭或上逆，可致大肠之气不升，阳气不能降入水中，水中无火则木气不升，木气不升则心气无力，中气不足，故治宜益气调肺。

**5. 从肾论治**　肾为先天之本，主封藏。"两神相搏，合而成形，常先身生，是谓精"。先天之精源自父母双方，决定各人禀赋，不足则五脏皆弱，易感神志病。禀赋不同，情志亦异，同西方医学对抑郁症病因中对遗传因素的重视异曲同工。"慎守勿失，深浅在志""意之所存谓之志，因志而存变谓之思"。七情中，志为静，思为动。雷英菊等认为郁证常用补肾法，当以虚证为纲领，特别是心、脾、肾三藏为主，兼含肝郁，其中又以肾虚为最常见，老年、围绝经期便很容易见到。罗卡等从肾论治郁证，认为"肾藏志，肾在志为恐，恐则气下"是从肾辨治郁证的要点，在郁证发病中肾虚十分重要，肾郁证当守"水郁折之"，补泻合宜，以恢复肾藏精，尤以补肾为最。郁证惯从肝论治，全小林另辟蹊径以肾论治抑郁症，大补肾阳，"益火之源以消阴翳"，多用巴戟天、淫羊藿等。

因三阳气衰，三阴脉绝，老年郁证虚症多见，治当温肾阳，降相火，补中气，使水能封藏，木能生发，火能宣通，金能肃降，各司其职。然冰冻三尺，不能一朝奏效，当徐徐图之。风为百病之长，木郁则生风，或生热化火，或横克脾土而生湿，或木火刑金，或耗伤肾水，故而不通成五脏之郁，既要了解各脏之特征，也要了解各脏之共性，如此方能在用药上游刃有余，事半功倍。

# 69　从肝论治郁病机制

郁病是目前我国的常见病、多发病之一，主要由情志不畅，进而气机郁滞导致的一种常见病症。根据抑郁障碍流行病学调查发现，全球约 1.21 亿名抑郁症患者，每年约 85 万人死亡与抑郁相关，抑郁障碍在精神心理疾患中患病率较高，且发病率呈逐年增高趋势，主要以情绪抑郁、胸部满闷、心绪不宁、情绪低沉、易怒等为临床特征，该病患者治疗依从性及治疗反应差，不但对患者身心健康造成极大的不良影响，致残率及自杀危险度升高，甚至严重影响患者的社会功能，日常生活及交往能力下降。中医学认为本病的发生主要与肝相关，其治疗主要从肝立论中药和/或针灸联合西药治疗疗效优于单一西药治疗（且联合治疗有效率在 90.00％左右）。肝在中医学中属五脏之一，在人体功能多个方面发挥重要作用。从肝立论治疗郁病历史源远流长，但目前关于从肝立论治疗郁病作用机制临床报道较少，学者唐显群等从中医西医角度总结了从肝论治该病的作用机制，为临床治疗抑郁症提供了理论指导。

## 从肝论治郁病的中医机制

首次将郁病作为病证名称，见于明代虞抟《医学正传》。关于其病症描述可追溯到《黄帝内经》，该书从五行理论出发，提出五郁的治法，当以舒调肝木为要。赵献可《医贯·郁病论》中指出木郁乃是五郁之首，治疗应注重疏肝解郁治疗。黄元御《灵枢悬解》提到凡是木郁诸疾，均从肝经募穴期门穴入手。以上经典古籍从郁病的发生、治疗立法、针灸取穴等不同角度出发提到治郁需调肝，可知调肝治郁由来已久，其作用机制可归纳如下。

**1. 调畅气机**　气机是指气的运动。出入升降是气运动的主要形式，也是人体新陈代谢的主要形式。明代孙一奎《赤水玄珠》提到，情志抑郁首先影响气机。《王孟英医案》提到"人忿则全身气血颠倒"。后世医家总结肝主舒泄失常是郁病发生的主要机制。肝主舒泄，调节气机，是人体气机正常升降出入的重要脏腑。肝主舒泄正常，对人体的新陈代谢产生积极作用；若肝舒泄不及，气机郁滞则发为郁病。

**2. 推动脏腑气化，畅利血行**　肝五行属木，主升发，季节应于春，司万物生长生发，肝的功能正常才能发挥鼓舞他脏气化作用。《素问·四时刺逆从论》曰："血气内却，令人善恐……血气上逆，令人善怒。"说明气血津液在体内变动易引起情绪变化，进而导致精神疾病。肝主藏血，血液白天行于阳而能濡养脏腑、四肢，至夜间归藏于肝。肝气升发，气的固摄作用发挥，主藏血功能正常才能推动脏腑气化，血行通利，肝气上达，清阳四布，则神气充足，虑有所定不致郁。

**3. 助胃纳脾运**　脾藏意，在志为思。郁病的发病与七情中"思"关系最密切，《推求师意》载曰："因饮食失节，停积痰饮，寒湿不通，而脾胃自受者，所以中焦致郁多也。"脾胃位居中焦，是人体气血生化之源，其行属土，是肝木所克之脏。肝克太过，脾虚气弱则神无所养。脾之气机郁结，运化失职，气血化生不足，气血亏虚，精神失养。则见郁闷寡欢、心境低落、兴趣降低、精力不足等一派神气不足的表现。明代徐春甫《古今医统大全·倦怠嗜卧门》曰："脾主运动……脾运四肢，既禀气有亏，则四肢倦怠无力以动，故困乏而嗜卧也。"李辅仁认为郁病的病因病机在于脾不健运，痰湿阻滞，从肝论治郁获益。

## 从肝论郁病的西医机制

抑郁的发生与生物、心理和社会因素有关,其发生机制尚不明确,主要有单胺类神经递质假说、神经-内分泌假说、神经可塑性假说、肠道微生态及心理和社会因素的影响等。肝脏对 5 - 羟色胺(5-HT)、内分泌、细胞因子、肠道微生态及信号通络等方面影响,可能是其发挥抗抑郁作用的生理机制。

**1. 调节肠道微生态**　肠道菌群作用于中枢神经系统,引起宿主精神行为改变,导致抑郁发生或加重,其作用机制主要与肠道菌群自身改变、代谢产物及神经肽类物质释放有关通过恢复正常的肠道菌群可改善抑郁等心理疾病。肝通过肝-肠轴作用于肠道,对肠道微生态紊乱进行干预。肝脏功能异常发展到一定阶段影响肠道屏障功能,如肝硬化使胆汁酸分泌减少,间接导致肠道内细菌生长失衡,进而导致肠道内菌群失调。胆汁酸是由胆固醇在肝脏中转化而来,储存于胆囊,最终经过肠道,直接或间接影响肠道菌群丰度及多样性,进而产生对肠道微生态的调节作用。有研究显示,健脾疏肝法能显著升高患者双歧杆菌、乳酸杆菌数量,提升肠道定植抗力。柴胡龙骨牡蛎汤可改善精神分裂模型大鼠可操作运算分类单元(OTU)数量及 α 与 β 多样性的失调,降低肠道菌群生物多样性指数,回调精神分裂症模型大鼠五种差异菌门及多种差异菌属的分布结构。从肝论治郁病的作用机制之一可能通过调节肠道菌群实现。

**2. 影响下丘脑-垂体-肾上腺(HPA)轴及细胞因子水平**　HPA 是神经内分泌系统的重要部分,参与调节多种身体活动,涉及激素分泌、细胞因子、5-HTA 受体结合等多个维度,是导致抑郁发生的主要机制之一。有研究发现,肝郁-心理应激可影响小鼠 HPA 激素分泌,从而改善患者抑郁等多种负面情绪。郁病患者肝郁气滞组与心脾两虚组试验比较发现,肝郁气滞组不同时间皮质醇基础水平较心脾两虚组有显著差异,且肝郁气滞组相对变化和调节水平比心脾两虚组较好,表明肝郁气滞组 HPA 功能有较好的调节能力。皮质醇信号传导受炎性因子影响,皮质醇升高导致系统 5-HTA 受体结合能力下降,导致抑郁症发生。通过抑制炎性因子水平可有效调控皮质醇,从而改善患者抑郁状态。

**3. Wnt/促红细胞生成素(EPO)信号通路**　大脑海马区域具有管理人体情绪、认知等功能。抑郁症的发生与海马区相应信号通路变化密切相关,相关研究表明包括抑郁症在内的精神类疾病与 Wnt 信号通路、参与血液生成、调节相关的 EPO 信号通路传导异常有关。应激状态下,大鼠 Wnt/β-catenin 信号通路被抑制,海马神经元细胞受损,而扶肝阳化痰开窍法能激活 Wnt/β-catenin 信号通路,促进海马神经元发生,保护海马神经元细胞,发挥抗抑郁作用。EPO 可穿透血脑屏障,直接改善海马功能和患者认知记忆,具有促进神经再生及抗炎、抗凋亡、发挥神经保护和营养作用,而 EPO 是连接肝藏血与肝主疏泄发挥抗抑郁作用的纽带。在研究 EPO 对抑郁小鼠的抗抑郁实验发现,使用哺乳动物雷帕霉素靶蛋白抑制剂(mTOR)雷帕霉素,在强迫游泳实验中出现阻止 EPO 的抗抑郁效应,表明 mTOR 通道是 EPO 发挥抗抑郁效应的重要通路。

## 柴胡及柴胡类中药方的应用机制

柴胡最早记载于《神农本草经》,称之为茈胡、地薰,首次应用于临床治疗见于《伤寒论》,后更名为柴胡。据《中华人民共和国药典》记载柴胡辛行苦泄,归肝、胆经,具有疏肝解郁的作用。现代药理学研究提示:柴胡提取物通过拮抗 5-HT3R 信号通路,维持细胞内钙离子浓度稳定可改善抑郁情绪,这与柴胡疏肝解郁功效密切相关。柴胡在临床应用多见于调肝类方剂中。动物实验显示,百合疏肝安神汤可缓解焦虑性抑郁症模型大鼠焦虑抑郁样行为,其可能与调节 HPA 结构功能紊乱有关。舒肝解郁胶囊通过提高突触间隙单胺递质 5-HT 浓度从而调节 HPA 功能,同时提高神经营养因子脑源性神经营养因子(BDNF)水平达到抗抑郁目的。逍遥散是治疗肝郁脾虚证的代表方剂,现代研究表明其作用机制与调节 HPA 功能亢进及 Th2、Th17 细胞免疫失衡有关。柴胡疏肝汤在脑卒中后抑郁肝气郁结型治疗中可上调血清 BDNF、5-HT 和去甲肾上腺素水平，显著改善患者抑郁症状。

有关五脏肝致郁病，由肝论治由来已久，但针对其作用机制尚不明确。调肝法在中医药治疗郁病过程中主要通过调畅气机、推动脏腑气化、畅利血行、助胃纳脾运几个方面发挥作用。西医治疗主要是肝脏通过调节肠道菌群、细胞因子、影响信号通路、HPA 等方面发挥抗抑郁作用。肝在肠道菌群、细胞因子、信号通路、HPA 方面作用可能是调肝法论治抑郁症的现代医学理论基础。

# 70  从《黄帝内经》情志理论识"怒"

怒是一种不可忍受的负性情绪，对人的健康危害极大。目前已成为中西医学研究的热点之一。作为中医病因学说的七情之一，有关怒的论述见于经典医籍《黄帝内经》中。从先继承后创新的角度对"怒"进行清晰认识和整体把握，学者孟迎春等将有关怒的理论进行了系统化，以丰富中医情志学内容。

## 怒的定义与分类

**1. 怒的定义**　情志是人和高级动物共有的对内外环境变化产生的复杂反应；它包含特有的情志体验、情志表情和相应的生理和行为的变化；它发生在特定的情景之中，其反应和表达方式与个体心理、生理状态有关。基于此情志定义，综观《黄帝内经》情志理论来认识怒。

（1）怒的产生与表现：《素问·阴阳应象大论》曰："人有五脏化五气，以生喜怒悲忧恐。"明确指出情志由五脏之气所化生，根据"肝主怒"理论，怒即由肝气所生。《素问·四时刺逆从论》指出"血气上逆，令人善怒"。单纯血气上逆就可引发怒的情绪。《素问·调经论》认为"血有余则怒"《灵枢·本神》指出"肝气实则怒""人之所有者，血与气耳"，气血变化导致怒的产生。怒的临床表现如何？《灵枢·论勇》中"怒则气盛而胸胀，肝举而胆横，眦裂而目扬，毛起而面苍"生动地描述了勇士发怒的内在生理与外显表情特点。清代医家莫枚士遥承《黄帝内经》对怒加以发挥："春时……阳气欲升而不能遽越，当胜而不能自如……人应之，于事未遂，其志拂拂然""怒之象也……怒生于恨成于愤，怒而不已，为愤为发为自强"。莫氏不仅从自然、社会两方面形象而深刻地揭示怒的产生根源，而且正面论述怒发生时内心体验及对人的动力作用。"于事未遂"，如同春季之阳气当升而未能升，指人的愿望受阻，目的未能达到，是引起怒的原因；愤恨则为怒的内心体验，从而又能够催使人发愤自强。

（2）易怒体质：《灵枢·寿夭刚柔》曰："人之生也，有刚有柔，有强有弱，有短有长，有阴有阳"。指明由于先天禀赋的不同而使人具有不同的个体体质差异。《灵枢·行针》曰"多阳者多喜，多阴者多怒"，指明个体阴阳差异而有喜怒不同倾向，阳气多的人热情爽朗，故多喜乐，阴气多的人沉滞抑郁而多恼怒。《黄帝内经》的阴阳人格体质学说将人分为太阳、少阳、少阴、太阴、阴阳和平五种类型，不同体质的人感受同一刺激会产生不同情志变化，如太阳火形人性情躁动不安，易于暴怒发病；太阴水形人则性情深沉，多思善忧而成疾。另外，《灵枢·通天》中对少阴之人"小贪而贼心，见人有亡，常若有得，好伤好害，见人有荣，乃反愠怒，心疾而无恩"的描述生动地表现了少阴人灰暗易于郁怒隐藏的心理特点。

基于以上认识分析及前期研究工作，结合现代情绪理论，怒的定义一般指由于愿望受阻、行为受挫而导致紧张的情绪体验，按照科学概念定义规则，可以将怒定义为：个体气血上逆不畅及愿望受阻而导致的紧张带有敌意的情绪及相应的表情行为与生理变化。

**2. 怒的分类**　《黄帝内经》中对怒有不同的词汇描述，根据发作强度的不同，可有"大怒""暴怒""狂怒""盛怒"的不同，并且对于不同程度的怒所伤及引发病证有诸多阐述，如"大怒则形气绝，而血瘀于上，使人薄厥""暴怒伤阴"等；根据发作方式的不同，有"忿怒""愠怒"的不同。后世医家结合临床对怒的分类认识逐渐深入进而更清晰明确，认为根据怒的不同表达方式进行区分能更好地指导临床实践。例如，金元医家张从正《儒门事亲》曰："忧思郁怒，气机不和，日久聚而成积。"明代医家江涵暾则更明确指出"怒"有"怒气泄"和"怒气郁"之分。自20世纪80年代末90年代初开始，对肝疏泄失常证候进行的一系列研究表明：面对引发怒的各种因素和事件，人们表现出"愤怒"和"郁怒"两种情绪反应。据此我们提出假说：愤怒和郁怒是人们发怒的两种基本表达方式，前者是指怒而发泄指向他人或他物，后者是指怒而不发郁结于心指向自我。国际上对于怒的分类研究亦与我们的观点不谋而合。1954 年 Funkenstein 首次提出愤怒表达方式有发作与不发作（angry‒out，AO；angry‒in，AI）之分；美国医学家 Spielberger 等亦经人群研究证明怒应进行分类，并于 1988 年初步制定了情境-特质发怒量表（STAXI）用以区分怒的 2 种不同表达方式。

## 怒的双重性

**1. 生理与病理的双重性**　南宋陈无择在《三因极一病证方论》中认为七情是"人之常性，动之则先自脏腑郁发，外行于肢体"。怒亦是"常性"之一，是肝气所化生的对于体内外刺激的生理性反应。朱丹溪认为"气血冲和，万病不生，一有拂郁，诸病生焉"。一旦刺激过度，超过了身体所能承受的范围，这种生理反应亦会成为致病因素。例如，《素问·阴阳应象大论》曰："喜怒不节，寒暑过度，生乃不固。"

**2. 病因与病证的双重性**

（1）怒为病因：《素问·调经论》认为"夫邪之生也，或生于阴，或生于阳。其生于阳者，得之风雨寒暑。其生于阴者，得之饮食居处，阴阳喜怒"。指出怒为引发疾病的"邪之生"处，即病因之一。"人之所有者，血与气耳"，气血是人体最重要的物质，怒作为病因得以致病，主要是由于影响了气血的正常运行。"喜怒伤气""暴怒伤阴"，《素问·举痛论》曰"怒则气上"，过度愤怒可使肝的疏泄功能异常致肝气升发太过，横逆上冲，血随气逆，并走于上，临床见气逆、面红目赤或呕血，甚则昏厥卒倒等气血从上溢的病理变化。例如，《素问·生气通天论》曰："大怒则形气绝，而血菀于上，使人薄厥。"《素问·举痛论》曰："怒则气逆，甚则呕血、飧泄，故气上矣。"还可引起气血郁积而生消瘅之病，如《灵枢·五变》曰："怒则气逆，胸中蓄积，血气逆流，皮充肌，血脉不行，转而为热，热则消肌肤，故为消瘅。"明代医家江涵暾在《笔花医镜》中认为"怒气泄则肝血必大伤，怒气郁则肝血又暗损，怒者血之贼也"。均强调怒损伤肝血的病理特点。另外，怒可加重病情或使病情迅速恶化，例如，《素问·玉机真藏论》曰："忧恐悲喜怒，令不得以其次，故令人有大病矣。"即情志刺激可使疾病不按照一般传变规律发展，临床中常见突然强烈的愤怒诱发真心痛、中风昏厥，甚至死亡的病变。

（2）怒为病证：怒亦常作为临床病证中的症状出现。例如，《素问·脏气法时论》曰："肝病者，两胁下痛少腹，令人善怒。""善怒"为肝病症状之一。《素问·缪刺论》曰："邪客于足少阴之络，令人嗌痛不可内食，无故善怒，气上走贲上。"邪客足少阴亦可致人"善怒"。针刺不当亦可引发人怒的情绪反应，例如，《素问·诊要经终论》曰："夏刺冬分，病不愈，令人少气，时欲怒。"《素问·四时刺逆从论》曰："夏刺筋骨，血气上逆，令人善怒。"

现代情绪心理学认为，情绪与疾病的复杂关系是双向的，情绪是疾病的诱因，也是疾病的产物。从《黄帝内经》对怒的认识中，可看到怒既是病因，也是病证。无论何种原因引起的气血上逆可引发怒，而怒也直接导致气血上逆，从而引发病证，所以气血上逆是怒具有病因病证双重性的病机枢纽。

## 怒病的治疗

**1. 从肝论治**　《黄帝内经》中明确指出"怒为肝志""肝为将军之官"，元代朱丹溪遥承《黄帝内经》关于肝之特性于《格致余论》中明确提出"司疏泄者，肝也"，后世医家多广为引用，认为"易怒"为"肝失疏泄"无疑。《杂病源流犀烛》更进一步指出"治怒为难，惟平肝可以治怒，此医家治怒之法也"。临床根据愤怒、郁怒辨证分型多用平肝、疏肝之方药治疗。《黄帝内经》中亦提到针刺疗法，例如，《灵枢·杂病》曰："喜怒而不欲食，言益小，刺足太阴；怒而多言，刺足少阳。"认为"喜怒而不欲食，言益小"是脾虚肝旺，当刺足太阴以补其虚；"怒而多言"是肝胆气盛，当刺足少阳以疏泄肝胆之气。

**2. 七情互胜心理疗法** 根据五行生克配属理论，《黄帝内经》提出七情互胜学说，认为"悲胜怒""怒胜思"，朱丹溪归结为悲可以治怒，以怆恻苦楚之言感之；怒可以治思，以污辱欺罔之言触之。他所阐述的方法对于中医怒病的心理治疗具有可操作性的临床指导意义。

《黄帝内经》对怒从其产生、致病及怒病治疗多个层面都有阐述，其中蕴涵了大量现代情绪心理学的科学内涵，也提出一些有待现代情绪科学解决的命题。"怒伤肝""怒则气上"是中医学对怒致病机制的重要论断，"从肝论治"是治疗怒病的重要法则。

# 71　"怒志"理论发展概要

　　随着医学模式的转变，心身疾病、心理障碍及社会适应不良等问题已成为危害现代人身心健康的重要因素。而在中医学术体系中占据重要地位的情志学说，自《黄帝内经》问世以来，经历代医家不断发展，在病因病机、病证、诊断和治疗方面都更加充实和完善。宋代理学家程颢曾指出"夫人之情易发而难制者，惟怒为甚"。怒作为五志之首，与他志相较，因其易发、难制的特点而更易致病，在七情致病因素中，具有突出地位。学者张岚等梳理了《黄帝内经》以来历代关于怒志理论的发展脉络，力图进一步丰富完善中医情志理论，以期为临床实践提供有益的参考。

## 秦汉三国时期——怒志理论的初步形成阶段

　　作为中医理论体系的奠基之作——《黄帝内经》中包含着极其丰富的情志学说内容。《素问·阴阳应象大论》曰："人有五脏化五气，以生喜、怒、悲、忧、恐。"认为五志的物质基础为五脏的精气，从而首次建立了五脏五志说。对于怒志理论，《黄帝内经》则展开了较为深入、精辟的论述。据统计，在书中涉及"怒"者达47篇，共计93个词条。其中以喜怒为表述的词条出现了25次之多。

　　《黄帝内经》全面分析了怒志为病的病位、致病机制。《素问·阴阳应象大论》中指出："怒伤肝，喜伤心"，强调情志过极可伤及相应的脏腑，大怒最易伤肝。"喜怒伤气，寒暑伤形；暴怒伤阴，暴喜伤阳"。明确指出五志由内发，故先伤五脏之气；暴怒可致肝气逆而血乱，血属阴，故伤阴。《素问·举痛论》曰："百病生于气也，怒则气上，喜则气缓。"说明七情对五脏的影响主要是导致全身气机失调。书中叙述了怒引发的各种病证，如厥证、血证、飧泄、消渴、积证等。《素问·生气通天论》有"阳气者，大怒则形气绝，而血菀于上，使人薄厥"的记载。《素问·举痛论》曰："怒则气逆，甚则呕血飧泄。"《灵枢·五变》曰："怒则气上逆，胸中蓄积，血气逆留，髋皮充肌，血脉不行，转而为热，热则消肌肤，故为消瘅。"《灵枢·百病始生》曰："卒然外中于寒，若内伤于忧怒，则气上逆，气上逆则六输不通，温气不行，凝血……着而不去，而积成矣。"

　　《黄帝内经》还根据五行相克的规律提出了情志相胜治怒法。《素问·阴阳应象大论》中指出"悲胜怒……怒胜思"；《素问·上古天真论》还主张"恬淡虚无""精神内守"的情志养生理论。同为中医理论奠基之作的《难经》，其病因论说继承并发展了《黄帝内经》之说，认为病因有"正经自病"和"五邪所伤"的区别。《难经·四十九难》将"忧愁思虑则伤心""恚怒气逆，上而不下则伤肝"称为"正经自病"。其所谓"正经自病"以内伤为主，对宋代陈无择的"七情……为内所因"的论述无疑产生了一定影响。

　　东汉张仲景所著《伤寒杂病论》开创了情志医学辨证论治的先河，其中《金匮要略》中对诸多杂病如百合病、梅核气、脏躁、奔豚气等与情志因素密切相关的疾病都确立了完整的理、法、方、药辨证论治原则。

　　三国时期的华佗在情志病的治疗方面颇有建树。据《后汉书·方术列传》记载，华佗曾治一太守久病，使之"盛怒""吐黑血数升而愈"，是现存较著名、较完整的情志治疗医案。

## 西晋至隋唐时期——怒志理论的纵深发展阶段

西晋至隋唐时期，情志致病理论有向纵深发展的趋势。主要是对《黄帝内经》的情志致病思想进行整理、注释与阐发。西晋皇甫谧编纂的《针灸甲乙经》开宗明义强调神在针刺治疗中的重要意义。《针灸甲乙经·针灸禁忌》指出"大怒无刺，已刺勿怒……大惊大怒，必定其气乃刺之"。将怒列为针刺禁忌。认为大怒可引起气机逆乱，不宜针刺，针刺过程中，也应使情志安定，以免发生不良后果。隋代巢元方撰写的《诸病源候论》全书 50 卷中，记载证候 1739 个，其中涉及情志的证候达 106 个。《诸病源候论·七气候》中将病因概括为七气，"七气者，寒气、热气、怒气、恚气、忧气、喜气、愁气""怒气则上气不可忍，热痛上抢心，短气欲死，不得气息也；恚气则积聚在心下，不可饮食"。在《诸病源候论·气诸病》中对怒为病因所致病证有详尽论述，如"夫逆气者，因怒则气逆，甚则呕血，及食而气逆上"。书中虽无具体治法，但附有养生、导引之法。

唐代孙思邈在《备急千金要方·肾脏·补肾第八》中指出"凡远思强虑伤人""忿怒不解伤人"，反复论证了各种精神刺激对人体的不良影响，并强调巢元方所言之"七气"为病，"皆生积聚"。《备急千金要方·肺脏·积气第五》指出情志因素可诱发积聚癌肿，颇有实际意义。孙思邈在《备急千金要方·肝脏·肝脏脉论第一》中对《素问·调经论》中所述的"血有余则怒，不足则恐"的论述进行了阐发，提出"肝实则怒"的观点，并运用了防风散、地黄煎等方剂治疗。此外，孙思邈极重情志养生，《备急千金要方·养性·养性序第一》指出"养生有五难，名利不去，为一难；喜怒不除，为二难"，认为"多喜则忘错昏乱，多怒则百脉不定"。可见孙思邈强调"养性"乃养生之要旨的观点。

## 宋金元时期——怒志理论的成熟定型阶段

宋代陈无择在《三因极一病证方论·五科凡例》中指出"七情者，喜怒忧思悲恐惊是……七情人之常性，动之则先自脏腑郁发，外形于肢体，为内所因"，在《黄帝内经》的基础上明确提出七情是三大类致病因素之一的著名论断。金元四大家都将《黄帝内经》的情志学思想融会贯通，形成了各自鲜明的学术观点。

刘完素提出"五志过极皆为热甚"的著名理论。《素问玄机原病式·六气为病》曰："五脏之志者，怒、喜、思、悲、恐也……若志过度则劳，劳则伤本脏。凡五志所伤皆热也。"他在论述癫狂证治时，重视情志因素，犹重怒气，认为"多喜为癫，多怒为狂……怒为肝志，火实制金，不能平木，故肝实则多怒，而为狂也。况五志所发皆为热，故狂者五志间发，但多怒尔"。在治疗狂证上，善用清热泻火，至今仍有指导意义。

李东垣提出"内伤脾胃，百病由生"的观点。他在《脾胃论·阴病治阳阳病治阴》中指出，脾胃内伤"先由喜怒悲忧恐，为五贼所伤，而后胃气不行，劳役饮食不节继之，则元气乃伤"。认为情志因素是造成脾胃内伤的重要因素，而内伤热中证的热象，由"阴火"内燔所致。《脾胃论·脾胃虚实传变论》曰："喜怒忧恐，损耗元气，资助心火，火与元气不两立。"《脾胃论·安养心神调治脾胃论》曰："凡怒、忿、悲、思、恐、惧，皆损元气。夫阴火之炽盛，由心生凝滞，七情不安故也。"强调情志所伤与阴火的产生密切相关。

张从正集金元时期情志病因学之大成，对《黄帝内经》中的怒致病理论进行了系统整理。《儒门事亲·九气感疾更相为治衍》曰："怒气所至，为呕血，为飧泄，为煎厥，为薄厥，为阳厥，为胸满胁痛。食则气逆而不下，为咳喘烦心，为消瘅，为肥气，为目暴盲，耳暴闭，筋解，发于外为疽痈。"总结了怒气所致的十余种疾病，认为其病机特点以气上为主。在《黄帝内经》情志相胜理论的启示下，张从正发挥"故悲可以制怒，以怆恻苦楚之言感之怒可以胜思，以侮辱欺罔之言触之"，并留下大量情志病案，将《黄帝内经》"以情胜情"的疗法进行了实用化的发展和完善。

　　朱丹溪提出了著名的"阳有余阴不足论"及"相火论"，认为情志过激也是引动相火妄动的原因。《格致余论·疝气论》指出"房劳则火起于肾，大怒则火起于肝"，并称"相火元气之贼"，认为相火能损耗阴精、元气，对人体危害甚大，在治疗上主张滋阴降火。《丹溪心法·小儿》中指出"小儿易怒，肝病最多，大人亦然，肝只是有余，肾只是不足"。认为肝病多实证，也是引发怒的主要因素。

## 明清时期——怒志理论的全面实践阶段

　　至明清时期，情志学说日趋完善，陈无择所倡的七情学说开始受到普遍重视，这一时期有影响的医学文献中均包含有大量的情志学说内容。明代医家张景岳对情志的认识尤为全面，强调怒的生理、病理双重性。《景岳全书·理集·虚损》曰："随怒随消者，未必致病，脏气坚固者，未必致病。"《类经·藏象类》指出"怒出于肝，过则伤肝"，认为怒只有在超过个体承受的限度时才会致病。此外，张景岳提出了"五志互病"之说。《类经·疾病类》曰："怒本属肝，而有曰胆为怒者，因肝胆相为表里，肝气虽强而取决于胆也……心烦惋善怒者，以阳为阴胜，故病及于心也……肾盛怒不止则伤志。"《景岳全书·理集·虚损》还指出"易生嗔怒，水亏木燥，肝失所资也"。故曰肝、胆、心、肾四脏皆能病怒，但他同时强调心的主导作用。对于怒之为病的治疗，张景岳认为，不同的阶段虚实不同，不可胶执一法。

　　王肯堂的《证治准绳》记载了50多种情志所致病证，且专列神志门，专论情志病证，神志门中还列有"怒"篇。在《证治准绳·杂病》中，认为中风与七情密切相关，"中气因七情内伤，气逆为病"，且"因怒而中者犹多"。江瓘集成《名医类案》中总医案数2384例，其中七情致病者共196例，占8.2%。七情发病以怒气为多，占50.5%，其次是忧、思。七情发病中，男女的相对比例分别为5.5%和15.2%，妇女多发，又以怒、忧二气致病为多。龚廷贤在《鲁府禁方·人有百病》中，将"喜怒偏执"列为第一病，重视情志致病，更重养生。在《万病回春·云林暇笔》中提出"怒则火起，难以获救"。可谓家庭自我保健之提纲。

　　及至清代，情志学说已广为人知，得到更为普遍的应用。王旭高在《西溪书屋夜话录》中对情志致肝病颇多论述。他提出"肝气、肝风、肝火三者同出异名"，认为情志太过如大怒可导致肝的疏泄太过而形成肝气过旺，进一步可引动肝风、肝火，创肝病三纲论治，立治肝30法，为肝病的治疗拓展了思路。沈金鳌《杂病源流犀烛》曰："怒者，肝胆病也。怒本情之正，惟发不中节，则肝胆之气横逆，而二经遂伤，且木盛克土，久必伤脾，怒所以为病也。"强调了怒属正常情志，太过才会致病，并认为"治怒为难，惟平肝可以治怒"，为医家治怒之法。林佩琴在《类证制裁·肝气》中记载了不少治怒验方与验案，对"因怒动肝""怒伤胁痛""怒动肝阳""肝阳化风"都提出了不同的治法方药，如疏肝理气、柔肝止痛、滋补肝阴、息风镇阳之法。傅青主十分强调孕期的精神调摄，认为孕妇多怒、忧郁、惊恐均不利于胎儿正常发育。《傅青主女科·女科下卷》指出"肝本藏血，肝怒则不藏，不藏则血难固"。阴血不足，胎失所养，则胎元难固。治疗时寓泻火于补气血之中，柔肝与养阴血相合，则"血不燥而气得和，怒气息而火自平"，胎元自固。《傅青主女科·产后编上卷》对于产后的郁怒气逆，则主张"必以补气血为先，佐以调肝顺气，则郁怒散而元气不损"。

　　叶天士在其代表作《临证指南医案》中记载了众多情志医案，他重视情志病因，认为七情过极，五志化火，可扰动身之阳气而致风从内生，尤其对怒、忧为病很有研究。叶天士认为，怒有嗔怒、郁怒、劳怒（怒劳）之分，如《临证指南医案·肝风》指出"惊恐恼怒动肝，内风阳气沸腾""嗔怒动阳，劳怒伤气动肝"，且重视个性、体质以及季节因素对情志疾病的影响。书中与情志相关的病证达30个，与怒直接相关的有中风、眩晕、吐血、崩漏等，治疗往往以肝及气为纲。晚清医家提出"怒则气逆伤脑"的病机。其中怒为病因，而肝气亢逆起中介作用，脑为靶器官，从而引起卒暴、中风、昏厥等病变，出现脑病症状。

　　总的说来，清代对怒志致病的认识内容丰富，涉及病证繁多。在理论方面主要承袭了前人的认识，没有更多的突破和创新，但在实践方面的指导意义却得到了彰显。

## 近现代——怒志理论的客观化研究阶段

及至近现代，对怒的研究已逐渐进入客观化研究阶段，如"怒伤肝"动物模型研究，主要有夹尾法、夹尾应激配合肾上腺素注射法、束缚四肢悬吊法、光电刺激法、孤独饲养、模型侵入等法。怒致病机制的实验研究也已取得一定进展，研究表明，怒致病与心理应激之间存在一定的相关性，怒致病的病理机制主要通过神经-内分泌-免疫调节（NIM）网络系统的失调而最终导致躯体障碍。肝的疏泄功能也存在着一定的网络调节机制，其中枢神经生物学机制在整体上与调节下丘脑-垂体-肾上腺轴有关。

纵观整个怒志理论的发展历程，随着《黄帝内经》的问世而初步确立，经历了晋至隋唐的纵深发展，宋金元医家的融会贯通，明清医家的深入实践，经过历代医家的不断整理与阐发，从理论到实践，从病因、病证、药物疗法到情志疗法，内容涵盖广泛，而中国传统的心身一元论的思想贯穿始终。"怒伤肝""怒则气上"是怒致病机制的简要概括，"从肝论治"是医治怒病的主要法则。在心理学本土化日益受到重视的今天，对传统古籍的整理和分析对于怒理论的研究，依然具有重大的现实意义。

# 72  怒伤肝理论研究

一般认为，怒既是中医基本情绪七情之一，同时也是不良负性情绪的核心，其主要包括发怒（out）和郁怒（in）两种主要情绪表达形式。当前随着经济社会的快速发展，生活竞争的日趋激烈以及生物-心理-社会医学模式的认可普及，不良情绪愤怒刺激对人体生理病理的影响越发受到国内外研究者的关注。学者秦中朋等系统总结了"怒伤肝"的近现代研究进展，通过分析怒伤肝的原因、阐述怒伤肝的临床意义以及总结研讨怒伤肝的实验动物造模方法等，以期为中医愤怒情志病因致病机制论赋予新认识。

## 怒伤肝的病因病机

**1. 中医学病因病机**　一般认为，机体功能以"和合"为最佳状态，而"肝在志为怒"，怒之太过或不及则最易伤肝。《黄帝内经》认为"怒由肝之精气所化生"，故怒作为肝的直接情绪产物，其表达太过或不及均易对肝产生直接的反作用。当前多项研究报道，怒的太过或不及，或引起机体气机紊乱，肝之疏泄失司，升降不循常道，进而影响他脏功能，滋生痰瘀浊邪而得病，如《灵枢》指出"忧恐忿怒伤气，气伤脏"；"暴怒伤阴"，影响肝之藏血功能，导致气血逆乱妄行，引起机体大厥、薄厥，例如，《素问》曰"大怒则……使人薄厥"；或扰乱肝魂，致使将军之官不能其位，罢极之本失司，肢体筋脉抽搐。如乔明琦教授课题组认为个体发怒后若及时向外或向他人发泄，即为愤怒表现，属于肝疏泄太过范畴，与经前期综合征肝气逆证症状呈密切相关；而若发怒后不向外发泄而郁结于心，即为郁怒表现，归属肝疏泄不及范畴，与经前期综合征肝气郁证症状呈密切相关。此外刘瑶、刘静茹等也从理论和临床观察等不同方面研究证实怒以肝脏精气为物质基础，所伤之脏亦为肝；在此基础上，王一丹等通过临床病例观察证实长期郁愤人群肝气郁结程度明显，提示郁愤心理状态对肝脏的损害作用更大。

**2. 现代医学病因病机**　关于怒伤肝的现代医学作用机制，当前国内外学者进行了大量研究，但其具体影响机制却尚无定论。如岳文浩等认为怒伤肝的作用机制可能有以下五种途径：第一种，怒刺激作用交感神经后进而引起肾上腺髓质系统兴奋；第二种，怒刺激机体后可加速机体循环，导致机体肾素-血管紧张素-醛固酮系统兴奋，相关激素水平过度表达；第三种，怒刺激机体后，可使机体应激反应增强，导致下丘脑-垂体-肾上腺（HPA）轴过度激活；第四种，怒还可刺激作用机体垂体-甲状腺轴兴奋和过表达；第五种，新近有研究发现怒刺激机体后可导致胰高血糖素增多，同时胰岛素分泌减少。以上机制从循环、代谢、内分泌等不同程度解释了怒伤肝的部分可能机制。在此基础上，王朝勋等进一步研究发现上述怒伤肝机制均与"神经-内分泌-免疫"系统失调有关，其中相关激素过度表达和激活是其重要环节。李宁等通过系统总结国内外相关研究后推断大脑海马和前额叶皮质在怒的调控中发挥关键作用，而下丘脑在怒调控环路中具有中心环节，他认为怒可使大脑中枢交感神经系统兴奋，促使机体血压上升、全身代谢增强、胃肠道抑制等功能紊乱，也可作用机体"神经-内分泌-免疫网络"，抑制机体的免疫功能。田蕾等同样研究发现上述结论：怒作为人体感知外界环境反应的心理应激，可影响机体中枢神经系统、内分泌系统、免疫系统等多个系统功能的正常发挥。

## 怒伤肝的临床研究

肝主疏泄，其在志为怒，是情志调节的核心。《素问·举痛论》指出"百病皆生于气，怒则气上"，故怒的负性情绪表达主要通过气机影响肝主疏泄的功能。若肝主疏泄功能正常，全身气机条达通畅，则与肺升降相因，与心、脾、肾"表里出入""中枢运作"、协调有序，继而机体则和谐无病；若怒而伤肝，肝失疏泄，轻则或横逆乘脾导致腹胀、腹泻，或上扰脑窍，致使头晕、头痛等，重则伤及他脏，变生他病，如糖尿病、肿瘤、痴呆或消化道出血等危及人体生命。此外现代众多中医学者通过临床观察提出"肝病十居六七""肝为五脏之贼"等假说和论述，充分体现了中医肝病影响范围之广，而怒作为损伤肝脏的主要形式之一，其现代临床应用和研究也颇为广泛。

　　一般认为，怒作为负性情绪的核心，可使肝气郁结，气机失常，影响五脏精华之血和六腑清阳之气的输布汇聚，进而直接或间接导致机体各类疾病的发生，临床多表现为内分泌系统紊乱、消化系统疾病或心脑血管系统疾病如高血压和冠心病等。詹向红教授课题组通过动物实验研究证实，慢性愤怒情绪应激可致使大鼠海马CA1区神经元线粒体膜电位下降，海马神经元凋亡率上升，大鼠水迷宫实验寻台时间延长，显著降低大鼠空间学习记忆能力，加速大鼠脑老化进程。在此基础上，课题组继而进行了长期愤怒情绪积累与血浆单胺类神经递质含量的相关性研究，发现模型组大鼠神经递质含量明显升高，再次证实慢性愤怒可通过损伤海马功能进而加速脑老化进程。此外，孟迎春等通过对易怒特质人群进行睡眠疲劳状况相关性分析后发现：易怒特质与机体睡眠疲劳状况呈负相关。许卫华等通过对肠易激综合征患者回溯性研究发现：肝病要素在肠易激综合征中医证候中最为常见，其中郁怒伤肝，肝脾不和是其重要病因病机，并进一步提出临床治疗郁怒伤肝型肠易激综合征患者应从肝论治，疏肝健脾。此外，高知勇、孟令霞等基于怒伤肝的心理应激假说研究发现癌症细胞、肝肿瘤细胞的增殖及增生与郁怒刺激存在一定相关性，并提出对于临床上易怒癌症患者，在治疗上应重视治肝为要。新近有学者刘自健等通过大量文献研究和临床观察发现："怒"与消渴病的发生和发展存在相关性，易怒可能是消渴病的危险因素；另有学者基于肝主筋理论研究发现，"郁怒"情志易导致筋伤即慢性软组织损伤等疾病。

　　基于"怒伤肝致病"理论，相关学者对于其临床用药也进行了探索和考评。如喻玲等通过系统分析大量中医古籍"怒伤肝相关疾病及治疗处方用药"记载后发现：中医证型虚寒证、热证、火证、气滞证多与"怒"致病相关，中医治法以温里散寒、健脾安神等最为常见，相关治疗药物以香附、甘草、木香、川芎、法半夏等行气理气类药物为主，以上用药规律总结对"怒伤肝致病"的临床用药有着一定的指导和参考作用。

## 怒伤肝的实验动物造模方法

**1. 直接刺激法**　直接刺激法是指将实验动物置于一种封闭且不可避免的应激环境，通过给予实验动物电击、噪声、束缚等一种或多种刺激制备动物模型的方法。该方法操作简单，是情绪应激动物模型最常使用的制备方法，但其操作过程中易存在躯体应激因素，实验过程往往要注意合理把控和规避。

　　(1)大鼠类：大鼠实验是情绪应激造模模型的研究热点。其中束缚是一种常用的应激方法，恰当时间的束缚应激刺激可成功制备大鼠愤怒等模型。如贺立娟等通过对大鼠运用慢性束缚应激联合孤养的方式成功建立了肝气郁结证大鼠模型。詹向红课题采用改良的随机不可预知性刺激成功制备长期愤怒情志大鼠模型。对情绪应激组大鼠自实验开始第15天起每日分别随机施以下述八种不同刺激中的一种：束缚、温水游泳、间接电击、强光、摇晃、潮湿垫料、噪声、惩罚性饮水等，持续刺激4周，该方法合理控制了躯体刺激成分，并将心理应激因子随机序贯干预且使单一应激因子的作用时间稍微延长，较为适用于制备长期负性情绪应激大鼠模型。

　　(2)猕猴类：使用灵长类动物猕猴为研究对象的情绪造模方法新近受到了研究者的广泛青睐。如选取雌性猕猴为研究对象，实验过程中将雌猴置于密闭的压缩笼内，然后以猕猴稍能活动为限度，对其连续施以挤压刺激7h，持续挤压5d后发现猕猴叫声增多，烦躁易激惹，攻击性强，频繁攻击其他猕猴，甚至攻击人，咬抓笼舍等实验，较好地制备了愤怒情志猕猴模型。张惠云等运用以上猕猴情绪造模方法成功建立肝气逆模型，并检测证实肝气逆猕猴的血、尿中去甲肾上腺素含量均明显升高，提示愤怒情绪应激模型制备有效。

（3）猫类：有学者尝试通过对猫"怒吼中枢"进行电击刺激进而成功制备"怒伤肝"愤怒情志动物模型，实验过程中对猫"怒吼中枢"进行适度电击刺激后，造模成功则诱发猫的愤怒反应如暴发性怒叫、攻击啃咬、耸毛甩尾、极度扩瞳、伸爪等典型表现。

**2. 间接刺激法**　间接刺激造模法一般不对实验模型组动物进行直接束缚性刺激，而是通过对与模型组居于同一空间的其他动物施以电击、夹尾等刺激，进而影响、攻击实验模型组动物以制备愤怒情志模型的实验方法。如詹向红课题组探索了一种间接电击激怒法的愤怒情志大鼠造模方法：实验过程中使用电极末端电击刺激攻击鼠，攻击鼠受电击刺激后被激惹，随即对愤怒应激组大鼠发起攻击，双方互相对峙、打斗，继而产生愤怒心理。使用间接电击法连续干预 4 周后结果显示：愤怒应激组大鼠鼠毛竖立、尖叫、对峙，甚至撕咬、打斗等，符合愤怒应激状态特征。该造模方法愤怒情绪较为单纯、应激持续时间长、躯体成分好，较为适合长期愤怒情志大鼠动物模型的制备。

**3. 社会应激行为学造模方法**　社交失败模型最初源于心理学实验设计研究，实验过程中首先选取一批攻击鼠进行单独饲养、独处适当长时间诱发其攻击性倾向，随后施以实验组大鼠进入同一空间后，实验组大鼠往往受到攻击鼠攻击和欺凌，进而产生愤怒行为，但此造模方法可能存在不同品系动物在社交失败应激中的反应有所差异。乔明琦课题组分别运用居住入侵法和慢性束缚应激法制备经前期综合征大鼠模型后发现，居住入侵法可更好地模拟临床患者愤怒情志肝气郁结的过程，具有更好的生态学效度。但不可否认的是居住入侵法作为一种社会心理应激造模法，其模型制备所需条件和要求往往过高、造模成功率不高。

**4. 基于条件反射的造模方法**　条件反射造模法主要围绕动物的本能需要，通过对动物施加威胁刺激使其心理上产生趋避反应冲突，进而诱发产生相应愤怒情绪。如邓青秀等通过每日将模型组大鼠置于水深与大鼠剑突平齐的特制铁桶中特定时间，使之不能随意运动结果发现造模开始前 3 d 模型组大鼠出现烦躁不安，不断嘶叫，抓咬模具，易激惹等愤怒情志表现；而造模 3 d 后模型组大鼠则出现活动逐渐减少，精神萎靡不振，饮食饮水减少，纳呆甚至不思饮食等一系列肝郁症状。

怒由肝之精气所化生，愤怒和郁怒是其两种主要形式，肝在志为怒，故怒为病，与肝密不可分。肝主疏泄，调畅情志，畅达全身气机，气机的正常运转是五脏精气血津液正常输布的基础。因此，无论是情志致病还是五脏内伤杂病，均要充分重视肝藏象功能——肝失疏泄理论在疾病发病中的作用，临床治疗"怒伤肝"类情志疾病时应充分考虑调肝健脾法的未病先防、既病防变优势。此外，当前动物实验是认识和研究"怒伤肝现代机制"的重要媒介，因此在科研研究方面，应不断探索和总结国内外相关情志疾病类研究思路和方法，在中外医家学者的研究基础上注重不断创新改进实验方法、完善研究思路、改良并单化实验动物模型，尽量规避人为干扰、实验误差等不可控因素，不断丰富和完善怒伤肝的现代机制研究思路及临床研究方案，以期为中医学情志病因病机理论及肝藏象学说增添新内涵。

# 73  怒和怒伤肝的调控机制研究

怒是日常生活中最常见的消极情绪，不仅破坏家庭、社会的和谐，更严重影响人体健康。随着健康概念的更新和现代医学模式的转变，怒在疾病发生、发展中的作用和机制已成为医学界普遍关注和研究的热点之一。"怒伤肝"为中医经典理论，"肝主疏泄调畅情志"是肝藏象学说的重要内容。现代中医学者为阐明其科学内涵，进行了大量的研究工作，提出了各自观点。学者李宁等将国内外关于怒与怒伤肝的调控机制研究做了归纳综合。

## 国外研究

**1. 怒的脑调控环路**  人类情绪由前额叶皮质、杏仁核、海马、下丘脑、前扣带回、岛叶皮质、腹侧纹状体及相互连接结构构成的环路所调控。下丘脑与其他脑区均有纤维联系，且是皮质下内分泌中枢，是下丘脑-垂体-肾上腺轴、下丘脑-垂体-甲状腺轴以及下丘脑-垂体-性腺轴的起始端。发怒时影响下丘脑-垂体-肾上腺轴的正常运转，导致激素分泌水平异常。动物实验发现，电刺激猫的下丘脑腹内侧区、前区或中央灰质均可使猫产生防御性怒行为，电刺激大鼠下丘脑中间区和腹内侧区可导致大鼠的攻击行为。故下丘脑被认为是怒调控环路的中心。临床研究显示，前额叶的损伤程度与患者暴力行为程度呈正相关；脑部影像学检测发现，图片或声音诱发人愤怒表情程度与其前额叶和海马血流和葡萄糖代谢信号强度成正相关。猫的实验也证实前额叶和海马通过纤维投射到下丘脑，可调节愤怒的强度。因此，学者们推断前额叶和海马在怒的调控中起调节程度的作用。

**2. 怒的神经-内分泌-免疫网络调控**  研究发现，怒可作用于神经-内分泌-免疫网络，使交感神经中枢兴奋，引起总体性交感神经反应，从而导致血压上升、全身代谢增强、胃肠道抑制等功能紊乱；影响下丘脑-垂体-肾上腺轴，导致激素分泌水平异常；抑制机体的免疫功能，使机体免疫力降低；长期作用下，机体多种功能发生紊乱，最终可产生器质性病变，如动脉粥样硬化、心律失常等。大量研究显示，5-羟色胺（5-HT）、去甲肾上腺素、多巴胺、雄激素和雌激素、加压素、一氧化氮（NO）、组胺、P物质等均参与怒的调控。

单胺类神经递质5-HT在怒的调控中至关重要，相关研究集中在5-HT含量、受体及遗传学方面。Davidson等发表于Science的大样本社会调查及临床研究表明：5-HT对愤怒导致的攻击有明显抑制作用，脑脊液中5-HT代谢物5-羟吲哚乙酸（5-HIAA）反映了突触前5-HT的活性，攻击型精神病患者、易冲动粗暴的男人、人群中爱发火的粗暴冒失者以及用各种暴力手段自杀者的脑脊液中5-HIAA水平低。也有研究证实：伴有发怒的抑郁症患者与不伴发怒的患者相比具有更严重的5-HT调节异常。动物实验显示，脑内5-HT和其代谢物5-HIAA水平与啮齿类攻击行为呈负相关；受体药理学和基因敲除小鼠的研究表明，5-HT受体5-HTR1A、5-HTR1B、5-HTR7、5-HTR2均参与发怒和攻击行为调节，但作用不同，且存在脑区差异，甚至同一种受体的作用在特异性受体激动剂实验和基因敲除实验中不一致。此外，遗传学研究发现，脑内5-HT合成酶——色氨酸羟化酶存在两种U、L等位基因，带有U型基因的人容易情绪失控、发怒和出现攻击行为。5-HT水平在怒的脑区调控中发挥重要作用。下丘脑核团5-HT水平的改变可影响下丘脑-垂体-肾上腺轴，导致促肾上腺皮质素释放激素、促肾上腺皮质激素分泌异常；提高小鼠前额区皮质5-HT水平可导致其更易发怒和攻击；大鼠前额区、海马、纹状体的5-HT水平显著降低后，其情绪性和探索性行为明显改变。Ettenberg等发现，中缝背核定点显微注

射 γ-氨基丁酸 B 受体（GABABR）激动剂巴氯芬可降低大鼠对静脉给予可卡因的致焦虑反应。由此发现，脑内 5-HT 含量及其受体对怒的调控作用机制极为复杂，5-HT 与其他神经递质的信号交联可能在怒的中枢调控中发挥重要作用。

## 国内研究

**1. 怒与怒伤肝机制研究** 怒是中医"七情"之一。中医情志学说蕴涵着大量情绪科学的内涵，其中"怒伤肝"是中医学对怒致病机制的重要论断。遗憾的是，受当时科学水平和认知条件限制，上述结论仅是直观的现象描述和基于个人经验的临床观察，尚未揭示其确切机制。

近年来，在对中医情志学说进行文献梳理、理论探讨、临床辨证应用、治疗经验总结等研究的同时，越来越多的学者结合现代医学，从不同方面探讨怒与健康和疾病的关系及其作用机制。如盛怒大鼠血清中脂质过氧化物含量增高，心肌线粒体遭到破坏，肝细胞结构和功能受到损伤，红细胞膜的流动性降低，结果提示：机体内脂质过氧化反应的增强是怒导致心血管疾病的最基本途径之一，也是肝病血瘀的重要微观机制。"怒伤肝"大鼠血清促肾上腺皮质激素、皮质酮（CORT）、白介素-2（IL-2）、白介素-8（IL-8）的含量发生变化，提示愤怒心理应激对内分泌、免疫的影响。怒应激大鼠下丘脑内即早基因 c-fos、促肾上腺皮质素释放激素 mRNA 显著差异表达，说明即早基因和下丘脑-垂体-肾上腺轴参与调控怒情绪反应。詹向红等发现慢性愤怒应激可使衰老模型大鼠脑组织和血清去甲肾上腺素升高、5-HT 下降，血清 CORT 升高，脾脏指数下降，提示下丘脑-垂体-肾上腺轴和交感神经-肾上腺髓质系统兴奋、免疫功能下降；血清超氧化物歧化酶活性降低，心、肝的丙二醛、脂褐素升高，大鼠的学习认知能力下降，提示机体抗氧化能力受到抑制，从而促进衰老过程。以上研究显示，"怒伤肝"实质涉及神经-内分泌-免疫网络。

**2. 肝主疏泄调畅情志机制研究** 中医学认为，肝在情志调节中起关键作用。《素问·灵兰秘典论》曰："肝者，将军之官，谋虑出焉。"元代医家朱丹溪在《格致余论·阳有余而阴不足》中提出"司疏泄者肝也"。肝主疏泄之所以能影响人类情志活动，是由肝主疏泄、调畅气机、促进血液运行的生理功能派生而来。现代中医学者为阐明"肝主疏泄调畅情志"的科学内涵，进行了大量的研究工作。严灿等认为肝主疏泄的中枢神经生物学机制在整体上与下丘脑-垂体-肾上腺轴有关，具体与调节慢性心理应激反应过程中多种神经递质及其合成酶、神经肽、激素、环核苷酸系统以及 c-Fos 蛋白表达的变化有关，具有多层次、多靶点、多环节的作用特点。岳广欣等从现代信息控制系统理论出发，认为本能需求为肝主疏泄的核心，大脑边缘系统为肝主疏泄的调控中枢，下丘脑-脑干-自主神经通路和交感神经-肾上腺髓质通路为其信息通路，平滑肌系统是肝主疏泄功能得以实现的效应器。自 20 世纪 80 年代末起，乔明琦带领的团队通过临床流行病学调查，首先提出肝疏泄太过所致的肝气逆证与肝疏泄不及所致的肝气郁证为肝疏泄失常的两个始发证候，以区别前人有关"肝气（肝气逆）和肝郁"的论述，建立起两证的诊断标准，并进一步结合临床检测和病证结合动物模型研究结果，提出了"肝主疏泄与机体单胺类神经递质和性激素及其调节激素水平有关"的假说。

根据国内外已有的研究报道，可得到以下启示：①脑中枢在怒与怒伤肝调控机制中至关重要，下丘脑、前额叶、海马可作为研究的首选脑区。②探索怒的中枢调控机制是研究"肝主疏泄调畅情志"理论科学内涵的最佳切入点。③脑中枢单胺类神经递质信号通路交联调控可作为怒的中枢调控机制研究突破点之一。

# 74　论惊恐与五脏关系

　　惊恐皆为肾之志，二者相似，日常生活中人们常惊恐相提并论。由于五脏与情志活动有对应的关系，一般认为情志过度常损伤相应脏腑而发病。但是，通读《黄帝内经》原文，可以发现，对于情志与五脏的关系，《黄帝内经》并不是简单地归结为某志对某脏的单一模式。学者李翠娟等以惊恐为例，详细分析了惊恐与五脏之间的关系，发现惊恐过度可伤五脏，五脏之疾均可致惊恐，因此临证应详审病机，综合分析，才不致误。

　　恐是指对某类物体、某种境遇或某些活动怀有强烈惧怕的情绪体验。惊是遭受突然变故而出现精神急遽紧张的情绪反应。中医学认为，惊恐二者相似，皆归属为肾之志，故日常生活中人们常将惊恐相提并论，但同时又认为，惊为不自知，是突然的外界刺激所引起的情绪体验；而恐为自知，意识到情境的可怕而怯惧。二者的性质存在一定差异，故在伤人致病方面，亦存在不同。例如，《素问·举痛论》曰："恐则气下，惊则气乱。"张景岳《景岳全书》亦曰："惊恐虽若同类，而不知恐之伤人，尤甚于惊。何也？盖惊出于暂，而暂者即可复；恐积于渐，而渐者不可解，甚至心怯而神伤，精却则阴痿，日消月缩，不亡不已，此非大勇大断者，必不能拔去其病根，徒资药力，不易及也。"因此，惊和恐，同中有异，异中有同，作为七情之一，均属于人体对于外界刺激的正常反应，也是脏腑功能活动的外在体现。但对机体的生理活动来说，都属于不良的情志刺激。如果惊恐过于剧烈，超逾了人体的调控能力，就会引起脏腑气血失调，而导致各种病症的出现。反之，脏腑精气血阴阳的失常，也会导致情志的异常变化，表现出惊恐的症状。

## 惊恐过度可伤五脏

　　**1. 惊恐伤肾**　由于五脏与情志活动有对应的关系，一般认为情志过度常损伤相应脏腑而发病，例如，《素问·阴阳应象大论》所论"怒伤肝""喜伤心""思伤脾""忧伤肺""恐伤肾"。惊恐皆为肾之志，因此，惊恐之志过度，容易伤肾，导致肾的封藏失职，表现为遗精、二便失禁、滑胎流产等症状。如《灵枢·本神》指出"恐惧而不解则伤精，精伤则骨酸痿厥"，认为恐惧状态长期不能解除，则会进一步损伤肾所藏之精，致筋骨酸软，发为痿厥之病。《素问·举痛论》亦曰："恐则气下……恐则精却，却则上焦闭，闭则气还，还则下焦胀，故气下行也。"认为惊恐过度，可以导致肾气不固、二便失控等气机失调的病理变化。但人的情志反应复杂而又微妙，各种情志变化往往可分而不可离，故情志因素常多情交织复合致病，因此惊恐之志过度，除了容易伤肾，导致肾伤而封藏失职，表现为遗精、二便失禁等症状外，还可以伤及其他脏腑，导致一系列疾病的发生。

　　**2. 惊恐伤心**　《灵枢·本神》提出"怵惕思虑则伤神，神伤则恐惧自失，破䐃脱肉"，认为怵惕思虑还可伤及心神，使神失所主，表现为恐惧不能自控，同时神气失于收摄则滑精，精气耗伤，形失所养而极度消瘦。《素问·举痛论》亦曰："惊则气乱……惊则心无所倚，神无所归，虑无所定，故气乱矣。"认为突然受惊，常使气行紊乱，气血失调，心神失常，轻则心神不宁，见心悸、失眠、惊恐不安等；重则精神错乱，而见语无伦次，哭笑失常，狂言叫骂，躁动不安等。《素问·经脉别论》亦曰："惊而夺精，汗出于心。"王泰林《医学刍言·辨证概述》亦指出"内伤七情：惊喜皆伤心，心跳不寐……恐伤肾，或心跳遗精，或腰痛脊痛"。由此可见，惊恐的情志常影响心神，导致心神不宁、手足无措等症状。

　　**3. 惊恐伤肝**　《黄帝内经》认为，惊恐的刺激还可影响肝，导致肝的功能失常，例如，《素问·经脉别论》指出"疾走恐惧，汗出于肝"，明代吴昆注曰："肝主筋而藏魂，疾走则伤筋，恐惧则伤魂，肝受其伤，故汗出于肝。"认为受到惊恐，可影响肝的功能，使人魂魄不安，出现汗出症状。亦有医家从《黄帝内经》有关惊与肝关系的论述得出，惊属于肝，惊能伤肝。认为惊在七情中与其他六情有别，其他六情皆由自生，而惊却被动而发，必有强烈的客观因素之刺激而突然发生。这种因素往往使人的气机一下子发生紊乱，亦即"惊则气乱"，可出现"心无所倚，神无所归，虑无所定"的心神紊乱的症象。然人的气机的正常运行，主要赖于肝的疏泄条达，调畅气机，使各脏腑的功能活动能正常进行。故气之紊乱主要是肝的调畅气机功能的紊乱。惊能伤肝即是指此而言。心神紊乱的症状实由肝气紊乱继发而成，病在心，而因在肝。

**4. 惊恐伤肺**　《黄帝内经》还认为，惊恐的刺激可影响肺的气机升降，例如，《素问·举痛论》指出"恐则精却，却则上焦闭"，认为恐惧可使肾中精气下陷，不能上承心肺，导致心肺之气闭塞郁滞。《素问·经脉别论》亦曰"有所惊恐，喘出于肺"，认为受到惊恐，气机逆乱，还可影响肺的宣发肃降，导致肺气逆乱，出现呼吸气促、气喘等症状。现代研究也发现，惊恐发作者都有亚临床的肺功能受损表现。如有学者将 17 例惊恐发作患者与 20 名健康对照者相比，发现惊恐发作患者的肺功能的动力学参数，即呼气高峰流量（PEFR）、用力呼出气流量（$FEF_{75}$）、最大呼气中期流量（MMEF）明显降低，说明惊恐发作和呼吸系统疾病之间显然是有联系的，进一步佐证了惊恐与肺功能的正常与否亦密切相关。

**5. 惊恐伤脾**　对于惊恐伤脾，《黄帝内经》虽没有直接论述，但在《素问·腹中论》中提出"夫热气慓悍，药气亦然，二者相遇，恐内伤脾，脾者土也，而恶木，服此药者，至甲乙日更论"。认为患有热证的人要是服用了芳草或矿石类的药物，就会内生惊恐而伤及脾脏。《四诊抉微·儿科望诊》亦提出"唇中青色，风寒相感，发惊伤脾"。临床上，因卒受惊恐而导致腹痛、腹泻的病症也非常多见。究其原因，可能与脾肝肾之间的关系密切相关。肾为先天之本，主藏精，需靠水谷精微的供养。脾为后天之本，主运化，有赖命门之火的温煦。若惊恐伤肾，肾气不固，气泄于下，火不生土，脾阳亏虚，可致久泻久痢、五更泄泻等。若惊恐伤肝，肝气横逆，克犯脾土，脾失健运，则可致惊泻，表现为大便清稀呈水样，或色青如草汁，胃纳不振，腹痛肠鸣，睡中惊悸等症。

## 五脏之疾均可致惊恐

情志活动由脏腑精气应答外在环境而产生，脏腑精气是情志活动产生的物质基础。《素问·阴阳应象大论》曰："人有五脏化五气，以生喜怒悲忧恐。"五脏藏精，精化为气，气的运动应答外界环境而产生情志活动。五脏精气的盛衰及气血运行的状态，在情志的产生变化中发挥着基础性作用。若五脏精气阴阳出现虚实变化，气血运行发生紊乱，则可出现情志的异常变化。因此，五脏之疾均可致惊恐。

**1. 肾疾致惊恐**　肾藏精、精舍志，情志活动的产生与肾所藏之精亦密切相关。肾精充盛，脑髓充足，神得所养，则情志活动正常；反之，肾虚固摄失职时，所藏之精日渐耗损，五脏六腑失于濡养，脑髓空虚，则所主之志异常，情志便也随之受到影响。《素问·阴阳应象大论》曰："在脏为肾……在志为恐。"肾之主志为恐，当因久病或房劳等因素造成肾中精气亏虚，或经脉之气运行失调时，则会导致神志不宁，而出现善恐的表现。例如，《灵枢·经脉》曰："肾足少阴之脉……是动则病饥不欲食……心如悬若饥状。气不足则善恐，心惕惕如人将捕之。"

**2. 肝疾致惊恐**　肝属木，其性舒展条达，升发宣散，疏泄一身之气机，肝藏血，血舍魂，主管谋虑，直接与情志活动息息相关。肝病之时，气血疏泄不及或疏泄太过，肝不藏血导致血不舍魂，都可以使情志产生相应的波动和变化。肝在志为怒，因此肝病之时，容易出现善怒的情感活动，但是亦可导致惊恐，例如，《灵枢·本神》指出"肝气虚则恐，实则怒"。《素问·调经论》亦指出"血有余则怒，不足则恐"。认为肝中气血亏虚，血不舍魂，魂怯不安可致恐。另外，《素问·金匮真言论》指出"东方青色，入通于肝……其病发惊骇"，《素问·大奇论》指出"肝雍，两胠满，卧则惊……肝脉骛暴，有所惊骇"，《素问·藏气法时论》指出"肝病者……虚则目䀮䀮无所见，耳无所闻，善恐，如人将捕之"，《素问·痹论》指出"肝痹者，夜卧则惊"，均认为不论肝之实证还是虚证，都可出现惊骇善恐等表现。

**3. 心疾致惊恐**　　心为君主之官，五脏六腑之大主，主神明，为人身之主宰，例如，《素问·灵兰秘典论》指出"心者，君主之官，神明出焉"；《灵枢·邪客》指出"心者，五脏六腑之大主也，精神之所舍也"，即言人的神志活动虽然归属于五脏，但与心的关系最为密切。血液是情志活动的重要物质基础之一，而心主血脉，心病之时，血液亏虚或运行失调，均可导致情志活动的异常。例如，《灵枢·本神》指出"心气虚则悲，实则笑不休"。同时，《黄帝内经》还认为，心神受损，亦可出现惊恐的表现。例如，《灵枢·本神》指出"心怵惕思虑则伤神，神伤则恐惧自失，破䐃脱肉"，认为心神受伤，可使神失所主，表现为恐惧的情感不能自控。《素问·风论》亦指出"心风之状，多汗恶风，焦绝善怒吓"，认为风迫于心时，木火合邪，扰乱神志，可表现为善怒或惊吓。

**4. 脾疾致惊恐**　　脾主运化，为后天之本，气血生化之源，居于中焦，斡旋气机，主持五脏之气的升降出入，将精微物质布散周身，维系支持正常生命活动，故《素问·灵兰秘典论》曰："脾胃者，仓廪之官，五味出焉。"若脾胃功能失常，运化失司，则可致气血化生乏源，或致气血津液输布失常，甚则痰浊内生，进一步引发五脏功能失调，导致情志异常。例如，《灵枢·经脉》指出"胃足阳明之脉……是动则病洒洒振寒，善呻，数欠……闻木声则惕然而惊，心欲动，独闭户塞牖而处"，认为脾胃经脉失常，可以出现惕然而惊的表现。另外，脾胃有病，亦可影响他脏而致惊，例如，《素问·气厥论》指出"脾移热于肝，则为惊衄"，肝藏血，病主惊骇，肝受脾所传之邪热，精气损伤，或所藏之血为邪热所迫而不得归藏于肝，风火交作，则可发为惊骇、衄血等症。

**5. 肺疾致惊恐**　　肺为"华盖"，主气司呼吸，主宣发肃降，主治节，治理调节全身的气机，参与宗气的形成，故《素问·六节藏象论》曰："肺者，气之本。"同时也治理调节水液代谢，通过宣发肃降功能参与水液的输布、运行和排泄，为"水之上源"，例如，《灵枢·决气》曰："上焦开发，宣五谷味，熏肤，充身，泽毛，若雾露之溉。"当肺主气、主治节的功能失常时，宣肃失司，升降不利，气机不畅，亦可影响情志的变化。《素问·阴阳应象大论》指出"在脏为肺……在志为忧"。因此，肺气亏虚，神失所养，容易出现悲忧的情感。但现代研究也发现，肺疾病患者中常伴有焦虑和惊恐发作，据调查显示，慢性阻塞性肺疾病患者中焦虑和惊恐障碍的患病率为 $2\%\sim90\%$，$6\%\sim30\%$ 的哮喘患者报告的症状符合惊恐障碍的诊断标准。可见，肺的功能失常，亦可导致惊恐的发生。

惊恐虽为肾之志，但临床并不能拘泥。通过对惊恐与五脏之间关系的梳理，说明情志与五脏之间并不能简单地归结为某志对某脏的单一模式，五脏之间相互影响，情志变化亦复杂多样，临证病情往往错综复杂，千变万化，这就需要医者详审病机，综合分析。

# 75　论惊与恐

惊与恐是任何人都可以感受到的体验，临床上常常合并出现，是一种不愉快及难以言状的情感体验，并伴有躯体症状。惊恐不仅作为一种致病因素同时也是一种疾病，这就形成了惊恐相关疾病的复杂性，这些疾病不仅与患者的生理因素相关，还与患者个人的心理因素以及性格、文化、社会、教育背景、生活经验有所关系。因此关于惊恐的研究可以对临床上很多心身疾病的研究起到一定的启迪作用。学者李奕祺等对惊与恐的概念、区别和致病特点做了论述。

## 惊、恐的概念

**1. 惊的概念**　惊在《汉字源流字典》里写道："惊，形声字。篆文从马，敬声，后楷书写作驚。如今简作惊，改为从忄（心）京声。"其本义在《说文解字·马部》中写道："驚，马骇也。从马敬声。"本意为马受刺激而狂奔。引申泛指惊恐、惊奇等。"惊"在《黄帝内经大词典》有扰动失常和惊恐的意思。是指卒然遇到非常事变而致精神上突然紧张的一种情感体验。如卒闻巨声、偶然目击异物、猛然遇险临危等情况下，精神紧张、心悸欲厥使心中惕惕然而产生的情感表现，属于中医学所言七情之一，在《黄帝内经》中就将惊作为一个精神症状来描述。《灵枢·癫狂病》曰："狂言、惊、善笑、好歌乐、妄行不休者，得之大恐。"《灵枢·热病》曰："热病，嗌干多饮，善惊，卧不能起。"明代王肯堂在《证治准绳》总结了前人有关惊的病因病机，将惊的病因归纳为气血虚与痰火致惊，指出"肝、胆、心、脾皆有惊"。

**2. 恐的概念**　《说文解字》曰："恐，惧也。"恐就是害怕、惧怕，伴有担心。它是人们面临祸患威胁，危及生命财产安全时，企图摆脱、逃避某种不愿意的一种情感体验，例如，《灵枢·邪气藏府病形》曰："胆病者，善太息，口苦、呕宿汁，心下澹澹，恐如人将捕之。"恐即是一种精神极度紧张所引起的胆怯表现。恐为五志之一，肾志为恐，肾为阴之极，藏精主水，肾主封藏，恐为蛰藏之象，一般情况下，人们是不会将自己内心的恐惧表现出来的。恐与肾相应，在季为冬，外界阴气隆盛，人体阳气下潜，气血内聚，皮肤紧闭，肌肉坚紧，重衣厚被而仍寒战，为恐之象。一般情况下，"恐"是客观已知或预感到的，恐在一定范围内，是人体内在的一种正常生理反应，超过一定限度为病理状态。

## 惊、恐的区别与联系

**1. 惊与恐的区别**

（1）惊为情，恐为志：情志概念具有双重含义，正常情况下称为五志，致病时则称为七情，五志是五藏表现出的固有功能，七情是五志的变态表现，无志则无情，七情由五志发动，情以表志，五志调和的结果决定七情发病与否，情、志合则为一，分则为二。惊为七情之一。"七情，是指机体接受内外界刺激后所表现于外的七种不同的情感，是在五志的基础上产生的，由五志演化而来的异常情志状态，属病因之一。"中医所说的五志之中是不包含惊的，历代医家都认识到了产生惊的条件关键是外来因素，若无外来因素的刺激是怎么也不会产生惊的。可以说五志是人体内在的一种功能，一般情况下不表现出来。情是外在因素刺激机体引起内在脏腑气血变化，同时使五志发生强烈变化，反应于外在机体的一种表现。

恐为肾志，肾主封藏，因此在人们能调节心神的情况下，是将自己内心的恐惧给隐藏起来，不让别人发现。惊为七情，惊归于心，《三因极一病证方论》曰："七情人之常性，动之则先自脏腑郁发，外形与肢体。"此处"动之"便有外因刺激的含义，人在接受各种一定强度的外来因素刺激时，内在脏腑先发生反应，然后产生志的活动，这些内在志活动人们是看不到的，人们只能通过各种外在表现如表情动作来揣测别人的心理活动，这些外在表现也就是指情，这也是中医司外揣内方法的一个表现。受惊可致心悸动荡如无所倚，神志无所归宿，心中疑虑不定等气乱内在变化，反映于外在就表现为人体神志不主，出现目惊不转、尖声呼号或声低语颤或不能言、短气、自汗体倦、坐卧不安、及多异梦等症状。

（2）惊由外触，恐自内生：张子和《十形三疗·内伤门》曰："惊者为阳，从外入也；恐者为阴，从内出也。惊者，为自不知故也。恐者，自知也。"李用粹《证治汇补·卷五》指出"惊因触于外事，内动其心，心动则神摇；恐因触于外事，内歉其志，志歉则精却"及汪必昌《医阶辩证·惊恐二证辨》指出"惊者，外有所触而心动惕不安。恐者，外无所触，而心常恐惧，不能独宿独处"。《罗氏会约医镜》概括指出"恐惧者，如人将捕之状，不能独卧，自知而自畏也。惊从外起，恐由内生。惊出于暂，而暂者即可复；恐积于渐，而渐者不易解"。上述医家，虽然说法不同，但意思大致相同，都认为惊是在人事先不知道，心里未做任何准备的情况下，外部事物突然而致，而导致的紧张惊骇的情绪体验。而恐是事先有心理准备，无论有无外物刺激，它都始终保持一种高度警戒的情绪状态。

（3）惊则气乱，恐则气下：以情志对气机的影响而言，《素问·举痛论》曰："恐则精却，却则上焦闭，闭则气还，还则下焦胀，故气下矣。"指明因卒恐而伤肾，以致肾精不得上奉，当上者不上，势必造成当下者不降，而出现心肾不交和肾气不固的病理现象。因此恐的主要临床表现为面如土色、目瞪口呆、张口结舌、不由自主的颤栗、四肢瘫软、恐慌失措，甚至严重时可表现为遗精、阳痿、二便失禁、腹泻等病症，有时甚至可能导致风声鹤唳、草木皆兵的幻觉。"惊则心无所倚，神无所归，处无所定，故气乱矣"（《素问·举痛论》）。惊伤心神，心神一乱，则五脏六腑皆乱，人体五脏六腑本为一气，因此古人得出惊则气乱的总结。惊则气乱这种内在的机体病理变化表现于外就是惊的临床表现。受惊可致心悸动荡如无所倚，神志无所归宿，心中疑虑不定等气乱内在变化，反映于外在就表现为人体神志不主，出现目惊不转、尖声呼号或声低语颤或不能言、短气、自汗体倦、坐卧不安、及多异梦等症状。惊怖者血气分离而乖乱，故气促而面青，两目发呆且直视，行动小心翼翼，闻声则惕然而惊，甚者出现痴呆和僵仆等症。就其脉形而言，古人就有说"惊者其脉止而复来"即指突然受惊吓，会出现一时按不到脉搏的情况，这是因惊吓，一时气逆而致脉气不通所造成的，这种情况一般不需治疗，待其气通即可恢复。《医宗金鉴·卷十二》曰："惊自外至者也，惊则气乱，故脉动不宁。"

**2. 惊与恐的联系**  "惊"与"恐"症虽然在病因、病机、治疗等方面上有所不同，但临床上常将惊恐并称，那是因为惊和恐的性质、临床表现比较相似，都有紧张的情绪体验，且常相兼为病，临床上常将二者合称。

（1）惊恐皆致气乱：古代医家认为惊则气乱，受惊可致心悸动荡如无所倚，神志无所归宿，心中疑虑不定等气乱的病机，而导致人体神志不主，出现目惊不转、尖声呼号或声低语颤或不能言、短气、自汗体倦、坐卧不安及多异梦等症状。惊怖者血气分离而乖乱，故气促而面青，两目发呆且直视，行动小心翼翼，闻声则惕然而惊，甚者出现痴呆和僵仆等症。强烈的惊吓刺激甚至会出现二便失禁及晕厥的症状，由此可看出惊其实也是恐的一种反应，只是程度较恐强。古代医家将恐归为肾志，通过对临床恐惧太过致病征象的观察，是《黄帝内经》构思肾"在志为恐"的主要依据。《灵枢·本神》指出"恐惧不解则伤精，精伤则骨酸痿厥，精时自下"盖肾主藏精，职司二便，恐惧伤肾则肾气下陷，肾气下陷则失于固摄，其症状除表现为下焦胀外，还可出现二便失禁、遗精、滑精、阳痿甚至出现腰膝痿软无力，颤抖等症。因此通过临床上恐惧者产生的病理变化构思了恐则气下的理论。但临床也可看到恐也可致气乱的表现，如人在面临恐惧刺激时会出现心无所主，恐慌失措的反应。在《素问·举痛论》曰："恐则精却，却则上焦闭，闭则气还，还则下焦胀，故气下矣。"指明因恐而伤肾，以致肾精不得上奉，当上者不上，势必造成当下者不降，这种上不上、下不下的状态其实也就是一种气乱的反映。因此可认为恐对气机的影响除了气下外，还有气乱。

但也观察到恐则气下所产生的诸如二便失禁、遗精、阳痿这些症状是在突然短暂的恐惧刺激（即卒恐）下产生的，而一般慢性的恐惧刺激是不会出现这些反应的，这里的卒恐其实也就是惊的表现。惊也就是惊怖即惊恐，正是由于恐，受外物刺激才会产生惊。《素问·血气形志》曰："形数惊恐。"《灵枢·口问》曰："大惊卒恐。"《素问玄机原病式》曰："恐者，善惊之谓也。"《丹溪心法》曰："惊者恐怖之谓。"《金匮要略·奔豚气病脉证治》曰："惊怖即惊恐，盖病从惊得，而惊气即为病气也。"可看出这些医家也认为惊中包含有恐，而恐中包含有惊，惊与恐是一种事物程度不同的两种状态而已，即恐为惊之渐，惊为恐之甚，惊与恐二者是相辅相成、密不可分的。

（2）惊恐致病的相兼性：惊恐二者常互为因果，惊易致恐，恐易受惊，具有致病的相兼性。程钟龄的《医学心语·惊悸恐》曰："心惊然后胆怯，乃一定之理。"惊恐即善惊易恐，心中畏惧、胆怯不安，或因惊致恐，常伴有心悸、噩梦、焦虑等为主要表现的症状。现实生活中人们常说"一朝遭蛇咬，十年怕井绳"。就人一旦被蛇咬后的心理反应举例，说明了人受到惊吓后，心理逐渐形成恐惧的心理，一看到类似的事物，就容易被惊吓，说明了惊给人造成的强烈情绪体验。与此同时也让我们看到了惊与恐二者之间形成了一个惊-恐-惊-恐的情绪链条，所以惊恐常以一种复合情绪状态存在，如果惊未及时平定则亦可成恐，恐未消散又易受惊，惊又再导致恐，如此循环往复，其原理就是惊是情为外在表现，恐是志，是内在基础，善恐易惊、善惊易恐，交织出现，密不可分。

（3）心藏神肾藏精，惊恐密不可分：五脏藏精化气生神，肾藏精，为五脏阴阳之根本。心藏神，为五脏六腑之大主，过度惊恐，惊则神伤，恐则精却，神因精却而无依，精为神伤而不化，以故神摇于上，精消于下，阴阳不交，伤肾损精，肾精无以济心，则心火独亢，心神则易受外物惊扰，而致心气散乱，举止无措。《素问玄机原病式》曰："惊，心卒动而不宁也。火主乎动，故心火热甚也……所谓恐则喜惊者，恐则伤肾而水衰，心火自甚，故喜惊也。"从心肾相交的角度说明了恐易致惊的原理。临床上，惊恐常常合并论述，由此可看出藏情关系不是简单的一脏一情关系，而是多情交织，且由于惊与心关联，恐与肾关联，惊恐相关，实是心肾相关，生理上心肾相交而智出，能理性冷静对待外来事物，故不会无故惊恐。病机上，若因卒恐而伤肾，以致肾精不得上奉心阴，当上者不上，势必造成当下者不降，心火不能下降于肾而独亢，而出现心肾不交和肾气不固的病理现象，而惊归于心，恐归于肾，惊恐多并提。

（4）历代医家对惊恐合称的认识：由于惊与恐的相关性及相似性，许多医家将惊与恐看作是一类情绪，不主张将它们分而言之。例如，何梦瑶《医碥·杂症》曰："惊恐常相关，恐则惊矣，惊则恐矣。"程国彭也不主张将"惊"与"恐"分门而治，曰："惊者，惊骇也。悸者，心动也。恐者，畏惧也。此三者皆发于心，而肝肾因之，方书分为二门，似可不必。"王肯堂认为凡连称其名以为提纲者，多是一阴一阳对待而言，故以恐者为自知，惊者为不自知，又惊者因触于外事，恐因惑于外事，所以惊恐并称。另有医家将惊归并于恐，认为惊为阳气暴出，是恐的阳性（太过）表现；惧是阳气少动，是恐的阴性（不及）的表现。

由此可见，惊与恐无论从病机、临床表现，还是与脏腑的关系，多方面都体现惊中有恐，恐中有惊，及惊易致恐，恐易致惊的相辅相成、密不可分的关系。惊恐并称，既包含了情又包括了志，惊恐是情与志的结合即情志紧密相关的表现之一。

# 76　肾藏志应恐的神经生物学机制研究

应用精神应激模拟条件性恐惧，研究恐伤肾的病理机制，并结合补肾方药的药理学效应，可以揭示肾（肾中精气）调控情志活动的物质基础、作用方式和有关的神经生物学机制。中医学认为，肾所藏之"志"的主要含义之一就是指记忆，即所谓"意之所存谓之志"。记忆是过去经验在人脑中的反映，这种反映是一个复杂的心理过程。从"记"到"忆"包括了识记、保持和回忆三个基本环节。同时，现代医学认为，如果把精神应激原看成是一种信息，那么，它与外界环境等其他信息一样，会在中枢神经系统留下生物性"痕迹"。这种"痕迹"也就相当于一个记忆的过程，由此可见，肾所藏之"志"也包含了在中枢神经系统留下生物性"痕迹"的过程。因此，学者刘书考等认为"肾藏志应恐"具有一定的神经生物学机制，并对此做了广泛的论述和探讨。

## 中医学肾藏志应恐的理论内涵

传统中医学对肾与情志关系的论述主要有"肾藏志，在志为恐""恐伤肾"以及"肾藏精，精舍志，肾气虚则厥"等。《素问·阴阳应象大论》提出"肾藏志应恐"，肾所藏之"志"的含义有狭义和广义之分，广义的志泛指各种神志活动，狭义的志主要是指记忆和意志。这一理论观点的形成具有很强的临床实践性，一般认为具有两个层面的含义。一是肾虚者多见恐怯畏惧。如"肾，足少阴也……气不足则善恐"（《灵枢·本神》）。二是恐伤肾。这是基于临床上对恐惧太过致病征象的观察和病机演变的总结，如"恐则气下""恐惧不解则伤精，精伤则骨痠痿厥，精时自下"（《灵枢·本神》）以及"恐则精却"（《素问·举痛论》）等。

肾具有闭藏先后天之精的功能，肾中阴阳又为一身阴阳之根本，因此，肾对机体精神情志活动具有不可忽视的重要的调控作用。其一，"脑为元神之府"，情志活动产生的中枢部位在脑，而肾中精气是脑的形成、发育和功能发挥以及维持整个人体精神活动与行为活动的物质基础。《素问·阴阳应象大论》曰："肾主骨生髓。"《灵枢·海论》曰："脑为髓之海。"《灵枢·经脉》曰："人始生，先成精，精成而脑髓生。"其二，肾作为一身阳气和阴液的根本，调整肾中阴阳之平衡对维持机体正常的情志活动具有重要的意义，即《素问·生气通天论》曰："阴平阳秘，精神乃治。"肾中阴阳又源于肾中精气，因此，肾是机体情志活动的储备之脏，而肾中精气则是情志活动的物质基础，肾中精气充足与否是机体情志活动能否正常发挥的根本保证。

## 中医学肾与学习记忆功能的关系

肾所藏之"志"的主要含义之一就是指记忆。中医学肾生理的现代研究表明，中医肾生理包括了海马、下丘脑-垂体-靶腺轴的功能等，其功能与神经-内分泌-免疫调节（NIM）网络有关。运用补肾治法方药治疗老年性痴呆、抑郁症、焦虑症等取得显著疗效，中药药理学的研究也进一步证实，补肾方药对下丘脑-垂体-靶腺轴、神经递质系统、神经突触可塑性（学习记忆功能）、自由基损伤以及机体的免疫系统功能都具有确切的调整作用，中枢作用部位涉及下丘脑、海马等与精神心理调节相关的脑区。而近年来对中医情志学说的研究也证实，情志活动异常的核心病理变化是 NIM 网络功能的失调。

现代药理学研究表明，补肾类方药能够改善阿尔茨海默病（AD）模型大鼠的学习记忆功能。通过

Morris 水迷宫实验研究发现，补肾益智方可以改善 AD 模型大鼠的学习记忆功能，并且对于老年性痴呆大鼠学习记忆能力具有保护作用。补肾益智方改善 AD 模型大鼠学习记忆能力的神经生物学基础可能是 AD 模型大鼠脑区的乙酰胆碱酯酶阳性神经纤维密度呈现广泛和非特异性增高，有关脑区生长抑素免疫阳性神经元和 mRNA 表达水平经补肾益智方处理后也有不同程度的升高。此外，补肾益智方对于 AD 大鼠海马齿状回突触传递长时程增强（LTP）具有改善作用。

中医学认为"肾"为先天之本，主生长、发育、衰老，肾虚证的辨证标准如腰膝酸痛、腿软、耳鸣耳聋、齿落发脱、性功能减退等，这都是老年人生理机能衰退的表现。肾虚与衰老显然具有共同的外部证候。通过观察肾阳虚证患者的甲状腺轴与性腺（男）轴功能（外加相应的老年人组），结果显示老年人组的甲状腺轴与性腺（男）轴功能的异常值与成年人的肾阳虚证甚为类似，这说明肾虚证是未老先衰，而衰老就是生理性肾虚。有人根据中医衰老和肾虚理论，以自然衰老大鼠为肾虚模型，观察大鼠大脑边缘系统海马和杏仁核对下丘脑-垂体-肾上腺-胸腺轴（HPAT）调节的增龄性变化及左归丸与右归丸的调整作用。实验表明补肾方药左归丸、右归丸可影响老年大鼠大脑边缘系统（海马、杏仁核）对 HPAT 的调控作用，可纠正老年大鼠神经内分泌功能的异常变化，进而有助于延缓衰老，并且可以通过提高脑源性神经营养因子及其受体 TrkB 的基因表达改善老年大鼠的学习记忆功能。研究表明，补肾活血方改善缺血再灌注脑损伤小鼠学习记忆障碍的机制之一可能与其抑制 N -甲基- D -天冬氨酸受体的激活、一氧化氮合酶的过度表达以及自由基的清除有关。

## 恐惧形成与记忆的现代研究

恐惧是人们面临威胁性情境时的一种情绪反应。这种消极情绪可引起机体急剧的神经体液变化，表现在行为、自主神经、内分泌等方面。当这种反应过于强烈时会对机体产生不良影响，甚至导致精神疾病和躯体疾病。动物实验和临床研究表明，某种无害刺激即条件刺激（通常是声音或光）和一种有害刺激即非条件刺激（通常是足底电击）联系在一起时，条件刺激可以引发条件性恐惧反射，表现为躯体和自主神经的反应，包括心血管系统和呼吸系统的调节、制动反应、僵住、痛觉丧失、应激激素的释放以及惊吓反应增强等。

现代研究表明，杏仁核是学习和记忆恐惧事件的关键部位，其中杏仁核基底外侧复核和中央核被认为是恐惧学习和记忆中重要的中枢。此外，杏仁核神经元储存恐惧记忆并易化储存在其他脑域的恐惧记忆。海马是学习记忆的重要脑区，也是调节应激反应并受应激影响的最重要的脑部结构之一。应激和应激激素广泛地影响认知和学习过程，损害海马依赖性记忆。海马 LTP 的高低直接反映了学习记忆功能的好坏。杏仁核通过直接和间接的途径与海马区域相联系，从而影响海马功能。海马受到应激影响的程度取决于杏仁核的输入调节和应激信号的输入强度，这一模型的关键性假设认为，应激后海马功能的改变是由于杏仁核施加的海马过度活动所引起。

条件化恐惧消退是指随着环境的变化，通过学习抑制以前的习得性恐惧的调节能力。这一过程包括重复暴露于条件刺激而不给予非条件刺激，条件刺激引发恐惧反应的能力会逐渐降低，即条件刺激不再容易地预知非条件刺激的出现。但消退并不等同于遗忘，而是代表一种主动的、新的学习过程。杏仁核是恐惧性条件反射神经可塑性的重要位点，并且也可能是恐惧消退的重要位点。目前比较一致的观点认为，恐惧消退的神经生物学机制包括内侧前额叶皮质（mPFC）对杏仁核恐惧反应的抑制性控制，海马协助 mPFC 调节杏仁核的功能。已有的研究结果也充分表明了恐惧记忆的形成、储存、巩固和提取过程以及恐惧记忆的消退主要与大脑的杏仁核、海马以及前额叶皮质等部位的功能及其内在神经密切相关。

# 研究思路与方法

对于"恐伤肾"病理改变，一些学者进行了较为系统深入的研究。观察三种不同造模方法所致的"恐伤肾"模型后发现，"恐伤肾"病理形态的改变主要在垂体-性腺轴。王米渠等探讨了"恐伤肾"对子代肾虚鼠神经内分泌影响的病理生理学基础，从行为遗传学角度，通过一系列研究揭示中医"肾为先天之本"的科学内涵。尽管上述研究结果可以间接地阐释"肾藏志应恐"的部分机制，但迄今为止，尚没有研究是从肾调控情志活动的角度，对中医"肾藏志应恐"理论的物质基础和科学内涵及其在精神心理学中的科学价值进行深入揭示。我们认为可以从情志活动调控的角度，以中医固有理论——"肾藏志，在志为恐"为指导，以机体的恐惧反应记忆为切入点，依据"从病理药效推导生理"的研究思路，结合恐惧记忆的形成、巩固、提取和消退以及杏仁核-海马-前额叶皮质神经通路的可塑性以及补肾方药的药理学效应，阐释恐伤肾的病理机制，揭示肾（肾精）调控情志活动的物质基础、作用方式及其内在的神经生物学机制，从而对"肾藏志应恐"理论的科学内涵进行丰富和创新，展示其在现代精神心理学中的科学价值及其实践指导意义。

以精神应激的脑记忆痕迹作为研究的切入点，我们选用以巴甫洛夫条件反射为模型程序的条件性恐惧动物模型来模拟恐惧的过程。先对动物进行不可逃避的有害刺激（如电击）与中性刺激（如灯光、声音或训练环境）联结匹配训练，训练后将动物重新暴露于训练过的环境或条件线索下，动物表现出对该整体训练环境（环境恐惧）和具体条件线索（线索恐惧）的条件性恐惧反应。给予不断或者强烈的精神应激，那么这种应激就会在中枢神经系统留下生物性"痕迹"，这种生物性"痕迹"就是记忆痕迹。一旦精神应激的记忆痕迹形成，个体以后就面临新的应激叠加到原有应激的"痕迹"上，会导致过强的甚至病理性的应激反应，该模型大鼠所表现出来的就是僵住行为。通过僵住行为累积时间的检测，可观察到恐惧的形成。检测对于学习记忆起关键作用的杏仁核基底外侧、海马（CA1 区）、mPFC 的 LTP 和长时程抑制，有助于阐述恐惧记忆的形成和存储方式，进而说明"肾藏志应恐"中肾精调控恐惧这种情志活动的中枢神经系统的作用方式。

依据"从病理药效推导生理"的研究思路，可以采用自然衰老与房事不节的两种肾虚动物模型，阐释恐伤肾的病理机制，结合补肾方药的药理学效应，进一步揭示中医肾的生理功能，并且探讨肾虚对恐惧记忆的形成、巩固和提取的影响以及补肾方药的药理学效应。也可以通过检测与恐惧记忆获得机制有关的杏仁核、海马、mPFC 脑区的相关受体、激酶以及蛋白等的含量，揭示中医肾（肾中精气）对于恐惧记忆的形成、巩固和提取的作用的物质基础及神经生物学机制。

一旦精神应激形成了脑记忆痕迹，那么对它的正常反应是逐步抑制了对它的"重现"而非真正的清除与忘却。要研究记忆痕迹的易化与抑制过程，就离不开探讨神经突触的可塑性，而条件化恐惧消退也是通过学习抑制以前习得性恐惧的调节能力。所以，要研究条件化恐惧消退就需要以神经突触的可塑性作为切入点，这其中最重要的研究内容包括 LTP 与突触形态的重塑性。通过对杏仁核、海马以及 mPFC 的 LTP 以及突触形态的重塑性的研究，可以揭示肾（肾中精气）对于条件化恐惧消退的作用方式以及物质基础。

通过上述研究思路以及方法，将能够阐释恐伤肾的病理机制，并结合补肾方药的药理学效应，揭示肾（肾中精气）调控情志活动的物质基础、作用方式及有关的神经生物学机制，从而对"肾藏志应恐"理论的科学内涵进行丰富和创新，展示其在现代精神心理学中的科学价值；同时，相关神经生物学的研究结果将为中医肾本质的进一步研究提供科学的依据。此外，由于条件化恐惧反应目前被认为是研究人类抑郁症和焦虑症、创伤后应激障碍、恐惧症等精神情绪障碍的重要工具，因此，"肾藏志应恐"理论以及补肾方药神经药理学效应及其机制的研究，将为今后运用中医药防治有关精神障碍疾病提供科学的指导和依据。

# 77 "过喜"中医论治

喜证指由于过度喜乐，导致神气失常，以喜笑不休、精神涣散、思想不集中，甚则语无伦次，举止失常，肢体疲软，脉缓等为主要表现的情志证候。适度的"喜"在一般情况下是正常的精神情志活动，属于"七情"范畴之首；但如果喜乐志过度，超越人体生理调节活动范围，它便成为内伤的致病因素。自古过喜致病枚不胜数，古籍论治喜证亦详尽。学者李芷悦等挖掘中医古籍中喜证的论治，总结了古代医家对喜证这种精神疾病的论治思想。

## 过喜伤心

《素问·阴阳应象大论》曰："心，在声为笑，在志为喜。"喜，因其活泼而常表现于外，故有火之炎上、活泼、机动之象，属火而归属于心。喜与心有着密切的关系，心生喜，喜调心。"喜"须以心之精气为物质基础，心气实，则心志有余而笑不休，故《黄帝内经》认为"神者，精气之化成也""心藏神，神有余则笑不休"。心气虚，神气不足，会导致情志悲忧，故曰："心虚则悲，悲则忧。"反之，"喜"亦可以影响心之气血，适度的喜可使心气舒缓，有益于心主血脉的生理功能，正例如，《素问·举痛论》曰："喜则气和志达，营卫通利。"但"过喜"则会给心脏带来一系列的危害。

**1. 过喜伤神** 心藏神，喜乐过度可使心神涣散不收，甚者心气暴脱或神不守舍，出现心神不宁、失眠多梦、谵语、狂乱或精神委顿、反应迟钝、昏迷、不省人事等症，故《灵枢·本神》曰："喜乐者，神荡散而不藏。"

**2. 喜伤气血** 《素问·举痛论》曰："百病生于气也，怒则气上，喜则气缓。"又曰："喜怒伤气。"心主血脉，喜乐太过，损伤心气，导致心气弛缓或心气不足；且心气虚，无以"心气入脉，化赤为血"，则发为气血两虚；心气虚，气机运行无力，无以推动血液运行，则发为气滞血瘀等证。

**3. 暴喜伤阳** 《素问·阴阳应象大论》指出"暴喜伤阳"。心为阳脏，暴喜伤阳，则阴寒内生，心脉瘀阻，甚则阴盛格阳，阳气浮越，出现心悸怔忡、胸痹、四肢厥冷、冷汗淋漓、呼吸微弱、面色苍白、精神萎靡等症状。

## 过喜治法

明代以前，医家多将"过喜"归属于"癫病""狂病"等范畴中，明代以后，"喜"证便被单独罗列，成为一个独立的病证。喜证是指由于过度喜乐，导致神气失常，以喜笑不休、精神涣散、心神不安、思想不集中，甚则语无伦次，举止失常，肢体疲软，脉缓等为主要表现的情志证候。古书中关于喜证论治的记载稀少可数，可整理归纳为以下五法。

**1. 情志相胜** 情志相胜理论出自《黄帝内经》，是古代中医学家运用朴素的古代心理学思想和情志之间相互制约的关系来进行治疗的心理治疗方法。《素问·阴阳应象大论》第一次阐述了用情志相胜法治愈"过喜"的基本原理，即"喜伤心，恐胜喜"。朱丹溪也提出了相同的治法，即"喜伤心者，以恐胜之，以怒解之"。关于"以恐胜喜"法的应用，最为经典的是张子和《儒门事亲》的案例，其载"庄先生治以喜乐之极而病者，庄切其脉，为之失声，佯曰：吾取药去。数日更不来，病者悲泣，辞其亲友曰：吾不久矣。庄知其将愈。慰之。诘其故，庄引《素问》曰：惧胜喜。"另一则病案也是用"以恐胜喜"的心理疗法治愈过喜之证:"邱汝诚治女子恒笑不止,求诊。问平生所爱何衣,令着之,使母与对饮,故滴酒沾其裙。女大怒,病遂瘥。"

"至于恐能胜喜,其义维何?盖喜为心志,恐为肾志,水能制火,既济之道也。抑更有显而易见者,人当极喜之时,适有恐惧之事,猝然遇之,莫不反喜为忧者,惟以喜之情缓于恐,而恐之情急于喜也。是仅以水火克制之理言之,或近傅会,而不知胜复之道本乎人情,实有没相印合者。"清代医籍《吴医汇讲》中详细阐释了"恐能胜喜"治愈疾病的基本原理。

**2. 清热泻火**  "喜"证的出现多归因于"心火",原因有三:①"五志过极皆可化火",过怒则生肝火,过喜则生心火,过思则生脾火,过悲则生肺火,过恐则生肾火,故刘河间曰:"病笑者,心火之盛也。"②心为火脏,喜为心之志,喜乃心之火化,故曰:"神有余则笑不休,此所谓神者,心火是也。"然笑为喜之外象,喜之极为笑,热之极为火,故笑乃心之火也。③心之气血为喜志提供物质基础,喜志异常亦可归因于心之气血失调,"心藏脉,脉舍神",喜乐过度,实质是心之气血亢盛,阳浮于外,喜志外显过矣,故"喜笑皆属心火也"。因此,用中药治疗喜证,当遵循使用"清心降火"的原则来用药组方。

"喜证"与肝火亦密切相关,因为心为君火,"君火以明",肝内寄相火,"相火以位""相火一动,则五志厥阳之火并煽",易引动心火。且肝为心之母,肝气不疏,郁而化火,母病及子,以致肝火煽动心火,出现"火得风而焰,笑之象也"。针对心肝火旺之喜证,治宜疏肝气、降肝火、泻心火并重,《张氏医通》记载了过喜心肝火旺证的治法:"肝木过盛,上挟心火而喜笑不休者,柴胡清肝散。"方中柴胡疏肝理气为君;连翘、黄芩清心泻热,山栀清肝降火,共为臣;归、芍调和气血,疏肝缓急;参、草扶元气以缓肝;生地黄凉血解毒为佐。诸药合用,清肝泻火,理气和血,使肝火得清,心火得降,情志调畅,诸症自除。除此之外,《证治准绳·类方》中记载用黄连解毒汤加减方治疗三焦实火亢旺于上所表现的邪热扰乱心神,消灼津液,气血壅盛的喜证,"治一老男子笑不休,口流涎,黄连解毒汤加半夏、竹叶、竹沥、姜汁而笑止矣"。方中黄连清泻心火,兼泻中焦之火,为君药;黄芩泻上焦之火,为臣药;黄柏泻下焦之火;栀子泻三焦之火,导热下行,引邪热从小便而出,与黄柏共为佐药。诸药合用,苦寒直折,清泻三焦火毒,引火热之邪从小便而出,心火自灭也。

**3. 滋阴降火,交通心肾**  滋阴降火法用于心肾两虚或心肾不交之喜证,心火上炎而不下交于肾,肾水不足而不上济于心,表现为形体消瘦,潮热多汗,失眠多梦,五心烦热,口燥咽干,小便短赤,大便干燥,颜面潮红,口唇红赤,舌红少苔,脉细数等。《张氏医通》记载"若肾水亏涸,不胜心火而喜笑不休、寻作不安之态者,六味地黄丸"。六味地黄丸滋肾阴、泄肾浊,虽未用一味泻火的中药,但肾水足,心火自消矣。《医碥》记载了张子和以烧盐(沧盐二两,火烧通赤,放冷研细,河水煎服)探吐热痰,再用黄连解毒汤治疗笑不休者。此法甚为巧妙,既能涌吐热痰,又能滋阴降火,兼顾"阳有余而阴不足"及痰火扰心两个病机,涵盖吐、清、补三法于一方之中,共奏开窍醒神之效。方中沧盐味咸,咸味走肾,咸与肾五行属水,用沧盐滋补肾水;再将沧盐火烧通赤,引肾水入少阴心经,交通心肾;河水冰冷凛冽,入少阴肾经,既滋肾水又降心火。诸药合用,"水克火,寒胜热",心肾相交,水升火降,从而起到舒畅情志的作用。

**4. 清心泻火,涤痰醒神**  《黄帝内经》曰"多喜曰癫,多怒曰狂"。又指出"喜伤于心者,为癫为痫",《难经·五十九难》曰:"狂疾之始发……妄笑,好歌乐,妄行不休是也。"《黄帝内经》《难经》认为"过喜"当属于"癫""狂"之范畴,但从《黄帝内经》《难经》至明代诸多医家对癫、狂、痫这几种重要的精神疾病多无固定的症状标准,也无明显的划分。但是,不管是癫、是狂、是痫,都有一个固定的病机,即"痰结于心胸间"。痰蒙心窍是喜证的一个病机,痰浊随气机无所不到,痰浊上蒙心窍,心神失常,出现无端发笑,笑后时悲的"喜"证表现。然而,经曰:"五行之中,惟火有笑矣。"因此,喜证的"痰"必定是夹热、夹火的热痰或火痰,症可见"烦热燥结,头面烘热,或为眼烂喉闭,癫狂嘈杂,懊憹怔忡,痰色亦黄"等。

关于过喜痰火扰心证的治法,刘河间等医家以"吐法"为要,其在《素问玄机原病式·五运主病》

中论述癫狂曰："心火旺则肾水衰，乃失志而狂越……心热甚则多喜而为癫……肝实则多怒而为狂。况五志所发，皆为热，故狂者五志间发。"刘河间尤重吐法，"吐出痰涎宿物，一扫而愈"，主以泻火涌吐，"此阳有余而阴不足，三承气汤加当归、姜枣，名当归承气汤以利数行，候做缓，以三圣散吐之，后用凉隔散、洗心散、黄连解毒汤调之"。张子和、朱丹溪亦重视用"涌吐法"治疗痰热壅盛的喜证，其中以张子和烧盐探吐热痰治疗笑不休最为人熟知。

明代医家王肯堂首次提出了"喜"证疾病的治疗准则："上实者从高抑之，生铁落饮，抱胆丸，养正丹；在上者因而越之，瓜蒂散、来甦膏；阳明实则脉伏，宜下之，大承气汤，当归承气汤。"王肯堂对精神疾病也有着丰富的诊治经验，其集历代医家之大成，自成一方之言，所撰《证治准绳》一书集纳了清法、吐法、下法等各种精神疾患的治疗方法，并灵活用之。《杂病源流犀烛·痰饮源流》提到"在心曰热痰，其色赤……喜笑，脉必洪，宜半黄丸"。总之，治疗痰火上扰的喜证不脱离"清心泻火，涤痰醒神"治则，并多以清法、吐法、下法等随证治之。

**5. 补益收敛**　《黄帝内经》指出"喜怒伤气"。此处"喜怒"泛指七情，《黄帝内经》最早提出了情志致病的基本原理，即七情过度最易耗气伤血。"过喜"也同样如此，"喜则气缓"，它不仅耗气，导致心气弛缓，出现心慌、气短、乏力、汗出等症；久而久之，由于无法"心气入脉，化赤为血"，还会导致心血虚，出现头晕目眩、心悸失眠、面色苍白、健忘等症；喜为心之火化，过喜则心火亢盛，耗津伤液，导致心阴虚，出现午后潮热、盗汗、口燥咽干、心烦失眠、头晕耳鸣、舌红少苔、脉细数等症。另外，"暴喜伤阳"，心阳虚则出现畏寒肢冷、面色皓白、心悸、胸痹等。喜乐过度亦可导致"气失固摄"，心在液为汗，气不摄津，则汗出淋漓，"生乃不固"；心主脉，脉舍神，心不藏神，则"神惮散而不藏"，出现心神不宁等症。治疗过喜导致的心气虚、心血虚、心阳虚、心阴虚、气虚不固等证，应以补气、养血、温阳、养阴、固摄为主，方用建极汤加减。《校注医醇剩义》记载："过喜则心气大开，阳浮于外，经脉弛纵，建极汤主之。"方以人参、琥珀、辰砂、丹参养心安神为主，然"喜则神越而汗泄，有暴脱之可能"，故以黄芪、五味、酸枣仁、白芍固表敛汗为辅，再以天冬滋水而降火，以当归、酸枣仁、柏仁养心血，姜、枣调营卫，诸药合用，使心气充足，心血充沛，心神安宁，神凝则气聚，气聚则不患其脱。

大多数医家认为"喜乃心之火化"，即喜证与心火旺盛密切相关。"喜"证的主要病机为心火亢盛、心肝火旺、心肾阴虚、痰火扰心等，其中心火亢盛是本病发病的病理基础，肝火旺盛、心肾阴虚、痰火壅盛是导致或加重其发展的重要环节，痰浊、火毒、瘀滞互结是加重其发展的病理产物并贯彻始终，气虚、血虚、阴虚、阳虚间夹是其发展后期或最终结局。现代多数医家认为喜证主要在心，涉及肝、肾、脾，主要病理产物为痰浊和瘀滞，病性多属实证或本虚标实之证，在本可为气虚、血虚、阴虚、阳虚，在标则为痰浊、火毒、瘀滞，且多间夹出现。

# 78　中医"思志"理论

中医理论把人体的所有生命活动都归属于五脏系统，即生命是以五脏为核心的整体。其中脾为五脏之枢纽，脾志亦为一切生命活动的枢纽。《素问·阴阳应象大论》指出心"在志为喜"，肝"在志为怒"，脾"在志为思"，肺"在志为忧"，肾"在志为恐"，即五脏藏五志，形成了中医学的五脏五志理论。其中思志理论比较特殊，"思"为脾所主，脾位于人体的中焦，主四时，通四方，在心的主宰下，五脏六腑由脾连结、沟通。因此，"思"与生命活动的产生均有联系，学者杨玲玲等对此做了梳理论述。

## 思志的内涵

**1. 思的含义**　《黄帝内经》已明确提出了思的概念，思有两个不同的概念范畴。一是认知的范畴，例如，《灵枢·本神》曰："因志而存变谓之思。"根据现代心理学观点，《黄帝内经》之"思"为广义之"思"，不单是指思维，而是包含思维在内的认识活动的总称。此外，《黄帝内经》在其篇中论述"思"这一认知过程总是与"心""神"并提，十分规范，几乎无一例外。例如，《素问·举痛论》指出"思则心有所"；《素问·刺法论》指出"净神不乱思""心欲实令少思"；《素问·本病论》指出"人忧愁思虑则伤心"；《素问·痹论》指出"淫气忧思，痹聚在心"；《灵枢·针行》指出"忧思伤心"；《灵枢·口问》指出"忧思则心系急"等。二是情志的范畴，即情感之思，与喜、怒、忧、恐并提，例如，《素问·天元纪大论》指出"人有五脏化五气，以生喜怒思忧恐"。"思"从语言文字方面看，自古就有悲、忧、哀、伤、愁、怨等情感之意。如《洛阳伽蓝记》一书中首引魏庄帝诗曰："思鸟吟青松，哀风吹白杨。"思、哀对文，则思即哀；《嵇康集》附《郭遇叔赠四首》载有"情以怵惕，惟思惟忧"，思者忧也；《淮南子·缪称训》载有"春女思，秋士悲"，思与悲相对，思即悲；杜甫《槐叶冷淘》载有"加餐愁欲无，路远思恐泥"，愁思前后对文，则思即愁意；《九辨》载有"蓄怨兮积思"，思者怨也。说明思在古代作为悲哀、忧伤、愁怨、恐惧等意义很常见，自然思有情感的含义。思作为情志，其代表意义很多，包括了其他的情绪变化，或者说其他情绪变化里都含思义。不论认知之思，还是情感之思，都是对外界事物的内在心理转变，二者皆由脾主。

**2. 志的含义**　人身之志分为五志，例如，《素问·天元纪大论》指出"人有五脏化五气，以生喜怒思忧恐"；《素问·阴阳应象大论》更是提出"肝在志为怒，心在志为喜，脾在志为思，肺在志为忧，肾在志为恐"。五气是指五脏元气，通过气机的变动而化生的五志是与生俱来的本能，分藏于五脏，当机体受到内外界环境刺激而产生情志反应则概括为七情，故七情本于五志，志根源于肾。例如，《灵枢·本神》指出"肾藏精，精舍志"；《灵枢·九针论》曰："肾藏精志也。"

志有广义、狭义之不同。广义之"志"是情志活动的总括，如古之"五志""六志"之说。狭义之"志"，指有明确目标的意向性心理过程，亦即现代心理学所说的动机与意志，另外也有"神"的含义。张志聪《医学全书·大惑论》曰："盖志者，精神魂魄志意也。"可见五志与五神相通，五志又可变化于外为七情。总之，志的含义较多，大致相当于现代心理学的意志、记忆、情绪、情感。

**3. 志之"思"与情之"思"**　"思"既是五志之一，又是七情之一，在中医理论中情与志也常常并称，那么作为志之"思"与情之"思"是什么样的关系呢？其实也就是志与情的关系。情志是中医理论的重要组成部分，包括在中医藏象理论之中，志属藏的范畴，情属象的范畴。"人有五脏化五气，以生喜怒思忧恐"，是为五志，说明五志是五脏的正常生理功能，五脏各有产生某种情绪的本能，当人体接受外界刺激的时候会表现出相应的情绪变化，志藏于内，情现于外。

五志，包括喜、怒、思（悲）、忧、恐，是以五脏气血为基础，在五脏气化过程中所产生的、有目的的脏气运动，是五脏与生俱来的本能，属于五脏正常功能活动的表现，有调和气机的作用。七情，是指喜、怒、忧、思、悲、恐、惊七种正常的情志活动，是人体的生理和心理活动对内外界环境变化产生的情志反应，属人人皆有的情绪体验。五志是五脏表现出的固有功能，无志则无情，七情由五志发动，情以表志，五志是七情产生的基础，情、志合则为一，分则为二。

**4. 思与虑**　虑，即思考、考虑之义，如深谋远虑，也有担忧、发愁之义，如忧虑、顾虑等。可见虑与思一样都具有认知与情感双重含义，且思与虑义近，常并称为思虑。那么思与虑有何区别呢？思代表考虑问题的深度，而虑代表考虑问题的广度，思与虑是思维活动的两个方面，思体现了其深入性，虑体现了其长远性，即常言所说的"深思远虑"，《灵枢·本神》曰："因思而远慕谓之虑。"大致指离开具体事物，由近及远，由具体到抽象反复推敲琢磨，并在此基础上考虑到未来，这触及思维的基本特征——间接性。《墨子·经上说》谈到虑及其间接性时说："虑也者，以其知有求也。"这里以"求"释"虑"，说明"虑"的过程有探求的意思，而这种探求是以感知为基础，显然这是一种比感知觉更复杂、水平更高的认识活动。

**5. 思与意**　意是精神活动的一种表现形式，主要是指意识、回忆或未成定见的思维，脾藏意体现了脾主运化水谷，化生营气，以营养意的生理，即"脾藏营、营舍意"。而思是对外界事物的内在心理转变，主要表现为思考、思虑，脾主思则主要体现了脾主气机之枢，以调节、推动与激发机体对外界事物的内在心理转变。可见，脾藏意主思与脾的运化功能和气机之枢关系密切。

脾藏意与主思的关系，实际上就是脾主运化与主气机之枢关系的情志表现，即只有在"脾藏营、营舍意"功能正常的情况下，才具备思考敏捷，从而维持人的认知与情感之"思"的正常活动。所以，意神藏于内而支配着思的活动，思是意的外在表现。

## 思志的特性

思具有敦厚、沉静、庄重、冲和的特性。思的情感外在表现为眉头微皱不展，低头沉思，来回踱步，沉静不语。思之所以具有沉静的特性，是因为脾性静兼。"静"与"兼"是相反相成的两个方面，分而言之，则可曰"脾性主静"和"脾性能兼"。其实"静"是其本性，"兼"是其作用。《素问·五运行大论》曰："中央生湿，湿生土，土生甘，甘生脾，其性静兼，其政为谧。"《素问·气交变大论》曰："其政安静。"脾为什么能"静"，"静"有何意义？这是首先要弄清的一个问题。脾之所以能静，从根本上说，是其"土"性的特征。脾有了土之"静"，便产生了承载、生化之功能，而能为万物之母。水谷饮食因脾之静而能受，气血津液因脾之静而能化。"化"，动也，动以静为基本前提。常言动极则静，静极则动。脾之一静，则蕴藏无限生机，以其静而显其动。

静是脾之性，但不是其生理目的。在静的基础上产生动，才是脾的生机所在。静在人的行为方面的表现是形静。形体安静，这是一种外观，形静之中，可以内运神思而表现为动。在外形安静之中，人身气血不失于四旁，而归于中，则令脾思。张锡纯《医学衷中参西录》曰："内经所谓脾主思者，非谓脾能自思也，盖脾属土，土主安静，人安静而后能深思，此大学所谓安静而后能虑也。"人若饱食过度，中土不宁，则脾不能思，思也不得。饱食之后强令静思，极易使运化呆滞，而生腹胀泄泻诸疾。

## 思志与生命活动的关系

孔子指出"视思明，听思聪，色思温，貌思恭，言思忠，事思敬，疑思问，念思恨，见得思义"（《论语·季氏》），可见正常人的视、听、言、行等行为无一不是经过"思"而产生的。"行成于思"，说明人的行为是受思想支配的，并受思的调控而达到完好的状态。如渴而思饮，饥而思食，困而思卧，若所思不得，在幼子则可能哭闹不止，而在成人，其思志成熟，故能思而量行，年老之后，思志渐衰，又变得任性、顽固，俗称"老小孩"。因此，健康的人，思行统一，表现在行为方面就是行为有序，合情合理，量力而行，适可而止，动皆中节。如果思与行不协调一致，就会出现思行紊乱的情况，如百合病之"欲食复不能食，常默默，欲卧不能卧，欲行不能行"。

**1. 思与饮食**  脾在志为思，是指脾的生理功能与思志相关。脾为"后天之本"，主运化，脾气具有把饮食水谷转化为水谷精微和津液，化生气血，运送到全身各脏腑的生理功能。这是整个饮食物代谢过程的中心环节，也是后天维持人体生命活动的主要生理功能。正常限度内的思，是人人皆有的情志活动，对机体有着重要的生理意义，但思虑过度，或所思不遂，则会影响机体正常的生理活动，从影响脏腑的生理功能来说，最易妨碍脾气的运化功能，出现不思饮食、脘腹胀闷、头晕目眩等症。正如，《素问·举痛论》曰："思则气结。""气结"有两种情况，一指"思"的生理作用，即"思之无己，则系恋不释，神留不散，故气结也"（《类经·情志九气》）。一指"思"的心理作用，过度思虑，注意力高度集中，认知阈狭窄，俗称"钻牛角尖"，思想不能转移到其他问题，也是"气结"。由病理反推生理，可知生理情况下饮食由思而发，故称之为"食欲"。正常人思虑无太过、不及，五志安定，食饮有节，所以疾病向愈的标志之一就是"思饮食"，例如，《素问·热论》曰："其不两感于寒者，七日巨阳病衰，头痛少愈；八日阳明病衰，身热少愈；九日少阳病衰，耳聋微闻；十日太阴病衰，腹减如故，则思饮食。"

**2. 思与睡眠**  睡眠是人体进行正常生理活动的需要，是人体营卫之气运行规律的反映。如《灵枢·营卫生会》所描述的"夜半而大会，万民皆卧，命曰合阴，平旦阴尽而阳受气，如是无己，与天地同纪"。睡眠亦由思而发，但受心神的调控。正常情况下，人们作息规律，但在紧急情况下，为了完成紧迫的任务，人们也可以做到当睡不睡，这就是在心神的调控下经过思考之后判断决定的结果。若思虑太过，损伤心脾，暗耗心血，脾虚生化乏源，营血亏虚，不能奉养心神，神不守舍，即《类证治裁·不寐》曰："思虑伤脾，脾血亏损，经年不寐。"这正是归脾汤所治疗的心脾两虚证，其表现有多梦，易醒，心悸健忘，神疲食少，头晕目眩，伴有四肢倦怠等。老人夜寐早醒而无虚烦之证，多属气血不足，例如，《灵枢·营卫生会》曰："老者之气血衰，其肌肉枯，气道涩，五脏之气相搏，其营气衰少而卫气内伐，故昼不精，夜不瞑。"治拟养血安神，亦可用归脾汤治疗。

**3. 思与运动**  生命在于运动，运动是人们必不可少的生命活动，健康健全者运动随意自如、精准无误，所谓随"意"，即是说正常的运动是受意神支配的，若意神不能发挥主宰运动的功能，则会出现四肢不用的"癃"病，例如，《灵枢·本神》曰："脾藏营，营舍意，脾气虚则四肢不用。""意"神发挥其生理作用必须通过"思"这一中间环节才能实现。意神藏于内而支配着思的活动，思是意的外在表现。人们无论做什么动作或采取什么行动，都是先经过思考才付诸实施的，而且有时还需反复思考定夺，即常言所说"三思而后行"。如若思虑过度或所思不遂为患，可致肢体痿软无力，不能随"意"运动的痿证。例如，《素问·痿论》曰："思想无穷，所愿不得，意淫于外，入房太甚，宗筋弛纵，发为筋痿。"

脾藏意，主思，"意"主宰和控制"思"的活动，而"思"是对外界刺激的内在心理转变，经"思"对外界环境的信息做出应答，运动便是其应答形式之一，二者皆与四肢运动密切相关，这是脾在体合肉、主四肢在神志方面的表现。思乃脾志，思志之所以与生命活动的关系如此密切，是因为脾为后天之本。脾主运化是脾脏后天最基本的生理功能，脾胃运化水谷精微的意义在于产生与维持生命活动的物质基础气血，源于脾胃；产生与维持生命活动的五脏，本于脾胃，即气血之源与五脏之本皆在脾胃，这就是脾为后天之本。气血是机体精神活动的物质基础，血以养神，濡养四末，《景岳全书·血证》指出"凡为……四肢之用……惟赖此血"，脾为气机之枢，脾主气机之枢，其主情感之思，就是主对情感的思考、思虑活动的内在转变，具有调节、稳定其他情志的作用，以保证正常的情志活动勿太过与不及，正常的精神情志活动可调畅气机，有助于脾胃枢纽的运转。这也体现了脾胃为枢，中土之脾对人体气机起着枢转作用。

# 79　脾藏意主思和思伤脾的研究

随着生物医学模式向生物-心理-社会医学模式再向生物-环境-社会-心理-工程医学全方位、多视角、多层次、整体化模式的转变，情志与疾病、情志与健康的关系已成为中西医学共同关注的热点。随着生活压力的加大，情志相关疾病的发病率不断上升，临床亚健康人群庞大。中医药学治疗精神情志疾病由来已久。藏象学说是中医的理论核心，脾脏是藏象学说中的重要内容之一。脾脏藏情主要是指脾藏意主思而言，其命题早在《黄帝内经》中已提出。脾脏在情志的产生、活动中有着特殊的地位。学者潘燕军等整理"脾藏意""脾主思""思伤脾"的相关内容并且结合现代实验研究，对脾与情志相关的藏象理论进行了解析，以期找到健脾作为中医治疗情志相关疾病主要治法之一的理论依据。

## 脾藏意主思

**1. 脾藏意**　《素问·宣明五气》曰："心藏神，肺藏魄，肝藏魂，脾藏意，肾藏志。"脾脏正常与否，直接影响"意"。王米渠认为，意，其含义有三：一是记忆，二是思维，三是推测、意度之义。张伯华认为，意的含义主要有三：①记忆，②思维，③注意。纪立金则认为意是意识、回忆或未成定见的思维。《黄帝内经》中"脾藏意"之"意"，从现代心理学的角度来理解，主要有记忆、思维、思念、注意、意志、任意、预测、怀疑等多种含义。现在一般从记忆、思维、注意来论述。

意与神、魂、魄不同，它虽根于先天，但主要产生于后天。《灵枢经·本神》曰："所以任物者谓之心，心有所忆谓之意，意之所存谓之志，因志而存变谓之思，因思而远虑谓之虑，因虑而处物谓之智。"任物之后方有意、志、思、虑、智的思维活动。意生于后天，任物是产生意的外部条件，能否产生意还取决于由心神支配下思维活动的内部因素，而其内因虽与先天禀赋有关，但后天脾胃化生气血的充养更为重要。脾藏意就是体现了脾主运化水谷，化生营气，以营养"意"的规律，即"脾藏营，营舍意"。所以，《素问·八正神明论》曰："血气者，人之神。"气血是否充足及运行正常，与脾胃的功能休戚相关，脾胃健运，则气血充盛，脾藏意的功能活动才能正常。

现代科学认为，精神活动是大脑反映客观事物时所进行的一系列复杂功能活动，包括感知、思维、情感、记忆、注意、行为、智能和意识等方面。从生理学的角度观察得到，胃肠道的肽类分泌细胞和脑内的肽类神经元在胚胎发生上是共同起源于神经外胚层。脑主宰了内分泌系统，又是激素的作用目标之一。脑肠肽这一物质的发现表明，大脑和消化道之间在起源和功能上有密切关系，同时还意味着在外周大脑外的递质能产生大脑内递质类似的功能。这为解释"脾藏意"的现代机制提供了证据和线索。

**2. 脾主思**　一般而言，思有思考、思虑、思绪的词义。在《黄帝内经》中思却有两个不同范畴的概念。一是认知方面，《灵枢经·本神》曰："因志而存变谓之思。"属于思维意识活动，是为实现某种目的而反复研究、思考，是心主导下的精神活动的一部分。例如，《素问·举痛论》指出："思则心有所存。"《灵枢经·本神》指出"心怵惕思虑则伤神"。二是情感方面，与喜、怒、忧、恐并提。例如，《素问·天元纪大论》曰："人有五脏化五气，以生喜怒思忧恐。"认知方面属于"脾藏意"范畴，情感方面属于"七情"范畴。在《素问·阴阳应象大论》所述"脾在志为思"，就已明确提出了"脾主思"，此思属于情感之思。认知之思属脾藏意的范畴，而情感之思也由脾主宰。

王米渠认为，七情中喜、怒、忧、思、悲、恐、惊，均属于情感过程，而思属于认知过程，这二者是两类心理过程，不可以放到一起，但在中医理论中，它们属于一个统一的整体。所谓情感，是人体对客观事物的感受和个体情景的体验及评价，进而产生的一种特定的表现形态。从阿诺德的认知评价说来看，情绪产生过程为环境刺激→知觉分析→认识比较→神经生化→经验识别→评价→情绪产生→面部表情等身心表现。那么"思"对各种情绪都具有认知评价的中心决定作用，思而否定为怒，思而肯定为喜，思而担心为忧，思而无奈为悲，思而危险为恐，不及思索而为惊。七情学说巧妙地将"思"放在喜、怒、忧、思、悲、恐、惊七种情绪的中央，从位置上来说也表明思的特殊地位。

从情志与内脏的关系来看，思与五脏都有关，但与脾脏关系最为密切。因为脾为土脏，居中央，灌四旁，为五脏之本，五脏中皆有脾气。可见，思的情绪变化以脾来释之，才最符合情志与五脏对应的发生学规律。脾主情感之思，其变化可以出现多方面、多层次的特征。脾属土，居中，思的情绪变化与各脏相互影响。脾主气机之枢，其主情感之思，就是主对情感的思考、思虑活动的内在转变。脾主情感的内在转变，具有调节与稳定其他情志的作用，以保证正常的情志活动勿太过与不及，这也是"中土"之脾在情感活动中起着调衡作用。可见，不论认知之思还是情感之思，皆属脾所主，是脾主气机之枢在情志方面的体现。

因此，脾藏意体现了脾主运化水谷，化生营气，以"营"养"意"的生理；而脾主思则主要体现了脾主气机之枢，以调节、推动与激发机体对外界事物的内在心理转变。可见，脾藏意与主思的关系，实际上就是脾主运化与主气机之枢关系的情志表现。"意"藏于内而支配和决定着"思"的活动，而"思"是"意"的外在表现形式。

## 思伤脾

思本脾志，一旦思虑过度，气机郁结，而土忌壅塞，气结则水谷不能运化，精微不能升散，以致积滞中阻，合污下降，则形体无气所滋，故而出现不思饮食、脘腹胀满、大便溏泄、四肢乏力、痞闷等症状。正因为如此，中医理论才有脾主思，过思则伤脾的定论。郁思不解，劳心苦志，都可累及脾，导致饮食无味，疲乏无力，饥不欲食，甚而肌肉削减。《景岳全书·杂证谟·虚损》曰："脾气结则为噎膈，为呕吐，而饮食不能运。食不运则血气日消，肌肉日削，精神日减，四肢不用。"《素问·五运行论》指出"思则伤脾"，可认为是"因思致病"，是过度思虑所致情绪郁闷、心境低落。脾在志为思，生理上表现为思虑太过等心理活动，又会出现"因病致思"。"因思致病""因病致思"，二者交互作用，导致恶性循环。

## 基于"脾藏意主思"的实验研究

**1. 从脾论治情志疾病**　情志活动是由机体各脏腑组织相互协调、共同参与的心理和精神活动，而脾在这一过程中起着非常关键的作用。纵观中医药几千年来的临床实践，治疗情志疾病的方药不计其数，其中比如有归脾汤、逍遥散、越鞠丸、甘麦大枣汤、半夏厚朴汤等，都有调理脾胃之意。脾胃学说作为著名的学术流派，从古至今就有历代医家提出有关脾胃的学说，更有金元时期脾胃派李东垣的《脾胃论》等。由此观之，历代医家均已认识到情志致病皆伤脾胃之元气，情志疾病多有内伤脾胃之病因病机，调理脾胃常可奏效。

从脾胃治疗情志病，现代医学工作者从对脾胃治情志病的研究中得到许多重要的发现。近年来，从脾胃论治情志疾病的临床报道屡见不鲜。路志正教授从调理脾胃入手，成功治疗多例情志疾病。也有一些现代医学工作者们正在从实验角度得到科学的验证。苏冠宇从调治肝脾、心脾为主要切入点，以中成药逍遥丸与归脾丸对阈下抑郁人群肝郁脾虚证、心脾两虚证进行干预，发现能降低肝郁脾虚与心脾两虚的程度，且能在一定程度上改善抑郁症状，验证了从肝脾、心脾论治阈下抑郁的可行性。施学丽等用善调脾胃的加味温胆汤与氟西汀对照发现，抑郁症患者抑郁症状明显改善，且副作用显著低于对照组，提示加味温胆汤是一种副作用小且有较好抗抑郁作用的中药复方。

**2. 脾胃病的心身兼治**　脾胃失常与情志疾病关系密切，脾胃疾病会引起心情低落、精神不济，反过来，精神情志因素也可影响脾胃疾病。随着社会的发展，精神情志因素逐渐成为一个重要的致病因素。张景岳运用痛泻要方治疗泄泻，即因抑郁、恼怒或精神过分紧张而引发的泄泻，病症与心理因素、个性因素密切相关，治疗当抑肝扶脾，理气止泻，同时要稳定患者情绪。再如临床常见一些呃逆，除器质性病变外，也常常由情志因素所致，《古今医统大全·咳逆门》曰："凡有忍气郁结积怒之人，并不得行其志者，多有咳逆之证。"其他如胃脘痛、内伤发热等病症也常与精神情志有关，临床处方用药的同时应重视心理上的治疗。

**3. 脾虚对神经递质含量的影响**　学习记忆属于中医情志（主要是意、思）的范畴，与脾藏意主思契合，因此脾与学习记忆生理、病理上必然密切相关。研究表明，归脾汤可能通过调节精氨酸血管升压素（AVP）与催产素受体水平和基因表达增强其学习记忆能力。研究揭示，脾虚型大鼠脑组织的乙酰胆碱酯酶（AChE）明显升高，使作用于胆碱能 M-受体的乙酰胆碱（ACh）大为减少而影响 M-受体的兴奋从而使记忆功能减退，经四君子汤健脾胃治疗后，大鼠脑组织中乙酰胆碱酯酶水平明显下降，接近正常水平，提示脾虚对大鼠脑学习记忆能力的影响有一定物质基础。系列实验研究体现了中医脾藏意主思的原理，为中医临床从脾论治情志疾病（尤其是脑系疾病）提供了实验依据。

中医脾胃与情志相关理论确实有其合理性并有很大的实际应用价值，因此，脾胃与情志相关的研究思路可适当拓展思维，从以下几个方面着手。首先，应从发生学的角度研究分析脾胃与情志的深刻内涵，规范明析情志、神志、情绪、情感等概念，探讨其相互作用的机制和规律，寻求临床应用的切入点。其次，积极开展临床研究。一方面积极进行脾胃与情志的病因、病机和病证研究，另一方面提炼出标准的治疗原则并筛选有效的方药，形成科学的治疗体系。最后，应重视关于脾胃和情志的实验研究，微观上借助现代科技优势，宏观上体现中医特色，要注意把握好微观与宏观的结合。实验研究对情志医学的研究具有重要的意义，是中西医学结合的必要手段。积极开展实验研究，将有助于从组织、器官、细胞、分子等多层次，以及从神经-内分泌-免疫网络系统等多环节进一步阐明脾胃与情志相关的生理、病理及治疗的科学机制。

# 80　从急慢性心理应激论中医思伤脾

随着医学模式由单纯的生物医学模式转向多维的生物-心理-社会医学模式，情志与健康和疾病相关性的研究引起了国内外学者的高度重视，并取得了一定的研究成果。临床流行病学研究表明，凡经过重大精神挫折或思想打击的人，其患病率明显增加；典型情志病症（焦虑症、抑郁症等）、心脑血管疾病、癌症等疾病的发生发展均与精神创伤、思想挫击等情绪变化有着密切的关系。中医情志致病理论是中医学理论体系的重要组成部分，"思伤脾"是中医情志致病的重要内容之一。学者李保良等从"思伤脾"的基本概念、病变的主要依据、"思"与消化系统疾病的相关性等方面阐述了"思伤脾"理论。

## 思伤脾理论

情志，是中医理论的重要概念之一，中医学认为情志是指喜、怒、忧、思、悲、恐、惊七种情志变化，是人体对外界刺激或内源性刺激的正常反应，当刺激过于强烈，或过于持久，超过人体所能调节的范围，引起脏腑气血紊乱，导致疾病。《素问·解精微论》曰："人有德也，则气和于目；有亡，忧知于色。"即指出情志是与得失之事相关的一种心理活动，并伴有面部表情变化。中医学把人体对外界或内源性刺激所引起的情志变化，即喜、怒、忧、思、恐称之为五志，并分属于五脏。《素问·阴阳应象大论》曰："人有五脏化五气，以生喜怒悲忧恐……（肝）在志为怒，怒伤肝……（脾）在志为思，思伤脾。"指出情志活动和脏腑功能密切相关，情志的产生和活动是脏腑的生理功能之一，脏腑对情志的活动起着调节控制作用，相应地，情志的异常活动也会影响脏腑的正常生理功能，明确了五脏主五志与五志伤五脏的情志致病模式。

情志与脾胃的相关性主要体现在"脾藏意主思"。《素问·宣明五气》指出"五脏所藏……脾藏意"，《灵枢·本神》指出"脾藏营，营舍意，脾气虚则四肢不用，五脏不安，实则腹胀，经溲不利"，可知，《黄帝内经》已提出意宅于脾，即"脾藏意"。此后，历代医家对此进一步阐发，例如，《难经·三十四难》曰："五脏有七神，各何所藏耶……脾藏意与智。"《三因极一病症方论》谓："脾主意与思，意者，记所往事，思则兼心之所为也。"即明确提出了脾藏意主思。

思是中医五志之一，即思虑、思考，是人体精神意识思维活动的一种状态，是大脑思维活动的一部分，属于脑的功能。《灵枢·本神》曰："因志而存变谓之思。"《类经·藏象类》曰："因志而存变，谓意志虽定，而复有反复计度者，曰思。"中医学早就提出了"思出于心，而脾应之"。《类经·疾病类》曰："思动于心而应于脾。"《类经·运气类》曰："脾为谏议之官，知周出焉，脾藏意，神志未定，意能通之，故为谏议之官。虑周万事，皆由乎意，故知周出焉。若意有所着，思有所伤，劳倦过度，则脾神散失矣。"脾在志为思，就是说，人类正常的思虑、思考是建立在脾气旺盛，气血生化之源充足基础上的，而正常的思虑、思考不会对机体产生不良影响。只有当思虑、思考太过，即当思维长期凝集于一个焦点（认知固着），注意力高度集中时，也就是张柏华教授所指出的"思障"，即现代医学所谓的"社会心理急慢性应激状态"时，才会影响机体正常的生理活动，主要是影响脾气正常运行，导致气滞或气结，气机逆乱，使脾主运化升清功能失职，出现不思饮食、脘腹胀满、头晕目眩、泄泻、失眠等脾功能失调的临床表现，即"思伤脾"状态。正例如，《素问·举痛论》曰："余知百病皆生于气也……思则气结……思则心有所存，神有所归，正气留而不行，故气结矣。"《类经·情志九气》曰："思之无已，则系念不解，神留不散，故气结也。"《类经·疾病类》曰："脾忧愁不解而伤意者，脾主中气，中气受抑则生意不伸，故郁而为忧。"《丹溪手镜·五脏》曰："思，为不眠好卧，昏瞀，三焦痞塞，咽喉不利，呕苦，筋痿目淫，不嗜饮食。"《类证治裁》曰："由思虑伤脾，脾血亏损经年不寐。"清代名医费伯雄曰："思虑太过，心烦意乱，食少神疲，四肢倦怠。"认识到过度的"思"（大脑活动）对"脾"（消化道功能）功能有明显的影响。

　　"思伤脾"理论主要认为，脾藏意主思，正常的"思"是基于脾功能正常，是脏腑功能活动正常表现之一，不会伤害机体；而思虑、思考太过，即"思障"时则会影响脾功能，可出现多种伤脾病证，即"苦思难释则伤脾"的状态。

## 思伤脾病变依据

　　《素问·举痛论》对情志致病特点概括为"怒则气上，喜则气缓，悲则气消，恐则气下，思则气结，惊则气乱"。《素问·举痛论》曰："余知百病皆生于气也……思则气结……思则心有所存，神有所归，正气留而不行，故气结矣。"《类经·情志九气》曰："思之无已，则系念不解，神留不散，故气结也。"李东垣在《脾胃论》中提出"喜怒忧恐，损耗元气，脾胃气衰，元气不足……阴火得以乘其位"。中医认为情志致病主要是影响机体气机运行，致气机逆乱，过度的思考、思虑主要是引起脾气郁结，脾胃属于中焦，是机体气机升降的枢纽，气机不畅，升降失调，初则致脾胃功能紊乱，出现脾胃病症，日久则心肝等脏全身功能失调，全身性病症。中医认为"思出于心而应于脾"，实际上中医"心"的部分功能属于现代医学脑的功能。由前述可知，伤脾的"思"是属于"思障"一类的过度思考、思虑状态，相当于现代医学所谓的"社会心理急慢性应激状态"。研究表明"社会心理急慢性应激状态"对人体的健康尤其是胃肠道功能具有极大的危害性，为中医"思伤脾"学说提供了科学依据。

　　**1. "思"对胃肠道运动与分泌的影响**　　近代胃肠生理学早就认识到中枢神经系统对胃的分泌和运动有影响。1833 年 William Beaumonut 在观察带瘘管患者的研究报道中率先提到"凡是压抑或者干扰神经系统的恐惧、愤怒都可引起胃分泌的抑制和明显延缓胃的消化和排空"。1897 年美国的消化生理学家 W. B. Cannon 在胃运动功能实验研究中观察到情绪对胃运动的影响，首先提出大脑与胃运动联系的概念。Cannon 叙述过当一只雄猫发怒时，其胃的运动就停止，当其安静后胃的运动又恢复。徐华模研究表明紧张考生的唾液淀粉酶活性显著下降，提示思虑过度，消化腺分泌功能受到抑制。这些研究提示大脑与胃运动功能密切相关。研究表明在情绪变化等心理应激时，唾液淀粉酶变化比皮质醇水平变化显著且反应迅速，是一个更好的心理应激指标。研究提示急性心理应激可以增加肠道氯离子和水、黏蛋白的分泌和刺激肠道蠕动而引起腹泻。上述研究充分表明"思障"状态可明显地影响胃肠道运动与分泌功能。

　　**2. "思"对免疫功能的影响**　　心理神经免疫学研究表明：心理应激和负面的情绪可以引起生理变化，人体和动物试验证实机体免疫系统与中枢神经系统和内分泌系统具有相互联系和相互作用，并对人体健康发挥巨大影响。研究表明，心理应激可以导致免疫功能失调，如免疫反应低下、伤口愈合延迟、潜在的致病病毒如 EB 病毒（EBV）的再活动等，以增加严重感染性疾病的概率。慢性应激引起外周促炎性细胞因子的分泌，如白介素-6（IL-6），而 IL-6 等细胞因子可增加机体患心血管疾病、2 型糖尿病、精神病和癌症的风险。研究提示心理应激可以降低小鼠表皮抗微生物多肽的表达和增加皮肤感染的严重程度。研究表明心理应激时唾液中白介素-6 和免疫球蛋白 A 的分泌明显升高。研究表明自然的心理应激如考试等趋向于抑制细胞免疫功能而保护体液免疫功能，慢性心理应激可抑制细胞和体液免疫功能。过度紧张应激对机体的免疫功能有明显的影响，如减弱自然杀伤细胞的功能、淋巴细胞的数量及再生、抗体的产生和潜在的病毒再活动等，而这些变化对人体健康有严重影响，如引起创口愈合延迟，免疫功能障碍和癌症的进展等。Mawdsley 研究表明心理应激可以使溃疡性结肠炎患者由脂多糖诱生的 TNF-α 和 IL-6 含量显著升高，白细胞和自然杀伤细胞计数明显升高，血小板活动度和血小板白细胞的聚集性明显增加，黏膜中 TNF-α 含量明显增加，氧自由代谢产物显著增加，提示心理应激可以诱使全身性和肠黏膜局部的促炎性反应。研究表明肠道微生物的种类可以被包括心理应激等在内的多种因素引起变化，心理应激可以使肠道双歧杆菌和乳酸杆菌减少，双歧杆菌有利于降低肠道 LPS 水平和抑制 LPS 引起的 NF-κB 活性，而 NF-κB 活性与促炎性细胞因子和环氧化酶 2 活性密切有关，当双歧杆菌减少时 LPS 水平升高从而提高促炎性细胞因子和环氧化酶 2 活性导致肠道感染机会增加。Dorian 等报道，即将参加资格考试的住院医生，其心理症状明显增多，淋巴细胞转化低下，体外抗体形成亦受影响，两周后可恢复到正常水平。有较强的心理困扰者，在考前两周为最紧张的时期，自然杀伤细胞活性和白介素 IL（IL-2）处于最低水平。唐宏宇等对医学生期末考试前后免疫功能的改变观察表明：考试后自发淋转，植物凝集素（PHA）和淋巴细胞百分比均显著下降，白细胞总数、中性粒细胞百分比显著升高。这些研究资料表明"思障"状态对消化系统等免疫功能有明显的影响。

**3. "思"对肠道微环境和微结构的影响**　肠道内正常菌群与脑功能相关，并可以调节机体的行为，维持肠道正常菌群的比例，保持内环境的稳定对机体维持健康非常有利，一旦出现肠道菌群失调可引起胃肠道、神经内分泌和免疫功能紊乱而导致疾病。研究表明不同的饮食可以引起的肠道菌群的显著变化，而肠道菌群变化又和动物的行为活动变化密切相关，提示肠道菌群的变化对动物的记忆和学习等行为有明显影响。研究提示心理应激等可致肠道微生物的种类变化，心理应激可以使肠道双歧杆菌和乳酸杆菌减少，双歧杆菌有利于降低肠道 LPS 水平和抑制 LPS 引起的 NF-κB 活性，NF-κB 活性与促炎性细胞因子和环氧化酶 2 活性密切有关，当双歧杆菌减少时 LPS 水平升高从而提高促炎性细胞因子和环氧化酶 2 活性导致肠道感染机会增加。研究表明补充肠道有益菌群有利于降低机体的焦虑、抑郁等精神症状。研究提示情绪改变可以导致便秘，直肠黏膜血流改变。研究发现应激可以引起小鼠回肠末端间质细胞分布紊乱促其通透性增加。慢性心理应激可以改变回肠黏膜屏障功能失调。这些研究资料表明"思障"状态对消化道微环境和微结构具有一定的影响。

**4. "思"对神经递质含量的影响**　学习记忆属于中医情志（主要是意、思）的范畴，与脾藏意主思契合，因此脾与学习记忆生理、病理上必然密切相关。钱会南研究表明归脾汤可能通过调节精氨酸血管升压素（AVP）与催产素受体水平和基因表达增强其学习记忆能力。邓月娥研究提示脾虚型大鼠脑组织的乙酰胆碱酯酶（AChE）明显升高，使作用于胆碱能 M-受体的乙酰胆碱（ACh）大为减少而影响 M-受体的兴奋从而使记忆功能减退，经四君子汤健脾胃治疗后，大鼠脑组织中 AChE 水平明显下降，接近正常水平，提示脾虚对大鼠脑学习记忆能力的影响有一定物质基础。表明"思障"状态影响消化系统功能具有物质基础。

## 思与消化系疾病相关性研究

胃肠道是机体内唯一由中枢神经、肠神经、自主神经系统共同支配的器官，既有感觉功能，又有运动功能，称之为"情绪的反应器"。脑-肠轴概念指出，异常的精神状态、情绪活动和应激反应，通过脑-肠轴反应，造成胃肠功能失调，致使内脏处于高致敏状态，从而产生多种胃肠道病症。我国流行病学调查表明，精神刺激在消化性溃疡的发病中占有重要地位，占全部患者的 5.4%～20.5%，经常处于精神高度紧张状态的职业人群，如司机、医生等容易患溃疡病。长期处于忧愁、悲伤等状态下，会影响消化道功能，导致溃疡的发生。金万新分析了 73 例经胃镜诊断急性胃黏膜病变的患者的病因，其中 29 例有明确情绪相关病因，占急性胃黏膜病变的 40%。王伯军等对明确诊断为各种胃肠疾病的 1523 例门诊患者，用 Zung 自我评定焦虑量表进行评定，其中有情绪障碍者 498 例，与 100 例健康人比较，差异有高度统计学意义。石美森等研究表明 A 型性格（个性强、过分的抱负、固执、易激动、紧张匆忙、具有攻击性）、情绪差（自我调节差、不易适应环境）、人际关系差、精神压抑及重大精神创伤史等因素均显著增强胃癌危险性，并显示易怒个性特征易引起功能性消化不良综合征，特别是溃疡样和反流样消化不良，而易怒和神经质则容易出现数种功能性消化不良综合征亚型的并发。田国强研究表明 97.1% 的肠易激综合征患者存在心理问题或精神异常。齐玉玺研究结果显示情志致病出现最多的临床症状前 10

位分别是易怒、心烦、失眠、烦躁、心悸、胃脘痛、嗳气、腹痛、胸闷、纳差，提示情志病证多有精神症状，脾胃气机不畅症状及肝经循行症状等；情志病证伤及脏腑位于前 10 位的分别为肝、脾、胃、心、胆、肾、女子胞、大肠、肺、脑。近年来，亚健康状态临床流行病学研究时发现，以胃肠道不适或疲劳为主要表现者占亚健康人群 60％以上，其诱因多与思虑、抑郁、过度紧张等不良情绪相关。这些研究充分表明"思障"与消化系统疾病密切相关。

中医"思伤脾"理论具有科学依据，同时也为防治"急慢性心理应激"相关疾病提供了指导。

# 81　肠脑学说与思伤脾理论的关系

　　美国哥伦比亚大学神经学家 Michael Gershon 教授提出了"肠脑学说"，他在研究中发现肠神经系统（ENS）和微生物的组合是动物的"肠脑"。肠脑与颅脑都由神经嵴分化发育而来，成为肠神经系统和中枢神经系统。颅脑主要通过迷走神经与肠脑形成联系，起到调节肠脑的作用——肠道感受器的信息传至肠脑，并且经肠脑传至颅脑。肠道分布着 8 亿～10 亿个神经元，与大脑中的神经元数量几乎相同，微生物达 10 万亿，与颅脑同样含有 20 种神经递质。肠道疾病也会影响这些物质的分泌与调节，这些物质是肠道疾病与精神情志相互影响的物质基础。

　　中医理论认为脾主运化，若脾气旺盛，运化功能正常，则人体气血充盈，可以上升清窍，则思维敏捷、头脑清楚；若脾失健运，脾气亏虚或气滞不行，则心神失养，出现思维迟滞、失眠健忘、神疲抑郁等精神情志方面的不适症状。《素问·阴阳应象大论》认为"思伤脾"，指的是如果人思虑过度，可以忧思伤脾，出现上述脾失健运的一系列症状。《素问·逆调论》认为"胃不和则卧不安"。可见，古代医家已经认识到胃肠功能的异常和睡眠以及神经系统的兴奋性有密切联系。学者肖士菊等从中医思虑伤脾理论以及肠脑学说的生理学基础（神经系统、微生物菌群）角度出发，通过文献研究探讨了中医"思伤脾"理论与"肠脑学说"的内在联系，将两种理论初步整合、互补，为今后进一步研究、探索、治疗精神、情志类疾病提供新的更广阔的思路。

## 肠脑学说是思伤脾理论的现代神经学解释

　　Michael Gershon 教授的研究表明，肠脑可以迅速、直接地感知食物及代谢物的生物学影响，影响人类的精神意识、情绪、行为和幸福感。肠脑学说认为，除大脑外，肠道也能记忆、思考和学习，它主要负责我们下意识的活动，即对环境或情势的直观感受。Michael Gershon 教授指出："肠道向大脑发送的大量信息，都会影响我们的幸福感——我们甚至都意识不到。"有研究证明，肠道疾病和精神状况，如焦虑、压抑、自闭、精神分裂、神经退行性紊乱有关。麦克马斯特大学研究团队发现小鼠的行为特征与移植的肠道微生物组有密切关联。肠易激综合征患者常伴有抑郁、焦虑，被剥夺睡眠、饮水或食物时小鼠的肠道微生物结构产生明显变化。肠道菌群失调可能与帕金森病、阿尔茨海默病等神经系统疾病有关。不光大脑的思考会损伤胃肠功能，肠神经系统与微生物菌群的健康情况也影响大脑的功能，"因思致病"与"因病致思"互为因果，形成恶性循环。明代医家张景岳之痛泻要方用于治疗因抑郁、恼怒或精神过分紧张而引发的泄泻。研究表明，饮食可影响肠道菌群，进而影响动物的记忆、学习等行为活动。王伯军等在 1523 例患有各种胃肠疾病的门诊患者中通过自评焦虑量表发现其中 498 例患者有情绪障碍，与正常人比较差异有统计学意义。研究证明，97.1% 的肠易激综合征患者存在精神异常或心理问题。麦方永等研究表明，"思虑伤脾"理论指导取穴对于考前综合征有良好效果。多项研究表明，归脾汤、四君子汤、加味温胆汤治疗抑郁症取得了显著效果，且归脾汤可减少脾虚大鼠大脑中的乙酰胆碱酯酶，增强其学习、记忆能力。

## 思伤脾理论是肠脑学说的中医学宏观概括

　　思虑、思考在正常状态对人体无害，但长时间过度思索、焦虑、忧心会伤及脾的运化功能，出现纳差、腹胀、便秘或便溏。《灵枢·本神》曰："因志而存变谓之思，因思而远慕谓之虑。"中医理论认为，思是对已知的认识进行思考、推理、预测，发生于头脑、心理的活动。"七情时空观"认为，"思"为七情的出发点和归宿点，没有思的变化就不能有任何情绪变化。《素问·宣明五气》认为"脾藏意"，"意"则为记忆、意志、怀疑、推测等思维意识。《素问·举痛论》认为"思则心有所存，神有所归，正气留而不行，故气结矣"，提出"思则气结"理论是指过度思虑会伤脾，导致脾失运化之力，脾气郁结，饮食无味，甚至抑郁。王妍认为《灵枢·本神》中提到的"脾藏营，营舍意"，指的是脾运化水谷，化生精气，才能充养"意"。张广玉等认为，抑郁症患者多心思细腻、敏感多思，"思虑伤脾"或与抑郁症有密切联系。"思虑伤脾"是中医情志致病的重要内容。有研究表明，考试期间大学生易出现思维情感活动异常，如焦虑抑郁，同时出现不思饮食、腹胀、头晕、腹泻等胃肠道功能紊乱的表现。

有学者研究发现，情志致病除导致精神症状外，还有脾胃气滞和肝经循行不畅的表现。"思虑伤脾"导致四大类证候群：第一类为肝脾不和，表现为食后腹胀、肠鸣、胸胁胀闷、脘腹疼痛、少腹胀痛、大便不畅、大便干结、精神抑郁、畏寒肢冷。第二类为肝胃不和，表现为脘腹胀闷、嗳气、呃逆、稍食即饱、善太息、反酸、恶心、胁肋胀闷。第三类为肝郁化热，表现为咽喉不利、口干渴、咽干、口苦、嘈杂、失眠、烦躁易怒、头晕。第四类为心脾两虚，表现为多梦、嗜睡、大便溏、疲倦乏力、肢体困重、记忆力减退、注意力不集中、少气懒言、口腻、口淡乏味、食欲减退、食后困顿、心慌。此外，情绪改变还可能导致便秘等肠道源性疾病。研究发现，"社会-心理急慢性应激状态"会损害胃肠道功能和黏膜屏障，导致肠道双歧杆菌和乳酸杆菌减少。发怒会影响胃的蠕动，而紧张考生唾液淀粉酶含量下降。

## 肠脑学说的生理基础研究

**1. 神经系统**　胃肠道又称为"情绪的反应器"，例如生气的时候腹痛，与肠-脑轴有密不可分的关系。流行病学调查表明，精神刺激（忧虑、悲伤）与压力是消化性溃疡的重要发病原因，如常处于精神高度紧张状态的司机、医生消化性溃疡发病率较高。颅脑与肠脑的相互作用通过肠的自主神经系统、中枢神经系统、椎前神经节的调节实现。肠脑中有许多由肠道微生物分泌的物质，除了与代谢、免疫相关的因子之外，还有沟通神经细胞和调节情绪的作用，这些也是颅脑运转必需的物质，如5-羟色胺、多巴胺、γ-氨基丁酸（GABA）、谷氨酸、去甲肾上腺素、一氧化氮等。血清素95%和50%的多巴胺都产生于肠脑的菌群代谢并传送至颅脑，这些物质是肠脑双向信息、能量、情绪联系的基础。颅脑在情绪压抑或惊恐时释放的应激激素会导致吞咽困难、胃痉挛甚至腹泻。

大脑恐惧或紧张时胃肠也腹泻和痉挛。肠功能紊乱的睡眠障碍者可能也与肠脑有关。一些作用于脑部的药物、精神性药物对肠道也会起作用。抗抑郁药物可能引发消化不良，如治偏头疼的药可治肠胃不适，原治疗恐惧症的药物成为治疗肠功能紊乱的新药。某些精神疾病与功能性胃肠道疾病有共患性，如情感障碍和焦虑障碍等精神疾病患者常伴有胃肠道疾病，患肠易激综合征的儿童存在明显的情绪障碍，抑郁症患者经常同时出现胃肠道疾病及过敏，自闭症患者通常肠道微生物组成会发生改变，无菌小鼠表现更多的焦虑样行为。可见，情志、心理状态与肠脑联系紧密。

**2. 微生物菌群及其分泌物**　研究发现，肠道微生物的变化会导致争食好斗的动物变温顺，温顺的草食动物变得凶猛，猫与老鼠和睦相处。甚至在人类身上也产生类似作用，如减轻人的心理压力以及抑郁。研究微生物与自杀和杀人的关系发现，后天微生物"感染"影响人类的大部分行为，细菌可提高动物和人类的学习记忆能力和改善情绪。多项研究表明，肠-脑轴在肠脑与颅脑的心理调控功能联结中起到关键作用。微生物及其分泌物通过神经系统和肠-脑轴互动对颅脑压力、焦虑和抑郁相关的发育及生化与行为功能产生影响。围产期暴露于致病微生物会导致认知功能受损和焦虑行为。艾莫伦·梅尔（Emeran Mayer）教授曾用MRI扫描来查看上千名志愿者，比较大脑结构和肠道内不同细菌类型的关系，他发现大脑区域间的连接是依哪类细菌主导性地寄生于一个人的肠道中而定的。因此他推断，人类肠道中特定的某些微生物混合可能参与塑造了大脑的某些类型和结构，影响行为、感觉、情绪。肠易激综合征患者不仅生活质量明显降低，心理功能也出现失调。研究发现，含有抗生素的饮用水会导致小鼠出现认知障碍，影响大脑神经发育、学习记忆能力和精神行为，缺少肠道细菌会影响脑部的结构和功能。

　　中医"思虑伤脾"理论阐释了忧思过度可以导致多种消化功能障碍和精神、心理、情志方面的变化，反过来肠道功能紊乱也会影响情绪、记忆、思维、行为等，这种双向相互作用的内在机制可能归因于现代的肠脑学说。我们认为，现代神经学的肠脑学说与中医"思虑伤脾"的理论基本上是一致的、自洽的，可以作为中医"思虑伤脾"理论的现代神经学生理基础。因此，无论是通过现代医学手段还是中医手段来调节肠脑的神经系统、微生物系统等生理平衡，或可改善患者的情志、精神、思维和心理状态，可能对抑郁、失眠、焦虑、自闭、精神分裂等多种精神心理疾病及与精神心理异常有关的身心疾病的改善和治疗有着深远的意义。

# 82　"躁"的内涵和病机

中医中的"躁"，首见于《黄帝内经》，随着时代的发展，历代医家对躁的讨论逐渐增多，"躁"的内涵也在不断发生变化。学者杨玲玲等从原始字义出发，结合历代古籍和当代文献，梳理"躁"之源流，对其内涵及病因病机进行了初步探讨。

## 躁的内涵

**1. "躁"之字义考证**　"躁"字古作"趮"，《说文解字》曰："趮，疾也。从走，喿声。"宋代徐铉等注释曰："今俗别作躁。"《管子·心术上》曰："躁者不静。"《周易·说卦上》指出"震为雷……为决躁""巽为木，为风……其究为躁卦"，其中前者之躁为迅疾，后者之躁为动而不止。此外，后世对其出现于《礼记》《论语》《后汉书》等文献中的注释为"动也""举动急疾""不安静也""躁，犹动也"等。从中可以看出，"躁"字的原始含义，主要为两点：其一为迅疾、快速；其二为好动而不静。

**2. 躁在中医学中的三种内涵**　历代医家所论之躁，均为疾速或动而不静之病状，不离上述"躁"的原始字义。纵观各家所言，疾速多用来描述脉疾，动而不静则分为肢体与情志两方面，因此躁在中医学中主要具备三种内涵。

（1）脉疾者为躁：这一内涵取字义中的迅疾、快速之意，首见于《黄帝内经》，在早期中医学著述中较为常见，例如，《素问·平人气象论》指出"一吸脉三动而躁"；《素问·疟论》指出"病在阳，则热而脉躁"；《灵枢·五禁》指出"热病脉静，汗已出，脉盛躁，是一逆也"；《伤寒论》指出"按之益躁疾者死"；《史记·扁鹊仓公列传》指出"而脉躁，躁者有余病"等。但随着时间推移，此种脉学上的含义用法逐渐减少，至明代李时珍《濒湖脉学》时所述27种脉象已无"躁脉"之说。

（2）肢体动摇不定者为躁：这一内涵取字义中的好动而不静之意，《素问·刺热》指出"肝热病者……手足躁"；《灵枢·热病》指出"热病面青胸痛，手足躁，取之筋间"。《伤寒论》指出"太阳病，二日反躁。凡熨其背而大汗出，大热入胃""太阳病，以火熏之，不得汗，其人必躁""阳明病，脉浮而紧，咽燥口苦，腹满而喘，发热汗出，不恶寒，反恶热，身重，若发汗则躁""少阴病，四逆，恶寒而身蜷，脉不至，不烦而躁者死""伤寒，脉微而厥，至七八日肤冷，其人躁无安时者"。《金匮要略》指出"上气喘而躁者，属肺胀，欲作风水，发汗则愈"；许叔微《普济本事方》述一患者"不半时，烦躁狂热，手足躁扰"；郭坦《十便良方》载破阴丹曾治一患者"烦躁狂热，手足躁扰"等。可见手足肢体的动摇不定，是躁的一类重要症状表现。

（3）情志不安者为躁：动而不静若见于情志，表现为各种情志不安，亦称为躁。从《素问》"心热烦躁""诸躁狂越"描述开始，躁便具有情志症状的含义。张仲景在著作中对躁的情志表现着墨较多，不仅多次出现"烦躁"或"躁烦"，而且还详细论述了"脏躁"的症状。随着时间的推移，有关这一内涵的论述逐渐增多，如唐代孟诜《食疗本草》中记载栀子"主暗哑，紫癜风，黄疸，积热心躁"，孙思邈《千金翼方》指出"心躁者梦火"，王焘《外台秘要》中有"躁愤欲死""性行躁暴，唯多忽恚"等描述。随后的宋金元时期，有关情志之躁的论述开始大量出现，如钱乙《小儿药证直诀·疮疹候》指出"凡疮疹若出……出稀者轻，里陷，昏睡，汗出不止，烦躁热渴"，且云白术散可治"烦渴躁"；陈直《寿亲养老书》曰冬瓜羹可治老人"躁闷不安"，王衮《博济方》曰羌活煮散可治"心胸躁闷"，《鸡峰普济方》曰豆蔻丸可治"渴躁烦热"等。情志之不安也随之逐渐成为躁最常见的内涵。纵观各医家所言，躁所涉及的情志不安表现较为多样，与"烦""狂""郁""失神"均可有联系。

## 躁的病机

《素问·至真要大论》曰："诸躁狂越，皆属于火。"确认了火热为躁病的核心病机。宋金元时期，众医家进行了大量有关躁的理论探讨，例如，《素问玄机原病式》指出"躁动烦热，扰乱而不宁，火之体也"；《卫生宝鉴》指出"烦为烦扰，躁为躁愦，皆为热证"；《丹溪手镜》指出"躁为愤躁而躁阴也，为热之重者"等。这些论述又往往被后世明清乃至现代医家引用，可见躁之发生责于火热，已成为历代医家的共识。考察后世医家的阐释、发挥后，此处所谓的火热，并非仅指火热之邪，而是泛指火热之象，故一切能导致火热之象的病理变化均有可能成为躁的病机。在实际临床中，有多种因素均可导致火热之象的出现，如阳盛、阴盛、阴虚、血虚等。而火热之邪继续发展，亦可产生其他的病理变化，如热邪可伤津耗阴，引起阴虚、血虚等，故对于躁的病机，应同时考虑虚实两个方面，分为实证与虚证分别探讨。同时，对于躁的不同内涵，其具体病因病机的侧重点又有所不同。

**1. 脉疾与肢体动摇不定之躁** 这两种躁均常见于外感热病及其向内传变的过程中，其主要病因为外感热邪或内伤生热，例如，《史记·扁鹊仓公列传》指出"脉大而躁。大者，膀胱气也，躁者，中有热而溺赤"；《注解伤寒论》指出"太阳病二日，则邪在表，不当发躁，而反躁者，热气行于里也""阳盛则四肢实，火热大甚，故手足躁扰，捻衣摸床，扰乱也"等。病位方面主要责之于胃、肾，如《诸病源候论》中记载"胃中微躁"，《太平圣惠方》曰"热则肾躁，肾躁则渴"。盖《素问·太阴阳明论》曰"四肢皆禀气于胃而不得至经，必因于脾乃得禀也"，可见肢体的正常动作，有赖于中焦脾胃的正常运化，而《素问·水热穴论》曰"肾者，胃之关也"，且肾为先天之本，脾胃为后天之本，肾中先天之精，必得脾胃滋养方得充盈；而胃中腐熟水谷的过程，亦有赖于肾阳的温煦蒸腾作用，肾与胃生理功能联系密切，故病理改变时亦往往累及彼此，导致躁的发生。病程初期多为实证，随着病情传变发展，火热之邪伤津耗气，后期多转为虚证。

（1）实证

1）阳明热盛：《伤寒论》曰"阳明病……若发汗则躁"，《证治准绳》曰"知黄色为躁，胃经中大热"。四肢的正常活动，有赖于阳明腐熟水谷化生气血，故阳明热盛，可见肢体扰动不安，治当以清泄里热为主。

2）阴盛格阳：《兰室秘藏》曰"阴气有余，故躁"，《类经》曰"然有所谓阴躁者，如岁水太过，寒气流行，邪害心火，民病心热烦心躁悸、阴厥谵妄之类，阴之胜也。是为阴盛发躁，名曰阴躁"。阴气独盛，格阳于外，反现火热之象，表现为手足躁扰，同时伴发肢体逆冷、自觉发热口渴等症状，严重者可见恐惧谵妄，治当以四逆汤加葱白或白通加猪胆汁汤等破阴回阳。

（2）虚证

1）阴虚内热：《注解伤寒论》曰："阴虚被火，必发躁也"，《伤寒附翼》曰"是烦为阳盛，躁为阴虚矣"，《太平圣惠方》曰"致令肾气虚耗，下焦生热，热则肾躁则渴也"。盖体内火热之邪久蕴，往往耗气伤津；又或医者使用汗下不得其法，则耗损阴液，出现阴虚，而阴虚生内热，又进一步加重外在火热之象，导致躁的发生，此类病机发于肾气虚损者居多，治当以养阴清热为主。

2）阴竭阳脱：《伤寒论》曰："阴阳俱虚竭，身体则枯燥。但头汗出，剂颈而还，腹满微喘，口干咽烂，或不大便，久则谵语，甚者至哕，手足躁扰，捻衣摸床，小便利者，其人可治。"此为病深日久，或由霍乱吐下、亡血失津所导致的正气虚弱已极，阴阳俱竭，肢体往往呈现急剧摇动，为危重症，预后较差。

**2. 情志不安之躁** 情志之躁最主要的病因是情志刺激，例如，《三因极一病证方论》指出"七情，人之常性，动之则先自脏腑郁发，外形于肢体，为内所因"，情志刺激常阻碍气机，产生内热以及痰、瘀等病理产物，进而致躁。除此之外，亦有某些患者由先天禀赋而致病。病位方面主要责之于心、肝。

从生理功能而言，心主神，统管一切情志活动，而肝主疏泄，藏血舍魂，调畅气机，其生理功能亦对情志的安定和谐起着重要的作用。经络方面，足厥阴肝经与手厥阴心包经相交于天池，二者经气相通。从五行生克角度而言，肝属木，心属火，二者为相生关系。故情志的稳定，有赖于心肝正常的生理功能共同发挥，而心或肝的病理变化，均可累及彼此，导致情志不安之躁的发生。

情志不安之躁表现较为多样，不同的病机引起的主要症状不同，可分为虚证与实证两大类进行探讨，这些症状临床上与现代疾病联系均较为密切。

（1）实证

1）肝郁化火：肝郁化火引起的主要表现为烦躁。成无己在《伤寒明理论》中，首先将"烦躁"作为一个单独病证进行讨论，其表现主要为情绪的烦乱，严重者可伴坐立不安、失眠等，即如《伤寒论》中所言"反复颠倒，心中懊憹"。此类症状临床常见于焦虑状态的患者，若患者所受情志刺激较为强烈，导致大怒或大惊，则会首先伤肝，肝主疏泄，受伤则气机受阻，郁而化火，上扰神明，从而发为烦躁，例如，《中藏经》曰："肝中热，则喘满而多怒，目疼，腹胀满，不嗜食，所作不定，睡中惊悸。"治当以疏肝理气、清热泻火为主。

2）心经风热：心经风热引起的主要表现为小儿烦躁。按《证治准绳·幼科》曰："在小儿当辨其嗌煎不安是烦，嗌唲不定是躁。嗌煎者，心经有热，精神恍惚，烦满生惊。嗌唲者，心经有风，烦躁惊搐也。"《幼科释谜》亦同此说。其情志症状主要为神志烦乱不安甚至惊悸恍惚。盖心主神明，心经有热，自会扰动神明。此外，热盛则动风，风性主动，故小儿烦躁亦常伴见肢体动摇不定甚至震颤等症状。治当以清热除烦、宁心安神为主。

3）痰火扰心：痰火扰心引起的主要表现为狂躁。《中藏经》指出"弃衣奔走，狂言妄语，不辨亲疏，发躁无度，饮水不休"，《类证活人书》指出"若阳气独盛，阴气暴绝，即为阳毒，必发躁狂走妄言"，《温疫论》指出"其人禀赋充盛，阳气冲击，不能顿开，故忽然坐卧不安，且狂且躁"。从中可以看出，狂躁的主要症状，乃是惊悸不安、多言多怒、头痛面赤、壮热口渴甚至谵语妄言等，临床常见于躁狂症、双相障碍躁狂发作及精神分裂症阳性症状患者，ICD-11传统医学部分所收录的"躁病"条目即主要指此类症状。《医学正传》指出"大抵狂为痰火实盛"，《华佗神方》亦曰："元明粉最能降火化痰，清利脏腑，危症服之可臘，狂躁用之即愈。"盖心肝火旺日久，可炼液成痰，痰火内扰，则可蒙蔽心神，产生出狂躁类精神症状，治当以清热安神、下气逐痰为主。

（2）虚证

1）心血失养：心血失养引起的主要表现为脏躁。张仲景《金匮要略·妇人杂病脉证并治》中记载"妇人脏躁，悲伤欲哭，象如神灵所作，数欠伸，甘草小麦大枣汤主之"，其情志的表现为情绪不稳，喜怒不定，哭笑无常，神疲乏力，甚至可见言语散乱，幻听幻视等症状，临床可见于妇女更年期、双相情感障碍、分离转换性障碍或精神分裂症患者等，ICD-11传统医学部分亦收录了"脏躁"条目。若情志不遂，或思虑日久，均可耗伤心血，心主血脉而藏神，故心血不足，则神无所安，发为脏躁，例如，《金匮广义》曰"《金匮要略》原文有所谓邪哭，使魂魄不安者，血气少也。血气少者，属于心，如是则今之所谓烦躁悲哭，像如神灵所作、数欠伸诸病，虽关各脏，而实不离乎心脏之虚也"，治当以养血宁心、安神益志为主。

2）精亏神衰：精亏神衰引起的主要表现为鬼躁。鬼躁之名，出自《三国志·魏志·管辂传》裴松之注引《管辂别传》曰："夫邓之行步，则筋不束骨，脉不制肉，起立倾倚，若无手足，谓之鬼躁。"《医碥》曰："又人将死，则手足扰乱急遽，毫无和缓之象……是名鬼躁，亦阴象也。"可见鬼躁之表现，为意识无法完全控制肢体，后又常与"鬼幽"的概念结合，表示魂不守舍、精神涣散等类似于"失神"的精神状态，是一种较为危重的症状，临床可见于多种慢性病终末期，预后极差。

# 讨　论

经过对原始字义、历代医家典籍及当代文献的梳理与研究，在中医学中，"躁"的内涵有三：脉疾者为躁、肢体动摇不定者为躁、情志不安者为躁。其中，情志不安之躁是近代以来学者论躁的重点，包含了烦躁、狂躁、脏躁、鬼躁等多种表现，在临床上与现代精神类疾病联系较为紧密；脉疾与肢体动摇不定均可视为外感热病在发展传变过程中的症状，且"脉疾"之意近世以来讨论已较少。病机方面，躁的核心病机为火热，但对于不同内涵的躁，其具体病机均应分为虚实两类分别加以具体讨论。脉疾或肢体动摇不定之躁，其主要病因为外感热邪或内伤生热，病位多在胃、肾，主要病机包括阳明热盛、阴盛格阳、阴虚内热及阴竭阳脱等；情志不安之躁，病因主要为情志刺激，亦有部分责之于先天禀赋，病位多在心、肝，主要病机包括肝郁化火、心经风热、痰火扰心、心血失养、精亏神衰等。由于躁的表现多样，特别是所涉及情志类症状范围甚广，故对于情志疾病发生率愈发升高的现代人而言，其研究具有重要的意义。

# 83　"喜怒悲愁过度则伤肺" 探析

　　"喜怒悲愁过度则伤肺" 出自于华佗《中藏经·劳伤论第十九》，"劳者，劳于神气也……喜怒悲愁过度则伤肺"。情志是人体对客观事物的不同反应，包括喜、怒、忧、思、悲、恐、惊七情，或概言为喜、怒、思、悲、恐五志。情志活动与脏腑功能有着密切的关系，"脏生情，情调脏"，五脏精气为情志活动提供物质基础，情志活动在一定程度上可以影响脏腑功能，过激则可通过影响气机和气血造成脏腑的病理改变。《黄帝内经》是最早认识到情志与脏腑之间关系的著作，"人有五脏化五气，以生喜怒悲忧恐""肝气虚则恐，实则怒……心气虚则悲，实则笑不休""喜怒不节，寒暑过度，生乃不固"，《黄帝内经》理论已经认识到情志可以同六淫、饮食失宜一样成为人体发病的原因，它又将五志分别对应相应的五脏，表示不同的情志过激影响不同的脏腑，《素问·阴阳应象大论》指出 "怒伤肝""喜伤心""思伤脾""忧伤肺""恐伤肾"。而东汉末年著名医家华佗却在《中藏经》曰："喜怒悲愁过度则伤肺。" 后世阐述，此处 "喜怒悲愁" 泛指七情，它认为七情皆可伤肺，不只是 "忧伤肺"，此句似乎与《黄帝内经》理论相悖，然华佗作为一介名医，其医理充分继承了《黄帝内经》思想，亦在情志致病的认识上给予了更高的参悟。学者李芷悦等从中医理论之 "五脏一体" 观的角度出发，以肺为中心，对 "喜、怒、思、忧、恐伤肺" 论治分别做了文献挖掘及探析，以深化对 "藏情" 相关理论的认识，为临床情志病及肺病诊疗提供一条新思路。

## 过喜从心肺论治

　　"喜发于心而成于肺，故过节则二脏俱伤"，皇甫谧提出喜不仅伤心，亦伤肺脏，其在《针灸甲乙经》卷一中解释 "《九卷》及《素问》曰：精气并于心则喜，或言：心与肺脾二经有错，何谓也？解曰：心虚则悲，悲则忧；心实则笑，笑则喜。心之与肺，脾之与心，亦互相成也。故喜发于心而成于肺，思发于脾而成于心，一过其节，则二脏俱伤。此经互言其义耳，非有错也。（又杨上善云：心之忧在心变动，肺之忧在肺之志。是则肺主于秋，忧为正也；心主于忧，变而生忧也）"。心与肺同居上焦，且肺为心之相傅之官，一主血脉，一主一身之气，二者相辅相成，一荣俱荣，一损俱损，休戚与共，所以喜志当与肺脏相关。且《黄帝内经》指出 "心藏神，神有余则笑不休，神不足则悲"，肺主一身之气，"宗气积于胸中……以贯心脉"，宗气虚则神不足，神不足则不笑而悲，故肺气为 "喜" 志提供物质基础。《灵枢·本神》曰："肺，喜乐无极则伤魄，魄伤则狂。" 喜乐过极可以伤肺之魄，正如皇甫谧曰："肺喜乐，乐极则伤魄……其人皮革焦，毛悴色夭，死于夏。" 由于 "肺在体合皮，其华在毛"，夏季属火，火克金，因此，喜乐过度，不仅伤及肺之魄，而且损害肺之皮毛，喜乐无极的人很容易在夏天遭受肺损伤。总之，过喜易伤心肺二脏，治宜从心肺论之。

　　关于 "过喜" 的治法，古书上记载较少，朱丹溪曰："喜伤心者，以恐胜之，以怒解之。"《儒门事亲》中记载了一则案例："庄先生治以喜乐之极而病者，庄切其脉，为之失声，佯曰：吾取药去。数日更不来，病者悲泣，辞其亲友曰：吾不久矣。庄知其将愈。慰之。诘其故，庄引《素问》曰：惧胜喜。" 另一则病案同样是用 "以恐胜喜" 法治愈喜症："邱汝诚治女子恒笑不止，求诊。问平生所爱何衣，令着之，使母与对饮，故滴酒沾其裙。女大怒，病遂瘥。" 后世总结这种用恐惧去治愈喜症的疗法为 "情志相胜法"。

　　除了 "情志相胜法"，治疗暴喜所致疾病，亦需调和气血、心肺同调。《校注医醇剩义》认为 "过喜则心气大开，阳浮于外，经脉弛纵，建极汤主之"。建极汤用天冬、党参、黄芪、白芍、当归以补气养阴、调和心肺，用柏子仁、琥珀、辰砂、五味子以安镇心神，然"喜则神越而汗泄，有暴脱之可能"，故以黄芪、五味子、酸枣仁、白芍敛肺止汗为辅，全方共奏补养心肺、凝神敛气固脱之效。

## 过悲从心肺论治

《三因极一病证方论·三因论》指出"预事而忧则肺劳"，忧愁过度，肺脏首先受累。"悲则心系急，肺布叶举，两焦不通，营卫不散，热气在中，故气消"，悲忧伤肺，最耗肺气，导致声音低怯、气短乏力、自汗畏风等症。"愁忧者，气闭塞而不行""五脏化液……肺为涕"，悲忧伤肺，影响气机，气机不利，郁滞不通，咽部气机郁闭则咳嗽，肺津随气上涌则流涕。《医醇剩义·劳伤》曰："悲则气逆，膹郁不舒，积久伤肺。"《理虚元鉴》提出"肺气一病，百病蜂起"。悲忧日久，气滞血瘀，血瘀痰凝，使病证虚实夹杂，缠绵难愈。"气为血帅"，气行血行，气机逆乱，必然影响血的正常运行；心主血脉，贯宗气，悲忧伤肺，气滞血瘀，心亦受累，故《黄帝内经》指出"愁、忧、恐、惧则伤心"，《难经》指出"忧、愁、思、虑则伤心"，又曰："心气虚者，其人多畏，合目欲眠，梦远行而精神离散，魂魄妄行。"

对于善悲、善忧的病证，治疗有赖于气机调畅，同时需要心肺同调。根据五志与五脏的配属关系和五行相克原理，心（火）的阳热，可以制约肺（金）的清肃太过，即火克金，可以纠正情志的偏颇，古代医家朱丹溪将此归纳为"喜可以治悲，以欢娱戏谑之言娱之"。此外，也可以用药物来进行悲忧所致肺病的治疗，治法应以养心安神、益气宣肺为主，方用甘麦大枣汤加减。《金匮要略》曰："妇人脏躁，喜悲伤，欲哭，象如神灵所作，数欠伸，甘麦大枣汤主之。"小麦苦谷补心，养心液而安心神，甘草攘外安内，养心营而除烦热，又佐以大枣甘味之品，既可调胃，补母以生子，"利上壅之燥"，缓肺津之干润。诸药合用，集攻补于一方之中，既养心阴又清心火，既补肺气又养肺津，心肺同调，从而达到舒畅情志的作用，故《金匮要略论注》提出"肺脏润，肝气调，躁止而病自除也""神有余则笑，不足则忧，故病者常默默"，张景岳《金匮要略》中言百合病亦是一种悲忧类的情志病，由于热病之后，心肺阴虚，患者出现精神恍惚、饮食、行为失调、感知冷热矛盾等症。治以百合知母汤加减，以百合养心肺之阴，以知母清心肺之热，润燥除烦，二药合用，集养阴、清热、润燥于一方之中，则心神得养，肺阴得复，情志调畅，诸症自除。

## 过怒从肝肺论治

肝之气血化怒气，怒与肝密切相关，如《黄帝内经》指出"肝藏血，血有余则怒"，然金克木，肺克肝，故怒气亦可与肺之气血间接相关，如《黄帝内经》曰："凡肝经得病，必先察其肺肾两脏，原其起病，然后更审肝经之虚实……故须审其来在肺，先治肺，攻其鬼也……若肺克肝，既受病，先诊肺脉，若洪宜杏苏菀桔。"愤怒过度，影响肝之疏泄功能，使气机运行失常，如《黄帝内经》指出"大怒气逆则伤肝"，《难经》曰："恚怒气逆，上而不下，则伤肝。"然肺为五脏之华盖，且肝、肺二脏有直接的经脉相连，故木气过旺，最易伤肺。《丹溪心法》曰："七情伤人，惟怒为甚。盖怒则肝木便克脾土，脾伤则四脏俱伤矣。"过怒则肝火亢盛，"木火刑金"损伤肺阴，引起头涨头痛、面红目赤、咯血呕血，甚至昏厥等。

过怒可以用"情志相胜法"治之，即"怒伤肝者，为痫为癫，以忧胜之，以恐解之"。或用"甘缓""理气"的中药调之，《素问·脏气法时论》指出"肝苦急，急食甘以缓之"，朱丹溪用"香附甘草散"（香附、甘草各一两，和研细，每服三钱，白汤调下）治怒气。或从疏肝理气、养肺育阴入手共调肝肺二脏，方用黛蛤散加减。青黛乃咸寒之品，入肝经而清木火，入营分而止出血，佐以蛤蚧，清肺热而存肺阴，化痰热而理肺气，用药虽只有两味，然药简力专，直达肝肺，直灭上炎之火，止流失之血，肝火得消，肺阴滋润，右降正常则左升无碍，肝气顺畅可以调畅情志。

## 过思从脾肺论治

思是对情感思考、思虑活动的变化，即机体对外界精神刺激或既往刺激痕迹，在做出应答性反应以适应外环境变化时，机体内在情感活动的转变，为脾所主。《类经》指出"思虑过度则上焦痞隔，咽中核塞"，认为思虑过度不唯伤脾，且可影响肺气之宣降，肺气郁闭胸中则上焦痞隔，气塞不通则咽中核塞，将思与肺联系到了一起。且《儒门事亲》曰："思则心有所存，神有所归，正气流而不行，故气结矣。"思则气结，气机闭塞不通，直接影响"肺主气"的功能。另一方面，脾与肺为"母子"关系，《景岳全书》曰："思则气结于心而伤于脾也，及其既甚，则上连肺胃而为咳喘，为失血，为噎膈，为呕吐。"思伤脾，脾失健运，"母病及子"，或脾之气血生化失常，肺失所养；或脾生痰饮，循经上贮于肺，则发为肺经痰湿。

思虑过度还可直接损伤肺气肺阴。《医宗金鉴·订正仲景全书金匮要略注》指出若其人"平素多思不断，情志不遂"，此时思虑可以不通过脾而直接损伤肺阴肺气，即因虚而郁，具体表现为精神抑郁、多疑易惊、沉默寡言、悲忧善哭、失眠等。由此可见，由于脾与肺在生理关系上密不可分，因此思虑在伤脾的同时，也会影响肺气功能的正常发挥，甚至可以直接损伤肺气肺阴，因此治疗思虑过度所致疾病应"见脾之病，知脾传肺"，须以脾肺同调，方用半夏厚朴汤加减。方中半夏辛温入肺脾，化痰降逆为君；厚朴苦辛性温，下气除满为臣；茯苓渗湿健脾，生姜辛温散结；苏叶芳香行气，助厚朴行气宽胸、宣通肺气，与苓、姜共为佐药；全方辛苦合用，脾肺同调，郁气得疏，正气得复，痰湿得除，气结得开，思虑自消。

## 过恐从肺肾论治

"惊恐"之志与肝肾二脏密切相关。《黄帝内经·阴阳应象大论》曰："肾在志为恐，恐伤肾，思胜恐。"《灵枢·本神》曰："肝气虚则恐，实则怒。"惊恐虽与肺无直接联系，然"恐则气下"，间接地影响肺脏之功能。《素问·举痛论》曰："恐则精却，却则上焦闭，闭则气还，还则下焦胀，故气不行矣。"《灵枢·本神》曰："恐惧者……毛悴色夭，死于冬。"《黄帝内经》指出惊恐易致上焦气闭、皮毛枯槁等，从而影响肺之功能。"恐惧而不解则伤精"，肺精始于先天之肾精，惊恐在造成肾精流失的同时，还可导致肺气的外脱而出现汗出不止、呼吸微弱等症，肺气固摄无权而出现遗尿。另一方面，"肺属金，应乎皮毛，所主者气，肾属水，主乎骨髓，所藏者精，气之轻浮能上而不能下，精之沉重能下而不能上，此物性之自然"，肺主呼吸，肾主纳气，若惊恐伤肾，肾失摄纳，则会造成呼吸表浅，影响宗气的生成与运行。由此可见，"惊恐"所致疾病不仅与肾关系密切，与肺也密切相关。现代研究也表明，惊恐患者的最大肺活量、用力呼气容积等肺功能动力学参数均发生了变化，证明了"惊恐伤肺"理论的科学性。

张景岳深谙此理，故治疗惊恐伤肾所致的命门火衰、小便不禁，或溺后淋漓不尽，以"巩堤丸"为主方。方中熟地黄、菟丝子、韭菜子、补骨脂、附子补益命门之火；白术、茯苓培补后天；佐以益智仁温脾暖肾，先后天同调，一药而有两用之功；妙在加以五味子，不唯固肾，且可敛肺，上闭则下止，肺气敛则肾气固，诸药合用，肺肾得补，气机的固摄功能恢复，小便自止，善恐得除。《医醇賸义·恐伤》曰："恐则气馁，骨节无力，神情不安，补骨脂汤主之。"方以补骨脂、胡桃为君，补肺养肾、温阳纳气，配以苁蓉、熟地黄、人参、茯苓等药，共奏温阳补气、消恐壮胆之效，与"巩堤丸"之五味子有异曲同工之妙。

"喜怒悲愁过度则伤肺"是在《黄帝内经》"悲伤肺"理论基础上的升华，华佗以"五脏一体"观为其主导，认为肺不仅与"悲忧"相关，而且与"喜、怒、思、恐"也密切相关。通过对古文献的挖掘和梳理，研究发现：①"喜发于心而成于肺，故过节则二脏俱伤"，喜伤心，亦伤肺，治之当心肺同调，建极汤主之。②"忧伤肺""心虚则悲，悲则忧"，忧伤心肺，治以养心安神、益气宣肺为主，方用甘麦大枣汤加减。③"怒伤肝""木火刑金"，怒伤肝肺，治之当疏肝理气、养肺育阴，方用黛蛤散加减。④"思则气结于心而伤于脾也……则上连肺胃而为咳喘，为失血，为噎膈"，肺为脾之母，子病及母，须以脾肺同调，方用半夏厚朴汤加减。⑤"恐惧者……毛悴色夭"，恐伤肾肺，治之当以补肾与敛肺兼顾，以"巩堤丸"或"补骨脂汤"主之。总而言之，"情志致病"的辨治中要注意立足于五脏，尤其是肺脏，因肺为娇脏，七情皆可伤肺，故务求确保肺气充足，肺阴不失。

## 84　"纠结"——思、忧、恐交织的中医理论研究

近年来，人们常用"纠结"一词来表达内心的烦闷和矛盾，在查阅文献中发现，从中医视角来看，"纠结"属于集"思、忧、恐"于一身的多情交织的情绪表现，是一种不良的情绪，如不加以调节和控制，将会影响人体健康。学者张晓锦等对"纠结"的中医内涵、与脏腑气血的关系，以及"纠结"对人体的病理影响，现实生活中如何调控"纠结"进行了探讨，以揭示其潜在的致病机制。

### "纠结"词义的沿革和现代中医内涵

**1. "纠结"词义的沿革**　"纠结"一词最早出现在史书和文学作品里面。例如，《后汉书》曰："戎骖纠结，尘斥河潼。"诗仙李白《古意》里有"枝枝相纠结，叶叶竞飘扬"。起初的意思就是缠绕、聚集。在《古今汉语词典》中，"纠结"解释为缠结，互相缠绕在一起。"纠结"的含义逐渐延伸为事物间相互缠结的关系，也可指人的思想情感或关系之间的缠结。"纠结"在近十年被赋予新意，作为流行语被使用，而流行语也是社会心理的体现。研究认为"纠结"是"复杂，犹豫，烦闷"的混合体，总结出"纠结"有五种新意，在心理层面是犹豫不决和苦恼。"纠结"的含义在逐步延展和深化，当前人们大多是用它来表述左右为难、犹豫不决的困惑混乱的心理状态，类似于选择困难症。

**2. "纠结"心理状态的中医内涵**　从中医看当下人们"纠结"的心理状态，可以说是一种轻度的情志病。不管是烦闷还是犹豫不决，都是内心有所思盼，又恐怕所谋不就而左右为难、矛盾的忧愁状态，忧思萦绕于心，难喜易悲。也可以说"纠结"是集"思、忧、恐"于一身的心理矛盾、情志不舒的复杂情绪表现。类似于古籍中的"志苦""愁忧""郁结""志虑不伸"等。

### "纠结"心理状态形成的原因

**1. 社会环境因素**　中医学理论认为人与社会环境是一个整体。在这个国内外形势不断变化、全球一体化、各国各民族互通往来的时代，人们对衣、食、住、行和工作等可选择的范围越来越大，由于利弊并存，考虑的因素也越来越多。人心都有美好的向往，因此当面对众多选择时总希望能够选出最好的，而结果的不确定性总会让人心生忧虑进而陷入"纠结"的心境。

**2. 人的体质和个性差异**　不同体质和个性的人面对同样的事物，会表现出不同的心态。例如，《灵枢·阴阳二十五人》指出"木行之人……劳心……多忧劳于事""火行之人……少信，多虑"。木行和火行这两种多忧多虑体质的人更容易"纠结"。《灵枢·本脏》指出"心小……易伤以忧；心大则忧不能伤""五脏皆小者……苦燋心，大愁忧；五脏皆大者……难使以忧"。可见脏腑的大小与人的心理和情志也有一定的关系。

**3. 脏腑功能失调**　中医学认为，五脏对情志的生发有着直接的关系。例如，《素问·阴阳应象大论》曰："人有五脏化五气，以生喜怒悲忧恐。""纠结"心理状态的产生与脏腑功能的失调有一定的关系。例如，《灵枢·本神》指出"心气虚则悲"。《灵枢·五乱》指出"气乱于心，则烦心"。心气虚或乱产生情绪的悲和烦是"纠结"产生的基础，不加注意就会造成抑郁或焦虑。现代研究也发现，冠心病患者常并发抑郁和焦虑的情绪。例如，《素问·灵兰秘典论》曰："肝者，将军之官，谋虑出焉。胆者，中正之官，决断出焉。"《类经·藏象类》曰："胆附于肝，相为表里。肝气虽强，非胆不断。肝胆相济，

勇敢乃成。"肝胆共主勇怯，肝谋胆断，肝胆功能正常，相互配合默契，情志活动才会正常，遇事方能果断处决，反之，肝胆功能失常，谋虑不善，决断不明，就容易导致"纠结"产生。

## 过度"纠结"对人体的病理影响

**1. 扰乱气机**　情志的异常会影响气机的升降而使机体产生病变。例如，《素问·举痛论》曰："百病生于气也，怒则气上，喜则气缓，悲则气消，恐则气下……惊则气乱……思则气结。"《灵枢·本神》曰："愁忧者，气闭塞而不行。"不同情志的异常会使气机发生不同的病变，"纠结"这种多种情志交织的情绪长期存在会严重扰乱气机，以阻滞气机为主，伴有气的消耗。此外，气为血之帅，气行则血行，当过度"纠结"使气机受阻时，血液的循行也会跟着受影响，出现血瘀甚至会影响新血的生成。经络又是运行气血的通道，所以当气血运行失常不走常道时，会对经络造成一定的损伤。

**2. 伤及脏腑**　情志由脏腑所化之气产生，情志的畅达与否也会对脏腑正常工作的进行产生影响，当情志不舒时会影响相应脏腑的功能。《灵枢·寿夭刚柔》曰："忧恐忿怒伤气，气伤藏，乃藏病。"不良情绪先损伤气机，继而导致脏腑的病变。根据《黄帝内经》五脏和五志的关系，过度"纠结"里的"思、忧、恐"会伤害脾、肺和肾脏，使之出现相应的病变，研究发现多情交织共同致病首先会伤及肝脏。《灵枢·口问》曰："悲哀愁忧则心动，心动则五藏六腑皆摇。"过度的不良情志刺激首先会伤及心脏，心又为君主之官，心受伤，五脏六腑的功能也会受到不同程度的损伤。现代神经科学也发现，情绪通过内脏的神经中枢、神经肽和神经内分泌影响内脏的活动，当人处于焦虑或者抑郁状态的时候心血管系统的功能会减退。

**3. 影响病情**　临床上，经常见到情志因素影响病情转归的现象，良好的情绪状态可以加速疾病的康复，不良情绪则加重病情甚至导致死亡。例如，《素问·移精变气论》曰："忧患缘其内……小病必甚，大病必死。"忧患能加重身体小病的病情，还能导致大病的不愈。《素问·汤液醪醴论》曰："形弊血尽而功不立者何？……神不使也……精神不进，志意不治，故病不可愈……嗜欲无穷，而忧患不止，精神驰坏……故神去之而病不愈也。"指出病治而无功是因神不能发挥作用，而神不能发挥作用的一个重要原因就是不止的忧患。神是中医治疗的中介，包括精神之神和生理之神，精神之神主要指心理情志方面。当人们欲望过大过多时，现实与理想之间的落差会使人忧虑不安，所欲不得，忧患不止，长此耗伤心神导致精神受损，从而使治疗不能产生作用。因此长期过度"纠结"得失还会妨碍疾病的治疗效果。七情过度先扰乱气机，使机体容易形成痰饮瘀血，进而对气血津液的化生产生影响，造成虚实夹杂的复杂病证，使病情缠绵难愈。情志不舒还可致使人体的免疫功能下降，使机体更易受外邪的侵袭而发病。

## "纠结"致病的防治措施

在个人修养上要守神合于道，使心灵不被外界事物困扰就不容易生病。以《素问·上古天真论》里的"恬惔虚无"的态度看待纷乱的事物，达到"嗜欲不能劳其目，淫邪不能惑其心，愚智贤不肖，不惧于物"这种达观的心态就不容易"纠结"。在作息上，现代人最大的问题就是熬夜，特别是在都市生活里，21～23点是夜生活的高潮期，而古人称此时为"人定"，意思是这个时候人们就要停止手头的活动安定下来睡觉了。根据子午流注时间，23点至凌晨3点是胆经和肝经运行的时间，人卧则血归于肝，肝谋胆断，此时处于睡眠状态有助于肝胆疏泄，有助于情志畅达，有助于提升处事的果断力。因此，23点之前入睡对纠结者是很有必要的。

常言道"看花解忧，听曲消愁"。《管子·内业》曰："去忧莫若乐。"根据中医五音理论，选择听适当的音乐可以缓解纠结者内心的忧愁。在《送杨置序》中，欧阳修记载了他曾有"幽忧之疾"，退下去闲居，也没有治好，后来在朋友处学琴，"受宫音数引"一段时间之后就不知道病在身了。研究表明，旋律欢快活泼、节奏明快清晰、风格明朗秀丽以及令人振奋的音乐具有消除忧虑的作用，情绪消沉的患者宜选用，而"纠结"正是一种消沉。此外，《素问·奇病论》曰："数谋虑不决，故胆虚……治之以胆募俞。"指出经常谋虑而不能决断会导致胆气虚而使人体产生不适的症状，可用刺激胆募穴（日月穴）和胆俞穴的方法进行治疗。由此可见，经常揉按日月穴和胆俞穴也可作为防治"纠结"致病的养生方法。

## 摆脱"纠结"的意义

明代医家胡文焕在《类修要诀》中提出养生要养性情，寡嗜欲，并且以养心为要，以平和、淡泊、仁善的心对待生活。过度"纠结"相当一部分原因就是恐所欲不得，不良的心态必然致使人们心情的不悦。乐观的情绪不仅能够减少疾病的发生，甚至能够延长人的寿命。研究表明，良好的心理状态能够帮助调整机体的免疫功能，有利于肿瘤的治疗。所以，摆脱"纠结"，保持良好的心态，乐观的情绪，对人的身心和疾病的康复都大有裨益。

"纠结"不仅仅是一种当前人们面对繁乱的生活不知如何是好而表达内心矛盾的流行语，也是当前社会相当一部分人集"忧、思、恐"于一身的情志不舒的亚健康信号。过度"纠结"会伤害脏腑，扰乱气机，致使人体生病，并且不利于已有疾病的治疗和康复。应当对此予以重视，及时采取相应养生措施，树立达观的心态，少熬夜，亲近自然，听舒缓身心的音乐，以防治过度"纠结"致病。

# 85　明清情志病医案特点和背景

医案又称诊籍、方案、病案，是医家记录临床诊疗实践所形成的文献资料，体现了医家辨证论治的思维过程，聚合了医家的诊疗精华和学术特色。中医医案以其"宣明往范，昭示来学"的重要价值，受到了历代医家的高度重视。明清时期是中国封建社会后期，科学、文化发展相对迅速，在经历宋金元时期医学的学术争鸣和创新的繁荣之后，进入了医学发展相对平缓的时期。这一时期经历了哲学思想的空前交锋，工商业和印刷业繁荣，海外贸易发达，社会流动加快，特别是明末出现了资本主义萌芽，促使市民阶层壮大，由此带来了思想的解放和文化的繁荣。学者晋溶辰等认为，这些历史背景在一定程度上影响了当时医家撰著情志医案，并创新了中医情志病理论。

## 明清情志病医案特点

明清各科医家对情志病普遍重视，太医院十三科中仍然保留有祝由科，随着医学的发展，医案中情志病相关医案也在不断丰富。

**1. 镌载体例多样，情志病单列为篇**　明清医学文献的整理研究成就卓著，出现了各种编撰体例的医学书籍，如医学全书、丛书、医案、医话等。其中情志病医案的体例多样，如医籍附案、个人医案专著、类案等大量涌现。医籍附案如明代孙一奎《医旨绪余》、明代薛己《内科摘要》、明代陈实功《外科正宗》重点对情志因素导致内、外科疾患做了阐述。明代万全《幼科发挥》、清代沈又彭《女科辑要》等在妇女儿童情志病、情志治疗上面均有不少见解。明代龚廷贤《寿世保元》阐述了七情的归脏、病证及方药的应用。这些医籍中的情志病医案记录有方有案，有理有据，风格各异，别具特色。此期间医案专著大量增加，逐渐成为中医医案的首要载体。如清代叶天士《临证指南医案》、清代徐大椿《洄溪医案》等。明清还出现了较大型的医案类编，即将众多医家的多科别、多病种医案汇辑成书。这些类编较为系统地收集了历代情志疗法的精华，如江瓘《名医类案》开创了医案汇编的先河，清代魏之琇在此基础上扩充，编撰了《续名医类案》，书中把七情分别归类，并收录了大量的情志治疗方法，如情志相胜、两极情绪疗法、激情刺激、暗示疗法等。上述各种体例的医案中尽管没有情志病专病医案，但很多都单列情志病。如《张氏医通》专列有"神志门"，每一病证都列出病因、病机及治疗方法，条理清晰。《柳选四家医案》单列"神志门"、明代吴昆《医方考》单列"情志门"，均论述情志病相关病证，体现出这一时期医家对情志病的诊治专科化程度加深。

**2. 涉及病种广泛**　虽然南宋陈无择将情志因素明确概括为七情，但囿于宋金元时期此种认识流传并不广，故宗其说的人较少。到明清时期，伴随着医学典籍的大量刊行，七情学说已广为人知，医家已经普遍接受了这一提法，七情学说的运用已经遍及临床各科，包括病因、病机、诊断、治疗、预防等多个方面。如《临证指南医案》中涉及情志病医案共 296 例，占除儿科卷以外全部医案数（2492 例）的 11.88%，涉及疾病 60 门，其中仅思志导致的疾病就有 17 种，包括痿证、肝风、虚劳、咳嗽、吐血、肺痿、遗精、阳痿、胃脘痛、郁、淋带等。由此也可窥见医家对情志致病多样性认识的深刻。

**3. 格式规范，理法并举**　明清以来，众多医家已注意到对病案格式的研究。韩懋、李梴、吴昆、喻昌等医家基于自己临床实践总结出病案格式，有不少名家医案对今天临床仍有借鉴意义。如韩懋在《韩氏医通》中提出"六法兼施"，即医案应包括六大部分，分别是望形色、闻声音、问情状、切脉理、论病原、治方术。明代吴昆《脉语》将病案格式规定为八式。喻昌《寓意草》提出议病式，所列项目较全、内容系统详细，影响最大。这些对情志病医案格式规范化起到了奠基作用。但由于历史条件的限制，情志病医案的格式未做到统一。另外，很多医家撰写情志病医案时不仅列举了情志疗法，如情志相胜、劝说开导、移情易性、暗示等，同时还注重对情志病发病理论的探究，厘清疑惑。如清代陈廷儒《诊余举隅录》载"世之称医道者，每曰术究天人，诚以天有六气，人有七情，病虽千变万化，其大致要不外是……壬辰，余客天津，湖南太守周君之仆，病胸满食少……周君谓伊中有所郁，恐不任补。余问何郁？答云：昨接家书，知母不悦其妇故。余曰：是为虚也明矣。凡人之情，怒则气上，悲则气消，止等家事，身亲其境者，决无怒理，只自悲耳。服药数剂，果愈。……何谓人情，念父母顾妻子是；何谓天理，不敢以爱妻之故迁怒其母是"。此案夹叙夹议、亦案亦文，首先在医理上强调治疗中人情与天理相偕的重要性，而后举案例证。案中提及婆媳不睦而致郁病的过程，医者洞悉人情世故，辨别非因怒致实，而是因悲致虚。读后可觉医者围绕天人关系在情志病医理上、哲理上、伦理上的种种阐发。

## 明清历史背景对情志病医案撰著的影响

**1. 心学、理学争锋使明清医家对情、欲的认识更丰满**  有学者称明末清初为思想界"暴风雨降临"的时代。当时出现了我国古代第四次"百家争鸣"的高潮，涌现了一大批有作为的思想家，他们对心理思想做出了巨大贡献。在这个历史阶段中，唯物主义思想的代表人物是王廷相、王夫之、颜元、戴震等，唯心主义的代表人物是王守仁。在心学与理学的争锋中，当时有大量医生从儒入医，成为从医者之主流中坚，因此，也掀起了医家对情志理论的思考，特别是将"情""欲"等论题推向了高潮。

明以前医家普遍认为"欲"是超出生理的需求，故情志病、养生中倡导"禁欲"。明清医家纠正了这种认识，即认为欲是人性论的重要组成部分，"欲"不可夺，"欲"最忌讳"郁"。明清医家逐渐开始重视情志因素在郁证发病中的作用，并在医案中对郁进行了阐发。张景岳提出因郁致病，《景岳全书》专列有"情志之郁证治"一节，并以"忧郁者多以衣食之累，利害之牵，及悲、忧、惊、恐而致郁"为例，说明情志不舒，欲望不解足以导致郁证。明清医案中可见大量顺情从欲治疗情志病的记载。"从欲""达欲"的思想是明清情志疗法辨证思维的精华之一。

**2. 市民文化繁荣为情志医案提供了写作范式**  明清两代商品经济的长足发展也为思想文化的进步注入了勃勃生机，此期小说、戏曲等通俗文学欣欣向荣。期间很多文学作品贴近市民日常生活，反映市民阶层的趣味，在当时有极大的读者群。作为当时市民阶层的一分子，明清医家在记录临床诊治情志病过程中多具文学色彩。情志医案内容完整，语言简洁通俗易懂，描述细致入微，文笔秀美流畅，说理透彻详明。如明代汪机《石山医案》载"一女与母相爱，既嫁母丧，女因思母成病，精神短少，怠倦嗜卧，胸膈烦闷，日常恹恹，诸药不应。予视之曰：此病因思，非药可愈。彼俗酷信女巫，巫托神降言祸福为之卜童。因令其夫贿嘱之，托母降言，女与我前世有怨，汝故托生于我，以害我也。是以汝之生命克母，我死因汝。今在阴司，欲报汝仇。汝病淹淹，实我所为。我生则与之母子，死则与之寇仇。夫回噱其妇曰：汝病如此，我他往，可请童婆卜之，何如？妇应曰：诺。遂请卜，一如夫所言。女闻大怒，诟曰：我因母病，母反害我，何思之有耶？遂不思，病果愈。此以怒胜思也"。又如《洄溪医案》载"淮安巨商程某母患怔忡，日服参、术峻补，病益甚，闻声即晕。持厚聘邀余，余以老母有恙，坚辞不往。不得已，来就医诊视。见二女仆从背后抱持，二女仆遍体敲摩，呼太太无恐，吾侪俱在也，犹惊惕不已。余以消痰之药去其涎，以安神之药养其血，以重坠补精之药纳其气，稍得寝，半月余惊恐全失，开船放炮，亦不为动，船挤喧嚷，欢然不厌"。

上述全案文字简洁，故事化医疗过程，情节跌宕曲折，引人入胜。除医学内涵外，文字生动可读性强。叙议相兼，既启迪医理，又具文学韵味。

**3. 印刷业的发展使明清情志医案得以刊行和流传**  明代中后期造纸业、印刷业发展迅速，出版印刷业逐步走上商业化的道路。清代在江南经济富庶地区，面向中下层社会阶层的商业化出版印刷更是逐渐成为一项重要的文化产业。明清刻书速度快、成本低廉，书籍的印刷数量大，印书铺的数量多且地理分布广，书籍的流通渠道多。随着当时民众日常生活所需的百科全书式药书、医书等书籍的刊行，使医家在继承和积累临床经验方面有了更多的途径。另外，明清医学全书、类书、丛书大量刊行，由此使中医情志学文献也得以集成。如明代《永乐大典》、徐春甫《古今医统大全》、龚廷贤《寿世保元》、张景岳《景岳全书》，特别是清雍正年间编撰的大型类书《古今图书集成》中有《医部全录》520 卷。这些文献集成收集了大量的情志理论及临床各科情志病医案的资料，体现了明清时期情志理论的巨大成就。明清出现了较大型的医案类编，如明代江瓘收集历代医案文献撰成《名医类案》，清代魏之琇在此基础上收集了上至汉代淳于意，下迄清代约 1800 年间的名家医案及经史子集、地方志中的医验记载，计5800 余案，分为 345 门类，成《续名医类案》，另外有清代余震编撰的《古今医案按》等，这些类编均较为系统地收集了历代情志病医案的精华。

**4. 西学东渐引入了新思维**　清朝处于中国封建社会的末期。特别是清朝后期，随着西方传教士的出现，西学逐渐传播到中国，西医也作为西方科学传入我国。广东沿海地区率先成为西方医学医药知识传入的滩头阵地。一些有创新精神的医家，受其影响形成了"中西医汇通派"。汇通派接受了现代医学解剖学和生理学的影响，如对《黄帝内经》心主神明产生了质疑。在医案撰写风格上，或继承明清两代的特点，或对传统医案加以变革，采用中西汇通的观点叙述医案，如陆定甫《冷庐医话》、周学海《读医随笔》、张锡纯《医学衷中参西录》中的附案等。但在当时这些医家著作中中医情志理论仍占主导地位。

章太炎言："中医之成绩，医案最著。欲求前人之经验心得，医案最有线索可寻，循此钻研，事半功倍。"应总结各家医案的经验，考察不同时期医案形成的背景，深入了解专科化医案的特点，从而进一步了解某一病种辨证论治的演变原因和发展源流。明清时期情志病医案反映了医家在情志病认识方面的发展，是我国传统医学心理治疗的典范，期待今后在中医情志病理论挖掘与中西医心理学理论比较方面做出更深入细致的研究。

## 86　柴胡桂枝汤治疗情志病的理论和临床研究

　　情志病是以情志异常为主要临床表现的病证。柴胡桂枝汤出自张仲景的《伤寒论》，原是治疗太阳和少阳并病的方剂，随着其临床运用和研究的深入，发现其有很多新的用途，尤其是在治疗情志病方面疗效确切，该方和解表里，调和营卫，稳心安神。学者周世宗等以张仲景学术思想为基础论述了柴胡桂枝汤治疗情志病的理论与临床应用。

### 张仲景对情志病的认识

　　《伤寒论》和《金匮要略》无专篇讨论情志病，但情志病的哲学思想却蕴含在各个章节中，内容丰富具体。据统计，以情志为病因或主症之一的相关条文在《伤寒论》398 条原文中有 88 条，在 113 个方中，涉及以情志为主因或主症之一的有 34 方。《金匮要略》对诸如谵语、烦躁等情志异常的相关症状也多次出现。具体来说，《伤寒论》与《金匮要略》中对情志病的轻证（如百合病、奔豚气、梅核气、不寐及嗜卧等）与重证（如热病、谵妄及癫狂等）进行了记载，同时还对与神志有关的症状比如心悸、眩晕、邪哭等进行了相关描述。曾有学者对《伤寒论》中神志病的辨治规律进行归纳总结，并提出了"和解少阳、调达枢机"等治疗神志病的理论。而情志病具有先伤神、后伤脏，先伤气、后伤形的病理特点，因此，人的内脏会受到不同情志变化而产生不同的影响，如喜证喜笑不休、举止失常、精神涣散等，怒证烦躁多怒、胸胁闷胀、面赤头痛等，忧思证则情绪抑郁、忧愁不乐、失眠多梦、倦怠乏力、头昏健忘等，悲恐证者情绪悲哀或恐惧不安、胆怯易惊等，以上均为情志病的具体表现。

### 情志病的病因病机

　　情志病自古就有经典论述，例如，《素问·阴阳应象大论》所言"怒伤肝""喜伤心""思伤脾""忧伤肺""恐伤肾"。《素问·举痛论》指出"怒则气上""喜则气缓""悲则气消""恐则气下""惊则气乱""思则气结"。《金匮要略》首篇将致病因素归结为 3 条：①经络受邪，入脏腑，为内所因也。②四肢九窍，血脉相传，壅塞不通，为外皮肤所中也。③房室、金刃、虫兽所伤。张仲景在书中虽没有明确指出情志病因，但后世医家从其遣方用药特点可测知其病因病机。宋代陈无择的"三因学说"对于情志疾病的病因有明确的论述，《三因极一病证方论·七气叙论》曰："喜伤心，其气散；怒伤肝，其气出；忧伤肺，其气聚；思伤脾，其气结；悲伤心包，其气急；恐伤肾，其气怯；惊伤胆，其气乱。虽七诊自殊，无逾于气。"《三因极一病证方论·三因论》曰："七情，人之常性，动之则先自脏腑郁发，外形于肢体，为内所因也。"情志病可直接伤及内脏而发病。

　　**1. 痰热互结，上蒙清窍**　情志损伤使脏腑气机逆乱，进一步影响津液输布和血液运行，而化生郁痰；又可因情志失调，五志化火，炼液成痰。痰邪形成后，可随气机升降，无处不到。痰阻在肺则咳，阻在胃则呕，阻在心则悸，阻在肠则泻，阻在四肢则痹等。《金匮要略·痰饮咳嗽病脉证并治》记载饮停心下所致冒眩、心悸、癫眩；《伤寒论》中如痰热互结之结胸证、痰食壅滞胸脘之瓜蒂散证等均属痰饮致病。后世医家亦认为痰饮所引起的许多疾病如头痛、眩晕、心悸等多与情志病相关。

　　**2. 火热扰心，心神不宁**　《伤寒论》中所记载的热与恶露、败血相结合导致出现产后妄言妄见，心神受到热扰而导致的烦躁不安，热与燥屎相结合而成阳明热盛谵妄等，均属于火热上扰心神。

**3. 气血亏损，精气耗散** 《伤寒论》第125条"其人如狂者，血证谛也"，第124条"其人发狂者，以热在下焦……小便自利者，下血乃愈"，第237条"阳明证，其人喜忘者，必有蓄血"。其他的诸如心血不足之脏躁、衄家血虚之直视不能眴、不得眠，肝气上逆之奔豚，心肝血虚之虚劳虚烦不得眠等，均属于气血虚损滞瘀。

**4. 阴阳失调，心肾不交** 《伤寒论》第112条"亡阳，必惊狂，卧起不安者"，《金匮要略·五脏风寒积聚》指出"阴气衰者为癫，阳气衰者为狂"。其他诸如心阳不足、寒水上逆之奔豚病，心肺阴虚之百合病以及肾阴亏虚、心火独亢之心肾不交的不寐，肾阴阳两虚之遗精梦交等，亦有学者提出肾阳不足是抑郁症的核心病机，均归属于阴阳盛衰失调。综上，气、血、痰、火是情志病主要的病理因素，其中痰饮致眩与瘀血致狂理论更是张仲景首创，对后世影响极大。

## 柴胡桂枝汤治疗情志病的临床研究

**1. 临床研究** 《伤寒论》的柴胡桂枝汤系小柴胡汤与桂枝汤各取其半组成。第146条"伤寒六七日，发热，微恶寒，支节烦疼，微呕，心下支结，外证未去者，柴胡桂枝汤主之"，该方证从表面看并不复杂，在历代医学发展中就以柴胡桂枝汤为名而改动其剂量或实际药物的同名方剂有9首之多。虽然柴胡桂枝汤的具体组成在不同的古医书中有不同的记载，但是其主治病证都是在太阳少阳的表证基础上变证，由此可见历来医家对它的研究大致持相同观点。柴胡桂枝汤全方共9味药，方中柴胡苦平入肝胆经，可透解邪热，疏达经气；黄芩苦寒清泄邪热，尤善清少阳相火，两药一散一清共解少阳之邪。桂枝助阳化气，芍药益阴敛营，两药相合，调和营卫，补益阴阳。人参、甘草、大枣、生姜、法半夏益气和胃止呕。纵观全方，重点在围绕少阳枢机、气血阴阳论治，该方可治疗诸多因枢机不利、气血失调为病机的神志病，临床表现常以抑郁、烦躁、失眠、呕恶、目眩、舌苔薄白、脉弦等为主，包括西医神经系统、循环系统、消化系统等多种疾病，如失眠、抑郁症、癫痫、围绝经期综合征等。柴胡桂枝汤能够使人体的气机得以调畅、内外得以宣通、调理得以和解。

柴胡桂枝汤近代临床上运用颇多。李岳芳等通过对郁证发展源流以及内涵进行梳理，从而整理出《伤寒杂病论》中用于解郁的方剂供后世临床进行运用，同时还以柴胡桂枝汤为例，对文献医案收集整理并进行了统计学分析，结果柴胡桂枝汤治疗郁证的医案中，女性占80%，且发病年龄以40～60岁占58%居多，更以典型病案对其机制进一步做出阐释，从而充分挖掘出了经方的治郁特色。查政则从柴胡桂枝汤的历史变革、理法方药以及神志病的病因病机等方面对其在神志病治疗中的遣方道理与可行之处进行了深入探讨，并结合临床实例以及古今医学家对该方的认识见解加以佐证，提出柴胡桂枝汤对神志疾病的治疗是对其原方方证的延伸和发展的结论。栾靓、高美富分别选取了52例和42例焦虑性神经症头疼患者为研究对象，按随机分组的方法分为观察组和对照组，对观察组采用柴胡桂枝汤进行治疗，对照组采用基础治疗法。按统计学原理对比两组的治疗效果，结果证明柴胡桂枝汤效果非常显著，数据对比呈现为（$P<0.05$）的差异性，说明柴胡桂枝汤在焦虑性神经症头疼的治疗中疗效确切。李运峰对52例患者病历等资料进行相关分析并分为试验组和对照组（每组26例），同时采用西医治疗和柴胡桂枝汤治疗的方法作用进行治疗，结果为试验组93.3%的治疗效果明显高于对照组70%的治疗效果，差异具有统计学意义（$P<0.05$），肯定了柴胡桂枝汤对神经内科疾病的疗效。在抑郁症的临床观察方面，葛鑫宇和孙学平的研究各做了40例和35例均以柴胡桂枝汤干预和抗抑郁药做对照分析，结果在中医症候的改善方面，在疗效的有效率比较方面均是优于对照组。

**2. 实验研究** 李旭伟等通过观察柴胡桂枝汤对蟾蜍离体坐骨神经复合动作电位的振幅和传导速度影响的实验，研究显示，柴胡桂枝汤对蟾蜍离体坐骨神经干动作电位传导阻滞作用，由此推出柴胡桂枝汤能够阻滞神经动作电位传导的结论，柴胡桂枝汤的抗癫痫、镇静作用或许与此有关。陈盛强等研究认为柴胡桂枝汤的挥发油，可通过降低兴奋性氨基酸水平、增加抑制性氨基酸水平而增强自由基清除，从而对过氧化物的生成造成阻止，最终达到减少NO神经毒性来治疗Fmr1基因敲除小鼠听源性惊厥的目的。刘洋等认为运用柴胡桂枝汤治疗肝纤维化大鼠，可从两方面干扰 TNF-α 与 CTGF 的致纤维化作用，可以对造血干细胞（HSC）的趋化性及促进 ECM 合成的作用进行直接阻断，同时对 TGF-β1 在 HSC 激活与细胞外基质（ECM）合成方面的作用非常显著。王洪宇等研究认为，柴胡桂枝汤的高、中剂量可以使小鼠强迫游泳与悬尾的不动时间有效缩短，同时还可以升高单胺类神经递质 5-HT、DA、NE 的含量，因此具有显著的抗抑郁作用。

通过柴胡桂枝汤临床应用的文献整理，明确了古方新用的柴胡桂枝汤在治疗情志病中具有行气解郁、调和营卫气血等功效，有显著的镇心安神作用。柴胡桂枝汤通过对机体的心、肝、脾进行调整而使其心神得到稳定，进而使得脏腑气血的生理基础状态发挥稳定作用，这种干预疗法与张仲景的和解少阳、调达枢机法一致。因此，柴胡桂枝汤对情志病的干预具有广阔前景。

# 87　温胆汤及其类方治疗情志病的文献研究

情志病是指在病证的发生、发展、转归与防治过程中情志因素起着重要作用的一类疾病，包括两类：第一类是以神志症状为主的一类疾病，如不寐、郁证、癫狂、痫证、厥证、百合病等8种；第二类是情志内伤所致以形体症状为主的一类疾病，如头痛、眩晕、胃痛、梅核气、奔豚气等33种。研究表明，温胆汤及其类方广泛用于治疗不寐、郁证、癫狂、痫证、脏躁、梅核气等诸多情志疾病，极大地扩展了温胆汤的临床应用范围，但多为个人经验总结，其证候分布特征及病机尚缺乏深入探讨。因此，学者宋瑞雯等对近30年温胆汤及其类方治疗以神志症状为主的情志疾病临床文献进行整理与研究，采用回顾性文献分析方法研究其证候分布特征，并进一步总结其病机，以期为情志疾病的辨证论治提供依据。

## 资料与方法

**1. 资料来源**　检索对象为中国知网期刊全文数据库（CNKI）、重庆维普中文期刊数据库（VIP）以及万方中文数据库所收录的1984年1月至2014年12月所涉及温胆汤及温胆汤类方治疗情志疾病的全部文献，并进行手工检索，搜集有关情志疾病的现代临床文献。

**2. 文献纳入标准**　本研究仅以狭义的情志疾病为研究对象，即以神志异常为主要表现的一类疾病，包括不寐、郁证、癫狂、痫证、厥证、健忘、惊悸、百合病8种；温胆汤（或温胆汤类方）治疗情志疾病的中医临床辨证治疗、中医证候研究、中西医结合治疗、理论叙述、专方或基本方治疗、个人经验报道的文献；应用学会标准或国际性标准进行辨证的文献，按照其采用的标准进行分类，各项标准作为一篇文献纳入进行统计分析；对内容有雷同的文章，选择资料最完整的文献进行分析。

**3. 文献排除标准**　资料来源不清，与临床实际情况明显不相符，予以删除；重复引用的文献内容，或重复发表的论文，若两篇文献中的病例数、辨证分型、用药等内容一样者，仅取1篇，其余排除；无明确的中医辨证分型标准或中医证候分类标准，予以删除；综述性的文献报道；不符合以上纳入标准的文献。

**4. 研究方法**

（1）检索方法：在CNKI、VIP及万方中文数据库的检索界面进行检索。首先以"温胆汤"为关键词进行第一次检索；在此基础上，根据文献纳入标准与排除标准进行人工检索，最终确定入选文献。检索结果CNKI为2042篇，VIP为2130篇，万方中文数据库为1937篇，共计6109篇，然后分别在检索到的文献中使用"中医"或"证候"或"辨证"或"中医药疗法"或"中西医结合疗法"等为检索词进行第二次检索，结果筛选符合论文需求的文献共计560篇。然后进一步逐篇阅读，剔除不符合论文要求的文献，最后共计335篇文献纳入本论文研究。

（2）病种、症状、证候类型规范方法：情志疾病的病种、各种临床症状及证候名称按照中华人民共和国国家标准《中医临床诊疗术语·证候部分》进行规范。对于对国标中未涉及的名称再按照《中医诊断学》《中医症状鉴别诊断学》《中医证候鉴别诊断学》及普通高等教育"十一五"国家级规划教材《中医内科学》进行规范。①病种名称的统一，例如"失眠""不寐"统一为"不寐"；"抑郁症""郁证"等统一为"郁证"。②症状名称的统一，例如将"情志抑郁""情绪低落""情志不畅""精神抑郁"等统一为"情志抑郁"，将复合舌象单拆，例如"舌红苔黄腻"拆分为"舌质红""舌苔黄""舌苔腻"，将复合脉象单拆,如"脉滑数"拆分为"脉滑""脉数"。③证候类型名称的统一,例如"肝气郁结证""肝气郁滞证""肝郁气滞证"统一为"肝郁气滞证",保留标准中没有提及但不便归类的证候,将复合证候分解为基本证候。分解过程中如有异议,听取2~3位专家意见及课题组内部讨论处理。对于规范合并前的证型,暂存在数据库表内以便查找。

（3）信息录入方法:进行全文阅读后,将纳入文献的文献名称、作者、病种、症状、证候类型、录入 Excel 表格中。每个证候规范后的规范词,分别录入 Excel 表,命名为规范表。把每个文献出现症状分解为最小且含义明确的症状术语,分别录入 Excel 表格中,命名为拆分表。

**5. 评价与筛选方法**　针对计算机检索出的文献,对每篇文献题目、内容摘要和关键词进行阅读,根据纳入及排除标准删除不合格的文献。对初步筛选出的文献,再进行全文阅读,进行第二次筛选;未全文收录者,进行手工检索查阅;相同文献仅取 1 篇。资料筛选由双人分别查询,电子检索与手工检索同时进行,以确保资料筛选结果全面、无误。资料的录入由双人分别进行数据录入,数据录入完毕后经两次检验,调整至两个数据库完全一致。

**6. 统计学方法**　所有数据采用 SPSS 19.0 统计学软件进行处理,采用频数分析、Logistic 回归分析对数据进行统计学分析。

## 结　　果

**1. 病种分布情况**　所收录文献中,共涉及 6 种情志病,分别是不寐、癫狂、郁证、痫证、厥证、惊悸,其中以不寐出现频率最高,达 54.38%,其次癫狂 15.90%、郁证 11.06% 出现频率较高。

**2. 症状**

（1）主要临床症状:所收录文献中所涉及症状经合并、拆分、标准化后,共出现 115 个情志病证主要临床症状,包含①情志症状:情志抑郁、悲伤欲哭、易怒、入睡困难等。②全身症状:神疲乏力、自汗、五心烦热等。③头面颈部症状:头晕、痰多、咽有异物感等。④胸胁部症状:胸闷、胸胁胀痛、善太息等。⑤脘腹部症状:食欲不振、泛恶欲吐、脘痞等。⑥肢体关节症状:肢体麻木、身体困重、身体僵硬等。⑦妇科、男科症状:月经不调、白带量多、遗精等。⑧大便症状:便秘、便溏等。⑨小便症状:小便黄等。对 115 个临床症状进行频数分析处理显示,主要症状依次是入睡困难、烦躁、食欲不振、口苦、胸闷、头晕、多梦、心悸、泛恶欲吐（频率≥20%）。

（2）舌象、脉象:所收录文献中,共涉及 10 种舌质、12 种舌苔、4 种舌形,其中出现频率最高的为舌苔腻,达 59.68%,其次为舌苔黄（45.62%）、舌质红（35.02%）;共涉及 15 种脉象,其中出现频率最高的为脉滑,达 48.85%,其次为脉弦（39.86%）、脉数（31.34%）。

**3. 证候类型分布**　所收录文献中,共出现 12 种证候类型,包括胆郁痰扰证、肝火上炎证、肝胃不和证、肝郁化火证、肝郁气滞证、气滞痰阻证、气滞血瘀证、痰火扰神证、痰气郁结证、痰热内扰证、痰瘀互结证、心胆气虚证,其中以痰热内扰证出现频率最高,达 37.10%,其次痰火扰神证（22.12%）、肝胃不和证（8.99%）出现频次较高。

## 讨　　论

已有研究发现,宋金元时期 44 部著作所记载的情志疾病病机因素主要有气滞、痰浊、实热、气虚等。新中国成立前中医文献所记载的 1527 例情志病症古医案中,常见症状 20 种,其中 8 种为躯体症状;证候类型出现频次最多的是肝郁脾虚证,其余依次为肝火犯胃证、肝火炽盛证、惊恐伤神证、肝脾气血两虚证、肝脾气滞证、痰气互结证等。尚有个别研究对温胆汤类方临床应用进行了探讨,如高军宁等认为温胆汤类方方证以心烦、失眠、心悸易惊、舌苔腻为关键症状;病机为胆虚痰热,主治证候为虚烦、失眠、触事易惊、易梦、眩悸呕恶等。彭胜权则认为温胆汤类方临床应用辨证要点为胁胀、脘胀、纳呆、困倦、恶心、呕吐等肝胆失于疏泄，脾胃运化失常之征；身体多偏胖，平素多痰，喉中痰鸣，痰黄稠或稀白，舌红或舌淡红，苔白腻或黄腻，脉濡缓或弦滑等痰湿或痰热证候。刘西强研究发现，温胆汤最典型的主治症状为失眠、惊恐、烦躁、恶心呕吐、食欲不振、眩晕等。

本研究发现，温胆汤及其类方治疗情志疾病主要临床症状出现频率最高的为入睡困难，其次为烦躁、食欲不振、口苦、胸闷、头晕、多梦、心悸、泛恶欲吐等；舌象以舌苔腻为主，其次是舌苔黄、舌质红；脉象以脉滑为主，其次是脉弦、脉数；证候类型以痰热内扰为主，痰火扰神次之。症状、舌脉、证候类型研究结果提示了温胆汤及其类方治疗情志疾病关键病理因素与痰、热有关。中医学认为情志活动的产生、维持有赖于内在脏腑的功能活动，并且以脏腑精气作为物质基础。《素问·天元纪大论》曰："五脏化五气，以生喜怒悲忧恐。"说明脏腑精、气、血充盈，生理功能正常，则情志反应有度，脏腑气机升降出入有序，气血津液归于正化，则无湿、痰、热、瘀等致郁诸病理因素停蓄之患。《素问·生气通天论》曰"大怒则形气绝，而血菀于上，使人薄厥"，《素问·五变》曰"思虑伤脾"，《灵枢经·贼风》曰"卒然喜怒不节……其开而遇风寒，则血气凝结"等，均说明情志异常变动，则影响脏腑之气的升降出入运动，脏腑功能失调，致水液代谢障碍，聚湿成饮、成痰，痰为浊邪，随气流行，情志引动，上蒙清窍，则见头晕、目眩、精神萎靡等症；痰浊痹阻胸腹，则见胸闷、脘痞、腹胀、善太息、食欲不振、泛恶欲吐等症；痰郁日久化热，甚则化火，痰火内扰心神，则见入睡困难、烦躁、心悸、多梦、神昏谵妄等症。七情过用，气机不畅，水液代谢障碍而产生痰饮，可见腻苔、滑脉、弦脉等；痰湿为阴邪，其性重浊黏腻，易阻滞气机，导致气机郁滞，可见弦脉等；郁久而化热、化火，则可见黄苔、红舌、数脉等。

通过对温胆汤及其类方治疗情志病证的证候分布特征及病机规律研究，表明类型分布具有一定规律，病机为以气机失调、痰热内阻为主，兼有心神被扰。

# 88 温胆汤及其类方治疗情志病的作用机制研究

温胆汤最早载于南北朝时期姚僧垣《集验方》。《集验方》所载温胆汤由法半夏、竹茹、枳实、陈皮、甘草、茯苓、生姜、大枣共八味中药组成，主治胆胃不和、痰热内扰之虚烦不眠，或呕吐呃逆，或惊悸不宁、癫痫等症。历代医家不拘泥胶固，灵活运用，在原方基础上加减变化创制出诸多类方，应用于精神神经系统、循环系统、消化系统以及代谢性疾病等，大大拓展了温胆汤的临床应用范围，充分体现了中医异病同治的原则。

情志病症是指在病症发生、发展与转归过程中，情志因素起主要作用的一类病症，包括精神疾病、心身疾病、心理疾病、神经疾病及一切功能性疾病。临床实践中，现代医家运用温胆汤及其类方治疗抑郁症、癫痫、失眠等情志病症，取得了满意疗效。学者宋瑞雯等对近十年温胆汤治疗情志病症作用机制的研究进行了简要总结，以期为临床治疗情志病症提供科学依据。

## 精神神经系统疾病

**1. 精神分裂症** 精神分裂症是一种常见的精神症状复杂、至今未明确其病理基础的重性精神障碍。"气滞痰凝"是其潜在病机，临床多从"痰"治，重在"理气化痰"。温胆汤因其具有理气化痰、和胃利胆之功，治疗精神分裂症疗效显著。付艳丽等对温胆汤治疗精神分裂症进行了系列临床和实验研究，发现温胆汤具有镇静、镇痛、抗惊厥的作用，可增强精神分裂症模型大鼠脑组织中神经胶质细胞连接蛋白Cx43 mRNA 的表达以及大鼠神经元细胞的凋亡，降低蛋白激酶（PKC）浓度，从而对缝隙连接通讯（GJIC）的功能起到调节作用，为深入探讨温胆汤抗精神分裂症的作用机制奠定了基础。

**2. 阿尔茨海默病** 阿尔茨海默病（AD）又称老年性痴呆，是一种以认知功能障碍、日常生活能力丧失及精神行为异常为主要表现的慢性中枢性神经系统退行性变性疾病。中医理论认为，人体衰老，五脏俱虚，痰浊内生，上蒙清窍而发为此病。石和元等在温胆汤的基础上加入竹节、人参、何首乌、石菖蒲、白芥子等药化裁而成温胆汤改良方，并采用行为学实验探讨该方对 AD 模型大鼠学习记忆功能的影响。发现该方高剂量组比脑复康组明显表现出更好的学习记忆能力（$P<0.01$），表明温胆汤改良方能改善学习记忆，其保护由 $A\beta_{25-35}$ 引起的 NG108-15 细胞损伤作用，可能与其作用于 JNK 信号转导通路有密切的关系。

**3. 抑郁症** 抑郁症是一种常见的情感障碍疾病，以情绪不振、食欲及体重下降、失眠、疲劳、无望感及自杀倾向等为主要表现。抑郁症属中医郁证范畴，是由情志不舒、气机郁滞引起的一类情志病症。临床中多见痰气郁结、痰热内扰证，临证中常以调中行气、清热化痰之温胆汤为主方随证加减调治。张丽萍等针对抑郁症脏腑气机失调的关键病机，选用《集验方》载温胆汤加厚朴、合欢花、石菖蒲等化裁组成加味温胆汤。通过实验研究发现，加味温胆汤能有效阻抗抑郁大鼠体质量下降、改善认知行为学功能，整体调节 cAMP、CaMK、MAPK 信号转导通路，活化转录因子 CREB，从而减少海马神经元萎缩，促进神经元再生，调节神经可塑性而发挥抗抑郁效应。周志华等以元代危亦林《世医得效方》中温胆汤加柴胡、郁金组成柴郁温胆汤，采用放射免疫法观察该方及其拆方对慢性不可预见性应激抑郁模型大鼠的治疗作用。结果显示，柴郁温胆汤及部分拆方能显著改善模型大鼠的行为学变化（$P<0.05$，或 $P<0.01$），降低大鼠血清 ACTH 和皮质醇（COR）水平，增加大鼠脑内 cAMP、NE、5-HT 的含量 $P<0.05$）。提示柴郁温胆汤及其拆方具有抗抑郁作用，其中全方

的抗抑郁作用优于各拆方。

**4. 失眠症**　失眠症指经常入睡困难，或易醒，甚至彻夜不眠。属中医学中"失眠""不寐"范畴。温胆汤所治失眠的病因病机多与痰、胃相关。马伯艳采用腹腔注射复制失眠大鼠模型，观察《三因极一病证方论》温胆汤对失眠大鼠脑中胆囊收缩素 8 表达的影响，发现该方可明显增强氯苯丙氨酸化失眠大鼠大脑皮质、下丘脑脑肠肽-胆囊收缩素 8 的阳性表达，增加大鼠睡眠，进而推测脑肠肽-胆囊收缩素 8 可能是中医理论中"胃不和"与"卧不安"之间的物质基础之一。张福利等应用荧光分光光度计测定腹腔注射对氯苯丙氨酸致失眠大鼠下丘脑内 NE 及 5-HT、5-羟吲哚乙酸（5-HIAA）含量，发现温胆汤可以降低大鼠下丘脑内 NE 含量、升高下丘脑内 5-HT、5-HTAA 含量，推测《三因极一病证方论》温胆汤改善失眠大鼠睡眠的机制可能与其影响大鼠下丘脑内单胺类神经递质含量有关。

## 循环系统疾病

**1. 冠心病**　冠心病是指冠状动脉粥样硬化管腔狭窄，冠状动脉循环改变，心肌缺血、缺氧引起冠状动脉血流和心肌需求的不平衡的心脏疾患。冠心病属中医"胸痹"范畴，病机特点属本虚标实，虚则气虚、阳虚、气阴两虚，实则气滞、血瘀、痰浊、寒凝。张丽丽等用温胆汤加胆南星、苍术、延胡索、丹参、川芎、赤芍、牛膝、黄芪等药物组成加味温胆汤，探讨其在冠心病发病中的作用机制。结果显示，高、中、低剂量加味温胆汤可降低冠心病家兔血清 MMP-7、IL-6 水平，对临床治疗冠心病具有积极的意义。

**2. 原发性高血压**　原发性高血压是一种常见心血管疾病，属中医"眩晕""痰浊"等范畴，祛痰、降浊是其重要治法之一。韦品清等在《三因极一病证方论》温胆汤基础上增加天麻、丹参和泽泻组成加味温胆汤，诸药共奏祛痰化浊与活血化瘀之功。研究发现加味温胆汤和卡托普利联合用药具有降压、降低左室肥厚指数及减轻心肌细胞损伤的作用，单用中药或者西药虽然也能减轻心肌细胞的病理损伤，但是不如两药合用效果显著。张国华等对比唐代孙思邈《千金要方》所载温胆汤与天麻钩藤饮、血府逐瘀汤三方，发现均能减缓或逆转高血压心肌纤维化，其机制可能与抑制心肌中转化生长因子（TGF-β1）和胰岛素样生长因子（IGF-1）的表达有关。

## 消化系统疾病

慢性胃炎是指由各种不同的原因所引起的胃黏膜慢性炎性病变。中医认为，慢性胃炎的发病主要与饮食、情志因素、感受外邪、脾胃虚弱有关。病初以湿热阻滞、气郁不畅为主。尤敏以《三因极一病证方论》温胆汤加黄连组成黄连温胆汤，治疗胃肠湿热型慢性胃炎，研究表明该方对慢性胃炎脾胃湿热证有显著的疗效，其机制可能与升高模型大鼠胃窦黏膜成纤维细胞生长因子（bFGF）表达，协同表皮细胞生长因子（EGF）促进局部血管生成有关。

## 代谢性疾病

**1. 糖尿病**　糖尿病是由遗传因素、免疫功能紊乱、精神因素等致病因子作用于机体导致胰岛功能减退、胰岛素抵抗等而引发的糖、蛋白质、脂肪、水和电解质等一系列代谢紊乱综合征。属于中医"消渴"范畴，主要病机是肾虚痰瘀阻滞。张卫华等对清代陆廷珍《六因条辨》载黄连温胆汤进行研究，发现黄连温胆汤中、高剂量组、二甲双胍组对 STZ 诱导的 2 型糖尿病小鼠具有显著的降血糖作用。

**2. 代谢综合征**　代谢综合征（MS）是以中心性肥胖、高血压、血脂紊乱、糖耐量异常、胰岛素抵抗为主要临床表现的综合征。现代人饱食、少动、情志不节等不良生活方式，导致脾胃内伤、痰湿瘀热互结的病理状态是该病的主要病机。张福利等临床中以分消走泄为调治大法，清热祛湿、化瘀降浊为治则，以《三因极一病证方论》温胆汤为主方，加清热渗湿的泽泻以降浊，三七、酒白芍以活血祛瘀，黄芩以清热，制成化瘀温胆汤，对代谢综合征进行防治。实验证实，化瘀温胆汤可明显减轻模型大鼠体重，缩小腹围，明显降低空腹胰岛素和空腹血糖水平，改善模型大鼠胰岛素敏感性，减轻胰岛素抵抗，并较好地纠正模型大鼠瘦素抵抗和慢性炎症状态，这可能是其治疗代谢综合征的机制之一。

# 89　从逍遥散配伍析其治疗情志疾病的理论基础

《逍遥散》是《太平惠民和剂局方》中的名方，由柴胡、当归、芍药、白术、茯苓、甘草、薄荷、煨姜共八味药物组成，诸药合用，肝脾同调，使肝郁得疏，脾弱得复，血虚得养，气血兼顾，刚柔相济，疏散有度，且立法周全，组方严谨，为调肝养血健脾之名方，亦为妇科调经之常用方。临证常用于治疗两胁作痛、头痛目眩、口燥咽干、食少神疲、或往来寒热，或月经不调、乳房胀痛，脉弦而虚等症。现多应用于妇科、内科、外科、儿科等临证各科，尤其是在治疗情志所致疾病时应用更为广泛。历代医家论及逍遥散，常从肝脾二脏，而忽略其调节心血以调养心神而使情志条畅的要旨，学者周世宗等认为此有一叶障目之虞。方剂的组成是以病因病机、药物性质等为依据，选择与病症的病机丝丝入扣的药物，不仅仅是药物的随意堆砌、主观的选择，而是药物配伍后的综合效用与所立治法高度统一，故可从逍遥散的药物配伍中窥得此方的治疗核心。其次，人与天地相参，五脏与五行相应，通过探讨肝脾心三脏所应生克制化的规律，可探知逍遥散组方配伍的理论核心。

## 心血充盈情志调畅

《素问·灵兰秘典论》指出"心者，君主之官也，神明出焉"，又认为"主明则下安""主不明则十二官危"，强调心为君主之官，主神志功能的重要性。神有广义、狭义之分。主宰和调节脏腑组织生理功能，此指广义之"神"；心主宰精神意识、思维活动和情绪反应，此指狭义之"神"。正如《灵枢·本神》认为"所以任物者谓之心"，各种情志活动的产生与调节是各种内外刺激作用于人体，通过君主之官做出反应而形成怒、喜、思、悲、恐等情志变化。例如，程国彭《医学心悟·卷四·惊悸恐》曰："东风青色，入通于肝，其病发惊骇，惊虽属肝，然心有主持，则不惊矣。"五脏六腑各脏腑组织器官之所以能相互协调，维持人体正常的生理功能，主要由神明之心来调控。故《灵枢·邪客》曰："心者，五脏六腑之大主也，精神之所舍也。"

中医学认为心的功能为"心主血脉"和"心藏神"，通读《黄帝内经》可知，两个功能密切相关，"心主血脉"的功能活动是以"心藏神"为前提的，"心藏神"功能的正常又有赖于心血在脉内的正常运行。例如，《灵枢·天年》指出"何者为神？……血气已和，营卫已通，五脏已成，神气舍心，魂魄毕具，乃成为人"，又曰："心者，生之本，神之变……其充在血脉。"心为阳脏而主通明，心脉以通畅为本，心神以清明为要。血是神志活动的物质基础之一，《灵枢·营卫生会》曰："血者，神气也。"心血充足则可养神而使心神清明不惑，心神清明又可统御调控心血的运行，调畅血运。反之，思虑伤神，暗耗心血，心血不足，则心神失养，神志昏惑，"主不明则十二官危"，心神迷乱不能自律，故使五神脏皆处于危境。

## 体用同调以行心血

五脏之间存在既相互资生又相互制约的内在联系，肝木性条达，恶壅郁，肝木生心火。肝主疏泄，调畅气机，促进血行，以济心血的充盈和心气的调畅；心主血脉，推动血行，"人卧血归于肝"，则肝有所藏，肝藏血，故可调节血量，防止出血，保障心血运行。汪昂《医方集解·卷一·和解之剂》曰："东方先生木，木者生生之气，即火气也；火附木中，木郁则火亦郁矣，火郁则土自郁，土郁则金郁，金郁则水郁。"又曰："余以一方治木郁，而诸郁皆愈，逍遥散是也。"认为五郁中独重木郁，木复条达则气机通畅，诸郁皆解。《医贯》曰："肝木之所以郁，其说有二：一为土虚不能升木也。一为血少不能养肝也。盖肝为木气，全赖土以滋培，水以灌溉。若中土虚，则木不升而郁；阴血少，则肝不滋而枯。"赵献可从五行生克阐述肝郁之因不外土虚木郁及血不涵木两方面，而二者皆可导致心血的不足及运行异常，盖心血失常不能濡养心神，故情志不得舒畅。逍遥散既疏肝气之郁滞，又补脾气之空虚，既可补有见症之脾虚，又有"见肝之病，知肝传脾，当先实脾"之妙，通治肝脾以绝心血不足及运行之患。

　　方中柴胡、当归者，复肝条达之性，遂其曲直之性，疏肝柔肝，理气养血，补肝体、和肝用，体用同调。《医宗金鉴·删补名医方论》曰："独柴胡一味，一以为厥阴之报使，一以升发诸阳。"柴胡辛散轻扬，专入于肝，可宣其气道，行其郁结，正如《医方集解·卷一·和解之剂》指出"惟得温风一吹，郁气始得畅达也"；肝木又为生生之气，可升发诸阳，引清气上升，助长脾气升发之力。《药学词典》曰："当归因能调气养血，使气血各有所归，故名当归。"又有成无己曰："脉者血之府，诸血皆属心。凡通脉者，必先补心益血。故张仲景治手足厥寒、脉细欲绝者，用当归之苦温以助心血。"当归为血中气药，补血活血二者兼顾，与柴胡配伍可疏通肝气，以助心血运行，通畅血脉，又可补心益血，使心得充，所以当归补心血、助血行以使心神得养，因而可维持正常的精神情志活动，使精神饱满，情志舒畅。芍药味酸，酸以收之，可敛津液而益营血，收阴气而泄邪热。王好古言芍药"味酸而苦，气薄味浓，阴也，降也，为手足太阴行经药，入肝脾血分"，又有李时珍曰"白芍药益脾，能于土中泻木"，故白芍既可敛阴益营，又可助脾泄肝；与当归配伍可直接补益营血以滋养心君；与白术、茯苓、甘草配伍可补益脾土，内含"四季脾旺不受邪"之意；与柴胡配伍亦可滋养肝血，柔肝缓急，并助柴胡疏理肝气，调节血运，又可防柴胡劫阴。方中薄荷辛凉清扬疏达肝气，可助柴胡理气，又可散肝之郁热。故诸药合用，使肝气得舒，肝体得养，以济心血盈满且运行得畅。

## 补益脾土以充心血

　　心五行属火，可生脾土，《素问·阴阳应象大论》指出"心生血，血生脾"，心主血脉而藏神，其有赖于脾胃运化水谷精微，脾主运化为气血生化之源，脾气健运，则血液化生充足，而心有所主；而脾胃运化又需心血濡养及心神的主宰功能。因心阳可温煦脾土，心气推动血液运行全身，则心血得以滋养脾土，心神又主宰脾之运化功能。心主血而行血，脾生血而统血，心脾两脏在心血的充盈和运行方面至关重要，故其多为心神病的病机重点。现代研究表明若心脾两虚，心神失养，则易发心悸失眠、健忘、多梦、痴呆等症。明代张景岳认为肝郁脾虚证的病因病机以脾最为核心，《景岳全书·十七卷·饮食门》曰："怒气伤肝则肝木之气必侵脾土，而胃气受伤致妨饮食，此虽以肝气之逆，而肝气无不渐散，而脾气之伤受其困矣，此不必重肝而当重在脾也。"五脏之邪皆通脾胃，故张景岳提出肝郁脾虚法治当"舍肝而救脾可也"。"食气入胃，散精于肝"，脾气健旺，运化水谷，散精于肝，有利于肝的疏泄，肝气疏泄功能正常发挥，则心血运行通畅而无瘀滞。综合以上论点，不妨推测张景岳治疗此证亦重心血，盖一者脾胃乃气血生化之源，可补养心血，二者脾旺可助肝理气，亦可助心血运行。方中白术、茯苓、甘草者，为四君子汤之主药，白术苦温，健脾益气燥湿；茯苓甘淡，渗湿泄热，有补益脾土之功，又通心肾可令心气安宁；甘草甘平，和中益土，又协生姜温运和中，诸药配伍共奏补益脾土以养心血之功。

　　心神清明是情志调畅的关键，逍遥散调节情志的核心就在于疏肝之郁、补脾之虚以充养心血、调养心神。现代研究表明，逍遥散具有明显的抗抑郁作用。《医方考》认为"逍遥散……最为解郁之善剂"。逍遥散主要通过调理肝脾二脏以辅心君，方中柴胡、当归、芍药、薄荷者，理气疏肝，滋阴柔肝，补肝体，和肝用，恢复肝主疏泄的功能，以济心血充盈、心气调畅；白术、茯苓、甘草者补益脾土，既可资营血化生以养心血，又可统血以助心血运行滋养心神。诸药配伍使心血充盈，心气充沛，血脉通畅，以发挥心藏神，主宰精神意识思维的功能，调畅神志，使精神愉快。

# 90　从情志理论析甘麦大枣汤对情志病的干预

近年来，随着现代社会生存环境的变化、人们工作和生活节奏的加快，各种应激因素加剧，许多由社会、心理等因素导致的情志病的发病率日渐增高，成为威胁人们身心健康的隐患。中医情志医学强调人的生理、心理与社会、环境的统一性，这与现代"生物-心理-社会-环境"医学模式相契合，且在情志病的防治中以其擅长身心并治颇显优势，故近年倍受瞩目，成为中医学研究的重要课题之一。目前，西医在情志病的治疗中，抗抑郁、抗焦虑、抗精神病类药物的毒副作用及易于产生耐药性等问题，成为其有效治疗的瓶颈。一直以来，中医药对情志病的治疗有着明确的疗效，同时也积累了许多有效方药。甘麦大枣汤是古今医家临床常用的治疗情志病的代表经方之一。学者徐铭悦等通过对中医对情志及情志病的认识，并以甘麦大枣汤干预不同情志病为例，结合中医情志理论，希冀对情志病治疗提供可资参考的思路。

## 中医对情志的认识

在中医古籍中，《黄帝内经》就有关于"情""志"方面的论述，但未见到"情志"作为一词而用。直到明代，"情志"一词才首次出现在张景岳《类经》中。"情志"一词自提出，一直被历代医家所接受沿用至今。研究认为，情志（情绪）是人对外界刺激所产生的心理反应（喜、怒、哀、恐等）和附带的生理变化（行为和生理唤醒等）的综合表现，在情志病发生过程中起着"中介"作用。乔明琦等通过对照现代情绪理论，提出情志是中医学对现代意义上的情绪的特有称谓，并指出情志不是机体的精神状态，不是对客观事物的反映，不包含意志，它是由内外环境刺激引起的涉及心理、生理两大系统的复杂反应。

关于情志的分类，《黄帝内经》中有最基本的阴阳（喜怒）两类归纳。并进一步提出"怒、喜、思、忧、恐"的"五志"分类法，以及宋代陈无择提出的"喜、怒、忧、思、悲、恐、惊"的七情分类。"情志"一词也就将七情、五志包含在内。譬如《中医基础理论》五版教材，将情志的概念蕴含在七情、五志的概念当中，认为情志是机体的精神状态，是人体对客观外界事物和现象所做出的七种不同情志反应。这七种情志活动既是人体对外界事物的感受和体验，也是"心在志为喜、肝在志为怒、脾在志为思、肺在志为悲（忧）、肾在志为恐"脏腑功能"五志"模式的外在表达，《黄帝内经》作为中医最早的经典著作，记载了丰富的有关人类情志活动的理论认识和临床应用方面的经验。七情是中医认识情志的切入点。中医以七情为对象，分析不同情志的生理特点、病理变化规律以及与脏腑的关系。

## 中医对情志病的认识

"情志病"作为病名提出，首见于《类经》，是指因七情变化导致的脏腑气血阴阳失调所产生的疾病。情志病的范围广泛，所涉及疾病颇多，并没有明确的含义界定。吕直认为情志病是指在疾病发生、发展与转归过程中，情志因素起主要作用的一类疾病，包括精神疾病、心身疾病、心理疾病、神经疾病及一切功能性疾病。张良骥等将情志病定义为是由七情为主要病因所引起的功能性心理与情感障碍、睡眠障碍以及脏腑生理功能紊乱的一组症状。周德生指出情志病的发病特点有泛因性、极端性、遗传聚集性、自控性；临床表现特点为功能性、多样性、复发性、广泛性。上述情志病的含义都过多地停留在定义的层面。何裕民教授在《情志疾病学》一书中，给出了情志病较为明确的界定，从三个方面分析了情志病的内涵：①情志病包括情志内伤所致的以神志症状为主的一类疾病。情志活动的异常首先影响心神活动，进而累及其他脏腑，从而可能出现种种神志异常的病证，是中医临床常见的一类情志病疾。如郁证、脏躁、心悸、不寐、奔豚、癫狂、痫病等。②情志病包括情志内伤所致的以形体症状为主的一类疾病。情志因素不仅能导致神志方面的病变，而且也能直接伤及脏腑而引起形体症状。这类疾病类似于现代医学所说的心身疾病。如哮喘、噎膈、阳痿等。③情志病还包括由于形体病变所致的以神志症状为主的一类疾病。内脏气血的虚实盛衰变化，除能引起相应的形体症状外，还可能导致人体神志活动的异常。当神志症状成为某疾病的主要临床表观时，则归属于情志病范畴。多见于恶性肿瘤、慢性肝胆疾病、绝经期综合征等。

## 甘麦大枣汤在情志病治疗中的应用

**1. 脏躁** 《金匮要略》曰"妇人脏躁，喜欢悲伤欲哭，象如神灵所作，数欠伸，甘麦大枣汤主之"。早在《黄帝内经》中就有类似脏躁症状的描述，"心藏脉，脉舍神，心气虚则悲，实则笑不休"，提出心气的虚实可导致情志的变化。如今，甘麦大枣汤成为后人治疗妇人脏躁的专用方剂。运用甘麦大枣汤加减制成药膳，治疗 32 例脏躁患者，总有效率达 80％。并指出，在中医理论指导下，辨证论治，注重整体观念，并结合人体体质的不同，给予药补、食补同治的药膳，以补益气血为大法，亦可取得较好的临床疗效。李艳萍等自拟加味甘麦大枣汤治疗脏躁，在甘润滋补，养心安神的基础上，配以疏肝理气，健脾益肾之品，循因治本，疗效显著。

**2. 郁证** 中医认为，郁证多是因情志不舒、气机郁滞，以心情抑郁、情绪不宁为主要表现。临床研究表明，加味甘麦大枣汤与盐酸氟西汀在治疗抑郁症上，无统计学意义，且药物不良反应率低，耐受性好。赵仕奇等通过甘麦大枣汤和西酞普兰治疗抑郁症的疗效比较发现，两组药物有效率比较，组间差异无统计学意义，药物不良反应发生率西药组多于中药组。运用心理干预合甘麦大枣汤加味治疗一过性精神失常 69 例，能显著改善患者的抑郁状态，总有效率达 90％。甘麦大枣汤对脑卒中后抑郁症也有良好的效果，唐平等认为，情志内伤是脑卒中后抑郁症之重要病因，长期患病后脏腑气血虚衰是脑卒中后抑郁症的病理基础，甘麦大枣汤有补气、养血、安神之效，并无不良反应，对脑卒中后抑郁症患者的多虑、猜忌等症状无疑是一剂良方。实验研究表明，甘麦大枣汤对抑郁症模型大鼠亦有多方面的影响。

**3. 癫、狂、痫癫、狂、痫** 胡建华治疗神经精神疾病的经验，在甘麦大枣汤加用丹参、石菖蒲、远志三药，组成了加味甘麦大枣汤为基础方治疗神志类疾病，属中医癫症、狂症，取得了良好效果。运用甘麦大枣汤联合抗癫痫药治疗癫痫，用药后患者发作次数较单用抗癫痫药显著减少，精神症状得到稳定的改善。李春晖等运用加味甘麦大枣汤治疗 48 例经脑电图确诊的癫痫患者，治疗效果显著。张志亭等运用甘麦大枣汤合百合地黄汤加减治疗中医癫症，通过滋阴泄火，养心安神，使顽症得到改善，随访 6 个月病情均稳定。许立祥在甘麦大枣汤临床新用中列举治疗癫症的病例，以甘麦大枣汤为主方，辅以燥湿化痰，镇静安神的药物，通过治疗，患者诸症痊愈后，以甘草、小麦、大枣煎服之汤剂当茶饮。认为凡精神、情志等方面的疾病都可选此方，并此方可长期服用。临床应用广泛，可谓良方。

**4. 瘿病** 瘿病相当于现代医学的甲状腺肿大的一类疾病，包括甲状腺瘤、甲状腺功能亢进症（简称甲亢）等。《诸病源候论》曰"瘿者，由忧患气结所生"。故瘿病多以情志内伤为主因。情志致病，以五志过极，郁而化火而生，易伤脏腑之阴，而以心、肝、肾阴耗伤为主，症见烦躁易怒，夜眠差。傅杰等用甘麦大枣汤与酸枣仁汤合用治疗瘿病，指出甘麦大枣汤养心柔肝效佳，如临床应用得当，疗效显著，万不可因其方小力弱药平而小视之。廖世煌治疗甲亢的经验提出，为甲亢发病首先在于先天禀赋不足，素体气血亏虚，脾虚痰郁，加之七情所伤，渐成气机郁滞津液不行之势，最后凝而为痰。故气阴两虚证者，方当取麦门冬汤、百合地黄汤合甘麦大枣汤加减。史奎钧治疗甲亢经验亦提出针对气阴两虚，心神不宁型者需用天王补心丹合甘麦大枣汤以滋阴清热，养心安神。

**5. 不寐**　不寐是以经常不能获得正常睡眠为特征的一类病证，主要表现为睡眠时间、深度的不足，常影响人们的正常生活。不寐分虚实，而长期失眠之人，如暗耗心血，肝阴亦损，神失所养，病位在心肝，当属心肝血虚之证为虚，正是甘麦大枣汤之所治。《灵枢·五味》指出"心病者，宜食麦"，《别录》亦认为"麦养肝气"，心肝为母子相生之脏，故小麦、大枣同用，心肝皆养，并甘草以和中缓急，补养心气。周道友教授认为，长期的紧张抑郁和忧思过度容易导致肝气失和，木郁不达，肝血失用，以致心失所养，心阴受损。心阴受损，心阳独亢，夜不能寐。由于西医多采用安眠药对症治疗，但复发率高，运用加味甘麦大枣汤治疗不寐，选方合理，符合失眠的根本病机，故效果显著。

## 甘麦大枣汤治疗情志病的启示

近年来，有关中医情志医学的相关研究取得了一定的进展，积累了诸多的关于情志的理论。徐铭悦在长期的临床观察中发现，情志可简单地描述为"树状"结构，最基本的就是树干（以脏腑气血为基础）。情志的表现，有越趋树干上端越不稳定的特点。如其可先表现为"心神不宁"（涉及心、肝、脾等）；"情志树"向上不断分枝，又可分为阴阳两类，其中偏阳的为情志亢奋型的，偏阴的为情志退缩型反应，也可以进一步分枝，越往远端，情志表现越复杂、越剧烈，可表现为"多情"的错综交叉。这一过程，称为"情志树"理论。

综合甘麦大枣汤在临床中的应用可以发现，无论是郁证、脏躁、瘿病、不寐，还是癫、狂、痫，大体上可以分为两类：一类是偏于阳的（以情志亢奋为代表），一类是偏于阴的（以情志退缩为代表）。再结合中医方解，甘麦大枣汤中的小麦为君药，养心气而和肝气，配以甘草、大枣益心脾，和中缓急。三药皆属甘平之品，既可甘以补养心脾之虚，又可甘以缓肝之急。该方正好可以调节心、肝、脾三脏。徐铭悦认为，甘麦大枣汤正是通过调整心肝脾，稳定心神，进而稳定了脏腑气血的生理基础状态而发挥作用，这与中医的"情志树"理论的机制不谋而合。因此，结合"情志树"理论，提出治疗情志病的新思路，即情志病治疗中，稳定脏腑气血的生理基础状态是关键，可作为对不同异常情志的预防、共性干预的关键环节。甘麦大枣汤可作为治疗情志病的基础方，合理加减应用后，将有助于提高中医对情志病的治疗效果。

# 91　《临证指南医案》情志致病辨治特色

　　情志一直是临床上的常见致病原因。目前，随着生活压力的增长，人们饱受情志致病困扰的现象越来越多见。中医早在先秦时期就对情志致病有了最初的认识，这种认识随着经验的不断积累越来越清晰，初步形成于隋唐，发展于金元，成熟于明清。清代著名医家叶天士广袭前人学术研究，吸取众家经验精华，创立新说，精于治疗。《临证指南医案》为其门人华岫云搜集其临证资料并进一步整理编撰而成。在学习研读该书时，发现其中不仅包含叶天士为后世所熟知的诸如温病学、重视脾胃等经典学术思想，还蕴含着丰富的关于情志致病的辨治经验。学者陈芊宇等就其进行了探讨，以期对现代临床治疗情志致病有所启发。

## 情志致病的概念

　　"情志"一词，在中医学的古籍中，最早出现在《素问·六节藏象论》，其曰："五脏六腑，共为十一，禀赋不同，情志亦异，必资胆气，庶得各成其用，故皆取决于胆也。"这里的"情志"是在描述五脏的神志活动，指五脏的神志活动取决于胆。之后"情"与"志"一直分开使用。到明代，"情""志"合为一词。明代张景岳在《类经》中设"情志九气"一篇，将原来的"五志"拓展为"八志"。在现代，"情志"和"情感"一词的含义基本相同，是机体对外界环境刺激的不同情绪反应，是人正常生理活动的一部分。适度的情志活动有利于人的身体健康，而过多或过少的情志活动都会引起疾病，也就是"情志致病"。情志致病与情志病和心身疾病的概念容易混淆。关于情志病的概念，有学者总结更加准确，"情志病是以情志症状为主的一类疾病，同时也包含疾病过程中的情志变化，主要涉及精神疾病、心理疾病"。而心身疾病则是一组发生发展与心理社会因素密切相关，但以躯体症状表现为主的疾病。也就是说，心理社会因素都是情志病与心身疾病的重要病因，而情志病的表现形式主要为精神、心理的异常；心身疾病的表现形式主要以躯体症状为主，是心理疾病的"躯体化"，有器质性的病理改变。在中医学中，如"梅核气""奔豚""脏躁"等均属于心身疾病。从概念来看，情志致病包括了这两种疾病，且情志病与心身疾病可互相交叉。情志致病的病因以七情内伤为主，宋代陈无择提出三因论，明确提出情志致病的病因为七情。病机为气机升降失调、脏腑功能紊乱、精气血津液失常等。对各科临床病证如内、外、妇、儿科均有所涉及，易反复发作、迁延不愈。情志致病可与其他病证互相转化，贯穿于疾病的始终。

## 叶天士对情志致病的认识

　　**1. 情志致病涉及疾病广泛**　纵观《临证指南医案》的目录，只有《卷六·郁》与情志致病相关，然细读全书，其他各卷涉及许多情志致病的医案。如《卷一·中风》金案，"阴气久伤，复遭忧悲悒郁，阳挟内风大冒"，终至"口肢麻，舌喑无声，足痿不耐行走"；《卷四·呕吐》顾案，"两三日呕噎吞酸，积物上涌吐出，此皆怫怒动肝"；《卷七·便血》刘案，"郁怒，肠红复来"；《卷七·癫痫》孙案，"因惊恐以致痫疾，语言不甚明了"；《卷八·心痛》田案，"闻雷被惊，心下漾漾作痛"。有学者对本书中的医案进行统计，发现全书中与情志致病相关的医案涉及疾病60门，占全书除儿科以外总疾病数70%以上；相关医案共有296例，占本书除儿科以外总医案数10%以上，可见情志致病涉及疾病之多、之杂。

**2. 情志致病与肝胆、心、脾相关** 情志致病涉及范围颇广，叶天士对情志致病的辨治纲举目张、化繁为简。《卷六·郁》华岫云按："其原总由于心，因情志不遂，则郁而成病矣，其症心、脾、肝、胆为多。"对情志致病的辨治，叶天士总结出以肝胆、心、脾为核心的辨治原则。

肝为将军之官，主怒，性刚。《卷一·肝风》中记载"肝为风木之脏，因有相火内寄，体阴用阳，其性刚，主动主升"。若情志失和，肝失调达，气机升降失枢，诸气皆逆，痰瘀由此而生，诸病得成。如《卷一·肝风》有周氏"怒动肝风"而导致"筋胀胁板，喉痹"、沈氏"操持怒劳，内损乎肝"所致痕疝；《卷六·肝火》葛氏"嗔怒喧嚷，气火逆飞"致厌食血痹咽痛。古代医家从肝论治情志致病的不在少数。现代医学证明，肝可以通过调节肠道微生态、Wnt/促红细胞生成素（EPO）信号通路等多个途径达到抗抑郁的作用。然叶天士对肝病的传变或同病一样非常重视，尤其是脾脏与胆腑。《金匮要略》曰"见肝之病，知肝传脾，当先实脾"，叶天士又深谙补脾之道，对李东垣的《脾胃论》十分推崇，故在临床治疗情志致病时尤其注重脾胃。"情怀不适，阳气郁勃于中……盖肝为起病之源，胃为传病之所"，"春季风木主气，肝病既久，脾胃必虚"。脾主运化，宜升；胃主纳食，宜降，情志异动，气机升降失司，则脾胃不和。《临证指南医案》中特别设立"木乘土"一章，以诸多案例阐述了发病的病因病机及相关治疗原则，病因涉及情志、气候、其他脏腑传病等。当然，情志失和本身可直接伤及脾胃。思为脾之志，过思伤脾，思则气结，气机不畅从而导致脾胃不和。至于胆，肝与胆互为表里，一阴一阳，同为风木之脏，前者主谋虑，后者主决断。情志不和，风动阳升，伤及肝胆，如《卷六·肝火》黄案"肝胆风火上郁，头面清空之筋掣不和，治以清散"。同时，直接从胆论治者不在少数，尤其以小儿最为多见，盖"因其神志未坚，胆气未充。故每遇稍异之形声，即陡然而惊矣。"《卷三·阳痿》亦曰："有郁损生阳者，必从胆治。"胆为中正之官、中清之府，少阳胆经亦为人体气机升降之枢，胆气若得舒，诸郁亦自和。

叶天士认为"其原总由于心"。心为君主之官，"神明出焉"。张景岳《类经·藏象类一》曰："心为一身之君主，禀虚灵而含造化，具一理以应万几，藏府百骸，惟所是命，聪明智能，莫不由之，故曰神明出焉。"在本书中不但包含着由情志不和扰动心神致病的医案，诸如《卷六·郁》于案"郁损心阳"、许案"皆心境失畅所致"，《卷七·惊》直言"惊之所伤，由心猝及乎胆，由胆即及乎肝"，还有大量医案只言及肝胆脾胃，不谈及心，似乎与"其原总由于心"相悖。因此，这里需要注意，对于"心主神明"这一生理功能，不能仅从"心掌管精神意识"来理解，这里的"神明"更指生命活动，其中包括其他脏腑的生命活动。而人对于客观事物的认识以及从而产生的情感，都是在心的主导下，以五脏为生理基础而产生的。心主持协调人体的生命活动和精神意识。因此，不管情志先伤肝胆或是脾胃，都与心有关，都是在心的统领下完成，故称"其原总由于心"。此外，以药测证，有学者对本书中治疗郁证的所有处方进行药物分类与统计，发现叶天士治疗郁证特点之一就是所用药物归经以心经为多，其次为肝脾，此亦为佐证。

**3. 叶天士对郁证的认识** 《临证指南医案》中特设"郁"一章，然此处的郁证若仅以现代中医内科学的郁证概念来解释似乎有失准确。笔者产生疑惑原因有二：首先，《卷六·郁》中仍然有少数不涉及情志或没有明显提示情志是其病因的医案，如"吴（氏）气血郁痹，久乃化热，女科八脉失调，渐有经阻痕带诸疾""金（氏）气血久郁成热脘胁痹闷不通，常有风疹腹痛，瘀痹已深"，这里的"郁"用"情志所导致的抑郁"来加以理解颇为牵强；其次，在本章最后总结段中，华岫云叙述其病因，提到外感病因为"故六气着人，皆能郁而致病。如伤寒之邪，郁于卫，郁于营，或在经在腑在脏；如暑湿之蕴结在三焦；瘟疫之邪，客于募原；风寒湿三气杂感而成痹症。总之邪不解散即谓之郁，此外感六气而成者也"。笔者认为，此处的"郁"应与《医经溯洄集·五郁论》中"郁者，滞而不通之意"相同，指广义郁证，既包括与情志相关的疾病，也包括单纯的身体疾病。基于这种理解，《卷六·郁》中无明显表达出涉及情志的医案以及最后的病因均可以得到较好的解释：气血阻滞不通化热，故出现妇科相关症状或是局部疼痛；各类邪气或是阻滞于营卫经络脏腑，或是阻滞于三焦膜原，抑或是阻滞于局部关节，都可以出现相应的症状。当然，本章中大多数的医案仍然与情志相联系，叶天士对于情志致病的学术思想也集中体现在本章。

## 叶天士对情志致病的治疗方法

**1. 泄肝培土**　叶天士在治疗情志致病时不囿旧说，尤其注意肝病传脾胃。《卷三·木乘土》中有多个医案涉及"怒"。如程氏女，"操家，烦动嗔怒，都令肝气易逆，干呕味酸……晨泄食少，形瘦脉虚"；徐氏"屡屡堕胎，下元气怯，而寒热久嗽，气塞填胸，涌吐涎沫，乃郁勃嗔怒肝胆内寄之相火风木"；朱氏"嗔怒动肝，气逆恶心，胸胁闪动"；某氏"久有痛经……骤加暴怒伤肝，少腹冲气上犯，逆行于肺为咳，寒热声嗄，胁中拘急，不饥不纳"；某案"劳怒伤阳，气逆血郁致痛，痞胀便溏"。治法以泄肝培土为主，"凡醒胃必先制肝"，"肝用宜泄，胃腑宜通"，叶天士泄肝喜用川楝子、钩藤、枳实、延胡索等；肝体阴而用阳，除疏泄外，可用白芍、乌梅、木瓜加以柔肝，如此刚柔并济；安胃和胃多用法半夏、干姜、煨姜；若兼有脾阳虚，则加益智仁等药；中焦虚弱则用人参，随证治之。

**2. 益（清）心补肾**　除泄肝培土外，益（清）心补肾法亦为常用之法。"益心"主要是"益心阳"，用于平素神耗过多而致心阳虚损之证，例如，《卷六·郁》于案"郁损心阳……由情志内伤，即为阴虚致病"，症见小便淋浊，治以妙香散补心宁神，行气开郁。清心凉血多用牡丹皮、郁金，适用于郁而生热之患。虽然本书"郁"这章最后只言及肝胆心脾与其相关，然而在其他章节，补肾之法的运用亦不在少数，尤其在《卷三·阳痿》中直言"有因恐惧而得者，盖恐则伤肾，恐则气下，宜固肾"，多以远志配茯神这组药对交通心肾。

**3. 理肺疏郁**　"诸气膹郁，皆属于肺"。肺主肃降，司呼吸，一旦肺气上逆，郁结于胸中，再加上情志因素导致的如肝气上逆等情况，都会引起患者的不适，如《卷四·喘》某案"动怒气冲，喘急不得卧息。此肝升太过，肺降失职，两足逆冷，入暮为剧"。又有《卷四·哮》徐案"起病由于惊忧受寒，大凡忧必伤肺，寒入背俞"，外寒内忧，两因相合，最终导致长年的哮证。当然情志致病也可以直接作为肺气不舒的病因，如《卷四·胸痹》徐案"胸痹因怒而致，痰气凝结"，气滞痰结，胸阳不振。对于上述几种情况，叶天士首选宣肺肃降之法，多用枇杷叶、杏仁、瓜蒌皮、法半夏、郁金、薤白等药；患病日久常辅以培土生金法，"土不生金，则用人参建中""久发中虚，又必补益中气"，加以人参、白术、茯苓等药。

**4. 辛开苦降**　辛开苦降法为叶天士药物调理情志致病的又一大特色。《卷六·郁》指出"苦辛凉润宣通，不投燥热敛涩呆补"为其治疗大法。辛能行能散，苦能泄，共同协调气机升降。无论是在上焦之胸闷、痰喘、痉厥，中焦之呕吐、吐血、腹胀，或是下焦之便秘、下利等与情志相关的疾病，皆以此法调治。如《卷七·痉厥》陆案"惊吓恼怒，病从肝起……渐为痫厥"，《卷八·腹痛》毕案"小便自利，大便黑色，当脐腹痛……此郁勃伤及肝脾之络，致血败瘀留，劳役动怒"，《卷二·吐血》某案"操持怫郁，五志中阳动极，失血呛咳有年，皆缘性情内起之病"。辛味药常用干姜、法半夏、生姜汁、桔梗等，苦味药常用黄连、黄芩、枳实、杏仁、栀子、牡丹皮等。

**5. 移情易性**　叶天士深知若仅凭药石之功很难治愈情志致病，自我情绪的调节更是治疗的关键："服药以草木功能，恐不能令其欢悦""盖郁症全在病者能移情易性"，医案中多次强调注意调摄精神。盖因情志致病多由情志久久不能释怀或是情绪大起大落而引起，且贯穿疾病始终，病情容易反复，所以调摄精神尤为重要。"情怀不得解释，草木无能为矣"。其中方法改变生活环境，《卷二·吐血》曰："是本身精气暗损为病，非草木攻涤可却。山林寂静，兼用元功，经年按法，使阴阳渐交，而生生自振。"二是要做到情绪平稳，开怀养神，《卷九·调经》曰："难治之症，必得怡悦情怀，经来可挽。"《卷八·鼻》曰："然药乃片时之效，欲得久安，以怡悦心志为要旨耳。"

《临证指南医案》是反映叶天士学术思想及临床治疗思路的关键之作，也包含着大量的情志致病相关医案。在现代，情志致病已成为现代医学的一大难题。情志异动不仅可以导致内伤杂病，亦可以戕伤正气，引诱外邪侵入机体，从而引发外感疾病。其涉及范围之广、之杂，对于临床医生来说处理难度颇大，而叶天士化繁为简，凝练出从肝胆、心、脾进行辨证的核心，用药灵活，并对患者谆谆叮嘱，调摄精神，对现代医学的治疗有一定的启发作用。

## 92　《傅青主女科》情志致病辨治思路

　　《傅青主女科》一书为明末清初的著名医家傅山所作，是中医妇科学的经典著作之一，对中医妇科学的发展影响深远。导致妇科疾病的病因诸多，其中情志因素是常见的致病因素。七情致病，以抑郁、忧思、忿怒等居多，《傅青主女科》对情志所致妇科疾病论述最为全面，涉及经、带、胎、产、杂等，甚至有些病证条目直接以情志病因而冠名。学者许梦白等对《傅青主女科》中情志所致疾病的辨治特点进行了探析，以期为中医医家治疗妇科情志相关疾病提供参考。

### 情志致病的辨治思路

　　**1. 调经篇**　情志郁怒可致月经失调，本篇中提到"妇人有经来断续，或前或后无定期"者。"经水先后无定期"指月经周期时或提前时或延后 7 天以上，连续 3 个周期以上者，亦称"月经愆期""经乱"。本病多与肝郁导致的肾主封藏之开阖失职有关，"经水出诸肾，而肝为肾之子，肝郁则肾亦郁矣"。七情内伤，肝气郁结，肝为肾之子，子病犯母，肝气郁而肾气不应，肾气郁闭不宣，摄纳失职，冲任气血不调，血海蓄溢失常，故经水或前或后，或断或续。本病临床见于功能失调性子宫出血引起的月经先后无定期征象，治以疏肝解郁，养血益气，补肾调经之法。方用定经汤，本方为逍遥散的衍化方，是在逍遥散基础上加上补肾之品，以疏肝、健脾、补肾，方中柴胡、荆芥穗可疏肝中之气郁，散血中气滞，亦能引血归经，熟地黄、菟丝子、山药三药补肝肾益精血，当归、白芍养血柔肝，山药、茯苓合用健脾益气，肝舒则精通，舒肝之郁，亦是开肾之郁，母子同治，肝肾之郁得开，则经血自调。此外，祁刻本眉批曰"若肝气郁抑，又当以逍遥散为主，有热加栀炭、牡丹皮，即加味逍遥散"。

　　**2. 血崩篇**　"血崩"是指经血非时而下，暴下不止，阴道出血量多而势急者。本篇中"郁结血崩"直接以情志抑郁不舒之病因冠名，原文中提到"妇人有怀抱甚郁，口干舌渴，呕吐吞酸，而血下崩者"。"盖肝之性急，气结则其急更甚，更急则血不能藏，故崩不免也"，肝木性刚而急，以条达为顺，妇女素来情绪抑郁，肝郁则气机不畅、藏血失司，日久郁而化火，肝火炽盛，热迫血行而致血崩，其症必有肝经郁热之候，如咽干口渴、胸胁胀痛、嗳气吞酸、恶心呕吐等。临床常见于因情志不遂所导致的异常子宫出血等疾病。本病治宜清肝解郁，固冲止血。方用平肝开郁止血汤，本方为逍遥散去茯苓、薄荷、生姜，加生地黄、牡丹皮、三七、黑芥穗组成。逍遥散乃疏肝健脾之良方，肝郁解则肝血藏，血自止，脾气健则益气生血，以资气血之源；方中加入牡丹皮清肝经郁热，生地黄凉血、清脏腑之热，三七化瘀止血，且三七、当归合用寓补血而不留瘀之意，以黑芥穗代替薄荷，既疏肝悦脾，又可通经络，入血分，引血归经，炒炭亦能止血，全方有柔肝解郁，养血止血之效，使郁结散而血崩止。

　　**3. 带下篇**

　　（1）青带下：青带以带下色青，黏稠量多，气味腥臭为主症。文中"夫青带乃肝经之湿热"一句概括了本病的病因病机，即肝经湿热。肝气郁结，易使湿热之邪稽留于肝经，肝喜条达，湿邪为肝木所恶，肝郁日久，肝气上逆化火，则暴躁易怒，"逆轻者，热必轻而色青；逆重者，热必重而色绿"，青带的严重程度与肝气亢逆化火轻重程度相关。肝气郁滞，不能疏土制脾，土病湿则木必乘之，木复为湿土之气侮之，肝木亦病，肝郁化火，湿气相侵，湿热互结，流注于下，损伤任带，形成青带。青带疾病的发生与绿脓杆菌感染有关，临床常见于妇科生殖系统炎症引起的急性盆腔炎、慢性盆腔炎急性发作、宫颈炎、阴道炎等出现的脓性分泌物，症见带下色青，质地黏稠，气味腥臭，小腹作痛等。本病治宜疏肝健脾，清热利湿。方用加减逍遥散，本方由逍遥散去当归、白术、薄荷、生姜，加陈皮、茵陈、栀子组成。方中柴胡疏肝解郁，白芍养血柔肝，二者相配使肝气条达，茯苓健脾渗湿，陈皮理气健脾燥湿，肝舒脾健，湿热自祛，加栀子清热、茵陈利湿，配以生甘草清热解毒，全方可解肝经郁火，清利下焦湿热，肝气得清，湿邪得祛，则青带自止。

（2）赤带下：赤带症状为带下色红，似血非血，淋漓不断。带的发生亦为湿邪所致。文中提到，妇人忧思郁怒，损伤肝脾，肝郁日久化火，肝火内炽，横克脾，脾失运化，湿聚内停，湿邪与肝热互结，蕴藏于带脉之间，损伤带脉；肝气郁结致使肝藏血失司，肝不藏血，渗于带脉；湿热与血俱下，形成赤带。赤带疾病临床常见于老年性阴道炎、宫颈炎、子宫不规则出血等疾病，此外，还应注意排除是否有来源于女性生殖器官的恶性肿瘤等病变。本病治宜清肝火，扶脾气。方用清肝止淋汤，方中白芍、当归、生地黄、阿胶、大枣养血益阴，黑豆利湿除热解毒，黄柏清热燥湿，牡丹皮清肝泻火，生地黄亦有清热凉血之效，香附疏肝解郁、调气行血，牛膝则引药下行、补肝肾、利湿，全方以治肝血为主，肝脾同治，配以清热凉血利湿之品，肝血得养则肝火亦平，肝气舒则脾土自旺，湿热得解，赤带自愈。清肝止淋汤在临床中常用于治疗宫颈糜烂接触性出血和经间期出血，证属肝经郁热、脾虚湿盛的病证。

**4. 妊娠篇** "妊娠多怒堕胎"阐述了妊娠妇女因情志因素所致的屡孕屡堕的"滑胎"现象，多因"性急怒多，肝火大动而不静乎"，妇人性急易怒，肝火炽盛，常动而不静是胎元陨堕的重要原因。多怒伤肝，肝失疏泄，郁而化火，相火大动，伤脾耗精，无法生气养血安胎，胎无所养，必堕之。临床常见于习惯性流产，中医称之为"滑胎"，其临床论治多从虚损不足着手，而情志因素亦可导致本病的发生，不容忽视。治宜平肝火壮肾水，补气养血安胎。方用利气泻火汤，本方为八珍汤去川芎、茯苓，加黄芩、芡实组成。方中用八珍汤可养血益气，川芎活血行气之力强，走而不守，茯苓有淡利之势，去掉二药以防滑胎，加用黄芩于补气之中以清热泻火安胎，芡实补脾益肾以固胎，全方清肝泻火，气血双补，使血得养则气得和，怒气息则火自平，气顺火清则胎自和。

**5. 小产篇** "大怒小产"中提到，有妊娠妇女情志大怒后，出现腹痛吐血，阴道下血，继而胎儿坠堕，胎堕之后腹痛仍在的病证。傅山认为此病因怒志伤肝，肝气亢逆致使肝不藏血，血不循经，冲于心肾之间，断绝心肾相交之路，胞胎失肾水及心火之滋养而堕之；胎堕后仍腹痛是因心肾胞脉之气未通，气血失调，肝气难归心肾，血不循经，难归肝藏，气郁血滞则痛仍在，因而应引血归肝。本病临床可见于因情志因素导致的自然流产。治宜清肝泻火，养血柔肝。方用引气归血汤，方中当归、白芍、麦冬、酸甘化阴，柔肝养血宁血，以息肝火之窜，白术、甘草健脾益气，白芍与甘草合用缓急止痛，牡丹皮清泄里热，黑芥穗、姜炭入血止血，香附、郁金疏肝开闭且引药入肝经。全方使气血双归，肝气平降，血得肝藏，则腹疼自止。

**6. 难产篇** 在当时的医疗条件下，傅山已非常重视心理因素对产妇生产的影响，"气逆难产"即是产妇心理因素导致难产的病证。本病属于产科疾病产力异常范畴，本文提出了精神因素在产妇生产过程中的影响作用。此病多因产妇生产之时，过早坐草，恐惧神怯，气机逆乱，气行不畅所致。"盖气逆由于气虚，气虚易于恐惧，补其气而恐惧自定"，气机不畅因气虚所致，气虚易引发产妇恐惧紧张情绪，故治宜补气补血，理气活血。方用舒气散，本方为逍遥散去茯苓、白术、薄荷、生姜，加人参、川芎、苏梗、牛膝、陈皮、葱白组成。方中人参大补元气，当归、川芎、白芍补血活血，陈皮理气，柴胡与苏梗、牛膝相配升降气血，葱白宣通阳气，引药走于气分，全方培补气血，理气行滞，可使胎儿自转而下。现代医学认为，恐惧、紧张等精神因素可导致产妇大脑皮质功能紊乱，引起子宫收缩乏力、产力异常。傅山提出的因精神因素导致的"气逆难产"符合临床实际，处理本病时应首先解除产妇紧张、恐惧情绪，采用中西医结合的方法加强宫缩，助胎儿尽快娩出。

**7. 产后篇**

（1）产后郁结乳汁不通："少壮之妇，于生产之后，或闻丈夫之嫌，或听翁姑之诤，遂致两乳胀满疼痛，乳汁不通"。本病多为产妇产后闻他人恶言，羞愤恼怒，情志不舒，肝气郁结所致，是"羞愤成郁，土木相结"的实证缺乳。产妇产后情志不舒，肝木郁结，横克脾土，脾土壅滞，气血失畅，冲任经脉阻滞，乳络不畅，阻碍乳汁运行，故乳房胀痛、乳汁不通。治宜疏肝扶脾，通络下乳。方用通肝生乳汤，本方由逍遥散去茯苓、薄荷、生姜，加熟地黄、麦冬、通草、远志组成。方中以逍遥散为基本方，疏肝健脾，养血柔肝，加用熟地黄、麦冬滋阴养血，通草宣络通乳，为通乳要药，远志开窍、安神定志。通肝生乳汤可用于临床肝郁型实证缺乳患者的中医治疗，全方大疏肝木之气，土木和顺，阳明之气血得通，则乳汁通利而下。

（2）忿怒："忿怒"，即生气郁怒，产后忿怒不是病证，而是病因，是指产妇产后易处于情绪敏感而易激惹状态，愤怒气逆，可因这一情志因素引发胸膈满闷、食滞内停等相关症状。治疗产后病应注意产妇产后多虚多瘀的特点，祛瘀的同时，不能过用散气之药，以免损伤元气，可用生化汤去桃仁治疗，生化汤是治疗产妇产后血虚血瘀之主方，桃仁活血之力强，为防过度活血而损伤元气，故去之。若瘀血已除，则可用木香生化汤，本方为生化汤去桃仁，加用木香、陈皮理气健脾除滞；若伤食无瘀血者，可予健脾化食散气汤，本方为生化汤去桃仁、炙甘草，加人参、陈皮、白术组成，去炙甘草防滋腻之性，加人参、白术健脾益气，陈皮健脾理气消导。本病临床常见于产妇产后情绪异常引起的胸满腹胀、食积不化等病证，辨证施治以补气养血，调肝顺气，健脾消导为原则。

**8. 种子篇**　本篇有因心怀狭隘而生嫉妒不孕者，"嫉妒不孕"中开篇提到"妇人有怀抱素恶不能生子者，人以为天心厌之也，谁知是肝气郁结乎"。妇人心胸狭隘、猜忌善妒者，易致肝气郁结，肝木不舒而横克脾土，脾气闭塞，气血不畅，不能通任而达带脉，冲任、带脉经气闭塞不通，故而不孕。临床上，因精神因素导致的不孕症占比较高，此类不孕症原发性与继发性均可见，其病因类型亦有多样性，如排卵障碍、生殖器官炎症等，临证时应以辨证为基础，其表现除有忧郁多虑或烦躁易怒等情志症状外，亦可出现月经周期不定，或经行不畅，经前胸胁乳房胀痛等。治疗因精神因素引起的不孕，需调经理脾，去其郁妒。本病治宜疏肝理脾，调畅情志，通达任带，调经种子。方用开郁种玉汤，本方由逍遥散化裁而来，方中白芍平肝，合当归柔肝养血，香附开郁散结，为解郁要药，白术、茯苓培土健脾，牡丹皮清泻肝经郁火，配天花粉清肝火的同时润燥生津，滋阴养肝。开郁种玉汤可解肝气之郁、宣脾气之困，舒心肾之气，肝气郁结所致不孕者皆可服之。全方滋而不滞，使脾健肝舒，气机条达，任带通则胞胎之门自启，受孕可期。

## 情志致病从肝论治的思考

**1. 病因病机的思考**　《傅青主女科》中情志所致妇科疾病涉及肝、脾、肾三脏，多见于肝。肝藏血，主疏泄，性喜条达、舒畅，恶抑郁、亢奋，具有调畅气血，调节人体精神情志等作用。"女子以肝为先天"，情志致病多以肝脏疏泄失常，肝气郁结为主，可引发多种妇科疾病。女子多情志病，且多以郁怒忧思为患。肝为气血调控中心，七情内伤发病的基本环节为气机郁滞。情志不舒，易致肝气郁结，肝郁气滞则经气不利，血行不畅，气血失和，可见胸胁少腹胀满窜痛、情志抑郁、善太息、乳房胀痛、月经失调等症状。若郁而化火，肝火升动，肝不藏血，热迫血行，亦可发生女子血崩等出血症状。妇科疾病好发于肝经循行部位，《灵枢》记载肝经循行"循股阴，入毛中，过阴器，抵小腹"，肝经循行之处与冲、任、带脉密切相关，影响经血运行，故金代医家刘元素提出"天癸既行，皆从厥阴论之"。肝主疏泄，保持全身气血疏通畅达，通而不滞，散而不郁；肝主藏血，疏血脉，宣气机；此外，《素问》中提到肝亦有生血气的功能。因而肝气调畅，方能气血和调。情志致病，肝疏泄失常，可影响其他脏腑功能，导致女性经、带、胎、产、杂等诸多病证的发生。情志不遂，郁怒伤肝，肝木不舒，易克脾土，肝郁乘脾，脾失健运，若脾土壅滞不运则气血不畅、乳络不通，易致缺乳。若水湿内停，流注下焦，湿壅木郁，损伤任带，易致带下病。若脾脏功能失调，气血化源不足，不能统摄血液，肝脾相关，肝不藏血，气血失调，藏统失司，血溢脉外，易致血崩、月经失调等病证。肝主疏泄，肾主封藏，肝主血，肾藏精，肝肾二脏子母关系密切，同寄相火，藏泄互用。肝之疏泄可使肾气开阖有度，肾之闭藏可防止肝气疏泄太过，二者相互制约，相互为用。情志不遂，肝气郁结，疏泄失常，致使肾摄纳失职，藏泄失调，则可出现女子月经失调等多种病证。

**2. 理法方药的思考**　情志致病以气机失调为先导，多因肝疏泄失常而发病，治疗原则以疏肝、养肝、平肝为主的同时，兼顾肝、脾、肾三脏同治。《傅青主女科》治疗情志病多采用疏肝解郁，养血柔肝，清肝泻火，疏肝扶脾，平肝助肾等法。对产后情志所致疾病的治疗，考虑到产妇产后多瘀多虚的特点，多在祛瘀、补气补血的基础上选方用药。傅山善用古方，又不拘泥于古方，《傅青主女科》全书中出现频率最多的三首方剂依次是生化汤、四物汤、逍遥散，此三方均有调肝作用，其中傅山对情志因素所致妇科疾病的治疗多采用逍遥散为底方加减用药，如治疗"经水先后无定期"的定经汤，治疗"郁结血崩"的平肝开郁止血汤，治疗"青带"的加减逍遥散，治疗"气逆难产"的舒气散，治疗"产后郁结乳汁不通"的通肝生乳汤，治疗"嫉妒不孕"的开郁种玉汤等，均在逍遥散的基础上化裁而来。傅山运用逍遥散治疗多种妇科疾病，取其疏肝柔肝，调理气血之意。在以逍遥散为底方对药物进行加减时，傅山尽可能避免使用损耗阴血的药物，因而多重用白芍少用柴胡，以防疏散太过，去生姜，用荆芥穗代替薄荷，舍芳香温燥之品而取轻清，加强疏肝解郁之功效，引药入血分。逍遥散平调肝脾，气血兼顾，临床治疗妇科疾病应用广泛，叶天士称逍遥散为"女科圣药"。对逍遥散治疗妇科疾病的文献进行归纳、整理，发现逍遥散用于治疗妇科疾病的种类多达 30 余种，其中有 25 种妇科疾病的临床治疗总有效率高达 90％。傅山在情志相关疾病的治疗上，选择药物虽多，但有规律可循，多围绕疏肝理气、柔肝养血、兼顾他脏的原则制方，应用药对配伍加强对疾病的治疗作用，发挥药物的更大疗效。例如药对柴胡、白芍合用疏肝养肝，柴胡、荆芥穗合用疏肝解郁，柴胡、黄芩合用疏肝清火，香附、当归合用理气和血调肝，香附、白芍合用疏肝养血，当归、白芍合用补血柔肝，熟地黄、白术、白芍三药合用肝脾肾三脏同治等。

《傅青主女科》论述情志相关妇科疾病详尽全面，辨证清晰，选药精准，治疗思路强调从肝论治，重视肝、脾、肾三脏同治，治宜疏肝、养肝、平肝，多选用逍遥散为基本方加减用药。情志因素是影响妇科疾病的发生、发展、转归的重要因素，傅山发前人之未发，补前人之未备，为后世治疗情志所致妇科疾病留下许多宝贵的经验，临床收效显著，所载辨治方法值得深入研究与借鉴。

# 93　《儒门事亲》情志疗法与现代心理学的比较

金元四大家之一张子和的《儒门事亲》，共记载医案 250 个，其中情志病 23 例。目前对于《儒门事亲》的研究，主要从中医学的角度来论述心理学对其产生的影响以及重要性，部分研究从心理学的角度将其在中医中的应用提取出来，进行了归纳总结。但目前还没有文献对其中有关情志疗法的医案进行归纳总结，并将其与现代心理学进行比较，发现情志疗法的优势。故学者孟悦等就此进行了系统的总结，发现并探究了其中的特点，借鉴现代心理学相关疗法的长处，充分阐述了其情志疗法的临床价值。

## 情志疗法的提出

张子和在《儒门事亲》中明确提出了情志相胜疗法，于《九气感疾更相为治衍二十六》指出："故悲可以治怒，以枪恻苦楚之言感之；喜可以治悲，以谑浪裹押之言娱之；恐可以治喜，以恐惧死亡之言怖之；怒可以治思，以污辱欺周之言触之；思可以治恐，以虑彼志此之言夺之。"更加具体地阐释了《黄帝内经》中提到的以情胜情，并且指出在使用上要出奇制胜，"凡此五者，必诡诈谲怪，无所不至，然后可以动人耳目，易人听视。若胸中无材器之人，亦不能用此五法也"。因此，他的情志疗法更加注重医患关系，是在充分了解患者、取得患者信任之后再进行相应的治疗，往往都取得了事半功倍的效果。

## 医案中情志疗法的分析

现就《儒门事亲》两例典型医案，从患者特点、病因、疾病症状特点、治疗方法、治疗原理等五个方面进行分析。

**1. 病怒不食**

原文：项关令之妻，病食不欲食，常好叫呼怒骂，欲杀左右，恶言不辍。众医皆处药，几半载尚尔。其夫命戴人视之。戴人曰：此难以药治。乃使二娟，各涂丹粉，作伶人状，其妇大笑；次日，又令作角抵，又大笑；其旁常以两个能食之妇，夸其食美，其妇亦索其食，而为一尝。不数日，怒减食增，不药而瘥，后得一子。夫医贵有才，若无才，何足应变无穷？

患者特点：不明。

病因：病怒不食。

疾病症状特点：怒不欲食，常呼叫喊骂，恶言不辍。

治疗方法：使二娟，各涂丹粉，作伶人状，其妇大笑；次日，又令作角抵，又大笑；其旁常以两个能食之妇，夸其食美，其妇亦索其食。

治疗原理：喜胜怒。

分析：在本案例中，项关令之妻怒不欲食，在情志方面，有躁狂暴怒的倾向，并且伴有一定程度的厌食症。张子和见症状后运用情志相胜疗法的原理，请来二娟，各涂丹粉，作伶人状，其妇大笑。又让两个能吃的妇人在项关令妻子面前吃，并边吃边夸赞食物的美味可口，以致项关令之妻也想要去尝尝，就这样不药而愈。张子和在本案例不仅关注患者行为的强化，更加注重患者心理的变化，关注患者的心理活动。这是张子和提倡的情志疗法与现代心理学相关疗法的一个区别。

## 2. 惊

原文：卫德新之妻，旅中宿于楼上，夜值盗劫人烧舍，惊坠床下，自后每闻有响，则惊倒不知人，家人辈躁足而行，莫敢冒触有声，岁余不痊。诸医作心病治之，人参、珍珠及定志丸，皆无效。戴人见而断之曰：惊者为阳，从外入也；恐者为阴，从内出也。惊者，为自不知故也；恐者，自知也。足少阳胆经属肝木。胆者，敢也。惊怕则胆伤矣。乃命二侍女执其两手，按高椅之上，当面前，下置一小几。戴人曰：娘子当视此。一木猛击之，其妇人大惊。戴人曰：我以木击几，何以惊乎？伺少定击之，惊也缓。又斯须，连击三、五次；又以杖击门；又暗遣人画背后之窗，徐徐惊定而笑曰：是何治法？戴人曰：《黄帝内经》曰：惊者平之。平者，常也。平常见之必无惊。是夜使人击其门窗，自夕达曙。夫惊者，神上越也。从下击几，使之下视，所以收神也。一二日，虽闻雷而不惊。德新素不喜戴人，至是终身厌服，如有言戴人不知医者，执戈以逐之。

患者特点：不明。

病因：遭夜贼劫人烧舍，受惊过度。

疾病症状特点：惊怕不休。

治疗方法：命二侍女执其两手，按高椅之上，当面前，下置一小几。一木猛击之，其妇人大惊。伺少定击之，惊也缓，连击三、五次，又以杖击门。

治疗原理：《黄帝内经》曰："惊者平之。"

分析：在本案例中，卫德新之妻因在旅舍中遭劫人烧舍，惊坠床下，后每每听到声响，就会被惊昏不省人事，众医生医治皆无效。张子和见而断之：如《黄帝内经》曰："惊者平之。"遂命两个侍女将卫德新之妻按在高椅之上，在她面前放置了一个案几，用木棍迅猛敲击，其妇大惊，等她稍镇定一点的时候再迅猛敲击案几，惊吓程度没有那么高了，如此反复，又用木棍敲击房门，又让别人偷偷地敲击窗户，该妇人逐渐不再受到惊吓。

张子和通过自己敏锐的观察，为患者设计的刺激层次并非是从最小的开始，而是一开始就是从刺激强度很大的层次开始，逐次递减，最后在夜里敲击门窗，回归到患者最开始收到惊吓的环境。此种方法就是现代心理学疗法中的系统脱敏疗法。与其不同的是张子和独创的这种疗法是根据患者的具体情况来制订具体的实施方案，并不拘泥于系统脱敏疗法的步骤。

## 《儒门事亲》情志疗法的特点与现代心理学疗法的比较

### 1. 情志疗法的特点

（1）针对性强，用法灵活：通过对《儒门事亲》中有关情志疗法案例的逐个分析，不难看出情志疗法最大的特点就是针对性强，用法灵活。在充分了解患者情况的基础上，根据患者的具体症状采取不同的措施，有理可依，又不拘泥于原理。用时较短，效果显著。通过情志的相互克制，以及情志带动气机的变化，纠正偏差的情志，这就是治疗的核心所在。这也是与相关的现代心理学疗法最大的不同之处。最明显的例子是张子和以平惊案中运用到的情志疗法，虽然在现代心理学中，系统脱敏疗法要求的也是因人而异，针对不同的求助者逐渐加强刺激强度。但情志疗法更加注重患者的实际情况，能够在其基础原理不变的情况下做出更加符合患者的变动，不受具体步骤的拘束。在卫德新之妻的案例中，张子和并没有选择依次加强声音响度的大小，而是根据其妻的特点让其直面巨大的声响，然后再逐渐降低声音大小，最后，其妻症状有了很大改善之后再回归到原始场景，让卫德新之妻重新经历当时的场景，彻底治愈。而我国这一疗法的提出比西方足足早了 700 多年，可见古人之智慧。

（2）整体观：情志疗法以《黄帝内经》理论为基础，同时建立在"心神合一"的整体观基础之上，结合中医五行、九气、七情，医者通过与之相应的情志表达给情志病的患者，以此作为治疗情志病的方法，正如张子和所言：凡此五者，必诡诈橘怪，无所不至，然后可以动人耳目，易人听视。若胸中无材器之人，亦不能用此五法也，其本着"养神重于养行，养生必先养性，注重自身修养"的原则。中医认为，人体不仅是气聚合而成的，而且各种生命活动，包括人的感觉、思维、情志等精神心理现象，也是由气的运动产生的，而情志过盛导致气机的逆乱是产生心理疾病的根本原因。其理论基础亦是其优势所在。

（3）具有鲜明的中国文化的特点：张子和《儒门事亲》中情志疗法的另一大特点就是具有中国文化的特点，与现在提倡的现代心理学本土化的思想相比，中医中的情志疗法就是土生土长，不需要经过加工处理。情志疗法就是在中医理论的指导之下，根植于五行学说，运用朴素的古代心理学思想和情志之间相互制约的关系进行治疗的方法。

**2. 情志疗法与现代心理学疗法的比较**

（1）现代心理学疗法概述：现代心理学认为心理现象包括心理过程和个性，心理过程是指人的心理活动过程，包括人的认知过程、情绪和情感过程、意志过程。认知过程是一个人在认识、反映客观事物时的心理活动过程，包括感觉、知觉、记忆、想象和思维过程。个性心理主要包括个性倾向性和个性心理特征两个方面。现代心理学疗法的治疗作用和机制包括四个方面：支持与辅助、了解与领悟、训练与学习、促进自然复愈与成长。现代心理疗法又包含了很多种类：精神分析疗法、人本主义疗法、认知疗法、行为主义疗法、团体治疗、家庭治疗等。

（2）情志疗法与相关的现代心理学疗法相比

1）理论基础：情志疗法以《黄帝内经》理论为基础，注重整体观、天人合一、五脏一体观，这就决定了情志疗法不仅能够消除表面的症状，更能够从本质上解决问题，且用法灵活，在具体治疗中又注重情志使用的响应性、特异性以及强度上的均衡性。

2）与中医紧密结合：情志疗法作为中医中的一种治疗方法，与中医紧密结合、密不可分，面对来访者虽然咨询师没有处方权，但可以采用一些中药材让来访者代茶饮，比如伴有失眠的来访者可以采用酸枣仁汤，实践证明效果显著。这样就给运用中医心理学的咨询师提供了得天独厚的条件，具有较高的临床价值。

我们应该充分发挥中医情志疗法的闪光点，将这种整体观、天人合一的思想应用到实处，促进中国心理咨询事业的发展，中国心理学的发展，切实为来访者着想，做到助人自助，使人们更加健康、幸福地生活。

## 针对情志疗法不足的改进措施

**1. 不必拘泥于五行制约关系**　人的情感是丰富多样，千变万化的，在具体的治疗当中，情志疗法有可能符合五行制约关系，但也有可能不符合五行制约关系。通过医案分析也可发现，由于一种情志之偏而致病，可以用一种或多种情志去制胜，采用一种情志刺激的方法可以治疗多种情志的病变。所以不必拘泥于此，尽可根据患者的实际情况采用具体的措施。

**2. 建立"以人为本"的伦理要求**　根据现代社会的生活环境，情志疗法的原则也应当与时俱进，在运用情志疗法的心理咨询与治疗中，应当充分尊重患者，在以人为本的基础之上，使其情绪得到合理的宣泄与表达。

中医情志疗法是一种建立中国文化基础之上的心理治疗方法，简单易行，灵活性强、针对性强，效果较为显著，具有广阔的发展空间，当然情志疗法也存在一些弊端，我们应当在改善其弊端的前提下，充分发挥其优势，促进我国心理咨询与治疗的发展。

# 94　高龄生育女性的情志心理特点

　　高龄妊娠是欧美国家普遍存在的现象，近年来由于我国社会结构及生育政策的转变，我国高龄生育现象明显增多，高龄生育女性妊娠前后的情志心理特点及其对妊娠过程与结局的影响也成为研究的新热点。现代医学认为，女性≥35周岁分娩即为高龄生育。高龄生育女性的社会关系、人格特征均能对其妊娠前后的情志心理产生影响。相关研究指出，妊娠压力总分、文化程度、计划妊娠是影响妊娠期女性心理的主要因素。近年来，大部分研究显示，高龄生育女性妊娠前后的情志心理状态对其自身与胎儿健康以及妊娠均存在影响。因此，针对高龄生育女性妊娠前后的情志、心理特点及其对妊娠影响的研究能够指导临床，帮助高龄生育女性顺利受孕，安全度过妊娠期和分娩期，避免不良情绪诱发的妊娠风险。学者李铭华等对此做了广泛的论述。

## 中医学的观点

　　情志是中医学对机体精神状态所特有的描述，其不仅包含现代医学中部分心理学的内容，也包含了认知、意志的心理过程，还与个性心理特征有关。《黄帝内经》曰："人有五脏化五气，以生喜、怒、悲、忧、恐。"人的情志由脏腑精气所化生，可随五脏精气的盛衰而变化。

**1. 高龄生育女性妊娠前情志特点**

　　（1）高龄生育女性妊娠前的情志特点：《素问·上古天真论》曰"女子七岁……五七，阳明脉衰，面始焦，发始堕。六七，三阳脉衰于上，面皆焦，发始白。七七，任脉虚，太冲脉衰少，天癸竭，地道不通，故形坏而无子也"。随着年岁的增长，肾精渐衰，高龄生育女性的妊娠难度较正常育龄女性增加。在备孕生子方面的需求显得更为迫切，但由于自身的生理状态往往求而难得，因而产生出烦躁、焦虑、压力、抑郁等情志表现。究其根本，皆源于肾虚肝郁，影响心脾二脏所致。肾虚无以滋养肝木，肝阴不足，肝阳偏亢。肝脏体阴而用阳，其疏泄功能有赖于肝血的濡养，而女子血常不足的生理特点易致肝气上逆。肝阳偏亢，肝气上逆可导致肝脏疏泄太过而产生烦躁、易怒等情志表现。

　　女子易感忧思、暴怒、憎恶等负性情绪，《备急千金要方》亦曰："女子嗜欲多于丈夫……加以慈恋爱憎、嫉妒忧恚，染着坚牢，情不自抑。"故在妊娠前，高龄生育女性易因求子难得而致情志不遂。王孟英曾曰："七情之病，必由肝起。"亦研究表明，情志病证候以肝系证候为主，主要通过影响肝脏气机而影响肝脏功能。情志不遂可致肝脏疏泄不及，气机郁滞而产生压抑、低落等情志，即肝郁。肝郁便可乘脾，脾虚则易产生忧郁、担忧、思虑过度等情志表现。火为木之子，肝阴不足，则心阴亦不足，心火旺盛，则易产生紧张、压力、烦躁、失眠等情志症状。

　　（2）妊娠前情志变化对妊娠的影响：脏腑精气的盛衰会影响情志，反之亦然。《养性延命录》指出"喜怒无常，过之为害"，情志的过分变化，会引起脏腑功能失调，从而影响妊娠过程。高龄生育女性妊娠前以肝脏疏泄失常所致的烦躁、焦虑、压力等为主要情志特点。叶天士在《临证医案指南》中指出"女子以肝为先天"，亦有学者提出"肝司生殖"之理论，认为肝疏泄功能正常可使女子经调自孕，若疏泄失常，则孕育难成。《济阴纲目》指出"俾妾多郁，情不宣畅，经多不调，故难成孕"；清代张景熹《柳洲医话·馥塘医话》指出"妇人善怀而多郁，又性喜偏隘，故肝病尤多。肝经一病，则月事不调，艰于产育"；《景岳全书·妇人规·子嗣类》中有"产育由于气血，气血由于情怀，情怀不畅则冲任不充，冲任不充则胎孕不受"的记载。由此可见，情志变化可致肝脏疏泄功能失常，并可进一步影响受孕，从而形成恶性循环。王云嫦等指出，肝郁气滞质女性的受孕率及生产率均低于自衡质女性，肝郁气滞质女性的孕期出血率及流产率高于自衡质女性，二者的早产率及出生体质量无区别。说明肝郁气滞质女性的妊娠状况较自衡质女性差。

**2. 高龄生育女性妊娠后情志特点**

（1）高龄生育女性妊娠后情志特点：中医学认为，"两神相搏，合而成形"是妊娠的开始。《黄帝内经》提出"妇女之生，有余于气，不足于血，以其数脱血也"的观点表明女性具有"血常不足"的生理特点。女子以血为用，妊娠时阴血下聚以养胎元，血下聚则虚于上，故妊娠期女性以气血虚弱体质、阴虚体质、气郁体质为多见。高龄生育女性由于受孕存在一定难度，故而得偿所愿时，必然心中欣喜。但随着怀孕时间的增加，身体出现的各种变化会使其担心流产等情况的发生。马景等指出有不孕史或流产史妇女一旦妊娠，经过初期喜悦之情后更多地忧虑是否会流产，尤其出现阴道出血、腹痛、腰酸等胎漏、胎动不安等症状时，这种情绪表现的越加明显。若孕妇突然受惊，或者曾屡孕屡堕，再次受孕后会因此而担忧不安。这类情绪皆属于中医中"忧思""惊恐"的情志范畴。由此可见，高龄生育女性在妊娠期的情志特点以初期的"喜"及逐渐出现的"思""忧"为主，表现为焦虑、忧思等情绪。

（2）妊娠后情志变化对妊娠的影响：中医学认为，妊娠期孕母的情志特点与妊娠过程及结局存在密切关联。《妇人秘科·养胎》曰："受胎之后，喜怒哀乐，莫敢不甚，盖过喜则伤心而气散，怒则伤肝而气上，思则伤脾而气郁，忧则伤肺而气结，恐则伤肾而气下，母气即伤，子气应之，未有不伤者也。"高龄生育女性妊娠期以"忧思""惊恐"为主要情志特点，其主要与心、肝二脏有关，日久亦影响脾、肾。"胞脉者属心而络于胞中"，孕妇若忧愁思虑，心气不得下通，胞脉闭阻，胎元失养，则致胎漏、胎动不安、妊娠腹痛，继而导致堕胎、小产。《傅青主女科》曰："妊娠有怀抱忧郁，以致胎动不安……谁知是肝气不通乎。"《女科经纶》曰："妊娠恶阻属肝夹冲脉之火冲上。"《妇人大全良方》指出"治妊娠阻病，心中愦闷……多思嗜卧，面黄肌瘦"，可见，妊娠恶阻可致多思。脾为后天之本，气血生化之源。忧思郁怒伤脾，脾失健运，气血生化不足，则胎萎不长。李悦等人认为，情志"思""恐"可影响胚胎停育患者再次妊娠后早期血人绒毛膜促性腺激素（HCG）的变化，从而导致胚胎停育。孕母的情志变化还与子代的生长发育密切相关。《素问·奇病论》中有"人生而有癫疾者……病名为胎病，此得之在母腹中时，其母有所大惊，气上而不下，精气并居，故令子发为巅疾也"的记载。《千金要方》中记载的徐氏《逐月养胎法》提及"妊娠三月名始胎……欲子美好，数视璧玉，欲子贤良，端坐清虚，是谓外象而内感也"。孕妇妊娠期间，要保持情志的舒畅，否则会使气机逆乱，影响胎儿的健康发育。

# 现代医学的观点

现代心理学认为，女性的感情较男性更为丰富、细腻、敏感，但情绪较易波动，应激能力较差，暴露性强。高龄生育女性因其所处年龄段的特殊性及社会关系的复杂性，其妊娠前后的心理变化较正常育龄女性更为突出。

**1. 高龄生育女性妊娠前心理特点**

（1）高龄生育女性妊娠前心理特点："二胎"政策的开放，使高龄备孕女性数量增加。研究指出，35岁之后，女性的生殖力会随着年龄的增长而下降，主要责之卵巢功能及子宫内膜情况的改变不利于受孕，即使选择辅助生殖技术助孕也难如愿。若屡次尝试而不成者，难免失去信心，并承受更大的压力，易发展成焦虑等不良情绪。多数高龄生育女性在生活中扮演了多种社会角色，社会关系较其他年龄段的复杂。调查显示，高龄再生育女性大多受过良好的教育，拥有不错的经济基础，生活伴侣及家庭模式更为稳固，性格和情商也更定型。虽然情绪会随着年龄的增长而趋向稳定，性格也更加成熟稳重，但随着身体各项功能的下降、社会关系的变化，高龄生育女性孕前的心理压力明显高于其他年龄段。

（2）妊娠前心理变化对妊娠的影响：高龄生育女性妊娠前承受较大心理压力，若缺少正确的心理引导，极易发展为焦虑、抑郁等不良情绪，而不良情绪会影响受孕，降低临床妊娠率和胚胎种植率。相关研究表明，孕前抑郁焦虑症状与妊娠期高血压相关，其可能是先兆子痫伴早产的危险因素。

**2. 高龄生育女性妊娠后心理特点**

（1）高龄生育女性妊娠后的心理特点：现代医学认为，妊娠和分娩是一种强烈的生理刺激，会引起一系列的身体和心理的应激反应。当这些应激反应超过自我调节能力时，女性就容易出现心理压力、焦虑、抑郁等不良情绪。有研究显示意外妊娠、与公婆关系及孕周≥30周是妊娠期妇女心理健康的危险因素，并提出妊娠次数、妊娠意愿是不良情绪产生的影响因素，可能与孕妇的心理应对能力有关。部分研究表明，高龄孕妇早期多表现为喜悦、担忧；中期逐渐适应妊娠，情绪较稳定；而晚期由于体形的变化及分娩期的临近，又会感到紧张、焦虑、恐惧、易激怒等。女性怀孕初期，会自然而然地产生一种喜悦感与自豪感，多数孕妇都会以积极的情感面对妊娠，其早孕反应的严重程度也较小。而在妊娠晚期，孕妇往往会因为担心胎儿健康、胎儿发育异常和智力低下等原因而出现一系列的心理压力。孕妇的正常分娩属于生理行为，但多数女性对分娩存在不同程度的恐惧感。国文慧等认为，孕妇在妊娠晚期会因担心胎儿与自身的健康与安全问题而出现焦虑、抑郁等不良情绪反应。丁霞指出，高龄孕妇比正常育龄女性更担心体力下降的问题，并且更依赖医护人员的帮助。

（2）妊娠后心理变化对妊娠的影响：现代医学认为，过度的情志刺激可通过大脑皮质和中枢神经系统影响下丘脑-垂体-卵巢轴，导致内分泌功能紊乱而出现各种妇产科疾病。越来越多研究指出，不良情绪会影响妊娠过程及结局。高龄产妇抑郁与焦虑等负面心理较非高龄产妇严重，而孕妇的情绪变化会影响内分泌和血液成分，使早产、流产的发病风险显著增加。孕期孕妇焦虑、抑郁情绪也会引起妊娠剧吐而增加不良妊娠结局发生风险。

莫彦华提出，产妇的情绪变化和心理状态会直接影响分娩的顺利进行和产后的身体恢复。相关研究表明，高龄孕妇在孕期出现的压力及焦虑症状会影响产程，提高剖宫产率，同时会增加产科并发症，并且加重孕妇患上抑郁症的风险。孕期的不良情绪亦会影响子代的健康。马慧子等人认为孕期心理应激对0~1岁子代的情志和认知发育产生不良影响。胡亚靖发现癫痫患儿的母亲存在抑郁、焦虑、担忧、紧张等不良情绪。刘蓉等指出孕妇的不良情绪也是出生缺陷的危险因素。由此可见，孕妇妊娠期的不良情绪会增加妊娠期及分娩期的异常风险，并使剖宫产率增加，而且与子代的生长发育存在一定的联系。

高龄生育女性因其所处年龄段的特殊性，不论是生理还是心理都与其他年龄段存在明显差异。在接受妊娠和分娩的强烈刺激时，高龄生育女性往往存在复杂的情志心理变化。高龄生育女性妊娠前的情志心理特点以"求子难得"的焦虑等情志心理为主，此类情志心理会影响受孕，甚可导致早产，但此方面研究尚少。在妊娠后，其情志心理特点虽有妊娠初期的喜悦，但却以中后期的担忧、焦虑为主体。妊娠期的异常情志心理变化会增加早产和流产的风险，也影响胎儿的生长发育，影响分娩方式的选择，与妊娠结局的存在一定的相关性，但作用机制尚不明确，仍需进一步的研究。故而，临床工作者在面对高龄生育女性时，不仅要关注其身体健康，也需兼顾其情志心理的情况，避免不良情绪对妊娠造成影响。

# 95 论小儿情志异常源流与肝常有余

情志学说作为中医理论的核心内容之一，集中阐释了外界事件影响与机体内环境改变所产生的情绪情感反应，及其致病发生发展的过程，充分体现了中医学天人相应、形神一体，精气神和谐有序维持生命存在的哲学观。在现代社会生活工作压力加大引发大量心身疾患的情况下，情志学说在此类病症防治中的重要作用日益突显。事实上，不良情志病证的形成不单纯体现在发病结果上，在生命早期（儿童期或青少期）即已发生改变，邪郁于内、伏而后发。儿童期与青少期情志异常在中医称为"小儿情志异常"，在中医书籍中早有记载与论述，发病机制与五脏相关，青少期发病与肝最为密切，但鲜有系统整理。结合青少期情志异常的不断增多，以及其可能是成年后情志异常的重要诱因，故学者杨苡等认为，梳理并研究其理论源流具有重要意义。

## 小儿情志异常

**1. 情志概念** 情志是中医学对情绪情感的特有称谓。情志概念可以追溯到《黄帝内经》时期，内涵基本确定并沿用至今。《素问·阴阳应象大论》曰："人有五脏化五气，以生喜怒悲忧恐。"阐明情志与生俱来，受心神主宰，肝、脾、肺、肾共同参与调节，使生命活动呈现规律、和谐、有序的状态。除情绪情感之外，《黄帝内经》文中使用"志"字多达 87 处，表达记忆、神志、欲望等含义。但无情志合用一词。医家著作中情志一词首见于明代张景岳的《类经》，并在其《景岳全书》中列有"情志之郁证治"篇。长期体现情志内涵的用词是"七情"。七情一词始见于《老子》《礼记·礼运》。宋代陈无择在《黄帝内经》曰"五志""九气"论述基础上，在《三因极一病证方论》中明确提出"七情"，将之归为内因，并以喜、怒、忧、思、悲、恐、惊为七情之具体内容。陈无择对七情病因病机及临床的深入研究，标志着七情在情志学说中核心位置的确立。

**2. 小儿情志源流** 小儿情志的相关论述与情志学说的提出同步。除承释"情志"本义外，尚体现三个方面的内涵与特点。

（1）"变蒸理论"阐述情志伴随机体生长的发生发展过程：《灵枢·天年》曰"血气已和，荣卫已通，五脏已成，神气舍心，魂魄毕具，乃成为人"。对小儿心智成熟过程，北宋钱乙首提"变蒸理论"，在《小儿药证直诀·变蒸》中指出"小儿在母腹中，乃生骨气，五脏六腑成而未全。自生之后，即长骨脉，五脏六腑之神智也"。明代万全《幼科发挥·卷一》曰"儿之初生，只是一块血肉耳，虽有形而无所用，虽有五脏而无其神，犹空脏也，至于变蒸之后……志意智慧以渐而发，知觉运动而始成童""诞生之后，有变蒸之热，长其精神，壮其筋骨，生其意志，变蒸已毕，一岁期焉。齿生发长，神志有异于前也"。陈文中《陈氏小儿病源方论·卷之一》论述小儿变蒸候时曰："小儿有十变五蒸者，乃生精神意智也，变蒸期候：至五百七十六日变蒸既毕。"变蒸理论基本阐述了小儿情志由弱到强的规律。

（2）小儿虽心智未熟，但绝非无七情之伤：《史记·扁鹊仓公列传》中首次记载关于淳于意诊齐王之子病谓："此悲心之所生也。病得之忧也。"这可能是最早的小儿情志致病诊治病案。钱乙《小儿药证直诀·杂病证》中记载"胎实，面红目黑睛多者，多喜笑。胎怯，面黄目黑睛少，白睛多者，多哭"。万全《育婴家秘·鞠养以慎其疾四》中提出"凡小儿嬉戏，不可妄指他物，作虫作蛇。小儿啼哭，不可令人装扮欺一诈，以止其啼，使神志昏乱，心小胆怯成客怜也"。可见，小儿易受外界刺激诱发情志过激，导致异常，若无妥当控制或治疗，则会进一步导致脏腑气血失衡。万全认为，儿性执拗，凡平日亲爱之人或玩弄之物，失则心思，思则伤脾，昏睡不食；求人不得则怒，怒则伤肝，啼哭不止；此忤其心也，谓客忤成病也。《幼科发挥》中亦记载"小儿因与伙伴分离而昏睡不乳，惨然不乐，父母急呼其归来，小儿见到伙伴后即嬉笑如常"的案例，正是万全学说的具体体现。清代名家吴鞠通在《温病条辨·卷六·解儿难》中，开篇即以一句"儿曷为乎有难"，感叹小儿自出生即面临各种因素的挑战，成长实属不易。其在《儿科总论》中提到"古称难治者，莫如小儿，名之曰哑科"，一定程度上反映少儿疾病诊治较之于成人更为复杂。

（3）乳养不当是导致小儿情志异常的重要因素：《解儿难》中记载了父母对新生小儿过分护养或乳养不当，使小儿无法适应自然社会，性格骄纵的案例。万全家传《幼科发挥》中亦重点强调"方其幼也，有如水面之泡，草头之露，气血未定，为母者调摄不得其宜，必不免吐泻惊疳之病矣。及其长也，嗜欲既开，不能修养，是以六气逆侵于其外，七情交战于其中，百忧累其心，万事劳其神，一融之气，安能无病焉"。钱乙在《小儿药证直诀·小儿正诀指南赋》中指出"故善养子者，似养龙以调护，不善养子者，如舐犊之爱惜，爱之愈深，害之愈切"。植木者必培其根。父母给予小儿生命后若不善于调养，将影响小儿日后身心发展。

## 情志病因的相关论述

**1. 惊恐、恼怒为小儿情志异常的主要病因**　《小儿药证直诀·急惊》指出"惊为心病"。小儿为稚阴稚阳之体，神气怯弱，不能耐受强烈的或突如其来的刺激。小儿突然受惊，惊则气乱而伤神，气机紊乱，心无所倚，神无所归，多数表现为惊惕哭闹、夜卧不宁、抽风搐搦，并伴有呕吐及拒食等症。继而思虑过度，常可损伤心脾，心脾两虚。清代沈金鳌《幼科释谜·卷一》曰："小儿脏腑脆弱，易于惊恐，恐则气下，惊则心无所依，神无所归，惊与恐相似，但惊为不自知，恐为自知，惊恐属肾，但总与心主神明相关。"历代医家对于惊恐致病多有记载，《婴童百问》第三十问曰："心藏神，神安则脏和，故小儿昼得精神安，而夜得稳睡，若心气不和，邪气乘之，则精神不得安定，故暴惊而啼叫，安神散等剂治之。"《幼科·发挥·卷二》曰"盖心藏神，惊有伤神，肾藏志与精，恐有伤肾"。

**2. 伴随成长，郁怒成青少期不良情志重要诱因**　肝在志为怒，过怒则伤肝，成人如此，小儿亦然。在家中深受宠爱，稍不顺心，则恼怒，即"富家之子，得纵其欲，稍不如意则怒多，怒多则肝病多"，所以，小儿肝病亦多见。小儿肝常有余，易动肝风，肝风内动则会出现抽搐、惊厥。部分性格内向、柔弱、胆小的小儿，因郁怒情志不得发泄，可致肝气犯胃，则见呕吐。当小儿受到不良情绪刺激后易于产生上述的诸多病证。在临床上若失治误治，则可由最初的一脏发病而累及多个脏腑同时发病，使得小儿的心身受到严重伤害。

历代文献，小儿情志相关论述在承释"情绪情感"本义之基础上，尚系统阐释了情志异常与机体成长、心智成熟间的相互关系。病理上，惊、恐、怒等负性情绪是小儿情志异常的主要病因。伴随小儿"肝常有余、脾常不足"论的不断发展，特别针对青少期阶段，从肝论治小儿情志异常成为重要病机。

## 肝常有余

**1. 肝常有余概念**　肝常有余学说，由明代医家万全明确提出"盖肝之有余者，肝属木，旺于春。春乃少阳之气，万物之所资以发生者也。儿之初生曰芽儿者，谓如草木之芽，受气初生，其气方盛，亦少阳之气，方长而未已，故曰肝有余。有余者，乃阳自然有余也"。"有余"即是指小儿良好的生理功能状态。小儿为纯阳之体，脏器脆薄，阳常有余，阴常不足，生理上的有余可转化为病理上的亢盛表现。因此，小儿出生至成人这一阶段，肝在生理病理方面都处于有余的状态。肝常有余学说对后世探讨小儿生理、病理特点具有重要的指导意义。

**2. 肝常有余源流**

（1）起源可以溯源到《黄帝内经》：《灵枢·九宫八风》指出"风从东方来，名曰婴儿风"，风生木，而木生酸，酸生肝。《黄帝内经》中虽未提及"肝常有余"一词，但已初步形成对小儿（婴儿风）生机旺盛，似旭日之东升、草木之萌芽的认识。至隋唐时期，我国现存最早的一部儿科专著《颅囟经》问世，提出小儿体属纯阳的学说。后来肝常有余学说的出现，承袭了该学说之要旨，更加深入地阐述小儿体属纯阳的机制。

（2）学说发展于宋元：宋代钱乙所著《小儿药证直诀》标志着中医儿科辨证论治体系的确立。其书中描述"肝病，哭叫，目直，呵欠，顿闷，项急"；制定出五脏补泻方，极大地推进了肝常有余学说的发展，理论进一步迈向临床运用。至金元时期，金元四大家的学术争鸣极大地推进了中医儿科学的发展。金元争鸣的开创者刘完素，在《颅囟经》小儿"纯阳"说的生理基础上，提出小儿"热多冷少"的病机特点。朱丹溪在其书《金匮钩玄》中记载："小儿肝病多，及大人亦然。肝只是有余，肾只是不足"。朱丹溪首提"肝只是有余"，主要是从病理上总结出小儿易出现肝有余而克土的特性。其五脏的"有余""不足"说，对后代儿科理论的发展产生重大影响。肝常有余学说从《黄帝内经》起源，发展至金元时期，已从抽象理论认识发展至生理、病理认识。

（3）学说成熟于明清：在万全明确提出之后，明代宋濂曰"建为五脏之方，各随其宜；肝有相火，则有泻无补；肾为真水，则有补无泻"。鲁伯嗣创立的小儿五脏治疗大法，认为"大抵肝病以疏风理气为先"；明代医家张景岳于《景岳全书·小儿则》中提出自己的观点，倡"阳非有余，真阴不足"，形成一家之说。清代汪昂曰："五脏之中，惟肝常有余，散之即所以补之，以木喜条达故也。然必壮实之人，方可施用。"温病大家叶天士认为小儿"体属纯阳，所患热病最多。世俗医者，固知谓六气之邪皆从火化，饮食停留、郁蒸变热、惊恐内迫、五志过极，皆阳"。至于民国时期，程康圃提出了小儿治法六字诀："平肝、补脾、泻心"。该治疗法承袭了钱乙以来众医家对于五脏"有余""不足"学说的发展。

现代随着研究的深入，各研究学者倾向于把万全"心气未充，肺气娇嫩，肝常有余，脾常不足，肾常虚"理论拆分为独立的脏腑生理病理状态，结合临床疾病进行更深层的研究。

## 肝常有余在小儿情志异常病机分析的应用

情志异常相当于现代医学的精神障碍类疾病。小儿情志异常发病率呈不断增加的趋势，有数据显示，全球儿童及青少年中精神障碍患病率在8%～57%之间，多数国家在20%～30%，且约50%的成人精神障碍始发于青少年时期，故青少期情志疾病的防治很可能是降低情志疾病发病率的关键，并成为揭示情志异常病因病机的重要途径。"肝常有余"的脏腑生理病理特性为从肝论治小儿情志异常提供了理论基础。

病因上，郁怒是青少期不良情志的主要病因。朱丹溪曰："小儿易怒，肝病最多。"《素问·调经论》把情志分为阴阳两类，喜为阳、怒为阴。青少期易因各种需求得不到满足而产生怒的阴性情志。原因有三：①现代青少年多为独生子女，娇生惯养，稍不如意则怒多。②青少期面临着成长与升学的压力，使其生性活泼的天性长期被抑制，久之则郁怒、忧怒、久怒，导致肝失疏泄、肝气郁结。③部分青少年由于父母离异，或家庭暴力，或遭受其他社会环境的不良刺激，使肝之疏泄不及或疏泄太过，继而产生悲哀、惊恐等更加不良的情志。《景岳全书·论虚损病源》认为"怒伤肝致肝气实，悲伤肝致肝气虚"。由此，青少期郁怒兼夹忧悲等"阴性"情志为肝之所志，所致情志疾病亦须从肝论治。

病机上，肝常有余是导致情志变化的病理生理基础。小儿情志健康发展是肝之少阳之气的主升主动功能正常的结果。"肝常有余"，则生长迅速、生精神、长性情，七情畅达调和、情怡神畅，否则情志波动，失其常度，遂致气机郁滞，百病由生。其次，肝为刚脏，主升主动，青少期"肝常有余"与青少期儿童或青少年易冲动、易于受外界环境干扰、情绪波动较大的特点相吻合。所以，青少期情志的调节应如春季养生之道，宜"生而勿杀，予而勿夺，赏而勿罚"，顺应肝生理上喜条达恶抑郁之性。反之，生理上的"肝常有余"一旦受到影响，则可转成病理上的"有余"。"肝主风，小儿病则有热，热则生风"。说明"肝常有余"在病理情况下，小儿易出现发热生风、情志异常的临床症状。病变部位首先在本脏，进而累及他脏。

# 96　从五脏分析小儿情志致病因素

情志活动属于心理活动，是人体为反映客观事物所进行的一系列复杂的内心体验。中医理论将人的这一心理活动称之为心神。《素问·灵兰秘典论》曰："心者，君主之官，神明出焉。"除心主神明之外，《黄帝内经》还将精神情志活动分属于五脏，即《素问·宣明五气》曰："心藏神，肝藏魂，脾藏意，肺藏魄，肾藏志。"并认为情志活动是五脏对外界事物的一种能动反应，是各脏腑功能活动的一种表现。长期以来人们认为小儿的致病因素"惟较之成人，无七情六欲之伤，外不过六淫，内不过饮食、胎毒而已"。然小儿虽少七情伤害，但并非无情感。钱乙早在《小儿药证直诀·变蒸》中就指出"小儿在母腹中，乃生骨气，五脏六腑成而未全。自生之后，即长骨脉，五脏六腑之神智也"。明代万全亦认为"儿性执拗，凡平日亲爱之人，玩弄之物，不可失也。失则心思，思则伤脾，昏睡不食；求人不得则怒，怒则伤肝，啼哭不止。此忤其心也，谓客忤成病也。平日未亲爱之人，未见之物，不可使之见，见则惊，惊则伤心；凡未见之人，不可使之近，迫近则恐，恐则伤肾，令儿成间。此皆客忤病也"。《温病条辨·解儿难》亦有"小儿但无色欲耳，喜怒悲恐较之成人更专且笃，不可不察"之说。学者杜炜等从五脏机制的角度对小儿情志致病因素做了探讨分析。

## 情志活动的生理基础

情志活动作为人体对外界事物的内心体验，它的产生是以五脏精气为物质基础，诚例如，《素问·阴阳应象大论》曰："人有五脏化五气，以生喜怒悲忧恐。"五脏之精气又有赖气血之濡润，同时气血的运行又有赖于气机调畅，恰如王冰说的"气和则神安"。血液充盛和调，则精力充沛，思维敏捷，情绪稳定。由此可见只有在脏腑、气血功能正常的情况下，人的情志活动才能正常。

## 情志活动与五脏关系

不同的情志变化，会产生不同形式的气机变化，进而对内脏有不同的影响。而情志为病多是由于精神刺激过于强烈或过于持久，以至于个体不能调节适应。如怒则气上，喜则气缓，悲则气消，恐则气下，惊则气乱，思则气结；喜伤心，怒伤肝，忧伤肺，思伤脾，恐伤肾等。故情志为病时不仅会有精神情志的改变，亦会有五脏功能的改变。小儿一方面为纯阳之体，生机蓬勃，发育迅速，好比旭日初升，草木方萌，蒸蒸日上，欣欣向荣。另一方面小儿为稚阴稚阳之体，脏腑娇嫩，形气未充，万全喻之为"草头之露，水面之泡"。由于出生前母体失养，或分娩过程中对胎儿损伤，或婴幼儿时期喂养调摄不当以及不良的家庭环境和教育方式等，均可影响小儿的脏腑功能，进而对其情志健康造成损害。

**1."心者，君主之官，神明出焉"**

（1）心：心主血脉，主神志，为脏腑之大主，生命之主宰，故有"君主之官"之称。《素问·灵兰秘典论》曰："心者，君主之官也，神明出焉。"由此可知心在五脏系统中居统治地位，为人体的调控中枢。故"心者，五脏六腑之大主，精神之舍也"。心主神志功能正常，则精神振奋，神志清晰，思维敏捷，对外界信息反应灵敏而正常。而心主神志功能异常，不仅会出现意识、思维和情志活动的异常，而且还可影响其他脏腑的功能活动，甚至危及生命。诚例如，《素问·灵兰秘典论》曰："故主明则下安，主不明则十二官危。"此外《素问·六节脏象论》曰："心者，生之本，神之变也。"根本发荣之谓生，变化不测之谓神，心主藏神变化之原也。

（2）神：《素问·宣明五气》指出"心藏神"，《灵枢·本神》指出"心藏脉，脉舍神"，《灵枢·本神第八法》指出"故生之来谓之精，两精相搏谓之神"。有生命的形体方可称"精"，"积精全神"，进而有志、意、魂、魄以及动作行为等表现谓之"神"。在病症方面，《灵枢·本神》曰："心休惕思虑则伤神，神伤则恐惧自失，破㑓脱肉，毛悴色夭，死于冬。"

（3）喜：《素问·阴阳应象大论》指出"心在志为喜"，是以因事遂心愿或自觉有趣而心情愉快为主要表现的一种积极性情绪。《素问·举痛论》曰"喜则气缓"，喜则气缓有两方面的含义。一方面在正常情况下，喜能缓和精神紧张，使心情舒畅。例如，《素问·举痛论》曰："喜则气和志达，营卫通利，故气缓矣。"喜则徐缓和顺为正常。另一方面暴喜过度则气过于缓，又可使心气散而不收，神无所归藏。"乐极生悲"，喜乐无极，火克金，害肺伤魄，出现精神不集中，甚至失狂乱的症状，恰如《灵枢·本神》曰："喜乐者，神惮散而不藏。"

（4）心常有余：就小儿体质特点而言，"小儿心常有余"一方面指小儿发育迅速，心气旺盛有余，呈现生机蓬勃之象，故《万氏家藏育婴秘诀·五脏证治总论》曰："心属火，旺于夏，所谓壮火之气也。"另一方面由于小儿脏腑经络柔嫩，精气未充，感邪后易化热化火，引动肝风以及由于肾阴不足，心火易炎。此外，由于心火亢盛，心神不宁，加之火盛灼津，炼液成痰，痰滞血涩，瘀阻不行，就容易导致痰瘀互结，形成恶性循环。故现心神不宁、失聪健忘等情志异常。

**2. "肝者，将军之官，谋虑出焉"**

（1）肝：肝主疏泄，藏血，喜条达而恶抑郁，体阴而用阳，故有"将军之官"之称。《素问·灵兰秘典论》曰："肝者，将军之官，谋虑出焉。"肝者壮勇而急，故为将军之官；肝为东方龙神，龙善变化，故为谋虑所出。《素问·六节脏象论》曰："肝者，罢极之本，魂之居也。"筋劳曰罢，主筋之脏是为罢极之本，肝主藏魂。

（2）怒：《素问·阴阳应象大论》指出"肝在志为怒"。怒，以性情急躁易怒或无故善怒为主要表现，是一种积极性情绪。郁怒则是一种极不愉快的情感。怒动于心则肝应之。《素问·举痛论》指出"怒则气上"，愤怒过度使肝的疏泄功能失常，肝气横逆上冲，血随气逆，并走于上。《素问·生气通天论》曰："大怒则形气绝，而血苑于上，使人薄厥。"同时发怒又可抑制正常的思维活动，以致出现急躁激动、神思烦乱。《灵枢·本神》曰："盛怒者，迷惑而不治。"盛怒不止，土克水，害肾伤志。

（3）魂：《素问·宣明五气》指出"肝藏魂"，《灵枢·本神》指出"肝藏血，血舍魂"，《灵枢·本神第八法》指出"两精相搏谓之神，随神往来者谓之魂"。"魂"是建立在神气活动基础上的较高级的精神心理活动，具有兴奋性、主动性，是后天逐步发展、完善的精神心理活动。在病症方面，《灵枢·本神》曰："肝悲哀动中则伤魂，魂伤则狂妄不精，不精则不正，当人阴缩而挛筋，两胁骨不举，毛悴色夭，死于秋。"

（4）肝常有余：就小儿体质特点而言，"小儿肝常有余"一方面，主要指小儿时期肝主疏泄，具有升发疏泄全身气机的功能，例如，《幼科发挥·五脏虚实补泻之法》曰："云肝常有余，盖肝乃少阳之气，人之初生如木之方萌，乃少阳生长之气，以渐而壮，故有余也。"另一方面，小儿肝常有余，有余则易升发太过而横犯脾土，脾土受制，运化不及，最易生湿生痰，痰气交阻，又易致气血营运不周而血瘀，也可形成痰瘀互结。由于气血不能上荣髓海，或痰瘀攻于心脑，故现性情急躁、学习困难等情志异常。

**3. "脾胃者，仓廪之官，五味出焉"**

（1）脾：脾主运化，统血，升清，输布水谷精微，为气血生化之源。《素问·灵兰秘典论篇》曰："脾胃者，仓廪之官，五味出焉。"胃可受纳，脾可运化，皆为仓廪之官，五味入胃，脾实转输，故曰五味出焉。《素问·六节脏象论》曰："脾胃者，仓廪之本，营之居也。"皆受水谷，故均有仓廪之名，血为营，水谷之精气也，故为营之所居。

（2）思：《素问·阴阳应象大论》指出"脾在志为思"。思，以思绪不宁、烦闷不适为主要表现，是一种积极性情绪。思动于心则脾应之。一方面，思可以凝神定志、意守中宫、唤起欲情，另一方面，思虑劳神过度，伤神损脾导致气机郁结。诚例如，《素问·举痛论》曰："思则心有所存，神有所归，正气留而不行，故气结矣。"过度思虑，则暗耗阴血，心神失养。同时气机郁结阻滞，脾的运化失常则见脘腹痞胀、纳食不佳、甚则泄泻等。思虑过度致病以脾运不健之变为主。休惕思虑，水克火，则害心伤神。

（3）意：《素问·宣明五气》指出"脾藏意"，《灵枢·本神》指出"脾藏营，营舍意"，《灵枢·本神第八法》指出"所以任物者谓之心，心有所忆谓之意"。"意"，大多与注意记忆思维和推测等心理活动有关，亦是情感欲念赖以萌生的前提。在病症方面，《灵枢·本神》曰："脾愁忧而不解则伤意，意伤则悗乱，四肢不举，毛悴色夭，死于春。"

（4）脾常不足：脾为后天之本，主运化水谷精微，为气血生化之源。小儿发育迅速，生长旺盛，对营养精微需求较成人相对为多，但小儿脾胃薄弱，饮食稍增，即易引起运化功能失常，故曰脾常不足。故脾运失职，则精血无源以生，神失所养；或痰浊内生，蕴而成热，痰热互结，扰动心神；或气失调畅，血运受阻，瘀于脑络。故现心神不宁、行动不协调等情志异常。

**4. "肺者，相傅之官，治节出焉"**

（1）肺：肺主气、司呼吸，助心行血，通调水道，主治节，故有"相傅之官"之称。《素问·灵兰秘典论》曰："肺者，相傅之官，治节出焉。"肺为华盖，位高近君，犹之宰辅，故为相傅之官。肺主气，气调则脏腑诸官听其节制，无所不治，故曰治节出焉。《素问·六节脏象论》曰："肺者，气之本，魄之处也。"肺统气，气之本也，肺藏魄，魄之舍也。

（2）悲：《素问·阴阳应象大论》指出"肺在志为悲"。悲，以心境凄楚为主要表现，是一种消极性情绪。悲动于心则肺应之。《素问·举痛论》曰"悲则气消"，是指过度悲伤，造成肺气抑郁，意志消沉，进一步使肺气损伤。《素问·举痛论》曰："悲则心系急，肺布叶举，而上焦不通，营卫不散，热气在中，故气消矣。"故悲动于心而应于肺。动于心则心系急，应于肺则肺布叶举，是为气消。悲忧不解，木克土，则害脾伤意，出现心急肺举病证。《灵枢·本神》指出"愁忧者，气闭塞而不行"。

（3）魄：《素问·宣明五气》指出"肺藏魄"，《灵枢·本神》指出"肺藏气，气舍魄"，《灵枢·本神第八法》指出"随神往来者谓之魂，并精出入者谓之魄"。"魄"，是较低级的神经精神活动，具有抑制性、被动性，是与生俱来的本能。在病症方面，《灵枢·本神》曰："肺喜乐无极则伤魄，魄伤则狂，狂者意不存人。皮革焦，毛悴色夭，死于夏。"

（4）肺常不足：肺主一身之气，外合皮毛腠理。肺脏娇嫩，则卫外不固，而易为外邪所侵。肺之气赖脾之精微而充养，脾胃健旺，则肺卫自固，而小儿脾亦不足，故肺气亦弱。由于小儿肺常不足，卫外功能薄弱，邪气不论从口鼻吸入或由皮肤侵袭，均能影响肺的功能，肺虚不足，易感外邪，引动内风，升降失调，以致诸脏不平，阴阳逆乱，气机不畅，气滞津亏，痰浊内结，郁而化热，涉肝动风，犯及神明。恰如《灵枢·大惑论》在谈及记忆病证时所言："上气不足，下气有余，肠胃实而心肺虚……故善忘也。"故现神情郁闷、胸闷不舒等情志异常。

**5. "肾者，作强之官，技巧出焉"**

（1）肾：肾主藏精，主水液，主纳气，为人体脏腑阴阳之本，生命之源，故称为"先天之本"。《素问·灵兰秘典论》曰："肾者，作强之官，伎巧出焉。"肾处北方而主骨，宜为作强之官，水能化生万物，故称"伎巧出焉"。《素问·六节脏象论》曰："肾者主蛰，封藏之本，精之处也。"位居亥子，职司闭藏，犹之蛰虫也，肾主水，受五脏六腑之精而藏之，精之处也。由于肾脏所藏的精气，参与脑的构成，是构成脑的基本物质。肾中精气的盛衰，必然直接影响到脑的功能。肾精充足，髓海满盈，脑得其养，则耳聪目明、思维敏捷、精力充沛、记忆力强；反之若肾精不足，髓海失充，必然会影响到脑的功能。

（2）恐：《素问·阴阳应象大论》指出"肾在志为恐"。恐，以过度惧怕、胆怯恐吓为主要表现，是一种被动性情绪。恐动于心则肾应之。《素问·举痛论》指出"恐则气下"，恐惧时气机收引于下焦，则胸中空虚，心无所主，畏惧不安，惕惕然如人将捕。血随气下，气不摄津而见面色苍白、冷汗淋漓。《灵枢·本神》云："恐惧者，神荡惮而不收。"

（3）志：《素问·宣明五气》指出"肾藏志"，《灵枢·本神》指出"肾藏精，精舍志"，《灵枢·本神第八法》指出"心有所忆谓之意，意之所存谓之志"。"志"，主要指有着明确目标的意向性心理过程，即动机和意志，亦与技巧有联系。在病症方面，《灵枢·本神》曰："肾盛怒而不止则伤志，志伤则喜忘其前言，腰脊不可俯仰屈伸，毛悴色夭，死于季夏。"

（4）肾常虚：肾为先天之本，肾中元阴元阳为生命之根，关系到人的禀赋体质与成长，各脏之阴取之于肾阴的滋润，各脏之阳依赖于肾阳的温养。小儿生长发育和功能的完善都与肾有关。小儿初生正处于生长发育之时，肾气未盛，气血未充，肾气随年龄增长而逐渐充盛，此即小儿"肾常虚"之义。由于肾虚，则脑髓不充而发育迟缓，肾精不足，不能上济于心，心火上亢，不能下交于肾，以致心神不宁，故现动作笨拙、协调性差等情志异常。

伴随着社会不断地进步与发展，人们在获得日益丰富的物质体验的同时，也正困惑于日益激烈的内心情感体验。尤其是近年来小儿情志病亦有日渐增多之象，究其原因恰如《黄帝内经》所云"时势异耶"。可以说现今的孩童正处于一个非常不同于以往任何一个时期的社会环境中，如独生子女受到纵容娇惯，情志心理防线异常脆弱，但却面临着越来越激烈的社会竞争，从而使孩子很小就背负上了难以承受的心理压力，离婚率的不断上升更使孩子成为直接的受害者。凡此种种，均可引起其情志的异常变动。所幸中医历来强调身心统一，重视情志与健康的关系，并早已认识到情志变化对疾病的发生、发展所产生的影响。中医学对情志病的独到见解以及具有中医特色的综合治疗体系，必将能更好地提高小儿的生活质量水平。

# 97　论肝肾同源与情志调控机制

　　肝肾同源又称"乙癸同源"，是重要的中医理论之一。它揭示了肝肾两脏在生理、病理上相互滋生、相互影响的密切关系。中医学认为，情志致病的主要机制是气机逆乱，气血失调；而肝主疏泄、调畅气机，肾主藏精，精血互生。现代医学研究证明，肝对情志的调控是通过神经-内分泌免疫（调节）网络（NIM）实现的，同时肾也与该网络有着密切的联系。学者刘琰等从中医基础理论及现代医学中有关情志调控机制的研究两个方面论述了"肝肾同源"与情志调控机制的相关性，以期为情志病的临床诊疗提供参考。

## 肝肾同源与情志调控的理论基础

　　肝肾同源是"乙癸同源，肝肾同治"的简称，其哲学思想渊源于《易经》，医学基础根源于《黄帝内经》，临床实践丰富于汉唐金元时期，理论体系正式形成于明代李中梓的《医宗必读》。所谓"肝肾同源"是指肝、肾的结构和功能虽有差异，但起源相同，生理病理密切相关。肝与肾的同源，主要可以理解为以下两个方面。①肝主藏血，肾主藏精，精血同源，故肝肾同源。②肝主疏泄，肾主闭藏，共同维持和调节机体阴阳气血的平衡。中医学认为，情志活动以脏腑所化生和贮藏的精、气、血为物质基础。脏腑的精、气、血充盈，生理功能正常，则人体对外界客观事物的刺激才能产生各种不同的正常情志变化。情志致病是由于突然强烈或长期持久的情志刺激，超出了人体的生理调节范围，引起情志变化异常，使气机紊乱，脏腑损伤，阴阳失调而导致疾病的发生。

　　**1. 精血互生与情志调控**　　生理上，肝肾同居下焦，肝主藏血，肾主藏精，精血相互滋生，即一方面肾精滋养于肝，使肝之阴血充足，以制约肝阳过亢；另一方面肾精又有赖肝血的不断补充而化生，以维持肾阴、肾阳的协调稳态。在先天，肝肾共同起源于生殖之精；在后天，肝肾共同受肾所藏的先后天综合之精的充养，肝肾的结构和功能体系通过"精血"这一中心环节而密切相关。而情志活动恰以精气血为物质基础，肝肾精血互生，精充血旺则神足，脏腑生理功能正常，五志各有所安。肾藏精，精生髓，髓充脑，脑为髓海；肝藏血，血上供于脑，血足则脑髓充盈。且脑又为元神之府，为"神明之心"，是主宰精神活动的器官，《医学入门·脏腑》称其"主宰万事万物，虚灵不昧"。由此可知，肝肾功能的正常通过脑作用于机体，使情志功能保持正常。

　　病理上，精血相互影响，同盛同衰，肾精不足可导致肝血亏虚，肝血不足可导致肾精亏损，最终表现为肝肾精血亏虚，正常情志活动的物质基础受损，导致情志疾病的发生。肝体阴而用阳，阴血不足则肝阳易亢；肾之阴阳为一身阴阳之根本，肾阴不足，水不涵木，同样致肝阳上亢，人易怒，诱发情志相关之中风、眩晕诸证，如《临证指南医案·眩晕门》中，华岫云所做按语曰："所患眩晕者，非外来之邪，乃肝胆之风阳上冒耳……下虚者，必从肝治、补肾滋肝，育阴潜阳，镇摄之治是也。"

　　**2. 肝主疏泄（动）和肾主闭藏（静）与情志调控**　　除精血之外，脏腑之气的运动变化，在情志活动产生中也发挥着重要作用。肝主疏泄，调畅气机；肾主闭藏，主纳气。肝木条达，使人体之气向上向外，肾水涵养，向内向下，使气不致发散太过。肝肾二者动静协调，使气机条畅，阴阳平衡。木赖水生，肾水滋养肝木，使肝气疏泄条达，生发功能得以实现；肝气的正常疏泄亦能使肾开合有度，完成其主水的功能。在生理状态下，肝肾二脏相互协调、相互配合又相互制约，以维持和调节机体中精、气、血、水，甚至包括神在内的重要生理功能得以正常运行，则人体对外界客观事物的刺激能够产生喜、怒、忧、思、悲、恐、惊的正常情志变化。

另一方面，气机逆乱所致的脏腑阴阳、气血失调是情志疾病发生的主要机制。在病理状态下，肝肾二脏任何一方的病变都会影响到相对的另一方，并导致情志活动的失常。如肝疏泄太过，则肝气有余，功能亢进，使气血上行，阳气内扰，易发狂躁、失眠；若肝之疏泄不及，则肝气郁结，生机被阻，易发郁证。于肾亦影响其封藏，如男子的遗精滑泻和排精不畅以及女子的经量过多和排卵障碍。

总之，肝主疏泄，主出，主动；肾主封藏，主入，主静。二者对立统一，相反相成，丰富了"肝肾同源"的理论内涵，也密切了"肝肾同源"与情志调控机制的关系。

## 肝肾同源与情志调控的神经-内分泌-免疫网络机制

由于现代医学中并没有"情志"这个概念，为了便于情志病的研究，有学者结合中医基础理论及相关研究进展，将现代心理应激理论引入到情志疾病的研究中。心理应激是机体通过认识、评价而察觉到应激原的威胁时引起的心理、生理机能改变的过程。生理性应激反应对机体有利，易于机体快速适应内外环境因素的变化。但强度过大、时间过长的病理性应激反应则对机体有害。病理性的心理应激反应属于中医学所述情志异常的范畴。一般认为，心理应激主要通过下丘脑-垂体-肾上腺轴（HPA）为中心的神经，内分泌-免疫网络来影响大脑某些脑区，如下丘脑（包括不同核团）杏仁核、海马等，通过引起这些脑区病理生理的改变，从而导致情志异常。

在我们既往的研究中，根据"方-证-效-脏腑功能本质"的思路，通过建立慢性心理应激反应模型来模拟"肝失疏泄，情志异常"的综合病理变化过程，提出"肝主疏泄之'疏泄'，其中枢神经生物学机制在整体上与调节下丘脑-垂体-肾上腺轴有关"的观点。另有研究表明，肝是应激反应形成的核心，它是应激反应系统的执行者。肝接受心下传的决策指令，在边缘系统形成情绪反应，并下传兴奋至蓝斑-去甲肾上腺素能神经元/交感-肾上腺髓质系统，引起去甲肾上腺素、肾上腺素的释放，平滑肌收缩，完成血液的重新分布。同时平滑肌收缩形成新的感觉信息反馈至大脑和边缘系统，进行反馈调节。肝还能直接接受应激源的刺激而产生上述反应，而把这种反应的感觉信息上传至心，进行认知评价，形成完整的心理、生理、行为的应激反应。边缘系统也可通过下丘脑-垂体-肾上腺皮质轴（HPAA）影响到肾。而肾在应激中的作用主要体现在 HPAA 上，HPA 兴奋引起糖皮质激素分泌增加，可激活全身物质和能量代谢过程，并可反馈调节边缘系统对刺激的敏感性及对儿茶酚胺的敏感性来影响肝的功能。糖皮质激素除自身反馈调节肾的功能外，还能影响记忆和认知而影响心的功能。由此，肝肾共同作用于神经-内分泌-免疫网络，对应激反应进行调节，而病理性应激反应又属于中医情志异常的范畴，这样从另一个方面证明了"肝肾同源"与情志调控关系密切。

## 肝肾同源与情志调控相关性的临床和实验研究

除了前面所述的理论研究以外，将"肝肾同源"理论应用于情志调控的实验研究和临床观察两个方面目前也已经获得了大量有价值的信息。金益强等对五类中医肝病证候患者进行血浆去甲肾上腺素和肾上腺素的测定，结果显示肝脏各证除肝气郁结证外，都显示一定规律的异常变化。据此提出：血浆去甲肾上腺素、肾上腺素含量可以定量地反映肝的虚、实证的外周交感-肾上腺髓质功能状态，肝的各实证该功能偏亢，肝的各虚证该功能偏低。表明肝与交感-肾上腺髓质关系密切，提示肝参与了情志调控的急性调节过程。蔡定芳等用皮质酮（CORT）皮下注射建立大鼠下丘脑-垂体-肾上腺-胸腺轴（HPAT）抑制模型（即肾阳虚模型），观察命门合剂对大鼠神经-内分泌免疫网络的调节作用。结果表明，命门合剂能有效改善 CORT 对 HPAT 的抑制、促进细胞免疫和细胞因子的分泌，说明肾脏与神经-内分泌-网络密切相关。李瀚旻等通过实验研究证实补肾方剂左归丸可通过"下丘脑-垂体-肝轴""神经-内分泌-免疫网络"和"髓-肝转化"调节肝脏再生，为"补肾治肝"理论（通过"滋水涵木"以维持生发-滋养协调）提供科学的实验依据，同时也丰富了肝肾同源的理论。王朝勋等认为在激怒状态下，神经-内分泌-免疫功能失调，使肝脏缺血、缺氧、肝糖原耗竭，水钠潴留，免疫机能下降，肝细胞自溶、坏死。将肝、神经-内分泌-免疫网络与情志联系在了一起。此外，临床上也有应用"肝肾同源"理论指导治疗情志相关疾病的报道。如用补肾中药加情志疗法治疗妇女绝经期综合征，补肾调肝法治疗排卵性月经失调以及疏肝滋肾法治疗老年性痴呆等。

　　情志致病关键在于气机失调，脏腑阴阳失衡。肝居于心肾之间，疏泄气机，条达情志，为情志调控之枢纽；肾藏精而居下焦，为精神生成和调节的根本，二者共同作用使气机得畅，阴阳平衡。现代研究将肝肾对情志的调节通过神经-内分泌-免疫网络相联系，为"肝肾同源"理论以及情志病的中西医结合治疗提供依据。

# 98 情志相胜疗法源流、理论及其应用

情志理论是中医学的重要组成部分，在中医认识、治疗和护理疾病中起着重要作用。随着医学模式向生物-心理-社会转变，越来越多的患者暴露出心理卫生问题。在中医对疾病的认识中，情志理论不仅是重要病因，也是影响疾病发展和转归的重要因素，同时也是治疗和护理躯体以及心理疾病的重要指导原则。学者张辉等梳理了情志相胜疗法的历史源流，阐释了其内在机制，综述临床与基础研究进展，比较与主流西方心理学疗法的异同，全面论述了情志疗法的应用。

## 情志理论与情志相胜疗法源流

情志理论始于先秦，《礼记·礼运》有"何谓人情，喜、怒、哀、惧、爱、恶、欲，七者弗学而能"与"圣人之所以治人七情"的记载，为最早的七种情志活动机制。《黄帝内经》构建了中医情志理论基本框架，对情志与脏腑的关系、情志致病规律以及对情志病症的治疗做了系统的论述，成为后世中医情志理论发展的基础。《素问·阴阳应象大论》曰："人有五脏化五气，以生喜怒悲忧恐。"这便是"肝在志为怒，心在志为喜，肺在志为悲，脾在志为思，肾在志为恐"的五脏-五志模式。在病因上，《黄帝内经》指出五志过极是发病的重要原因。正常的心理变化和精神活动是脏腑功能正常的体现，有利于脏腑功能，却病延年，若情志过极则杂证丛生。《素问·阴阳应象大论》曰："暴怒伤阴，暴喜伤阳。厥气上行，满脉去形。喜怒不节，寒暑过度，生乃不固。"情志内伤致病具有五行规律的特点，即故过怒伤肝，过喜伤心，过思伤脾，过悲伤肺，过恐伤肾。对情志致病的治疗方式首选情志，即以情治情。《素问·阴阳应象大论》及《素问·五运行大论》据五行生克规律，提出了情志相胜原则，并列出悲胜怒、恐胜喜、怒胜思、喜胜忧、思胜恐的规律，为中医情志疗法奠定了理论基础。《黄帝内经》以降，对中医情志理论不断补充和发展。

宋代陈无择在《三因极一病证方论》中明确提出了七情的概念，并将其作为一类重要内因，"七情者，喜、怒、忧、思、悲、恐、惊是也"。金元时期刘完素创立了"火热论"即"五志过极皆从火化"。朱丹溪亦私淑其说。张从正则是运用情志相胜疗法的临床大家，在《儒门事亲》中记载了大量情志相胜疗病医案。到了明清时代，情志理论广泛运用于临床，并出现了专章专篇记载。如明代张景岳在《类经·会通类》中就专设"情志病"一节。《张氏医通》与《古今图书集成》都专列"神志门"，每一病证都给出病因、病机及治疗。

## 情志相胜疗法的原理

情志相胜疗法，又称以情胜情法，是指在中医阴阳五行学说理论指导下，医生有意识地运用一种或多种情志刺激，以制约、消除患者的病态情志，从而治疗由情志所引起的某些心身疾病的一种心理疗法。情志相胜疗法首见于《黄帝内经》，基于"百病生于气"而构建。其理论基础涵盖五行生克制化、阴阳消长互制、气机升降出入等中医基础理论。主要内容为据五行生克理论，通过情志相互制约作用而形成的"悲胜怒""怒胜思""思胜恐""恐胜喜""喜胜忧"的五情相胜法。常用的情志相胜法，除了基于五脏-五志的无情相胜以外，还有阴阳对立情志相胜法、气机互调情志相胜法等。情志相胜的机制为五行生克制化、阴阳消长互制、气机升降出入以及缓急相对。其中又以气机升降出入为核心机制。气机

是人体生命活动的基础，情志所导致的基本变化也是气的变化。《素问·举痛论》概括为"怒则气上，喜则气缓，悲则气消，恐则气下，思则气结，惊则气乱"。不同的情志所引起的气机变化情况不同，彼此相互影响和制约；且气机也是情志之间五行相胜、阴阳互制与缓急相对关系的基础。韩晶杰则从心神主宰和脾思调控的角度提出了新的见解。情志与五神密切相关，心为情志形成与活动之主宰，情志为病易伤心神。思既属于意识思维又属于情志活动，在思维和情绪之间起着"中介"的作用；各种情志皆因思而发，皆经思而变，从而奠定了思在情志中的机枢地位。

## 情志相胜疗法临床运用

情志疗法是中医临床心理学的主要非药物治疗手段，历来为医家所重视，古今医籍记载了大量病案。分析《名医类案》196 例七情致病病案，发现心理治疗主要采用情志相胜治疗与两极情绪治疗。对122 例中医心理治疗医案分析发现情志相胜法在心理治疗中使用最为频繁，其次为暗示解惑法、激情疗法、劝说开导法、顺情从欲法、行为诱导法。情志相胜疗法除了广泛运用于情志疾病外，亦多用于非情志疾病，尤其是心脑血管疾病的治疗与调护和预防。情志相胜疗法可改善脑卒中偏瘫患者的焦虑状态，减轻患者抑郁情绪，提高其接受康复治疗的主动性和积极性，从而改善机体功能，减轻残疾程度。研究发现情志相胜疗法可改善支气管哮喘患者的生存质量。此外韩晶杰提出了将情志相胜理论用于自我调控养生的设想，认为情志相胜可发挥人类特有的心神（自觉意识）的"主观能动作用"，端正观念，树立豁达的心性，提高心理应激能力。在情志相胜临床操作方面，张伯华提出了情志疾病的四诊方法以收集症状、躯体、个性、欲求等资料，采用"思胜疗法""情胜疗法""调欲疗法"达到"阴平阳秘"的情志健康态。

## 情志相胜疗法基础研究

目前对情志相胜疗法理论研究主要集中在文献研究，即对古代文献的整理和归纳以及情伤脏理论探索，而高水平基础理论研究较少，而且目前尚不能检索到关于情志相胜疗法的基础研究。刘琴等研究发现基于中医"恐伤肾"经典的"优裕环境"情志护理可改善恐惧模型大鼠子代的生长发育缺陷。Zhang等发现母代大鼠的恐惧影响可以遗传到子代，并降低体质量和身长，延缓子代的生长发育，其机制可能与 25 条基因高表达，23 条基因低表达，涉及 5 条基因本体联合会数据库（GO）功能注释与 4 条系统分析基因功能、基因组信息的数据库（KEGG）通路相关。

## 情志相胜疗法与西方心理学

情志相胜疗法是中医心理学的重要组成部分，具有浓烈的本土特色，诸多学者开展了大量与当代西方心理学的比较研究，试图解释二者的异同。调查发现有近一半的中医情志病案例所使用的心理治疗方法与现代心理治疗的某些理论一致，如支持治疗、行为治疗、认知治疗等。黄志邦认为美国心理学家马丁·沙尼文创立的积极心理学疗法与情志相胜疗法中的"喜胜悲"不谋而合。积极心理学认为我们的主观幸福感源自三个元素，包括对生活的快乐感、对生活的投入度及个人的人生意义。通过增强这三个元素，可以提升我们的主观幸福感。积极心理学疗法已成功地运用于抑郁、焦虑等精神类疾病的治疗，并取得良好疗效。情志相胜疗法与行为疗法在治疗理论和治疗手段方面都有相似之处，但在治疗程序、治疗系统性与亲和力等方面存在差异。故进行深入的比较研究，如"喜胜悲"疗法采用跳跃、狂言、舞蹈、鼓乐等引发欢喜、愉悦的情绪状态，以缓解悲忧太过之不良情绪及由此所致的疾病，与行为疗法中的正性强化法极为相近。正性强化法通过奖励正常行为，去抑制并逐渐代替不良行为。从当代情绪心理学视角下研究中医七情理论的实践，发现中医七情理论与当代情绪心理学的密切相关并编制出了信度、效度较好的大学生七情量表，用于临床；基于情志相胜学说的中西医结合综合心理疗法可有效地运用于大学生的情绪障碍的心理治疗。

综上所述，情志相胜疗法是基于中医情志理论的独特的心理治疗方法，有着鲜明特色，适合国人的心理特点，对治疗环境要求简单，影响疗效的因素相对少，治疗过程简单，效果明显，必要时可配合其他中医疗法。

# 99　情志相胜疗法临床应用

　　情志相胜疗法，是古代最典型而系统的心理治疗方法，但因治疗方法等缺陷问题，使大多数疗法仅停留在理论的理解，临床应用没有得到推广。认知重评和表达抑制为现代心理学应用广泛的情绪调节策略，而情志相胜的实质是情绪调节过程。学者乔胜利等对情志相胜法与两种情绪调节策略的关系和应用进行了梳理，以期为情志相胜疗法的临床应用提供参考依据。

## 情志相胜疗法的应用

　　**1. "五志相胜"情志疗法**　　情志病的治疗方法多种多样，其中情志相胜疗法，是古代运用最为广泛的心理疗法。该疗法是在中医理论指导下，医生有意识地激起患者一种暂时的情志，去战胜、制止、克服另一种偏激的情志，使机体恢复平衡，从而达到治愈疾病的目的。其基本原理在《素问·阴阳应象大论》里被首次系统地阐述："怒伤肝，悲胜怒……喜伤心，恐胜喜……思伤脾，怒胜思……忧伤肺，喜胜忧……恐伤肾，思胜恐。"朱光海等研究表明"以喜胜忧"可以调气以治神缓解癌症患者的抑郁情绪，提升患者的生存质量。徐蕊等研究表明，过度担忧是广泛性焦虑症（GAD）这类情感疾病的核心，通过对生活事件等的"思"找到"恐"的根源可以有效排解恐惧心理。利用"五志相胜"的心理干预方法可以克制偏颇、极端的情志，从而促使五脏的气机与阴阳达到平衡，最终起到治疗情志病的作用。

　　**2. "非五志相胜"情志疗法**　　"怒胜思，思胜恐，恐胜喜，喜胜忧，悲胜怒"是"五行相胜"情志疗法的基本程序，但《绍氏闻见录》记载"州监军病悲思……疾乃已"。此为"恐胜忧"；《续名医类案》记载"某女子恒笑不止……故滴酒其裙。女大怒，病竟愈"。此为"怒胜喜"；景丽俊等采用"以喜胜悲"法，投其所好，传递"喜"能量，发挥兴趣爱好等，患者的孤独感明显减轻。此为"喜胜悲"。由此可见并不是所有情志病的治疗都遵循"五行相胜"的规律。单一情志之偏而致病，亦可用其他一种或多种情志去克服。在治疗情志疾病时应辨证论治，整体调整为宜。

## 情志相胜疗法的弊端

　　**1. 方法简单粗暴，不符合伦理要求**　　在中医书籍和现代期刊记载的 122 例中医心理治疗中，有 22 例（18%）违反了伦理方法。《吕氏春秋》中，文挚治疗闵王时就是用"不解衣履登王床，履王衣，问王之疾。王怒而不与言。文挚因出辞以重王怒"而后被闵王用鼎炉烹煮而死。周佳佳等研究表明，由于医疗卫生法律、医患关系等与古代不同，情志相胜法在当代不宜应用。在临床应用中要全面评估应用该疗法的可行性、利与弊等。

　　**2. 缺少可操作性的治疗规范，没有治疗的量化标准**　　情志相胜是利用五志的"五行相胜"或"五志互病"的原则达到改善某种不良情绪的目的，但具体如何使患者产生所需要的情绪，各医家使用的方法不一，个体化很强，没有固定的规律可循。《儒门事亲》记载"一富家妇人……其人大怒汗出，是夜困眠"。此为怒胜思。《邵氏闻见录》记载："州监军病悲思……监军惶怖汗出，疾乃已。"此为恐胜思。可见同样的情志病在不同患者身上采取的方法是不同的。不同的人在相同的情况下可能会经历不同程度的压力或负面情绪，不同的个体对于情绪的反应也不一样，医者发怒到什么程度，惊吓到什么程度对治疗情志病有效，患者、家属能承受的度又是多少更是无法得知，从而将这种情志治疗标准化很难。

# 情志相胜法与现代心理学的结合应用

李亚真对中医情志相胜疗法作用机制进行了重新审视，即增加情绪复杂性，激发出某种积极心理品质与潜藏情绪调节机制。由于情志相胜疗法缺乏治疗量化标准和科学的评价体系，并没有形成系统的治疗方案，其推广运用被严重阻碍，但结合现代心理疗法模式进行探究是可行的。情志相胜法的实质是情绪调节过程，调节的过程中用到相应的情绪调节策略。研究表明表达抑制与认知重评是两种应用广泛的情绪调节策略。认知重评是一种先行关注策略，发生在情绪产生的早期阶段，主要通过改变对情绪事件的理解和个人意义的认识来减少情绪反应。认知重评的调节作用具有持续性，且与更高的幸福感、社会适应性和生活满意度有关。研究表明认知重评可以减轻癌症患儿在治疗期间的生理痛苦程度。发现在受虐待的年轻人中，那些在认知重评时能够更好地进行前额控制区域和调节杏仁核反应的人，随着时间的推移，患抑郁症的风险较低。更有研究在认知重评的基础上提出了一种新颖、高效的创造性认知重评，且该策略比普通认知重评更有效，对减少负面情绪的效果具有长期性。表达抑制是一种反映关注策略，发生在情绪产生的晚期，主要是通过抑制将要发生或正在发生的情绪表达行为，来调节情绪反应，它不是一个有用且有效的策略。有学者对 4～9 年级流动学生进行调查研究表明，流动儿童依赖于表达抑制来调节基本能力感，即使能缓解情绪上的问题，但也会给其他认知活动比如学习等方面带来消极影响。在既定环境下，个体的确有大量的情绪调节策略可供选择和匹配。

**1. 人格特质不同，选择的情绪调整策略不同**　研究表明宜人性、外向性人群更多地使用认知重评策略，较少使用表达抑制策略。抑郁特质人群情绪调整策略的选择则相反。研究显示对于非抑郁患者而言，抑郁症患者通常使用更多的非适应策略（如表达抑制等），而较少地使用适应策略（如认知重评等）。而焦虑特质人群情绪调整策略的选择取决于焦虑水平高低，社交焦虑水平低者往往通过认知重评来调节自身情绪；而社交焦虑水平高者则通过表达抑制策略来调节自身情绪，原因可能是他们对情绪调整策略没有足够的认识或是情绪调整能力受损。虽然抑郁、焦虑人群情绪调整策略选择不同，但已有研究显示认知重评可以更好地减轻社交焦虑和抑郁。因此治疗不同性格特质的患者可以从不同的人格特质为切入点，了解不同个性特征的人可以使用的策略，将有助于找到调节人类情绪的最佳方式。如在应用情志相胜法调节外向性人群悲的情绪时，一方面可以向其讲述讲解开心的事情，另一方面医务人员治疗时可以通过有意识地引导患者使用认知重评以改变其认知，通过情志相胜法与认知重评的结合，更好地达到调节个体情绪的目的。

**2. 性别不同，选择的情绪调整策略不同**　研究通过皮层处理技术和功能成像数据为人群的性别差异在表达抑制中的作用提供了有力的证据。在现实生活中，女性比男性有更多的长期日常情绪压力。女性情绪是不稳定的，有更多的情绪发泄行为，如发怒、哭泣或向人倾诉。研究显示，老年女性认知重评与正、负情绪呈显著正相关，而老年男性相关并不显著。研究显示由轻微刺激引起的负性情绪时，女性比男性能更好地利用认知重新评估来改善自己的情绪体验。于晓麟等研究显示宫颈癌术后焦虑抑郁患者的心理健康状态和负性情绪可以通过认知重评而得到有效的改善。刘华峰等研究对 2 000 名男女大学生在抑郁、焦虑、压力、情绪调节方式、健康状况进行调查研究表明女生更多地使用认知重评。然而男性被认为是情绪稳定、坚强、不易激动的，对于情绪的表达常常是内敛的，因而更多采用理性策略即表达抑制。男性更善于使用表达抑制策略。现实生活中进行情绪调整时，要根据不同性别惯用的、擅长的调整策略去引导个体化的情绪调整，否则可能会适得其反。

**3. 文化不同，选择的情绪调整策略不同**

（1）民族文化：不同情绪调节策略的效果也体现在文化差异上。认知重评更适合少数民族大学生，而表达抑制更适合汉族大学生。蔡妤荻等研究表明文化疏离感越强、表达抑制使用得越频繁，汉区高校少数民族大学生幸福感呈越低状态。原因可能与不熟悉外部环境或缺乏有效的沟通而产生更多的负面情绪有关。

（2）国际文化：跨文化差异使西方的个人主义文化强调独特性，而东亚的集体主义文化注重和谐。情绪调节策略的使用和适应性可能取决于其使用的具体环境。在集体主义文化中，人们关注的重心不是"个人"而是"集体"，人们常会用大众化的眼光和想法来约束自己的言行，以此获得群体的认同。在这样的集体主义文化下中国人情绪抑制更受鼓励，使用表达抑制对负性情绪的调节速度比认知重评更快。然而研究表明，欧裔美国大学生较高的抑郁症状与使用情绪表达抑制策略有关。因而可知不同的文化背景下的情绪调节策略的效果存在分歧的，其在不同社会文化中有不同的含义，这与个体的自我认知及与文化特征密切相关。

**4. 其他条件下的情绪策略的选择**　田雨馨等对汶川地震极重灾地区的青少年进行依恋、表达抑制、认知重评创伤后应激障碍和创伤后成长的关系进行调查，结果表明：彼此间的依恋关系越安全时，认知重评这种情绪调节策略会应用得更多，从而缓解自身的创伤后应激障碍水平。对 68 名学生进行了 1 周的智能手机使用时间监控，结果表明智能手机使用时间长的学生更倾向于使用表达抑制的情绪策略。

社会的进步与发展给人们带来的心理问题也日渐突出。情志相胜法具有鲜明的中国文化特色，符合心理治疗本土化。该疗法的本质是情绪调节，可以结合现代心理学的模式进行深入探讨，针对情绪调节能力的心理干预机制进一步研究，以探讨是否能够增强情绪调节的认知策略，从而达到调节情绪的目的。但要注重个体差异，不同人格、不同性别、不同情绪体验、不同文化使用的策略不一定相同，不可同一对待。

# 100　论五行模式的情志相胜疗法

情志相胜疗法是最具特色的中医心理治疗方法，又称以情胜情法、情志移遣法等。其理论机制以五行相胜为其立论基础，从根本上来讲，都是属于气机互调。临床中常见多种情志同时致病，一种情志可以伤及多个脏器，即所谓"五志互病"之说。治疗宜辨证论治，整体调整。因此，学者霍磊等认为，临床治疗不仅仅是单纯的五行相胜、阴阳互制，还应根据实际情况，灵活运用。情志既可致病，又可治病。情志所导致的疾病有很多，情志作为病因是大家所熟知的，但情志作为治疗手段这一独到见解，深化了医学科学关于情志活动对人体影响的认识，丰富了中医治疗学思想。

## 情志相胜疗法理论机制的基本认识

情志相胜疗法就是医生在中医理论指导下有意识地激起患者一种暂时的情志，去战胜、制止、克服另一种偏激的情志，使机体恢复平衡，从而达到治愈疾病的目的。由于情志致病的复杂性，情志相胜疗法理论机制，目前有"五行相胜说""阴阳互制说""缓急相对说""气机互调说"四种观点。

**1. 五行相胜说**　《素问·阴阳应象大论》《素问·五运行大论》依据四时五脏阴阳系统，将五行与五脏、情志相配属，根据五脏之间的制约关系，提出"怒伤肝，悲胜怒""喜伤心，恐胜喜""思伤脾，怒胜思""忧伤肺，喜胜忧""恐伤肾，思胜恐"。正是金胜木、水克火、木克土、火克金、土克水之五行相胜关系。这种由《黄帝内经》所确立的五脏五志模式，成为后世中医情志理论的重要构成部分，并得到进一步的发挥和较为广泛的运用。金元四大家的张子和继承并发展了《黄帝内经》理论，将高度原则化的《黄帝内经》情志相胜理论，巧妙地转化为可操作的治疗方法。在《儒门事亲·九气感疾更相为治衍》中提出"悲可以治怒，以恻怆苦楚之言感之；喜可以治悲，以谑浪亵狎之言娱之；恐可以治喜，以恐惧之言怖之；怒可以治思，以污辱欺罔之言触之；思可以治恐，以虑彼忘此之言夺之。此五者，必诡诈谲怪无所不至，然后可以动人耳目，易人视听"。虽然情志相胜疗法以五行相胜为立论基础，但并不能解释所有的情志相胜现象，在临床医案中其他的相胜、相制也是存在的，如悲胜喜，喜胜怒等。

**2. 阴阳互制说**　《素问·阴阳应象大论》曰："阴阳者，天地之道也，万物之纲纪，变化之父母，生杀之本始，神明之府也，治病必求于本。"可见万事万物都可分阴阳，情志活动也有其阴阳属性。例如，《素问·阴阳应象大论》曰："暴怒伤阴，暴喜伤阳。"《灵枢·行针》亦曰："多阳者多喜，多阴者多怒。"大怒伤肝血，过喜伤心气，血属阴，气属阳，因而怒属阴，喜属阳。基于《黄帝内经》阴阳互制理论，因而不同阴阳属性的情志之间也是互相制约的。吴昆在阐释"怒胜思"时曰："经曰：思者气结。气结者，阴翳之根也，故用暴怒以伤其阴，使之归于平调而已。"

但是认识角度不同，情志的阴阳属性也有差别。如从情志所属的脏腑来看，则喜应心为阳中之太阳，怒应肝为阴中之少阳，思应脾为阴中之至阴。从情志活动的外在表现及气机运行的特点来看，喜、怒、惊，多致气机生发外散，故为阳；忧、恐、思，多致气机内收下沉，故属阴。例如，《黄帝内经》指出"暴怒伤阴"。认为怒属阴，而吴昆解释"怒胜思"时，认为"怒属阳"，可见认识角度不同，情志的阴阳属性也不同，因而阴阳互制说只能解释部分情志相胜疗法机制。

**3. 缓急相对说**　从情志活动的表现来看，情志活动有缓、急之别，如喜、思、忧为缓，而怒、恐、惊为急等。缓急之间是可以互相制约的，如恐胜喜、怒胜思都属于急治缓，但缓能否制急，却没有相关论述。且有些情志缓、急难以分辨，如喜胜忧，何为缓何为急难以辨别。因而缓急相对也只能用于解释某种具体情况而已，仅从情志表现的缓急来解释情志相胜，恐有不妥。实际上，情志的缓急相对也是气机的缓急相对，因此情志缓急相对说也可以归为气机互调理论，二者在本质上是相同的。

**4. 气机互调说**　《素问·举痛论》认为"百病生于气也"。并提出"怒则气上，喜则气缓，悲则气消，恐则气下，寒则气收，炅则气泄，惊则气乱，劳则气耗，思则气结"九气为病说。可见不同情志所致气机变化不同，从而开创了从气机角度认识情志作用机制的先河。吴昆在《医方考·情志门》解释"思胜恐"曰："盖悲思则气结，惊怖则气浮，浮则气不结矣。此亦以情相胜也。"明确提出不同的气机变化之间存在相互影响、制约的关系，并作为情志相胜的机制。

不同的情志导致气机运动变化不同，利用不同气机运动之间的互相制约关系，来达到"阴平阳秘，精神乃治"的情志和谐状态，既符合阴阳互制、五行相胜之基本原理，又能涵盖情志的阴阳五行属性，因而能够较好地解释情志相胜的理论机制，也更符合临床实际情况。因而情志相胜疗法以五行相胜为基础，阴阳相制、缓急相对作为补充，根本上来讲，都是属于气机互调。

## 情志致病的特点

《素问·天元纪大论》曰："人有五脏化五气，以生喜怒思忧恐。"在《素问·阴阳应象大论》中也有同样的论述。《黄帝内经》认为，情志是五脏之气所化生，是五脏气化活动的外在表现形式。正常的情志是五脏接受外在事物的神志变动表现，过激的情志则损伤脏腑，造成脏腑气机逆乱，甚至造成严重的病证。

**1. 情志致病直中脏腑，首伤心神**　《灵枢·百病始生》曰"夫百病之始生也，皆生于风雨寒暑，清湿喜怒。喜怒不节则伤藏，风雨则伤上，清湿则伤下"。情志伤人，直接损伤脏腑，尤其是心神。《灵枢·本神》曰："怵惕思虑者则伤神，神伤则恐惧流淫而不止。因悲哀动中者，竭绝而失生。喜乐者，神惮散而不藏。愁忧者，气闭塞而不行。盛怒者，迷惑而不治。恐惧者，神荡惮而不收。"虽《素问·阴阳应象大论》提出"怒伤肝、喜伤心、思伤脾、悲伤肺、恐伤肾"，但是这种对应关系是在心神主导下得以实现的。《黄帝内经》认为心为"五脏六腑之大主"，情志活动发乎心而应乎五脏，心在情志活动中占主导作用。故《类经》曰："情志所伤，虽五脏各有所属，然求其所由，则无不从心而发。"费伯雄《医醇义》曰："然七情之伤，虽分五脏而必归本于心。"因而，"情志相胜"心理治疗是建立在"心神合一"整体观念的基础上的。

**2. 情志致病导致气机紊乱**　气的升降出入运动十分重要，如《素问·六微旨大论》提出"出入废则神机化灭，升降息则气立孤危"的观点。情志活动是正常的情感宣泄，不致形成病态，也不会损伤五脏的气机。过度的情志会影响内脏的气机升降，使气机的升降协调关系逆乱。具体在《素问·举痛论》有论述"百病生于气也，怒则气上，喜则气缓，悲则气消，恐则气下……惊则气乱……思则气结"。怒则气上，是指盛怒则肝气上逆，血随气升，并走于上，甚至血随气升而为呕血，肝气乘脾而为飧泄。喜则气机和调，心情舒畅，荣卫通利，所以气机舒缓，若过喜则心气涣散而病。悲哀太过则心系拘急，心肺俱在膈上，肺失宣降而胀大叶举，上焦不能宣通，荣卫不能布散，郁而化热，消损人体的正气。过度恐惧，首先伤肾，肾藏精，导致精关不固，气陷于下。大惊则使心气无所依附，神不守舍，思绪混乱不定，以致气机紊乱。思虑过度，心神劳伤，事存于心，神凝于事，使神气留而不行，以致气结。同样《灵枢·本神》也提出"愁忧者，气闭塞而不行"的观点。情志致病易致气机紊乱也是情志相胜疗法气机互调说的理论依据。

**3. 情志致病有常有变**　情志致病有常有变，情志既可伤及本脏，如"怒伤肝，喜伤心，思伤脾，悲伤肺，恐伤肾"；也可按五行相制的顺序伤及他脏，如上文所述"悲胜怒"等，都属于情志致病之"常"。情志致病还可出现不按规律的伤及他脏，如《灵枢·本神》提出"怵惕思虑伤心、愁忧不解伤脾、悲哀动中伤魂、喜乐无极伤肺、盛怒不止伤肾"，属于情志致病之"变"。其"变"还表现在疾病传变方面，《素问·玉机真脏论》提出疾病的传变具有一定的规律性，"五脏相通，移皆有次"。但是两种情况下，不按正常的传变次序，一种是"卒发者"，另一种就是"不以次入者，忧恐悲喜怒"情志致病。可见情志既可伤及本脏，也可依五行生克乘侮规律伤及他脏，又可不按规律伤及他脏，故情志致病错综复杂。通过情志致病特点分析情志伤人十分复杂，临床治疗更是如此。因而单纯的五行相制难以解决临床所遇到的所有问题，故有阴阳相制、缓急相对之说，但整体来说都属于气机互调说。

## 《黄帝内经》五行模式的情志相胜疗法基本理论

情志相胜疗法以五行相胜为立论基础，但情志病临床表现复杂多变，单一按照《黄帝内经》五行相胜图及阴阳制约理论简单照搬，难以解释临床所有情志相胜治疗情况，而应根据临床实际情况灵活运用。下面以五行相胜为基础来分析情志相胜疗法基本理论及临床注意事项。

**1. 喜胜忧** 肺在志为悲忧，《灵枢·本神》曰："愁忧者，气闭塞而不行。"可见忧愁过度，导致气机郁滞，尤伤肺气，使肺气消损，治节失职，久之则见毛悴色夭等症。按五行相胜图，喜胜忧，临床治疗则根据患者的实际情况，采用各种方法使患者喜悦，来达到制约悲忧的目的。此疗法采用合理的方法尽量满足患者的需求，当然，满足个人的要求应该尽量在合理的、能够达到的前提下才能这样做。有时候为了使患者喜悦，难免会出现善意的欺骗等手段，因此劝慰、开导等措施应随后跟上，以免病情反复。

**2. 恐胜喜** 心藏神，主血脉，在志为喜。"喜则气和志达"，心情愉悦放松，但过喜则心气涣散不收，血不养神，出现神不守舍，注意力不集中，健忘，甚则嬉笑不休，状若癫狂，正如《灵枢·本神》曰："心气虚则悲，实则笑不休。"恐则气下，可抑制涣散浮越之心气，使之归于平调。诚如《吴医汇讲》所阐述"人当极喜之时，适有恐惧之事，猝然遇之，莫不反喜为忧者，惟以喜之情缓于恐，而恐之情急于喜也"。恐惧本身属于负性情志，将其作为治疗手段，来抑制过喜所导致的心气涣散不收等症状，只能作为权宜之计，不可久用。用后要对患者做好解释工作，使患者明白仅是治疗所需，以消除其后顾之忧。

**3. 怒胜思** 脾在志为思，思维是人类认识事物的过程及其能力的反映，其本身并不带有任何情感色彩。思既属于意识思维又属于情志活动，在思维和情绪之间起着"中介"的作用。如果思虑过度，则志凝神聚，气留不散，滞于心而结于脾。脾的运化、升清功能异常，出现不思饮食、脘腹胀满、神疲懒言、四肢懈惰、失眠健忘等症。肝在志为怒，主疏泄。大怒有助于肝气升发、气机亢奋、气随血升、营血通利，冲破脾因过思所导致的郁结之气。大怒易导致肝阳上亢，气随血升，因而对于肝阳过亢、肝火过旺、心经实火的患者要仔细斟酌，以免酿成新的病患。同时要注意"以怒胜之以喜解之"的善后原则。

**4. 悲胜怒** 怒为肝之志，五行属木。暴怒则肝气横逆，气血并走于上，出现心烦气躁、头晕耳鸣、甚至出现"大怒则形气绝，而血菀于上，使人薄厥"等症。悲则气消，使人意志消沉、心情失落，能顿挫大怒激扬之势而建清肃之功。虽然悲哀属于阴性的消极心理，然而在一定条件下，悲哀可以平息激动，控制喜悦，忘却思虑，因而可能转化为积极的治疗作用。当然由于悲哀也是一种负性情绪，仅是临床治疗所需，不可久用，以免形成新的病证。

**5. 思胜恐** 恐为肾之志，五行属水，恐惧是指人在面临危险或想到某种危险情景而出现的一种缺乏安全感的情感体验。恐惧太过则伤肾，肾伤则精气不升，精气不升则上下不能交通而气停留于下，出现下焦胀满不舒、二便失禁、意志不定、惊恐不安等症。《灵枢·本神》有"心有所忆谓之意，意之所存谓之志，因志而存变谓之思，因思而远慕谓之虑，因虑而处物谓之智"，可见人的情感活动都与思有关，思是情感产生及变动的中心。脾在志为思，思考生理智，能主动排解恐惧情志，临床治疗可以通过各种途径使患者对惊恐的事物进行思考，促生理智，以制约过度惊恐的情绪及引起的躯体症状。同时"思则气结"，志凝神聚，可收敛惊恐涣散的神气，调整气机平衡。临床中常见多种情志同时致病，一种情志可以伤及多个脏器，即所谓"五志互病"之说，治疗宜多种情志致病，辨证论治，整体调整，灵活运用。

# 101　论中医情志相胜疗法作用机制

情志相胜疗法是古代最典型而系统的心理治疗方法，基本程序是"怒胜思，思胜恐，恐胜喜，喜胜忧，悲胜怒"。《黄帝内经》最早系统论述其原理，并经历代医家不断充实与完善，主要从五行相克论来认识，即"喜为心火之志，能胜肺金之忧……怒为肝木之志，能胜脾土之思……忧为肺金之志，能胜肝木之怒……思为脾土之志，能胜肾水之恐……恐为肾水之志，能胜心火之喜"。有学者结合现代心理学知识分析情志相胜疗法，说明情志相胜疗法富含现代心理治疗原理。学者李亚真结合情绪心理学的相关研究进展，重新审视中医情志相胜疗法的作用原理及机制，为更好地将情志相胜疗法推广应用到现代心理治疗实践中，促进心理治疗的本土化提供一定的理论依据。

## 中医情志相胜疗法的优势

**1. 关注到不同类型情绪情感之间的相互制约**　中医情志相胜心理疗法特别关注到不同类型情绪情感之间的相互制约关系，这在现代心理治疗中也有诸多体现，只不过现代心理治疗并非如中医情志相胜疗法般的以情绪情感制约关系为焦点。诸如厌恶疗法治疗成瘾行为的"以恶制喜"、系统脱敏疗法治疗恐惧症的"以静制恐"、认知合理情绪疗法治疗失恋痛苦的"以思胜悲"、常言的"以理服人，以情动人"、新闻报道如"初一女生遭劫持一个多小时，递饼干安抚嫌犯情绪"的"以悲制怒"。这些治疗产生效果都伴以情绪情感的改变，因而也包含着不同类型情绪情感之间的相互制约关系。中医情志相胜疗法的"以情胜情"，旗帜鲜明地引领心理治疗过程，这种治疗"战略"值得现代心理治疗实践借鉴和应用。

**2. 鲜明的本土化色彩，符合中国人的情感特点**　中医情志相胜疗法根植于中华民族文化，具有鲜明的本土化色彩，正是这点足以令情志相胜疗法在当今中国心理治疗实践中继续发挥重要作用。情志相胜心理疗法是在中医理论指导下，运用朴素的古代心理学思想和情志之间相互制约关系来进行治疗的方法，它是历代医家在长期的临床实践中总结出来并行之有效的一种心理疗法，反映了古人特有的人生态度、独特的思维方式和情感表达方式。不论是情志的相生还是相克，都体现了古人克制、谨慎、自律、中庸的情感表达方式，强调健康的情绪情感状态应该是阴阳均平。

中医情志相胜疗法疗效确切，现今已有不少研究证实该疗法有一定疗效，但在应用上多侧重理念引导，缺乏系统理论支撑和临床操作性指标。该疗法疗效明显迅捷、注重个体差异性、体现中国人情感方式特点。在看到情志相胜心理疗法优势的同时，现代心理治疗研究者更应该看到其局限性，从理论和实践上去深入挖掘其作用机制。

## 中医情志相胜疗法的理论局限性

**1. 情志相胜的生理机制有待明确**　"五志在五脏"（五志的物质基础在五脏）是情志相胜学说的起点，其科学性问题显得尤为重要。但该论断缺乏足够的直接证据或作用路径，影响其说服力。实际上，情绪活动包含很复杂的神经生理过程，例如，现代情绪研究已进展到依据电生理学、脑成像和基因分析等新技术手段，从外周与中枢神经系统相互作用的角度来阐明情绪经验形成和调控的情绪生理机制。情绪经验形成的环路模型强调由外周到中枢的自下而上加工，而情绪调控的神经内脏整合模型强调由中枢到外周的自上而下加工。因而，中医情志相胜疗法的深入研究应该努力去揭示和总结"五脏-中枢神经系统-五志"的可能作用路径。

**2. 情志相胜的情绪分类过于简单化**　心理学研究证实：人的情感是十分复杂的，并不限于《黄帝内经》所认为的喜、怒、忧、思、恐这五种简单形式。五种情志之情绪分类过于简单化，例如"思伤脾，怒胜思"之"思"非"恐伤肾，思胜恐"之"思"，前者相当于思念、哀思，后者相当于认知、思考。而现代情绪研究依据效价、唤醒度以及动机维度等方面来区分，其分类更细致、精确，自我意识情绪也受到关注。不同情绪的生理基础是不同的，例如研究表明五种基本情绪自主神经反应是模式化而特异的，但可能互相重叠。因而，将情志相胜疗法运用于现代心理治疗实践，应该注意这些不同类型的情绪，从而去验证它的疗效。

**3. 情志相胜的五行相克之说过于牵强**　其一，五行相克应向情绪具身观过渡。从情绪外周理论到面部反馈假说、躯体标记假说再到现在的情绪具身观，都一致认为情绪是具身的，情绪是与身体及其经验离不开的，如热情、冷淡的原型是热、冷。"恐胜喜，悲胜怒，怒胜思，喜胜忧，思胜恐"的原型为"春夏秋冬"之"风、寒、湿、暑、火、燥"的相互制约关系，这一原型要比"金、木、水、火、土"之五行相克说，更被现代心理治疗实践所接受。其二，情志相胜的五行相克之说过于牵强，情志相胜的实质在现代情绪心理学看来就是情绪调节过程，显效的根本是某种情绪调节机制在起作用，例如：认知重评与表达抑制是两种普遍的具体策略，自动认知重评和自动表达抑制均能有效下调焦虑个体的负性情绪体验，可通过调节表情行为改变情绪体验。"怒胜思，思胜恐，恐胜喜，喜胜忧，悲胜怒"，以一种情绪可以去调节另一种过度的情绪，甚至多种可以调节同一种、一种可以调节多种，这说明情志相胜产生疗效的关键或许不在于情绪本身，而是在于一些中介变量，如认知重评与表达抑制两种常用的情绪调节策略。

## 中医情志相胜疗法作用机制的重新审视

尽管情志相胜疗法不如西方心理治疗方法系统而科学，但其蕴含中国的传统文化、疗效，历经几千年检验，势必有其内在科学性。一方面是符合中国人的情感或个性特点；另一方面是情志相胜有其内在作用机制，即包含内在的情绪心理作用过程。

**1. 情志相胜的机制之一为增加了情绪复杂性**　情绪复杂性，指情绪体验的多样性、广泛性和深刻性，对认知功能和身心健康有重要作用。中医情志相胜心理治疗，以一种情绪去调节另一种过度的情绪，甚至多种可以调节同一种、一种可以调节多种，实质是在增加情绪复杂性，而维持情绪复杂性对个体的认知功能和身心健康有重要意义。

例如"怒胜喜"：邱汝诚治女子恒笑不止，求诊。问平生所爱何衣，令着之，使母与对饮，故滴酒沾其裙。女大怒，病遂瘥（《续名医类案》）。再如"喜胜怒"：一女伤于怒，内向卧不得转，迪诊之，因索花作妇人妆，且歌且笑，患者闻之，不觉回顾，大笑而愈（《古今图书集成·医部全录·医术名流列传》）。根据 Friedman 等人的动机匹配假说，积极情绪和消极情绪有不同的指示作用，使个体产生不同的目标。消极情绪引发"存在问题"的信号，进而驱使个体注重问题解决；而积极情绪诱发安全信号，进而驱使个体去寻求刺激和诱因。"怒胜喜"，通过"沾其裙"激怒女子，促使其把身心能量投向问题解决，纠偏过度喜悦；"喜胜怒"，通过"索花作妇人妆，且歌且笑"令女子大笑，或许驱使女子搜寻和思考令其身心愉悦的原因，从而领悟维持心情愉悦的关键。

因而，在个体的情绪情感系统中，无论是混合情绪（如网络上流行的"年终欣喜恐惧综合征"）还是情绪复杂性概念，都强调积极情绪和消极情绪对个体的生存和发展具有重要意义。就如同对待刚入校大学新生的"兴奋"，教育者往往以就业难、职业胜任力要求高，"悲胜喜"方式引导其尽快投入到专业学习中；对待毕业求职学生的"悲忧"，教育者往往以新机遇、新挑战等"喜"来胜之，引导其展望未来。可见，积极情绪与消极情绪可以相互制约，共同演绎心理健康的平衡状态。此外，中医情志相胜治疗还有"怒胜悲""悲胜怒"的案例，一种消极情绪可以制约另一种消极情绪，这更说明其作用机制之一是增加个体的情绪复杂性，以促使个体维持身心健康。

**2. 情志相胜的机制之二为激发出积极心理品质**　积极情绪的扩展与建设理论指出，积极情绪能够激活一般的行动倾向，对于认知具有启动和扩展效应，能够建设个体的资源，促进个体心理健康水平。例如上述"喜胜怒"案例，通过"索花作妇人妆，且歌且笑"令女子大笑，女子为何笑？大笑之后如何而愈？"大笑"这种积极情绪，或许促使女子认识到"医生除了严肃地给患者诊疗，也可以放下姿态变得如此幽默"的弹性生存、"家人和医生为了自己的病情费尽心思"，从而对家人和医生心存感恩，不断进行自我调节和人际协调，进而达到心理健康水平的恢复。

中医情志相胜心理治疗中，除了"喜"外都是一般意义上的消极情绪，如何战胜？除了机制之一所阐述的增加情绪复杂性，消极情绪引发"存在问题"的信号，进而驱使个体注重问题解决。机制之二是因为激发出某种积极心理品质，这种积极心理品质就如同积极情绪一样，能通过促使个体建设个人资源而促进其提高心理健康水平。积极心理学视角下的消极情绪并非一无是处，如中国文化中的"怒"可能代表"争气""要强"之类的品质。典型的如"为中华之崛起而读书"代表了一种民族自尊，努力地提高民族实力。争气要强，化悲愤为力量，从而努力提升自我。这机制之二也恰恰说明了情志相胜疗法从情绪产生、加工到调节过程，都基于中国人文化心理特征，因而能显示疗效上的独特魅力。例如"怒胜悲"：一妇悲夫成病，其兄画其夫与所私照镜状示之，妇恚而诉，悲逐减，病旋愈（《理瀹骈文》）。如同现代心理治疗实践中可以引导失恋者多考虑恋人的缺点，"沉浸在思恋的悲痛中不值得""以怒胜悲"，进而化悲痛为力量，把精力转移到其他事情上。

**3. 情志相胜的机制之三为潜藏情绪调节机制**　情志相胜的实质是情绪调节过程，"怒胜思，思胜恐，恐胜喜，喜胜忧，悲胜怒"需要通过内因起作用，即个体的主观能动性，显效的根本是潜藏情绪调节机制。例如可通过调节表情行为改变情绪体验，现代心理治疗实践中指导抑郁倾向者常常进行的"咬筷子对着镜子笑"训练，能让个体体验到快乐的情绪。在做出何种情绪的面部表情时，个体能报告出相应的内部情绪体验。中医情志相胜心理治疗的案例中，以一种情绪去调节另一种情绪，在激发出新情绪的同时已经改变了个体内部的情绪体验，增加了情绪复杂性，缓和了原有的过度情绪。

认知重评与表达抑制是个体情绪调节最为常用的具体策略，中医情志相胜心理治疗的案例中也包含着这两种普遍的情绪调节策略，尤其是"思胜恐"的"思"就是认知重评。例如上述"怒胜悲"案例、失恋者重新评价前一段恋情并自我评判"沉浸在思恋的悲痛中不值得"，认知评价在个体心理健康恢复中起着关键作用。再如"悲胜怒"：杨贲亨治一贵人，患内障，性暴躁……贵人旦夕视左股抚摩，惟恐其发也，久之目渐愈而毒不作（《续名医类案》），悲哀可以平息激动、控制喜悦、忘却思虑，因而有可能转化为积极的治疗作用。就如同"人之将死，其言也善"，悲伤令人重新评价人生的意义和生命的价值，"还有什么比生命（身体健康）更重要的呢？"因而专注健康，对人际间的冲突也愈发不在乎，从而怒气得以减少。还有现实生活中，对于亲子间的冲突，往往以"悲父母之年老"而克制了愤怒，重新评价和再认识亲子互动行为，进而提升亲子关系的亲密性。

中医文化博大精深，中医情志相胜疗法有鲜明的本土化色彩，在现代心理治疗实践中必将熠熠生辉。但将中医情志相胜疗法应用到现今的心理治疗实践中，有赖于研究者们深刻地体悟其精髓和作用机制，进而制定情志相胜疗法的操作规范。

# 102　情志疗法在心脏康复中的应用

随着社会经济的快速发展，人口老龄化进程加快，居民的传统饮食习惯、生活行为也发生了巨大的改变，心血管疾病已经严重威胁着人类的健康，成为全世界范围内居民死亡的首要原因。随着经皮冠状动脉介入术和药物应用的快速发展，心血管疾病的致死、致残率明显下降，但其对于冠心病的远期疗效干预作用并不明显。而心脏康复是心血管疾病二级预防的重要组成部分，可以通过促进患者健康的生活方式，从而延缓或逆转心血管疾病发生和发展，增强患者的心功能，有效提高预后效果，确保患者的生理、心理及社会功能尽快恢复到最佳状态，并促使他们回归社会。学者牛琳琳等就中医情志疗法在心脏康复中的应用做了论述。

## 心理康复在心脏康复中的重要性

研究证明，心理因素与心血管疾病的发生和发展有明显关系。10％的心血管疾病患者发病有着明显的诱发因素，而他们的诱发因素主要为心理因素和剧烈活动，其中心理因素虽然相对来说危险性较小，但是延续时间较长。强烈的心理刺激会导致交感神经兴奋，儿茶酚胺分泌量增加，冠状动脉收缩，心率上升，凝血功能过度亢进，粥样硬化斑块形成概率增加，破裂风险增大。并且心血管疾病恢复期的患者，尤其是经皮冠状动脉介入术后和搭桥术后等患者，80％左右存在不同程度的焦虑和忧郁，55％存在睡眠障碍，甚至38％的患者由于心理原因长时间不能恢复正常工作，而且在心血管疾病治疗6～10年后的回访中发现，心情忧郁情绪消极的患者心血管疾病反复发作率高达52％，而没有合并心理疾患的患者心血管疾病反复发作率仅为12％。这些情况如果不能及时干预，必将会对患者及其家庭带来诸多困扰，并且患者因为长期精神压力，生活质量下降，数次往返医院就诊，必然会直接影响疾病的预后。所以，心理康复作为心血管病患者康复过程中的组成部分显得尤为重要，不仅可以让患者通过积极认知加深对心血管疾病的了解，降低恐惧心理，并且可以对有明显焦虑、抑郁表现的患者进行宣传教育和心理疏导，改变患者的不良认知，消除消极情绪，有效降低心血管疾病的反复发作率，使患者能够快速恢复到正常的工作生活中。

## 情志疗法在心脏康复中的应用机制

情志活动是人类精神活动的重要组成部分，指的是人体对外界客观事物刺激所做出的心理反应，为正常的心理应激活动。但是长时间或者剧烈的刺激就会引发人体的情志活动亢进性反应，超出人体承纳的极限就会引发脏腑气血功能的紊乱，从而导致疾病发生。而情志疗法则是针对此类情况应运而生的治疗方式，它是指医生或心理学家运用中医情志或心理行为的理论和方法治疗患者心理疾病和心身疾病，促使患者心身状况向健康方向发展的有效治疗方式。情志疗法历经千年的传承和发展，依旧显示着旺盛的生命力，是其有着不可替代的原因。中医学所研究的目标并不单一指有着形体躯壳的人，更多的是形神合一的有机整体，这也就是中医的整体观念。人体的情志变化以形体躯壳为基石，却又对脏腑气血功能产生巨大的影响，与疾病的发生发展和转归密不可分，以此依据奠定了中医七情内伤学说的理论基础，并形成了体系健全的中医情志疗法。《黄帝内经》认为情志是五脏功能活动的产物，心主喜、肝主怒、肺主忧、脾主思、肾主恐，情志内伤是通过情志影响相应的内脏而导致不同的病理过程。五志与五脏的联系并不是单一的联系，而是"心"协调作用的结果，七情虽分属五脏但却统领于心。"忧思伤心"，故而情志致病首先影响于心，再波及其他脏腑。

## 情志疗法在心脏康复中的应用方法

人的情志活动可以分为正面情志与负面情志，即正常心理和异常心理。正面情志是指良好正确的观念和健全的人格，对人体能够产生正面影响，增强人体意志，有效增强人体抗病能力。而反面情志则为不良错误的观念和人格障碍，对人体产生不利的影响，对健康极其有害。中医情志疗法应用于心脏康复中的主要作用机制即为消除负面情志，重塑正面情志，从而维护人体的心身健康，其主要体现在以下几个方面。

**1. 五志相胜疗法**　五志化生于五脏，五脏的生理功能是五志化生的生理基础。五志安居于内，心身则安康；五志劳伤过度，则心身必生疾患。中医学依据五行相生相克的理论，认为五志属五行，故而五志之间也必然存在着相互制约关系，即悲克怒，怒克思，思克恐，恐克喜，喜克忧。依据于此提出五志相胜疗法，利用情志相生相克的原理，则可以让太过或不及的心理趋向平衡，使偏离的心理、言行归于正常，以此来维持五志之间的协调平衡，从而达到心身健康的目的。

**2. 言语开导疗法**　《灵枢·师传》最早提出劝说开导疗法，告之以其败，语之以其善，导之以其所便，开之以其所苦。使用言语开导疗法可以消除患者的心理疑惑，有效解除患者的心身病痛。人之情莫不恶死而乐生，许多人在患病之后，面对工作、家庭、社会等方面而来的压力，产生极其沉重的精神负担，主要表现为心情抑郁或烦躁不安，甚至有许多精神心理疾患的发生往往源自于内心的疑惑和迷惘，因此会对疾病的治疗丧失信心。心病还需心药医，语言是化解精神负担的良药，是解除心理困惑的钥匙。善治斯病者，使心无所疑滞，或生欢欣，或逢喜事，或眼见欲爱之事，则慧然如无病矣。

**3. 清心静神疗法**　心藏神，为神之舍，主司机体的精神意识思维活动。心忌妄念，心贵清静；神忌迁驰，神贵安和。心清神静，守神以安，护形以全，则形体安康。正如《黄帝内经》所言恬惔虚无，真气从之，精神内守，病安从来。此法主要适用于各种原因导致的情绪紧张、心理压力较大、私心杂念较多、存在不良刺激等引起的情志障碍和心理问题，以及心血管慢性疾病的恢复治疗和老年心身功能的保健和康复。

**4. 疏导宣泄疗法**　当机体受到外界剧烈刺激和巨大心理压力时，心身就会处于一种异常的应激状态，比如过度紧张、焦虑恐惧、情绪沮丧、心跳加快、血压升高、胸闷气阻等，如果这种情绪得不到及时宣泄，久而久之，则可导致心身疾患，从而引发脏腑气血病变。疏导宣泄疗法则是以此为基础提出，主要在于采用疏通、引导、宣泄、转移等方法，将被压抑的郁闷情绪宣泄出来，使机体内环境处于相对平衡状态，达到心身疾病的治疗和康复目的。

**5. 移情易性疗法**　即运用各种方法来有效转移患者的精神意念活动，借此调理和纠正气机紊乱的病理状态，从而达到心身疾病的治疗和康复方法。清代吴师机在《理瀹骈文》中言道："七情之病也，看花解闷，听曲消愁，有胜于服药者矣。"无论是幽雅的环境，还是美妙的音乐，都可以有效地陶冶人的性情，使人的行为发生改变，从而让患者保持良好的心境，有效缓解思想压力，情志达到平衡状态，促使心身疾患的康复。

## 情志疗法在心脏康复中的应用优劣

中医情志疗法建立在整体观念之上，其治疗体系主张形神兼治，通过调畅人体情志达到形体疾病的治疗和康复作用。所以在治疗过程中应该充分考虑环境、地理、人际、病源等问题，并且不能忽视患者对医生的信任度及其个性性格特征，将医患完整的纳入其中，使之成为治疗的一部分，如此才能达到理想的治疗和康复作用。中医情志疗法设计简单，构思精巧，可随时随地开展治疗，不需要过多的药物和设备，甚至有很多时候是在患者不知情的情况下开展的，有效降低患者的心理抵触情绪，在真实自然的治疗场景下充分调动患者的情志变化，使之达到最佳的治疗和康复目的。

中医情志疗法虽然具有确切的疗效，但并不能让其对于所有疾病和所有情况均能有效，也不能单一使用此种疗法就可以达到完全的治疗目的。而且患者之间都存在着个体差异性，在治疗的同时即使面对一样的情况也应该针对患者的实际情况采取不同的治疗手段。故而心脏康复过程中可结合病患具体情况，将情志疗法与其他康复手段进行结合，临床应用时还应该因人而异、辨证论治、身心兼顾，只有如此才可法尽其用，更好地促进患者心血管疾病的整体康复效果。

# 103　情志疗法的情绪冲击、情绪替换实质

　　中医认为治病原因有三：内因、外因和不内外因。内因多由七情内伤而带来。七情是指喜、怒、忧、思、悲、恐、惊七种正常情志活动，与脏腑精气关系密切。七情是脏腑精气对外界反应的表现，而脏腑精气又为七情提供生理基础。例如，《素问·阴阳应象大论》指出"人有五脏化五气，以生喜怒悲忧恐""肝在志为怒，脾在志为思，肺在志为忧，肾在志为恐"。中医便在五行学说的基础上，运用相生相克的原理发展出了情志疗法。随着心理学的发展，人们对心理的认识越来越深刻，逐渐形成了一套自己的理论体系。面对中医情志疗法这早已有之的实践，更需要从理论的角度来阐述其中的心理学原理。情志疗法与心理上所说的情绪疗法和情绪控制有许多的相似之处，但又有差异，在心理学上还未找到可以完全解释这种通过情绪冲击、情绪替换达到治疗目的的原理。学者李亚真等就中医情志疗法中的情绪冲击、情绪替换实质进行了探索，希望通过这些论述能够丰富情志疗法的形式，扩展其应用领域。

## 中医情志疗法

　　中医讲究阴阳调和，若是五脏精气阴阳出现失调，气血运行紊乱，那么相应地在情志上可以观察出异常变化，为中医司外揣内的治疗方法提供辨证依据。例如，《素问·调经论》曰："血有余则怒，不足则恐。"又如《灵枢·本神》曰："肝气虚则恐，实则怒……心气虚则悲，实则笑不休。"反过来若是情志活动出现异常也会影响到脏腑的正常精气功能，影响全身的气血运行。例如，《类经·疾病类·情志九气》曰："心为五脏六腑之大主，而总统魂魄，并该志意。故忧动于心则肺应，思动于心则脾应，怒动于心则肝应，恐动于心则肾应，此所以五志惟心所使也。"正是由于情志活动与五脏精气的密切关联，中医的七情内伤理论一直在观察与实践中不断地丰富与创新，也进一步衍生出了中医独特的情志疗法。而在情志疗法中，五行思想起了很大的作用。中医认为木与肝相应，与情志怒相关联；火对应心和喜；水对应肾和恐；金对应肺和忧；土对应脾和思。根据五行的相生相克，临床上运用情志变化的相互抑制关系来进行治疗。《素问·阴阳应象大论》曰："怒伤肝，悲胜怒……喜伤心，恐胜喜……思伤脾，怒胜思……忧伤肺，喜胜忧……恐伤肾，思胜恐。"而在具体的治疗方法上更是多种多样，如抑木扶土法、培土制水法、佐金平木法等。

　　情志疗法在各中医大家的议案中可见一斑。如下摘取清代余震的《古今医案·按》中朱丹溪医案一则："一女新嫁后，其夫经商二年不归，因不食，困卧如痴，无他病，多向里床坐。丹溪诊之，肝脉弦出寸口，曰：此思男子不得，气结于脾，药难独治，得喜可解。不然，令其怒。脾主思，过思则脾气结而不食。怒属肝木，木能克土，怒则气升发而冲，开脾气矣。其父掌其面，呵责之，号泣大怒，至三时许，令慰解之。与药一副，即索粥食矣。朱曰：思气虽解，必得喜，庶不再结。乃诈以夫有书，且夕且归。后三月，夫果归而愈。"

## 情志疗法中的心理学

　　**1. 情志疗法与心理学的关系**　情志疗法和心理学有许多相通之处，它是一种以情志激发、诱导为手段，以纠正病态心理为目标，灵活而巧妙地设计出一套系统而完整的心理治疗技术。这么说似乎是先有了心理学，然后才诞生出情志疗法。其实不然，从哲学上说原理这一客观存在是早已有之的，只是心

理学的发展将其探寻出来了。而中医早就将其运用实践起来，心理学只是将其进行总结与归纳，形成一个较为完整的系统。所以，不应遮蔽了情志疗法中中医的主体地位，而一味地从心理学的角度来理解，这样不仅难以解释所有的内容，而且会有喧宾夺主之嫌。中医的情志疗法与心理学是相辅相成的，二者互为补充，互为利用，才能更好地促进情志疗法的拓展与应用，更好地为人类服务。

**2. 情志疗法的种类与原理**

（1）激怒疗法：上例中朱丹溪先用激怒疗法，使女子大怒，产生"怒胜思"的效果。为什么怒可以胜思？愤怒是一种不良的负性情绪，然而适宜的愤怒情绪反应可以宣泄不满，缓解压力。案例中女子思虑过度，惦念不安导致痴迷、呆滞、气滞等病理损害。此时其父使其怒，正好缓解了她心中的思念之情，怒气将思念冲散，心中的郁结得到了暂时的舒缓。这便从心理上改变了思念的状态，为接下来的治疗创造了一个新的开始。

中医认为怒则气上，能升发阳气，激活气机，促进气血运行。适宜的愤怒反应可以起到忘思虑、去得失、解愁忧、消郁结、抑惊喜、振意志等作用。《素问·阴阳应象大论》曰："思伤脾，怒胜思。"思伤脾，而怒胜思，起到救脾的作用，实质还是利用易激怒的事件、语言、行为去治疗思虑、愁忧不解、意志消沉等负性情志状态，从而治疗气机郁滞、气血不畅等躯体病症。

（2）喜乐疗法：上例中朱丹溪在激怒疗法之后又运用了喜乐疗法，骗女子"有其夫书一封，女大喜"。喜悦的情绪又将愤怒驱逐，并占据了女子的身心。喜悦的心情可以减轻忧虑、愁闷、痛苦等。所以医者用喜悦的情绪来再次冲击女子的内心，使她从原来思念的情绪中摆脱出来，待到丈夫归来，自然疾病全无。中医认为忧虑、思虑、愁闷会导致气机闭塞，或气血不行。喜悦、喜乐则气机调畅，气血通利，情绪舒缓，可以缓解或减轻忧虑、愁闷等情绪状态，故喜乐疗法有胜忧达志，和气通营，缓解忧虑、惆怅等效应。《素问·阴阳应象大论》曰："忧伤肺，喜胜忧。"这里便起到了促使阴阳协调、气血流畅的功效。其主要原因还是喜悦情绪带来的心理效应引起的。至此，医者利用这些强烈的情绪变化和其效用，冲击、替换了女子原来的思念、忧愁情绪，有效地缓解了女子的病症。

（3）惊恐疗法和悲哀疗法：和以上两种疗法类似，惊恐疗法也是运用惊恐情绪所产生的情绪反应来达到治疗的目的。这大多用于喜悦过度的患者。中医认为过喜、大喜则神志涣散而不藏，或过度忧虑则气结不散。《素问·阴阳应象大论》曰："喜伤心，恐胜喜。"使用惊慌的刺激或恐吓的语言，或危言耸听的事件，营造惊恐的气氛，可以缓解气机郁滞，达到消除忧虑、分散注意、制胜过喜等功效。这也是通过一种情绪来冲击、取代另一种情绪。悲哀疗法利用悲哀这一消极负性情绪，在一定的条件下可以平息冲动，抑制过喜，忘却思虑。因而，可以成为制约某些不良情绪的手段。《素问·阴阳应象大论》中说的"怒伤肝，悲胜怒"，就是对此的应用。

以上各种疗法大多是以情胜情，都有情绪冲击、情绪替换的实质在其中。中医还有思解疗法、言语开导、移情易性等多种治疗方法，这和心理治疗中所用的方法有很多的相似之处。根据上述的冲击疗法，可将这些归结为以思易情疗法。即主要通过改变患者的态度和思维状态来达到治疗的目的，这与心理咨询大体一致，从中便可以探寻其心理学的原理。

## 中医情志疗法

**1. 中医情志疗法的原理与定位**　　中医情志疗法的主要原理可认为是用一种情绪来暂时压制或消除另一种情绪，从而去制约、调节因某种情志所引起的某种心身疾病。不管是激怒疗法，还是喜乐疗法，它们的主要目的都是将原来引起疾病的负性情绪消除或冲淡，利用新生情绪所带来的一系列的身心效应，帮助患者重新建立一种情绪状态，使患者暂时摆脱原先的状态。而各种情绪的作用，如生气使人难受，高兴使人神清气爽，悲伤使人痛苦等，都在中医疗法中发挥巨大的作用，被灵活地运用到实践中，治病救人。

中医巧妙地将这些情绪归结为气，结合阴阳五行学说，为几种典型的情绪找到了它们的宿源。这便将抽象的事物具体化了，在医学和心理学还不发达的古代，这种具体的定位处理和意象化方式无疑是有着更加广泛的实用性和认同感的。这不能不说是古人的伟大智慧，也是中医发展壮大的重要原因。

**2. 中医情志疗法的心理基础**　知、情、意是人心理活动的重要组成部分，它们与人格的协调一致以及相对稳定是保证人体心理健康的重要因素，任何一个因素失调都会造成心理紊乱，心理上的疾病很可能就在身体上显现出来。而中医的情志疗法正是通过对患者的心理治疗，从而达到对其身体治疗的目的。这对一些疾病来说，是先从根源入手，再从躯体上救治。而在唤醒新的情绪来冲击、抑制，甚至是消除另一情绪的过程中所用到的方法千差万别，也是这一治疗过程中最富有创造性的。我们应当根据患者具体情况采用最合适的方法，这是中医和心理学所需要共同追求与探索的。中医学注重心身一体的整体观，身体疾病可能是由于心理的某些因素产生的，这就需要心理学的帮助。同样心理学也需要向中医学借鉴，更加注重身心一体的应用。

## 情志疗法的应用与改进

情志疗法简单易行，疗效明显迅速，但是却对咨询师有着比较高的要求，要求咨询师能准确区分究竟是何种情志引起的发病，应诱发何种适当的情绪来治疗。这在心理治疗中已经有了一定的应用。心理治疗所采用的满贯疗法或厌恶疗法等，如果与中医的情志疗法结合起来使用，将会有更好的效果。同样，中医的情志疗法也可以引入心理治疗的某些原理与方法，从而获得更好的融合与发展。无论是中医治疗，还是心理治疗，情志疗法一定要在患者不知情的情况下进行，这样才能充分调动患者的积极性，取得满意的效果。如果患者事先已经知晓，那么就很有可能产生阻抗情绪，这样不仅无法进行治疗，而且可能会产生不良的影响。所以在使用情志疗法时要特别注意情绪冲击与替换的自然性。在治疗的过程中要注意抓住"平衡制约"的原则，灵活运用，切不可拘泥于某种模式，要根据患者的具体情况实施。在治疗的过程中要注意情绪冲击度的把握和情绪替换的程度，切不可给患者在治疗过程中造成再一次的伤害。

运用中医理论和方法开展心理干预，更易被群众接受。中医救援理论简单，可操作性强，符合中国人的文化背景，便于广大群众自学自救和互助，同时也适用于自然、人为灾害引起的心理干预需求。情志疗法的情绪冲击与替换作用在心理上将会产生创伤后恢复效果。通过实践，也可以探索将情志疗法用于对抑郁症及其他心理疾病治疗。在新的实践中更要注重情绪治疗的情绪冲击、情绪替换实质，不断丰富和发展情志疗法。

# 104 情志学说研究思路

中医学对人类情志活动的理论与临床研究由来已久，经历代医家不断补充和发挥，已形成和发展成为独具特色、自成体系的中医情志学说。学者武刚等就今后中医情志学说的研究思路做了如下探析。

## 情志学说的科学内涵

所谓情志是指机体的精神状态，即机体在心神的主导和调节下，以五脏精气作为物质基础，以相互协调的脏腑功能活动为内在条件，在外界环境的刺激和影响下，内外综合作用而对客观事物产生的一种特殊反映形式，是人对于客观事物能否满足自己欲望而产生的体验。情志活动以五脏为内应，精气血津液为物质，经络为通路。其基本范畴包括现代心理学说的情绪、情感过程，亦涉及认识过程。情志学说的核心是七情（喜怒忧思悲恐惊）以及七情太过与不及而致病的"七情病因"。人体情志变化的复杂性，使得情志概念具有较强的抽象性，如何使之充分地与现代心理学以及相关学科的理论相结合，进而把握其科学的内涵，是情志理论研究的重点之一。许多学者从现代医学有关理论角度，结合中医固有的传统认识，对情志学说的核心——七情和七情致病的概念内涵与特色进行了剖析。例如金光亮结合心理学的认识，认为情志是一种内心体验，是在外界刺激因素作用下，五脏精气发生变动而产生的具有某种倾向性的态度表现，是通过心神的感应，在多种因素影响下产生的。心神的反应能力对情志的产生具有重要甚至是决定性作用。影响情志的因素有自然因素、个体生理特点、社会因素等。乔明琦等认为情志不是机体的精神状态，不是对客观事物的反映，不包含意志；它是由内外环境刺激引起的涉及心理、生理两大系统的复杂反应；情志体验、表情及相应的生理、行为变化是其复杂反应的核心内容；先天性和体验主观性是情志有别于神志的主要特征。

## 情志致病临床辨治的规范化

情志辨证作为中医病因辨证的主要内容，具有其他辨证方法不能取代的地位，情志辨证的客观化、标准化是形成完整、完善的中医辨证体系所必不可少的内容。

**1. 阐明情志致病的病因病机**　应进一步科学、准确地阐明情志致病的病因病机。情志致病原因有内外之分，内因是体质因素，外因主要是指社会因素、个人处境及自然环境对机体的影响。体质因素是指机体以五脏为中心的形态结构、功能活动和精血津液等生命基本要素的总和，是由先天禀赋与后天发育共同构筑而成，具有相对稳定的生理特性。情志的发生依赖于相应的脏腑，其发生后是否致病，首先取决于机体耐受力的大小，而机体的耐受性又与体质状态有关。此外，与情志刺激的性质、强度、作用持续时间及家庭、社会条件的差异有关。童园园提出了"情志致病阈"概念，即个体对外界精神刺激的应激抗御能力和自我调节程度的差异，"阈值"的水平不仅反映了个体对情志变化的生理调节范围，同时也是衡量精神刺激强度及其是否致病标准。情志致病可呈现气机紊乱、化火伤阴、形质亏损、痰凝血瘀等不同的证型。

**2. 阐明情志致病特点及主要证型**　情志内伤致病是中医病因与发病中的主要内容，情志辨证则是中医诊断学中重要的辨证方法，掌握情志致病的特点是情志辨证的前提。唐学游认为情志致病具有以下特点：一是以精神情志变化的症状多见；二是易感性强，波动性大；三是症状差异性大，特异性不强；

四是具有广泛性，除出现神经系统的症状外，尚见其他系统的症状；五是情志病的变证多，夹杂证多；六是情志病变的证候有虚实之分，实证多是气乱、痰火、瘀血，虚证则是大脑、脏腑的气血津液精髓的亏损。旷惠桃进一步指出，情志致病还具有以下特点。①不等性：即致病的程度并非一律相等，喜悦致病较少，惊恐致病则难治，而志怒为病表现的证候较重。②无序性：情志致病一般没有一定的传变规律，是随触即发，扰乱气机，伤及脏腑，既可伤神，又可伤形。③诱发性：情志伤人，可使脏腑气血阴阳失调，以致机体抵抗力下降，从而诱发外邪及其体内故邪致病，导致病情复杂化。④易郁性：情志致病首先是扰乱气机，导致机体气机郁滞，形成具有"郁结"特征的病理现象。⑤互通性：情志致病不局限于只伤及所属的脏腑，而且可伤及多脏。⑥可制性：情志是可以制约和调节的。

　　情志辨证的核心是七情辨证，七情辨证标准化是情志辨证规范化的前提。黄惠勇认为情志学说中的"七情"确定了"情志辨证"的病位要素，"情志辨证"的主体思想是以五脏为中心的，以机体情志变化为表象的，将机体的情志活动与内脏关系相联系的辨证思维过程。情志辨证的主体内容与情志活动密切相关，其对象多是在精神方面失常的患者。但"情志辨证"不能以某一独立情感变化责之于某一绝对脏腑。在中医证候方面，七情辨证又有虚实之分。目前有关情志致病的系统辨证标准尚未建立，但从临床患者表现出的症状可大致包括以下常见证型：喜伤心志证、怒伤肝志证、怒火上炎证、忧伤肺志证、忧伤心志证、忧伤脾志证、思伤脾志证、思伤心志证、恐伤肾志证、恐伤心志证、悲伤心肺证、惊伤心肾证等。

　　**3. 情志致病的防治**　　目前临床上对情志疾病的治疗基本上是以设法减少或减轻境遇中的劣性情绪刺激，进而消释心忧，排遣心郁是治疗情志疾病的基本原则。在药物治疗方面，应当把握情志疾病与机体气血紊乱，尤其是以气郁为先导的特点，重视肝气不舒在情志致病中的作用，以疏肝理气为基本法则，并根据病情的需要予以辨证施治，随症加减。特别强调"因人制宜"，充分重视患者的遗传禀赋、性别、年龄、自然条件、社会环境、精神因素等，全面考虑患者的体质-人格特点，四诊合参，综合心理因素、情境因素及药物特点制订适宜的治疗方案，以取得较好的疗效。

## 情志致病的病理生理机制

　　随着现代医学中的神经生理学、神经分泌学、神经免疫学以及应激理论（尤其是心理应激）等发展，从神经-内分泌-免疫网络的角度探讨情志致病的病理生理机制，有着重要的现实意义。中医理论认为机体的情志活动由心神主导，即所谓"神明之心"。而"神明之心"的内涵基本上等同于现代医学中脑的功能，现代有关心理应激的研究已逐渐深入到脑机制（如脑内单胺类神经递质、神经内分泌细胞、脑内氨基酸的变化以及脑内相关基因等）的研究方面。此外结合中医固有理论，不同的情志变化分属不同的脏腑，尤其是肝、脾、肾等。因此，开展情志致病的脑机制的研究，不仅有助于阐明情志的致病机制，还将为中医藏象研究提供新的思路和方法，从而在更深层次上揭示中医脏腑本质。例如陈克忠等从中西医结合的角度看待情志病理，他认为情志与内脏息息相关，若情志不和，可引起神经功能紊乱、脏腑功能失调、内分泌及免疫功能下降，影响垂体、性腺、甲状腺的功能。

## 情志致病动物模型的复制

　　现代医学的应激理论和方法可以成为复制情志动物模型的重要依据。但由于情绪反应的复杂性，对应激源的控制并不像中医情志理论中对情绪活动类型的细致分类。故如何在动物身上体现出某一具体情绪改变所致的病理变化还具有一定的难度。在复制情志致病的动物模型时，应尽量控制最初的情绪应激源，且尽量排除躯体应激所带来的干扰，从而建立较为纯粹的情志心理应激模型。此外，对情志心理应激模型所表现出的症状、体征及综合反应，进行中医辨证，并注意探讨不同的应激源以及应激的不同阶段和过程，概括判断为中医的何种证候，进而采用方药进行治疗，这不仅有助于中医辨证的研究，而且也将大大丰富中医证候及藏象本质的研究。随着现代医学模式的转变，中医情志学说越发显示出其超前性和科学性。中医情志学说与现代医学应激理论在许多方面有着共识。中医着重于从脏腑、气血的变化研究情志致病机制，具有宏观和整体的特点，但对情志变化所引起的具体病变的实质（包括心理和躯体）阐述得不够，因此将中医情志学说与现代医学应激理论进行有机的结合，并借助于现代高速发展的医学新技术，将有助于从结构、功能、代谢等方面以及器官、组织、细胞乃至分子等多层次进一步阐明中医情志致病的机制，并为中医防治心理性疾病以及神经精神疾患提供科学的依据。

# 105  "多情交织共同致病首先伤肝"假说

自《黄帝内经》提出"五志伤五脏"模式后，历 2000 余年，陈陈相因，少有异议。时至今日，中医基础理论教材及有关文章仍沿袭此说，即使发现其与临床实际不符，也是多方辩解，圆其所说，极少越其藩篱。五志伤五脏符合临床实际吗？情志致病果真是五志伤五脏吗？查阅并统计记载情志致病的古代医案，总结数年大样本分层抽样调研和发病机制研究结果，结论是否定的。依据前人资料和研究结果，学者乔明琦等提出了"多情交织共同致病首先伤肝"假说。

## 前人情志致病医案统计及相关问题的分析

**1. 医案选择标准与查阅范围**  医案是医家临床的真实记录。要了解、研究清代及其以前社会条件下情志致病的真实情况，古代医案是可靠的和主要的文献依据。选择标准为诊治情志病证较为有名的医家医案，查阅范围为宋代至民国时期，计 32 种，选择上至宋代是因为医案专著始见于宋代，但真正成熟则在明清。金元时期医籍附案较多，故宋、元时期多选医籍所附医案，如《儒门事亲》《丹溪心法》等。明代以后则选医案专著，如《周慎斋医案》《王氏医存》《名医类案》《续名医类案》《古今医案按》《清代名医医案》等。

**2. 情志致病医案统计结果**  统计以上书籍、专著中与情志发病有关医案 230 例。结果显示：①多种情志共同为病占情志致病的 67% 以上。②多种情志或单一情志致病伤肝或伤肝（胆）兼及他脏者占 73% 以上。如"因抑郁动肝致病，久则延及脾胃中伤，不纳不知味……情志之郁，药难霍然""因抑郁悲泣，致肝阳内动""由悲伤起因，由肝而及心脾""惊慌忿怒都主肝阳上冒""客邸怀报不舒，肝胆郁遏，升降失度，气坠精开为遗泄"等。可见，情志致病并非单一情志对应的"五志伤五脏"模式，还表现为抑郁悲伤、惊慌忿怒等非肝脏所主的多种情志伤及肝脏。表明即使在古代封建社会条件下，情志致病也是多种情志共同致病，且以伤及肝脏为多。

**3. 有关问题的分析与说明**  ①多数情志医案所载病情复杂，已不是情志刺激所致始发病证，故是否首先伤肝，已难以准确考证。②情志因素多为医生所追溯或患者所回忆，是否准确，也难以考证。③有部分病例记为单一情志刺激所致，如王中阳治江东富商案，"因相识官员，为事猝为当道直入其室搜索，男人及惊死"。类似尚有"寡居多郁，宿疾在肝"等单一情志致病的描述。但此类描述并非单一情志致病，如仅惊无恐不会致死，郁代指情志不舒，更不是单一情志。此为古人用字节俭行文简练使然。

**4. 结论及启示**  以上统计结果表明，在和《黄帝内经》同一社会环境的封建社会，由推崇《黄帝内经》的古代医家所记载的医案少有符合"五志伤五脏"情志致病模式者。为什么记录真实病情的情志致病医案会出现如此与理论模式相左的情况呢？对此可做出两种推测：①该模式不符合临床实际，是一主观臆测或曰理论演绎的产物。②前人医家所记载的情志致病医案并非是可重复的科学事实，可能是主观随意性较大的随笔记录。但仔细比较不同时代不同医家医案，上述结果基本一致。认真考察《黄帝内经》原文，该模式依赖五行推演的牵强附会之处显然可见。因此，模式不符合临床实际的推测更为可信。否定、淘汰这一主观臆测的模式将是不可避免的事情。但问题是如何提出情志致病的新模式或曰假说，因为"如果只抛弃旧范式，不建立新范式，就等于抛弃科学"。而新假说的建立需要反映当今社会实际的科学事实及其相应证据的支持。

# 情志致病方式流行病学调研与发病机制研究

**1. 问题与研究策略**　在前期门诊情志病证病例病因回顾性调查中，发现很少有病例符合"五志伤五脏"模式，多数病例为多种情志交织在一起共同为病。在这一理论与现实的矛盾现象中，存在两种假设：①理论是正确的，但我们所观察到、调查了解到的不是能经得起重复的科学事实，可能是受多种因素干扰、掩盖的虚假现象。②理论模式不正确，或至少不符合当今社会实际。要证实或证伪其中一种假设，只有进行严格科研设计的试验，由此产生的研究策略为进行情志致病方式的回顾性调研，发现规律性现象和事实后，进行前瞻性研究以检验其结论。整个研究于 1990 年 5 月至 1993 年 12 月在山东青岛、德州、济南三地市的工厂、农村、学校进行。为保障研究结果清晰，排除干扰因素，首先确定研究范围；其次依据前期工作经验，对重要概念确定可操作性定义。

研究范围：由情志刺激所致始发病证；素有他疾，多病缠身而由情志所诱发者暂不予统计。情志病证定义：指发病由情志刺激所致，和/或临床表现具有显著情志异常及其相应躯体症状的一类病证。病因：系指与病证发生有直接或间接因果关系的因素，包括致病原因和条件。病因判定：符合病因定义且有时间联系和因果关系的因素。时间联系：有两种形式，①紧密联系，如因某种情志刺激几天或数天内发病；②时间较长，情志刺激持续存在，如家庭不和、工作不顺、所愿不遂无法摆脱而发病。因果关系：参逻辑学契合法、求异法、契合差异并用法、共变法和剩余法五种方法判定。情志刺激分为外源性和内源性两类：情志反应有外界因素可察可追溯者为外源性；情志起伏变化难以自控而无明显外界事件可追溯者属内源性。

**2. 研究内容和方法**　引发情志病证的原因、条件，引发情志病证的情志种类。回顾性调研采用流行病学分层抽样调查。前瞻性研究采用队列研究。调研表格按照研究内容事先设计好。调研人员事先短期培训，统一要求。

**3. 研究对象**　以青岛第二橡胶厂、青岛第 45 中学、济南第二棉纺厂、山东省第一商业职业中等专业学校、德州庆云县和武城县的两个自然村作为调研点，将青岛橡胶二厂水汽车间、济南第二棉纺厂棉纺车间与该厂厂部机关科室作为两个队列。各地市单位的工人、农民、干部、教师、学生总计 1526 人。

**4. 结果与分析**　情志刺激致病方式：对 192 例因情志刺激发病患者的回顾性调查显示，忿怒悔恨、郁怒怨屈是首要因素，分别占 71％和 79％；其次为心愿不遂压抑不舒、忧思悲伤，分别为 59％和 49％。未有单一情志刺激而致病者。前瞻性队列研究显示：车间工人暴露组比科室职员非暴露组发生情志病证的概率差异显著，病因与结局联系强度的指标相对危险性为 2.32；暴露组发病的真正概率的指标特异危险性 AR 为 15.5％。表明暴露组比非暴露组发病的危险性大。由此证明，多种情志刺激交织组合共同为病是当今社会条件下情志致病的基本方式。

形成情志刺激的始发因素：情志刺激是由"社会事件"所引起，后者是前者的始发因素。调研结果显示，工作不合心愿、夫妻感情失和、性生活不满意是导致情绪烦躁、压抑的主要社会因素。对引起情志刺激的诸种社会因素进一步统计分析表明，居住拥挤、家庭成员不和、夫妻感情失和、性生活不满意加上工作不合心愿，是一组形成情志刺激进而发病的"危险因子"，女方被迫离婚则是其"高危因子"。表明情志刺激并非致病始因，上述引起情志刺激的"社会事件"才是情志致病的始发因素。统计结果显示：由情志刺激所致始发病证主要为肝气逆、肝气郁两证，分别占其全部证候的 65.5％和 22.8％。两证分别由肝疏泄太过与疏泄不及所致。证明以上多种情志刺激交织组合共同致病，首先伤肝。

对两证患者的机体状态、个性特征按有关量表评定结果显示，机体状态欠佳（主要为睡眠不良、疲劳、月经前）是情志致病的重要条件；个性特征不同是其面对情志刺激产生何种情志反应、呈现何种证候的重要影响因素。面对同样情志刺激，个性外向胆汁质者易于产生愤怒反应，呈现肝疏泄太过的肝气逆证；个性内向抑郁质者易于产生郁怒反应，呈现肝疏泄不及的肝气郁证。个性特征从心理层面较好地解释了情志刺激伤肝为何会出现疏泄太过所致肝气逆证和疏泄不及所致肝气郁证，为两证确立增添了心理学依据。

依据以上研究结果，结合医案研究的结论和相关学科的理论知识，经逻辑论证，提出"多情交织共同致病首先伤肝"假说。

## 假说内涵与适用范围

**1. 假说内涵**　该假说是对情志致病方式、损伤脏腑规律的假定性说明。其内涵要点为：一般情形下，形成情志刺激的社会事件是多因素的组合，人们产生情志反应时体验到的是多种复杂情感，多种情志的冲突交织是情志刺激致病的主要方式，情志刺激影响脏腑功能首先伤及肝脏疏泄功能，导致疏泄失常而发病。

**2. 适用范围**　任何假说均是对其反映对象全部科学事实和本质规律的说明。因此，均具有一定的适用范围。本假说是对情志致病方式和伤及脏腑规律的说明，它的适用范围是一般情形下由情志刺激所引起的始发病证，适用于对情志刺激致病的易感人群。突发特殊事件引起的情志刺激不在此范围，已有宿疾在身，情志刺激诱发其病证发作或加重者亦不在该范围。后者属"多情交织共同为病易中潜病之脏"假说范围。

## 假说的论证、检验与科学意义

**1. 假说的论证**　假说应遵循理性原则和可检验原则，同时应具有解释和预见功能。理性原则指假说本身需要更深层次理论来解释，并同其他科学理论相洽。中医理论认为，正常情况下，肝条畅情志具有调节情绪反应、保持心情舒畅的作用，因此在内伤发病情况下，情志刺激首先伤肝。中医学是生命科学门类下的中国医学，情志是中医学对情绪的特有称谓，现代情绪心理学和认知科学等是支撑中医基础理论的深层理论。其研究表明，情绪具有巨大复杂性，人们日常体验到的情绪是多种情绪的组合，例如悲喜交集、抑郁悲泣等无不反映表达复杂多样情绪体验，该类情绪反应过度则形成情志刺激而发病。可见，多情交织共同致病可得到深层理论解释并与其他科学理论相洽。可检验原则指假说能为已知科学事实所证明。上述不同时代情志病证医案中医家多种情志共同致病记录一致性的事实，我们多年流行病学调研几经重复的结果事实，为该假说提供了科学事实支持。解释和预见功能指假说应能说明用原有理论不能解释的新发现的科学事实，预见当前未知的新的事实或现象的存在。首先，原有的"五志伤五脏"模式不能说明上述前人医案和流行病学调查结果，本假说则能给出合理说明；其次，本假说预见随着研究的进展，将会有更多的多情交织共同致病首先伤肝的统计数据和临床病例出现。由上可知，本假说是一科学假说。

**2. 假说检验**　除上述已有事实对本假说的检验外，还需经历科学实践检验。它能经得起严格科研设计下的大样本、多中心的科学检验吗？这正是我们需要进一步研究，并期待其他研究者共同探索的课题。

**3. 科学意义**　情志刺激作用于机体的方式和损伤脏腑的规律是中医七情学说的核心，是七情分属五脏模式的理论依据。因此，本假说具有引发理论变革和引导有效实践的双重意义：实践上，将提示人们关注情志刺激的真实方式，引导人们把握情志损伤脏腑的重点所在，为有效防治情志始发病证提供新的理论导向。理论上，提出多种情志交织共同致病的新命题，对原有的七情分属五脏命题提出挑战；揭示了情志致病损伤脏腑首先伤肝的致病规律，对原有的五志伤五脏模式提出挑战。这触动了七情学说的核心内容。如果该假说得到进一步验证，必将引发理论上多层面的探讨和七情学说的变革。

# 106 "情志衰老"假说研究

中医学认为，七情对五脏生理功能起着协调作用，情志失调，不仅影响着五脏的生理功能，而且影响人的健康状况及衰老进程。"气血冲和，万病不生，一有拂郁，诸病生焉"。情志不畅，疏泄失职，必然影响全身气机通调致使脏腑受累，或气血亏虚，脑失濡养；或痰瘀互结，清窍阻塞，化毒为害；或二者并见，虚实兼夹，终可致脑之生机下降。故学者韩贺云等提出"情志衰老"假说，即旷日持久的情志不畅疏泄失职是加速衰老进程中认知功能衰退的重要原因之一。

脑老化是全身衰老的重要组成部分。头为诸阳之会，五脏精华之血，六腑清阳之气皆需聚于脑才有神明之用，而精血清阳之气的输布和运行依赖于全身气机的调畅。肝主疏泄调畅情志，在志为怒。情志不畅，必然影响全身气机的通调，致使五脏受累，脑失濡养而老化加速。在大量的临床调查中也发现，脑老化与情志不畅密切相关，尤其是长期愤怒不平的个体，会较早表现出衰老的迹象，如记忆力减退、体力下降、视听嗅味触等感觉能力下降等。愤怒为基本情绪之一，又是负性情绪的核心，其对个体及社会的危害尤为突出。怒由肝之精气所化，即肝与怒有特定的生理病理联系。

## 愤怒情志与脑老化关系的研究

**1. 中医对愤怒情志和脑老化关系的研究** 有学者通过实验探讨肝与衰老相关理论，提示调肝能够降低肝细胞的凋亡率，增强超氧化物歧化酶（SOD）活性和降低丙二醛含量，从而起到延缓衰老的作用。詹向红等认为持久的情绪应激导致机体神经-内分泌免疫功能紊乱能够加速衰老过程。采用夹尾间接激怒法引入愤怒应激进行研究，得出反复愤怒刺激可加快大鼠脑老化进程，加重脑组织病变。此外，通过观察愤怒情志对 D-半乳糖诱导的脑老化模型大鼠学习记忆障碍的影响，得出愤怒情志对 D-半乳糖诱导的脑老化大鼠的学习记忆功能减退具有促进作用的结论。表明愤怒情志长期积累可造成机体自由基产生过多，而清除自由基的功能降低，加速脑老化。5-羟色胺（5-HT）及其受体在情绪、应激反应及多种情感障碍疾病中具重要作用。5-羟色胺2C受体（5-HTR2C）是5-HT受体的一个亚型，高朋等发现调肝方药干预可显著上调模型大鼠下丘脑 5-HTR2CmRNA 和蛋白表达，得出了 5-HTR2C 的表达水平与大鼠愤怒更为相关的结论。由此可见，国内学者已开始关注怒与衰老的研究。但是以上研究仅限于在动物水平进行，由动物来复制人的情绪模型结论的解释必然存在不确定性。

**2. 现代医学对愤怒情绪与脑老化关系的研究** 愤怒作为一种劣性应激原，易引发心脑血管疾病，大量流行病学研究显示，高特质怒及长期压抑愤怒情绪者更易患高血压病、冠心病，而这些疾病无疑是人体衰老和脑老化的加速器。研究显示，适当地调节愤怒情绪是健康和长寿的重要因素。有报道发怒使心绞痛、急性心肌梗死的风险增加 2～3 倍。研究发现，高特质怒或经常发怒的人，颈动脉硬化症的发生率高于正常人。由此可见，愤怒对机体的损害已显而易见。对于身体各项功能已逐渐衰退的中老年人来说，愤怒情绪的积累更具有危害作用。

有学者提出应激可加速衰老过程。研究认为，愤怒加速脑老化的作用机制可从心理应激导致脑功能障碍加以解释。心理应激对机体的影响主要是通过神经内分泌系统实现的，后者通过神经递质和激素影响免疫系统，免疫系统又可反馈作用于神经内分泌系统。研究表明海马是大脑学习记忆的关键部位，是反映认知功能的脑部区域，对应激反应非常敏感且极易受损。情绪应激长期积累有可能使海马功能衰退，脑老化过程加速。

## 事件相关电位技术在认知功能研究中的运用

近年来，随着事件相关电位（ERP）技术的运用，科学界对情绪与衰老关系的研究也有了新的进展。ERP 是通过平均叠加技术从头颅表面记录大脑诱发电位来反映认知过程中大脑的神经电生理改变，被誉为"观察脑的高级功能窗口"。目前有很多学者已经开展情绪特质人群的 ERP 研究工作。研究显示，高、低特质焦虑人群的 P300 波幅和潜伏期有差别，提示不同人格特质群体在相同应激事件中认知功能存在差异。研究发现负性情绪下空间工作记忆任务引起的 P300 波幅减小。Balconi M 观察到 6 种表情面孔所诱发的 N170 成分显著不同：正性情绪面孔诱发的 N170 潜伏期最短，负性情绪面孔诱发的 N170 潜伏期最长。研究表明，温和的负性情绪能增强大脑记忆功能，而强烈的负性情绪可以抑制记忆功能。

## 功能磁共振成像技术（fMRI）在认知功能研究中的应用

fMRI 是在 MRI 的基础上对成像原理及技术进行了改进的新技术，可用于人清醒状态下大脑功能和脑区相关性的检测，当情绪或思维活动发生时，大脑内某些群体的神经元兴奋，fMRI 根据检测兴奋神经元的耗氧量对活动脑区进行成像，直观的表现了脑区与思维、情绪活动的相关性，在观察皮质功能活动的同时定位于脑的具体部位，具有高空间分辨率的特性。

研究显示左侧前额叶背外侧皮质激活程度和偏侧化指数可作为脑老化水平的评估指标。额叶被认为是大脑受年老化影响最早、最广泛的一个脑区，而记忆、推理等复杂认知功能都与额叶有关。研究发现与对照组比较，轻度认知功能损害（MCI）患者表现出海马后部、海马旁回、梭状回区域 fMRI 影像的激活，而左海马前部经基于体素的形态学分析提示是明显萎缩的。可见中颞叶后部 fMRI 的激活是对其前部萎缩的代偿。神经细胞轻度受损时，尚可通过其他细胞功能的激活进行补偿，当其受损严重时，功能影像学检查则会表现为此区域活性减低。因此，通过已知的功能与解剖结构关系，执行针对性的认知功能检查任务的同时进行 fMRI 检查，发现结构改变前就已发生的功能变化，可为早期轻度认知功能损害的诊断提供客观的依据。

随着老龄化趋势的加重，社会对衰老问题的研究更加的深入和广泛，有关情绪致病的研究也越来越多，情绪影响认知功能也成为不可置疑的事实。但是，很多研究都是建立的动物模型上去探究衰老的脑部特征的变化，如大鼠、家兔、猕猴等。动物的大脑结构与人的存在着不可否认的差异，由动物实验得出的结果推论到人，必然使说服力下降很多。由此，本研究试图借助 ERP - fMRI 联合同步描记技术，以人为研究对象进行愤怒情绪对认知功能的影响。ERP 技术可以直接从受试人体的头部记录诱发电位及行为学数据来反映其认知功能。因其无创伤，具有血流动力学缺乏的高时间分辨率，便于反映认知的动态时间特征，已经成为认知神经科学不可或缺的工具。目前，公认最佳的脑影像研究策略是将不同的方法进行整合。随着各种防磁传输技术的发展，已经有可以进入磁场中进行脑电描记的脑电仪器，从而使 ERP - fMRI 联合同步描记以同时获取高时空分辨率信号成为可能。

因此，借助神经影像学技术，分析大脑结构网络及各脑区成分变化的相关性，并与认知功能测试相结合，进一步研究愤怒情志在脑老化加速过程中的机制，或许能把情志伤肝致衰置于更有说服力的科学水平之上，为肝主疏泄和七情内伤赋予新认识，为中医衰老理论增添新内涵。

# 107 情志致衰机制

　　衰老为人体成年以后随着年龄增长而发生的一系列生理学和形态学方面的退行性改变。随着社会的发展，老龄化社会的到来，探索衰老机制、寻求延衰方法成为一个时代性课题。关于衰老发生的机制，历代医家多从脏腑研究入手。但在当今社会，人们处于竞争激烈和应激频繁的状态中，心身承受着巨大压力，使得人们的心理问题日趋凸现。"生物-心理-社会"新医学模式的建立，心身医学受到重视，人们更加重视情志致衰理论。学者边心会等认为，情志失调主要通过使脏腑亏虚、气血衰竭、气机逆乱、阴阳失调和痰凝血瘀五方面致病而促衰。

## 情志内涵及源流

　　情志指七情和五志，是人们对外界客观事物的不同反应。"情志"理论是中医学理论体系中的重要组成部分，是在整体观思想指导下长期临床实践经验的总结。情志理论萌芽于春秋战国，初成于《黄帝内经》时代，定型于宋元时期，发展于明清时期。在中医文献中，七情概念早在先秦《礼记·礼运》中已有论述，指出"何为七情，喜、怒、哀、惧、爱、恶、欲，七者弗学而能"。说明七情是人性的表现。《黄帝内经》时代关于"七情"已初步形成了一套比较完整的理论。对于七情的产生，《素问·阴阳应象大论》提出"人有五脏化五气，以生喜怒思忧恐"。明确了情志的产生以五脏精气作为物质基础。宋代陈无择《三因极一病证方论》首定七情之名，书载"七情者，喜怒忧思悲恐惊"。中医文献从《黄帝内经》至元代，情志一直分别使用。到明代，张景岳首次将情志合为一词，指出情志的产生为"心主神，任万物而应于五脏，五脏藏精化气生神，情志由之而生"。对中医情志概念的界定，陈无择曰："七情，人之常性动之则先自脏腑郁发，外形于肢体。"说明情志是脏腑功能活动产生的主观体验而指向外界的表达。也有人借用现代心理学有关情绪理论，认为情志是中医学对现代意义上情绪的特有称谓，它不是机体的精神状态，不是对客观事物的反映，不包含意志。另有学者则认为情志是指人的精神情感变化，情感是有一定志向的精神运动，故称情志。一般认为，情志主要指人的情感、情绪反应与认知活动，是人体对客观事物的感受和体验，这种体验与人的整个心理社会因素有密切关系，也包括道德观念、行为规范、文化修养、生活习惯以及理想、信念、性格、意志等。

　　历代情志理论均说明内无扰动七情，心气平和宁静，是长寿之道。反之如七情暴起，气血逆乱，五脏相悖，则加剧早衰。正如《吕氏春秋》曰："精神安乎形，而年寿得长焉……大喜、大恐、大忧、大怒、大哀五者损神则生害矣。"

## 情志致衰的病因

　　**1. 情志定性**　情志具有生理性和病理性的双重性质。生理性的情志活动属于正常的精神活动，可促进身心健康；而病理性的情志活动则对人体具有反作用，可引发疾病，加速衰老。这就要求人在情志活动中要保持"适受与之度"而避其太过不及，如此则健康长寿；反之，若喜怒不节、乖戾违和则势必苛疾丛生，乃至令人夭亡。另有学者从先天性、生物性、极向性、效应性、能量性等五方面对七情的性质进行了分析，认为七情是人先天禀受的情感变化，它可分作两极而呈极向性的有序运动。七情反作用于人体后会产生情志的正负性效应，情志效应富含一定的能量，对身心健康及疾病的发生发展具有正负两方面作用。正效应说明积极的情志可激发机体的潜能，提高人的工作效率，使人保持健康。负效应说明消极的情志可使人的心理活动失衡，导致脏腑功能紊乱，不利于机体健康。

**2. 情志致衰的必要条件** 并非所有的情志活动均能加速人体衰老，情志致衰与否的关键在于情志刺激的强度、维持时间及产生的方式，正如《灵枢·口问》曰："大惊卒恐则气血分离，阴阳破败，经络厥绝，脉道不通。"

（1）情志刺激的强度：情志刺激具有不同的强度。一般而言，情志只有在"过"——超过个体所能承受的限度时，才会产生不良的影响。所以说"喜出于心，过则伤心""怒出于肝，过则伤肝""脾志为思，过则伤脾"。这种过强的心理应激对人体起着直接或间接的危害作用，往往使自身调节机制难以发挥作用而致病促衰。

（2）情志刺激的时间：《景岳全书》指出"随怒随消者，未必致病"。但情志刺激反复多次，或持续时间较长，产生了积累效应，使个体长期处于恶劣的心理环境不能解脱，日久亦会促衰。这就是说，情志刺激的量变在时间上的延续，最后可导致质的变化。这也正是慢性应激之所以致衰的主要原因。长期的慢性应激使机体的防御反应始终处于持续的活动状态，导致应激系统失调，引发神经内分泌功能紊乱，从而促进机体衰老。

（3）情志刺激产生的方式：情志刺激产生的方式不同，对人体的影响在强度上也不一样。突如其来、无法预料的外界因素，刺激效应最大。反复出现，事先已经预料，做好精神准备或自己已能控制的外界刺激，作用较小。

**3. 情志致衰的依据** 上面讲的主要是情志致衰的外因，只是具备了致衰的可能性，是否促进衰老，还必须通过内因起作用。

（1）先天性因素：《黄帝内经》根据人们心理上存在的类型差异，将其划分为不同心理类型："阴阳五态人""勇士和怯士"等，并指出"多阳者多喜，多阴者多怒"。说明不同体质的人感受同一刺激会产生不同的情志变化。情志刺激能否导致疾病和衰老，关键在于个体不同的体质。如《理虚元鉴》中指出"人之禀赋不同，而受病亦异。顾私己者，心肝病少，顾大体者，心肝病多，不及情者，脾肺病少，善钟情者，脾肺病多。任浮沉者，肝肾病少，矜志节者，肝肾病多，病起于七情，而五脏因之受损"。这种体质是在一定的遗传基础上逐渐形成的，父母禀赋的遗传，在与个体体质形成发生关系的同时，亦在一定范围内奠定了新生个体将要形成的人格基础，尤其是与高级神经类型密切相关的气质，正是随着个体的中枢神经系统的遗传。

（2）后天性因素：个体的生活环境、后天营养、性格陶冶、文化修养、个人经历等多方面因素也决定了个体对刺激的耐受力及心理适应性。明代张景岳曰："尝富后贫者，其心屈辱，神气不伸，虽不中邪，而病生于内。"此外，不同年龄生理特点不同，也影响情志刺激的易感性，如儿童易惊善恐，老人多思多忧，青壮年则性急易怒。

人先天所具有的生理特征与后天环境下形成的个性心理特征，反映了人与人之间的差异性，过激过久的情志刺激必须作用于特定的心理素质和生理功能状态才能发病。这与应激理论是一致的。应激理论认为，人的个性心理特征及当时的心身状态直接影响机体对应激源及其自身应对资源的评估，也影响他获得的社会支持的质和量，从而导致对同一刺激的反应因人而异。因此有人认为，外来精神刺激只是引发情志病变的诱因，人体自身的心理气质偏颇、五脏禀赋素质及五脏即时的功能状况才是影响病变的基础和主体。它不仅决定着情志病变是否发生，同时决定着病变的具体脏器和类型，是情志病变的内在根本因素。

## 情志致衰机制

七情为患可引起错综复杂的病理变化。总的来说，情志失调主要通过使脏腑亏虚、气血衰竭、气机逆乱、阴阳失调和痰凝血瘀五方面致病而促进衰老的。

**1. 脏腑亏虚**　人的精神活动是以五脏精气为物质基础的。有节制的积极的精神情绪，有助于脏腑的生理活动，使"精神专直，魂魄不散，五脏不受邪矣。"反过来，"盛怒不止""喜乐无极"等过激或过久的情志变动，则会直接影响相应内脏，导致脏腑病证的发生，加速衰老的进程。早在《黄帝内经》中就有"怒伤肝、喜伤心、思伤脾、忧伤肺、恐伤肾"的记载。陈无择在《三因极一病证方论》中认为"以其尽力谋虑则肝劳，曲运神机则心劳，意外过思则脾劳，预事而忧则肺劳，矜持志节则肾劳"。情志劳伤五脏，久之必致五脏亏虚，导致早衰。《红楼梦》中林黛玉之死就是由于悲忧过度伤及肺脏所致。

情志为病既可一情伤一脏，亦可几情伤一脏；既可伤及本脏，亦可伤及他脏为病。张景岳认为"忧思过度，心脾受伤""盛怒不惟伤肝，而肾亦受其害也"。对于心与情志的关系，古人也认为心为"君主之官"，因此"主明则下安，以此养生则寿……主不明，则十二官危"。心主神明，各种情志活动均由心发，种种情志不调也必然影响心。《灵枢·口问》曰："悲哀忧愁则心动，心动则五脏六腑皆摇。"张景岳也认为"思忧忿怒最为伤心"。情志不调或使心气涣散，或使心血郁阻，从而影响"十二官"的功能，加速全身各脏器的衰老。同时心伤又会波及他脏他腑，导致"忧生于心，肺必应之……思生于心，脾必应之……恐畏在心，肾则受之……怒生于心，肝必应之"。故心为情志病之根源。

**2. 气血衰竭**　气血化生形体，是人体生命活动的原动力，也是精神情志活动的物质基础。七情过度易致精气耗散，精血衰竭。《素问·疏五过论》指出"暴乐暴苦，始乐后苦，皆伤精气""忧恐喜怒，五脏空虚，血气离守"。李东垣在《脾胃论》中指出"凡忿怒、悲、思、恐惧皆伤元气"。《养生论》指出"喜怒悖其正气"。可见，各种情志变化失调都会直接或间接导致精气衰竭、精血亏耗，促使衰老。气血主要指现代医学所指的免疫系统。大量研究证实，不良的情志反应能破坏机体的免疫系统，影响机体的抗病能力。

**3. 气机逆乱**　七情内伤可破坏机体和谐有序的生理状态，导致气机逆乱，加速衰老。《素问·举痛论》曰："怒则气上，喜则气缓，悲则气消，恐则气下，惊则气乱，劳则气耗，思则气结。"近年来，世界卫生组织（WHO）已把糖尿病归为主要的衰老性疾病，并强调心理应激在其发生中的重要作用。糖尿病中医学称为"消渴"，认为长期的精神刺激导致气机郁结，进而化火，消灼肺胃津液，是消渴的主要病因病机之一。例如，《灵枢·五变》曰："怒则气上逆，胸中蓄血气逆流……转而为热，热则消肌故为消瘅。"

现代研究也发现，糖尿病主要的心理问题是抑郁和焦虑。持续或过强的心理应激导致下丘脑-肾上腺髓质系统和 HPA 的功能变化，这两个系统长期或反复激活并作用于胰岛细胞而导致胰岛素分泌紊乱，从而诱发糖尿病。

**4. 阴阳失调**　过激的情志活动亦会破坏人体阴阳平衡，使百病叠起，衰老早至。例如，《素问·疏五过论》认为"暴怒伤阴，暴喜伤阳。厥气上形，满脉去形"。而朱丹溪亦认为"心动则相火亦动"，相火易夺阴精，阳盛阴亏，则寿数难以为继。因此《黄帝内经》要求人们养生要"和喜怒而安居处，节阴阳而调刚柔"，才能达到"僻邪不至，长生久视"的目的。

现多认为七情化火伤阴与神经内分泌失调及交感神经兴奋有关。如女子"七七"前后常有心烦潮热、面红易怒等阴虚火旺的表现。这些症状与下丘脑-垂体-卵巢轴的平衡协调失常有关，因为垂体功能一时性亢进，卵巢功能衰退，使内分泌功能失调，自主神经功能紊乱，因此表现出更年期综合征。

**5. 痰凝血瘀**　七情内伤可使津液凝滞而为痰，血行不利而成瘀。痰凝血瘀的形成又影响气血精津的化生，使病症虚实夹杂，缠绵难愈。明代赵献可直接提出"七情内伤，郁而生痰"。龚信父子也认为痰饮的成因之一是"七情饮食所伤，以致气逆液浊，变为痰饮"。冠心病近年来用豁痰化瘀法治疗取得了明显的效果。从发病机制来看，现代医学界已倾向于："胆固醇增高可导致冠心病，但导致胆固醇增高的主要原因不是食物，而是情绪；应激状态可直接影响血液中的脂肪酸含量，使之升高，并可改变血液凝固性，促使血栓形成，从而引发冠心病。"

从现代研究来看，保持精神愉快，可提高人体大脑及神经功能，协调机体各器官活动提高人体免疫力，增进适应环境与抵抗疾病的能力。反之，长期强烈的精神刺激可使机体内分泌紊乱，免疫力下降，从而诱发高血压、冠心病等疾病加速衰老。巴甫洛夫的学生彼德罗娃让模型狗长期处于心理应激状态，结果动物出现了毛发变白、脱落、行动迟缓、消瘦、脏器功能与生殖功能衰退等衰老表现。实验也表明，大鼠在一定强度和时间的激怒刺激下可引起中枢神经系统和免疫系统功能的紊乱。故有学者提出，在现代社会中，生物机体的疾病已不再是引起衰老的主要因素，取而代之的与精神心理社会因素有关的疾病成为导致早衰、加速衰老的主要因素。

虽然七情致衰以太过为主，但也不能忽视七情不及而致衰者。七情不及主要通过对脏腑气血的疏泄不及导致痰凝血瘀而致衰的。因此情志活动必须有一定的"度"，既不能过激过久，也不能处于无喜怒思虑的静止状态，而是要始终贯穿在动静有常之中和有序的质和量的范围内，正如前人何之鼎曰："人之心不可一日不用也，尤不可以一日不养，不用则滞，一则神阻遏，魂独枯槁之弊生；不养则瘦，一则思虑丛杂迫横构苦之患起。"现代研究也证实，适宜的应激是一种健康刺激剂，正确诱导和合理利用应激，可防止疾病，增进健康。

# 108  围绝经期肝郁与衰老关系论

围绝经期是指女性在停经前后的一段时期，也是女性从中年进入老年的过渡时期。此时期太冲脉衰，任脉虚，天癸竭，女性在各方面都进入衰老加速期。女子多郁、以肝为先天的生理病理特点，提示衰老与肝郁之间的关系密切。从生物学角度看，衰老是自然现象，生物的结构和功能会发生退行性改变。从生理学角度来说，衰老是胚胎到个体最终死亡的发育变化过程。从病理学角度来说，衰老是个体损伤、感染、免疫功能减退、代谢异常、药物作用等累积的结果。衰老是包括人在内的所有生命体必须经历的阶段，是生物进化的结果，但衰老机制有待进一步深入研究。目前，研究提出多种假说，如自由基学说、端粒酶学说、DNA甲基化衰老学说等。现代分子生物学的研究，为揭示围绝经期肝郁与衰老之间的内在联系提供了新的切入点。学者任秋萍等以围绝经期肝郁为研究对象，系统查阅国内外文献，通过综合-分析-综合的方法，梳理肝郁与衰老之间的内在联系，旨在丰富肝郁的理论内涵。

## 肝主疏泄的理论内涵

衰老，顾名思义，老而且衰，是指随着年龄的增长，机体各脏腑组织器官功能全面地逐渐降低的过程。《备急千金要方》中将30岁以上划为壮年，50岁以上划为老年。如今国家结合联合国世界卫生组织划分标准及我国人口寿命等实际情况，将60岁以上的人群划分为老年人群。中医对衰老有独特的认识，许多古代医学家们认为精血的亏耗是衰老的主要原因，《中藏经》曰："肾气绝，则不尽其天命而死也。"《黄帝内经·灵枢》载"老者气血衰"。故而认为脾虚和肾虚为影响衰老的重要因素。肝在五行属木，其生理特点为喜条达舒畅，恶抑郁，肝气升发。其生理功能是主疏泄与主藏血。肝开窍于目，与胆互为表里。肝为刚脏，体阴而用阳，肝在气血阴阳中发挥着重要作用，因此在复杂的病理变化过程中，容易出现肝气抑郁的病理表现，郁而化火日久便演化成肝阳上亢或肝阳风动等更为严重的病理变化，因此肝在病理上常表现出"阳常有余，阴常不足"的特征。同时肝的变化也较易影响到其他脏腑，形成更为复杂的病变。肝藏血功能主要是对血容量的调节。藏血不足时，机体无法受到濡养，精微物质不能充分布散至全身时可能会引起早衰。疏泄功能包括调畅气机和情志，以及调节体内水液运行三方面。疏泄不及和疏泄太过都会引起疏泄功能失常。而疏泄不及则易致肝郁，肝阴肝阳不得处于平衡状态，调达失司。另外，疏泄功能失常也与情志异常密切相关，情志异常也是肝郁的重要表现，同样会影响到气血运行，加速机体衰老。肝郁又会引起机体发生一系列的病理变化加速衰老这一过程。因此肝郁是促使机体衰老的一大重要原因。

## 肝郁与衰老之间的内在联系

**1. 肝郁致瘀加速衰老**　机体正常运转，需要各个脏腑协调工作，而气作为物质基础发挥着重要作用。当气机不畅时，会出现各种疾病，肝疏泄功能不及时，就会出现肝气郁结，气郁日久，不能推动血行，形成血瘀，而血瘀又会反过来加重阻碍气的运行，加重肝气郁滞，如此恶性往复，会造成更多病理产物积于体内，这些糟粕便会毒害机体。加之随着年龄的增长，身体其他脏腑不能充分得到血中精微物质的滋养，功能受损，日渐衰弱，表现到整体便是加速机体的衰老进程。此外，在各种老年易得的疾病中，如中风、胸痹、心悸等，瘀血都是重要的病因，因此甚至有研究者认为瘀血是衰老的根本原因。根据某些现代研究表明，老年人的血液黏稠度会较青年人增加，血液中一些如球蛋白、脂蛋白等蛋白增多，会引起血液流速减慢，血管壁硬度增加，管腔逐渐狭窄甚至堵塞。有研究团队曾对 2000 多例健康老年人进行研究，结果发现血瘀证的出现频率随着年龄的增大而增加。在年龄分组中，49～50 岁组血瘀证出现频率是 27.97%，而 60 岁以上组的频率为 65.74%。这些研究都表明血瘀是机体衰老的重要因子，因此，因肝郁而导致的气滞血瘀也是机体衰老的重要影响因素之一。如果能从肝郁方面去化解瘀血这一病因，势必也可在一定程度上延缓衰老。

**2. 肝郁致痰加速衰老**　　肝气郁滞，横逆犯脾，脾失健运，痰湿内生。痰同瘀血一样是机体代谢失常，五脏功能受损生成并堆积出的病理产物，并且也可作为致病因素引发多种疾病。痰浊致病广泛，又易变化，既可积停于局部肢体或脏腑组织引起局部病变如肿块等，又可随行到全身引发全身性疾病。痰的致病性不容小觑，许多研究证实，痰是引发心脑血管疾病的重大因素，还有一些老年人易得的如消渴、肺源性心脏病、肿瘤等慢性疾病，其致病因素也与痰相关。一些学者在对衰老机制进行研究的过程中发现，年龄的增长除了会使机体各项功能减退，脏腑虚衰之外，还会伴有一定程度的痰浊。年龄越大，痰这一病理因素的检出率会越高。痰同瘀血一样，由于年龄增长，脏腑功能减弱，会产生痰，反之痰又会加速衰老的过程，并会引发多种老年疾病，这是一个恶性反复的过程。肝气郁滞时，肝的疏泄功能失调，肝的气机升降失常，除了横逆犯脾导致脾生痰之外，其本身因为气的推动功能失常也会造成津液布散障碍，水液停积，形成痰饮。此外，三焦是水液气化的通道，肝郁气机失畅，会导致三焦气化失利，水液代谢故障，聚积生痰。这说明痰的产生与肝郁有关，因此治疗肝郁，减少痰的产生，预防衰老也是十分重要的一环。

**3. 肝郁致情志异常加速衰老**　　喜怒忧思悲恐惊是脏腑功能在精神活动上的表现形式。《黄帝内经·素问》提到五脏与情志的对应关系，怒、喜、思、忧、恐分别对应肝、心、脾、肺、肾。脏腑功能正常时，情志调畅，精神愉悦，精力充沛。所以，情志活动是人类正常的生理现象，并不会损害人体健康。但是当情志太过或不及时，或是突然受到巨大精神刺激时，机体自身无法调节情志，就会损害到五脏，引发疾病。衰老是每个人都会经历的自然过程，但每个人衰老的程度，开始衰老的时间会因为先天和后天的各种原因而有所差异，这其中就有情志因素对其的重要影响。"精神内守，病安从来"是古人将情志调和视为养生长寿的重要环节的体现。

情志问题是现代化社会中引发早衰的重要原因，而肝郁每每又会出现情志问题，当情绪剧烈波动，起伏过大，或消极情绪长时间占据上风时，疾病与衰老的步伐就会加快。肝郁证是常见的中医证，肝郁也是各种肝病的常见病因和证候。在肝郁的病理基础上，常常还会演变成其他证候，影响到其他脏腑，例如肝气犯胃、肝气乘脾等。所以医家周学海曾在医书中说到凡是因气结而导致的各种疾病，皆是由肝气不能舒畅引起的。

## 郁证的病理基础

神经-内分泌-免疫系统调节网络，是由神经递质和免疫活性物质为信使构成复杂调控网络，参与情志或精神心理因素的调节。当情绪因素刺激神经时，下丘脑垂体网络会产生一系列的神经递质和激素，而免疫细胞上有其相应的受体，二者结合可发挥免疫调节作用。免疫细胞也可分泌多种免疫活性物质，反馈调节神经内分泌系统发挥其功能，最终达到动态平衡。各种不良的情绪如焦虑不安、精神抑郁等刺激便会通过这一调节网络，使免疫系统发生一系列生物化学反应，影响到神经递质或激素的作用，从而影响到正常的免疫系统功能，致使人体免疫力下降，引起疾病发生。郁证最主要的病因为情志内伤，即精神或心理因素。在现代社会，来自工作、学习、生活等方面的压力越来越大，生活节奏快，人与人之间的竞争激烈，各个年龄段都会受到来自外界的压力。人们在精神和心理出现问题的概率上远大于古人。而心理因素不仅会造成一些心理疾病如焦虑症、情感障碍等，还会引起一系列生理上的疾病。在冠状动脉粥样硬化性心脏病、糖尿病等疾病中，心理因素也是发病的危险因素之一。现代社会的生活方式发生了根本性改变，比起疾病本身促进衰老这一过程，强烈的精神刺激和长期的心理压力等社会心理因素及相关疾病更能加速衰老进程。

因此，情志异常时，气血失和，正气不足，各种疾病随之而来，便会加速人体衰老的进程。肝气郁结时，人的情绪会受到影响，情志抑郁，郁久而不解，就会伤及人体。例如围绝经期综合征这一特殊疾病，气机不顺时便会出现不同程度的眩晕、失眠等症状，急躁易怒等情志异常的症状也是围绝经期综合征的典型表现。

## 衰老的调控机制研究

**1. 自由基学说**  衰老的影响因素很多，自由基学说是目前较为主流的衰老机制解释。自由基是存在于机体内的一类特殊物质，它是由机体内的某些生化反应产生的中间产物。一般情况下，体内产生的多种抗氧化物质与自由基含量处于一种较为平衡的状态。然而随着年龄增长，自由基含量会逐渐增多，抗氧化物质含量下降，平衡被破坏，从而破坏细胞器、生物膜等结构功能，致使细胞正常功能遭到破坏。相关研究证实，在老龄人群及老龄动物的血清中，脂质自由基含量以及脑、肝等组织中的脂褐素都会增多，而脂褐素作为判定衰老的客观指标，它的形成与脂质自由基存在相关性。这些物质不能在细胞内完全消化，因此部分生物学家认为，自由基积累出的毒性可能是衰老的根本机制。

**2. 端粒酶学说**  端粒是科学家们在研究细胞凋亡相关基因时发现的物质，它类似于一顶帽子位于染色体顶端，因此被称为端粒。端粒由 DNA 和蛋白质构成，其相关蛋白的主要功能是调节端粒长度以及抑制端粒酶的活性。端粒对细胞的寿命有决定性作用，它可以减少核酸酶对染色体的降解作用，保护染色体的完整性。在细胞生长过程中，细胞分裂的次数与端粒的长短相关，细胞分裂次数增加的过程中，端粒的长度逐渐缩短，当端粒缩短到一定程度无法再继续缩短时，细胞也不能再继续分裂。一般认为细胞的分裂极限次数为 100 次，当端粒缩短到一个关键长度时，细胞基本上到了其极限分裂次数，此时细胞会加速衰老并开始走向死亡。因此，端粒被视作是"生命时钟"。端粒复制的过程并不是由普通 DNA 复制时的 DNA 聚合酶参与，而是由一种名叫端粒酶的特殊逆转录酶来完成。端粒酶可以将端粒 DNA 加到染色体顶端，能够填补因为 DNA 复制而损失的端粒，使端粒延长，减少细胞分裂对端粒的损耗，使细胞分裂次数增加，从而延缓细胞老化和凋亡的速度。在正常的体细胞以及某些良性病变细胞中并不能检测到端粒酶，但在生殖细胞和胎儿细胞中可检测到端粒酶活性。另外，在恶性肿瘤细胞中端粒酶可检测出高活性，这提示端粒酶可能会参与恶性转化。端粒和端粒酶的联合作用在基因水平上与衰老密切相关，不仅如此，与端粒功能相似的更多与寿命相关的基因正在被发现，它们共同构建了人体的生命时钟，端粒和这些基因的更多作用机制也在进一步研究当中，这对于探索生命发育衰老具有积极意义。

**3. DNA 甲基化衰老学说**  表观遗传是指在不改变 DNA 序列的基础上，对 DNA 进行化学修饰，但基因表达仍会发生可遗传的变化。而表观遗传机制中最常见的形式是 DNA 甲基化，即在 DNA 甲基化转移酶的作用下，DNA 分子上以共价键的方式结合甲基团。DNA 甲基化能引起染色质结构、DNA 构象及稳定性等发生改变，来调控基因的表达。研究表明，衰老与某些特定组织中基因组 DNA 甲基化的状态有相关性。伴随着年龄增长，基因组中的甲基胞嘧啶含量呈现下降趋势，因而导致基因组出现低甲基化状态。另外，也有研究证实 DNA 甲基化水平与一些衰老相关性疾病如阿尔兹海默病、帕金森病等相关。研究 DNA 甲基化与衰老的相关性具有重要意义，并且随着研究的深入，为将 DNA 甲基化作为一种生物标志物应用到预测人类预期寿命提供了可能。

## 围绝经期肝郁与衰老关系

从围绝经期这一时期开始，身体老化的进程比之前大大加快。很多女性会出现烦躁、心情低落、爱生气等较大的情绪起伏并且难以克制。这一阶段，女性的生殖系统开始衰退，卵巢功能逐渐衰竭，卵巢分泌的雌激素水平下降，而雌激素对于人体生命活动尤其是女性至关重要。当雌激素水平下降时，月经周期不规律，经量减少甚至绝经，各组织器官相应的生理功能减退，出现退行性改变。而卵巢等生殖器官的衰竭是随着年龄增大的自发过程，但女性若不能很好适应这一变化过程就可能会出现较为严重的症状表现，如抑郁状态、急躁易怒、心慌心悸等，称之为围绝经期综合征。这一时期出现的主要变化体现在情志的变化上，情志异常也会反过来影响卵巢及全身器官，加速其衰退老化过程，进而加速整个机体衰老的进程。情志的变化与肝郁密切相关，肝调畅情志，调畅气机且肝主藏血，因此对月经的调节有重要作用。肝气不舒，气机不利，疏泄失常会导致围绝经期的一系列症状更加严重，进而引发疾病，使机体提前衰老。

　　由肝郁引起的一系列机体变化，如病理产物痰瘀与情志异常，现代研究中包括神经-内分泌-免疫调节网络的作用，自由基、端粒等生命时钟的调节，这些因素都是加速人体衰老进程的一环，而围绝经期本身是女性都会经历的一个阶段，因此上述因素在女性围绝经期时同样会影响机体的各种生理功能，再加之围绝经期的激素水平变化，共同影响着女性的生物节律变化，从而加速衰老过程。对于围绝经期的女性，在重视身体健康的同时，更要重视情绪的调节，保持心情舒畅，适当疏肝解郁，调节好整体，既要适应自身的变化，又要适应外界环境的变化，才能平稳渡过这一特殊时期，最大程度地避免衰老提前到来。

# 109　情志致病中西医结合研究思路

　　情志致病学说是在中医整体观念指导下，研究情志与健康以及与疾病发生发展和预后转归关系的一门学科。目前，与精神心理相关的疾病的发病率呈现出日益增长的趋势，因此，深入研究中医情志致病学说具有重要的现实意义。多年来的实践让我们深刻体会到，发展和创新医学理论以及提高医疗实践水平是中西医结合医学研究的重要特征和目的。因此，我们认为，现今开展情志致病学说研究，除了包括对传统理论的整理和继承性的研究外，更为重要的是要借助于中西医结合的理念和理论、技术和方法，进行发展和创新情志学说的应用性研究。学者严庆文等就如何开展情志致病中西医结合临床研究进行了思考探析。

## 重要概念的梳理与剖析

　　与情志致病学说密切相关的"形神合一论""五脏情志论""心主神明论""阴阳五态人格论"等中医基础理论，充分体现了中医学将自然科学与社会科学、人文科学高度融合的特色，符合生命科学发展的趋势。从现代医学的分支来看，医学心理学是研究医学中的心理行为问题，包括各种患者的心理行为特点、各种疾病的心理行为变化等。医学心理学的研究的范围比较广，几乎所有医学领域都有医学心理学研究的内容。

　　涉及两个学科间的交汇互补性和相互借鉴性的研究，首先是要对学科理论中的一些重要概念进行比较、梳理和剖析，这是决定着后续研究的切入点问题。中西医结合研究领域中所取得的大量成果表明，中西医学两种理论在构建和表述方面尽管存在着差异，但二者对生命现象和功能的认识并不存在着不可沟通和不可互补互融的本质差别。因此，就情志致病学说的中西医结合研究而言，首先应当对诸如七情、情志、情志异常、情志疾病等重要概念进行剖析，在沿用中医固有的名词术语的同时，必须对其概念内涵赋予科学合理以及清晰的阐述，也只有这样，才能进行科学合理的研究设计。诚然，对这些概念的阐述还必须依靠今后研究的深入和认识的不断提高而加以丰富和完善。

　　关于"七情"。《素问·阴阳应象大论》指出"人有五脏化五气，以生喜怒悲忧恐"，认为喜、怒、悲、忧、恐为五志。而《素问·举痛论篇》曰："怒则气上，喜则气缓，悲则气消，恐则气下，寒则气收，炅则气泄，惊则气乱，劳则气耗，思则气结。"宋代陈言在《三因极一病证方论·卷之八》中具体论述到"喜、怒、忧、思、悲、恐、惊，七者不同，各随其本脏所生所伤而为病"以及该书《三因极一病证方论》中曰"七情，人之常性，动之先自脏腑郁发，外形于肢体，为内所因也"。明确将"喜、怒、忧、思、悲、恐、惊"定名为七情。因此，中医所论之七情，是指人类的基本情绪，是对人外在情绪变化的总结，并且是先天性的、本能的。

　　关于"情志"，情志本属于中国古代文化中的问题，是指情感与志趣。中医学对情志的系统论述，首见于《黄帝内经》。《素问·阴阳应象大论》指出"人有五脏化五气，以生喜怒悲忧恐""肝——在志为怒，心——在志为喜，肺——在志为忧，脾——在志为思，肾——在志为恐"。由此创立了"五志"概念，将人的情绪心理概括为五种基本的情志，并论述了五志与人体生理、病理的关系。对情志的并称则首见于明代张景岳《类经》中的"情志九气"，并提出了"情志病"的病名。现代心理学中的情感系统是指人类对各种事物和自身机体状态，是否符合需要做出判断而采取不同态度的内心体验。其代表性心理成分为情感、情绪与心境，三者密切相关，在心理功能和外显表征方面常难截然分开。情感是人对客观事物所持态度内心体验的反映。情绪是一切体验和行为在一定时间内总的情感状态。心境是一种比较持久的、微弱的、影响人的整个心理活动的情绪状态，它并非对某一事物的特定体验，故具有弥散性的特点。情绪是一种复杂的心理现象，也是一种生理过程；情绪是体验，又是反应；是冲动，又是行为，它是有机体的一种复合状态。情绪通常又由情绪体验、情绪表现和情绪心理三种因素所组成。

在中医学界，甚至在高等中医院校的教科书中，很多学者都将情志与七情并称或视为等同，或将七情和情志看作是中医学理论对情感和情绪的特殊称谓。我们认为，中医学中七情的概念，指的就是人类的基本情绪。特别需要指出的是七情中的"思"，一般而言，"思"是指思考、思维，属于心理活动和认知系统和过程，但它在七情概念中的含义不是指思维活动，不是指认知，而是指在所思问题不解、事件未决时所处的一种思（忧）虑不安的复合情绪状态。

尽管情志与情绪的概念和内涵有很多共同之处，但情志并不等于情绪，情志亦不同于七情。中医学认为情志活动是五脏功能的体现，五脏并于精而生五志，即七情由内而发；情志失调可扰乱心神，引起气机失调而发病；疾病又可导致情志异常，同时强调个体差异与情志失调以及和健康、疾病的关系。因此，情志已不仅仅包括七情、五志。所谓情志是指机体以脏腑、经络、精、气、血、津液为物质基础，以相互协调的脏腑经络功能活动为内在条件，在外界环境的刺激和影响下，通过内外综合作用，对客观事物能否符合自身需求做出判断时所产生的体验的一种个体的特殊反映形式。它包括了现代医学心理学中所论述的情感、情绪过程，也包含认知和行为过程，涉及心理和生理的复杂反应，并与个性心理特征有关。

关于"情志异常"与"情志疾病"。"情志异常"是指外界环境的刺激和影响过于突然或强烈或长期持久，个体心理应对能力不足，机体脏腑经络组织功能失衡所产生的一种以心理和生理异常反应为主的病理状态。"情志疾病"是指以精神心理异常为主要症状表现的一类疾病以及在疾病发生、发展、转归和防治过程中，情志因素起重要作用的一类疾病。具体而言，中医学所论的情志疾病主要包括有：①情志异常所致的以精神心理症状为主的一类疾病。如郁证、脏躁、癫、狂、痫病等，亦包括现代医学中的人格障碍与情感障碍、精神发育迟滞、神经症、创伤后应激障碍等各种精神心理疾病。②情志异常所致的以形体症状为主的一类疾病。如哮喘、泄泻、阳痿、痛经等。这类疾病基本等同于现代医学中的心身疾病，涉及范围较广，包括内、外、妇、儿各科的多种疾患。③由于形体病变所致的以精神心理症状为主的一类疾病。如《伤寒论》中的太阳蓄血证、妇科绝经前后诸证等，亦包括现代医学中的卒中后抑郁症等。"情志异常"强调的是一种病理状态或过程，而"情志疾病"所强调的是一些具体的精神心理疾患和心身疾病。以往中医学中没有对这两种概念进行明确的区分，其实，有关情志异常和情志疾病的研究在思路和方法、侧重点以及内容上都有所不同。

## 情志致病的研究思路探讨

目前情志异常的客观判定方法和标准、情志异常及某类情志疾病的中医证候诊断标准、情志异常和情志疾病的临床规范系统的防治方案等都尚未系统建立，因此临床研究要重点解决诊断和治疗两个方面问题。由于中医情志致病学说和现代医学心理学及其相关学科具有互通性和融合性，因此现代医学心理学及其相关学科中的技术和工具（如量表、问卷、心理情绪测量方法和仪器等）都可以为情志致病学说的中西医结合临床研究所利用。此外，还要重视有关正常情志对机体影响的研究。

**1. 情志异常的中西医结合临床研究**　情志异常的临床研究首先是如何确定研究对象，即"情志异常人群"。"情志异常人群"是指由于外界环境的刺激和影响过于突然或强烈或长期持久，个体心理应对能力不足，机体脏腑经络组织功能失衡而处于一种心理和生理异常反应状态的一类人群。为了使研究目的清晰和充分体现中医防治学思想及特色优势，"情志异常人群"不应包括已罹患精神疾病和器质性疾病的人群。至于在已有疾病发展转归过程中出现情志异常的人群，可以纳入到有关情志疾病的临床研究当中。关于情志异常的判定，我们认为可以充分运用现代医学心理学及其相关学科中的技术和工具，如量表和问卷，包括生活事件量表（LES），90 项症状自评量表（SCL‐90）、焦虑自评量表（SAS）、抑郁自评量表（SDS）、贝克忧郁量表（BDI）、汉密顿抑郁量表（HAMD）、汉密尔顿焦虑量表（HAMA）等以及其他一些心理情绪测量的方法。这样可以在一定程度上实现对情志异常的量化判定。

　　情志异常临床研究的核心内容就是探索、分析和总结出情志异常人群中医证候形成、分布以及演变的规律，建立情志异常人群中医证候判别模式和诊断标准，从而为中医临床的辨证施治奠定基础。在这一研究过程中，主要是采用循证医学和流行病学的研究思路和方法，除了运用 LES、SCL‐90、SAS、SDS、BDI、HAMD、HAMA 等，还要结合诸如艾森克人格问卷（EPQ）、特质应对方式问卷（TCSQ）、领悟社会支持量表（PSSS）等的测试结果。但更为重要的是要体现出对有关中医证候形成背景和临床特征的判别。因此我们认为，首先必须建立客观准确的中医四诊信息采集表（应分为调查对象和医生两个操作部分）；同时，要运用目前相对成熟的、信度和效度较高的中医体质调查问卷对情志异常人群进行有关中医体质特点的判别；此外，还必须对情志异常人群进行有中医特色的有关人格气质特点方面的调查。对上述各种调查的结果应采用多种统计分析方法进行数据处理和结果分析。

　　对情志异常人群机体病理生理学方面的研究。我们认为，神经‐内分泌‐免疫调节（NIM）网络功能的改变应作为对情志异常人群机体病理生理学变化的基本观察内容，包括对人群神经、内分泌和免疫功能的检测。具体而言，如交感神经功能、外周血中的神经肽（CRH、β‐EP 等）、激素（CORT、ACTH 等），多种细胞因子等。研究也应结合临床检测工作的实际，在器官→组织→细胞→分子水平上不断深入。此外，对机体的基础代谢和能量代谢方面也应进行观察；除神经内分泌免疫系统外，对情志异常状态人群还可以进行机体其他系统功能的研究，如心血管系统、消化系统、血液系统等；更为先进的是，可以利用影像学对情志异常人群开展脑功能和形态方面的研究。临床指标检测的主要目的就是为判别中医证候、阐明证候病理机制提供实验室方面的依据。

　　综合以上几方面的研究结果，应当力图寻找出情志异常、情志异常的中介因素（包括认知、动机、体质、个性、社会等）以及情志异常病理生理变化等与中医证候形成之间的本质内在联系，分析、归纳和总结以及阐明情志异常人群中医证候形成、分布以及病理演变的规律，从而建立起客观、规范的有关情志异常人群的中医证候判别模式和诊断标准。

　　对情志异常人群干预的研究。中医对情志异常有多种调节手段，既有心理疗法又有药物防治。心理疗法主要包括：以情志相胜、移情易性、暗示开导、顺情从欲、音乐和气功等，这些传统的有中医特色的心理疗法实际上与现代医学心理疗法、行为疗法、生物反馈疗法等都有着共同的治疗学原理。在药物防治方面，中医以脏腑理论为核心，更是在临床上确立了多种不同治法方药。对情志异常人群干预的研究，其重点在于观察并揭示中医药物和非药物以及心理与药物联合防治情志异常的效应及其作用机制，特别是其有关神经生物学的基础；同时通过研究科学地阐述中医心理疗法和药物疗法的特色和优势，并为临床合理、规范的运用提供进一步的科学依据；对防治情志异常药物的药效药理学研究亦将为今后研制开发防治精神心理疾患的中药新药打下基础。

　　**2. 情志疾病的中西医结合临床研究**　有关情志疾病的临床研究应在采用循证医学和流行病学的研究思路和方法这一总的前提下，着重开展对精神心理疾病和心身疾病的中西医结合研究。研究内容包括：①对某种精神心理疾病（如抑郁症、创伤后应激障碍、精神分裂症等）的有关中医理法方药的系统研究。所谓"理"的研究，一是不仅要从理论上分析和阐述此种疾病的中医学病理机制（脏腑经络、阴阳、气血、虚实的变化），而且还要从神经内分泌、神经免疫、神经生理生化以及遗传学等角度阐明所谓脏腑经络、阴阳、气血、虚实变化的实质或物质基础。二是揭示此种疾病中医临床证候的形成分布规律、建立中医证候的诊断标准以及确立治疗的原则和方案（包括中西医结合的治疗方案）。所谓"方药"的研究就是要在辨证的基础上对不同治法方药的临床治疗效应和作用机制进行观察和探讨。当然亦包括对专病专方的研究（如逍遥散、柴胡龙骨牡蛎汤、四逆散等治疗抑郁症）。②有关情志异常影响疾病发生发展和预后转归的研究，如情志异常对高血压、糖尿病、冠心病、消化性溃疡等疾病的影响。在中医临床辨证的基础上，从发病情况、病情轻重、临床相关生化指标改变、治疗效应，以及病程等方面进一步揭示和阐明情志异常的致病特点和方式，以及对中医临床复杂或复合证候的形成的病理生理学意义。同时，通过观察和分析临床综合治疗的效应，阐明中医"形与神俱"和"心身同治"理论的科学内涵及其治疗学原理。③研究疾病对情志的影响。情志的产生以五脏之精气为物质基础，当五脏发生虚实盛衰变化时，往往对外界某种刺激极为敏感，会直接影响到人的情志活动，而有情志异常的相应表现。《素问·宣明五气》曰："精气并于心则喜，并于肺则悲……并于肾则恐，是谓五并，虚而相并者也。"马蒔注释曰："此言五脏既虚，故精气并之，则志不能禁也。"《灵枢·本神》中又有"肝藏血，血舍魂，肝气虚则恐，实则怒……心藏脉，脉舍神，心气虚则悲，实则笑不休"的论述，这都是说明脏腑功能失常可以导致情志异常。

　　研究中可以采用循证医学和流行病学的研究方法，以不同系统、不同种类的疾病为研究对象，运用LES、SCL-90、SAS、SDS、HAMD、EPQ、TCSQ、PSSS等多种医学心理学量表和问卷，结合NIM网络功能的变化，阐明疾病对情志活动的影响及其相关因素和内在机制，从而科学地论述中医有关脏腑功能与情志的理论并丰富现代心身医学的内容。④有关个体情志差异与疾病易患性之间关系的研究。这部分的研究与现有的有关体质与疾病相关性的研究有类似和交叉的成分，但更着重于通过分析个体的情志特征（如情绪认知能力），预测个体对某种疾病的易患性。对个体的情志特征分析，不仅要采用心理学中的测量工具和遗传学研究方法，还要体现出中医理论的特点特色。因此，有关中医体质和人格气质等方面的调查分析必不可少。目前国内还没有研制出个体情志特征判定的中医学工具，这同样需要通过运用循证医学和流行病学的研究方法，逐步建立和完善起来。有关个体情志差异与疾病易患性之间关系的研究，不仅是对中医情志致病理论的丰富和完善，而且也将为中医"治未病"的预防学理论提供实践依据。

　　**3. 正常情志对机体影响的临床研究**　　以往几乎没有开展有关正常情志对机体健康影响的研究，这是由于受到中医固有的"从病理和治疗反证生理"的理论构建模式的影响。但中医情志学说和现代心理学都认识到良性（正性）的情志（情绪）对人体的积极作用。因此，从拓展情志学科理论的外延，创新其理论内涵以及完善其理论体系的角度，应当开展正常情志与机体健康之间关系的研究。对正常情志的研究可以从情绪认知入手，一般认为情绪有以下三个成分，即认知的、生理的以及行为的成分。美国心理学家保罗·艾克曼（Paul Ekman）认为基本情绪具有跨文化的一致性，并有以下特征：通用的信号（表情）、一致的生理和行为反应等，并提出六种基本情绪包括喜、惊、悲、厌、怕和怒。有学者的研究表明，具有中国文化背景的健康被试者对上述六种基本情绪表情可以准确辨认。目前的研究证实，包括杏仁核在内的边缘系统是情绪认知的神经基础。利用现代医学心理学的理论和方法，将所取得的成果作为中医情志学说理论的一种补充和拓展，也将充分体现中西医学研究中的互补性。对正常情志与机体健康关系的研究，可以使整个情志学说的研究从病因、病理的单一取向上升到生理-心理-社会的丰富层面，由传统的追求心理适应的低层次的研究上升到提高心理境界和心理生活质量的高层次的研究，也为构建中医情志异常和情志疾病的预防、治疗和保健体系提供理论依据。

# 110    情志与情绪中西医致病理论比较

　　随着生物-心理-社会医学模式的提出，中西医都越来越重视对心身医学的研究，越来越强调心理社会因素对疾病的影响作用。西医学证明，在心身疾病的发病过程中，心理因素影响躯体内脏器官的途径一般是通过情绪活动这个中间媒介而实现的，通过情绪变化引起生理唤醒，导致了一系列的躯体变化，严重者会引起心身疾病，因此情绪在心身疾病发生过程中具有中间枢纽作用。中医学早在 2000 年前就认识到了这一点，在《黄帝内经》及历代医家著作中不但对情志致病的病因、病机、治则有相当精辟的论述，而且在治法方药上更创制了许多具有中医特色的有效治疗方法。其理论及临床实践在当今对心身疾病的治疗中仍然具有不可估量的指导意义及临床实用价值。学者焦东亮等从中西医情绪致病的特点出发，对中西医情绪致病的理论机制进行比较和思考，希望对现代心身疾病的发展起到一定借鉴作用。

## 中西医情绪致病理论的比较

**1. 关于情绪致病生理机制的中西医比较**

　　（1）中医认为情绪变化通过影响脏腑功能导致疾病发生：中医理论有关情绪因素在疾病发生发展中所起作用的认识，是基于"形神合一"的心身观指导下的七情学说和情志致病理论。例如，《素问·阴阳应象大论》曰："人有五脏化五气，以生喜怒悲忧恐。"《灵枢·口问》曰："悲哀恐忧则心动，心动则五脏六腑皆摇。"阐明了情绪体验与脏腑功能之关系。七情学说将喜、怒、忧、思、悲、恐、惊七种情志变化与人的脏腑生理之关系揭示了出来，七情为五脏功能的生理表现，当呈太过或持续时间过长时则可导致脏腑功能失调而致病，即七情变化通过影响脏腑功能导致心身疾病的发生。

　　近现代对中医五脏和证实质的研究表明，中医一个脏腑的生理功能包含着现代解剖、生理学中的多个脏器或多个系统生理功能的综合表现。如有研究者认为五脏相互关联、相互作用的物质基础是神经内分泌免疫网络，五脏相关的实质是该网络内的各系统动态的相互作用和相互联系。所以情绪变化对脏腑功能的影响实质上可能是导致了人体系统的一种整体动态反应。

　　（2）西医认为情绪变化通过神经-内分泌-免疫系统导致疾病发生：现代心理学认为情绪是人对外界刺激所产生的心理反应（喜、怒、哀、惧和认知等反应）和附带的生理反应（行为和生理唤醒等反应）的综合表现，由此可以看出现代心理学的情绪概念和中医情志的概念具相同之处。西医的情绪致病理论认为心理社会因素是通过情绪中介引起的生理唤醒，导致了一系列的躯体变化，产生了心身疾病。

　　目前有大量实验证实，情绪作为心理社会因素的中介是通过影响神经-内分泌-免疫网络系统导致心身疾病产生的。神经、内分泌与免疫系统之间通过多种共同的介导物质（神经递质、激素和细胞因子）相互作用及调节，构成机体内复杂的多维立体调控网络。在情绪导致生理唤醒的过程中，引起机体生理变量波动的各种社会环境应激因素每时每刻都在发生变化，而且在不同的应激状态下，人体的神经、内分泌和免疫系统各自所处的状态水平也不同，导致了神经内分泌免疫调控网络系统具有整体性和动态性，在动态调节中保持机体整体平衡。因此心身疾病的产生可以理解为，个体作为一个开放复杂的巨系统对致病因子做出反应所处的状态，是人体系统的一种整体动态反应。这一点与中医情绪致病的生理机制具有相似之处。

　　值得注意的是，目前我们仍然没能够找到能反映这个系统整体信息的方法或指标，而往往是拆而分之，大多数集中在这三者的某一个系统的指标改变方面得到了大量片面、孤立和零散的信息，如此带来的结果是对该系统总体的生理及病理生理机制没有较清晰的认识，更难以运用研究成果去指导临床实践。因此探讨该系统中微观与宏观整合的基础，就成为目前认识心身疾病的一个重要方面。在此，借鉴中医整体系统的观点可能会对其发展产生新的启示。

**2. 情绪分立观点的中西医比较**

（1）中医有关情绪分立观点的认识：情绪分立的观点是中医情志学说的一个重要内容，即认为不同的情绪会引起不同的生理和病理反应，例如，《灵枢·本神》曰："因悲哀动中者，竭绝而失生；喜乐者，神惮散而不藏；愁忧者，气闭塞而不行；盛怒者，迷惑而不治；恐惧者，神荡惮而不收。"《素问·举痛论》曰："百病生于气也。怒则气上，喜则气缓，悲则气消，恐则气下，惊则气乱，思则气结。"《素问·阴阳应象大论》指出"怒伤肝""喜伤心""思伤脾""悲伤肺""恐伤肾"。近年来，对中医文献的回顾性研究表明，七情致病出现率依次为怒＞思＞惊＞忧＞悲＞恐＞喜，其中怒占50%以上，临床调查发现，中医肝证候患者与情绪有关症状出现率为烦躁易怒占50.2%，抑郁占40%。这些研究从另一侧面为中医情绪分立的观点提供了依据。

随着生物学技术的发展，一些中医心身医学家以中医理论为指导，对中医心身医学的理论，从微观角度进行了研究。如王米渠等通过研究惊恐动物模型，发现在恐惧应激下，大鼠丘脑、海马部位的早基因表达都明显增加，并发现了与恐惧应激有关的10个差异基因图谱。尽管这些研究成果对建立一个真正接近生物系统的情绪分立理论模型相差还很远，但其关系已被实验所证实，并为进一步研究积累了资料。

（2）西医对情绪分立观点的现代研究：与中医情绪分立观点相反，传统心理学认为情绪引起的生理反应是没有特异性的，即认为除了正性情绪和负性情绪引起的生理反应不同以外，其他不同情绪体验存在同样的生理变化。

但是近十几年来的一系列研究结果显示，愤怒、厌恶、恐惧和悲哀等分立情绪在自主神经反应上存在可靠的差异。有关分立情绪心理生理反应差异性的研究将为情绪调节机制的研究奠定基础，还将为探讨情绪障碍及心身疾病的发病机制、寻找诊治方法提供依据。但是，目前大部分有关分立情绪的心理生理反应具有差异性的研究只关注自主神经活动的功能层面——内脏反应。因为许多内脏器官是受交感神经和副交感神经的双重支配的，这使得每一种情绪反应的神经内分泌变化可能更复杂，而且仅从目前的单一生物化学指标来判断不同情绪反应的差异存在困难，测量结果的意义不明确，这就提示我们应该将情绪心理生理学的研究扩展深入到分子生物学的系统层面，采用跨中枢和多系统的多指标、多方位测量。这样的研究方法应该能提供分立情绪所伴随生理反应过程更全面画面。西方关于情绪分立观点的现代研究，提示必须从生命整体系统性的角度进行情绪机制多元化的探索。在此，中医理论系统性和整体性的特点可能为其提供新的研究思路。

**3. 中西医关于情绪的生理基础认识比较**

（1）中医对情绪产生生理基础的认识倾向于躯体的整体反应：中医有关情绪产生的理论更强调人的情绪与五脏功能变化密切相关，即"人有五脏，化五气，以生喜怒悲忧恐"（《素问·阴阳应象大论》）。"心藏神，肺藏魄，肝藏魂，脾藏意，肾藏志，是谓五脏所藏"（《素问·宣明五气》）。"肝藏血，血舍魂，肝气虚则恐，实则怒。脾藏营，营舍意，脾气虚则四肢不用，五脏不安，实则腹胀经溲不利"（《灵枢·本神》）揭示了情绪产生与五脏系统功能变化的关系。

根据中医五脏系统实际上是对生命体系统化、动态化的认识观，中医的情绪发生理论，实际上包含了整个机体器官的整体活动情况。是个体作为一个开放复杂的巨系统对心理社会环境变化做出的一种整体动态反应。如关于"怒伤肝"的试验研究发现，在激怒状态下，怒伤动物模型的全血黏度、血浆黏度、血浆比黏度、血沉淀蛋白含量显著增高，扩大型血小板数量明显增加，血小板聚集率增高，血液存在明显的黏、稠、凝、聚倾向。以上研究通过试验的方法，从微观的角度阐述了情绪的发生与躯体整体反应的关系。提示中医有关情绪产生的生理机制实际上是包括了躯体外周变化在内的机体整体动态反应。

（2）西医对情绪产生生理基础的认识：与中医情绪产生的生理机制的观点不同，西方关于情绪产生的生理机制多从神经中枢的角度进行探讨，重视神经心理学的研究和认知因素的参与作用，但是情绪是一个复杂的心理状态或过程，有别于认知和意志，是瞬间的、自发的生理和心理过程，属本能、基础的反应，常不受主观意识控制，而和生物基础联系紧密。如19世纪美国心理学家詹姆斯和丹麦生理学家兰格就认为情绪是一种内脏反应。现代一般认为，情绪的生理机制是非常复杂的，既有大脑皮层和皮层下神经过程的协调，也与中枢和外周的多种神经递质的变化有关，反映了整个机体内部器官和效应器官的活动状况。如有研究证明，某些外周分子水平的生理化学变化可以直接影响人的情绪变化。这方面的研究结果具有很大的现实意义，它为通过药物调节外周神经递质和激素代谢水平来调节控制情绪的方法提供了可能，也为预防内脏疾病带来的情绪问题提供了治疗指南。

外周分子水平的生理化学反应会影响到人的情绪变化，从另一个侧面说明了情绪是人体系统的一种整体生理反应，任何单一的生理变化或分子生物学指标都不足以反映这个系统的复杂性和整体动态性。在此，中医关于情绪发生的理论认识和大量的相关临床资料可能为其进一步深入研究提供借鉴。

## 对中西医情绪致病理论比较的思考

**1. 对中医的思考**  通过中西医情绪致病理论的比较，可以看出中医情志学说不仅具有与西方临床心理学同样的科学内涵，而且还具有自己独特的文化特质，中西医的这种差异并非一定是真伪命题的区别，而可能提示着两种具有竞争性和互补性人类医学的模式。中医情志学具有进一步深入研究开发的巨大潜力。另一方面，中医的特点决定了其重整体、轻微观，但若仅仅停留在"人是一个有机整体"和"人与自然界的统一性"这些点上，充其量只是种自然哲学观念，难以具体化、深入化。尽管合理，却很难付诸检验，特别是在中医学走向世界的过程中，更难为恪守"实证"信念的现代科学观点所普遍认同。

**2. 对西医的思考**  分子生物学的发展给心身医学带来了前所未有的进步，特别是在情绪致病生理基础的研究方面取得了很大进展。但从以上可以看出分子生物学的发展对心身医学研究不利的方面是促进还原论的抬头，即企图以一种化学递质或某种危险因素来概括一切的思想，这显然是与心身疾病的发病规律相违背的。这也使得人们难以把握一些心身疾病的致病机制，通常认为由于心理社会因素非常复杂，且难于控制和定量使得很难对社会心理因素影响心身疾病的机制进行清晰完整的描述。但是从另一个角度也可以看出，导致心身疾病的生理系统的复杂性也是使难以掌握心身疾病机制的因素之一。

**3. 中西医结合对情绪致病机制的研究思考**  虽然人体是由单个的组织或器官系统组成，但情绪影响人体导致心身疾病的过程是复杂的、系统的、动态的，不能通过某一个机制或一种生理变化来解释，心身疾病的发生机制要求我们必须从系统和整体的角度出发，来构建生物系统关系图，并了解它们是怎样组装成一个系统。当代系统学研究认为，人体是由诸多系统层次组成的，较高系统层次的某些新特性是由较低层次事物的相互作用激发、提升而"涌现"出来，一旦较高层次还原为较低层次，这些在较高层次涌现出来的新特性就不复存在。系统科学认为环境（包括情绪和社会心理因素）也是决定系统整体涌现性的重要因素。

中医概念侧重功能、联系、状态，而非结构、实体、结果的特点，恰恰与人体生命系统是一个最复杂、最富整体性系统的特点相吻合，故中医学在治疗心身疾病方面能取得很大成功，中医情志学说经历数千年历史愈加有魅力，并成为中医学的一大突出特点。

由此可看出，对情绪致病机制的研究又回到了中西医结合的问题上，这当然不是一个新的问题，但是过去几十年对五脏实质和证的实质深入的研究结果，并未对中医的临证指导产生重大的作用，而且中医心理学的研究并未发挥其特有的临床特色，反而在临床治疗上有弱化的心理影响因素的趋势。这与西医的临床治疗观点的影响是分不开的，另外在很大程度上也是因为现代科学技术的限制而缺乏有效的生物医学手段，使得中医特有的七情学说和情致致病理论，不能用现代语言进行阐明，最终导致在心理治疗和心身疾病的临床中并没有得到有效运用。

随着先进的科学技术在生物医学上的应用，人类对生命现象有了越来越深入的认识，在此背景下利用整体性、系统性研究手段来揭示生命活动本质规律的一些学科应运而生。如处于 21 世纪科学前沿的系统生物学与中医理论在整体观、系统观、预测性和预防性医疗以及个体化治疗等方面具有相似之处，有人提出了中医和西医学在系统生物学的基础上进行整合的必然性和可能性，并认为系统生物学是中西医结合的平台。

# 111　情志概念的现象学研究

　　《黄帝内经》时代的传统中医学文本中是没有"情绪"这个语词的，但随着西学东渐和国学世界化，如何寻找一个与西医对等的中医学概念成了现代中医学理论建构中的一个难题。例如，是否能将中医学原创的"情志"对等地翻译为"情绪"就是其中的一个问题。现代中医人虽然一方面承认"情志"是中医学的特有称谓，但另一方面却从来没有搞清楚这种特有称谓的真正语义是什么。学者陈玉霏等运用现象学还原分析方法来重新解读中医的"志意"和"情志"等相关概念的语义，以及与现代心理学研究的关系。

## 意和志是中医学原创时期的重要概念

　　对《黄帝内经》进行词频检索，可以发现"意"这个字词出现 100 次，"志"这个字词出现 96 次，其中"志意"合用 10 次。与此相对照，情"字仅出现 19 次，且其中 16 次是以"愿闻其情""莫知其情"等词组形式出现的。可见，在中医学理论的初创时代，"意"和"志"是中医学理论中一个重要的心理学概念，而"情"则不是。

　　何为"意"和"志"？它们各自的功能是什么？二者的关系又如何？这些都是必须辨析清楚的基本问题。《灵枢·本神》曰："所以任物者谓之心，心有所忆谓之意，意之所存谓之志。"《灵枢·本藏》又曰："志意者，所以御精神，收魂魄，适寒温，和喜怒者也。""志意和则精神专直，魂魄不散，悔怒不起，五藏不受邪矣。"从经典文本所述可见，其一，"志"和"意"虽然有别，但二者密切联动相关；其二，"志"和"意"是控制其他精神活动的主宰，包括情绪调控。就词源而言，汉代许慎在《说文解字》中解释："志，意也，从心之声。"又曰："意，志也，从心察言而知意也，从心从言。"可见，许慎一方面将"志"与"意"进行互释，另一方面认为"意"与"志"只是人内心的意向性活动，也只能从听其言语来了解。事实上，"志"在精神活动中虽然非常重要，却不容易被观察和表述得明白，唐代孔颖达曾借诗言志的关系，形象地解释了"志"的这种内在性："诗者，人志意之抽之适也；虽有所适，犹未发口，蕴藏在心，谓之为志；发见于言，乃名为诗。"他还曰："此六志，《礼记》谓之六情，在己为情，情动为志，情志一也，所以言之异耳。"宋代朱熹曾对"心""意""情""志"几个概念的区别与关系进行了较为清晰的辨析："心者，一身之主宰；意者，心之所发；情者，心之所动；志者，心之所之。""未动有能动之理，意为动与不动，欲也。"按朱熹的解释，"心"当指人的意识；"意"即意动，即指人意识的指向或欲望的发动；而"志"则是将意的欲望推向前往的目标（或意向对象）的过程或力量。据考，"志"字从"士"从"心"，也提示"志"有坚定执行心之意向的语义。如明代字书《正字通》曰："心之所注为志。"清代《康熙字典》也曰："志者，心之所之也。""意"既然是一种有指向性的欲望，所以也可能出现"精神不专，志意不理"（《徵四失论篇》）、"志意恍乱"（《本神》）和"志意乱"（《大惑论》）等心理问题。

## "志意"与"情"的关系

　　关于情绪种类、情绪的来源、情绪的两极性以及情绪与脏腑生理的关系，中西医认识并无本质上的区别。中西医关于情绪学说的最大差异在于如何将各种情绪置于一个更大的属概念。《素问·阴阳应象大论》曰："在志为怒；在志为喜；在志为思；在志为忧；在志为恐。"中医学将"志"作为一个将"喜、怒、忧、思、恐"归类在一起的上位概念或属概念，这是西方心理学所没有的观点。那么，进一步要追问的问题是：为何中医学要将"情"归类在"志"这个概念之下呢？或者说"意""志"与"情"的关系究竟如何？这是一个值得探究的问题。《孟子·公孙丑篇》曰："夫志，气之帅也；气，体之充也。夫志至焉，气次焉；故曰持其志，无暴其气。"可见古人认为，"志"不仅可以影响生理之气，也可以左右人的情绪之气，如俗语所说"某人生气了"，在这里所说的"气"就是指某种消极的情绪。金元医家刘完素《素问·玄机原病式》曰："五脏之志者，怒、喜、悲、思、恐也，若五志过极则劳，劳则伤五脏，凡五志所伤皆热甚也。"这就是说，中医认为情绪失调其实源于"五志过极"，而这种"过极"正是"志意"过于专注于某人某事所致。明代张景岳《类经·情志九气》曰："世有所谓七情者，即本经之五志也。"至此，经过历代诸子百家的解释和应用，"性情""五志""七情"等相关概念发生了融合变化，"情志"作为一个词组成为中医学理论的一个特定术语，而"志意"一词的使用及其"志意"的重要作用逐渐被淡忘，而这一淡忘恰好是现代中医学理论发展中的一种不可忽视的失误。

## "志意""五志"学说的学术价值与临床意义

从世界心理学发展的视野来看，中医心理学的"志意"和"五志"学说在现代仍然具有哪些学术价值和临床意义呢？对中医学"志意"和"情志"的观点与布伦塔诺的意动心理学和海德格尔的存在主义现象学关于情绪的观点进行跨文化比较，不难发现，中西方的认识竟具有高度的趋同性。作为现象学起源的布伦塔诺意动心理学认为，心理的本质是意识的活动，即意动。只有意动才是心理现象，也是心理学真正的研究对象，而内容应该是物理学的研究对象。他认为意动的心理现象具有内在对象性的特点，这就是说，意动不能离开认识和体验的客体和内容独立存在，意动总是指向或包含有一定的认识对象在内。意识的意向性为胡塞尔发展为现象学的还原分析方法。他认为，一切意识活动都具有意识指向性这个特征。由此看来，中医学将人的各种情绪置于"志意"范畴之下是非常合理的。也就是说，人的所有情绪都是指向某人某事的。中医学认为，尽管产生情绪的基础是天赋生理的，但情绪的发动还与主体的认知选择有关，发动之念却是属于"意"的，"意为做事之母"。"意"是非常个性化和隐私的心理活动，朱熹弟子陈淳对"心"和"意"的概念做过一个比较，"若意与心作比较，心大意小，心以全体言，就意全体以上，一念发起处言"。古人非常难得地注意到了"志意"对情绪发动、维持和对象选择的决定性作用。"意为心之动，思量运用之义也。对情性之动，则意为心之发。""志者，心之所之也。之，犹向也。""心向所喜所怒之人，志也。"中医学认为人有七情变化都是正常的，而只有当"志意乱"，对心所喜所怒之人过极之时，才会导致气机失和致病。由此看来，传统中医学将人之情归类在"志"的属概念之下是有一番深意的。

海德格尔认为，现有的西方心理学并没有揭开情绪此在本身的结构和没有正确理解情绪在人此在中的意义，而只是将情绪看作是感性的和妨碍理性的东西，事实上，"现身情态就是此在之存在的一种基本样式"。人在日常生活中的所有认识和行为都是带有某种情绪的，甚至还具有在认知之前的先有地位，他说："现身情态乃是先有的东西，它是一种与展开状况相并存的同等原初的特性，并与展开状况一同构成着我们称之为开觉状态的现象。"而不应该将情绪看成是认识过程的伴随物，就像下冰雹陪伴雷电一样。他认为将"情绪"一词改称为"情态"也许更为合适，对现身情态也只应当在与此在本身的基本行止之联系中获得理解。对《黄帝内经》进行词频分析，"怒"字出现 92 次，"喜"字出现 74 次，"恐"字出现 68 次，"悲"字出现 47 次，"思"字出现 27 次，可见，在传统中医心理学眼界中，"情志"的确比"思"得到了更多的观察与反思。

中医学将情绪置于"志意"范畴之下至今仍还具有重要的临床实际意义。首先，中医经典非常强调对患者"志意"状况的观察，例如，《素问·五藏别论》指出"凡治病必察其下，适其脉，观其志意与其病也"。其次，认为"志意"是可以由主体自我调节的心理自变量，例如，《素问·标本病传论》曰：

"谨察间甚，以意调之，间者行，甚者独行。"甚至可以达到《灵枢·终始》所说的"专意一神"以及《素问·四气调神大论》所言的"使志无怒""使志安宁"的理想状况。中医学还认为，通过"志意"可以实现调控人之情绪和养生的目的。《素问·上古天真论》曰："志闲而少欲，心安而不惧，形劳而不倦，气从以顺，各从其欲，皆得所愿。"可见，只有将"志闲"理解为"视而不见""听而不闻"的意向性时，才能理解怎样实现"少欲"养生的方法。

传统中医心理学的"志意"与"情志"概念至今仍具有积极的世界性的学术价值和临床实际意义，复兴中医心理学的这些原创的核心概念在中医学基本理论中的地位，倡导在临床中积极发挥"志意"对于情绪调节和促进身体健康的作用将是一项十分有意义的工作。

# 112 情志的现代心理学探究

美国心理学家约瑟夫·墨菲（Joseph Muyphy）曾经说过：世界心理学的故乡是中国。其中非常重要的原因就是中医的心理学思想。《素问·阴阳应象大论》曰："人有五脏化五气，以生喜怒悲忧恐。"怒、喜、思、悲、恐为五志。七情，即喜、怒、忧、思、悲、恐、惊七种情志变化。五志七情合称为情志，其生克乘侮、胜复制化的规律，构成了中医学的情志学说。"情"和"志"以脏腑气血为基础，由脏腑气化过程产生，既有调和气机的功能，又受脏腑阴阳变化、气机运动以及外界刺激的影响。随着现代西方心理学对情绪、情感的认识，许多学者认为，中医学中的情志概念相当于人的情感系统或过程。学者顾思梦等分别借鉴各心理流派对情绪情感的阐释和现代神经体液的研究成果两个主要方面对情志做了进一步的阐述和探讨。

## 情绪的现代心理学派阐释

传统精神分析学派把性本能看作是人的一切行为的决定力量。认为情绪情感是个体在性本能与现实产生冲突时的内部体验。幼年时期的焦虑自卑情绪可以进化为情结，潜藏于大脑中，伺机以待，趁着意识不注意而影响人们的行为。荣格把弗洛伊德的情结概念发展成为一套系统的理论，他认为在人的潜意识中一定存在着与个人的情感相关的各种情结，任何触及情结的事情都可以导致心理疾病。阿尔弗雷德·阿德勒（Alfrd Adler）反对将性本能视为行为的根本动力，相反，他认为从小形成自卑感是人类行为的根本动力。他认为自卑感的过度补偿多导致优越情结：即过分追求优越而不顾他人和社会的需要，表现得傲慢、自负、轻视和支配他人，从而走向另外一个极端。

情绪的行为学研究最早始于查尔斯·罗伯特·达尔文（Charles Robert Darwin）《人类和动物的表情》一书。随后的行为主义学派则回避对情绪的研究，认为情绪是内省的。情绪的心理学研究由此步入了一个黑暗时期。人本主义心理学高举反对行为主义和精神分析的大旗，以心理学第三势力的名义，成为当代颇有影响力的心理学思潮。人本主义学派重新使情绪的研究进入了黄金时期，该学派认为情绪是个体对环境和自我关系的内心体验，其性质与个体的需要是否得到满足相关。另外，该学派还提出，人的积极情绪体验还源于良好的自我概念，自我概念来源于他人的"关注"。人本主义最有代表力的人物是卡尔·兰塞姆·罗杰斯（Carl Ransome Rogers）和马斯洛（maslow）。尤其是马斯洛的需要层次理论颇有影响力。他认为人的需要从低级到高级有五个层次：生理需要、安全需要、爱和归宿的需要、尊重的需要和自我实现的需要。人的部分情绪就是由于这些需要不能够得到满足而引起。

认知心理学认为情绪是一个对外界事物制造意义的过程。综合而言，主要的心理学流派分别从各自的角度论述了情绪情感的发生及它的组成，如内心体验、外显行为和生理过程。传统心理学认为心理过程中的认知和情感过程是两个独立的过程。但是，近年来研究发现，认知过程和情感过程存在交互作用。甚至有人提出，情绪是由认知引起的。最有代表性的情感的认知理论是 Arnold 的刺激情景-评估-情绪理论和 Lazarus 的情绪归因理论。Arnold 的刺激情景-评估-情绪理论认为同样的情景，由于个体对它的评估不同，产生的情绪也不同。她认为人的情绪是由大脑皮层和皮层下组织协同完成的。大脑皮层是情绪行为的最主要部分。Lazarus 的评价理论认为情绪是由来自正在进行的环境中的不同信息的生理心理反应的组织。在情绪活动中，人不停地对评价刺激事件和自身的关系进行评价，包括初评价、次评价和再评价三个层次。

## 中医情志对应于现代心理学的五种基本情绪

现代研究一般把忧与思合并，恐与惊合并，认为五志实际上涵盖了七情的内容，即愤怒、喜悦、忧思、悲哀、惊恐分别属于肝系、心系、脾系、肺系、肾系。中医认为五种情绪之间的关系如同五行是相生相克的。

西方心理学基本情绪理论也提出基本情绪的概念。基本情绪种类越少，越简明，就越有利于明确它们之间的关系。鉴于此，许多研究者尝试依性质、方向、强度、唤醒度等因素的不同，使用坐标轴来对情绪加以研究。威廉·冯特（Wilhelm Wundt）将情绪置于一个三维坐标系中，坐标轴的两极分别为：紧张-放松、兴奋-平静、高兴-不高兴。后来又有人设计出一个二维坐标系。其中，罗素（Russell）提出了二维的圆形坐标系，该坐标系的两个坐标轴分别为享乐轴和兴奋轴，其两极分别为：快乐-不快乐、兴奋-激动。这样，所有的基本情绪都可以在这个同心圆上找到定位。

根据事物是否满足个体的需要作为横轴的定义，包括喜欢-不喜欢两极。笔者凝练出五种基本情绪：怒、喜、思、哀、恐，它们实际上也就是中医的五志：怒、喜、思（忧）、悲（哀）、恐。中医五志和五行以及五脏之间也存在对应关系：怒、喜、思、悲、恐分别对应于木、火、土、金、水和肝、心、脾、肺、肾。五种基本情绪之间存在着生克乘侮、胜复制化的关系。

## 中医情志的神经体液基础

《黄帝内经》中论述了五种基本情绪与五行的对应关系，并用相生相克来描述基本情绪之间的关系，进而发明了以情胜情的治疗办法。根据现代心理学理论也推导出这五种基本情绪。尽管如此，希望能够从神经生物学的研究中找出神经基础。当前的精神类药物主要是作用于单胺类神经递质，影响其释放、再摄取等功能。这说明单胺类神经递质可能是情绪的神经基础。单胺类神经递质包括多巴胺（DA）、去甲肾上腺素（NE）、5-羟色胺（5-HT）等。这五种基本情绪对应的神经调质基础可能是：喜悦的神经递质是 DA，悲伤的神经递质是 5-HT，NE 介导愤怒和恐惧，乙酰胆碱（ACh）介导思念。喜归心属火，它的神经递质是多巴胺。喜本为好事，使气和志达，营卫通利。但是喜气太过则缓，心气耗散，这一点也和 DA 的放松作用有关。哀属金，归于肺。肺为相傅之官，哀伤肺气，它和 5-HT 有密切的关系。思（忧）归脾属土，思伤脾，气留不行，积聚中脘，不得饮食，腹胀满，四肢倦怠，故曰思则气结。实际上，思和思考思虑有关，和相思也有关。关于思的实质，杜文东教授认为，中医情志中的"思"不是思维的思，而应归于情志的范畴。同时，他还把思伤脾的病机与抑郁症相联系，得出了中医的思类似于抑郁情绪的结论。思有关的神经递质是 ACh，ACh 是自主神经的递质，主要参与副交感神经的活动。在中枢中 ACh 和思维认知密切相关，是老年性痴呆的主要神经递质。怒归肝属木，恐归肾属水，与它们二者的神经递质都是 NE，只是个体应急以后不同时段的反应。一般是应急事件出现之后，首先表现恐惧，然后转换为愤怒，二者总是相随而至。

## 中医情志的五行相生关系

根据中医五行的相生理论，木-火-土-金-水-木的相生关系，可以得出五种基本情志的相生关系：怒-喜-思-悲-恐-怒的相生关系。比如，恐惧和愤怒的相生关系：恐惧往往能衍生出愤怒。众所周知，NE 是应激相关的神经递质，主要行为反应就是战斗或者逃跑（fight or flight），引起的情绪是恐惧和愤怒。外周神经的 NE 也参与了下丘脑-垂体-肾上腺轴功能的激活，是一个非常重要的自主神经递质，参与交感神经兴奋性作用。它们的主要功能是导致心跳、呼吸加快，加快血液流速，增强机体的能量代谢。以愤怒和恐惧为例，看基本情志间的关系。拉扎勒斯（Lazarus）认为愤怒和恐惧如同一枚硬币的两面，是人类和动物在进化过程中产生的一种适应反应。比如，当一头羊与一头狮子在非洲大草原上相遇，它们都会表现出 NE 分泌的增强，羊的反应是逃走，狮子的反应是追赶。这就是 NE 的"fight or flight"作用。根据行为反应，弗里达（Frijda）认为愤怒和恐惧的区别在于：愤怒引起攻击，而恐惧引起逃离。实际上这两种情绪的最终目的均是试图把危险的事物和自己分开，只是作用的对象不同：愤怒是作用于危险事物，恐惧是作用于自己。需要提出的是愤怒和恐惧可以互相转换。事物的不确定性会引起恐惧，而愤怒在于对事物不确定性的原因产生不满。因此，恐惧总是提前于愤怒而出现，我们提出恐惧引起愤怒，或者愤怒是恐惧的第二位的情绪。同样，根据中医五行的相生理论，恐属水，怒属木，水生木，恐生怒，亦符合上述愤怒与恐惧的关系。

这五种基本情绪的相生关系，如果联系到气血循环的话，可能更有趣。不同的情绪有不同的气机，喜则气缓，怒则气上，思则气结，悲则气消，恐则气下。

## 中医情志的五行相克关系

根据情绪的五行相克理论，古人发明了以情胜情疗法。以情胜情法的基本原理是中医脏象论和五行理论。根据五行相克的关系，运用一种情志纠正相应所胜的另外一种失常的情志。五行相克是木-土-水-火-金-木；由此产生的情绪相克是怒-思-恐-喜-悲-怒。愤怒的情绪可以冲破郁思，思念的情绪可以制约过度恐惧，恐惧可以抑制过喜，喜可以改变悲伤，悲伤的情绪可以抑制愤怒。《素问·阴阳应象大论》指出"怒伤肝，悲胜怒""喜伤心，恐胜喜""思伤脾，怒胜思""忧伤肺，喜胜忧""恐伤肾，思胜恐"。根据现在的神经体液机制，NE 会使人怒气上串，而伤感的或思乡的情绪会使人气沉丹田，没有斗志。二者存在一种相克的关系。

本文分别从现代心理学主流派别的情绪相关论点、基本情绪理论、神经体液基础及情绪的相互转化三个方面对中医情志的概念、中医情志与基本情绪的关系、中医情志的生理基础及生克制化关系进行了现代心理学阐释。首次依据外界事物是否符合个体的需要（是否喜欢）以及和如何符合个体的需要（是否符合预期）将中医基本情志在情绪坐标系中的定位，并给出五种情志的因果联系解释。提出了五种基本情志可能的神经体液基础，为基本中医情志的相生相克找到了现代神经生物学的解释。这不仅为中医情志疗法提供了理论基础，还为临床治疗恐惧症提出了启示。依据恐和怒的相生关系，可以尝试使用"愤怒疗法"来对恐惧症进行疏导。也可以根据情绪的相克关系，对某些情绪进行纠正。

## 113　情志学说与现代心理学情感过程的联系和区别

　　现代心理学认为，情感和情绪是人对客观事物的态度的体验，是人的需要是否获得满足的反映，其中由生理需要是否获得满足所引起的较低级的、简单的体验称为情绪；由社会性需要是否满足所引起的高级且复杂的体验称为情感。中医学运用司外揣内、取类比象的认知方法，从临床实践出发，对人心理活动的情感过程有着非常丰富的论述和独特的内容与现代心理学比较，既有区别，又有联系。学者吴范武等对它们之间的联系与区别做了如下阐述。

### 中医学对人情感过程的认识源于中国古代哲学

　　《荀子·正名》指出"性之好恶喜怒哀乐谓之情""说故喜怒哀乐爱恶欲，以心异"，后句"说"通悦，"故"即郁闷之意。《礼记·礼运》曰："何谓人情？喜怒哀惧爱恶欲七者，弗学为能……饮食男女，人之大欲存焉，死亡贫苦，人之大恶存焉。故欲恶者心之大端也。"孙希旦《礼记集解》注疏曰："情虽有七，而喜也、爱也皆欲之别也，怒也、哀也、惧也皆恶之别也。故情七而欲恶可以该之。故曰欲恶人之大端也。"《左传·昭公二十五年》载有"民有好恶喜怒哀乐……是故审则宜类，以制六志……喜生于好，怒生于恶……好物乐也，恶物哀也"。杜预注："为礼以制好恶喜怒哀乐六志，使不过节。"孔颖达疏："此六志，《礼记》谓之六情，在己为情，情动为志，情志一也。"可见，古人虽未详细区分情绪、情感的差别，但以"情""志"来概括说明人的喜、怒、哀、乐等情绪、情感反应，并认为"好""欲"可引起喜、乐等积极的情绪反应，"恶"可引起悲、哀、怒等消极的情绪反应。这不仅说明了主体的需要满足（好、欲）和不满足（恶）是产生情绪、情感的基础，且以此来说明人们肯定与否定的内心体验，体现了情绪、情感的两极性。

　　中医心理学秉承了古代哲学的"情""志"理论，发展为五志学说（怒、喜、思、忧、恐）和七情学说（喜、怒、忧、思、悲、恐、惊），后人概称为情志学说。例如，张景岳曰："世有所谓七情者，即本经之五志也。"叶天士医案中也有记载"七情致损，五志内伤，情志之郁，药难霍然"。

### 情志学说与现代心理学的情感的联系与区别

　　现代心理学认为，情绪的最基本分类有四种：快乐、愤怒、悲哀、恐惧，其他各种情绪都是由此派生的。而中医的七情、五志学说，除了喜、怒、悲（忧）、恐（惊）外，还包括"思"，而"思"属现代心理学认知过程，不属于情感过程，这种差异的产生，主要是因为中医以人的生理、病理、诊断治疗等为主要研究对象，中医对心理现象的认识是在医疗实践过程中产生的，其目的也主要是为临床实践服务，所以那些在医疗实践过程中最有意义的心理现象是它研究的重点。而"思"（过度思虑）在发病、诊治中的地位丝毫也不逊于"情"；"思则气结"，"思"与"情"都可以通过影响人体气机而致病或治病，具有一定的相似性。所以"思"作为对中医临床实践最有意义的一类心理现象，也被纳入情志范围。情感包括的内容较广泛，诸如机体的情绪反应，情感的倾向性，情绪的状态，苦乐两极感等。中医学在养生和临证治疗中很重视机体的情绪反应，首先是健康的体感，"精神内守""神气自如"等都包括这个意思，是养生的基本要求。病理状态下自我的情绪感觉对中医辨证十分重要，如"项背强几几"是葛根汤证的一个重要辨证依据。

情绪的状态表现可分为激情（急性爆发）和心境（缓和持久）。中医心理学的七情学说很注意这一点，喜、怒、忧、思、悲、恐、惊为人之常情，例如，《素问·气交变大论》曰："有喜有怒，有忧有丧……此象之常也。"七情只有超过一定程度才可以致病，王冰注《素问·五运行大论》曰："怒，直声也，怒所以威物。"指外在激情的表现"肝志为怒"是常态，但"凡物之用极，皆自伤也，怒发于肝，而反伤肝藏"。指激情太过则为病态，心境也是如此。

情绪具有两极性，即苦乐两极感，表现为肯定与否定的相对性质。《素问·调经论》提出"阴阳喜怒"，用阴阳学说来概括情绪的两极性，"阴阳喜怒"之喜，就是肯定情绪，属阳，大喜可破阴；怒则为否定情绪，属阴，大怒可破阴。以阴阳论情绪有广泛意义，代表多层次的相对属性，可表现为趋与避，满意与不满意，快乐与悲哀，消极与积极，紧张与松弛，强与弱等，阴阳之间属性的对立，就代表着情绪的两极性

## 情感是心神主导下脏腑功能活动的产物

情感包含在中医学的情志范围，情志活动和脏腑气血功能活动密切相关。情志活动的产生，必须以五脏精气作为物质基础，情志活动是各脏腑机能活动的一种表现。正例如，《素问·天元纪大论》曰："人有五脏化五气，以生喜怒思忧恐。"《素问·阴阳应象大论》总结出情志活动和五脏的内在联系为肝在志为怒，心在志为喜，脾在志为思，肺在志为忧，肾在志为恐。《三因极一病证方论》中明确指出，"七情人之常性，动之则先自脏腑郁发，外形于肢体"。说明情感活动乃人之常情，当内外情景触动时，先是脏腑有感，然后表现于外在的肢体动作、面部表情等。所以，只有在脏腑气血功能正常的情况下，人的情志活动才能正常，才能表现出正常的情感。

从生理变化出发去认识情志的产生，体现了中医学的特色。五脏藏精化气生神，神接受客观事物的刺激而产生各种功能活动，神动于内，情表现于外，这便是五脏主五神产生情志活动的全过程。虽然情志活动以五脏为生理基础，它们之间存在某种相对应的联系，但这种联系并非是不同性质的客观刺激直接作用于五脏的结果，而是首先作用于心，通过心神的影响而使五脏分别产生不同的变化，形于外则表现相应的情志变化。正如《医门法律》曰："故忧动于心则肺应，思动于心则脾应，怒动于心则肝应，恐动于心则肾应，此所以五志唯心所使也。"故心神不仅因喜而动，其他方面的精神刺激也都首先作用于心，所以心神在情志活动中起着主导作用，这也是中医"心为五脏六腑之大主""心主神明"的内涵之一。

## 情感失常与脏腑、气血功能失调密切相关

中医学很早就认识到心理因素在某种情况下可以引起疾病，并将这一类病因集中概括为情志病因。情志病因的致病作用，中医学主要从情绪反应的强度、持续时间、情绪的性质来把握，而这三方面因素均是相对于躯体调节能力而言的。能导致躯体病变或损伤的，是那些超过个体生理适应能力的情志反应，从情志反应的强度而言，暴怒、大悲、大惊、狂喜、极度恐惧等，在短时间内波动过于激烈的情志活动才可致病；从情志活动持续的时间而言，抑郁、失志、久悲、苦思、过忧、长期紧张、焦虑等持续时间较久的不良心境才可以成为致病因素。正如唐代孙思邈《千金要方·养生序》曰："才所不逮强思之，伤也；……深忧重恚，伤也；悲哀憔悴，伤也；喜乐过度，伤也；汲汲所欲，伤也；戚戚所患，伤也。"情志失常导致人体发生疾病的机制，主要是因为情志异常刺激可以扰乱脏腑正常的气机运动，这在《素问·举痛论》中已有翔实的记载，指出"怒则气逆，甚则呕血及飧泄，故气上矣。喜则气和志达，卫通利，故气缓矣。悲则心系急，肺布叶焦，而上焦不通，荣卫不散，热气在中，故气消矣。恐则

精却，却则上焦闭，闭则气还，还则下焦胀，故气下行矣……惊则心无所倚，神无所归，虑无所定，故气乱矣……思则心有所存，神有所归，正气留而不行，故气结矣"。意为由于暴怒，使肝气上逆，气逼血升，则表现呕血，横犯脾胃则出现飧泄，所以怒则气上。心情喜悦，可以使心气调和而意志通达，营卫之气旺盛通畅，所以气缓。悲哀太过，则心系拘急，肺叶开张而上抬，失于宣降，上焦阻隔不通，营卫之气不能布散，气郁于内而化热，热盛耗气，所以悲则气消。恐惧过度，则使肾精不能上奉，上焦阻隔不通，肾气反还于下，而出现小腹胀满，所以恐则气下。由于卒惊，使心的功能失常，神不守舍，思虑不能正常进行，所以惊则气乱。思考过度，则使心气聚集不散，心神凝聚，正气停留不能正常运行，所以思则气结。

　　情志的异常刺激可使脏腑气血失调，反过来，脏腑气血失调也可引起情志的异常。《类经·会通类》曰："肝藏血，血舍魂，肝气虚则恐，实则怒……心藏脉，脉舍神，心气虚则悲，实则笑不休。"此处肝气、心气之虚实指二脏的气血失调，恐、怒、悲、喜皆与心肝二脏气血功能失常有关。《类经·会通类》还曰："邪客于足少阴之络，令人无故善怒。"此处"善怒"缘于足少阴经络受到邪扰。由此可见，中医心理学在重视外来刺激产生情绪情感的同时，也注重体内脏腑气血功能状态变化对情感过程的影响。

## 情志学说在中医诊断学中的应用

　　情志的产生以脏腑气血功能活动为基础，脏腑气血失调可以导致情志的异常，那么，观察外在之情就可以推知内在脏腑之阴阳寒热、气血虚实，此即中医以象测藏的认知方法。中医学家在长期的临床实践中认识到"患者之所喜者，必其所不足也，患者之所恶者，必其所有余也"。所以中医在辨证时，不但诊察、询问患者的症状，而且更注重于了解伴随这一症状的患者自身的情感体验，即症情。一般以"喜""恶""欲""不欲""得……适"等形式来描述。通常单纯的症状并不能反映确切的辩证意义，只有以症情做进一步区分，才能表示某种确切的辩证意义。如发热一症，伴有恶寒者为表征，伴有恶热、口渴喜冷饮者为里热证；再如疼痛，喜温喜按者为虚寒证，痛而拒按者为实证等。症情中的"喜""恶"等都是人在疾病过程中对自身脏腑气血失常等病理状态产生的体验，属情绪情感范畴。根据机体的情绪反应对疾病讲行诊断，体现了中医学从临床实践出发认识人的心理现象，获得理论，并以实践为目的应用理论的"实证性"和"实用性"特点。

　　中医学的情感观集中体现于中医的情志学说，其与现代心理学的情绪情感过程相比，既有相通之处，又有较大区别，其特点是与临床实践紧密结合，主要是通过对人体生理、病理现象的观察，总结出来的系统理论，具有很强的实用性。

# 114　情志致病与心因性应激反应

愈益增多的研究表明，基于社会性的、文化性的、躯体性的和心理性的心因性应激反应，不仅是许多慢性心-身性疾病一个基本的发病诱因和机制，而且对于许多急性感染性疾患的发生和发展也具有重要的作用。有许多相关调查发现，在医院就诊的患者中，大约有60％具有心身疾病的症状。另据分析，在现代社会普遍流行的所有疾病中，75％～90％与心因性应激机制的激活有关。因此，心因性应激反应调节方法的研究，自然受到了生物医学的广泛关注，也成了药物学家进行新药设计的一个新的病理生理学及分子靶向。在这种背景下，学者赵平等注意到，中医学的情志致病学说与心因性应激致病理论之间有着本然的一致性，中医的临床"辨证"过程已经包含了对疾病反应的心理变量的模糊识别。现代医学对心理因素与健康和疾病相互关系的认识，虽然可以追溯到20世纪德国精神病学家克雷丕林（Heinrich Schule）对躯体存在的整体性和心身状态的不可分割性的描述，而在这一领域，中医学的研究却渊源于几千年前的《黄帝内经》。这一中医学典籍为中医情志医学的理论和实践体系奠定了基础，而关于这一理论和实践体系的根本意义可在与现代生物医学有关心因性应激反应理论的比较中得到深刻的刻画。

## 心因性应激源

无论是现代生物医学，还是经典中医学，几乎都认识到机体的心因性应激源主要存在于个人工作和日常生活中的社会因素、物理因素和文化因素之中。现代医学常采用"社会再适应评定量表"去发现和评价工作与生活环境中的社会性刺激对机体健康的威胁，并根据大量的研究得出了一个简洁而明确的结论：心-身性疾病是职业紧张的后果。研究还表明，工作和生活环境中的物理性刺激噪声、振动等也会形成心因性应激。由于社会政治经济制度的不断变革导致人群主导性文化模式的失效，从而带来的文化危机和文化转型在生物医学的意义上同样具有深刻的心因性应激后果。

中医学通过问诊〔这与利用社会再适应评定量表（SRRS）进行调查的方法具有相似性〕去获取个体工作和生活环境中的社会性刺激，并利用"辨证"的思维模式对这些刺激进行识别和评价。同样，通过大量的"辨证"案例研究，中医学对人的工作和日常生活中基于社会和文化因素的心因性应激源做了表象化和直觉化的论述。例如：

"故贵脱势，虽不中邪，精神内伤，身必败亡；始富后贫，虽不伤邪，皮焦筋屈。"（《素问·疏五过论》）。

"因境遇者，盖七情不损，则五劳不成……从来孤臣泣血，孽子坠心，运客有异乡之悲，闺妇有征人之怨；或富贵而骄佚滋甚，或贫贱而窘迫难堪；此皆能乱人情志，伤人气血。"（《理虚元鉴》）

"形志苦乐不同，气体居养各异，老少强弱即讲，富贵贫贱次详。藜藿之家，原难于肉食。文渊之体，岂可比之布衣。贫贱者，形容枯槁，面貌黧黑，因受酷热严寒之因。富贵之家，身体柔脆，肌肤肥白，缘处深闺广厦之间，居养之不齐，面气色所异者。"（《望诊道经》）

"怔忡本非重病，而居官者多患之，因劳心太过，或兼惊忧所致。"（《古今医案按》）

# 体质-人格特征

心因性应激源是外在的，而机体的体质-人格特征却是内禀的。心因性应激反应既需要应激源的存在，也与个体的体质-人格特征有密切关系。无论是现代医学，还是中医学对此均有基本相同的认识。汉斯·艾森克（Hans J. E. Senck）在其专著《人格维度》中，提出了人格维度理论，给出了人格的两维度结构。20 世纪 60 年代早期的许多研究发现，人的行为方式与冠心病的发生有密切的关联，进而把人的行为方式（人格特征）分为 A、B、C 三型。这些行为特征与艾森克提出的人格两维度结构有互相对应的关系。不断积累的大量研究结果表明，不同的行为方式或体质-人格结构对心因性应激的个体易感性和抵抗力有着很大的差异：与具有 B 型行为方式的人相比，A 型行为人群有患心脑血管疾病、糖尿病等疾病的较大风险，而 C 型行为人群则罹患癌症的比率较高。

中医学的体质-人格学说始见于《黄帝内经》，并把体质-人格分为太阳、少阳、太阴、少阴和阴阳和平五类，这与艾森克提出的人格两维度结构基本类似。同时，与现代生物医学一样，中医学也阐述了不同的体质-人格特征在心-身性疾病上的易罹倾向。例如：

"夫喜、怒、忧、思、悲、恐、惊，人人皆有之境。若当喜为喜，当怒为怒，当忧为忧，是即喜怒哀乐而发中节也。此天下之至和，尚何伤之有？惟未事而先意将迎，即去而尚多留恋，则无时不在喜怒忧思之境中，而此心无复有坦荡之日，虽欲不伤，庸可得乎？"（《医醇賸义》）

"人之禀赋不同，而受病亦异。顾私己者，心肝病少，顾大体者，心肝病多，不及情者，脾肺病少，善钟情者，脾肺病多。任浮沉者，肝肾病少，矜志节者，肝肾病多，病起于七情，而五脏因之受损。"（《理虚元鉴·原序》）

"太阳之人多阳而少阴，必谨调之，无脱其阴，而泻其阳，阳重脱者易狂，阴阳皆脱者，暴死不知人也。"（《灵枢·通天》）

# 心因性应激——情绪反应的致病性

情绪反应是心因性应激之所以致病的一个重要的病理生理学中介。基于心因性应激产生的情绪反应虽然主要是通过神经-内分泌和神经-免疫过程产生致病作用，但在分子水平的研究正在不断揭示这些反应和过程的分子（神经介质、激素、免疫活性因子等）代谢及其基因调控机制。

对情绪反应致病作用的认识，中医学有较现代医学更早的起源和论述，更为可贵的是，中医学一直是把情志的举落移变与脏腑气血功能联系在一起的。例如：

"人有五脏化五气，以生喜怒悲忧恐。"（《素问·阴阳应象大论》）

"五精所并，精气并于心则喜，并于肺则悲，并于肝则忧，并于脾则畏，并于肾则恐。"（《素问·宣明五气》）

"百病生于气也，怒则气上，喜则气缓，悲则气消，恐则气下……惊则气乱……思则气结……怒则气逆。"（《素问·举痛论》）

"七情，人之常性，动则先自脏腑郁发，外形于肢体，为内所因也。"（《三因极一病证方论》）

"忧、思、喜、怒之气，人之所不能无者，过则伤乎五脏。"（《济生方》）

可见，在中医学看来，情志是基于脏腑气血的化生而产生的，情志致病也是其内伤于脏腑气血的结果，从而阐明了情志生成移变及其致病作用的物质基础。这与现代医学近来关于情绪反应及其致病过程的分子代谢和基因调控机制的理论至少在认识层面上是一致的，其间相关的问题对于这一领域的现代研究可能有着非凡的意义。它提供了一种调控机体情志的药理学方法：通过药物影响脏腑气血的功能，即可实现调控情志的目的。中医药学在其长期的临床实践中，已积累了许多具有这种作用的治则、方剂和中药。把情绪反应及其致病过程的分子代谢和基因调控机制作为靶向，将中医药学这些经典的治则、方剂和中药的使用经验作为工具，可能会使我们找到一系列能有效地定向改变机体情绪以及调控机体情绪反应的药物。

## 心因性应激反应的药物调节——情绪的激发、抑制和修饰

因为心因性应激反应对于多种疾病（特别是那些对人类健康构成重大威胁的心脑血管疾病、糖尿病等慢性心-身性疾病）的发生和发展都是一个基本的生物学机制，而情感激变又正日益成为当今和未来社会的主要社会生物学特征。所以，心因性应激反应调节作为一个具有重大临床治疗和保健价值的生物医学课题就随之提出来了。

心因性应激反应调节可以通过多种途径，采用社会支持和心理行为疗法等很多方法进行。与此相比，中医学中也同样有许多采用与此相类似的方法进行临证治疗的经验和案例，而气功可以认为是一种具有典型意义的心因性应激反应调节方法。无论是中医学，还是现代医学，虽然都重视心因性应激反应的药物调节，但其进行药物设计的思维模式和所用药物的作用机制却有本质的区别。化学药物对基于心因性应激的情绪反应大多具有选择性的激发或抑制。例如，心得安等药物的抗焦虑作用，舒必利、阿米替林等的抗抑郁作用。据报道，英国新近研制成功一种名为帕罗西汀（Seroxat）的药物，可大大改善内向怕羞者的社交恐惧反应，该药物的研究也是基于同样的设计。而中药（方剂）则与此相反，其主要作用则在于通过对多态性脏腑气血状态的调整以修饰情绪反应。调心、静神、开窍、理气、调肝、祛瘀、豁痰、缓痉、泻火、补益等均是中医临床常用的方法。例如：

"谓五志所发，皆从心造，故凡喜怒悲忧思之证，皆以平心火为主。"（张子和）

"心君泰定，其可七情之为累哉。"（《本草经疏》）

"心血足则肝得所藏而魂自安；心热解则肺得其职，而魄自宁也。"（《医宗金鉴·删补名医方论》）

"若……喜怒无常，忧思无度，使冲和之气升降失常，以致胃郁不思饮食，脾郁不消水谷，气郁胸腹胀满，血郁胸膈刺痛，食郁痰饮，火郁为热，及呕吐恶心，吞酸吐酸，嘈杂嗳气，百病丛生。故用香附以开气郁，苍术以除湿郁，抚芎以行血郁，山栀以消火郁，神曲以消食郁，此朱震亨因五郁之法而变通者也。"（《医宗金鉴·删补名医方论》）

通过以上的比较，可以得出一个很有意义的结论：对于心因性应激反应，中医情志医学和现代心-身医学在其研究对象的本然义上是完全一致的，只是在对其研究对象的认知义上存在思维模式和表述方法的差异。与现代心-身医学理论相比，经验化、直觉化、表象化的思维模式和具有深深诗性意味的表述方法在中医情志医学中占有主导地位，表现出深刻的理论缺陷。但是，其在长期临证实践中积累起来的关于心因性应激反应的药物调节方法（治则、方剂和中药），却是一个独特的宝藏。这些方法为在现代化的意义上修补中医情志医学的理论缺陷提供了药理学工具，而且也为在现代心-身医学理论和中医情志医学理论的结合点上进行心因性应激反应调节药物的设计提供了具有先导意义的借鉴。

# 115    情志致病与神经内分泌免疫网络机制

学者李楠等从中医情志及情志致病的基本内涵入手，探讨情志致病的机制。人体情志活动的过强或不及，引起脏腑气机功能紊乱，导致疾病的发生。中医理论认为"心主神明""分属五脏"人的精神、意识、思维活动主要归属于心，而分属于五脏。情志致病，首伤于心，影响脏腑气血功能。五脏相互关联的基础是神经-内分泌-免疫网络，因此，其认为情志致病机制之一是神经-内分泌-免疫网络调节机制的异常。

## 情志的基本内涵

情志，中国传统文化中的一个术语，所谓存在于人的自我中而充塞渗透到全部心情的基本的理性内容，是经过慎重考虑的一种本身合理的情绪方面的力量，是属于感性范畴的感情和属于理性范畴的思想互相渗透交织而成的有机整体。情志是冲突激起人物行动起来的内在要求（《辞海》）。情志是中医学对现代意义上的情绪的特有称谓，它蕴含现代情绪理论所认识的主要内容。情志是七情学说的核心概念。七情，是指人的喜、怒、忧、思、悲、恐、惊七种情志变化，是机体的精神状态。若将七情分属于五脏，则可以喜、怒、思、悲、恐为代表，分属于心、肝、脾、肺、肾，称为五志。

## 情志致病的生理病理机制

在一般情况下，七情属于人类正常的心理活动范围，不会致病。只有突然、强烈或长期持久的情志刺激，超过了人体的正常生理活动范围，使人体气机紊乱，脏腑阴阳气血失调，才会导致疾病的发生。

**1. 人体的情志活动与脏腑气机有着密切的关系**    《素问·阴阳应象大论》曰："人有五脏化五气，以生喜怒悲忧恐。故喜怒伤气，寒暑伤形，暴怒伤阴，暴喜伤阳，厥气上行，满脉去形，喜怒不节，寒暑过度，生乃不固。"人体有五脏之气，产生喜怒思忧恐五种情志活动。喜怒思忧恐的太过或不及，便是情志病因。情志病因主要损伤人体的气机。如卒然大怒，使气机横逆而血乱，损伤肝脏；喜乐过极，使气机弛缓而神逸，损伤于心；情志活动不能节制，使气机逆行向上，盛满于经脉，产生神气浮越，去离形骸的昏厥病证。可见情志太过，损伤五脏气机，从而引起脏腑气血功能的紊乱，导致疾病的发生。

**2. 情志疾病的发生与"心主神明""分属五脏"有关**    中医藏象理论认为，心的生理功能之一为"心主神明"，或称"心藏神"。神的概念有广义和狭义之分。心所主之神志，是狭义的神，即是指人的精神、意识、思维活动。《素问·六节藏象论》曰："心者，生之本，神之变也。"在中医藏象理论中将人的精神、意识、思维活动主要归属于心的生理功能。《素问·灵兰秘典论》曰："心者，君主之官，神明出焉。"《素问·邪客》曰："心者，五脏六腑之大主，精神之所舍也。"《灵枢·本神》曰："所以任物者谓之心。"即是说所有精神意识思维活动，又都统属于心。心占有主导地位，心主神明的生理功能正常，则精神振奋，神志清晰，思考敏捷，对外界信息的反应灵敏。

中医理论认为心主神明，分属五脏。五志分属于五脏，五脏总统魂魄神意志。《素问·阴阳应象大论》中记载有将五志分属于五脏及情志异常可伤及五脏：肝，在志为怒；心，在志为喜；脾，在志为思；肺，在志为忧；肾，在志为恐。怒伤肝，喜伤心，思伤脾，忧伤肺，恐伤肾。《灵枢·本神》曰："心有所忆谓之意，意之所存谓之志，因志而存变谓之思，因思而远慕谓之虑，因虑而处物谓之智。"又指出"肝藏血，血舍魂……脾藏营，营舍意……心藏脉，脉舍神……肺藏气，气舍魄……肾藏精，精舍志"，提出了"心藏神""肺藏魄""脾藏意""肝藏魂""肾藏志"所谓"五神脏"的理论，将神志活动归属于五脏。

情志致病，首伤心神，影响脏腑气血功能，导致疾病的发生。例如，《灵枢·邪气脏腑病形》指出"愁忧恐惧则伤心"；《灵枢·口问》指出"悲哀愁忧则心动，心动则五脏六腑皆摇"；《灵枢·百病始生》指出"忧思伤心"。如果心主神志功能异常，即可出现精神意识思维的异常，而出现失眠、多梦、神志不宁，甚至谵狂；或可出现反应迟钝、健忘、精神委顿，甚则昏迷、不省人事等表现。七情过激或持续不解可以导致五脏功能失调、气机紊乱，出现不同的情志症状和形体症状。故《灵枢·本神》曰："是故怵惕思虑者则伤神，神伤则恐惧，流淫而不止。因悲哀动中者，竭绝而失生。喜乐者，神惮散而不藏。愁忧者，气闭塞而不行。盛怒者，迷惑而不治。恐惧者，神荡惮而不受。"

## 情志致病与神经-内分泌-免疫网络调节失常

情志疾病的发生又与神经系统、内分泌系统、免疫系统的整合失常密切相关。情志疾病的发生实乃强烈或持久的情志刺激，超过了人体本身的正常生理活动范围，使人体气机紊乱，脏腑阴阳气血失调，导致疾病的发生，从本质上说是五脏相互关联、相互作用的稳态失衡导致了疾病的发生。学者们认为五脏相互关联、相互作用的物质基础是神经-内分泌-免疫网络，五脏相关的实质是该网络内的相互作用和相互联系。以神经-内泌免疫-网络的生理病理为基础，能阐明五脏相关理论在证的实质研究、病证关系、中医疗效机制等研究中的作用。

**1. 五脏与神经-内分泌-免疫网络**　从五脏的现代研究中可发现，五脏是超结构的人身功能子系统，是对人体生理功能、病理变化、病证现象的整体概括，每一脏皆是物质与功能的统一，均涉及多系统的部分结构和功能。如肾主藏精、主水液、主纳气、主骨髓，是以下丘脑-垂体-靶腺（肾上腺、甲状腺、性腺）轴为核心的神经内分泌系统，涉及遗传特性、衰老、免疫功能，也包含解剖学肾脏的部分功能。肝主疏泄、调情志、促消化、畅气机、主藏血，与精神、自主神经、消化系统及实质肝脏有关。脾主运化、主统血，与消化、内分泌、神经、免疫、血液等系统的部分功能及能量、水盐代谢有密切关系。肺主呼吸之气、一身之气，主宣发、肃降、行水，与肺脏及呼吸内分泌主要相关。

每一脏的功能都不是哪一个系统所能独立完成的。在完成某一功能时，在神经、内分泌、免疫等系统内都有所交叉，难以确切区分。通过系统内的联系产生功能的相互作用，同时又通过系统间的递质、激素、细胞因子等信息物质传递，进而多层次地调节和整合人体各系统、器官、细胞。机体的生理病理现象的整体联系，是以五脏为内部联系的一系列组织器官的整体调节，因此不可避免地形成了五脏相互关联、相互作用的系统，而五脏相关的基础就是神经-内分泌-免疫网络调节系统，该网络内的相互作用和联系便是五脏相关的实质。

**2. 情志致病与神经-内分泌-免疫网络系统调节失常**　神明为心所主，而分属于五脏。情志致病，首伤心神，影响脏腑气机，五脏功能紊乱，导致疾病的发生。而五脏系统相互关联的基础是神经-内分泌-免疫网络，所以李楠认为情志致病与该系统的调节机制亦有着不解之缘。

研究发现肝主疏泄之"疏泄"，在整体上与调节下丘脑-垂体-肾上腺轴有关，具体而言，可能与调节慢性心理应激反应（情志活动异常）过程中中枢多种神经递质及其合成酶、神经肽、激素、环核苷酸系统以及 Fos 蛋白表达的变化有关，表现出多层次、多靶点以及多环节的作用特点；作用的脑区涉及下丘脑（包括不同核团）海马、杏仁核等。

精神活动、情绪变化等被认为与大脑的某些区域如边缘系统、海马、皮质额叶等关系密切，抑郁患者免疫功能异常、内分泌激素和神经递质改变均进一步阐明中枢神经系统-免疫系统之间的相互作用、网络调节。精神紧张、过度疲劳、悲伤等可使机体的抵抗力降低，容易诱发多种疾病。有研究表明，情绪愉快能增强免疫功能，表现为淋巴细胞对有丝分裂原的增殖反应增强，自然杀伤细胞（NK 细胞）活性增强；恶劣的情绪可抑制免疫功能。

　　机体感受来自于体内外的情绪刺激、疾病、应激、体内因素等可被识别的生物信号，由递质、激素、细胞因子等信息因子传递，由于过强或不及的情志因素，导致神经系统、内分泌系统、免疫系统功能的紊乱，也就是中医学理论所说的脏腑气血功能失调，从而导致疾病的发生。

　　综上所述，人体脏腑气机失调导致情志疾病发生，而中医学所说的"气"从功能上讲包括现代医学中细胞因子、激素、体液等生物学信息传递的介质。情志疾病的发生可能是由于体内外因素导致"心"的生理功能发生改变，气机紊乱，进而使脏腑气血功能失调——即神经内分泌免疫网络调节功能紊乱所导致。因此中医情志致病与神经-内分泌-免疫网络调节机制密切相关。对神经内分泌免疫网络与情志致病机制的研究，不但在生物医学范围内深化了对疾病发生机制的认识，而且扩展到社会医学的领域，为医学模式由生物-医学模式向生物-心理-社会医学模式的转化提供依据，从而为情志疾病的诊疗提供了进一步的理论依据。

# 116　情志学说的神经科学印证及其临床意义

　　西医是实验学科。西医相关的科学进展不但促进了自身的发展，也证明了中医的科学性。特别是近年的神经科学的进展更多地证明了中医的脏腑经络学说和情志学说。神经通路研究夯实了针灸的神经解剖生理基础；神经科学进展对中医情志学说的印证和实践有重要的指导意义。学者马瑞等就情志学说与神经科学进展的关系及指导意义进行论述，提出情绪和内脏活动通过神经中枢、神经-内分泌和神经肽相互作用，切合了中医的情志学说，具有临床指导意义。

## 情绪及内脏活动的神经中枢相互作用

　　心为五脏六腑之大主，心与内脏的关系密切。《素问·阴阳应象大论》指出"人有五脏化五气，以生喜怒悲忧恐""肝在志为怒""心在志为喜""肺在志为忧""脾在志为思""肾在志为恐"。人的情绪波动过于激烈或持续过久，便会引起疾病；"怒伤肝、喜伤心、思伤脾、忧伤肺、恐伤肾"，由此创立了"五志"概念。

　　与"五志"概念相对应，神经科学就发现了情绪与内脏的神经中枢关系密切且相互作用，首先体现在从解剖上看情绪及内脏的神经中枢是重叠或接近的。其次体现在情绪及内脏的神经中枢的相互作用。情绪中枢作用于内脏中枢，影响内脏。内脏也会作用于情绪中枢，影响情绪。人类的功能成像研究表明：心率与情绪相关的脑区活动呈正相关，提示内脏神经受情绪的神经中枢调控。超过60%的内脏疾病都与情绪的剧烈变化有关。

## 情绪和内脏活动通过神经-内分泌相互作用

　　心为全身之主宰，神经系统通过神经内分泌控制五脏，下丘脑是情绪和内脏的神经中枢，同时下丘脑也是内分泌高级中枢。下丘脑将神经调节和体液调节融为一体，调节机体的内分泌活动。下丘脑通过作用于垂体影响内分泌腺进而调控内脏，形成下丘脑-垂体-甲状腺、下丘脑-垂体-性腺、下丘脑-垂体-胰岛等轴线。Thayer等发现情绪反应的神经基础主要依赖中枢自主网络（CAN），因为它既可以调控适应性的内脏活动、神经内分泌和行为反应，也会引起疾病。比如，长期的紧张忧虑和恐惧不安使下丘脑作用于肾，不仅会造成自主神经功能紊乱，也会影响性激素分泌而造成生殖功能失调，如阳痿、阴冷甚至是不孕。心理应激持续状态，使下丘脑-垂体-肾上腺系统功能活动增强，导致肾上腺素、儿茶酚胺类物质分泌增多，这些物质长时间作用于心血管系统，容易导致心脏过重负荷，造成心脏器质性损害。心理应激和感染等可促进下丘脑释放促肾上腺皮质激素释放激素，通过相关激素影响胃肠运动、消化液和胃酸的分泌，能明显诱发功能性消化不良，提示精神心理刺激可通过肠道免疫、内分泌等影响其功能，为功能性消化不良与情志间的关系提供了新的依据。另一方面，发怒过多，影响对应的神经内分泌调节，胰高血糖素分泌增高而胰岛素分泌减少，激素对肝细胞再生及护肝作用被去除，损坏作用增强。

## 情绪和内脏通过活动神经肽相互作用

　　除了神经-内分泌能调控内脏功能外，近年发现内脏内的神经细胞数量与大脑接近，能分泌多种神经肽，与大脑进行着"互动"。为此，神经生物学家将内脏内神经内分泌系统称为人体的"内脏脑"。"内脏脑"比较广泛地散在于胃、肠、胰、呼吸道、泌尿管道和生殖管道内的内分泌细胞，也称为弥散神经内分泌系统（DENS）。"内脏脑"与中枢神经系统的"互动"称为"脑-内脏互动"，以此维持内脏功能的协调，包括精神因素在内的各种因素都可以通过影响"脑-内脏互动"，从而引起内脏运动障碍和感觉异常。

"内脏脑"与心理障碍及精神疾病有着密切关系。曾有证据表明，情志变化除影响神经-内分泌功能调控，还会引起脑中神经递质变化，进而调节"内脏脑"，导致内脏活动、对环境的易感性和营养代谢的上调或下调，比如心脏搏动、水电平衡、生殖功能、胃肠蠕动、消化液、消化酶和胃酸的分泌都会有对应变化。

## 对临床的指导意义

**1. 养护情志，预防心身疾病**  如前所述情绪通过神经免疫、内分泌的变化影响内脏功能，内脏疾病多数有情志致病因素，要关注神经系统的保健，预防情志致病。

（1）起居有常，天人合一：起居有常出自《素问·上古天真论》。起居有常顺时调神可以建立条件反射，脏腑功能能有张有弛，使我们的神经能够很好地工作与休息，能够更好地适应环境。而起居无常，则心志就会逐渐耗费，长久下去就可能出现神经衰弱。《黄帝内经》曰："人与天地相参也。""夫四时阴阳者，万物之根本也。是以圣人春夏养阳，秋冬养阴。"适应季节生长收藏。顺应贴近自然，正如同希波克拉底所说"人间最好的医生乃是阳光、空气和运动"。

（2）戒烟限酒，食饮有节：尼古丁毒害脑细胞，可使吸烟者出现中枢神经系统症状；酗酒伤肝，进而影响心志；"饮食自倍，肠胃乃伤"，长此以往，会生痰、生湿、生水；所以要控制烟酒，饮食有限制。

（3）锻炼身体，培养情趣：《内经·上古天真论》曰："是以志闲而少欲，心安而不惧，形劳而不倦，气从以顺，各从其欲，皆得所愿"。锻炼身体、培养情趣可以使控制思维神经系统得到休息，是积极的休息方式。神经系统代偿更强，能达到"正气存内，邪不可干"的目的。

**2. 控制情志，扭转情志致病**

（1）认识情志致病，减轻疾病心理压力：情志致病的很大一个问题是早期不易诊断，患者不知道疾病的病因和发展规律，这就会导致焦虑和疾病，形成恶性循环。所以使患者认识情志致病，减轻心理压力，打破恶性循环，是治疗情志疾病的第一步，也是重要的一步。学习一些心理知识对于减轻疾病也是很有意义的。

（2）运用行为疗法：中医学强调形神合一、形神兼治等理念和脏腑与行为相关的理论，自古就有四诊合参的诊断理论和顺志从欲、精神内守、情志相胜、心性转移的治疗方法。行为治疗可以说是一种安全且成本低的方法。

（3）适当使用镇静安神药物：中医治疗内脏系统疾病具有优势。安神的药物长期使用大多没有依赖性和副作用。安神药如酸枣仁、茯苓和山药本身就有滋补的作用。实践已证明使用镇静安神药物对治疗情志相关疾病有明显的效果。

**3. 优化情志，培养高尚的道德情操**  《黄帝内经》已认识到形生神而寓神，神能驾驭形体，形神统一，即人的生命是肉体（形）与精神（神）的统一体。健康的本质是人与自然、心与身、气与血的和谐，应做到自我控制精神，抵制或摆脱社会不良风气的干扰。这与世界卫生组织给健康下的定义是一致的，即健康不仅是躯体没有疾病，还要具备心理健康、社会适应良好和有道德。只要我们对情志有科学的认识，养护情志、培养高尚的道德情操和良好的修养，就会达到《黄帝内经》所说的"美其食，任其服，乐其俗，高下不相慕"的自由人生境界了。

# 117　情志致病的免疫学机制

随着现代免疫学神经-内分泌-免疫网络的发现，情志因素作为常见应激原之一在诊疗中的影响越来越受到重视。中医对情志治疗的记载颇多，现代也有不少学者通过临床或理论的研究阐释情志致病的机制，由此，学者于东波等通过对中医文献的研究与现代研究成果相参，认为或许可以辨识情志致病与免疫学的关联。

情志属于中医"神"的范畴。《黄帝内经》将喜怒忧思悲恐惊称为七情，用五行分类法归于五脏，并认为五志由五脏之气所化生。《素问·阴阳应象大论》曰："人有五脏化五气，以生喜怒悲忧恐。"但是现实中人的情志往往是复杂多变的，并不局限于这五种形式，情志的表达往往是情绪的叠加，如悲中又有忧，惊中有恐，所以广义上的五志囊括了人类多种情绪情感活动。五脏的精气是情志活动的基础，同时，情志活动又是脏腑功能的反应。生理状态下，情志的变化是机体适应外界各种刺激的正常反应。但是，长期的负性情绪或剧烈的情志变化则可以成为致病因素，损伤人体脏腑气血的功能导致疾病。现代医学认为，人的神经系统、内分泌系统与免疫系统之间存在着密不可分的关系，三大系统通过多向双重交流相互影响，形成复杂的神经-内分泌-免疫网络共同维持机体内环境的平衡。

## 神经-内分泌-免疫网络与情志的相关性

现代医学认为，负性情绪可以作为应激原通过神经-内分泌-免疫网络改变机体免疫功能，其中负性情绪作为应激原通过刺激神经内分泌系统，影响神经递质和激素的水平和作用，进而使机体能免疫力降低，从而增加个体对疾病的易感性。李庆方等使用心理测试和唾液分泌型免疫球蛋白（SIgA）测定，分析了考试应激对小学生情绪与免疫功能的影响，证明考试应激可以使小学生的焦虑评分增加，导致唾液免疫球蛋白下降，呼吸道感染率明显升高。而疾病的发生往往导致人的负面情绪增加，从而造成因为病痛导致负面情绪增加，而负面情绪增加致降低机体免疫力，导致疾病迁延难愈或反复发生的恶性循环。臧运书等通过采用自评抑郁量表（SDS）对扁平疣患者抑郁情绪进行评定，并比较分析抑郁的扁平疣患者外周血单一核细胞产生白介素-2（IL-2）和自然杀伤细胞活性（NK细胞），结果证实部分扁平疣患者的抑郁情绪可以导致细胞免疫功能低下，而免疫力低下又导致患者得扁平疣的概率升高。黄永华等通过用 Zung 焦虑抑自评表，并用流式细胞仪检测患者外周脏 $CD4^+$、$CD8^+$ 和 NK 细胞活性。对尖锐湿疣患者焦虑情绪进行调查并探讨其对细胞免疫功能的影响，证明尖锐湿疣患者中焦虑者免疫功能更为低下，治疗中负面情绪的存在往往对病情的愈后起消极作用。有报道在愤怒状态下促炎性细胞因子 IL-1β（白介素-1β）水平显著升高，可以作为运动员情绪变化的指标来进行业绩考量。

情志则可以通过对气机的影响，导致疾病的发生。中医学的气与免疫功能密切相关，元气充足，脏腑经络平衡协调，人就不容易生病，如果元气亏损或者升降出入运动失调，则会成为疾病的原因。因此《素问·举痛论》有"百病皆生于气"的说法。而气运动的基本形式为升、降、出、入，《素问·六微旨大论》曰："出入废则神机化灭，升降息则气立孤危，故非出入则无以生长壮老已；非升降则无以生长化收藏。是以升降出入，无器不有。"强调了气机正常运作与人生死攸关，对人的健康起着重要作用。正常情况下，气在人体环流不休，而如果气的升降出入异常，则易产生疾病。《素问·举痛论》中明确指出"怒则气上，喜则气缓，悲则气消，恐则气下，寒则气收，炅则气泄，惊则气乱，劳则气耗，思则气结"。其中气上、气缓、气消、气下、气乱、气结都是情志导致的气机失调的表现。同时，情志还可以损伤脏腑，例如，《素问·阴阳应象大论》中指出"怒则伤肝""喜则伤心""悲忧则伤肺""思伤脾""恐伤肾"等。情志损伤脏腑的机制，既可以因情志失调直接影响脏腑的功能，也可以通过气伤乃至脏伤。正气与免疫功能的关系而言，可以认为有免疫功能的一切抗病能力及免疫系统所表达的功能是构成正气的重要因素。气机的顺畅与否与人体免疫高低密切相关，有研究指出通过调节呼吸作用，提高长中段呼吸可以提高免疫，增强机体抗氧化作用，延缓衰老。

## 神经-内分泌-免疫网络与脏腑的相关性

中医学认为情志致病，首伤心神，影响脏腑气机，五脏功能紊乱，导致疾病的发生。五脏六腑在心的统属下为一整体，故有"心者，五脏六腑之大主也"之说。而脏腑的关系并非独立存在的，其生理病理通过经络气血相互影响。有研究认为，五脏相互关联、相互作用的物质基础是神经-内分泌-免疫网络，五脏相关的实质是该网络内的相互作用和相互联系。以神经-内分泌免疫-网络的生理病理为基础，就有可能阐明五脏相关理论在证的实质研究、病证关系、中医疗效机制等研究中的作用。也有学者通过对比脏腑功能与神经-内分泌-免疫网络发现，五脏中的每一脏的生理功能都不是单一系统所能独立完成的。在完成某一功能时，在神经、内分泌、免疫等系统内都有所交叉，难以确切区分，通过各系统内的联系产生功能的相互作用，同时又通过系统间的递质、激素、细胞因子等信息物质传递，进而多层次地调节和整合人体各系统、器官、细胞。机体的生理病理现象的整体联系，是以五脏为主通过其内部联系的一系列组织器官进行整体调节，因此不可避免地形成了五脏相互关联、相互作用的系统，而五脏相关的基础就是神经-内分泌-免疫网络调节系统，该网络内的相互作用和联系便是五脏相关的实质。病理上机体感受来自于体内外的情绪刺激、疾病、应激、体内因素等可被识别的生物信号，由递质、激素、细胞因子等信息因子传递，由于过强或不及的情志因素，导致神经系统、内分泌系统、免疫系统功能的紊乱，也就是中医学理论所说的脏腑气血功能失调，从而导致疾病的发生。

## 神经-内分泌-免疫网络与中医临床治疗

疾病的情志疗法，中医古已有之，如情志相胜法，即根据情志间五行的生克理论，是一种情志制约另一种情志及其过亢引起的相关的病理改变的治疗方法。如"怒伤肝，悲胜怒""喜伤心，恐胜喜""思伤脾，怒胜思""忧伤肺，喜胜忧""恐伤肾，思胜恐"等。其实质是利用情志的变动来调节气机，治疗中并不必拘泥于五行制胜的理论，临床可以根据实际情况，选择最适合的方法调节气机，进而达到病愈的目的。随着医学模式向生物-心理-医学社会模式的转变，基于神经-内分泌-免疫网络学说，对于情绪的干预广泛应用于临床疾病尤其是肿瘤等免疫相关性的治疗及护理。运用情绪释放技术（EFT）发现其可以对免疫因素以及心理因素产生双向良性发展，可以改善患者躯体症状、精神状态，提高生活质量。张惠芳等通过对食管癌术后患者进行心理干预证实，专业且有效的心理干预对患者的预后有着积极作用。潘红英等通过对乳腺癌新辅助化疗患者负向情绪进行心理干预，证实有效的心理行为干预有利于减轻乳腺癌新辅助化疗患者的焦虑抑郁情绪引起的心理应激反应，从而减轻了免疫功能的抑制，增强了机体的免疫功能。并且已有研究证明情绪愉快能够使淋巴细胞不但提高有丝分裂原的增殖反应，还能增强 NK 细胞的活性；相反，恶劣的情绪可抑制免疫功能，降低免疫细胞活性，减弱免疫监视能力。

综上所述，情志通过直接或间接对气机的影响，而导致疾病的发生，现代医学的神经-内分泌-免疫系统则从某种程度上为研究中医的传统情志致病机制提供了新的阐释方法。随着医学模式从生物医学模式向生物-心理-社会医学模式的转变，负性情绪作为与人类生活息息相关的应激原之一，必然在临床的诊疗中得到越来越多的重视。调节精神情志进而增强免疫功能，是维护机体健康的重要途径，也是"不治已病治未病"的基本原则。但是由于情绪的多变性，隐秘性，难掌控性，使其造模困难，研究不易，难以有精确的鉴定标准。虽然中医情志致病部分机制尚未得到明确印证，但是其理论与治疗方案可以作为治疗情志相关性疾病的参考。中西疗法互参，必然能为疾病的发生与治疗提供更多的理论依据。

# 118　情志致病的藏象学基础及其与免疫的相关性

中医学十分重视情志因素在发病中的作用，学者孙理军认为，从免疫学角度对情志致病的藏象学基础进行探讨，无论是承担情志活动的整体调控系统，还是情志活动的物质基础，中医学与现代医学都有着内在的联系，情志致病有其重要的免疫学基础。

中医学将人体看成是一个以五脏为中心的能自我控制调节的有机整体，情志活动是五脏功能的反映。因而，五脏作为情志的依存和主管器官，在情志致病中发挥着重要作用。现代医学认为，人体神经、内分泌、免疫三大系统发挥着整体调控作用，是承担情志活动的统一系统，不良情志刺激作用于该系统最终引起免疫功能的改变而导致疾病的发生，与内脏也有着密切的关系。可见中医学的情志致病理论与现代免疫学有着内在的联系。

## 心脏与情志免疫

藏象学说认为，脑主元神，心主识神，心脑共为情志控制的中枢。《医学衷中参西录》曰："人之神明有体用，神明之体藏于脑，神明之用出于心。"精有先、后天之分，神有元神、识神之别，脑为元神之府。《灵枢·经脉》曰："人始生，先成精，精成而后脑髓生。"父母之精结合成形生神，先天之精化髓汇聚于脑，故神生则附髓之脑。头者，身之元首，人神所治。元神藏于胎脑，主宰胚胎发育、五脏构形及生命活动，决定人体生命之存在，为情志活动的高级层次。心藏神，《灵枢·本神》曰："所以任物者谓之心。"心所主之神为元神舍于心脉后，心脉再"任物"感应认知，即识神，为情志活动的低级层次，赖后天气血作为物质基础，而"心主身之血脉"，血脉中之气血对生命活动至关重要，故《素问·六节脏象论》曰："心者，生之本，神之变也。"此外，手少阴心经通过督脉、足太阳膀胱经及足少阴肾经与脑联系。脑神统帅着心神而协调控制诸脏器，是保证机体高度有序的中枢。近代名医冉雪峰曰："是十二官皆秉承无上至清之脑，十二官不得相失，十二官与脑更不相失。"现代医学认为，脑不仅是自主神经系统和内分泌系统的高级调节中枢，也是精神情志活动和体内调控免疫系统的中心环节，动物下丘脑被破坏后，网状内皮系统功能低下，迟发型变态反应减轻，抗体产生能力降低，胸腺、脾脏淋巴结的细胞数量减少，淋巴细胞有丝分裂减弱，尾状核的破坏也可引起外周淋巴细胞减少，尤以 T 细胞为甚。海马、杏仁核的破坏，可引起周围淋巴增多和免疫球蛋白的分泌异常。研究发现，下丘脑前区和下丘脑腹内侧核（VMH）是中枢神经系统构成免疫功能的重要部位，是同时具有免疫增强和免疫抑制功能的调节区。另外，交感神经有免疫抑制作用，而副交感神经则可能有免疫增强作用。中医学的心不仅包括了现代医学脑的部分功能，而且与免疫功能也有密切关系，心气虚证患者，不但常见于冠心病、高血压及风心病等，还常见于神经官能症，这类患者细胞免疫功能低下，外周血总 T 淋巴细胞及辅助性T 细胞数量明显低于正常人。

## 肾与情志免疫

中医学认为，肾与情志的关系表现在：其一，肾藏精，主骨生髓汇聚于脑，而元神内守于脑，由肾之精髓转化，故而情志禀于脑而根于肾，肾为情志活动提供了重要的物质基础。故《素问·灵兰秘典论》曰："肾者，作强之官，伎巧出焉。"其二，肾藏精，心主血，心肾水火既济，精血互化，以养识神。其三，肾为先天之本，内藏元阴元阳，肾中精气是机体生命活动之本。肾阴、肾阳为人体各脏腑之本，对机体各脏腑有重要的调节作用，五脏乃至全身阴阳均受控于肾。

现代医学研究认为，肾的功能不仅包括解剖学的肾脏，还包括神经、内分泌、生殖、造血、免疫等系统的功能。蔡定芳等从临床上涉及中医肝心脾肺诸脏的疾病，如肾病综合征、支气管哮喘、再生障碍性贫血、甲状腺功能减退症、系统性红斑狼疮、小肠吸收不良、冠心病、心功能不全、骨质疏松症、阿尔茨海默病、功能失调性子宫出血及不孕不育等均可通过调补肾/命门达到较好治疗效果的实际出发，认为从现代医学神经内分泌免疫网络学说来看，调节肾可能改善了神经内分泌免疫网络而对各系统疾病发挥了治疗作用，因而提出肾为脏腑调控中心，并提出肾-神经-内分泌-免疫网络学说。藏象学说认为"恐伤肾"，王米渠等研究发现，"恐伤肾"所致小鼠的中枢免疫器官胸腺和周围免疫器官脾脏均受到影响而萎缩，从而影响到机体的特异性和非特异性细胞免疫和体液免疫的功能，"恐伤肾"既降低机体红细胞免疫系统的功能，也损伤主要免疫器官而影响白细胞系统功能导致体虚；惊恐孕鼠在应激后神经内分泌免疫内环境发生改变，自然杀伤细胞（NK 细胞）活性明显增强。

## 脾胃与情志免疫

中医学脾胃与神志的关系，一是脾胃运化水谷，化生精微，为后天之本，气血化生之源，为五脏神活动提供物质来源。二是脾胃相表里，经脉相互络属，而胃之大络与心联络沟通。《素问·平人气象论》曰："胃之大络，命曰虚里，贯膈络肺，出于左乳下。"再者，小肠与心相表里，经脉相互络属，通过心与脑的联系，小肠与脑相联系。三是脾胃居于中焦，升降相因，通连上下，为诸脏气机升降之枢纽，而脏腑气机的升降出入协调和谐是脏腑功能得以正常发挥及产生情志活动的先决条件。"思则气结"，因此中焦气机紊乱广泛存在于情志病变中，是致病的主要机制或恶化的主要因素。现代研究认为，中医学的脾胃实质上是一个多元性功能单位，包括现代医学的脾脏、胰脏、消化道和神经系统的部分功能。现代研究发现，至少有 20 种胃肠多肽存在于大脑组织中，这种胃肠和神经系统双重性分布的肽类称为"脑肠肽"，说明神经系统和胃肠道在起源和功能上有密切关系，它与人的情志活动有关。有人甚至推测，胃-肠-胰内分泌系统，通过脑肠肽，影响脑肠轴，很可能是中医认为脾胃与情志活动有关的物质基础。中医学所说的"思伤脾"，与"脑肠肽"理论完全符合，过度思虑紧张，精神过于集中常会使胃肠功能减弱，就是中枢脑肠肽对胃肠分泌和运动的影响。神经中枢通过一些递质和肽类物质对胃酸分泌和胃肠运动进行抑制，而这些物质均能影响机体的免疫功能。脾脏本身又是免疫的重要器官，是特异性和非特异性免疫重要的组织学基础。因此，脾胃与情志活动密切相关，不良情志刺激作用于脾胃，使脾胃气机紊乱，便会引起免疫功能的改变而发病。

## 肝与情志免疫

张景岳曰："喜怒忧思，气逆肝胆二经。"正常的情志活动，依赖气血的正常运行。肝主疏泄，调畅气机，可使血行通畅，对保持心情开朗舒畅起着重要作用。肝主藏血，调节血量，其对血液的调节可保证脑、心、肾等重要脏器精微物质的供应。因此，肝脏对情志活动起着重要的调节作用。临床上许多情志因素导致的疾病，如神经官能症、精神抑郁症、神经衰弱症等大多与肝疏泄功能失常有关。现代研究认为，中医学的肝脏包括现代医学的肝脏及神经内分泌系统、消化系统、血液循环系统等部分功能。临床观察肝脏的生理功能和病理变化与大脑皮层的兴奋及抑制以及自主神经（特别是交感神经）的功能等多种因素密切相关，而情志变化引起大脑皮层功能改变和神经内分泌功能紊乱。恼怒、思虑、悲哀、忧愁等情志变化导致肝郁症时，作用于免疫系统的主要物质神经介质和内分泌激素，如去甲肾上腺素、肾上腺素、5-羟色胺、多巴胺、ACTH、性激素、儿茶酚胺、生长激素、甲状腺素、胰岛素、乙酰胆碱及肽类物质等多项指标均发生变化；交感神经偏亢，而交感神经有抑制免疫反应作用；肝郁证患者巨噬细胞免疫功能明显降低，补体 $C_3$、免疫球蛋白 A（IgA）水平下降，T 淋巴细胞转化率明显降低，T 细胞功能抑制，脾淋巴细胞转化率明显降低，增殖程度明显下降，IL-2 产生功能降低；肝郁大鼠胸腺、脾脏重量、IL-1 明显降低。长期处于激怒状态的人，中枢神经系统和免疫功能紊乱。持续激怒的大鼠，腹腔巨噬细胞的吞噬功能和产生白介素-1 的能力明显抑制，并伴有体重下降、胸腺萎缩、T 细胞功能抑制，导致免疫功能下降。

　　中医学与现代医学均认为人体内存在着承担情志活动的整体调控系统。中医学的情志调控系统以五脏为中心，精气血津液为物质基础，故情志致病的中介机制为内脏气血，尤其是五脏气机的失调。现代医学的情志调控系统是神经内分泌免疫网络，物质基础为神经递质、激素及免疫活性物质，这些物质也与内脏密切相关，情志致病的关键是通过刺激神经内分泌系统，影响神经递质和激素的水平和作用，进而使机体免疫能力降低。因此，中医学的情志致病理论不但与现代医学有着内在联系，而且有其重要的免疫学基础。

# 119 中医情志学说研究现状

中医情志学说的研究内容涉及人体、自然、社会等各个方面，并且突出其间的复杂联系，因此，从事此项研究时也应注重整体的、复杂的联系，从更高层次阐释其生理病理基础。学者张国霞对中医情志学说研究进展做了概述，以期对开展相关研究有所裨益。

## 情志概念的相关研究

情志变化一般指喜、怒、悲、思、忧、恐、惊七情，但在最早的中医典籍《黄帝内经》中只提到五志、六情，例如，《素问·阴阳应象大论》曰："人有五脏化五气，以生喜怒悲忧恐。"《素问·举痛论》又曰："怒则气上，喜则气缓，悲则气消，恐则气下……惊则气乱……思则气结。"隋代巢元方《诸病源候论》中提到"七气者，寒气、热气、怒气、恚气、忧气、喜气、愁气"。至宋代陈无择《三因极一病证方论·三因论》中明确提出"七情，人之常性，动之先自脏腑郁发"。对于情志因素通称为七情的原因，可能受到解剖知识、临床实践的影响，陈言提出七情的依据可能与《礼记》有关。《礼记·礼运》曰："何谓人情，喜、怒、哀、惧、爱、恶、欲，七者弗学而能。"结合现代心理学研究，认为"七情是人的情感、情绪反应与认知活动"。因情感系统是指人类对各种事物和自身机体状态，是否符合需要做出判断而采取不同态度的内心体验，其代表性心理成分为情感、情绪与心境，三者密切相关，在心理功能和外显表征方面常难以截然分开。中医学中的情志概念相当于人的情感系统或过程。乔明琦等按照科学概念定义规则，在情志抽象概念定义下，对喜、怒、忧、思、悲、恐、惊七种情志逐一定义。认为除"思"之外，其他六情现代情绪心理学均有论述，其内涵基本一致。其不同之处是，情绪心理学关注的是一般特征，是对人类正常情绪特征表现的概括；中医学侧重机体脏腑气血状况对情绪的影响，是从临床角度对情绪的把握，并由此显示中医理论对该类情志的认知特征。

## 情志致病性的相关研究

情志内伤导致疾病发生受到体内外诸多因素的影响，包括先天和后天因素。人先天所具有的某些解剖和生理特征，与后天环境的作用逐渐形成气质、性格等个性心理特征，反映了人与人之间的差异性，造成了心身疾病发生、发展和转归等方面的不同倾向，过激或过久的情志刺激必须作用于特定的心理素质和生理功能状态才能发病。换言之，对于七情是否致病及其所致疾病的种类、转归、预后等，均与社会、时间因素、个体心理素质的强弱、个性及其对实践的认知评价系统有密切关系。

《黄帝内经》认为，情志致病可影响脏腑气机，"怒伤肝，喜伤心，思伤脾，恐伤肾""怒则气上，喜则气缓，悲则气消"等；情志致病不仅可引起痿证、消渴等躯体疾病，还可导致癫狂、惊悸等精神失常类疾病，例如，《灵枢·本神》曰："心，怵惕思虑则伤神，神伤则恐惧自失……脾，愁忧而不解则伤意，意伤则悗乱……肝，悲哀动中则伤魂，魂伤则狂妄不精……肺，喜乐无极则伤魄，魄伤则狂，狂则意不存人……肾，盛怒而不止则伤志，志伤则喜忘其前言。"从上文中还可看出，虽然人之五志所属五脏，但在致病时常数情相兼为病或交错为病等。也可将七情致病区别于外感及其他内伤病因的显著特点概括为：从发病途径及部位而言，直接伤及内脏；从病机变化而言，影响脏腑气机；从临床表现而言，常形神俱病；从七情之关系而言，常多情交织。七情致病的特点影响脏腑气血；常表现为精神症状；因体质而异等。可见，有关七情内伤的致病机制重点在于气机失调，进而累及血液的运行、津液的输布与排泄等生命活动，病理机制复杂多变。

## 情志内伤的现代研究

**1. 动物模型的研制**　情志所伤的动物模型研制大体分为三方面。

（1）单纯外界刺激法。①"怒伤肝"模型。主要有夹尾法（用夹尾刺激引发大鼠打斗）、捆绑法（用绷带束缚四肢，使之行走困难，装入笼内）、模具法（a. 用颈部枷锁套在大鼠的脖子上，模具影响大鼠日间理毛、挠痒等活动；b. 将大鼠置于自制的束缚制动筒内，通过移动插片而逐步缩小大鼠的活动空间，调节到使其不产生强烈反抗的紧张程度）、束缚水浸法、旋转法、光电刺激法（对大鼠施以光信号和电刺激）等。②"恐伤肾"模型。用惊吓鼠造成"恐伤肾"的动物模型。

（2）药物造模法。肾上腺素皮下注射，注射药量目前还不尽相同，有学者分为低剂量组和高剂量组。

（3）药物加刺激法。此种方法采取夹尾加注射肾上腺素等。

**2. 情志致病机制的研究**

（1）情志内伤与神经、内分泌及免疫功能：近年来对"怒伤肝"的研究多涉及神经、内分泌、免疫系统。严灿等的实验显示，应激后大鼠巨噬细胞释放 $H_2O_2$ 量减少，血浆皮质酮含量升高。提示不良情绪刺激可能使机体免疫反应抑制，其产生与下丘脑-垂体-肾上腺轴兴奋性升高、糖皮质激素分泌增多有关。黄炳山等对肝郁气滞证及相关证候进行了现代病理、生理学基础的研究，认为肝脏功能与大脑皮层的兴奋与抑制以及自主神经功能等多种因素有关。金益强等对肝阳上亢证、肝阳化风证患者进行了多项指标的实验研究，结果表明，此类证候的病理、生理基础是外周交感肾上腺髓质功能偏亢。李杰等用大鼠束缚水浸，模拟"情志不遂"的病因，同样证明了不良刺激导致气机紊乱与下丘脑-垂体-肾上腺轴调节紊乱相关。神经-内分泌-免疫网络系统受多种因素的影响，严灿等还发现肝郁证大鼠的胸腺、脾脏重量减轻，全血 T 淋巴细胞转化率降低，说明肝郁证大鼠免疫功能呈低下状态。王米渠等制作了"恐伤肾"模型，观察到子代鼠自然杀伤细胞活性及白介素-2（IL-2）活性明显高于对照组，提示孕鼠在惊恐应激后神经-内分泌-免疫内环境的改变可能影响到其子代鼠的先天之本，导致其肾气发生适应性代偿性的功能异常增强反应；同时表明，母鼠妊娠期间的恐惧背景刺激对子鼠的"先天恐惧"的形成有明显影响。顾立刚等的实验显示，长期激怒可引起大鼠全血黏度呈高黏状态，大鼠腹腔巨噬细胞的吞噬功能和产生白介素-1（IL-1）的能力明显抑制，并伴有体重下降、胸腺萎缩、T 细胞功能抑制，最后导致免疫功能下降，认为大鼠在一定强度、一定时间激怒刺激下，可直接引起中枢神经系统和免疫功能紊乱。贺新怀等从免疫学角度出发，研究发现七情通过影响神经递质以及激素的水平和作用从而降低机体免疫功能导致发病。其机制是：情志变化影响神经内分泌系统，后者通过神经递质和激素影响免疫系统，免疫系统又可反馈作用于神经内分泌系统。

（2）情志内伤与消化系统：情志内伤影响消化系统的功能与中医理论中肝和脾胃的关系基本一致。张海燕等在研究思伤脾与脑肠肽的关系中，认为神经中枢通过某些递质或肽类物质抑制机体的胃酸分泌和胃肠运动，是"思伤脾"的客观依据。过度思虑、思考是一种不良的、持续的精神紧张刺激，有时还会出现情绪的抑郁。而持续紧张刺激会引起脑中 5-HT 增加，5-HT 可引起促肾上腺皮质激素释放激素释放，后者作为一种中枢脑肠肽物质对胃肠运动起着抑制作用，因而导致胃肠消化功能减退；情绪抑郁可抑制食欲，同时也可减弱或消除胃酸的分泌。毛海燕等观察了肝郁证大鼠模型血浆胃动素、血清促胃液素变化，结果表明，可在一定程度上反映胃肠运动状态的血浆胃动素显著持续升高，提示郁怒伤肝，木不疏土，导致机体释放调节功能紊乱，脾胃运化失常。其血清促胃液素水平明显低于正常，说明肝郁确实是引发脾虚的重要原因。

（3）情志内伤与循环系统：肝主疏泄对气血运行起着重要的调节作用，所以肝失疏泄则可引起气机失调、血行不畅的病理变化。李松滨等检测了用钳夹鼠尾激怒大鼠而致的肝郁证模型动物的血液流变学指标，发现模型组全血黏度、血浆黏度及红细胞聚集指数明显高于对照组，与肝郁引发的气滞血流不畅有关。吕志平等用捆绑限制大鼠活动制作肝郁证模型，结果造模大鼠一般在第3～4日出现肝郁现象，肝郁大鼠前列环素明显降低，而血栓素明显升高，前列环素/血栓素比值明显下降，肝微区、胃微区血细胞灌注量显著减少。提示前列环素、血栓素平衡失调和微循环障碍的相互作用在肝郁致瘀中可能产生重要影响。

　　情志失调不仅影响血液循环，而且可以导致血液中活性物质成分的改变。陈新等以健康的男大学生49人为研究对象，用速算比赛使其产生心理应激，比较不同行为类型者心理应激前后的血压、血浆血管紧张素Ⅱ、醛固酮、心房利钠尿多肽及血清一氧化氮（NO）浓度的变化。结果为心理应激后血压、血浆血管紧张素Ⅱ、醛固酮的浓度较心理应激前增加（$P<0.05$），且A型行为类型者舒张压、血浆血管紧张素Ⅱ、醛固酮浓度的增幅较非A型行为类型者大（$P<0.05$）；应激后血清NO浓度下降（$P<0.001$），且应激前后血清NO浓度的变化A型行为类型者较非A型行为类型者更为明显（$P<0.05$）；心理应激前后血浆心房利钠尿多肽浓度无改变。因而认为，心理应激所致的血压升高可能既与缩血管物质浓度增加有关，也与NO浓度减少有关。

## 情志学说研究的发展与未来

　　中医情志学说的研究从理论、临床和实验研究等方面均取得了可喜的成果，笔者只是撷取其中部分以说明相关研究状态和进展。从目前研究成果可以看出，大多数学者是沿着分析还原的思维模式，力图阐明情志学说的生理病理基础。但是，由于中医药的形成与发展过程昭示着中医理论的整体性、联系性、动态性特征，用什么研究方式方法能够突出中医药的特征是值得思考的问题。所以，王永炎院士和中国科学院自动化研究所系统复杂性研究中心戴汝为院士等提出运用复杂科学理论研究中医药学，有着重要的学术价值和历史意义。中医理论的特征与复杂科学有很多相似之处，就情志学说而言也具有复杂系统的基本特征，如由大量的作用者（或单元）组成、受外界影响的开放系统、作用者相互作用，以及系统内不同的微小变化可导致重大差异的结局等。因此，未来对情志学说的研究也应从整体、联系、动态的角度，运用复杂科学的理论从更高层次上研究其生理病理基础，以推动情志学说的研究与发展。

# 120　青少期情志病从肝论治的理论基础

　　学者郭丽丽等整理历代医家治疗情志疾病多从肝论治的理论论述,深入分析青少期"肝常有余"的脏腑特性,认为"肝常有余"是青少期情志异常的重要生理病理基础,青少期情志异常与肝关系最为密切;怒、兼夹忧悲等"阴性"情志为其主要致病因素;气机紊乱、气血失调为其核心病机。在肝气郁结、失于疏泄而致情志异常的基础上,易出现发热生风的临床症状;情志疾病发病首先侵犯本脏,进而累及他脏。

　　情志疾病相当于现代医学上的精神障碍类疾病,严重威胁人类的身心健康。在最近一项全球疾病负担研究中,精神障碍类疾病被认为是全球两大重要疾病之一,其中抑郁症可能成为仅次于冠心病的第二大疾病。青少期处于心身发育的关键时期,随着现代社会生活压力的不断加大,青少期情志疾病发病率有不断增加的趋势,有数据显示全球儿童及青少年中精神障碍患病率在8%～57%,多数国家在20%～30%。且因成年后精神障碍往往与青少期应激事件密切相关,大约50%的成人精神障碍始发于青少年时期,故青少期情志疾病的防治很可能是降低情志疾病发病率的关键,并成为揭示情志异常病因病机的重要途径。中医药在从肝论治情志疾病方面有其独特的优势,研究亦显示调肝方药防治情志疾病有良好的效果。

## 从肝之生理论青少期情志异常

　　**1. 青少期情志异常的核心病机为气机紊乱、气血失调,为肝之所主**　情志活动是脏腑精气对外界刺激的有效反应,情志活动的正常以机体气机调畅、气血调和为根本条件。情志疾病主要包括两类:一类为因情志刺激而直接发作的病证,如郁证、癫狂等;一类是因情志刺激而诱发的病证,如胸痹、真心痛等。情志疾病虽与五脏均有关系,但历代医家治疗情志疾病大多从肝论治,在青少期亦是如此。首要原因为情志内伤可导致机体气机紊乱、升降失常。而肝司疏泄,肝的气机调畅,气血调和则心情开朗、心境平和、情志活动有度。若肝气郁结或亢逆,疏泄失职或太过,则可导致情志活动异常。前者多表现为情志抑郁、闷闷不乐;后者多表现为性情急躁、亢奋易怒等。

　　气血调和是维持情志活动正常的另一重要原因。心为君主之官,主神志,七情内伤首伤心神,但纵观情志疾病的诊治,大多仍以调肝为基本原则。其原因除肝主调畅全身之气机外,还在于肝藏血。心藏神功能正常有赖于肝气条达、肝血充盈。肝为血海,体阴用阳。肝血充足,一方面可以调节全身血量,另一方面可以制约肝气(阳),使其不至于过亢,维持肝正常的疏泄功能。若肝所藏之阴血不足,肝阴不能制约肝阳,肝阳上亢,易出现烦躁不安、急躁易怒等肝火上炎的表现。肝气调畅、肝血充盈,则心藏神志功能正常,心神不易为情志内伤所影响。所以肝主疏泄功能正常是心藏神功能活动正常的前提。

　　基于对精神和环境变化不良刺激对人体产生伤害的相同认识,情志疾病与现代医学所述的心理应激反应及其诱发精神障碍类疾病具有高度的一致性。以现代心理应激反应(情志内伤)为切入点模拟情志内伤肝失疏泄病因发生与病理改变过程,以应激诱导的与情志疾病(抑郁等)为基础病证结合开展肝失疏泄情志内伤证候规律的临床与基础研究,结果表明肝失疏泄功能在情志疾病的防治调控上表现出良好的作用,且与神经内分泌系统功能紊乱及中枢调控机制密切相关,提示调控的核心仍在于肝脏。结合实验研究,提出"应激从中医脏象理论分析当责之于肝""多情交织共同致病首先伤肝"的论点。

　　**2. 青少期情志异常的主要病因为阴性情志,为肝之所志**　《素问·调经论》把情志分为阴阳两类,喜为阳、怒为阴。用喜概括需要获得满足时所产生的积极肯定的情绪，故为阳；用怒概括需要未获得满足时所产生的消极否定的情绪，故为阴。青少期易因各种需求得不到满足而产生怒的阴性情志。原因有三：其一，现代青少年多为独生子女，娇生惯养，自我控制及调节能力相对较弱，古人曰"富家之子，得纵其欲，稍不如意则怒多，怒多则肝病多"，嫉妒、不满之怒常伴青少期整个时期。其二，青少期面临着成长与升学的压力，长期的心理压力，使青少期生性活泼的天性长期被抑制，郁怒、忧怒、久怒导致肝失疏泄、肝气郁结而发焦虑、抑郁等各种情志疾病。其三，《景岳全书·论虚损病源》认为怒、悲、惊均可伤肝，怒伤肝致肝气实，悲伤肝致肝气虚。部分青少年由于经济条件不如意或父母离异，或家庭暴力等长期遭受委屈而情志不遂，或遭受其他社会环境的不良刺激，暴怒、愤怒、大怒使肝之疏泄不及或疏泄太过，继而产生悲哀、惊恐等更加不良的情志，久之可导致孤独症、抑郁症甚至精神分裂等严重精神疾病。由此可见，青少期怒、兼夹忧悲等"阴性"情志为肝之所志，所致情志疾病亦须从肝论治。

## 从肝常有余的生理病理特性论青少期情志异常

"肝常有余"是中医儿科学术思想中的重要理论，意为小儿脏腑之气娇嫩，形气未充，肝秉少阳生发之气，如草木初萌，具有生气蓬勃、欣欣向荣、发育迅速的乐观前景。这里的"有余"是指小儿良好的生理功能状态，是正气充盛的代称。而小儿属"纯阳"之体，肝为刚脏，体阴而用阳，"气有余便是火"，即生理上的有余可转化为病理上的亢盛表现，故肝病多见阳热实证。中医学中"小儿"是指从胎儿时期到青春期这一时段，青少期仍属于这一时期，"肝常有余"的脏腑生理病理特性与情志异常的密切相关，对探讨青少期情志异常生理病理的特点具有重要的指导意义。

**1. "肝常有余"之生理**　"肝常有余"理论由明代医家万全提出，经历代医家所重视并不断完善。万全在《万氏家传幼科发挥·五脏证治总论》曰："肝属木，旺于春，春得少阳之气，万物之所以发生者也，儿之初生曰芽儿者，谓如草木之芽，受气初生，其气方盛，亦少阳之气方长而未已，故曰肝有余。有余者，乃阳自然有余也。"此处所谓"有余"并不是指"邪气盛而实"的病理状态，而是小儿"本脏之气"，是生长发育的自然属性，反映了小儿生长发育迅速、生机蓬勃的生理特点。万全以初生草木之芽比喻初生之小儿生长发育迅速。草木之芽，萌于春季，有赖于少阳之气的主导作用而生长生发；肝属木，旺于春，故小儿生机蓬勃有赖于少阳之肝气的疏泄之功，肝气生发，则五脏俱荣。因此"肝常有余"在小儿的生长发育中起着重要作用，是小儿"生机旺盛"的自然生理特点之一。

青少年正处在身心发育的关键时期。情志与认知功能的健康发展亦是肝之少阳之气的主升主动功能正常的结果。"肝常有余"，则生长迅速、生精神、长性情、七情畅达调和、情怡神畅，方能维持正常的情志活动，否则情志波动，失其常度，遂致气机郁滞，百病由生。其次，肝为刚脏，主升主动，青少期"肝常有余"，这与青少期儿童或青少年易冲动，易于受外界环境干扰，一旦受到外界刺激则情绪波动较大的特点相吻合。所以，青少期情志的调节应如春季养生之道，宜"生而勿杀，予而勿夺，赏而勿罚"，顺应肝生理上喜条达恶抑郁之性。

**2. "肝常有余"之病理**　生理上的"肝常有余"一旦受到干扰，则转换成病理上的"有余"。万全在《万氏家藏育婴秘诀·鞠养以慑其疾四》曰："东方乙木也，为少阳之气，时至乎春，乃万物发生之气也。乙者，肝木也，肝为风木。初生小儿，纯阳无阴，龙之象也。肝为有余，少阳之气壮也。肝主风，小儿病则有热，热则生风。"此段所述说明"肝常有余"在病理情况下，小儿易出现发热生风、情志异常的临床症状。病变部位首先在本脏，进而累及他脏。

（1）肝本脏病变：青少期"肝常有余"之特性，使青少期易出现情志异常。肝为风木之脏，应于春季，春天之木，其性舒展，易随风而动。青少期儿童或青少年如春天之树木，对外界充满着好奇之心，易受外界环境刺激的干扰。吴鞠通在《温病条辨·解儿难》中指出小儿"脏腑薄，藩篱疏，易于传变；肌肤嫩，神气怯，易于感触"。"易于感触"不仅仅指小儿易于感受六淫邪气，还指易于受外界环境刺激产生情志疾病。青少期生机勃勃的生长发育趋势有赖于肝主升发的推动作用，情志调节亦需要肝主疏泄之主导作用。青少期"肝常有余"的特性使青少期更易受到外界不良刺激而导致情志疾病的产生。《景岳全书·论虚损病源》认为怒伤肝致肝气实，悲哀伤肝致肝气虚。青少期一旦受到外界刺激，所愿不遂，肝失疏泄，将导致一系列肝的本脏病变，可表现为虚实之异。①肝气实：青少期所愿不遂，肝失疏泄。若肝疏泄不及，有余之肝气郁遏不展，则肝气郁结，表现为抑郁，闷闷不乐；若肝疏泄太过，表现为急躁、易怒。郁结之气不解，气有余则化火，郁遏之肝气上逆或肝郁化火，出现性情急躁易怒，怒郁忿悔，甚则自责自罪，甚则产生怒忿自杀的念头。肝郁则气滞，气滞则血瘀，瘀血日久也会导致蓄血症，出现躁狂等情志异常改变。②肝气虚或肝阴虚：情志疾病反复发作，日久伤及肝气及肝阴，导致肝气虚或肝阴不足。若肝气虚则影响肝主决断的功能，多表现为情绪低落，神情抑郁，多疑善虑，虚烦少寐，面色㿠白略青，自觉无法生存，无法适应社会生活，严重者会产生自杀甚至犯罪的行为；若肝阴虚则阴不制阳，肝阳上亢或阴虚动风，多表现为急躁易怒，少寐，抽搐等。③虚实夹杂：临床中肝气虚和肝气实可交替出现，导致患者情志异常的反复发作。

（2）累及他脏：青少期由于"肝常有余"的特性，若受外界刺激，肝失疏泄，肝气郁结或肝郁化火或肝风内动，日久可累及他脏。青少期"肝常有余"病理变化最易涉及脾、肾、心。①肝病及脾：见肝之病，知肝传脾，而青少期本身也具有"脾常不足"的特点。肝病及脾，进一步加重"脾常不足"。一方面，青少期生长发育迅速，机体对气血需求量相对较大，脾虚气血生化乏源，导致肝之阴血相对不足，肝阴不能制约肝阳，肝性失柔，反过来加重肝病；青少期易受外界不良因素刺激，则肝之疏泄失常，木旺乘土，使脾土更虚，出现多动易怒等肝郁脾虚情志异常的临床表现。另一方面，脾主运化，主升清，若肝郁克脾，使脾土更虚，脾虚水谷精微失于正常输布，清阳不升，痰湿内停，痰湿上蒙清窍或痰火扰心，出现神思涣散、注意力不集中、多动不安等。②肝病及肾：《证治准绳》曰："肝藏魂，魂不安则为惊骇，为惊妄。"《灵枢·本神》曰："肝气虚则恐，实则怒。"青少期"肝常有余"易受外界环境刺激，导致肝气郁结、肝火上炎或肝风内动，日久伤及本脏导致肝气虚。肝气虚对引发怒气的刺激反应迟钝而怒不起来，反因木不疏土，脾土偏并于肾而表现为肾志之恐，表现出易生恐怯懦弱、忧恐惶怯、心中惴惴不安等症状。③肝病及心：青少期肝失疏泄，耗伤肝阴，肝之阴血不足心失所养，心神不安，出现神思涣散、心悸甚至痴呆等表现；或肝木乘脾，脾虚则痰湿内生，痰湿或痰火扰心，出现痴呆或躁狂等病证。

随着社会生活节奏的不断加快，青少期的儿童面临着在生理上和外界社会环境的不断刺激，易产生情志异常类疾病，且其发病率有升高的趋势。历代医家对小儿"肝常有余"的病理上的认识也多为易感外邪，感邪易从火化，临床疾病的探讨多局限于小儿脾胃病、惊风等证，尚未有与情志疾病相联系。结合历代医家治疗情志疾病多从肝论治和青少期"肝常有余"的脏腑生理病理特性，"肝常有余"为青少期情志疾病产生的基础，青少期情志异常与肝关系最为密切；肝失疏泄可引起肝本脏病变，进而则累及脾、肾、心诸脏，出现临床上一系列的情志异常表现。

青少期情志异常是基于青少期受外界刺激而诱发，所以青少期情志异常防重于治，要早发现早治疗。首先，要提高社会对青少期情志异常的关注。其次，要顺应肝条达之性，重在预防。《素问·四季调神大论》曰："春三月……以使志生，生而勿杀，予而勿夺，赏而勿罚，此春气之应，养生之道也。逆之则伤肝。"春季应顺应自然的养生之理。青少期的儿童或青少年亦应采用"生而勿杀，予而勿夺，赏而勿罚"的原则，在生理上顺应肝喜条达恶抑郁之性。在此阶段，家长或老师应正确引导，不宜予过多的压力，避免不良的社会因素给青少期儿童或青少年造成精神上的损害。最后，要早发现早诊治。一旦发现青少期儿童或青少年出现情志异常的临床症状，应及时诊治。要充分发挥中医药治疗情志疾病的优势，重在调肝，以疏肝调肝、柔肝清肝、平肝抑肝为主，辅以健脾宁心益肾等原则。

# 121  基于生命早期应激论情志伤肝病证机制

调畅情志是肝主疏泄功能的重要内容，可能存在着特定的中枢神经生物学机制与作用通路，有望带来中医学及相关学科领域的创新与突破。近 20 年来，基于心理应激理论开展情志内伤肝失疏泄病证研究取得了显著成果，并已成为肝调畅情志理论研究的重要切入点。当前，随着对精神障碍类疾病"遗传-生命早期应激-成年后环境"三因素病因的深入研究，结合我国现阶段社会转型与生活节奏加快所导致的社会负性事件不断增多，生命早期应激效应越来越成为情志异常发病的重要潜在与核心因素。学者史亚飞等认为基于早期应激效应开展情志内伤肝失疏泄病证研究，应成为肝藏象理论研究的新方向，并为此做了广泛而颇有见解的论述。

## 心理应激是情志内伤肝失疏泄病证研究的有效途径

源于外界不良刺激对人体产生影响的相同认识，现代心理应激反应与中医情志内伤病证在内容上具有高度的相关性。在大量实验论证基础上，基于心理学基本情绪与中医情志的对应性研究亦表明了这一点。慢性应激病理生理过程与中医情志疾病证候形成过程相似，而肝主疏泄功能在慢性应激反应中起决定性作用。大量实验结果证明，以现代心理应激反应（情志内伤）为切入点模拟肝失疏泄病因发生过程，以慢性应激诱导的心身疾病（抑郁等）为基础模拟其病理改变，病证结合开展情志内伤肝失疏泄证候规律的研究表明，该证候表现出一定程度的神经内分泌系统功能紊乱与中枢调控机制；通过建立慢性心理应激反应模型可以较好地模拟"肝失疏泄、情志异常"的综合病理变化过程。当前，本病证研究仍在深入寻求成年期应激下不同脑区具体改变与作用通路，特别是借助现代影像技术观察病患抑郁情绪与调控脑区的关系。此外，回归情志内伤的多因素病因，基于早期应激效应及其与成年后环境应激的交互作用，模拟其病因发生与病理改变过程，开展情志内伤肝失疏泄病证研究是另一重要方向。

## 早期应激成为情志内伤肝失疏泄病证研究新途径

**1. 早期应激是导致成年后精神障碍的重要因素**  基于对以抑郁为主的精神障碍类疾病病因比较一致的新认识，是遗传、生命早期应激及成年后环境的"三因素"假说。越来越多的证据显示，先天的遗传易感性和早期负性生活事件造成易损性表型，是成年后环境应激作用于个体导致发病的重要基础。有早期创伤性经历的人群在成年期发生抑郁等精神障碍类疾病的发病率显著高于正常人群，而约 50％ 成年抑郁患者有抑郁样行为早期发作的经历，表明早期应激在此过程中发挥着关键作用，不仅诱发个体青幼期精神障碍的发生，更导致成年后抑郁症等精神障碍类疾病易感性显著增加。从精神障碍类疾病的发生发展全程来看，只关注成年后应激源是不够全面的。

**2. 青幼期神经发育因素导致早期应激反应具有独特性**  精神障碍类疾病机制研究需要与神经生长发育的过程紧密联系起来。神经生物学显示，神经内分泌系统结构与功能伴随青幼期成长一直处于动态改变之中，直至成年才成熟稳定。如情绪相关脑区的单胺能神经突触和受体过量产生，而后在青少年期经历发展性消除。这可能成为青幼期与成年期精神障碍类疾病产生较大差异的重要原因，也对早期负性应激作用效应产生巨大影响，加大了精神障碍类疾病发病机制的复杂性。初步研究表明，早期应激对青幼期阶段的神经内分泌功能有着特殊的影响，并一直延伸至成年，成为成年后应激效应的重要基础，也成为抑郁等精神类疾病发病机制不可忽视的重要因素。如 5-羟色胺系统各项参数的成熟明显早于去甲肾上腺素系统，且在青少期即已达到成年水平并维持至成年，这或许可以解释作用于 5-羟色胺系统的药物是唯一可用于成年与青幼期各阶段抑郁的治疗药物，且比作用于去甲肾上腺素系统的药物疗效更好。

## 基于早期应激开展情志内伤肝失疏泄病证研究

早期应激源按发生时间分为两类，第一类是发生在出生前（孕前或孕期）的母代躯体虐待或精神应激等影响至子代；第二类为发生在出生后的应激，主要为子代儿童与青少年期发生的突发性刺激事件、父母丧失离异、虐待和忽视等。随着研究的不断深入，针对早期应激因素自身的重要作用及其与青幼期神经发育因素交互作用，对该类疾病神经内分泌系统结构与功能的巨大影响，近年来许多中医药学者已开展了有益的探索研究。

孕前（期）应激方面，乔明琦、魏盛等采用社会挫败应激诱发母鼠孕前肝疏泄不及证候表现，考察肝气疏泄不及母鼠成年雄性子代情绪行为、学习记忆功能及神经生化改变。结果表明，母代可将焦虑和抑郁样行为改变及认知功能缺损等肝气郁样"症状表现"传递给子代，使得子代出现类似行为表型。而应用疏肝解郁药物对母代进行治疗，可改善并逆转母代和子代的上述异常行为变化。作用机制可能涉及体内的下丘脑-垂体-肾上腺轴调节激素、单胺类神经递质及环磷腺苷效应元件结合蛋白、脑源性神经营养因子等转录调控因子的级联传导通路的改变。陈刚、吴如燕等系统开展了产后抑郁子代行为的分子机制研究及越鞠甘麦大枣汤快速干预作用，以孕前应激诱导建立产后抑郁小鼠模型，建立起产后抑郁子代（F1）模型，成年 F1 代雄鼠与正常雌鼠交配繁育出 F2 代。实验观察产后抑郁对 F1、F2 代小鼠青少年期及成年期抑郁样行为、相关信号通路的影响，结果表明，产后抑郁 F1 代早在青少年期已表现出抑郁样行为，这一行为可持续到成年期及 F2 代；产后抑郁 F1 代小鼠在青少年期、成年期及 F2 代丝氨酸/苏氨酸蛋白激酶和哺乳动物雷帕霉素靶蛋白信号通路上相关分子均显著下调。越鞠甘麦大枣汤可快速缓解产后抑郁子代的抑郁样行为，其作用通路与上调海马中丝氨酸/苏氨酸蛋白激酶和哺乳动物雷帕霉素靶蛋白通路分子表达有关。

青幼期应激方面，史亚飞、郭丽丽等系统开展了从青少期应激角度探讨肝主疏泄调畅情志中枢机制的理论与实验研究。结果表明，从中医青少年"肝常有余"生理病理特性来看，可以更"纯粹"地模拟肝失疏泄情志内伤病证过程，有望成为研究肝主疏泄功能的新途径；在青少期阶段即已成熟稳定的 5-羟色胺系统可能是青少期应激应对能力受损并影响至成年后的最主要通路，这为相对"单纯"地研究肝调畅情志中枢某一具体机制提供了可能。作用通路上，采用慢性轻度不可预见性应激方法造模，加味四逆散可以有效改善青少期应激大鼠行为学改变，下调其血浆促肾上腺皮质激素和血清皮质酮含量，能使应激雌鼠海马胶质纤维酸性蛋白恢复至正常水平，改善神经元损伤；进而采用母子分离结合慢性应激方法造模，模拟生命早期应激及成年后环境的交互作用，加味四逆散可上调大鼠下丘脑-垂体-肾上腺轴功能，提高海马及前额叶皮质中 5-羟色胺和 5-羟吲哚乙酸含量，而改善复合应激大鼠抑郁样行为。

基于以上结果可以看出，在早期应激或与成年后应激叠加后，病证过程仍表现出情志内伤肝失疏泄的基本特征及相关药物的有效干预作用。研究侧重点在对子代的病证变化过程观察以及母代应激对子代的影响，对病证发生发展过程的判断则采用动态观察的方式。模型构建上，孕前应激、母婴分离等方式可以更加有效地模拟当前社会转型改变所致应激源的特点。

## 基于早期应激开展情志内伤肝失疏泄病证研究的新切入点

近年来，中医药干预早期应激性情志异常疾病已显示出广阔的空间。进一步关注生命早期负性应激的重要作用，并与成年后应激有机结合，动态观察应激状态下的病理生理改变以及药物用靶点，将成为未来情志内伤肝失疏泄病证规律与药效研究的重要途径。

**1. 有助于动态观察情志内伤肝失疏泄病证变化**　由于情志内伤病因的长期性与持续性，必然导致肝失疏泄诱发病证是一个动态演变过程。目前多数研究仍停留在某一阶段或节点的表现和机制，动态演变过程研究较少，缺少整体考量。而且与之对应的应激状态下神经内分泌系统功能亦是处于一个动态变化之中，非常有必要研究清楚不同应激源、不同强度、不同持续时间下整个应激反应过程的病理变化，这对清晰描述情志内伤肝失疏泄病证变化规律及不同方药药效作用靶点、剂量均具有重要意义。早期应激研究可以有效推动情志内伤肝失疏泄病证变化的动态观测。首先，早期应激研究的开展有助于揭示青幼期肝失疏泄病证神经内分泌系统功能紊乱与中枢调控机制，开展青幼期情志异常疾病的药效与干预手段研究，填补当前关于青幼期情志异常疾病发病机制研究的短板。其次，动态观测早期应激效应对成年后肝失疏泄病证的影响效应，聚焦负性应激持续作用下神经内分泌系统功能变化规律及其对肝失疏泄病证规律的影响，对全面揭示情志内伤肝失疏泄病证规律有重要作用。事实上，只有明确应激状态下神经内分泌系统功能与中枢机制变化规律，才有助于科学揭示肝失疏泄诱发病证规律。如前所述，5-羟色胺系统是哺乳动物中枢递质最早成熟稳定的系统，在青少期即已达到成年水平并维持至成年，这为相对"单纯"的研究肝调畅情志中枢某一激素或递质的具体机制提供了可能，可能成为与证候研究线性对应的"金指标"。

**2. 有助于阐明情志内伤潜伏期或缓解期病机**　从临床上来看，多数情志异常疾病均有较长的潜伏期、复发性，且早期负性事件的影响是重要诱发因素。目前，诱发因素在发病前的积累效应及动态变化过程尚不清楚。笔者前期研究也强调"郁怒日久伤肝"模拟现代社会应激长期作用导致发病的这一特性，采用慢性应激反应方式尽可能模拟中医所述的"郁怒伤肝，肝失疏泄"的病理改变；魏盛等提出"七情伏邪学说"用于指导情志所伤，不即时发病，潜伏于内，遇有引发或诱发因素即行发作为情志异常，也是基于对早期负性事件对后期情志异常发病机制的一个阐释。要寻求发病的源头，早期应激的研究无疑具有重要意义。

**3. 有助于模拟当前"留守儿童"等重点社会应激因素**　随着社会经济的快速发展，人们面临来自社会职场、家庭生活等方面的应激事件越来越多，"留守儿童"现象普遍而严重，这不单是指农村，即使城市也存在家庭关爱缺失的现象，其所导致的心理疾病也越来越凸显。研究其机制与有效干预手段，是心理应激研究者刻不容缓的使命。事实表明，通过早期应激效应的研究将为青幼期心理发展与应对提供帮助。

青幼期与成年期抑郁患者在神经生理反应和药物治疗反应等多方面均存在差异，但也有千丝万缕的联系。早期应激是二者之间的重要影响因素与桥梁。早期应激研究应成为揭示精神障碍类疾病机制不可忽视的重要因素，也是动态观察情志内伤肝失疏泄病证变化的重要载体。生命早期应激作用机制将成为当前医学与神经科学必须面对且深刻研究与阐释的重要命题。从中医药研究来看，作为重要切入点——心理应激（情志内伤）须进一步提前至青幼期。

# 122 论生命早期应激下肝调畅情志功能中枢改变

精神情志异常类疾病给现代社会带来越来越沉重的负担，从中医肝主疏泄调畅情志功能入手可以对此类疾病给予很好的防治，并揭示其内在的发病机制。但随着研究的不断深入，各项结果均显示其症状的严重程度、预后等，除了跟生物致病因素有关外，更与众多社会因素密切相关。生命早期应激为肝主疏泄调畅情志功能研究及其对精神情志异常类疾病的防治提供了更全面的视角。情志功能改变不仅是即刻应激因素所导致的效应，也与早期应激负性因素与事件紧密相关。这在现代社会"亲子长期分离、人际缺乏必要交流、长期负性压力"不良生活方式下所致的青少年认知障碍、社交障碍、情志异常等病证中尤为突出。更重要的是，早期应激的前期效应与成年后应激诱导的叠加，可能是情志疾病发作与反复的重要原因。将二者结合研究更加符合其生理病理发展过程，有助于进一步阐明发病机制。基于"方-证（模型）-效-功能本质"思路，从正常应激下的生理变化和病证状态下的病理改变两条途径入手，肝调畅情志中枢功能研究已取得较为一致的初步结果。在此基础上，学者史亚飞等及课题组立足早期应激这一重要因素，开展了探索性研究，助力肝调畅情志功能中枢机制研究的深入。

## 新的研究切入点

**1. 聚焦多因素病因** 研究重点关注早期应激效应及其与成年后应激的相互作用。目前对情志异常病因较为一致的现代认识是遗传因素、生命早期负性应激及成年后的环境因素的相互作用。早期应激是指在生命早期如母孕期、儿童期、青少期等受到的超出自身承受能力的生理心理创伤。伴随现代生活方式的转变，早期应激已成为情志发病的重要因素。主要是基于：生命早期是神经元生长及突触形成的关键阶段，广泛涉及中枢神经突触重塑。除本身的负性作用外，早期应激还会对大脑发育、行为、学习记忆形成过程产生长期的影响，神经生长重塑改变，进而诱导成年后的情志与认知障碍。从中医病机来看，生命早期"神""形"同步发展，是人体脏腑功能与心身发育的关键时期，易受外界侵扰，并迁延或影响至成年。特别青少期是向成年期过渡的重要时期，生理变化大，社会接触多，或家长过度溺爱、或缺乏关爱，所欲不遂，极易发生情志改变，并影响至成年。因此，生命早期不良情志改变及其对成年后的影响应该成为肝调畅情志功能研究的重要内容。

**2. 强化证候状态模拟** 生命早期"肝常有余"生理特性有助于情志内伤肝病证过程构建。从五脏功能而言，小儿多"肺气娇嫩，脾常不足，肾常虚、心常用余、肝常用余"。特别是青少期，"肝常有余"指机体秉少阳生发之气，如草木初萌，生机蓬勃，发育迅速；肝气升发则五脏俱荣，肝失升发则五脏虚衰；病理上"小儿易怒，肝病最多"，受外界刺激，肝喜条达之性被扼，出现郁怒、烦躁、抑郁等表现，生理上的有余转化为病理上的亢盛。因此，肝调畅情志在青少年心身发育中发挥着重要作用。从现代研究来看，随着医学模式转变，与躯体性疾病相比，青少期心理情志异常呈大幅上升趋势，且青少期情志异常90％以上多是多种心理行为疾病共病，郁怒、烦躁、焦虑、抑郁等交杂出现，提示生命早期（青少期）情志内伤病理状态是多证候共同存在的状态。此状态可以更加体现出长期情志内伤所致的肝失疏泄病证过程中交杂存在的"肝气郁结""肝火上炎""肝阳上亢"等多证候状态，体现慢性应激状态下情志内伤肝病证的综合改变过程，有助于基础实验研究的开展。基于生理发展和病证改变多个角度，从生命早期（青少期）慢性应激反应入手，有助于肝失疏泄证候变化的研究和青少期情志异常证治机制的阐明。

**3. 重视病证动态观测**　5-羟色胺（5-HT）系统可作为关键脑区同一通路的持续观测靶点。动态观测变化是科学评价中医病证的必由之路径，也是当前脑中枢机制研究的发展趋势。由于生长发育过程中神经内分泌系统的不稳定变化，动态观测中枢调控关键脑区变化，同步开展早期应激及其与成年后诱导相结合的累积效应分析成为难点，必须寻求一个稳定的作用通路。5-HT 系统或可成为这一目标的最佳靶点或生物学标记物。其一，在神经元生长及突触形成的青少期阶段，5-HT 系统即已达到成熟且稳定维持至成年，可以为青少期及成年后两个时期比较性研究提供同一通路靶点（其他通路仍多处于变化当中）。其二，5-HT 系统一直是调肝治法方药干预情志异常疾病的较为肯定的主要通路之一，结合现有早期应激相关研究提示：①5-HT 系统在早期应激作用下可能在青少期即已改变，并影响至成年；②青少期应激效应及其诱发的抑郁等主要由 5-HT 系统介导，调肝治法方药（四逆散及其加味）可以有效进行调控。从青少期和成年期两阶段、多时间节点入手，以 5-HT 及其相关信号传导通路改变为主要观测指标，为动态观测肝调畅情志病证中枢变化提供了新思路。

## 初步的研究结果

病因上从生命早期慢性应激因素入手，病机病理上充分结合生命早期（青少期）"肝常有余"生理特性，以 5-HT 及其相关信号传导通路改变为主要观测指标，动态观测肝调畅情志中枢调控关键脑区变化，分析生命早期应激因素及其与成年后环境应激诱导相结合的协同与累积效应，应成为肝调畅情志功能中枢机制研究的新领域。开展相应的实验研究有助于该论点论据的证实。

**1. 假说的提出**　生命早期应激是导致肝调畅情志功能变化的重要病因，情志内伤肝失疏泄病证过程又在生命早期应激状态下得到更好的体现。基于二者的紧密关联性，病证结合开展生命早期应激反应状态下的肝失疏泄情志失调功能机制研究是一个新的较好途径。针对生命早期神经元生长及突触形成特点，结合 5-HT 系统早成熟、早稳定性，早期（特别是青少期）应激状态下 5-HT 系统改变可作为观测肝主疏泄调畅情志功能变化的核心靶点与通路，其所在核团中缝背核的功能改变以 5-HT 突触可塑性改变，以及 5-HT 的异常释放可能是肝失疏泄及其病证（抑郁等）中枢改变的重要病理生理基础。中缝背核突触前膜 5-羟色胺转运体（5-HTT）重摄取、5-HT1AR 的负反馈及钙敏感受体（CaSR）等介导的信号通路，可作为核心观测指标和调肝治法方药作用机制研究的关键靶点。同时，为观测生命早期应激因素与成年后应激的协同与累积效应，动态检测应激状态下不同时段的 5-HT 系统变化，亦是必须开展的重要研究工作。

动物模型复制上，采用母婴（子）分离模型和慢性不可预知性心理应激模型（CUMS）模拟生命早期应激负性事件对青少期及成年后情志异常发病的影响。CUMS 是主要模拟慢性抑郁状态的经典模型，通过倾斜笼具、潮湿垫料、合笼、热水游泳等温和刺激因子造模。母婴（子）分离模型是探讨早期负性应激事件相关的子代及其成年后精神障碍与心身疾病发病机制的经典模型，通过剥夺模拟新生子代动物的早期生活环境来观察其行为及神经发生发育改变。

**2. 初步的实验发现**

（1）模型复制与评价：青少年期在人类生命周期中为 13～18 岁，对于大鼠来讲大致为出生后 28～60 d。单纯采用 CUMS 制作青少期（32～60 d）应激动物模型，结果表明 60 d 青少期大鼠应激造模后体重增长缓慢，糖水偏爱指数显著降低，促肾上腺皮质激素（ACTH）和皮质酮（CORT）含量显著升高，对照 CUMS 行为学及激素水平等指标的基本变化，提示青少年期应激模型制备成功。旷场测试是检测大鼠抑郁焦虑行为的经典指标之一。结果显示模型大鼠中央区活动时间有所延长，提示应激后模型大鼠对新环境的认知能力相对较差。本课题组对首次运用的母婴分离应激模型大鼠行为学等进行了系统观察。实验采用 1 日龄 SD 鼠，随机设置母婴分离组和空白组，雌雄各半。分别于 56 d、58 d、60 d、67 d、74 d 进行旷场、糖水偏爱、高架 Zero 迷宫、强迫游泳等行为学实验检测。结果显示，经历哺乳期（1～21 d）应激雄性大鼠 22～52 d 的体重增长量显著低于正常饲养的大鼠，雌性组有增长变缓趋势但无统计学差异。在行为学的评估中，研究采取较为经典的快感缺失和行为绝望评价指标。结果显示，雌雄模型大鼠的糖水偏爱度均显著降低。强迫游泳实验中，雄性大鼠的漂浮不动时间高于正常大鼠。旷场实验结果显示，在雌性大鼠中不具有统计学意义，而雄性大鼠的活跃度显著低于正常大鼠。高架Zero迷宫检测中，雄性模型大鼠进入开臂的次数百分比明显低于空白组，雌性模型大鼠百分比均明显低于空白组。各项数据显示：经历21 d母婴分离应激的雌雄大鼠，在青少期均出现了抑郁样行为，并伴随一定程度的焦虑样行为。在早期应激及其与成年后应激诱导相互作用的复合模型实验中采取了多种方式。一是儿童期青少期内复合应激，如在儿童期（1～21 d）母子分离后再进行青少期（24～51 d）CUMS造模，观察51 d青少期应激大鼠状态；二是青少期与成年期应激的联合采用，如在青少期（21～44 d）与成年期（57～78 d）分段运用CUMS制备方式，并选择44 d、56 d、78 d三个时间点作为青少年期、成年期、成年后三个年龄阶段的观察点；或在儿童期（1～21 d）母子分离后再进行成年期（60～100 d）CUMS造模，观察100 d成年期应激大鼠状态，来模拟不同情况下的青少期和成年期复合应激抑郁大鼠状态。以上模型在体重增长、糖水偏爱指数、行为学等方面亦显示出相似结果。

（2）调节下丘脑-垂体-肾上腺皮质轴（HPA）：HPA轴改变是慢性心理应激反应神经内分泌系统的基本改变。60 d时青少期应激模型大鼠血浆ACTH和CORT含量均明显上升，表明慢性应激状态下的青少期大鼠HPA处于亢进状态；经过治疗后的模型大鼠血浆ACTH和血清CORT含量均明显下降，提示调肝经典方药（四逆散及其加味）可以显著改善模型大鼠的应激状态。在母子分离（1～21 d）和CUMS（24～51 d）青少期复合应激抑郁大鼠模型中，显示出相似结果。

（3）对中枢单胺类神经递质的影响：海马和前额叶皮质是调节情绪的重要脑区。研究显示，56 d应激大鼠海马及前额叶皮质中单胺类神经递质去甲肾上腺素（NE）、多巴胺（DA）、5-HT含量均显著下降，提示CUMS青少期应激大鼠抑郁样行为与相关脑区的单胺类神经递质表达降低有关。在母婴分离（21～28 d）和CUMS（29～56 d）复合应激模型中，大鼠脑中枢海马及前额叶皮质部位5-HT及5-羟吲哚乙酸含量均较母婴分离模型大鼠进一步降低，雌性大鼠和雄性大鼠之间无统计学差异，提示经母婴分离后，再次受到青少期慢性二次应激会加重中枢海马及前额叶部位的神经元功能损伤，从而加重抑郁样行为；未发现性别之间有差异。加味四逆散组大鼠可提高大鼠海马和前额叶皮质中单胺类神经递质的表达。

（4）对中枢5-HT通路的影响及不同阶段的动态观察：采取CUMS模型，青少期（21～44 d）与成年期（57～78 d）造模及给药，选择44 d、56 d、78 d三个时间点作为青少年期、成年期、成年后三个年龄阶段的动态观察点。结果显示：青少期模型大鼠海马CA1区神经元细胞排列松散，镜下较多神经元萎缩；成年期与成年后组镜下则可见较多神经元萎缩，局部区域神经元缺失且小胶质细胞增生，提示CUMS应激可引起中枢海马的结构及功能呈进行性损伤。与同阶段模型组相比，加味四逆散治疗组神经元萎缩与深染减少，提示调肝方药有一定干预作用。5-HTT、5-HT1A受体（5-HT1AR）是反映5-HT能神经元功能活动的重要指标。结果表明，按照生命成长时间顺序，青少年期、成年期、成年后各组空白组大鼠中枢海马CA1区5-HTT平均光密度值呈上升趋势，而造模后成年期、成年后显著降低；与模型组对比，加味四逆散组结果有升高趋势。各组大鼠海马CA1区5-HT1AR平均光密度值组内比较，青少期与成年后组模型组有显著降低；加味四逆散组有上升趋势。提示，CUMS导致青少期大鼠产生抑郁样行为，在成年后阶段继续施加负性不可预计性刺激将会进一步加重抑郁状态，海马内5-HTT、5-HT1AR改变可能是重要通路。复合模型中于幼年期组（28 d）、青少期组（42 d）、成年期组（56 d）取材，免疫组化实验检测原位5-HT1AR表达，检测各组大鼠中枢海马的5-HT1AR、环磷腺苷效应元件结合蛋白（CREB）和脑源性神经营养因子（BDNF）蛋白表达，结果显示早期经历母婴分离应激的大鼠海马内5-HT1AR/CREB/BDNF信号通路蛋白分别在幼年期、青少期和成年期表现出不同程度的下调。

（5）四逆散及其加味的干预作用：以方测证，回归经典，采用临床上用于情志疾病治疗的常用基础方——四逆散（柴胡、白芍、枳实、甘草）以及加味方。其中，柴胡疏肝解郁，顺应肝升发条达之性；

枳实助柴胡疏肝行气理脾；白芍清热滋阴养血柔肝，兼防肝郁化火；甘草，调和诸药。整个方剂组成根据青少期应激反应过程的实际病理变化，"解郁"为主，疏肝、柔肝、平肝及清肝有机并用。在上述系列实验中，以四逆散及其加味为代表方剂的调肝治法方药可以有效干预 CUMS 及其复合应激大鼠模型的抑郁样行为与症状。作用通路与上调 5-HT1AR/CREB/BDNF 信号等多个通路有关。而且对复方辨证治疗抑郁症的高频中药数据研究表明，柴胡、白芍、甘草均是治疗抑郁症的高频药物。

**3. 初步的结论**

（1）成功模拟生命早期应激及复合应激下的肝失疏泄情志内伤状态：生命早期应激是导致青少期情志异常的重要因素，并对成年后情志异常的发生与反复产生重要影响。早期应激状态下情志内伤肝失疏泄病证得到更好体现。"四逆散-生命早期应激（母子分离）模型- 5-HT 能系统-中缝背核脑区-肝调畅情志功能"这一方-证（模型）-效-功能本质研究思路得到确立。

（2）初步阐明早期应激状态下情志内伤肝失疏泄病证改变，丰富并完善四逆散抗抑郁药效研究：早期应激下肝调畅情志功能中枢改变与各部位（中缝背核、海马和前额叶皮质）单胺类神经递质相关，尤以 5-HT、5-HT1AR 含量改变密切。不同剂量四逆散及其加味对模型大鼠产生作用，显示调肝方药可以显著改善生命早期（青少期）应激大鼠的抑郁样表现，可能通过上调海马 5-HT1AR-CREB-BDNF 信号通路发挥抗抑郁作用，并与中缝背核 5-HT1AR、5-HTT、CaSR、BDNF 等蛋白表达有关。

## 未来研究的思考

**1. 病因与病理阶段的拓展**　生命早期包括母孕期、儿童期、青少期等各阶段，事实上各阶段之间存在着密切的联系与影响。近年来许多中医药学者开展的研究均涉及以上各个阶段。特别是魏盛等提出"七情伏邪学说"，这是在理论上对青少期负性事件对后期情志异常发病机制影响的一个创新。结果证实，母孕期刺激后，父代与子代之间的影响，子代中儿童期、青少期以及对成年期之间的影响，都是非常有价值的研究命题。应当继续研究下去。

**2. 进一步推进青少期与成年期抑郁之间的比较性研究**　二者在神经内分泌免疫系统改变和药物干预效果等方面既存在不同，但也有重要的联系与协同作用。生命早期应激病因方式可成为不同年龄阶段之间的重要研究通道。必须关注生命早期应激因素在精神障碍类或情志异常疾病机制研究中的重要作用，并运用其作为动态观察肝失疏泄情志失调病证变化的载体。中缝背核 5-HT 能系统可成为二者比较性研究的效能观测指标。

**3. 尝试推动肝失疏泄情志失调病证变化的动态观测**　整体审察、病证结合、辨证论治是中医诊治的核心内容，因此开展证候研究必然要进行动态观测变化。肝失疏泄情志失调病因病机具有明显的持续性与累积性，结合心理变化过程，必然使肝失疏泄病证是一个长期形成、动态变化的过程。在前期大量的成年期情失内伤肝失疏泄病证变化研究结果上，将生命早期包括母孕期、儿童期、青少期等各阶段纳入，开展全过程研究，将使肝调畅情志功能与病证规律研究迈上新台阶。结合当前脑核团功能神经影像学研究的不断深入，肝调畅情志功能中枢改变亦会越来越明晰。

# 123　肝常有余与情志伤肝病证过程模拟研究

基础研究的关键环节与最大难点是实验动物模型病理过程的最大程度模拟，这也是开展中医理论现代病理生理机制研究的根本路径。近十余年来，国内外学者对肝主疏泄调畅情志功能开展了广泛的研究与探索，给中医药基础研究以重要启示，特别是基于应激理论及诱发抑郁等精神障碍类疾病，病证结合开展的肝调畅情志中枢机制研究取得了一系列结果，有望带来中医学乃至神经科学相关领域的创新与突破。但就其生物学本质而言，肝主疏泄机制研究仍属起步阶段。其病证过程模拟是最需要反复深入探讨、改进优化的关键环节。青少期是情志认知发展的重要时期，反之情志异常亦是影响青少期心身发育及患病的主要因素。而青少期"肝常有余"病理生理特性，可以更好体现出肝藏象功能在这一时期的主体性。由此，学者史亚飞等认为，在原有情志内伤（心理应激）切入点的基础上，基于青少期"肝常有余"理论，肝藏象功能在青少期脏腑功能的主体性以及青少期阴性情绪的多发性与共病性，青少期应激及其诱发的精神障碍类疾病动物模型可以成为构建情志内伤肝失疏泄动物模型的一个新途径。

## 动物模型病证模拟的关键点

动物模型与人类生理病理变化完全一致是不存在的，而中医学的整体观与辩证观又决定了中医动物模型必须参考自然病因，把握病机与病位，综合考虑环境、年龄、体质、虚实等客观因素，使中医动物模型病证过程的模拟增加了难度。在以上理论的指导下，情志内伤肝失疏泄动物模型就是要在怒性情志刺激下制作出特定的、类似于人体气机紊乱、气血失调病机的以情绪行为变化为主的动物模型。模型成功与否，甚至更加符合人类病理过程，关键在证候的判别、病因的模拟与肝藏象功能主体性的体现等三个方面，值得深入探求。

**1. 证候的判别**　由于心理应激方式与中医情志内伤病因在本质上具有高度的相关性，通过建立慢性心理应激反应模型模拟"肝失疏泄、情志异常"的病理变化过程，是目前建立肝失疏泄模型的主要途径。如徐志伟团队采用慢性多相应激方式建立的慢性心理应激肝失疏泄大鼠模型，陈家旭团队采用慢性不可预知性心理应激方法建立的大鼠抑郁症肝郁气滞模型及以慢性束缚方法制作的应激肝郁脾虚模型，乔明琦团队将造模大鼠置入可调式激惹、噪声、脉冲电刺激笼内进行刺激建立的肝气逆郁两证大鼠模型，王庆国团队采用束缚联合慢性不可预知性心理应激大鼠建立的肝郁脾虚模型等。从上述模型造模时间（3~4周）与强度来看，方式基本大同小异，但基本相似的造模方法却得出不同证候、不同方药作用于实验动物却产生了基本相同的药效结果与调控作用，值得深入探究。事实上，心理应激不同阶段必然存在不同的中医证候形成演变规律，而肝失疏泄模型病理过程又包括多个证候，目前还很难判定慢性心理应激反应是肝失疏泄的哪个证候。

从上述的研究结果来看，肝失疏泄的病理变化过程中存在着肝气郁结、肝气上逆、肝火上炎、肝阳上亢等不同的病机，并可能涉及其他脏腑（脾、肾等）功能而产生相关病证，这可能就是上述相同造模方法产生不同证候类型的原因。此外黄柄山认为，应激反应初期与中医肝郁气滞证候及其病机相符，中期含肝郁及其演化证候而脾气虚乃肝郁气滞横逆脾土的重要表现，末期与阳虚生寒征象相吻合、与肾相关联。慢性束缚应激反应大鼠因造模时间不同亦表现出中医的"肝郁证""肝郁脾虚证""肝肾阴虚证"等证型，都提示由于应激方法、持续时间、给药方法、检测方法等不同，整个应激反应过程中不同时间段会有不同的证候病理变化。由此看出，慢性心理应激反应只是模拟肝失疏泄过程中一系列的病理变化过程，但由于是研究情志内伤肝失疏泄病证，模型就应尽可能体现肝藏象的基本证候，尽可能不产生或涉及别的藏象（脾、肾等）作用与证候。而且从模型制作与复制的基本原则来看，在情志内伤肝失疏泄证候本身改变中，还应尽可能寻求与情志病证一一对应（如抑郁与肝气郁结对应、焦虑与肝气上逆化火对应）的模型。

**2. 致病因素的模拟**　肝在志为怒，过怒则伤肝。"怒伤肝"是从心理应激反应探讨情志内伤肝失疏泄机制的主要病因理论基础。但从实验研究情况来看，很难将非常单纯的"怒"情绪运用于实验过程中，在动物机体上复制出单一情绪反应状态亦是非常困难的。而且从人体情志变化过程来看，"怒"性情志活动异常导致机体所做出的应对性反应也不可能是单一的，有愤怒、焦虑、抑郁甚至恐惧且相互兼夹。因此，作为肝失疏泄机制研究的主要致病因素"怒"，应该是愤怒、抑郁、焦虑等多种情绪的相兼出现，或者可以称为"郁怒"。在"怒伤肝"中用阴性或负性情绪来定义其致病刺激因素，可能更加符合通过心理应激反应模拟情志内伤肝失疏泄的病理过程。应尽可能排除恐惧因素，恐性情绪产生意味着肾失封藏功能的介入。

从慢性应激反应肝失疏泄病理过程来看，亦应是复合情绪的整合。由此判断，当前较为常用的单一的心身病证应激模型（如抑郁或焦虑）还不能完全模拟肝调畅情志病理过程，应当寻求一种以抑郁为主，愤怒、焦虑等多种情绪与精神障碍类疾病兼夹的实验动物模型，才可能较好地模拟肝失疏泄情志内伤模型的病理过程，综合反映肝失疏泄病理变化过程中可能出现的肝气郁结、肝气上逆、肝火上炎、肝阳上亢等不同的病理机制。

**3. 脏腑的主体性**　动物实验研究的基本原则是对应性与特定性，甚至达到唯一性。应激反应及其造成的病证如何更加契合肝失疏泄情志内伤的病理过程并区分于其他藏象（恐伤肾、思伤脾等），体现肝调畅情志的主体性或唯一性，是直接影响模型构建的一个关键因素。事实上，从七情入手通过心理应激研究途径均可得出各藏象存在神经内分泌免疫网络功能紊乱与中枢机制改变的一些结果。大量已有的研究亦表明，中医脾肾功能与神经内分泌免疫网络密切相关。如金匮肾气丸可预防恐伤孕鼠肾精不足，同时通过对仔鼠 CORT、5-HT、DA 的调节，可有效地改善仔鼠恐惧应激反应，具有良好的抗恐惧应激损伤作用。其次，如前所述在慢性应激反应过程中存在着脏腑间功能活动的相互影响与作用，即使在肝失疏泄慢性心理应激反应模型中仍有多个脏腑的参与，如肝郁脾虚、肝肾阴虚等。

以上因素增加了单纯研究肝疏泄功能本质与机制的难度。单就情志内伤肝失疏泄功能的研究就应突出肝藏象的主体地位，减少其他脏腑功能的影响。因此，基于中医理论寻求更加符合情志内伤肝失疏泄理论的病证模型，相对"纯粹"地体现肝失疏泄的主体性或唯一性，仍是研究者急需解决的重点难题。

## 肝常有余与病证过程模拟

由上可见，当前深化肝疏泄功能研究的主要环节仍是"肝失疏泄、情志异常"病理变化过程的更好模拟。近年来，青少期应激与情志异常的研究给情志异常肝失疏泄病理变化的更好模拟提供了新思路。最新研究表明，基于现代社会生活压力产生的精神障碍类疾病往往与青少期（生命早期）受到的应激密切相关。而从中医理论来看，与成人相比，青少年生理病理多属"肝常有余"状态，肝调畅情志的主体性可能得到更大体现。同时，青少期情志异常多为抑郁与其他心理行为疾病（焦虑、分裂性行为等）共病，可以视为焦虑、愤怒、抑郁等多情绪致病因素，感邪之后易气滞郁结、化热化火，更能模拟肝失疏泄情志内伤过程中可能存在的"肝气郁结""肝火上炎""肝阳上亢"等多个证候交织的病理阶段和机制。由此，青少期应激研究角度可以成为肝调畅情志中枢机制研究的新途径。

**1. 肝常有余显示肝疏泄功能的主体作用**　"肝常有余"是中医儿科学术思想中的重要理论，意为青少年生理病理上多属"肝常有余"状态。青少年脏腑之气娇嫩、形气未充，肝秉少阳生发之气，如草木初萌具有生气蓬勃、欣欣向荣、发育迅速的乐观前景。小儿生长发育迅速，全赖肝主生发之气的旺盛，显示出肝脏在青少年生长发育（包括情绪变化与认知功能）过程中发挥着重要作用，为青少期生理病理的重要基础与临床辨证论治依据。生理情况下,"肝常有余"乃生机旺盛之意,指肝气升发、疏泄有力则五脏俱荣,肝失升发、失于疏泄则五脏虚衰。故从五脏功能表现而言,有"心气未充,肺气娇嫩,肝常有余,脾常不足,肾常虚"之论断,体现出肝主疏泄在青少年脏腑整体功能上的主导作用。

从病理上看,感邪之后易从肝化热化火、引动肝风。青少年如春天之树木,对外界充满着好奇之心,易受外界环境刺激的干扰导致所愿不遂、肝失疏泄,有余之肝气郁遏不展则肝气郁结,表现为抑郁、闷闷不乐;或肝之疏泄太过,表现为急躁、易怒。郁结之气不解,"气有余,便化火",郁遏之肝气上逆或化火生风,导致肝火上炎或肝阳上亢或肝风内动,出现性情急躁易怒、怒郁忿悔、少寐、抽搐自责自罿甚则产生怒忿自杀的念头。同时肝失疏泄还能影响他脏,发生乘土刑金、冲气耗肾之病变,出现吐泻、夜啼等病证,可见肝失疏泄亦是青少年病情转化的病理基础之一。

**2. 情志异常是青少年疾病产生的主要原因**　朱丹溪认为"小儿易怒,肝病最多",青少期由于各种原因需求未能得到满足,加之自我控制及调节能力相对较弱,最易产生"怒"的阴性情志,即"富家之子,得纵其欲,稍不如意则怒多,怒多则肝病多"。其次,青少期面临着成长与升学的心理压力,长期压力使青少期生性活泼的天性被抑制,郁怒、忧怒、久怒导致肝失疏泄、肝气郁结而发焦虑、抑郁等各种情志疾病;而部分青少年则由于经济条件或父母离异或家庭暴力等长期遭受委屈等情志不遂,暴怒、愤怒、大怒使肝之疏泄不及或疏泄太过,继而产生各种不良情志,久之可导致孤独症、精神分裂等严重精神疾病。青少期怒兼夹忧悲的"阴性"情志已成为导致青少期疾患的重要因素。

从临床来看,青少期情志异常还有多种不良情绪刺激与精神障碍类疾病共病的特点。据统计,青少年或儿童抑郁症共病焦虑症的比率高达70%,伴有其他行为疾病(多动症、攻击行为等)的比率约为25%,青少期抑郁患者酒精和药物滥用的风险也更高,青少期抑郁发展成双相抑郁的比率(约31.7%)也远远高于成年期抑郁(约3.9%)。由此可以推断,青少期不仅常受到不良情绪刺激的影响,且情志异常受到不良刺激是多种阴性情绪的整合。

**3. 更加贴近病理过程**　由于当前基于慢性心理应激反应建立的情志内伤肝失疏泄模型是一个复合阴性情绪导致的综合病理与证候改变的过程,就有必要寻求与之对应且更加契合的应激途径。基于"肝常有余"理论,肝藏象功能在青少期脏腑功能的主体性以及青少期阴性情绪的多发性与共病性,青少期应激及其诱发的精神障碍类疾病动物模型可以成为构建情志内伤肝失疏泄模型的一个新途径。此外,由于应激导致神经内分泌功能中枢调控机制本身的复杂性,目前的研究结果还未出现非常肯定的与中医肝失疏泄证候之间线性对应的"金指标",这也成为不能说明肝主疏泄调畅情志中枢机制基本病变过程的重要原因。青少期应激状态下,5-HT能系统具有更加重要的作用与意义。表现为在青少期应激状态下,5-HT系统是中枢递质系统最早成熟稳定的系统,目前临床氟西汀(五羟色胺重摄取抑制剂)是唯一准许用于18岁以下抑郁患者的药物,提示青少期应激所致大鼠应对能力受损可能主要是通过5-HT介导,且是影响至成年后的一个最主要通路。这为相对单纯地研究肝调畅情志中枢某一激素或递质的具体机制提供了可能。

进一步寻求与中医理论更加契合的心理应激实验模型是推动肝主疏泄调畅情志中枢机制研究发展的关键路径。从证候的判别、病因的模拟与肝藏象功能主体性的突出体现等三个方面进行深入探讨其设置原则与办法,有助于提高情志内伤肝失疏泄病证动物模型的科学性、合理性与可操作性。青少期应激效应在精神障碍发病机制中显示出愈发重要的作用。从青少年"肝常有余"的中医生理病理特性来看,可以更"纯粹"地模拟肝失疏泄情志内伤病证过程;从神经科学来看,在此阶段即已成熟稳定的5-HT能系统可能是青少期应激应对能力受损并影响至成年的最主要通路。青少期应激研究途径可以为肝失疏泄调畅情志中枢机制研究带来新的思路。

# 124　情志病患者眼神表情研究及其可行性探索

　　中国疾病预防控制中心精神卫生中心 2009 年初公布的数据显示，我国各类精神情感疾病患者人数在 1 亿人以上。精神情感疾病已成为影响我国公共卫生和社会和谐的重大问题。该类疾病属于中医情志病证范畴。中医认为该类病证多与肝主疏泄调畅情志失常密切相关，从肝论治具有丰富临床经验，但尚面临缺乏情志异常的客观测量方法及肝主疏泄调畅情志科学内涵不清难题。通过检索国内外相关文献，学者史亚飞等认为眼神表情是解决上述难题的新领域及新途径。眼神表情是指情绪在眼睛中的外显表现。姿态表情、声调表情和其他面部表情均具有掩饰性，而眼神表情是无法伪装的，可真实、准确地反映人的内心情绪体验。因此，开展眼神表情的识别研究及其识别出的眼神表情产生的内在机制研究，对于情志异常的客观测量方法的建立及肝主疏泄科学内涵的揭示具有重要意义。

## 研究情志病证患者眼神表情与异常情绪体验关系，开创眼神表达内心情绪体验研究新领域

　　寻求直接、真实、准确地测评情绪体验的方法是医学、心理和神经科学家一直在探索的前沿领域。

　　"沉默的眼光中，常有声音和话语"。眼神是心灵之窗，心灵是眼神之源。情感表达中最难掩、最显著的不是语言，不是动作，也不是态度，而是眼神。语言、动作、态度都可以用假象来掩盖，而眼神是无法伪装的。

　　中医学认为"目者，五脏六腑之精也，营卫魂魄之所常营也，神气之所生也"（《灵枢·大惑论》），"目"通于脑，为肝之窍，心之使。所以中医历来将望眼神作为诊法之要。所谓望眼神是指观察眼目的神采、颜色、形态、反应及五轮情况，以了解病情的诊断方法。《素问·脉要精微论》曰："头倾视深，精神将夺矣。"指出头低垂而眼无神，是病重的表现。《望诊遵经·变色望法相参》曰："怒则肝气逆，故悻悻然目张毛起而面苍。"《通俗伤寒论》更是对望目查病进行了详尽的论述，如"凡开目欲见人者阳证，闭目不欲见人者阴证……目光炯炯者燥病，燥甚则目无泪而干涩；怒目而视者肝气盛"。以上显示中医学对眼神传情达意的初步认识。中医学虽早已认识到眼神可表达内在情绪体验，眼神的产生有其内在生理病理机制。但遗憾的是时至今日仍停留在中医学形成之初的主观描述阶段，尚未见严谨科研设计下的真正研究。但其对现代情绪测评研究仍具有重要借鉴意义，是一笔宝贵的财富，值得挖掘。

　　史亚飞研究团队使用数学形态学、主动轮廓模型等方法，提取了猕猴面部区域的眼睛的精确信息，利用阈值法对猕猴图片做了愤怒、郁怒情绪判别。该研究表明眼睛是识别情绪的关键部位，眼神与情绪具有特异关系。这一研究为开展情志病证患者眼神识别研究奠定了坚实基础，提供了基本的技术支撑。新近研究发现精神分裂症患者存在眼运动障碍，围绕该问题进一步深入研究表明与正常对照相比眼扫视、眼平稳随意运动两组相比无差异、精神分裂症患者存在凝视障碍。研究表明孤独症患者与正常对照相比眼追随运动、跳动具有显著性差异，通过眼睛可以解读疼痛的严重程度。研究表明精神发育迟缓患者自发眨眼与刻板行为有关。上述研究表明眼球的转动，眼皮的张合，瞳孔的大小，视线的转移速度和方向，眼与头部动作的配合，所产生的奇妙复杂的眉目语，都在传递着内心的情感，表达丰富的意向，泄露心底深处的秘密。

　　眼神表情能够客观地反映人体内心情绪体验已被现代医学、情绪心理学以及中医学所认识，但眼神

的客观测量、评价、识别，现代医学、情绪心理学，以及中医基础和临床均未见开展，亟待探索。在精神情感障碍已成为我国严重公共卫生和社会和谐问题之时，已成为全人类关注焦点之日开展该研究，无疑具有重要科学意义和社会意义。

因此，以精神情感障碍性疾病作为研究切入点，综合计算机情感计算、图像识别及机器学习方法，开展异常情绪眼神表情识别研究，即异常情绪体验时，其眼皮、眼角、白睛、眼结膜、虹膜、瞳孔、眼袋等眼睛各部分形状、颜色、移动速度等变化研究，尝试探索新的异常情绪的直接、真实、准确地测量方法，开创眼神表达内心情绪体验研究新领域。

## 研究情志病证患者眼神表情与肝失疏泄深层关系，开创肝主疏泄科学内涵揭示新途径

深入认识和挖掘中医药理论的科学内涵是中医药发展的战略目标。"揭示脏象功能机制及其活体结构""实现脏象学说由现象描述向本质阐明飞跃"，是以脏象学说为代表的中医基础理论发展创新的途径与目标（《中医药科学研究发展纲要》）。有关研究表明情志病证与肝失疏泄病变机制密切相关。史亚飞团队前期研究发现，肝主疏泄与机体外周及中枢内 5 - 羟色胺、去甲肾上腺素、多巴胺、雌二醇、孕酮等有关，其调控中枢可能在边缘前脑及相关脑区，依据研究结果，提出"肝主疏泄与机体单胺类神经递质和性激素及其调节激素有关"和"肝主疏泄中枢调控关键部位主要在边缘前脑及相关脑区"的科学假说。岳广欣等研究认为本能需求为肝主疏泄核心，动机和情绪中枢大脑边缘系统为肝主疏泄调控中枢；下丘脑-脑干-自主神经通路和交感-肾上腺髓质通路是其信息通路；平滑肌系统是肝主疏泄功能得以实现的效应器。严灿等认为调节慢性心理应激反应（情志活动异常）的中枢神经生物学机制与调节下丘脑-垂体-肾上腺轴有关，涉及中枢多种神经递质及其合成酶、神经肽、激素、环核苷酸系统以及 Fos 蛋白表达的变化，表现出多层次、多靶点以及多环节作用特点；作用脑区涉及下丘脑（包括不同核团）、海马、杏仁核、皮层等。

上述研究表明中医肝主疏泄的科学内涵从中枢脑区到外周联系途径及其效应器官均尚未达成共识。因此，开展情志病证患者眼神表情识别研究，识别解读出的眼神与肝失疏泄，气机失调以及体内尤其是脑内关键递质和激素指标关系研究，依据研究取得的新发现，揭示异常情绪眼神与肝失疏泄肝气郁滞病机内在联系，阐明肝主疏泄调畅情志从宏观眼神变化到微观递质激素、从中枢脑区到外周联系途径的部分功能机制科学内涵，从而深化肝主疏泄调畅情志理论认识，开创肝主疏泄调畅情志科学内涵揭示新途径。

## 125　共情缺陷相关病症的中医证候规律研究

共情也称同理心、移情，是指个体在区分自我和他人的基础上对他人情绪的体验和理解，共情作为一种亲社会行为，有着重要的生物学和社会学意义。对生物个体来说，通过理解并分享他人的感受，能够准确地判断他人的行为，有利于获得环境信息并适应环境进行社会交流。出现共情缺陷的个体往往社会功能出现障碍，甚至出现反社会行为。目前对于共情的研究主要集中于共情的定义、分类、测量方法、神经生物基础及其在心理治疗中的应用等方面，对存在共情缺陷疾病的中医药研究较少。学者李妍等对近 20 年间发表的共情缺陷常见病症的中医证候相关文献进行整理，从证候角度寻找存在共情缺陷病症的共同点，为进一步探究共情的本质和为共情缺陷中医药治疗方法的制订提供了依据。

### 资料与方法

**1. 文献来源**　运用中国知网全文数据库，检索 1999—2019 年所有相关文献资料。

**2. 文献检索方法**

（1）共情缺陷常见病症的文献检索：应用中国知网全文数据库，检索 1999—2019 年存在共情缺陷病症的所有文献。首先以"共情"为主题词进行第一次检索；在此基础上，以"共情能力""共情障碍""共情缺陷""共情能力不足"为关键词进行二次检索；第三次依据文献纳入及排除标准对二次检索的结果进行人工筛选，确定入选文献及对应病症。

（2）纳入和排除标准：纳入标准：文献涉及的病症必须有明确的临床诊断标准；且对共情水平的测量应有标准的测量方法。排除标准：因病症合并疾病或治疗副作用等其他间接因素导致患者共情缺陷的文献和重复文献；无明确的中医辨证分型标准或中医证候分类标准；与临床实际不符或文章来源不清者；同一作者发表的多篇文献，若文献中证候分类或辨证分型相同者以 1 篇计。

（3）共情缺陷常见病症中医证候的相关文献检索：检索中国知网全文数据库，检索时间为 1999—2019 年，检索分三步进行。首先以主题词"病症名称"和关键词"中医"或"中医证候"或"中医证型"（如"精神分裂症""中医""中医证候""中医证型"）为检索式进行高级检索；其次依据文献纳入和排除标准对检索到的文献进行筛选；最后依据中医证候选取方法对筛选得到的可信文献篇数≥1 篇的病症进行证候汇总。

**3. 中医证候选取方法**　依据《中医内科常见病诊疗指南·西医疾病部分》及相关文献对入选病症的中医证候进行提取、汇总，对于文献中出现的意思相近而表述不规范的证候名称参照《中医诊断学》和《中医内科学》进行统一规范。如肝郁气滞、肝气郁结以肝郁气滞纳入统计。

**4. 统计学方法**　运用 Excel 软件，将筛选得到的中医证候录入 Excel 表，对每个证候出现在各病症中的频次进行统计汇总。

### 结　　果

**1. 共情缺陷常见病症检索结果**　通过文献检索及筛选获取检索结果：第一次检索共获取文献 9684 篇，第二次检索获取文献 665 篇，第三次依据文献纳入及排除标准选取文献 59 篇，对应病症 14 种。（1）精神分裂症，（2）孤独症，（3）癫痫，（4）抑郁症，（5）双相情感障碍，（6）帕金森病，（7）网络成瘾综合征，（8）肝豆状核变性，（9）焦虑症，（10）强迫症，（11）认知功能障碍，（12）注意缺陷多动障碍，（13）丛集性头痛。

**2. 共情缺陷常见病症中医证候的汇总结果**　　通过文献检索及筛选，可信文献篇数≥1篇的病症共9种，包括精神分裂症、孤独症、癫痫、抑郁症、帕金森病、肝豆状核变性、焦虑症、强迫症、注意缺陷多动障碍。对此9种病症的中医证候汇总结果：

（1）精神分裂症：①痰火内扰型，痰湿内阻型，气滞血瘀型，阴虚火旺型，阳虚亏损型，参考文献5篇；②痰火内扰型，痰湿内阻型，气滞血瘀型，阴虚火旺型，阳虚亏损型，心脾两虚型，肝郁脾虚型，参考文献6篇；③痰火内扰证，心脾两虚证，肝胆火盛证，阴虚火旺证，肝郁犯脾证，脾肾阳虚证，气阴两虚证，痰气郁结证，参考文献7篇；④痰火内扰证，肝胆火盛证，阴虚火旺证，心脾两虚证，痰气郁结证，肝郁犯脾证，脾肾阳虚证，参考文献5篇。

（2）孤独症：①心肝火旺证，痰迷心窍证，肾精亏虚证，参考文献9篇；②肝郁气滞证，心肝火旺证，痰迷心窍证，肾精亏虚证，参考文献9篇；③心肝火旺证，痰迷心窍证，肾精亏虚证，参考文献11篇。

（3）癫痫：①风痰上扰证，痰火扰神证，瘀阻脑络证，心脾两虚证，肝肾阴虚证，参考文献2篇；②风痰闭阻证，痰火内闭证，心脾两虚证，肝肾亏虚证，参考文献12篇。

（4）抑郁症：①肾虚肝郁证，肝郁脾虚证，肝胆湿热证，心肾不交证，心脾两虚证，心胆气虚证，参考文献2篇；②肝郁气滞证，肝郁脾虚证，肝郁痰阻证，心脾两虚证，肝肾阴虚证，肝郁血瘀证，脾肾阳虚证，肝胆气虚证，参考文献13篇；③肝郁脾虚证，肝郁气滞证，气滞血瘀证，心脾两虚证，肝郁痰阻证，心肾不交证，心肝火旺证，肝肾阴虚证，脾肾阳虚证，参考文献12篇。

（5）帕金森病：①风阳内动证，痰热动风证，气血不足证，肝肾阴虚证，脾肾阳虚证，气虚血瘀证，参考文献2篇；②痰热动风证，血瘀动风证，气血两虚证，肝肾不足证，阴阳两虚证，参考文献15篇。

（6）肝豆状核变性：①肝胆湿热证，痰火扰心证，痰湿阻络证，痰瘀互结证，气滞血瘀证，肝郁脾虚证，肝风内动证，肝肾阴虚证，气血亏虚证，脾肾两虚证，气阴两虚证，参考文献16篇；②肝肾阴虚型，湿热内蕴型，肝郁脾虚型，脾肾阳虚型，参考文献17篇。

（7）焦虑症：①肝郁化火证，瘀血内阻证，痰火扰心证，阴虚内热证，心脾两虚证，心胆气虚证，肾精亏虚证，心肾不交证，参考文献2篇；②肝气郁结证，气郁化火证，血行郁滞证，痰气郁结证，痰火扰心证，心火亢盛证，心脾两虚证，心虚胆怯证，心阴亏虚证，肝脾不和证，肝阴亏虚证，肝阳上亢证，阴虚火旺证，忧郁伤神证，心神不宁证，肾阳虚损证，参考文献18篇。

（8）强迫症：①心胆气虚证，心肝血虚证，肝肾阴虚证，肝郁脾虚证，肝郁化火证，气滞血瘀证，痰热内扰证，心脾两虚证，心肾不交证，参考文献19篇。

（9）注意缺陷多动障碍：①心肝火旺证，痰火内扰证，肝肾阴虚证，心脾两虚证，脾虚肝郁证，参考文献20篇。

将入选病症相关文献中的中医证候依次录入Excel表格，统计分析每个证候出现在各病症中的频次，共统计证候51个，出现频率较高的有8个证候，依次为痰火内扰证、心脾两虚证、肝郁脾虚证、肝肾阴虚证、气滞血瘀证、脾肾阳虚证、心肾不交证、心胆气虚证。

# 讨　论

心理学家普遍认为，共情包含情绪共情和认知共情两种成分，前者是指个体替代性地体验他人的心理状态，是较原始、初级的共情维度，是刺激驱动自动化的过程，涉及共情初级的情绪感染阶段；后者指外显地理解他人的心理状态及原因，涉及更多的高级认知活动，包含共情的同情关注和观点采择共情阶段。采用"俄罗斯套娃"模式阐述共情，认为共情是从单纯的情绪共享到充分理解他人处境的过程，其核心机制是情绪感染，这也是共情最原始、最初级的阶段。在这个核心的外层依次是同情关注、观点采择共情，是共情的高级认知阶段。由以上论述可见，共情不仅源自本性，也是一种能力，是涉及生理心理两大系统的复杂活动。中医理论中虽无共情概念，但中医学的"贵人思想""推己及人""不欺"等医德概念却处处体现着共情，中国传统儒家文化中的"忠恕""恻隐""仁"及成语"兔死狐悲""杀鸡儆猴"等也包含着共情成分。共情缺陷是指个体对他人的情绪识别困难，无法设身处地体验他人的情绪情感、理解他人的需要，进而导致应对行为偏差的一种症状，不仅影响个体正常的人际交往，导致个体社会功能下降，严重者甚至会出现反社会行为。有研究发现，精神分裂症患者的共情能力障碍在发病之前的早期就已出现。共情缺陷作为心理及精神障碍的主要症状之一，往往早于疾病的发生，是早期诊断、早期干预的切入点。

中医认为，七情等情志活动是脏腑精气对外界刺激的应答结果之一，脏腑精气是情志活动产生的内在生理学基础。由于人体是以五脏为中心的有机整体，故情志活动与五脏精气关系密切。正例如，《素问·阴阳应象大论》曰："人有五脏化五气，以生怒喜思悲恐……肝在志为怒，心在志为喜，脾在志为思，肺在志为忧，肾在志为恐。"五脏精气的盛衰，气血运行的通畅，对情志的产生和变化发挥着基础性作用。若五脏精气阴阳出现虚实变化及功能紊乱，气血运行失调则可出现情志的异常变化。

通过对共情缺陷常见病症的中医证候分布研究发现，出现频次最高的证候为痰火内扰证、心脾两虚证、肝郁脾虚证和肝肾阴虚证，在 6 种病症中都有存在。痰火内扰证是指火热痰浊交结、扰闭心神，以狂躁、神昏及痰热症状为主要表现的证候。痰火扰动神明，神明失司，其结果有二：一是导致个体无法正常感知他人情绪，理解他人处境，不能对外界的信息做出合理的判断，甚至产生错误判断，无法产生正常的共情活动，涉及认知共情成分；二是不能对外界的信息刺激做出表达或做不出正常的表达和反应，涉及情绪共情。

心脾两虚证是指脾气亏虚，心血不足，以心悸、神疲、食少、腹胀等为主要表现的虚弱证候。共情的本质是对他人情绪的自身反应，属于精神情志活动的范畴。情志活动的产生以气血为基础，心主血而脾生血，若心脾两虚则气血化生无源，气血不足、髓海失养则无法调动气血产生正常的情绪表达，影响个体的情绪共情功能。

肝郁脾虚证是指肝失疏泄，脾失健运，以胸胁胀痛、情志抑郁、腹胀、便溏等为主要表现的证候。肝主疏泄，调畅气机，亦能调畅情志。若肝失疏泄，影响情绪的表达，可见心情抑郁不乐、悲忧善虑，涉及情绪共情成分。脾为"后天之本"，气血生化之源，脾失健运则气血亏虚，共情活动的产生失其物质基础，影响认知共情成分。这二者均可使得个体无法正确感知理解他人的情绪、表达自身的情绪，导致共情能力下降。

肝肾阴虚证是指肝肾阴液亏虚、虚热内扰，以腰酸胁痛、眩晕、耳鸣、遗精等为主要表现的虚热证候。肝藏血，肾藏精，肝肾阴虚影响脑髓功能，髓海失养、阴不制阳导致个体认知能力不足，影响认知共情成分。

通过对近 20 年来与共情缺陷有关病症的中医证候文献分析，发现共情缺陷的证候多集中在痰火内扰证、心脾两虚证、肝郁脾虚证和肝肾阴虚证，涉及心肝脾肾四脏，既影响认知共情，也影响情绪共情。若临床患者或常人出现共情缺陷，应及时查找原因，可从以上思路进行证候辨识，并早期干预，避免严重精神心理疾病的发生。

# 126 融中医情志学说建构老年病医学模式

面对老年人多发的"心"与"身"俱病的棘手问题，情志因素对老年健康状况的影响和作用日益凸显。严峻的挑战呼唤兼顾生物、心理和社会因素的"4P"医学模式即预防性（preventive）、预测性（predictive）、个体化（personalized）和参与性（participatory）的医学模式。学者唐已婷等从中医情志学说与老年病、"4P"医学模式的缘起与内涵以及二者融合建构老年病医学模式进行了论述。

## 基于中医情志学说阐释老年病诊治特点

**1. 老病难分，易伤七情** 著名医家蒲辅周认为老年疾病是老不是病，又是病。按照艾里克森的人格发展理论，"老年是人生中全方位的失落阶段"。老年人的心理常呈现"性情不定、移情多变"的特点。一方面，老年期的退行性改变易罹患各种疾病，进而容易产生疑惑、焦虑、抑郁、无用感、恐惧等不良情绪，加之离退休等心理社会刺激，常常加剧原有的疾病。另一方面，老年人又会面对精神上的压力、心理不平衡。如《千金翼方》曰："人年五十以上……损与日至，心理减退……万事零落，心无聊赖，健忘瞋怒，性情变异。"大量的临床实践提示，情志因素是影响老人健康的主要因素，良好的精神状态可促进疾病的好转和痊愈，而异常的情志是加重或恶化病情的重要原因。

中医学历来高度重视情志因素的作用，经过长期的临证实践，形成了比较完备的情志学说。情志因素是贯穿生理、病因病机、诊断、转归预后和预防治疗的重要因素。如系统总结了情志因素在中医诊断中的意义，指出情志为病的广泛性与情志致病的复杂性，情志应激同样能引起人体的生理、生化变化，导致机体功能活动的改变。当然，情志变化不仅是一种"单独"的意识活动，而是人体脏腑功能"整体"的外在表达。因此，既可以通过情志的变化来推测体内五脏精气的充足程度和活动状态，也可以通过调节五脏精气的办法来实现对情志的改变。同时不同情志因素之间也存在着相互关联，一种情志对另外一种情志因素产生克制和制约作用，即为"情志相胜"。

**2. 见"情"知脏，重在预防** 《素问·阴阳应象大论》曰"人有五脏化生五气，以生喜怒忧思恐"。所谓"七情"是脏腑功能活动正常的结果与外在表现，即"阴平阳秘，精神乃治"。而五脏的功能异常则会有相应的情志改变，《灵枢·本神》指出"心气虚则悲，实则笑不休""肝气虚则恐，实则怒"。反之，情志的异常亦可引起脏腑病变。有调查显示：社区老年慢性病患者中的抑郁的发生率高达24.51%。情志因素与躯体因素兼夹交错，使得老年人罹患各种慢性疾病的情况更为复杂。为此，我们应综合治疗疾病，避免唯"治标"是从，注重人文关怀，提早做好疾病情绪干预与心理疏导，进行多渠道、个体化的交流，提高对抗挫折和逆境的能力，对老年疾病的转归预后和治疗有重要的意义。

**3. 重视情志治疗** 在长期丰富的老年病临证实践中，中医积累了丰富的综合干预手段，并不单独依赖内服药物。《存存斋医话稿》中说得更为明白"无情之草木不能治有情之病，以难治之人，难治之病，须凭三寸不烂之舌以治之"，而且"善用之者，常能愈其他医药所不能愈之疾而奏效甚奇"。不同的情志活动可互相影响和制约，如"悲胜怒，恐胜喜，怒胜思，喜胜忧，思胜恐"等，所以，可以利用情志的互相制达到治疗疾病的目的。《古今图书集成医部全录》中记载了明代医家徐迪的情志治病的案例："一女伤于怒，内向卧不得转。迪诊之。因素花作妇人妆，且歌且笑，患者闻之，不觉回顾，大笑而愈。用相反的情志以笑制怒，疾病也随之而人愈。"当然，情志学说的治疗与现代心理治疗相比，有着较为明显的自发性、经验性的特点，缺乏系统的操作方法，但却是在中医理论指导下的一种宝贵探索，实践上还有很多合理的方面，应当进行挖掘和研究，坚持"去粗取精、去伪存真"的原则。

## 医学模式的缘起与内涵

　　医学模式是指人们观察和解决健康与疾病问题的思维和行动方式。这种思维和行动方式是在医学科学发展的过程中和医疗实践的过程中逐渐形成的。美国罗彻斯特大学医学院精神病学和内科教授恩格尔（O. L. Engel）在 1977 年提出了生物心理社会医学模式。由于人类基因组计划的完成以及整合生物学和系统生物学，使得人类可以对疾病进行有效的早期预防、早期干预，产生了预测性（preventive）、预防性（predictive）和个体化（personalized）的"3P"医学模式。这个模式开辟了慢性疾病的早期预防和早期治疗的新途径。随着临床实践的不断丰富和科技进步，医学模式不断丰富和完善，由"3P"逐渐发展为包括患者参与性（participation）在内的"4P"医学模式，即对生命与健康的认识趋向整体，疾病的控制策略趋向系统，认为消灭疾病不是主要目的，维护人类的健康才是关键。

　　预测性，即预测疾病的发生和发展，是将重点放在进行疾病前的早期监测，及时预测健康状态的变化趋势。预防性，即对疾病的发生和发展过程进行积极的干预，一旦发现异常变化就要及时采取相应的防护措施，而不是要等疾病已经发生或者发展才去进行治疗。个体化，包括个体化诊断和个体化治疗，在共性的基础上更强调个性。参与性，即个人并不仅仅是扮演被动的角色，由医生来决定如何进行诊断和治疗，而是主动地参与到对自身健康的认识和维护过程中，每个个体均应对自身健康尽责，积极参与疾病防控和健康促进。由此可见，"4P"医学模式更加强调人的主动性，强调日常生活行为对疾病发生发展的重要性，从而强化对个体生活行为的干预以达到预防疾病、控制发展的目标，意味着西医学已从技术至上走向人文关怀。

## 中医情志学说与"4P"医学模式的融合

　　中医学认为情志因素是贯穿疾病过程的重要因素，并把这种意识应用于防病、治病和养生的全过程。随着社会需求和疾病谱的变化，情志学说正不断地从大量循证医学证据的积累中进行理论上的总结与升华，进而指导临床实践。尽管中医学中某些理论和学说目前仍处于定性有余，定量不足的等实证缺乏状态，但医学不是一门单纯的自然科学，它的研究内容应包含更多的人文关怀与关注。唐已婷基于中医情志学说与"4P"医学模式融合建构老年病医学模式的思考。

　　**1. 利用情志相胜法，积极干预疾病**　　通过发现疾病和临证的规律，不断发现、总结和完善老年疾病的防治规律，研究和认识老年人的特殊症状，尤其关注情志因素，对疾病的发生和发展过程实施"积极"的干预。

　　情志因素不仅是病因，也是重要的病机和病情波动的诱因，适时做好疾病预防至关重要。在既往的临床研究中多强调"既病"和药物干预，而忽视日常生活行为，尤其是情志因素对疾病发生发展的重要性。临床实践发现，老年人的心理和精神因素可影响疾病的发生与转归。古代医家提出的情志相胜法，即不同的情志活动可互相影响和制约，不仅可以用于治疗疾病，更适合于疾病发生、发展的预防。临床实践中常见急躁易怒易患高血压；孤独和压抑易患癌症；过度紧张、焦虑易患溃疡病等，情志相胜法的尝试可获得药物，或单独药物干预难以达到的效果。《后汉书·方术传》记载，华佗曾写信怒骂一位思虑过度而病的郡守，使其大怒呕出"恶血"而愈。《冷庐医话》载，清代医家徐洄溪曾经以死诈状元，江南一考生得中状元过喜而狂，徐告以逾十天将亡，书生受恐吓病愈，前者是"怒胜思"，后者是"恐胜喜"。

　　**2. 医患共同参与，注重健康教育**　　患者不仅仅是扮演被动的角色，由医生来决定如何进行诊断和治疗，而是主动地参与到对自身健康的认识和维护过程中。中医学很早就发现并高度重视情志因素和患者参与性。《灵枢·师传》中"临患者问所便"，特别强调"便"的重要性，"顺者，非独阴阳脉，论气之逆顺也，百姓人民皆欲顺其志也""人之情，莫不恶死而喜生，告之以其败，语之以其善，导之以其所便，开之以其所苦，虽有无道之人，恶有不听者乎?"所讲的就是以语言为媒介进行沟通交流，疏导患者心理，树立用正确的心态面对疾病，形成个体化的治疗方案。

健康教育作为提高患者对疾病认识的有效方式，我国的老年医学教育与发达国家相比相对滞后。重视医患共同积极参与疾病的预防和治疗，调畅情志，强调人的主观能动性，强调日常生活行为对疾病发生发展的重要性，这才是收获宝贵的依从性、实施医学生物学干预手段，并获得疗效的前提和基础。

**3. 重视情志变化，早期预测疾病** 预测性即预测疾病的发生和发展。老年医学的奋斗目标不仅是为了延长老年人的寿命，更重要的是提高老年人的生活质量。需要把工作的重点从单纯的防病、治病转到关注健康，具体而言，关注情志因素上来。

情志因素作为慢性疾病的危险因素，情志的变化在预测性中发挥着重要的作用。2011 年国内有研究表明，社区老年慢性病患者中的抑郁的发生率为 24.51%。临床上对于糖尿病患者病史的调查也发现，在出现明显的糖代谢紊乱以及明显的糖尿病临床症状前，有部分患者确实存在应激的生活事件以及情感障碍的表现。由于目前很多非专科临床医师对抑郁症及焦虑症了解不足，故许多患者未得到及时的诊治。要了解老年人常见病的病因、危险因素和保护因素，采取有效的预防措施，加强卫生宣传，提高老年人自我保健意识，推进合理的生活方式和饮食营养。加强体力和脑力锻炼，防止老年疾病的发生和发展，在这方面社区卫生服务工作是重要环节，通过社区服务对老年人群实行疾病监测和一级预防将起到极其重要的作用。充分认识情志因素对疾病的作用，做好心身疾病的情绪调整，进行行为干预，需要患者、医护人员的共同努力。

**4. 针对情志因素辨证论治，进行个体化治疗** 中医学历来重视个体化。人是复杂的有机体，各脏器在生理上相互作用、病理上相互影响。衰老和老年病的过程是复杂的、多环节的，老年人的体质、脏器功能衰退损伤程度更是千差万别，常常是时轻时重，此起彼伏。只解决一个环节或一个侧面都无法达到延缓衰老的目的。而情志因素常常在临床实践中不受重视，老年人的情志状态、以及影响情志的诸多因素，如意外的生活变故，生活与家庭矛盾，人际关系紧张，经济破落，地位改变等都应进入医者的视野。临证之时，更要观察细致入微，因人、因病、因时、因地制宜，务求至精至微，纤毫勿失。

有鉴于此，唐已婷建议将情志因素列为病历的重要内容，在制度上临证予以关注，从而保证在临证的诸环节、各阶段，情志因素都会被实践者所宗。近年来陆续有编制患者依从性量表和通过提高患者依从性来提高疗效的研究，这些研究虽然在不同程度上对我们有所帮助，但是，只针对患者单方面的因素，忽略了医患之间的互动性和患者的主动参与性，旨在提高疗效的努力无疑会是事倍功半的。编制针对社区老年患者的参与性量表更应该是当务之急!

随着社会进步和经济发展，人们生活水平不断提高，人类寿命普遍延长。人口老龄化的挑战，已成为不可回避的问题。抓住老年期特点，进行多渠道、全方位、个体化的交流。结合"4P"医学模式、形成具有中国特色的老年医学防治体系，使老年人真正拥有"完整"健康而有意义的晚年生活，对老年疾病的转归预后和预防治疗具有重要意义。

# 127    论情志疗法理论体系的构建

中医学心理治疗经历了漫长的自然积累过程，集中了许多医家的智慧，有很好的理念与经验，内容极为丰富。但内容散在于历代医籍中，没有形成系统理论，无法满足临床需要。情志疗法是中医治疗中独具特色的传统心理治疗方法，它根植于中华文化，适合国人心理发展特点。学者刘芳翡等从理论体系的构建，探索了情志疗法的现代治疗体系，希望能拓宽研究思路，扩大临床实践范围，让中医心理治疗更好地为国人服务。

长久以来，中国心理学以及心理治疗的发展都是紧跟西方心理学发展的步伐。随着我国经济实力的不断壮大以及学科发展水平和公民意识的不断提升，近几年我国心理学发展呈现强劲势头和不断创新的可喜局面。但梳理我国心理治疗的发展状况，不难发现依然是跟着西方心理治疗体系在行进。中国心理治疗应当具有中国社会和中国人的特点，因此，创建中国特色的心理治疗体系已经成为一项重要而急迫的任务。

中医情志治疗与中国传统文化一脉相承。中医学素有重视心理治疗的优良传统，早在2000多年前的《黄帝内经》中就已经被记载。例如，《素问·宝命全形论》就将"治神"放于首位，"一曰治神，二曰知养身，三曰知毒药为真，四曰制砭石小大，五曰知府藏血气之诊"。中医学中"情志"的概念早在《黄帝内经》就已经提出，但对情志概念的内涵没有确切界定，缺乏明确的辨析。刘芳翡认为，情志是以情感（情绪）为主体，兼顾认知、意志过程多维结构的心理现象，是三大心理过程有机联系的整合体。

## 情志治疗发展简史

情志治疗属于心理治疗的范畴，早在《黄帝内经》中已明确记载利用情志疗法治疗身心疾病的案例。在《黄帝内经》中情志思想的论述非常全面和深刻，并且通过与临床治疗相结合，其治疗理论、治疗方法都得到广泛应用，并且疗效很好。情志治疗以中国五行相胜关系为理论基石，在《素问·阴阳应象大论》中明确提出了"悲胜怒""怒胜思""思胜恐""恐胜喜""喜胜忧"的情志关系。

《黄帝内经》并不孤立看待人的情志，多涉及情志与脏腑功能的关系、情志与欲求的关系、情志与人格特征的关系以及情志与认知和个性的关系。利用《黄帝内经》的情志规律治疗身心疾病宋金元时期是鼎盛时期；明清时期得到进一步发展；20世纪80年代以来又受到关注，但发展依然缓慢；近20多年来，情志疗法又重回大众视野被广泛关注。研究内容涉及文献分析、理论阐释和临床应用诸多方面，但总体来看创新不多。

## 情志疗法的概念

情志疗法是利用情志之间以及情志与五脏之间相互影响、相互制约的关系，有意识地采用一种正常情志活动来战胜、控制或消除另一种过激情志刺激引起的疾病，从而治愈身心疾病的方法。根据治疗手段的性质，可将情志疗法分为情胜法、思胜法、调欲法。在情志疗法临床应用过程中，对患者的情志障碍病情信息的了解、收集、分析和诊断都需要谨慎甄别和判断，并且通过与健康个体的情志状态相比较，评估患者的病情性质、严重程度以及最终效果等。这些需要医生具备较高的素质和丰富的临床经验，还要遵循其治疗原则。

## 情志健康的特征

情志健康指以情绪为主的心理活动、心身关系诸方面的和谐状态，以此为标准可以判断情志障碍及其程度，可对情志治疗效果进行评估。

**1. 喜怒和**　指情志健康者的个体，无论情绪的性质、强度或者类型都是和刺激情境相匹配的。即个体既不过度控制也不任其发展，既能感知正性情绪也不排斥负面情绪，与情绪淡然相处。

**2. 欲求适**　指情志健康的个体会适度调整自身对于目标的追求。既不偏执于不达目的不罢休，也不会无所作为，碌碌无为，更不会在追求中患得患失丧失自我。他们会甄别符合自身价值观和人生观的目标，投入热爱和精力并从中体会到快乐和价值感。当欲求受挫时，能够进退自如理智行事，并且从实际出发及时调整选择新的目标而不会囿于过往。

**3. 乐习俗**　指情志健康的个体能够与自然环境和社会环境和谐共处。他们不但能快速适应新环境，还能驾驭和改变环境为自身服务。而适应不良者则会出现无法融入社会环境和人际环境，进而导致情志失衡出现身心症状。与人和者，乐人之俗也。

**4. 志意和**　指情志健康的个体对世界和自我的认知客观、洞悉、理性、豁达和坦荡。对自身优势和不足能够客观全面地评价，能够悦纳自我、发展自我潜能；对外部环境的人事能够理性、客观，既勇于面对困难不逃避，也能不沉迷幻想，对事物做出中肯评价，与环境保持良好接触。《黄帝内经》最推崇的个性类型是"阴阳和平"之人，认为此类人能恰当地适应事物变化不与人发生争执，平等待人，无为而治，情绪情感反应适中。

**5. 人格全**　指情志健康的个体人格是完整、协调、和谐的。人格包括人格倾向性、人格心理特征以及自我调控系统。其中能力、气质、性格又是人格心理特征中的核心，是一个人长期形成的相对稳定的区别于他人的独特的个性特征。情志健康的个体在应对刺激上不会出现过激的情绪和行为，在待人接物上能够灵活恰当地处理，在处理事务上能够理性与客观。而情志不健康者则表现诸多适应不良行为。

以上情志健康者各方面特征，都具有"和""适"的特征，即《素问·生气通天论》所谓"阴平阳秘，精神乃治"。故情志健康的最高、最概括、最典型特征为情志诸方面的无过、无不及的"阴平阳秘"状态。

## 情志障碍的诊断

情志障碍的诊断即使用望、闻、问、切的情志四诊方法，对患者情志障碍相关的病情资料进行收集、分析和诊断的过程。

**1. 望诊**　指观察患者的言行举止，对照情志健康个体的特征，分析情志状态。喜者动作、体态、眼神等言语和姿态充满灵活和光彩；悲忧者动作、仪表乏力而不整，眼神无光，面部呆板，表情僵硬；焦恐者全身肌肉紧张，双手颤抖，双眉紧锁，心绪不宁，惊惧不安；忧思过度者，肢体动作显著减少，目光常聚集一处且高度集中，面容紧张而晦暗。易怒而压抑者，双眼凶悍，目光逼人，坐立不安；惊伴恐者，双眼发呆凝聚，动作被控拘谨，害怕而避人。

**2. 闻诊**　指通过倾听患者的主诉，甄别内容辨别声音，判断其情志障碍的方法。医生可根据患者的语气强弱、语音高低、语速快慢来判断其情绪情感状态。专注倾听可了解到患者的认知体系、价值取向、欲求目标以及产生情志障碍的原因等。针对自身存在的情志问题，有无获得社会支持、有无应对的方法及效果如何等，都可以从倾听中获得线索。倾听患者就是让其发泄自身的情绪、情感，进而起到初步治疗效果。通过语音的强弱还可以了解患者躯体疾病的一些情况。《医宗金鉴·四诊心法要诀》曰：

"好言者热，懒言者寒。言壮为实，言轻为虚。言微难复，夺气可知，谵妄无伦，神明已失。"这是以声音诊病的寒热、虚实、生死预后。

**3. 问诊**　问诊指医生主动询问患者或家属情志障碍相关因素的诊断方法。问诊与望诊、闻诊互相补充，望、闻是提供线索，而问诊则进一步验证和评估患者的情志障碍现状及相关因素，做出更全面的诊断。问诊内容一般包括：症状描述，诱发事件，认知障碍，欲求冲突，应对方式，患者个性特征，家庭成员互动情况。

症状描述中一般从躯体症状和心理症状来分别问询，并分别对其严重程度和持续时间进行打分（可以征询患者和平时自然状态相比，你给自己的目前状态打几分，如果平时的满意状态是 10 分，你现在打多少分？）明确告知患者诱发事件就是与目前情志障碍有关的刺激事件，按照性质可分为心理、社会、躯体和环境四类。

心理诱发事件指生活挫折导致的心理冲突。社会诱发事件指人际交往、工作变动以及社会变革等引起的负性事件。环境诱发事件指语言环境的改变、风俗习惯的迁移、自然灾害的侵扰等各种挑战。躯体诱发事件则指各种躯体疾病导致的情志障碍。一是认知障碍指患者对负性事件的认知程度夸大及灾难化；二是欲求冲突指患者的欲求目标大多和诱发事件紧密关联；三是应对方式指患者认知策略和应对行为的恰当与否。患者个性指患者人格特征有无素质基础，不同个性的患者导致不同的情志发展状态。自卑者常消极多回避；急躁者多生烦恼无耐心；猜疑者多负性少信赖；狭隘者多固着并晦暗。外向者易倾诉，内向者易压抑。所以，面对患者千人千面的个性特征需要医生分辨、诊察。

家庭成员间的互动指关注患者的家庭氛围和成员互动状况。患者易怒与父母长期的否定、指责和挑剔有关；患者仇恨常与家庭长期缺爱有关；患者易惊恐常与父母言行激烈，寻求刺激有关；患者易害羞、不安常与挫折或父母情感冷淡有关。当然以上的情志障碍不一定发生在家庭内部，但父母或家庭没有给予及时的鼓励和支持，让其负性情感固着，形成情志障碍。所以，对于家庭成员的互动也是问诊的一项重要内容。

**4. 切诊**　传统方法是切脉。现代指医生使用仪器测定患者的皮肤电和血管等生理指标来获得诊察信息的活动。其理论根据是情志的变化必然引起人体脏腑气血变化。而脉象是情志变化最为敏感的指标。脉象与情志变化的关系有相合与不相合两种情况。相合者如喜则脉散、怒则脉弦、忧则脉迟、思则脉结、惊则脉动等。不相合者，如《三因极一病证方论·五脏传变病脉》曰："因怒则魂门弛张，木气奋激，肺金乘之，脉必弦涩；因喜则神廷融泄，火气赫羲，肾水乘之，脉必沉散；因思则意舍不宁，土气凝结，肝木乘之，脉必洪短；因恐则志室不遂，水气旋却，脾土乘之，脉必沉缓。"情志反应与脉象不相合反映了脏腑之间的相克关系。如果情志反应较轻或较短暂，则脏腑功能变化也属适应性变化。

情志四诊是医生收集患者社会、心理及生理等方面与情志障碍有关的信息资料的手段，虽然在临床上更关注与情志障碍相关的心理因素。但有关的生理、病理因素或情志障碍引发的躯体问题，在未发生躯体障碍情况下虽不是关注的焦点，但也决不可忽视。因此情志四诊是针对情志障碍的整体性诊察，医生在此基础上可对患者状态进行较全面的综合评价。

## 情志治疗师的素养

从古代文献记载的情况来看，临床实践验证了情志疗法的科学内涵，同时也注意到，总体上使用率并不是很高。这源于对该方法的使用要求严格，需要医家足智多、经验丰富，所以恰当地运用难度相当之大，张从正也有"胸中无材器之人，不能用此五法"的慨叹。

**1. 内外兼修**　情志治疗师的首要标准是内外兼修。内修指道德修养，外修指仪表言谈的修养。任何时候，治疗师都要遵循一定的行为准则，即不在医患关系中寻求自身在爱憎、依恋、欲求等方面的满足和期待。每位患者都会对治疗师抱有角色期待，初次接诊的首因效应往往会影响到后续治疗中对医生的喜欢和信任程度，这也决定了诊疗效果。因此，内外兼修是情志治疗师首要素质。

**2. 以患者为中心**　体现了情志治疗师中立、尊重和谦和的姿态。中立指治疗师不以自身的价值观和行为习惯来影响或者强加给患者，让他们按照自己的主观臆断来改变。尊重指治疗师充分接纳患者的思想、情感、意愿和独特观念，尊重患者的生活经验。谦和指治疗师不以指导者的身份高高在上，要营造轻松的气氛，使患者敢于探索自身内部情感，开放自己的恐惧、痛苦、沮丧等负性情感，同时也放开自己的勇气、柔情和爱等健康情感。

**3. 健康的心理**　情志治疗要求从事这项工作的医生有健康心态，当遇到负性生活事件时，能正确应对，较好地调节自己的情绪，保持心理平衡。医生心态平衡，可对患者有一定情绪感染作用。

**4. 高度的责任心**　情志治疗师需要较高的领悟能力，才能更好地识别患者与情志障碍有关的"隐私"。因为情志治疗师不但要做到"救其已成，救其已败"，同时还要能"救其萌芽"。身心疾病方面的情志障碍患者，严重的躯体化只是其表现形式，内在的心理变化才是本质的神。做到有效识别、诊断就需要治疗师高度的责任心、耐心、细心和小心，要能够洞悉事物规律，把握本质变化，才能更好地服务患者。

**5. 健全的人格**　对于情志治疗师而言，内有胆识外有自信，坚定的语气、中肯的诊断、果断的措施，展现出自己自信的人格魅力，可使治疗师的言语、行为对患者的影响行之有效。情志障碍与躯体疾病不同，需要治疗师横向联系，纵向发展认识疾病。《素问·气交变大论》曰"夫道者，上知天文，下知地理，中知人事""通于人气之变化者，人事也"。作为情志治疗者，知识广博，尤其对"人事"学问的熟知，是必需的基本素养。

## 情志疗法的治疗原则

**1. 倾听性原则**　倾听就是治疗的开始。通过倾听，患者可以得到宣泄，使紧张的心情得到放松，让患者产生被接纳和被认同感。

**2. 个体差异原则**　指治疗师在诊疗过程中，关注患者的个性特点。包括患者与情志障碍有关的社会因素、个性心理特征、性别、年龄、文化程度、行为特征（在治疗中的配合程度、与治疗师交谈的深度）、认知特征（认知障碍的程度、对治疗理解的程度）及应对方式等。患者的个性特征不同，治疗师的诊疗方法也有所区别。例如：面对依赖型患者，治疗师可以通过提问促其思考进而做出选择；但面对自主型患者时，治疗师的提问患者会解读为挑战和不信任。

不同年龄段的患者，情志障碍也不相同。年轻个体多与个人发展、升学、恋爱、就业问题有关；中年人则多与家庭、子女、婚姻、事业等问题有关；老年人会与儿女、社会活动、身体疾患等问题有关。不同性别的个体，也存在情志障碍的不同诱因，所以治疗方法也会有所不同。教育程度的高低、社会活动范围的宽窄都会影响到患者认知状态及应对方式，进而影响到治疗的程度及效果。

**3. 支持性原则**　前来就诊的情志障碍患者，就像大海中的一叶扁舟，脆弱又无助，无论是治疗师自信的人格魅力、肯定的语气还是提供的治疗方案、成功的案例都是对患者莫大的心理支持。特别是治疗师给予详细的解释、有理有据的专业诊断对于患者来说更加权威可信。情志障碍患者大多伴有消极认知（灾难化预期、放大不足、绝对化思维以及非此即彼的观念）。因此，在治疗过程中，此类患者也往往对治疗抱有消极态度，看不到自身的积极变化，需要治疗师给予强调和支持。

**4. 整合性原则**　首先，情志障碍的患者其发病原因是复杂的，需要整合不同的情志疗法来具体对待；其次，情志疗法需要心理与生理共同治疗，即在使用情志疗法的同时兼用药物治疗；最后，情志疗法源自《黄帝内经》思想，传承于历代医家之思想精华，具有中医特色，在临床使用时，也可结合现代心理治疗方法，融会贯通，不拘一格。

**5. 保密性原则**　保密性原则是情志治疗中最基本的原则。它体现了医疗体系中患者权利的主体地位。尤其在心理治疗中，保密性更是建立信任和保障治疗顺利开展的前提。医疗保密，尤其在获得心理资料的诊疗中为患者保密，这种思想在《黄帝内经》中已有论述，《素问·移精变气论》曰：
"闭户塞牖，系之病者，数问其情。以从其意，得神者昌，失神者亡。"此处，将保密的做法、意义
明确阐述。

    情志疗法是我国中医治疗中独具特色的传统心理治疗方法。它的最大优势就是对治疗环境要求不
高，操作方法简便，影响因素相对较少，效果明显。

# 128　论中医音乐疗法干预偏颇情志的构建

　　音乐疗法是指使用音乐或其元素（声音、节奏、旋律、和声、力度、节拍）来实现个性化的治疗目标，并通过有资格的专业人员来完成已批准的音乐治疗。音乐对于人的生理和心理均可产生影响。研究表明，音乐能刺激大脑特定的区域，经下丘脑-垂体-肾上腺轴影响自主神经系统，继而调节免疫系统、心血管系统、呼吸系统和消化系统等。还有研究证实，音乐可刺激内分泌系统并分泌与情绪、应激、压力、奖赏相关的激素，从而调节人的心身健康。目前音乐作为一种有效的治疗手段已应用于改善精神类疾病（如抑郁、焦虑、精神分裂、孤独症和痴呆等）及神经系统疾病（如帕金森病、阿尔茨海默病和脑瘫等），并显示出良好的疗效，同时还广泛应用于手术、病房监护和临终关怀等领域。其中，以调节情绪为目的或手段的音乐治疗应用最为广泛。我国采用音乐治疗疾病的历史久远。春秋时期的《乐记》阐述了音乐对健康的影响，曰："乐至而无怨，乐行而伦清，耳目聪明，血气平和，天下皆宁。"《黄帝内经》则把中医理论同音乐疗法相结合，为中医音乐治疗理论奠定了基础。古人尤其重视音乐对情志的治疗，并指出音乐具有宣泄情绪、转移负性情绪和调心养性的作用。例如，魏晋时期的嵇康在《琴赋》中提到，音乐"诚可以感荡心志，而发泄幽情，可以导养神气，宣和情志"。阮籍在《乐论》中指出"乐者，使人精神平和，衰气不入，天地交泰，远物来集，故谓之乐也"。唐代白居易在《好听琴》中赋诗云："本性好丝桐，心机闻即空。一声来耳里，万事离心中。清畅堪销疾，恬和好养蒙。尤宜听'三乐'，安慰白头翁。"音乐对情志的调节最为直接，方式也多样，不仅可以单独使用，还可以配合其他中医治疗手段，如针灸、气功、按摩、足浴等。然而从文献中可以看到，大多集中于音乐治疗的理论阐述尚缺乏中医音乐调理情志方案构建方法的论述。学者徐蕊等挖掘中医音乐治疗理论和思想，并结合当代音乐治疗的研究和技术，阐述了中医音乐干预偏颇情志的方案构建方式，形成了较为普适性的音乐情志干预方法，为临床治疗提供了参考。

## 中医音乐治疗的理论基础

　　中医音乐治疗是音乐与中医理论相结合的产物，其中中国传统的哲学思想起了桥梁作用。其一，中国传统的音乐文化融入了阴阳哲学思想。战国后期成书的《周礼》以文字形式明确表述了古代音乐十二律的阴阳属性，即六律为阳、六同（吕）为阴。黄大同经考证认为，十二律的阴阳二分结构具有三种形态，即被称作"小阴阳"的单阳双阴交替十二律，被称作"大阴阳"的六六对分阴阳十二律，以及表现为"双阴阳"的双阳双阴交替十二律。其二，传统音乐与中医五行学说相结合。中国传统音乐特别是汉族音乐，最为普遍的是五声音阶，即宫（do）、商（re）、角（mi）、徵（sol）、羽（la）。以这五个音阶为主音建立了五种调式，并与五行学说相对应，即宫属土，商属金，角属木，徵属火，羽属水。进而五音再与脏腑和情志相联系，构成了完整的音乐治疗体系。

　　《灵枢·经别》曰："内有五脏，以应五音……外有六腑，以应六律，六律建阴阳诸经……此五脏六腑之所以应天道者也。"《素问·阴阳应象大论》指出，肝在音为角，在声为呼，在志为怒，怒伤肝，悲胜怒；心在音为徵，在声为笑，志为喜，喜伤心，恐胜喜；脾在音为宫，在声为歌，在志为思，思伤脾，怒胜思；肺在音为商，在声为哭，在志为忧，忧伤肺，喜胜忧；肾在音为羽，在声为呻，在志为恐，恐伤肾，思胜恐。中医音乐治疗是以阴阳五行学说为理论依据，以五音应五脏、五脏对五志作为辨证施乐的基础，利用五种调式对人体气机运行的影响，以达到平和阴阳、调理气血的作用。中医理论认为，情志偏颇会导致气机不畅，脏腑失调，精气受损，变生疾病。《素问·举痛论》曰："百病生于气也，怒则气上，喜则气缓，悲则气消，恐则气下，惊则气乱，思则气结。"而音乐具有宣导、疏通的功能，可以调和气血。《乐记》曰："乐者乐也，琴瑟乐心；感物后动，审乐修德；乐以治心，血气以平。"司马迁也在《史记·乐书》中提到，音乐可以"动荡血脉，通流精神而和正心也"。唐代王冰在《素问·阴阳应象大论》中注曰："角谓木音，调而直也。徵谓火音，和而美也。宫为土音，大而和也。商谓金音，轻而劲也。羽谓水音，沉而深也。"郝万山认为，角、徵、宫、商、羽5种不同调式的音乐对人体气机的影响分别顺应木气的展放、火气的上升、土气的平稳、金气的内收、水气的下降。

## 中医音乐疗法干预偏颇情志的方案构建

实施中医音乐治疗之前，首先要明确治疗目标和对象的特征，再评估音乐与治疗对象的情感交互关系，最后根据中医的"理"和"法"，选择有效的音乐治疗方案并选择合适的乐曲，以期达到调节情志的目的。

**1. 方案构建前的基础评估**　治疗目标的评估即偏颇情志的评估，是中医音乐治疗最基础也是最重要的一步，所有的治疗方案和方法都要围绕着目标而进行。首先，对治疗目标的评估，需要明确偏颇情志的性质和数量，即治疗目标为单一情志（如悲）还是复合情志（如焦虑），是单个还是多个情志问题。如果是多个情志问题，则需评估问题的主次关系，并确定治疗的顺序和取舍。其次，需评估偏颇情志的来源，即情志问题是由什么原因引起的，由躯体疾病因素引起，还是由不良生活事件引发。再次，评估音乐治疗偏颇情志可能涉及的中医音乐治疗的理论和方案，可能达到的预期效果，以及所需的疗程。最后，评估音乐是作为治疗的主要手段，还是作为辅助治疗手段。

音乐治疗目标评估后还需要对治疗对象进行评估，即考察治疗对象所属的群体特征。这是由于音乐的欣赏与理解是通过人的感知、思维和情感系统起作用的，而处于不同群体的人们，其思维、观念和情感方面存在很大差异，从而影响了他们的音乐感知和音乐行为。蔡振家指出，人类心智在处理音乐中的情绪时，包括低阶与高阶的各种历程，低阶的情绪反应较为快速、单纯，具有跨文化的普遍性，而高阶的情绪处理则涵盖了记忆、评估、决策等认知历程，跟学习与经验有关。研究还表明，性别角色可影响音乐感知及音乐行为。因此，对治疗对象进行评估，主要评估以性别、年龄阶段、受教育程度、社会风俗与地域等基本人口学特征而划分的群体。在后期，评估音乐与治疗对象的情感交互关系，音乐干预方案的选择，以及治疗音乐的选择，都要考虑不同群体的差异性。

**2. 音乐与治疗对象的情感交互关系**　情感特征是音乐最重要的特征，乐曲本身表达了一种情感，而听众可以体会这种情感，也可以结合其认知和自身的经历产生其他的情感反应。音乐带给人的主观情绪感受与治疗最为密切，当人本身的思想和情感与音乐所表达的思想和情感有比较好的切合时，音乐治疗效果会较好，因此评估人们在听到特定音乐可能产生的反应是音乐治疗的必要一环。

考察音乐与治疗对象的情感交互关系的思路为：首先，划定乐曲的选取范围，主要基于前期评估的治疗目标情志的类型、涉及的治疗方案，以及施治的群体特征进行划定。例如，治疗老年群体的乐曲一般不适用于儿童群体。其次，选择情志类型标签并对乐曲进行主观感受评定，情志类型标签可以采用前人的研究结论，也可以自行编制。有研究者以西方情绪理论为依据，把情绪划分为积极、中性和消极，来研究大学生在欣赏音乐时的情绪感受；还有研究者采用词汇分析的方法，自行划分了中国民族音乐的7种情绪结构。最后，选定乐曲进行情志分类，根据主观感受评定，为每首乐曲赋予情志类型标签（如欢愉感类），把属于相同类型的乐曲归为一类，并根据评定的分数进行排序。由于人对乐曲的感知具有差异性，同一首乐曲也会在不同段落中传达不同情感，因此同一首乐曲可以有不同的情志类别标签。例如，一首乐曲有30%的人评定为抒发感类，而有40%的人评定为振奋感类。

**3. 方案构建思路及具体内容**　方案构建的思路为：根据中医理论和前期研究结果，建立目标情志、五行属性、五脏属性、五音调式和主观情绪感受的对应关系；并以此为前提，采用两种施乐原则，即同气相求（采用与听者当前感受的相同类别的乐曲，引发其情志的表达、抒发和宣泄）和情志相胜（采用一种情志去抑制另一种情志的过度反应），分别构建具体偏颇情志的中医情志治疗方案；再邀请相关领域专家对方案进行评价和修改；最后，用文字或图表形式表达治疗方案的使用方法及注意事项。中医音乐疗法干预偏颇情志的具体方案：

（1）目标情志-怒，五行属性-木，五脏属性-肝，五音调式-角，情绪感受-释放感，同气相求法-采用角调或释放感类乐曲，发泄内心积愤，释放胸中怒火；情志相胜法-以金克木为依据，采用商调促进气机的内敛；采用倾诉感类乐曲，诱发悲志，引导对他人悲惨经历的同命相连之感，来转移对"怒"的关注。

（2）目标情志-喜，五行属性-火，五脏属性-心，五音调式-徵，情绪感受-欢愉感，同气相求法-选用欢愉感类（包含徵调）乐曲，充分表达狂喜情绪；以水克火为依据，采用羽调式乐曲防止气机郁结；根据"恐胜喜"，采用倾诉感类乐曲，引导想象，诱发恐志。

（3）目标情志-思，五行属性-土，五脏属性-脾，五音调式-宫，情绪感受-抒发感，采用宫调或抒发感类乐曲，配合心理咨询，换角度思考；以木克土为依据，采用角调乐曲宣发气机；采用喜欢的音乐，以转移注意力；也可采用怒胜思方法，选取释放感类音乐，引导回忆或想象，诱发怒志。

（4）目标情志-忧（悲），五行属性-金，五脏属性-肺，五音调式-商，情绪感受-倾诉感，采用商调或倾诉感类乐曲，抒发郁结之气；根据"喜胜悲"，选取欢愉感类（含徵调）乐曲，以喜化解悲忧。

（5）目标情志-恐（惊），五行属性-水，五脏属性-肾，五音调式-羽，情绪感受-振奋感，采用羽调和振奋感类乐曲，配合脱敏疗法，引导诉说恐惧，激发斗志，战胜恐惧；以土克水为依据，采用宫调式调节气机升降；也可采用抒发感类乐曲，以语言引导深入思考，以"思胜恐"。

**4. 音乐的评估与选择**　乐曲选择的恰当与否直接影响到治疗效果。选择合适的音乐可以减少被治疗者的抵触情绪，增加被治疗者的依从性。在选取音乐前，需要明确待选乐曲自身的特征和治疗对象的个体特征，并根据治疗目标和对应的治疗方案选取适合的音乐类型和乐曲数量。对乐曲本身特征的评估主要包括两方面，即物理属性和文化背景。乐曲具有很多物理属性，如调式、节奏、旋律、节拍、选用的乐器等。有些物理属性与情志治疗密切相关，如节奏明快、音响强烈的音乐会提高人的兴奋度，而节奏轻缓、旋律圆润的安静型音乐有利于舒缓情绪。乐曲的文化背景与人的情志也是密不可分的。一般来说，乐曲是在一定的时代背景或文化背景中产生或创作的，表达特定的主题或者作者的某些创作理念，有的乐曲背后还隐藏着感人的故事。当人们听到一些熟知的音乐（如梁祝），或者某些具体特定风格的音乐（如劳动号子），就联想到乐曲背后隐藏的信息，进而对治疗效果产生一定的影响。因此，应结合乐曲来源信息和背景故事对其进行评估和分类。

治疗对象的个体评估主要包括个体当前所处的情绪状态，以及对音乐的喜爱程度和熟悉程度。当前的情绪状态与音乐情绪感知存在互相影响，音乐可以用来调节情绪，同样人的情绪状态也会影响对音乐的情绪感知。例如，人在高兴时会降低音乐本身表达的悲伤程度，在焦虑时听到节奏快的乐曲会感到烦躁，从而使音乐干预的效果降低。因此，在具体的音乐干预过程中，需要根据当前情绪选择和调整乐曲。此外，乐曲的喜爱度和熟悉度也会影响音乐的治疗效果。一般来说，音乐表达的思想和情绪与人的情感相切合时，音乐就会被喜爱、被接受。在音乐治疗过程中一般会采用中等以上喜欢程度的乐曲，使治疗者对音乐表达的情感产生共鸣。乐曲熟悉度也是音乐选择的重要因素，因为熟悉程度高的乐曲往往是个人喜爱的或流行的，在具体的乐曲选择中需要对这一因素加以利用或控制。

音乐治疗过程是人与音乐的互动过程。西医认为音乐通过心灵的共鸣与生理的共振，使人的情绪得以抒发、宣泄与调节，让人的思想得到升华、震撼与感悟。中医理论以阴阳五行学说为基础，阐述音乐对人体脏腑的气血运行以及情志的影响途径。虽然两种表述方式有所不同，但均反映了音乐与心理和生理密不可分的关系。中医音乐治疗更符合国人的文化背景。中医音乐治疗不仅需要明确治疗对象的疾病性质及个体的生理和心理状态，还要对治疗手段（音乐疗法和与之相配合的疗法）有清晰的认识，因此需要对治疗目标、治疗对象的特征、音乐的特征以及人与音乐情感的交互特征等进行评估。

# 129　论中医情志医学相关理论建构

　　学者倪红梅等阐述了中医对情志及情志致病的认识；从"心身共轭"现象、"情志树"理论、诱发情志的"两环节"说、"特异"说与"非特异"（共性）说、"本能"说、"元神""识神"与"欲神"说以及"心身相互作用层次"论等方面，介绍了近年来与现代中医情志医学相关的"理论建构"及假说；认为梳理并不断发展中医情志医学相关理论，可为情志疾病的防治和研究提供理论支撑和借鉴。

　　情志影响着人的健康，常可导致很多疾病。中医学从理论体系建构之初，对于情志与健康的关系就有颇多阐述。其认为人是形神（心身）合一的，情志等心理问题不仅影响着人体的健康，而且是主要的致病因素（七情内伤），并在长期的临床实践中积累了丰富的经验。分析传统及现代不断发展的中医情志医学的相关理论及假说，可为情志疾病的研究和防治提供理论支撑和借鉴。

## 中医对情志及情志致病的认识

　　**1. 中医对情志的认识**　情志是人对外界刺激所产生的心理反应（喜、怒、哀、恐等）和附带的生理变化（行为和生理唤醒等）的综合表现，在情志疾病发生过程中起着"中介"作用。《中医基础理论》五版教材将"情志"的概念蕴含在"七情""五志"中，认为"情志是机体的精神状态，是人对客观外界事物和现象所做出的七种不同情绪反应"。情志活动既是人对外界事物的感受和体验，也是"心在志为喜、肝在志为怒、脾在志为思、肺在志为悲（忧）、肾在志为恐"脏腑功能"五志"模式的外在表达。七情是中医认识情志的切入点。中医学一般以七情为对象，分析不同情志的生理特点、病理变化规律以及与脏腑的关系。

　　**2. 中医对情志致病的认识**　关于情志致病，中医学认为七情过激会成为致病因素，外界刺激是情志致病的必要条件，体质禀赋差异是情志致病的内在因素。《中医基础理论》对情志病因的认识涵盖在"七情内伤"中，认为"强烈持久的情志刺激，超越了人体的生理和心理适应能力，损伤机体脏腑精气，导致功能失调，或人体正气虚弱，脏腑精气虚衰，对情志刺激的适应调节能力低下，从而导致疾病发生或诱发疾病发生"。

　　（1）对情志病因的认识：当情志作为致病因素时，一般认为是指突然、强烈或持久的情志刺激，超过了人本身的正常生理活动范围，使人体气机紊乱，脏腑阴阳气血失调，从而导致疾病的发生。唐成玉等认为，外界刺激和个体体质的差异是影响情志因素致病的两个重要方面，气机升降失调、脏腑功能紊乱、阴阳平衡破坏导致的正气虚弱、邪气入侵，是情志致病的病理机制。金曦等认为，气机失调是情志疾病发病的关键，因导致气机失调的原因众多，故其病机变化错综复杂，但基本病机规律有气机失和、实多虚少、脏腑失常、经络不利，气病在先、累及津血等三大特点。孙理军指出，人体内存在着承担情志活动的整体调控系统为中西医学所共识，其中中医学的情志调控系统以五脏为中心，以精气血津液为物质基础，故情志致病的中介机制为内脏气血，尤其是五脏气机。也有学者认为，情志病因是指各种导致情志病证发生的原因和条件：对个体内外环境变化形成的情志刺激是引发情志病证的主要原因；与情志致病相关的个体内外环境的变化、外界社会环境中的"生活事件"、个体自身的认知评价以及心理特点和生理状况等相关因素是情志致病不可或缺的条件。

　　（2）对情志致病方式的认识：中医学认为情志致病的方式主要有二：一是直接伤及脏腑，例如，《素问·举痛论》指出"喜伤心、怒伤肝、忧伤肺、思伤脾、恐伤肾"；二是影响脏腑经络气机，例如，

《素问·举痛论》曰："怒则气上、喜则气缓、悲则气消、恐则气下、惊则气乱、思则气结。"此外，情志致病还具有广泛性、复杂性的特点，多种情绪常常交织发病。《医学自言》曰："故悲哀愁忧则心动，心动则五脏六腑皆摇。"

情志致病的方式包括单一情志致病和多情交织共同致病。"五志伤五脏"属于单一情志致病，例如，《素问·生气通天论》指出"大怒则形气绝，而血菀于上，使人薄厥"，即是单一怒的情志致病。目前对单一情志致病的研究多集中于怒伤肝、恐伤肾等。由于情绪的复杂性，人们体验到的情绪常常是多种情绪的组合。因此，多种情志刺激共同致病为常见的致病方式。早在《黄帝内经》中就提及"忧思伤心"，是指忧与思两种情志交织为病；"怵惕思虑伤神"，是指惊与思交织为病。张慧研究清代 462 例与情志相关的疾病医案，发现情志致病具有复杂性以及多情混合交织致病的特点。

## 现代中医情志医学相关"理论建构"及假说

近年来，有关中医情志医学的研究取得了一定的进展，积累了诸多的关于情志与形神（心身）关系的理论与假说。

**1. "心身共轭"现象**　在"亚健康状态的测量及诊断标准研究"中，对全国八省市的 1.5 万例对象进行了调查，内容涉及躯体、心理、社会等三大领域，共 15 个方面。对数据进行"结构方程模型"处理的结果显示，心理-躯体（形神）之间存在着明确的心身互动关系，称之为"心身共轭"现象；心身互动不是等同关系，心理影响躯体更为显著与强烈。统计结果提示，心理因素影响躯体领域的路径系数为 0.79，非常之高；而躯体对心理的影响仅为 0.14，因此要小得多。此外，社会因素对躯体生理的影响，常常并非直接的作用，需要通过心理的间接"中介"，而后才能作用于躯体生理。其路径系数为 0.54，也是比较强烈和明显的。这是国内外第一次量化地揭示心身（形神）之间的确存在着互动现象。

**2. "情志树"理论**　历史上关于情志的分类纷杂不一。《黄帝内经》中有最基本的阴阳（喜怒）两类归纳，后世也有归纳为良性和劣性两大类。在长期的临床观察中发现，其实情志可简单地描述为"树状"结构，最基本的就是树干，越趋上端情志越不稳定（表现为"心神不宁"）。"情志树"向上不断分枝，先可分为阴阳两类，其中偏阳（情志亢奋型反应）者以"怒"为代表，偏阴（情志退缩型反应）者以"郁"为代表；还可以进一步分枝，越往远端，情志表现越复杂、越剧烈，可表现为"多情"的错综交叉。

乔明琦等通过分析情志致病医案，发现多种情志共同为病占情志致病的 67% 以上，诸如忧思悲愤、悒郁怨恨等均为常见的多情交织致病方式。其结果印证了"情志树"分枝越远端情志表现越复杂的特点。同时，在临床观察中发现，稳定"树干"对情志波动有虽偏弱但持久的调整效果；而且，对于后面的分枝（不同情志）也有一定的远期调整功效。基于此，为有效防治情志病的发生发展，稳定"树干"，即稳定脏腑气血的生理基础状态是关键。

**3. 诱发情志的"两环节"说**　结合古今认识，笔者在前述的"情志树"理论基础上，又提出了诱发情志的"两环节"假说。一是"所以任物者，谓之心"，是指对于刺激个体做出反应的过程，属个性/心理特点；二是"树干"所反映的脏腑气血功能状态，是生理基础。二者一前一后，在情志的产生和情志致病中共同起作用。基于此，在对情志致病的干预中，通过优化情性，"恬惔虚无，精神内守"，减少情志波动，可作用前一环节；而药物的干预则可作用后一环节，以稳定脏腑气血功能状态为主。

**4. "特异"说与"非特异"（共性）说**　早在 1990 年，何裕民等就在《心身医学概论》中提出了情志致病的"特异"说与"非特异"说。认为情志活动与脏腑功能既普遍相关，又有着特异性联系，生理状态下的这种关系同样表现在病理过程中。一般而言，怒属肝志，怒易伤肝；喜为心志，喜易伤心；悲为肺志，悲易伤肺；思属脾志，思易伤脾；恐属肾志，恐易伤肾。不同的情志波动，按照"五脏所主"的特异性联系，对不同的脏器有着选择性影响。五志伤五脏，是情志致病特异性的表现。但由于心为五脏六腑之大主，总统精神魂魄；肝主藏血，主疏泄，通过调畅气机，起着调畅情志的作用；脾为气血生化之源，气机升降之枢。各种情志刺激在伤及所属脏器的同时，还常兼损他脏，特别是累及心肝脾三脏。所以，情志影响心肝脾与气血，是情志致病的共性特征。情志致病的"特异"说与"非特异"说的提出，有利于更好地认识心身疾病及其在预防与治疗中的侧重点。

**5. "本能"说——疏泄、相火论**　本能是指生来就有的倾向，源于人的动物属性，也是一类心理活动和行为反应；其又与人的社会属性有关联，且受制于社会环境及文明规范。中医情志致病学说在发展过程中逐渐确立了以肝主疏泄为主体的"本能"说，出现了如人欲、欲神、相火、疏泄等概念，形成了条达、舒畅、升发、相火、君火、道心、人心、闭藏、郁滞等命题。"本能"说使相关认识趋于自洽。

首次对人的本能的两重性及其与健康和疾病关系进行深刻阐述的学者是朱丹溪，其认为"人之情欲无涯""夫温柔之盛于体，声音之盛于耳，颜色之盛于目，馨香之盛于鼻，谁是铁汉，心不为之动也"。其所谓的情欲、冲动正是人的本能。朱丹溪认为相火是一种源于人之动物自然质性的本能，与此同时，又将"肝""相火"与"疏泄"联系在一起，提出著名的肝主疏泄理论，形成了情志的"本能"说。

对于朱丹溪学说的深层意蕴，还可借弗洛伊德的"精神结构"说予以剖析。朱丹溪所说的"相火"与弗洛伊德理论中的"原我"有所类同，主要与性有关。"疏泄"是指人的本能性的欲求与冲动，是一种源于自我内在潜能的发泄与外达，与弗氏的"自我"有近似之处。由此，才有了医家对欲神、识神与元神的进一步认识。

**6. "元神""识神"与"欲神"说**　神是中国传统文化与中医理论中的一个复杂而重要的概念。其有着不同的含义，分为广义和狭义之神。其中对于精神心理层面，则属于狭义之神。随着历代医家对精神心理现象的长期观察和基于养生防病实践的理性总结，尤其是在道家和养生家的参与下，狭义之"神"又被细化出"元神""识神""欲神"三个隶属于精神心理层面的、重要的下属概念。

"元神"是始于道家的概念。道家把灵魂称为"元神"，认为"元神"本自先天，有了"元神"便有了生命，即"元神"是生命的主宰。"识神"本为佛教概念，被道家借用于表达思虑、意识等心理活动，所以"识神"有时也被称为"思虑神"，可以将"识神"理解为在"元神"基础上的一种活动。"欲神"泛指由人的生物本能所驱动，以满足生理心理需求为目的的一类行为冲动。中医理论常把"欲神"称作"相火"，朱丹溪《格致余论》指出："心，君火也，为物所感则易动，心动则相火亦动。"意为心有所感知即"识神"动，可诱发相火（"欲神"）。

由此可见，"元神""识神"与"欲神"三者存在着错综复杂的关系，体现了生命活动中的一些深刻内涵。结合现代医学对大脑结构特点的了解，有学者提出了基于现代医学认知的"三神说"。①"元神"可认作是大脑皮层下调控内脏活动的各级生命中枢功能的一种粗略概括，包括进化层次较低的内侧皮层（主要是边缘系统）以及层次更低的下丘脑、脑干等结构中部分调控作用在内；它们始终发挥着自主调控作用，以维持生命活动。②"识神"可近似地看作是大脑皮层神经电化学活动所产生的感知觉、思维、意识等高级精神心理活动，是基于皮层下较低层次的脑的活动，在感受外界情境刺激后产生。③"欲神"与"元神"同为皮质下中枢所调控，但其多为个体和种系延续等生物功能，或为自主萌动，或为外界刺激所诱（"识神"）而发动。"识神"和"欲神"的过度活动，都会对"元神"的自主调控产生干扰。在追求心身健康的过程中，要做到排斥"识神"，节抑"欲神"，使个体处于"元神"的最佳调控状态。

**7. "心身相互作用层次"论**　形神关系的复杂，涉及心身关系层次的错综复杂，但至今国外没有深入研究。我们在研究中医文献时发现，有关心身相互制约及心身结构的理论假说，可以简单地分成三个层次：①低层次的是"欲神"起作用，其作用方向为"身→心"，其中身体的因素常起着原因性、决定性的作用；②中层次的是"身→身"，此时"元神"发挥主导作用；③最高层次的是围绕"识神"的心身关系，错综复杂，可概括为"身→心→身"。因此，情志与躯体的相互作用在不同层面是不一样的。最低层次是生理决定心理；中间层次的是躯体影响躯体；最高层次则是情志（心理）调控躯体。此论非常类似于明末名医绮石所论："以先天生成之体论，则精生气，气生神；以后天运用之主宰论，则神驭气，气驭精。"

　　近年来，随着现代社会生存环境的变化以及人们工作和生活节奏的加快，各种应激因素加剧，许多由社会、心理等因素导致的情志疾病的发病率日渐增高，成为威胁人们身心健康的隐患。中医情志医学强调人的生理、心理与社会、环境的统一性，这与现代生物-心理-社会-环境医学模式相契合。近年来，中医学在情志疾病的防治中以其擅长身心并治颇显优势，备受瞩目，成为中医学研究的重要课题。美国著名的未来学家凯文·凯利在《科学想要什么》中做出预测，认为全球科学技术发展有虚拟化趋势，并特别强调医学将更关注精神、意识、思维、情感等问题，而且和科学总体的虚拟化趋势有内在联系。这与著名的未来学家奈斯比特于20多年前在其所著的《世界大趋势》中的预测相一致。其实，医学界早就有人提出21世纪是生命科学的世纪，人们将更注重精神、心理，更注重情志问题。通过梳理并不断发展中医情志医学的相关理论，可为情志疾病的防治和研究提供理论支撑和借鉴。

# 130　论中医情志学学科框架构建

　　中医情志学是研究情志在生命活动和疾病过程中的作用及其规律的一门新兴学科。中医情志学具有基础理论与临床应用的双重性质。学者乔明琦等分析了中医情志学学科的概念、性质及其研究对象与任务，认为情志概念体系、情志种类及其分类、情志理论、情志活动、情志发展与分化、情志表达与理解、情志心理、情志生理、情志病理以及情志病证及其防治构成了中医情志学学科的基本框架。

## 中医情志学学科概念及其性质

　　**1. 学科概念**　中医情志学是研究情志在生命活动和疾病过程中的作用及其规律的一门新兴学科。它是在深入开掘传统七情学说基础上，依据大量对当今社会条件下情志与疾病和健康关系的现代研究，并与国内外情绪研究新进展、新认识比较、融汇而建立的理论与临床实践相结合的学科。与中医基础理论等基础学科不同，中医情志学具有基础理论与临床应用的双重性质，是中医学的一个新分支。

　　情志是中医学对情绪包括情感的特有称谓。情绪是目前国际医学、心理学界最为活跃的研究领域之一。作为人们最为丰富复杂的情感世界（情感是用来表达人的社会性情绪的概念），其对健康和疾病的影响，已成为医学、医学心理学关注的焦点。美国心理学家利柏称"人类在经历了两个艰难的生存和技术时代后，当今已步入情绪时代，人们是带着情绪去认识世界和研究人类自身的"。WHO1995年度有关疾病谱的报告表明：典型的情绪异常的抑郁症已跃居心脑血管疾患与肿瘤之前，成为全球第一位疾病。这不仅印证了利柏的论断，而且为人们关注情绪敲响了警钟。随着新世纪的到来，人们更加注重自己的情感世界，并付诸社会实践。情绪已成为人的自我价值实现的晴雨表，人际交往联系的纽带，已成为人们衡量自己心身是否健康的敏感指标。

　　时代要求医学、心理学对情绪在生命活动和疾病过程中的作用及其规律进行深入研究并做出系统回答。中医情志学正是适应时代这一要求而建立的。传统的七情学说蕴含着中医学对情志与健康，尤其与疾病关系的深刻认识和有效防治经验。但它本身带有的先天性缺陷使它无法满足时代要求和发挥应有的作用。①七情学说形成于2000余年前的封建社会，它有关情志与疾病关系的认识、经验不能反映当今社会的变化，已难以适应时代的要求。②七情学说理论薄弱，概念含混，缺乏对情志本质和情志生命价值的理论认识，无法满足时代对情志理论的需求。因此，七情学说需要从适应时代要求的蜕变中实现她自身的飞跃。

　　近20年来，中医学界对情志理论、临床和实验研究取得广泛进展。情志在生命活动中的多方面价值已逐步认识，情志在当今社会条件下致病的原因、条件及宏观和微观机制正在探讨、揭示，与情志有关的疾病正从临床各科中整理分化，其防治原则、治法方药已总结形成。以上进展显示中医情志学作为一门新学科的框架正在形成。

　　**2. 学科性质**　作为适应时代要求而产生的新学科，中医情志学与基础或临床学科不同，它的临床性质是综合性的，涉及中医基础理论与临床各科，具有基础理论与临床应用双重性质。首先，它从中医基础理论中分化出来，要系统深入研究阐明情志概念、表现、作用等一系列问题，构建起情志理论框架，因而具有基础性质。其次，它需要揭示情志和疾病关系，要从临床各科与情志有关的病证中，寻找共性规律，概括总结出情志病证作具体分析论治，因此，它又具有临床性质。侧重理论并结合临床指导实践，决定了它是一门综合性学科。同时也预示了该学科今后的发展方向和今后学科的生长点。

## 中医情志学的研究对象与任务

**1. 研究对象**　中医情志学的研究对象是人以及高等动物的正常情志活动和异常情志变化。内容包括情志现象、本质以及情志、生命健康和疾病的影响与作用规律。首先，中医情志学要研究人的正常情志活动。因为情志是生命活动的重要内涵，只有研究阐明情志现象与本质，对生命活动的作用及其规律，才能对生命本质和健康有深刻的理解，从而提高当今医学所重视的生命质量。其次，要研究疾病中的情志异常变化。情志与疾病的密切关系，已为科学研究所公认、证实。"百病皆生于气"，是中医学对这一关系的精炼概括。但情志异常由何引起，在什么条件下方能致病，其共同规律与具体机制是什么，如何调摄情志预防和治疗情志病证，这一系列问题迫切需要中医情志学做出回答。传统的七情学说虽已提出"五志伤五脏"的情志致病理论模式，但这一从哲学思辨中提出而且至今未得到临床证实的假说，到底有多大的指导价值，需要我们重新给予审视、修正，或提出新的理论模式以真正有效地指导当今社会的情志病证的治疗。

正像当今科学发展离不开实验一样，中医情志学的建立和发展也需要以实验研究为其重要基础。只有借助实验，情志对生命和疾病的作用机制才能得以深入阐明。达尔文《人与动物的表情》已证实人和高等动物的表情具有共同性，为在动物中开展情志实验提供了科学依据，情绪心理学的大量研究成果和新理论的提出大多是借助动物实验取得的。因此，中医情志学的研究对象尚应包括高等动物的情志活动，它需借鉴实验动物学的有关知识，从中医学角度对动物的情志表现、行为做出相应描述，提出衡量判断情志反应的标准。并以此为基础，进行情志病证动物模型研制，借助模型开展情志致病机制与治疗方药作用机制等研究。以期对情志本质和情志反应的机制能有深入揭示和科学阐述，把中医情志学建立在现代科学基础之上。

**2. 主要任务**

（1）揭示情志复杂内涵，构建情志学科理论框架：情志是本学科的核心概念，具有巨大复杂性和表现的多样性。目前已知情志活动是包含多种心理成分，而且涉及多种生理变化的复杂反应。但究竟卷入多少心理、生理因素，各自的作用及其关系如何，尚不清楚。而情志理论更是复杂系统，情志如何产生，有何作用，其释放与调控关系怎样，情志与心神、志意、欲愿等心理活动是何关系，这均需给予系统的理论阐述。因此，揭示情志内涵，构建起理化框架，情志研究才能具有明确对象并获得理论指导。

（2）研究揭示情志生理基础与病变机制：一门学科一定要有科学理论与事实为其基础。传统的五脏化五气以生喜怒悲忧恐的认识，仅仅提供了概念性联系。要真正认识揭示它与脏腑经络气血的关系，需要引入现代科技手段，做大量严谨细致的实验工作。中医学对情志病证认识深刻，运用现代科技手段，从中医角度深入工作，有可能取得有价值的新发现，从而提高中医情志学的科学水平。

（3）规范情志病证，探索情志与疾病的本质联系：目前亟待研究解决的问题是①情志病证的规范化。冠之以情志病证的已达100余种，已引起认识上的混乱。何谓情志病证，在发病表现、转归及诊治上有何不同于一般疾病的特点，要从病证规范的水平上，认真开展研究，提出情志病证的准确概念，建立相应的诊断参考标准，否则研究难以深入。②探索情志与疾病的本质联系，抓住典型的情志病证，具体探索情志致病的原因、条件与发病机制。搞清以上问题，为今后深入研究奠定坚实可靠的基础。

（4）寻找总结行之有效的防治原则和治法方药：情志病证重在预防，但怎样预防，这需要进行两方面的研究：①结合上面情志表现、性质的研究，总结对促进心身健康有益情志的种类，提出调摄情志的原则。②依据对情志病病理的研究，总结如何避免不良刺激产生的方法，从而达到预防的目的。情志病证的治疗是迫切需要研究回答的问题。以下两方面是当前研究的重点：①发掘传统的情志疗法与治疗方药。传统的情志相胜、两情制约、羞辱激怒等疗法古人多用之取效，因此至今仍有较高研究应用价值。但是否适合今天，应作何种改进，需借鉴现代科研方法进行严谨观察验证，以总结出适合于当今社会的情志病证治法方药。②借鉴国外心理咨询、治疗的先进经验。近年各种疗法如行为治疗、认知疗法、脱敏以及厌恶、奖励疗法均有较高应用价值。借鉴这些先进经验可促进中医情志疗法的系统和完善，提高治疗水平。

# 中医情志学学科框架

**1. 中医情志学学科框架建构的原则**　建构中医情志学学科框架必须考虑到该学科面临的任务，要回答的基本问题，并能引导其随后的发展研究领域。按照这一原则，如下内容将可能构成其基本框架。

**2. 中医情志学学科框架**

（1）情志概念体系：概念是构成理论的基本单位，同时是有意义学习的核心。一门学科中，各概念相互联系，构成概念层次系统。中医情志学是由哪些概念组成的，其核心概念是什么，各概念之间的关系又是怎样的，如何对该学科的各概念给出科学的定义，是中医学各学科，尤其是中医基础理论等基础学科的一大缺陷。因此，需要引入、借鉴相关学科，尤其是现代科学概念定义的方法对该学科各概念做出较为准确的阐述。研究并回答以上问题，是该学科构建的基础。

（2）情志种类及其分类：分类是一切学科研究的开始，情绪科学研究进展证明：人类包括高级哺乳动物的情志丰富多样，七情仅是其中的沧海一粟。主要的情志有哪些，如何对种类繁多的情志做出可能的、科学的分类，回答该类问题，将勾画出该学科的主要研究对象。

（3）情志理论：理论是一门学科的脊骨、灵魂，没有理论便构不成学科。中医情志学的理论是什么，还仅仅是七情分属五脏的五志五脏论吗？显然不够！提出新的科学假说、理论，是该学科构建的重要任务。该理论需要回答的是：情志的价值是什么，它与脏腑气血的关系或曰其生理机制是什么，它在心理结构中的地位是什么，与其他心理活动的关系是怎样的，情志是如何产生和表达的。只有对此类问题做出基本回答，才有可能对该学科研究给出应有的指导。

（4）情志活动：情志发生、转换时的表情、内心体验及相应的生理、行为变化，构成情志活动的主要内涵，并由此形成与其他心理活动相区别的关键特征。研究并阐释情志活动的三方面的内容，将显示该学科主要研究对象的主要内涵，展现情志研究的基本领域。传统的七情学说仅对情志生理变化有较为深刻的论述，对情志表情仅有粗浅、笼统的描述，情志体验未予涉及。表情是当今情绪研究最为活跃、发展最为迅速的领域，情志体验对人的心理、生理影响至关重要。拓展这方面的研究，是该学科义不容辞的任务。

（5）情志发展与分化：情志随同人生而发展变化，由婴儿的含混一体的简单情志逐步分化发展为丰富多彩、细腻纷繁的情感世界。对情志活动有初步、整体性认识之后，探索情志的发展分化过程及其规律，是该学科不可缺如的内容。七情学说对此少有论及。情绪心理学已在该领域取得重要进展，借鉴其研究成果，尤其研究方法、手段，尽快开展该方面的研究，提出本学科有关情志发展和分化的观点、学说，是摆在当前的研究课题。

（6）情志表达与理解：情感是人们联结的纽带，情感交流是人生的必需。人们是通过哪些方式、手段表达其情志、情感的，人们又是如何读懂他人的情感的，不了解这一交流过程及其机制，我们就无法真正理解情志对健康、疾病及其康复的影响和作用。七情学说、中医理论都无法回答这一问题，需要借鉴、汲取语言心理学、阅读心理学、情绪科学等相关学科的知识、方法，首先做出理论上地表述，同时开展实际研究，积累研究资料，逐渐形成该学科的知识。

（7）情志心理：主要研究阐明情志在心理结构中的地位及其与其他心理活动的关系。情志活动仅是人的整个心理活动的一个侧面，它与动机、认知、记忆、意志及个性、能力等重要心理活动关系如何，与中医学的神志、志意、气质类型等的联系与区别又是怎样的？这是该学科不得不回答的问题。只有对此做出研究和论述，才能较为准确地把握情志特点，较为深刻地解释情志现象。

（8）情志生理：一切心理活动的终极原因最终要落脚到其生理基础。只有对情志活动做出生理层面上地解释，该学科才具有科学基础。现代心理学之所以从 1932 年算起，就是因为德国心理学家冯特建立起世界上第一个心理实验室,成为心理学发展史上的分水岭。心理学从此摆脱传统的哲学思辨走上科学研究的途径。情志与脏腑的关系仍是核心问题,情志分属五脏,还是由一脏所主,五脏或一脏是如何主持情志活动及其变化的?这远非是哲学思辨式的猜测以及前人文献演绎式的阐发等文章所能回答出来的。严格讲,此类研究于事无补。需要从情志病证入手,借鉴情绪生理的研究手段,一步一步地探索、揭示脏腑主持情志活动的具体机制。我们的前期工作显示:肝脏在情志活动中发挥着比其他脏腑更为重要的作用,肝调畅情志、调节情志活动的生理机制与机体单胺类神经递质有关。深入持久地开展这一研究将逐步揭示情志的生理基础。

(9)情志病理:主要研究情志致病的条件、方式和损伤脏腑的规律,探索情志病证的病理生理微观机制,为情志病证的防治提供理论支撑和知识基础。与情志概念、分类等不同,古代的文献资料对此仅具有参考意义。情志病理研究需要在严格科研设计下的流行病学调研,尤其是病理生理学指标的检测,以积累研究工作的资料,从中寻找、发现共性规律。例如,我们依据十余年的工作积累,总结出情志致病方式和损伤脏腑的规律,提出"多情交织共同为病首先伤肝"的科学假说,为该领域的研究进行了有意义的探索。

(10)情志病证及其防治:这是临床结合理论的研究内容。需要搞清楚情志病证的共性特征及其与其他病证的鉴别依据,总结预防和治疗情志病证的经验方法,上升到理论水平,为各具体情志病证的防治提供理论指导。

以上10个方面涉及该学科需要研究和回答的基本问题,因此,可视为中医情志学学科的基本框架。

## 131　论中医情志疗法诊疗规范的创立

情志疗法是我国传统医学中所包含的心理疗法成分，主要内容是将人的情绪归结为喜怒忧思悲恐惊七种，称之为七情。七情过度即产生相应的身心疾病，而治疗则按照五行相生相克的原理实施。中医心理学是近代学者归纳中医古典中有关心理学治疗思想后总结出来的一个名词。情志疗法则是中医心理学的精髓，其在现代虽有一定的运用，但创新不够。不少文献在解释七情致病机制或案例时，常原原本本地转引古籍中生涩难懂的古文，而阻碍情态疗法进展的紧迫问题则是其缺乏一个诊疗标准。用"七情疗法""七情疾病""中医心理学"等作为关键词检索近 30 年来的文献，发现相关文献数量偏少，情志疗法的理论水平仍旧停留在参考古籍的层面，理论研究与创新不足。学者阮鹏提出了利用李克特量表法加上试探技术对患者情志现状进行诊断，并进一步细化了情志疗法的治疗规范，阐述了情志疗法的运用要领。

### 七情的诊断评价技术

中医望闻问切的诊断法针对心理症状显得不足。因为心理症状难以通过目测、把脉等准确判断，并且患者可以逃避自己的问题，从而左右诊断结果。因此，情志的诊断需要结合多种技术。

**1. 症状的严重程度借用五级评分法**　采用李克特量表中的五级评分法，一般 5 分为最严重，1 分为最轻。这样结果处理起来简易。为了确保评分的准确性，可由多名医生共同执行。西方心理学诊断往往也采用量表法，属于定量评价的一种。五级评分法的特点在于评分由医生评定，从而避免患者故意回避问题。相对西方心理测量（其中还有患者自评的情况），此法的优点在于简单快捷，且不需要正常人的分数来做参照。

**2. 情志症状的试探术**　在医生面前，患者可能因为面子、隐私而故意掩盖事实。要摸清患者真实的情志状态需要使用试探手段，即用一些语言、问题、任务等进行测试，目的是暴露患者的真实情况。医生通过观察得到真相。试探的方法应根据不同情志进行设计。

**3. 间接诊断法**　当患者可能故意掩饰问题或对自身问题难以准确表达时，可进行间接诊断：一是向患者亲友进行询问；二是间接观察患者，即让患者置身无防备的环境中，医生在暗处观察；三是类推法，即在一批患者中，情志问题的诱发因素如相似，则他们往往具有类似的心理症状。例如地震幸存者、车祸死亡者家属等。

**4. 外围诊断**　患者的情志问题往往与其现有疾病、病史、性格、心理承受能力、知识结构、遭受的具体事件等有关，这些可统称为外围情况。也需进行评估诊断。

**5. 自诊自评**　即患者的自我诊断。部分患者能够清楚地表达自身感受，并积极配合医生的询问。患者自我诊断、表达可使医生的诊断结果更准确和全面。

### 情志诊断的评分与试探项目设计

如果患者相关情志因离开原环境而表征不突出，可以先给予适当的试探、刺激后再作诊断。

**1. 喜的评分与试探项目**　喜指狂喜、大喜过度、喜而不止。喜伤心，可以导致人体气血运行紊乱、烦躁不安、失眠等。喜的评分项目包括笑的程度、持续时间、频率以及睡眠质量等。喜的表征一般较突出，试探可用不同程度的激怒进行，评价其对不同负面刺激的反应情况。

**2. 怒的评分与试探项目**　怒指暴怒、愤怒过度。怒伤肝，怒者常导致肝气郁结、呕血、情绪激动，可诱发心脏病而亡。怒的评分项目包括患者怒的表情、怒引发的过激言行、持续时间等。往往因诱因消失，患者怒的外在表现随之减少，这时需要进行适当试探。如尝试用不同的负面语言来刺激患者，若对轻微负面刺激也反应强烈，则表明患者怒气较大。另可用幽默来试探，观察患者能否正常感知。

**3. 忧的评分与试探项目**　忧指忧愁、苦恼。忧伤肺，而肺主管呼吸，可导致气机不畅，出现咳嗽、呕吐、食欲下降等情况。忧的评分项目包括持续时间、表情与语言、乐观或悲观程度、思维反应等。因忧伤的人行为稍呆滞，完成任务反应较慢。忧的试探策略：让患者预测一些事件的结果、成功率等。

**4. 思的评分与试探项目**　思指思虑过度。思伤脾，脾主运化，统血、肌肉、四肢等。思虑过度，使人消化不良，失眠多梦等。思的评分项目包括思虑时间，所思问题的重要性，饮食与消化情况。思虑者往往对周围的事物漠不关心。试探策略：就患者熟知的、易答的问题进行提问，但问题不涉及患者思虑的具体事情。注意掌握患者回答的速度和内容翔实与否。

**5. 悲的评分与试探项目**　悲指悲伤过度，悲痛。悲伤心包，悲则气消，耗伤肺气，导致咳嗽、失眠等。悲的评分项目有时间、频率，患者的正常活动能力，睡眠质量与呼吸系统疾病等。悲伤的表征往往较为明显，但个别患者可能由于刺激过度而表现木讷，如行为呆滞，且无哭闹情况。试探策略：就打击事件对患者进行询问，引导患者对该事件表达出正常的情绪，进而再做出详细诊断。

**6. 恐的评分与试探项目**　恐是惊恐不安。恐伤肾，影响生理功能，严重者可出现精神错乱、癫痫等症状。恐的评分项目包括恐的表情、言行、持续时间、性生活评估等。患者在离开刺激源后恐的表征往往减少或消失。试探策略：让患者再度回忆恐怖的情景，谈令其恐怖的话题等。

**7. 惊的评分与试探项目**　惊指惊恐、惊慌等。惊伤胆，胆主决断，影响睡眠，使人心神不宁，失眠多梦。惊的评分项目包括惊恐表情、言行、持续的时间、睡眠质量等。惊的情况与恐相似，试探策略：重现惊恐的情景。

**8. 评分的处理**　每种情志的评分条数不一，因此不能简单累加。处理方法有三种：一是取最高分；二是累加后求平均；三是每个项目赋予不同的权重比例，再累加求和。一般情况下得分超过 3 分就可纳入治疗干预范围。

## 七情疗法规范的初步创立

情志疗法基于五行原理进行，但相关阐述过于简单松散，缺乏临床指导意义。

**1. 喜的治疗规范**　喜的治疗用恐。因喜属火，恐属水。此外，与喜相反的情志悲和怒也能对喜产生疗效。

（1）恐治疗喜：古代医生常用"死"恐吓因喜致病的患者。操作要领：用现代医学仪器进行伪诊断，医生可以用某种重症绝症来惊吓患者。治疗后患者应在医生、亲属的监督下，待病情缓解后或达到理想效果后，再以"误诊""笔误"等为由作解释，消除患者对死亡的恐惧。亲属应及时告知患者医生故意误诊的原委。

（2）悲治疗喜：古代医生用悲治疗喜，仍然是借助"死"，不同的是承担"死亡"角色的一般是患者重要亲属。操作要领：告知患者其某位重要亲友病危或意外死亡，让患者悲伤，待病情好转，再告知原委。

（3）怒治疗喜：操作要领：故意激怒患者。可试用羞辱，辱骂，损坏患者心爱之物，诋毁患者能力与业绩等。一般安排其亲友执行，也可是患者憎恶之人。待病情好转，告知原委，消除余怒，避免患者因怒报复。因激怒对方可能导致过激行为，因此怒治喜应放在前两种疗法无效之后。

流程小结：①掌握患者喜因；②掌握患者特别在乎的其他事件；③患者的亲友一反常态激怒之；④利用患者厌恶的人物进行激怒；⑤如上述效果不佳，辅以破坏、隐藏患者喜欢的物品；⑥激怒疗效达到满意，及时告知原委，解除愤怒。

**2. 怒的治疗规范**　怒的治疗一般用悲和喜。怒属木，悲属金，金克木。由于喜的疗法更为人性化，因此首先尝试用喜来治疗怒。

（1）喜治疗怒：喜治疗怒包括三方面：一是幽默疗法，如喜剧片，幽默故事；二是激励疗法，鼓励、夸奖患者，告知喜讯等；三是感动干预，就是感动患者，让患者心生感激，用感恩化解愤怒。

（2）悲治疗怒：悲的疗法有两个内容：一是让患者悲伤；二是使患者自卑。给患者以打击，或者指出患者不足、缺点等使其自卑，皆可转移或化解愤怒情绪。

流程小结：①掌握患者怒因；②掌握患者自身的缺点、缺陷；③让患者远离愤怒的诱因；④尝试让患者振奋起来；⑤以上效果不佳或实施困难时酌情采用悲伤、羞辱的方法；⑥显效后及时告知患者故意为之的缘由，并适当肯定赞扬患者。

**3. 忧的治疗规范**　忧伤肺，五行属金，治疗用喜，喜属火，火克金。操作要领：喜的疗法在此可以扩展到四个方面：一是用喜事、幽默的方式进行干预治疗；二是激励、鼓励患者，提升患者的自尊感、自信心；三是帮助患者在学业、事业上取得成功，获取成就感；四是给予患者经济物质上的实际救助。

流程小结：①掌握患者病因，了解患者的困境及迫切需求；②解决患者所忧之事；③帮助患者取得成功，提升自信；④对经济贫困患者给予经济、物质上的实际救助；⑤待病情好转后可持续给予帮助。

**4. 思的治疗规范**　脾产生了思，肝产生了怒。脾属土，肝属木，木能克土。另外喜、恐也能辅助治疗思。用怒治疗思，方法是故意使之愤怒或使用激将法。怒可以刺激肾上腺素分泌，进而使人精神振奋。喜的介入常在怒疗之后。患者虽然消除了过度思虑，但思虑起因往往没有得到根本解决。因此，帮助患者排忧解难即可更全面地恢复心理健康。恐治疗思，原理是用患者害怕的东西惊吓患者，让患者停止思索，回到现实中来。

流程小结：①掌握患者忧思根源，掌握患者非常在乎、在意的事件；②从源头入手对症下药，解除发病诱因；③用羞辱、嘲讽等激怒患者；④怒疗见效后，适当用喜振奋患者，给患者带来希望；⑤治疗目的达到后，向患者说明故意激怒原因。

**5. 悲的治疗规范**　喜属火，悲属金，火能克金，故以喜治疗悲。此外，思也能辅助治疗，就是帮助患者思考，正确认识问题。

（1）喜治疗悲：喜的疗法在此主要是指戏谑患者，让患者大笑。例如古代医生使用"月经不调""喜脉"等故作糊涂戏谑男患者，让患者忍俊不禁。但不宜带有侮辱、惊吓成分。见效后，亲友酌情向患者如实相告医生的初衷。

（2）思治疗悲：就是引导患者科学思考，认清问题，达到知之而不怕的效果，或掌握正确处理问题的方法。当患者对医护人员存在不信任感时，应通过第三方进行解说，包括权威教材上的信息，或建议患者咨询其他医院的专家。

流程小结：①掌握患者悲伤的缘由；②了解患者乐见的一些事情；③对症下药，帮助患者处理好诱因，转移患者的注意力；④巧用反差大的事件诱使患者发笑；⑤当患者存在错误思想时，给予科学引导。

**6. 恐的治疗规范**　思属土，恐属水，土能克水。恐的治疗用思，就是用科学的方法引导患者正确认识问题，掌握科学应对的方法。操作要领：首先掌握患者恐的根源，然后给予科学解说、实地验证，让患者眼见为实。另外也可用安慰剂法。如古籍案例：某人在夜晚喝了石槽里的水，第二天才发现石槽里有很多红线虫，于是一病不起。医生将红线剪短埋在药丸里，嘱其服下，患者看到自己排出无数红线，以为是红线虫出来了，于是不治而愈。

流程小结：①掌握患者恐惧的原因；②查找诱发事件的真相，给予科学解释；③用事实证明，让患者亲见被自己误解的事情；④第三方解释。

**7. 惊的治疗规范**　惊的治疗用恐，就是以惊恐抑制惊恐，目的是使患者习以为常，见惯不惊。这类似于现代西方心理学里的脱敏疗法。惊与恐有相似处，五行皆属水，因此还可以用思来治疗，即让患者科学认识惊恐。人对未知事物常怀恐惧，认识后即可消除。另外，也可以用鼓励激发患者的勇气。

流程小结：①掌握患者受惊吓原因；②给予患者科学解释；③用鼓励、激将法给患者壮胆；④在亲友陪同下实施脱敏疗法。

# 132　系统论思想在中医情志护理中的应用

中医情志护理是经过长期医疗护理实践逐渐形成和发展起来的一个独特的护理体系，是中医药学的重要组成部分。中医情志护理是护理人员使用药物治疗措施外运用其他方式来影响和改善患者的情绪，缓解心理压力，解除患者顾虑，使患者能在最好的心理状态下接受治疗和护理，达到早日康复的目的。近年来，随着生物-心理-社会医学模式普遍运用于临床，心理护理愈发受到重视，而中医情志护理也随之取得了重大进步。但专业实践性不强、学科特色不明显等一系列问题依然存在于中医情志护理中并深深困扰着临床护理人员。然而，借助系统论的诸多思想就可以一定程度上突破局限，促进发展。学者彭丽华等以系统论的整体性、联系性、动态性、层次性、最优化等在中医情志护理中的应用做了初步解析。

## 中医情志护理的历史起源

情感是人体对外在的事物和现象以及与他人接触过程中做出的反应，包括意识、思维、情感等精神活动，对人的身心健康起着至关重要的作用。中医药历来重视情志因素对疾病发病的影响，早在《黄帝内经》中就对情志与疾病之间的关系和情志护理的方法做了具体的详细记载。《素问·汤液醪醴论》提出"精神不进，志意不治，故病不可愈"，就很好地阐释了情志与疾病的关系。《素问·阴阳应象大论》指出"喜伤心""怒伤肝""思伤脾""恐伤肾""忧伤肺"，异常的心理活动可以导致疾病的发生，并提出了情志相胜的护理措施，如"悲胜怒""恐胜喜""喜胜悲""怒胜思""思胜恐"，以情治情的护理方法就充分体现了系统论的整体性原则。可见中医情志护理有着数千年的悠久历史，对中国人的健康乃至全人类的健康有着日益深远的影响，值得深入研究并推广。

## 中医情志护理的系统论解析

**1. 整体性原则**　整体性原则是系统科学方法的首要原则，是对于事物和现象的完整性、统一性和联系性的统一认识，是运用系统方法研究和解决问题的出发点和根本依据。它不仅侧重于各种元素间的优势和劣势，而且从整体出发，重点关注元素间的联系和作用，并通过相互的有机组合，以提高系统的整体水平。系统论的整体性原则在中医情志护理中有诸多体现，其中突出体现在人体自身是一个整体、人与外部自然环境以及人与社会环境的整体性这三个方面。

（1）人体是一个有机的整体：人体是一个有机的整体，各脏腑不仅在生理功能上密切配合，而且在病理上也相互影响。掌握它们之间的关系，有助于指导临床护理。在疾病发展过程中，情志的变化通常会引起病情发生明显的变化。极端的情志变化会伤及一脏又会影响他脏，从而使机体功能紊乱，使病情加重。以常见的临床情志疾病抑郁症为例，中医虽然没有抑郁症的病名，但对其有类似的阐述。中医认为忧思或者悲忧是形成抑郁症的主要原因，可见其涉及的脏腑有脾、肺两脏。而抑郁症的症状也涉及中医学的"百合病"中的部分内容，可知抑郁症也涉及于心。由于抑郁症的临床表现有抑郁症和躁郁症两种，而精神躁郁的症状可囊括"癫狂"和"脏躁"里的内容，可见喜悦与愤怒这两种情志变化也可发生在抑郁病之中。可见，情志活动本身就是一个整体，而这个整体的产生是由于人体内存在着承担情志活动的整体系统，这个系统是在心神的统领之下，五脏相互协调统一产生各种情志变化。因此护理人员应把患者当作一个有机整体，注意观察患者的情绪变化，以避免患者情绪过于极端影响身体的整体功能。

（2）人与自然环境的统一性：自然环境与人体是一个整体，人与自然紧密相关。人类生存于与自身相适应的自然环境中，一旦长期适应的自然环境发生了变化或者人体本身功能异常，就不能很好地适应自然环境的变化，由此就会产生疾病。《素问·命宝全形论》指出"人以天地之气生，四时之法成"，可见外部自然环境是维持人体生命活动的必要条件，而这其中也必定包括情志的产生和变化。如一位年轻的女性患者，意外得知自己得了乳腺癌，入院后便沉默寡言、郁郁寡欢，不久病情便恶化，这个例子从侧面反映出自然环境对疾病发展的重要性，患者沉默寡言的原因是得知病情后，陷入恐惧、悲伤的情绪之中，加之医院陌生的环境，加剧了患者的恐惧、悲伤与孤独之情，从而说明了人体、自然与情志是一个整体，所以在护理工作中，要关注因自然环境发生变化对患者情绪产生的负面影响，适当予以调整干预，这样才能提高护理质量。

（3）人与社会环境的统一性：人生活在社会环境中，社会环境的变化影响人体的身心健康。一般来说，良好的社会环境能使人心情愉快，积极向上；恶劣的社会环境则会使人萎靡不振，情绪消极，从而引发或加重疾病。如亲人间的生死别离、生活条件或社会地位的高低或贫富的变更均可引起情志的剧烈变化而成为致病因素。这就说明了人体、社会与情志的统一性。

**2. 联系性原则** 系统的各要素之间及系统与环境之间是相互联系和相互作用的，系统的整体属性和功能也是在系统内外环境的相互联系和作用中呈现出来的。系统是由相互关联的元素构成的，系统的各个组成部分互相配合、互相影响。联系性原则是系统论的基本理论思想之一，联系性原则在中医情志护理中有着广泛的应用。情志变化受多种因素影响，自然环境、社会环境、病理因素以及个体因素等都可以导致情志的变化，这就说明情志与上述因素存在着普遍联系，其中一个因素发生了变化，相应地就会引起情志的变化。再如，不同的情绪刺激，不但会对各脏器有直接的影响，也会互相影响，相兼为害，伤及多脏，如郁怒伤肝，肝气横逆，又常犯脾胃，出现肝脾不调，肝胃不和等证。这些都体现了联系性原则在情志护理中的应用，这就提示护理人员在临床情志护理实践中重视运用系统论的联系性原则，关注不同因素变化对于患者情志的影响，从而为患者提供有效的护理措施。

**3. 动态性原则** 系统的动态性是指在实际的自然系统中，随着物流、能流、信息流不断的运动，从孕育、产生、生长、成熟到衰退、消亡的这种变化过程。患者本身作为一个开放系统，也具有动态性。如陈少莲等对择期手术患者术前访视进行情志干预的研究，发现实验前后患者焦虑量表得分差异有统计学意义，故得出中医情志护理对择期手术患者术前焦虑状况具有良好的调节作用。这也从侧面提示患者的情绪不是一成不变的，尤其对于身患疾病的患者情绪往往更容易波动，因此这就要求护理人员充分理解并运用系统论的动态性原则来动态评估患者的情绪状态，不断改进情志护理干预的措施与方法，使之与患者不断变化着的情绪相适应。

**4. 层次性原则** 层次性指事物系统垂直结构的递进关系。每个层次的事物，既是一个相对独立的系统，又构成了系统上一层次的要素。这种思维不仅可以按图索骥、寻根究底，找到问题的根本原因所在，还可以提高护理人员的逻辑层次性，促进护理工作的科学、有序。由《素问·灵兰秘典》所言的"心者，君主之官，神明出焉"和《灵枢·大惑论》中的"心者，神之舍也"可见，心主宰人的精神意识活动，在情志活动中起主导作用，因此当情感上的压力超过人体正常调节范围而成为致病因素时，其最初影响于心，再由心传及其他脏腑，这充分体现了五脏之间的层次理论对情志的影响。再如，大家所熟悉的胃脘痛，胃脘痛是一种很常见的症状，引起胃脘痛的原因很多。

历代医家对这些原因做了大抵的总结，认为主要分为外感六淫、情志不畅、自身脾胃虚弱、饮食不当以及劳累过度等。一位女性因持续胃脘痛入院，通过四诊方法收集患者资料，初步判断患者胃脘痛的原因一是饮食不节，二是情志因素。从表面上看我们也许会认为饮食因素是主要原因，但经进一步深入了解发现饮食不节只是表面因素，而导致她饮食不节制的根本原因是与丈夫关系不融洽，夫妻经常吵架，以致长期情绪不佳。根据这一发现除制定更明确的护理计划和护理措施。针对这位患者除进行饮食方面的指导外，更应注重调畅情志，只有改善她的不良心理状态，才能使她早日康复。由此指导护理人员在临床工作中善于运用层次性原则，通过模糊观念逐渐向具体、深化过渡，从而更好地提高护理效果。

**5. 最优化原则**　护理工作中的最优化原则指根据患者自身的情况，基于对疗效、病程、成本、满意度、工作量等目标进行优化，并且权衡优化的必要性和可行性，达到事半功倍的效果。在中医情志护理中，存在许多原则和方法，比如真挚体贴、全面照顾、因人而异、有的放矢等原则；关心体贴、语言启发、解惑释疑、情志相胜、顺情从欲等方法。无论原则还是方法，无一不体现出应根据患者的具体病情选择合适的护理方案，以期达到全方面最优化的效果。

## 中医情志护理的局限性

中医情志护理源远流长，拥有着良好的本土优势，与西方心理学相比更适合中国人的体质和心理状况，但目前临床工作中存在很多问题导致中医情志护理无法开展或开展不顺利。中医护理人力资源缺乏且配比不足，中医护理操作开展受限制，护理人员忙于治疗、给药性操作，无暇顾及与患者沟通，缺乏与患者沟通交流的能力等均是影响中医情志护理开展的重要因素。除此之外，虽然情志护理已经开始受到大家的重视，也进行了一系列的情志护理研究，但是临床研究仍偏于形式化，不够深入，并且临床研究仍局限于"七情"，其他情志和复杂情志的研究较少，疾病病种的临床研究还不够广泛。

随着现代医学模式和人们健康观念的转变，广大护理人员开始认识到中医情志护理的重要性并将其不断推崇与改进。跟随目前发展中医的大趋势，发展中医情志护理应该是一个良好的机遇，但在抓住机遇的同时，护理工作者更应该思考如何应对各种挑战。

为患者提供情志护理的过程，就是护理人员通过对患者情绪的评估、分析、干预与评价，不断对患者情绪进行调整优化的过程。因此，从系统论的角度研究情志护理，可以初步解释如何把人作为一个系统，把情志致病理解为这个系统发生的异常，从系统论的原理来初步探索护理人员对情绪的认知与干预，可为遵循系统规律进行情志护理打下基础，多角度地进行研究与实践，从而提高情志护理的专业性与可操作性，最终达到提升情志护理的效果。

下篇　情志致病与情志之病

# 133　历代医家对情志病的认识

　　历代医家对情志病的认识，学者黄涛等认为，《黄帝内经》建立了中医防治情志病证的理论框架；《金匮要略》中许多条文涉及情志异常；隋唐时期是情志学说的初步形成阶段；宋代陈无择明确提出"七情"的概念；金元时期是情志病学术思想的繁荣时期。明代医家对情志病的认识表现出一定的广度；清代医家对情志病的认识内容非常丰富，涉猎更加广泛。

　　中医对情志病的认识历史久远，历代医家都十分重视情志病的防治。现代社会医学模式已由原有的生物医学模式向心身医学模式转变，情志作为重要的致病因素已经被现代医学理论所证实，情志致病已经越来越受到重视。充分挖掘古代医籍中的相关内容，可以更好地指导认识和治疗情志疾病。

　　《黄帝内经》建立了中医防治情志病证的理论框架。《素问·阴阳应象大论》指出心"在志为喜，喜伤心"；肝"在志为怒，怒伤肝"；肺"在志为忧，忧伤肺"；脾"在志为思，思伤脾"；肾"在志为恐，恐伤肾"。《灵枢·本神》指出"心怵惕思虑则伤神，神伤则恐惧自失，破䐃脱肉……脾愁忧而不解则伤意，意伤则悗乱，四肢不举……肝悲哀动中则伤魂，魂伤则狂忘不精，不精则不正，当人阴缩而挛筋，两胁骨不举……肺喜乐无极则伤魄，魄伤则狂，狂者意不存人，皮革焦……肾盛怒而不止则伤志，志伤则喜忘其前言，腰脊不可以俯仰屈伸"。说明了情志为五脏所主，五志太过会伤及五脏，从而导致形体的疾病。五脏是人体生命活动的核心。五脏功能正常可产生正常的情志活动；反之，五脏功能失调也必然导致情志的异常改变。例如，《灵枢·本神》曰："肝气虚则恐，实则怒……心气虚则悲，实则笑不休。"《素问·举痛论》曰："百病生于气也，怒则气上，喜则气缓，悲则气消，恐则气下……惊则气乱……思则气结。"说明情志失度，可致人体气机紊乱，干扰正常的升降出入，从而导致疾病发生。《黄帝内经》强调心在情志活动中具有主导作用，许多情志活动影响到人的心神，人的心神不稳，就会影响到脏腑或身体的机能。例如，《灵枢·口问》曰："心者，五脏六腑之主也……故悲哀愁忧则心动，心动则五脏六腑皆摇。"

　　在情志病的治疗方面，《黄帝内经》采用祝说病由，开导劝慰和情志相胜、以情胜情的方法治疗。祝由疗法出自《素问·移精变气论》，是医生根据患者的客观表现对其祝说病之由来，分析病情，使患者改变不良的心理状态，调整紊乱的气机，从而治愈疾病。祝由是中国古代心理治疗的重要方法，类似的内容在其他篇章中也有记载，如《灵枢·师传》曰："人之情，莫不恶死而乐生，告之以其败，语之以其善，导之以其所便，开之以其所苦，虽有无道之人，恶有不听者乎？"情志相胜是《黄帝内经》运用"比类取象"的方法，根据五行相克的理论，用一种情志去纠正其所胜的另一种情志的治疗方法。例如，《素问·阴阳应象大论》曰："怒伤肝，悲胜怒……喜伤心，恐胜喜……思伤脾，怒胜思……忧伤肺，喜胜忧……恐伤肾，思胜恐。"

　　此外，在预防情志致病方面，《黄帝内经》秉承了先秦诸子"清静无为""返璞归真""顺应自然""清心寡欲"等思想，从医学的角度提出了保持心神宁静，思想清静，减少物质欲望是预防情志致病的一个重要原则。例如，《素问·上古天真论》曰："恬惔虚无，真气从之，精神内守，病安从来？是以志闲而少欲，心安而不惧。"《素问·生气通天论》曰："清静则肉腠闭拒，虽有大风苛毒，弗之能害。"《素问·痹论》曰："静则神藏，躁则消亡。"《素问·至真要大论》曰："清静则生化治，动则苛疾起。"论述了清静养神能使人体的生理功能保持正常状态，从而避免疾病的发生。

　　汉代张仲景在《金匮要略》中许多条文涉及情志异常。主要有百合病、梅核气、脏躁、奔豚、虚烦不眠、乳中虚等。对建立情志病临床辨证体系有重要贡献，至今仍有效地指导着临床实践。例如，《金匮要略·奔豚气脉证治》曰："奔豚病，从少腹起，上冲咽喉，发作欲死，复还止，皆从惊恐得之。"不仅指出了奔豚气的病因，而且描述了奔豚病的主要症状，并专门创立了奔豚方。隋唐时期，是情志学说的初步形成阶段。巢元方《诸病源候论》曰："怒气则上气不可忍，热痛上抢心，短气欲死不得息也，恚气则积聚在心下，心满不得饮食，忧气则不可极作，暮卧不安席，喜气即不可疾行，不能久立，愁气则喜忘不识人语，置物四方，还取不得去处。"孙思邈效法《黄帝内经》，从七情内伤立论，指出"凡远思强虑伤人，忧愧悲哀伤人，喜乐过度伤人，忿怒不解伤人，汲汲所愿伤人，戚戚所患伤人"。并进一步强调"怒气、愧气、喜气、忧气、愁气，此之为病，皆生积聚"。指出长期不良情绪刺激，如心情抑郁、思欲无穷、喜乐过度等，都会导致积聚的产生。他归纳了七情所致的各种证候，即"喜气为病，则不能疾行，不能久立；怒气为病，则上行不可当，热痛上冲心，短气欲死，不能喘息；忧气为病，则不能苦作，卧不安席；恚气为病，则聚在心下，不能饮食；愁气为病，则平居而忘，置物还取，不记处所，四肢浮肿，不能举上"。他特别强调性情调摄，谆谆告诫"可不自摄养而驰骋六情"。

宋代陈无择结合《黄帝内经》"五志太过致病"学说，提出了著名的三因论，明确提出"七情"的概念，把情志病的病因明确为七情，突出强调了情志因素在疾病发生发展中所起的重大作用。其《三因极一病证方论》曰："七情者，喜、怒、忧、思、悲、恐、惊……为内所因。"

金元时期是中国古代情志病学术思想的繁荣时期，以金元四大家为代表，百家争鸣，深入阐发情志病的病机。在理论上七情学说日益成熟，在实践上情志相胜疗法广泛应用，获得了很大的发展。出现了情志病学术思想发展史上的高峰时期。

刘完素十分重视情志致病，并提出了"五志过极皆为热甚"的著名论点。他认为，"五藏之志者，怒、喜、悲、思、恐也。若志过度则劳，劳则伤本藏，凡五志所伤皆热也。"说明了情志与疾病的相互关系。他还从心立论，心主神，属火，认为五志化火生热，关键在于心的作用。

李东垣在脾胃学说中很重视心理因素。《脾胃论·脾胃虚实传变论》曰："饮食失节，寒温不适，脾胃乃伤。此因喜、怒、忧、恐损耗元气，资助心火，火与元气不两立，火胜则乘其土位，此所以病也。"他在《脾胃论·安养心神调治脾胃论》中提到"凡怒、忿、悲、思、恐、惧皆损元气。夫阴火之炽盛，由心生凝滞，七情不安故也""心君不宁，化而为火"。

朱丹溪也很强调情志病的治疗。《丹溪心法》曰："五志之火，因七情而生……宜以人事制之，非药石能疗，须诊察由以平之。"治疗上重视心理摄生，主张七情无忧，清虚恬静，使心神安泰，并提出"抑性预治"，都是较有创见之论。他对郁证论治尤有见地，认为"人身诸病多生于郁"。

张从正对情志病有许多独特见解，是金元时期治疗情志病的杰出代表。他系统讨论了《黄帝内经》中有关情志病的理论。在《儒门事亲·九气感疾更相为治衍》中归纳了怒、喜、悲、惊、思之气的病证，并对《黄帝内经》情志五行相胜之理进行了发挥，提出运用以情胜情的方法治疗情志疾病："悲可以治怒，以怆恻苦楚之言感之；喜可以治悲，以谑浪亵狎之言娱之；恐可以治喜，以恐惧死亡之言怖之；怒可以治思，以污辱欺罔之言触之；思可以治恐，以虑彼忘此之言夺之。"对于《黄帝内经》"惊者平之"，他理解为使其平常之，认为惊者从外入，以其忽然而遇之，使习见习闻，则不惊矣。

明代医家对情志病的认识有更进一步的发展，表现出一定的广度。张景岳、吴崐、李中梓、孙一奎等都有较深刻的认识且达到了一定的水平。吴崐在《医方考》曰："情志过激，非药可愈，顺以胜情，《黄帝内经》一言，百代宗之，是无形之药也。"张景岳采用"从类分门，附意阐发"的研究方法整理《黄帝内经》。除在各有关情志的条文后加以阐释之外，还专门详论"情志九气"，设立《情志病》专篇，其间体现着张景岳对情志的深刻认识，具有鲜明的脏情相关学术思想。他根据《素问·宣明五气》中"精气并于脾则畏"之说，认为情除了喜、怒、思、忧、恐之外，尚有惊、悲、畏，较之七情多了"畏"。张景岳结合阴阳五行学说和《黄帝内经》，提出了"五志互病"之说。他在《类经·疾病类·情志九气》中指出，心肺皆主于喜；肝胆心肾皆能病怒；心脾皆可病于思；心肺肝脾皆能病于忧；心肾肝脾胃皆主于恐，并进行了详细论述。张景岳发前人所未发，将阴阳五行与五志巧妙地结合起来。他在《类经图翼·运气·五行统论》中指出"五行即阴阳之质，阴阳即五行之气。气非质不立，质非气不行。

行也者，所以行阴阳之气也"，"五者之中，五五二十五，而复有互藏之妙也"。五行互藏，则五脏亦然，故《景岳全书·妇人规·崩淋经漏不止》又曰"五脏之中皆有神气、皆有肺气、皆有肝气、皆有肾气""五脏互移，精气相错"。他全面总结《黄帝内经》对五志的论述，在五志各有其分属的基础上进一步提出五志尚有互通为病且皆主于心。在《类经·九气》中指出"情志之伤，虽五脏各有所属，然求其所由，则无不从心而发……故忧动于心则肺应，思动于心则脾应，怒动于心则肝应，恐动于心则肾应，此所以五志惟心所使也"。在传统的脏腑与情志之间单一对应的理论基础上，提出多情可共伤一脏、情志损伤亦可由一脏而牵连其他脏腑的思想，对脏腑情志的生理病理关系认识得更为深刻，更好地体现了中医所特有的整体观念。

清代医家对情志病的认识内容非常丰富，涉猎更加广泛，情志学说得到了普遍应用。林珮琴《类证治裁》和沈金鳌《杂病源流犀烛》明确指出精神治疗在情志病中的重要地位，认为"人有病在七情者，非药石可治，还当以情治之"。此外，《医宗金鉴》《沈氏尊生书》等医书中，也收集了不少情志病治疗验案。清代吴鞠通《温病条辨》曰："吾谓凡治内侍者，必先祝由，详告以病之所由来，使患者知之，而不敢再犯，又必细体变风变雅，曲察劳人思妇之隐情，婉言以开导之，重言以振惊之，危言以惊惧之，必使之心悦诚服，而后可以奏效如神。"

# 134　论情志病的特点

　　世界卫生组织明确指出"健康不仅是免于疾病和虚弱，而且是保持身体上、精神上和社会适应方面的完整状态"，从而建立了三维健康观念。目前，又将人的道德行为列入，使健康具有四个维度。近年来，随着现代社会生存环境的变化、人们工作和生活节奏的加快，各种应激因素增多，许多由社会、心理等因素导致的情志疾病的发病率日渐增高，成为威胁人们身心健康的隐患。一些由生物因子（细菌、病毒、寄生虫）所致的疾病已被控制，而另一类疾病，如心脑血管疾病、肿瘤、精神病等，已成为人类健康的主要危害。同时，人们还惊讶地发现，曾经为人类健康做出过重大贡献的生物医学，在这些疾病面前显得束手无策。因为这类疾病的发生原因主要不是生物学因素，而是社会因素或/和心理因素。中医情志学说因其强调人体生理、心理与社会、环境一体的整体观，很好地契合了现代生物、心理、社会、环境医学模式，而在情志病的防治中以其擅长身心并治而颇显优势，故近年来备受世人瞩目而成为中医学界研究的重要课题之一。根据生物-心理-社会医学模式，医生不仅要关心患者的躯体，而且要关心患者的心理。因为这与情志病的发病特点有关，学者周德生认为，情志病具有泛因性、极端性、遗传聚集性、自控性的发病特点，临床表现具有功能性、多样性、复发性、广泛性的特点，治疗具有自主性、差异性、持久性、综合性、社会性的特点，综合治疗为心理治疗、辨证用药治疗等。

## 情志病的发病特点

　　**1. 泛因性**　《灵枢·口问》曰："夫百病之始生也，皆生于风雨寒暑，阴阳喜怒，饮食居处。"《灵枢·顺气一日分为四时》也持同样说法"夫百病之所始生者，必起于燥湿寒暑风雨，阴阳喜怒，饮食居处"。这是泛泛的说法，肯定了情志（喜怒）在诸病（百病）发生中的病因学意义，但没有具体指向，没有说明所引起的具体疾病，所以也可认为是笼统病因。这种泛病因学认识到后世仍被继承，例如，《丹溪心法·内伤·附录》曰："内伤者，其源皆由喜怒过度，饮食失节，寒温不适，劳役所伤而然。"把情态与饮食不节、寒温不适、劳役新伤并列，成为内伤类疾病的泛病因。较之《黄帝内经》"百病"的范围似有缩小，成为主要内伤类疾病的病因。

　　情志病的泛病因学理论形态，通过把情志作为致病病因与百病联系，体现中医学一贯重视情态作为致病病因之一的经典认识，更主要是蕴含了"和喜怒，戒嗔恚"思想对预防疾病发生以及达到养生长寿目的的重要作用。

　　**2. 极端性**　情志病多因七情太过，超过人体自身调节的能力，使脏腑气血紊乱，导致疾病。情志活动失调，不仅影响五脏的生理活动，而且影响人的健康状况及衰老进程。如喜，"人逢喜事精神爽，雨后青山分外明"；旧时四喜"久旱逢甘霖，他乡遇故知，洞房花烛夜，金榜题名时"，这些都是情志"喜"的表现，当它不超过人体自身调节的范围时，它就是一件喜事，反之则会变成坏事。清代医学家喻昌《寓意草》曰："昔有新贵人，马上洋洋得意，未即回寓，一笑而逝。"有人在胜利时大笑身死，有人在房事寻欢时突然死去；一位哲学家的侄女，在叔叔临终的床上，找到了6万法郎，高兴得死了；从前英国有一长寿老人，130多岁时，女皇听说后奖给他一张"女皇像"，结果这位老人很高兴，躺下后再也起不来了；有一急性心肌梗死的女患者，经住院治疗恢复健康，出院当天她突然见到了从千里之外回来接她的女儿，欣喜若狂，高兴得说不出话来，就在这时由于兴奋过度，一下倒在地上结束了生命。凡此总总，皆是暴喜所致，超过了人体自身的调节范围而酿成大祸。

**3. 遗传聚集性**　情志病中不乏精神病以及躯体疾病合并精神障碍者，大量的调查和实验研究表明大部分精神病与遗传因素有关。其中有一些精神病已经肯定为遗传性疾病，而且遗传方式也十分明确，如家族性黑矇性痴呆、苯丙酮尿症、亨廷顿舞蹈症、先天愚型、肝豆状核变性、精神分裂症等。而另一些精神病的发病也有遗传因素的原因，但目前还不能肯定遗传因素起多大作用以及确切的遗传方式，如癔病等。以目前研究结果来看，患有精神分裂病的患者，其同胞兄弟之患病率为7%～15%，假如父母有一方患病，其子女患病率增加至16%，若双亲均患有该病者，其子女之患病率为40%～68%。至于周期性的躁郁病，一般人的患病率是0.4%左右，异卵双胞胎的患病率是26.3%，而同卵双胞胎患病率是95.7%。据统计：父母都是上述精神发育不全患者，其子女患病率高达96.3%，所以多数精神病是遗传性疾病。

**4. 自控性**　人的精神情志活动，即喜、怒、忧、思、悲、恐、惊称为七情。在正常情况下，这并不是致病的因素，但是如果突然受到剧烈的精神刺激或刺激持续过长，超过了人体生理所能调节的范围，便可导致疾病的发生。当然并不是每个人每次激动都会致病，因为人的神经有强弱之分，用中医的观点来讲，脏腑也有刚柔之别，同一外界刺激对不同的人会产生不同程度的情志变化。要防止精神因素致病，人还需要加强思想修养，学会控制自己，特别是患有老年性动脉硬化、高血压、心脏病的患者，要防止过分激动，"不以物喜，不以己悲"，保持平和的心态。情绪要不卑不亢，中和适度，以使自己的身心达到最佳的健康效果。

## 情志病的临床表现特点

**1. 功能性**　由于情志内伤，扰乱气机，耗伤血气，损及脏腑，或损及神志。所以情志病的临床表现一类是以神志、精神症状为主，没有器质性病变。如《灵枢·本神》就有"心怵惕思虑则伤神，神伤则恐惧自失"。

**2. 多样性**　情志病临床表现多种多样，或见情志异常，或表现为躯体症状。中医情志包括七情（喜、怒、忧、思、悲、恐、惊）和五志（喜、怒、忧、思、恐），也涉及五神（神、魂、意、志、魄）。这些情志活动，是人体精神活动的外在表现，是脑神对客观的自然反应，属正常状态。若外界各种精神刺激程度过重或持续时间过长，造成情志的过度兴奋或抑制时，即可导致人体的阴阳失衡，气血不和，经络阻滞，脏腑功能紊乱等而发病。《素问·阴阳应象大论》指出"人有五脏化五气，以生喜怒悲忧恐。故喜怒伤心，寒暑伤形；暴怒伤阴，暴喜伤阳。厥气上行，满脉去形，喜怒不节，寒暑过度，生乃不固。"从致病特点上说，情志可影响脏腑气血，例如，《素问·阴阳应象大论》指出"怒伤肝""喜伤心""思伤脾""忧伤肺""恐伤肾"。《灵枢·本神》又曰："因悲哀动中者，竭绝而失生；喜乐者，神惮散而不藏；愁忧者，气闭塞而不行；盛怒者，迷惑而不治；恐惧者，神荡惮而不收。"脏腑气血亦可影响情志，例如，《素问·调经论》曰："血有余则怒，不足则恐。"再如《灵枢·本神》曰："肝气虚则恐，实则怒；心气虚则悲，实则笑不休。"因此临床情志病有多种多样的表现。

**3. 复发性**　情志病多病程长、易复发。情志致病的机制主要是情志影响人体内环境的稳定，如气机运行障碍、脏腑功能失常，以及损伤机体阴阳、精血等。具备了一定强度的不良情志刺激，只是具备了致病的可能性，是否引起疾病，主要还取决于个体对刺激的耐受力及适应性，这也就是外因必须通过内因而起作用。如对不同的个体给予相同的情志刺激，有的安然无恙，有的则大病不起，表明个体素质存在一定的差异。个体素质主要取决于先天禀赋、后天营养、性格陶冶、文化修养、个人经历等多方面的因素。若出现情志病，则说明个体对刺激的耐受力较低，且易反复发作。

**4. 广泛性**　情志病的表现多累及多脏腑、多系统。七情损伤使脏腑气机逆乱，进一步影响津液输布和血液运行，而化生痰郁；又可因情志失调，五志化火，炼液成痰。痰邪形成后，可随气机升降，无处不到。痰阻在肺则咳，阻在胃则呕，阻在心则悸，阻在肠则泻，阻在四肢则痹等。

# 情志病的治疗

**1. 自主性**　情志致病的过程是患者接受了超过其本人所能承受的社会环境及生活刺激后，出现七情过激的变化，进而造成气机失调而致病，患者也可通过自我调和达到治疗作用。《灵枢·本神》提出，智者养生要"和喜怒"，即运用人类意志特有的主观能动性，在情志过激或不良情志发作之初，即以节制、转移、以情胜情等方法，自我调摄、化解。

**2. 差异性**　医治情志病，切不可只见病不见人，孟浪用药，"放胆用破气攻削，迨至愈治愈剧，转方又属呆补，此不死于病，而死于药"；也不可夸大心理治疗作用，因郁可以致病，而病亦可致郁，故情志病宜心身兼治。舒情以怡其心，解郁以调其气，针灸推拿，体育锻炼，药物治疗可畅达气血，调和脏腑，使"阴平阳秘，精神乃治"。如《续名医类案》载以喜胜怒："张子和治项关令之妻。其病饥而不欲食，常好叫呼怒骂，恶言不辍"，许多医生治疗半年左右都不见效，而张子和诊察之后认为"此难以药治，乃令二媪（年老的妇人）各涂丹粉，作伶人状，其妇大笑。次日，又令作角骶，又大笑。其旁令两个能食之妇，常夸其食美。其妇亦争其食，而为一尝之。不数日怒减而食增，不药而愈。"此例以喜胜怒的病案中，张子和先是采取娱乐游戏之法，使患者大喜并逐渐消除烦躁恼怒之情，再辅以饮食诱导，终于使久治不愈之证不药而愈。张从正在《儒门事亲》中载移情治病："昔闻山东杨先生，治府主洞泄不已。杨初未对患者，与众人谈日月星辰缠度，及风云雷电之变，自辰至未，而病者听之而忘其圊。杨尝曰：治洞泄不已之人，先问其所好之事。好棋者，与之棋；好乐者，与之笙笛，勿辍。"此疾投其所好，转移患者注意力，使其病愈。并且每个人的性格和嗜好是不相同的，特别是有病时表现各不相同。如有人烦躁易怒，有人烦闷，也有人喜静等，所以要细致地观察了解患者的情绪，然后再根据不同情况采取不同的治疗方式。对于患者的不良嗜好应耐心反复地说明道理，加以纠正，不能无原则地迁就患者，这样可以使患者心情愉快地接受治疗要求。《素问·五脏别论》曰："凡治病必察其下，适其脉，观其志意，与其病也。"要求善于观察和了解患者在思想、情志和嗜好等方面存在的问题，针对不同患者的心理因素，给患者以不同的治疗方式，才能使患者解除病痛，早日康复。

**3. 持久性**　情志病易反复发作，本病患者应保持乐观情绪、心态平衡，有规律地安排好个人生活。应消除紧张，勿忧勿虑，勿躁勿怒，清心寡欲，尽量避免不良的精神刺激，稳定情志，才有助于机体处于正常状态，恢复失调的脏腑功能。特别要注意的是当遇到生活中难以避免的"负性生活事件"（如丧偶、亲人离别、患病等）时，一定要做到正视现实，遇事镇静，以自身健康为重，切不可忧心如焚、不思后果，从而诱发或加重本病。

**4. 综合性**　中医情志理论认为舒情解郁、调理脏腑是治疗情志病的基本法则。张景岳曰："至若情志之郁，则总由乎心，此因郁而病也。"故而采用心理疗法释疑解惑，开导暗示，使患者改变不良的心理状态，调整气机的紊乱，并配合中药、针灸、推拿等治疗方法辨证施治，以调和脏腑，畅达气血，使"阴平阳秘，精神乃治"，对心身疾病往往有着较好的疗效。

（1）心理治疗：对于心身疾病的治疗，中医历来强调"先治其心，而后医其身"。《素问·宝命全形论》曰："一曰治神，二曰知养身，三曰知毒药为真。"《素问·汤液醪醴论》曰："精神不进，志意不治，故病不可愈。"对于心理致病因素明显的一类心身疾病，心理疗法的效果往往胜于药物作用。①言语开导疗法。言语是最常见、最方便的心理治疗工具，在中医治疗中很受重视。《灵枢·师传》对言语开导疗法提出了具体要求、方法和步骤。"人之情，莫不恶死而乐生，告之以其败，语之以其善，导之以其所便，开之以其所苦，虽有无道之人，恶有不听者乎？"即充分调动和利用人"恶死而乐生"的心态和抗病康复的内在积极因素，促进心身康复。②情志疗法。其一，情志相胜。其基本目的就是有意识地采用后发的另一种情志活动，去战胜、控制因某种情志刺激过度而引起的疾病，以取得治愈疾病的效果。其原理是《黄帝内经》所论述的五行相胜的制约关系，"悲胜怒""怒胜思""思胜恐""恐胜喜""喜胜悲"。正如吴昆《医方考》曰："情志过极，非药可愈，须以情胜，《黄帝内经》一言，百代宗之，是无形之药也。"其二，顺情从欲。指顺从患者的某些意愿，满足其一定欲望，以改善其不良的情志状态，而达到医治心身疾病的一种方法，正如《黄帝内经》所述"闭户塞牖，系之病者，数问其情，以从其意"。即数问其内情，顺其意愿，满足其某种需求，使情志舒畅而病愈。

（2）辨证用药治疗：中医虽重视"先治其心"的心理疗法，但也不偏废药石疗法。中医在辨证施治身心疾病方面，同样也积累了丰富的经验，其中调理脏腑气机是治疗身心疾病的基本法则。早期宜疏肝理气，调达心脾，如用柴胡疏肝散、逍遥散、归脾汤、甘麦大枣汤等方剂。疾病迁延日久，由气及血，从而影响五脏，则须辨其病位、病性与虚实，根据其在气在血，偏寒偏热，以及病及何脏而辨证施治，选方用药，方可奏效。特别是在辨证用药时，应用五行生克胜复理论，配合情志相胜疗法，多能取得更好的效果。纵观前人治法，如陈士铎补肾水、泄肺金以治肺气之郁，扶脾柔肝润肺治气恼呃逆（《辨证录》）；李士材提壶揭盖肃肺利尿治郁怒癃闭（《医宗必读》）；叶天士苦辛清心达肝治性情躁急、阳动太过鼻渊，清心益肾柔肝治烦劳晕厥；王九峰滋水涵木治喜怒伤气冲逆奔豚；丁甘仁抑肝培土生金治情郁咳嗽等（《清代名医医案精华》），皆是五行胜复、知常达变的灵活运用，因此临床上经常使用。

（3）针灸、推拿治疗：《针灸甲乙经·精神五脏论第一》中开篇即强调"神"的重要性，指出"凡刺之法，必先本于神"，而早在《素问·血气形志》中曰："形乐志苦，病生于脉，治之以灸刺。"便对针灸通过刺激体表穴位，舒畅全身经络的传导，从而调整气血和脏腑的功能做了详细论述。有人以调神疏肝为原则，针刺百会、风府、水沟、印堂、四神聪、太冲、肝俞治疗郁证患者；也有采用针刺百会、印堂、神门、内关、太冲，辨证配穴，治疗抑郁症；有以心俞、肝俞、肾俞、内关、足三里、三阴交为主穴，并加以辨证取穴，期间配以言语疏导等情志疗法；还有人运用一指禅推法以及循经脉纵向点按、指揉相合的头面部推拿法，配以安神汤治疗顽固性失眠。

（4）适劳逸：加强体育锻炼，劳逸适度，可以使经络通畅，气血调和，阴阳偏盛偏衰得以恢复平衡。参加气功、太极拳、体操、练剑、慢跑、散步等户外活动，既可在运动中获得欢乐，忘掉身边的烦恼，又可增强体质和植物神经的调节能力，对身心大有益处。同时，生活中要注意劳逸结合，保证充足的睡眠。白居易《春游》诗曰："逢春不游乐，但恐是痴人。"这是有科学道理的。春天的大自然，空气异常清新，一年四季中，春天是人体有关体液理化因素改变、调节平衡的最好季节。春天是绿色的世界，绿色植物不仅赏心悦目，还能净化空气，降低环境中的噪声，舒缓疲惫的神经。常到公园、郊外或乡间小路走一走，必能使气血冲和，心宁神安，可以使人心身得到放松。

（5）广交谊：丰富个人生活，适当参加社会活动，多和社会接触，多和他人交流，多想一些开心的事，能够陶冶性情，保持良好的心态。要把生活安排得有节奏，适当增加业余爱好。如养鱼、养花、绘画、下棋、听音乐等，不仅可以增加生活情趣，还能保持良好的大脑功能，增进身心健康，对防治身心疾病大有裨益。

**5. 社会性**　中医学历来强调"形神合一""天人合一""心身合一"，中医的自然观有"人与自然是一个整体"，在中医的理论中有"阴阳五行学说"，这些既是理论思想，也是治病精神。《灵枢·邪客》指出"人与天地相应也""与日月相应也"。中医说出了人与自然的关系是相互的、相通的。这些朴素的唯物论思想，不仅给了人无穷的变化，也给了人无穷的思考，这在精神医学上叫"思维"，是精神的一部分，因而人的活动首先要表现为人与自然的密切关系，人喜欢自然，在自然中活动。在情志病的治疗上既要人体内的和谐，还要人与社会的和谐。

## 135　论情志病的发生机制

随着社会精神心理问题的日益增加，医学模式也由原来的生物医学模式向生物-心理-社会模式以及生物-心理-社会-环境的后现代医学模式转变，人们对健康生活内涵的理解发生重要变化，对精神生活追求不断加强，社会竞争压力不断增加，由精神心理问题导致各种疾患的问题也显得格外突出，人类情感活动与健康的关系，越来越受到人们的高度重视和关注。学者杨巧芳等就情志致病的机制做了剖析，以期为疾病的治疗和预防提供帮助。

### 体质虚弱是情志致病的核心

近年来，国家重点基础研究发展计划"基于因人制宜思想的中医体质理论基础研究"提出四个重要论断：①体质可分论，即体质可以客观分类。②形神构成论，即体质是特定躯体素质与一定心理素质的综合体。③体病相关论，即体质类型影响疾病的倾向性。④体质可调论，即通过干预可以调整体质偏颇。从上述理论可以认为，不同的人具有不同的体质特征；体质不仅包括生理体质，也包括心理素质，生理体质是心理素质的物质基础，两者密不可分，而心理素质则正是情志致病发生的直接内在根据；但体质又不是一成不变的，可以通过后天的干预和调整来改变体质的特性，从而有效地预防情志致病的发生。

**1. 邪之所凑，其"质"多虚**　体质是指在人体生命过程中，在先天禀赋和后天获得的基础上所形成的形态结构、生理功能和心理状态方面的综合的、相对稳定的固有特质，是人类在生长、发育过程中所形成的与自然、社会环境相适应的人体个性特征。表现为结构、功能、代谢以及对外界刺激反应等方面的个体差异性，对某些病因和疾病的易感性，以及疾病传变转归中的某种倾向性。它具有个体差异性、群类趋同性、相对稳定性和动态变化性等特点。这种体质特点或隐或现地体现于健康和疾病过程之中。它是机体以五脏为中心的形态结构、功能活动和精血津液等生命基本要素的总和，是由先天禀赋和后天发育共同构筑而成，具有相对稳定的生理特性。它通过人体形态、功能和心理活动的差异性表现出来，脏腑经络和精气血津液是体质的生理学基础。体质在一定程度上反映了正气的盛衰偏颇，体质强者，抗邪、驱邪、调节、修复能力强，不易感邪发病；体质弱者，御邪抗病修复能力差，易感邪而发病。所以，感邪后是否发病一定程度上取决于体质的强弱，《灵枢·五变》曾以斧斤伐木为喻，做了精辟形象的论述，指出"木之阴阳，尚有坚脆，坚者不入，脆者皮弛，至其交节，而缺斧斤焉。夫一木之中，坚脆不同，坚者则刚，脆者易伤，况其材木之不同，皮之厚薄，汁之多少，而各异耶？夫木之蚤花先生叶者，遇春霜烈风，则花落而叶萎；久曝大旱，则脆木薄皮者，枝条汁少而叶萎；久阴淫雨，则皮薄多汁者，皮溃则漉；卒风暴起，则刚脆之木，枝折杌伤；秋霜疾风，则刚脆之木，根摇而叶落。凡此五者，各有所伤，况于人乎！"除此而外，《黄帝内经》多处论述了这一观点，"虚邪贼风"侵袭虚体而发病。例如："肉不坚，腠理疏松而发病"（《灵枢·五变》）。"风雨寒热，不得虚，邪不能独伤人，卒然逢疾风暴雨而不病者，盖无虚，故邪不能独伤人，此必因虚邪之风，与其身形，两虚相得，乃客其形，两实相逢，众人肉坚"（《灵枢·百病始生》）。"以身之虚，而逢天之虚，两虚相感，其气至骨，入则伤五脏"（《素问·八正神明论》）。

**2. 体质不同，其病各异**　体质与正气均是精气血精液盛衰和脏腑经络结构与功能的反映，正气作为对整个人体生命物质及其功能的高度概括，重在"能力"的差别，只有强弱之分，而无类别之别；而体质是对人体生命活动现象整体表现特征的概括，即对人身心特征的概括，重在"质"的差别，既有强弱之分，又有不同类型的划分，因此，体质不但决定了发病与否和修复、调节能力的强弱，还决定了发病的倾向性及疾病的病性、病位和病势。

在正常生理条件下，每个个体存在着一定的或阴或阳的偏盛或偏衰、偏多或偏少，导致了不同个体之间在生命活动表现形式上的某种倾向性和属性上偏阴偏阳的差异性，从而决定了人体体质的多样性。由于机体自身生理范围内阴阳的盛衰偏颇，决定了个体处于不同的机能状态，从而对外界刺激的反应性、亲和性、耐受性不同，也就是选择性不同，正所谓"同气相求"，所以个体对某些病邪的易感性、耐受性不同，由于个体对某些病因的易感性不同，进一步决定了不同体质的人不同的发病倾向性。章虚谷认为，"六气之邪，有阴阳不同，其伤人也，又随人身之阴阳强弱变化而为病"，这种"病之阴阳，因人而变"和"邪气因人而化"的观点，就是由于个体体质的差异性而导致疾病的多变性。《素问·风论》曰："风之伤人也，或为寒热，或为热中，或为寒中，或为厉风，或为偏枯，或为风也，其病各异。"而这种差异性的原因，是体质"因人而异"所致。例如：

"其人肥，则风气不得外泄，则为热中而目黄，人瘦则外泄而寒，则为寒中而泣出。"（《素问·风论》）

"消瘅，仆击，偏枯，气逆发满，甘肥贵人则膏粱之疾也（《素问·通评虚实论》）；虚邪之中人，阳盛则为热，阴盛则为寒。"（《灵枢·刺节真邪》）

"一时遇风，同时得病，其病各异，愿闻其故，凡此五者，各有所伤，况以人乎，肉不坚，腠理疏，则善痛风，五脏柔弱者，善病消瘅。"（《灵枢·五变》）

"有人于此，并行而立。其年之长少等也，衣之厚薄均也。卒然遇烈风暴雨，或病或不病。"（《灵枢·论勇》）

"人之禀赋不同，而受病亦异。顾私己者，心肝病少，顾大体者，心肝病多，不及情者，脾肺病少，善钟情者，脾肺病多。任沉浮者，肝肾病少，矜志节者，肝肾病多，病起于七情，而五脏因之受损。"（《理虚元鉴·原序》）

**3. "情"之生成，体质为营**　脏腑是构成人体、维持正常生命活动的中心，人体的各项生理活动都离不开脏腑的协调配合，所以，个体体质的差异必然以脏腑为中心，脏腑的形态和功能特点是构成并决定体质差异的最根本的因素。正如《景岳全书·传忠录》曰："若其同中之不同也，则脏器各有强弱，禀赋各有阴阳。脏有强弱则神志有辨也，颜色有辨也，声音有辨也，性情有辨也，筋骨有辨也，饮食有辨也，劳逸有辨也，精血有辨也，勇怯有辨也，刚柔有辨也，此固人人之有不同也。"脏气发生偏聚盈虚的体质改变，可使体内形成某种情感好发的潜在环境，使人对外界刺激的反应性增强，使七情的产生有一定的选择性和倾向性。

"精气并于心则喜，并于肺则悲，并于肝则忧，并于脾则畏，并于肾则恐"（《素问·宣明五气》）。"肝气虚则恐，实则怒，心气虚则悲，实则笑不休。"（《灵枢·本神》）

**4. 体质虚弱，易伤以"情"**　人的体质虚弱，容易被情志所伤，如《黄帝内经》中有这样的叙述"人之有不可病者，至尽天寿，虽有深忧大恐，怵惕之志，犹不能减，甚寒大热，不能伤也；其有不离蔽室内，又无怵惕之恐，然不免于病。"（《灵枢·本脏》）"色赤小理者心小，心小则安，邪不能伤，易伤以忧；五脏皆小者，少病，苦燋心，大愁忧。"（《灵枢·本脏》）

## 刺激是情志致病的扳机

"喜、怒、哀、悲之气，性也，及其见于外，则物取之也"（《郭店楚简》）；"人禀七情，应物斯感"（《文心雕龙》）；意思是说，喜怒哀悲等情绪反应是人的天性，它表现于外，由外物引发。当一个人的生活境遇发生骤然变化时，尤其是从富有变为贫穷或职位的骤然下降，或当人在情感方面受到打击或不能满足情感的需要时，人在心理上往往不能接受，导致心理上的不平衡，容易产生情志的变化，进而引发疾病。我们的先哲在很早以前就已经开始重视情志致病发生的诱发因素，认为境遇的变迁能乱人情志，引发疾病。例如：

"故贵脱势，虽不中邪，精神内伤，身必败亡；始富后贫，虽不伤邪，皮焦筋屈，痿躄为挛。"（《素问·疏五过论》）

"因境遇者，盖七情不损，则五劳不成，从来孤臣泣血，孑坠心，远客有异乡之悲，闺妇有陌头之怨，或富贵而骄佚滋甚，或贫贱而窘迫难堪，此皆能乱人情志，伤人气血。"（《理虚元鉴》）

"阴寒直中之证，惟流离穷困之世多有之。若当时治平，民安报暖，则直中之病少见。"（《景岳全书》）

刺激不仅来自对外界的反应，更源自人的内心。情志异常往往因为人的欲望得不到满足而导致，若人的内心私欲太过，遇事就会斤斤计较，患得患失，心神日夜不宁，日久则导致形劳精亏，影响人体精气血的正常运行，导致精气内郁而变生百病。若人的内心意志不够坚强，遇事则会六神无主，心神慌乱，产生忧愁、焦虑，或是对自身要求太过苛刻，一有不如意，便心中不悦，不能自己，产生连锁反应，由小及大，形成恶性循环，处理事情则更加混乱无序，从而进一步加重对自身的恶性刺激，以至于产生自卑或抑郁情绪。

情志致病是以情志异常为中心的系列变化，情志异常往往由外界刺激而引发。当外界刺激人体时，人体通过五官九窍进行感觉，通过五脏尤其是心脑进行感应，所谓"任物者谓之心"，通过人的认知评价确立和自己内在需要相符或不符的体验，形成不同的情志反应，当情志反应超过一定的度时，便成为致病的重要因素。因此，外界刺激是引发情志异常反应的扳机，而是否引发情志异常的反应取决于外界刺激的强度和机体本身的耐受能力。

## 情志异常是情志致病的中心环节

**1. 情志之"常"何伤之有**　情志在正常情况下的表达，是人的生理功能的正常反应，不仅不能引起疾病，反而对身体有一定的调节作用。古人在很早以前就意识到这一点。例如，（《医醇剩义·劳伤》）曰："夫喜、怒、忧、思、恐、悲、惊，人人共有之境。若当喜而喜，当怒而怒，当忧而忧，是即喜怒哀乐而皆中节也。此天下之至和，尚何伤之有？惟未事而先意将迎，既去而尚多留恋，则无时不在喜怒忧思之境中，而此心无复有坦荡之日，虽不欲伤，庸可得乎？"

**2. 情志之"异"致病之因**　情志异常，如突然发生的，或长期的过度的情志刺激超过生理正常的范围，即成为致病因素，使脏腑气血功能紊乱，引发某些疾病。例如，《灵枢·百病始生》指出"喜怒不节则伤脏"，《灵枢·口问》曰："故悲哀忧愁则心动，心动则五脏六腑皆摇。"

情志之所以能够成为病因，这与情志刺激的强度、持续时间、产生方式和阈值的大小有直接关系，例如，《灵枢·口问》曰："大惊卒恐则气血分离，阴阳破败，经络厥绝，脉道不通"，《千金要方·养生序》曰："才所不逮强思之，伤也；深忧重恚，伤也；悲哀憔悴，伤也；汲汲所欲，伤也；戚戚所患，伤也。"

时机——"不时"或"不当"：情志在正常生理状态下，当喜而喜、当怒而怒，若发之不当，则容易引起疾病。例如：

"饮食不节，喜怒不时，津液内溢，乃下留于睾，血通不通，日大不休，俯仰大便，趋翔不能。"（《灵枢·刺节真邪》）

"如草木之应四时也，喜怒当寒暑，威德当冬夏。冬夏者，威德之合也；寒暑者，喜怒之偶也。喜怒之有时而当发，寒暑亦有时而当出，其理一也。当喜而不喜，犹当暑而不暑；当怒而不怒，犹当寒而不寒也；当德而不德，犹当夏而不夏；当威而不威，犹当冬而不冬也。"（《春秋繁露·今注今译》）

强度——"过"：机体在正常情况下，在外界事物的诱发下，会出现情志的变化，但是在一定范围内的情志并非引起疾病，而是自身机体调节的一种保护性反应，但当情志变化很大，超出了人体所能承受的范围，就可能会引起疾病，并且这种恶性后果的程度与刺激的强度成正比。例如：

"阳气者，大怒则形气绝，而血苑于上，使人薄厥。"（《素问·生气通天论》）

"凡欲诊者，必问饮食居处，暴乐暴苦，始乐后苦，皆伤精气，精气竭绝，形体毁沮。暴怒伤阴，暴喜伤阳，厥气上行，满脉去形。"（《素问·疏五过论》）

时间——"久"：有些情志刺激虽然强度不大，但是长期的刺激而产生积累效应，使身体逐渐不能承受，直到某一天而出现病理的情况，这是一个从量变到质变的过程。诸如久悲、久思、过忧等持续不良的心境可积久而成病。例如：

"精神不进，志意不治，故病不愈。今精坏神去，荣卫不可收复，何者？嗜欲无穷，而忧患不止，精神驰坏，荣泣卫除，故神去之而病不愈。"（《素问·汤液醪醴论》）

频率——"数"：有些刺激虽然强度不大，但是刺激的次数累积不断从而产生累积效应。例如：

"形数惊恐，经络不通，病生于不仁，治之以按摩醪药，是谓形。"（《灵枢·九针论》）

方式——"卒"：有些刺激往往人们能够注意或理解到，而有些刺激则出乎人们的意料之外，这些刺激由于无法预料、无法控制对人体产生的危害也相对较大，容易引起某些疾病。例如：

"大惊卒恐，则血气分离，阴阳破散，经络厥绝，脉道不通，阴阳相通，卫气稍留，经脉虚空，血气不次，乃失其常。"（《灵枢·口问》）。

阈值——"低"：情志刺激不管是强度、持续时间和刺激方式的不同，产生这些不同的原因与机体本身的承受力有关，也就是说每个机体对情志刺激耐受的阈值大小不同，所以同样强度的刺激对不同的机体所产生的效应也就不同，也是情志刺激机体是否产生疾病的关键所在。个体阈值的水平，不仅反映了个体对情志变化的生理调节范围，同时也是衡量精神刺激强度及其是否致病的标值。而情志阈值的大小对于一个人不是一成不变的，正如童园园所说："阈值是以个体的体质类型为基础，并且以五脏的素质和即时的功能状态为主体，同时，各种社会因素，如文化背景、道德标准、传统观念等又不断对其进行着再塑。"

## 认知是导致情志异常进而致病的重要过程

认知是对客观刺激进行信息加工的过程，包括对自我的认知和对社会的认知。认知受多方面因素的影响，决定于一个人的性格和脑的思维方式，又受到后天的经历、学识等的影响。《荀子·正名》曰"情然而心为之择"，有什么样的情绪反应是由"心"对事物的认知所决定的。对同一外界刺激，不同的认识产生不同的情志反应，即当个体感受某种外界刺激时，先于情志反应，有一个对情景或刺激的评价定位，这个评价定位，直接影响情志反应的性质、趋向和强度。正如著名心理学家艾利斯认为，人的情绪并不是由某一诱发事件本身所直接引起的，而是由经历了该事件的个体对这一事件的认知、解释和评价所引起。

# 136　情志病诊疗经验

情绪是人的本能，也是疾病发生、发展和转归中不可忽视的方面。从《黄帝内经》时期就奠定了心身医学的理论基础，如"主明则下安，主不明则十二官危，使道闭塞而不通，形乃大伤"说明了心身疾病的病机，而"虚邪贼风，避之有时，恬惔虚无，真气从之，精神内守，病安从来"，则进一步认识到情绪在人体疾病防御体系中的重要地位，经后世医家不断的丰富，形成了较为完整的理法方药体系。而随着现代社会变革加快，人们承受的心理压力越来越沉重，由情志刺激所致或引发的病证出现了爆发式增长，而现有的诊疗手段并未得到广泛的普及、接纳和使用。随着近代西方医学及心理学的传入，中西医逐渐走向合作融合的新时代，情志病迎来了从理论到实践领域质飞跃的历史契机。郭蓉娟长期从事心身疾病的研究和临床工作，积累了丰富的经验。学者高维等对其治疗情志病的经验和遣方用药规律做了归纳。

## 情志病的接诊

**1. 审症求因，借助现代医疗手段精准定位**　真实世界中，情志病患者常常在多个科室反复就诊，其并不认为自己有心理疾患，或者有难以启齿的心理，更不愿接受其症状与躯体因素无关而是心理因素直接导致的事实，反复责之于各种各样的器质性病变，故常常导致过度医疗。因疗效不佳，患者对医生缺乏足够的信任，常不接受医生的诊断，治疗依从性很差。而情志病的症状种类繁杂，涉及多个系统，患者自身感受程度不同，也常常伴有一定的检查结果异常，容易和很多疾病混淆。所以在诊断过程中不仅需要常规的四诊资料，还需要结合现代检查手段逐一排查，如血常规、红细胞沉降率、甲状腺功能、血液生化检查全项、心电图、血管超声、头部核磁、精神认知量表等。然后分析症状与检查结果之间的关系是否一致，是否存在夸大事实的现象，提高诊断的准确性，排除急危重症的可能性，便于向患者解释，增强患者的信任感和依从性。

**2. 身体力行，倡导叙事医学**　现代医学发展迅猛，诊疗技术及设备不断更新，技术服务得到极大的完善，这也导致医生在治病过程中，容易忽略自己的感受，难以满足患者的人文关怀需求，往往只依赖各种客观检查结果诊治疾病。这与现代社会、心理学起步较晚，发展相对缓慢有关。在这样的环境背景下，叙事医学应运而生，他提出了平行病历这种较为可行的新病历书写模式，目的在于消除技术与人性的鸿沟；提倡除了记录体现专业知识水平的正规病历之外，同时训练临床医生通过详细的叙述诊疗过程中的细微之处，捕捉患者和家属的情绪、情感、认知及心理变化，提升医生对于生死、疾苦的理解和解释，以及自我反思能力，培养回应患者叙述故事及困境的技能，增强对患者的同情，加强医患之间的信任，化解医患矛盾，并加深对职业精神的理解。

叙事医学充满人文关怀的倾向，与中医学"形神合一""心身并调"的整体观念相契合。郭蓉娟在恩师王永炎院士的带领下，倡导中医学与叙事医学、循证医学的相互结合，并多次在会议中指出中医形神一体的整体观在人文关怀方面的价值和应用前景，未来的医学模式应该是以"医患共同体"为中心的整体医学模式，在临床工作中身体力行，倡导使用平行病历。她认为不仅医生需要书写平行病历，在保护隐私的情况下，患者也可以通过叙事的方式记录自己及家人的感受，与医生积极沟通，打破交流的壁垒，重新认识并诠释事件，使情绪由负性向正性转化，进而改变行为认知，配合医疗活动的顺利进行，这对于心身疾病的防治具有重要作用。

# 情志病的治疗

**1. 形神一体，心身并调**　中医学自古就有"形神一体"论，人的五脏六腑、五官九窍、四肢百骸均是躯体之"形"，而"神"是一切生命活动的表现，包括外在的灵明神气和内在的思维活动。神的产生过程如《类经》所言"精能生气，气能生神……精盈则气盛，气盛则神全"。人体是形神一体的自组织系统，形是神之体，神是形之用，二者共存亡。而生命本身的存在，以及人体要维持心身健康，都与"形与神俱"的高度平衡密切相关，由此产生了"心身并调"的共识。

郭蓉娟认为，形变可引起神变，人体脏腑功能紊乱，气血失常，痰瘀阻滞，甚至组织器官的损伤缺如等都可导致情志病，同样神变可引起形变；七情五志过与不及首先犯气，而"百病生于气"。故面对疾病时，"心"与"身"皆不可偏废，而在临床中多使用药物治疗和语言疏导双管齐下，为"心身并调"的基本法则。不仅把药物可分为调神和调形，而且认为语言疏导也可起到了十分重要的作用。在语言疏导中，充分融入中国人文背景，不仅包括门诊口头上的认知、行为的指导，并采用图文结合的形式，自撰健康宣教的文稿和书籍，使患者便于理解接受自己的病情并全力配合治疗，同时鼓励患者信仰宗教，同时吸取现代心理学的手段如团体治疗、催眠等进行干预。接诊时她不厌其烦地听患者讲述疾病的来龙去脉，描述疾病发展过程中的各种躯体症状，并适时打断患者，详细询问其中的关键点，仔细翻阅患者不同时期的检查报告，最终为患者耐心地分析各种不适症状，引导其接受无器质性病变的事实，解除患者的疑虑，建立对医生的信任和战胜疾病的信心，并同时承诺治疗中保护患者的隐私。通过向患者及家属询问患者的生活经历及人格特征，分析其人际关系，感受其心理过程，并认真记录病历。

**2. 调一身之气，贯穿治疗始终**

（1）对"气"运行规律的认知：郭蓉娟认为百病生于气，调气为治疗情志病的根本之法，需贯穿治疗始终，而调气必须掌握人身之气的运行规律。她十分推崇彭子益倡导的人体"中气如轴，四维如轮"的气机运行圆运动的思想：圆运动的核心和动力为脾胃中气；心、肾、肝、肺居于人身之里，为圆运动的不同维度的齿轮。肺生于右，主降，通调水道；肝藏于左，主升，以肝血滋养心神；心居于上焦为火；肾居于下焦属水。心火下降以温肾水固藏精，肾水温升以上敛心火，而营卫之气布于人身之表，为脾胃中气之外围，也遵循着日夜循环的规律。郭蓉娟认为，人身之横向，肝升于左，肺降于右，人身之纵向，心火下行以温肾水，肾水上行以滋心火，全赖气之推行，而中焦脾土运筹帷幄，为气之枢纽，其中又分为脾升清气和胃降浊气，皆为太极循环之象。故一处气乱则处处危机，需四诊合参，明辨病因，调理全身气机，气顺则病安。

（2）临床常用药对：基于对人身气机循环无端的理论认识，十分注重全身气机的整体调节，而非单纯调整某一脏腑的气机。对于情绪全程管理的深刻认识，不仅注重在疾病治疗的整个过程进行心理疏导和认知行为的矫正，同时在用药方面将调畅气机作为贯穿疾病治疗始终的根本大法。在临床上常用的调气药对有①柴胡、郁金与旋覆花、杏仁：柴胡味辛、苦，性微寒，入肝、胆、肺经，郁金味辛、苦，性寒，归肝、心、肺经，二药共助肝气升发之力；旋覆花味苦、辛、咸，性微温，归肺、胃、大肠经，杏仁，味苦，性温，入肺、大肠经，二药共助肺气通降之力，一温一凉，一升一降，共同调理肝升肺降之小循环。②黄连与肉桂：取自交泰丸，黄连苦寒，清泻亢盛之心火，肉桂辛甘，大热引火归元，助肾中阳气，益命门之火，寒热并用，交通心肾。③佛手与香橼：佛手，味辛、苦、甘，性温，入肝、脾、胃经，香橼，味辛、苦、酸，性温，入肝、肺、脾经，二者皆有疏肝健脾、理气化痰消胀之效，调理中焦之气。

**3. 中西医结合，相互补充**　中药治疗起效慢，但疗效稳定，不良反应较小，无戒断反应；而西药起效相对较快，但是不良反应较大，戒断效应明显。在临床中对于单纯心理治疗和中药治疗效果欠佳的患者，常采用中西医结合治疗，用黛力新、舍曲林、劳拉西泮等，并不拘泥于中西之分。郭蓉娟认为只要在中医理论的指导下使用，西药也可有为中医所用，认为这些药疏肝之力较强，可以提高治疗的效果，同时采用中药可减少不良反应及戒断反应，如消化道症状、乏力、失眠等，同时西药效果欠佳时或者需要减量时，也可配合中药进行辅助治疗，解除对安眠药的依赖。

## 情志病的预防

**1. 未病先防，既病防变**　《黄帝内经》的"治未病"思想一直以来即为中医学健康管理的理念，具有明显的特色和优势，也是中医药文化的核心价值。根据长期临床经验认为，在情志病的治疗中尤应注意"防"重于"治"。情志病早期症状轻，一般短期内可以自愈，或经过心理治疗手段即可恢复，一旦形成疾病，则病情缠绵反复，个体化治疗需求较高，对医生的要求也相应提高，同时需要药物介入辅助治疗，但是长期使用精神类药物不良反应多，且容易形成药物依赖，加重病情。此外，情志病常隐匿于多种疾病的早期，也常为很多疾病的诱因、加重因素、伴随症状和并发症，容易被临床医生忽视和漏诊，加大了诊断的难度。故应根据情志病的特点，及早干预，预防为主。

**2. 脾胃为本，贯穿全程**　基于多年临床经验及脾胃为气运的核心动力和气血生化之源的深刻认识，认为维护脾胃健运乃是预防情志病的根本大法。况且在情志病的发病过程中，肝脾关系十分密切。历代医家均十分重视调理肝脾，汉代张仲景在《金匮要略·脏腑经络先后病脉证第一》中提到"夫治未病者，见肝之病，知肝传脾，当先实脾"，将肝脾关系中"治未病"的思想提到新高度，被后世医家封为金科玉律，多有发挥，甚至不少医家更为重视健脾和胃，认为其实为治病之本。如明代张景岳认为"如肝邪之犯脾者……肝强脾弱，舍肝而救脾可也"，清代张锡纯认为"欲治肝者，原当升脾降胃，培养中宫，俾中宫气化敦厚，以听肝木自理"。临床治疗情志病时十分重视健脾，常用党参、白术益气健脾，用茯苓、泽泻利湿泻浊，用藿香、泽兰芳香醒脾，用熟大黄、厚朴、枳实通腑泄热，从多方面共同顾护脾胃升降枢纽之力，同时在情志病早期疏肝健脾共重，取丹栀逍遥散之义，中期健脾益气为主，疏肝为辅，创醒脾解郁方，后期痰瘀出现，则加大益气健脾之力，兼以化痰活血通络，以补中益气汤为主加减变化。

**3. 效仿名家，重用生黄芪**　张锡纯为近代著名的中医临床大家，善用黄芪升补胸中宗气，补脏腑之气虚，且单次用药剂量往往偏大，他认为肝属木，性温，喜条达而恶抑郁，应春之气，而黄芪性温而升，以之补肝，有同气相求之意。若肝气虚，无力疏泄条达，补肝之药皆不起效，则应重用黄芪而补肝气之虚，且认为"黄芪入汤剂，生用即是熟用，不必先以蜜炙"。郭蓉娟深受张锡纯影响，认为黄芪用量大于30 g，才可发挥其升阳举陷、益气固脱、行血通脉排浊之效，故在治疗情志病时十分关注患者的食欲、舌脉与大便的情况，若患者不思饮食，体倦乏力，舌苔厚腻，脉象弦滑，大便质稀不成形，则认为其为脾气亏虚、痰湿重浊之象，根据患者年龄及脾虚程度的不同，重用生黄芪60～120 g不等，认为可迅速改善患者体倦乏力、纳差的症状，且对于改善患者的精神状况有力挽狂澜之效。

# 137 情志病辨治经验

情志作为重要的致病因素，早在两千多年前的秦汉时期就被人们所认识，近年来，竞争越来越激烈，来自工作、生活等各种压力不断加剧，情志病的发病率逐渐升高，也越来越受到重视。中医学情志病概念广泛，包括一系列精神心理疾病与心身疾病，临床表现为情志异常，如郁证、不寐、癫狂等，也可以表现为情志受伤的躯体化症状，如眩晕、头痛、胸痹等。张怀亮教授擅长辨证治疗情志病，学者王艳阳等对其经验进行了总结。

## 对情志病的认识

**1. 发病因素分内因、外因** 中医学认为，先天因素、饮食、情志、后天劳损是传统发病因素，其中，情志致病近年来备受重视。情志病外因就是历代医家强调的情志过极，内因论述者甚少，但内因才是情志病发生、发展、转归的决定性因素，情志不是无根之水，《素问·阴阳应象大论》指出"人有五脏化五气，以生喜怒悲忧恐"，最早提出了人情绪发生的内在脏腑基础。《杂病源流犀烛》指出"诸郁，脏气病也……更兼脏气弱，故六郁之病生矣"，更是明确了郁病的内因是"脏气弱"。《辨证录》指出"肝主藏魂……肝血虚则魂越"。虢周科教授认为，治疗情志病应该建立人-自然-社会医学新模式。张怀亮认为情志病因情志而生，因情志而加重或转化，外因固然重要，但不可忽视内因，因为很多时候人情绪的异常反应是脏腑气血盛衰或失调的外在表现，故在诊治过程中不可忽视脏腑气血盛衰的内因。如围绝经期妇女易发郁证，肝阴不足为围绝经期女性内在脏腑基础，肝体阴而用阳，肝阴虚则肝气易于郁结化火，易发情志病，相当于现代医学的雌激素下降；如老年患者不寐，多因年老体虚，肝肾阴亏，相火旺盛，上扰心神而失眠；如失眠患者经过中药调养明显好转，又因情绪刺激再度发病。因此，内因可作为起病因素，也可作为疾病加重或减轻的原因。

**2. 病机重视气机逆乱** 《素问·保命全形论》曰："天地合气，命之曰人。"说明人是由天地之气而生，人体任何精神活动的物质基础是气，气机顺畅则人生理活动正常，人的情志亦正常。《素问·举痛论》又曰"百病生于气也"，强调了情志失常对人体气机的影响，气机不畅，则百病生焉。《医方论》曰"凡郁病必先气病"，指出气机失常是郁病的先发病证，六郁则以气郁为首。张怀亮认为，情志病核心病机是"气机逆乱"。情志致病首先引起机体气机紊乱，再造成脏腑功能失调而发病。而五脏的功能通过气的运动来体现，脏腑功能失常必然引起气的运动失常，气为血之帅，气停则血凝，气虚则血虚，气停则津停，聚而成痰，痰阻血瘀又成为新的致病因素，进一步加重脏腑功能异常，从而导致情志病发生。气是中医学的说法，现代医学无相应的名称，大致相当于细胞以及细胞的功能，气作为人体组织器官构成单位和脏腑功能的实践者，含义广泛，意义深刻，正所谓气之为用，无所不至，气机逆乱则气血津液失和，百病丛生。山东名医周次清先生言，有的患者，上有头痛、头晕、脑鸣、耳鸣、眼昏，中有胸脘闷胀、胸胁痛、脘腹胀满，下有少腹坠胀、大便不调，内有心烦、口苦、饮食减少，外有体倦神疲、寒热往来、周身尽痛，浑身上下无处不病，常年治疗不效，具有现代医学"神经官能症"的特征，此时疏肝解郁为主，肝气一疏，诸不适皆愈。因此，把握住气，就抓住了情志病的关键，古代医家对情志病的治疗，非常重视调理气机，临证治疗情志病时常用的四逆散、逍遥散、一贯煎、柴胡疏肝散均属调气机名方，临证治疗情志病必始于气，而终于气，调理气机为第一要务。

**3. 创新三焦辨证体系** 情志病与气机是否逆乱关系密切，而三焦是机体气血津液物质汽化的场所，中医三焦概念有二，一是部位概念，《备急千金要方》中明确提出"心肺"在上焦、"脾胃"居中焦、"肝肾"为下焦，现代医家多遵此论，也有将肝做下焦论者，有将四肢百骸划入三焦者，以及后来吴鞠通的温病三焦理论是为了辨温病病邪之深浅，但均属部位概念。二是功能单位，《素问·灵兰秘典论》曰："三焦者，决渎之官，水道出焉。"《难经》曰三焦为"水谷之道路，气之所终始也"。指出三焦为气、水谷精微、津液循行周身的通道，气、水谷精微、津液的周身输布即三焦气化，后一种三焦说法属于六腑之一，同样具有六腑泄而不藏的功能特点。张怀亮认为，后者所论三焦相当于全国的交通干线，务必时时刻刻保持畅通，才能及时新陈代谢，实现机体各种生理功能，如三焦不通，则三焦气化必然失常，必将诱发多种疾病，可涉及临床各个系统，张怀亮的新三焦理论根于后者，即功能单位的三焦，也叫六腑三焦，与以往三焦理论不同的是，新三焦理论用于内科杂病的辨证，不同于吴塘的温病三焦辨证，更贴近内科杂病临床实践。张怀亮认为，三焦气化失常最常见原因是通道受阻和相关脏腑功能失常，新型的三焦辨证是首先辨三焦的畅通程度，三焦阻遏常见病因有气、火、痰、湿、瘀的瘀滞和少阳是否郁遏，作为辨证要点，再辨与三焦气化相关的脏腑功能是否正常，即进一步详辨三焦气化失常的原因，包括肝胆疏泄、脾升胃降、肺之宣降、肾主水功能是否正常，来进行疾病定位定性，辨证施治。依次理论，创宣达饮一方，临证常用之，以宣发调达三焦使之通畅无阻，宣达饮由小柴胡汤、温胆汤及活络效灵丹化裁而成，具体药物有柴胡、黄芩、法半夏、枳实、竹茹、陈皮、茯苓、丹参、当归、生姜、大枣、炙甘草。此方可和解少阳、祛痰理血。

**4. 从君、相火论治疗不寐**　不寐是情志病中常见病证，且多种情志病均伴有不寐。张怀亮常曰"不寐者，非皆因火，多因于火"，临证治疗不寐，善于从火论治，常获佳效。从火论治，即从君火、相火论治。君火者，心火也，心藏神，寄君火，心火妄动，则心神不安而不寐；相火者，自古有多种论述，或"肾为相火"，或"肝肾为相火"或"无脏不有相火"，相火为先天之火，其源在肾，寄于肝肾阴分之中，生理情况下为少火，守位禀命，肝肾阴虚时，水浅不养龙，为壮火，食气灼阴，上扰心神，丛生诸症。火属五行之一，火有二性，即君相二火，生理情况下，君火以明，相火守位，二者相互依存，病理情况下，互相为病。朱丹溪曾指出"心，君火也，为物所感易动，心动则相火亦动"，而相火寄于肝肾阴分，禀命守位，若妄动，则心火不宁。在不寐辨治中，君相二火合而为病不鲜见，世人皆言心肾不交可致失眠，而肝肾均寄相火，心火但与肾交不与肝火相交乎？故君相二火合病应细分为心肾不交、心肝不交、心与肝肾均不交三种。其中，心肾不交者，多伴有盗汗、腰膝酸软、五心烦热等肾阴亏虚之象；心肝不交者，多伴口干舌燥，急躁易怒，舌红苔少等肝阴不足证候，多以入睡困难为特征；肝肾不交者，因君相二火俱旺，壮火食气，则以火旺气虚之象明显，以"汗多、烦热盛"为特征。因此，不寐有君火为病者，有相火为病者，有君相二火合病者，临证需细细辨之。相火生于命门之火，上寄于心包络，下寄于肾，与君火息息相通，手厥阴心包络与手少阳三焦相表里，相火由心包络而出，循三焦之道通达五脏六腑，四肢百骸，以发挥温煦气化之职。

## 辨治用药特点

**1. 内调外养**　在情志病的发生发展转归过程中，情志刺激作为外因无时无刻不在影响着患者的最终康复。对于情志病的治疗，要精于辨证，善于选方用药，选方不可过猛、过烈，不能让患者感到明显不适，重视三焦通畅无阻，循序渐进，调气和血，补虚泄实，最终恢复气机出入升降秩序，同时重视精神调理，中医学自古就重视心理对疾病的影响，例如利用七情疗法治疗疾病。《黄帝内经》曰："精神内守，病安从来。"刘完素曰："形神劳则躁不宁，静则清平也。"叶天士在治疗情志病时，不仅善调理气机，而且反复强调"怡悦开爽""移情易性"，并说"服药以草木之功能，恐不能令其欢悦"。临证更需重视及时了解患者的心理变化而疏导患者，或利用言语缓解患者的紧张情绪，或心理暗示疾病不重、疗效会很好，来提高患者的依从性及临床疗效，并鼓励患者多参加社会活动、放平心态、减少独处时间等，内调外养才能事半功倍。

**2. 风药治郁**　风药是指性轻味薄、辛香走窜，有疏散升发、宣畅开泄之效的一类药物，唐代孙思邈在《备急千金要方》中广泛使用风药治疗各种疾病。金元时期李东垣继承其师张洁古的风药理论，并将其完善广泛实践。现代药理研究表明，风药具有抗炎、调节免疫、解热镇痛、抗惊厥、解除痉挛、祛除内毒素、减轻局部水肿状态等作用。中医认为，"风药"具有"升""散""通""窜""透"的特点，风药除了疏肝、胜湿作用外，还具有活血、止血、散火、解表作用，解表除了解肌肤之表，还可解内脏与外界相接触的内膜部分，即"里之表"。而情志病的临床症状中，头晕、头痛、身痛、纳差多见，病机多气郁、血瘀、湿郁、火郁、痰郁，张怀亮继承先贤的理论，根据情志病多郁的病机与风药之特点，明确提出"风药治郁"的临床理念，并在情志病治疗中广泛应用，治疗郁病处方中加入少量风药，增加了灵动之性，还有引经之效，风药属木，主条达，因此，治疗情志病加用少量风药以求事半功倍。

## 验案举隅

刘某，女，59 岁，2014 年 5 月 20 日初诊。主诉胸闷心烦 4 个月余。患者 4 个月前受到情志刺激后逐渐出现胸闷、心烦，情绪容易紧张、害怕，兴趣消失，处理问题精神不能集中，独处时症状明显加重，出门与人交流后胸闷缓解，曾到西医院诊治，诊断为抑郁焦虑症，给予口服黛力新治疗，起初好转，停药后症状加重，平素纳差、无食欲，嗳气连连，喜热饮，睡眠差，小便夜频，大便溏，舌淡红，苔薄黄，脉弦细。辨证属肝郁脾虚、胃失和降、气血不足、心神失养。治法以疏肝和胃、益气健脾、养心安神。方选三调汤加减。

处方：柴胡 10 g，黄芩 12 g，法半夏 10 g，茯苓 20 g，炒白术 12 g，陈皮 15 g，炒莱菔子 40 g，远志 15 g，龙眼肉 10 g，防风 5 g，炙甘草 1 g。10 剂，水煎服。

二诊：心烦减轻，仍时有胸闷不适，易紧张害怕，睡眠较前改善，时有梦多，二便调，舌暗淡，脉弦紧。守前方加朱砂（冲服）1 g，磁石 30 g，10 剂。

服药后诸症皆平，随访半年未复发。此患者属肝脾心三脏同病，肝郁脾虚、心神失养，用其经验方三调汤加减，方为小柴胡汤、归脾汤、逍遥散化裁而成，组成为柴胡、黄芩、白术、茯苓、当归、白芍、酸枣仁、龙眼肉、枸杞子、炙甘草，经过大量临床实践验证，疗效满意。因本案患者有纳差、便溏脾胃虚弱，运化失常症状，故去阴柔之白芍、当归，加用陈皮、法半夏及莱菔子，恢复脾胃运化，保证三焦气化畅通，其中莱菔子为常用加减药，因其性平味辛甘，归脾、胃、肺经，可消食除胀、降气祛痰，用量宜大，40 g 以上，加少量防风以醒脾止泻、疏肝开郁。二诊患者仍有心神不宁，紧张害怕、睡眠不佳，加用朱砂、磁石以重镇安神。本案为围绝经期妇女典型病例，理法清晰，用药得当，终收全功。

# 138　情志病从浊毒论治

情志病是指由情志因素参与，并在疾病发生、发展、转归中起主要作用的一类疾病，包括现代医学中的心理疾病、精神疾病、身心疾病和功能性疾病等。中医学情志病可参考"癫""狂""郁""百合病""梅核气""厥""不寐""惊悸""脏躁"等疾病，多从肝、脾胃、痰瘀等论治。浊毒理论是近年来研究热点，浊毒具有胶着难解，变化多端，缠绵难愈的特点。回顾古籍文献，诸多医家虽未明确提出浊毒理论，但在分析情志病病因病机时，多提及浊毒相关病理产物如痰、瘀、热、毒等。且在重症情志病及情志病实证、虚实夹杂患者中，多可见气血津液浊毒化表现。所以浊毒是情志病发生发展的重要因素。学者周翔等从浊毒角度出发，论述了情志病浊毒化病因病机及治疗。

## 浊毒含义

目前对于浊毒理论的理解不一，有学者认为，浊毒的形成过程为湿→浊→痰→热→毒。浊毒为一种独立毒邪，具有秽浊、黏滞、胶着的特性，为浊邪蓄积过多，不能及时有效排除，转化而致。也有学者认为浊性污秽，毒性陈腐、质变有害，二者易相生致病，可以并称"浊毒"。概括而言，毒由浊邪转化而成，浊毒同时具有浊与毒的特点，具有秽浊、黏滞、胶着的特性。周翔认为，浊毒可分为"浊"和"毒"两个方面，有内生、外感之别，为疾病病理变化的不同阶段，并可以同时存在，相互为害。其中浊可以是生理产物，也可以是致病因素、病理产物。致病因素和病理产物之浊常称为浊邪。正常人体气机顺畅，气血津液周流不息，如出现瘀滞，则可浊化，变生湿、痰、火、瘀等浊邪。毒为浊邪进一步瘀积变化的结果，为浊邪偏盛之极，此为内生浊毒。外来浊毒多指戾气疫毒、山岚瘴毒等，为六气淫乱作祟所致。如《黄帝内经》所言寒毒、温毒、热毒、大风苛毒等。气机不畅易成浊，六气太过即成毒，理论上，七情、六淫、劳倦体伤都可使气血津液紊乱，化生浊毒。产生的浊毒可作为致病因素，导致疾病进一步进展。

## 病因病机

情志刺激引起气机紊乱为情志病初始病因病机，由气机紊乱致气乱失志，神明失守，使疾病进一步进展，产生痰热、血瘀、气血亏损等病变，为常见病程。按其发病过程，可以大致分为早、中、晚三期。早期疾病较轻，为情志刺激引起生理功能轻度紊乱，一般无浊毒化表现，此时心理引导是重要手段，例如，《医方考》曰："情志过极，非药可愈，须以情胜。"中晚期患者临床可见气血津液浊化与毒化表现，可分为气乱化浊、浊甚化毒两个阶段，常化生痰火、血瘀、热毒等浊毒病邪，多为内生浊毒，疾病较重，临床常见于癫、狂、重度郁病、厥、百合病等疾病。

**1. 气乱化浊**　情志病早期，身体气血紊乱轻，早期干预，通过心理引导、自身调节，或加以汤药，可使气血升降功能恢复正常。如未及时调整，气机紊乱加重，气血津液运行不畅，五脏功能失常，可化生浊毒。根据气机紊乱特点不同，可分为气逆化浊和气郁化浊两类，常化生湿、痰、火、瘀等浊邪，临床可有相应症状表现，复杂多变。

（1）气逆化浊：喜怒哀乐等七情太过，可使气机逆上，心肺之气不能敛降。气壅于上，化火生痰，痰湿壅盛，蒙闭心窍。如怒极肝气逆上，肺气无以敛降，不能敷布津液于下，温煦脾肾，留而化痰生湿。如哀乐太过，心神不宁，阳气外张，化火生风，炼液成痰，心窍蒙蔽，神志异常。抑或化阳明腑实证，浊邪不得向下排泄而去，转而上犯，扰乱心神，狂乱疯癫。

（2）气郁化浊："气滞久则必化热，热郁则津液耗而不流，升降之机失度，初伤气分，久延血分，延及郁劳沉。"情志不舒，思郁气滞，气为血之帅，气滞则血不行，血不行则留而化为瘀血浊邪，津液不行则留而化为痰浊，气滞久则化邪火扰神。"心者，精神所舍也"，瘀血痰浊等浊邪阻络，心脉痹阻，加之火扰心神，则使心神不安，继之可出现失眠、心悸、神乱等症，久则精血耗伤。

**2. 浊甚化毒** 情志病久病患者，由于体内痰火湿瘀等浊邪阻碍气血津液运行，常化生更多浊邪，日积月累，浊甚化毒，并可循经入络，成为伏毒，为疾病进展恶化表现。此时有病情重，浊毒病邪胶着难治的特点，且常伴正气亏损。临床可有舌色淡有瘀斑，舌下络脉紫黯，脉沉弦涩，或细数等正虚毒阻体征。浊毒也可出现在新发患者中，多为急危重症。多因情志刺激强烈，或同时感受六淫秽浊之气，或禀赋不足，或伴有家族情志病病史等易感因素，病情来势凶猛，气机紊乱严重，使气血津液直接化浊化毒。临床常有舌红或绛，舌苔黄燥或灰黑，脉数有力，神志失常，狂言乱语等症状。

## 治法探析

**1. 理气化浊解毒** 情志不舒，气机郁结为情志病重要病因，与气血津液浊毒化密切相关。所以在临床用药中，需重视疏肝理气解郁。即在化浊解毒同时，适当应用疏肝理气药物，使气血通畅，浊毒无以化形。然气郁易化火，易耗气伤血，理气药多燥热，也容易耗气伤血。所以治疗宜以苦辛凉润宣通为法，选用性味辛凉的理气药物，如郁金、薄荷等，并根据病情需要甄别使用性味辛燥的理气药物。叶天士《临证指南医案》曾记载一郁症治疗案例，患者忧虑起病，调理两年，病情反复，后于夏季出现心胸右胁不舒之感，方以天竺黄、茯神、郁金、橘红、远志、石菖蒲、丹参、琥珀、竹沥。方中以天竺黄、竹沥等清热化痰外，佐以郁金、橘红行气解郁，于祛痰化浊同时，针对气郁病因，予疏肝理气解郁治疗。

**2. 清热化浊解毒** 火郁煎迫气血常能化生浊毒，此时应予清热化浊解毒治疗，常用药物有黄连、黄芩、栀子、银花、茵陈、半枝莲、白花蛇舌草、大黄、牛黄、芒硝等，临床应根据患者热毒轻重适当选用清热解毒药物，以免病轻药重之患。热轻者，可用银花、连翘、蛇舌草之属清热化浊解毒；热盛者，可用白虎汤之属泻热化浊解毒；热重者用黄连、黄芩、栀子等苦寒直折之品解毒清热。叶桂认为"狂由大惊大怒，病在肝胆胃经，三阳并而上升，故火炽则痰涌，心窍为之闭塞"，主张用承气白虎、生铁落饮折火制邪。刘渡舟先生曾以清热解毒法治一情志病患者，症见十余昼夜不眠，怒目视人，惊惕烦躁，大便六日不解，用大黄黄连泻心汤后清热，烦躁大减，大便畅泻，神志恢复正常。

**3. 通腑泻浊解毒** 通腑可使浊毒从肠道排泄而去，给邪以出路。适用于阳明腑实、上焦热盛及痰浊壅盛者。如热毒盛者，可以与清热解毒法结合应用，使热毒从肠道排泄而去，有相辅相成的作用。临床可用大、小承气汤、调胃承气汤、大柴胡汤等方剂加减。近代医家中，张锡纯喜用通腑泻浊法治疗癫狂实证，常用方剂为荡痰汤，即大承气加生赭石。方中以大承气泻下通腑之力，达泻下涤痰解毒之功，以生赭石之质重下行辅助大承气以增泻下荡痰之力。病情重者，因顽痰胶着难治，常加用性猛之甘遂，名为荡痰加甘遂汤。同时，张锡纯在临床时因人制宜，有单独用生赭石或芒硝者，亦能取得很好疗效，此皆因泻下通腑之力。

**4. 祛痰化浊解毒** 痰浊壅闭，甚或化毒，应予祛痰化浊解毒治疗。临床可根据病情使用牛黄、石菖蒲、远志、甘遂、礞石、天竺黄、竹沥、姜汁等祛痰化浊解毒药物。张温认为癫病"皆由郁痰鼓塞心包"使神不守舍所致，应以安神豁痰为主，临床可用控涎丹、导痰汤、四七汤等豁痰化浊方剂，并根据患者神志状况、浊毒轻重加用牛黄、黄连、黄芩、竹沥、姜汁、菖蒲等药物。《张氏医通》曾记载一癫病医案，患者以"丧子悲伤，忽当雷雨交作，大恐，苦无所避，旦日或泣或笑，或自语，或骂詈，诊其心脉浮滑，以滚痰丸，出痰积甚多而愈"。悲为肺志，悲则肺失和降，津液瘀留化痰，蒙闭心窍，神气散乱无所归，故或泣或笑或自语，心脉浮滑。观其脉症，痰浊为主要病邪，故方以滚痰丸豁痰化浊。

**5. 活血祛瘀解毒**  情志失常，瘀血阻络，心脉痹阻，可使神志不宁，甚者胸闷胸痛，治疗应以活血祛瘀解毒为法。常用药物有僵蚕、鳖甲、蜈蚣、土鳖虫、桃仁、红花、莪术、三棱等。血瘀轻者，可用丹皮、赤芍、红花、桃仁等活血化瘀，瘀重可予虫类药如蜈蚣、土鳖虫、水蛭及三棱、莪术等破血化瘀药物。对于久病血瘀的情志病患者，因多伴随气血亏损，临床可应用当归、丹参等活血养血之品，并可与扶正、理气治法相结合而用，即在活血祛瘀的基础上，适当加用补气活血、行气助血药物。

**6. 扶正化浊解毒**  张景岳曰"初病而气结为滞者，宜顺宜开；久病而损及中气者，宜修宜补"。情志病久病患者由于浊毒久积体内，正邪交争，易致正气虚耗，浊毒胶滞，成虚实夹杂之证。正气为驱邪外出之根本，所以此时应予扶正化浊解毒治疗。临床可从补脾和补肾两个方面入手。脾胃为后天之本，气血生化之源，所以固护脾胃为扶正化浊解毒一个重要部分，临床可结合患者病情特点，应用四君、香砂养胃等方剂及益胃健脾补脾药物。肾精为先天之本，五脏精微所藏，正气根本，正气虚耗多伴随有肾精亏虚表现，所以在治疗中，应重视培补肾精。临床可适用左归、六味之品。然应注意扶正与驱邪相结合，避免纯补、大补而致闭门留寇。

# 139 情志病从肝论治

情志病名首见于明代医家张景岳所著《类经》，是指因喜、怒、忧、思、悲、恐、惊所致的脏腑阴阳气血失调和功能紊乱的一类疾病，包括癫狂、百合病、脏躁、郁证、不寐等，相当于现代医学抑郁症、焦虑症、神经官能症及精神疾病等身心疾病的范畴。中医学历来重视情志疾病的防治，目前临床尚缺乏有效的防治措施，学者刘娜等从肝入手，分析了肝主疏泄、肝主怒、肝藏血、藏魂、主升发与情志病发生的关系，提出临床治疗应注意分清虚实，以期为情志病的防治提供可供借鉴的思路。

## 肝失疏泄，肝气郁结

对于肝主疏泄的源流沿革情况，一般认为疏泄之源基于《素问·五常政大论》，元代朱丹溪提出"司疏泄者肝也"，明代薛立斋改为"肝主疏泄"。现代医学从生理学机制的层面出发对"肝主疏泄"的功能进行研究，发现其功能与金属硫蛋白、神经-内分泌-免疫调节（NIM）机制等有关，而情志病的发生与 NIM 机制密切相关。多种神经递质、免疫因子和激素在神经内分泌免疫系统之间共同作用，以保持机体内环境的平稳及生理功能的正常发挥。由此可见，"肝主疏泄"与神经-内分泌-免疫系统密切相关，从现代医学的视角诠释了"肝主疏泄"的含义，进一步为从肝论治情志病提供了更多的科学依据。情志致病发生的主要机制是气机郁滞，且其为最早的病理改变。同时还与脏腑功能紊乱、阴阳失调、经络不畅等有关。《医碥·郁》曰："百病皆生于郁，郁而不舒，则皆肝木之病矣。"七情之病多责之于肝，情志活动与肝的疏泄功能密切相关。根据中医理论研究，肝主疏泄主要是指肝具有疏通和调畅全身气机，调节气血津液的运行、脾胃的运化以及胆汁的分泌和排泄，同时女子的排卵与月经来潮，男子的排精等均与肝主疏泄功能密切相关。所以说肝主疏泄功能正常是保障机体多种物质代谢及功能运行的重要条件。

在病理方面，肝主疏泄功能与情志病的发生发展密切相关。肝主疏泄功能正常，则机体气机调畅，情志正常；反之肝主疏泄功能失常，肝气郁结，气机逆乱，易出现心烦失眠、急躁易怒等情志失调的症状。由于肝主疏泄，调畅情志，故中医对肝与性格、情绪关系的研究，也受到当代学者的重视，结果显示肝病证候与 A 型性格有密切关系，肝阳上亢、肝火上炎患者的焦虑状态、一贯的焦虑症状积分增高，情绪障碍均以焦虑为主。

## 肝气实则怒，虚则恐

怒是人的欲望未得到满足或自尊心受到打击而引起的情绪体验及其相应的表情行为变化。通常情况下，怒是一种消极的情绪体验，而不明原因的制怒，使怒气不得发泄而致病。若怒不可遏，超越了人体的承受能力时，就会成为一种突发性的致病因素。《灵枢·本神》曰："肝气虚则恐，实则怒。"在机体受到惊吓时，会表现出惊恐的情绪状态，根据五行相生相克理论和虚则补其母的治则，肝气虚伤肾气则情志表现为恐。现代医学认为，不良的情绪反应可破坏儿茶酚胺等神经介质的相对平衡，削弱机体免疫力的同时引起全身代谢的改变，严重时可导致疾病的发生，现代医学从微观层面推动了对中医气机紊乱的机制和病理变化过程的研究。

肝者将军之官，喜条达而恶抑郁是其生理特性之一，若遇屈辱则易生怒气，故肝气实则怒。《素问·生气通天论》曰："大怒则形气绝，而血菀于上，使人薄厥。"怒伤肝，指大怒导致肝气上逆，血随气而上溢，故伤肝，证见面赤、气逆、头痛、眩晕，甚则吐血或昏厥猝倒等。在病理情况下，怒的产生与肝的功能失调之间互为因果。其病机变化有虚有实，实证居多，因实致虚。一方面肝郁不解，失其条达之性，气机阻滞导致津停、血瘀，日久耗伤肝阴肝血。另一方面暴怒盛怒，肝气上逆，升发失常，升动无制导致血随气逆则见呕血、暴厥等症，例如，《素问·举痛论》曰："怒则气逆，甚则呕血。"肝体阴而用阳，怒伤肝，大怒伤阴，使得阴血亏虚，肝阳上亢，出现气逆或出血等病症；郁怒伤肝，肝气郁结，肝失疏泄，可影响脾脏、肺脏的功能，产生一系列病症，临床极为常见。《素问·阴阳应象大论》指出"怒伤肝，悲胜怒"，阐述了过极情志伤脏及运用五行生克关系以情制情的治疗方法。张景岳谈情志之郁有三：怒郁、思郁、忧郁。对于怒郁有先后、虚实之分，暴怒伤肝，逆气为解而为胀满或疼痛者，宜解肝煎、神香散，或六郁汤，或越鞠丸；若怒气伤肝，因而动火，以致烦热，胁痛胀满或动血者，宜化肝煎。正因为肝气实则怒，故清代沈金鳌《杂病源流犀烛》曰："治怒为难，惟平肝可以治怒，此医家治怒之法也。"

## 肝不藏血，血不舍魂

《灵枢·本神》指出"肝藏血，血舍魂"，柯琴曰："血室者，肝也，肝为藏血之脏。"肝为"血府"，主藏血，血养神而舍魂，为情志化生之源。由此可见，肝血为神魂的各项活动提供基础，血与魂关系密切。故唐容川认为当肝血虚时，就容易出现虚烦不眠，骨蒸梦遗等血不敛魂症状，治疗用四物汤加味，以敛肝魂，滋养阴血；同时针药并用可加强疗效，可选用关元、足三里、三阴交、血海、肝俞、膈俞等穴位。肝血属阴，临床治疗肝阴虚型抑郁症时，在滋补肝阴时可选用山茱萸、枸杞子、五味子、白芍等，同时根据善补阴者阳中求阴的原理，可选用吴茱萸、淫羊藿等药振奋肝阳，或用生黄芪补肝气，可更快地缓解抑郁症患者的症状。中医认为肝脏为气血化生的场所，实质是指肝为合成、代谢血液及营养物质的重要场所之一。现代医学认为，肝脏中含血丰富，血浆中的凝血和溶血因子在肝内合成，证明了肝藏血的功能。肝藏血为肝生血提供物质基础。

魂是人体一种重要的精神活动，《素问·宣明五气》曰："肝藏魂，肝在五行属木，魂为木之精。"《灵枢·本神》曰："随神往来者谓之魂。"《素问·六节藏象论》曰："肝者，罢极之本，魂之居也。"究其本质，所谓魂，乃肝之阳气也，例如，《血证论·脏腑病机论》曰："肝之清阳，即魂气也，是肝中阳气在精神活动方面的一种表现，主要包括谋略、梦幻及恼怒、惊恐之类的情感活动。"在病理方面，《灵枢·本神》指出"肝，悲哀动中则伤魂，魂伤则狂忘不精"，魂病则会出现悲哀、狂妄等神志不清的表现，其责之于肝，同时可加重肝病，从而引起一系列形神俱病的身心疾病。肝病出现神志不安、多梦，甚至出现幻觉是"肝不藏魂"的表现。"肝藏魂"体现了人体的精神活动和五脏之间密切的联系，肝藏魂有协助心神之用，故出谋虑。脏腑功能异常，常常引起相关神志异常的疾病。

## 肝应春木，升发失常

肝气升发可以从两个视角加以论述，一方面肝在五行中属木，与四季之中的春季相对应，故肝脏的生理调节功能与春季的气候及变化特点相似，同时在五行之中木曰曲直，具有升发之特性，机体中凡具有生长、升散、条达舒畅之特性的功能与状态皆具有肝之属性。另一方面从气机升降的角度来说，肝主升，肺主降，《类证治裁》指出"凡上升之气，皆从肝出"；"木性升散，不受遏郁，郁则经气逆"。周学海《读医随笔·风厥痉痫》曰："肝者，贯阴阳，统气血，居贞元之间，握升降之枢者也。"肝之正常升发，肺之正常肃降，左升右降，与人身气机的升降密切相关。气机升降正常，气血调畅，脏腑安和。临证时体会到，素有肝郁之人，或肺病及肝，在疏肝解郁效果不佳时，可佐以宣肺降气。在病理方面，肝气升发失常有两个方面的表现，分别是肝升太过和肝郁不升。肝升太过临床多以头目胀痛、急躁易怒等实证为基本症状，而肝郁不升临床表现变化多端，以胸胁、少腹胀痛、月经不调等为基本症状。究其病因，凡内伤七情、饮食劳倦、外感病邪等，均可影响肝之疏泄功能，导致肝气升发不及。或肝之阳气上逆，升发太过。《素问·藏气法时论》曰："肝者，两胁下痛引少腹，令人善怒。"一般而言，治肝以疏肝、平肝、泻肝为主。如春季因肝的疏泄功能太过所致的躁狂型精神病，临床常见狂躁、急躁多怒等症，治疗以清泻肝胆实火为主，方用龙胆泻肝汤；而春季因肝的疏泄不及而导致的抑郁症，临床多表现为悲伤欲哭、闷闷不乐等症，故治疗则以疏肝解郁、行气止痛为主，方用柴胡疏肝散；癫狂证之善怒者，治疗以镇心安神、清热化痰为主，方用生落铁饮。用药皆以顺应肝木之性，恢复肝脏正常疏泄功能为要旨。

## 名医从肝论治情志病

《王孟英医案》曰："肝主身之气，七情之病必由肝起。"《医学正传》曰："或因怒气伤肝，或因惊气入胆，神明不安而怔忡惊悸作矣。"中医肝脏与情志病的发生发展关系密切，现代医家从病因病机和病理因素等方面对其有着深刻而全面的认识。孙文军等认为焦虑证的病因主要在于肝气郁结，气为血之帅，血为气之母，气推动着血的运行，肝气郁滞则影响血液的运行，气滞导致血瘀，血瘀会影响神志活动，王清任用血府逐瘀汤治疗焦虑症即是此思想的体现。邪入少阳，少阳失和，肝胆互为表里，相互影响，肝失疏泄，疏泄失司，肝气郁结，气郁生痰，痰蒙清窍，扰乱心神，而焦虑症的病机多为少阳失和。张永认为从肝郁角度论治情志病，肝气郁结也是情志病的主要病理因素。肝气郁结日久或郁而化热，或耗伤阴血，热邪扰神，神受其扰，阴血亏虚，神失所养，魂无所藏，情志失调。

国医大师张学文教授认为焦虑症的中医病机是肝气郁滞，郁而化火，郁而夹痰，痰蒙清窍，属于中医脑病的范畴。张教授根据自己多年的临床经验，以天麻钩藤饮及菖蒲郁金汤加减变化进行治疗。气滞者，加青皮、香附等；躁扰不安、面目红赤者，加钩藤、羚羊角等；临床治疗应分清标本缓急，急则治其标，缓则治其本，故治疗焦虑症急性发作期当视其症状用平肝熄风、清肝泻火之品，慢性缓解期多以补益肝胆、养血柔肝、健脾养血等疗法为主。王克勤教授重用黄芪补肝气治疗肝气虚型郁病经验丰富，在临证中发现体质虚弱、气虚易惊者，无明显诱因而发郁病，故认为其病机为因虚致郁。临床治疗中以自拟经验方"丹芪散"为主，其重用黄芪 50 g 为君，由丹参 30 g、法半夏 15 g 共同组成。白洁在临床治疗肝阴虚型抑郁症时，在滋补肝阴时根据病情少量选用桂枝、巴戟天振奋肝阳，可缓解抑郁症患者的主要症状。著名医家秦伯未认为淫羊藿、艾叶、巴戟天等药物除散肝寒外，还能增强肝用不足。在肝阴虚型抑郁症的具体用药方面，清代著名医家张锡纯在《医学衷中参西录》中论及肝气虚证的治疗，强调补肝之药疗效甚微之时，亦主张重用黄芪为主。

情志病的发生与肝主疏泄、肝主怒、肝藏血、肝气升发等生理功能和特性密切相关，肝失疏泄、肝气郁结、肝不藏血、升降失调是情志病发生的重要病机。同时肝主疏泄和肝主藏血是情志病发生的重要基础，情志病的发生变化及转归与肝主疏泄和肝主藏血互为因果。对于肝病引发的情志病，临床治疗应以平肝疏肝、养血柔肝为主，当肝病涉及其他脏腑时，应结合具体兼证加以治疗。同时还要注意预防调护，《素问·上古天真论》指出"恬淡虚无，真气从之，精神内守，病安从来"，建立未病先防的思想理念，在既病防变的过程中根据五脏之间生克制化关系辨证论治，以情胜情，对情志病的治疗思路会有所裨益。

情志病在各个年龄段均有分布，其患病率随着经济的发展、人们生活压力的增大及各种应激源的增多而呈现不断上升的趋势。情志病是一种常见的身心疾病，虽然现代医学对此类疾病的作用机制研究深入，诊断依据明确，同时临床中也配备相关的行为学检查和心理学测试，但是在临床观察中发现抗焦虑、抗抑郁的精神类药物，其副作用大，患者服用后机体处于一种亢奋状态，长期服用会形成依赖性，所以患者有一定的抵触和惧怕心理，依从性差。此类精神类药物并非适用于轻中度情志病患者，而对于重度的情志病患者，中西医结合治疗疗效显著。临床中常见的焦虑症和抑郁症，患者多表现为易怒、多虑、善太息、脉弦等症状，而此类症状多与肝的生理功能和生理特性密切相关；从肝论治焦虑证临床疗效显著，同时临床诊治中结合患者的体质证体结合、辨证论治，可获得较为满意的疗效。

## 140　疏肝解郁法在情志病中的应用

　　肝主疏泄是中医脏象理论的重要内容之一，它是指肝脏具有维持全身气机疏通畅达的功能。中医理论认为，肝脏对于人精神情志活动的调节具有重要影响。肝主疏泄的功能正常，则气机调畅、气血和调，情志活动方能正常发挥。若肝气郁结或亢逆，疏泄失职或太过，则会导致情志活动异常，出现情志类疾病。而情志病多与气机郁滞密切相关，正是由于肝与情志之间存在着密切关系，因此古往今来众多医家在治疗情志病时多从肝主疏泄理论入手，十分重视疏肝调肝，这对情志病的诊疗起着非常重要的指导作用。学者王雪等就此内容做了较全面的梳理归纳。

　　近年来，人们对精神与躯体方面疾病的关注度越来越高，情志病成为目前非常重要的研究领域。情志病是指在疾病的发生、发展或转归、防治过程中，情志因素起主要作用的一类疾病，其发病与情志刺激有关，并有情志异常的表现。纵观情志病的发展，不难发现情志病的产生常与情志不遂、气机不畅有关。《黄帝内经》中就有"百病生于气也"的论述，这里的气即指人体气机的紊乱。在中医理论中，肝为将军之官，主疏泄，条畅情志，具有通调全身气机的功能。若肝主疏泄的功能失常，则气机不畅、肝气郁结，情志活动随之异常，日久或情志刺激严重时便会产生情志病。故肝主疏泄与情志病的关系尤为密切。

### 肝主疏泄理论源流

　　肝主疏泄是指肝脏具有维持全身气机疏通畅达的功能。疏，即疏通；泄，即生发、发泄。肝气疏通、气机调畅，则脏腑经络之气通畅无阻，升降出入运动协调平衡。肝主疏泄这一理论的来源通常追溯到《黄帝内经》，然《素问·五常政大论》中所说的"发生之纪，是谓启陈。土疏泄，苍气达"，属于运气学说，讲的是"土"疏泄，而不是肝疏泄，这与肝的功能无关，同时《黄帝内经》在论述肝的功能时，也未提到"疏泄"这一功能。知识考古学的研究，肝主疏泄理论最早见于金元时期著名医家朱震亨的《格致余论·阳有余阴不足论》，书中指出"主闭藏者肾也，司疏泄者肝也。二脏皆有相火，而其系上属于心"，虽非专门论述肝的功能，但是书中肝"司疏泄"这一理论首次将"肝"与"疏泄"联系在了一起，极大地影响了肝主疏泄的发展。

　　至明代，许多医家在著作中都提及"疏泄"一词，戴思恭及赵献可两位医家认为肝主疏泄是针对精液藏泄而言。武之旺治疗崩漏时在其著作《济阴纲目》中记载"盖肝主疏泄而藏血，疏泄者气脱，气脱则血不藏"，丰富了肝主疏泄维持气血运行的功能。而明末以卢之顿为代表的医家提出"肝以疏泄为用"，肯定了肝主疏泄是肝的功能。在这之前，肝主疏泄常与肾主闭藏同时出现来阐释病机。总的来说，肝主疏泄在这一时期主要强调"泄"。

　　到了清代，肝主疏泄得到了更为广泛的应用。虽仍有与肾主闭藏同时出现的形式，但肝主疏泄独立使用的情况更为多见。张志聪《黄帝内经灵枢集注》曰："肝主疏泄，小便不利者，厥阴之气逆也。"另外，《吴鞠通医案》中也记载"肝主疏泄……失其疏泄之职，故不大便，小溲仅通而短赤特甚"。补充了肝主疏泄调节水液代谢的功能。在陈梦雷撰写的《古今图书集成医部全录》中，首次独立提出了"肝主疏泄"，兼备描述了肝的条达和疏泄之性。张锡纯又将其应用于对气机的疏泄，使肝主疏泄的理论内涵得到了更多的补充。直到民国时期，汇通学派著名医家张锡纯在《医学衷中参西录》中指出"诊其脉左关微弱，知系怒久伤肝，肝虚不能疏泄也"，才将"主疏泄"与"肝郁"联系起来，首次提出肝主疏泄，调畅情志的思想。

近代以来，受西方医学的影响，在国内形成了中西医并存的局面。一些受到近代科学思想影响的中医人，认识到中医与西医各有所长，于是将二者从理论到临床加以汇通，形成了中西医汇通学派。近代医家对于肝主疏泄内涵的扩充，除了疏通气机之外，还体现在胆汁的疏泄方面，这进一步丰富了肝主疏泄的理论内涵。时至 20 世纪 80 年代中期，肝主疏泄这一理论在学术界的看法趋于统一，并将其与肝藏血、调节情志、调节消化等一同作为肝的生理功能列入教材。

现代医学对肝主疏泄这一功能从实验研究等方面进行了论证和补充。中医理论认为，肝脏对于人的精神情志活动的调节具有重要影响。现代研究发现，海马与情绪行为和精神活动密切相关，是疏肝解郁方药主要靶区之一，实验研究表明肝主疏泄功能与神经-内分泌-免疫网络密切相关。

肝主疏泄是中医脏象理论的重要组成部分，最早见于金元时期的《格致余论》，并经元、明、清、民国各时期发展而成，具有维持全身气机疏通畅达的功能。肝气疏通畅达则脏腑经络之气的运行通畅无阻，升降出入运动协调平衡，从而维持了全身脏腑、经络、形体、官窍等功能活动有序进行。

## 情志病与郁滞密切相关

情志是中医学的专有名词，情志的概念源自《黄帝内经》中五脏分属五志理论。"情志"一词最早见于明代医家张景岳的《类经》，书中首提"情志病"病名。《景岳全书》另有"情志之郁证治"。情志病是指在疾病的发生、发展或转归、防治过程中，精神情志因素起主要作用的一类疾病。其中包括由情志刺激而发的病症，如郁证、癫、狂等，以及因情志刺激而诱发的病症，如胸痹、真心痛、眩晕等。另外还包括其他原因所致但具有情志异常表现的病症，如消渴、癥积、慢性肝胆疾病等，大都有情志异常的表现。现代医学认为，情志是思想、情感、志趣、理想的统称。在心理学中，情志是人精神意识对人体内外环境刺激的不同反应，包括精神、意志和情绪活动。中医学中广义的情志疾病是指发病与情志刺激有关，具有情志异常表现的病症。包括了西医学所说的心身疾病、精神疾病、神经症、心理疾病及一切功能性疾病等。

情志病主要由情志失常引起，情志失调则肝气郁结不舒，升降失常，气机郁滞，日久可使气血失调，以致神无所附而致病。王履《医经溯源集》曰："凡病之起也，多由乎郁，郁者，滞而不通之意。"中医学历来重视情志对于疾病的影响，《医碥》曰："百病皆生于郁，郁而不舒，则皆肝木之病矣。"朱丹溪《丹溪心法·六郁》曰："气血冲和，百病不生；有一拂郁，诸病生焉。故人身诸病，多生于郁。"张子和在《儒门事亲》中对于情志病的治疗，注重调理脏腑的气血阴阳，因"百病生于气也"，他认为情志病的产生是机体气机失常的结果，而情志病又会加重气机失调，因而影响脏腑的正常功能，产生其他疾病。新安医家在治疗情志病时注重调畅气机，以解诸郁。明代医家徐春甫《古今医统大全》曰："诸病久则气滞，血凝成郁，治之虽各因其证，当兼之以解散，固不可不知也。郁滞一开，则气血通畅，而诸病各自以其方而易愈也。"此外孙一奎《赤水玄珠》指出"夫郁者，结滞则气血不畅也。当升而不得升，当降而不得降，当变化而不得变化，所以为郁"，在情志病的治疗方面，新安医家十分重视疏肝理气，调畅气机的重要性。著名医家李用梓《证治汇补·郁证》也指出"郁病虽多，皆用气不周流"，说明郁病大多由气滞所引起。另外，叶天士《临证指南医案》曰："因情志不遂，则郁而成病矣。"由此可见，情志病与郁滞密切相关。此外，现代学者如乔明琦等在对 1026 例不同工作人群进行调查研究时发现，因情志内伤致病所占比例为 55.4%，其中郁怒怨屈是情志类疾病的主要病因。

综上所述，气机郁滞或不畅会导致全身气机运行不利，气血失和，脏腑功能不能正常发挥，肝失所养，无法正常地调畅情志，导致肝气郁结不舒，情志抑郁而导致情志病的产生。

## 疏肝解郁法在情志病中的应用

中医理论认为，肝脏对于人的精神情志活动的调节具有重要影响，肝主疏泄的功能正常，则气机调畅，气血和调，情志活动正常。若肝气郁结或亢逆，疏泄失职或太过，则会导致情志活动异常。前者表现为情志抑郁、闷闷不乐等；后者多表现为性情急躁、亢奋易怒等。另外，情志异常也可影响肝气疏泄，造成肝气郁结或亢逆。在生理状态下，肝的疏泄功能正常则能维持全身气机的疏通畅达，从而保持各脏腑组织升降出入的平衡。若因精神刺激或情志不遂等，使肝的疏泄功能失常，气机升降不协调，则可导致肝气郁结证的产生。在病理方面，肝气郁结主要是由肝的疏泄功能障碍所致，从而引起情志活动产生异常的表现。鉴于肝与情志之间存在着密切关系，肝主疏泄可以调节情志活动，所以从疏肝入手治疗情志病具有较高的临床应用价值，因此在临床中治疗情志病多注重疏肝调肝。

中医学对于情志病的认识历史悠久，历代医家都十分重视对于情志病的预防和治疗。东汉著名医家张仲景在《伤寒杂病论》中论述的情志学思想极其丰富，在398条《伤寒论》条文中，有关情志的条文共88条，而在113个方剂中，涉及情志的方剂占34个。而《金匮要略》作为《伤寒杂病论》中专门论述杂病的部分，亦有很多条文谈到了情志异常，如烦躁、神昏、谵语等，以及百合病、奔豚气、脏躁、虚烦不得眠、梅核气等共60余条。尤其对于由肝气不舒，气机不畅所致的梅核气、奔豚气等的治疗，更是强调了用解郁化痰、顺气降逆的方法来治疗。总的来说，张仲景认为在治疗情志病时应重在调理气机。我们现在临床上常用的柴胡疏肝散、逍遥散、知柏地黄丸等方剂多是遵循张仲景所创的四逆散、小柴胡汤、百合地黄汤等而立。

现代研究认为，海马区与情绪控制密切相关，同时海马区也被证实为是疏肝解郁药作用的主要靶区。疏肝解郁等治疗方法的广泛应用是现代肝主疏泄理论的临床基础。肝不仅在生理上对神经-内分泌-免疫网络具有一定的调节功能，在病理上，当肝失疏泄时，也会表现出不同程度的神经内分泌系统的功能紊乱、情志异常等心理应激反应会通过神经-内分泌-免疫网络对机体产生影响。随着人们的生活节奏日益加快，来自工作、生活以及社会环境中的压力不断增加，人群中情志病的发病率逐渐升高，成为影响人们生活质量的重要疾病之一。古代医家在治疗情志疾时多从肝主疏泄角度入手，现代医家在情志病的临床应用上，也多用疏肝解郁理气的方法来治疗。

卢永屹教授认为情志病发病机制的关键，取决于肝。情志病与心、肝二脏关系最为密切。肝主疏泄而调畅气机，气又是人体功能活动的动力以及物质基础。生活中的精神刺激致使肝失疏泄，气机升降出入失常，就会出现痰湿、瘀血、郁火等病理产物。故在临床上多用合欢皮、合欢花以达安心神、解忧郁之效。王天芳教授在治疗情志病时多采用疏肝清热、化痰安神的方法来治疗，并自拟柴芩温胆汤，临床效果甚好。董湘玉教授在治疗情志病时善用疏理气机的方法，认为情志活动与气机的关系最为密切。情志异常是通过对气机的影响从而影响血的运行，故有气行则血行，气虚则血虚，气滞则血瘀，气逆则血逆的表现。故在治疗时应以疏肝理气，调畅气机为重点。此外，刘启泉教授在长期的临床诊疗中发现，情志对病情的影响非常明显，情志病多由情志不畅而发，进一步影响心主神明，肝主疏泄、脾主运化之功，最终导致气血失调，百病丛生。在临床治疗时多用甘麦大枣汤以养心调肝。

另外，许多学者在临床研究方面也有类似的发现，孙学华等在对60例慢性乙型肝炎患者进行随机对照试验后发现，与国内常规模型组相比，慢性乙型肝炎患者的躯体化因子、人际关系敏感因子，以及抑郁、焦虑因子部分得分均明显高于国内常规模型组（$P<0.01$）；且采用健康教育联合施用自拟疏肝解郁方治疗后，患者的上述因子得分均得到明显改善。李聚林等在对120例与情志相关性功能性消化不良患者进行为期两周的对照试验后发现，实验结果显示治疗组（应用行气解郁汤）优于对照组（服用安慰剂），两组的疗效比较具有统计学差异（$P<0.05$）。张赏等在对156例情志型不孕症进行临床研究后发现，治疗组（服用疏郁助孕煎）总有效率为95%，而对照组（口服谷维素和逍遥丸）总有效率为73.68%，统计显示治疗组的疗效显著优于对照组（$P<0.05$）。林利在对36例情志病患者应用理气药

（香附、陈皮、柴胡、石菖蒲、枳实、茯苓各 12 g，郁金、木香、法半夏、白术、黄芩、焦三仙各 10 g）连服 4 周后发现，痊愈 11 例（占 30.56%），显效 18 例（占 50.00%），有效 5 例（占 13.89%），无效 2 例（占 5.56%），总有效率 94.44%。

现代医家认为肝主疏泄这一理论是治疗情志病的常用指导思想，临床上多采用疏肝理气、解郁安神的方法和方药治疗，在方剂选择上多采用逍遥散、龙胆泻肝汤、丹栀逍遥丸等加减，常用药物有柴胡、陈皮、远志、茯苓、木香、法半夏、黄芩、酸枣仁等。故此，肝主疏泄对于情志类疾病的治疗和调控具有重要的指导作用。

情志病自古有之。情志对人体的健康状况有着直接的影响，而肝的疏泄功能正常，可以使人体气机调畅，从而防止疾病的发生。当情志刺激过于强烈或长期刺激机体时，就会成为治病因素，损伤身心，形成情志病。中医学认为，肝主疏泄，能调畅气机，以促进气血正常运行。若肝失疏泄，则气机紊乱、郁滞，气血失于调和，从而导致情志失常而致病。现代研究认为情志异常等心理应激反应可以通过神经-内分泌-免疫网络对机体产生影响。基于肝主疏泄可以调节情志活动，所以从疏肝入手治疗情志病具有较高的临床应用价值。古今众多医家在治疗情志病时多从肝主疏泄理论入手，十分重视疏肝调肝，且疗效甚佳，所以肝主疏泄对于情志类疾病的诊疗与调控具有重要的指导作用。

# 141 肝失疏泄情志病证结合研究

肝调畅情志是肝脏象的基本功能，情志内伤肝失疏泄是肝证候的基本证型。近30年来，与现代心理应激理论有机结合，肝失疏泄情志病证研究取得了显著成果，成为中医证候研究的重要切入点。在新的科技创新环境下，肝失疏泄情志病证结合研究应继续成为推进中医药创新发展的重要领域。现阶段，一方面，我们更加关注病证的关键脑区与中枢机制的系统研究，特别是采用新技术开展的相关脑区影像学研究；另一方面，更应积极适应证候的动态演变性，关注情志内伤致病因素的复杂性、早期性、潜伏性。研究节点需不断提前，研究方式需与现实致病因素环境更加接近，基于应激反应全程动态观测病症变化需进一步加强。学者史亚飞等就此诸方面相关内容做了阐述。

## 情志内伤肝失疏泄可作为基本证候创新研究重要证型

情志内伤肝失疏泄病证在中医学属郁证、不寐、脏躁、癫狂之类，在现代医学领域则与以抑郁症、焦虑症、躁狂症、精神分裂症等为主体的精神障碍类疾病，以及以易怒、失眠、情绪低落、多疑、疲倦、易激惹、记忆减退等为主症的心理失调与障碍状态（亚健康状态）密切相关。从发病情况来看，情志疾病已成为临床最为常见的一类疾病，严重影响着人们的健康与生命，成为医学界乃至整个社会的热点。从病因学角度来看，情志致病是内伤病因的主要形式，在中医病因理论中占有重要地位。人体五脏共同决定情志变化，但主因脏腑气机改变所致，五脏中肝脏象者司疏泄、调畅全身气机，因而肝在调畅情志功能中占主导地位。疏泄得当则精神愉快、心情舒畅，反之情志活动异常，气机紊乱，肝主疏泄功能亦受影响。因此，肝的疏泄正常与否与情志内伤病证的发生密不可分。情志内伤致病因素与肝失疏泄病机改变可有机结合在一起，其病证基本规律的研究理论与应用价值巨大。

多年来，众多学者从情志病证入手模拟肝失疏泄基本病理过程及其各阶段证型，取得显著成果，且结论相对肯定。从整体情况来看，徐志伟团队认为情志内伤肝失疏泄功能存在着一定的中枢神经生物学机制，从不良应激途径入手模拟亚健康状态下的病证过程，发现肝失疏泄功能与神经内分泌免疫网络紧密相关，"方-证（病）-效"研究模式可以有效推进肝失疏泄功能机制的研究。在探究肝主疏泄中枢作用脑区时，乔明琦团队研究结果初步明确了边缘叶、海马、丘脑、下丘脑等作用区域，5-羟色胺（5-HT）、去甲肾上腺素等单胺能系统水平变化是其重要作用通路与靶点；该团队通过将经前期综合征与肝气逆、肝气郁两证有机病证结合的研究模式，初步表明肝主疏泄与单胺类系统（5-HT为主）和性激素及其调控因素、通路有关，在病证结合研讨肝脏象作用机制方面做出有益探索。陈家旭团队提出方证对应研究方式与思路，基于肝郁脾虚证这一病机，以慢性疲劳综合征、肠易激综合征等病与证候相结合，开展逍遥散与肝郁脾虚证的相关研究，进一步明确肝脏象应是人体应激生理病理机制的调控中心。实验结果同时表明，肝主疏泄功能可以通过调节下丘脑-垂体-肾上腺轴（HPA）及中枢多种神经递质而使机体内环境维持稳定，并提出"慢性应激性疾病从肝论治的调节位点在海马、皮层等边缘系统"假说。其他团队采用抑郁与肝失疏泄证候开展相关研究亦得到相似结果。

以上研究，基于病证结合或方证对应得出相似实验结果，同一类造模方法可模拟相近证型，不同方药作用于实验动物可产生相一致的药效结果与调控机制，提示在心理应激作用途径下，可以模拟情志内伤肝失疏泄的基本变化过程，而非某一特定或典型证型。事实上，心理应激反应与中医证候都属动态过程，实验过程也仅能模拟"情志内伤、肝失疏泄"的综合病理变化过程，通过调整不同的应激方式与强度，才能相对模拟在此过程中存在着"肝气郁结""肝气上逆""肝气郁滞""肝郁脾虚""肝火上炎""肝阳上亢"，乃至"肝肾亏虚"等不同的证型阶段和机制。结合当前国家重点研发计划所提出的"基本证候与要素"的研究切入点，可再次验证以下结论：以现代心理应激反应（情志内伤）为切入点模拟肝失疏泄病因发生与病机变化过程，可以模拟出肝失疏泄基本证候要素，作为"郁怒伤肝"后各证型的基础，结合应激诱导的心身疾病（抑郁等）病证结合可有效揭示肝失疏泄证候规律。

　　情志病证结合可以成为肝失疏泄基本证候研究的主要模式，从证候要素研究角度来看，情志内伤肝失疏泄可以作为"基本证候与重大疾病病因病机创新研究"的典型证型。

## 早期应激效应研究是深化肝失疏泄病证研究的新途径

　　当前，从神经内分泌免疫系统及相关脑区的组织细胞形态变化、分子表达与信号通路的改变入手，已初步发现了情志内伤肝主疏泄功能的一些一致性研究结果，但仍存在未出现相对肯定的与肝失疏泄证候之间线性对应的"金指标"，肝主疏泄功能在病证模型中如何研究模式如何更加有机统一仍需完善。证候的复杂性需要在病证研究中采用更好更新的思路与方法。肝失疏泄情志内伤病证的基本规律与证候要素要得到系统验证，并上升至基本证候的判别标准，还应在更广泛的病因病机途径上寻求研究靶点。情志内伤肝主疏泄证候的动态演变性，以及病因作用的复杂性、早期性、潜伏性可能是下一阶段开展研究的新窗口。

　　**1. 早期负性应激事件是肝失疏泄情志病证形成的重要病因**　　事实上，单纯观测情志因素致使疾病发生的即刻效应是不全面的，无法说明与模拟情志内伤肝失疏泄病证变化的动态演变与形成。心理健康是个动态的连续变化过程，心理状态从健康到失调、亚健康，再到心理障碍，直至精神障碍而发病，不良应激因素一直影响着机体状态。对以心理障碍、精神障碍发病可能是遗传因素、生命早期应激及成年后环境的"三因素"的共同作用结果，而生命早期应激在其中占据着越来越重要的作用。这些与当前社会转型节奏加快、压力加大有关。数据显示，约 50% 的成年抑郁患者在成长过程中有抑郁发作经历，而青少期抑郁复发的概率是成年后抑郁的 4 倍；在青少期抑郁首次发作的 5 年之中，70% 患者会复发，提示早期创伤性经历是导致成年抑郁症发生的高风险因素之一。各方面证据都显示，基于现代社会生活的不良外界压力导致的成年后心理与精神障碍不单纯是即刻应激产生的结果，往往与生命早期（儿童与青少期）负性应激事件密切相关。

　　阐明肝失疏泄基本证候内容，需要回归情志内伤的多因素、长时程病因，在现有研究基础上加入早期应激效应的研究，及其与成年后环境应激的交互作用，模拟情志内伤肝失疏泄病因发生与病理改变过程。可以这样认为，早期负性事件是导致肝失疏泄情志病证形成的重要因素，早期应激与成年后应激效应两者间的整体性研究，是阐明情志内伤肝失疏泄病证的基本过程与内容的又一关键步骤。

　　**2. 青少期"肝常有余"特性有助于对肝基本证候的阐释**　　如何更好地体现中医证候的主体性和合理性，是当前中医实验研究与模型复制重点要解决的问题。肝失疏泄病证模拟同样存在以上问题。生命早期应激，特别是青少期应激过程中的模型复制与病程模拟或可以更加有效解决这个问题，更加合理模拟情志内伤肝失疏泄病证。这主要是基于小儿"肝常有余"理论。

　　从中医学角度而言，小儿为纯阳之体，脏器脆薄，青少期阳常有余，阴常不足。朱丹溪在其书《金匮钩玄》中记载"小儿肝病多，及大人亦然。肝只是有余，肾只是不足"；在此基础上，明代万全提出"心气未充，肺气娇嫩，肝常有余，脾常不足，肾常虚"的五脏"有余""不足"说。青少期"肝常有余"的生理特性有助于对肝基本证候相对"单纯"的模拟与阐释。"肝常有余"论由明代医家万全明确提出，"盖肝之有余者，肝属木，旺于春。儿之初生曰芽儿者，谓如草木之芽，受气初生……故曰肝有余"。"有余"是小儿的特殊生理功能状态，但"小儿易怒，肝病最多"，若乳养不当，或受到外界刺激，肝脏生理上的有余转化为病理上的亢盛，肝喜条达之性被扼，出现烦躁、郁怒、不思饮食、哭闹等表现，生理上的有余可转化为病理上的亢盛。青少期情志异常更需从肝论治。可见，不良情志在生命早期

（儿童期或青少期）即已形成，邪郁于内、伏而后发，是成年后精神障碍发病的重要原因。魏盛等提出的"七情伏邪"学说同样是基于早期负性事件对后期情志异常发病机制影响的一个阐释。结合情志内伤不良因素，"小儿肝常有余"特性更加有助于推动青少期应激途径模拟肝主疏泄病证过程，进而更加接近中医"情志异常、肝失疏泄"的综合病理变化过程。

## 肝失疏泄证候研究新展望

情志内伤肝失疏泄病证可以作为"基本证候与重大疾病病因病机创新研究"的重要而典型的证型；而更加全面模拟肝失疏泄情志病证过程，动态观测肝失疏泄证候形成与基本改变是深化肝失疏泄病证研究的新目标。早期应激研究的介入可以较好拓展本研究思路与内容。按发生时间，早期应激分为两种类型：第一类是发生于出生前（妊娠期）的精神应激或躯体虐待等，由于母体受到传递及子代；第二类为发生在出生后的不良应激，主要为青少期发生的突发性不良刺激事件，如父母丧失离异、虐待和忽视等，是直接作用于子代机体的心理应激反应。部分中医药学者已进行了一些前期的研究探索。

**1. 有效推动情志内伤肝失疏泄病证变化的动态观测**    情志致病因素具有明显的长期性、持续性和累加性，导致肝失疏泄病证是一个动态演变与长期形成的过程。基于早期应激研究动态观测青少期及对成年后肝失疏泄病证的影响效应，聚焦负性应激持续作用下神经内分泌系统功能持续变化及其对肝失疏泄病证规律的影响，对全面揭示情志内伤肝失疏泄病证基本规律有重要作用。魏盛采用社会挫败应激模型诱发母鼠产生孕前肝疏泄不及表现，观察母鼠及其成年雄性子代情绪、行为学改变、学习记忆及神经生化改变与机制。结果表明：母代可将抑郁样行为改变及认知功能缺损等一系列的肝气郁证候表现传递给子代，使得子代出现类似行为表型，采用疏肝解郁药物对母代进行干预治疗可有效改善并逆转母代和子代的异常行为变化；作用机制可能涉及体内的 HPA、单胺类神经能系统及环磷腺苷效应元件结合蛋白（CREB）、脑源性神经营养因子（BDNF）等转录调控因子的级联传导通路改变，初步证实生命早期应激的重要作用及动态观测的重要性。

**2. 重点关注早期应激与成年后诱导相结合的累积效应**    数据证明，早期应激的前期效应及成年后诱导的累积作用，可能是情志异常疾病反复发作的重要原因，两者均不可偏废，并协同导致了情志内伤肝失疏泄病证持续加重与发展。因此，在对成年后应激抑郁情志内伤肝失疏泄病证研究取得初步肯定结果的基础上，关注早期应激与成年后诱导相结合的累积效应成为新重点。本课题组从青少期应激角度开展早期应激与情志内伤肝失疏泄病证变化的研究，采用母子分离结合慢性应激方法造模，模拟生命早期应激及与成年后环境的交互作用，结果初步表明，加味四逆散改善复合应激大鼠抑郁样行为与调节HPA 功能、提高海马及前额叶皮质中 5-HT 和 5-羟吲哚乙酸（5-HIAA）含量有关。结果同时提示，作为肝失疏泄基本证候研究的重要切入点——心理应激（情志内伤）有必要进一步提前至青少期。

**3. 5-HT 系统可能是动态观测本病证变化及应激累积效应的重要切入点**    动态观测情志内伤肝失疏泄病证变化，同步开展早期应激与成年后诱导相结合的累积效应分析，就必须寻求一个合适的通路或生物学标记物作为研究切入点。5-HT 系统或可以成为动态观测情志内伤肝失疏泄病证变化的最佳桥梁。其一，5-HT 系统在青少期中后期即已达到成熟且一直维持至成年，使之成为人体神经内分泌系统中最为稳定的作用通路之一，可以为青少期及成年后两个时间提供相同研究节点。其二，5-HT 系统是抑郁症已知的主要发病通路之一，且也为大家所认可的调肝治法方药干预，以抑郁为主的情志异常疾病的主要通路之一，可以为进一步寻求情志内伤肝失疏泄病证作用机制提供肯定的研究靶点。此外，国际脑科学-神经功能连接组学（以美国"创新技术脑研究计划"为主）研究已使脑机制研究关注点，从强调个体细胞的结构与功能向强调功能环路与联接机制转移的趋势，动态观测 5-HT 系统全程改变不仅有助于动态观测情志内伤肝失疏泄病证变化，还将进一步揭示精准医学下脑功能变化过程与机制。

# 142 论心身疾病与中医情志的相关性

随着社会竞争压力的增大以及医学模式的转换，心身疾病的发病率不断攀升。而这一领域的内容涉及生物学、心理学、现代医学和中医学等。中医学在"心身一体"的整体观念指导下，从理论到临床都非常重视情志因素，在中医走向现代化的今天，如何把中医情志理论与现代医学、心理学的研究手段和成果有机结合，并且病、证结合地进一步探讨它们内在实质的相通性，学者刘立对此做了有益的尝试。

## 心身疾病概说

1922 年 DeutschP 首先提出了"心身医学"一词。1943 年 HallidayJL 提出了"心身疾病"，现代心身疾病概念的形成，与心理、躯体、社会文化，以及神经心理学和心理生理学等密切相关。心身疾病又称心理生理疾病，有广义与狭义之分。狭义的心身疾病是指那些由心理社会因素引起，并伴有明显的躯体症状和躯体的器质性损害的疾病，如冠心病、高血压病、消化性溃疡等。广义的心身疾病是指心理社会因素在疾病的发生、发展、治疗、预防中起重要作用的躯体疾病和躯体功能障碍。其基础理论为心理应激理论，皮层内脏相关理论，情感、学习与社会理论，精神分析理论，分子生物学理论等。由于历史的原因和中西理论体系的不同，中医将现代医学所称的神经官能症及某些精神疾病归属于心身疾病范围，也就是说，中医所指的心身疾病，除具有躯体病变之外，还包括了无器质性病变，表现为功能障碍的一些疾病，如焦虑性神经症、癔病、神经症和个别精神疾病。

**1. 心身疾病的临床现状** 心身疾病在临床上十分常见，据国外调查，在综合医院门诊患者中，约 1/3 属于心身疾病。国内调查，苏州某综合医院门诊、病房患者中心身疾病患者分别占 22.75%、27.12%。上海第一医学院在两家医院的调查提示，心身疾病占门诊病例的 33.2%。也有学者对我国农村综合医院门诊中的心身疾病分布情况进行调查，表明心身疾病占门诊总就诊人次的 21.39%。但我国临床工作中，尚未对心身疾病引起广泛注意，心身疾病患者多在内科就诊，一般医生容易忽略患者的心理社会因素在发病中的作用，从而影响其治疗和预后。

**2. 心身疾病的病因及发病机制** 现代心身医学认为心身疾病是一种多因多果的疾病，即一种疾病可由多种原因引起，一种病因又可导致不同疾病的产生。1954 年 Engel 提出了多因素发病的理论模式。①生物学因素：是心身疾病发病的生理基础，主要有微生物感染、理化和药物损伤、遗传、老化、营养代谢、先天发育、免疫、性别、年龄、血型、体型等。②不良的生活行为方式：高胆固醇、高糖、高盐饮食等不良饮食习惯，嗜烟、酗酒、赌博、吸毒等不良行为以及运动不足、起居无规律等不良生活习惯。③心理应激和情绪因素。④认知因素、个性特征、社会人际因素等。各种病因通过心理和生理中介机制起作用。阐述心理中介机制的理论主要有心理应激理论、情绪学说、性格缺陷理论等。生理中介机制主要涉及中枢神经递质系统、神经内分泌系统、神经免疫系统等。心身疾病的人格气质因素方面已有了大量的研究结果，如《十五种心身疾病的心理社会因素调查分析》等研究了原发性高血压、冠心病、十二指肠球部溃疡、功能性消化不良、甲状腺功能亢进症、糖尿病、偏头痛、复发性口腔溃疡、慢性荨麻疹、湿疹、围绝经期综合征、过敏性鼻炎、肥胖症、支气管哮喘等心身疾病的人格特征、应对方式、社会支持等多种因素与疾病发生的密切关系。总之，人格、气质、心理状态在心身疾病的发病机制中起着至关重要的作用。

# 中医学的心身相关情志理论

中医认为情志是人对内外环境变化产生的复杂反应，它具有特有的情志体验、情志表情和相应的生理和行为的变化，它发生在特定的情景之中，其反应和表达方式与个体心理、生理状态有关。中医情志理论所涵盖的范围内容可归入现代心理学的人格气质及心理状态等内容。近年来，顺应当代医学向生物-心理-社会模式转变的趋势，中医情志因素的研究取得了可喜的进展。尤其令人瞩目的是，在研究过程中现代医学心理学知识向以情志理论为核心的中医心理学的渗透和移植，它对中医情志理论概念的澄清、理论的更新和完善、研究方法的改进等起了重要的推动作用，并为其现代深入研究提供了重要的理论基础和方法学依据。

**1. 理论的相通性**　中西医理论体系的差异性导致了中医情志理论与现代医学心理学理论语言描述的极大不同，但从一开始人们便发现了二者在多个层面的相通性，如七情理论的喜、怒、忧、思、悲、恐、惊情志表现与人类六种基本情绪：快乐、惊奇、厌恶、愤怒、恐慌和悲伤不谋而合，而这正是七情科学价值的"内核"。中医古朴的阴阳五态个性特征说与现代心理学气质分类（胆汁质、黏液质、多血质、抑郁质）极其相似，可算是现代气质论的最早雏形。而在七情致病理论上，中医认为七情具有先天的双重性，它既是人体的生理现象、五脏之志、脏腑功能活动的表现形式，又可成为"内伤七情"的病因。现代医学心理学则认为，情绪可分为负性情绪和愉快情绪，二者超过一定的度时均可造成对人体稳定性的干扰，导致疾病的发生。

在情志致病的病因病机认识上，中医强调气机紊乱的重要性，认为它是情志刺激导致脏腑阴阳气血失衡的核心环节，如喜则气缓""怒则气上""思则气结""悲则气消""恐则气下""惊则气乱"，可直接影响脏腑功能，如"怒伤肝""喜伤心""思伤脾"等。而现代医学认为，不良的情绪反应可引起儿茶酚胺等神经介质相对平衡的破坏，导致全身代谢的改变，并削弱机体的免疫力，严重时可导致疾病的发生，而这一点可能正是中医气机紊乱的微观实质。总之，两者都认为多因素引起了心身疾病的发生，其病因包括生理（体质）即生物因素、人格特征、行为方式、社会因素等。在诊断上均采用心身同诊，在治疗上提出心身同治，即采用心理治疗与药物治疗相结合。两者的疾病观与现代医学的生物-心理-社会医学模式高度吻合。

**2. 中医心身疾病的基础及临床研究**　武成等对典型的心身疾病（高血压、消化性溃疡、哮喘）进行了基础实验研究和临床观察，表明心身疾病致病过程中始终存在气机紊乱，并在这一基础上可致寒热互结，产生痰湿瘀血病理产物；同时指出患者的个性特征、行为类型、情绪稳定型差异与所患疾病有高度相关性，是心身疾病发病的内在条件，不良的生活事件的刺激是发病的外在诱因。由于应激反应中有多个脏腑的参与，李慧吉认为，在应激反应过程中存在着不同脏腑功能活动的变化及其所形成的不同证候，强调肝郁气滞过程中始终存在气机紊乱，并在这一基础上可致寒热互结，产生痰湿瘀血病理产物。并从心身相关的角度出发对典型的心身疾病（哮喘、消化性溃疡、高血压）开展了系列研究，提出心身疾病的基本病机为气机紊乱，其实质与下丘脑-垂体-肾上腺轴和交感神经-肾上腺髓质系统的失调有关。严灿等从神经生物学角度，又做了进一步研究，发现（情志活动异常）的中枢神经生物学机制在整体上与调节下丘脑-垂体-肾上腺轴有关。具体而言，可能与调节慢性心理应激反应过程中中枢多种神经递质，及其合成酶、神经肽、激素、环核苷酸系统以及 Fos 蛋白表达的变化有关，表现出多层次、多靶点以及多环节的作用特点：作用的脑区涉及下丘脑（包括不同核团）海马、杏仁核等。目前，虽然许多学者已在神经-内分泌-免疫网络的基础上研究中医脏腑功能，但由于积累资料的有限以及研究缺乏整体与局部的有机统一，因此所取得的结论只是初步的。

## 中医情志理论与现代医学心理学相关性研究

二者理论的相通性为其研究方法的互参互用提供了珍贵的理论依据。但是，中医情志因素所具有的模糊性、随意性造成了研究的难度，单纯通过望诊和问诊获得资料，以常衡变判断患者的心理状态的方法具有一定的局限性。而现代心理学的心理测验中通过心理测验量表等工具获得比较客观的数据，这一研究方法使得七情研究标准化、定量化成为可能。诸多中医学者也在此领域做了有益的尝试，内容涉及中医肝脏象情绪量表、中医体质量表、五志测量问卷、肝火上炎证证候量表、阴阳五态人格问卷、简明抑郁症中医证候自评量表、中医基本证候特征调查问卷等，在西医心身疾病的心理研究基础上，将中医情志、体质因素与中医分证进行相关性研究。在此思路的启发下，刘立于2004—2006年进行了"消化性溃疡肝郁气滞证与非肝郁气滞证心理状态、神经内分泌关系探讨"课题研究，选取了艾森克人格问卷和状态-特质焦虑问卷两个量表，对应了促肾上腺皮质激素、皮质醇、生长抑素、胃泌素四项指标。结果显示消化性溃疡肝郁气滞证以内向、情绪不稳定为其个性特征。在心理状态方面，消化性溃疡肝郁气滞证患者则以焦虑、抑郁障碍等为特点。消化性溃疡病患者促肾上腺皮质激素、皮质醇、生长抑素水平与对照组有显著差异（$P<0.05\sim0.01$），并且其中肝郁气滞证患者胃泌素、生长抑素、皮质醇水平与非肝郁气滞组患者水平有显著性差异（$P<0.05$），提示溃疡病患者存在神经内分泌和胃肠道激素的紊乱，胃泌素、生长抑素可能参与消化性溃疡的病理生理过程；其血浆水平可以作为中医对消化性溃疡辨证分型辅助的客观指标。类似研究显示按传统的生物医学模式去认识心身疾病是不全面的，必须按照生物-心理-社会医学模式去认识，在躯体治疗的同时，采用各种心理干预措施改善心理症状。对于这类心身疾病，要发挥中医情志理论与心身一体观的特长，真正做到因人而异、有针对性地辨证施治。

## 多学科相结合的科研思路

现代社会中，人类主要面临的是现代社会病，这类疾病的发生与人们的心理状态、生活方式和行为习惯等有着密切的关系。这是心身医学之所以能获得迅速发展的强大的社会驱动力。但目前中医学和现代医学对心身疾病的研究还处于各自为政阶段，彼此沟通不够，故心身疾病临床疗效尚不能令人满意。因此，加强交流与相互为用，有利于心身医学的发展。当前，心身发病率不断攀升，全社会日渐重视心理健康，大力强调发挥传统中医药的独特优势，因而这类研究将会是一个广阔而颇有所为的领域。在中医临证研究指标量化已取得一定进展的今天，中医情志研究除了使用量表量化之外，还应结合微观检测指标，如分子生物学、生理学、免疫学结果等作为补充。利用现代心理学、生理学的研究手段，将现代心身疾病与中医情志理论结合起来，并对中医的分型分证进行量化研究，是中医现代化的研究趋势。所以，要求研究人员把中医理论、现代心理测量和生理指标结合起来，以更有效地推动中医心身疾病研究的客观化和现代化。已经有人做了这方面的尝试，中南大学湘雅医院中西医结合研究所进行的"肝气郁结证患者情绪状态的评估与血浆神经降压素水平的初步探讨"，采用中医肝脏象情绪量表并同步检测血浆神经降压素水平。钱会南在对苯中毒后慢性应激抑郁大鼠，采用归脾汤干预后，观测其行为学指标的同时检测其脑组织多巴胺及5-羟色胺、血清性激素、生长抑素等变化，以期揭示归脾汤心身同治的作用机制。任何一个学科当运用数学方法阐述和展示自己的学科内涵并达到一定的标准规范时，这个学科才具有了一定的成熟标志。心理、生理、中医情志理论相结合的研究一定会在心身疾病领域为中医规范化、客观化和现代化做出贡献。

# 143  情志病病因病机诊察研究

情志与疾病的关系，特别是七情因素对人体健康和疾病的影响，是当今社会普遍关注的热点问题。近年来，中医情志病的病因病机与诊断和治疗机制的研究取得了可喜进展，学者钱会南等就其研究现状做了梳理归纳。

## 情志病的病因病机研究

**1. 基于古今医案的情志病机制研究**　医案是医生临床诊疗实践的记录，真实体现了中医理论的实际运用。在古代文献的整理研究中，情志病证医案的探讨，为研究情志病的病因病机和病位以及辨证规律提供了宝贵资料。如吴丽丽等对筛选的古代医籍中的情志病证医案统计分析，结果显示所涉及的 17 种病症中以心悸、不寐、郁证、痫证比率较高。发病以情志为诱因居多，郁证情志诱因最为常见。情志诱因中以多种情志因素混合诱发居多。单一情志诱因频次依次为惊、恐、怒、忧、悲、思。而惊、恐诱因主要见于癫、痫、狂、心悸；怒、忧、悲、思则多见于郁证、不寐。病位依次是心、肝、脾、肾、肺，以心、肝、脾为多；六腑主要涉及胃和胆。脏腑虚损主要是气虚、阴虚、血虚。情志病证以气郁、气郁化火、痰湿为常见。实性病理则涉及气郁、痰、火，病位主要是肝、心、胆、胃。

情绪与健康和疾病的关系，尤其是负性情绪对健康和疾病的影响，已成为当今社会人们瞩目的焦点，为了解情绪因素与疾病的关系，探索情志病的发病规律，王兰等采用整群分层抽样法，对山东省立医院等医院 3 年的住院病历 54703 份，进行回顾性病因学调查，筛选出与情绪相关病历 506 份，其中内科疾病 62.5％，神经内科疾病 12.06％，消化科疾病 7.11％，妇科疾病 3.56％，情绪激动 43.87％，怒 25.69％。男性 43.28％，女性 56.72％，显示女性情绪障碍的发生率高于男性。并显示年龄与情志病证发生率呈正相关。认为负性情绪与心脑血管疾病、消化系统疾病、妇科疾病关系密切。武成对心身疾病的临床观察显示，消化性溃疡、高血压、哮喘等其过程中存在气机紊乱，并可致寒热互结，产生痰湿瘀血，患者的个性特征、行为类型、情绪稳定型差异与所患疾病高度相关。

**2. 情志与体质相关研究**　立足于中医体质的概念内涵，借鉴现代量表编制的相关理论，王琦教授等研制中医体质量表，从体质类型的概念内涵包括的形体特征、心理特征、病理反应状态、发病倾向、适应能力等，抽取反映各种类型的体质特征的代表性、特异性的问题，作为量表构成的基本内容。尤其突出的是，心理特征的内容体现于量表的编制之中，其研制的《中医九种基本体质量表》的推广运用，亦为认识和研究情志因素与体质的关系奠定了基础。如徐新平等采用《中医九种基本体质量表》的郁质判定标准，用以情胜情、移情易性、语言开导三种方法，以及放松功、五行养生音乐，对 31 例气郁质人群实施综合干预，干预前后的体质量化积分均值具有显著差异。

郭争鸣等根据《灵枢·阴阳二十五人》《灵枢·通天》的描述，整理分析阴阳人格，以反映阴阳人格中五种不同类型者的生理、心理特征表现，作为其研制量表的主要依据，并将阴阳人格与疾病易感性进行归纳，认为太阳火型之人，易患热病、阴虚阳亢之症；少阳木型之人，易患肝风内动之症；太阴土型之人易患水肿、泄泻和湿痹；少阴水型之人，易患水肿、腰痛、关格病症。胡春雨等用量表的程序和方法，探讨建立易怒体质量表的可行性，其系统查找古代与现代文献中有关肝失疏泄的描述，建立易怒体质条目池，并以人群流行病学调研结果为依据，对易怒人群体质特征进行统计分析和检验，编制出标准化量表工具，对于科学评价易怒体质分型，指导辨证与治疗有临床意义。

**3. 情志病与脏腑关系的研究** 探索五脏与神魂魄意志的关系，调查古今名医对神、魂、魄、意、志异常的治疗，分析治疗各类精神症状的用药有无某一症状对应某一脏腑的特定规律。翟双庆等运用统计学方法对古今名医的 589 例病案的药物归经统计，结果表明，临床治疗各类精神症状用药，五脏系统均被涉及，治疗各类症状的用药中，心、脾胃系统出现频率占居前两位。认为人的神志活动与五脏均有关系，其中以心系统和脾胃系统为重点。鉴于七情活动以脏腑精气为基础，并受五脏的调节。五脏协调一致、相互作用产生七情的各种变化。岳广欣等认为，由于五脏化生精气血之能力各不相同，导致各脏对七情的调节和耐受性也不同。肝为情志之弱脏；脾为养神固神之脏，但易为肝乘而生痰浊；肺为情志之辅脏；心是情志之君脏，但易为痰浊蒙蔽，肾为七情发生之根本。

## 情志病的诊察方法的多学科研究

**1. 情志病的量表编制及数据库构建** 中医情志理论与现代医学心理学二者理论的相通性，为情志病研究方法的互参互用提供了理论依据，学者对情志病相关量表的研究与应用进行了探讨，如肝脏象情绪量表、肝火上炎证证候量表、简明抑郁症中医证候自评量表、亚健康状态中医基本证候特征调查问卷的研制，通过心理测验量表、问卷等研究获得比较客观的数据，使情志病的研究标准化、定量化成为可能。如刘立采用森克人格问卷和状态一特质焦虑问卷，研究显示，消化性溃疡肝郁气滞证患者，以内向、情绪不稳定为个性特征，在心理状态方面，以焦虑、抑郁障碍为特点。并检测促肾上腺皮质激素、皮质醇、生长抑素、促胃液素，研究显示，其变化与非肝郁气滞有明显关系。徐爱萍等构建情志病证数据库管理系统，利用网络采集所需要的问卷数据和评价量表数据，合理组织和科学分析各类研究数据，实现远程数据的有效录入和历史数据的快速查询、分析、统计和输出。可见，采用数据库来组织研究数据是更加科学的数据管理途径。

**2. 情志病的脑波特征、脉象信息及表情研究** 王德堃等对"惊与恐"动力学脑特征的研究，结果显示，惊的动力学特征是脑波运动不断地向外周扩张，离散，轨迹向外周扩散为主，重者可无规则地游荡到视界之外，归类为逃逸型。恐的动力学特征是脑波运动向中心退缩集结，轨迹向中心集结为主，归类为缩结型。研究"七情内伤五脏"常见证候的脉象信息特征，探索病因病机、脉象、证候之间的相关性，魏红等将 102 例因情志异常致病患者，分为肝郁气滞、肝火炽盛、肾气不足、痰蒙心神 4 个证型组，利用中医脉诊仪，采用独诊法与辨证相结合的脉象信息综合分析与判断。研究显示，实验组异常脉象检出率有显著差异，脉象变异程度及多部异常改变与病程的长短、病情轻重及预后关系密切。随着表情研究的探索，特别是表情识别技术的飞速发展，借鉴表情的现代研究成果，重新审视表情的价值，将表情运用于情志病的研究与诊疗，王文燕等依据《黄帝内经》《难经》等经典著作，结合现代心理学，对中医经典著作中丰富多彩的表情的运用进行研究，为开展表情跨学科研究，探索精确辨识表情，提供了新途径。

## 情志病的中药治疗机制研究

**1. 基于古医案的情志病中药治疗研究** 分析刘完素等古代有名医家治疗"情志病"的方剂计量学特色，为当今情志病临床治疗提供理论依据。王燕等选取刘完素及其前代、后世医家的医论方药作为研究对象，运用传统文献学与方剂计量学研究相结合，进行方剂计量的对比分析。结果表明，刘完素使用苦寒清热药最多，其清热泻下药使用率高于唐代。其治疗情志病擅用大黄、黄芩对当代医家亦产生深远影响。提示刘完素治疗情志病的创新之处在于清热泻火药的使用，认为刘完素以"开窍化痰""健脾安神"治疗情志病乃宋代以来证治论思想的延续。探讨古代情志病医案的组方用药规律。吴丽丽等研究古代的医籍情志病证医案，结果显示，情志病证的治法以补益法最多，其次为化痰法、清热法、理气法、和解法。不同病种采用治法略有不同，如心悸、不寐、郁证，均以补益法为多见；癫、痫、狂病证以清热化痰法为多；郁证常采用理气法。

情志病证以药物治疗为主，非药物疗法为 28 个，有 7 个医案使用了心理疗法，如情志相胜法、顺情从欲法。药物剂型主要是汤剂，其中有 94 个病例合用了膏、丹、丸、散剂。常用药物为健脾、安神、清热化痰、养阴、行气解郁类药物；其中化痰、健脾、安神药物常被联合使用；调肝常用药，主要涉及疏肝、养肝、柔肝、清肝。

**2. 情志病治疗的临床实验研究**　柴胡加龙骨牡蛎汤始见于《伤寒论》，柴胡加龙骨牡蛎汤所治疗疾病多与精神情志有关，宣志红等采用抗焦虑研究公认的非条件反射模型-高架十字迷宫模型，研究柴胡加龙骨牡蛎汤加减方对大鼠行为学的影响，结果显示，该方与地西泮片的作用方向一致，其量效关系呈正性相关，有明显的抗焦虑效应，严灿等从神经生物学角度，研究调肝方药对慢性心理应激大鼠神经内分泌免疫的影响、调肝健脾补肾方药对心理应激大鼠的中枢调整作用、加味四逆散对心理应激损伤的机制，认为情志活动异常的中枢神经生物学机制，在整体上与调节下丘脑-垂体-肾上腺轴有关，表现出多层次、多靶点以及多环节的作用特点。

**3. 情志病治疗的文献整理研究**　中国古代情志相胜疗法虽然治疗方法简单，但设计相当精妙，疗效明显。霍磊等对中医情志相胜疗法基本理论及优势进行研究，认为中医情志相胜疗法不仅把人的情志分成五种状态，根据不同的情志特点提出了 5 个基本程序。注重治疗整体调整，在心理治疗中注意到神对形的反作用，主张形神兼治，通过治神而治愈形体的疾病。情志疗法具有明显的古代中国本土特色情志，独特的思维方式和情感表达方式在治疗中也得到了鲜明的体现。王有广等对七情病中医论治进行探析，认为单一情志致病辨机论治，如喜、怒、忧、思、悲、惊、恐，宜辨别病因病机采用相应的情志和药物治疗；临床中常见多种情志同时致病，一种情志可以伤及多个脏器，即所谓"五志互病"之说，治疗宜多种情志致病，辨证论治，整体调整。

## 情志病研究展望

加强与现代医学的交流与借鉴，利用现代心理学理论，以及心理疾病的研究及检测方法，如心理量表的编制使用等，学者们做了有益尝试。立足于中医七情学说，借鉴现代心理学理论与研究成果，将现代心身疾病与中医情志理论结合，联系情志病的临床特征与常见症状体征等，对中医的分型分证进行量化研究，进一步阐发情志病的辨证、辨体与辨病论治规律，促进中医对情志疾病辨证及治疗规范化建设。

拓展多学科相结合的科研思路，根据中医情志病的相关病理特点，采用微观检测指标，如分子生物学、生理学、免疫学等研究手段作为补充和参考，深入探讨不同情志病的发病机制。将中医整体观念、辨证论治与现代科学研究结合，采用多种方法综合治疗情志病，同时注意中药治疗作用机制的探索，如中药作用的靶器官、靶细胞等研究，推进情志病治疗机制的阐发。着力筛选治疗情志病证的有效方药，以期提高临床疗效。

开发情志病证动物模型的研制，鉴于情志致病的复杂性，以及临床表现的多样性，情志病证动物模型的研制，具有诸多客观限制和实际困难，符合临床情志病发病特征的情志病证动物实验模型的研究，目前还是个薄弱环节，相关工作有待继续深化和加强。

# 144 情志病机制和治疗研究

　　学者韩晨霞等通过对中医情志内伤病症的概念进行阐述，归纳现阶段理论及临床研究，从中医、西医两个角度对情志内伤病症致病机制的研究结果，并阐述评析情志病症现阶段的中医治疗方法，最后提出了相应的治疗体系概念。通过对现阶段研究结果的分析，韩晨霞认为，情志病症可由中医辨证施治为治疗基础，辅以心理疏导和物理疗法，可在临床根据适宜的情况少量使用西药，逐渐形成一套行之有效、不良反应极少、概念清晰、操作相对简便的治疗体系。为情志病症的临床诊疗提供理论参考和依据，并在临床中反复验证和不断完善。

　　随着社会的发展，情志病症已成为临床常见的一类疾病，严重影响着人们的工作和生活。宋代陈言提出了"三因"学说，认为疾病致病因素可分为三类，即外感性致病因素、内伤性致病因素和其他致病因素。其中，情志致病就属于内伤性致病因素。情志通常指七情，即喜、怒、忧、思、悲、恐、惊七种情志变化。《素问·天元纪大论》曰："人有五脏化五气，以生喜怒思忧恐。"《类经·疾病类》曰："心为五脏六腑之大主，而总统魂魄，并该志意。故忧动于心则肺应，思动于心则脾应，怒动于心则肝应，恐动于心则肾应，此所以五志惟心所使也。"机体以五脏精气为基础而化生了不同的情志变化，相反，情志的过度刺激也可影响正常的五脏功能。

　　现代医学认为，情绪和情感是在大脑皮层支配下，皮层和皮层下神经远程协同作用的结果，情绪反应的特点在很大程度上取决于下丘脑、边缘系统和脑干网状结构的功能，大脑皮层则对皮层下中枢的活动起调节作用。

## 情志内伤病症的致病机制

　　**1. 中医对情志内伤发病机制的认识**　　正常状态下人体的精神活动不会使人致病，但当发生异常的情志刺激时，就超出了人体的调节范围，导致脏腑阴阳气血失调。其发病机制主要有以下几个方面。

　　（1）情志刺激过度可导致脏腑功能失调：《素问·五运行大论》曰："怒伤肝，喜伤心，思伤脾，忧伤肺，恐伤肾。"有研究表明，不良的情志刺激可能导致小鼠肝脏纤维化，甚至肝硬化。孟婵通过临床病例采集分析后发现，情志刺激可以作为发作因素影响肺系疾病的发生与发展，如哮喘、慢性阻塞性肺疾病等。然而情志致病伤及脏腑先后与程度不尽相同。乔明琦等进行流行病调查研究后结果显示，情志致病伤肝或伤肝（胆）兼及他脏的患者在调查情志病症患者中占 73% 以上，并由此结果相应提出了"多情交织共同致病首先伤肝"的假说。调查表明，在临床中情志病证损伤脏腑除肝为最多之外，脾、心、肾次之，肺的关系最少；在六腑中胃、胆，尤其是胃的关系密切。此外，孙英霞等研究结果显示怒、思、忧、悲均可导致胃脘痛，其中怒情志出现率最高（41.12%），思虑 8.41%，忧郁 3.74%，悲伤 0.93%，喜、惊、恐则未出现。情志刺激可在不同程度，不同维度对脏腑形成相应的刺激，破坏人体脏腑的气机平衡舒畅，影响脏腑正常功能。

　　（2）情志刺激过度可导致阴阳平衡失调：阴阳平衡、内外调和是保证机体各功能正常运转的前提。《素问·生气通天论》曰："阴平阳秘，精神乃治。"过度或持续过量的情志刺激会导致机体阴阳平衡失调，从而影响机体正常生理功能。《素问·疏五过太论》曰："暴怒伤阴，暴喜伤阳。厥气上行，满脉去形。"临床也有研究证据显示这一观点，例如糖尿病的中医病机为阴虚燥热，情志刺激可导致阴阳失调，从而影响疾病发展，研究显示情志不良刺激可诱发或加重 2 型糖尿病。

（3）情志刺激过度可导致气机运动失调：人体脏腑功能的支配，气血津液的运行，都要依赖气机的升降出入，过度的情志刺激会导致机体气机的运行紊乱。《素问·举痛论》曰："怒则气上，喜则气缓，悲则气消，恐则气下，寒则气收，炅则气泄，惊则气乱，劳则气耗，思则气结。"情志刺激可直接影响人体的气机运动，从而衍生相应的不适证候。例如不良情志可引起人体气机阻滞不畅，长期可导致癥瘕形成，在妇科可见子宫肌瘤，调查显示子宫肌瘤患者中情志异常患者的比列可达 87.9%。

（4）情志病症致病与个体先天禀赋、体质有密切关系：柯兰等认为个人先天差异与情志病症的发生联系较紧密。《灵枢·通天》指出"阴阳和平之人，居处安静，无为惧惧，无为欣欣，婉然从物，或与不争"；而"太阴之人，贪而不仁""少阴之人，小贪而贼心""太阳之人，居处于于，好言大事""少阳之人，淀谛好白贵"。乔明琦通过调查研究确定了易怒体质的划分及其形成过程，可用于易怒体质的评价。此外，张丽萍等认为青年段是情志病高发阶段，气郁质是发病潜在体质，平和质、阴虚质的发病倾向性较小，而老年段阳虚质是易感体质。这类观点出现较早，迎合了中医三因制宜中因人制宜的理论，有一定的理论基础和根据。

**2. 现代医学对情志内伤发病机制的认识**

（1）不良情志刺激导致神经-内分泌-免疫网络系统失调：严灿等在对大鼠进行中医"怒伤肝"造模后发现，应激后大鼠巨噬细胞释放过氧化氢量减少，血浆皮质酮含量升高，提示不良情绪刺激可能使机体免疫反应抑制，其产生与下丘脑-垂体-肾上腺轴兴奋性升高、糖皮质激素分泌增多有关。韩娟对大鼠模拟情志刺激实验证明，情志刺激可导致 NE、Aeh、5-HT 三种神经递质明显下降，可能导致下丘脑-垂体-肾上腺轴的平衡失调，从而破坏了机体内环境稳定而产生疾病，证实情志刺激导致气机紊乱与神经-内分泌-免疫网络失调有密切关系。同时，愉快情绪可增强免疫功能，实验指标可见淋巴细胞对有丝分裂原的增殖反应增强，NK 细胞活性增强。黄炳山等通过研究肝郁气滞证及相关证候发现肝脏功能与大脑皮层的兴奋与抑制以及植物神经功能等多种因素有关。贺新怀等研究发现情志刺激，可通过影响神经递质及激素的水平和作用从而降低机体免疫功能使人发病。

（2）情志病症与脑的病理变化：普遍认为，外界各种信息被五官所接受感知，经过脑独有的高级整和作用形成最终的七情反应。严格意义上讲，情绪的最后生成被主体所感知及通过脑传达于外，而为客体感知有赖脑的最后整和作用功能的正常。袁肇凯等研究调查认为，脑内可能存在着特异性心理应激反应核团。相关研究发现肝主疏泄的反应部位涉及下丘脑（包括不同核团）海马、杏仁核等，其具体发生机制与神经递质及其合成酶、神经肽等的变化有关。

## 情志内伤病症的临床治疗

**1. 情志相胜疗法**　早在《黄帝内经》中就有五行相胜而互相制约以期平衡的说法。有学者提出，情志相胜疗法指根据五行相克的理论，利用一种或多种情绪去调节、控制、克服另一种或多种不良情绪的心理疗法，最终目的是使人的心态达到动态平衡。具体可表现为金克木，怒伤肝，悲（金）胜怒（木）；木克土，思伤脾，怒（木）胜思（土）；土克水，恐伤肾，思（土）胜恐（水）；水克火，喜伤心，恐（水）胜喜（火）；火克金，悲伤肺，喜（火）胜悲（金）。情志相胜疗法在古代文献中就有明确的记载，疗效迅速并显著。有中医五行相胜的理论支持，加之相对简便的操作，可在临床广泛适用。

**2. 心理疗法**　所谓心理疗法，是指借助语言、表情、行为、情志相制论等，对患者进行言语开导，帮助教育，体贴关心，情理感化以及运用情志相制等，影响患者的精神、心理，以和调心理情志而达到治疗疾病的目的。在临床上有单独运用心理治疗者，但多以配合其他治疗。通常有言语开导、清理感化、心理暗示、情志控制、转移病痛、行为治疗、消除幻觉等途径。此类方法在临床上应用较常见，排除了用药后不良反应的弊端，同时有效缓解患者症状。

**3. 中药治疗**　临床可通过对情志病症进行辨证，运用中药方剂对症治疗。朱旻晓研究发现，对于围绝经期消极情志症状可用交通心肾法辨证施治，中药交通心肾验方可显著改善失眠、忧郁、焦躁等症状，且效果高于西药对照组。能利用理气药治疗情志病患者，组方为茯苓、香附、陈皮、柴胡、石菖蒲、枳实、白术、黄芩、郁金、法半夏、木香、焦三仙，结果证明 36 例患者中痊愈 11 例，显效 18 例，有效 5 例，无效 2 例，总有效率达 94.44%。冯驭臣用柴胡桂枝汤治疗以疼痛为主诉的广泛性焦虑症，结果显示，中药组疗效与西药对照组相当，且远期疗效及预后优于西药组。因此中药治疗主要是在辨证施治的基础上，针对其主症遣方派药，有一定的疗效，临床上可根据不同的情志病症相应地施以理气解郁、活血通络、调畅脏腑气机、调和营卫等治法，具体可视情况而定。

中医情志内伤病症不同的发病原理，可在临床中出现不同的症状表现。在治疗的过程中，可从其具体的病因为切入点，分析其疾病的发生和发展，施与相应的治疗方法，虚实结合，内外兼顾，达到治疗效果。现阶段情志病症的治疗并无行之有效的完备方案或具体治疗方法，而现行西药治疗多有治疗效果不显著、不良反应较难避免等问题。因此，情志病症的治疗应以中医辨证为核心，先找到病因，再辨明病机，随后理清病症发展的规律和个体病程转归的特殊形式。再针对主症适用中药治疗，可以在条件适宜的情况下，斟酌少量使用西药，同时加以心理疏导，最后可再结合中医针灸、气功等辅助康复手段帮助后期痊愈。从而形成一套以中医辨证施治为主，心理扶持、物理疗法及西药使用为辅的完整的治疗体系，并在临床的应用中不断改善和发展，以期更佳的治疗前景。

# 145  情志病中医研究和思考

情志病证是指在病证发生、发展与转归过程中情志因素起主要作用的一类病证，包括精神疾病、心身疾病、心理疾病、神经疾病及一切功能性疾病。随着现代社会科技的进步与经济的快速发展，各种应激因素不断加剧，由社会、心理等因素导致的情志病证的发病率逐年增高，成为危害人类身心健康的主要疾患之一。中医学防治情志病证的理论及其诊疗实践肇始于《黄帝内经》时期，后经历代医家丰富和发展，不仅为情志病证的现代研究奠定了坚实的理论基础，也因其擅长身心并治而在临床防治中颇显优势。学者张丽萍就近十年来中医学界从理论、临床、实验三方面对情志病证进行的研究做了梳理归纳。

## 情志病证的中医药研究现状

**1. 理论探讨**

（1）重视个体差异性的病因研究：情志病因是指各种导致情志病证发生的原因和条件对个体内外环境变化形成的情志刺激是引发情志病证主要原因的认识。近年有关心理、体质等个体差异性的情志病因研究工作渐受关注，研究发现情志所伤引起的病证及其转归、预后等不仅受到意志力、个性等后天环境作用下的个性心理特征影响，而且与人体先天的解剖结构及生理特征等个体差异性密切相关；体质作为情志产生的内在基础，因其对外界情志刺激的反应性不同而导致情志病证发病各异。

（2）侧重结合现代理论的病机探讨：情志变动是脏腑功能活动的产物，而脏腑功能依赖于气机的协调，因此，欲望受阻，郁积于内，导致气机郁滞，从而引发疾病的致病机制已被现代学者所公认。亦有学者侧重结合现代理论对其致病机制进行探讨，认为情志致病学说与现代生物医学关于心因性应激反应存在一致性，七情可通过影响神经递质及激素的水平和作用，降低机体免疫功能诱发疾病，相关研究对开展情志病证的临床防治工作具一定的指导作用。

（3）注重脏-情关系机制研究：一般而言，情志致病与肝、脾两脏关系密切，主要影响到肝主疏泄和藏血两个方面，而脾主思亦是引发情志病证的关键环节。乔明琦等提出"多情交织共同致病首先伤肝"假说，认为引起情志刺激的"社会事件"是情志致病的始发因素，其导致情志病证的主要证型为肝气逆和肝气郁证。通过分析"脑为脏""脑主脏""脑主神明"的科学内涵，提出脑的统帅以及五脏精气应答是情志产生的关键环节，其中尤以脑的统帅作用为"脑-脏整体调节"假说。新假说的提出在一定程度上丰富了情志致病的内涵，但其科学性仍待临床实践的反复验证。

**2. 临床研究**

（1）重视传统中医药疗法：①强调辨证施治辨证论治作为正确、合理用药的根本，是中医的精髓与特色所在，唯有将其灵活运用，才能真正做到"治病求本"。现代学者尤为重视其在临床的重要性，强调心身和病证结合的双重诊断标准，分型论治，随症加减，不仅促进了病证结合的深入研究，而且有利于最大限度发挥中医特色，提高疗效。②辅以情志疗法，目前，临床治疗情志病证，多将情志相胜法、劝说开导法以及移情易性法等情志疗法作为辅助手段，在运用药物或者针灸等其他疗法时配合使用。研究发现，药物治疗与情志干预并举对于患者的康复可起到事半功倍的效果，而针对不同患者采用琴棋书画、运动等方法，转移患者注意力，可帮助患者排遣抑郁、焦虑等负性情绪，达到移情之目的，更利于治疗。

（2）注重证与症的量化评定：①运用国际或国内通用量表，近年来，随着中医证、症规范化和量化研究的不断深入，应用国际或国内通用自评量表对躯体性和精神性疾病的患者进行心理评定，探索量表测定值与中医辨证分型的关系，对于区分不同证候在精神心理表现方面的差异，进行中医辨证是必要且可行的。②开展中医特点量表编制工作，在情志病证的临床研究中，借鉴心理测量学的思想与方法，根据中医特点编写不同量表，对证、症进行量化评定，使量表中条目的描述能够较准确地反映中医辨证思维，更好地适应临床实践。现有具中医特色的量表，如"七情证候辨析量表""七情问卷""七情背景问卷""七情生活事件量表"以及"中医肝脏象情绪自评等级量表"（ERSG）多基于医者实践及研究经验而编制，为情志病证的量化研究提供了针对性强且有效的评估工具。

**3. 实验研究**

（1）体现中医特色的动物模型研究：①"怒伤肝"模型，"怒伤肝"模型从制备方法来看，较符合情志致病的特点。目前主要有采用电刺激猫"怒吼中枢"和破坏大鼠双侧隔区的方法建立中医"怒"的情志病证模型；在采用夹尾刺激方法的基础上，延长造模时间，建立大鼠长期激怒应激模型；以束缚制动作为应激源制作慢性激怒应激反应模型。②"恐伤肾"模型，"恐伤肾"模型从制备思路来讲，较符合情志病因学理论，实用性较好，目前主要有三种："猫吓鼠""人吓猫""爆竹吓狗"致恐伤肾模型。

（2）紧密融合多学科知识的病理机制研究：在情志致病机制的实验研究中，学者多以五脏为切入点，结合现代多学科知识从不同角度进行探讨，为今后相关工作的开展奠定了基础。如对心理应激的神经内分泌免疫（NEI）网络发病机制以及调肝方的干预作用进行多方位的探讨；对恐惧的整体行为、生理病理、免疫等多方面的研究积累，将"恐伤肾"应激研究推向情绪心理学、基因心理学和中医心理学前沿的研究；从拮抗脑神经元损害层面探索调理脾胃中药复方抗抑郁作用机制的研究。

## 情志病证的主要研究方法

**1. 文献研究方法**

（1）古今医案整理：从分散、凌乱的古今医家临证经验中，整理筛选情志病证病案，建立数据库，综合运用现代数理统计分析方法，总结探讨情志病证病机及证治规律，为现代情志病证的防治研究奠定了基础。

（2）现代文献分析：基于对情志病证现代研究文献的分析，结合临床实践，提出情志致病理论的新假说与新见解，如"五态人格"论、"多情交织首先伤肝"以及"脑-脏整体调节"假说等，对情志致病机制研究、开拓情志病证防治新思路有所裨益。

**2. 临床研究方法**

（1）个案观察：一般多为医生根据在临床中总结的情志病证发生、发展特点等实践经验，通过与原有的情志致病理论进行对比与分析，进而提出防治情志病证的新观点。如临证需抓辨证之本，明治神调脏之别用以不变应万变之法进行施治；以"心神"概括和总结人体精神情志活动，不仅发展了情志致病理论，而且拓宽了治疗心身疾病的思路。

（2）临床流行病学调查：大体而言，研究者先据调查目的制订所需要的情志致病量表，然后根据填写内容进行整理，从而得出其致病规律。如王米渠等采用"七情发病背景量表"和"七情生活事件量表"进行调查后发现，成都乐山地区患者以"怒忧"致病为多，而新加坡地区以"恐"志致病为多。

**3. 实验研究方法**　采用国际或国内通用的应激方法制备动物情志模型，如"怒伤肝""恐伤肾"等模型，以现代研究技术，从神经、内分泌、免疫等方面探索情志病理等，如严灿、王米渠、武丽等对情志致病机制的探讨均属于此研究方法。

综上可见，近年中医学界相关情志病证研究工作已取得一定进展：理论研究在融入现代医学及心理学知识的基础上，总结出情志致病因病机新观点，提出了新假说；临床研究不仅重视传统中医药疗法的灵活运用，而且注重借鉴心理测量等新手段的综合应用；实验研究中单一情志刺激伤脏主要集中在"怒伤肝""恐伤肾"研究工作分别已深入到肝主疏泄对 NEI 网络调节作用，恐的情绪遗传等层面，为进一步研究奠定了良好基础。但从整体研究现状分析，还存在值得思考与研究的问题。

## 思考与展望

**1. 情志病证的病因病机规律仍需挖掘与创新**　　深入探讨情志的病因病机以及与脏腑的关系，为有效防治情志病证提供依据与指导，是目前研究的难点所在，而解决此问题的关键首先在于明晰情志的概念和界定情志病证的内涵，否则情志病证的辨证及其规范化、量化等系统研究工作难以科学、有序地进行。因此，当务之急是在依据、借鉴古今相关研究文献的基础上，经专家研讨明确界定情志概念、情志病证内涵；对现存质疑的原有理论，经科学论证后予以扬弃，提出创新的科学假说，并在临床和实验研究中加以检验、升华。

**2. 情志病证的辨证及疗效判定、量化标准尚待规范**　　目前，传统中医药疗法在实践中的应用主要停留在临床疗效的观察上，多以患者的症状改善程度为疗效判定标准，主观性强，客观指标少，难分优劣；而量表等心理测量手段的引入，虽为情志病证研究提供量化的可能，但通用量表多由国外引进，无法融入中医的辨证思维，而现有依据中医特点编制的量表多为判断患者是否符合某一证的诊断标准及其严重程度的症状评定量表，尚缺乏对疾病证候的全面判断和综合分析。因此，今后情志病证的临床研究重点应在规范统一其辨证分型及疗效判定标准的基础上，将中医整体观念、辨证论治与现代科学有机结合，开展大样本、多中心的临床流调编制具有中医特点的量表，以期更好地适用于实践。

**3. 情志病证的相关实验模型有待继续探索**　　情志致病研究所采用的急、慢性应激模型多为单一应激源刺激模型，与人类复合多因素应激反应致病的现实存在一定的差距，而且情志致病与多因素刺激密切相关。因此，筛选出模拟人类情志致病（单情、多情交织）最为理想的模型，并建立量化评价标准，通过宏观与微观相结合的整体研究，分别探讨各模型伤脏的生理、病理特征及规律，发现新问题，探求新规律，以实现情志致病理论研究的突破与创新。

**4. 情志病证的多学科融合研究模式尚需完善**　　融合中西医学、心理学、社会学等多学科知识进行情志病证研究，已为中医学界所共识，并开展了一系列的工作，然就目前现状来看，多学科融合的研究模式虽具雏形，但尚需不断完善。基于此，今后的工作应主要集中在：突出中医特色的基础上选好理论交叉的切入点——建立病机假说为主的理论研究；重视方法上的多学科相互借鉴和先进手段、技术引用的研究——以宏观和微观指标的多层次机制探讨为主的基础研究。

# 146　情志理论在 ICU 患者管理中的应用

随着现代医学的发展，重症患者的救治手段得到很大的提高，ICU 在其中占据着很大的部分。由于患者本身所患疾病的严重性，加之重症监护病房的特殊性以及对疾病治疗的不确定性等诸多因素，进入 ICU 的患者会表现出诸多不适应，神志变化占据较大方面。而其中最大的神志变化主要表现为焦虑、恐惧，对于 ICU 患者疾病的恢复及预后会产生不利影响。中医从情志理论出发，运用情志相胜法对于调节 ICU 患者的神志变化具有一定的指导作用。学者陈俊生等通过论述中医情志理论与 ICU 患者神志异常之间的相关性，指出情志中的"忧思""惊恐"在 ICU 患者中最常出现，并对情志理论在 ICU 患者管理中的应用做了广泛的论述。

## 中医情志理论概述

情志是人体自身对于内外界环境变化产生的应答，依赖于五脏精气的盛衰及气血运行的通畅，早在《黄帝内经》中就有体现。中医学认为，人有喜、怒、忧、思、悲、恐、惊的情志变化，也称为"七情"。《素问·阴阳应象大论》曰："人有五脏化五气，以生喜怒悲恐忧。"五行系统分五志，木-肝-怒，火-心-喜，土-脾-思，金-肺-悲，水-肾-恐，七情与五志所导致的疾病统称为情志病。若外界环境的变化过于强烈，超过人体生理心理的适应和承受能力，致使五脏精气的亏虚或气血运行受阻，从而诱发情志病的发生，产生怒伤肝、喜伤心、思伤脾、悲伤肺、恐伤肾的表现。情志病不仅可以影响心神，直接损伤相应脏腑，还能够影响气机的运行、影响疾病的预后。鉴于 ICU 病房周围环境及患者所患疾病的严重性等诸多因素产生的影响超过患者自身的调节能力，患者会产生一系列的神志变化，其中最常见的焦虑、恐惧与情志理论中的"忧思""惊恐"有很大的关系。

## "忧思""惊恐"与 ICU 患者神志变化的关系

**1. 情志理论中关于"忧思""惊恐"**　忧思是对所思考的问题迷惑不解、犹豫不决，外在表现为情绪低落；惊恐指面对危及自身安全的情况而有没有能力采取措施保护自己的情绪体验，其外在因素是面临危险的无能为力，二者的内在因素皆为脏腑精气的亏虚。《黄帝内经》中提到"脾在志为思，肾在志为恐"。《类经疾病·类情志九气》曰："思动于心则脾应，恐动于心则肾应。"可见二者致病，均可影响心神。《灵枢经·本神》曰："愁忧者，气闭塞而不行……脾愁忧而不解则伤意，意伤则挽乱，四肢不举，毛悴色夭，死于春。"这是说愁忧过度，会使中焦气机闭塞不得畅行。脾脏居于胸中，思虑太过导致脾失健运，使人胸中满闷、食欲减退、大便溏泄，若思劳伤心，耗损心阴则出现心烦不安、少寐不眠、多梦易醒，若气机郁滞、肝失疏泄，则出现胁肋窜通，嗳气不舒，吞酸呃逆等。《灵枢经·本神》曰："恐惧而不解则伤精，精伤则骨酸痿厥，精时自下。"恐则气下指过度恐惧，致使肾气失固，气陷于下的病机变化。肾脏居于下焦，恐惧太过且长期不能解决，就会出现对肾精的损害，肾精不足，则出现肾虚的症状，如骨节酸痛、痿软无力，厥冷及遗精滑泄等症状。

**2. ICU 患者神志变化及与"忧思""惊恐"的对应**

（1）ICU 患者特点及焦虑、恐惧的产生：入住 ICU 的患者，多为严重创伤、重症休克、败血症及中毒、脏器功能衰竭的患者，治疗措施多样化。除了药物治疗如营养支持、镇静镇痛治疗，还需要随时接受抽血化验指标动态监测，呼吸机、除颤仪、血滤机、纤支镜等多种设备的治疗，加之疾病本身产生的疼痛、ICU 病房的灯火通明、医护人员和各种医疗设备产生的声响，这使得患者出现生理病理的改变和神志的变化，其中神志变化主要表现为焦虑、恐惧。ICU 患者由于缺乏家属的陪伴和交流，以及患者对疾病的思考、对未来命运的忧虑，加之医护人员匆忙的步伐、医疗设备产生的噪声，易产生焦虑。大多数重症患者进入 ICU 前处于昏迷状态，待其意识恢复后，对陌生的环境产生恐惧感，加之同病室危重患者在抢救过程中造成的紧张气氛，对患者造成很大的心理负担，易产生恐惧。

（2）神志变化对治疗和预后的影响：若焦虑、恐惧的神志变化得不到纠正，任其发展，轻者会使得治疗效果不明显或无效，影响疾病预后；重者会发展为抑郁、谵妄状态，加重疾病本身的进展，加快患者死亡的速度。二者的出现不仅会对患者产生不利影响，对患者家人来说，还会增加经济负担，甚至会拖垮整个家庭。

（3）焦虑、恐惧与"忧思""惊恐"的对应关系：焦虑症与七情的"忧思"相对应，焦虑的重症患者常出现对周围事物的敏感性增加，对于医护人员的敌对态度以及对治疗措施的不配合，临床可见情绪低落、心悸、失眠及倦怠乏力、食少、腹胀、便溏等症状。通过观察 ICU 患者，凡是有焦虑症状的，多数存在表情淡漠、进食量减少、大便次数增多以及睡眠量减少的现象。若患者焦虑情绪长期得不到缓解，会出现不同程度的落寞、无精打采等一系列精神运动减低的表现，甚至发展为抑郁状态。恐惧症与七情的"惊恐"相对应，恐惧的重症患者多表现为心悸易惊，稍有动静便可惊醒，醒后精神萎靡，多出现肢体痿软无力、二便失禁。通过监测发现此类患者的儿茶酚胺水平，相较于其他患者，分泌量处于较高水平。这使得患者心肌的耗氧量增加，导致心肌供血不足，出现血压升高、心率增快，甚至会发生急性心肌梗死。若患者恐惧的状态持续发展，加之存在的睡眠剥夺，患者会产生谵妄，出现烦躁不安、意识不清、嗜睡、幻听幻视等表现。且长期处于此状态的患者，甚至会出现尿中带有血细胞或尿蛋白呈阳性。由此可以看出，ICU 患者出现的焦虑、恐惧神志变化与情志理论中"忧思""惊恐"所引起的临床症状相一致。对于重症患者出现的消化系统、肾系、心脑血管疾患，不仅可从疾病本身去考虑，还可从"忧思""惊恐"致病的角度去思考，这为临床诊治此类疾病提供了新的思路。如长期留置胃管、静脉用药引起的消化道症状，食欲减退、腹部胀满不适、便秘或腹泻等临床表现，可从忧思致病入手；急性心肌梗死、脑卒中患者出现自主神经的兴奋性提高，急性肾损伤出现的蛋白尿、小便失禁，长期卧床出现的四肢萎缩等，可从惊恐致病考虑。除了常规对症支持治疗外，还应关注重症患者焦虑、恐惧心理对机体产生的影响，采取相应的心理疏导及护理干预疗法，防止疾病进一步发展。

## ICU 患者神志变化与情志疗法的现代研究

段文菊通过分析 90 例急性心肌梗死患者常见心理障碍，得出焦虑恐惧是最主要的神志变化，约占观察人数的 80%。脑卒中患者中有 20%～60% 的患者可伴发抑郁、焦虑。而抑郁又会影响到疾病本身的恢复，使得患者病死率显著提高。杨志刚等选取入住重症监护病房的 160 例重症神经系统疾病患者，通过对比采取情志相胜、移情易性、五音疗法的中医心理疗法，发现西医心理干预治疗联合中医心理疗法能够缓解患者的焦虑、恐惧情绪，提高患者的依从性。李夏将 58 例 ICU 综合征患者分为对照组和观察组，对照组常规应用抗精神失常类药物，观察组在精神类药物的基础上，加用中医情志疗法，如意疗、中药疗法、针灸及音乐疗法，并使用 NEECHAM 意识模糊量表评价结果，发现观察组疗效明显优于对照组。罗艳彬等将入住综合内科 ICU 的 130 例患者，分为对照组和观察组，对照组采取常规护理，观察组增加清静养神、移情易性、顺气解郁等中医情志护理，结果表明中医情志护理能改善 ICU 清醒患者心理状态，达到早日康复的目的。梁俊通过临床观察，得出 ICU 谵妄患者予以通腑开窍行气散结中药内服联合耳穴贴压治疗，能有效改善患者恐惧、焦虑情绪，提高预后效果，值得临床推广。

# 情志相胜应用于患者神志变化的案例

情志相胜是根据五行相克的原则，利用情志之间和五脏的关系，所衍生出的独特的中医心理疗法，可尝试应用于 ICU 患者神志的改变。《医学衷中参西录》曰："悲可以治怒，以怆恻苦楚之言感之；喜可以治悲，以谑浪亵狎之言娱之；恐可以治喜，以祸起仓促之言怖之；怒可以治思，以污辱欺罔之言触之；思可以治恐，以虑彼志此之言夺之。"其中的怒胜思、思胜恐等心理疗法在历代医案中有所体现。

**1. 古代医案举隅**　《续名医类案·郁证》记载："一女因其母丧，日夜悲伤，不思饮食，胸中烦闷。巫妇占卜，诉其母丧因其女，与其女前世有怨，母丧皆因其女。女子闻之，大怒，便不再思其母，不久，病自愈。"《续名医类案》中记载：沈君鱼对死亡充满恐惧，丧失生活的信心，多次就医无果。卢不远通过多次对其开导，与患者一起参禅，探究生命本源并对其深入思考，从而使患者对死亡不再恐惧从而病愈。

**2. 现代医案举隅**　通过大量临床实践并结合所学理论，分享亲诊病案 2 则。

案 1：老年女性患者因尿毒症诱发心力衰竭，入住 ICU 病房。患者表现为意识不清、胸闷憋喘、端坐呼吸伴全身高度水肿，各项化验指标严重超标。通过透析、强心、利尿、镇静及呼吸机辅助通气、微量泵等对症处理后，患者意识清醒，表现出极度恐惧感，出现血压升高、心率加快、二便失禁，睡眠剥夺，有意躲避医护人员的治疗措施。通过选取患者安静时候，采取"思胜恐"的心理疗法，与患者交流当前病情变化及用药情况，并引导其思考疾病预后对生活的畅想，每次持续约 30 min，并辅以补肾健脾益气之六味地黄丸合四君子汤加减。经过一段时间的治疗，患者情绪由恐惧趋于平和，饮食量增、二便正常、水肿渐消，血压、心率、生化指标趋于正常范围，用药剂量、疼痛评分、镇静评分明显降低，气管插管、胃管、尿管及微量泵逐渐去除，病情明显好转。经过随访，患者转入普通病房后，通过让家属不断引导患者思考生活、愉悦心情，患者没有出现认知、心理损伤等 ICU 后综合征，出院后只需定期服药和透析。

案 2：壮年男性患者，因大量饮酒出现上消化道大出血入住 ICU 病房，表现为意识淡漠、四肢发冷、大汗淋漓，血压急速下降，甚至出现休克状态。通过内镜下紧急止血，为其输注红细胞、升压、液体支持等对症治疗，患者的生命体征得以稳定。但在后续治疗中，患者情绪低落，急躁易怒，对医护人员的治疗措施表现出极度抵触感。通过与其家人交流，得知患者既往身体状况良好，此次突然发病，对患者造成很大冲击。加之周围环境，监护仪、微量泵以及输液等不间断治疗，使患者难免产生对疾病和自身未来生活状态的担忧和焦虑。在营养支持的基础上，在患者情绪稳定时，采取"怒胜思"的心理疗法，通过定时限制患者肢体活动，将双上肢用束带捆附于床旁，每日大约 5 min，使其产生微怒感，并配合疏肝解郁、益气养血之柴胡疏肝散合人参养荣汤加减。1 周后，患者心情开朗，食量渐增，睡眠状况改善，液体及微量泵逐渐减除。经过半月的治疗，患者好转出院。

通过以上临床案例的治疗，在常规治疗的基础上，辅以"思胜恐""怒胜思"的心理疗法及中药可取得一定的临床效果。

# 调理 ICU 患者"焦虑""恐惧"方式及其监测指标

对于出现神志变化的 ICU 患者，应让其移情易性、调畅情志、放松心情，缓解负面情绪带来的心理负担。在对症用药的基础上，对于焦虑的重症患者，可考虑从疏肝理气健脾的角度论治，并适当给予一定的愤怒刺激，如稍微限制患者的肢体活动、言语刺激等，违背患者的意愿，使其产生微怒感。对于恐惧的重症患者，可将补肾健脾益气的方药与心理疗法相结合，与其交流病情、用药情况及疾病预后对生活的希望，或者让其家人在探视时间交流家庭生活的所见所闻，使患者能够思考当下或未来的生活状态。另外，还可尝试从针灸的角度，通过辨证论治，选取相应穴位治疗。观察情志相胜心理疗法的效果，可以从血气分析、床旁/中心监护仪、呼吸机、血液净化机、床旁 B 超机参数去监控，从 Braden 压疮评分、格拉斯哥昏迷评分、疼痛评分、Ramsay 镇静评分、插管数量及时间、机械通气天数去评估，还可以从患者饮食量和出入量多少、睡眠时间、引流管分泌物情况和心率、呼吸、血压、体温、生化指标及用药剂量去监测。

ICU 患者出现的焦虑、恐惧与中医情志理论有很大的联系，与七情理论中"忧思""惊恐"关系尤为密切。大量现代临床研究表明了中医情志疗法对于 ICU 患者出现的心理病理变化，可从相应情志致病的角度进行分析。

# 147　情志病中医治疗临床研究

情志是指机体对外界所发生的事情和环境刺激而产生的反应，属于心理疾病的一类，包括"七情"与"五志"，其中七情代表喜、怒、思、惊、悲、恐及忧不同的七种情绪；五志指的是怒、喜、思、恐、悲，为五脏所化。任何变化的事物都有"利弊"两重性。人的情志活动属正常的心理现象，其具有对自身的保护性，正常情况下有益于身心健康，在这样的大千世界中，每个人都必须要面对现实而产生诸多情绪。若七情太过，可积而成病。情志病是指由于各种情绪所导致的脏腑功能失调的一类疾患，属于中医的"郁证"范畴，相当于西医学中的抑郁症、神经官能症、焦虑症等疾病。现代医学认为人的经济状况及社会地位的变化可致恐惧、压抑从而影响人身心健康。学者陈新玉等通过积累相关文献，对情志病的治疗相关方面进行了综合阐述，以更好地指导临床在治疗情志病的选择方法上提供了参考。

## 情志病病因病机

对情志病的记载，最早见于四大经典之首的《黄帝内经》，其中有关于情志病的不节伤脏的论述；宋代陈无择在《三因极一病证方论》中指出"七情内伤""为内所因"。金元时期广泛应用情志相胜疗法；清代医家指出情志病的治疗当以精神治疗。李皓月等认为情志病发病机制受两方面因素，一种是自身躯体原因，不同人身体素质不同，脏腑强弱亦不同，故对外界所受刺激引起反应不同；另一种是外界社会因素，不同社会地位影响情志变化巨大；秦中朋等认为是情志病的核心病机是由于气机紊乱所致的脏腑功能失调（包括气郁、火、痰等）及虚损（包括气虚、血虚、阴虚）。王艳阳等认为情志病的主要病理机制是气机逆乱，脏腑功能紊乱所致，人体正常生理和心理活动的物质基础依靠气机顺畅，气机通畅，则情志正常。"气为血之帅，血为气之母"气停则血阻津停，血瘀痰阻会生成新的致病因素作用于躯体，加重正常功能代谢障碍，引发疾病。夏丽认为情志病与体质有不可分割的联系，是建立在体质基础上所产生的，情志病的内在基础是心理素质，具体体现在体质的情感方面，而体质又是由脏腑功能活动状态影响的，故情志的产生也与其脏腑功能活动密切相关。综上各家所说，其致病机制可以认为主要是由于气血阴阳失调、气机紊乱。

## 中医治疗

### 1. 中药疗法

（1）从通调气机论治：郭荣娟教授重视全身的气机调节，除了对疾病的认知行为与心理的同时矫正，还运用了药物对整体气机调畅的方法贯穿了疾病整个过程，药用香橼、佛手、郁金、旋覆花、柴胡、肉桂、黄连，以肺肃降、肝升腾条达相辅相成，引火归元、交通心肾、理气健脾化痰共奏调理中焦气机。周世宗等通过对应用柴胡桂枝汤治疗情志病临床研究的文献整理，总结概括出柴胡桂枝汤在治疗情志病中具有调养气血、开郁行气、调和营卫、宁心安神等功用，使心有所主，气血通调，脏腑功能稳定。王雪等认为情志病主要病位在肝，与心的关系也极为密切，气机失调则血行不畅，通常是导致情志异常的关键。而肝主疏泄，疏泄正常，气机通调，促进血行，若肝失疏泄，则气机郁滞，气滞则血瘀，则生百病，故疏肝理肝发挥肝的正常疏泄功能，气机通畅，气血运行正常；情志病对机体产生反应是基于"神经、内分泌、免疫"系统的应激，由于日趋增多的情志病患者，这种应激导致的情志病威胁着人们的健康，故在临床治疗上还要因人而异，要结合患者的特点，辨证论治。徐铭悦等对关于甘麦大枣汤治疗情志病进行归纳总结，指出甘麦大枣汤在临床上对于多种情志病的治疗效果较好，以其补益心脾之气，缓急肝苦之功达到对癫病、狂病、郁证、瘿病、不寐的干预，并在此方中适当加减，合理应用。卢永屹教授在长期治疗情志病临床用药经验的基础上总结出情志病的发病大抵不过心无所主，肝失疏泄。肝脏具有调节全身气血阴阳、畅达情志的作用。田谧等认为情志病发病机制在于肝郁气滞、痰邪蒙蔽清窍所致的精神抑郁。

（2）经验方治疗：王克勤教授自拟疏肝散（柴胡、郁金、白芍、当归、甘草各 15 g，远志 10 g，丹参、川芎、石菖蒲各 20 g，龙骨、牡蛎各 30 g，黄芪 50 g，珍珠粉 3 g）治疗情志所致气机紊乱、阴阳失调的疾病。陈树真总结出以加味百合地黄汤治疗情志病方，以滋阴降火的生地黄、百合、栀子及行气解郁的陈皮、法半夏、合欢皮等药物的运用，达到了行气活血、疏肝解郁、悦心安神的作用；拟加味百合地黄汤治疗情志病共 46 例，治愈率 76.04%，好转率 19.57%，无效率仅 4.35%，其总有效率高达95.65%，有效安全，几乎无副作用。林昱臣在对治疗脾阳虚抑郁症的研究中，共纳入患者 76 例，治疗组、对照组各 38 例。其中治疗组拟用温脾解郁汤（生白术、党参各 15 g，制附子、炙甘草、干姜、陈皮各 10 g，花椒、枳实各 5 g）温水冲服，2 次/d，共 6 周。对照组则选用常规疗法，口服盐酸文拉法辛缓释片，共 6 周。治疗组总有效率 73.68% 优于对照组的 76.32%（$P > 0.05$）。王林谭等用健脾养心汤治疗情志病患者 156 例，发现治疗组总有效率 83.33% 高于对照组的 53.85%。

（3）经方治疗：李运峰在观察柴胡桂枝汤治疗患者的临床效果时，纳入 52 名患者，进行资料分析后，随机分成两组。对照组采用常规西药治疗，嘱患者口服肠溶阿司匹林 60～250 mg/d，治疗组采用中药柴胡桂枝汤进行治疗，药用柴胡 18 g，黄芩、白芍各 10 g，法半夏、太子参、桂枝各 15 g，黄芪20 g，白术、茯苓各 12 g，天麻 20 g，僵蚕 15 g，泽泻、磁石各 30 g。治疗后，治疗组治疗有效率为93.3%，优于对照组的 70.0%（$P < 0.05$）。周世宗等从理论与实践两方面探究柴胡桂枝汤治疗情治病中，经过医案总结整理发现，情志病中女性居多占 80%，且年龄多在 40～60 岁，约占 58%。柴胡桂枝汤通过使脏腑气血得以濡养以安神镇气，气血调和。秦献魁等通过运用循证医学系统评价方法来评估逍遥散在治疗抑郁症中的作用与疗效，共纳入 32 项研究涉及 2253 例患者，Mata 分析结果显示逍遥散与抗抑郁药物治疗该疾病无统计学意义，而逍遥散与抗抑郁药物联合使用效果明显优于单用如氟西汀、丙咪嗪等抗抑郁药。

**2. 中医非药物疗法**

（1）针灸治疗：针灸是用针刺腧穴的手法来预防和治疗疾病的，有助阳散寒、疏通经络使经络通畅、调整阴阳平衡以扶正祛邪的作用。《灵枢·本神》曰："凡刺之法，必先本于神。"《灵枢·官针》曰："用针之要，勿忘其神。"李瑞认为针灸可以同调气、神、形以达形神统一。邵金华等认为针刺百会、三阴交、心腧、肝腧可提高海马中的神经递质释放，进而调节情感与记忆。陈白等随机选择 60 例郁证患者，对照组和治疗组各 30 例，对照组予口服米氮平治疗，睡前服用 30 mg，连服 10～12 周；治疗组采用针刺治疗，以患者百会、双侧合谷、双侧太冲为主治疗，1 次/d，持续 10～12 周。干预组的总有效率为 76.67%，高于对照组的 43.33%。在张鹤腾的研究中，共纳入合格志愿者 60 例，其中 30例纳入对照组，采用常规口服氟西汀胶囊治疗，1 次/d，20 mg/次，共 6 周。30 例纳入治疗组，予基础治疗的同时配合郁三针针刺治疗抑郁症，共 6 周。干预组总有效率为 76.7%，高于对照组的 66.7%。汉达尔玛等在蒙医学中通过针刺巴达干（位于第三胸椎下）、心穴（位于第七胸椎下）、黑白际穴（位于膻中穴）的三根调节方法，在临床上被广泛应用。

（2）推拿疗法：推拿是用"巧力"作用于人体肌表以调整脏腑、经络、气血运行的功能。张灵虎在探索推拿在治疗情志病临床效果时发现，调神腹部推拿法结合药物治疗情志病效果优于单纯使用常规疗法。郭争鸣等在研究推拿疗法治疗抑郁症中纳入 60 例患者，其中治疗组和对照组各 30 例，对照组采用常规治疗方法，口服氟西汀，治疗组采用三部推拿手法（头部推拿、背部推拿、腹部推拿）治疗组治愈率为 70.0%，高于对照组的 33.3%。高丙南等认为郁证的推拿治疗当以督脉腧穴（肺俞、心俞、肝俞、脾俞等）振奋阳气，以百会、印堂、睛明等穴醒脑提神，以气海、关元等穴益气养血共奏宽胸解郁，醒脑安神之功。谭禧运用曹锡纯先生的单纯推拿手法，通过大椎-长强、大杼-白环俞、附分-秩边的背部5道线分别进行拨、摩、啄、捏、拍法，再结合掌振法等治疗14周，经观察30例患者，痊愈率为20%，好转率为70%，无效率为10%。

（3）穴位埋线疗法：穴位埋线法是一种比较特殊的针灸方式，通过针灸长时间埋线，对穴位刺激，从而调整气血经络，以达到扶正祛邪的效果。杨继洲先生在治疗情志病中注重督脉、心经、心包经、膀胱经穴。岳延荣运用五腧穴埋线疗法治疗情志病，将羊肠线放入医用埋线针内，刺入肝俞、心俞、肺俞、脾俞、肾俞穴位内，并将羊肠线留入穴位内，埋线3次1个疗程，2周/次，共治疗12周，治疗后有效率为89.1%。曹湘萍共纳入40例情志病患者，其中20例纳入埋线组，埋线组选穴：脾俞、胃俞、大肠俞、小肠俞、上巨虚、下巨虚、足三里、百会。取0～3号羊肠线剪成1.0～1.5 cm若干段并浸泡在乙醇溶液中备用，将羊肠线放入一次性医用埋线针内，推动针芯，留羊肠线于穴位内，3次为1个疗程，2周/次，共12周。对照组采用常规口服氟西汀治疗。两组治疗后，HAMD评分均低于治疗前，故埋线疗法能达到治疗效果。

**3. 心理疗法**

（1）情志相胜法：情志相胜疗法最早出现于《黄帝内经》。根据五行相克关系，《素问·五运行大论》有"怒胜思、喜胜悲、思胜恐、悲胜怒、恐胜喜"的记载。"怒胜喜"是以激恼患者的方式来达到解除抑郁的情绪。景丽俊等利用"喜胜悲"的方法进行临床观察发现患者的心理健康状况明显减轻，尤其老年患者，疗效更为突出。"思胜恐"是患者对引发恐惧的起始事件进行修复，从长远多层角度思考，并重新审视自己对事件担忧的必要性，理智地处理恐惧的事件，最终达到治疗的目的。"悲胜怒"是肝木升发太过所致气机上行，"悲则气消"悲伤可以舒缓上行的气机。

（2）音乐疗法：音乐疗法以疏肝，调畅气机的功用在治疗情志病上有良好的效果。艾春启等观察60例抑郁症患者，随机分成对照组、治疗组各30例，对照组选用口服氟西汀；治疗组将疾病分为肝郁气滞型（生机盎然的旋律）、心脾两虚型（宽厚结实的旋律）、气结痰阻型（角调式乐曲配合宫调式乐曲）、脾肾阳虚型（宫调式乐曲配合羽调式乐曲）、肝郁化火型（角调式乐曲配合羽调式乐曲）共五型，结合口服氟西汀治疗，治疗组总有效率为66.7%，高于对照组的33.3%。韩扬等将68例确诊为抑郁症患者随机分为两组，对照组采用常规西药治疗，治疗组采用音乐冥想法配合西药治疗，干预组总有效率为94.1%，高于对照组的67.6%。

情志病属中医学的"郁证"范畴，主要表现为情绪低落，甚至出现自杀倾向。情志病的治疗在我国历史悠久，历代医家不仅在传统方剂上取得进展，并且在临床实践上手段丰富。情志的严重波动可影响脏腑气机加重病情恶化，患者的心理健康医护工作者应给予关注，应加强现代医学和心理学理论的交流。目前临床上治疗情志病无特定和具体方案，故可根据患者情况选用。

# 148　情志病证动物模型评价

　　情志是中医学对情绪包括情感的特有称谓，是中医病因病机理论中的重要概念。随着现代社会的不断发展，情志致病因素越来越受到人们所重视。动物模型是研究疾病发生机制和评价药物效应的有力工具，而模型评价是衡量造模效果的重要手段。现阶段情志病证动物模型的评价方法，通常借助于国际上常用的评价情绪变化的动物行为学分析方法。学者王枭宇等选取了几种经典的模型评价方法，对其近5年的应用及改进情况做了归纳综合。

## 旷场实验

　　大鼠旷场箱的规格通常为 100 cm×100 cm×50 cm，四壁涂成黑色，底面用白线（或软件）划分面积相等的 25 块。其中，外周边缘的 16 格称为外周格，内部的 9 格称为中央格。测试时，实验人员小心将大鼠放入旷场中央，用摄像机记录大鼠 5 min 内的行为变化。记录的行为变化包括大鼠穿越底面格子的次数（即水平得分），和两前爪抬起直立的次数（即垂直得分），旷场实验得分为垂直得分加水平得分。同时记录修饰时间、修饰次数、中央格停留时间、粪便粒数。为了避免气味干扰，每只大鼠实验后应清扫旷场箱，用 75% 酒精喷洒并吹干后再进行下一只大鼠实验。

　　旷场实验主要是通过测试大鼠的动物运动行为变化情况来判断大鼠的认知能力、紧张度和兴趣度等。大鼠在旷场中会产生对新异环境的恐惧，这使得大鼠主要在旷场箱内周边区域活动，而大鼠的好奇心又驱使它来到旷场中央区域活动，从而产生冲突行为。水平得分反映动物的兴奋性；垂直得分反映大鼠对周围环境的探究趋势。旷场实验总分是大鼠探索行为及兴奋性的总体反映。修饰（即大鼠梳理毛发或"洗脸"动作）表示大鼠的环境满意，排便次数反映动物的紧张程度。大鼠旷场实验得分减少可能反映大鼠对于外界诱因兴趣减退，行为学上表现出顽固性兴趣缺失或者快乐感缺乏。旷场实验可以从多个角度来分析大鼠的运动行为变化，可用于评价肝郁精瘀证、PMS 肝气逆证和肝气郁证、恐惧应激模型、肝气郁结型和抑郁情志模型大鼠的情绪变化。

## 攻击行为测试

　　实验用大鼠称为居住鼠，用来攻击居住鼠的称为入侵鼠。居住鼠和入侵鼠生活在 12 h/12 h 昼夜颠倒环境中，分别饲养在不同的动物房内。实验应在大鼠夜间兴奋期（中午 12:00 前后）、暗淡红光（<2 lux）下进行。实验时，居住鼠笼内其他大鼠移出，适应 15 min 后，将入侵鼠移至居住笼中，用摄像头记录大鼠 10 min 内的攻击行为。每次测试居住鼠都应搭配由拉丁方设计的不同的入侵鼠。实验后观察录像，统计大鼠不同方面的行为得分，包括攻击次数、攻击时间、撕咬次数、攀压次数、攀压时间和竖毛次数等。侵犯性攻击和防御性攻击都属于攻击行为。混和攻击行为得分为"攻击次数＋攻击时间×0.2＋撕咬次数＋攀压时间×0.2＋竖毛次数"，同时还应记录攻击行为出现的潜伏期。

　　攻击行为测试也称"居住-入侵实验"，是研究大鼠攻击行为和模拟社会压力常用的造模方法，被视为是一种更接近人类愤怒的较为纯粹的心理应激动物模型，常通过分析大鼠攻击行为来评价大鼠怒情绪。研究表明大鼠攻击行为与怒情绪的神经机制相似，通过使用不同攻击倾向的入侵鼠也使居住鼠产生焦虑或抑郁样情绪。高攻击行为大鼠表现出愤怒样行为变化，低攻击行为大鼠表现出郁怒样行为变化，混和攻击行为得分在怒情绪大鼠的攻击行为中是一个较稳定的参数，具有较高的可信度。攻击行为与旷场实验相配合可用于愤怒、郁怒情绪大鼠的判别和评价。

## 糖水偏好实验

实验前大鼠自由饮食。实验时提供大鼠两瓶水，24 h 内自由选择。一瓶含 0.8% 蔗糖水溶液，一瓶则为自来水。为避免大鼠饮水倾向的影响，两个瓶子 12 h 互换位置。首次糖水实验前 72 h 可给予 48 h 糖水适应期，即给予一瓶糖水和一瓶自来水自由饮用，但不计入实验结果。自来水和糖水消耗量可通过测量实验前后水平质量的变化得到，计算糖水偏好系数公式为 "$SP=$ 糖水消耗量/（糖水消耗量＋纯水消耗量）$\times 100\%$。

啮齿类动物喜嗜甜味溶液，甜味溶液可作为行为实验时的一种有效的奖赏，应激前后糖水偏好系数变是较为常用的用来评价大鼠快感缺失程度的一种方法。快感缺失是指对奖赏的敏感性降低。糖水饮用量相应增多，称为正性对照，反之为负性对照。在快感缺乏情况下，对正性对照的反应及对负性对照的反应敏感性都降低。抑郁情绪会导致大鼠对甜味溶液的敏感度降低，糖水消耗减少，因此糖水偏好实验常用于评价抑郁模型大鼠。也有学者用糖水偏好实验来评价 PMDD 肝气逆证大鼠出现的抑郁样行为表现。

## 强迫游泳

将大鼠置于 100 cm×80 cm×80 cm 的水池强迫其游泳，水温保持 25 ℃，记录大鼠 10 min 内不动状态（即大鼠长时间游泳后会放弃主动挣扎，躯体漂浮不动的状态）的时间。强迫游泳实验也是一种较为公认的抑郁情绪动物模型造模和评价方法。动物在强迫游泳这一条件下，努力挣扎但始终无法游离水域，大鼠产生"无助感"或"绝望感"。强迫游泳实验也用于焦虑样情绪的研究。

## 悬尾实验

在距尾尖 5 cm，将大鼠倒置悬于实验箱内，两侧隔开大鼠的视线，摄像头平行观察。大鼠为了克服不正常的姿势而努力挣扎，但一定时间后会间歇性"不动"，表现出"失望"情绪。记录 6 min 内大鼠的不动时间，同时观察大鼠的抬头次数和挣扎幅度等。

悬尾实验是反映失望情绪较经典的实验方法，利用大鼠悬尾后试图逃离但又无法逃离，从而放弃挣扎，表现出特有的抑郁状态，用大鼠的"不动时间"来反映，常用于评价抑郁情绪。有研究表明，悬尾实验和强迫游泳实验参数反映了实验动物不同的抑郁状态维度，二者产生抑郁样绝望行为的生物学机制不同，不动状态潜伏期参数是一个可以考虑的稳定参数。

## 高架十字迷宫

高架十字迷宫由 2 个封闭臂（50 cm×10 cm×1 cm）、2 个开放臂（50 cm×10 cm×30 cm）和 1 个中央平台（10 cm×10 cm）组成，二者相互垂直成"十"字的形状，放置于距离地面 50 cm 高处，摄像头悬置于正上方。实验时，将大鼠置于中央平台中央，头部正对开放臂，记录 5 min 内大鼠进入封闭臂和开放臂的次数和时间。

高架十字迷宫的原理与旷场实验类似，利用动物对新奇环境的探究心理和对高悬开放臂的恐惧心理，造成大鼠的矛盾行为。其评价指标通常包括进入开放臂的次数百分比、进入开放臂的时间百分比、开放臂向下探究次数、封闭臂后腿直立次数、总进臂次数等。研究表明，进入开放臂次数百分比和进入开放臂时间百分比是评价焦虑状态的较稳定性的参数。

## 明暗箱实验

明暗箱由左右两个木箱和中间的拱门组成。较大部分为明箱区（27 cm×27 cm×27 cm），底部分成 9 个面积相等的方格（9 cm×9 cm），用较亮的白光灯泡照明；较小部分为暗箱区（18 cm×27 cm×27 cm），底部分成 6 个面积相等的方格（9 cm×9 cm），用较暗的红光灯泡照明；两箱之间用隔板隔开，隔板开一拱门通道使大鼠可以通过。实验人员将大鼠放在穿梭箱拱门内，用摄像头记录大鼠 5 min 内的行为变化，包括两箱停留时间、水平运动次数、时间和垂直运动次数和时间。实验后，统计大鼠首次从明区进入暗区的潜伏期、明区停留时间百分率（明区停留时间/300 s×100%）、明区水平运动百分率（明区水平运动得分/总水平运动得分×100%）、明区垂直运动百分率（明区垂直运动得分/总垂直运动得分×100%）等。有些实验采用电击法，当大鼠在暗箱时电击大鼠，大鼠逃离暗箱，记录大鼠的明箱停留时间。

明暗箱实验又称避暗穿梭实验，由 Crawley 于 1980 年最先用来评价抗焦虑药物的药理效应，通过大鼠在明暗箱之间的穿梭次数来评价大鼠的焦虑情绪。该实验建立的基础是大鼠对强光的先天厌恶与对新异环境的自发性探究趋势的冲突导致的大鼠行为变化。后续研究发现大鼠的穿梭次数具有习惯化效应，其用于评价运动探索行为更为合理，而用明区停留时间百分率、明区水平运动百分率和明区垂直运动百分率来评价动物焦虑情绪则更为合理，是较为稳定的参数。因此，相对于穿梭次数来说，明箱停留时间是相对更有效的评价抗焦虑药的指标。也有学者用其评价"气机失调"模型中大鼠的情绪变化。

## 问题与展望

行为学指标常用于评估动物模型的运动功能、精神状态和中枢神经系统功能等，可以较为全面地反映实验动物的整体变化特征，尤其是反映动物细微的心理情绪变化。当前情志病证动物模型多用行为学方法来评定。然而，动物的行为变化是在多种生理和心理驱动下产生的，有着极其复杂内在机制，应用行为学方法来评价情志病症动物模型就存在着诸多问题。首要问题是如何用客观化的数据，来评价主观的情绪变化，同时还应避免实验人员的主观偏见。其次，同一情绪有着多种不同的模型评价方法，如旷场实验、高架十字迷宫和明暗箱实验都从不同的侧面反映大鼠的焦虑情绪，我们在实验设计时就应根据研究内容的不同选择恰当的模型评价方法。同时，在同一模型评价方法中，动物可能存在着多种情绪变化，而有些情绪之间并没有明显的界限（如焦虑情绪和恐惧情绪），这就要求我们采用更多的方法和手段来明确动物的行为变化是何种情绪的反映。评价方法直接关系到情绪动物模型能否准确模拟人的情绪疾病状态，如何提高模型评价方法的可靠性和有效性是现实存在的最关键的问题。目前大部分模型评价方法都有标准化、自动化设备，可以实时用计算机记录实验数据，并自动统计分析结果，大大减少了人工操作对动物的影响和产生的误差。由高架十字迷宫发展而来的高架 O 型迷宫，用连续的圆形代替不连续的十字迷宫，省去了大鼠在十字中央平台所花费的时间，同时可以不间断地检测大鼠的运动情况。魏盛提出的 3 条情志病证动物模型应用行为学评价方法应遵循的基本原则，即设计基线匀齐原则，指标相互验证原则和累积效应规律原则，在理论上为提高评价方法的可靠性和有效性提供了有力的参考。

当前情志病证动物模型及其评价方法，大多直接借用国际上几种经典的情绪反应动物模型及其评价方法，或简单加以改进。然而，情绪反应与中医的"情志"理论本质上并不相同。情绪心理学关注情绪的一般特征，是对人类正常情绪特征表现的概括；而中医学中的"情志"概念侧重与机体脏腑气血状况对情绪的影响，是从临床角度对情绪的把握，并由此显示中医理论对该类情志的认识特征。目前，还很难将某种心理应激反应归属到中医某个具体的征候。中医辨证主要依据是临床证候表现，而动物行为学表现是否与中医临床证候表现接近或一致是考量模型有效性的关键性问题。因此在研究中医药理论的时候，尤其是研究基于中医"证"的模型及其评价方法时，不能简单挪用西方医学体系下的理论和方法。有学者建议应注意挖掘和阐明中医证候的关键物质基础，在中医理论指导下，从中医的病因病机出发，结合现代医学技术和方法，建立动物模型和评价体系，同时还需要在模型研制技术手段和思维模式的创新、模型评价系统的规范化、模型制备因素纯化及药物反证措施的完善等方面进一步的探索。当然，随着科技和理论的继续发展，行为学评价方法也在不断地发展优化，其科学性和有效性不断经过论证和实践而改善。情志病证动物模型及其评价方法必将改善当前存在的种种不足，更加接近自然生物学模式，在应用现代技术方法研究中医传统理论中发挥更重要的作用。

# 149 肝郁证动物造模和评价

　　肝郁证是中医临床较为常见的证候之一，尤其以女性为主。肝郁证情志刺激日久，则肝失疏泄，因而肝气郁结。临床上以胸胁或少腹胀痛、情志抑郁为主要症状。为探究肝郁证的本质，众多学者建立了一系列肝郁证动物模型，即复制与人类相同的具有肝郁特点的动物模型，以便于后期给药及疗效评价最终应用于临床。但在复制模型的过程中，研究者对肝郁证动物模型的评判并未达成一致。学者王凤等通过检索从建库之日起到 2020 年 2 月的中国知网、维普、万方三大数据库，以"肝郁""动物模型"为关键词，运用查找主题的方法，最后筛选 79 篇文献进行论述。搜索文献后发现肝郁证动物模型的造模方法主要分为单因素造模法、多因素造模法。单因素造模法包括情志造模法（病因造模法）、药物造模法（病理造模法），多因素造模法主要为复合造模，包括病因造模法合病理造模法、病因造模法合病因造模法。模型评价方法总体分为造模后检验法（主要有旷场实验、糖水实验、悬尾实验、强迫游泳实验）、宏观表征、微观指标、反证方剂，同时总结归纳了肝郁证动物模型的现代临床应用。

## 单因素造模法

　　**1. 病因造模法**　　病因造模法以对实验动物进行情志刺激为主，由于情志刺激多责之于肝，肝失疏泄，造成肝郁。此类方法简单易操作，但维持肝郁证的时间较短，且操作时对实验动物损伤较大，如束缚及所夹部位水肿严重、皮肤挫伤等。实验时由于对实验动物进行捆绑、刺激等操作使得实验动物出现挣扎、挣脱等行为，对操作者伤害较重、危险系数高，因而适用于实验周期较短、资金较为紧缺的小型实验。

　　（1）夹尾法：吕爱平等在 1994 年首次运用金属器具夹大鼠尾部激怒大鼠，使大鼠处于斗争状态，模型复制后大鼠出现易怒撕咬的表现。同年，须惠仁等用雄性大鼠夹尾后放入笼内，与其他大鼠斗争厮打，造模后大鼠有暴躁、食欲不振、精神萎靡、体质量减轻、毛发枯黄、乏力等表现，大鼠血小板聚集率升高、全血黏度升高、复钙时间延长、红细胞比容减少、血沉加快。目前复制的动物模型使用方法较前无明显差异，夹尾时多使用带海绵的夹子夹住大鼠尾部使其愤怒从而最终使大鼠表情淡漠、毛发枯槁。

　　（2）慢性束缚法：1989 年王昕教授首次运用胶带束缚大鼠，使其出现激怒、厮打、嘶叫等。高萧枫等用绷带将大鼠四肢全部束缚，造模刺激 1 周后大鼠出现精神萎靡、胡须下垂、扎堆、饮食减少、叫声尖细等行为及表现。李晓红等改用绳子对大鼠进行束缚，每日 3 h，连续 1 周以上，造模后大鼠血浆肾上腺皮质激素（ACTH）、皮质醇（CORT）含量显著增加。王霞等采用先进的固定装置将大鼠的头与四肢束缚于台面上，固定位置可调节松紧。造模后大鼠表情淡漠、反应迟钝和兴奋性减低，适应力差。张北华等用孕鼠造模，自制束缚架，连续束缚 3 周，大鼠有排便减少、烦躁不安等表现。目前，束缚法的器具以束缚桶为主，材质为有机玻璃，相较于束缚带、绳子等对实验动物的身体伤害较小，比钢制束缚桶柔和，筒体带有透气孔，便于实验动物的头部伸入有机玻璃前罩，后端带有调节松紧的装置，操作更为简便，实验动物肢体固定良好对操作的伤害度降低，实验动物的表现与传统束缚法无异。

　　（3）颈部带枷单笼喂养法：1991 年陈小野等首次用铁制枷锁套夹在大鼠颈部，从而限制其理毛、抓痒等活动，造模后大鼠有反应迟钝、皮毛枯燥、便干、倦怠食少等表现。刘建鸿等将器具改良，选取自制可拆装的金属枷枷大鼠，单笼喂养以便观察大鼠情志变化，实验后大鼠烦躁易怒、动作减慢。周宜等在大鼠颈部套枷锁（重约 20 g），并用鼠笼具单独饲养，造模后大鼠全血黏度增加，说明肝郁基础上安环使血瘀加重。

（4）电刺激法：金戈等予大鼠 3 mV，1 Hz 强度的电刺激，每隔 5 min 持续刺激迷走神经 30 s，造模后全血黏度、血细胞比容升高。李杨等在颈部分离迷走神经并用丝线结扎，连接生物信号分析系统刺激迷走神经，造模后可见大鼠食欲减低、倦怠乏力、毛发变暗。

**2. 病理造模**　通过西药皮下注射等方式对大鼠造成肝脏损伤，但中医肝郁证是否等同于西医肝损伤尚未有明确定论，因此无法用中医病因病机理论进行支持。

（1）盐酸肾上腺素注射法：情志的调节与肾上腺素的水平关系密切。2002 年，张小丽等率先用 0.1% 肾上腺素 0.2 mL 灌胃来对大鼠进行情志刺激，大鼠出现烦躁不安、激怒、相互撕咬，几日后毛色开始变黄、精神萎靡、饮食变少。李家邦等同样也使用这种方法，每日皮下注射 0.2 mg 肾上腺素注射液，造模时间为 30 d，大鼠毛发枯黄、神情呆滞、嗜睡等表现。

（2）四氯化碳（$CCl_4$）注射法：$CCl_4$ 是一种肝毒物质，能使肝细胞结构和功能受到损害。早在 1995 年刘绍唐等复制肝郁证家兔模型用 10% $CCl_4$ 芝麻油溶液灌胃。之后王业秋等应用 $CCl_4$ 进行皮下注射，3 周后大鼠有体质量减轻、情绪低落、表情淡漠、饮食较少、便质稀、毛发枯槁、活动减少等特征。

（3）艾叶法：艾叶油具有等同于拟肾上腺素的作用。肝郁证多由情志刺激产生，而情志的调节与脑内的多巴胺（DA）、5-羟色胺（5-HT）、去甲肾上腺素（NE）等密切相关。湖南中医药大学最先使用 100% 艾叶注射液 2.0 mL 腹腔注射复制大鼠模型，每日 1 次，后改为隔 1 日注射 1 次，30～40 d 复制模型完成，其大鼠模型有好斗烦躁、互相撕咬、饮食减少等表现。

## 多因素造模法

**1. 夹尾激怒、束缚应激、过度疲劳合饮食失节法**　刘建鸿等用铁文件夹钳夹大鼠尾部，刺激 30 min，放置束缚盒 3 h，每日游泳，造成过度疲劳，隔日喂食，饮水不限。3 周后，大鼠有情绪低落、迟钝、扎堆、倦卧、饮食少等表现。

**2. 母婴分离、束缚、夹尾合冰水法**　王一程等将出生 2 d 的大鼠与母鼠分开，每日 3 h，持续 20 d，其后正常饲养到第 49 d，第 50 d 时将大鼠的后肢固定，每日 3 h。第 51 d 将大鼠置于 4 ℃ 冰水中 5 min。第 52 d 用止血钳夹住尾根处，夹尾 1 min。以上 3 种方法，3 d 为 1 个循环，直至第 90 d。造模后与单纯母婴分离或束缚法建立的模型比较，大鼠腹泻症状加重、肠道高敏感、抑郁状态更为明显。

**3. 颈部带枷单笼喂养、束缚合夹尾法**　石亮等每日为大鼠带枷，并逐渐增加带枷时间，后期则变为整晚带枷，每日晚上用绷带束缚大鼠双后肢。每日使用纱布包裹的镊子来回数次夹大鼠的尾巴，造模后大鼠倦怠迟缓、饮食减少、扎堆、大便干燥、易怒、易醒。

**4. 夹尾应激合肾上腺素注射法**　陈松等用海绵夹住大鼠的尾巴尖部并且每周给大鼠皮下注射肾上腺素，从而使大鼠出现情绪不稳定、食欲减退、反应迟钝等行为及表现。

## 模型评价

**1. 实验验证法**

（1）旷场实验：旷场实验是目前最常见的一种行为学实验。通过观察实验动物进入一个新环境后的状态，以反映动物模型的适应程度。赵荣华等检验肝郁证大鼠将敞箱（开阔箱）内用黄线划分为面积相等的方格，其中沿墙壁方格称外周格，其余方格称中央格，由于肝郁证大鼠表情淡漠、行为慵懒少动则直立次数、修饰时间降低，中央格停留时间升高。

（2）糖水实验：在实验前先用蔗糖水喂养 48 h，随后断水 24 h，1 h 内测量每只大鼠摄取蔗糖水的量，以此作为每只大鼠蔗糖水摄取量的基线。在实验的第 0 d、7 d、14 d，分别于 1 h 内测量蔗糖水摄取量，最后计算糖水消耗率（％）＝糖水消耗量／（去离子水＋糖水消耗量）×100％。肝郁证实验动物少动懒言则对糖水的消耗率降低。

（3）悬尾实验与强迫游泳实验：王玉等使大鼠呈倒立状态，让其尾端 1 cm 贴近木板，木板与地面距离为 1 m，同时再使用木板与相邻大鼠隔离。大鼠挣扎摆脱，但也会出现间断性不动，并计算不动时间（6 min 内）。袁清洁等则准备高 60 cm、直径 35 cm 的桶，水温约 30 ℃，将大鼠放进桶中，记录 4 min 不动时间，判定标准为大鼠静止漂浮使身体不下沉。

**2. 动物宏观表征**　肝郁证造模方法应当有操作简易、方便、重复率高、可逆性低等特点。操作性主要用于评估整个实验过程的简易程度，主要是指在实验中所用器具以及实验步骤重复性的水平高低。可逆性是评估模型复制完成后恢复到复制模型前的状态所用时间。建立模型的操作步骤越少，则操作越简单，条件容易控制，重复性越好。复制实验动物模型恢复到正常状态时间越久可逆性越差，反之越好。

**3. 微观表征（理化指标）**　肝郁证动物模型的理化指标较多，因而出现理化指标混乱也屡见不鲜，肝郁证的各种兼证研究的指标各不相同，但肝郁证总体以促肾上腺皮质激素为主，兼证中肝郁脾虚证较多文献以研究 5-HT、木糖醇为主，其余兼证规律不明显。

**4. 反证法**　方剂反证是验证肝郁证是否成立的必要条件。肝郁证模型的反证方剂种类多样化，主要有逍遥散、柴胡疏肝散等。不同造模方法所致的肝郁证动物模型的侧重点有所差异。以逍遥散为例，方中柴胡、香附疏肝解郁；川芎行气活血；陈皮、枳壳理气行滞；芍药、甘草养血柔肝。因此，以柴胡疏肝散为反证方剂，则很难确定模型动物是典型的肝郁证还是气滞血瘀证。由此可见，目前肝郁证的反证方剂仍有不规范之处或者所复制的肝郁证模型并非典型。

**5. 现代临床应用**　肝郁证及其类证动物模型主要应用于消化系统，一方面因肝郁气滞，气郁化火，因而肝火犯胃。另一方面肝郁乘脾，日久脾气虚弱，因致肝郁脾虚。其中肝郁证主要为胃溃疡、溃疡性结肠炎、功能性消化不良，肝郁脾虚证主要为肠易激综合征、便秘、肝硬化等消化性疾病，其他系统均不典型。

## 讨　　论

1996 年尹浩军首先就肝郁证动物模型进行评述，他认为通过 CCl₄ 注射造模会影响动物多系统的损伤，夹尾法引起动物应激反应，缺乏说服力。1997 年乔明琦等则提出动物模型表情与行为评判标准有待建立，不同月龄、性别、鼠种的比较问题等，随着造模技术不断完善，也出现很多造模问题。

**1. 造模方法**　病因造模法即情志刺激造模法，是根据"怒伤肝，久则郁"的中医原理复制而成。但肝郁并不等于怒，临床上肝郁是多种不良情绪刺激而成。单一情志刺激则并不符合规范。在复制肝郁证动物模型时，对于造模所应用的模型刺激因素没有判定的标准，如用束缚法、夹尾法、颈部带枷单笼喂养法、电刺激法等病因方法造模时，无法判断对实验动物的刺激程度。而且病因法造模对实验动物造成一定伤害、可逆性强，造成动物行为学评价不准确。如"抓挠""厮打"是否就是肝郁证？情志刺激法复制肝郁模型是否符合临床表现？因此解决此类问题应该使用判断动物肝郁证的积分量表，使诊断肝郁证更加规范化。另外，病理造模法操作虽然简单易行，但仍有造模后不易恢复，对动物肝脏造成损伤的问题还有待解决。

**2. 模型评价**　肝郁证动物模型的宏观表征较多，且使用情志刺激法宏观表征不显著，极易造成表征消失。中医理论的舌象和脉象在动物模型的复制中无法体现，因而应根据现代成像学，使用先进设备对实验动物的舌象以及脉搏进行分析，或者选用大型实验动物进行造模。肝郁证的指标较为混乱，并未有确切的理化指标，不能仅根据某一理化指标的改变来诊断肝郁证。肝郁证动物模型涉及神经、消化、免疫等多系统的功能变化，因此涉及范围广泛，未形成标准的模型指标体系。肝郁证动物模型指标以促肾上腺皮质激素为主，但特异性均不确切。还要根据不同疾病进行特异性指标判断。这些微观指标仅能判断西医疾病，而中医证型无法通过微观指标来判断。这也加大了中医证型无法与西医疾病接轨的难度。旷场实验、糖水实验也分别出现了场地规格、剂量问题不同等诸多问题，而目前也并未有确切标准。从反证方剂的角度看除了逍遥散，还有柴胡疏肝散等。不同的反证方剂与肝郁证的关系略有差距。反证方剂仍有很多不合理之处，选择规律欠佳，较为随意，甚至将肝郁证和气滞血瘀证混为一谈。还有一些文献并未用反证法来证明实验成功。这大大违背了中医理论方证结合的特点。肝郁证各疾病动物模型在宏观表征评价上无法采集四诊信息，更无法进行脏腑、八纲辨证，这与临床中医诊断不符，同时还会遗漏重要信息。实验动物的肝郁表现为搔抓口唇、扎堆等特点与临床肝郁证无法比较。甚至有些实验动物尾部出现瘀斑，这是否为血瘀证表现还需要深入研究。肝郁证和肝郁脾虚证在复制模型时容易混淆。还有很多研究者将肝郁证与抑郁症等同，用西医思维去解读中医理论的方式也值得进一步商榷研究。

# 150　"抑郁"中西医学含义历史变迁

　　学者王立国等从历史的角度，阐述了"抑郁"一词含义的演变过程，通过比较"抑郁"在东西方不同医学体系中不同含义，能有助于从横向和纵向深入的理解抑郁的本质。

## 西方医学对"抑郁"认识的变化

　　"抑郁"的希腊文词源是 melainachol，即黑胆汁。可以追溯的西方对"抑郁"的认识，也起源于古希腊的体液学说。同对其他医学术语的认识规律一样，首先是对"抑郁"的症状描述，随后加深认识，直到一个完整的疾病名，有独立的定义和诊断标准。西方对"抑郁"的认识大致经历了五个阶段。

　　古希腊时期，对抑郁的认识主要分两派：一是以生理为主的说法，认为生理上的不健康会影响心理上的不健康，他们奉行"体液论"，认为人的健康受四种体液：黏液、黄胆汁、黑胆汁、血液所影响。而忧郁就是黑胆汁过多造成的。黑胆汁的希腊文是 melainachol（即"抑郁"的字源），恩贝多克利斯把忧郁视为黑胆汁过多的结果。而希波克拉底这位令人钦佩的医学之父，早在公元前 5 世纪末就提出忧郁是由内在与外在的原因混合而成。二是以心理为主的说法，哲学家苏格拉底和柏拉图反对希波克拉底的医学和体液论，并主张医生只能医治小病痛，严重的精神障碍还是属于哲学家的范畴。柏拉图提出成长的模型，认为童年生活决定成人后性格。同时期还有比较中和的看法，亚里士多德既不接受希波克拉底忽视灵魂重要性的说法，也反对柏拉图把医生贬视为工匠。认为忧郁不完全是坏事，天才必然有一定量的冷黑胆汁，都有忧郁的特质。阿雷塔乌斯（Aretaeus of Cappadocia）研究了躁狂症与忧郁症，发现二者是既相关又独立的病症，他可以说是第一个描述"焦躁型忧郁症"病症的人，认识到了这种后来被称为"两极病变"的精神疾患情况。盖伦试图综合所有先人的神经学与心理学。盖伦注重精神生物学而非哲学，严厉地批评了把忧郁症归咎于感情等抽象因素的理论，不过他相信体液失调的人，会受到这些因素影响而使合并症状加剧。

　　中世纪时期，基督教思想统治着整个社会。精神疾病患者被认为是因灵魂犯罪而遭天谴，忧郁症被认为是一种恶毒的病症。思想家阿尔伯特和托马斯·阿奎那（Thomas Aquinas,）都相信精神疾患的原因和治疗大部分决定于星象所加之于心灵以及鬼怪对于个体的影响。古希腊时期的部分学者认识中，精神与身体紧密相连；但到了中世纪时期，由于占主导地位的宗教的统治，在人们的认识中灵魂和身体毫无联系，精神疾患特别令人恐慌。忧郁症患者在这段时期受到诬蔑和迫害，最极端的时候，患者会被当成异教徒。现今还在一定范围流行的把忧郁症视为耻辱的观念就是滋生于该传统。

　　文艺复兴时期的思想家对"忧郁"的看法回归古希腊哲学家，而不是古代医生。例如，哲学家费西诺回归到亚里士多德学派对过度悲伤（忧郁）的看法，并进一步认为哲学家、思想家和艺术家必然比一般人更容易忧郁。杜劳伦斯提到了一个人忧郁时会比不忧郁时有更多的灵感。文艺复兴时期"忧郁"这个词也意指深刻、感伤、复杂，甚至包括天赋。患有严重忧郁症的人，会得到众人的同情与尊敬，再加上一些医疗方法的进展，忧郁患者的境况有所改善。可以说自盖伦的罗马时代以来，这是忧郁症患者待遇比较好的时期。甚至忧郁成了一种时尚。

　　科学时代，是理性占统治地位的时代，人们对抑郁的定义更深刻，伯顿（Robert Burton）在《忧郁症的解剖学》（1621）中把忧郁与单一的沮丧、烦闷、愚钝、坏脾气、孤僻、敏感和不高兴等区分开来，认为后面这些特质人人都有，不能依此就推断为忧郁病症，更不能依此就说所有人都患有忧郁症。伯顿认为，每个人都有不同程度忍受创伤的能力，创伤的程度和忍受力的程度的较量决定了病症的程度。

笛卡尔是 17 世纪以哲学观点来看医学的革新者，他提出的意识的忧郁模型中强调精神对身体的影响。对抑郁的定义开始突破早期的物质的体质决定论，提高到意识的精神的领域。当时，受其影响，出现了用各种科学理论解释抑郁的趋势。如血气（esprits）医学理论用较严密的机械传递运动观念解释抑郁，威利斯用化学理论解释抑郁，罗宾森于 1729 年提出了身体的纤维模型，1742 年布尔哈夫以水力学的理论解释，还有固态和液态元素理论等。

虽然 18 世纪科学对身体和精神的解释前进了一大步，但对抑郁精神疾患者的心理关怀却少了，所以治疗抑郁的方法就更加残酷。布尔哈夫提议以更大的身体痛苦，分散患者对内心痛苦的注意。清洗法和浸泡法就是当时对忧郁症患者采取的比较常见治疗方式。18 世纪末开始的浪漫时代到维多利亚思想全盛时期，则相对说来又是对忧郁症患者格外优待的年代。

现代关于抑郁的认识主要受精神分析理论和精神生物学的影响。精神分析理论强调童年经历对成年期障碍的影响，故精神分析也叫精神动力学。弗洛伊德（Sigmund Freud，1856—1939）是精神分析的第一人，他创造了潜意识概念，逐渐取代了旧的灵魂观念，并建立起了新的忧郁症病源与病因理论。亚伯拉罕是弗洛伊德的追随者和拥护者，他甚至早于后者明确地描述了焦虑与忧郁，并提出了忧郁有两个阶段。

德国的克雷培林（Emil Kraepelin）是精神生物学的创始人。克雷培林把忧郁症分为三种类型，认为三者之间有关联。最轻微的第一种主要是精神的怠惰；第二种类型症状包括消化功能差、皮肤失去光泽、头脑麻木、做焦虑的梦等。第三种类型症状包括"梦境般的妄想和幻觉"。源于黑胆汁词根的 melancholia（抑郁）一词，一直沿用到埃斯基罗尔（Jean Etienne Dominique Esquirol）时期，埃斯基罗尔废弃 melancholia 一词。1899 年克雷培林描述了躁狂抑郁性精神病，躁狂和抑郁被合在一起，首次正式提出"躁狂忧郁性精神病"这一重要的疾病名称。

1957 年 Leonhard 根据遗传学、情感的两极性特点，把躁郁症一分为二，把单相从躁郁症分离出来，提出二者并非一个病，后被纳入 DSM Ⅲ（1980 年）和 ICD - 10（1994 年）分类系统。被误解而遭排斥的忧郁症自此获得"新生"。melancholia "再生"了，可是它又被迫"改名换姓"，世人又将 melancholia 易名为 depression。

## 中医学对"抑郁"认识的变化

中医学对疾病乃至事物的认识不同于西方科学，一方面中医学重视整体地形象地看问题，另一方面中医学注重实用，形成一个原点向四周发散式的模式，并且一直没有质的改变，沿用至今；而西方医学发展早期同样是这样，一直到西方认识自然界的角度和方法改变以后，新的思维模式开始统治西方乃至以后的世界。所以中医学对"抑郁"的认识不会等同于西方医学，我们可以从对"抑郁"认识的历史看出。

关于"郁"的描述最早见于《黄帝内经》，但论及"郁"的都是指的气血等生理方面的瘀滞不畅，即便是提到情志问题，也只是把它运用在致病原因及疾病的诊断和治疗中，仅停留于人的一般情绪的层面上，所以关于"郁"的这种心理疾病的认识更无从谈起。随后东汉时期《伤寒杂病论》中关于情志方面的论述要丰富一点，像百合病、脏躁、奔豚、梅核气等一些生理上的疾病会出现一些情志问题，但还没有突破《黄帝内经》的理论。

隋唐时期，巢元方在《诸病源候论》中指出忧思可致气滞郁结为病。王涛的《外台秘要》认为"远思强虑""忧患悲哀""戚戚所患"是情志致病的主要原因，并系统记载了抑郁症的病因、症状及治疗方剂。此时中医中关于郁的记载仍然停留在以前的认识水平，不过值得一提的是，此时人的心理状态，隋唐时期是中国古代社会发展的巅峰时期，也是中国人的思想最开放和心理桎梏最少的时期，不管是上层的意识形态和典章制度，还是下层人民的生活氛围都为人的心理创造了宽松的环境。

宋代的陈无择在《三因极一病证方论》中首先明确提出内伤七情、外感六淫、不内外因三大致病因素，内伤七情理论开始流行。元代朱丹溪提出六郁学说加以阐发。他指出："气血冲和，百病不生，一有怫郁，诸病生焉。故人身诸病，多生于郁。"大胆开拓了专题研究郁证的先河。戴思龚认为"百病皆生于郁"，王履则有著名的"五郁论"，他们所论述之"郁"，虽含义较广，既指情志抑郁不畅，亦指其他因素所致的气机郁滞，但主要是指因于情绪障碍所致的一类病理状态。宋代对于古代情志理论的突破有其深刻的社会文化背景，也是对当时真实现状的反映，当时"存天理，灭人欲"的宋明理学思想严重遏抑了人的生物本能，这种影响是深刻的普遍的，不同于以前人们单纯的一时性的情绪变化，没有什么特殊意义，宋代的"郁"不但是致病因素，同时也达到心理疾病的程度。同时宋代明显增多的性功能障碍，像女性的性冷淡，男性的阳痿、早泄，这些疾病更多的是由于受当时封建正统的理学思想的束缚，由心理上的压抑而造成的。所以真正心理上的抑郁问题肇始于宋代。

明清时期是中医学的繁荣期，对"郁"的认识也深化了一步，"郁证"作为病名首见在明代医家虞抟的《医学正传》出现，随之明代的张景岳对郁证有较全面和深刻的认识，他认为《黄帝内经》的五气之郁与情志之郁是两个概念。例如，《景岳全书·郁证》曰："凡五气之郁则诸病皆有，此因病而郁也。至若情志之郁，则总由乎心，此因郁而病也。"认为五气之郁是由于各种病因致使脏腑功能失调而导致的人体气血津液等瘀滞不通，所谓因病而郁；而情志之郁则是因为情志的抑悒忧郁，而导致一些躯体症状的出现，所谓因郁而病。并且张景岳还对情志之郁做了进一步阐释，他指出"自古言郁者，但知解郁顺气，通作实邪论治，不无失矣。兹予辨其三证，庶可无误。盖一曰怒郁，二曰思郁，三曰忧郁"。认为怒郁和思郁为大怒及积虑所致，属于实证，而忧郁则属于虚证。明朝继续奉行程朱理学，加上封建集权达到极致，整个意识形态呈现沉闷的现象，普通人民的生活亦受礼制严格约束，表现为拘谨、守成、俭约，所以中医对因此引起的情志之疾而研究更深。还可以从明末大量爱情及情欲小说的出现看出封建礼制和禁欲主义对人的思想及心理的束缚程度之深。

清代更加明确了情志之郁的地位，并且在临床上积累了更多经验，叶天士的《临证指南医案·郁》所载的病例，均属情志之郁，充分注意到精神治疗对郁病具有重要的意义，认为郁证全在病者能移情易性。清代张石顽云的《张氏医通·诸气门上》中认为郁症多缘于志虑不伸，而气先受病。由于清代贞洁观到了顶峰，对女性的压抑更加严重，这种道德观逐渐内化为女性的品德要求，强化女性伦理、束缚女性行为，造成无数女性的思想被扭曲和异化。这个时期女性的抑郁情况最为普遍。

郁病概念的明确是在新中国成立以后，王永炎主编《中医内科学》第6版指出"郁病是由于情志不舒、气机郁滞所致，以心情抑郁、情绪不宁、胸部满闷、胁肋胀痛，或易怒易哭，或咽中如有异物梗塞等症为主要表现的一类病症"，是内科病证中最为常见的一种。现代中医基本上是延续历代对"郁"的认识，并做了大量的现代研究，但主要是基于现代医学的"抑郁"概念而研究和治疗。

中医和西方医学对于跟"抑郁"相关的心理或情志之病都有丰富的研究，但我们可以看出，抑郁症跟"郁证"或"郁病"是不等同的，首先，抑郁症在国际疾病分类第十版（ICD-10）对其诊断标准为：心境低落、兴趣和愉快感丧失，导致劳累增加和活动减少的精力降低；而中医的"郁"在宋代以前主要指气血郁滞，宋代以后认识到情志的重要性，但还未明确提出郁证，至到明代正式出现"郁证"即情志之郁。其次情志之郁的郁证的表现和抑郁症的表现也不是简单类同，抑郁症以情绪低落、疲乏、各功能低下为主，情志之郁的郁证虽然有情绪的问题，但功能低下的表现不突出，有虚实之分，我们认为抑郁症更多和张景岳所说的情志之郁的虚证"忧郁"类似。再者抑郁症可以没有任何原因而发，像内源性抑郁症，而情志之郁是以情志不舒、气机郁滞为因。

通过对抑郁症和中医学的郁证的比较及二者的历史来看，二者都承认有些情志郁结是一时的，是正常生理反应或者气质表现。都认识到二者是因为情志问题而产生，是因郁而病，所以中医学中很多病证虽然都有情志异常，但可能是因病而郁。同时我们也看到了医学的历史更关注已成之病，具有明显可判程度较重的症状才成为研究的对象，但从抑郁症这种疾病来看，越来越多学者开始关注达不到抑郁症的标准的情况，像有学者提出并研究的阈下抑郁、抑郁倾向等，相当于中医学的郁证中的虚证"忧郁"这类病证的轻者，都以抑郁情绪问题为主并长期存在，一定程度影响到正常工作和生活，这就属于亚健康状态中的抑郁等情绪问题，这种中间状态开始受到医学的重视，抑郁的这种状态必将成为其发展历史中的重要一笔。

# 151　抑郁症发生的脏象学基础

　　抑郁症是反复发作的情感障碍性疾病，主要表现为情绪低落，言行、思维迟缓，兴趣丧失，厌世，甚至自杀倾向等精神症状，常伴有食欲、性欲减退，少语懒动，易疲劳，失眠、头晕、头痛等躯体症状。我国目前抑郁症发病率为3‰～5‰，已有超过2600万人患抑郁症，对人类健康的危害性可见一斑，正确认识抑郁症的发病是防治本病的首要环节。

　　中医古代无抑郁症病名，而散见于与之相关的疾病，譬如郁证、百合病、脏躁、奔豚、失志、癫证等，对其发生的脏象众说纷纭，学者刘庆宪等就其发生学脏象基础进行了论述分析。

## 病位在肝

　　中医理论认为，肝为刚脏、五行归木，喜条达，恶抑郁，主疏泄，即人体肝脏犹如春升之气，具有条顺、畅达、疏通的特性。《类证治裁》指出"凡上升之气，皆从肝出""木性升散，不受遏郁，郁则经气逆"。肝主疏泄，主要体现在调畅气机、调节血量以及调畅情志三个方面，人体各脏腑、器官的活动，有赖气机的升降出入。肝主疏泄功能正常，气机升降出入自如，脏腑器官将维持旺盛的生理功能；气行异常，则会出现脏腑气机逆乱的外在反应。肝调血所遵循的规律正如《重广补注黄帝内经素问》所言："人动则血运诸经，人静则血归于肝脏。"当机体处于应激等特殊情况下，肝主疏泄的功能还在于调整精血的重新分配，确保心脑等重要脏器的精血供应。肝主疏泄作用还体现在情志的调节上，七情乃人之常情，调畅顺达的情志是"阴平阳秘，精神乃治"的保障，当肝脏维持正常的疏泄功能时，不但可以使气机舒畅，气血和调，经脉通利，人的精神意识活动正常，而且还可调控七情变化。如果七情变化过激（过急、过久），超越了肝的调节限度时，就会出现肝失疏泄、气机逆乱，造成一系列心身反应疾病，《医碥·郁》曰："百病皆生于郁……郁而不舒，则皆肝木之病矣。"如郁怒伤肝，致肝气郁结，可见情志抑郁、胸闷、善太息等，肝郁气滞日久，抑郁症应运而生，诚例如，《素问·举痛论》所言"怒则气逆，甚则呕血及飧泄"。

　　七情之病多责之于肝，情志变化引起的精神和躯体的各种症状，其治疗关键在于调理肝的疏泄功能。

## 病位在心

　　心主神志。神志，指人的精神意识、思维活动。《灵枢·邪客》曰："心者，精神之所舍也。"《灵枢·本神》又曰："任物者谓之心。"心所营运的血液，又是神志活动的物质基础，故而《灵枢·本神》有"心藏脉，脉舍神"之说。心主神志的功能，与其运行血液的作用密不可分。心所运行的血脉充盈，则神志清晰，思考敏捷，精神旺盛。人的精神意识和思维活动与五脏有关，心为五脏六腑之大主，张景岳在《类经》中指出"心为五脏六腑之大主，而总统魂魄，兼该志意。故忧动于心则肺应，思动于心则脾应，怒动于心则肝应，恐动于心则肾应，此所以五志惟心所使也"。心在人体诸脏腑中居首要地位，对各脏腑功能起统领和调节的作用。《黄帝内经》指出"心者，君主之官，神明出焉""主明则下安……主不明则十二官危"。《类经》释为"心不明则神无所主，而脏腑相使之道闭塞不通，故自君主而下，无不失职，所以十二藏皆危，而不免于殃也"。

心气、心血不足，不能营养心神，或因邪气过盛扰乱心神，都会使心主神志的功能失常，临床出现抑郁甚至躁狂症状。若心血不足，忧郁伤神，就会出现"脏躁"病，以悲伤欲哭、躁扰不宁为主；心火偏亢、阴血不足，则见失眠为主，兼见心烦、盗汗、舌红、脉细等；若痰火扰心，出现失眠烦躁，甚至言语错乱、嬉笑不休、打人毁物、弃衣而走，成为癫狂病。情志失调而生的疾病，例如，《景岳全书·郁证》曰："凡五气之郁则诸病皆有，此因病而郁也。至若情志之郁，则总由乎心，此因郁而病也。""若忧郁病者则属大虚，本无邪实。"《诸病源候论》明确指出"结气病者，忧思所生也。心有所存，神有所止，气留而不行，故结于内"。《临证指南医案》亦提出"郁证全在病者能移情易性"。

## 病位在脾胃

脾为后天之本，是人体内后天生命活动所需精微物质化生之源，对脑神的生成和荣养起着重要作用。精微物质化生充足，脾升清作用正常，脑髓方能得以荣养，脑神得养，情志舒畅。若脾不健运，水湿内停，痰浊蒙闭清窍，致脑神被遏；甚或痰郁化火，上扰脑神，均可出现郁证。《素问·举痛论》曰："思则气结，思则心有所存，神有所归，正气留而不行，故气结也。"《冯氏锦囊秘录·杂症》曰："如多思则伤脾，而意欲倦怠。"《类经》卷十五曰："有说脾忧愁不解而伤者。脾主中气，中气受抑则生意不伸，故郁而为忧。"故七情不遂，情志不畅，忧思气结，可以引起脾气不升，脾意失常，脑神不畅。此种情志致病，临床表现也以精神症状为主，多思善虑，情绪低落。故而病理上出现两种情况：一是脾虚不耐思虑，思维的效率偏低，持续时间缩短等精神情志方面抑郁状态；二是思虑太过，相思苦思不解，容易伤及脾运，表现为纳呆、不思饮食等抑郁症饮食方面的表现。抑郁症的主要病理因素"痰、热、瘀、风、虚"的产生，多与中焦脾胃气机升降失调有着内在联系。

## 病位在肾

肾为先天之本，脑神的生成和维护都离不开肾精的滋养。《素问·上古天真论》曰："肾者主水，受五脏六腑之精而藏之。"清代陈士择《辨证录》有明晰的论述，"脑为髓海，原通于肾，肾无火则髓不能化精，肾多火则髓亦不能化精……盖肾之化精，必得脑中之气以相化"。肾藏精生髓，上通于脑，脑为髓海，肾中精气充足，则脑髓充实。脑神健而伸展有力，思维敏捷，意志坚强，精力充沛，精神饱满。正如唐宗海所曰："精以生神，精足神强。自多伎巧。"若肾精亏虚，髓海充填不足，则脑神失养，伸展无力而生抑郁。《医学心悟·健忘》曰："肾主智，肾虚则智不足。"多表现为精神疲惫，健忘，反应迟钝，情绪低落，悲观失望，兴趣减退，神思恍惚，伴腰酸腿软。

## 病位在脑

脑为奇恒之腑，为元神之府，表明脑与人的精神活动有关。清代汪昂《本草备要》指出"凡人外见之物必有形留于脑中"，还强调"人之记性皆在脑中"。王清任《医林改错》有"灵性记性在脑者……小儿周岁脑渐生，舌能言一二字"之说，即脑有记忆功能。"脑神"气化和整合是功能核心，五官七窍为外界物感及情感表达之通道。七情的发生过程折射出了"脑神"气化运动的特点，其出入五官七窍，以启为用，以闭为废。

临床上可见因暴怒愤郁，郁而化火，火灼津液煎熬为痰，上扰清窍，则会出现精神活动的异常，记忆力减退等。另外，如《灵枢·海论》所言"脑为髓之海"，《素问·阴阳应象大论》又曰："肾生骨髓，故肾中精气充盈，则骨髓充盛，髓海得养。"脑的功能就发挥正常。若因年老体弱等因素致使肾中精气化生不足，则骨髓失充，髓海失养，继而会影响脑功能的正常发挥，正如《灵枢·海论》曰："髓海不足，则脑转耳鸣，胫酸眩冒，目无所见，懈怠安卧。"而汪昂《本草备要》曰："小儿善忘者，脑未满也，老人健忘者，脑渐空也。"在此基础上如遇精神刺激，临床上即可见精神萎靡，精力减退，疲乏，失眠或嗜睡，记忆力减退等抑郁症的表现，也可以说，抑郁症的病位在脑。

"脑神"伤则气机逆乱；气机逆乱则五官七窍郁闭，情志失常。"脑神"不用，气机逆乱还会影响五脏的正常功能，引发脏腑功能失调病变。故外邪（特别是境遇人事的刺激）可直接伤及"脑神"，干扰"脑神"的整和作用而致情志病变，亦可间接伤及五脏，致五脏功能失调，影响五志的化生或产生各种病理性产物，如痰浊、瘀血，郁蔽五官七窍，干扰"脑神"的神机气化功能而致情志疾病。

## 病位在胆

胆为六腑，又为奇恒之腑，《素问·灵兰秘典论》曰："胆者，中正之官，决断出焉。"胆性正直而刚毅，具有决断能力。但是，当七情内伤，气郁化火，火灼津液为痰，痰火扰胆，则胆的功能失常，其正常的决断能力亦随之失常，不能控制自己的意识和动作，表现为精神运动性迟滞、动作迟缓、决策判断力下降等。此时，发生的抑郁症病位在胆，病因多为痰火。

抑郁症发生脏腑责之于肝、心、脾、肾、脑、胆等，因年龄、性别、环境、体质等的不同而各人有异，病因病机不能一概而论。各脏腑间是相互依存，相互为用的，一脏或一腑之疾患往往牵连与其相属、相克、相生或部位相近的诸多脏腑。五脏精气是七情发生的物质基础，因此抑郁症的病因病机，是以一脏或一腑为主，兼顾其他。医家根据对抑郁症患者的诊断分析，其辨证诊断不同，对抑郁病位的认识也就可能不同，仁者见仁，智者见智。必须强调，根据抑郁症患者的病情，结合四诊，不拘泥于一脏一腑，因人因时因地制宜，辨证施治，方能达到治愈的目的。

# 152　基于脑主神明论抑郁症发病机制

　　近代中医代表人物张锡纯曾提到"神明之体藏于脑，神明之用发于心"，其所指的神明，放在现代医学看来其实是指脑功能的一部分，主要是指人的精神、思维、意识。人的意识、精神、思维活动以及七情、五志均属于大脑对于外界事物不同反应的外在表现。"脑为髓海""脑为元神之府以统全身"。因此，学者张震等认为，通过"脑主神明"来探讨抑郁症的发病机制，有利于找到与抑郁症现代治疗的结合点，为临床治疗抑郁症提供可靠的理论依据。

## 中医脑主神明与抑郁症的关系

　　**1. 脑主神明理论渊源**　　对于脑主神明这一定义的理解，可将其分为狭义与广义两种，脑有主宰人体生命活动的能力是在广义的层面上理解脑主神明这一定义；狭义的层面是概述脑对情志以及神志的主宰作用。关于脑主神明的论述很多，分布在诸多著作中，最早见于《黄帝内经》，其指出的"头者，精明之府"是对脑主神明的最早论述。另外尚有"人始生，先成精，精成而脑髓生""脑为髓之海，其输上在其盖，下在风府""髓者以脑为主，脑逆故令头痛""头者，精明之府，头倾视深，精神将夺矣"记载。东汉时期，张仲景对脑的生理功能有了更为深入的认识，张仲景认为"头者，身之元首，人神所注"，该观点明确了头脑是主宰人体生命活动的关键。晋朝时期，"脑神说"十分盛行，其中最具有代表性的著作是《黄庭内景经》。到了隋唐时期，诸医家对脑的认识进一步深入，《黄帝内经·太素》记载"头者，心神所居"，明确指出人体之神虽然属心却位于头脑之中，宋朝比较有代表意义的医家是陈无择，曾在《三因极一病证方论·头痛证治》中记载"头者，诸阳之会……百神所聚"，该论述明确指出头是人体之神的汇集之处，需要依赖全身阳气的奉养。明清时期，在总结前人经验的基础上，医家普遍认为人体的各项活动均是在大脑的支配下完成的，比较有代表意义的是李时珍在《本草纲目》中提出的"脑为元神之腑"的观点。金正希《尚志堂文集·见闻录》曰："人之记性皆在脑中……人每记忆往事，必闭目上瞻而思索之，此即凝神于脑之意也。"方以智《物理小识·卷三》提出"人之智愚系脑之清浊"。清代王清任《医林改错·脑髓说》则明确提出"脑主神明"说等。人表现出来的精神情感以及思维活动是脑对外界事物做出的客观反映，也是大脑功能的外在表现，大脑能根据其状态不同将其分为生理功能以及病理功能，髓海在充盛状态，大脑可发挥正常生理功能，机体神志表现为正常，精神稳定、思维活跃、活动灵敏，病理状态下，髓海不足，大脑功能失常，人体表现为神志异常，精神模糊，反应迟缓，神志出现昏迷、死亡等。

　　**2. 情志与脑**　　情志是人体对外界刺激产生的一种复杂的认知反应，是人体接受外界环境的各种刺激，在生理和心理的双重感知下形成的应激反应。一般来说，情志的变化一方面可以反映出不同的个体对外界刺激的反应情况，另一方面也可以反映出内在脏腑的功能，人体的情志的产生需要依靠五脏精气的化生，"人有五脏化五气，以生喜怒思忧恐"（《素问·天元纪大论》），可见情志的变化是内在脏腑功能的外在体现。而在《颅囟经》中有记载"元神在头曰泥丸，总众神也"，意在说明神是人体五志的统属，而神藏于脑中，这个观点既阐述了脑的位置，也明确了五志由神统属。从另一方面进行分析，因为神藏于脑中，脑主要负责机体神志，因此脑所表现出的生理功能其实是神生理功能的一种外在表现。明朝医家王宏翰所著的《医学原始》中记载"耳、目、口、鼻聚于首，最显最高……最近于脑，必先以脑受其象而觉之，而寄之，而存之也"，该文主要指出，因所在位置不同，脑的生理功能也存在明显差异，不同位置代表不同的生理功能。《医林改错》是由清朝医家王清任编著，该书中记载"两耳通脑，所听之声归于脑……舌能言一二字"，明确指出人体的大脑需要依靠不同的器官来感知外界刺激，从而发挥主司生命活动的功能，另外该观点还认为，大脑的功能需要依靠后天的充养，髓海充盈之后才能发挥正常功能。此外，在《说文解字》中记载"思，睿也。从心从囟"，该论述中的思即为狭义的神，主要指人的精神和思维，该观点认为，人的精神和思维与心和脑关系密切，该观点中的心指的是神明之心。《春秋纬元命苞》中记载"脑之为言在，人精在脑"，该观点认为大脑与人的言语关系密切，大脑之所以能够主司语言，是由于人体精气上荣与脑，大脑高生理功能正常，因而能够发挥语言能力。在当今，西医学对大脑的认识更为深刻，人体的大脑皮层与人体的语言以及思维活动有着密切的联系，大脑皮层是人体的高级神经中枢，与人体的生命活动息息相关。当大脑受到外界刺激后，经过中枢神经处理后所做出的客观反映即为大脑的思维活动，因为外界所产生的刺激不同，大脑所表达的思维活动也存在明显差异，进而呈现五志。由此可见，人体五种不同的情志是神对不同刺激产生的不同的具体反应，而五种情志统属于大脑。由于五种情志统属于大脑，所以可以通过调节五志来调控神志。所以说五志正常与否可以反映出神的功能是否正常，"大怒则形气绝，而血菀于上，使人薄厥"（《素问·生气通天论》），说的就是五志与神的关系。在《灵枢·本藏》中记载"志意者，所以御精神，和喜怒者也"。当机体出现脑神失常时，意志调控能力降低，从而导致多种不良情绪的产生，而且不良情志表现也会对脑神的紊乱起到加重作用。严重影响脑神的相关功能。

中医学认为，情志发病主要是由于情志变化可以影响到五脏气化。情志发生于脑，情志的变化是脑神紊乱的外在表现。现代医学研究发现，精神心理因素可以影响人体内脏功能变化，发生变化的生理病理基础是通过与情绪有关的神经中枢实现的。因此，脑神紊乱是情志扰乱脏腑气机的关键机制。

**3."脑神"功能失常导致抑郁症发病**　脑主神明，为奇恒之腑，主要负责人的各项神志思维活动。大脑在精神、神志疾病中发挥着非常重要的作用，当受到精神刺激时，脑的正常生理功能会出现气机失调、损伤。正常情况下各脏腑之间功能相互协调，各自负责自己的职责，此时机体处于安泰、健康状态，证明脑主神明处于正常状态。若各脏腑之间功能紊乱，则证明脑神明正常生理功能受到影响，从而导致疾病的发生。"小儿善忘者，脑未满也；老人善忘者，脑渐空也"记载于汪昂《本草备要》。而王清任在相关文载中也曾提到"灵机记性在脑不在心"，《奇效良方》等古医学书籍中同样存在关于脑的言论。进一步说明，在古时便已发现人之精明在于脑，脑主要负责机体的记忆功能，同时脑又藏有元神的生理功能以及喜静勿扰的生理特性。机体在受到刺激后，五官会对引发刺激的各种信息进行感知，而外界所传入的各种刺激信息会首先进入五脏，然后在五脏的各种生理作用下将其信息传输至脑神，在脑神作用下产生相应的情感。在中医学中五脏即代表五志，五脏在获取信息后将其传输至脑髓，然后由脑神经对接收到的信息进行整合，形成七情反应。五脏所化的气血津液是情感赖以生存的物质基础，五脏的生理功能盛衰会直接影响机体的情志活动。脑神在七情发生过程中起到关键的整合作用，而五官则是情感表达的最终通道。体现脑神被抑的理念早在《黄帝内经》中就有记载，在《灵枢·本神》《素问·六微旨大论》中同样具有相关记载，而这一系列记载进一步表明气机、情志以及郁症之间存在非常紧密的联系。

在中医学中并没有关于抑郁症的记载，但中医学中有关于脏躁、郁症的记载，以及癫病、百合病等相关疾病也存在一定认知。在《黄帝内经》中记载关于五郁的治则，其中分别代表心、肝、脾、肺、肾。也有相关文献从病因的角度对其进行分类，文中指出"郁病大率有六，曰气郁、曰湿郁、曰热郁、曰痰郁、曰血郁、曰食郁"，但是对于其治法并没有明确记载。明朝张景岳在《情志三郁证治篇》中从病机角度进行分类，提到"至若情志之郁，则总由于心，此因郁而病也……余辨其三证，庶可无误，盖一曰怒郁、二曰思郁、三曰抑郁"，并且在文中指出虚实证治原则。也有《丹溪心法·六郁》《医经溯洄集·五郁论》等相关文载中有关于五脏疾病与五志之间的关系。所以，抑郁症的病机关键是因忧思过度，或喜怒无节，或心情压抑久不得舒，使气机紊乱脑神被抑，神机失用，不能发挥其相应的整合调节作用，从而导致抑郁症的发生，其病位在脑。身心疾病发病的关键为脑神逆乱。黄跃东等学者曾在研究中指出，根据中医"脑主神明"的理论，并与西医学进行结合，认为五官九窍郁闭、神机不孕是导致抑郁症发病的病机核心。通过对相关文载进行分析可见，情志、气机以及郁症之间有着密切联系。在对郁症进行治疗时，王玲玲等学者曾在研究中指出，郁症的主要病机为脑神失调，对于脑神失常可以通过督脉的经穴来进行调节，从而获得与抗抑郁西药相同的治疗效果。也有学者在研究中指出，在对郁症患者进行治疗时，应当从脑而论，而不是单纯地从心而论。

## 现代医学对抑郁症的中枢发病机制研究

**1. 抑郁症脑网络研究** 有报道指出，默认网络与中央网络之间的转化有凸显网络控制，对于外部的刺激信号先由岛叶探测，然后经岛叶将接收到的刺激信号转换为控制信号，经过各个脑区间的网络连接将控制信号传输至中央执行网络，在接收控制信号后，中央执行网络会参与并增强部分脑区的认知活动；而在接收信号后，默认网络会对部分脑区的活动产生降低作用。也有学者在研究中指出，在首发抑郁症患者中，患者在未接受药物治疗时，存在DMN喉部的后扣带回或楔前叶与其他脑区的功能连接减少情况。有学者对抑郁症患者脑结构网络进行研究，结果显示，部分患者存在脑灰质平均聚类系数下降情况，这一记过表示，抑郁症患者伴有脑结构网络局部连接下降情况，从而降低脑网络效率。有研究指出，静息态下皮层-边缘系统和DMN之间的功能连接异常是抑郁症患者发病的主要原因。在了解全脑拓扑网络结构改变时，可将抑郁症脑网络DTI的研究方法作为基础，比如将全脑纤维束作为边，从而发现了小世界特性，而且在验证小世界特性时采用DTI白质纤维跟踪法进行。通过对以往研究进行分析，可以看出在抑郁症患者脑结构网络异常的生理病理机制中伴有脑白质纤维束的异常以及各个脑区结构功能的改变。将复杂网络理论体系作为基础，对重度抑郁症脑网络的节点和连接进行分析，在研究结果中指出，重度抑郁症患者存在执行功能脑去电效率明显降低，而边缘环路脑区点效率升高情况，与正常人相比重度抑郁症患者执行功能对负性情感加工行为调节作用下降，增强机体负性情感，在产生大量负性情绪的同时，患者则表现出抑郁的症状。

中央控制网络即为中央执行网络（CCN），主要结构为后顶叶和前额叶皮层。大脑的认知行为活动以及对相关认知情绪的处理加工主要有中央执行网络完成。顶叶以及额叶的脑活动区在中央执行网络进行工作以及记忆等相关调节时会明显增强。背外侧前额叶皮质活性降低是中央执行网络损伤的主要表现，特别是在任务状态下，会增强边缘系统中杏仁核的活性。有学者在研究中指出，额叶皮质功能降低与出现边缘系统中杏仁核活性增强有着密切联系。中央执行网络角回及中央后回在抑郁症患者抑郁发作时功能连接是增强的，但是也会存在部分脑区功能连接降低情况，如楔前叶、颞中回等。在抑郁症患者中，存在眶前回与楔前叶、小脑、前扣带回等脑区连接降低情况，而与大脑皮层与东区以及前额叶等脑区的连接功能存在明显增强，认为中央执行网络在加工和处理部分认知活动中的机制以及方法是该连接差异发生的主要原因。在不同研究状态下，抑郁症患者中央执行网络各个脑区活性的差异以及功能连接是不同的，中央执行网络在静息状态下功能连接会增强，而在任务状态下其功能连接会降低。对于静息状态与任务状态下活动差异的原因以及机制目前临床并无统一定论。关于中央执行网络的研究相对较少，中央执行网络在任务状态下以及静息状态下是否存在明确差异还有待进一步研究证实。

**2. 神经递质研究** 神经递质参与不同脑区之间的信号传递，可以维持神经系统的正常运作。在脑区分布有多种单胺类神经递质，其中包含多巴胺（DA）、去甲肾上腺素（NE）、5-羟色胺（5-HT）和谷氨酸的浓度以及传递通路异常可能是MDD认知功能障碍的重要原因。有研究对比了抑郁症组与健康组的神经递质水平，发现抑郁症组全脑区DA水平降低，其中双侧中央区、右侧颞叶及右侧顶叶的降低尤为明显；右颞区5-HT升高；右中央、左侧顶叶和左后侧颞叶的乙酰胆碱浓度也显著降低。MDD患者治疗后，前扣带回中谷氨酸复合物的增加可能是其执行功能的改善的原因之一。单胺类神经递质一方面影响患者自下而上的感知觉信息的传递，另一方面影响大脑高级皮层至上而下调控功能，最终影响抑郁症患者的认知能力。尽管NE、DA、谷氨酸都与抑郁症相关症状有关，然而针对5-HT受体的SSRI

类抗抑郁药对抑郁症的有效治疗导致很多研究者将目光聚集在 5-HT 神经递质系统上。相关假说认为，5-HT 神经系统功能降低与抑郁症发病有关，5-HT 水平降低可增加患者抑郁症患病概率。抗抑郁药物 SSRI 主要通过作用于神经元质膜转运蛋白（SERT）、5-HT1A/2A/1B 受体，调节 5-HT 水平来达到抗抑郁的效果。其中 5-HT1A 受体在海马、前额叶皮质、边缘系统广泛存在，当 5-HT1A 受体出现异常情况时，患者情绪、记忆以及学习等也会发生变化；主要存在于额叶皮层和伏隔核内的 5-HT2A 受体，主要是负责注意系统以及执行功能的正常运作；位于基底神经节、伏隔核和黑质中的 5-HT1B 受体更多的是左右患者情绪功能。

**3. 应激因素研究**　导致抑郁症发病的其中一项因素可能为长期处于慢性应激状态。下丘脑-垂体-肾上腺周会因为长期慢性应激状态而出现持续激活，增高肾上腺对于糖皮质类固醇的释放。海马内有众多高糖皮质激素的受体，高水平糖皮质醇会对海马结构造成损伤，其中齿状回是海马中最易受损的部分，过高的糖皮质激素导致齿状回中神经发生减少。免疫系统分泌的调节细胞功能的小分子多肽会因为慢性应激而出现细胞因子异常情况。细胞因子可分为抗炎因子和促炎因子，其中抗炎因子可以发挥改善抑郁的功能；但是促炎因子会降低神经递质水平，减少神经发生，从而促进抑郁症的发生。

**4. 脑源性神经因子研究**　脑源性神经营养因子（BDNF）属于一种小分子蛋白，可以有效促进细胞存活和细胞分化，该物质在大脑皮层和海马中具有较高含量。BDNF 可以通过血脑屏障，因此广泛存在中枢神经系统和外周神经系统中，研究表明血浆和中枢 BDNF 水平降低与抑郁症的发病机制有关。有学者在研究中对健康人和抑郁症患者血清中 BDNF 水平进行对比，结果显示 BDNF 水平在抑郁症患者中明显降低，而且抑郁症患者症状越严重，其 BDNF 含量降低越明显。BDNF 与执行功能的降低有关，研究表明血清中 BDNF 越低的患者在威斯康星测试和连线测试中的表现更差。动物实验探究了应激和 BDNF 对抑郁症的影响，结果发现，在应激诱发抑郁过程中，海马中的糖皮质含量增加，BDNF 降低，而在注射了皮质醇拮抗剂后，皮质醇含量减少，BDNF 含量增加，这表明应激可引起的海马内皮质醇增加，由此导致 BDNF 浓度降低抑郁症的发病率。此外，BDNF 基因还会与五羟色胺基因交互作用，影响抑郁症的发病。因此抑郁症会受多种因素影响，属于一种复杂的疾病类型，在对抑郁症患者发病机制进行分析时，应当结合多种因素进行全面分析。

脑主神明相关理论在历代医家中均有阐述，随着中西方医学的进一步汇通，脑主神明相关理论也日趋完善，临床上许多医家也运用"脑主神明"理论指导诊疗。目前来说，抑郁症关于脑网络的研究已成为热点，此方法更加细致全面，为抑郁症的发病机制研究提供了一个新的研究方向。现代研究当中，基于神经递质、应激因素、脑源性神经营养因子的研究也越发深入。人脑神经系统结构复杂，神经元数以亿计，因此要充分认识人脑对人的思想、情感、认知等发挥的调节作用，就需要多学科协同参与。中医学科而言，正确认识"脑主神明"理论，充分发挥中医"脑主神明"的理论优势，对继承和发扬中医学具有重要的时代意义。

# 153    抑郁症的中医研究

抑郁症通常是指一个人以心境低落，思维迟钝，语言行动减少为主要特征的综合征。随着生活节奏的不断加快，人们的精神压力也不断增加，抑郁症已经成为现代社会的常见病、高发病，其发病率也在快速上升。世界各地调查所得抑郁障碍患病率相差较大，而多数报道女性患病率高于男性。抑郁症又是一种可危及生命的疾病，严重的抑郁症患者中有15％因自杀而结束生命。在我国每千人中有15人有抑郁症；在内科以躯体疾病就诊患者中，抑郁症患者占65.88％～97.00％，是内科疾病中最常见的一种。学者王小青等对抑郁症的中医学研究做了梳理归纳。

## 古代中医对抑郁症的认识

抑郁症属于中医学"郁证"的范畴，郁证，是由于情志不舒、气机郁滞而引起的疾病的总称。《黄帝内经》将情志因素看作是人体致病的重要原因，并有怒伤肝、喜伤心、思伤脾、忧伤肺、恐伤肾等大量有关情志致病的记载。在《灵枢·癫狂》中还记载"狂始生，先自悲也""颠狂始生，先不乐"。说明医者已经注意到躁狂患者可以在一个时期内有抑郁的表现，这可能是对躁狂抑郁双相障碍的最早记载。《黄帝内经》还首次将"郁"的概念引入医学之中，《素问·六元正纪大论》中提到"郁极乃发，待时而作"，并且提出了五运之气太过或不及可导致木郁、火郁、土郁、金郁、水郁的"五郁"概念，在治疗上提出"木郁达之，火郁发之，土郁夺之，金郁泄之，水郁折之"。

汉代张仲景在《金匮要略·百合狐惑阴阳毒病脉证并治第三》中从精神、饮食、睡眠、行为、语言、感觉失调等方面概括了百合病的主要症状，这与西医学中抑郁症的主要症状有极其相似之处，并且创立了百合地黄汤来治疗该病。另外书中还提到了"脏躁""梅核气"等情志疾病，其不仅对病证的病候特征做出了详细的描述，还创立了甘麦大枣汤和半夏厚朴汤进行治疗。这些汤剂对于治疗抑郁症具有较好的疗效并沿用至今。

唐代王焘在《外台秘要》卷十七中提到"远思强虑""忧恚悲哀""汲汲所愿""戚戚所患"，并认为其是情志致病的主要原因。而《外台秘要》卷十五中更是详细记载了治疗方法和症状，这说明当时的医家对抑郁症已经相当关注。

宋代陈言在《三因极一病证方论》中明确地提出了七情致病的理论。由于抑郁症以失眠、记忆力下降等症状多见，宋代医家多将其归类于"失眠""健忘"而加以阐述，如《太平圣惠方》指出失眠乃是脏腑本虚，又感受外邪或情志失调，最终导致心胆气虚而"不得睡"。《圣济总录》则把与抑郁症相关的病证归类于"健忘"。

金代张子和提出汗吐下三法以治疗郁证，如《儒门事亲·卷六十》中提到用涌泄剂升提开郁则病愈。

元代朱丹溪综合六淫、七情等内外病因，首次提出了"六郁"学说，将郁证分为气郁、血郁、痰郁、火郁、湿郁、食郁等"六郁"。并且创制了越鞠丸专门治疗"郁证"，使得"郁证"的理法方药更加的系统化。

明代虞抟在《医学正传·郁证》中首次提出了"郁证"这一病名。随着医家对抑郁症等情志疾病的关注，一些医家开始用"郁证"来专指一些以情绪抑悒忧郁烦闷为主要表现的疾病，使得中医的"郁证"与抑郁症更为接近。张景岳则详细系统地论述了"郁证"的病因病机，例如，《景岳全书·郁证》

曰："凡五气之郁则诸病皆有，此因病而郁也。至若情志之郁，则总由乎心，此因郁而病也。"

清代顾锡在《银海指南》中提出的观点已经将情志之郁从气血津液等郁滞所导致的"郁证"中分离出来，成为一个独立的病名。明清医家除了深入研究抑郁症的药物治疗外，还注重心理治疗的作用。例如，清代叶天士《临证医案指南》指出"郁病全在病者能移情易性"。清代吴尚先在《理瀹骈文》中提出"七情之病，看花解闷，听曲消愁，有胜于服药也"。吴尚先还指出对于比较复杂的情志疾病，可以运用情志相胜的治疗方法。

## 现代中医对抑郁症病因病机的认识

抑郁症通过中医学的整体观和辨证论治分析，其病变部位涉及脑、肝、胆、心、脾、肾；其病因病机也因个人的性别、年龄、体质和生活环境等不同而有所差异，所以不能够一概而论。通过总结分析历代医家的观点，认为本病多由于情志过极，导致气机郁滞，气血阴阳失调，脏腑功能失常，精神异常改变等。现将其病因病机分析归纳如下。

**1. 肝失疏泄，气机郁滞**　肝主疏泄，调畅气机，调节情志。当肝脏功能正常能够维持其疏泄功能时，不但气机条畅，气血和调，而且还能够控制七情的变化。如果七情变化过极，超出了肝脏的调节，则会出现肝失疏泄、气机逆乱，使得肝失条达，并引起一系列的心身反应疾病。如《医碥》中提到"郁则不舒，皆肝木之病矣"。又例如，《素问·举痛论》曰："怒则气逆，甚则呕血及飧泄。"

**2. 肝郁气滞，痰浊内蕴**　肝主疏泄，气机调畅，则津液运行正常；如若情志内伤，肝气郁结，气郁化火，则会炼津为痰，痰浊为黏稠滑腻之物，性善流动，可随气机升降，无处不到，外可达四肢百骸，内可溢于五脏六腑，而致百病丛生。若痰浊上扰清窍，则会出现精神抑郁，精神活动异常，记忆力减退等；若痰火扰心，则会出现心烦心悸，入睡困难等；若痰火扰胆，则会出现动作迟缓，精神运动性迟滞，判断决策力下降等。

**3. 脾失健运，气血不足**　脾主运化水谷精微，化生气血以充养形体精神。若脾虚则运化失常，气血亏虚，精神失养，则可见心境低落，对日常活动失去兴趣，缺乏愉快感。脾失健运，营血生化乏源，则无以充养脏腑及脑髓，当见精力减退，无原因的持续疲劳。忧郁伤脾，脾伤则会出现食少纳呆，生化之源不足，营血亏虚，不能濡养心神，以至于心神不安出现失眠等。脾虚不能运化水湿以致水湿内停则会导致睡眠过多。脾藏意，这与记忆力、注意力、思考和分析等认知活动密切相关。脾虚则会出现注意力、记忆力及思维能力下降。且脾在志为思，思虑过度则气结，气结即气机运行不畅，可见情绪郁闷，遇事易计较且极易自卑自责，有内疚感。若此种情绪得不到改善而任由其恶化，则会出现想死的念头甚至会有自杀的行为。

**4. 肾阴亏损，心肾不交**　肾阴为一身阴气之源，"五脏之阴气，非此不能滋"，其具有抑制、宁静、凉润等功能。若年老体虚，肝肾渐衰，肾阴不足，元神失养则会出现忧郁、焦虑、紧张、猜疑等精神症状；肝肾阴亏，阴不制阳，阳偏亢则生内热，扰及心神则会出现心烦失眠、潮热盗汗、舌干红、脉细数等症状；如若阴亏气耗则会出现精力不足、疲乏等。

**5. 肾精不足，元神失养**　"脑为元神之府"，脑为髓之海，肾主骨生髓，滋充脑髓以养元神。脑主神明，神明包括了意识、思维和精神活动，这其中也包括了情志活动在内。脑神的生理功能正常，人就思维敏捷，反应灵敏，精神振奋；如若年老体弱，肝肾亏虚，精髓化生不足，元神失养，神机运转失利，则会出现思维混乱，反应迟钝，意识模糊，精神萎靡等精神病理症状。

## 现代中医对抑郁症治疗的认识

郭雅明等教授将抑郁症分为五型：肝郁痰结，扰及脑神，方用柴胡疏肝散；肝郁气滞，脑神受阻，方用逍遥散；气滞血郁，脑神失养，方用血府逐瘀汤；肝肾阴虚，上不荣脑，方用去瘀醒神汤；肝郁脾虚，脑失所养，方用越鞠丸。杨林以肝论治、辨证分八型，肝郁气滞、肝郁化火、肝郁痰阻、肝郁血瘀、肝郁脾虚、肝郁肾虚、肝郁血虚、肝郁气虚，分别选用柴胡疏肝散、丹栀逍遥散、顺气导滞汤、血府逐瘀汤、逍遥散、一贯煎、四逆散合归脾汤、四逆散合四君子汤加减。韩旭等则辨证为六型，气郁痰结，蒙蔽心窍；肝火挟痰，上扰心神；气血不足，心神失养；心脾两虚，神志失养；心肾不交，阴虚火旺；心胆气虚，神志不宁；分别选用半夏厚朴汤，丹栀逍遥散，血府逐瘀汤，归脾汤，天王补心丹，甘麦大枣汤加减治疗。李峰辨证分为四型，肝气郁结、气郁食滞、心脾两虚、气滞血瘀，处方选用逍遥散、食郁汤、归脾汤、四物化郁汤加减治疗。韩志贞将郁证分为实证和虚证二型，实证又分为肝气郁结和痰气交阻，选用柴胡疏肝饮和半夏厚朴汤加减；虚证又分为心神失常和心肾阴虚，选用甘麦大枣汤和天王补心丹合六味地黄丸加减。牛国顺辨证分三型，肝郁化火、胃失和降；心脾两虚、痰郁阻滞；阴虚火旺、瘀血阻络；分别以丹栀逍遥散加香砂养胃丸，归脾汤加半厚朴汤，酸枣仁汤、六味地黄丸佐以活血之品治疗。谭斌运用柴芩温胆汤配合氯丙咪嗪治疗抑郁症，结果表明中西医结合治疗对于改善患者的抑郁症状非常有效，而且不良反应较少，药物治疗的依从性也显著提高。李峰等运用帕罗西汀配合疏肝解郁汤治疗围绝经期抑郁症 25 例，痊愈 17 例，显效 3 例，好转 4 例，无效 1 例，总有效率为 96％。康波等运用电针治疗抑郁症，以百会、印堂、脑户、前顶、后顶为主穴，根据临床症状加减配穴，总有效率为 69.23％。许红等针刺以百会、神庭、印堂为主穴治疗抑郁症，失眠多梦、心神不宁、悲忧欲哭加刺内关、神门、三阴交、太溪；头晕耳鸣、心悸健忘加太溪、三阴交、风池；心烦易怒、胸胁满闷加行间、太冲；胸闷脘痞、口苦痰多加丰隆、足三里、内庭；同时还需服用平肝解郁、活血安神的中药治疗抑郁症，结果与中药治疗组比较，其疗效具有统计学意义。

　　中医治疗抑郁症具有非常广阔的前景。而目前临床上对于抑郁症的治疗主要还是运用西药，虽有一定的疗效，但是有不同程度的副作用及依赖性，有的甚至会加重患者的焦虑抑郁状态。而中医对本病的治疗方法多样，疗效肯定，副作用较少。运用中医辨证施治原则及中药的配伍特点随证加减可提高疗效，并从中西药配合使用、针灸、心理治疗等多方面入手，形成一套完整、有效的治疗体系。这样还充分体现了中医药治疗的优势和特点。

# 154　抑郁症病机和证治

抑郁症属情感性精神病，随着社会的发展进步，生活水平的提高，抑郁症的发病率呈上升趋势，各个年龄段呈现不同程度的抑郁症（如青少年抑郁症、产后抑郁症、围绝经期抑郁症等）给社会和家庭带来了危害，引起全社会的重视。现代医学研究认为，抑郁症为多因素疾病，与遗传、神经介质及躯体、心理和环境等因素有关，其发生常与单胺物质代谢紊乱，尤其是去甲肾上腺素或五羟色胺的代谢紊乱密切相关。此外，神经内分泌紊乱以及间脑功能紊乱对本病的发生有重要作用，不仅长期精神情志异常与抑郁症有密切的因果关系，而且滥用药物等亦可导致抑郁症的发生。学者冯辉认为，应用中医药治疗本病具有独到的优势，并对其临床经验做了总结。

## 病位在脑与心肝有关

中医学对本病的描述散见于郁证、百合病、脏躁、癫证等疾病中，《灵枢》指出"悲哀愁忧则心动，心动则五脏六腑皆摇"。《素问》曰："血气不和，百病乃变化而生。"《医经溯洄集》曰："凡病之起也多由于郁，郁者，滞而不通之意。"《景岳全书》认为"若忧郁病者则属大虚，本无邪实"。明确提出忧郁病（即抑郁症）这一病名。《丹溪心法》立"六郁"论，分析甚详，"气血冲和，万病不生，一有拂郁，诸病生焉，故人身诸病，多生于郁"，认识到气郁在发病中的意义。《脾胃论》曰："凡怒愁思恐惧，皆损元气，夫阴火之炽盛，由心生凝滞，七情不安故也。"张景岳又有"凡五气之郁，则诸病皆有，此因病而郁也。至若情志之郁，则总由乎心，此因郁而病也"及"夫百病皆生于气，正以气之为用，无所不至，一有不调则无所不病"的认识。总之，历代医家多以情志不舒、气机郁滞为抑郁症之因，同时强调了气血不和、阴虚火旺、心神失养在抑郁症发病中的作用。

冯辉认为，抑郁症的病位在"脑"，脑属于奇恒之腑。李时珍指出"脑为元神之府"，认为脑与人的精神活动有关。《本草备要》曰："凡人外见之物必有形留于脑中。"又曰："人之记性，皆在脑中。"《医林改错》曰："灵性记性在脑者，小儿周岁脑渐生，舌能言一二字。"可见，脑也有记忆的功能。临床上可见因暴怒愤郁，郁而化火，火灼津液煎熬为痰，上扰清窍，则会出现精神活动的异常、记忆力的减退等。《黄帝内经》指出"脑为髓之海"。又曰"肾生骨髓"，故肾中精气充盈，则骨髓充盛，髓海得养，脑的功能就发挥正常。若因年老体弱等因素致使肾中精气化生不足，则骨髓失充，髓海失养，继而会影响脑功能的正常发挥，正如《灵枢》指出"髓海不足，则脑转耳鸣，胫酸眩冒，目无所见，懈怠安卧"。《本草备要》亦曰："小儿善忘者，脑未满也；老人健忘者，脑渐空也。"那么在此基础上，如遇七情刺激，临床上即可见精神萎靡、精力减退、疲乏、失眠或嗜睡、记忆力减退等抑郁症的表现。

## 病因病机

**1. 气痰郁结，阴血不足**　肝主疏泄，调畅气机，调节情志。若反复持久的不良刺激，超过了机体情志的调节，影响了肝主疏泄的功能，使肝失条达。肝气郁结轻则出现情志抑郁、胸闷，重则可出现情绪低落、烦闷、敏感多疑、注意力不集中、强迫思虑、强迫行为、胸胁胀满等。肝气郁结，横克脾土，则伴见头晕纳差、腹胀、便溏，横克胃腑则伴见胃脘胀闷、嗳气少食等，可见于各型抑郁症早期，患者来诊时多数以胃脘不适为主诉，躯体化症状明显，并无器质性病变，因而要详细询问发病原因，以免误诊。肝郁化火扰及心脉可致心烦、入睡困难；气滞津停生痰可致梅核气；气滞血阻成瘀可致妇女经前少腹胀痛。若情志内伤，气郁化火，炼津为痰，上扰清窍，则会出现精神活动的异常、精神抑郁、惊恐不安、记忆力减退等；痰火扰胆，则胆的功能失常，其"主决断"的正常判断能力亦随之失常，不能控制自己的意识和动作，表现为精神运动性迟滞、动作迟缓、决策判断力下降等；痰火扰心则心烦心悸、入睡困难等。以心悸为主的抑郁症，应排除心血管疾病的原因，心电图检查除心率偏快外，无其他明显改变。

肝主疏泄，又藏血调血，与气血运行关系密切。若情志不遂，气机失调，气血运行受阻，气滞血瘀，瘀血内阻，神明不能内守，则精神抑郁性情急躁、胸胁憋闷胀痛；血滞不养心神则心悸失眠健忘，可见于妇女经前期躁狂症。

**2. 精髓不足，阴虚内热**　脑为髓之海，肾主骨生髓，滋充脑髓，以养元神。若年老体弱，肝肾渐亏，或抑郁症日久不愈，损及于肾，精髓化生不足，元神脑腑失养，神机运转不利，脑功能得不到正常发挥，则"脑转耳鸣，胫酸眩冒，目无所见，懈怠安卧"（《灵枢·海论》）。那么在此基础上，如有社会、人际、精神、情志等因素影响，还会导致肝郁气滞血瘀，而表现出精神萎靡、精力减退、疲乏、失眠或嗜睡、记忆力减退，对于老年患者还可出现精神痴呆、举止异常、反应迟钝等。总之病位主要在脑、肾，病性是精髓不足，病机是肾精不足，元神失养。

心主血脉又主神志，脾主运化是气血化生之源，二者在血的生成和运行上关系密切。若心理压力过大，思虑劳神过度，损伤脾气，气血乏源，机体失养则纳呆、消瘦、四肢乏力；暗耗心血，心血不足，神失所养则心悸、健忘、失眠；气血不足则郁闷悲观、表情淡漠、行动迟缓、头晕头痛、面色萎黄等，此型患者就诊时多以失眠为主症，易误以为睡眠障碍，应注意其呆、懒、忧、虑的特点。总之，病位在心脾，病性是气血不足，病机是心脾气血两虚。

阴液对人体具有润养、宁静等作用，肾阴是全身阴液的根本，可滋心阴，抑肝阳，益阴精，补充各器官的物质基础和脑的物质力量。若年老体虚，肝肾渐衰，元阴渐少，阴液不足，神明失养，则可致焦虑、忧郁、紧张、猜疑等精神症状；阴虚生内热，扰及心神，则心悸、失眠、肝肾阴亏则腰膝酸软、烦热、盗汗、舌红少苔、脉细数，这多见于植物神经功能紊乱，内分泌功能失调导致的围绝经期抑郁症或老年性抑郁症。

阳气对机体具有温煦、促进等作用，肾阳是全身阳气的根本，可振心阳，温脾阳，调冲任，调节内分泌功能，促进各器官正常的功能活动和脑的功能。若年高肾亏，久病及肾，元阳渐亏，心神无力振奋则抑郁、少眠、健忘；肾志为恐，心主神志，肾阳不足，心神受伤则惊恐胆怯；温煦失职则形寒畏冷，功能减退则少动喜卧、有疲乏感、精力减退、性欲低下、月经不调、肾阳不足，不温脾土，运化失健则纳差便溏。肾阳虚在现代医学中可见到类似垂体前叶、肾上腺、甲状腺、性腺等内分泌功能减退的一些症状，而这些功能的变化又与大脑皮质、下丘脑有关，对于老年抑郁症患者来说，与脑的老年性变化有关。

## 分期治疗之思路

面对目前抑郁症辨证不统一、用药分散的局面，冯辉认为首先要解决的是抑郁症的中医辨证分型。对于抑郁症来说，中医认为思虑过度、损伤精气血为主要诱因。其病变规律是思虑过度则肝血外运以助心成思，导致肝主疏泄的物质基础明显不足，出现血虚肝郁。气滞则血瘀，扰及心神，此为抑郁症的最初表现，最根本原因为血虚肝郁。如肝郁日久则横逆犯脾，脾失运化，气血生化乏源，心神失养，导致心脾两虚。而且脾失健运，水液代谢紊乱，会产生痰湿等病理产物，进而影响气血化生，甚则蒙蔽心神，此为抑郁症的中期变化。只有肾中精气逐渐耗尽，出现肾精亏虚时，才会导致肾精上养脑髓的功能下降，出现脑髓失养，神志虚衰的表现。因此抑郁症的后期可伤及肾脏，使心肾不交，情志失常，此时名为肾虚，实则五脏俱虚。通过以上分析可以看出抑郁症分为三期，初期为肝郁，中期为心脾两虚，后期为肾虚。在本虚的同时，也会夹有血瘀、痰湿等标实表现。明确了抑郁症的中医病机，就可以采取适当方药进行治疗，可以通过拆方研究，搞清各成分在抗抑郁中的具体作用环节，最好能找到作用途径不同的成分。之后阐明各自的量效关系，使原方的用药量更加精确，同时尽量减小毒副作用。

　　由于抑郁症发病率正急剧上升，而西药的抗抑郁效果有限、易产生耐药性和副作用明显等原因，使得西药抗抑郁受到极大限制。而中药具有成分多、作用环节多、靶点多的特点，尽管单一成分含量低，作用不明显，但可通过多环节起作用，具有协同效应。这弥补了有效成分含量低的缺欠，也减少了不良反应。因此研究中医药的抗抑郁作用具有极大的挖掘潜力。

# 155　抑郁症临床辨证规律研究

　　抑郁症是由各种原因引起的以抑郁心境自我体验为中心的临床症状群或状态，常常表现为心境低落，情绪消沉，甚至悲痛欲绝，悲观厌世，可有自杀企图或行为等。2010年世界卫生组织（WHO）公布的"全球疾病负担研究"显示，精神/神经疾病占疾病负担的第一位，其中抑郁症又占精神/神经疾病的首位，同时也是威胁人类健康的第四大疾患。抑郁症在中医学中属郁证、百合病、脏躁、癫证等范畴，且中医对本病的临床研究较为深入，在治疗方面也取得了较为理想的疗效，然而抑郁症中医证候分型繁多，治疗方法各异，为了更好地指导临床治疗，学者许乐思等对2006年以来中医药治疗抑郁症的文献进行了研究，以揭示其临床辨证规律。

## 资料分析

　　选取2006—2016年的参考文献共303篇，所有文献均来自于中国知网，以揭示抑郁症的病因以及证型分布情况。因文献质量不一，撰写方式不同，故对上述文献遵循以下原则加以筛选。（1）有明确的诊断，符合根据中华医学会精神科分会编制的《中国精神障碍分类与诊断标准CCMD-3》和美国精神病学会（APA）出版的《美国精神疾病诊断与统计手册DSM-Ⅳ》修订而成的标准，即以心境低落为主，并伴有①兴趣丧失或疲乏感、睡眠障碍、食欲降低；②精神运动性迟滞或激越；③联想困难或自觉思考能力下降；④自我评价过低、自责，或有内疚感；⑤给本人造成痛苦或不良后果；⑥抑郁程度使用24项汉密尔顿抑郁量表（HAMD）进行评定。（2）排除理论探讨、专家经验、个案报道、动物实验、综述类文献。按以上原则筛选后303篇文献中符合标准的相关文献206篇。

　　中医的病因主要包括外感、内伤、七情、饮食、劳倦等，然而多数文献报道资料未将上述病因与病例数进行相关统计，多是采取文字描述的方式进行。因此，此项研究选取频数计算方法，即对某种病因在文献中出现的频次进行统计。

　　中医临床报道文献常见以下两种类型：辨证论治某种疾病的一个证型；辨证论治某种疾病的不同证型。由于前者只选择了一种证型，难以明确不同证型在某一疾病中的分布情况，因此本研究只选择后一类文献进行分析。分析过程中对不同证型的病例数进行统计，并排除重复报道的文献。

　　**1. 病因统计结果**　符合标准的206篇文献中有107篇文献明确指出了抑郁症的发病原因。其中因情志失调（主要包括精神压力大、悲伤、思虑、恼怒等）导致本病的文献共107篇，占所有文献的比例为82.95%；因体质因素（主要包括年老体弱、产后多虚多瘀等）导致本病的文献22篇，仅占所有文献的17.05%，由此可以认为情志失调是本病的主要病因。

　　**2. 证型分布统计结果**　符合标准的206篇文献中，属于辨证论治抑郁症不同证型且每种证型有相应病例数的文献共84篇。84篇文献共5739例抑郁症患者中，一共出现了15种不同证型，其中肝郁气滞证型占全部病例的36.45%，肝郁脾虚证型占34.19%，构成了本病的主要证型。其次为心脾两虚证型，占全部病例的14.69%。

**抑郁症不同证型的病例分布情况**

| 证型 | 例数 | 比例（%） |
| --- | --- | --- |
| 肝郁气滞 | 2092 | 36.45 |

续表

| 证型 | 例数 | 比例（%） |
|---|---|---|
| 肝郁脾虚 | 1962 | 34.19 |
| 心脾两虚 | 843 | 14.69 |
| 肝肾阴虚 | 134 | 2.33 |
| 气郁化火 | 112 | 1.95 |
| 肾虚肝郁 | 108 | 1.88 |
| 痰气郁结 | 87 | 1.52 |
| 脾肾两虚 | 73 | 1.27 |
| 肝胆湿热 | 66 | 1.15 |
| 气血亏虚 | 59 | 1.03 |
| 气滞血瘀 | 59 | 1.03 |
| 心肾不交 | 54 | 0.94 |
| 心阴亏虚 | 52 | 0.91 |
| 痰瘀互结 | 25 | 0.44 |
| 心胆气虚 | 13 | 0.23 |

## 辨证规律

**1. 情志失调为抑郁症的主要病因**　情志是人类机体的精神状态，是人体对外界事物和现象所做的情绪反应，即包括"七情"和"五志"，情志失调就是"七情"或"五志"的过极，可导致疾病的发生。在抑郁症的发病上，情志失调起到了重要的作用，甚至成为形成抑郁症的决定性原因。上述文献报道统计分析显示，所有符合标准的文献中均明确指出了抑郁症的形成原因是情志失调。从检索到的全部例数抑郁症患者来说，所有病例的患者都具有精神刺激病史，虽然所受刺激的因素不尽相同，包括生活工作压力、病痛缠身、个性喜怒无常等，但由此对情志精神带来的不利影响却是一致的。

中医理论认为，情志之所以致病，是由于"过度"，即情志的剧烈变化超过了正常人体能承受的范围而为病。抑郁症的形成往往不是由于一种情志的失调而即刻发病，而是多种情志相互影响、长期作用形成的，数情交织致病多涉及肝、脾胃及心。气机不畅是情志失调的主要病变，肝主情志、主疏泄，性喜条达而恶抑郁；脾胃同居于中焦，脾主升、胃主降，为调畅气机升降之枢纽；心藏神为"五脏六腑之大主"，主宰精神意识及情志活动。其生理功能正常时，可保持全身气机疏畅条达和情志的调畅；反之，当忧思等情志刺激影响了肝的疏泄功能，使肝失条达，导致气机郁结；影响了脾胃，使脾胃升降失常，导致气机阻滞；影响了心藏神的功能，使心神失守，导致情志失调，就会出现情志抑郁诸症。《医碥》曰："百病皆生于郁，郁而不舒，则皆肝木之病矣。"《景岳全书·郁证》中描述"至若情志之郁，则总由乎心，此因郁而病也"。本病主要病因为情志失调，病位以肝为主，与脾胃、心密切相关。

**2. 肝失疏泄、思伤脾为本病的主要病理基础**　肝郁气滞证和肝郁脾虚证构成了抑郁症的主要证型，其次分布较多的为心脾两虚证。肝的疏泄功能正常，是保证人体气机升降功能协调的重要因素，而气机正常升降才能保证气机调畅身心舒适，肝主疏泄的功能失常，会导致气机升降功能紊乱，从而引起气机郁滞，由此可见肝气郁结是抑郁症的根本病机。

情志失调是本病的主要病因，又以思志为主，对于"思"的含义，通常指思考、思虑，属于思维认知的范畴，但作为"七情"之一的"思"又当属于情志范畴。《素问·阴阳应象大论》指出"人有五脏化五气，以生喜怒悲忧恐"，论中未提思志，可以认为思志相比其他情志更为特殊。"思伤脾"，思由脾所主，其与喜、怒、悲、忧、恐等情志的关系，可以理解为与脾属土居中焦、灌溉四旁的特性相对应。从抑郁症的中医证型分布统计结果可以看出，抑郁症中医证型分布中涉及"脾虚"的证型占总病例数的50.15%，可见思志伤脾是情志失调的重要方面。有学者说无论是喜怒还是悲恐，均是思之而后生，认为思是情志活动的重心，是七情的出发点和归属点。抑郁症对应的中医病证也多因过度思虑伤脾而形成，如《医宗金鉴》对百合病的记载中提到"平素多思不断，情志不遂，或偶触惊疑，卒临景遇，因而神形俱病，故有如是之现证也"；《医学衷中参西录》对脏躁描述为"其人思虑过度，暗生内热，心肝之血，消耗日甚，以致心火、肝气上冲头部，扰乱神明"。究其病机多为长期情志不畅，思虑、忧思过度导致，此与抑郁症亦有很多相似地方。由此可以认为思志伤脾、肝失疏泄为本病的主要病理基础。

**3. 肝郁脾虚、肝郁气滞为本病的主要病变**　通过对文献的统计分析，可以看出在抑郁症的不同证候分型中，肝郁气滞证及肝郁脾虚证所占比例最重，且抑郁症患者除了心境低落、情绪消沉的表现外，常可伴有食欲不振、恶心、呕吐的症状。有研究显示，抑郁症与功能性胃肠疾病共病的情况非常多见，抑郁症常引起胃动力的改变，即中医所说的肝郁犯胃、肝胃不和。在所有查阅的文献中对抑郁症中医证型分类虽没有肝胃不和证，但作为主要证型的肝郁脾虚证与胃的相关性非常密切。脾与胃同居中焦，脾气主升而胃气主降，相反相成，因此人体气机升降功能的正常运行是由中焦脾胃共同来完成的。《丹溪心法》曰："郁者，结聚而不得发越也，当升者不升，当降者不降，当变化者不得变化也。"可知肝郁气滞与脾胃调畅气机升降是密切相关的。《金匮要略》曰"夫治未病者，见肝之病，知肝传脾，当先实脾"，则肝木又最易乘克脾土，最终导致肝郁脾虚、肝郁气滞的病变。

除此之外，本病多虚实夹杂，易生痰、化火、挟瘀。肝郁气滞，导致气血运行受阻，久则生瘀，气郁日久则化火；郁火炼津液为痰，又脾虚失健运，食滞不消而生痰化热，因此临床上还可见到气滞血瘀、痰气郁结、气郁化火、痰瘀互结等证型分类。由上述统计分析表明，情志失调为抑郁症的主要病因，情志伤脾、肝失疏泄为其病理基础，从而出现肝郁脾虚、肝郁气滞的主要病变。总结抑郁症的中医临床辨证规律，对更好地指导临床治疗具有重要的意义。

# 156　从肝论五行生克和抑郁症病机

抑郁症主要临床特征是显著而持久的心境低落。抑郁发作的主要表现有心境低落、意志活动减退、认知功能损害、思维迟缓以及睡眠障碍、乏力、便秘等。这与中医学情志疾病中的郁证相类似，如脏躁、梅核气、百合病等。近年来，抑郁症的发病率，逐年攀升，但目前尚缺少高效且不良反应少的西药，且大多药物有成瘾性，必须长期服用。由于中医药具有整体调整、多靶点、疗效复合的特点，对抑郁症的治疗有一定的疗效。因此，学者黄小梅等认为，从中医方面探究抑郁症的病机与治疗是当前研究的一个重点，并就此做了广泛的论述。

## 五行生克理论与抑郁症的病机

《素问·玉机真脏论》曰："五脏受气于其所生，传之于所胜，气舍于其所生，死于其所不胜……病乃死。"此言五脏"气"之五脏所病，有所受，有所传，有所舍，有所死，始之我所生，而终之克我者。肝五行之中属木，脾属土，木克土，肝病太过，会影响脾之功能；心属火，肝木生心火，木火相生，肝功能失常会波及于心；肺属金，金克木，肺金过盛乘于肝木，肝木过盛，肺金偏虚，则肝木反侮于肺金；肾属水，水生木，肝肾为相生关系，肾之疾会传于肝。从肝而论，据五脏生克理论，古又有"肝为五脏之贼"之说。肝功能之异常，会影响脾的功能，使脾失健运，出现脘腹胀满、肢体乏力、面黄、便溏等症。肝失疏泄导致肺气宣降失司，出现咳喘上逆、气短不足等症。肝失疏泄会使心主神志的功能受到影响，从而出现失眠，心绪不宁等症。肝失疏泄会导致肾主水的功能出现异常，从而出现水肿、癃闭等症状。正如清代名医周学海在《读医随笔》中曰："故凡脏腑十二经之气化，皆必藉肝胆之气化以鼓舞之，始能调畅而不病。凡病之气结、血凝、痰饮、痉厥、癫狂、痞满、眩晕、哕呃、咳嗽、哮喘……皆肝气不能舒畅所致也。"从而说明了肝失疏泄，五脏受其影响，贼邪丛生。同理，五脏如果生邪，也会影响肝主疏泄功能。《素问·五运行大论》曰："东方生风，风生木，木生酸，酸生肝……其令宣发。"这里明确指明肝的主要生理功能之一是"宣发"。肝通于春，春为一年之始，此时大地初醒，蛰虫出没，万物繁荣生长，呈现一派蓬勃生长之象。"宣发"一词，是指肝具有疏泄、舒展之特性。肝失疏泄，郁结日久，郁证可能由此而形成。根据五脏相克理论，心、脾、肺、肾四脏的气血阴阳失衡均会影响于肝，从而引起肝之功能失调，而肝之生理功能又与抑郁症密切相关。

肝在志为怒，在声为呼，心在志为喜，在声为笑，脾在志为思，在声为歌，肺在志为悲或忧，在声为哭，肾在志为恐，在声为呻，其中"怒""喜""思""悲""忧"这些情志变化与抑郁症的发生密切相关。其中的五声，歌、笑、呼、哭、呻，可以说是人体生命活动的外在表象，能间接反映脏腑内在功能活动，同时也是表达人的思想感情的一种重要形式。以脾为例，脾在志为思，在声为歌，如果一个人的歌声强劲洪亮，则脾应该相对健康，脾胃运化正常，生活规律，则思虑就会减少，心境便会相对开怀。五声与五志相辅相成，与抑郁症的病机与治疗息息相关。从中医方面看，由五行生克规律衍生出五志生克：怒胜思，思胜恐，恐胜喜，喜胜忧，悲胜怒。医家广泛认为肝是抑郁症的主要病位之所在，其在志为怒。因肝主疏泄，能调畅气机，所以亦能调畅情志。然由郁怒伤肝引起的躁狂表现与抑郁症的临床症状是相反的，其后的郁怒刺激频繁，日积月累，导致肝郁气滞，最终才会往抑郁症上发展，这就是"郁而不舒，皆肝木之病也"。据五志生克理论，肝在志为怒，肺在志为悲，悲胜怒。因此，在人肝火旺盛，怒之极致之时，若出现大悲之情绪，则怒火便会随之消散，这便是五志之相克。从肝出发，若能将五志生克理论配合其相对应之五声，合理运用到抑郁症的临床治疗中，有望消其症状，去除病因，以达到治病求本的目的。

涂晋文认为中医所谓情志之郁属狭义郁证，包含抑郁症，情志内伤是其病因，它的发病关键是肝失调达气血失和，在这过程中要注重调畅气血，配合心理疏导。所以说，肝失疏泄失其条达，日积月累，气血失和是造成抑郁症的重要病机之一。肝主疏泄与抑郁症关系尤为密切。他脏病变，通过五行生克之途径，最终都可能会影响肝之疏泄功能，从而引起抑郁症。反之，肝失疏泄，波及五脏，五脏郁结，亦会导致抑郁症。

## 从肝探析五行生克理论治疗抑郁症

抑郁症病机复杂，与脏腑组织器官功能失调有密切关系，但抓住了肝之功能失调这一牛耳，从五行生克理论角度去探讨治疗抑郁症，就抓住了疾病发病的关键。

**1. 宣肝理气**　肝失疏泄，肝气郁结，气机不畅，病邪丛生是形成抑郁症的一个主要原因，治疗上应该遵守宣肝理气的原则。国医大师张学文认为，抑郁症的早期表现为肝气郁结，常以情绪低落、胁肋痛、纳呆等为主要症状，治疗以宣肝解郁为主，常用方剂为柴胡疏肝散，方中柴胡疏肝解郁，香附"调血中之气，开郁，宽中"，川芎入手足厥阴经，合用加强行气止痛作用；陈皮导胸中滞气，枳壳下气、调五脏，二者共奏理气行滞之功；佐之白芍以养血柔肝、缓急止痛，体现肝"体阴用阳"之生理特性；甘草安魂补虚损，认为本方药味虽少，但疏肝、养血、理气并行，使疏肝而不劫肝、行气而不伤血。诸药合用，共奏舒肝郁、畅气机之功。

**2. 养心调肝**　肝失疏泄，心属火，木火相生，可能会波及于心，导致心血不足，心神恍惚，长此以往，最终可能导致抑郁症。从心论治，应养心安神，和中缓急。《灵枢·五味》指出"心病者，宜食麦"，其代表方是甘麦大枣汤。吴鉴明以加味甘麦大枣汤治疗抑郁症 32 例，有效率 92.9%。

**3. 调肝理脾**　肝失疏泄，肝气郁结，横逆犯脾，导致脾失升清，脾气虚弱。这亦是抑郁症的基本病机之一。《血证论》曰："木之性主于疏泄，食气入胃，全赖肝木之气以疏泄之，而水谷乃化。设肝不能疏泄水谷，渗泻中满之证在所不免。"这表明肝脾在病理上、生理上相互联系，相互影响。据五行相生相克理论，肝病及脾，肝木乘脾致肝脾不调，或土反侮木，而土壅木郁。刘泰教授经过长期的临床经验总结，提出肝郁脾虚是抑郁症的主要病机，其从肝脾论治抑郁症，自拟疏肝健脾方（柴胡、当归、白芍药、白术、煨生姜、薄荷、牡丹皮、栀子、茯苓、炙甘草、郁金、合欢皮），血虚甚者，加熟地黄以养血；心神不宁加夜交藤、酸枣仁安神等，并将此法运用于抑郁症的临床治疗上，疗效显著。

**4. 宣肝降肺**　肝主疏泄，肺主肃降，肝属木，肺属金，金克于木，肺失肃降会引起肝失疏泄，宣发与肃降失调，导致气机的失调，气机不畅，则百病丛生，抑郁症可能因此产生。例如，清代《续名医类案》载"朱氏郁郁神识不清，胸满谵语，上不得入，下不得出，此因郁所伤，肺气不降所致，但通其肺气"。因此抑郁症的治疗不仅要宣肝，保证肺气宣降正常也不容忽视。

**5. 补肾调肝**　《张氏医通》曰："气不耗，归精于肾而为精，精不泄，归精于肝而为清血。"说明了肝藏血，肾藏精，肾属水，肝属木，木水相生，肾为肝之母，肝肾同源。肝失疏泄会累及于肾，导致肝肾阳虚，这是一个渐变的过程。梅建强教授认为抑郁症的发病是一个由不足到虚衰的渐变过程，根据其临床表现可辨证为肝气不足证、肝肾阳虚证和肝肾阴阳两虚证 3 个阶段，其在治疗抑郁症时更加重视调补肝肾。

在工作、生活等各种压力下，抑郁症的发病率日益攀升，该病严重威胁着患者的生命及生存质量，也会给患者的家庭带来巨大的生活负担。随着对抑郁症的进一步研究，对抑郁症病机有了更深层次的了解和掌握，治疗该病的手段也在不断精进，但还是相对不足，许多患者会通过自杀来终结自己。对于抑郁症，现代医学至今没有发现其具体的发病原因，也没有一个统一的诊断和疗效评价标准。中医学的很多经典著作虽然对其有较丰富的描述且记载了一些经典的治疗方法，但由于其发病的顽固性及其复杂性，治疗难度相对较大。整体观念和辨证论治是中医诊治疾病的核心，抑郁症属中医情志疾病，核心在于肝之疏泄功能失调而引发诸多脏腑病变，以肝为核心，从五行生克制化理论出发，就能抓住治疗抑郁症的内在关键，是治疗该病的有效途径之一。

# 157　从脾胃论抑郁症发病机制

抑郁症，属于情感性心境障碍的一种表现，属于中医学"郁证""百合病""脏躁"的范畴，其临床表现核心症状主要包括情绪低落、兴趣缺乏、乐趣丧失，还可兼有自卑自责、妄想、幻想等精神障碍，或伴有失眠、食欲紊乱、头昏等躯体症状，目前隐匿性抑郁在临床中较为常见，多数患者会表现为躯体症状或者慢性疲劳状态。《素问·玉机真脏论》曰："脾脉者土也，孤脏以灌四傍者也。"脾胃在五行皆属土，土为万物之母，旺四季，在机体的生命活动中占有重要地位。李东垣在《脾胃论》中提出"内伤脾胃，百病由生"。学者于晓雯等从中焦脾胃的生理功能角度论述了抑郁症的发病，冀期对临床治疗该病提供新的诊疗思路。

## 脾胃为后天之本，气血生化之源

**1. 对五脏神的影响**　脾胃居中焦，五行属土，脾为太阴湿土，胃为阳明燥土，二者为气血生化之源，五脏六腑皆赖此为养。《素问·八正神明论》曰："血气者，人之神。"《素问·调经论》曰："人之所有者，血与气耳。"气血对机体维持正常的生理功能具有重要的作用。《素问·六节藏象论》指出"气和而生，津液相成，神乃自生"。气血充足，神得濡养，广义之神，又分为"神、魂、魄、意、志"五端，分藏于五脏，《灵枢·本神》曰："生之来谓之精，两精相搏谓之神，随神往来者谓之魂，并精而出入者谓之魄。所以任物者谓之心，心有所忆谓之意，意之所存谓之志。"

心藏神，心得气血滋养，神的功能得以正常发挥，心气上通于脑，使人思维敏捷，意识清晰，情志活动正常。肝藏魂，气血滋养于肝，肝体得养，魂有所舍，肝魂维持机体的情志活动以及寤寐规律，《性命圭旨·魂魄说》曰："魂昼寓于目，魄夜舍于肝。寓目能见，舍肝能梦。"肾藏志，气血滋养于肾，则志坚不绥，维持情绪活动，以及行动能力。肾为一身阴阳之根本，因此维持肾中的阴阳平衡对于情志活动的调节具有重要意义。肺藏魄，《灵枢·本神》曰："肺喜乐无极则伤魄，魄伤则狂，狂者意不存人。"因此，可以得知，魄在情志活动的调节过程中，也具有十分重要的意义。心神、肝魂、肾志、肺魄在机体情志、精神活动中均起到了重要的调节作用。

**2. 对五脏所主情志的影响**　"人有五脏化五气，以生喜怒悲忧恐"，喜、怒、悲、思、恐分别为五脏所主情志。气血化源充足，五脏之精充盛，五脏之气充足，亦可维持正常的情志活动。《灵枢·本神》曰："心虚则悲不已，实则笑不休……肝虚则恐…足少阴脉……气不足则善恐，心惕惕如人将捕之。"脾在志为思，《景岳全书·郁证》曰："思则气结，结于心而伤于脾也……悲则气消，忧则气沉，必伤脾肺。"各脏精气不足皆可产生相应的情志改变，而各脏腑精气均依赖脾胃运化的水谷精微来维持充沛、满盈的状态，因此五脏所主的情志，与脾胃的纳运功能密切相关。当脾胃功能下降时，气血化源不足，五脏精气亏虚，所主情志成为情绪状态的主导，日久不复，导致了抑郁症的发生。

**3. 脾胃对"胸中大气"的影响**　宗气乃水谷之气与自然界清气互相结合的产物，居于胸中气海，《灵枢·五味》曰："谷始入于胃，其精微者，先出于胃之两焦，以溉五脏，别出两行营卫之道。其大气之搏而不行者，积于胸中，命曰气海。"因此，宗气又称为"大气"，《医门法律》曰："五脏六腑，大经小络，昼夜循行不息，必赖胸中大气斡旋其间。"脾胃运化功能必然会影响"胸中大气"的盛衰，由于心肺位居胸中，胸中大气必然首先影响到心主神明、行血气，肺司呼吸的功能，日久影响到先天元气的盛衰。当影响心肺功能时，心肺气虚即可出现心中怔忡、神昏健忘、悲哀欲哭、乏力懒言等症状。

**4. 脾胃对元神之府的影响** "精足则髓足，髓足则脑充"，气血化源充足，后天之精充沛，可补养先天之精，先天之精主要藏之于肾，肾主骨生髓，脑为髓海，因此脾胃化生的后天之精亦可充髓养脑，脑为元神之府，主宰人的精神、意识、思维活动。脑髓得充，则人体思维敏捷、反应灵敏，精神活动正常。

## 脾胃为脏腑气机升降的枢纽

《素问·刺禁论》曰："肝生于左，肺藏于右，心部于表，肾治于里，脾为之使，胃为之市。"使与市，二者可引申为畅通无阻的意思，肝从左升，肺从右降，心火下降，肾水上升，水火互济，皆赖脾胃从中斡旋气机。《四圣心源》曰："五脏皆有精，悉受之于肾，五脏皆有神，悉受之于心，五脏皆有血，悉受之于肝，五脏皆有气，悉受之于肺，总有土气之所化生也。"又曰："脾升则肝肾亦升，故乙木不郁；胃降则心肺亦降，故金火不滞……以中气之善运也。"脾胃在脏腑气机升降过程中起到枢纽作用，若脾胃功能失常，"若轮枢莫运，升降失职，喜怒不生，悲恐弗作，则土气凝滞，而生忧思"。气机升降滞涩，"肾水下寒而精病，心火上炎而神病，肝木左郁而血病，肺金右滞而气病"。故当机体中焦脾胃枢纽作用失常，影响到心可见心神异常，出现心悸不宁、心中惕惕、烦躁不安等症状；影响及肝，肝郁不仅影响肝体，还会影响肝用，疏泄功能失常，进而产生闷闷不乐、郁郁寡欢或者急躁易怒等易激惹症状；肺金气滞，影响肺的主气功能，"诸气愤郁皆属于肺"，肺在志为悲，亦出现情绪低落，抑郁寡欢等情绪障碍；影响及肾，肾中精血亏虚，出现阳虚证候表现，肾阳为一身阳气的根本，机体的正常生命活动、意识思维、精神活动、情绪波动皆赖阳气的推动、鼓舞作用，"阳气者，精则养神"，因此当机体阳虚时，亦可出现神机颓废的症状，表现为情绪低落，兴趣、动力缺乏、自卑等症状。

## 脾主升清通利九窍

《素问·经脉别论》曰："饮入于胃，游溢精气，上输于脾；脾气散精，上归于肺；通调水道，下输膀胱。水精四布，五经并行，合于四时五脏阴阳，揆度以为常也。"从五脏阴阳属性来说，脾为阴中至阴，在下者宜上，在上者宜下，因此至阴之类，其气当上行，脾以升为健，胃以降为和，中焦脾胃纳运功能正常，脾升胃降。《寓意草》曰："其升清降浊者全赖中脘为之运用…故中脘之气旺，则水谷之清气，上升于肺，而灌输百脉；水谷之浊气，下达于大小肠，从便溺而消。"脾的升清功能正常，清阳得升，脑髓得养，九窍通利，则神清脑聪，视物睛明，听觉灵敏，反应灵敏，思维敏捷，精神、情志活动正常。

## 经络相关

经脉是气血运行的主要通道，十二经脉"如环无端"的循行起始于手太阴肺经，正如《灵枢·经脉》所言"肺手太阴之脉，起于中焦，下络大肠，还循胃口"，中焦脾胃所运化产生的气血通过此循环而周流全身，以滋养脏腑百骸。《灵枢·营卫生会》曰："营行脉中，卫行脉外。"循行经脉内外且在维持人体脏腑正常生理活动具有重要作用的营卫二气，均由脾胃运化的水谷精微所产生。因此，脾胃二脏与经络及其余脏腑关系密切，在人体生命活动中占有重要地位，一方面可以直接向邻近的经络输送营养物质，发挥"以灌四旁"的功能，另一方面可以通过经脉的循行交接规律，通过"经气"的循行影响经脉所络属的脏腑。二者均可影响五脏所主的情志以及体用功能，进而产生相应的情绪异常，日久形成情绪障碍。

　　中焦脾胃与抑郁症的发生有密切的关系。脾胃纳运，为气血化生之源；脾升胃降，为气机升降的枢纽两大生理功能，对机体的精神、情志活动有重要的影响，日久不复皆可发展成为抑郁症。因此，在抑郁症的治疗过程中，应依据患者的临床表现，辨证论治，重视中焦脾胃在病变过程中的作用，通过恢复脾胃的纳运、升清降浊等方面的功能，治病求本，提高抑郁症治疗的临床疗效。

# 158　情志相胜干预抑郁症机制

抑郁症是一种包括多种精神症状和躯体症状的复杂情感性精神障碍，以显著而持久的情绪低落、活动能力减退、思维与认知功能迟缓为临床主要特征，给患者家庭和社会带来沉重负担。我国抑郁障碍患病率为 3.02%，调查显示国内抑郁症时点患病率为 1.15%～3.30%，终生患病率为 2.30%～6.87%。目前西医临床抗抑郁药多以选择性 5-羟色胺再摄取抑制剂、去甲肾上腺素再摄取抑制剂等为主，但存在副作用大、患者依存性低等问题。中医治疗该病有中药、针灸、情志相胜等多种方法，疗效确切，具有副作用低、患者依从性较高等优势。情志相胜疗法，指在阴阳五行、形神合一等中医理论指导下，医生有意识地激活一种或多种情志，以制约、消除患者的病态情志心理疗法，干预抑郁症时，可根据具体情绪症状施以"喜胜忧""思胜恐"等不同策略。学者杜渐等论述了抑郁症的中医病机及情志与脏腑气机的关系，以期为情志相胜干预抑郁症的临床应用提供参考。

## 郁证与抑郁症

中医典籍虽无"抑郁症"这一病名，但历代医家对相关临床表现多有论述，根据症状可归入郁证、百合病、脏躁等情志病范畴。早在秦汉史籍中，就有因悲愤忧伤而死的记载。如《左传·襄公三年》记载：楚将子重与吴国作战后怕被国人怪罪，"楚人以是咎子重。子重病之，遂遇心病而卒"；《史记·外戚世家》记载，汉景帝的妃子栗姬因儿子被废太子，"愈恚恨……以忧死"。中医学以"郁"作为病名，早在《黄帝内经》时期便已出现。《素问·六元正纪大论》提出五气之郁，"木郁达之，火郁发之，土郁夺之，金郁泄之，水郁折之"，从五运六气的角度认为五气"郁极乃发，待时而作"。朱震亨在《丹溪心法》中认为"气血冲和，万病不生，一有怫郁，诸病生焉"，提出"六郁"，即气郁、血郁、湿郁、痰郁、火郁、食郁，并拟名方越鞠丸以解诸郁。虞抟在《医学正传》中论及"六郁者，气、湿、热、痰、血、食……气郁而湿滞，湿滞而成热，热郁而成痰，痰滞而血不行，血滞而食不消化，此六者相因而为病也"，认为六郁之间可相因为病。徐春甫在《古今医统大全》的五气之郁基础上，提出心郁、肝郁、脾郁、肺郁、肾郁、胆郁等 6 种脏腑之郁，"心郁者，神气昏昧……主事健忘者是也""脾郁者……倦怠嗜卧，四肢无力者是也""胆郁者……惕惕然人将捕之是也"。张景岳在《景岳全书》中提出设"郁证"专篇，明确提出五气之郁与情志之郁的区别，"凡五气之郁，则诸病皆有，此因病而郁也。至若情志之郁，则总由乎心，此因郁而病也"，并提出"三郁"即怒郁、思郁、忧郁，病机明确，治法详尽，对后世影响较大。顾锡在《银海指南》中也持相似观点，"情志之郁，则有三焉。一曰怒郁……一曰思郁……一曰忧郁"。从抑郁症患者情绪低落、思维迟缓、活动能力减退等核心症状着眼，中医古籍对此也有大量相关论述。《灵枢·口问》认为"人之哀而泣涕出者"，是因为"悲哀愁忧则心动，心动则五脏六腑皆摇"。张仲景在《金匮要略》中阐述了大量与情志相关的病症，其中百合病、脏燥等与抑郁症关系密切，"百合病者……常默默，欲卧不能卧，欲行不能行""妇人脏躁，喜悲伤欲哭，像如神灵所作"，其情绪低落、意志减退、行为减少等症状与抑郁症有相似之处。陈无择在《三因极一病证方论》明确提出七情致病理论并指出，"恐伤肾者……犹豫不决，呕逆恶心""惊伤胆者，神无所归，虑无所定"，拟大七气汤治"忧思兼并，多生悲恐"。而张景岳所述"三郁"中"忧郁""戚戚悠悠，精气但有消索，神志不振""伤脾肺而困倦、怔忡、倦怠、食少者，宜归脾汤，或寿脾煎"，以及顾锡论及"忧郁""志意乖违，神情萧索，心脾渐至耗伤，气血日消，饮食日少，肌肉日削"，则与抑郁症的临床表现较为相近。

综上，中医学中郁证分为气机之郁、情志之郁，而"五郁"（木、火、土、金、水）"六郁"（气、湿、热、痰、血、食）均因气血等瘀滞属前者。情志之郁（怒、思、忧）中的"忧郁"，则与抑郁症的临床表现较为类似，均以情绪低落、意志减退、消瘦等为主要临床表现。由此可见，郁证与抑郁症内涵与外延有所不同，二者不可简单等同，抑郁症临床表现与"忧郁"有相似之处，不单纯属于郁证范畴。

## 抑郁症的中医病机

抑郁症常见症状有情绪低落、丧失兴趣、无愉快感、精力减退或疲乏感，自我评价过低，精神运动性迟滞或激越，有轻生想法甚至出现自杀、自伤行为等，且常伴有睡眠障碍、食欲下降或体质量减轻、性欲减退。若以中医症状描述该病，即精神抑郁、悲哀欲哭、反应迟钝、怔忡烦躁、神疲乏力、嗜卧健忘、少食消瘦等。总体来说，抑郁症是一类以精神状态及情绪体验低落、思维变缓、体力及身体功能降低的疾病。虽然其中情志郁结、心烦不宁等症状可责之于肝气郁结，但总体是一派"虚"象。如反应迟钝、动作减少、精力意志减退、健忘、不思饮食等症状与心气虚、肾阳虚、脾气虚等密切相关。

当代学者对抑郁症的中医病机及辨证分析进行了探索与研究。曲淼对 105 例抑郁症患者进行聚类分析，分值最高的证候因子为肾精不足、脾阳虚、心血虚、胆气虚、肝气郁结，对证候分层聚类后最终拟定 6 个证型，即心胆气虚、气虚血瘀、心肾不交、脾肾两亏、肾虚肝郁、气郁化火。2011 年，中华中医药学会脑病专业委员会发布了《抑郁症中医证候诊断标准及治疗方案》，其中将抑郁症的证候分为肾虚肝郁、肝郁脾虚、心脾两虚、心肾不交、肝胆湿热、心胆气虚 6 型。尹冬青采集 569 例抑郁症患者的中医四诊信息，以确认证-症对应关系为思路进行降维，最终提取 6 个证型，即肝郁脾虚、心脾两虚、肝肾阴虚、痰浊内蕴、气滞血瘀和心肝火旺，并通过同义词语转换方法，将 ICD－10 中抑郁症诊断标准条目进行中医症状条目释义，认为肝郁脾虚是抑郁症中医核心病机。徐春燕从病证结合角度出发，总结了 317 例抑郁症患者的中医证候及证候要素组合规律，结果显示中医证候频次最高的前 6 位为肝郁脾虚、肝肾阴虚、肝郁痰阻、心脾两虚、肝郁气滞、气滞血瘀，四证组合以气郁、气虚、肝、脾最多见，病性证候要素出现频次前三位的为气虚、气郁、阴虚，认为气虚是抑郁症的基本病机之一。

综上，从症状及相应病证的角度，抑郁症与肝、脾、肾、心关系密切，其主要病机为患者因情志内伤、多思多虑，致气机不畅，肝失疏泄，肝木克土，脾失健运，饮食减少；而久思不解，暗耗心血。在外气血生化乏源，在内营血损耗，日久则因"郁"致"虚"，心失所养，肾精亏虚，进而影响全身脏腑功能及气血津液运行，出现精神情绪低落、生理功能减退等主要症状。而患者素体禀赋、人格体质等特征在病机变化转归过程中起中介作用，因个体脏腑强弱、情志耐受不同，在不同病程出现肝、脾、肾、心各脏的郁、虚等证，并可见血瘀、痰浊等病理产物。

## 情志相胜干预抑郁症的基本机制

中医学认为，人的脏腑、气血等物质形体是精神、情志等心理活动的基础，而情志等心理活动又可反作用于脏腑和气血，正所谓"形者神之质，神者形之用"。正例如，《素问·阴阳应象大论》所曰"人有五脏化五气，以生喜怒悲忧恐"，而情志过极则会伤及脏腑，"怒伤肝……喜伤心……思伤脾……忧伤肺……恐伤肾"，这也是情志相胜能治疗疾病的理论基础。对于"情志相胜"，《素问·阴阳应象大论》有经典论述"悲胜怒……恐胜喜……怒胜思……喜胜忧……思胜恐"，后世医家论及情志致病及以情胜情多源于此。张子和在《儒门事亲》中详尽论述了"思虑、悲哀、喜乐、愁忧、盛怒、恐惧"等情志致病的机制，如"意伤则恍乱，四肢不举"。该书对情志相胜也有系统而详尽的论述："悲可以治怒，以怆恻苦楚之言感之；喜可以治悲，以谑浪亵狎之言娱之；恐可以治喜，以恐惧死亡之言怖之；怒可以治思，以污辱欺罔之言触之；思可以治恐，以虑彼志此之言夺之"。

对于抑郁症患者，一方面情绪情感异常是其主要症状，此外情志因素在该病的发生、转归中也起到重要作用。治疗该病除药物、针灸等疗法外，有意识地激活、调动患者特定情志体验对其改善症状、提高疗效有积极作用。情志相胜的理论虽然来源于情志五行属性的相生相克，但临床应用时并不必拘泥于五行相克。如《续名医类案》中即有"女子恒笑不止……女大怒，病遂瘥"的记载，以"怒胜喜"而非"恐胜喜"。

情志体验可引起气机变化，例如，《素问·举痛论》中论述"怒则气上，喜则气缓，悲则气消，恐则气下……惊则气乱……思则气结"。这也是情志相胜疗法治疗疾病的基本机制，医者有目的地激活患者的特定情志体验，可对气机运行的升降、缓急等产生影响，从而纠正原有病态的气机紊乱状态。抑郁症患者以气郁、气虚为主要气机异常，且存在因"郁"致"虚"、先"郁"后"虚"等特点。针对抑郁症患者的中医病机及情志异常特点，则常采用"喜胜忧""思胜恐"等方法。

"喜胜忧"：抑郁症在起病之初，多因情志内伤而致气机不畅、肝失疏泄。例如，《灵枢·本神》指出"愁忧者，气闭塞而不行"，此时气机异常以"郁滞"为主，症见多思多虑、善太息等。如适当以"喜"激活患者情绪体验，"喜则气缓""喜"能缓和气机运行的强度与速度，可避免气机郁结进一步加重。例如，《素问·举痛论》指出"喜则气和志达，荣卫通利……则以闭塞者而和缓之"，以免出现忧思引发气郁、气郁又致忧思的恶性循环，便可缓和悲伤、紧张的情绪。可以认为"喜胜忧"可缓解轻型抑郁或抑郁初期的"气郁"症状。

"思胜恐"：情绪低落、兴趣丧失、思维变缓、精力意志减退、自我评价过低等是抑郁症患者的核心情志症状，此类症状与"恐伤肾"后气机涣散、肾精亏虚有相似之处。"思则气结"，思可使气机"收敛"，避免神气涣散，可在一定程度上缓解"气虚"。脾在志为思，肾在志为恐，脾土制约肾水，而有目的地引发"思"也可制约、改善类似"恐伤肾"的相关症状。七情之中，其他情志以体验为主，而"思"具有认知和思考的成分。思可生智，有目的地引导抑郁症患者理性思考，训练其全面评价自我的能力，可使患者从根本上改变认知方式，形成积极、正向的思维模式。

"抑郁症"属于情志病，症状与郁证、百合病、脏躁等有相似之处，与情志之郁的"忧郁"较为相似。从其核心症状精神抑郁、悲哀欲哭、反应迟钝、神疲乏力等着眼，抑郁症与肝、脾、肾、心关系密切，其主要病机为因情志内伤致气机不畅，肝失疏泄，脾失健运，久思不解，暗耗心血。在外气血生化乏源，在内营血损耗，日久则因"郁"致"虚"，心失所养、肾精亏虚，并可见血瘀、痰浊等病理产物。治疗该病除药物、针灸等疗法外，应用情志相胜疗法，即有意识地激活、调动患者特定情志体验，对改善症状、提高疗效有积极作用。"喜胜忧""思胜恐"是较为常见干预抑郁症患者的情志相胜疗法。脏腑、气血等情志产生物质基础，而情志体验亦可引起气机改变。"喜"能缓和气机运行的强度与速度，以免出现忧思引发气郁、气郁又致忧思的恶性循环，可缓解轻型抑郁或抑郁初期的"气郁"症状。思可使气机"收敛"，避免神气涣散，且"思"具有认知和思考的成分，有目的地引导抑郁症患者理性思考，可使患者改变抑郁症的自动负性认识偏向，从较深的思维层面改善抑郁症患者的症状。简言之，"喜胜忧"就是正性、积极的情绪可以制约负性、消极的情绪，"思胜恐"则从思维、认知层面排解不良情志。

# 159　情志相胜法在抑郁症中的应用和研究

慢性、易复发、高患病率、高死亡率是抑郁症的主要特点，全世界有 75％的人处于亚健康状态，80％的人出现情志疾病。抑郁症患者随生活水平的提高明显增加，抑郁症"现患率"不容乐观，高发病率、高增长率、年轻化态势已严重影响到 21％的患者，即将成为仅次于心脑血管疾病的第二致残和死亡原因。相关研究虽愈加深入，但抑郁症病因仍不明确，抗抑郁药作用机制也不明确，抗抑郁药物较为理想的疗效也不足 30％，加大对抑郁症的研究，从源头阐明病因，完善对抑郁症的认识刻不容缓。随着"生物-心理-社会模式"逐渐得到重视，情志疗法备受推崇，运用情志相胜疗法取得满意疗效的临床报道越来越多，有重要研究价值，为抗抑郁效应机制开展更深的研究意义重大，不仅能够为临床应用提供更有利的证据，更有可能在抑郁症的发病机制上取得突破性进展，并为新药研发提供思路。学者张浩等就此内容做了广泛的论述。

## 情志相胜疗法

情志相胜疗法首见于《黄帝内经》，其核心是"喜胜悲"。胜就是克制、消除，情志相胜并非单纯的"喜胜悲"，而是在独特的文化背景和哲学基础下，根据阴阳对立制约、五行生克理论，利用五脏之间的相生相克关系，配合心理疏导、音乐疗法，制约、纠正、消除失常情志的一种综合疗法。本文所讲的情志相胜是广义的情志相胜理论，包括阴阳相胜、五行相胜、五音疗法等，并非单纯的悲胜怒、恐胜喜等，不少学者认为疏导、移情等也属于情志疗法。"无情之草木不能治有情之病"，治疗情志病应以调畅情志为根本出发点。

古代医家特别重视情志疗法。刘完素以火热论阐释情志发病及治疗的机制，李东垣分析了情志致病与脾胃的关系，朱丹溪提出了"活套疗法"，扩展了情志相胜疗法，并自拟"越鞠丸"开后世治疗郁症方剂之先河。叶天士特别重视情志疗法，对怒、忧颇有研究，提出"移情易性、澄心净志"相关疗法。情志相胜疗法的运用在明清时期得到空前发展，形成了较完善的理论体系，各类情志医案共计 239 例，对指导临床具有重要价值。

汪石山将情志相胜疗法从理论上升到了实践，"故悲可以治怒，以恻怆苦楚之言感之，喜可以治悲，以谑浪亵狎之言娱之……怒可以治思，以污辱欺罔之言触之"，使情志相胜疗法更加具体、实用，更具操作性。吴昆对情志相胜疗法给予充分肯定，作《医方考》详解情志相胜疗法："思则气结。气结者，阴翳之根也，故用暴怒以伤其阴，使之归于平调而已。思属阴，气结亦属阴，以属阳之怒抑制其过盛之阴，就可以使身体归于平衡"，并强调"情志过极，非药可愈，须以情胜。"

张景岳首次提出"情志"一词，并详细阐述了情志相胜法的内容，"怒为肝木之志，能胜脾土之思，喜为心火之志，能胜肺金之忧"，同时指出"以情病者，非情不解"，堪称明代最杰出的心理治疗大师。傅山多次运用情志相胜疗法，对女性情志病有深入研究，将郁证发病定位在肝，奠定"女子以肝为天"的基础。

《中医基础理论》教科书认为七情就是情志，乔明琦等结合心理学，在七情如何产生、发展的基础上，对七情进行了更加科学的定义，揭示了其根本属性。情志是中医学特有的称谓，是情绪于特定的情景发生、反应和表达，涉及心理生理的复杂反应和行为。情志病是指情志强烈的或持久的刺激，致使人体气机紊乱、脏腑功能失调而发生的一类疾病。近年来，情志相胜疗法得到心理学界和中医学界的高度重视，发表了很多专著，系统的知识体系不断完善。整理古代医案发现：自我调和，言语相激，投其所好，歌舞娱乐，是古人常用的情志疗法。乔明琦等提出的"肝主调控情志论"，证明了调节控制情志活动治疗情志病的合理性和科学性。王慧馨等用情志相胜疗法干预产后抑郁者，取得明显效果，充分论证了情志相胜疗法的科学性。中医情志理论的构建，为中医理论的发展与应用拓展了新的领域，搭建了中医发展新的平台。

## 抑郁症

抑郁症是以抑郁为主要症状的心境障碍或情感性障碍，是由多种原因引起的，常表现为悲观、兴趣减退、情绪低落、失眠等，甚则自杀或出现自杀念头。临床表现出高发病、高复发、高致残、高自杀率、低治疗率等特点，其病因、发病机制目前尚未明确。中医认为其病机为气机郁滞，肝失疏泄，气血运行不畅，甚至肝郁化火，造成情绪抑郁、焦躁，尤其女性更为明显。流行病调查显示：经前期综合征（PMS）发病率在30％～40％，"肝者将军之官，谋略出焉"，肝疏泄不及，肝气郁结，人的思维活动就会受到影响，引起情志活动异常。抑郁是一种负性情绪，使人心境低落，兴趣丧失，愉快感降低，是个体对环境和内在刺激的一种情绪反应，除情绪外还包含行为和身心不适，影响患者工作、生活。患者通常只重视躯体症状，而忽略心理不适，加上患者大多排斥治疗，或尝尝羞于启齿，隐瞒病情，有报道就曾指出"未就医率"高达63％，使得抑郁症患者"看起来"并不多，但抗抑郁症药物的销售额却在以每年20％的速度增长，值得我们重视。

中医无抑郁症这一概念，查阅文献发现，中医古籍记载的抑郁情绪及症状与西医学抑郁症十分相似。《楚辞》记载"心郁悒余侘傺兮"，即形容人心情苦闷，神情恍惚。《黄帝内经》认为抑郁情绪原因有三：体质、脏腑功能失调、它病影响。《灵枢·本神》曰："忧愁者，气闭塞而不行。"《古今医统大全》曰："郁为七情不舒，遂成郁结。"可见气机郁滞，推动无力，气血运行不畅，是引发抑郁症的重要因素，将抑郁症的病机归纳为气机郁滞。《素问·调经论》曰："神有余则笑不休，神不足则悲。"心是担负支配事物功能的总中枢，与人的意识、思维、情绪密切相关。思既是意识又是情志活动，神不足，神明失司，严重影响人的精神、意识、思维，出现精神困倦、悲忧不乐等抑郁症状。指出抑郁因神不足而产生，将抑郁症的病机归纳为神不足。

"思发于脾，而成于心""故忧动于心则肺应，思动于心则脾应"，可见抑郁与心、肺、脾三脏密切相关。脾失健运则"清者难升，浊者难降"，运化水谷精微的能力不足，气血生化无源，造成人体气血不足，人体功能得不到保障，出现情绪低落、疲劳等一系列抑郁症的临床表现。肝失疏泄则气血运行不畅，甚至肝郁化火，造成情绪抑郁、焦躁，尤其女性更为明显。叶天士对抑郁症病因进行详细阐述："悲忧惊恐，情志内伤，渐渐神志恍惚……然约旨总以阴阳迭偏为定评"，将平衡阴阳作为治疗抑郁症的治疗总则。

## 抑郁症治疗

中医治病尤其看重精、气、神，而这正是抑郁患者缺失的，情志相胜疗法治疗抑郁症的最终目的就是实现气和、神复、精足。

**1. 喜胜悲（忧）**　悲（忧）属阴为肺志，收敛气机，喜属阳为心志，宣畅气机。让患者去做一些愉快的事情，以此来消除患者的悲忧过度情绪。抑郁是因不良情景或事件而产生的持久的低落情绪。频繁的消极事件会导致抑郁，通过实验发现抑郁患者表现出特定的抑制负面信息障碍，即消极思维导致知觉扭曲，抑郁源于无助，人们只有有了安全感才能避免焦虑。情感共鸣能促进社会关系，共情护理能缓解患者抑郁状态。喜者少病，百脉舒和之故也，用各种方法使得患者高兴起来，引导患者回忆过去美好的事情，让患者忘记忧愁，达到治疗目的。

人在高兴时乙酰胆碱含量分泌增多，促甲状腺激素释放激素（TRH）增多，进而促进血管加压素的分泌，促进肠胃活动和胃酸的分泌，还能加速呼吸频率，具有很好的抗抑郁效果。有报道表明心理刺激能促进加压素分泌，对身心大有裨益，充分证明了喜胜悲理论的正确性。

**2. 怒胜思**　思为脾志，脾藏意，与人的神志活动密切相关。"怒可以治思，以污辱欺罔之言触之" "怒则不畏，胜可知矣。怒则不思，忿而忘祸，则胜可知矣，思甚不解，以怒制之"，怒：奋也，升发肝气，郁滞气机得到疏通。因此用激怒的方法缓解患者的抑郁情绪，如夺其所爱或违逆其心意，使其怒发冲冠，使压抑的情绪得到发泄，郁结之气得解，心情畅快起来。

研究表明血清素能给人愉悦感和幸福感，人在愤怒时血清素分泌减少，而5-羟色胺（5-HT）再摄取抑制剂类药物（SSRI）作为临床使用最多的抗抑郁药就是促进血清素的吸收与利用。分泌脑影像学研究发现，抑郁症患者海马形态会发生改变，认为治疗抑郁症的关键是改变神经元结构和功能，使化学信号回到原来恰当的位置，如常用抗抑郁药氟西汀能修复受损神经元。

**3. 阳胜阴**　根据情志活动的特征及其对气机的影响，将情志概括为阴阳两大类。通过运动、针刺使偏阴的情绪向偏阳的方向转化，最终达到阴阳平和的效果。

（1）运动：运动能活跃大脑思维、消除紧张感、增强自信心，增强人体功能、改善心肺功能、血液循环系统，是减轻抑郁患者病情的良好方法，如健美操可以明显改善女大学生抑郁情绪，瑜伽恢复人体认知功能、改善代偿机制。现已证实内咖肽和去甲肾上腺激素在运动时分泌明显增多，使人痛苦感降低，兴奋感增强，同时室外运动还能改善脑内5-HT的含量。

（2）针刺：针灸治病以其见效迅速、疗效持久、副作用少等特点已经得到全世界认可，研究针灸治疗抑郁症的机制逐年增多。督脉为诸阳之汇，统督全身阳气，养脑安神，是临床上治疗抑郁症最常用的穴位。百会属督脉，通达全身的阴阳脉络，益智安神，开窍醒脑。针刺还能兴奋大脑皮层，促进抗抑郁物质释放，修复受损神经功能，改善患者的抑郁症状。电针百会增加抑郁大鼠体重和糖水消耗，电针百会、印堂能降低抑郁大鼠促肾上腺皮质激素、血清皮质醇含量。针刺百会、心俞、肝俞穴可促进抑郁大鼠促甲状腺激素、血清T3、rT3分泌，调节大鼠下丘脑-垂体-甲状腺轴（HPT）和下丘脑-垂体-肾上腺皮质轴（HPA）功能，提高5-HT、去甲肾上腺素和海马谷氨酸的含量，促进5-HT1A与受体的结合，恢复中枢神经递质的正常含量。叶国传用针刺治疗抑郁症有效率达83%。杨卓欣等发现针刺效果优于帕罗西汀、博乐欣、黛力新。孙培养"通督调神针法"，总有效率更是达96.7%，这些都为针灸治疗抑郁症提供新的思路和方向，进一步证明了情志相胜疗法的科学性。

**4. 五音疗法**　研究证实五音疗法对抑郁症患者疗效显著。角调式音乐属木，五志属怒，曲调高畅而清和，亲切清新，听后生机勃发，舒畅条达，促进肝胆的疏泄功能，加速气机运行，为五音治疗抑郁症的主要调式。微调式音乐，五志属喜，曲调激昂、欢快、热烈，听后舒畅心气，振奋精神，促进气机的上升。李芳等以五音配合有氧运动治疗抑郁症疗效优于氟西汀。音乐给人物理刺激，促进5-羟色胺、茶酚胺等递质分泌，通过神经-体液调节改善血压、呼吸、心跳，减慢脑细胞的衰老，缓解紧张，提高兴趣，解除患者压抑忧虑情绪。临床证实音乐治疗抑郁症患者效果优于一般三环类抗抑郁药，张海兰等以五音配合针刺为实验组有效率93.33%，而米氮平对照组有效率仅86.67%，且临床症状缓解更快，是能被患者肯定的无任何副作用的高效治疗方法。

情志相胜疗法并不排斥药物治疗，二者是相辅相成的。中药及其复方抗抑郁优势渐显，运用情志相胜疗法的同时，积极从中药中寻找抗抑郁药研制与开发新思路，这种联合治疗模式反映了精准化医疗的卫生发展趋势，体现了以人为本的思想，能达到最大治疗效果。

情志相胜疗法符合中医"治未病"的理论，与中药四气五味调节人体气机作用一致。强调"心神合一"，体现了中医的辨证论治思想与整体观念。具有深厚的哲学根基与文化背景，有着长期的临床实践，符合国人的情感特点。作为一种人性化治疗的方法，构思奇巧，不拘一格，因势利导，方法简单，成本极低，立竿见影，并且疗效突出，根据患者实际情况（如工作、家庭、人际关系）确定更具针对性的治疗方案，完全摆脱时间空间的限制，更具现实意义，尤其当今社会情志致病空前上升，研究情志疗法有广阔的应用前景，应当进一步地发掘和整理。

# 160 抑郁症治疗经验

袁今奇教授擅长治疗心脑血管病、慢性肝病及各科疑难病症，对抑郁症的治疗积累了丰富的临床经验。学者甘霞等对其治疗经验做了总结。抑郁症是情感性障碍的主要类型，以显著而持久的心境低落为特征。临床表现为情趣丧失、精力减退、多疑焦虑、易怒欲哭、失眠多梦，甚则出现自杀行为，可反复发作。抑郁症属中医学"郁病"范畴。《灵枢·本神》指出"愁忧者，气闭塞而不行"；《素问·本病论》指出"人忧愁思虑即伤心""人或恚怒，气逆上而不下，即伤肝也"；列举了郁之病因、病机及病位。《素问·六元正纪大论》曰："郁之甚者……木郁达之，火郁发之，土郁夺之，金郁泄之，水郁折之。"指出了五行之郁的治则。《金匮要略·妇人杂病脉证并治》指出"妇人脏躁，喜悲伤欲哭，象如神灵所作，数欠伸，甘麦大枣汤主之"，所提方药沿用至今。《丹溪心法·六郁》论及气、血、痰、火、湿、食六郁，创六郁汤、越鞠丸等方剂。抑郁症的发生与禀赋不足、体质差及情志内伤等密切相关。袁教授提出辨体质，论病机；重主症，权化瘀，辨气火痰虚；崇尚移精变气，重视色诊、脉诊及问诊；配用灵异药物治疗，以提高临床疗效。

## 辨体质论病机，不囿肝气郁结

体质在发病学中占有重要地位，辨体-辨病-辨证诊疗模式，同样可应用于抑郁症的诊治。9种体质中除平和质外，其余八种皆可在情志内伤和先天因素基础上而罹患本病，只是在病机和证候方面有所差异。气郁质常为此病的多发体质，其他体质在一定条件下，或因脏腑功能变化，或因病机转归（气、火、痰、瘀），或由实转虚（阴虚、阳虚、气虚、血虚），或虚实互见，皆可引发本病，从而出现各种证候。肝气郁结多为初起病机，首见于气郁质，症见精神抑郁，情绪不宁，胁肋胀痛，不思饮食，大便不调，苔薄脉弦。初病在气，久延血分，血行瘀阻，多见于瘀血质，症见抑郁烦躁，头痛健忘，失眠多梦，或肢体疼痛，痛有定处，或身体某处有发冷、发热感，舌质紫暗或兼有瘀点、瘀斑，脉弦紧或涩。气郁日久，可以化火，多见于特禀质；症见急躁易怒，胸胁胀满，口干而苦，或兼头痛目赤，便干尿黄，舌红苔黄，脉弦数。肝郁可致脾虚，脾失运化，聚湿生痰，痰气交阻，多见于痰湿质，症见精神委顿，胸中塞闷，或咽中如物梗阻，咳吐痰涎，舌苔白腻，脉弦滑。郁证久之，变化多端，可致气虚阳弱，也可热伤阴血，从而出现诸多虚候。如气虚质可见神思迟钝，心悸气短，善悲易哭，倦怠乏力，食少腹胀，舌质淡胖，脉沉细或细弱之郁证；阳虚质可见情绪抑郁，面色㿠白，形寒肢冷，嗜卧少动，纳差便溏，舌淡胖嫩，脉沉细弱之郁证；阴虚质可见焦虑不安，心烦易惊，紧张多疑，少寐健忘，烦热多汗，舌红少津，脉弦细等阴血不足之郁证。

上述各证候之间，在病机上有内在联系，可以相互转化或同时并见，严重时还可出现心神失养、神窍迷蒙之候。认识这些关系及其变化，对临床诊治殊属重要。

## 抓主症权化瘀，辨治气火痰虚

抓主症为中医学诊断病证的特点之一。袁教授诊治抑郁症十分重视血瘀证的辨析，他认为，本病初因气郁，后及血瘀。凡来诊者，或因诊治延误，或服他药未果，病发久之，则瘀血萌生而形成血瘀证，治之当以活血化瘀为主。王清任《医林改错·血府逐瘀汤所治症目》中强调"瞀闷，即小事不能开展，即是血瘀""急躁，平素和平，有病急躁，是血瘀""俗言肝气病，无故爱生气，是血府血瘀"；此说对抑郁症的诊治具有重要指导意义。现代药理实验表明，活血化瘀药能促进机体代谢，提高大脑皮质的兴奋性及抑制过程，临床配合各类解郁方药，能够显著改善抑郁状态。抓血瘀主症，权化瘀治疗，辨治气、火、痰、虚，是提高本病治疗效果的基本方法之一。采用自拟解郁方数首，每多效验。

当归活血解郁汤：主治血郁证，药用当归15 g，丹参15 g，川芎12 g，桃仁12 g，红花10 g，水蛭5 g，郁金15 g，制香附12 g，佛手12 g，桂枝10 g，大黄5～15 g，鬼箭羽12 g，琥珀末（冲服）5 g，忘忧草30 g，金戒子（包煎）1枚。

柴胡调气解郁汤：主治气郁证，药用醋柴胡12 g，郁金15 g，制香附1 g，佛手12 g，炒白芍12 g，丹参12 g，川芎12 g，炒枳壳10 g，青皮10 g，合欢皮15 g，茯神15 g，桂枝5 g，玫瑰花10 g，忘忧草30 g，金戒子（包煎）1枚。

栀子泻火解郁汤：主治火郁证，药用炒栀子10 g，醋柴胡10 g，夏枯草10 g，龙胆10 g，牡丹皮10 g，寒水石15 g，百合30 g，生地黄15 g，丹参15 g，水牛角10 g，制香附12 g，炙甘草10 g，莲子心10 g，忘忧草30 g，金戒子（包煎）1枚。

瓜蒌化痰解郁汤：主治痰郁证，药用瓜蒌皮15 g，炒枳实12 g，石菖蒲12 g，郁金15 g，丹参15 g，清半夏10 g，陈皮10 g，炒厚朴10 g，炒苍术12 g，竹茹5 g，胆南星5 g，青礞石5～15 g，茯神15 g，忘忧草30 g，金戒子（包煎）1枚。

郁证日久，或因虚性体质而郁，当虚证显现时宜选用补益之品。气虚配人参、黄芪、炙甘草、浮小麦、大枣等，阳虚配淫羊藿、益智仁、补骨脂、肉苁蓉、鹿角等，阴虚配龟板、鳖甲、知母、百合、生地黄等，血虚配当归、阿胶、制何首乌、龙眼肉、紫河车等。郁证治疗，常难短期内告功，治宜守方择药，变法在己。

## 尊经旨调情志，崇倡移精变气

情志之病，不宜单独依靠药物治疗。运用某种方法转移患者的精神，改变其气血紊乱的病理状态，从而达到治愈疾病的目的，称谓"移精变气"。《素问·移精变气论》曰："余闻古之治病，惟其移精变气，可祝由而已……往古人居禽兽之间，动作以避寒，阴居以避暑，内无眷慕之累，外无伸宦之形，此恬淡之世，邪不能深入也。故毒药不能治其内，针石不能治其外，故可移精祝由而已。"历代《黄帝内经》注家认为"移为移易，变为变改，皆使邪不伤正，精神复强而内守也""导引之谓移，振作之谓变""祝由者，祝说病由。言病有所偏，则气血有所病，治以所胜，和以所生"。尊经旨，根据五行生克理论，运用相胜的情志治疗，可以收到药物不易达及的效果。如喜伤心，恐胜喜；怒伤肝，悲胜怒；思伤脾，怒胜思；悲伤肺，喜胜悲；恐伤肾，思胜恐。此皆以情治情，以志克伤，多可帮助解除抑郁之证。《临证指南医案·卷六·郁》指出"盖郁证全在病者能移情易性，医者构思灵巧"，可见情志治疗的重要性。移精变气理论的应用包括精神疗法、克制疗法、暗示疗法、宣泄疗法及转移疗法等，配合药物治疗常可收到理想的效果。诊治抑郁症患者，还应强调色诊、脉诊及问诊的重要性。袁教授认为，"抑郁状态常能显于气色，可辨气、血、痰、火、虚之候。两手脉沉便知是气，两手脉涩是为血瘀，两手脉滑数变化可诊痰火之进退""仔细问诊，可悉病源，使情志释放，有益于心理调节"。

## 巧配伍增疗效，选用灵异药物

灵异药是指具有灵、情、易、怪一类的中药，临床应用取其灵性、形质及功效，而非仅取四气五味，常与辨体、辨证方药合用，以增其效。灵异药大致可分为宁心安神、血肉有情、移情解郁及芳香安神四类。灵异药的临床应用由来已久，治疗抑郁症选配此类药物，常可提高疗效。《黄帝内经》十三方中载有生铁落治怒狂，血余炭治失血性尸厥，麻雀卵、鲍鱼治血枯精亏，马膏壮阳除阴治转筋及卒口僻，小金丹中辰砂、雄黄、雌黄、紫金（金箔）经制作后能避瘟安神。《备急千金要方》论治痓证，用鳖甲、鬼箭羽、獭肝、狼毒等。《太平惠民和剂局方》中治中风、客忤用麝香、安息香、琥珀、辰砂、玳瑁。《寓意草》治邪祟、惊痫用人参、龙齿、犀角、羚羊角。《临证指南医案》郁证卷，常配郁金、茯神、琥珀、阿胶、犀角、鸡子黄等，以解郁、补虚、安神。袁教授根据抑郁症的证候特点，常选配下列药物。①宁心安神类药物含有灵感性，用于心神不宁、情志迷惘、失眠多梦之证；药如人参、灵芝、珍珠、茯神、金箔、灵磁石、辰砂等。②血肉有情之品系血肉类及骨、贝壳类，用于虚性体质之郁，以及郁久所致阴阳气血亏虚之证；药如紫河车、猪心、羊肉、阿胶、龟甲、鳖甲、鹿角等；骨、贝壳类具有镇静安神、平肝潜阳之功，常用龙骨、龙齿、牡蛎、石决明、紫贝齿、珍珠母等。③移情解郁药多取其药味名称及功效，可以帮助移情解郁和疏导情志，常配用于气郁、血瘀、火盛、痰结及食积之证。气郁以郁金、佛手、玫瑰花、合欢花、忘忧草等，血瘀配琥珀、血竭、鬼箭羽、五灵脂等，火盛选龙胆、知母、寒水石、水牛角等，痰结用胆南星、天竺黄、金礞石、竹沥等，食积多伍以神曲、鸡内金。④芳香安神类药物气味特殊，多具芳香开窍、解毒安神之功，可选配麝香、阿魏、安息香、苏合香、牛黄、熊胆、马宝、狗宝、龙脑片等。以上四类，可单用或酌情综合选用，若配伍精当，恰到好处，可冀良效。

## 验案举隅

患者，女性，61岁，2014年7月9日初诊。主诉精神抑郁、头痛、失眠2年余，加重6个月。患者有抑郁症家族史，平素性格内向，于2012年初开始出现抑郁、厌食、便溏、多汗、头痛、失眠，偶见心烦躁怒。曾在多家医院诊治，经各项理化检查均未发现明显异常。后经某医院心理科诊为"抑郁症-中度焦虑发作"，先后服用黛力新、喜普妙、奥氮平片、阿普唑仑片等治疗，病情时有缓解，但抑郁、焦虑、恐惧、汗出、便溏及头痛、失眠未能控制，近改为每日早服盐酸舍曲林片2片（每片50 mg）、晚服阿戈美拉汀片1片（每片25 mg），焦虑有所好转，抑郁仍存，睡眠有改善，但晨起头昏加重。刻诊：神志清楚，精神抑郁，善叹息，疑虑多汗，形寒乏力，食少便溏，头痛健忘，失眠多梦，常觉下肢疼痛，痛有定处，舌质淡胖，边有瘀斑，苔薄微腻，脉弦紧。西医诊断为抑郁症；中医诊断为郁病（气郁血瘀，阳气不振）；体质诊断为气郁质，瘀血质，阳虚质。治宜化瘀解郁，兼以益气温阳，方用自拟当归活血解郁汤化裁，

处方：当归15 g，丹参15 g，川芎12 g，红花10 g，水蛭5 g，郁金15 g，制香附12 g，佛手12 g，玫瑰花10 g，生晒参15 g，补骨脂12 g，鹿角片15 g，淫羊藿10 g，忘忧草30 g，金戒子（包煎）1枚，琥珀末（冲服）5 g。14剂，每日1剂，水煎分3次服。

二诊（2014年7月24日）：精神转安，已无厌食，仍感头痛。原服西药不变，剂量同前。嘱于前方增全蝎5 g，连服30剂。

三诊（2014年8月23日）：气色转佳，未见叹息，食欲渐增，汗出锐减，肢体转温，大便每日2次，睡眠好转，近半月来未见头痛及下肢疼痛。诸症显有起色，考虑抗抑郁西药有依赖性，患者已将其减半量服用。守初诊方去川芎、香附，增鬼箭羽15 g，石菖蒲10 g，余药不变，继服30剂。

四诊（2014年9月24日）：精神明显好转，可见笑容，已能正常料理家务，坚持上午参加集体活动，睡眠可达6h，舌边瘀斑转淡，脉弦稍紧。嘱以三诊方生晒参减为10 g，加灵芝15 g，继服2个月，其间如有变化可随症加减，并嘱其家属，注重情志疏导，巩固疗效。

五诊（2014年11月24日）：迭进化瘀解郁、益气温阳之品已4月余，患者精神较为振作，饮食及二便正常，睡眠安好，现已停服西药1个月，未见不良反应。继以四诊方去金戒子，改为颗粒剂冲服，每日或隔日1剂，坚持常服，以善其后。2016年岁末随访，病情稳定，未再复发。

按语：本例系年已花甲女性患者，有抑郁症家族史，平素性格内向，退休后多因子女琐事，常郁郁寡欢。三年前因精神抑郁、头痛、失眠等逐渐加重，确诊为"抑郁-焦虑症"，曾内服多种西药，其效不尽人意。根据初为气郁，迁延致瘀，病久必虚的证候演变规律，由四诊所悉，患者辨为气郁血瘀、阳气

不振。治以化瘀解郁，益气温阳，用当归活血解郁汤化裁。方中当归、丹参、川芎、红花、水蛭养血活血，水蛭用于多种血瘀证，活血之力尤著且不伤正气；郁金、香附、佛手、玫瑰花理气解郁，气行则血行；生晒参、补骨脂、淫羊藿、鹿角片补益心气，温阳而不燥；忘忧草、金戒子、琥珀为灵异之品，排忧舒郁、化瘀安神。首诊即以情志疏导，树立信心。二诊精神已现好转，食欲略增，唯头痛如故，原方不变，增全蝎熄风散结，通络止痛。并嘱其子女多作喜悦告慰。三诊患者气色转佳，肢体渐温，头痛若失，余症均告向安，患者已将西药减半量服用，治守初诊方去川芎、香附，配鬼箭羽以强活血化瘀之能，增石菖蒲和中化湿并醒窍宁神。令其不断释放情志之郁，方可使药饵尽功。四诊患者精神振作，睡眠明显好转，能坚持锻炼，舌质瘀斑转淡，脉弦稍紧。治守三诊方，生晒参减量，配灵芝，久服有益于抑郁解除。及至五诊，患者已停服西药 1 个月，病情稳定，遂以四诊方去金戒子，余改为免煎颗粒剂冲服，坚持心身结合治疗，以巩固疗效。随访多年，未再复发。

# 161　抑郁症从血瘀治疗经验

抑郁症是一种常见的精神障碍性疾病。抑郁症患者其主要表现为心境低落、兴趣与愉快感丧失，导致劳累感增加、活动减少和精力降低，躯体的不适感（酸痛、胃胀、恶心等），甚则有自伤或自杀的观念或行为。西医常采用 5-HT 再摄取抑制剂如帕罗西汀或 NE 和特异性 5-HT 能抗抑郁剂如米氮平等药物治疗，虽然临床有效，但其副作用大、复发率高，故充分发挥中医优势在抑郁症的诊疗过程中具有重要意义。周宜教授等根据多年的临床经验，从《黄帝内经》"脉舍神"和"神不足则悲"的理论出发，结合心脑血管疾病与抑郁症的相关性，以活血通脉为治疗大法，为抑郁症的临床辨证和治疗提供了新思路。

## 从气郁、阳虚辨证

中医并无抑郁症病名，根据其临床症状与脏燥、不寐、郁证、百合病等疾病相类似，总属情志类疾病范畴，直到明清时期才有忧郁病的提法。《景岳全书》曰："又若忧郁病者，则全属大虚，本无邪实，此多以衣食之累，利害之牵，及悲忧惊恐而致郁者，总皆受郁之类。"虽然广大医家对抑郁症的辨证分型各有不同，但大致包括以下两类。

**1. 气机郁结**　抑郁症作为一种情志类疾病，分为"七情"和"五志"，其中思、悲、忧等情志表达是抑郁症的常见表现。《诸病源候论·气病诸候》曰："结气病者，忧思所生也。心有所存，神有所止，气留而不行，故结于内。"忧思等情志成疾易导致气机的郁结不通，留于内而不行。《素问·灵兰秘典论》曰："肝者将军之官，谋虑出焉。"说明思想情绪上的变化都与肝相联系。肝主疏泄喜条达，保持全身气机舒畅条达，通而不滞。若情志失调、气机郁结，则会导致肝功能的失调。而气机不畅又可成为病理因素，导致痰湿、化火、瘀血、食滞等引起心情的抑郁，表现为不同的临床分型。肝者"罢极之本"，肝气不畅、功能失调就会出现身体疲乏、劳累等不适。且《三因极一病证方论·七气叙论》曰："夫五脏六腑，阴阳升降，非气不生。神静则宁，情动则乱，故有喜怒忧思悲恐惊。"可见五脏六腑皆可导致气机的失调，郁结于内而不疏发为抑郁。

**2. 阳气不足**　《素问·生气通天论》曰："阳气者，精则养神，柔则养筋。"阳气对于情志起着非常重要的作用。阳气不足，神不得养，悲伤忧思常见，正所谓"神不足则悲"。《景岳全书》曰："真阳不足者，必神疲气怯。"而抑郁症所表现的心境低落、劳累等情况，当是阳气不足、升发不够所致。《灵枢·阴阳二十五人》认为有才、劳心、少力、多忧、劳于事之人能春夏不能秋冬，当是此类人多忧思劳心，损伤心神之阳，使机体功能下降，精神抑制，思维迟缓，活动减少。春夏阳气生发，人应自然而变，病情会有所好转，到秋冬季自然界的阳气闭藏，则抑郁的现象就会更加严重，故"能春夏不能秋冬"。而据流行病学调查显示，抑郁症在秋冬多发，亦提示该病与阳气不足有关。

## 从脉辨证

据相关报道，在临床中抑郁症常与他病共同出现，其中脑血管病患者合并抑郁症高达 35%；40% 的冠心病患者伴有轻中度抑郁症状，15%～20% 的心血管疾病患者有重度抑郁，可见心脑血管的病变与抑郁症的发生发展密切相关。

**1. 心、神、血、脉相关**　人身之神与人的生命活动息息相关。《灵枢·本神》曰："故生之来谓之精，两精相搏谓之神，随神往来者谓之魂，并精而出入者谓之魄，所以任物者谓之心，心有所忆谓之意，意之所存谓之志，因志而存变谓之思，因思而远慕谓之虑，因虑而处物谓之智。"故人的思虑、情志等问题当由"神"统管。"血气已和，荣卫已通，五脏已成，神气舍心，魂魄毕具，乃成为人"。由此可见，神在人的生命活动中起重要作用，失神者死，得神者生。《灵枢·本神》中提及"是故怵惕思虑者则伤神，神伤则恐惧，流淫而不止。因悲哀动中者，竭绝而失生"。思虑过度是神志疾病发生的主要原因，神伤则失生。《素问·生气通天论》曰："起居如惊，神气乃浮。"《景岳全书》曰："又若忧郁病者，则全属大虚，本无邪实，此多以衣食之累，利害之牵，及悲忧惊恐而致郁者，总皆受郁之类。"思虑、起居失宜、饮食所伤皆可导致心神不定，形不能与神俱发为郁。《素问·灵兰秘典论》曰："心者，君主之官也，神明出焉。"《灵枢·大惑论》曰："心者，神之舍也。"《素问·宣明五气》《灵枢·九针论》《素问·调经论》都有"心藏神"之说。虽然五脏各有所藏，但心作为五脏六腑之大主，精神之所舍，为君主之官，统管五脏，其在情志活动中起主导作用。且《素问·痹论》曰："淫气忧思，痹聚在心。"故抑郁症的发生发展主要责之于心。"悲则心系急"（《素问·举痛论》），"人忧愁思虑即伤心"（《素问·本病论》），"悲哀愁忧则心动，心动则五藏六府皆摇"（《灵枢·口问》），皆言忧愁可导致心功能失调。心为君主之官，主不明则十二官危，其抑郁症不仅可以造成本脏功能的损伤，也可进一步造成各个系统的病变和功能紊乱，最后"因悲哀动中者，竭绝而失生"，这当是抑郁症发生的最终环节，亦是最严重的后果。心境绝望对所有事情失去兴趣，疾病丛生甚则失去生命。心主神明，统五脏功能体现在血脉的充盛与畅通。《素问·六节藏象论》曰："心者，生之本，神之变也，其华在面，其充在血脉，为阳中之太阳，通于夏气。"故血为神志活动的物质基础。血行脉中，《灵枢·本脏》曰："经脉者，所以行气血。"脉者血之府也，血随经络脉行，荣于心、脑，神明有所出。就如《灵枢·营卫生会》所曰："营卫者，精气也，血者，神气也。"由此可见，心、脉、血在神发挥正常的功能中起至关重要的作用，情志疾病的发生亦于其中寻找原因。

**2. 从血瘀论治**　心、神、血、脉之间是一体的，故在诊疗中应当紧紧抓住疾病本质。《素问·调经论》曰："神有余则笑不休，神不足则悲。""悲"产生的原因在于神不足，即心失所养。其产生的原因主要为血脉不畅，去往心的血液减少，濡养失职，心失于常。《灵枢·本神》曰："愁忧者，气闭塞而不行。"思虑多则气结于内，不能正常推动血液运行。当抑郁症产生之后心神受损，主不明则"使道闭塞而不通"，神疲少动、心境低落又会进一步影响到气血的运行。气血瘀滞不行则加重抑郁，以此形成恶性循环。

《灵枢·平人绝谷》曰："血脉和则精神乃居。"故抑郁症的治疗当以活血通脉为治疗大法，方用桃红四物汤加减治疗。周教授临床中多用当归、川芎、桃仁、丹参、生地黄、红花等药物以补血行血。由于现代人生活的高盐高脂饮食习惯，心脑血管的硬化发病率越来越高。《医林改错》指出"瞀闷，小事不能开，即血瘀"，体现了血瘀在郁证方面的重要影响。虽然临床中以血瘀为主辨证，但当不仅限于血瘀，要根据具体患者的具体情况辨证施治。《灵枢·本神》曰："心藏脉，脉舍神，心气虚则悲。"《甲乙经》及《太素》认为，此处的"悲"当作"忧"讲。忧虽为肺之志，若心气虚则肺金之气无所制，忧则肺气乘矣，主不明则相傅之官危，肺之志显故忧。而且血能正常发挥濡养作用，离不开气的作用。心气虚，气为血之帅，气虚则不能生血，则心失所养。另外肝气郁结、肾阳虚衰、痰湿阻滞等都是临床中的常见证型。虽然心主神明与脑主神明的争论不曾停止，但不能否认脑在神志活动中的重要作用。《素问·脉要精微论》曰："头者精明之府，头倾视深，精神将夺矣。"现代医学亦研究发现，脑卒中发生后出现抑郁症状的概率在增加，故临床治疗中不应仅仅局限于对心的治疗，应当心脑同治。现代医学研究亦证明，心脑血管的发病有极大的关联性，故当注重用药的部位选择。《素问·八正神明论》曰："故养神者，必知形之肥瘦，荣卫血气之盛衰。血气者，人之神，不可不谨养。"形神为一体，无神则形无以存，无形则神无以生。养神之道不仅在于神志的调节，也在于身体的调养。首先当知形之肥瘦，节制饮食、规律生活习惯，保持良好的身形有利于精神的舒畅，从根本上、源头上加强体质，防止疾病的发生。其次，当知荣卫气血之盛衰，准确把握病机对症用药。《难经·十四难》曰："损其心者，调其营卫。"治疗当调和营卫，方以桂枝汤加减。临床中调和营卫多用桂枝、芍药、葛根等，不仅可以和调营卫，更可升举清阳，改善头部供血。此外还认为抑郁症作为一种精神疾病，医生不仅应当辨证给予药物治疗，还应当恪守以人为本的原则，加强人文关怀，耐心倾听患者的诉说，对患者进行必要的解释和疏导，严重者可建议寻找心理医生进行治疗。并鼓励患者积极配合治疗，改正不良生活习惯，远离造成情志刺激的相应环境，避免独处，保持愉悦、平和的心情。

# 162　抑郁症从中焦论治

抑郁症是临床最常见的心境障碍，以持久的心境低落、精力下降且活动减少为主要特征，发病率高、病程长、易复发。2004 年，世界卫生组织将严重抑郁症列为所有疾病负担的第四大原因。单相抑郁症的疾病负担在全球排名第三，在中高收入国家排名第一。抑郁症的诊断主要是基于症状的诊断，诊断标准基于一系列一段时间内明显功能障碍的临床表现。而中医的诊断也是基于患者个体的症状表现，根据抑郁症的表现，可以将其归属于中医的郁证、脏躁、百合病、癫证、奔豚气和梅核气的范畴。学者王立国等认为，在抑郁症的中医辨证过程中，应当注意将情志抑郁作为辨病要点，不能简单地将情志抑郁归结为肝气郁滞而忽略脾虚的核心作用。脾虚肝郁是抑郁症的核心病机，且脾虚是病机关键，贯穿抑郁症发病始终，故抑郁症的治疗当更注重从中焦论治，治肝实脾，且健脾重于疏肝。

## 抑郁症核心病机——脾虚肝郁

现代研究逐渐证明，抑郁症的发病不仅仅与神经系统相关，且与遗传、免疫、炎症、内分泌、肠道微生态多个系统都关系密切。而中医自古就认为其发病与肝、脾、心、肾等脏腑功能失调有关，与肝、脾二脏关系尤为密切。恼怒伤肝，忧思伤脾，肝气郁结，脾失运化，脾虚肝郁湿滞最终导致抑郁症的发病。出现情绪低落、思维、语言行为的迟滞等凝滞迟钝的临床表现。临床上抑郁症常伴有明显的焦虑症状，且抑郁焦虑共病也非常多见，其中医病机是在肝气郁结日久化火，导致肝郁化火，而出现焦虑、易怒以及诸多焦虑躯体化症状表现。由此可见，抑郁症的发病，肝气郁结是诱因，脾虚肝郁是核心病机。

## 情志抑郁非肝气郁结

对抑郁症核心病机的研究，应以核心症状分析为基础。目前，很多学者认为抑郁症属于"郁证"范畴，将"肝气郁结"作为其核心病机。对于郁证，《丹溪心法·六郁》中指出"气血冲和，万病不生，一有怫郁，诸病生焉。故人身诸病，多生于郁"。"郁证"中的"郁"指的是气、血、痰、火、食、湿等实邪的郁滞，治疗可以疏肝解郁为主；而抑郁症表现出来的情志抑郁并非由单纯实邪引起，也并非都属于肝气郁结证，其病机以脾虚为主，治疗当着重健脾。正如张景岳曰："肝邪之犯脾者，肝脾俱实，单平肝气可也，肝强脾弱，舍肝而救脾可也。"另外，情志抑郁是抑郁症的主要症状，是抑郁症辨病要点并非辨证要点。情志抑郁是在抑郁症所有证型中都存在的主要症状，并不具有区分度，不能作为辨证的依据。抑郁症各个中医证型的临床表现一定会包含情志抑郁，但并非都是肝气郁结导致。如果将情志抑郁纳入辨证的因素则辨证的结果会出现偏差。如尹冬青等探讨抑郁症中医证候分布规律，将情志抑郁纳入辨证依据，通过回归分析结果，发现脾虚肝郁证主症为情志抑郁、胁肋胀满、善太息，而具有诊断意义的气短、乏力、倦怠懒言等脾虚证的症状成为次症。可见将情志抑郁作为辨证依据，也是抑郁症发病过于强调"肝郁"而对"脾虚"认识不足的原因。

## 思维迟滞非脑髓空虚

除情志抑郁以外，抑郁症的主要症状还包括思维迟缓、意志活动减退、认知功能损害等迟滞症状。

抑郁症由于脾失运化，清阳不升，聚湿成痰、阻滞气机而至脑髓失养，神机失用，导致患者现出思维迟缓、记忆减退以及性欲减退等迟滞表现。其发病机制与年老肾精不足或肾阳亏虚导致的脑髓空虚明显不同。研究显示，世界范围内抑郁症患者平均发病年龄较低，为 24.0～25.7 岁，我国的平均发病年龄已低至 30 岁左右，可见肾精不足或肾阳亏虚导致的脑髓空虚是难以解释多数青中年抑郁症患者都会出现的迟滞症状。抑郁症患者表现思维迟钝、淡漠乃至健忘等症状是由于脾失健运，脑髓失养造成的，并非肾精亏虚，脑髓空虚。由此可见，肾精或肾气不足并不是抑郁症出现迟滞症状的主要原因，而脾虚才是导致抑郁症诸多症状的原因。

## 脾虚贯穿抑郁症始终

从疾病演变过程来看，抑郁症的发病基本上可以分为抑郁情绪、轻度抑郁症、中度抑郁症以及重度抑郁症 4 个阶段。抑郁情绪是单纯的情绪表现，经过一段时间后会自然衰减，只要及时调整、疏导，改变刺激环境，大多可以缓解，不会严重影响生活。抑郁症则不仅仅是功能性疾病，而是伴随着神经、免疫、炎症、肠道微生态乃至神经元结构的改变，患者伴有明显的精神病性症状、行为障碍及躯体症状。临床表现包括心境低落、思维迟缓、意志活动减退、认知功能损害、躯体症状。抑郁症的不同阶段中医证候有所不同。抑郁情绪主要表现为情绪低落，属于中医肝气郁结的范畴，病机比较单纯，治疗以疏肝解郁为主，如越鞠丸、柴胡疏肝散；伴随焦虑症状则可以清热疏肝健脾，临床多采用加味逍遥丸等方剂。而病情迁延真正发展为抑郁症时，其病机则不是单纯的肝气郁结，其发病一定是以脾虚为前提。脾气虚，清阳不升，导致思维迟滞、意志减退等迟滞症状；脾失健运，出现倦怠懒言、神疲乏力、纳差、腹胀、腹泻、畏寒肢冷等躯体化症状。可见，脾虚贯穿抑郁症发病的始终，是抑郁症的病机关键。

## 抑郁症从中焦论治

虽然抑郁症证型诊断还缺乏统一标准，研究已显示脾虚肝郁证是抑郁症最常见的证型。对于脾虚这个关键病机，从"中焦论治"的重视程度还不够。治肝实脾理论最早出自《难经·七十七难》曰："经言上工治未病，中工治已病者，何谓也？然，所谓治未病者，见肝之病，则知肝当传之与脾，故先实其脾气，无令得受肝之邪，故曰治未病焉。"所谓"实脾"不仅仅指补脾，而是调理脾胃运化功能。至汉代张仲景又在继承前人学术思想的基础上，《金匮要略·脏腑经络先后病脉证》曰："见肝之病，知肝传脾，当先实脾。"又曰："故实脾，则肝自愈，此治肝补脾之要妙也。"可见肝脾同病的状态下，治脾的意义要比治肝更为重要，而不能见"肝之病，不解实脾，惟治肝也"。至明代张景岳更加强调"治五脏以调脾胃"，提出"肝邪之犯脾者，肝脾俱实，单平肝气可也，肝强脾弱，舍肝而救脾可也。"近代医家张锡纯也对"肝病实脾"理论进行了深入的阐述。《医学衷中参西录》曰："欲治肝者，原当升脾降胃，培养中宫，俾中宫气化敦厚，以听肝木自理。"可见，抑郁症肝脾同病的状态下，更要注重"实脾"。一方面，调理脾胃功能可以防止抑郁状态下，恼怒伤肝进一步影响脾胃运化而导致抑郁症乃至重度抑郁症的发生，达到逆转抑郁情绪、预防抑郁症发生的目的。另一方面，可以通过调理脾胃运化，改变抑郁症状态下的神经、免疫、炎症、微生态等各个系统的病理表现，使脾实则肝自愈，从而达到治疗抑郁症的目的。

# 163 抑郁症与情志的五脏调控

抑郁症为常见的慢性反复发作性精神疾病。中医学并无此病名，类似描述多见于郁证、脏躁、百合病、梅核气等病证中。该病以心境低落，兴趣和愉快感丧失，精力降低为主要症状。中医对其发病机制的认识常以肝气郁结为核心，认为七情所伤是抑郁症的病因，肝气郁滞是抑郁症发病的始动环节，郁久可伤及五脏。除此之外，还有以心失所主为论，认为心神失养则魂不守舍，痰火阻蔽则心失所主；有以"中焦"立论，认为抑郁症病机多不离痰、热、瘀、风、虚等病理因素，而这些病理因素的产生与脾胃运化、输布气血津液的功能密切相关；有以"肾精"为根本，认为肾精不足，元神失养，阳气不足，心神无力振奋为抑郁症的根本原因；有以脑神被扰立论，认为邪气蔽阻五官七窍，"脑神"不用，整合不能，七情五志的产生和表达障碍，导致抑郁症发病。这些学说为抑郁症中医药防治的研究提供了有益的借鉴。但情志活动是五脏功能活动的结果，且抑郁症是一种慢性、反复发作性疾病，其形成过程也较为漫长，因此往往涉及多个脏腑，以一脏立论则过于片面。因此，学者岳广欣等对抑郁症与情志的五脏调控关系做了颇具见解的论述。

## 情志的发生与五脏调控

抑郁症多由异常情志活动所诱发，而情志活动与脏腑功能密切相关。在正常状态下，客观事物作用于人体，首先为心神所感知、察觉，进入意识领域，对之是否合乎自身需要，是否有损或威胁自身利益做出评估、判断，确立目标；肾志则根据目标，对自身行为进行把握与调节，使之与心神相一致，若不利于机体，机体便会产生一定紧张度，动员积极力量，做好准备，采取相应的回避或攻击行为，以逃避或消除不利因素，保护自身利益。但是倘若机体对外界不良刺激有所认识（已知不利），而自身无能力回避或消除（难以免除），或期望值过高（所欲不遂），不能调整目标与实际的差距，心神与肾志之间失去平衡，则产生强烈的心理冲突，表现为郁的情绪反应和气机失调的躯体反应。这种综合反应，即是心神的认知与肾的意志能力不协调的结果，这种失衡状态落实到脏腑系统，就可表达为心肾失调或心肾不交。"肝藏魂""随神往来者谓之魂"。魂是与心神有密切关系的心理活动，但它不像心神能被个体意识所察觉，而是属于警觉系统，是伴随神而登场的背景和基调，它随神往来，以协助神对脏腑活动进行控制和调节。若魂有所伤，上至心神，下至脏腑，皆有影响。故当心（神）肾（志）不交、忧郁不解时，可通过随神往来的魂的作用，影响到肝的生理功能。肝主疏泄，喜条达而恶抑郁，对情志、气机、脾胃、气血功能都起着疏导与调畅的作用，若情志所伤，肝失疏泄，则气机逆乱而变生临床诸多证候，出现不同类型的情志异常。

此外，情志活动以气血为物质基础，五脏化生精气血的能力各不相同，导致了各脏对情志的调节能力和耐受力也不同。心主血生血（血是神明的物质基础），是情志之君脏；肝调畅气机助心行思，情志过极常首先受难，并诱发其他病变，为情志之弱脏；脾主运化，能营气养心，固摄心神，为养神固神之脏，但易为肝乘而生痰浊；肺主气，朝百脉，能化生气血，强力支持心主神明的功能，为情志之辅脏；肾藏精、藏志，是脑神产生的基础，七情发生的根本。由此可见，五脏均参与了情志的调节，五脏间功能的协调是情志正常的保证；不同的病因或影响脏腑功能导致情志异常，或影响情志表达导致脏腑功能受损，若机体不能及时调整以恢复正常则会导致精神疾病的发生。

## 相火不足是抑郁症发病的根源

相火被喻为"龙雷之火"，具有"水中之火"的特性，寄寓于下焦肝肾精血之中。正常的情志活动需心肾间的协调和肝疏泄功能的调控，相火对三脏功能均有重要影响，主要体现在以下几个方面：①相火寄于命门，其化生阳气，促进温煦、气化的功能，充养脑髓，以养元神。相火不足，不能养髓，则出现精力不足，联想困难或自觉思考能力下降。②相火是升降运动的原始动力，其可蒸腾肾阴上济心火，形成心肾相交，是情志活动正常发生的保证。若相火不足，心肾失交，心神与肾志不能协调，心神失养则造成"任物"功能受损，对外界事物及刺激的评价异常，动机发生障碍。③少阳相火寄居于肝，是肝主疏泄的动力源泉。相火不足，则肝升举疏通无力，心境抑郁，情绪低落。可见相火不足，则易致心、肾、肝功能异常，从而导致动机（肾志）受损，无愉快感而出现自我评价过低、自责或有内疚感，以及食欲、性欲下降等症状，而这些症状也是抑郁症诊断标准［CCMD-3，中国精神疾病分类与诊断标准（第3版）］的主要依据，因此相火不足是为抑郁症发病的基础和根本。

对相火（阳气）不足，心、肝、肾受损导致抑郁症的病机认识、临床治疗和实验研究亦早有报道。如丁元庆认为抑郁症以阳郁不达、营卫不和、神机失调为基本病机，并用宣阳开郁的怡神方治疗抑郁症，取得良好的疗效。从临床中医证型的调查分析来看，情绪抑郁、精神迟滞、性功能障碍等迟缓症状阳虚证多见。温阳药巴戟天具有良好的抗抑郁作用，也反证了阳虚在抑郁症发病中的作用。陈家旭等发现补肾药物也能明显改变抑郁症模型大鼠的行为表现，降低下丘脑β-内啡肽表达，上调海马CA1区神经营养蛋白3（NT$_3$）表达，有一定的抗抑郁作用。以上研究提示了相火不足在抑郁症病机中起着重要的主导作用。

## 心肾失交肝失疏泄是抑郁症发病的中介因素

心肾相交是人体基本的生理过程，除了心肾间水火相互制约，维持两脏正常动态平衡外，通过心肾相交，心血肾精同源互化，元气与心血相助，君火相火相得益彰，对生命基本物质的化生和运行极为重要，同时也与七情发生和神志活动有着密切的关系。

心主神志，内藏君火，火性炎上，受扰而易动，同时心又承担着"任物"的功能，感受内外环境的刺激，并进行分析、评价，所以人在清醒状态下无时无刻不受到内外环境的"干扰"。心在君火的主持下，以阴血为物质基础，维持着人体的各种生理活动，包括神志活动。如果各种刺激过强则会使心火升而不降，易使人出现亢奋状态，则肾水得不到君火温煦，而影响到以肾水为基础的阴中之火——相火的功能，导致相火不及。如果这种刺激持续过久，相火不能得到及时恢复，可出现相火不足。另外，君相二火还能互相感应，"心动则相火亦动，动则精自走，相火翕然而起"，即君火可引动相火，如君火动久，则相火消耗过多，也会出现不足。神志活动是以精、气、血为物质基础的，相火不足则精气化生不足而致精神情绪改变，无力蒸腾肾水以制约心火，则心火失制而易致神志异常，更进一步加重心肾之间的失调。从现代心理学的角度看，心神的功能类似于感觉、运动、认知评价等高级神经功能，多为后天习得；肾藏志，类似于动机。若动机与外在环境（心所感应的环境需求，类似于认知）发生矛盾，则出现心肾失交。如久久不能协调，动机被压抑过久而得不到补偿则逐渐消退，肾志减弱，可导致兴趣下降，快感缺乏。由此影响到心的"任物"功能，则对周围环境变化反应迟钝，造成情绪体验不能和表达不能现象，出现情绪低落等表现。

肝主疏泄，调畅气机，是维持正常心肾相交功能的重要因素。任何情志活动都可影响气机，进而影响到肝主疏泄功能。暂时气机升降的不平衡，是人体适应内外环境变化的需要；若持续时间日久，造成肝失疏泄，则情绪表达不畅，一方面可直接干扰心神，另一方面可致心肾间气机不畅，造成心肾失交。肝失疏泄，还可影响至脾，致气血化源不足；可扰乱心神而致心烦；下及于肾，元阴元阳受损；气滞血阻而成瘀，气滞津停而成痰。多方面因素积累，促进抑郁症的发病。

由上可知，心肾相交是人体气机升降的主要形式，肝主疏泄是气机调畅的保证，二者是情志发生的前提。心肾失交一方面可使相火渐弱，另一方面也使气机升降失常，气乱失序，脏腑间平衡制约失调，各种病理产物丛生，进一步加重了病情的发展，并且贯穿于抑郁症的始终，因此称之为抑郁症发病的中介因素。

## 痰瘀阻滞脑神异常是抑郁症发病的直接原因

抑郁症患者存在痰瘀症状已得到广泛认可。痰的产生虽多归于脾胃，其实"肾为生痰之根"，阳气亏虚，阳不化水为气，湿聚成痰，也是痰形成的一个重要原因。此外，情志内伤，气郁化火，也可炼津为痰。痰浊滞于脏腑、经络、脑窍，影响脑神则会出现精神活动的异常，表现为精神抑郁、惊恐不安、记忆力减退等。若情志不遂，肝气郁滞，气血运行受阻，可形成血瘀。瘀血内阻，神明不能内守，则精神抑郁或性情急躁，血滞不养心神则心悸、失眠、健忘。痰、瘀一旦形成，又可互相影响，最终形成痰瘀互结。痰瘀为有形之邪，痰瘀阻络，则气机不利，影响正常气血的运行，七情表达失常；阻扰脑神，不能有效地感受外界环境变化，不能及时做出认知评价，进而不能对环境变化做出及时反应。正常的七情是在心神与肾志的协调下产生的，且七情的表达可强化心神与肾志的协调，痰瘀阻滞使心神与肾志失调，则七情不能正常形成，肾志渐弱，逐渐积累，发展成为抑郁症。因此痰瘀是抑郁症的直接病因，也是抑郁症反复发作的重要原因。

总之，抑郁症是由长期内外环境刺激作用下而导致五脏功能失序、情志调节失常的结果，为本虚标实之证。其中相火不足是本，痰瘀阻滞是标，而心肾失交、肝失疏泄是其中介因素，贯穿于抑郁症的整个发病过程。

# 164　抑郁症辨治研究

　　抑郁症是一种常见的、以持久的心境低落状态为特征的心境障碍，常伴有焦虑、躯体不适感和睡眠障碍。该病具有发病率高、复发率高、自杀率高等特点，逐渐引起了人们的关注。中医古代文献中虽然没有抑郁症之病名，但对其的认识有着悠久的历史，在中医文献中的多种病名，如"郁证""百合病""脏躁""梅核气""癫病""卑慄""失志""脱营失精"等都与其相关。中医对抑郁症的认识亦在不断地发展，学者陈回春等就近年来中医对于抑郁症的研究进行了归纳。

## 病因病机

　　**1. 历代医家关于情志疾病的病因病机的认识**　郁证的病名首见于《医学正传》，主要由情志不舒、气机郁滞所致。《丹溪心法·六郁》曰："气血冲和，万病不生，一有怫郁，诸病生焉。故人身诸病，多生于郁。"认为情绪不畅，气机郁滞，气血失和是导致各种情志内伤疾病的重要原因。《诸病源候论·气病诸候·结气候》中有"结气病者，忧思所生也。心有所存，神有所止，气留而不行，故结于内"的论述，认为气机郁结主要是由忧思所生。张景岳扩充了郁证的范围，他在《景岳全书》中提出"凡气血一有不调而致病者，皆得谓之郁证"，并对于郁证的病因病机做了更加详细、系统的论述。他认为郁证当分辨"因病而郁"和"因郁而病"两大类。即其所谓"凡五气之郁，则诸病皆有，此因病而郁也；至若情志之郁，则总由乎心，此因郁而病也"。张景岳在《景岳全书·郁证》中将情志之郁概括为"一曰怒郁，二曰思郁，三曰忧郁"，三郁之病变有虚实之异，治疗亦有扶正与祛邪之别。《黄帝内经》阐述了社会因素对患者精神因素的影响，《素问·疏五过论》曰："尝贵后贱，虽不中邪，病从内生，名曰脱营。尝富后贫，名曰失精，五气留连，病有所并。"指出人们因为社会地位的变迁而产生精神情绪方面的变化，产生失落感、无用感，而导致病由内而生的一种状况。这与现代社会人们因为退休或各种变故导致的抑郁症是十分相符的。

　　**2. 现代医家关于抑郁症的病因病机的认识**　中医学对抑郁症病因病机的认识，可谓仁者见仁，智者见智，古今医家分别从不同角度丰富发展了该病的中医病因病机理论。自古以来，从肝论郁为大多数医家所认同。杨林认为抑郁症系情志致病，其原发在肝，兼及脾肾。初期多实，久病兼虚。基本病机为肝气郁结，并贯穿疾病始终。包祖晓等提出肝气虚是抑郁症的基本病机，与阳气不足、升发无力导致的"虚气郁滞"关系较为密切，而与当前的"肝郁气滞证"无关。马欢认为肝郁气滞在郁证发病中居首位，郁证之初以气滞为主，继发血瘀、火郁、痰结、食滞等，经久不愈，由实转虚，随其影响的脏腑及耗损气血阴阳的不同，而形成心、脾、肝、肾亏虚的不同病变。

　　脾胃气机的升降是人体气机升降出入的根本所在，且"思伤脾"，思虑过度，脾胃受累，升降失常，郁结于里而发病。张丽萍认为中焦脾胃对五脏神志活动具有重要的调节作用，中焦脾胃气机升降失调，会导致抑郁症的主要病理因素"痰、热、瘀、风、虚"的产生，故在抑郁症的治疗中要重视调理脾胃气机。王洪图等认为在五脏皆藏神的整体协调关系中，脾胃起着"枢轴"的关键作用，从而对"藏神"整体影响巨大，是调控神志活动的关键脏腑。李奕棋认为"思"是抑郁症的主要病因，"因思致病""因病致思"，二者交互作用，形成恶性循环，是抑郁症病情反复的重要根结。治疗时除了心理疏导，重要在于健脾益气以散结，使脾气健运，气血畅达，则不疏肝而郁自畅。王玮认为应该开拓医家思路，神志之病不单从心论治，而可从脑论治。脑神之病，或由于本脏之亏乏所致，或由于气滞、血瘀、痰浊为害。

临证时从虚实两类思辨；虚证者，多为髓海不足，可用益气养血、添精益髓诸法；实证者，常加镇肝息风、化痰通络、醒脑开窍诸法。张昶等亦认为"脑神紊乱"是抑郁症的主要病机，提出通过奇经调理脑神来治疗抑郁症。临床上将奇经辨证与脏腑辨证相结合，调督脉以振奋阳气，调整脑神紊乱；调阴维脉、冲脉以解郁畅神，调阴阳跷脉以交通阴阳，调治任脉以平降胸腹逆气，再配合脏腑辨证，标本兼治，以获佳效。

近代医家在治疗抑郁症的临床研究中，将抑郁症的病因病机分期讨论。如张有为等认为抑郁症临床分为初、中、末三期，初期病位在肝脾，病变涉及少阳，病性为实证，主要病机为肝失疏泄、脾失健运；中期肝气郁滞较重，其病位涉及肝胆脾胃，病性亦为实证，主要病机为肝气郁滞，可伴痰浊内生；末期虚证多见，病位涉及心肺肝肾等，可兼痰浊瘀血阻滞，也有因虚致实之证。

## 证候学研究

近年来，由于临床流行病学研究方法的深入，抑郁症的中医证候学得到了广泛发展。陈文恺等通过对571例抑郁症患者的临床流行病学的研究调查，得出抑郁症的主要证候为心脾两虚、湿浊中阻、肝气郁结、心神不宁、心肾两亏、气滞络痹、心肝气郁、痰浊阻滞、心肝气郁、化热扰神和脾肾两虚。病位在心（脑）肝，涉及五脏。病机以肝气郁结为主，实多虚少。实为气郁、痰湿、火热、络阻，虚为气阴不足、血亏，少见阳虚。并在分析571例患者的病因病机规律时发现，在571例患者中，69.19%的患者有精神应激事件史，23.13%的患者有明显的家族精神病史，说明情志刺激与体质禀赋是抑郁症发病两大因素。另外，女性患者多于男性，也可以看成是一种禀赋因素。

## 治疗方法

抑郁症的中医治疗的临床研究一直是大多数学者的研究热点，主要集中在辨证论治、专药专方、针灸治疗等方面。

**1. 辨证论治**　王法德在临床上将其分为虚实两大类型来治疗抑郁症。肝郁气滞、痰火扰心型，症见情绪低落，坐立不安，心烦易怒，失眠多梦，舌红、苔黄腻，脉弦滑或滑数。此为肝郁气滞，郁而化火，气滞血瘀痰凝。治用自拟清心安神方（法半夏、胆南星、陈皮、茯苓、白术、枳壳、黄连、栀子、竹茹、远志、酸枣仁、合欢皮、生龙骨、郁金）。湿邪偏盛者，加石菖蒲、滑石；纳呆者，加谷芽、生麦芽；躁动不安者，加大黄、生石膏。心脾两虚、心神失养型，症见善思多虑，胸闷心悸，失眠健忘，倦怠乏力，舌淡、苔薄白，脉弦细或细数。治用自拟补心安神方（人参、茯苓、白术、熟地黄、白芍、川芎、何首乌、酸枣仁、五味子、柏子仁、远志、木香）。伴心烦者，加栀子、豆豉；纳呆者，加焦三仙、枳壳；失眠者，加生龙骨、生牡蛎。

范军铭将抑郁症分为早、中、晚三期，分别采用理气、化痰、祛瘀、补虚之法加以论治。发病早期，气证居多，病位在肝，常有胸胁满闷，喜叹息，失眠，健忘，不善与人交往，舌边红、苔薄白或薄黄，脉弦等症。选用逍遥散为主方加减治疗。发病中期，临床以瘀证、痰证多见。偏于痰者可有不寐或多寐，头昏重等症，重者呕恶，胸闷，兴趣减少，舌红、苔白或黄腻，脉弦滑等症。选用温胆汤为主方，增以白僵蚕、郁金、石菖蒲、远志，化痰开窍、解郁安神。偏于瘀者多有失眠多梦，头痛日久，痛如针刺而有定处，急躁易怒，入暮潮热，唇黯或两目黯黑，舌质紫黯，或见瘀斑瘀点，脉涩等症。选用血府逐瘀汤加减治疗。若血行瘀滞，心神失养，易伴见心悸失眠，酌加生晒参、酸枣仁、茯神以养心安神。发病晚期，因迁延日久，耗损气血，脏腑亏虚，故临床多见虚证。多有面色无华，情绪低落，郁郁寡欢，心悸失眠，头晕耳鸣，食少纳呆，舌淡红、苔薄白，脉沉细弱等症。选归脾汤加减治疗。然久病多虚、久病多瘀，常致虚实夹杂。倘虚中夹瘀，则应于补养之剂中加以活血养血之品，如当归、鸡血藤，使补不留瘀。王玉英认为抑郁症其发病原因是情志内伤、肝气郁结。发病和传变规律是初病在气，久病及血，累及五脏。临证时将本病分为气机郁滞、气滞血瘀、心肝血虚和痰气郁结4型。气机郁滞型用丹栀逍遥散或癫狂梦醒汤加减；气滞血瘀型用膈下逐瘀汤加减；心肝血虚型用天王补心丹加减；痰气郁结型用十味温胆汤加减。治疗时首重睡眠，次重饮食，再考虑其他症状。临床观察，疗效显著。邸杰按中医辨证分为七型，分为肝郁气滞、肝郁痰结、气滞血瘀、心肝滞热、心脾两虚、肝肾阴虚、肾阳亏虚。肝郁气滞证，治以疏肝解郁，方药选柴胡疏肝散加减。肝郁痰结证，治以疏肝豁痰，方药选温胆汤加减。气滞血瘀证，治以理气化瘀，方药选血府逐瘀汤加减。心肝滞热证，治以清心平肝，方药选黄连解毒汤加味。心脾两虚证，治以补益心脾，方药选四君子汤加减。肝肾阴虚证，治以滋补肝肾，方药选六味地黄丸合一贯煎加味。肾阳亏虚证，治以补肾壮阳，方药选右归丸加减。

**2. 专药专方**　龙伟芳等将60例抑郁症患者随机分为两组，治疗组30例给予解郁1号方（党参、柏子仁、白术、茯苓、炙甘草、当归、生地黄、麦冬、川芎、白芍、柴胡、大枣、酸枣仁、远志）治疗，对照组30例给予百忧解治疗，两组均治疗6周为1个疗程。1个疗程后，从临床效果上比较，治疗组痊愈4例，显效7例，有效16例，无效3例，总有效率为90.00%；对照组痊愈2例，显效3例，有效9例，无效16例，总有效率为46.67%。两组比较，差异有非常显著性意义（$P<0.01$），治疗组明显优于对照组。从中医证候疗效比较，治疗组痊愈3例，显效7例，有效16例，无效4例，总有效率为86.67%；对照组痊愈2例，显效3例，有效8例，无效17例，总有效率为43.33%。两组比较，差异有非常显著性意义（$P<0.01$），治疗组明显优于对照组。提示解郁1号方治疗心脾两虚型抑郁症的临床疗效优于百忧解。纪江红将110例患者随机分为治疗组58例和对照组52例。治疗组服用加味小柴胡汤，对照组每次口服西药阿米替林25 mg，3次/d。2个疗程后，两组临床疗效比较，治疗组58例中，治愈19例，有效28例，无效11例，总有效率为81.03%；对照组52例中，治愈11例，有效23例，无效18例，总有效率为65.38%。治疗组疗效明显优于对照组（$P<0.05$）。尚俊平选取30例患者口服柴胡加龙骨牡蛎汤治疗老年抑郁症。对于伴有严重的焦虑症状者，可依病情酌情口服抗焦虑药品，但时间仅限1周。30例患者治疗后，痊愈5例，显效17效，有效4例，无效4例，总有效率86.0%，经HAMD等疗效指标观察，30例患者治疗前后的HAMD积分比较有显著性差异；治疗8周后，减分率≥75%。提示运用柴胡加龙骨牡蛎汤治疗老年抑郁症患者具有临床指导意义。

**3. 针灸治疗**　近年来有关针灸治疗抑郁症的报道日益增多，主要有传统针刺和电针治疗，另外，还有人采用耳穴法、针药结合法等，也取得了满意的疗效。李青竹采用养心安神针刺法治疗抑郁症，并与百忧解组对照。结果：针刺组总有效率93.75%，对照组总有效率87.5%，两组比较有显著性差异（$P<0.05$），说明针刺养心安神法治疗抑郁症有较好效果。周秀芳等采用五输穴透刺治疗抑郁症100例，经过8个疗程治疗，临床治愈43例，显效39例，好转15例，无效3例，总有效率达97.0%；治疗后SDS评分显著减少（$P<0.01$），血浆皮质醇明显降低（$P<0.05$），说明本法治疗抑郁症有一定的疗效。王延武采用高频电针治疗脑卒中后抑郁症40例，并与40例每日服用盐酸舍曲林50 mg的患者对比，治疗30天后两组的HAMD、FMA评分较治疗前都有明显改善（$P<0.05$），且两组比较无显著性差异（$P>0.05$），表明高频电针能达到和盐酸舍曲林相当的疗效，能对改善脑卒中后抑郁症的症状和肢体功能，起到积极的作用。

# 165　肝脏象学说在抑郁症治疗中的运用

　　抑郁症是临床上常见的心境障碍疾病，在目前的十大疾病中排名第四位，其患病率已经超过了常见疾病冠心病，成为未来人类面对的主要疾病之一。中医学文献书籍中虽没有对"抑郁症"一词的明确记载，但有不少情志疾病的病名，如郁证、百合病、脏躁等，通过对照其相互之间的临床表现，可发现不少相同、相似之处，因此可把抑郁症归属于情志疾病范畴。学者余蔓等基于对《黄帝内经》中关于肝脏的生理特性及病理规律的认识，结合相关古籍记载与近现代研究，对抑郁症进行以下探析。

## 抑郁症的中西医概述

　　抑郁症患者虽以显著而持久的心境低落为主要临床特征，但往往多伴有疲乏、身体疼痛、头晕、胸闷、心悸、口干、多汗、尿频、尿急等证候群，在身心同病的折磨下，患者容易萌生自残甚至自杀念头，其中不乏付诸实际行动者，患者承受极大痛苦的同时，也给家属带来了很大的负担，严重危害人类健康。抑郁症发病机制涉及复杂的心理和生物学机制，目前主要认为与以下三个方面有关：①下丘脑-垂体-肾上腺（HPA）轴亢进引起糖皮质激素、促肾上腺皮质激素（ACTH）、血清皮质醇（CORT）升高，机体内分泌及免疫系统功能紊乱而发病。②海马区神经细胞损伤，脑源性神经营养因子（BDNF）表达变化，相关神经元受损导致信号传导障碍而引发抑郁症。③中枢神经系统内多巴胺（DA）、去甲肾上腺素（NE）、5-羟色胺（5-HT）、P物质、神经肽Y等多种单胺类神经递质含量下降，或其相关受体数量减少、敏感性降低。针对其发病机制，目前西医抗抑郁药主要有5-羟色胺再摄取抑制药（SSRI）、去甲肾上腺素再摄取抑制药（SNRI）、三环类抗抑郁药（TCA）、单胺氧化酶抑制剂（MAOI），但均有一定依赖性，停药后易反弹，用药期间不少患者可见恶心、口干、头晕、食欲减退、体质量增加等不良反应。

　　抑郁症归类于中医学中的郁证、脏燥等情志疾病。郁证病名首见于明代虞抟《医学正传》。《丹溪心法·六郁》曰："气血冲和，万病不生，一有怫郁，诸病生焉，故人身诸病，多生于郁。"《医碥》中亦提及"百病皆生于郁，郁而不舒则皆肝木之病矣"。五行当中，肝为木，木郁亦即肝郁。肝主疏泄，喜条达而恶抑郁，一旦肝气郁滞，失于疏泄，则引起气血失和，故而发为郁证。气机不畅，升降失常，阴阳失调，则百病生，故郁证患者常伴有纳差、疲倦、失眠、胸闷、头痛、头晕等症状。诸症皆起于肝气郁结，故从古至今临床医家多从肝论治郁证等情志疾病，并收获了显著疗效。

## 《黄帝内经》肝脏象学说

　　《素问·六节脏象论》曰："脏象何如？"这是"脏象"一词最早的记载，脏象学说在中医基础理论体系中处于举足轻重的地位。《黄帝内经》以其独特的天人合一的思维特点，对人体内脏腑形体诸窍的形态结构、生理活动规律及其相互之间的关系做了非常深入的研究，从各个脏腑的解剖学结构出发，结合各种象数模型，推理出其对应的生理病理表现。中医学所指的脏腑解剖学结构并非现代西方医学的器官实体解剖位置，而是包括整个脏腑及其特定的功能系统。《难经·集注》中记载"肝者，据大言之，则是两叶也。若据小言之，则多叶矣"。由此看出，古人对于肝脏的解剖形态认识与现代解剖学中对于肝脏的研究有相同之处。《素问·金匮真言论》曰："阴中之阳肝也……此皆阴阳表里内外雌雄相输应也，故以应天之阴阳也。"《素问·阴阳应象大论》曰："东方生风，风生木，木生酸，酸生肝，肝生筋，筋生心，肝主目……在体为筋，在藏为肝，在色为苍，在音为角，在声为呼，在变动为握，在窍为目，在味为酸，在志为怒。怒伤肝。"由此可见，阴阳五行学说是《黄帝内经》用于研究各脏腑解剖结构及生理病理功能特点的主要象数模型。根据阴阳五行学说，肝在五行中属木，与春季相应，为阴中之阳，是为少阳，其经络配属厥阴，又为五运之始，种种属性决定了其气主生发，具有条达的生理特性，对人体全身的气机起生发推动作用，使阳气升腾，在五脏中占重要地位，故有学者提出肝脏象肝脏中心学说，从本质上对肝脏象学说内容进行深入研究，倡导肝脏病证应当从肝论治、他脏病证亦可从肝论治及多脏同治。

从经脉循行看，肝足厥阴之脉，起于足大趾，沿内踝前上行至小腹，交任脉于中极、关元，继续上行至头部，与督脉交于百脉汇聚之处巅顶。任督二脉同源，共起于胞中，分属阴阳。因此，针刺肝经之穴不仅能疏导郁结之肝气，亦能通任督二脉，起全身性调节作用，对于阴阳失调之病证起双向调节作用。

# 肝脏象与抑郁症

《素问·阴阳应象大论》曰："人有五脏化五气，以生喜怒悲忧恐。"即人体五脏各对应不同类型的情志活动，而五脏五情相互之间又有着紧密联系。《灵枢·本神》中记载"忧愁者，气闭塞而不行。盛怒者，迷惑而不治……肝悲哀动中则伤魂，魂伤则狂忘不精"。过怒则必伤肝，肝损则魂伤气结，气机紊乱，气血失和，五脏失于濡养，脏腑生理功能失调，故抑郁症患者除心情抑郁外，临床上常伴见多系统的躯体症状表现，如眩晕、头痛、不寐、多梦、肢体乏力、胁肋部不适、喜太息、腹胀、纳差等。纵观古今，不少医家均认为，肝失疏泄、气机郁滞是郁证等情志疾病的主要发病机制。肝主疏泄理论最先见于《格致余论·阳有余阴不足论》，其曰："主闭藏者肾也，司疏泄者肝也。"此书对于该理论的发展与传承可谓贡献极大。朱丹溪认为"郁多缘于志虑不伸，而气先受病"，主张肝失疏泄是郁证的病机根源，疏泄失司则气血运行不畅，精神失养。除朱丹溪外，明代医家赵献可亦认为六郁之首当为木郁，治疗应从肝论治，解决木郁为先。至清代，医家张锡纯在《医学衷中参西录》中明确提到"诊其脉左关微弱，知系怒久伤肝，肝虚不能疏泄也"，认为郁证乃肝气虚，疏泄失常所致。发展至今，现代医家卢永屹等均认为情志异常与气机不畅密不可分，医治当着眼于肝脏，以疏肝理气为主。根据兼夹证不同，又可分为肝郁脾虚及肝郁血虚两种常见证型。

**1. 肝郁脾虚证** 本证患者或素来喜躁易怒，或遇事不顺，情志不遂，郁怒伤肝，气机郁滞。《素问·经脉别论》曰："食气入胃，散精于肝，淫气于筋。"肝、脾两脏在生理功能方面是密切联系的，根据五行生克理论，肝居东方属木，主疏泄、藏血，脾居中央属土，主运化、统血，肝木条达是脾土健运的前提，然脾气实肝阴血方得以荣养。正如唐容川在《血证论》中提到"木之性主乎疏泄，食气入胃，全赖肝木之气以疏泄之，水谷乃化，设肝之清阳不升，则不能疏泄水谷"。肝郁不舒，脾失健运，故本证抑郁症患者除见情志抑郁、喜叹气外，伴见纳呆、腹胀、恶心欲呕、反酸嗳气、乏力、大便黏腻不爽等脾虚见症，舌苔白腻，脉弦。

**2. 肝郁血虚证** 基于上述，肝气郁结，气机郁滞，脾失健运，升降失司，一方面，清气不升，水谷精微无法转化营阴，气血生化乏源；另一方面，浊气难降，积聚中焦，痰湿内生，痰浊日久化热耗伤阴血，致血虚更甚。营血亏少，心神失于荣养，则见心虚胆怯。《素问·灵兰秘典》指出"心者君主之官也，神明出焉"，心主血脉，主管人的精气神，因"血脉和利，精神乃居"，血脉空虚，脉道失于和畅则精神失养，发为郁证。提示气血对于精神情绪的影响不可忽视，故曰："血气者人之神，不可不谨养。"本证患者精神抑郁，可兼有贫血，兼症见精神恍惚、眩晕、不寐、多疑、易恐善惊等血虚心神失养、心虚胆怯的表现，其舌质淡、苔薄腻或兼黄，脉弦细。

# 基于肝脏象学说的抑郁症诊疗思路

　　脏象学说运用于疾病诊治的途径，是在了解各脏腑生理功能的基础上，通过对人体外在的能被察觉与感知的症状表现加以分析，从而推断其内在脏腑生理功能紊乱及活动规律改变的原因，据此对因治疗。郁证的独特之处在于，其以精神症状为主，与情绪因素密切相关，合并有多系统的躯体症状，但一般无明显器质性病变及明确的生理病理机制存在，故临床诊治有一定困难。

　　肝属木，肝气通于春，《素问·诊要经终论》指出"正月二月，天气始方，地气始发，人气在肝"，肝就好比初春时蓬勃生长的树木，升发辛散，向上向外舒展，充满生机，故称肝主生发、主疏泄。肝脏作为人体精神活动的调节枢纽，肝气郁结，疏泄不及则见心境低落，易悲善哭；气机紊乱，清阳不升，脑窍失养，则见思维缓慢、记忆力减退、视物模糊等；因肝经循行环阴器一周，若肝气升发无权，则可见阳痿、早泄等性功能障碍及生殖系统疾病；"肝为罢极之本"，是人体抵抗疲劳的主力军，肝损魂伤则见倦怠；肝病及脾，脾土壅滞，故见纳呆、腹胀等脾胃相干症状；肝气不舒，气血失和则心神失荣，故见睡眠障碍。肝气辛散，喜条达而恶抑郁，治疗郁证之首当疏肝理气解郁，因此治疗方面选用味辛性散的理气药、开郁药收效甚佳。

　　著名医家张仲景在《金匮要略》中记载不少关于情志疾病的治疗方法，首创和法，从其所创经方小柴胡汤、甘麦大枣汤、百合地黄汤、半夏厚朴汤、泻心汤、四逆散等可看出，张仲景认为调理气机是治疗情志病的关键，这对后世医家治疗郁证有着深远影响，现今常用治疗郁证的方，如柴胡疏肝散、逍遥散、越鞠丸等均是在此基础上而立的。治疗郁证，古往今来不少医家主张"治郁当先理气"，方中多用香附、柴胡、陈皮、木香、青皮、枳实、沉香、乌药等疏肝理气药，兼用大枣、黄芪、当归等补虚药以益气健脾养血。郁证患者其病情受情绪刺激影响大，病程处于发作、进展期时配合心理疏导的同时应重用疏肝理气药，并根据病情轻重而适当加大剂量，另应根据其伴随症状，辨证投以补气健脾、养血安神之品。

　　近年来，涌现了不少文献研究资料支持以疏肝理气为根本治疗抑郁症可获良效。邓颖等随机对照临床试验中，纳入抑郁症患者 60 例，其中 30 例选用疏肝养心安神方口服治疗 8 周，总有效率高达83.33％，所用药物主要为柴胡、郁金、百合、合欢皮、酸枣仁、远志、大枣、茯神；陈晓娟抑郁症中药治疗临床研究中，共纳入肝郁脾虚型患者 53 例，均以疏肝解郁、健脾和营为治法，给予香附、郁金、柴胡、茯苓、当归、陈皮等理气药物治疗 2 个疗程，疗效显著。得益于现今科学实验研究的发展，关于中药抗抑郁的作用机制研究也取得了可观进展。梁梅丽等采用 LC－MS 代谢组方法学，研究柴胡石油醚作用于抑郁症模型大鼠海马组织代谢轮廓的实验研究，柴胡治疗抑郁症机制可能为调节氨基酸、嘌呤代谢及三羧酸循环水平，改善抑郁状态；周湘乐等使用慢性温和不可预知性心理应激方法造模抑郁型大鼠后，给予百合地黄汤灌胃，通过对比研究发现百合地黄汤灌胃组大鼠治疗后血清 IL-1β 含量明显低于模型组，海马 5-HT 表达明显高于模型组，提出百合地黄汤抗抑郁作用机制之一为抑制血清 IL-1β 含量升高，提高海马 5-HT 表达水平。

　　通过对针刺治疗原发性抑郁症组方规律分析发现，肝经腧穴使用频次排第三，其中太冲穴选用频次居肝经穴位之首，因太冲为肝经腧穴、原穴，是肝经气血留止之处，刺之可疏肝理气，畅情志。研究表明针刺太冲穴可使刺激循肝经上传至额叶，在额叶产生持续累积效应，从而起到调节情绪、改善认知、改善记忆力的作用。

　　随着社会科技的进步发展，人们承受来自生活工作的压力日益增大，这与抑郁症的发病率急剧增加不无关系。抑郁症患者在经受低谷情绪折磨的同时，常合并有反应迟钝、注意力分散、记忆力下降、倦怠乏力、头晕、心悸、不寐、胁肋疼痛、腹胀、排便习惯改变等多系统功能紊乱的症状，鉴于各项辅助检查结果一般无明显异常，临床诊断主要依据患者或家属提供的病史及各种抑郁量表测评。抑郁症的临床症状表现与中医学书籍中描述的郁证、百合病、脏燥等情志病症状如出一辙。中医对于郁证等情志病的治疗有着丰富的临床经验，从《黄帝内经》中大量关于肝藏象特点及其生理功能的阐述可知，肝与人的情绪密切相关，是人体调节情绪的枢纽，对于抑郁症的治疗起重要作用。后代医家从肝着手论治郁证等情志疾病多疗效显著。基于《黄帝内经》并结合历代医家的观点，对肝脏的生理病理特点及其经脉循行进一步分析，结合抑郁症的临床特点，探讨肝藏象与抑郁症的关系，提出从肝论治抑郁症具有充分的中医理论基础知识支持，临证时当在辨证论治的基础上，充分发挥中医整体观，结合抑郁症的发病机制遣方用药，辨证取穴，从而提高临床疗效，为临床从肝论治抑郁症提供了重要的理论依据。

# 166　从心-肾-脑-神轴论老年抑郁症

　　抑郁症又被称为"精神感冒"，是一种临床表现错综复杂的心理症候群，常伴有反复发作的异常精神、行为模式。现代医学实验证实诸如大脑异常、下丘脑-垂体-肾上腺轴异常和肠脑失调均会促使本病发生。中医学虽无具体病名，但古籍中不乏相关论述，主要将其归纳为神机失常的情志病范畴，如《金匮要略》中记载的郁证、百合病等。老年抑郁症特指 60 岁以上发病的老年人，临床以情绪消沉、记忆力减退为核心症状，常附加焦虑、疼痛、失眠等不同类型的心理学和躯体性伴随病症。本病极易诱发脑卒中、痴呆症和心脏病等多种危险疾病，在老龄人口中，本病患病率占 9％～18％，并有逐年上涨的趋势。本病的外在病因主要是由于社会、生活等造成的情志刺激，其发病的内在要素与老年人的生理病理特点息息相关。人进入老年后天癸竭尽，心力减退，脑神失养，气血渐衰，脏腑经络功能衰减，机体对外环境的适应力明显减低，若遇到配偶丧失、经济压力、子女远离等诸多生活因素，易导致老年人情绪不佳；情志内伤易导致机体精气阴阳紊乱。情乱则神伤，神衰又形损，宿疾交加，缠绵难愈。学者邹正等查阅古今文献，参考老年人体质特点，从传统中医学和现代医学两个角度探析心、肾、脑、神失调与老年抑郁症发病的关联，提出基于"水火既济"理论，以心-肾-脑-神为信息反馈轴，探讨抑郁症辨治，为进一步明确老年抑郁症的病机及从心肾辨治的有效性做了理论阐述。

## 水火既济理论

　　**1. 气机升降**　《素问·六微旨大论》曰："非升降，则无以生长化收藏。"从自然界中的天气下降地气上升到人体的清阳出于上浊阴走向下，气机升降贯穿始终。阴阳二气交感相错，自然界生生不息，机体内环境协调统一。若气机升降失和，自然界气候乖戾，机体正邪失衡而发病。《说文解字》中将"郁"释为地名，古汉语中暗含忧郁、阻滞之意，"抑郁症"这个病名既指情绪不舒畅的疾病，也含有对气机阻滞不通病机的描述。关于"郁"的概念最早见于《黄帝内经》，从天、地、人三个方面论述广义之郁："升降不前，气交有变，即成暴郁"，五运六气枢转不畅，气机运动失调，进而导致人体脏腑之气结聚不行。现今抑郁症中的郁多指情志之郁，此即狭义之郁。《慎斋遗书》指出"郁证，乃地气不升，天气不降"；《临证指南医案》载郁证"升降之机失度"；均从气机升降失职来阐述抑郁症的发病机制。

　　**2. 水火既济**　《周易》被后世尊称为"众经之首"，其对中医学术体系的建立起着至关重要的作用，其中阴阳、八卦等理论与儒、道家思想相融合，并应用于医疗实践中指导疾病的诊治。水火既济中的"既济"二字即出自于此，"既济卦"指上坎下离相资，五行中坎属水、离属火，水居上、火位下，水火上下交济互融，主吉。医易同源，在人体中坎卦对应五脏的肾，离卦对应心，《慎斋遗书》指出"心肾相交，全凭升降"，肾阳鼓动真阴化为冲和之肾气与天部的心交合，心阴牵制心火下行温暖地部的肾阳，心肾相交，阴阳相合，气机升降交感有度以维持寒温平衡、动静协调，进而机体气血周流，脏腑功能正常。此外，肾气主升，聚先后天精微，运输达脑而补益髓海生化神明；心气下降，主血脉流注而藏神，心肾气机升降正常则神明自安，情志怡然。若水位下，火居上，水性奔下，火性升腾，水与火相背而驰，为未济卦，主凶。在人体中则表现为心肾气机不能正常转枢的病理状态，即为心肾不交，神机逆乱，情志失调。

# "心-肾-脑-神"生物轴理论

情志活动是客观事物于脑部的表象显露，属于狭义之神的范畴。精气血是神生成的物质基础，精敛藏于肾而守御在下，神安居于心而统领于上，水火交济，心气肾气彼此交泰，五脏气机相互顺接，精神受五脏涵养、同寄于心肾而宁静内守。本病的基础病位在脑，本在心，源在肾，调在神，以"心-肾-脑-神"这一轴心作为情志疾病的信息反馈轴是可行的，辨治立足于养心补肾调神，同时重视心理疏导，则气机升降自如，诸郁得解。

**1. 神**　"神"在《说文解字》中记为"天神引出万物者也"，认为神是宇宙一切事物的主宰。在古代哲学"神"含义的影响和渗透下，人体之神，即机体一切表现的统称，既暗含生理活动，也囊括五神、情志、思维等心理活动。得神者昌，神机康健则脏腑和谐、情志调畅、心理怡然；失神者亡，神明失守则气乱身弱、情志思维意识失常。抑郁症为情志忧愁烦乱而发的疾病，七情太过或不及致使脏腑内郁；机体气血不顺，亦继发七情之病，形神统一，相互影响。

（1）心藏神：《素问·灵兰秘典论》指出"心者……神明出焉……主明则下安"。心为神之变，是精神活动的源头，从神魂魄意志之五神，到七情五志再到人的思维活动，都受心的主管。《灵枢·平人绝谷》指出"血脉和利，精神乃居"，心主管全身血脉，为神志功能提供充足的能量补给。《灵枢·邪气脏腑病形》指出"愁忧恐惧则伤心"，七情不及或过激首先累及心神，心主神志失常则精神活动紊乱。

（2）脑主元神：《本草纲目》首次提出脑为元神之府，位高气清，作为精神功能活动的重要场所，其主神明的作用主要表现在记忆、精神等方面。五官孔窍皆有神灵，其位于头面部，与脑密切联系，均受脑神统领，因此脑又被奉为百神之王。脑喜静谧恶躁扰，脑神正常则精神饱满，记忆优良，反之会出现躁动不安、思维迟钝等各种异常表现。MRI图像分析显示，老年人脑组织密度减低，海马、额叶等多个脑区体积减小。海马和大脑皮质共同参与情志活动，二者结构损伤与功能障碍是本病发生的关键原因，实验研究证实通过促进神经元增殖、激活海马功能有助于缓解抑郁症的不良症状。临床中如果仅有脏腑病理改变而不涉及脑水平的病理改变，不能明确诊断为抑郁症。

（3）脑神、心神与五脏神：脑神、心神和五脏神是人体之神的三大重要分支，一同构成了人体的情志系统。七情五志是机体脏腑生理、精神活动对于内外环境变化在脑部所产生的情绪反应。在脏象学中五脏皆藏寓五神，五脏精气血为脑神的功能活动提供了物质基础，五脏精气阴阳协调有助于保持心情舒畅；若五脏之气太过或不及，易诱发诸多不良情绪。心为君主之官，神明之用，《灵枢·天年》曰："五脏已成，神气舍心。"心神统率五脏神，在情志活动中起着主宰作用。脑为生命之枢机，为神明之体，进一步调节脏腑的功能和精气血的代谢，是人体情绪变化的高级中枢。在脑之元神和心之识神的控制下，五脏神之间相辅相助，神机调达，机体得以发挥正常的情志活动。在病理状态下，脑神、心神或五脏神的神机受阻，神志运转失常，病变相互影响，而导致不同类型的情绪反应。

**2. 心脑相通**　张锡纯提出了"心脑相贯而后可以成思"的观点，脑之元神为体，心之识神为用，心脑皆主神明，二者为神志活动的辩证统一，主次有别。脑为情志意识思维活动的枢纽，客观事物通过五官诸窍作用于脑，并在心的任物作用下，产生相应的结果。手少阴心经循行上达于脑，督脉上额循巅，与任脉并行上贯于心，通过经脉气血流注使心与脑联系更加密切。现代医学认为，心脏作为血液循环的动力器官，泵出血液在血管中流动，运输营养物质到达脑及全身各个器官，脑的重量虽较轻，但常态下脑维持功能活动所用的血流量占总血量的15%～20%。此外，源于心室的脑钠肽激素能促进脑部受体功能发挥。心脏泵血和内分泌功能稳定，则脑水平活动正常，人的情志、记忆等精神活动正常。

**3. 肾脑相济**　《灵枢·经脉》曰："人始生，先成精，精成而脑髓生"。肾者水脏，先天之精及后天化生的水谷之精皆藏匿于此，肾精化为髓，髓聚盈满循脊而上注于脑。海马是髓海的组成部分，先、后天之精是脑发挥功能活动的物质来源，十二经脉和诸多络脉的血气皆上走于脑窍，通过精髓的联系，使肾、脑相统一。肾封藏不妄泄则精足，脑髓充盈，神机正常，情志调畅；肾敛藏失职则精亡，髓虚脑空，意志消沉，精神不振。此外，督脉"贯脊属肾……入络脑"，足太阳膀胱经"从巅入络脑……入循膂络肾"，通过经脉循行加强了肾脑之间的协调配合。现代实验研究中，冯静等认为通过补肾的方法能够增加γ-氨基丁酸含量，强化其受体表达，进而缓解焦虑等症状。李新民等表明恐伤肾孕鼠能够影响21日龄子鼠海马区神经递质含量，从而导致情绪异常。

**4. 心肾相交与脑神** 心肾相交是指在正常状态下，水火、脏腑阴阳、气机升降之间的相互为用又相互制约的关系，通过易经中的水火既济理论引入到医学中。《素问·腹中论》曰："喜则……荣卫通利。"机体营卫二气的运行，均从肾上注于心，周而复始，维持神机彰明。在经脉循行线上，足少阴肾经的支者出络于心，通过经脉走行，加强了心、肾之间的沟通联系。心为君火，统率五脏六腑；肾为相火，为君火之根，君、相二火各安其位，相互为用。《中国医学汇海》指出"水火济而后妙用神"，火脏主血脉而藏神，水脏敛精气而生髓，心神肾精相交汇，精髓聚集于脑，既填充脑部使结构完整，又维系脑神的正常功能。又提出"神生于肾中精气，上归于心……发生七情"，《辨证录》指出"人之聪明生于心肾之交"，二脏中的真阴真阳相互推动，阳气下降，阴液蒸腾，阴阳二气交感合和，心肾上下交通，进一步在脑中产生了七情五志等神明。

## 从心肾不交论老年人抑郁症辨治

心主持神明，下交于肾；肾固涩阴精，上达于脑。心肾交泰，脑髓盈满而神志清明，心理怡然。基于心肾不交理论论述老年抑郁症，心肾二脏精气、阴阳失调，经络不通，不能互制互用，证型略有差别，治疗上以交通心肾为核心，以期恢复心肾各自功能协调，精气血充盈，阴阳平衡有度。

**1. 精气不交**

（1）心肾精血亏虚：心主司诸多脉道营血，肾敛藏一身精髓之气，心血下降，肾精上达，心肾精血相互为用充盈脑髓，同为化神之源，维持神志功能活动自如。二者一荣俱荣，一损俱损，老年人天癸耗竭，精髓化生乏源，神明失用；七情内伤首先伤及心神，或他病累积于心，损耗心血。心肾精血失充，元神失养，脑功能不能正常发挥，出现抑郁症伴有心脏病、痴呆等疾病，表现为情绪萎靡、健忘、失眠等。日久伤及脑髓，海马萎缩、脑内神经递质缺乏，脑部结构改变，导致本病愈发难以治愈。实验结果显示，百合地黄汤合酸枣仁汤通过调整炎症因子、脑海马 BDNF 含量改善大鼠抑郁症状。

（2）肾虚血瘀：《医林改错》载"元气既虚……必停留而瘀"，肾藏精化髓生血，肾精气化推动血液循环，肾之精气敛藏有度，则血的化源充足、运行畅通。老年人肾精耗竭，无力上济于心，精血日涸，瘀血阻络，久留不去，更损髓海，导致元神失常；肾蒸腾气化失职，血有失推动，血行滞缓，心脉枯涩进而造成血滞血瘀。肾虚易致血瘀，瘀血阻碍肾气，虚瘀相兼错杂，与中医"久病伤肾，久病入络"的观点相吻合。常以情绪低落，心胸憋闷，舌黯有瘀点为主要表现，以补肾、活血、安神为原则治疗。临床用加减血府逐瘀汤治疗脑卒中后抑郁症有较好的疗效。

**2. 阴阳失调**

（1）肾阳不足，心阳不振：《素问·生气通天论》曰："阳气者，精则养神"。阳气中精粹的部分温养五脏而调节五志，阳气具有兴奋的特性，推动阴精诸髓上达于脑窍而振奋神明。《素问·天元纪大论》指出"君火以明，相火以位"，君火居于心中，烛照万物，为一身阳气之用；相火敛藏于肾，温煦诸脏诸腑，为一身阳气之根。《灵枢·行针》指出"多阳者多喜，多阴者多怒"，肾阳不足，气化无权，进而影响心阳，心神无力振奋；心肾阳气亏耗进而导致脑腑阳虚，神机颓废，表现为意志消沉，恐惧不安，嗜卧懒动等。方选金匮肾气丸、济生肾气丸等。

（2）水气凌心，神机被扰：肾阳亏虚，气化不行，津液输布排泄障碍，滋生痰涎，随气流行，停滞于胸中，遏制心阳，阻碍心神，形成寒水凌心的病机转归。水气凌心病势，轻则肾阳不足，累及心阳，心肾阳气不足，神机失养，表现为胸闷不舒，形寒肢冷等一派虚寒象；重则水液蒸腾失司，水乘虚侵袭火位，心神不能内守，痰浊留滞于上焦，窒痹气机，枢转失常，且阴邪易蒙蔽清窍，脑神不得安宁，表现出烦闷、不得卧、眩晕等虚实夹杂的表现。赵杰拟潜阳丹合补坎益离丹加减，温补阳气，健运中焦，交通心肾。

（3）阴虚火旺，心神逆乱：心藏神，肾主志，心阳火下降以涵养肾志，肾阴精上承以维护心神，心肾水火上下互济，精神情志安定。老年人肾水不足，无力上济心火而导致心火独亢于上，火热扰动心神则神机不安于内，多见腰膝酸软、烦闷不宁、小便短赤等心火炽盛和肾阴不足的症状。陈晓娟临证选用生地黄、天冬、麦冬、沙参、山药、酸枣仁等以启滋肾阴泻心火，安神解郁之效。

老年抑郁症是老年人第一大精神疾病，主要特指 60 岁以上的老年人出现持久的情绪不佳表现，并伴有多种躯体性不适症状。本病的重要致病因素是精神刺激，脏腑虚弱，气机升降不和是致病之本。邹正基于"水火既济"理论，结合老年人生理病理特点，将老年抑郁症证型分为心肾精血亏虚、肾虚血瘀、心肾阳虚、水气凌心、阴虚火旺五种。本病病位在脑，本在心，源在肾，调在神，围绕"心-肾-脑-神"这一轴心作为情志疾病的信息反馈轴来治疗老年抑郁症，交通心肾，调节心肾精气、阴阳平衡。然而老年抑郁症病机错综复杂，老年人躯体、心理不适症状颇多，从心肾论治只是为临床中有效治疗本病提供了一种新思路，临证当四诊合参，施针遣方，整体把握，才能收获佳效。

# 167　老年抑郁症中医研究

目前我国正逐渐步入老龄化社会，老年抑郁症的患病率也逐渐升高。虽然现代医学研发出一系列抗抑郁药物用于临床治疗，但由于患者服药后易产生厌食、恶心、头痛、全身乏力、失眠、激越、消瘦、性欲减退等不良反应及价格昂贵等问题限制了其在临床的广泛使用与远期疗效。因而迫切需要寻找新的治疗抑郁症的手段和方法，期待简单、安全、有效的药物，以造福民众。中医学对抑郁症的认识较为久远，一般认为其应属于"郁证"的范畴，参考主要症状表现，还可以从"百合""脏躁""癫病""梅核气""奔豚""卑慄""脱营失精"等进行辨证施治。学者韩硕等将近年来中医药防治老年抑郁症的研究做了梳理归纳。

## 病　因

由于医学条件限制，古人对于"郁证"病因的认识多为气滞、火郁、痰结、寒凝、食滞等病理因素导致脏腑、气血功能失调。目前主要通过流行病学调查、循证研究及理化研究等方法对抑郁的病因进一步完善。陈文恺等对571例抑郁症患者进行病史采集发现，存在精神刺激史者占69.9%，有家族史者占23.3%，提出抑郁症发病与情志和体质禀赋密切相关。就现代老年抑郁症病因学来讲，情志因素占有重要地位，且这些认识一直影响到现在中医临床治疗。随着时代变化，社会竞争加剧，生活节奏加快，老年人独居、丧偶等因素的影响，老年抑郁症的发病因素不可避免地融入了时代特征。古代的情志和现代的情志因素的内容存在差异，应用时空变化的观点来重新评价和认识古代医家所认识的情志因素。

## 病　机

朱丹溪首先提出"气血冲和，万病不生，一有拂郁，诸病生焉"，奠定了抑郁症从"气郁"立论及从"肝郁"论治的基础。《医碥》提出"百病皆生于郁……郁而不舒，则皆肝木之病矣"，强调了肝郁在抑郁症病机中的重要地位。董洪坦等认为肝郁为抑郁症发病的根本。肝气郁结导致肝失疏泄，气机逆乱，升降失调，从而累及其他脏腑。相关研究证实抑郁症肝郁患者的病理机制与神经-内分泌-免疫系统、脑电生理失调密切相关，这就从现代医学的角度丰富了"肝郁致郁"的思想。李云燕等通过中医经络检测发现大部分抑郁症患者肝经能量代谢出现了异常，从经络腧穴的角度佐证了从肝论治的思想。这种认识启发我们在临床治疗时应把调理肝的疏泄功能，亦即疏肝、调肝贯穿病程的始终。

《推求师意·郁病》中记载"郁病多在中焦"，开创了抑郁症病位在脾的崭新学说，强调痰湿困脾，阻滞气机，脾失健运是抑郁症发病的又一主要原因，所以抑郁症患者多不思饮食，周身困重，病情缠绵难愈。这对后世不断地认识及深化"中焦主郁说"以及治法上着重疏肝理脾奠定了理论基础。丁霞等认为脾虚运化失常，神失所养导致内质网、线粒体等能量代谢失常为抑郁症发病的重要病机。牛晓曼等认为脾虚导致肠道菌群失调，可通过HPA轴及BDNF等途径对抑郁症发病机制产生影响。现代医学的"脑肠学说"认为脾胃功能失调可引起脑肠轴功能异常，脑肠肽异常分泌引发抑郁。这些认识进一步深化、完善了抑郁症脾虚证型的内涵，为临床运用健脾理气法治疗抑郁症提供了理论依据。

《素问·至真要大论》载"诸气膹郁，皆属于肺"，认为肺气郁闭，宣发肃降功能失调能引起心情抑郁。现在临床采用宣肺开郁方治疗慢性阻塞性肺疾病后并发抑郁症、变异性哮喘合并抑郁均取得了一定的疗效。仝小林在前人的基础上另辟蹊径，认为肾主骨生髓，脑为髓海，肾阳虚衰脑失所养导致情志抑郁。根据"益火之源以消阴翳"，重用淫羊藿、巴戟天治疗抑郁效果显著。《医方论》中指出"凡郁病必先气病，气得流通，郁与何有"，由此可以看出气滞在疾病发展过程中的重要地位，气滞不通导致血瘀、痰阻、精亏、气虚、血虚、阴虚、阳虚等一系列病态反应，并贯穿于抑郁症的整个过程。总结古今对于郁证的各种认识可以发现，其病变机制多为虚、痰、瘀等病理因素。肝为刚脏，气滞、痰阻、瘀血等阻滞肝气，导致肝失疏泄，强调郁病在实；脾为娇脏，脾阳虚衰，湿滞、痰阻导致脾失健运，强调郁病在虚或因虚致实。

## 辨证分型

临床对于抑郁症辨证分型的研究较多，多以个人经验为主，并无明确统一的认识。由于临床研究样本量偏少，诊断人员水平参差不齐，诊断标准有异，患者年龄地域分布差异较大，导致辨证分型各有偏重。彭计红等搜集 195 例确诊为抑郁症患者的资料进行分析，总结出抑郁症的常见证型：痰瘀致郁型（35.9%）；心血亏虚，气机郁滞型（18.5%）；脾气亏虚，心神失养型（14.9%）。唐启盛等对多中心的 1800 例患者进行临床分析，总结出肝郁脾虚、肝胆湿热、心胆气虚、心脾两虚、肝郁肾虚、心肾不交 6 个主要证型。章洪流等检索分析了 1994—2004 年间的相关文献，总结抑郁症常见症型为肝气郁结、心脾两虚、肝郁脾虚、肝肾阴虚、气滞血瘀、肝郁化火、阴虚火旺。一项对全国遴选出的 75 位专家的调查问卷中显示：肝郁气滞证、肝郁痰阻证、肝郁脾虚证、肝郁化火证为抑郁症常见证型。从上述研究不难看出，随着样本量的加大，专家之间交流的加强，数据分析的深入，越能体现出肝郁气滞在辨证分型中占有主要地位，代表了肝气郁滞为老年抑郁症的主流发病观点和主要病机认识。从实际出发，这些分型仍不能尽括临床病机，满足临床分型的需要，因为老年抑郁发病存在其特殊性，《灵枢·天年》载"五十岁……老年人肝脏痿瘁，常有烦躁易怒，郁郁不乐，多疑善虑，甚则闷闷欲哭"，老年人肾精不足，各脏腑耗损气血阴阳，功能不足，说明抑郁症的深层发病原因在于因虚致实。因此，抑郁症的辨证在强调肝郁的同时，应勿忘本虚或虚实夹杂。虚气留滞，因虚致实是老年抑郁辨证中最应当把握的重要问题。

## 临床研究

近年来受西医学循证观念的影响，老年抑郁症的中医临床研究得以加强，如临床采用疏肝解郁胶囊对比舍曲林片、解郁胶囊对比氟西汀胶囊、加味逍遥散对比黛力新、柴胡加龙骨牡蛎汤对比氟西汀胶囊等中药作为治疗组对照西药一线治疗药物的临床观察，得出中药抗抑郁具有确实可靠的效果，甚至与西药疗效相当的结论。此外相关研究包括定志小丸联合氟西汀胶囊对比氟西汀胶囊、加味丹栀逍遥散联合舍曲林片对比舍曲林片等联合治疗对比西药抗抑郁药，结果表明中药可增强西药的临床疗效，减少西药的用量，提高患者的依从性。这些研究肯定了中药的抗抑郁作用，并且具有辨证论治、灵活多变、毒副作用少的优点。对老年抑郁症的中医疗效评价提供了客观认识，但也暴露出缺乏多中心、大样本，随机未明确记录，对照或盲法难以实施，临床疗效的评价方法也不一，且缺乏反映临床疗效的相对客观指标等问题。今后应当加强临床研究知识培训，提高临床科研能力，完善临床科研设计，规范临床科研方法，使老年抑郁症的研究更加规范化，彰显出中医药治疗抑郁症的优势。

## 实验研究

目前，在动物造模方面，由肝郁致郁理论出发，经过多年实践形成 6 种主要的肝郁模型制作方法，即慢性应激刺激法、激怒刺激法、药物结合应激刺激法、药物注射法、限制活动法、限制活动及浸水法。其中以慢性应激刺激法应用最为广泛，最能符合抑郁症的发病特点，是目前公认的经典模型之一。

在实验研究方面，目前对于抗抑郁的单味中药、药物的有效组分的研究较为广泛，如石菖蒲水煎剂、合欢花水提物、远志醇提物、淫羊藿提取物、酸枣仁总黄酮、姜黄中提取的姜黄素、白芍提取物、银杏叶等均能不同程度地改善实验模型的抑郁状态。在实验参数方面，大多通过行为学的变化、氧化应激、相关神经递质等来观察实验效应。党海霞等检索 119 篇中药复方治疗抑郁症的实验研究文献中主要涉及处方 50 余首，大多为柴胡疏肝散、逍遥散、开心散、百合地黄汤等基本方加减化裁。相关研究证实柴胡桂枝汤、柴胡疏肝散能明显缩短绝望中小鼠悬尾及强迫游泳不动时间。薛征观察中药对动物模型的抗抑郁作用，发现从脾肾论治，气血双补的脾肾两助丸效果最优。应达时等通过研究发现舒郁颗粒能提高模型大鼠海马 BDNF、CREB、Bcl-2 的含量，为中药复方治疗抑郁症的作用靶点及其疗效提供了重要理论基础。冯振宇等研究温阳解郁汤对慢性应激抑郁模型大鼠的疗效，得出温阳解郁汤通过降低抑郁模型大鼠升高的血皮质酮和促肾上腺皮质激素水平从而调控异常的 HPA，进而达到抗抑郁的作用。

# 168　老年抑郁症中西医临床研究

老年抑郁症是由多种原因引起的慢性内科精神疾病，在我国通常指 60 岁以上这一特定人群，除包括在老年期首次发病的老年患者外，同时也包括自年轻时发病持续到老年期的原发病患者，以及各种老年期间继发性抑郁症。随着我国人口老龄化现象的加重，老年抑郁症的发病率也越来越高，在未来的 20 年将成为仅次于心脏病的第二大类疾病。目前，中西医对老年抑郁症的研究均取得一定的成果，学者王美双等将有关老年抑郁症的中西医研究做了梳理归纳。

## 西医研究

由于老年人特殊的生理状态、神经解剖、神经心理状态以及社会状况，症状群临床变异较大，目前尚缺乏针对老年抑郁症独立的诊断标准，其诊断要点首先应符合抑郁症的诊断标准且年龄≥60 岁，其次应具备老年抑郁症的危险因素及特殊临床表现，如精神运动迟滞、躯体症状、不安焦虑、谵妄等，多数伴有认知功能损害。目前我国老年抑郁症的测量方法主要包括汉密顿抑郁量表、贝克抑郁问卷以及专门为老年抑郁者创制的或比较适合老年抑郁症测量的抑郁量表。由于年龄的特殊性，老年抑郁症的诊断和治疗均较青年抑郁症复杂。

现代医学指出老年抑郁症的发病除与心理因素有关外，还包括生活背景、遗传因素、生物学因素以及自身躯体因素等。研究显示，老年抑郁症者常伴有多种脑部结构异常，如脑室扩大、脑白质密度增强以及认知功能障碍；亦常并存血管性疾病以及大脑基底节和前额区损伤。其中下丘脑是调节情绪的关键脑区之一，是连接应激与抑郁的枢纽，下丘脑结构的异常及其下游神经内分泌系统的异常激活、功能轴的改变普遍认为是抑郁症最终共同的发病机制。生化研究也表明，老年抑郁症的发生与中枢神经递质改变有关，如胆碱能功能的减退，去甲肾上腺素的缺乏或者相对不足，导致认知功能受损，而脑组织中 5-羟色胺功能下降，多巴胺传导功能降低等亦会增加老年人抑郁症的发生。随着年龄的老化，人类大脑会发生一些生物变化，导致人的认知受损；躯体情况的变差，也会增加内科疾病的出现，加重精神症状，使原发病难以控制，并成为其他系统疾病的危险因素，从而形成一系列的恶性循环。例如，杨坤等人指出，部分糖尿病患者就常常会并发出显著而持久心境低落的抑郁症状，这是因为二者有着相似的中枢神经系统细胞结构和功能，糖皮质激素和前炎性细胞因子的改变，打乱脑内葡萄糖代谢及降低了胰岛素敏感性，使得二者在疾病发展道路上"相辅相成"。木尼热·胡赛音认为突发事件刺激和居住环境的影响是导致老年抑郁症的主要原因，同时由于老年人机体功能减退，患者家属常常将病理性精力减退、情绪低落误认为是生理性精力下降、情绪低落，导致病情延误。老年抑郁症患者最常见的就是精神疾患，主要表现为焦虑、躯体症状阻滞、绝望感。其中，男性患者的激越和疑病比例要明显大于女性患者。流行病学指出，我国现大概有 22.6% 的老年人有不同程度的抑郁症状，占老年人口总数 7%～10%。在专科医院中住院患者的抑郁症状患者比列达到 37%，而在老年抑郁症中男性患者的症状要明显高于女性。且随着年龄的增长，该病呈现逐年上升趋势，发病率的居高不下，已经成为全球精神防治目标之一。

目前，心理疗法仍为主要治疗方法，除此之外，现代药物研究从丘脑-垂体-肾上腺皮质轴和海马的紊乱调节入手，主要调节药物包括三环类抗抑郁药、单胺氧化酶抑制剂、选择性 5-羟色胺再提取抑制剂、抗精神病类等。选择性 5-羟色胺再提取抑制剂是目前临床上首选的抗抑郁药物，西酞普兰、艾司西酞普兰和曲舍林在老年抑郁症中使用较多。顾秋艳认为老年人涉及生理和心理等多方面因素，一方面可由疾病所导致，另一方面也有可能是药物不良反应所致，因此在对患者进行治疗时要注意区分鉴别，把握好用药剂量，避免导致或加重抑郁症的发生。黄楠等认为老年这一特殊人群在选择药物时应权衡利弊，降低药物不良反应，药量个体化，使用最低有效剂量，减少药物毒副作用。加之，老年患者药物依从性差，是疾病复发的独立危险因素，更应始终注意监测患者情况，防止疾病反复发作。

生物学研究指出，重复经颅磁刺激是一种新型的治疗方法，实验研究显示重复经颅磁刺激能有效减少传统电休克带来的副作用，改善脑血流量以及脑代谢，是目前安全性、耐受性最好的治疗方法。老年抑郁症的预后和疗效受生物、心理、社会等多种因素的影响，应给予充分的心理社会支持，减少不良事件的发生，提高患者治疗依从性、接受早期科学系统的药物和心理治疗，改善疗效和预后，提高生活质量。

## 中医研究

在中医学中，老年抑郁症属于"郁证"范畴，该病病因总属情志所伤，七情过极，气失疏泄，肝失条达，气机郁滞，日久则郁。主要病位在肝，肝气顺则五脏宁，肝气郁则五脏失调，五脏之中肝为郁证之本脏，其次与心、脾关系密切。在治疗上应首先辨清"六郁"，气郁、血郁、火郁主要关系于肝，食郁、湿郁、痰郁主要关系于脾；而虚症与心的关系最为密切。卫永琪认为老年抑郁症多由情志不舒、气郁不伸所导致，进而出现气滞、血瘀、痰结、食积、火郁的种种表现，具有病程长、易复发、迁延不愈等特点。病变脏腑主要在心、肝、脾、肾，而肝脾为气机升降枢纽。所以在治疗上应以疏肝解郁、行气活血、健脾化痰、养心安神、滋养肝肾、开窍醒脑为治疗原则，并配合心理疏导。杨树英认为随着年龄的增长，机体的老化，以及生活压力的增加，老年人常常会产生抑郁、孤独和恐慌的心理，随着精神适应能力的下降，各种精神因素的刺激易致使老年抑郁症反复发作。老年抑郁症常见证型主要有肝郁脾虚、肝郁痰阻、心脾两虚等，且多伴有躯体症状和焦虑症。老年人脏腑功能虚衰，气血津液输布功能减退，易产生气滞、血瘀、痰浊等病理产物，这些病理产物互为因果、互化互生，痰瘀互结，胶结难消，使病情缠绵难愈。

杨珂等提出老年抑郁症应从脾论治，以治脾为主，兼以疏肝、养心、补肾、祛痰。体会到此病无论虚实，均以脾胃气机失调为主要病机。认为老年之人脾气渐虚，再加之现代生活方式的改变，喜食肥甘厚味，更易损伤脾气，脾气虚弱无力则易助湿生痰。痰浊上蒙清窍，则出现思维迟钝、精神不振、神疲懒言，静默呆滞等表现。再者若脾虚导致中焦气郁，亦会出现血瘀，导致瘀阻脑络，阻遏清阳，出现记忆力减退、思维迟缓等老年抑郁症的表现。吴剑勇提出"郁证"应从五脏论治，认为该病主为情志所伤，涉及肝、心、脾、肺、肾等多个脏腑，气血痰火湿食等相因为病，病机虚实夹杂，五脏密切相关，在治疗中避免顾此失彼，应彼此兼顾，以五脏治疗为主。

翟宏业等人采用通经活络法进行针刺治疗，选取百会、安眠、内关、合谷、太冲、神门等穴位，针刺得气后采用震颤手法，留针 30 min，每隔 10 min 行针 1 次，每日行针 1 次，治疗 30 d 后评价疗效，共治疗 30 例，其中痊愈 10 例，显效 12 例，有效 6 例，无效 2 例，总有效率为 93.33%。黄娟等人除采用针灸穴位方法外，并配合音乐进行治疗，每日 2 h 引导患者进入歌曲创作背景及意境，并选择舒适环境，每次 30 min，25 次为 1 疗程，增加针灸治疗效果，总有效率达 96.67%。针灸疗法治疗老年抑郁症起效迅速，副作用少，更有利于改善患者症状，加之音乐疗法更有利于老年人病情恢复。

中西医对老年抑郁症的临床发展都取得了一定的成果，在许多方面中西医有着相同的契合点，现代医学的发展为中医临床治疗提供了一定的指导方向，把握中医辨证实质，精准选药组方，才能更好地对症下药。

## 169  从脾藏意主思论肠道菌群与抑郁症的相关性

目前研究已经证实，肠道共生菌群可通过多种途径影响宿主的大脑及行为活动，抑郁症的发生与肠道菌群的失调密切相关。学者刘凌云等从中西医两个不同的视角，论述了中医脾藏意主思与肠道菌群调控宿主行为在抑郁症发病机制上的相关性，以及抑郁症诊治的中医临床方法和思路。

### 结构定位——脾与肠道关系

中医脾脏，六经归太阴，属坤土，易曰"至柔"。至柔之地非腹部莫属。《易·说卦》又称"坤为腹"，中医理论中也确有脾主大腹一说。《伤寒论·辨太阴病脉证并治第十》曰："太阴之为病，腹满而吐……自利益甚，时腹自痛。"此处太阴病属六经辨证，换用脏腑辨证即为脾病，病位在腹，腹部是反映中医脾脏特征及疾病的重要场所。可见脾与腹的关系非常密切，而肠居腹中，脾自然与肠道的关系亦为密切。

### 脾藏意主思、肠道菌群失调与抑郁症的相关性

**1. 肠道菌群与抑郁症的关系**  人类肠道中寄居着数目惊人的多种微生物。一个成年人肠道定植的微生物超过 1 万种。在共同进化的漫长过程中，肠道菌群和宿主形成了互利共生的密切协同关系。肠道菌群的功能活动不只局限于肠道，它还通过神经内分泌途径、免疫途径等多种路径影响着脑部的活动。近几年，大量文献研究表明肠道菌群不仅调控肠道活动及对食物的选择，肠道菌群的失衡参与了多种神经精神疾病的发生发展。肠道菌群可通过多角度多层次的途径影响宿主的大脑及行为活动，参与包括抑郁在内的多种中枢神经系统的调控活动，比如各种应激反应、焦虑、认知功能等。肠道菌群失调与各种应激引起的肠道微生物环境发生改变有关。肠道菌群失调可能影响色氨酸的代谢，导致 5-HT 水平降低引发抑郁，色氨酸的代谢还会产生喹啉酸等神经毒性的代谢产物来损害神经。当胃肠道菌群紊乱时，各种微生物会激活外周免疫和炎症反应，使各种炎性因子通过不同的途径进入中枢神经系统，影响和诱发抑郁症的发生。肠道菌群失调可刺激神经内分泌系统的 HPA，使其反应增强，调节神经内分泌系统的有关物质的合成及分泌受到刺激或抑制，进而表现出抑郁样行为等。

**2. 脾藏意主思与抑郁症的关系**  《灵枢·本神》曰"脾藏营，营舍意"。这里面包含了脾藏营和脾藏意两层意思。强调了脾为"意"功能活动的实现提供了营血这一物质载体和物质基础。"神者，水谷之精气也"（《灵枢·平人绝谷》）。正常"神"功能的展现需要水谷之精微的濡养，作为化生水谷精微的脾之功能健运，为正常的情志活动提供了必备的营血等物质基础。

（1）脾藏意主思，五脏藏神之基："心为五脏六腑之大主""总统魂魄，兼赅意志"（叶天士《叶选医衡》引张景岳）。"心有所忆谓之意"（《灵枢·本神》），"意"实则出于心而居于脾。"意"是心神格物之后形成的初步意象和思维应答。此"心有所向而未定者，曰意"（《类经·藏象类》）。即"意"仅是心思维活动过程的起步环节和初步意象，过程短暂，紧随其后则是"意之所存谓之志""因志而存变谓之思"。思之义有二：一是心识神主导下人们认识事物进而考虑问题的一种思维活动。例如，《灵枢·本神》曰："因志而存变谓之思。"二是情绪五志之一，与喜怒忧恐并举。

《三因极一病证方论·健忘证治》曰："脾主意与思，意者，记住往事，思则兼心之所为也。"生理

上情感五志之思，既是独立的一种情志，又是其余四志发生的基础，其余四志皆以思为基，脾为五脏藏神之基。当神对外界信息有所感，须经过"意"与"思"的转念才会产生喜怒忧恐。这与脾居中央、土枢四象、脾统四脏、五脏中皆有脾气、脾为五脏之母等理论一致。

（2）脾藏意主思与抑郁症的关系：明代《推求师意·郁病》指出"郁病多在中焦"。中医典籍中论及的郁病对应的西医病名即是抑郁症。脾胃位居中焦，抑郁症发生与位居脏腑中央的脾具有直接关联。《灵枢·本神》曰："脾愁忧而不解则伤意，意伤则悗乱。"《类经·卷十五》解释："脾主中气，中气受抑……郁而为忧。"可见忧虑过度，情志不遂，就会影响气机运行，气机运行不畅，脾气不升，脾意失常，就可能出现精神情志、思维记忆的异常，和抑郁症的发生有非常密切的关系。

**3. 脾病致郁与肠道菌群失调引发抑郁症的相关性**

（1）脾（胃）病与肠道菌群失调的关系：脾为后天之本，气血化生之源。脾胃健运，可以运化水谷精微并濡养周身，提供机体营养代谢的基本物质基础；而现代医学发现，肠道菌群中的某些益生菌能降低血中胆固醇含量并净化血液，预防由于高胆固醇引起的代谢性疾病。《金匮要略》中提出"脾旺不受邪"，认为脾气充盛，可拒邪于外或驱邪外出，减少患病概率。微生态学则认为，肠道菌群及其代谢产物的重要生理功能是免疫防御，肠道免疫屏障能对来自黏膜表面的各种抗原做出正确反应，即对无害抗原如食物及正常菌群的抗原表现为免疫耐受，以保证食物的吸收和微生态的稳定，对病原体则产生免疫清除与免疫排斥。由此可见，脾胃的"运化"和"抗邪"功能与肠道微生态中肠道菌群对机体代谢和免疫功能有着不可小觑的密切联系。

病理状态下，各种原因导致的脾胃病常出现纳呆、腹痛、便溏等消化系统特有的症状。而肠道菌群失调，如常见的引起细菌性痢疾的志贺氏菌、引起胃肠型食物中毒的沙门氏菌，以及副溶血性弧菌、金黄色葡萄球菌、大肠杆菌等亦会导致腹胀、胀痛、腹泻等消化系统症状。可以说，肠道菌群平衡（即脾主运化功能正常），参与正常的代谢营养功能（化生气血、精微物质）；肠道菌群失调（即脾主运化功能失调），代谢异常，同时产生病理有害物质（形成寒湿、湿热、毒浊）。

（2）脾病致郁与肠道菌群失调引发抑郁症的关系：在病理状态下，脾（胃）病和肠道菌群失调均会出现消化道症状，前者多以腹满、腹痛、腹泻等（胃）肠道症状为主。而肠道菌群失调引发的疾病中，包括肠易激综合征（IBS）、炎性肠道疾病（IBD）等，同样会出现肠道症状，如排便异常、腹痛、腹胀和肠道炎症等。不仅如此，肠道菌群失调往往伴有焦虑、抑郁和认知功能减退等神经精神症状。这与脾胃病出现情志异常不谋而合。从二者症状比较可以看出，脾病的临床症状与肠道菌群失调后引发的肠道症状具有较高的重合性和相似性，可视作中西医不同病名下的类同症状。唐容川曰："意藏于脾……能记忆也……能思虑也……脾阳不足，则思虑短少；脾阴不足，则记忆多忘。"（《医经精义》）唐容川将脾的生理病理与情志之间的关系阐释得中肯到位。脾的阴阳失衡均可引起情志的异常。所有脏腑的功能活动包括诸神的功能均依赖可以化生气血的脾的奉养。脾虚则气血亏虚，神失所养。脾神失养则藏意主思的功能受影响，出现诸如"思虑短少""记忆多忘"等情志功能的异常。临床抑郁症出现健忘，注意力不集中，思维迟钝甚至失眠等，正是意难所着、思有所伤的体现。脾失健运，除了直接影响藏意主思功能，还会因其不能正常运化水液而出现病理产物的堆积，如水湿内停，聚湿成痰，再加上脾正常的升清降浊功能失常，痰湿、痰浊等内生浊邪随气机升降易阻塞清阳，神失清灵，可致记忆力减退、心烦、失眠等病症。可见，脾脏功能失调，病理表现有虚有实，本体脾之虚加上痰浊内生之实，虚实夹杂成为致郁之复杂性病因。

## 抑郁症治疗上重视调脾为主五脏同调

肠道菌群虽部位在肠，然其菌群调控宿主的行为包括脑功能及肠道症状与中医脾的关系最为密切。肠道菌群失调引起的具有明显的炎性和功能性肠道症状，并伴有抑郁和认知功能减退等情绪异常，可以考虑从脾入手、以脾为主进行调理，同时兼顾心肝等多脏。通过恢复肠道菌群的平衡状态不仅有助于胃肠道感染性疾病的治疗与康复，还有可能通过调升降、复脾神来枢转平衡整体情志活动，从而改善抑郁症患者的情绪症状及认知功能。

以往对于抑郁症的研究多从肝心入手，对于位处中焦、功能枢转的脾在抑郁症中的重要性认识不够。脾胃居于中焦，为气机升降之枢纽，在五脏情志活动中发挥着枢转调衡作用。治疗上施以健脾益气、健脾养血、健脾疏肝、健脾调神等调理方法，可以有效维持肠道微生态的稳态，解除情志郁滞，缓解抑郁症等精神性疾病的发作。《医述·郁》中就有记载"归脾汤，治脾而开郁"。现代药理研究表明，调理脾胃药物可改善动物的学习记忆功能、意识思维活动，对于动物神经损伤、精神创伤后的恢复有很好的治疗作用。

抑郁症治疗上在调适脾土的同时，要发挥整体观，注意五脏调神的协同作用，兼顾心肝等资生奉养及生克关系。五行中，心属火，火能生土；肝属木，木能疏土；母能生子，克中有用。故理脾同时，兼调他脏，多法并用，郁结当自解。尤其对于严重性、难治性抑郁症而言，从常规的心肝治郁研究思路出现瓶颈时，可以通过"治脾以安五脏"，因为"善治者，惟在调和脾胃"，而且"诸病不愈，必寻到脾胃之中"（《慎斋遗书》）；五脏安和，则气血流通，气血通，则神机畅，所有郁结自然会消解。

肠道共生菌群可通过多种途径影响宿主的大脑及行为活动，肠道菌群的失调可导致抑郁症的发生。中医脾藏意主思与肠道菌群调控宿主行为有直接的相关性。通过健脾益气养血，调理气机升降，加强多脏腑多系统多病理节点的阴阳气血平衡关系，可以为抑郁症的机制研究和提高整体疗效开拓新的研究策略和思路。

# 170　体质学说在焦虑症防治中的运用

焦虑症又称焦虑神经症，发病率较高。现代医学对焦虑的定义描述是以广泛和持续性焦虑或反复发作的惊恐不安为主要特征的神经症，包括广泛性焦虑症和惊恐障碍。焦虑症属于中医的情志病范畴，在"不寐""癫证""百合病""脏躁"等疾病论述中有相关症状记载。焦虑症常见中医证型有阴虚火旺、肝郁化火扰心、心肝火旺、痰火扰心等，以"火"为主者多见，虚寒证型较少。或实火，或虚火扰动于心，神不内藏而见"不宁、不适、不安"等症状。这种疾病的主要症状与脑功能警觉性提高有关，其临床特点为惊恐、紧张，植物神经系统功能不稳定，导致患者焦虑不安。典型焦虑症患者具有"不宁、不适、不安"的特征，即莫名其妙紧张不宁，全身不适和精神性不安。

焦虑是对外部事件或内在想法与感受的一种不愉快的体验，表现为相应的自主神经功能失调，此时的个体常伴有心悸、出汗等自主神经功能紊乱的症状。随着社会竞争日益激烈，来自社会交际、个人生活、日常工作等各方面的因素影响，不良情绪对人体不断刺激，却得不到干预和疏导，导致焦虑这种负面情绪无法消除。焦虑是环境和遗传因素共同作用的产物，其发生与个体体质特征、社会心理等因素有关。学者张海湃等从体质学说的内涵及其对焦虑症辨证论治的指导意义做了论述。

## 体质学说的内涵

体质是人体生命过程中，在先天、后天获得的基础上所形成的形态结构、生理功能和心理状态方面综合的、相对稳定的固有特质。中医体质学说是以中医理论为主导，研究各种体质类型的生理、病理特点，并以此分析疾病的反应状态、病变的性质和发展趋向，指导预防和治疗的学说。

对体质的研究由来已久，早在先秦两汉的文献古籍中就有记载。例如，《灵枢·寿夭刚柔》中记载"人之生也，有刚有柔，有弱有强，有短有长，有阴有阳"。而关于体质的分类一直没有统一的标准，《灵枢·通天》按阴阳的多少分为太阴、少阴、太阳、少阳、阴阳平和之人等 5 种不同的体质类型。现代医家的分类方法亦是种类繁多，包括四分法、六分法、七分法、九分法等。其中何裕民的六分法将体质分为正常质、阴虚质（阴血虚质和阴虚内热质）、阳虚质（气虚质和阳虚畏寒质）、阴阳两虚质、痰湿质（痰湿质、湿热质和寒湿质）、瘀滞质。目前王琦的九分法是最常用的，分为平和质、阴虚质、阳虚质、气虚质、瘀血质、痰湿质、湿热质、气郁质、特禀质。

## 体质学说与发病的关系

体质学说认为，体质决定着是否发病，并决定发病的倾向性，同时影响疾病的转归。疾病发生与否多取决于体质与致病因素两个方面。病邪侵袭人体，能否发病，体质因素起着关键作用。体质在发病中的作用如《黄帝内经》所述"风雨寒热不得虚，邪不独伤人""邪之所凑，其气必虚"。体质的差异，是人体脏腑阴阳气血之偏倾和机体气血运化的差异的表现。例如，《灵枢·五变》曰："肉不坚，腠理疏，则善病风。"相同的致病因素，因体质不同而证型各异，转归也不同，例如，《伤寒论》曰："伤寒表不解，心下有水气，干呕，发热而咳，或渴，或利，或小便不利，少腹痛，或喘。"

# 体质学说与焦虑症的关系

**1. 中医对焦虑症的认识**　焦虑症又称焦虑性神经症，是一种以没有明确客观对象和具体观念内容的提心吊胆和恐惧不安的心情，常伴有显著的自主神经症状（如心悸、胸闷、胸痛、咽部阻塞感和窒息感、全身发麻、呼吸浅快，多汗、头昏、震颤等）、肌肉紧张以及运动不安等症状，以广泛和持续性焦虑或反复发作的惊恐不安为主要特征的焦虑性障碍。中医学虽无"焦虑"的病名，但与之相关的症状描述在许多医家的医书中有所记载。从病因病机、临床症状等方面来看，焦虑症归于情志病、心病等范畴，与"惊悸""怔忡""郁症""卑喋""奔豚"等疾病有关。《素问·本病论》中记载"民病伏阳，而内生烦热，心神惊悸，寒热间作"，《灵枢·本神》中记载"心怵惕"，《证治要诀·怔忡》有描述卑喋的症状"痞塞不饮食，心中常有所怯，爱处暗，或倚门后，见人则惊避，似失志状"，《金匮要略·奔豚气病》中记载"奔豚病，从少腹起，上冲咽喉，发作欲死，复还止，皆从惊恐得之"。

**2. 体质与焦虑症的易感性**　不同体质类型的个体，对致病因素的易感性不同，因而对某些疾病具有不同的易感性。感受相同的致病因素，因体质的不同，可表现出不同的证型，须辨证论治。情志所伤，平和质的人，阴阳平衡，不易发病，患病预后良好；气郁质的人，会因忧郁烦闷、心情不舒畅所致气机失调，气血运行不畅而发病；气虚质的人则因心脾两虚、脾气虚、心血不足而发病；阴虚质的人因心肾不交、心烦失眠、惊悸健忘、阴血不足而发病；痰湿质的人因痰湿停聚，气血运行不畅而发病。

**3. 体质学说与焦虑症的辨证论治**　《黄帝内经》中载"惊则气乱""惊则心无所倚，神无所归，虑无所定，故气乱矣"，情志所伤，影响气的运动，气机失调是焦虑症发病的重要原因。肝主疏泄功能正常，气机调畅，则情志活动舒畅。而情志所伤时，易肝气郁滞，此外情志内伤，郁久化火可导致阴虚火旺，或引发湿、食、痰、瘀诸郁为病。因此现代大多学者认为本病多因脏腑虚弱，复加精神刺激、不良环境侵扰，导致气郁、火热、痰浊、瘀血内扰和气、血、阴精不足而发病。陈志兴等认为，焦虑症病程较短者，病情较轻，实证居多，不外气滞、血瘀、痰凝；虚者多因气血不足、心神失养或心脾两虚为主。主张分为气滞血瘀型，肝瘀痰火型，心胆虚怯型，心脾两虚型。唐启盛等将焦虑症分为肝郁化火、肾虚肝旺、肝胆湿热、心脾两虚、肝郁脾虚、心肾不交等6型。由此可知气郁质、痰湿质、气虚质、阴虚质的人更易有发病倾向。《灵枢·邪客》曰"补其不足，泻其有余，调其虚实，以通其道，而去其邪"，可用于指导焦虑症的治疗。在治疗过程中，既要掌握焦虑症的特点，又要结合患者体质因素，调整体质、辨体与辨证相结合，选用既对病又对证的药物，促使疾病向着好的方向发展。如气郁质患者，可选用疏肝解郁、理气宁神的柴胡疏肝散加减；气虚质患者可选用补气健脾、养心安神的归脾汤加减；阴虚质患者，可选用滋阴清热、养心安神的天王补心丹合黄连阿胶汤加减；痰湿质患者，宜选用化痰清热、和中安神的黄连温胆汤加减。应用药物治疗疾病，应根据患者体质，实现个体化治疗，以减少药物的不良反应及增强临床疗效。中医药在整体观念和辨证论治的指导下，能把握疾病性质，跟踪证的变化，及时针对新出现的症候进行辨证治疗，而且还可充分考虑患者的心理等因素。古代医家积累了丰富的治疗经验，《伤寒论》中有脉结代，心动悸，炙甘草汤主之；少阴病得之二三日以上，心中烦，不得卧，黄连阿胶汤主之。《金匮要略》载虚劳虚烦不得眠，酸枣仁汤主之；妇人脏躁，喜悲伤欲哭像如神灵所作，数欠伸，甘麦大枣汤主之；妇人咽中如有炙脔，半夏厚朴汤主之；百合病，不经吐、下、发汗，病形如初者，百合地黄汤主之。《千金翼方》中提出，用朱砂、琥珀等重镇安神药物和温胆汤治疗本病。《素问·六元正纪大论》谓木郁达之，火郁发之，土郁夺之，金郁泄之，水郁折之。《丹溪心法》创立了六郁汤、越鞠丸等相应的治疗方剂。在治疗中坚持治病求本、扶正祛邪、调整阴阳、因时、因人、因地制宜等原则，以求在不干扰人体正常生理过程的同时最大限度地改善临床症状。

**4. 体质学说与焦虑症的预防**　《素问·四气调神大论》曰："圣人不治已病治未病，不治已乱治未乱……夫病已成而后药之，乱已成而后治之，譬犹渴而穿井，斗而铸锥，不亦晚乎！""正气存内，邪不可干"，古代医家精辟形象的论述，道出预防疾病的真谛，即阴阳平衡、气血调和。对于焦虑症的预防，也应该考虑体质的重要作用。通过改变个体的生活环境、饮食习惯，鼓励积极参加体育锻炼，条畅情志，利用药物调摄等，逐渐使体质的偏性得以纠正，就可以达到预防疾病的目的。气郁质的人可能会有焦躁不安、烦闷不乐、容易受到惊吓等特点。气郁质的人应调畅情志、多参加社会活动、集体文娱活动。针对不同的体质特点，改善和纠正体质的偏颇，减少发生焦虑症的可能性，使机体最终达到"阴平阳秘，精神乃治"的平衡状态。

体质可决定发病与否及对疾病的易感性和倾向性，还可影响病机变化、病变性质和症候性质，影响病症转归及预后。因此以中医理论为主导，结合体质学说指导焦虑症的辨证论治，判断病变的性质和发展趋向，指导焦虑症治疗，更利于焦虑症患者的康复。如徐灵胎在《医学源流论》中描述，"天下同此一病，而治此则效，治彼则不效，且不唯无效，而反有大害者，何也？则以病同人异也"。

## 171    中医肾与焦虑症的相关性

焦虑症又称为焦虑性神经症，是以广泛和持续性焦虑或反复发作的惊恐不安为主要特征，常伴有自主神经紊乱及运动性不安的一种神经症，临床包括广泛性焦虑（GAD）和惊恐障碍（PD）两类。本病以 16～40 岁女性多见，发病率呈逐年增高趋势，目前全球范围发病率达 16.6％，且 45％的患者在发病 2 年甚至更长的时间内没得到及时有效的治疗，严重危害人类健康。中医学将其归入情志疾病范畴辨证施治，疗效肯定。近年来，随着肾藏精而主志的功能研究逐步深入，焦虑症的主要病机及其与肾阴虚证的关系已成研究热点。学者朱梦茹等就此做了广泛的论述。

### 焦虑症病因认识的中西医相关性

1936 年，加拿大塞里（H. Slye）提出了应激反应的概念，后续研究逐步证实，社会、心理与躯体应激源是导致焦虑症的主要病因之一。与中医学情志致病理论吻合。"情"即情绪情感，而"志"是情在脏腑的功能表现，如《黄帝内经》提出，五志为喜、怒、忧、思、恐对应五脏的功能。《素问·阴阳应象大论》也指出，肝在志为怒，心在志为喜，脾在志为思，肺在志为忧，肾在志为恐。宋代陈无择在其基础上补充悲和惊，故称七情，均以内脏精气为物质基础，在应对内外环境变化的过程中产生各种复杂的心理反应。其中，《医门法律》所谓"恐动于心则肾应"，与西医学从心理应激的角度阐释焦虑症病因关系密切。

### 肾藏精而主志与焦虑症情绪体验的相关性

焦虑症患者出现特征性的紧张恐惧、忧虑不安、敏感烦躁、注意力分散、急躁易怒等负面内心体验，是心理应激导致中枢神经递质紊乱进而影响情绪反应的结果。与中医学对肾的认识密切相关。肾藏精而主志的功能，是人神志活动产生之本，肾中所藏精气乃构成机体生长、发育、生殖及各种情志活动的物质基础，包括"先天之精"和"后天之精"。《理虚元鉴》曰："以先天生成之体论，则精生气，气生神。"《灵枢·本神》指出"生之来，谓之精"，故称为先天之本；而"后天之精"水谷之精气和脏腑生理活动所化生的精气通过代谢平衡后剩余部分均藏之于肾。例如，《素问·上古天真论》指出"肾者主水，受五脏六腑之精而藏之"，即肾对全身的精气具有闭藏固存的作用。研究结果显示，焦虑障碍具有显著的遗传倾向，为"肾司生殖、为先天之本"一旦不足致后天情志不调易罹患焦虑症提供佐证依据。

传统研究忽视肾在焦虑症发病中的重要性，但其在精气方面所发挥独特功能有别于心主血脉、脾主运化、肝肺调气机等其他脏腑功能。因此，肾作为情志活动的储备之脏，其精气充足是维持正常心理活动的基础。目前所强调的肾藏精-精生髓-髓充脑功能轴，从"肾藏精，精生髓，髓充脑，脑为髓海"的角度系统阐明了肾与现代医学脑功能之间的密切联系。如《医述》引《医参》曰："髓本精生，下通督脉，命门温养，则髓益充……脑髓纯者灵，杂者钝，耳目皆由以禀令，故聪明焉。"精气是大脑活动的物质基础。肾主骨生髓，通于脑，脑为髓海，"人始生，先成精，精成而脑髓生"，命门温煦，脑髓充足，认知与情感活动才得以正常进行。若肾精不足则脑髓不能充养，影响五脏神从而导致神志活动失常，出现紧张担忧、惊惧不安等临床表现。肾之精气包含肾阴和肾阳，其盛衰直接关系到脑髓的盈亏，进而影响大脑功能。例如，《灵枢·本神》指出"肾藏精……实则胀，五藏不安"，可致五脏所对应五志与情绪异常。因而，补肾法是临床治疗焦虑症等情志疾病的重要治则之一。

## 肾虚与焦虑症伴随症状的相关性

坐立不安、坐卧不宁等运动性不安和晕眩、头痛、心慌、心悸、出汗、尿频、尿急、口干、消化不良、肌肉酸痛、失眠等植物神经功能紊乱，是焦虑症的常见伴随症状。其根源存于肾，符合中医学对肾虚的认识。肾在五志主恐，恐惧情绪生于肾又伤及肾，《医碥》曰："在下为肾，在上为脑，虚则病发。"且肾属水位下焦，而心属火位上焦。一水一火，一阴一阳，一升一降，协调相济，维持机体活动的平衡有序。《医学入门》曰："人之百病，皆由水火不交。"治病本于心肾，即是本于阴阳，心肾既济，阴阳和调，则病无从生。故脑与肾同属先天，一损俱损，一荣俱荣，自古医家均重视补肾填精益髓为治疗脑病之大法。《灵枢·经脉》记载主肾所生病者，"口热，舌干，咽肿，上气，嗌干及痛，烦心，心痛"。焦虑症常伴肾虚主志失常而恐惧。《素问·奇病论》指出"肾风而不能食，善惊，惊已心气痿者死"；《素问·示从容论》指出"时惊……乃肾不足也"；《灵枢·经脉》指出"肾足少阴之脉……是动则病……气不足则善恐，心如悬饥状，惕惕如人将捕之"。即肾经之气亏虚，志弱而不能制恐则易善恐易惊，与 PD 惊恐发作时的躯体症状十分吻合。

恐伤肾则肾虚致其肾司二便的功能障碍，开阖不利则代谢失调，例如，《灵枢·本神》指出"恐惧而不解则伤精，精伤则骨酸痿厥，精时自下"。张志聪著《素问集注》曰："恐则气下而陷，故能伤精。肾主骨，故精伤则骨酸。痿者阳之痿，厥者阳之衰，命门不守则精时自下。"即表现尿频尿急、大便次数增多、阳痿、遗精、早泄等焦虑常见的伴随症状。

## 肾阴虚证与焦虑症的相关性

焦虑症可从肾论治，但肾分阴阳，需辨明病机主要为阳虚还是阴虚。杨上善在其注解的《黄帝内经太素》中提出"肾主恐惧，足少阴脉气不足，故喜恐，心怵惕"，可见，足少阴经脉病变与焦虑状态有关。肾阴又称为元阴、真阴、肾水、真水，《素问·六节脏象论》提出"肾者主蛰，封藏之本，精之处也"，即肾阴的主要生理功能是促进机体的滋润、宁静、成形和制约阳热。七情五志在体内郁久化火，必伤及肾阴，相火独亢，命门之火失制，虚热内生，则出现心神不宁、紧张不安、急躁易怒、虚烦不眠、情绪不可自控、恐惧惊慌等虚性亢奋。《灵枢·热病》描述"热病，嗌干多饮，善惊，卧不能起"。《素问·举痛论》曰："恐则精却，却则上焦闭，闭则气还，还则下焦胀，故气下矣。"指明因卒恐而伤肾，肾阴及肾精亏虚弱化，肾阴不能上奉于心，上者不升、下者不降的脏腑之气紊乱无序。因此，惊则神伤，恐则精却，过度的惊与恐神因精却而无依，精为神伤而不化，故神独摇于上，精消弱于下，阴阳不交，伤及肾精。《素问玄机原病式》指出"恐则伤肾而水衰"。然上述提及的精与水均归于人中之阴。《医家心法·怔忡》指出"怔忡，其源起于肾水不足"，都表明肾中阴精匮乏会产生惊悸、怔忡、恐惧等情志障碍出现，具体表现为焦虑紧张、坐立不安、惶惶不可终日等症状。有研究认为，肾阳虚证是抑郁的主要病机，而焦虑症的典型情绪体验与抑郁症相左，提示焦虑症可辨肾阴虚证。有报道显示，肾阴虚证下丘脑-垂体-肾上腺轴（HPA）亢进，促肾上腺皮质激素、糖皮质激素水平升高；下丘脑-腺垂体-甲状腺轴（HPT）亢进，三碘甲腺原氨酸、四碘甲酰原氨酸水平升高，均同为焦虑症的病理机制。滋肾阴经典名方六味地黄丸可有效缓解焦虑，可见滋补肾阴是焦虑症治疗的常用方法之一，为焦虑症辨证肾阴虚提供重要依据。肾虚与焦虑症互为因果，相兼为病。而肾阴虚证可能是焦虑症的主要病机，为临床从肾论治该病提供理论依据和新的研究思路。

# 172　运用"脾胃论"治疗焦虑症

　　焦虑症是精神科最为常见的情绪障碍，以广泛而持续的焦虑紧张、过分担心或反复发作惊恐为主要特征，常伴有植物神经系统症状。焦虑症属中医"情志病"范畴，并无准确对应病名，多涉及中医古籍中的"郁证""惊悸""怔忡""奔豚""惊悸""不寐""脏躁""百合病"等病症。临床观察中，患者常以周身躯体不适为主诉就诊，西医治疗往往效果欠佳，专科治疗多使用抗焦虑药物及镇静安眠药，起效快，但存在一定的药物局限性、依赖性及副作用。此时，中医治疗在改善患者整体症状及西药不良反应上凸显优势。中医认为，五脏主五志，脾胃位于中焦，为一身气血生化之源，灌溉四旁，滋养五脏，因此脾胃功能正常，则五脏安定、情志安宁。另外，岭南人群长期处于湿热环境，脾胃最易受损，情志疾病往往伴有诸多脾胃症状，临床运用调和脾胃法治疗情志疾病效果颇佳。因此，学者张海湃等以"脾胃"为核心论述了焦虑症的病因病机及治法，期望为今后情志类疾病的中医临床工作提供诊疗新思路。

## 脾胃生理病理特点与情志的关系

　　**1. 脾在志为思藏意**　《素问·阴阳应象大论》指出"脾在志为思"。"思"对各种情绪具有认知评价的决定作用，有学者指出，"思而否定为怒，思而肯定为喜，思而担心为忧，思而无奈为悲，思而危险为恐，不及思索而为惊"，因此脾之思虑在七情之中属"中心之情"。其次，《素问·宣明五气》曰："心藏神，肺藏魄，肝藏魂，脾藏意，肾藏志。"从中医心理学角度看，"意"包含多种形式，包括记忆、思维、注意、意志等，属于基本心理过程的一部分，因此"脾藏意"代表了"脾"是人类心理活动表达的基础。

　　**2. 脾升胃降，生化气血，调畅情志**　《素问·八正神明论》曰"血气者，人之神"。气血精微是七情的物质基础，即"脾藏营，营舍意"，脾胃作为气血生化之源，以生营气，如若不足或亏损，易致神失所养，意失所营。其次，《素问·举痛论》曰："怒则气上，喜则气缓，悲则气消，恐则气下，惊则气乱，思则气结。"五脏得胃气乃能通利，只有脾升清阳，胃降浊气，中土之气运转正常，带动一身气机升降，方能情志顺畅。总之，人类正常的心理情绪活动倚仗脾胃功能运作，气血生化充足，气机运行舒畅，然可情志调达，思维敏捷。

## 焦虑症的病因病机

　　**1. 焦虑发病与五脏相关**　在古代医家理论经验的基础上，许多当代医家依据多年治疗焦虑症的临床实践，总结出了不同的学术理论。张靓等从胆与肝、胆与心、胆调五志、胆司勇怯四个角度，阐述"胆"功能异常在广泛性焦虑障碍发病中的重要性。沙中玮等认为机体内部气血失和，脏腑功能失常，经脉郁滞不畅是焦虑障碍的基本病机，应当从肝论治。贾竑晓等总结名老中医王文友的经验，提出焦虑症的主要病因病机是"湿热内蕴，少阳枢机不利"。王彦恒认为焦虑症的核心病机是肾阴精不足，非滋肾无以平其虑。熊航等认为焦虑障碍多因不良情绪刺激，导致肝气郁结，进而扰动心神所致，治疗应以养血安神为主。张耀尹等则认为郁证发生与脾的病理变化关系密切，其病机涉及脾失健运、脾气不升等。由此可见，焦虑障碍的病因病机与五脏功能失常均有联系，而脾胃因其特殊的功能特点，在病情发生发展过程中尤为关键。

**2. 焦虑发病与脾胃失调** 临床观察发现，焦虑症病因不外乎：起居失常、饮食不节、运动过度、学习工作压力、长期使用电子产品、家庭关系不良、突发应激事件等，即饮食-劳倦-精神刺激。《脾胃论》曰："若饮食失节，寒温不适，则脾胃乃伤。喜、怒、忧、恐，损耗元气。"这些致病因素易先后中伤脾胃，直接影响脾胃"主思藏意，养荣舍意"之效能，最终导致情志不达。病机变化方面，首先为脾胃虚损，元气不足，阴火必猖，而生烦热，即"火与元气不两立"；其次是脾胃居于中焦，旁连四周，若中土不运，气血精微运化不畅，气机升降出入失衡，久之牵连五脏，导致心神失养，相火亢盛，肝木妄行，肺失宣肃，肾水不涵，循环往复，虚实夹杂。《脾胃论》中描述"肺之脾胃病、肝之脾胃病、心之脾胃病、肾之脾胃病"，即为此意。故焦虑障碍患者除表现为莫名的情绪紧张、思虑反复、惊恐烦躁等情绪症状外，往往最易出现脾胃症状，如胃胀闷痛、有气上冲感、腹泻或便秘，长此以往，头痛、胸闷心悸、四肢乏力、关节疼痛、小便频数等症状也接踵而至。

**3. 从现代医学角度认识脾胃致病** "脾主运化"（消化代谢）和"脾为之卫"（免疫防御）的功能，与肠道生态环境的生理功能相似，因此当脾胃受损，便会有肠道生态被破坏的病理症状出现。同时，肠道生态通过内脏神经、脑肠肽、神经-内分泌-免疫网络、应激、肠道微生物等与中枢神经情感紧密联系。其中涉及多种脑-肠神经递质的作用，如焦虑伴有交感神经活动增强，肾上腺素能的活动增加。当5-羟色胺释放增加时，可出现明显的焦虑反应。白介素-1（IL-1）、白介素-2（IL-2）、肿瘤坏死因子-α（TNF-α）可诱发动物的焦虑样行为。因此，肠道代谢异常，即中医之脾胃失调会影响焦虑等不良情绪的发生。

脾胃病理对焦虑症等情志疾病的发生发展极为关键，那么调理脾胃功能或可成为治疗焦虑症的重要途径，而《脾胃论》作为脾胃论治的经典著作，为临床提供了许多宝贵的指导经验。

## 运用脾胃论治疗焦虑症

脾胃论的主要理论观点可总结为，后天饮食劳倦，直接损伤脾胃发病；先天脾胃有余或不足，他脏所及所乘所侮，才发为病；他脏受邪，后必累及脾胃。此三种情况均可从脾胃入手治疗。结合既往文献，从病因-病症上看，大部分焦虑症患者符合脾胃论中描述"脾胃内伤，百病由生"的特点。遣方用药方面，纵观《脾胃论》，有规律可循。李东垣善用"甘温除热，甘寒泻火，风能胜湿，大补元气"之品，当涉及时令变化或他脏传变时，药物配伍有所偏重，需进行处方上的变换或加减。

**1. 脾胃虚热** 临床患者主要表现为"热中"病症：疲倦乏力，莫名情绪紧张，时有烦躁，胸闷少气，头昏沉感或胀痛感，纳欠佳，便溏，舌淡红，苔白微腻，手心烘热多汗。选用方剂：补中益气汤。药物组成：黄芪、炙甘草、人参、当归、橘皮、升麻、柴胡、白术。《古今名医方论》解析该方"脾胃一虚，肺气先绝，故用黄芪护皮毛而闭腠理，不令自汗；元气不足，懒言气喘，人参以补之；炙甘草之甘以泻心火而除烦，补脾胃而生气……佐白术以健脾，当归以和血，用陈皮理胸中气乱，升麻、柴胡气之轻而味之薄者，引胃气以上腾"。该方适用于"脾胃虚弱、阴火上乘"之虚证，患者常因长期劳倦损伤脾胃而引起焦虑，脾虚大于烦热，临床上使用时，考虑虽元气得到补益升提，但仍存气机阻滞，因此常加入羌活、防风，以助升清阳、散郁火之效，但用量不宜过大，以免耗伤阴精。汗多时，还可加入五味子，酸甘化阴；血虚、大便不利时，可加入熟地黄养血润下。

**2. 脾虚火乘** 临床患者主要表现为：莫名情绪紧张，口干欲饮，多伴口腔溃疡，或面赤，心中烦躁，乏力不显，胃纳欠佳，大便溏（或伴肛门灼热感），手心烘热有汗，舌红，苔白（黄）腻。选用方剂：补脾胃泻阴火升阳汤。药物组成：柴胡、炙甘草、黄芪、苍术、羌活、升麻、人参、黄芩、黄连、石膏。此方是李东垣"火与元气不两立"理论的规范体现，该方适用于"脾胃虚弱、阴火上乘"之半实半虚证，患者往往因饮食不节或起居失度损伤脾胃而引起焦虑，脾虚与烦热相称，李东垣认为"惟泻阴中之火……阴气不病，阳气生矣"，遂方中以柴胡升清助阳为君，黄芪、人参补肺脾之气为臣，黄芩、黄连清泻阴火为佐，石膏从权降长夏阳明之火，配合羌活、升麻、苍术、炙甘草，达到主升清阳，培补元气，直泻阴火，顾护中焦之效。

**3. 阳郁脾土**　临床患者主要表现为：情绪紧张甚，咽痛，周身发热感，甚则夜间燥热难眠，脾虚典型症状可不伴有，面赤，大便干或排便难，手足烘热无汗，舌（郁）红，苔黄，脉实有力。选用方剂：升阳散火汤。药物组成：生甘草、防风、炙甘草、升麻、葛根、独活、白芍、羌活、人参、柴胡。方以柴胡、升麻、葛根、羌活、防风共同升提发散阳气，解气机郁滞之"热"，配合人参、炙甘草补气和中，白芍散脾火而敛阴，火郁发之，酸甘和缓，散中有收。该方适用于"脾胃或虚、火郁中焦"之实证，此类患者多焦虑伴烦躁甚，即烦热大于脾虚，但临床使用时鉴于方中辛味药较多，应避免散发太过，耗伤气阴后变证。

**4. 脾虚津耗**　临床表现：情绪紧张，少许疲倦，口干咽燥，头胀痛，肩颈不适，胃不思饮食，小便黄，大便偏干，舌偏红，苔白腻偏干，汗大出。选用方剂：黄芪人参汤。组成：黄芪、升麻、人参、橘皮、麦冬、苍术、白术、黄柏、炒神曲、当归、炙甘草、五味子。原文解析该方"以人参、麦门冬、五味子生脉。脉者，元气也。人参之甘，补元气，泻热火也；麦门冬之苦寒，补水之源，而清肃燥金也；五味子之酸以泻火，补庚大肠与肺金也"。由此可见，该方在补气泻火之余，重视生津润燥，适用于"脾虚伴津液耗伤"之证，此类患者多见于焦虑伴汗出尤甚，临床使用时多加入葛根取其"升津止烦渴"之效，《脾胃论》中的另一方"清暑益气汤"与本方意味相似。

**5. 脾胃不和**　临床患者主要表现为：情绪紧张程度轻，口淡或口苦，不思饮食，嗳气吞酸，大便溏，面色萎黄，舌淡，苔白厚腻，脉缓或滑。选用方剂：加减平胃散。药物组成：炙甘草、厚朴、陈皮、苍术（生姜、大枣）。方中以用苍术辛温燥湿，厚朴行气除满，陈皮理气化痰，炙甘草补益脾胃，除湿而不伤中土。该方多用于患者焦虑症状得到控制，仍存"脾虚湿困，胃气不和"之证，可选此方随症加减，合用四君子汤、理中汤等调理脾胃。

脾胃与焦虑症的发生发展具有密切联系。疾病活动期，辨证可着眼在脾虚与烦热、津伤的动态变化上；疾病稳定期，应当重视脾胃后续调理。《脾胃论》曰："善治斯疾者，唯在调和脾胃，使心无凝滞，或生欢忻，或逢喜事，或天气暄和，居温和之处，或食滋味，或眼前见欲爱事，则慧然如无病矣。盖胃中元气得舒伸故也。"在准确辨证、结合时令、随症加减的情况下，运用《脾胃论》思想治疗焦虑症应当引起重视。当然，鉴于焦虑症多变的临床症状，实际工作中，还应从证遣方，随机应变，必要时配合西药及心理治疗，以达更优效果。

# 173 广泛性焦虑症与常见中医情志病的比较分析

随着现代社会高速发展，人们物质生活水平不断提升，精神压力也与日俱增，来自工作、家庭等各方的压力，给人们的心理承受力带来了巨大考验。在一定时间内发生的"所愿不遂、所志不伸、所求不得"易引发人们的焦虑抑郁等情绪。当焦虑体验变得与现实外境不协调时，就会形成病理性的焦虑，进而演化为一种心理障碍——焦虑症。焦虑与抑郁情绪常相伴而生，相比于抑郁症，焦虑症的受关注程度不高。西方精神病学中，在 19 世纪末才把焦虑症当作一种精神疾病写入医学文献，而现有的针对焦虑症与中医情志疾病的相关研究文献数量也少于抑郁症相关文献数量。学者孙雅伦等比较分析了广泛性焦虑症与常见中医情志疾病的关系，以期从中医角度对该病的认知和诊疗提供参考。

## 广泛性焦虑症的中西医学探究

焦虑症又称焦虑障碍，是一组包含惊恐障碍、恐怖症、分离焦虑障碍以及广泛性焦虑等，与过度惊恐焦虑有关的精神障碍。近期有研究者认为，焦虑症辨证分型主要属于肝郁气结、脾肾阳虚、心肝血虚、少阳郁热、痰火内扰、瘀血冲心、阴虚火旺等，而病位以肝、脾、心、肾为主。查阅中医古籍可发现，中医虽无"焦虑"一说，但相关临床表现及症状与一些常见情志疾病有一定相似性，如"脏躁""郁证""心悸"等诸多疾病及其证候皆与"焦虑症"存在一定联系。就焦虑障碍中最常见的表现形式广泛性焦虑障碍与常见的中医情志疾病进行比较分析。广泛性焦虑症又称慢性焦虑症，是一种持续的无明确目的和对象的紧张与不安，在半年以上的时间内，对于诸多事件或活动（如工作或学校的表现）表现出过分的焦虑与担心的病理性焦虑状态。广泛性焦虑症患者对于现实中的某些问题过分担心和烦恼，做事时心烦意乱，与人交往时紧张迫切。所以，患有广泛性焦虑症的成年人会因过度的担心焦虑，而导致社会功能方面受到严重损害。同时伴有自主神经功能失调的症状，其表现为心慌、出汗、胸闷、呼吸急促、皮肤潮红或苍白等。广泛性焦虑症症状多变，患者还可能出现震颤、运动性不安、肌肉抽动、疲乏无力等症状。有关广泛性焦虑症中医证候分布的临床统计研究发现，广泛性焦虑症的证候要素以气滞、气虚、火热以及血虚等为主。通过一些对广泛性焦虑症症状学的调查发现，广泛性焦虑症病机因素多为火盛、气滞以及血虚，虚实辨证方面既有虚证又有实证，而病位多位于肝和心。

## 广泛性焦虑症与常见中医情志疾病比较

**1. 广泛性焦虑症与郁证** 目前中医学相关研究表明，郁证与广泛性焦虑症之间具有很强的相关性。郁证是一种最常见的中医情志疾病之一，它是由于情志不舒、气机郁滞所引起的一类病症。明代张景岳对郁证做了翔实的论述，并在《景岳全书·郁证》中认为，郁证有"因病而郁"和"因郁而病"之分，"凡五气之郁，则诸病皆有，此因病而郁也"。这里是说"因病而郁"是五气之郁。金、木、水、火、土此五气也，其各司一脏。而《黄帝内经》又曰："六气五运，胜克之郁，内应乎人气而生病者是也。"故"因病而郁"就是指五脏受外邪内侵而致郁。对于"因郁而病"的成因张景岳在书中指出，"至若情志之郁，则总出乎心，此因郁而病也"。现代所称的郁证多为"因郁而病"的情志之郁，它是以情志刺激过度引发的，所谓郁久则成病。

张景岳有把情志之郁分为三类："一曰怒郁，一曰思郁，一曰忧郁。"由此可见，现代所称的郁证主要的病因在于七情过激，情志刺激（尤其是愤怒、思虑以及忧愁这 3 种情志刺激）持续的时间过长，超过人体自身的调节能力而导致的情志失调。而广泛性焦虑也是因为长时间持续的焦虑、忧愁、思虑等情志刺激导致的，从病因以及持续时间上看二者具有一定的相关性。

就疾病的症状分析，郁证尤其是由"肝郁气滞"引起的情志之郁，其主要临床症状表现，有较长时间的焦虑、忧愁等不良情绪，病情反复且常伴有失眠多梦、头晕健忘、胸胁胀痛、善太息等。可见，以肝郁气滞为主引起情志之郁的症状，与广泛性焦虑症长期持续存在与现实不符的紧张焦虑精神状态，以及伴有胸闷、呼吸困难和睡眠障碍等症状的契合度较高。

另外，二者在病机上分析，也能看到显著的相关性。郁证的发病机制是由于气机郁滞所导致的肝失疏泄，脾失健运，心失所养。郁证的病位主要在于肝，然后又可涉及心脾等。而通过一些对广泛性焦虑症症状学的调查发现，广泛性焦虑症患者中病机多为火盛、气滞以及血虚，而病位多在肝和心，故可以看到郁证与广泛性焦虑症在病机病位上也有紧密的联系。

通过辨别病证虚实发现，由肝失疏泄等引起的郁证多为实证；而如果天生体质比较孱弱，久病则由实转虚成为虚证；再则由于郁证病程较长，受体质与宿疾的影响，容易出现虚实夹杂的情况。广泛性焦虑症也由气滞火盛为病机，可见亦有实证，而病久引起血虚则转为虚证，在病证虚实这一点上二者具有相似性。又因焦虑症和抑郁症是共病率极高的 2 种疾病，所以既要看到郁证与广泛性焦虑症二者之间的共性，也要懂得仔细鉴别二者疾病，辨证客观地看待二者之间的关系。

**2. 广泛性焦虑症与脏躁**　"脏躁"一词始见于《金匮要略·妇人杂病脉证并治》曰："妇人脏躁，喜悲伤欲哭，像如神灵所作，数欠伸，甘麦大枣汤主之。"可以看出，脏躁症多见于女性，发病时喜怒忧伤难以控制，无故悲喜，精神萎靡，呵欠频作。后世医家虽然对于该病多有研究，然皆以《金匮要略》对于脏躁的描述为基础。从病症表现方面，与广泛性焦虑障碍由情志刺激引起的过度担心焦虑、烦躁不安、失眠、易激惹为主的症状表现有一定的相关。

在患病群体上看，有很多文献都认为脏躁以女性患者居多，胎前产后尤多见之。现在一些对焦虑障碍的调查研究也发现，当今社会焦虑障碍的女性患病率显著高于男性。在病因病机方面，正如《金匮要略语释》曰："由于情志抑郁或思虑过度，心肝受伤，脏阴不足，心神失养，发为脏躁。"从中可以看出，脏躁多是由情志刺激或者过度思虑、担心造成的，这一点与广泛性焦虑症患者对于现实中某些问题过分担心和烦恼为主的病因亦有相关。

另外，在虚实辨证方面，脏躁既有实证，如因肝肾不足引起的脏躁，又有虚证，如久病伤阴引起的脏躁还有虚实夹杂的病症，而脏躁病位也主要在于肝心肾。以上这几点都与广泛性焦虑症相似。

**3. 广泛性焦虑症与心悸**　"心悸"属于中医学病名最早见于汉代张仲景《伤寒杂病论》，称其为"心动悸""心下悸""心中悸""惊悸"等范畴。《素问·举痛论》曰："惊则心无所倚，神无所归，虑无所定，故气乱矣。"从中可以看出，惊悸的主要的症状表现是，以惊吓为主的情志刺激后发作，发作时过度担心、心跳剧烈、心神不宁、不能自已，还可伴随其他如失眠、多汗、发抖、多梦等症状。这与广泛性焦虑症发作时表现出的激动紧张、过度担心焦虑的心理症状，以及伴有失眠、多汗等生理症状有一定相关。

心悸的病位在于心，而且与肝脾肾肺此四脏密切相关，主要病因在于心身失养或者不宁，从而引起心神动摇且悸动不安。而广泛性焦虑障碍的病位在于肝和心，所以从病位来看心悸与广泛性焦虑障碍亦有一定的相关。《济生方·惊悸论治》曰："惊悸者，心虚胆怯之所致也。"说明长期思虑导致的阴血暗耗、心神内伤是心悸的重要病因之一。所以从病因来看，以七情内伤导致的心悸与广泛性焦虑症具有相关性。

通过对广泛性焦虑障碍与郁证、脏躁、心悸等中医情志疾病的比较分析可以看出，广泛性焦虑症虽为西医学疾病，但从其病因病机以及病位等方面看，该病与一些中医情志疾病如郁证、脏躁和心悸等有一定联系，其中郁证可分为"因病而郁"和"因郁而病"，而现在郁证多指"因郁而病"的情志之郁，而广泛性焦虑症与肝郁气滞为主的情志之郁有很强的相关性。另外，在病因病机以及虚实辨证上二者也有一定的联系和区别。脏躁的患病群体以女性为主，这一点与现在一些焦虑障碍患者女性明显多于男性的现状一致。在病因病机和症状表现上二者也有一定的相关。心悸与广泛性焦虑症的联系虽然不如广泛性焦虑症与郁证、脏躁的联系密切，但在症状表现和发病病位上亦有相关。

　　目前，临床对于广泛性焦虑症的治疗大多以西药治疗为主，虽临床效果较为显著，但同时会产生很多无法避免的副作用（如困倦等）或造成对药物的依赖，故而中医对于情志疾病辨证施治的优势则逐渐显现。若能充分地将中医对于广泛性焦虑障碍相关的研究融入到临床中，相信能为广泛性焦虑症的临床治疗提供一个崭新的思路。

# 174　广泛性焦虑症"思胜恐"情志治疗思路

广泛性焦虑症（GAD）是临床常见的一种焦虑障碍亚型，普通人群的终身发病率为 2%～7%。在个人层面上，GAD 常常与躯体和其他精神障碍共病，致使原有疾病延迟康复，导致工作能力和生活质量下降；在社会层面上，该病给公共卫生体系带来沉重的负担。然而由于 GAD 成为独立病种的时间较晚，在所有焦虑障碍中 GAD 的研究最为薄弱，且治疗效果不佳，因此寻找有效的 GAD 治疗措施为目前亟待解决的问题。当前越来越多的研究者推荐使用心理干预的方法来治疗 GAD，其原因为 GAD 是一种慢性疾病，具有起病缓慢、病程较长、反复发作等特征，而这些特征往往与 GAD 患者的个性因素和社会因素有关，如具有焦虑倾向、经历了重大生活事件或压力等。心理治疗能够帮助 GAD 患者解决社会心理层面的问题，因而其远期效果良好，而且已有的研究也证实了对 GAD 的心理治疗效果不亚于药物的疗效。在中医药的医疗实践中形成了很多治疗心理疾病的理论与方法，其中中医情志疗法的理论体系较为完整，治疗案例丰富，被广泛接受。由于 GAD 是一种情感类疾病，其核心症状为过度担忧，而这种持续的、难以控制且不切合实际的担忧是一种指向未知状况的过度思考与恐惧情绪。源于中医情志疗法中的"思胜恐"（《素问·阴阳应象大论》）治疗思想，可为干预 GAD 的担忧症状提供可参考的理论依据，并为 GAD 心理治疗提供新的思路与方法。学者张靓等就此做了颇具见解的论述。

## GAD 情志治疗的理论基础与现代研究

**1. 中医情志疗法的理论基础**　中医情志学说源于《黄帝内经》，至明代张景岳《类经》正式确立了"情志"这一名称。中医的情志概念内涵与心理学的情绪概念内涵有很多相似之处，同时也存在显著的区别。中医学"情志"涵盖的内容较广，不仅包含了内在的情绪和情感过程，以及表达情绪的外在行为（如表情、动作等），还包含了情绪和情感相关的认知过程，并与感知、记忆和意志等心理过程相联系。例如，基础的情志类型为喜、怒、忧、思、悲、恐、惊"七情"，其中"思"既属于情志活动也属于认知过程，《灵枢·本神》还论述了情志与感知、思维和意志之间的联系，即"心怵惕思虑则伤神……脾愁忧而不解则伤意……肝悲哀动中则伤魂……肺喜乐无极则伤魄……肾盛怒而不止则伤志"。与西方心理学情绪概念相似，中医学认为，情志是人正常的生理功能，例如，《素问·气交变大论》曰："有喜有怒，有忧有丧，有泽有燥，此象之常也。"然而情志过于偏颇则可引发疾病，例如，《素问·阴阳应象大论》曰："暴怒伤阴，暴喜伤阳。厥气上行，满脉去形，喜怒不节，寒暑过度，生乃不固。"情志偏颇作为一种阴性内伤病因，在《黄帝内经》时期已被明确提出，例如，《素问·调经论》曰："夫邪之生也，或生于阴，或生于阳。其生于阳者，得之风雨寒暑。其生于阴者，得之饮食居处，阴阳喜怒。"至宋代陈无择《三因极一病证方论》将七情归为内因，并明确了内伤情志作为病因的重要组成部分。

中医情志理论的论述重点在于分析情志疾病的产生过程，维护健康或治愈疾病。古代医家们受传统哲学思想的影响，根据阴阳互制及五行生克制化模式建立了情志阴阳五行的理论体系，即把七情按照五行学说与五脏相配属，形成喜、怒、忧、思、恐"五志"，分别对应于火、木、金、土、水"五行"，以及心、肝、肺、脾、肾"五脏"。根据五行相生相克的原理，提出了情志相胜，用以阐述情志疾病的发生机制、治疗原则和方法。例如，"喜伤心，恐胜喜""怒伤肝，悲胜怒""思伤脾，怒胜思""忧伤肺，喜胜忧""恐伤肾，思胜恐"（《素问·阴阳应象大论》）。同时，该理论还阐释了情志因素与气血运行和脏腑功能之间的关系。例如"怒则气上，喜则气缓，悲则气消，恐则气下……惊则气乱，思则气结"

《素问·举痛论》），阐述了情志对气机的不利影响；而"血有余则怒，不足则恐"（《素问·调经论》），以及"肝气虚则恐，实则怒……心气虚则悲，实则笑不休"（《灵枢·本神》），则提出了气血与脏腑对情志的影响。不仅如此，杨上善还指出偏颇的情志对心理过程并继而对五脏产生负面影响的途径，例如，《黄帝内经太素》曰："若纵志放情，怒以气上伤魂，魂伤肝伤也。若喜气缓伤神，神伤心伤也。若忧悲气消，亦伤于魂，魂伤肝伤也。恐以气下则伤志，志伤肾伤也……忧则气乱伤魄，魄伤则肺伤也……思以气结伤意，意伤则脾伤也。"

**2. GAD 情绪特征的现代研究** 中医学未见 GAD 这一病名，其内容散见于"郁证""不寐""烦躁""善恐""惊悸""健忘"和"梅核气"等病证中，属于中医学情志病范畴。当代学者对 GAD 病因病机进行了多项调查研究，并得到了普遍共识，认为 GAD 的病因多为情志失和；病机演变复杂，脏腑气机升降失常为关键；病位主要在肝和心，可涉及脾肾，表现为单一或多脏腑受累；病性可分为实证、虚证和虚实夹杂型。在中医临床治疗方面，中药和针刺疗法较多，而鲜见采用中医情志疗法治疗 GAD 的报道。

近年来，西方医学和心理学领域对于 GAD 的研究多集中在情绪与认知特征两方面。有研究认为，GAD 存在情绪失调，包括情绪强度提高、情绪理解力差、对负性情绪体验较强烈和自我缓解负性情绪的能力不足，同时研究还发现，情绪强度和受损的情绪调节策略可以很好地预测 GAD。此外，GAD 一个显著特征是情绪与认知回避。研究显示，担心是以思维为基础的语言活动，它抑制生动的心理意象，并阻止了在恐惧加工时自然而然发生的躯体和情绪体验。然而担心被看作是一种无效的认知，因为增强的躯体和情绪体验可对情绪线索进行有效处理，在理论上抑制躯体和情感体验则会阻止恐惧情绪加工时出现的习惯化和消退。

临床工作者试图通过改变认知、行为和情绪管理策略以改善 GAD 的情绪失调。例如，有学者针对认知、情绪和情景因素开发了 GAD 四阶段的情绪调节策略：①心理教育、监测和发展历史。②躯体意识和情感认知的技能培训。③使用这些技能来面对核心问题，并采用暴露以往经历进行练习。④回顾进展、预防复发和终止处理。有学者治疗 GAD 患者时使用了意识训练、重新评价对担忧的正性信念、问题解决训练和认知暴露四种主要技术，并取得了较好的疗效。这些方法最核心的部分是认知改变，通过认识和改变患者的非理性认知并建立理性认知，从而达到治疗目的。研究表明，生活中的应激性事件，特别是负性、有威胁性、创伤性事件是情感类疾病包括 GAD 发病的危险因素。一项研究调查了在两起创伤性事件（火灾 128 人和车祸 55 人）的受害者在 7～9 个月后精神类疾病的发病情况，结果显示，除创伤后应激障碍外，GAD 的发病率为 12.6%，新发抑郁症为 13.4%，广场恐惧症为 10.2%，精神活性物质使用障碍为 6%，单纯恐惧症、惊恐障碍和强迫症则呈现低发病率（<2.0%），2%创伤后应激障碍合并一个或多个诊断。另一项调查则显示，一个或多个威胁性生活事件会增加患 GAD 的风险，而离婚与中国人患 GAD 呈正相关。此外，生活应激事件不仅是 GAD 的危险因素，还是促发性因素，应激事件增多还可加大 GAD 复发率。

## GAD "思胜恐"情志治疗的核心思想

**1. GAD 过度担忧的情志与脏腑特征分析** GAD 的核心症状过度担忧是一种认知与情绪相伴的体验，对未知情景的不利因素具有恐惧心理，并进行预防性的、过多的思考。西方心理学认为，GAD 患者在不确定的情境下会感到紧张和不安，而担心则有助于他们更有效地处理恐惧事件，或者防止这类事件再次发生。中医学有"思胜恐"的论述。过度担忧涉及"思"和"恐"两种情志，而思伤脾、恐伤肾，故以下将从思和恐两种情志以及脾和肾两个脏腑探讨过度担忧的产生机制。脾和肾的功能与人的认知和意志过程有关。脾的功能与记忆和决策过程有关，例如，《灵枢·本神》指出"脾藏营，营舍意"，又认为"心有所忆谓之意"，宋代陈无择在《三因极一病证方论》中对此进一步阐释为"脾主意，意者记所往事"，《素问·遗篇刺法论》也提到"脾为谏议之官，知周出焉"，表明脾为精气营血生化之源，为人的思维活动提供物质基础，可以使人根据记忆中的事情和经验来思考和决策。肾的功能与决策和意志有关，例如，《灵枢·本神》指出"肾藏精，精舍志"，又认为"意之所存谓之志"，《类经》进一步解释为"意之所存，谓意已决而卓有所立者曰志"，可理解为如果肾精充足，则志强，表现为处事决断、意念坚定并付诸行动。由上可知，根据中医情志理论，GAD过度担忧产生过程为潜在GAD患者在经历负性事件后，因害怕类似事件再次发生而进行反复思考；由于思虑过度而伤脾的功能，脾的损害则会出现"精气并于脾则畏"，即人无法根据以往的事件和经验持续和周全地思考问题，遇到事情便会产生畏难的情绪；脾为后天之本，脾气虚则五脏不安，进而阻碍水谷精微的转换，致使肾精缺乏培育和充养；肾精亏虚则导致"精气并于肾则恐"，出现意志不坚定、思虑过多、处事寡断、恐惧不安等症状，使得人们无法有效地思考、决断问题，进而担忧的事件变多；担忧逐渐泛化，已经不再指向特定类型的事件，致使对未来或不确定事情的恐惧变成常态，最终潜在GAD患者发展成为GAD。

**2. GAD"思胜恐"的情志治疗思路**　中医情志既是致病因素也是治病因素。"思胜恐"王冰注曰"深思远虑，则见事源，故胜恐也""因思而远慕谓之虑，因虑而处物谓之智"。（《灵枢·本神》）如果对事件从深层次、长远角度、多角度地思考，就可找到问题的本源，从而能明智地处理事情，战胜恐惧。本研究提出GAD"思胜恐"的情志治疗思路为通过追寻引发担忧（恐）的起始事件，让GAD患者修复不愿想起的事件细节，把泛化的担忧与特定的生活事件细节相联系，思考引发担忧的原因并采用积极的观点来评价事件，重新审视负性事件带给自己的情绪反应强度的合理性，以及担心的必要性，从而使担忧明确并减轻，改善症状，最终达到治疗目的。

GAD"思胜恐"的情志治疗流程为六步：第一步，详细列举担忧的事件，例如"我担心说错话"。第二步，列举担忧事件的具体例子，使之与具体的记忆相联系。可以询问类似的问题如"您在某些场合说错过话吗，能否列举一些例子"。第三步，对担忧事件进行合并和归类，评价担心程度，并按照重要程度进行排序。进行前两步的过程中，患者的表述可能既有概括化事件，也会有具体的例子，也很有可能出现同一类型的事件，通过归纳、整理和评定，找到重点要解决的担忧问题。第四步，访谈担忧原因，追述担忧的早期记忆，并访谈记忆细节。这一步对重点要解决的问题进行详细挖掘，找到担忧的记忆源头，还原当时的情境和当事人的情志感受。第五步，对记忆进行干预，重新审查记忆细节，引发患者深入地思考问题。引导患者重新理解事件发生的背景，深入思考当时的想法是什么，不良情绪是如何产生的，为什么会恐惧类似事件再次发生，如何安慰当时的自己，如何改变对未来的恐惧。第六步，让患者领会在处理问题的过程中如何避免偏颇的"思"，以及如何运用积极的深思远虑，并进行定期辅导，强化练习。

**3. GAD"思胜恐"情志疗法的特点**　GAD"思胜恐"的情志治疗与西方认知和行为疗法存在许多一致的观点。首先，二者都重视认知过程对情绪的调节作用。前者认为"情然而心为之择谓之虑"（《荀子·正名》），说明对事物的情感反应是由于"心"的感知和认识过程所决定的；与之相类似的是，后者认为认知是事件与情感和行为反应之间的中介因素，即人们对事件的情感和行为反应是由认知态度和信念决定的，而不是由事件本身决定的。其次，认知过程均存在积极作用和消极作用。中医学认为，"深思远虑"在认知过程中起积极作用，而思志偏颇则起着消极作用；认知行为疗法分别用"理性观念"和"适应的想法"等术语描述认知过程的积极作用，用"非理性认知"和"不适应的想法"等来描述其消极作用。再次，两种疗法不仅重视认知，还重视行为。例如，在《晋书》"杯弓蛇影"的案例中，"思胜恐"疗法让客人回到原来的情境中亲眼看到墙上弓箭和酒中"蛇"影，并领悟它们之间的关系，而认知行为疗法核心的思想就是强调纠正认知和改变行为。

GAD"思胜恐"情志治疗与西方认知和行为疗法还存在明显的五个不同点。第一，前者的思志和恐志既包括认知过程也包含情绪过程；后者情绪与认知过程是分离的。第二，前者治疗主要针对思志与恐志，是对具体的情志进行治疗；后者只关注负性情绪，并不关心具体的情绪如何治疗。第三，前者关注情志（思和恐）与脏腑（脾与肾）之间的联系；后者关注情绪与疾病相关躯体症状之间的联系。第四，情志疗法改变认知和情绪的手段可以通过患者自身的内省，也可以是通过外界施加或暗示的；后者只关注患者自身的内省。第五，前者着重通过生活事件找到偏颇的"思"和"恐"的来源，通过积极的"思"来解决其根源，从而达到治疗疾病的目的；后者虽然也重视生活事件的影响，但更关注纠正当前的认知和行为。

中医学、西医学均认为 GAD 存在情绪失调和认知偏颇。由于生活事件是 GAD 的重要病因，也是情绪问题产生的载体，同时对个人生活事件的干预也是心理治疗的常用手段之一，因而提出基于生活事件对 GAD 患者的过度担忧症状进行情志干预。其主要方法是，首先分析过度担忧的具体认知特征和情绪特征，即偏颇的"思"和"恐"；再通过生活事件的分析找到"思"和"恐"的来源；最后从情绪的来源寻找解决途径，重新审视过往经历的认识过程和情绪反应。有学者提出，在治疗中帮助来访者体验到被唤醒的情绪，可以更加有效地接近和使用情绪信息来解决问题，还可以根据背景的要求更好地调节情绪体验和表达情绪。基于此，GAD"思胜恐"情志治疗使"思"和"恐"有了可以依托的对象，使得认知更具体，情绪更具有针对性，有利于为患者提供表达情绪的背景信息，从而减少咨询中的阻抗。

# 175　广泛性焦虑症从胆论治

广泛性焦虑症（GAD）是一种以焦虑为主要表现的精神障碍，患者常常表现为原因不明的提心吊胆、紧张不安，并有显著的自主神经功能紊乱症状、肌肉紧张及运动性不安。流行病学研究显示广泛性焦虑在普通人群中的患病率最高可达到 6.4%，女性的患病率一般比男性高 1.5～2.5 倍，并且 GAD 的发病率呈逐年上升趋势。目前，现代医学治疗 GAD 主要有药物治疗及心理治疗两方面。西药治疗虽疗效确切，但长期应用具有一定的成瘾性、依赖性、耐受性等不良反应，心理治疗也因其费用昂贵、受众较小等问题使其应用受到了一定限制。中医药对于 GAD 疗效显著，且无明显不良反应。根据其临床表现，可将其归于"郁证""心悸""不寐""脏躁""惊恐"等范畴。当代医家对 GAD 的治疗主要以肝心为主，可涉及脾肾，而胆在 GAD 的病因病机演变中的重要性却鲜有论述。学者张靓等通过研习古籍，结合临床，认为"胆"在 GAD 的发病及其治疗上有着重要意义。

## 胆与情志调节的生理关系

**1. 肝主谋略，胆与肝相表里，助肝疏泄**　《类经》指出"胆附于肝，相为表里"，肝胆解剖位置毗邻，同居右胁下，胆附于肝叶之间，足厥阴经属肝络胆，足少阳经属胆络肝，两经表里相合，通过经脉和气机相通，同司疏泄。肝主疏泄，分泌胆汁；胆附于肝，藏泄胆汁。胆汁虽由肝叶分渗而来，然可上渗肝体，又可旁泄胃腑，有助肝疏泄，协脾运化之作用。二者协调合作，使胆汁疏利到肠道，以帮助脾胃消化食物，生成水谷之精气，滋养全身包括心神；肝气疏泄正常，促进胆汁的分泌和排泄，而胆汁排泄无阻，又利于肝气的疏泄畅达。故肝的疏泄功能可否正常发挥，在很大程度上取决于胆的功能。《素问·奇病论》曰："夫肝者，中之将也，取决于胆。"肝气调畅则胆汁充盈，胆腑清利则肝气条达。肝的疏泄功能正常，则气机的升降出入调畅，气血津液运行正常，胆气畅达无碍，神明无所偏倚，情志活动方能正常运行。

**2. 胆主决断，调和五志，以决谋虑**　《素问·灵兰秘典论》指出"胆者，中正之官，决断出焉"，可理解为胆性正直刚断无私偏，具有正确的判断及决定能力。王冰在《重广补注黄帝内经素问》中注曰："刚正果决，故官为中正；直而不疑，故决断出焉。"进一步指出胆之决断可以影响人的神志活动。首先，从调和五志方面来看，胆主决断可影响精神情志。五脏各有其志，即在肝为怒、在心为喜、在脾为意、在肾为恐、在肺为忧。张景岳《类经·藏象类》曰："五脏六腑共为十一，禀赋不同。情志亦异，必资胆气，庶得各成其用，故皆取决于胆。"马莳《素问·六节藏象论》曰："盖肝之志为怒，心之志为喜，脾之志为思，肺之志为忧，肾之志为恐，其余六脏，惟非由胆以决断者乎。"胆主决断，可调节气机舒畅，气血运行，使五志不致过极，避免出现情志异常变化。其次，在助肝谋虑方面，《素问·灵兰秘典论》提出"肝者，将军之官，谋虑出焉。胆者，中正之官，决断出焉"。决断和谋虑均是思维过程，是对事物判断、决定的能力，决断和谋虑不是两种独立的神志活动，而是同一神志活动的过程和结果。谋虑属肝，决断属胆，谋而不决则事不成，决而不谋则事不密。决断与谋虑的功能协调则胆气豪壮，多谋善断，处事刚毅果断。

**3. 胆通达阴阳，升脏之气，主司勇怯**　李东垣曰："胆者，少阳春生之气，春气升则万化安，故胆气春升，则余脏从之。"张志聪《内经素问集注》曰："胆主甲子，为五运六气之首，胆气升则十一脏腑之气皆升，故取决于胆也。"因此，五脏六腑清阳之气的升发需取决于胆气。在胆气的资助下，诸脏精微可随清气一并上荣于脑，以润脑体、化神气，故胆气之"勇""怯"具有重要意义。这里的胆气主要是指胆的功能中偏阳的部分，"勇"即胆的少阳升发之气旺盛，"怯"指胆的少阳升发之气不足。《素问·经脉别论》曰："勇者气行则已，怯者则着而为病也。"说明胆气之充盈，可反映人身正气之盛衰，具有助正祛邪的功能。胆气勇猛豪壮，其气升发，旁通他脏，可御外邪。例如，《医参》曰："气以胆壮，邪不可干。"胆气与人之勇怯相关，胆赖勇怯而决情志。汪卫东教授基于《黄帝内经》中关于胆的论述，从中医心理学的角度将胆气的概念加以延伸，将胆气定义为对于外界事物进行判断、做出反应等方面能力的总称，包括"勇怯""决断力"和"行动力"三个方面，认为胆气是人格的重要组成部分，勇怯意识是婴儿一岁半以后由安全感和不安全感发展而来，其发展程度依赖于对自然的认识和人际关系状况；勇怯意识伴随人的一生，勇怯对于人体精神活动的影响具有极其重要的意义。胆气的勇怯适中，可抵御外界不良因素的刺激，情志舒畅，气血调畅，各脏腑功能协调，阴平阳秘，精神乃治，临床从提升胆气方面对患者进行心理治疗，以实现人格再成长，在失眠以及情志病的治疗上均取得了不错疗效。

**4. 心主藏神，胆主决断，心胆共司神志调节**　心主藏神，气血和调；胆主决断，勇果乃成，可见心胆在对神志的影响方面发挥重要作用。《医学入门·脏腑》指出"心与胆相通"；《灵枢·经脉》指出"足少阳之脉循胸里属胆，散之上肝贯心"；《素问·灵兰秘典论》指出"胆气通于心"；故胆与心通过经络系统相互联系。心胆以经络相通，心之气血可输送到胆，滋养胆气，胆气亦可循行上贯于心。心与胆相互为用，气化相通。例如，《重订严氏济生方》曰："心气安逸，胆气不怯，决断思虑，得其所也。"此外，人之神，以气为疏、以血为要，气血乃心胆共司神志的物质基础。正如《素问》曰："血气者，人之神，不可不谨养。"《黄帝内经》认为人的精神情志由五脏所主宰，其中心胆起主导作用。《素问·灵兰秘典论》指出"心者，君主之官，神明出焉""主明则下安，主不明则十二官危"，心对于胆之决断功能的发挥起着主宰作用，心为君、胆为臣，心属火、胆属木，木火相生，心要发挥其统帅全身脏腑的功能，亦需要借助胆的决断。胆在心神的主导下，能够抵御和清除不良情志刺激的影响，从而维持人体脏腑功能和气血精津的正常运行。心胆相合，则气血充盈，循行经脉，周流全身，脏腑调和，情志调畅，神志清灵。

## 胆的功能失调与 GAD 发病相关

基于胆与神志之间的生理联系，病理上胆的相关病变则会导致相应的神志异常。胆的功能失司，气血运行不畅或气血不足，则神变志动。实者，人体气血脏腑功能郁滞而不畅通，往往合并火郁、痰阻等诸多病理因素，蒙蔽神智。虚者，则神无所主，神失所养。

**1. 肝胆不和，易致肝疏泄失司，化火生痰**　《灵枢·胀论》曰："胆胀者，胁下痛胀，口中苦，善太息。"临床上可见胸胁苦满、心烦喜呕、口苦而干、不欲饮食、急躁易怒等症状，多因少阳枢机不利，郁火挟痰上扰所致，肝胆协同共司疏泄，若肝胆不和，则会引起肝失疏泄，枢机不利，最终导致气血津液运行的不畅。而气郁日久则可生热化火，火热灼津液，炼液成痰，易形成痰热兼夹证，上扰清窍，从而引发相关情志疾患。究其根本在于肝胆不和，肝失疏泄，"火""痰"内生。因而，大多数医家认为焦虑症的病机主要集中在"火"与"痰"，"气有余便是火""六气化火""百病多由痰作祟"。金元四大家的刘完素、朱丹溪亦提出了从气、火、痰治疗情志类疾病。

**2. 胆失决断，五志失和，谋虑失调**　胆主决断，调和五志，以决谋略。胆之决断功能失司，易致调和五志功能失常，五志过极，气机运行失常，例如，《素问·举痛论》曰："怒则气上，喜则气缓，悲则气消，恐则气下，惊则气乱，思则气结。"而气病正是焦虑症的最初期病理改变，气病日久，血液及津液运行失常，正常的情志活动受扰，导致焦虑的发生。此外，胆失决断易致谋虑不决，处事瞻前顾后，优柔寡断，这类人极易受到外界的干扰，琐碎之事亦致其心神不宁，长久以往易出现紧张不安、担忧、心悸等焦虑症状。例如，《灵枢·邪气藏府病形》曰："胆病者，善太息，口苦，呕宿汁，心下澹澹，恐人将捕之，嗌中阶阶然，数唾。"

**3. 胆气不足，勇怯失司**　胆气充沛，志意融合，勇怯适中；胆气不足，胆失冲和，则勇怯失司，终致情志活动异常。程杏轩引《医述》曰："气以胆壮，邪不可干，故曰十一脏取决于胆。"秦伯未亦认为"五脏六腑强弱，可以从胆的壮怯作为判断"，胆怯之人，在遇到不良精神因素刺激时，往往情志起伏较大，情绪难以尽快平和，以致气机逆乱，影响五脏六腑功能，最终导致情志疾患的发生，甚至诱发躯体疾病，临床上常见惊恐、胆怯、郁证、失眠多梦、周身疼痛不适甚至癫狂等病症。故正例如，《素问·经脉别论》所曰："勇者气行则已，怯者则着而为病也。"

**4. 心胆失司，神志失主**　心胆神合，神志清明；心胆失司，胆失决断，则心主神明功能不能正常发挥，从而出现情志异常变化。例如，《剂生方·惊悸》曰："夫惊悸者，心虚胆怯所致也。"《医学心悟》曰："心惊然后胆怯，乃一定之理。"《金匮玉函经》曰："烦惊虽系乎心，未有不因于胆，何者？胆为将军之官，失荣则多畏也。"《辨证录·怔忡门》亦曰："夫胆属少阳，心之母也，母虚则子亦虚，胆气一虚而脏腑之气皆无所遵从，而心尤无主，故怦怦而不安者。"病理状态下，若胆气过盛，郁滞生痰，痰浊化热，上扰心神，则会出现烦躁不安，恼怒易激，惊悸不寐、甚则癫狂等症。若胆气不足，心气失和，神失所主，则较易出现惊悸、恐惧等情志异常症状。

## 从胆论治 GAD

　　胆与 GAD 的发生发展有着密切的联系，在 GAD 临床治疗上，从胆立论有着重要的指导意义。目前，对于 GAD 的辨证分型尚无统一的标准，张靓认为少阳郁遏、肝胆郁火、胆郁痰扰、心胆气虚这四个证型与胆关系最为密切，且在 GAD 中较为常见。

　　**1. 少阳郁遏证**　症见胸胁苦满、烦惊谵语、心悸、易醒多梦、头痛、纳差、小便不利、一身尽重、不可转侧、便秘、舌红苔黄、脉弦等，代表方有柴胡加龙骨牡蛎汤。柴胡加龙骨牡蛎汤源于《伤寒论》，治以和解枢机、清胆热、调气机、重镇安神。组方中柴胡为少阳专药，可疏肝解郁、畅气机，黄芩苦寒清胆腑之邪热、法半夏和胃降逆、散结消痞，龙骨、牡蛎、珍珠母镇心安神、平肝息风以治烦躁惊狂，茯苓、酸枣仁宁心安神、利小便，大黄泄里热以利气机，桂枝平冲降逆、温通阳气，合柴胡以发散，大枣甘缓养心。诸药共奏疏肝解郁、宁心安神及清热化痰之功效。

　　**2. 肝胆郁火证**　症见心烦不安，失眠，急躁易怒，胸闷胁胀，胃胀嘈杂，口苦口干，小便赤热，大便干结，或头痛，耳鸣，目赤，舌红苔黄，脉弦数，可用丹栀逍遥散或龙胆泻肝汤加减。丹栀逍遥散是在逍遥散基础上加牡丹皮、栀子而成，治以疏肝解郁，清肝泻火，兼顾健脾。方中牡丹皮入肝胆血分、清血中之浮火，栀子泻三焦之热、兼泻火除烦，柴胡疏肝解郁、使肝气条达、以复肝用，当归甘辛补血和血，白芍酸甘养血柔肝、敛肝阴，白术、茯苓健脾益气、使脾气运化有权、化气生血，煨生姜和中、辛香达郁，薄荷疏散因肝而致的郁遏之气、透达肝经热，甘草益气补中、缓肝之急。纵观本方，既补肝体，又助肝用，清肝火，疏肝郁，气血兼顾，肝脾并治。而龙胆泻肝汤治以清肝泻火，兼理气安神。方中龙胆草大苦大寒、入肝胆、清肝胆之火使不上炎，栀子苦寒、清肝泻火，生地黄、当归、酸枣仁滋阴养血安神，柴胡可疏畅肝胆之气，并引诸药归于肝胆之经，竹茹善开胃郁、合淡竹叶清心去火除烦，泽泻、车前子清利湿热、引热从水道而去，龙骨、牡蛎镇惊安神。诸药共用使郁火得清，神志清灵。

　　**3. 胆郁痰扰证**　症见烦躁、胆怯易惊、胸胁胀闷、善太息、头眩心悸、夜多异梦，或呕恶呃逆、苔腻、脉弦滑等，代表方为温胆汤加减。温胆汤源于《三因极一病证方论》，治以理气化痰，和胃利胆。方中法半夏辛温、燥湿化痰、和胃止呕，竹茹性甘微寒、清胆除烦，枳实辛苦微寒、降气导滞、使痰随气下，陈皮辛苦温、理气行滞、燥湿化痰，茯苓健脾渗湿，全方诸药合用理气化痰以和胃，胃气和降则胆郁得舒，痰浊得去则胆无邪扰。温胆汤是理气化痰，和胃利胆之经典方剂，以温胆汤为基础加减化裁出的十味温胆汤、黄连温胆汤、柴芩温胆汤等温胆汤类方，亦广泛应用于临床治疗胆郁痰扰所致焦虑症，临床疗效显著。临床上若神志不安症状突出者，一般选用十味温胆汤，是在温胆汤基础上去竹茹，加人参、熟地黄、五味子、酸枣仁、远志而成，有益气养血、化痰宁心之功。方中人参、熟地黄补养气血，五味子、酸枣仁、远志共奏宁心安神之功。若胆郁日久化火、痰热内扰、心神不宁者，临床上多选用黄连温胆汤（温胆汤加黄连）以清热化痰、宁心安神。临床上以失眠、多梦等睡眠障碍症状明显者，可选用柴芩温胆汤加减治疗。张景岳在《景岳全书·卷十八·不寐》中引徐东皋曰："痰火扰乱，心神不宁，思虑过伤，火炽痰瘀而致不眠者多矣。"柴芩温胆汤由小柴胡汤合温胆汤加减而成，方由柴胡、黄芩、陈皮、法半夏、茯苓、枳实、竹茹、首乌藤、栀子等组成。两方合用，共奏清化痰热，调脾理肝之功，故神宁则眠自安。

**4. 心胆气虚证**　症见心悸胆怯、善惊易恐、心烦不宁、坐卧不安、少寐多梦而易惊醒、多愁善虑、舌苔薄白、脉虚弦等，临床可用安神定志丸、坚胆汤等，治以镇惊定志、益气养心安神。安神定志丸出自《医学心悟》，由远志、石菖蒲、茯苓、龙齿、党参、朱砂、酸枣仁、五味子等组成。方中以党参益心胆之气，远志宁心安神、交通心肾，茯苓、石菖蒲开窍宁神、龙齿镇心安神，共奏益气镇惊、安神定志之功。坚胆汤出自清代陈士铎《辨证录》，方由人参、白术、茯苓、天花粉、酸枣仁、白芍、生铁落、朱砂、竹茹组成，陈士铎称之为"肝胆同治之剂，亦心胆同治之剂也"。肝胆互为表里，治胆而因治肝者，兄旺而弟自不衰也；心与胆为子母，补胆而兼补心者，子强而母自不弱也；兼有镇定之品以安神，则神安郁症自除。

胆与 GAD 的发生发展有着密切的联系，在 GAD 的治疗上，不可不考虑胆的因素，从胆论治 GAD 应引起广大临床医家的注意，但 GAD 的临床表现复杂多变，常涉及多个脏腑的功能失调，在临证时，应全面考虑，洞察病机，辨证精当，用药灵活，不着眼于一脏一腑，不拘泥于一方一证，其效必彰。同时联合使用心理治疗有助于改善其人格基础，提高疗效，预防复发。

# 176　广泛性焦虑症临床研究

焦虑症，又称为焦虑性神经症，是神经症这一大类疾病中最常见的一种，以广泛和持续性焦虑或反复发作的惊恐不安为主要特征，其焦虑或恐惧往往无实质内容或与现实处境不符，常伴有头晕、胸闷、心悸、呼吸急促、口干、尿频尿急、出汗、震颤等自主神经症状和运动性不安。临床根据其病程和表现分为广泛性焦虑（GAD）与惊恐障碍（PD）两种形式。GAD 是最常见的焦虑障碍，终生患病率为 4.1%～6.6%，在普通人群中年患病率在 1.9%～5.1%，女性患者是男性的 2 倍。西药干预本病主要存在依赖性、起效慢、不良反应等缺点，近年来中医药干预取得一定疗效，学者李贤炜等将其临床治疗进展做了梳理归纳。

## 中医病名

古代中医典籍中并无"焦虑症"病名，根据焦虑症的临床表现及发病机制，本病归属于中医学情志病范畴，其症状散见于"惊悸""怔忡""不寐""善恐""郁证""百合病""脏躁""梅核气""卑慄""灯笼病"等病的症状群中，目前暂时无法直接归属于某一特定中医病证。

## 病因病机

焦虑症是一种情志疾病，必然与中医七情相关，根据中医五神脏和七情理论，焦虑症发病的相关脏腑应主要归于心，涉及肝、胆、肾、脾等脏腑。

**1. 心**　《黄帝内经》指出"心者，君主之官也，神明出焉""心者，五脏六腑之大主也，精神之所舍也"，提示情志活动与心密切相关，虽然五脏对应各自的情志活动，但心起着整体的决定作用。《类经·疾病类》中指出"情志之伤，虽五脏各有所属，然求其所由，则无不从心而发……故忧动于心则肺应，思动于心则脾应，怒动于心则肝应，恐动于心则肾应，此所以五志惟心所使也"。表明七情虽与五脏有一一对应关系，但心的主导作用不容忽视，焦虑情绪亦不例外。

**2. 肝胆**　肝主调畅情志，其活动依赖于肝藏血和主疏泄功能的正常发挥，正如《灵枢·平人绝骨》曰："气得上下，五脏安定，血脉和利，精神乃居。"《明医杂著》有"肝为心之母，肝气通则心气和"的论述，表明虽然心主导情志活动，但其功能的发挥亦依赖于肝气的条畅。此外，《素问·灵兰秘典论》曰："肝者，将军之官，谋虑出焉。"表明肝与谋虑密切相关。肝既为情志调控的枢纽，若其气血失于条畅，则易产生情志异常。《灵枢·本神》曰："肝藏血，血舍魂，肝气虚则恐，实则怒。"表明焦虑症中的惊恐、易怒情绪与肝密切相关。胆主决断，《素问·灵兰秘典论》曰："胆者，中正之官，决断出焉。"王冰将其释为"直而不疑，故决断出焉"。且胆与肝互为表里，二者共主谋虑决断。若胆气不足，则见易惊，惴惴不安，惶惶不可终日等胆气虚表现。正如《杂病源流犀烛》曰："心胆俱怯，触事易惊，梦多不详，虚烦不眠。"沈家骥认为本病发源于脑，表现于肝，因情志不悦而发，肝气不疏，气郁化火、化风乃是本病病机。孙松涛认为本病多因邪入少阳，肝失疏泄，胆失决断，气郁化热，扰乱心神而发生。刘福双等认为本病是由于情志所伤，肝失条达，气郁化火，肝火上炎或热灼阴津，虚火上浮所致。贾琦等认为本病因思虑过度，忧思郁怒伤肝而发，情志内伤是本病的重要病因。

**3. 肾**　肾在志为恐，正好符合焦虑症患者的表现，说明肾与焦虑症的发生有直接关系。此外，肾藏精，而精是神的物质基础，因而可以认为肾是精神情志的源泉，《灵枢·本神》中"人始生，先成精，精成而脑髓生"正是此意。董兴鲁等认为肾与神志之间有密切联系，对焦虑症的发病有重要意义。丰广魁认为本病初期以肝郁气滞为主，郁久化火、生痰，或耗伤心气、营血，或耗损肾水导致心肾不交，因此本病主要与心、肝、肾三脏密切相关，尤以肝为主，肝郁气滞是本病的病理关键。

**4. 脾** 脾藏意，在志为思，可以认为焦虑症中的思虑情绪与脾的活动直接相关。且"脾为后天之本"，脾胃是气血生化之源，后天之精的生成有赖于脾胃的运化功能，精是神的物质基础，《黄帝内经》有"两精相搏谓之神"的论述，说明脾与神志活动也有密切关系。

从以上五脏与情志活动关系的角度可以看出，人体是一个有机整体，焦虑症的情绪表现不一定是单一脏腑的功能异常导致的，往往与多脏腑的失常有关，互相之间有密切的关联。徐硕等发现肝郁化火并伴脾虚是焦虑症的常见病机。陈陆松等认为本病多因肝郁痰生，气滞血瘀，肝失疏泄，耗阴损心以致心神不宁。谭子虎认为本病多由思虑过度、劳伤心脾、气血不足、心失所养日久而成。周德生认为本病病位在脑，涉及心、肺、肾、肝、胆、脾、胃，病机虚实夹杂，虚以气虚、阴虚为主，就则阳虚精虚，实以燥热、气滞、痰浊、血瘀为主，多呈兼夹。常俊华等认为本病病机在于阴虚火旺，心肾不交。

## 治疗方法

**1. 辨证分型治疗** 刘飞将焦虑症分为肝郁气滞型、痰热上扰型、心胆气虚型，分别予柴胡疏肝散、黄连温胆汤、平补镇心丹加减，同时结合西药，结果表明治疗组满意率明显高于对照组，差异有统计学意义（$P<0.05$）。李鸿娜根据《中医内科学》结合临床经验，将焦虑症分为肝郁气滞、痰热上扰、心脾两虚、阴虚火旺四型，分别治以柴胡疏肝散、黄连温胆汤、归脾汤、天王补心丹合黄连阿胶汤加减，治疗6周，总有效率82.8%，治疗前后HAMA评分有统计学差异（$P<0.05$）。周德生将本病分为气阴两虚、燥热扰神证，阳虚不固、神不守舍证，痰热瘀滞证和瘀血内结证四型，分别予自拟龙齿雪莲汤，鹿自拟角巴戟煎，温胆汤，血府逐淤汤加减，取得了较好的疗效。

**2. 专方治疗** 孙鹏将96例广泛性焦虑症患者随机分为两组，对照组口服米氮平，观察组在此基础上口服逍遥丸、六味地黄丸，结果观察组有效率显著高于对照组（$P<0.05$）；治疗后两组躯体性和精神性HAMA评分均显著低于治疗前（$P<0.05$），观察组治疗后的躯体性和精神性HAMA评分均低于对照组（$P<0.05$），两组不良反应发生率比较无显著差异（$P>0.05$），表明逍遥丸和六味地黄丸对GAD有较好疗效，安全性较高。唐启盛根据多年临床经验及实验研究，根据GAD肝郁化火的病机，以疏肝清热健脾法为主要治法，使用丹栀逍遥散加减治疗GAD疗效显著。王玉等将60例患者分为两组，对照组采用艾司唑仑口服，治疗组采用口服五对调神颗粒治疗，治疗28 d，两组HAMA评分及疗效评定相当，但中医证候量表有明显改善（$P<0.01$），表明五对调神颗粒对广泛性焦虑症有显著疗效，且能显著改善相关的中医临床证候。陈陆松将120例患者随机分为两组，对照组予草酸艾司西酞普兰治疗，中药组予柏子养心方合疏肝宁神散，结果中药组临床疗效显著优于对照组（$P<0.05$）；两组患者治疗后SAS评分、HAMA评分及SF-36评分较治疗前显著改善，且中药组患者治疗后评分优于对照组（$P<0.05$），同时中药组患者随访复发率显著低于对照组（$P<0.05$），表明柏子养心方合疏肝宁神散治疗广泛性焦虑障碍可有效改善焦虑症状，改善生活质量，并降低复发风险，疗效优于西药。赵高峰将60例患者随机分为中药组和对照组各30例，分别予抑肝散和黛力新治疗，疗程8周，两组总有效率无显著性差异（$P>0.05$），两组间治疗前、治疗后HAMA评分差值无统计学意义（$P<0.05$），中药组不良反应明显低于对照组（$P<0.05$），表明抑肝散治疗广泛性焦虑疗效较好，不良反应少。张宾以十味温胆汤加减治疗广泛性焦虑症72例，痊愈42例，好转21例，无效9例，总有效率87.5%，表明本方对肝气郁结、痰热内扰型焦虑症较好疗效。朱冬胜将76例患者随机分为两组，对照组用黛安神片治疗，治疗组予安神化痰汤治疗，疗程6个月，结果两组总有效率无显著性差异（$P<0.05$），两组治疗前后HAMA评分均显著降低（$P<0.01$），两组间HAMA评分除第2周外均无显著性差异（$P>$

0.05），提示安神化痰汤治疗广泛性焦虑症疗效确切。

**3. 中成药治疗**　张培智采用随机、双盲双模拟、多中心平行对照试验设计，试验组和对照组分别给予欣生静片和丁螺环酮治疗 4 周。结果试验组的总有效率和疗效指数均优于对照组（$P<0.05$）；两组均能显著改善 HAMA 评分（$P<0.01$）；两组患者的中医症状均能改善，但试验组的总有效率及中医证候的愈显率和评分均优于对照组（$P<0.01$）。两组的 HAMD17 项评分均有显著改善（$P<0.01$），试验组优于对照组（$P<0.01$）。试验组的不良反应发生率、严重程度显著低于对照组（$P<0.01$），提示欣生静片治疗广泛性焦虑症安全、有效，显著优于丁螺环酮，临床应用价值高。谷从欣等将 120 例痰热内扰型 GAD 患者随机分为观察组与对照组，各 60 例，观察组采用温胆片联合黛力新口服治疗，对照组只采用黛力新治疗，均治疗 6 周，结果观察组治疗后 HAMA、中医证候总有效率均显著高于对照组（$P<0.05$）；两组治疗后 HAMA 评分均较治疗前显著降低（$P<0.05$），观察组 HAMA 评分改善较对照组更为显著（$P<0.05$）；观察组治疗后中医证候积分降低较对照组更为显著（$P<0.05$）。提示温胆片联合黛力新较单用黛力新治疗 GAD 疗效更好，可有效改善患者焦虑症状，改善痰热内扰型 GAD 临床症状。刘宇将 86 例患者随机分为两组，对照组采用黛力新，治疗组在对照组基础上加用乌灵胶囊，治疗 2 月后，治疗组改善效果、治疗组治疗前后 HAMA 评分变化幅度、不良反应均明显优于对照组（$P<0.05$）。王六银将 49 例患者随机分为两组，观察组服用参松养心胶囊，联合多塞平；对照组单服用多塞平片，均服用 8 周，两组有效率无明显差异，观察者显效率和不良反应明显优于对照组（$P<0.05$），表明参松养心胶囊与多塞平连用可以有效提高疗效，并可减少不良反应。贾琦等采用养血清脑颗粒治疗 30 例焦虑症患者，2 周、4 周、6 周后 HAMA 减分率明显提高（$P<0.05$），表明养血清脑颗粒治疗焦虑症疗效确切。

焦虑症的病位在脑，病变主要在心，与肝、胆、肾、脾等脏腑密切相关。病机以气郁、痰浊、阴虚等居多，治法主要以养心安神、疏肝解郁、交通心肾、补益心脾、养阴清热等为主，方药以经方加减较多，同时也有现代研发的中成药为焦虑症的治疗提供了更多选择。随着社会的不断进步和生活节奏的加快，人们面临的压力越来越大，焦虑症的发病率有逐年升高的趋势，中医药治疗焦虑症相对于西药有不良反应小，安全性好，无药物依赖性等优点，因此进行更多的高质量临床研究非常有价值。

# 177　中青年广泛性焦虑症病机和治疗

广泛性焦虑症（GAD）又称广泛性焦虑障碍，是焦虑症的最常见亚型，是以无确定对象及固定内容的提心吊胆、紧张不安、过度忧虑为主要表现的慢性焦虑症，常伴有显著的躯体症状，如自主神经功能紊乱（失眠、头晕、头痛、胸闷、胸痛、心悸、心烦、吞咽梗阻感、恶心、疲乏感、胃部不适等）、肌肉紧张及运动性不安（坐卧不宁、紧张性头痛、颤抖、疼痛、全身僵硬等），常合并抑郁心境。本病病机复杂，症状多样、变化多端，具有易成慢性反复性发作，病程缠绵难愈的特点。近年来，随着工作生活节奏的加快，人们精神压力加剧，GAD 的发病率逐渐上升。研究显示，GAD 在普通人群的年患病率为 1.9%～5.1%，在成年人的终生患病率为 4.1%～6.6%，严重影响了患者的身心健康和生活质量。

中医并无特定病名与 GAD 对应，多将其归属于中医情志病的"郁病"范畴，并与"失眠""心悸""梅核气""脏躁""灯笼病"等多个疾病也有相关性。焦虑症为神经内科门诊常见疾病，学者刘新春临床经验丰富，对青中年 GAD 的病机认识独到，临证治疗效果满意。

## 病　因

青中年 GAD 的病因主要为环境刺激、情志不遂。现今社会竞争激烈、工作、生活节奏紧张，青中年正面临来自工作、学习、生活、人际关系等多方面压力，长期处于不良情绪影响中，所思不遂、所愿不得，容易出现过思、过忧、郁怒、紧张不安、抑郁心境等焦虑情绪。其次，青中年常过劳过逸，加之饮食不节、过食肥甘厚味皆可损伤脾胃，致痰、热内生，扰乱心神，致情志异常。

## 病　机

**1. 基本病机**　青中年 GAD 基本病机为情志不遂、忧思过度，致气机郁滞，肝气郁结，脾胃失和，痰、瘀、火内蕴，内扰心神，心神不宁而情志为病。核心病位在肝、心、脾，痰饮、瘀血、火郁为重要病理产物。病性以实证、虚实夹杂之证居多。

**2. 病机特点**

（1）气郁为本，以肝气郁结为核心，累及中焦脾胃：《黄帝内经》曰"愁忧者，气闭塞而不行"。而叶天士也指出"而情志之郁，由于隐情曲意不伸，故气之升降开阖枢机不利"。说明长期情志不遂、忧思过度必致气机郁滞，升降失常，气机郁滞是情志不畅的重要病机。《丹溪心法》提出"气血冲和，万病不生，一有怫郁，诸病生焉"。说明气机郁滞，日久不畅，可变生诸多病症，影响着疾病的发生发展。GAD 属于情志病范畴，青中年 GAD 是因情志不遂、忧思过度，致气机郁滞，升降失常，变生诸症而成。故刘师认为气郁是 GAD 的初始病机，也是 GAD 病情演变的重要病理基础。

肝喜调达而恶抑郁，主疏泄，调畅情志，情志不遂、郁怒不舒等焦虑情绪，必先致肝气郁结，正如《辨证录·内伤门》曰："夫肝气最喜调达，一遇忧郁之事，则涩滞不可解。"肝主一身之气，肝气郁结，气不周流，全身气滞，日久则变生诸症。例如，《古今医统》曰："郁为木性不舒，遂成郁结，既郁之久，变证多端。"如肝气郁滞，疏泄不及，情志不畅，则情绪低落、焦虑、抑郁、多疑善虑、健忘、失眠、甚悲伤欲哭等；肝气郁结，气滞心胸，则胸闷、善太息、胁肋胀满；木郁乘土，肝脾不调、肝胃不和，则嗳气、恶心、脘腹不适、易疲乏、纳呆、大便不调；病程日久，气郁生痰、气郁生火、气郁生瘀，气郁、痰、火、瘀血常交织致病，如痰气交阻于咽喉，见咽中梗阻感，阻于心胸可扰乱心神；痰瘀阻络，则胸痛、头晕头痛、失眠；气郁生火或痰火扰心，心神不宁，则失眠、心悸、心烦易怒；肝郁化风，则震颤、肢麻；气滞血瘀于心胸，则见急躁、心间热、夜不安、无故爱生气、紧张不安等"灯笼病"症状；气滞血瘀，经脉阻塞，则全身疼痛不适、僵硬。肝主谋虑，胆主决断，肝胆相表里，二者相成互济，谋虑而后定，若肝失疏泄，则胆失决断，见犹豫不决、善惊、易恐。肝郁气滞所导致的一系列病变契合 GAD 的精神症状和躯体症状，因此肝郁是 GAD 的核心病机和关键病理因素，且始终贯穿疾病演变的全过程。

脾藏意主思，为气机升降之枢纽，忧思伤脾，或肝郁乘脾，常出现中焦气滞，脾气郁结，脾意失畅，则忧思难解；脾气不升，胃气不降，可引发消化道症状；脾失健运，聚湿成痰，变生他症。《类经》认为"脾忧愁不解而伤意者，脾主中气，中气受抑则生意不伸，故郁而为忧"。朱丹溪提出"凡六淫七情、劳逸太过，必使所属脏器功能失调……中气必为之先郁"。说明中焦气滞、脾胃升降失常也是情志病的重要病机。"土之所以升降失职者，木刑之也""土气冲和，则肝随脾升，胆随胃降，木荣而不郁，土弱而不能达木，则木气郁空"。说明肝脾之间相互影响，肝病易乘脾，而脾胃气机升降有常，能助肝气升发，发挥畅达气机作用，反之土气壅滞则加重木塞。现代医家也认为肝脾在维持气机调畅方面具有协同作用，常用疏肝健脾治疗本病。

气郁是本病的根本病机，以肝气郁结为核心，伴有中焦气滞、脾胃失和。肝脾之间相互影响，同在病情的发生发展中发挥重要作用。

（2）心神不宁为标：心为藏神之脏，君主之官，主宰意识、思维、情志等精神活动，情志所伤，首伤心神。《黄帝内经》曰："悲哀忧愁则心动，心动则五脏六腑皆摇动。"说明五志过极，皆可伤及心神，心神不宁，则五脏功能皆受影响。心神主宰精神情志活动，心神不宁是最终导致 GAD 出现焦虑症精神重要病机。《医宗金鉴》曰："心静则神藏。若为七情所伤，则心不得静，而神躁扰不宁也。故喜悲伤欲哭，是神不能主情也。"张景岳也指出"盖寐本乎阴，神其所主也，神安则寐，神不安则不寐"。可见心神对于情志的调节起着非常重要的作用。《黄帝内经》曰："主明则下安。"《本草经疏》曰："心君泰定，其可七情之为累哉。"故在治疗 GAD 佐以安神之法，有利于安定情志，稳定脏腑功能。

（3）痰饮、瘀血、郁火既是病理因素，又是病症的病因：《血证论》曰"心中有痰者，痰入心中，阻其心气，是以跳动不安"。《张氏医通》曰："惊是火热躁动其心，心动而神乱也。"王清任提出血瘀可导致郁证、失眠、心悸怔忡。可见焦虑症的发病与痰、瘀、火关系密切。心神以清明为要，古有心不受邪观点，例如，《灵枢·邪客》曰："心者……邪弗能容也。"胆主决断，胆为"清净之府"，性喜宁谧而恶邪扰。痰饮、瘀血、郁火皆为内邪，极易扰乱心神、影响胆之决断，而见心神不宁、心悸心烦、失眠多梦、惊恐胆怯。故临证治疗 GAD 时要兼顾祛邪以使神安胆宁。此外，古训认为"百病多由痰作祟""顽疾多瘀血"，痰、瘀致病具有易阻滞气机，病位广泛，症状复杂多变的特点。GAD 是慢性疾病，初期主要为气滞，日久气滞津停或饮食不节，常兼夹瘀、痰。痰、瘀致病，病位较深、病邪难祛，GAD 易成慢性化发展、病程缠绵难愈的原因在于痰瘀作祟，治疗本病久证、难治之证可试从痰、瘀入手。

## 治则治法及经验方药

**1. 治则治法**　①依据以上病因病机，治疗青中年 GAD 当以顺气为先，以疏肝理气、和调脾胃为基本治法，佐以安神定志，兼或化痰、行瘀、清火，目的是整体调治，促进气血和调、心神安宁，恢复机体脏和神安、阴平阳密的状态。②情志不遂是其关键病因，故一定要对患者心理疏导，以助调达气机，改善病情，减少复发。

**2. 经验方药**　柴胡疏肝散为疏肝理气的代表方，治疗焦虑症气机郁滞证临床疗效显著，现代证实本方具有抗抑郁和减轻焦虑作用。温胆汤具有理气化痰、温胆和胃的功效，主治胆怯易惊、失眠多梦、体倦自汗、坐卧不安、气虚烦闷等，现代研究发现本方的作用类似于地西泮，具有镇静、抗焦虑、改善睡眠的作用，其中半夏的镇静作用是其抗焦虑的药理基础。根据以上的治法治则并结合自身多年临床经验，在柴胡疏肝散和温胆汤的基础上加减出自拟方，临床疗效满意。基本方柴胡 15 g，法半夏 10 g，香附 10 g，川芎 10 g，枳壳 10 g，茯苓 10 g，佛手 10 g，郁金 10 g，僵蚕 10 g，白芍 15 g，珍珠母 30 g，酸枣仁 10 g，远志 10 g，甘草 5 g。方中柴胡疏肝开郁，兼能清热；香附、佛手疏肝理气、和胃宽中；法半夏、枳壳化痰降逆、和中消痞、调理中焦，枳壳下气，与柴胡一生一降，使全身气机得畅；茯苓、甘草健脾益气，兼顾护脾胃；川芎、郁金活血行气，善治气滞血瘀，郁金兼清郁火；酸枣仁、远志养心安神，珍珠母镇惊安神、平肝潜阳；白芍养血滋阴，柔肝体以助肝用，配伍酸枣仁可防辛散之品升发太过，香辛散气、燥热伤气；久病易入络，僵蚕味咸，入血分，可引药入血络，兼祛风通络化痰。诸药相合，具有疏肝解郁、和调脾胃、安神定志的功效，兼能化痰、清热、去瘀。结合临床辨证，随症加减，可一方多用。加减：心烦懊恼加栀子、豆豉；热象明显加黄芩；痰热明显加竹茹；瘀血重加丹参、赤芍；心神难安、失眠甚加龙骨、牡蛎；心脾两虚加白术、党参、大枣、淮小麦；若病程长、药食损伤脾胃，可加神曲、山楂、鸡内金消食和胃。用药特点：用辛理气而不破气、耗气，用濡润之品而不滋腻气机；用药剂量适度而不峻猛伤正气；用药便宜、负担小。GAD 具有易成慢性反复性发展，且病程缠绵难愈。虫类药味咸，能入血，兼能化痰通络，可用僵蚕引余药达至病所。

# 178  心肝同调治疗焦虑和抑郁障碍

焦虑与抑郁障碍是最常见的精神科疾病之一，被称为精神科的"感冒"，焦虑和抑郁障碍可能将成为人类失能疾病的第二位，形势严峻。焦虑和抑郁障碍共存的现象非常普遍，焦虑障碍和抑郁障碍常伴随出现，超过50%的患者常同时具有这两种疾病的临床表现，很少出现单纯的焦虑障碍或抑郁障碍。中医古籍文献中虽然没有焦虑抑郁障碍之病名，但对其认识有着悠久的历史，多归属于"郁证""百合病""脏躁"等范畴。学者曹云松等将该病病机总结为"始于肝，乘于脾，累于心，耗于肾"。心、肝为病变的核心关键；对于始于肝而证已变者，治以清热解郁、化痰镇惊，选用柴胡加龙骨牡蛎汤；对于累于心而耗阴血者，治以清虚实火、安浮游心，选用丹栀逍遥散；两方相合，可达到疏利肝胆、清热涤痰、镇惊安神、柔肝养血之功效，具有"疏、清、镇、养"的作用。此外，加以情志相胜法以及音乐运动疗法，如"节制情绪法""开导疏泄法""移情易性法""确立信心法"；形神兼顾，达到"形神合一"的状态，从机体调整到心理治疗，效果颇佳。

## 郁证认知的发展

古代多以肝立法，以气为因，兼顾他脏。对于情志病的病因，古籍中可见相关记载，如《灵枢·本神》曰："怵惕思虑者，则伤神，神伤则恐惧，流淫而不止。喜乐者，神惮散而不藏，愁忧者，气闭塞而不行。盛怒者，迷惑而不治。恐惧者，神荡惮而不收。"《诸病源候论》也有类似记载"结气病者，忧思所生也，心有所存，神有所止，气留而不行，故结于内"。元代滑伯仁认为"郁者结聚，而不得发越，当升者不得升，当降者不得降，当变化者不得变化，所以传化失常，而六郁之病见矣"。朱丹溪创立"六郁之说"，即气、湿、热、痰、血、食郁。虞传《医学正传·郁证》中首先提出了"郁证"的病名，其曰："或七情之抑遏，或寒热之交侵，故为九气拂郁之候。或雨湿之侵凌，或酒浆之积聚，故为留饮湿郁之痰。"《古今医统大全》则着重描述了肝郁气滞的症状，"肝郁者，两胁微膨，或时刺痛，嗳气连连有声者是也"。《张氏医通·郁》认为"郁证多缘于志虑不伸，而气先受病，郁之既久，火邪耗血"。而清代何梦瑶《医碥》将其划分为肝病所主，"百病皆生于郁，盖郁未有不病火者也，火未有不由郁者也。第郁而不舒，则皆肝木之病矣"。古人对该病的认识逐渐专门和细化。郁病初期多为实证，以气滞为主，但日久多生变证，一方面可郁而化火，兼有食滞、痰结、瘀血阻络；一方面还可由实转虚，损及脏腑，导致气血不足，肝肾亏虚等变证，正如《类证治裁·郁证》曰："七情内起之郁，始而伤气继必及血，终乃成劳。"由此可知，古人在认知上从单一发展为全面，从病因、病机到发展、转变，逐渐形成该病的体系。

## 病因病机

**1. 古今"郁证"之不同**  古人所认为的"郁证"，与现代医学的焦虑抑郁障碍有所不同，古之"郁证"主要是指因忧思烦闷，思虑过度，气机失于通畅导致的一系列症状，病因可涉及肝气郁结、心气遏制、脾失转运等，且临床症状不一，既可见胸胁胀满、善太息、心神不定等表现，亦可见烦躁不宁、饮食失调、痰浊内阻等表现，涵盖面比较广泛，并非单一的情志疾病。但是，现代医学所认知的焦虑抑郁障碍则专指情志类疾病，主要分为情绪症状：过分担心、紧张害怕、提心吊胆，恐惧忧虑等；躯体症状：头晕、胸闷心悸、呼吸急促、出汗震颤、坐卧不宁等。由此可见，古今对于"郁证"这一认识有区别，并且尚不能将古之"郁证"与现代之"焦虑抑郁障碍"完全对等起来。而清代顾锡《银海指南》曰："气血不顺，脉不平和，即是郁证，乃因病而郁者。至若情志之郁，则有三焉：一曰怒郁，方其盛气凌人，面赤声厉；一曰思郁，凡心有所忆而生意，意有所属而生思，思有未遂而成郁；一曰忧郁，或因衣食之累，或因利害之牵，终日攒眉而致郁者，志意乖违，神情消索""然五气之郁，因病而郁者也；情志之郁，因郁而病者也。"从以上描述和认知来看，与焦虑抑郁障碍的临床表现相对符合，已经和之前混淆的认识有完全不同。故需要探索的是遴选出古代文献中关于情志疾病的病机和治法，应用于现代医学的焦虑抑郁障碍，以期达到较为满意的临床效果，而并非泛泛而谈，将两种疾病完全对等，故需要用现代的角度剥离出古籍中的精准认知，方可不落窠臼。

**2. 心肝为核心，累于脾肾**　综合古籍文献记载及临床经验，曹云松认为郁证主要是肝、心、脾三脏受累，病久及肾，导致气血失调而成之。郁病所涉及的病机可总结为"始于肝，乘于脾，累于心，耗于肾"。但心、肝二脏为病变的核心关键，故临床中把握心肝病变是重点。该病初起多为肝郁气滞，郁滞易内结而化火，木克土而伤脾胃，母病及子而累及心，又因乙癸同源而及肾。"始于肝"——肝体阴而用阳，思虑过度，忧愁不畅，恼怒失常等精神刺激，均可导致肝失条达，气机不能舒畅，以致肝气郁结，可见胁肋胀痛、闷闷不乐或烦躁易怒、叹息长气、口苦口干等。"乘于脾"——脾为中焦之枢纽，斡旋气机之升降，长期伏案思索，或忧愁困苦则伤脾，或肝气郁结之后横逆乘脾，均可致脾气郁结不通，脾主运化水谷精微，消磨升降失司，可见食少腹胀、倦怠乏力、少气懒言等。"累于心"——心藏神而主神明，如精神过度紧张，所愿不遂，忧愁悲哀等导致情志过极，则损及心气，耗伤心血，而心神为之所伤，可见心悸怔忡、悲伤欲哭、失眠健忘等。"耗于肾"——郁热暗耗肝之阴血，心神不宁而心血耗伤，心主血肝藏血，血、阴、精一源三岐，且肝肾同源，精血相生，故该病延时则暗耗肾精，吸烁真阴。焦虑抑郁障碍的中医病因病机相互交杂，从起病缘由到进展变化，从古籍文献到现代研究，无不息息相关。故该病核心病位在心肝二脏，涉及其他脏腑，在治疗上应抓住关键之"郁热交缠""散漫不宁"的特点。

## 临证方药的细择和变化

**1. "始于肝"而证已变——清热解郁，化痰镇惊**　对于郁病的辨证思路，经方中首开先河，如小柴胡汤、甘麦大枣汤、百合地黄汤、半夏厚朴汤等。柴胡加龙骨牡蛎汤是临床常用方剂，原方组成为柴胡、龙骨、黄芩、生姜、铅丹、人参、桂枝、茯苓、法半夏、大黄、牡蛎、大枣。曹云松认为，郁病"始于肝"，人之七情，影响颇多，日常琐事或思虑忧愁均可导致肝气郁结，但初期多症状不明显，或未能及时重视就医，气机郁结则津液运行失常，凝结于内，郁结易于生热化火，加之痰浊内蕴，一则可横犯肝胆，一则上行缠绕心神，肝主谋虑，胆主决断，痰浊郁热扰乱肝胆，可见善恐惊悸、易受惊吓、犹豫不定、胸胁胀满等。痰热扰动心神，缠绕于心包络，包络代心受邪，痰热阻滞心经络脉，影响神明，则心神不安，故见胸闷善惊、失眠心烦等。

柴胡加龙骨牡蛎汤主治看似为少阳证，实则为变证，肝胆之气不舒，心神受扰，散漫于外，在气机郁滞作为始发因素之后，更多的是兼有痰浊、郁热、结滞，并且该方的治疗侧重已然不在于疏利肝胆之气，而是在于化痰、镇静、泻热之上。柴胡加龙骨牡蛎汤原文所主之证看似与郁证关系较疏远，但从病机分析，实则甚为合拍，尤其是看似为肝胆疾病之方药，实则可起到镇惊安神定魂之功效。该方从柴胡、黄芩之疏利肝胆，到大黄、法半夏、茯苓、生姜之清热涤痰散结，再到龙骨、牡蛎之镇惊安神，最后以人参、桂枝之温经调气，由肝胆之痰热到心经之散漫，曲折而细微，与临床所见病机转化十分相似。正如成无己《注解伤寒论》曰："柴胡汤以除胸满而烦，加龙骨、牡蛎、铅丹，收敛神气而镇惊；茯苓以行津液、利小便；大黄以逐胃热、谵语；加桂枝以行阳气而解身重。"对于该病病机和治疗的认知，不能仅仅停留于表面，而是深入探索病机的合拍，效果的取得，这样方可做到一击而中。该方近年来常用于治疗精神类疾病报道甚多，肖庆国等将 60 例抑郁患者采用随机对照的方法，将柴胡加龙骨牡蛎汤与帕罗西汀进行对比，发现中药有效率为 78.8%，西药有效率为 75.8%，并且中药组的汉密尔顿抑郁量表（HAMD）、抑郁自评量表（SDS）评分明显低于对照组，差异显著。王晓滨等将 80 例焦虑性抑郁患者分为观察组和对照组，2 组均给予度洛西汀，观察组加用柴胡加龙骨牡蛎汤加减，8 周后发现观察组总有效率为 92.5%，对照组为 81.6%，2 组 HAMD、HAMA 评分均低于治疗前。邓源通过观察慢性应激抑郁模型大鼠行为及海马形态学的影响发现，柴胡加龙骨牡蛎汤具有明确的抗抑郁作用，其机制与对海马区神经元形态的影响有关。

**2. "累于心"而耗阴血——清虚实火，安浮游心** 丹栀逍遥散在临床中应用范围广泛，无论治疗何病，其核心病机为肝郁脾虚、虚实夹杂者均可使用。在临床中发现，焦虑抑郁状态的中医病机有类似之处，二者并不能截然分开，初起都具有肝气郁结不通，气机散漫不定的特点，"气有余便是火"，内生之郁结更易化火，无处宣泄，烦扰上下，充斥三焦，郁热内结则消耗津液阴血，暗耗而多不自知；该病可从肝经郁热而发，可克土而连及脾胃，导致脾胃不和之症状，而心肝为子母之脏，相生相连，肝经郁火上扰心经，子病及母，心受所累，火热煎灼心营心血，则心神不宁，散而不能藏，故见烦躁易怒、心神不定、多疑善恐、喜怒无常等突出症状。亦可从心之本经所见郁热而发，心火动而诸脏不宁，以其肝经母脏首当其冲受累，君火引动肝经相火，二火暗耗心肝之阴血，心营肝血同时受损，故此时多出现阴分之热。丹栀逍遥散中柴胡、白芍调和肝郁气结，当归、姜枣、甘草养血和营，白术、茯苓顾护脾胃，薄荷开郁透散，更有牡丹皮入血分，以清热凉血、透散郁热，栀子苦寒入气分，以直清心火，平亢不宁，故可清虚实两热，安浮游之心。

曹云松认为，其实病机为单纯肝郁气滞者寥寥无几，肝郁必然化火，上扰心神，久耗阴血，诸症蜂起，丹栀逍遥散严格意义讲也并非典型的治疗焦虑抑郁障碍的首选方剂，但是，其理法方药与该病的病机相吻合，从"郁热内结""君相二火""营血暗耗"等角度来看，治疗上确实应该使用清散郁热、安心合营之方药，丹栀逍遥散从疏肝解郁到清热宁心，再到柔肝养血，标本兼顾，尤其是两点：一是以清散郁热之法，从气分和营分两方面入手，具备凉血透散、苦寒直折的特点；二是以养血和营之法，不仅可以纠正暗耗之营血，还可先安未受邪之地，使病邪不再进一步进展，具有"截断"之势。正如清代叶天士《临证指南医案·郁》曰："七情之郁居多，如思伤脾，怒伤肝之类是也，其原总由于心，因情感不遂，则郁而成病矣。皆因郁则气滞，气滞久则必化热，热郁则津液耗而不流，升降之机失度，初伤气分，久延血分，延及郁劳沉病。"该方近年来也广泛用于治疗精神类疾病，陈智龙等将 80 例广泛焦虑障碍患者随机分为 2 组，治疗组予丹栀逍遥散，对照组予黛力新，6 周后发现治疗组的总有效率为 83.33%，对照组有效率为 70.00%，并且 HAMA、PSQI 较前下降。董宁将 60 例抑郁患者随机分成 2 组，分别采用逍遥散加减方和氟西汀治疗 8 周，HAMD 与中医证候量表评分发现逍遥散总有效率 90.00%，高于盐酸氟西汀 66.67%。研究发现，逍遥散可以促进焦虑大鼠神经元的修复和再生，其机制可能为干预和抑制 Papez 环路（海马-乳头体-丘脑前核-杏仁核复合体-扣带回-海马旁回-海马）区域的细胞凋亡，并且通过脑源性神经营养因子、碱性成纤维细胞生长因子及其各自受体，起到促进神经干细胞增殖和分化作用。由此可见，当代医家也发现此方对精神类疾病如焦虑、抑郁、失眠等有较好效果。

**3. 临证灵活，情志相胜，形神同调** 对于焦虑抑郁障碍的中医病机和治法探讨是关键，虽以上二方均为常用方剂，并且近年也颇有相关研究，但必须从根本和细节处着手，方药并非一成不变，可替换加减，但机制相通即可。曹云松认为郁病的关键病机为肝郁内热、痰浊内结、心神不宁，治疗上选择柴胡加龙骨牡蛎汤合丹栀逍遥散，是因为二者可以达到疏利肝胆、清热涤痰、镇惊安神、柔肝养血之综合功效，两方相合，具有"疏、清、镇、养"的叠加作用，标本兼顾。临床中可灵活加减，如见烦躁易怒，口苦口干，情绪激动，舌红苔黄腻者，则为肝胆热象明显，可加胆南星、天竺黄、瓜蒌以清热化痰、通利胆腑；如口舌生疮，失眠易醒，小便黄者，则为心火亢盛，可加莲子心、淡竹叶、黄连以清心泻火宁心；如咽干口燥，舌红便干，则为津液因郁火所煎灼所伤，可加麦冬、五味子、玄参、知母以养阴生津、润燥止渴；如心中惕然，多疑善恐，则为心气散漫失其所养，可加浮小麦、炙甘草、大枣、柏子仁；如失眠多梦，躁扰不宁，多为阴血不足，滋养失和，可加酸枣仁、木瓜、白芍等。

此外，在焦虑抑郁障碍的治疗中，采用中医的情志相胜法以及音乐运动疗法进行配合治疗，会产生效果叠加作用。情志相胜疗法即用言语进行劝导、激发、调节等。《黄帝内经》中有关于五情相胜之说，《千金要方》亦曰："弹琴瑟，调心神，和性情，节嗜欲。"朱丹溪指出"怒伤，以忧胜之，以恐解之；喜伤，以恐胜之，以怒解之；忧伤，以喜胜之，以怒解之；恐伤，以思胜之，以忧解之；惊伤，以忧胜之，以恐解之，此法惟贤者能之"。同时代的张子和亦曰："悲可以治怒，以恻怆苦楚之言感之；喜可以治悲，以欢乐戏谑之言娱之；恐可以治喜，以祸起仓促之言怖之；思可以治恐，以虑彼忘此之言夺之；怒可以治思，以污辱斯罔之言触之。此五者，必诡诈谲怪无所不至，然后可以动人耳目，易人视听。"古人已然意识到可以用情志相胜疗法进行治疗郁证，对于情志疾病的认知不能仅仅以药物进行治疗，因该病起于郁结、忧愁、思虑、悲伤、痛苦等，属于内在的负面情绪。而古人也意识到情志疗法的重要性，例如，清代吴尚先《理瀹骈文》曰："七情之病，看花解闷，听曲消愁，有胜于服药者也。"而叶天士《临证指南医案》曰："郁证全在病者能移情易性，医者构思灵巧，不重在攻补用药大旨，每以苦辛凉宣通，不投燥热，敛涩呆补，此其治疗之大法也。""内伤情怀起病，务以宽怀解释""必得开爽，冀有向安"；如若但治其身不治其心，则"情怀不得解释，草木无能为也"。由此可以看出，情志疾病的治疗与其他疾病不同，有着明显的特征性，而很多医家往往忽视。临床中，使用情志相胜法以矫正偏激情志，对于思虑过度、忧愁困苦者，多指示病患可发泄情绪；对于焦躁不安、烦躁易怒者，多指示病患可移情易性，包括五行音乐、八段锦、书法等；对多疑善恐、心神不定者，多从病因处下手，消除病患心中疑惑；对于兴趣丧失、自信心差者，帮病患找到兴趣点，确立信心等，起到"以情胜情"的作用。归结起来，可称之为"节制情绪法""开导疏泄法""移情易性法""确立信心法"等。焦虑抑郁障碍属于精神类疾患，对于该病的病机和治疗方药的认知固然重要，但情绪的管理也十分值得关注。除此之外，还配合五行音乐和运动疗法进行治疗，以期达到"形神合一"的状态，针对抑郁障碍者多选择角类音乐以舒畅肝气，焦虑障碍者多选择羽类音乐以养肾平心，加上八段锦疗法动以养形，形神兼顾，二者同调。中药辨证施治、情志相胜疗法，配合五行音乐和运动疗法，从机体调整到心理治疗，面面俱到，临床效果斐然。

## 验案举隅

患者，女，46岁，初诊于2018年11月7日。患者自诉近半年来时有头痛失眠，平素情绪低落，容易紧张、害怕，兴趣感减退，倦怠乏力，曾于当地医院就诊，行生化、头颅CT、心电图、超声心动图等检查均未见异常，考虑为"焦虑抑郁状态、失眠症"，给予黛力新口服以及止痛、安眠等对症治疗，症状未见明显好转。近期患者自觉上述症状加重，头顶部及枕部疼痛明显，入睡困难，醒后不易再睡。刻下症见：头痛，时轻时重，易受惊吓，双耳胀闷不适感，情绪低落，神疲倦怠，四肢乏力，口苦烦躁，纳食差，小便黄，大便干。舌黯淡苔薄黄，脉弦细偏数。该患者主诉虽为头痛，但结合近半年的临床表现与病史，中医诊断为郁证，辨证为脾胃亏虚，肝郁化火，心神不宁。治以健脾益气，疏肝清热，潜镇止痛。予柴胡加龙骨牡蛎汤合丹栀逍遥散加减，处方：柴胡12 g、当归12 g、炒白芍10 g、生龙骨（先煎）30 g、生牡蛎（先煎）30 g、清半夏10 g、党参20 g、茯苓12 g、白术12 g、牡丹皮12、生栀子10 g、川芎30 g、木香5 g、藁本10 g、白芷10 g、延胡索10 g、炙甘草5 g，水煎服，每日1剂，14剂。该方以柴胡加龙骨牡蛎汤合丹栀逍遥散为基础方，因患者存在纳差、乏力、大便不调，故加党参、白术以健脾益气；加苍术以辛温健脾，木香以芳香醒脾；川芎为"治头痛之要药"，大剂量使用效果更佳，更加藁本入巅顶驱寒通窍，白芷芳香透散以止痛。同时配合情志疗法，嘱其转移注意力，培养兴趣爱好，配合五行音乐疗法（选择角类音乐，每次10～15 min，每日2次）、八段锦（每次20 min，每日1次），从方药到情志，心身同调，形神兼顾，两方面进行入手治疗。

　　二诊（2018 年 11 月 21 日）：患者服药后自诉头顶部疼痛基本消失，枕部仍偶有不适感，神疲倦怠好转，醒后可再次入睡，善恐惊吓感稍好转，但仍有神疲倦怠，烦躁不宁，失眠，四肢乏力等症状，二便调。舌黯淡苔薄白，脉弦细。辨证仍为脾胃不和，阴血亏虚，心神不宁。治以健脾益气，养血和营，安神宁心。患者头痛好转，故去止痛之延胡索、川芎、藁本；病久则阴血失养，故失眠明显，躁扰不宁，前方加酸枣仁 20 g、五味子 10 g、山茱萸 15 g。患者服药后诸症减轻，此为方证合拍之象，正中病机，逐渐调理数月后渐愈。

　　焦虑与抑郁障碍是最为常见的精神类疾患之一，目前发病率呈现出快速攀升趋势，但知晓率、治疗率等仍较低，对于该病仍未得到相应的重视和关注。参照古代文献以及临床经验，曹云松认为该病的中医核心病机为肝郁内热、痰浊内结、心神不宁，治疗上选择柴胡加龙骨牡蛎汤合丹栀逍遥散，达到疏利肝胆、清热涤痰、镇惊安神、柔肝养血之综合功效，具有"疏、清、镇、养"的作用，标本兼顾。同时，该病的治疗还要配合心理疏导，一方面可以用言语进行劝导、激发、调节、启动等，一方面可以配合五行音乐疗法、运动疗法等，起到启迪情趣，确立信心，激发兴趣等效果，做到心身同调，形神兼顾，更好地提高临床疗效。

# 179　百合病发病机制和治疗

近年来，激烈的工作竞争和紧张的生活节奏给人们带来一定压力，导致人们出现一系列精神疾患，情志病的发病率呈逐年增高趋势，成为 21 世纪医学热点之一，深入研究情志病的发病机制及治疗方法尤为重要。百合病是主要情志病之一，患病率较高且影响正常生活。学者王安冉等从情志方面研究了百合病发病机制与治疗措施，以期促进人们身心健康。

## 概念界定

**1. 百合病界定**　"百合病"首见于汉代张仲景《金匮要略·百合狐惑阴阳毒病脉证治》，其曰："百合病者，百脉一宗，悉致其病也。意欲食复不能食，常默默，欲卧不能卧，欲行不能行，饮食或有美时，或有不用闻食臭时，如寒无寒，如热无热，口苦，小便赤。诸药不能治，得药则剧吐利，如有神灵者，身形如和，其脉微数。"之后的医家分别从病机、用药、症状、病因等角度对百合病进行命名。有学者认为，由于周身经络、百脉皆病的病机而得"百合病"一名；有学者认为，因百合为治疗该病的主药，故以"百合"命名；有学者从症状的角度认为，百合病字意为不同的症状集中在一起，故百合病可理解为百症之合。在病因方面，《金匮要略方论考证》记作"百合病乃房事过度所致"，房劳过度也称百合。对于百合病的命名，历来颇多争议，但相互可参。

百合病临床特征为精神恍惚、饮食失调、行动失常、心神不宁、寝食难安，感到身体有多种不舒服的症状。症状表现一为神志异常，如心神不宁、恍惚迷离；身体有众多血脉，血脉不畅则行动感觉异变，坐立难安，同时百脉连心，血脉不通则心亦病，气血不足常寡言沉默；饮食失调，时欲饮食，时厌饮食；如寒无寒，如热无热，诸般不适。二为阴虚内热，如傅坤生等认为，口苦、舌红、尿黄、脉微数为百合病必见证。王守云认为，临床中具有以下三点症状：①因脾胃精血不足，出现心神涣散、沉默寡言、坐立难安、饮食无常，用药无效等症状。②自己感知到身体有很多症状，但体检却检查不出症状。③常头晕、嘴中发苦、舌苔发红、小便黄、脉微数。

综上所述，百合病是一种心肺阴虚、情志失调、气机不畅所引起的疾病，常发生于热病后，亦可由情志不遂引发，故难以捉摸，常病久不愈，具有杂、怪、难的特点，属于中医"情志病"的范畴。用现代医学观点看，类似于神经衰弱、神经症、癔病或某些热病后期虚弱症。

**2. 情志界定**　中医学根据反映人类心理状态的变化和情感的发生过程，提出了七情与五志，七情为喜、怒、思、悲、忧、恐、惊；五志为怒、喜、思、忧、恐。他们之间的复合则囊括了人类复杂多变的全部情感变化。情志活动是人类正常的生理现象，是对外部刺激的积极反应，适当的情志活动对身心健康有益。

情志不仅是一种正常的生理现象，也是一种致病因素。情志因素不仅可以直接导致多种疾病的发生，而且对所有疾病的转好起着重要作用。五脏功能的正常运行是情志的外在体现，情志病的生理基础是五脏气血阴阳的正常运转，五脏的精气活动则是情志病的起源。正常的刺激有益身心，当机体承受的外部刺激超出生理能够调节的范围时，五脏气血失调、阴阳失衡，则产生情志病。

# 百合病发病机制

现今学界对百合病的病因病机主要有 3 种概括，即病后体虚百脉不耐侵扰之说、遭受外界精神刺激情志所伤、误治而得。对于百合病发病病机的解释，大多学者集中在病后体虚百脉受损方面。《黄帝内经》指出，情志的生理基础是五脏，影响因素有内外两方面，不仅与五脏气血阴阳失调、心理承受能力等内因有关，还与社会、自然等外因相关。而百合病的情志致病原因也遵循其情志发病机制。

**1. 内因**　中医认为，许多疾病与情志内伤和体质禀赋有关，当长期的情志刺激或精神刺激超过身体调节所能承受的范围时，会出现阴阳气血和脏腑功能失调，导致疾病发生。百合病病机是热邪留脉中，损伤阴分，损耗阳气，形成瘀血。

（1）生理因素：中医藏象学说认为，五脏活动与情志活动密切相关，情志以脏腑精气作为物质基础。《素问·天元纪大论》曰："人有五脏化五气，以生喜怒思忧恐。"由此可见"五脏化五气"是产生情志活动的基础。同时，情志活动对脏腑的作用较大，异常的情志活动能损及脏腑精气，使气血紊乱、阴阳失调，导致疾病。研究发现，百合病发病亦是如此。明代赵以德在《金匮方论衍义》中指出，百合病多因"情志不遂，或因离绝菀结，或忧惶煎迫"所致。张璐在《张氏医通》中记载内翰孟瑞士尊堂太夫人之病是"平时思虑过多，伤及脾，脾阴受损，而厥阳之火尽归于心，扰其百脉所致，病名百合"。《医宗金鉴》曰："伤寒大病之后，余热未解，百脉未和；或平素多思不断、情志不遂，或偶触惊疑，卒临景遇。因而形神俱病。"这表明百合病发病与情志失调、气机不畅，最终伤及心、肺、肝等脏腑有关，情志病变导致脏腑功能受损而引发此病。

首先，外感热证，余热未解导致心血供应不足，心不舍神引发此病。《灵枢·本神》指出"心藏脉，脉舍神"，心为君主之官，统领五脏，所以心所藏之神亦有统魂、魄、意、志的职能。主神需心血滋养，心的气血充盛则思考敏捷、精力充沛。心若有病，可致全身血脉均受影响，身体出现诸多异常症状。百合病患者外感热证后余邪未尽、心神失养，使得自身心血供应不足，心不舍神使神志病变，出现精神恍惚、心神不宁等临床症状，亦出现张仲景描述的"常默默""如有神灵"等症状，从而发生百合病。其次，情志不遂使肺气郁结、肝部宣发功能受损引发百合病。肺的宣发功能与疾病发生密切相关。正例如，《素问·经脉别论》曰："脉气流经，经气归于肺，肺朝百脉。"肺主气，司呼吸，呼则百脉俱升，吸则百脉皆降，呼吸出入与百脉相通，是以肺病则百脉俱病，肺气清明则神思灵爽，甘寝饱食。肺主皮毛，开窍于鼻，呼吸时周身的血脉均流经肺经，百合病患者多因生活中愿望得不到实现导致心中积郁苦闷、气机郁结而不舒畅，肺气失调，宣发功能变弱，影响鼻子感知机体外部刺激，出现"或有不用闻食臭时""如寒无寒，如热无热"等临床症状。肺是娇弱脏腑，肺脏情志病以养阴为主，在治疗时应注意肺脏的特性。最后，多思多虑使肝气不舒、肝血不足使筋膜失养、筋力不足使行动不适，诱发百合病。《黄帝内经》曰："肝主筋，肾主骨，脾主肉，心主脉，肺主皮毛。"肝主筋，全身的筋膜有赖于肝血的滋养，肝血充盛，筋膜才能强韧健壮，机体行动灵活，且肝有疏泄作用，喜舒畅而恶抑郁。百合病患者日常因多思多虑使情绪抑郁不舒，引起肝气郁结、肝气不足，肝血不足使筋膜失养、筋力不足、机体不能正常运动，出现"欲卧不能卧，欲行不能行"等症状，诱发百合病。另外，百合病多发于女性。肝主藏血而施疏泄，女性多为阴虚耗血伤精体质且以肝为先天，故女性常肝血亏虚。肝体不用则诱发情志抑郁，郁久化火伤阴，表虚易感或平素忧郁不解，突遇惊恐，内外合邪，则女性更易发此病。

（2）心理因素：诸多心理因素导致情志病的发生，如情绪反应特点、个性倾向性、人格特点、心理状态、以往生活经历等影响个人产生不同反应。性格内向、抑郁、不灵活与疾病发生有关，生活事件与事件的应对能力带来不同的心理状态，如能力不足带来焦虑、抑郁等不良心理，长期处于不良心理状态易引发身心疾病。通过焦虑自评量表评分和抑郁自评量表分析咽喉反流性疾病患者的心理状态，研究发现，咽喉反流性疾病症状的严重程度与焦虑、抑郁程度有关。研究表明，患者的焦虑、抑郁等心理问题与牙周炎的严重程度相关。多项研究证明，疾病的严重程度与心理问题的发生有紧密相关，启示医护人员治疗患者疾病的同时，应注重心理问题的干预。

**2. 外因**

（1）社会因素：人是社会动物，处在一个巨大社会关系网中，良好的人际关系是社会和谐的标志，良好的社会支持保障身心健康。研究发现，中国城市基层社会工作者的恶劣工作环境、居住条件引发职业疾病并恶化健康状况。张明珠分析住院精神分裂症患者的社会支持系统现状发现，精神分裂症患者的负性生活事件阻碍其社会支持系统的正常运行，积极关注促进社会支持系统发挥作用。一些负面社会因素也能降低患者的心理防御功能，同时增加百合病的患病率。

（2）自然因素：《素问·生气通天论》曰："苍天之气，清净则志意治，顺之则阳气固，虽有贼邪，弗能害也"。在天气晴朗明媚时，人处于意志坚定、情绪稳定的状态，即便有些许困难也能克服，使精神意志不受影响。说明人的情绪状态受自然气候的影响，机体节律随四季及气候的变化而改变。受气温、气候、昼夜更替、阴阳变化等自然因素的影响，百合病患者情绪状态发生波动，心理及生理状态多感不适，易引起百合病复发。陈东光等归纳总结气候变化与疾病规律的关系，认为因气候变化的正气不足与疾病发生有关，提出本年二之气、终之气要格外注意防治呼吸道传染病。龚天宜等研究表明，PM2.5 是造成循环系统疾病死亡的主要大气污染物。魏绍斌等研究表明，四川特殊的湿热气候环境、饮食习惯等影响居民易形成湿热体质导致妇科疾病。廖志敏认为，全球气候变暖加速传播性疾病的传播，严重危害人体健康。

# 治 疗

**1. 方药治疗** 张仲景认为，治疗情志病应先改善躯体症状，同时与心理调治相结合，整体调节，辨证论治。对情志因素导致的百合病，治疗方法也要立足病证治疗。

（1）本证主方——百合地黄汤：治疗百合病的主方是张仲景的百合地黄汤，其可养阴清热、补益心肺，使阴复热退、百脉调和则百合病愈。《本草纲目》记载百合性甘微寒，归肺、心经，可润肺止咳、清心安神，再配生地黄色黑入肾可益养心阴、清血热，更增养阴清热之力。

（2）变证组方——百合地黄汤加减：治疗情志病应遵循中医辨证论治理论，根据症状寻找病因，依据病因辨证论治，抓住重点才能体现经方治病的特点。百合病本证用百合治疗，在实际用药中还应根据其兼证、变证适当另配其他药物。徐光星等认为，百合病百脉皆病，证候相似，所以治疗百合病的不同方法并用，提出除了使用百合地黄汤，还可用百合知母汤、百合滑石散、滑石代赭汤、百合鸡子汤、栝蒌牡蛎散、百合洗方等方剂治疗百合病。若百合病日久不解，方选百合地黄汤；日久变渴用外治法；若汗后津伤，方选百合知母汤；误下，方选百合滑石代赭石汤；误吐，方选百合鸡子黄汤；可内用汤药，外用百合洗方；若依旧口干舌燥，可用瓜蒌牡蛎散；病久不见好，百合病变为发热，则方选百合滑石散。百合病属于情志病，情志疾病以调气活血养心神为治疗原则。故治疗百合病等类似情志病需遵守养心安神原则，可选用柏子养心汤、归脾汤等方药治之。张仲景根据不同症状辨治百合病，为治疗百合病提供依据。

**2. 心理治疗** 情志养生主要通过"养神"来治疗疾病。在身心疾病治疗方面，"调形以治神"和"调神以治形"便成为中医治疗身心疾病的重要特色之一。林海慧等提出，在情志病的临床治疗中，应遵循辨证论治、因人制宜、形神互养、预防为主的治疗原则。百合病患者在用药同时，注意与心理治疗、情志护理相结合，使其心情愉悦，利于百合病的康复。

（1）移情法：移情法也称转移情志法，是使患者摆脱负性情绪治疗情志病的一种常用方法。所谓"移情"就是情感投射到外物上，产生物我同在的境界，治疗情志病的本质是转移患者的注意力，疏通气血，调畅气机，调整脏腑功能，恢复机体健康。在百合病的移情情志护理中，运用恰当的护理方法帮助患者转移自身消极情绪关注点，如在中医情志护理中常用琴、棋、书、画、音乐、歌舞等情绪转移物分散百合病患者对负性事件的注意力。语言开导法是医护人员探视患者时常用的护理方法，即用语言对患者进行说服、解释、鼓励、劝告等，关心患者的情绪状态，积极地引导患者摆脱消极情绪和心态，帮助患者树立积极自信地面对疾病的心态，减轻心理负担，使病情得到改善。

（2）情志相胜疗法：情志相胜疗法又称情胜法，以一种情志制约另一种情志，消除不良情绪，帮助患者通畅气机，恢复机体健康。中医认为，情志之间相互制约，利用情志五行相克、阴阳两极转化的规律，通过激发一种情绪以克制情志障碍的治疗手段，对其关联的躯体障碍施以治疗性影响。在中医情志相胜疗法临床治疗中，中医常对患者使用开导、暗示等基本护理方法，使用"思伤脾，怒胜思""忧伤肺，喜胜忧""恐伤肾，思胜恐"的情志相胜规律，引导百合病患者通畅情志气机，恢复机体健康。人的情感是复杂的，不单单是简单的喜、怒、思、忧、恐。胡金萍等认为，临床上运用情志相胜疗法可不拘泥于简单的五行相克，针对多种情感相杂的情志需要，运用多种情志去制胜。张莹莹等认为，通过对患者的情志干预替换不合理的情志处理模式，建立合理的心理应对机制，符合"生物-心理-社会"的现代医学模式要求。

**3. 情志护理**　中医强调治未病，历代医家都重视疾病的预防，在未患病之前，以预防为主。《黄帝内经》曰："恬惔虚无，真气从之，精神内守，病安从来……各从其欲，皆得所愿。"《素问·至真要大论》曰："清静则生化治，动则苛疾起。"古代医家都主张少思、少虑，认为静养安神能保持身体功能正常运行，预防心身疾病发生，降低疾病发生率。因此，百合病患者应注意清心、静气、养心神，保持身心舒畅。另外，中国传统文化重视意志的能动作用，顽强的意志能战胜病魔。《灵枢·本脏》曰："志意者，所以御精神，收魂魄，适寒温，和喜怒者也。"《孟子》曰："天将降大任于斯人也，必先苦其心志，劳其筋骨，饿其体肤，空乏其身，行拂乱其所为，所以动心忍性，增益其所不能。"说明意志具有调摄情志、整合精神、抵抗疾病的作用。医护人员应引导百合病患者树立正确的世界观、人生观、价值观，帮助其建立远大的奋斗目标，激发其顽强的斗志与不屈不挠的意志，使其拥有战胜百合病的勇气。

百合病是临床中常见的疾病，其症状多为精神恍惚、心神不宁、坐立难安、饮食不畅、夜不能寐等。众医家认为，"百脉一宗，悉致其病"，患者情志失调，气机不畅，进而气血不和，导致心血供应不足、心不舍神、肺气郁结、肝部宣发功能受损、肝气不舒、肝血不足筋膜失养、筋力不足行动不适，最终成为百合病。百合有生津清肺之功效，故治疗方法以百合地黄汤等方药为主，辅以相应的心理治疗与情志护理，帮助患者及时调整身体，早日康复。

# 180  百合病与百合系列方

情志病是中医学特有的病名，是内科杂病中重要的一类，相当于现代医学的神经症、癔病、焦虑症、更年期综合征，隐匿性抑郁症等。在竞争日趋激烈的今天，人们的身心正饱受着前所未有的冲击，情志病的发病呈逐年增高趋势。数据显示，全世界现有抑郁症、焦虑症等情感障碍性疾病的患者近5亿，情志病的发生与外界情志刺激有关，中医对情感障碍性疾病的认识和治疗积累了丰富的经验。张仲景的《伤寒杂病论》，不仅记载了大量外感和内伤疾病中的情志变化，提出了"百合病"等情志病的具体名称，而且谨守辨证论治精髓，灵活选方用药，为后世情志相关疾病的治疗奠定了基础。学者李亚兄就《金匮要略》提及的百合病及其治法做了探析。

## 病名及病因病机

**1. 病名**  百合病，其病变部位主在心肺，与肝肾相关。因心主血脉，肺朝百脉，百脉合病而症状百出，其治疗以"百合"为君药，故称之为"百合病"。现代医家多认为百合病是严重的神经症，伤于情志者类似于现代医学精神神经系统疾病，因外感热病所致者类似于现代医学感染后精神系统疾病。

**2. 病因病机**  关于百合病的病因病机大抵有伤于情志之说，与肝肾亏虚、阴虚内热相关，误治之说。

（1）起于情志不遂，日久郁结化火消阴：悲忧皆为肺志，由肺精、肺气所化生，是肺精、肺气生理功能的体现。当肺精、肺气虚衰，或肺气宣发、肃降功能失调时，机体对外界不良刺激的耐受和调节能力下降，则易产生悲哀忧愁的情绪变化或情感反应。情志病好发于女性，因女性特殊的生理病理特点，多为耗血伤精之体。女子以肝为先天，肝主藏血而施疏泄，体阴而用阳。肝血亏虚或者肝失疏泄，肝体不用则诱发情志抑郁，郁久化火伤阴。表虚易感或平素忧郁不解，突遇惊恐，内外合邪，则易于引触而发病。

（2）热病后余热消烁，肝肾不足为患：百合病或由外感热病后期余邪未尽、邪热内扰，或由肝肾亏虚，阴血不足，心神失养所致。若热病后期余邪未尽，耗气伤津，或人年半百而肝肾不足，水不涵木，心肾不交，则心肺失于濡养，"百脉一宗，悉致其病"，形成以精神、行为及饮食失调等为临床特征的百合病。

（3）误治之说：百合病经汗、吐、下误治后分别以百合知母汤、百合滑石代赭汤、百合鸡子黄汤治疗，宋代庞安时在《伤寒总病论》中，认为百合病是汗吐下误治所致，故在其书中改其语为"治汗后，百合病，治吐后，百合病，治下后，百合病"。清代朱光被《金匮要略正义》曰："此病多由误治所致也，误汗则伤上焦，误下则伤下焦，误吐则伤中焦……以致变生百合病。"这两种说法有悖张仲景原意，牵强附会。张仲景提及的百合病的误治法意指先有百合病，后经误治而出现他症，而非因误治才致百合病。

## 临床表现

百合病是一种心肺阴虚内热的疾病，患者出现神志恍惚不定、饮食失常及营卫不和的表现，但从形体上观察似乎如常人。正如《百合狐惑阴阳毒并脉证并治第三》曰："百合病者，百脉一宗，悉致其病也。意欲食复不能食，常默默，欲卧不能卧，欲行不能行，饮食或有美时，或有不用闻食臭时，如寒无寒，如热无热……如有神灵者，身形如和，其脉微数。"百合病起于情志不遂，肝郁化火或热病后期，气阴两伤，或正值年岁半百，肝肾不足，心肾不交，阴阳失调而诸症层出不穷。心藏神而主血脉，肺朝百脉，人体百脉同出心肺。百脉皆得气血的滋养而各司其职，倘若心肺气血不及，则百脉合病而症状百出。百合病者，虽"身形如和"，但似有鬼神作怪，出现"意欲食复不能食，常默默，欲卧不能卧，欲行不能行，饮食或有美时，或有不用闻食臭时，如寒无寒，如热无热"等饮食行为失调的表现。

## 治　法

百合病的治疗以"百合"为主药，紧扣百合病"阴虚内热"的病机。对于百合病的治疗，张仲景曰："百合病见于阴者，以阳法救之；见于阳者，以阴法救之。"

**1. 正治**　百合病不经误治，病形如初，当属情志不遂，日久郁而化热伤阴或热病后期，余邪损津耗液或肝肾不足，乙癸乏源，均可导致阴虚内热，治以百合地黄汤养阴清热。百合甘，微寒，补虚清热，养肺阴而清气分之热，善"解利心家之邪热则心痛自瘥"（《本草经疏》），解郁而清心安神，为治疗精神性疾病安神定惊之要药；生地黄甘，苦寒，入心肝肾经，养肝肾之阴而清泻伏热，补肾水而亢制心火，交通心肾而清热安神，"其补阴补血之功。气味和平，凡脏腑之不足，无不可得其滋养"（《本草正义》）。阴得养而热得清，百脉调和，其病自愈。李士材曰："行止坐卧不定，谓之百合病，仲景以百合治之，是亦清心安神之效钦。"尤怡曰："盖肺主行身之阳，肾主行身之阴。百合色白入肺，而清气中之热，地黄色黑入肾，而除血中之热。"（《金匮要略心典》）

百合病以阴虚内热为主，故疗阴虚内热，当养阴以清其内热，以纠阳之偏盛。阴阳互根互用，百合病阴虚日久，阴损及阳，或误用过用苦寒之剂，可出现畏寒、神疲等阳虚之象，故在治疗上，可酌加养阳之品。张景岳曰："壮水之主，以制阳光；益火之源，以消阴翳。"尤在泾曰："病见于阴，甚必及阳，病见于阳，穷必归阴，以法救之者，养其阳以救阴之偏，则阴以平而阳不伤，补其阴以救阳之过，则阳以和而阴不敝，《黄帝内经》'阴和阳，用阳和阴'之道也。"此外临床上，情志病多起病缓慢，病程较长，且多夹杂他证，张仲景独以清灵平淡的百合、生地黄二药治疗，而非其他诸如龙骨、牡蛎、人参、熟地黄等大剂重剂治疗，大概顾虑到滋腻碍胃之品，更易造成脾伤气结，以免二者重剂引起强烈刺激，加重病情。

**2. 误治**　百合病本属阴虚之候，误用汗、下、吐法更伤肺胃津液而虚热更甚，且可致肺胃升降失常而出现虚烦不安、哕逆等胃气不和诸症，故以知母易生地黄，其养阴清热更胜生地黄，且知母除烦止渴尤著，可解百合病误汗后随之出现的心烦、口渴诸症，滑石清热利窍，代赭石降逆止哕，鸡子黄为血肉有情之品，养阴益胃，以安脏气。故汗后用百合知母汤以清润，吐后用百合鸡子黄汤以清补，下后用滑石代赭汤以清涩。诸方配伍精简，效宏力专，药到病除。

**3. 兼症的治疗**　百合病兼症渴者、渴不差、变发热者，分别以百合洗方、瓜蒌牡蛎散、百合滑石汤辨证施治。百合病兼渴者，阴液更伤，药物内服唯恐不及，因肺合皮毛，其气相通，内外合治，共收养阴清热之功，故配以百合洗方，渍水洗身。用百合洗方，渴不差者，属于病重药轻，当以散剂多服，方可奏效，故以瓜蒌根清热生津止渴，生牡蛎引热下行，不使虚热趋上而伤及肺胃之液，则口渴自止。百合病本无发热，现因内热郁盛，《千金要方》《外台秘要》尚有"小便短赤而涩，脐下坚急"诸症，内热不能从小便而去，郁于肌表而发热，故以百合养阴润肺治其本，滑石清热利窍治其标，标本兼治，使郁热从小便而解。

对于百合病的治疗必须辨证求因，审因论治，从百合病的治疗诸如误下之后不用生地黄，因生地黄有滑肠之虑；误吐之法易伤胃气，不用生地黄，因生地黄有滋腻碍胃之弊，对于病后脾胃虚弱不耐药物攻伐或需要药物调理的患者，张仲景注重顾护脾胃；煮饼能益气养阴，盐豆豉损津耗液，张仲景提倡患者饮食前者而不食后者，在饮食护理上与治病相结合。又如百合病兼症，可以洗剂、散剂、汤剂等不同剂型灵活选择用药。临床上，谨遵辨证论治，同时顾护脾胃，重视饮食调养，灵活谴方用药。

## 百合系列方的现代应用

现代诸医家借鉴张仲景治疗百合病的理、法、方、药，在临床中采用辨病与辨证相结合的方法，每获良效。百合系列方在围绝经期综合征和抑郁症方面的应用。

围绝经期综合征属于中医学绝经前后诸症范畴。刘翔川等用更年百合逍遥汤治疗更年期综合征 50例，总有效率 92％。仝小林教授善用百合地黄汤、百合知母汤治疗围绝经期综合征、抑郁症等，疗效显著。李运兰应用百合地黄汤加味治疗围绝经期综合征 60 例，总有效率 91.7％。陆秋月认为该病在妇女绝经期前后诸症中，由七情内伤而致较为多见，以百合地黄汤用于妇女围绝经期出现的内伤情志神明之证有很好的指导意义。陈玉星用百合地黄汤加减治疗绝经前后诸证 60 例，总有效率为 94.7％。

抑郁症是一种严重影响身心健康的常见的情感障碍性精神疾病，现代医学认为其属精神心理学范畴，有一定的家族遗传性，且疾病的发生、发展及治疗涉及生物、心理和社会等多方面因素，属中医学情志病的范畴。王煜坤认为，抑郁症与肺的关系密切。悲忧为肺志，肺为气之主，抑郁症为气病，肺与肝、心、脾、肾关系密切。从而认为，临床上治疗抑郁症，在调四脏的同时，还应注重对肺的调理，可帮助提高疗效。霍云华等总结临床经验提出，抑郁症主要由于忧思郁怒，劳心伤志致气血逆乱，阴阳失和，虚实夹杂，形神俱病。魏玉霞等认为抑郁症多是由于现代生活条件和饮食条件的改变。城市人体内多痰湿，又因生活节奏较快，学习工作压力大，情绪紧张而多郁，气郁则生痰，因痰致瘀，痰瘀互结，化热化火，热扰心神所致。郑绍周认为，抑郁症患者病前性格类型多为抑郁体质，即性格沉静、严肃、多愁善感，受到挫折易陷入消极，中医学认为抑郁症的发生是情志刺激与体质禀赋相互作用的结果。李卫认为百合作为百合病方的主药用于治疗"抑郁症"效果颇佳。

后世治郁名方"逍遥散"出自《太平惠民和剂局方》，具有调和肝脾、疏肝解郁的功效。采用循证医学方法对逍遥散临床应用进行的 Meta 分析及大量动物实验研究结果显示，该方具有一定的抗抑郁作用。逍遥散与百合系列方联合使用具有滋水涵木、清心解郁、疏肝理脾的作用，为情志相关疾病的诊断和治疗提供了理论依据和临床思路。

纵观《金匮要略》，情志异常是很多内伤杂病的伴随症状。中医学认为，情志病的发生与情志刺激与体质禀赋密切相关，长期的精神刺激或突发的精神创伤超出人体生理所能调节的范围，即可引起机体阴阳气血及脏腑功能失调，导致各种疾病的发生。现代社会医学模式已由原有的生物医学模式向心身医学模式转变，"情志"作为重要的致病因素已经被现代医学理论所证实，"情志致病"已经越来越受到重视。目前，西医在情志病的治疗中，抗抑郁、抗焦虑、抗精神病类药物的毒副作用及易于产生耐药性等问题，成为其有效治疗的瓶颈，寻求安全有效的中医药疗法已是临床医生亟待解决的问题。百合系列方联合逍遥散具有滋水涵木、清心解郁、疏肝理脾的作用，为情志相关疾病的诊断和治疗提供了理论依据和临床思路。

# 181 甲状腺疾病的情志致病机制和治疗

目前，随着人们生活压力的增大和生活节奏的加快，社会心理因素对身体健康的影响日益凸显。甲状腺疾病是一种典型的心身疾病，情志因素是甲状腺疾病的主要诱发因素。学者朱海娟就其致病机制及治疗做了论述。

## 概念界定

从甲状腺疾病的中医属性来看，甲状腺疾病多归属于中医学瘿病范畴。明代皇甫中《明医指掌·瘿瘤》中讲到"瘿但生于颈项之间"。瘿病是以颈前喉结两旁结块肿大为主要临床特征的一类疾病。"瘿"同"婴"，婴之意为绕，因其在颈绕喉而生，状如璎珞而得名。甲状腺疾病包括甲状腺炎、甲状腺结节、甲状腺功能减退症与甲状腺功能亢进症、甲状腺肿瘤等。

关于情志概念，无论是中医学的五志"喜、怒、思、忧、恐"，还是七情"喜、怒、忧、思、悲、恐、惊"，其中都包含了认知因素和情绪情感因素，因此情志是对以情绪、情感为主的包括认知心理在内的一类心理活动的总称，包含了我们常说的社会心理因素。

## 甲状腺疾病的情志致病机制

甲状腺疾病的发生是多种因素如情志因素、水土、地域、饮食等综合作用的结果，其中以情志内伤为主要诱发因素。

**1. 瘿病中的情志因素** 宋代严用和《济生方·瘿瘤论治》曰："夫瘿瘤者，多由喜怒不节，忧思过度，调摄失宜，以致气滞血凝而成瘿瘤。"意思是由于情志不畅，七情内伤，导致诱发瘿病。《诸病源候论·瘿瘤等病诸候》曰："瘿者，由忧恚气结所生。"《三国·魏略》记载"乃发愤生瘿"。《医学入门》曰："盖瘿瘤本共一种，皆痰气结成……忧恚所生……原因七情劳欲，复被外邪，生痰聚瘀，皆气血凝滞结成。"《女科精要》曰："忧怒抑郁，朝夕累积，脾气消阻，肝气横逆，气血亏损，筋失荣养，郁滞与痰结成隐核……此乃七情所伤。"宋代医家陈无择在《三因极一病证方论·瘿瘤证治》中指出，瘿瘤的生成"乃因喜怒忧思有所郁而成也，随忧愁消长"。《古今医鉴·瘿瘤》曰："夫瘿瘤，皆因气血凝滞，结而成之。瘿则喜怒所生，多着于肩项。"《杂病源流犀烛·瘿瘤》指出"若内伤于忧怒，则气上逆，气上逆则六输不通，温气不行，凝血蕴裹而不散"。

**2. 情志因素与五脏的关系** 《黄帝内经》指出，情志活动的生理基础是五脏的精、气、血、津液等营养物质。所谓"怒伤肝，喜伤心，思伤脾，忧伤肺，恐伤肾"皆是表明情志因素与五脏的关系非常密切。《古今名医荟萃》曰："妇人瘿病……或因忧思郁怒，伤损肝脾。"情志活动是由机体各脏腑组织协调、共同参与的精神和心理活动，超过人体极限的不良情志刺激可直接导致肝脾肾等脏腑的功能失调，其中情志因素与肝的关系最为密切。由情志因素导致的甲状腺疾病，肝脏首当其冲。沈金鳌《杂病源流犀烛》中提到，瘿病皆源于肝火。岳美中、王孟云等指出，临床所见杂病，肝病十居六七，皆是内伤由肝而生。李冠仙在《知医必辨》中指出，人之五脏，唯肝易动而难静，唯肝一病即延及他脏。

肝为将军之官，脏腑气血的生化都依赖于肝，如肝气郁滞，则诸脏受累而出现气血生化失调，因为肝气不但可以化火、化风，也可造成血不荣肝荣筋，从而导致乘脾犯胃冲心及肾等病变，发生各种复杂疾病。中医学认为肝主疏泄、主情志，精神情志的调节与肝密切相关。于艳红等认为，疾病是由多种情志刺激共同致病，肝为情志疾病的主要脏腑。郭蕾、李峰、齐玉玺等众多医家也提出情志因素与肝的密切关系，认为肝脏决定着情感因素的变化，肝是情志病证损伤脏腑的主要器官，同样不良的情绪情感刺激也可导致肝主疏泄的功能障碍。《圣济总录·瘿瘤门》曰："妇人多有之，缘忧郁有甚于男子也。"《妇科百问》中也提到"妇人之病多因气生……妇人以其慈恋憎爱嫉妒忧恚，情不自制，所以为病根深"。临床实践结果也表明，甲状腺疾病多发于女性，是因为女性的情志问题多于男性，女性以肝为天。因情志因素损伤肝脾，肝主疏泄的功能受损，肝气不畅则出现肝失条达，终致气滞血瘀，痰瘀互结于颈部而生瘿病。

**3. 甲状腺疾病的情志致病机制**　中医对甲状腺疾病的情志致病机制认识基本一致：情志因素为诱因，主要涉及肝脾肾三脏，以肝气郁滞、肝郁脾虚、脾肾阳虚为本，以痰浊、瘀血凝滞于颈前结成瘿瘤为标。许芝银认为瘿病多由情志内伤，肝气郁结，导致气滞痰凝壅结于颈前，气滞、痰凝、血瘀三者合而为患，最终导致正气耗伤，脾肾亏虚。刘臣等认为瘿病因肝气郁结，忧思伤脾，导致气血亏虚，正气不足而起。程益春认为甲状腺疾病的发病原因均与肝气郁结、脾湿、肾阴失养有关，因肝脾肾受损，导致气血瘀滞，痰浊壅阻。姜兆俊也强调瘿病首要病因责之于情志抑郁，肝郁痰凝为基本病机，并贯穿疾病始终。吴深涛强调七情内伤、五志过极等因素导致人体气机滞而不通，以致内火因郁而发，气郁不宣、郁而化火为病机。陈勇鸣、余江毅、唐汉钧等的观点也趋于一致，认为甲状腺疾病是以情志内伤为主要诱因，情志不畅导致肝气郁结，肝失条达致使脾肾失调，表现为气滞痰凝血瘀之证。因此，甲状腺疾病以肝脾肾虚为本，瘀血痰浊互结为标。由此可见，甲状腺疾病主要因情志不畅引起气机紊乱，致使肝脾受损，肝主疏泄功能失常，脾胃运化失司，气血津液运行失调导致痰浊内生，气滞血瘀，痰浊血瘀互结于颈部而成。

## 情志因素导致甲状腺疾病的治疗

目前，对甲状腺疾病的治疗根据辨证论治的法则，以疏肝理气、温肾健脾、清热解毒、化痰散瘀、软坚散结治法为主，其中疏肝理气、温肾健脾最为紧要。

**1. 疏肝理气法**　"百病皆生于气"，情志不畅导致肝气不舒，发愤日久而生瘿。基于情志与肝的密切关系，情志抑郁，肝气不畅则出现肝失条达；肝郁乘土则脾失健运，肝脾不调，久则湿聚成痰，终致气血痰浊壅滞于颈前，出现瘿病。因此，肝气不舒被认为是甲状腺疾病的核心病机，疏肝理气法被认为是治疗瘿病的治本之法，很多医家提出了"从肝论治"的学术观点。肝主疏泄的功能正常则气血顺畅，气血顺畅即可防止瘀血痰浊的形成。徐春甫认为"治瘿瘤以削坚开郁行气为本"。如《太平惠民和剂局方》中的逍遥散、《医学正传》中的痛泻要方、《医方解集》中的龙胆泻肝汤等都是基于这一观点组方的。有医家采用柴胡疏肝散合海藻玉壶汤加减（柴胡、郁金、香附、青皮、陈皮、川楝子、厚朴、生牡蛎、浙贝母、夏枯草、海藻、昆布等）、丹栀逍遥散（逍遥散加牡丹皮、栀子）、五海饮（海藻、昆布、海带、海蛤粉、海螵蛸）、四海舒郁丸（五海饮加青木香、陈皮、黄药子）、消瘿散（五海饮加海马、石燕）等方收效满意。

**2. 温肾健脾法**　治病必求于本，温肾健脾至关重要。《素问·阴阳应象大论》曰："肾为先天之本，脾乃后天之本，脾肾亏虚可致痰浊、血瘀。"张景岳曰"痰之化无不在脾"，表明脾运旺盛，则痰瘀自消。吴信受经验认为甲状腺疾病与肝、脾、肾的正气不足有关，如正气旺盛，则运化旺盛而无法成痰。冯建华强调正气亏虚是发病关键，因正气亏虚，卫外不固，复外感风热毒邪，与气痰搏结壅于颈部而发病。王旭指出，瘿病的关键病机是脾肾亏虚，以致阳气生成和运行障碍，肝郁气滞、气阴两伤，从而导致血脉瘀阻，气、痰、瘀交阻于颈前而发病。

由此可见，脾肾之精、血、气、阳俱虚弱为主要病机。基于瘿病的此类病机，可采用清补胃阴之品和益气养血之品如生地黄、白芍、知母、石斛、玉竹、沙参等滋补肾阴。

**3. 清肝泻火法**　朱丹溪曾讲过，五志过极皆能化火。肝为刚脏，主动主升，性喜条达，若肝气郁滞则郁而化火，内炽于心则气火上逆。基于瘿病痰气互结、气郁日久易于化火的病机，可采用清热泻火之药物如栀子治疗肝火旺盛之证的瘿病。也可用金银花、连翘、大青叶、栀子、黄芩、龙胆草、草河车、牡丹皮、白茅根、牛蒡子等普济消毒饮加减方。或选用丹栀逍遥散加减，用黄芪、麦冬、五味子、柴胡、夏枯草、浙贝母、玄参、牡蛎、鳖甲、牡丹皮、栀子、茯苓、白术等，并以消瘿片、散结片等辅助。采用龙胆泻肝汤（龙胆草、木通、柴胡、车前子、生地黄、当归、甘草、栀子、黄芩、泽泻）、夏枯草膏、龙胆泻肝汤加夏枯草膏配合消肿汤（金银花、皂角刺、生甘草）、消瘿散加减等效果颇佳。

**4. 化痰散瘀法**　明代陈实功《外科正宗·瘿瘤论》曰："瘿瘤之症，乃五脏瘀血、浊气、痰滞而成。"《明医指掌·瘿瘤证八》曰："五瘿多缘气与痰，结于颈项两颐间。"显然，如果人的经络通畅、元气充足是不会得瘿瘤病的，瘿瘤病一定是因为气滞痰凝的原因。七情内伤致肝失疏泄，肝气郁结致脾运失司，脾肾失调痰浊血瘀。基于瘿病日久气滞痰凝加之血瘀的病机，中医多以活血化瘀和理气化痰药物，如牡丹皮、川芎、三七等。可用以下方法：如当归六黄汤加减方，或在当归六黄汤基础上加清半夏、茯苓、瓜蒌、浙贝母、猫爪草等化痰散结；加桃仁、红花、香附、穿山甲、水蛭、地龙、皂角刺、土鳖虫、白花蛇舌草、王不留行等药物活血化瘀；桃红四物汤加减如当归、赤芍、川芎、桃仁、丹参、三棱、莪术等药物；消瘰丸加减方；海藻玉壶汤或消瘿五海饮。

**5. 软坚散结法**　软坚散结法符合《素问·至真要大论》中提出的"坚者软之、坚者削之、结者散之"的治疗原则，主要采用散结软坚、软坚化痰、散结活血、散结清热、散结行气的药物，如黄药子、海藻、牡蛎、昆布、瓦楞子、鳖甲、海浮石；天南星、白芥子、山慈姑、浙贝母；皂角刺、毛冬青、三棱、穿山甲、莪术、水红花子；玄明粉、蒲公英、夏枯草、连翘、玄参、紫背天葵；荔枝核、橘核、青皮等。达到软坚散结、软坚化痰、活血化瘀、清热散结消肿、解郁行气的功效。

**6. 情志调整法**　《黄帝内经》中指出"精神不进，志意不治，病乃不愈"。心病还须心药医。既然情志因素是甲状腺疾病的主要诱发因素，那么情志的调整就成为治疗甲状腺疾病的直接解决方法。首先，要正确识别情绪的信息。不舒服的情绪也在表达我们缺失的心理需要，认清自己的心理需要缺失是什么，自己通过实际行动满足自己。其次，要接纳并表达自己的情绪感受。对于自己处理不了的情绪，要找到合适的情绪宣泄方式。如将情绪转化成文字，可以说出来、写出来、画出来；转化成动能，通过运动跑步、工作转移、跳舞等方式释放；转化成声能，如唱歌等。再次，要学会自己对自己的情绪负责。每个人都拥有自己的情绪，自己是情绪的主人。

# 182  格雷夫斯病 （graves disease） 治当重情志

　　随着生活节奏的加快，人们的精神压力也越发增大，甲状腺功能亢进症（简称"甲亢"）的患病率也随之增加。甲状腺功能亢进症中最为常见的即为格雷夫斯病（graves disease，GD）引发的甲亢，精神情志因素就是其主要诱因及发病因素。学者郝可欣等从中医气化气机思想的角度出发主要对怒情志致GD进行了讨论，并且基于细胞自噬、神经免疫内分泌系统来阐述怒情志是如何导致GD的科学内涵。以期在GD的治疗上加强对调畅情志方面的重视，以及把情志疗法作为此病的辅助治疗进而扩宽中医在此病的治疗领域。

　　中医将GD归为"瘿气"一类，古代《诸病源候论·瘿候》《医学入门·瘿病篇》、宋代《太平圣惠方》中都有关于"瘿气由忧恚气结所生"的记载。《圣济总录·瘿瘤门》则强调七情令气结而不散是本病成因；现代医学也称其与精神创伤有关。虽然现有临床研究对GD的病因病机还未有统一认识，但情志不畅导致气机郁滞应是引发此病的源头或主要原因。

## 国内外研究情志因素对格雷夫斯病的影响

　　精神情志因素是格雷夫斯病（又称毒性弥漫性甲状腺肿）的主要诱因，GD首次描述了1825例Graves病患者在发病前都存在精神诱因，在此之后有关负面情绪及压力与此病相关联的报道也相继而出，不良的情绪不仅会引发此病甚至会伴随整个病程。

　　国外Yoshiuchi等研究了230名新诊断的GD患者在接受12个月ATD治疗的短期结果与压力事件等指标的关系时发现女性患者在开始治疗后长达9个月的日常困扰得分与开始治疗12个月后的甲状腺功能亢进症显著相关，证明了心理压力与女性GD的病程有关。Matos-Santos等研究发现与毒性结节性甲状腺肿组和对照组相比，GD与应激性生活事件有着更大的关系，并且毒性结节性甲状腺肿的发生与应激性生活事件似乎没有决定性关系。Vita等报道称某些HLA等位基因与应激触发的GD有关。

　　国内有研究表明新发GD患者多数伴有抑郁、焦虑等情绪障碍。学者提到患有GD的轻症女性患者常出现如心慌等高代谢症群症状，有的与神经官能症表现相似，严重者可出现精神疾病且患者多伴随失眠、多梦、记忆力下降的症状。王少莲等通过病例对照研究法及现况调研证实了怒气质或习惯隐藏怒感受者会引发或诱发GD甲亢的发生。在临床上对大部分患者进行问诊时也都会发现他们有脾气急躁，情绪易激动易怒，生活或工作学业上的压力导致入睡难或醒后不易再入睡、睡眠时间少久之影响情绪的特点。

## 精神情志因素对格雷夫斯病影响的机制

### 中医气的失调与怒情志致病

　　（1）气为人身之根本：古代诸多神话人物的诞生都与一块石头有关，如孙悟空是从石头缝里蹦出来的，其石受天真地秀，日月精华，内育仙胞，化作石猴；《淮南子·脩务训》曰："禹生于石。"这是为什么呢？那不妨先来了解一下关于"气"的中国古代哲学思想。"气是构成世间万物的根本，而气通过阴阳、五行等化生世间万物和各种现象"。天地自然之灵气化生万物，中医的气化思想与其也有着相似之处：元气犹如人体的"发动机"，宗气作为后天之气又相当于元气的"加油站"，同时"气"化生了血液津液，气血津液构成了我们维持有序生命活动不可或缺的基础物质。然而气不仅在于"化"，也在于"行"，《素问·六微旨大论》曰："出入废则神机化灭，升降息则气立孤危，故非出入则无以生长壮老已，非升降则无以生长化收藏。"气的失常会导致气既不能"化"，也不能"行"。这也是为什么中医常说百病由气生、气变为百病。

（2）怒情志-肝气的失常-GD：气的失常大多由于情志的不遂造成，二者常互相影响。《素问·阴阳应象大论》曰："人有五脏化五气，以生喜怒悲忧恐。"《素问·举痛论》曰："喜则气和志达，营卫通利，故气缓矣。"《素问·举痛论》又曰："怒则气上，喜则气缓，悲则气消，恐则气下，也就是说，气血是可被情志所影响的。"所以情志不畅也定会伤及脏气。《黄帝内经》认为肝脏与怒、恐、忧、惊多种情志对应相关。既然肝脏与多种情志相关联，如这些情绪发泄不及或发泄过极，恐会影响肝气疏泄。肝脏作为 GD 的主要发病病位之一，与怒情志联系最为紧密，且肝为将军之官其性刚烈，主动主升，更加容易受到愤怒情绪的刺激导致 GD 的发生。中医学认为，肝主升主动，肝脏升散过度，就会出现烦躁、心悸、失眠等一系列症状；肝主疏泄，疏泄太过则易急躁愤怒，津液气血运输布散失常导致气滞痰凝于颈部前，可见颈部肿大；肝风内动则见手颤的症状，肝气生发过度，肝又开窍于目，则见眼突。

（3）肝脏气机失常-细胞自噬-GD：魏军平等的实验发现细胞自噬形成过程受阻或功能障碍参与 GD 甲状腺细胞的过度增殖机制。还有研究提到自噬可能在微观层面上体现了痰浊血瘀的清除机制。而大怒忧思之情伤及肝脏，肝气的疏泄不畅最终产生痰浊血瘀等一系列病理产物以及肝脏气机的失调导致人体内浊毒废物代谢不出致 GD 的过程与开头提到的自噬的机制受阻致病也存在很多相似之处，但其之间的具体科学内涵还应再做出具体研究说明。

## 西医神经-免疫-内分泌网络与怒情志致病

**1. 怒情-神经-免疫-GD**　NEI 一直是很多学者讨论研究的热点。神经、内分泌、免疫是人体的三个很重要的调节系统，这三者之所以被称为一个"网络"，是因为它们之间并不是各自独立的而是彼此存在联系的。有研究表明愤怒的表达方式及特质对情绪恢复期自主神经均存在不同程度的影响。释放的神经递质的受体也存在于免疫器官上，GD 作为自身免疫性疾病本身就有机体免疫耐受性下降的特点，而某些神经递质又有免疫增强的作用。李玲等也认为 GD 这种甲亢是印证此网络理论的最佳诠释：在精神创伤的作用下，机体免疫功能紊乱免疫耐受功能减退，不能够控制针对甲状腺自身组织的免疫反应，产生了促甲状腺素受体的抗体，最终导致了甲状腺功能亢进症。

**2. 怒情-氧化应激、细胞因子-免疫-GD**　目前有研究已证实 GD 氧化应激的水平会升高。白介素-1 家族在 GD 发病机制上有众所周知的作用，KhalilZadehO 等更是在基因层面证实了白介素-1 家族与 GD 的关系。IL-1β 还是格雷夫斯病的主要炎症因子。所以愤怒的情绪还可能通过氧化应激及一些炎症因子的表达这些存在于 NEI 中的中间环节，造成免疫系统的紊乱最终导致 GD 的产生与发展。有报道"上火"情志会引起氧化应激反应。LaFrattaI 等以 61 名男性大学生为研究对象，发现在愤怒状态下 IL-1β 水平会升高。有研究发现 GD 患者血清中 IL-1β、IL-6 的水平升高，证明 GD 与这两种炎症因子有着紧密联系。如 IL-1β 激活 NF-κB 通路，此信号通路上调的诸如 IL-6 等炎症因子可以促进免疫细胞聚集并且可以诱导 B 细胞分化成熟为浆细胞，参与甲状腺自身抗体的生成。与愤怒的情绪相反，乐观的情绪对此病的治疗应该会有帮助，有研究表明较高的乐观水平与更高的类胡萝卜素抗氧化剂水平之间存在正相关关系。

## 基于情志致格雷夫斯病的治疗特点

高天舒教授认为此病多由愤懑恼怒等情志不遂导致肝脏气机郁滞，知肝传脾脾失健运，最终气血津液运行不畅化为浊毒，浊毒上攻甲状腺致 GD 颈前肿大。肝脏气机不畅，气有余便为火，化火伤阴炼液成痰，壮火食气耗伤气阴导致痰瘀互结、阴虚火旺、气阴两虚等 GD 的常见症候。情志不畅、愤怒之情伤及肝气、气机郁阻又气化不能恐是 GD 的发病关键。所以在治疗上初期以滋阴清热为主配合降火和理气疏肝解郁化痰之药并注重药物间的配合，达到既养肝体又助肝用的目的，后期益气养阴，疏肝理气，同时佐以安神之药。根据患者情况，巧妙配合宁心安神调畅情志调畅气机之药可贯穿 GD 的治疗。并且此病有冬轻夏重的特点，受节气的影响夏季阴虚火旺之人会更加容易上火与烦躁，使病情加重发展形成恶性循环，所以此时应该更加注意心理上的疏导，时刻保持心情愉悦，精神放松。

如今情志疗法也开始应用于辅助治疗内分泌疾病上。如糖尿病患者性格多内向，所以在治疗上可以引用宣泄、幽默疗法。练习气功可以在一定程度上调息宁神，研究表明Ⅳ期糖尿病肾病患者通过 12 个月的六字诀气功健身可以改善患者生活质量以此来延缓此病发展。Tanaka 等报道了在接受 ATD 治疗的患者中接受了较长时间心理治疗的缓解率明显高于那些接受较少次数心理治疗的患者。所以在治疗 GD 上我们也可以以情志疗法作为辅助治疗。

情志精神因素对 GD 的发生发展都有着潜移默化的影响，针对 GD 患者，要对患者更加重"情"，关切患者的情绪变化。古时就有根据五行相生相克、阴阳相互制约的基础理论来治疗疾病的情志疗法思想，至今不断有如语言开导法、暗示诱导法、宁心安神法等不同类型的情志疗法在逐渐丰富此领域的内容。所以临床在对 GD 的治疗上可视情况多用疏肝理气，调畅情志一类药或配合情志疗法来辅助治疗以不断挖掘并发挥中医在治疗上的更多优势。

# 183   论肝主疏泄与轻度认知障碍的相关性

轻度认知障碍（MCI）是介于正常脑老化与痴呆之间的过渡阶段，是与年龄、教育程度不相符的以进行性认知功能损害为主的中枢神经系统退行性疾病。中医古籍中未见 MCI 病名，但关于脑老化和痴呆的相关论述早有记载，如"健忘""善忘""呆病""痴呆""文痴"等。对其临床表现也有详细描述，如"迷惑善忘""语无伦次""近事多不记忆"等一系列记忆、言语方面的认知功能减退。综合以上论述，中医认为健忘是指记忆力减退、遇事比较善忘的一种病。因 MCI 也是以记忆力下降为主要临床表现，所以现代医家大多倾向于将 MCI 与"健忘""痴呆"归属于同一范畴。

一般认为 MCI 是延缓衰老、防治痴呆的最佳时期。中医关于 MCI 的认识和治疗积累了丰富理论和临床经验，其中以肾、脾与本病关系为历代医家所推崇。然 MCI 早期可出现视物模糊、两目干涩、爪甲无光泽等，这些表现都与肝有直接关系。若情志不调，精神抑郁，或五志过极，心肝火盛，均可导致肝气逆乱，血气失畅，瘀阻血脉。随着 MCI 病情进展还会出现"喜善忧""苦忧悲""兴居怠惰，计授皆不称心"等行为和精神方面的改变。现代社会生活节奏加快，精神压力日益攀升，情志失调导致肝失疏泄问题越发突出。由上所述，肝与 MCI 发病、发展及转归关系密切，防治 MCI 必须重视肝。学者沈玮等以肝入手，阐释了肝之疏泄与 MCI 的关系。

## 中医对轻度认知障碍的认识

**1. 精气血亏虚、瘀滞，是导致轻度认知障碍的重要物质基础**  中医认为脑为元神之府，即人的精神活动包括意识、思维、记忆力、感觉等皆归于脑。精生髓，髓汇聚于脑而为神明之用。又《素问·刺法论》指出"正气存内，邪不可干……气出于脑，即不邪干"，指真气出于脑，则不易干邪。故脑和神明皆赖于精气之荣养。精气足，脑之正常生理活动所需精微物质有所充养，则神志正常，思维清晰，"元神精湛而强记不忘矣"（《灵枢·经脉》）。若出现精气亏虚，髓海不足，脑失所养，则神志失常，思维紊乱，"脑转耳鸣，胫酸眩冒，目无所见，懈怠安卧"（《灵枢·海论》）。当精气虚衰至一定程度，导致髓源亏乏，使髓海不充，则"神明不清而成呆病矣"（《内经精义》），患者可能记忆力完全丧失，工作生活能力全无直至死亡。即脑之精气虚陷，导致脑神失常进一步发展成至痴呆阶段。若虚火上扰，还同时伴有猜疑、妄想，情绪烦躁不安等精神症状。如王清任《医林改错》曰："高年无记性者，脑髓渐空。"

《素问·五脏生成》曰："肝受血而能视，足受血而能步，掌受血而能握，指受血而能摄。"从该论述中可以看出，气血是构成人体的基本物质，也是脏腑功能发挥的物质基础。推而广之，气血充盛、调和则脑之功用正常。《素问·调经论》指出"血气不和，百病乃变化而生"，又曰："血并于下，气并于上，乱而喜忘。"《丹溪心法·六郁》中指出"气血冲和，万病不生，一有拂郁，诸病生焉。故人生诸病，多生于郁"。《吕氏春秋》结合人体生理病理进行阐述"流水不腐，户枢不蝼，动也。形气亦然，形不动则精不流，精不流则气郁，郁处头则为肿为风"。综合以上可以说明人体之精气血贵在充和流畅，才能周流全身，濡养脑窍，使神志清而记忆敏捷。一旦精气血亏虚，循行缓慢，滞而为瘀，瘀血阻于脉络，则百病丛生，导致脑之功用衰退引发 MCI，甚至继续恶化发展为痴呆。现代医家余中海在对历代文献整理的基础上，总结出 MCI 中医证候主要包括肾精亏虚、血瘀、气郁等证。田金洲等针对 MCI 研究结果亦证实了老年人的常见证候是肾精亏虚、气血亏虚。精气血亏虚、瘀滞往往导致高脂血症、高血压引发动脉粥样硬化。目前，越来越多的研究已经证实，相当一部分 MCI 伴有动脉粥样硬化，MCI 发病与其关系密切。Buratti 等通过 1 年随访发现，血管性危险因素和脑血流动力学障碍不仅是 MCI 发病的重要因素，而且可能成为预测 MCI 进展为 AD 的重要风险指标。

精气血乃生命之根本，关系人的生、长、壮、老、已。五脏六腑之精气血亏虚、瘀滞，均可导致营养精微不能上聚于脑，髓海空虚，元神失养，则遇事多忘，心智不利。所以说精亏髓少，气血不足或瘀滞于脑，则脑府失养，是 MCI 发病的基础。

**2. 情志失调是导致轻度认知障碍的重要因素之一** 情志即七情和五志，是人们对外界客观事物的反应。《吕氏春秋》曰："精神安乎形，而年寿得长焉……大喜、大恐、大忧、大怒、大哀五者损神则生害矣。"明确提出心气平和宁静，无过无不及，才能"阴平阳秘"，健康长寿。七情暴起，必然扰动气机、耗伤脏腑之精气血，加剧衰老。例如，《太平圣惠方》曰："神乱则血脉不荣，气血俱虚，精神离散，恒多忧虑，耳目不聪，故令心智不利，而健忘也。"以及清代陈士铎《外经微言·奇恒篇》曰："世人多欲，故血耗气散，髓竭精亡也。"一般而言，情志失调是否加速衰老的进程还要取决于情志刺激维持的时间、强度等。即情志刺激强度太"过"超过个体承受的限度，或情志刺激持续时间较长，产生积累效应，导致个体长期处于恶劣心境而不能摆脱，日久促衰。正如《灵枢·口问》指出"大惊卒恐则气血分离，阴阳破败，经络厥绝，脉道不通"，但"随怒随消者，未必致病"（《景岳全书》）。

现代研究发现，情绪失调所致心身疾病在疾病谱系中所占比例愈来愈重。实验室研究发现，持续或过强的心理应激可导致下丘脑-垂体-肾上腺轴（HPA）功能亢进，糖皮质激素水平升高。GC 受体高表达的海马是学习记忆的关键部位，对应激反应非常敏感，极易受损。因此，长期情绪调节不良不仅可以导致机体出现神经内分泌功能紊乱，还会出现各种早衰迹象，如学习记忆能力下降、视听触嗅等感觉能力迟钝等。据此，詹向红教授提出"情志致衰"的假说，并指出旷日持久的情志不畅是加速脑老化进程中认知功能衰退的重要原因之一。MCI 发生与老年人情志不舒或思虑过度关系密切，其中包括与家人关系不和、子女外出工作学习无人照顾、独居、丧偶等。近期，美国匹兹堡大学精神医学系 Hall 对长期经历高强度负性应激源的 335 名求助者和 250 名对照个体以 MoCA 进行认知功能评估。结果发现两组研究对象的中老年人执行功能、言语、记忆或方向认知域虽无明显差异，但应激组的视觉和注意力水平降低，整体认知表现较差。这些研究结果都进一步证实了情志失调是导致 MCI 的重要因素之一。

## 防治轻度认知障碍必须重视肝之疏泄功能

精气血亏虚、瘀滞是导致 MCI 的重要物质基础，情志失调是 MCI 重要致病因素之一。然而精气血和情志对生长壮老的影响必须通过气机发挥作用。肝主疏泄能够疏通、畅达全身气机，进而促进五脏之精气血的运行输布及情志活动。通过以上分析，肝之疏泄功能在人体衰老中的作用不言而喻，防治MCI 必须重视肝。

**1. 肝主疏泄功能正常，则精气血调和、情志舒畅，神明而智聪** 中医认为脑功能分属五脏，以精气血为物质基础。五脏功能正常，精气血充盛、调和才能健康长寿。正所谓"夫精者，生之本也"（《素问·金匮真言论》），"气血正平，长有天命"（《素问·至真要大论》）。肾藏精，精生髓，髓充则智聪。然肾精能发挥正常的生理功能离不开肝之疏泄。肝的疏泄功能正常，才能激发五脏功能，五脏六腑之精气才能化生并输布至肾，以充后天之精；肾精性静属阴，藏于肾中，需要肝之疏泄功能输送至全身，发挥促进人体生长发育，使人老而不衰或不早衰。脾主运化，气血生化之源，为"后天之本"。气血主要来源于水谷。肝之疏泄功能正常才能保证脾气的升清和胃气的降浊协调一致，胆汁分泌正常，则水谷之精微才能运化为气血，并被输送至全身供机体所需。因此，肾脾要发挥先后天之本的作用，必须依赖肝。肝之疏泄功能正常可以保证气机条畅通达，精气血运行输布、升降环流有度，脑有所养，脑髓充盈。人至耄耋之年依然可以精神矍铄，动作不衰，"度百岁乃终"。

肝主疏泄，调畅情志，情志调节的核心在肝。因此，情志调节下机体的生理反应是气机变化的表现，亦是肝之疏泄功能和部分机制的体现。詹向红教授以影片或情绪刺激图片作为情绪诱发材料在正常人群中开展肝主疏泄实验研究。结果发现高特质怒的个体对情绪诱发材料体验强烈，且 HPA、自主神经和消化酶活性等处于更高唤醒水平，这些都是罹患心脑血管疾病、MCI 的危险因子；借助于 ERP 技术发现在执行 Go/Nogo 任务时，高特质怒个体的 N2Nogo 波幅显著高于郁怒组。据此判断，肝疏泄的调控部位可能在大脑，情志调畅、肝主疏泄功能正常，则心情愉快，身体健康，神明而智聪。

**2. 肝失疏泄则精气血亏虚或不畅，情志抑郁而引发轻度认知障碍**　肝失疏泄多表现为肝气郁。肝气是肝生理活动动力来源，精气血运行、输布，脉道通利，脏腑协调，必须依赖肝气的充沛。肝气郁，肝本脏排除血中毒素的作用减弱，脂质代谢受到抑制而沉积；肝气郁则五脏六腑之精气不能布达至肾，肾中精气得不到充养而亏虚、匮乏，无法充养形体官窍；肝气郁，脾胃升降失司，则食入胃中之水谷精微无法化生气血，而蓄积于肠胃，聚湿生痰，极易化为脂质。脂质或浸淫脉道，或附着脉壁，可造成血脉瘀塞，加速衰老的进程。肝气郁、疏泄不及，还可进一步引起肝气郁结。若郁于本经，则胁痛痞块；郁于中焦，则胸闷呕恶。故 MCI 患者除出现记忆力减退外，还会伴有少言懒语、遇事漠不关心、胸中不利、两胁脘腹胀满等症。因此，众多医家主张治疗 MCI 需肝肾同补或健脾的同时还要疏肝。林佩琴《类证治裁》曰："惟因病善忘者，或精血亏损，务培肝肾，六味丸加远志、五味子。"现代实验研究结果证实，补肝益肾方药可降低 p16 基因表达，起到抗衰老、改善记忆的作用。吴正治用具有补肝养髓、活血化痰功效的天泰 1 号方治疗 MCI 患者得到良好效果。临床中应用当归芍药散调理肝脾对中老年人记忆力减退有明显改善作用。

《读医随笔》指出："肝之性喜升而恶降，喜散而恶敛"，即肝喜条达而恶抑郁。情志刺激，如情志抑郁、多情交织或其他病邪，均可导致肝失疏泄，气机郁滞不畅。《景岳全书》曰："痴呆证，凡平素无痰，而或以郁结，或以不遂，或以思虑，或以惊恐而渐致痴呆。"又《辨证录·呆病门》曰："大约其始也，起于肝气之郁。"亦是说明 MCI 发病与情志调节有密切关系，而多情交织影响脏腑功能以肝之疏泄为首。现代研究以颈部带枷单笼喂养、夹尾激怒打斗或捆绑等方法对慢性心理应激反应进行造模，结果发现长期负性情绪积累可导致衰老大鼠的学习记忆能力减退，大脑皮质、海马老化程度加重。刘宁等发现人过中年之后，MCI 发病与重大生活事件密切相关，指出重大生活事件引起情志异常影响是肝失疏泄之故。在治疗方面，历代医家主张延年益寿首先要舒畅情志，调神养性。清代陈士铎《外经微言·寒热舒肝篇》指出"解郁之法，独责于木，以木郁解而金土水火之郁尽解，故解五郁，惟尚解木郁也，不必逐经解之"，并以解郁汤治疗 MCI。张庆祥等以疏肝解郁法为主治疗 MCI 亦取得满意临床疗效。张伯礼院士治疗 MCI 时也主张应重视疏肝解郁，移情移志，使木郁得达、烦逆解除，从而肝气顺畅则臻形神相即之境。

肝主疏泄，调节气机，使精气血运行输布、升降环流有度，情志舒畅、五脏功能调和则健康长寿。精气血是人体生命活动的物质基础，精气血亏虚、瘀滞是 MCI 发生的根本，情志失调是导致 MCI 的重要因素之一。因此，肝之疏泄功能与 MCI 关系密切。现代研究通过动物实验造模、临床生理指标检测、实验室神经心理学及影像学等检查，也相继证实了肝之疏泄对健康和衰老的意义重大。

# 184 基于"木郁达之"论治老年痴呆

学者赵凰宏等从"木郁达之"理论入手，结合老年痴呆中医情志致病机制，发现肝郁是老年人罹患痴呆的重要病因，提出枢机不利、阴阳失调是老年痴呆肝郁致病的总病机，具体表现为气滞痰瘀，脑髓萎钝；藏血失调，神髓不养；魂不得藏，神不得安。故在中医治法上，应发挥中医整体观念的优势，以期通过平调枢机、转枢治神、畅情解郁、安魂摄神等方法，恢复厥阴枢机阴阳平衡，进而真正实现"木郁达之"的"达肝"内涵。

"木郁达之"源于《素问·六元正纪大论》，为五郁治则之首。当前研究多认为"木郁"即为"肝郁"，而"达之"则为一切可以解除"木郁"的方法。痴呆既包括神经变性型痴呆、血管型痴呆，也包括继发于其他疾病的痴呆及混合型痴呆，临床以认知功能减退、生活能力下降及人格、行为改变等为主要表现，属于中医学呆病的范畴。现代医学发现不良情绪长期刺激是老年痴呆发病的重要因素，其通过心理应激或氧化应激等途径，加速脑神经细胞破坏或凋亡，而中医学亦认为情志内伤是痴呆发病的基本病因之一，故中西医学就情绪因素在老年痴呆病因学中的重要地位已形成共识。气滞诱发痰瘀、肝脏精血亏耗、肝魂不得安达是情志致呆引发"厥阴枢机不利，阴阳失调"总病机的具体表现。因此，治疗肝郁致病的老年痴呆患者，当以调达枢机为要，通过中药平调枢机、针灸转枢治神、调畅情志解郁、运动安魂摄神等方法，实现"木郁达之"的临床应用价值。

## 木郁在老年痴呆病因病机中的重要地位

**1. 木郁推及五脏病理是为"肝郁"之义** 古人根据天人相应的理论，对风、热、湿、燥、寒的气运变化经过长期的观察，总结出了五郁治则，即《素问·六元正纪大论》曰："木郁达之，火郁发之，土郁夺之，金郁泄之，水郁折之。"医家根据五行推演将其用于对人体五脏病变的病因病机解释及中医治法的确立。肝喜条达五行为木，主疏泄，调畅情志，后世医家根据肝这一生理特性和功能将"木郁达之"作为肝系疾病的治疗原则。如《医碥》明确提出"木郁者，肝气不舒也"，《松峰说疫》认为"凡木郁之病……其脏应肝胆"。因此，木郁即为"肝郁"，而对应的"达之"则是解除一切郁遏肝体的病邪、顺应木气升发的治疗措施。

**2. 肝郁是老年人罹患痴呆的重要病因** 中医认为长期情绪太过与不及，超出机体的自我调节能力则会诱发疾病，例如，《灵枢·百病始生》指出"喜怒不节则伤脏"。老年人群由于社会职能的下降、亲人的离世、亲情的疏远，感知了更多诸如孤独、失落、忧愁等负性情绪。肝主疏泄，喜条达而恶抑郁，负性情绪的持续会使肝疏泄不及，诱发肝郁。随着生物-心理-社会医学模式的提出和应用，越来越多的学者发现老年痴呆与情绪所致的肝郁证密切相关。如田金洲等将肝郁证作为阿尔茨海默病临床前认知损害的 8 种常见中医证候之一。乔明琦团队发现肝郁证造模的大鼠会出现去甲肾上腺素、多巴胺及 5-羟色胺神经递质的含量改变。李生菊研究亦证实老年痴呆的发病和加重与上述神经递质水平直接相关。故而推测，基于负性情绪形成的肝郁证可能是加速衰老、诱发老年痴呆的重要机制。

为了验证"肝郁致衰"的假说，进行动物实验研究发现，慢性应激可引起 D-半乳糖（D-gal）衰老大鼠下丘脑-垂体-肾上腺轴（HPA）功能相关激素升高、单胺类神经递质含量改变，导致学习记忆能力明显下降。人群调查研究发现，由长期情志异常肝气郁结所致的轻度认知功能障碍（MCI）人群与正常组比较，神经心理学量表测评分值减少，HPA 过度激活和交感-肾上腺髓质系统异常兴奋；同时联合事件相关电位（ERP）技术发现，与正常人群比较，肝郁型 MCI 患者言语和空间工作记忆损伤明显。因此，我们认为处于特殊年龄阶段的老年群体，长期感知负性情绪形成的肝郁之体，是造成老年痴呆的重要病因，《辨证录·健忘门》曰："呆病之成必有其因，大约其始也，起于肝气之郁。"

**3. 枢机不利，阴阳失调是肝郁致呆的总病机**　《医法圆通》曰："一病有一病之阴阳……万病总是在阴阳之中。"阴阳失调是人体疾病发生的根本原因。扩言之，神气为阳，精血津液为阴，阴阳失调具体表现为精气血津液化生及运行功能的异常。足厥阴肝藏血而主疏泄，体阴而用阳，为阴阳之枢机，厥阴枢机通利则肝气条达，若枢机不通，则易致阴阳之气运行乖乱。当前老年痴呆肝郁致病以厥阴枢机不利、阴阳失调为总病机，其具体机制概括为以下三个方面。

（1）气滞痰瘀，脑髓萎钝：脑居颅内为髓海，赖脾胃运化之水谷精微充养，《灵枢·邪气脏腑病形》曰："十二经脉，三百六十五络，其血气皆上于面而走空窍。"肝气条达能汲水谷精微以溉周身筋骨，上济脑窍，则脑髓充而神得安。肝疏泄不及，肝阳不能助三焦气化，致津液输布异常、酿痰生瘀，《杂病广要》指出"大抵气滞则痰壅"，《血证论·吐血》曰："气结则血凝。"然《医述·卷十一·杂证汇参》曰："脑髓，清者灵，杂者顿。"痰瘀浊邪为患日久，或扰乱脑神清明，或导致脑髓不养，发为痴呆。《辨证录·健忘门》曰："人有气郁不舒，忽忽如有所失，目前之事竟不记忆，此肝气之滞。"

（2）藏血失调，神髓不养：中医将人的意识、思维、情感归属于狭义之神的范畴。神功能正常的表达依赖血的滋养，《灵枢·营卫生会》指出"血者，神气也"，《灵枢·平人绝谷》指出"血脉和利，精神乃居"。肝藏血有度能稳定血量，是"神"发挥认知功能的重要保证。通常情况下，肝气和则枢机阴阳平衡，血脉通利，神志安和，若肝郁则枢机不利，阳气不达，阴血不藏，神失所养，记忆渐消。此外，由于肝、肾为母子之脏，精血同源，肝、脾二脏藏血、统血互助，若枢机不利，最易传变脾肾两脏。而脑髓、元神离不开脾肾精血的滋养，《灵枢·经脉》指出"人始生，先成精，精成而脑髓生"，《素问·玉机真脏论》指出"脾为孤脏，中央土以灌四傍"，故肝郁日久，往往会通过影响脾肾两脏而使脑窍失养，加快痴呆病情的进展。

（3）魂不得藏，神不得安："五神"是中医学揭示认知过程的理论基础，其认为神、魂、魄是人体通过意、志、思、虑、智认识客观事物动态过程的物质基础和原始动力。《人身通考·神》指出"阳神曰魂"，肝为阳脏主藏魂。现代认知心理学研究发现，肝魂能够把控知觉反应的速度，具有提取、输出信息的生理内涵，主要体现在思维的发散、逻辑与创新等方面。肝气和则反应灵活，思维灵敏；肝气郁则会影响肝主魂的功能，或直接影响"神"的功能，出现思维固化、反应迟钝、学习效率下降，或通过神、魂、魄之间的相互作用引发妄想、幻听、失眠等精神症状。临床发现，老年痴呆患者除了认知衰退的症状外，往往伴有一定程度的精神行为异常。

老年人肝郁枢机不利引发的阴阳失调是致呆的总病机。阴阳失调则气道郁滞，津液不归正化，痰瘀自生。《灵枢·五癃津液别》曰："阴阳气道不通，四海闭塞，三焦不泻，津液不化。"阳郁损伤阴血，伤及血脉营卫，造成肝藏血失职而出血，例如，《灵枢·百病始生》指出"阳络伤则血外溢，阴络伤则血内溢"，日久病及脾肾二脏；肝阳魂动不安，盗耗五脏阴精血气，亦能出现五脏藏神失职的情志异常，如痴呆常见《景岳全书·杂证谟》中"而或以郁结，或以不遂，或以思虑"精神症状。因此，在治疗上若要消解肝郁之证，首应以调达枢机为要，综合运用各种方法以促进阴阳平衡。

## "达之"与老年痴呆治法

**1. "达之"的释义**　《黄帝素问直解》明确指出"木郁达之"中的"达"为"通达"之意，是临床治疗肝郁的重要原则。随着"木郁达之"在临床中的应用，越来越多学者发现"达之"不应局限于王冰提倡的"吐"法，也不能受限于张锡纯提出的"散"法，而应包括能使"木郁"解除的各种方法，正如《吴医汇讲》曰："从其性，适其宜，而致中和，即为达道。"因此，针对肝郁致枢机不利的总病机，运用中药平调枢机、疏达肝气，配合针灸转枢调神，同时兼顾情志与运动指导，形神同调辨治老年痴呆。

如此，厥阴之阴阳则在调枢、转枢、解郁、摄神的基础上得到逐渐恢复，实现"达肝"的最终目的，进而有效缓解痴呆病情。

**2. "达之"的具体应用**

（1）平调枢机的中医药物治疗：中药可多靶点、多途径地作用于人体，是当前防治老年痴呆的重要手段。针对由于肝郁枢机不利诱发的老年痴呆患者，应运用中药平调厥阴阴阳，使机体脏腑功能协调、气血流畅，通过枢机得运以健脑益智。当前的临床药效研究发现，逍遥散类方、柴胡汤类方、乌梅丸等方剂，能有效改善老年痴呆认知神经功能。如仲海红等认为七情内伤可导致肝胆气郁，枢机不利，三焦决渎失司，促使痰浊、瘀血的生成，阻碍精气血津液的化生，以致神机失用而生呆病，故治疗宜小柴胡汤调运枢机；吉跃进等认为乌梅丸能够平调厥阴枢机，常用于治疗因肝主疏泄与藏血功能失职所致的神经及精神类疾病；马春林等和娄勍等发现，逍遥散类方具有调节神经递质、抗氧化应激、抗炎、保护神经元等作用，能有效改善肝脾不调型痴呆患者的简易精神状态评价量表及长谷川氏痴呆修改量表等的评分，提高认知功能。

（2）转枢治神的针灸疗法：针灸治疗已被证实具有保护神经系统、改善认知能力的作用，是治疗老年痴呆的有效手段。厥阴肝经之脉行于人身内侧之中线，《伤寒论·厥阴病脉证并治》指出"阴阳气不相顺接便为厥"，六经病理传变亦自厥阴从阴出阳，故厥阴为枢，主司一身阴阳之气的运行，而情志异常直接导致肝郁，使枢机不利，造成阴阳的失调，脏腑气运郁滞，痰瘀丛生，日久脑窍神机失清。针刺治神，必以转枢为要，例如，《读医随笔》曰："凡脏腑十二经之气化，皆必藉肝胆之气以鼓舞之，使得调畅而不病。"故本病除了选用水沟、内关、四神聪、风池等治疗痴呆的常用穴位以健脑复智外，还应通过针刺肝经背俞穴肝俞、募穴期门以及俞穴太冲以调运肝脏气机，并加用膻中、内关通达全身气机，助肝气协调通达，最终实现疏肝解郁、运转枢机目的。如此，则神安无扰，气畅神和。

（3）畅情解郁的心理调护疗法：研究表明，情志心理干预可有效改善中老年痴呆患者的精神症状、提高治疗的依从性、生活质量和家庭功能，故应在给予药物、针灸等治疗方法的同时，对患者进行心理调护。现代医家在古人祝由、五志相胜法、移情易性法等疗法的基础上，根据当前的生活方式，总结出诸多畅情养肝的方式。如音乐疗法能够稳定患者情绪，是辅助痴呆治疗的较好非药物疗法。五音疗法可以调整相应脏腑气机而调畅情志，如肝郁患者多听《胡笳十八拍》等有助疏肝。此外，医生及其患者家属都应给予情绪安抚，正如《灵枢·师传》曰："语之以其善，导之以其所便，开之以其所苦。"通过交流避免肝郁的产生。

（4）安魂摄神的运动辅助疗法：运动有助于增加脑和认知功能储备，是延缓痴呆发生和发展的重要非药物手段。目前常用的运动方式有骑自行车、慢跑、行走、打太极拳等。太极拳动作轻柔、节奏缓慢，不受年龄、性别、场所、天气、道具等限制，深受中老年人的喜爱。太极拳秉承道家"天人合一"的精神理念，要求在实现身体畅达的同时完成情感的释放和心理的宁静，是安魂摄神的体现。此外，太极拳中屈伸、俯仰、扭转等动作，对舒展肝阳升发之气有重要帮助，例如，《道德经》曰："孰能浊以静之徐清，孰能安以动之徐生。"通过形体导引使全身之气趋于柔和、沉静，柔中有刚、生机不息，有助于涵养肝体，畅达肝气。现研究发现太极拳有利于大脑皮质的兴奋和调整，可促进老年人记忆力、执行功能、反应力等认知功能的恢复。故建议病患坚持太极拳锻炼，促进肝的升发功能，达到形与神俱、健脑益智的目的。

随着老龄化时代的到来，痴呆的发病率不断增长，且痴呆一旦确诊则呈进行性进展，严重危及患者生命。据统计我国有800余万痴呆患者，故亟待采取有效手段对其进行防治。通过对老年痴呆研究发现，长期饱受负性情绪干扰是老年人罹患痴呆的重要病因，肝郁之体的形成可使厥阴枢机不利，阴阳失调，这是疾病发病、传变的关键。因此，为了杜绝肝郁引发的气滞痰瘀、肝血失养、肝魂被扰等病机变化，借鉴医史古籍和近现代研究成果，总结出平调枢机的中医药物治疗，转枢治神的针灸疗法，畅情解郁的心理调护疗法以及安魂摄神的运动辅助疗法，以期通过恢复厥阴阴阳失调下的气、血、魂平衡，真正实现"木郁达之"的"达肝"内涵，进而为临床医生治疗老年痴呆情志致病患者提供思路和指导。

# 185 情志致失眠探析

人的七情无论是从心理学角度还是从中医生理学角度而言，都是能够通过具体行为表现出来，并且通过这些行为产生积极或消极的心理反应。一般情况下，人的社会活动离不开七情的支配，七情在人的不同时期表现出来的症状，这些症状由外部逐渐向内部转化。随着社会竞争压力的增大，情志对人们的生理和心理影响逐渐增加，通常而言是较为和谐与健康的一种特征，但不同的人对待生活压力的心境不同则导致情志的负面效应增大，进而影响到其生活、学习和工作。情志对人体的影响正如一块"晴雨表"，情志喜悦、欢快，人体越能得到放松，对于身体健康就越有利；情志与人体的内脏活动有密不可分的关系，当情志因素超越了人们的生理限度时，就会产生质的变化，也就是导致情志失调现象出现，进而引发各种疾病，失眠的产生绝大多数跟情志有关系。

失眠是以经常不能获得正常睡眠为特征的一种病症。临床主要表现为睡眠时间、深度的不足，轻者入睡困难，或寐而不酣、时寐时醒，或醒后不能再寐；重则彻夜不寐，常影响人们的正常工作、生活、学习和健康。随着社会的快速发展，人们的各方面压力剧增，情志失调导致不寐成为常见的现象。中医学认为不寐主要是因为阳盛阴衰、阴阳失交。后世医家分别从阴阳平衡、邪正虚实、脏腑、痰火与瘀血等不同角度给予阐释。学者祁志峰等从喜、怒、忧、思、悲、恐、惊七情入手探析了其对不寐的影响。

## 失眠病理溯源

失眠又称"不寐"，最早记载"不寐"这类疾病的医学文献是《足臂十一脉灸经》和《阴阳十一脉灸经》（长沙马王堆汉墓出土），其中，将"不寐"称为"不能卧""不卧""不得卧"。《黄帝内经》称其为"不得卧""目不眠"。《素问·逆调论》曰："胃不和则卧不安。"《景岳全书·不寐》曰："不寐证虽病有不一，然唯知邪正二字则尽之矣。盖寐本乎阴，神其主也，神安则寐，神不安则不寐。其所以不安者，一由邪气之扰，一由营气不足耳。有邪者多实证，无邪者皆虚证。"将不寐概括为有邪、无邪两种类型。《冯氏锦囊秘录·卷十二》亦提出"壮年人肾阴强盛，则睡成熟而长，老年人阴气衰弱，则睡轻微易知"。浦家祚教授根据其多年临床经验认为"阴阳平衡失调以及阴虚是导致不寐的根本原因，同时不寐一证虚者多，实者少，阴虚多，阳热少，易患不寐"。学者张岳等认为外感或内伤是致五脏功能紊乱，进而气血亏虚、阴阳失调导致不寐。宋代许叔微《普济方》指出"平人肝不受邪，故卧则魂归于肝，神静而得寐，今肝有邪，魂不得归，是以卧则魂扬若离体也"。也说明情志因素是导致失眠的重要原因之一。当今社会的急剧发展与变化带来的社会压力与现实中病谱的变化密切相关，表现在一系列的内在和外在的症状方面，情志所致疾病在这一过程中主要表现在一些精神的常见病。本研究从情志失调的角度出发，认为影响失眠的其中一个不可或缺原因是社会客观因素多变、人们普世价值改变以及行为选择的多样化等导致个体非理性因素增加，同时也带来了巨大的精神压力，这实际上是失眠产生的重要源头之一。

## 致病机制

### 内涵及原因

（1）基本内涵：情志是中医学特有的称谓，是人类精神活动的总体概括和心理活动表现出来的一种情绪状态。在当今社会，随着社会压力的增加，各种各样的疾病和情志扯上了关系。战国时期《郭店楚简》认为情志表现为"喜、怒、哀、悲"四情，而后《礼记·礼运》认为情志是"圣人之所以治人七情"，可见随着历史的推进，四情逐渐演变为"七情"即：喜、怒、哀、惧、爱、恶、欲。当今社会所熟知的七情来源于《黄帝内经》，是一种把认知和情感联系起来的有意识的行为，在传统医学中，所谓情志，就是将"七情"与"五志"结合起来，具体表现为喜、怒、忧、思、悲、恐、惊。情志活动是机体对外界精神刺激或以往刺激痕迹的"应答性反应"，情志病是指发病与情志刺激有关，具有情志异常表现的病症。中医学认为情志的活动与五脏的生理功能息息相关，相应的，五脏对情志的异常活动起调控作用，而情志的异常活动（情志失调）会影响到五脏的正常生理功能。当今社会，情志异常已经对人们的生活起居造成了广泛而深远的影响，情志因素直接或间接地影响着不寐的发生和发展。

（2）病理关系：社会竞争激烈与人际关系的复杂性以及周围客观环境改变的大背景都会影响情志。正常的情志变化能够让个体功能得到全面的发挥，但突然、超出一定范围或强烈的情志刺激，则会导致机体功能下降，内分泌系统功能异常，中医学认为人的生命活动与脏腑气虚、精神情志密切相关，强调"形神合一"，就是说人类正常的生理现象属于精神活动。张景岳认为人以气血为本、精神为用，情志内伤，直接影响脏腑功能导致气血失调便会出现失眠症状。失眠证常常可以反映出个体情志异常现象，失眠久则出现头晕、烦躁不安、注意力不集中，甚至可出现忧郁及躁狂等临床表现。

（3）原因分析：从实际生活当中来看，情志失调是导致失眠的重要原因之一，情志失调通常有过度的"喜、怒、忧、思、悲、恐、惊"等表现。

1）过喜：喜本来是指个体五脏气血平衡，解除紧张情绪的表情及行为变化。《黄帝内经》认为"喜则气缓"，其内容包括放松情绪和舒缓心气两个方面。通常而言，喜能够给个体带来精神上的愉悦和心情上的放松，因此喜被看作是一种积极向上的乐观情绪，对人体健康有利。《素问·举痛论》曰："喜则气和志打，营卫通利，故气缓矣。""喜"越多心神越壮大，精神充实可谓金刚不坏之身，人身修养之最高境界为"喜"。病理之喜为过喜，超长之喜则物极必反，喜极生悲，使人心气涣散，神不守舍，精神不能集中，甚则失神狂乱。过喜的异常情志导致失眠、多梦、健忘、喜笑不休或悲伤欲哭、多疑善虑、惊恐不安甚则彻夜不眠等症状。

2）过怒：怒是指一种消极的情绪表现，是人的欲望未能得到满足而引起的情绪体验，怒可以振奋精神、舒畅情志，抵制病理之思所致的不堪重负。情感之怒表现为伸张正义、宣扬正道，生理之怒表现为阳刚之气，有个性。过怒——超越了个体的承受能力之怒，是一种致病因素。《素问·生气通天论》曰："大怒则形气绝，则血菀于上，使人薄厥。"过怒则气上，临床表现多以肝失疏泄、肝血瘀阻、肝阳上亢等证。出现胸胁胀痛、烦躁不安、面红目赤，也可能出现闷闷不乐、嗳气、喜太息、入睡困难等诸症。

3）过思：思表现为一种思虑不安的情绪状态，对事情多疑，对未解决事情产生担忧的情绪状态。《素问·举痛论》曰："思则心有所存，神有所归，正气留而不行，故气结也。"《灵枢·本神》曰："因志而存变谓之思。"当个体思绪高度集中时，往往会出现饮食无味、食欲下降、精神状态不佳。生理之思藏于脾，正常之思可使认知、分析能力以及精神境界有进一步的提升；过思则伤脾，导致脾失健运，思则气结，进而出现头昏、心慌、夜梦多、不寐等症状。

4）过忧（悲）：忧是一种非良性的情绪反应，过度的忧会产生悲伤。《灵枢·口问》曰："忧思则心气急，心气急则气道约，约而不利，故太息以伸出之。"悲是个体希望破灭以及脏腑精气亏虚时，表现出的一种痛苦体验，忧愁悲伤过多会导致精神颓废、呼吸急促，使人面部皱纹增多，久而久之表现出入寐困难的症状，如果出现病态悲伤，也即过分忧悲则会郁郁寡欢，形单影只，现代医学认为，过度悲伤的情绪，容易让人患不寐之证，机体抵抗力持续下降。

5）过恐（惊）：惊恐通常是个体对外界突发刺激的一种应激反应，当个体受到剧烈惊吓刺激时，会耗伤肾气，合理的生理惊恐能刺激真阴真阳兴奋人的元阴元阳，情志外在生理惊恐表现为有毅力、有目标。病理状态下惊恐表现为元阳受损，惊恐不安。《吕氏春秋·慎独》曰："众庶泯泯，皆有远志，其生若惊。"过度惊恐，导致气血逆乱，五脏功能俱损，继以出现不寐的症状。

　　情志因素在实际生活中会影响到个体的生活状态，异常的情志通常会使个体出现功能紊乱，发生不寐的概率较高。通常非理性的情志因素与个体情绪控制能力密切相关，随着客观环境的变迁，情绪失控的诱导因素越来越多，自我管理能力和意志力薄弱以及情绪波动较大的个体极易出现情志的异常化，而情志的异常化常影响睡眠的状态，导致失眠的多样化和复杂化。中医典籍《黄帝内经》有一个经典理念："人犹如一个奇妙的小宇宙，人之五情志，五神脏合五行相生相克顺自然则昌，逆大自然规律则亡。"依照这个理论，当出现情志异常时应该寻找一些调节手段，抑制不良情绪，恢复人的情绪平衡，使人的精神状态恢复正常，从而息怒有节、保持精神舒畅，进而改善睡眠。

# 186   以"五神"结合情志论失眠证治

"失眠"在《黄帝内经》中称为"不得卧""目不瞑"。关于失眠的病机,认为卫气不得入于阴,营卫不和,阴阳不交为失眠的主要机制。《黄帝内经》认为睡眠由神来主宰,例如,《灵枢·本神》曰"随神往来者谓之魂",神安则魂藏能瞑;神不安则魂不安藏,则会出现不寐,故张景岳在《景岳全书·杂证谟》曰:"盖寐本乎阴,神其主也。神安则寐,神不安则不寐。"人之寤寐是由心神来控制,中医学认为睡眠是神志活动的一部分。神对生命活动的调控,包括"魂魄"与"意志"两个方面。"魂神意魄志"是五脏对应的五神藏,《素问·宣明五气》曰:"心藏神,肺藏魄,肝藏魂,脾藏意,肾藏志,是谓五脏所藏。"《灵枢·本神》曰:"肝藏血,血舍魂……脾藏营……营舍意……心藏脉,脉舍神……肺藏气,气舍魄……肾藏精,精舍志。"其中,五神藏为脏腑的功能活动表现,"血、脉、营、气、精"为物质基础,五神藏功能失常,就会出现神志的改变,进而影响到睡眠发生失眠症。五神不安于五脏是导致失眠的重要病因,正如《难经》曰:"人之安卧,神归心,魄归肺,魂归肝,意归脾,志归肾,五脏各安其位而寝。"人的一切生理活动、病理变化都与五脏的气血盛衰有关,包括精神、意识与情绪变化。情志异常也参与了失眠的发病。国外报道失眠症患者存在中重度焦虑和抑郁分别为54%和31%,很多学者认为失眠症患者的焦虑、抑郁症状发生率较高。《黄帝内经》将怒、喜、思、悲、恐称为"五志",即为"五脏神",是每个人与生俱来的一种情感状态,是人正常的精神活动,是机体对外界的精神刺激或既往刺激痕迹的一种应答性反应。南宋陈无择在《黄帝内经》基础上有所发展,将怒、喜、思、悲、恐、忧、惊称之为"七情","七情"与"五志"统称为"情志"。情志异常可致病,易伤心神,心神被扰,从而导致失眠的发生,这也是失眠往往伴有焦虑和抑郁的原因所在。正如《医学正传》曰:"七情通于五脏,故七情太过,则伤五脏,七情内伤则有所亏损,疗之不易,须识其何所伤,观其色,察其脉,验其形神,详具太过及不及,而后调济之。"不论是"五神藏"或"五脏神"出现异常,均可影响到脏腑功能和气血失调,进而引起五脏失和而不寐。学者王晓强等依据中医学"五神藏"学说及情志相关理论阐释了失眠的证治。

## 魂伤气郁致不寐

中医学认为,人的神志活动分为神、魂、魄、意、志等,其中"魂"除了神志和意识本身,又含有对人精神上的控制或者抑制的作用。魂的功能正常,谓之"安魂";功能失常则为"魂不安"。肝藏魂功能的正常与否,直接影响睡眠质量的好坏,例如,《血证论》曰:"肝藏魂,人寐则魂游于目,寐则返于肝。"又《类经·藏象类》曰:"魂之为言,如梦寐恍惚,变幻游行之境,皆是也。""魂"是随心神活动所做出的思维意识活动,即《灵枢·本神》指出"随神往来者谓之魂",犹如现代心理学所描述的潜意识活动。魂对应的五脏为肝脏,正例如,《素问·六节藏象》曰:"肝者,罢极之本,魂之居也。"魂与肝的疏泄及藏血功能密切相关,肝气调畅,藏血充足,魂随神往,魂的功能便可正常发挥,即《灵枢·本神》曰:"肝藏血,血舍魂。"一旦肝失疏泄或肝血不足,魂不能随神活动,就会出现狂乱、多梦、夜寐不安等症。肝在志为怒,怒伤肝。例如,《灵枢》曰:"有所大怒,气上而不下,积于胁下,则伤肝。"恼怒伤肝,肝气郁滞,易致肝阳上亢,或肝郁化火,患者常表现为急躁易怒,精神紧张,或伴有胁肋部胀痛、目赤、口干、口苦、舌红、苔黄、脉弦数等症状。肝的郁气或肝火可影响肝魂的闭藏功能,同时母病及子,心肝火旺,扰动心神,而致失眠。故不寐从魂志论治主要是调节肝脏的生理功能,肝体阴而用阳，一方面要调节肝主疏泄的功能，治宜疏肝解郁、调畅气机，方选四逆散加减。若肝郁化火，宜清肝泻火、镇静安神，方选柴胡加龙骨牡蛎汤加减。其次，调节肝藏血的功能，治宜滋养心肝之阴、养血安神，方选酸枣仁汤加减。此外，肝属木，脾属土，木郁则乘土，故肝气不疏易致脾运失常，痰湿内生，痰浊内扰，也可干扰肝魂的正常功能，故治宜疏肝健脾、益气化痰安神，方选十味温胆汤加减。

## 神伤气散致不寐

心为君主之官，主血脉，藏神，为五脏六腑之大主，精神之所舍。故失眠与心的关系较其他脏腑更为密切。在五藏当中，神的地位至关重要，神统领着其他四藏。"神"决定着人道德、精神、意志、追求等神志活动的方向，是完成人的神志活动统率者。睡眠是"神"的体现，人的精神意识思维活动，不仅分属于五脏，更主要是由心来统摄，故称之为"心神"。睡眠与人的精神情志、思维活动密切相关，心所主的"神"对睡眠起主导作用，所以睡眠活动有赖于心神功能的正常调节，正如《太平圣惠方》明确指出了失眠与心神的密切关系："心气充足，阳气充沛，则白昼神清气爽，夜晚神安入眠。心气不足，阳气亏虚，神气活动便随之而减弱，精神萎靡不振，昏沉嗜睡，惊悸不安。"心在志为喜，喜伤心。过喜可引起心气涣散，例如，《景岳全书》曰："盖心藏神，肺藏气，二阳脏也，故暴喜过剩则伤阳而神气因以耗散。"因而，喜乐无度，耗伤心气，久则损伤心阴，阴血不足，虚火内扰，心神不安，症见：失眠多梦，心悸健忘，五心烦热，潮热盗汗，舌红少苔，脉细数。临床辨证多是从调节心神入手治疗失眠，根据引起心神不宁的病因，或情志不遂，肝气郁结，肝郁化火，或五志过极，心火内炽，邪火扰动心神；或思虑过多，损伤心脾，暗耗心血，营血亏虚，神不守舍；或饮食不节，脾胃受损，脾失健运，气血生化不足；或病后、年迈、久病血虚、产后失血等，引起心血不足；心虚胆怯，暴受惊恐，神魂不安。病机可概括为心神被扰和心神失养两方面，一虚一实。虚证多由心脾两虚、心虚胆怯、阴虚火旺，引起心神失养；实证多由心火炽盛、肝郁化火、痰热内扰引起心神不安。从神志论治失眠也是历代医家非常重视的内容，多数失眠均由心神失调所致。

中医学的"神"有广义、狭义之分，广义的神是指整个人体生命活动的外在表现，狭义的神指人的精神、意识、思维活动等，其中，与失眠相关的，主要指精神情志所蕴含的神。因此，在临床治疗中非常重视"安神"，药物包括镇静安神药和养心安神药。其中，重镇安神的代表方为朱砂安神丸、磁朱丸；养心安神的代表方为养心汤、天王补心丹。

## 意伤气结致不寐

脾藏意，在志为思。《黄帝内经》中明确提出了意的概念，《灵枢·本神》曰："所以任物者谓之心，心有所忆谓之意，意之所存谓之志，因志而存变谓之思，因思而远慕谓之虑，因虑而处物谓之智。""意"，张景岳认为"意者，追忆，谓心有所向未定者也"。可以认为意是一个思考的过程，是对外界信息的一个加工处理的过程，形成经验储藏于肾中，成为长期记忆。脾藏营，营舍意，脾胃居于中焦，脾升胃降，对人体气机升降出入的正常运行起着枢纽作用；同时脾胃为后天之本，对神的生成及荣养起着不可或缺的作用。脾主运化，化生水谷精气，是产生记忆思维活动的物质基础。脾胃功能失司，中焦气化失常，脾意与神就有可能出现异常。脾主思，思想不遂，思则气结，就会影响脾藏意的功能，脾意不安于舍，临床表现为思虑纷纭（睡前思绪繁扰）为主诉的失眠，病位以脾为主。正如《灵枢·本神》曰"脾忧愁而不解则伤意，意伤则乱，四肢不举"；《景岳全书·不寐》曰："劳倦思虑太过者，必致血液耗亡，神魂无主，所以不眠。"过度的忧愁思虑，气机凝结得不到解除则伤意，意伤就会苦闷烦乱，四肢无力。气结中焦，水谷不化，始则食少倦怠，胃纳呆滞，气血日损，肌肉日削；久则胸腹胀满，痞结疼痛，小便不利。故《灵枢·本神》曰："脾气虚则四肢不用，五藏不安，实则腹胀经溲不利。"治疗当以益气养血，健脾养心，方选归脾汤合二陈汤。其中，半夏为必用之药，取其散结之功效，可开通阴阳通路，效仿于《黄帝内经》半夏秫米汤。半夏秫米汤被称为"失眠第一方"，古人认为夏至日阴生，是自然界阴阳盛衰开始转换的时间节点，而半夏在夏至日左右开始生长的习性，使人们认为半夏能起到交通阴阳而治疗失眠的作用。正如《本经疏证》所记载"半夏……生于阳长之会，成于阴生之交，故其为功，能使人身正气自阳入阴……则《黄帝内经》所谓卫气行于阳，不得入于阴为不寐，饮以半夏汤，阴阳既通，其卧立至是也"。

## 魄伤气弱致不寐

肺藏魄，在志为悲。古人认为"魄"为人体中的阴神。例如，《人身通考·神》曰："神者，阴阳合德之灵也。惟神之义有二，分言之，则阳神曰魂，阴神曰魄，以及意智思虑之类皆神也。"清代医家汪昂曰："魂属阳，肝藏魂，人之知觉属魂；魄属阴，肺藏魄，人之运动属魄。"魄与魂是相对而言的。魄是婴儿出生后不学即会的先天的本能感觉、反应和动作，在精神活动中是一种较为低级的精神活动。正如张景岳曰："魄之为用，能动能作，痛痒由之而觉也。"中医学认为"肺为气之本，魄之处也"。人以气血为本，气血是神志活动的物质基础。正例如，《素问·八正神明论》曰："血气者，人之神，血者，神气也。"气血失调是导致不寐的基本病机之一。肺主气，心主血，肝藏血，脾统血，肾精化血，肺与其余四脏均有密切联系。肺病可引起气血功能失调，从而导致失眠。肺藏魄，魄的功能失常，可出现失眠。若肺不藏魄则肺魄不入于舍，而出现夜寐轻浅、易寤或频寤等不寐症，临床可见睡眠轻浅，心神不宁，甚则善悲欲哭，喜怒无常，皆魄之为病。因此，肺脏生理功能正常发挥，气血调和，心神得到充养，神安则寐。魄居于肺，肺在志为悲。悲忧太过则伤肺，肺气郁闭，魄无所居，而散乱不安。故魄的作用与"肺藏气"功能是密切相关的，肺的司呼吸功能，是维持人体正常生命活动的重要保障。魄依赖肺脾营气的温养，因此治疗肺魄失眠应该"安魄"。肺气不利，影响卫气功能，卫气不得入于阴致失眠。肺藏气，气舍魄，若肺气虚弱，金不制木，引起不寐，正如《冯氏锦囊秘录》指出"更有肺金魄弱，肝魂无制，寐中而觉神魂飞扬者"，临床常用药物包括柴胡桂枝干姜加龙骨牡蛎汤、炙甘草汤、甘麦大枣汤。

## 志伤精却致不寐

肾藏志，在志为恐。肾脏为水火之脏，寓真阴真阳，肾脏阴、阳、精、气的虚损，均可引起肾不藏志而不寐，临床表现以夜寐早醒为主症。《素问·六节藏象论》曰："肾者主蛰，封藏之本，精之处也。"故肾病多虚损，多表现为肾阴、阳、精、气的不足，肾脏虚损致肾不藏志而引起不寐，由此可知肾不藏志是核心病机，而肾脏虚损是常见病因，其治疗应以补益肾脏为基础，辅以安神定志。中医学认为人体阴阳消长的变化，决定了睡眠和觉醒的周期节律，而肾阴肾阳则是五脏阴阳之本，二者协调共济，维持动态平衡，保证了人体的正常睡眠。肾脏阴阳亏虚，可引起心肾不交，表现为心火不降、肾气不升。心属火，肾属水，故又称水火不济，此类失眠主要责之于肾，临床上可用交泰丸、黄连阿胶汤等来交通心肾。正如清代陈士铎曰："昼夜不能寐，心甚躁烦，此心肾不交也，盖日不能寐者，乃肾不交于心；夜不能寐者，乃心不交于肾。"交泰丸交济水火，药方取黄连苦寒，入少阴心经，降心火，不使其炎上；取肉桂辛热，入少阴肾经，暖水脏，不使其润下；寒热并用，如此可得水火既济。中药远志是一味能交通心肾之药，远志最能补肾强志、安志。《神农本草经·上经》指出"味苦，温……益智慧，耳目聪明，不忘，强志倍力"，故常以远志安神定志。肾藏精，在志为恐。过度的恐惧，可以影响人体的气机，"恐则气下"；同时《黄帝内经》认为"恐则精却"。惊恐导致失眠，主要是伤及人体的肾精，扰乱了人体的正常生理活动和心理活动。临床可见精神痴呆，健忘恍惚，耳鸣耳聋，腰膝酸软，生殖功能低下，舌淡脉弱等症。男性可见精少不育，女性可见经闭不孕。常用药物包括肾气丸、左归丸、右归丸。

　　睡眠的本质在于五神安舍于五脏，从五藏神入手联系情志因素辨治失眠，可以很好地指导临床实践。五脏精气亏损，神失所养；或邪在五脏，扰神不安，则五神不能安于其所舍之脏，而有不寐诸证。正如清代魏之琇在《续名医类案》中归纳前人理论曰"人之安睡，神归心，魄归肺，魂归肝，意归脾，志藏肾，五脏各安其位而寝"，明确指出不寐的根本原因在于五神不安于所舍之五脏。因而，不寐的本质在于五神不能安舍于五脏，而以"五藏神"为纲，结合情志致病特点，明确病变脏腑定位，即是抓住了失眠的辨证关键。

# 187　从神统领精神情志论治失眠症

　　学者陈琛等基于神主睡眠理论，从神不安认识失眠的发病病机，论述辨神论治失眠的诊治思路。辨神论治失眠强调从神统领精神情志活动出发，关注失眠患者神"态"，即患病状态、精神意识、情绪状态等，辨神与治神相结合，以形神一体的整体观调节患者身心健康。失眠是时下困扰人们的常见疾病，中医称"不寐"，为入睡或睡眠维持困难，进而影响到白天社会功能的主观体验。作为一种身心疾病，对患者的精神情志、日常生活状态有重大影响。自古以来，失眠治疗的重点都在于对脏腑气血的辨治，而临床上缺乏对患者身心状态的关注，一定程度上降低了患者的依从性及药物的疗效。

## 辨神论治的理论基础

　　**1. 神主睡眠**　张景岳《类经》曰"盖神之为德，如光明爽朗，聪慧灵通之类皆是也"。神，指神志、知觉、认识等，是人的精神情感、思维意识等活动。中医思维与中国传统文化同根同源，中国古代哲学推崇以心役物，重视人精神意识层面的修为，在中医则体现为形神关系中的重神思想，生命存在以精神意识存在为核心。神调控着人体的生命活动，影响着人体的生理功能，睡眠就是其调控功能的具体体现。神是睡眠的主宰，是决定自身寤寐的思维意识，对睡眠起着主导的作用。人体的睡眠-觉醒节律与昼夜交替这一"天地变化之纪"相应，正是神正常发挥作用适应自然的结果，是睡眠自律特性形成的内在依据。人之将寐，在神的控制之下，充分做好睡前准备，各种思维活动与情绪也随神的内敛而平静，睡眠产生。人之觉醒，即神首先外张，从睡眠状态恢复如常，正常接受各种内外刺激并做出反应，人体各种感知、意识思维活动以及肢体行为随之恢复。夜间阳入于阴，神安于五脏而憩，白天阴入于阳，神游于外而觉醒。神的收敛、外张导致了睡眠、觉醒活动的产生，形成人体正常的睡眠节律。

　　**2. 神不安则卧不安**　失眠的关键为"神不安"，神的收敛与外张失司，出现睡眠节律的紊乱。《景岳全书》曰："盖寐本乎阴，神其主也。神安则寐，神不安则不寐。"神不内敛导致夜间思维活动无法平静而失眠，神的收敛异常又影响正常的外张，累及白天人体正常的思维意识活动，出现头昏沉，无精打采、反应迟钝等思维意识的迟缓和模糊，长期失眠患者出现健忘等脑力迟钝的症状。另外，神主情志活动，情绪的变化影响着失眠发生和发展。现代研究也表明失眠与焦虑、抑郁等不良情绪高度关联，患者长期失眠造成其焦虑、抑郁等情志异常。《灵枢·九针十二原》指出"粗守形，上守神"，阐明高明的医生治疗疾病不仅仅关注形体，更高一层次是要对患者"神"的把握，强调充分认识患者"神不安"的状态，辨神论治失眠，发挥神在维系人体身心状态协调平衡的作用，以期达到安神宁志，恢复正常睡眠节律的目的。

　　**3. 脏腑失和是神不安的物质基础**　基于形神一体理论，形与神互根互用的辩证关系。神以形为载体，调控形的活动，而形的完整是神发挥作用的基础，二者辩证统一，相互影响。《景岳全书》曰："伤形则神为之消。"五脏的失调会直接导致人神的异常。相反，神的改变也会影响脏器发挥正常的功能，故脏腑失和是神不安的物质基础。有研究者分析《神农本草经》中的调神药，上品养神药中多为调补脏腑气血的药物，如人参、大枣、龙眼、茯苓等，便蕴含着脏腑气血调和则神明得养的思想。

　　《素问·宣明五气》曰："心藏神，肺藏魄，肝藏魂，脾藏意，肾藏志。"将人的精神、意识思维活动细化，五神分藏于五脏。根据五脏藏神理论，神不安的表现会因病变脏腑不同而呈现各自的特点。如肝魂不安于舍失眠者，与情志失调有密切关系，患者出现魂的活跃而梦扰纷纭，甚则呓语梦游。肾志不安于舍而失眠者多见于老年患者，出现早醒而复睡不能，有学者由此提炼出不寐的五神分型诊断法，临床可以根据神不安症状的特点而对应脏腑论治。与此同时，患者脏腑的失调，又可进一步加重患者神不安的症状，影响病情的转归。如火扰心神失眠者，初期可能只表现为睡眠时的烦躁不安，若病情进一步发展，火热伤阴，耗伤肝肾之阴血，患者则可能进一步出现难以入眠，甚至整夜不寐，伴潮热盗汗、咽干等症状。先辨神后治神，关注脏腑与"神"之间存在不可分割的辩证关系，则是中医整体观诊治的要义。

## 神"态"不同治有不同

　　神是人体脏腑功能气血盛衰的外在表现，也是患者精神情志的外在反映。《灵枢·本神》中指出"察观患者之态，以知精神魂魄之存亡得失之意"。神"态"即神的外在表现，体现在患者的患病状态、精神意识、情绪状态等方面。望诊可初步判断患者神的状态，包括两方面：一为人身之形神，包括整体状态表现出的神；二为人体形态之神，即肌肉厚薄，形体姿态等。问诊时患者的神情、反应快慢、语调语速所反映出的情绪、性格是对患者神的进一步感知。切脉则更重视察神，与人之神不同，脉诊得神为有力而不失和缓，《脉法》曰："脉中有力，即为有神。"临床上另辟蹊径，创新性地将神态分为神滞、神消、神躁、神散，辨神与治神相结合，配合心理疏导，依此辨治失眠。

　　**1. 调气以畅神滞**　神滞是以气机不畅为主，患者情绪、意识思维郁滞的病理状态。以情绪波动相关的入睡困难，眠浅易醒为主症，伴情志的郁结不畅，如心情压抑、郁闷沮丧、恐惧感、思维活动呆滞等。压抑沮丧无法振奋，体现了精神状态转换不灵活。恐惧感为患者意图挣脱又束手无策，担惊受怕的一种情感体验，为精神压抑的表现。躯体症状则有胸闷，胸胁、少腹胀痛，女性患者月经不规律等，脉诊常以弦脉为主。严重者望诊则可直接感知到患者的抑郁、淡漠的状态。情志不畅最先影响气机，长期或程度较重的情绪问题，使气机郁结，导致气机的运动失常，继而影响血液的运行和津液的散布，最终导致意识状态发生改变，神滞而影响神夜间的收敛致失眠。根据中医理论，肝主疏泄，调畅气机，与情志活动密切相关。《王孟英医案》曰："肝主一身之气，七情之病必由肝起。"肝气条达，有助于调畅情志，也是脏腑活动正常和调的重要保证。有学者认为郁病始于肝，乘于脾，累于心，耗于肾，诸症皆起。借鉴于失眠之神滞，认为在治疗此类失眠时，强调早期及时疏解肝气，防止气郁化火、生痰瘀等病理产物，继而影响他脏。常用四逆散为基础方，若患者已郁滞化火加栀子、知母等清热泻火；肝郁血瘀者加郁金、川芎等行气化瘀；气郁痰凝者合半夏厚朴汤。

　　**2. 清热以抑神躁**　神躁为情感高涨和易激惹为主的精神意识改变。患者以眠浅易醒，烦躁不安，易紧张，急躁易怒等思维意识活动躁动不宁为主。此类患者性格多活跃好动，精力旺盛，说话声高语速快，望诊面色红，体型多干瘦，舌红，脉诊多滑数有力。《灵枢·大惑论》曰："卫气不得入于阴，常留于阳。留于阳则阳气满，阳气满则阳跷盛，不得入于阴则阴气虚，故目不瞑矣。"火为阳邪，躁动上扬，火热窜扰神明，则出现神明之焦躁不安，神躁则不寐。神躁患者体质多为阳热之体，易化火热，若不经传变，证型多属实热症，起病相对急。

　　"火"之源有二：一为心肝火旺。以烦躁难眠为主症，有小便黄、便秘等火热灼伤津液等症状，问诊过程脾气急，平素易怒。火热之邪郁积在里，无以发之，灼伤气血津液，躁扰神明，使神躁而不寐，强调火郁发之，因势利导。常用栀子豉汤为基础方清解郁热，配伍佛手、菊花，疏达气机，解郁散热，两药药力缓和，轻清疏散，无伤正劫阴之弊。由君相火理论，肝肾之阴不足，相火妄动而引动君火，心神不安则神躁不寐。正如朱丹溪曰："二脏（肝肾）皆有相火，而其系上属于心。心，君火也，为物所感则易动，心动则相火亦动。"又曰："盖相火藏于肝肾阴分，君火不妄动，相火惟有禀命守位而已。"在治疗中常佐知母、生地黄、玄参以滋肝肾之阴以降火，济火灼之阴液。二为痰热互结。因生活不规律，饮食油腻，或情志不舒、思虑过重，气机不畅而生痰热，痰热上扰于神则神躁而不寐。患者以心烦懊恼，胆怯易惊醒为主症，伴见脘腹痞闷，呕恶呃逆，头晕蒙，舌红苔厚腻。以温胆汤为基础方清热化痰和胃。热象重者加夏枯草，与方中之法半夏相合，例如，《医学秘旨》曰："盖半夏得阴而生，夏枯草得阳而长，是阴阳配合之妙也。"夏枯草夏至后则枯，半夏夏至后始生，两药交通季节，相合与人体夜间阳入于阴的睡眠规律，两药和调肝胆，清痰热而安神助眠。

**3. 养血以充神消**　神消是以精神意识活动减退为主，神不内守的病理状态。患者常以眠浅，多梦呓语为主症，伴无精打采，思维迟钝，情绪低落等意识思维活动减退。躯体症状常见心悸、眩晕，望诊可见面色黯淡，爪甲不荣，舌黯淡等神明不充的表现，脉诊多细弱无力。《灵枢·邪客》曰："心者，五脏六腑之大主也，精神之所舍也。"心主宰人的精神意识、思维活动，调控全身生理活动协调平衡。《灵枢·营卫生会》曰："血者，神气也。"心主血脉，血液通过心的搏动输布周身，而血液是神识活动的物质根本，心血不足必然出现神的异常。而血液的贮藏则有赖于肝藏血的生理功能，《素问·五脏生成》曰："故人卧血归于肝。"心、肝的协同工作使血液正常储存并濡养周身，血液充盈则神魂得安则寐。若血液不足，则阴不敛阳，魂神无以依附，神不内守，精神意识活动得不到血液之滋养，神消而不寐。患者思虑太甚，直接损耗阴血；肝气郁结，气滞血瘀，血液不循经濡养于周身；气郁化火，灼伤阴血；长期失眠患者夜间神不内守，阳不入阴，阴气得不到阳的化生，暗耗阴血，皆致阴血不足，神消而出现失眠。认为治疗以滋养心肝之阴血为主，以酸枣仁汤配伍百合、合欢皮养血安神。若患者气滞血瘀所致阴血不足，加赤芍、枳壳等理气化瘀，气郁化火伤及阴血者加柴胡、黄芩解郁清热。对于失眠日久的患者，均涉及阴血暗耗的过程，白天出现精神不振，脑力迟钝等神消症状，临床上多配伍"失眠三仁"，即酸枣仁、柏子仁、五味子，以增强治疗效果。酸枣仁养心肝之阴血；柏子仁主入心经，补养心血，养心安神；五味子酸涩，滋肾养心，敛神安眠。三药相配，内收外敛，养血则神明得充则寐。

**4. 补肾以敛神散**　神散为患者以先天禀赋不足或年老久病肾气亏虚，导致元神失养，浮散于外的病理状态。患者以入睡难，早醒难以复睡，眠浅为主症，伴白天思睡，健忘，头昏沉，甚则思维意识昏蒙迟缓，且有夜尿频多，腰膝沉酸，不耐久劳，听力下降，发落齿摇等肾气不足的症状。《黄帝内经》曰："髓海不足，则脑转耳鸣，胫酸眩晕，目无所视，懈怠安卧。"脑为髓海，元神之府，肾主骨生髓，为先天之本，元神秉先天之本而生。元神为人神志活动的源动力，为生之根本。肾之气血阴阳平衡，则脑髓得充，元神得养，寤寐正常，故从调补肾之气血以敛神散。肝肾亏虚，精血不充者，患者失眠除肾气亏虚症状外，伴见口干，盗汗，五心烦热，舌红，苔少脉沉细等虚火内炽的表现。《景岳全书·不寐》曰："真阴精血不足，阴阳不交，而神有不安其室耳。"肝肾之精血不充盈，阴不敛阳，阳浮于外，神散则不寐。方以六味地黄丸合煅龙骨、牡蛎养肝肾之精血，摄纳浮散之神。若患者为更年期女性，多伴肝气不舒，气郁化火，伤及肝肾之阴，常予一贯煎合甘麦大枣汤，予补养肝肾中解郁除热。心肾不交者为肾水不足，心火失济或心火独炽，下及肾水致肾阴耗伤。有医家用圆运动理论论治失眠，认为人体的气机如环无端地不停进行圆运动，心肾之气机正常升降流转，是机体"复圆"运动的关键环节。据证辨析为两种情况：一为肾阴亏耗而心火独亢，元神无依且被心火窜动则神散而不寐。表现为心烦不寐，心悸，口舌生疮，耳鸣，腰酸等，方用黄连阿胶汤，补肾阴泻心火；二为肾阳不足，无力推动肾水以上济心火，患者下元虚冷，阳浮于上，神散不敛而不寐，除心火偏亢症状外，表现为腰膝怕冷，夜尿频多，遗精等肾阳不足症状，方用交泰丸。原方黄连量大苦寒清心火，少佐肉桂辛热补命火，引火归原。黄连、肉桂可同用 5 g，寒热并用，以补肾阳而济心火，肉桂禀纯阳之气使浮散之神收于阳，而黄连将神从阳引阴，以沟通阴阳，交通上下，和调心肾，序贯阴阳之端以敛神助眠。

**5. 配合心理疏导**　《黄帝内经》曰"闭户塞牖，系之病者，数问其情，以从其意"。即详细询问病情，顺其意愿，使其情志调畅则病愈。通过言语疏导进行心理干预是辨神论治中必要的环节，与患者充分沟通，了解其身心状态，帮助患者解决其认知、思维、情绪等方面的问题。同时可以拉近与患者的距离，提高其依从性。王永炎院士在偏瘫康复治疗中提出"松"与"静"的观点，同样可以应用在失眠等情志疾病沟通疏导当中。"松"首先是精神的放松，放松心情，避免紧张情绪的干扰，继而躯体也要放松，使躯体充分伸展，松弛肌肉、关节；"静"更强调的是平心静气，气定则神宁，克服压抑、焦虑的情绪。在诊治过程中，建议患者通过适合自己的方式对负面情绪及时进行排解，如与信任的人沟通、适量运动、听音乐等，疏导患者睡眠前避免过多的思虑，保持思想和心理的放松，精神状态的宁静。若明确诊断为抑郁症、焦虑症，则强调专科就诊治疗原发病，失眠的症状也会随之改善。患者长时间睡眠没有达到既定的 8 小时，容易产生对睡眠目标未完成的恐惧和焦虑，结果反而会加重失眠。建议患者在心理上取消睡眠的任务，不在心理上设置一定要睡多少小时的标准，不过分关注失眠的不良后果，听其自然，让精神和躯体尽量放松，保持静卧状态，这样身心也可以得到休息。另外，建议患者可将煎药所剩的药渣，用于睡前泡脚，水温以微汗出为度，以舒缓身心，宁心安神。在精神心理方面，强调将"松""静"贯彻始终，对于患者睡眠和精神状态的改善颇有裨益。

神是生命活动的主宰，《素问·阴阳应象大论》曰："天地之动静，神明为之纲纪，故能生长收藏，终而复始。"睡眠是神在调控人体生命活动节律的重要体现。辨神论治强调从神统领精神情志活动出发，关注患者的主观感受和精神心理状态，辨神与治神相结合，以形神一体的整体观调节患者身心健康，突出了"形神并调"的治则治法，与现代心身医学的理念异曲同工，是诊治疾病重要的思维方式。

# 188 从情志论治失眠症

失眠症属于睡眠障碍的一种，中医学称之为"不寐"，其临床表现复杂多样，或难以入睡，或寐而易寤，或寤后不能再寐，或彻夜难以入寐，或多梦，或噩梦纷纭。情绪的失调主要有焦虑与抑郁两大表现。失眠是情感障碍的症状之一，特别是抑郁症，失眠可能是临床唯一的症状，流行病学研究有90%以上的焦虑障碍患者有失眠症，现代医学认为焦虑障碍与抑郁症导致其失眠的发病机制不明，可能与去甲肾上腺素、5-羟色胺和γ-氨基丁酸等递质紊乱密切相关。西医治疗主要予以镇静催眠药物对症处理。长期使用镇静药可引起头晕、记忆力减退等不适，并易于成瘾，产生戒断症状，服用过量可出现昏迷、呼吸抑制等危险。患者情绪易受生活中各种情况刺激而反复出现失眠。中医学又有失眠症为"梦与思虑交通"这一说。中医无焦虑和抑郁病名，中医多谓为郁证，郁者，泛指情绪、情感活动之郁。失眠与郁证有着相同的病理机制，郁证可以直接导致失眠。《管子·内业》曰："忧郁生疾，疾困乃生。"情志活动以五脏的精气为物质基础，情志之伤，过怒、过喜、过悲、过思、过恐，可影响五脏，使人产生不寐之症。汪瀚主任医生从事临床数年，学验俱丰，擅长从情志论治失眠、焦虑、抑郁障碍等，取得良好临床疗效。学者孙兰婷等将其从情志论治失眠的临床经验做了总结。

## 病因病机

**1. 肝——怒是发病之源** 《素问·举痛论》曰"百病生于气也，怒则气上，喜则气缓，悲则气消，恐则气下……惊则气乱……思则气结"。情志变化过极，必然导致脏腑功能失调，脏腑功能异常，易扰动心神，脑神被扰而发生不得眠。《灵枢·邪气藏府病形》曰："有所大怒，气上而不下，积于胁下，则伤肝。"《不居集》曰"忿怒不寐"，系"忿怒太过，肝气上逆，内邪蕴滞，烦扰不寐"。肝喜调达，为"将军之官"，主全身气机的疏泄，近年来许多学者做了大量工作，认为肝藏功能与睡眠有直接联系。王翘楚认为失眠症主要由情志因素所致，多责之肝。周静媛认为失眠症的加重与频繁复发乃由精神刺激及情绪波动所引起。王平认为失眠的病机以肝郁为首，肝主疏泄失调，其形成的病理产物可扰乱神明，故可发不寐。随着生活节奏的加快，俞宜年认为除了精神压力外，肝气郁结的原因还有心理的紧张烦躁、焦虑、抑郁，使得睡眠障碍患者人数日益增多。肝藏血，肝主疏泄，血藏魂，气血调和，阴阳平衡，人卧而血归于肝，魂归其宅，则睡眠得矣。

**2. 心——喜是发病之所** 《问斋医案·不寐》曰"忧思抑郁，最伤心脾。心主藏神，脾司智意，意无所主，神无所归，故为神摇意乱，不知何由，无故多思，通宵不寐"。《不居集》曰"心事烦扰不寐"，系"心为事扰，神动不安，精气耗散而不寐"。喜为心志，所以大喜最易伤心，在日常生活中最奢望得到的一朝终获实现，长期所处苦难日子终于得释，或者濡染遇到喜庆、团圆的时候，暴喜过度，难以自制。最开始喜笑不休，夜卧不宁；继则耗伤心气心阳，心气涣散，神不守舍，致使心悸失眠，惊悸不安。喜则气缓，过喜可致心脏的正常生理功能受损，百病丛生。

**3. 脾——思是发病之因** 思为脾志，即人的思虑之情志活动主要是通过脾来表达的。如人在思考、焦虑某个问题时，经常会废寝忘食，这就与其生理"脾主运化水谷"功能相符，《素问·举痛论》曰："思则心有所存，神有所归，正气留而不行，故气结矣。"思伤脾，思虑过度，导致脾的正常生理功能受损，脾无法运化水谷，脾胃为气运行之枢纽，气机不畅，脾营耗伤，营血不足，正如《类证治裁》曰："由思虑伤脾，脾血亏虚，经年不寐。"屈原《悲回风》曰："思不眠以至曙，终夜之曼曼兮，掩此哀而不去。"

**4. 肺——悲是发病之由**  肺在志为悲，悲伤是一种情志活动，正常调节下，对机体健康会有一定的好处，可以使人的情绪得以释放，若超过机体承受的负荷，便成为致病因素。国外医学家波立特称睡眠障碍为"忧郁性改变"。过度的悲伤，则影响肺的正常生理功能，肺为气之主，气的升降出入功能受损，可影响卫气的生成，正如《灵枢·大惑论》曰："夫卫气者，昼日常行于阳，夜行于阴，故阳气尽则卧，阴气尽则寤。"《素问·举痛论》曰"悲则气消"，气的生成不足可致精血亏虚，阴不敛阳，阴阳不交则致不寐。

**5. 肾——恐是发病之责**  肾在志为恐，正如《黄帝内经》曰"恐伤肾"。肾为气之根，惊恐过度会影响气机之升降出入，使五脏相互制约的关系得以打破，气血津液的运输代谢失常。恐则气下，胸中空虚，心无所主，心慌心悸，畏惧不安，惊慌失措，可致不寐。《备急千金要方·卷第十九·肾脏》认为"石英煎，主男子女人五劳七伤，消枯羸瘦，风虚痫冷，少气力，无颜色，不能动作，口苦咽燥，眠中不安，噩梦惊恐，百病方"。惊恐过度则肾精不固，肾精属阴，阴阳失调，肾阴不足，水火不济，则生不寐。

## 治则治法

**1. 疏肝行气**  "人非草木，孰能无情"，人的情志因素最易影响肝。肝郁气滞是引起失眠的基本病机，故治疗以疏肝行气法最为普遍。情志波动，肝气郁结往往可产生多种其他病症。情志致病，首先伤肝，肝病及心导致的失眠应以调肝为主。谭子虎临床治疗失眠以调畅情志之法选用丹栀逍遥散加减疗效显著。情志不寐患者肝气郁结证当以急则治其标，予辛散药为主。若长期气郁无法缓解，郁而化火，火灼阴液，耗伤精血，气血阴阳失和，故可致不寐迁延难愈。《症因脉治·内伤不得卧》曰："肝火不得卧之因，或恼怒伤肝，肝气拂郁，或尽力谋虑，肝血所伤，肝主藏血，阴火扰动血室则夜卧不宁矣。"朱丹溪认为"气有余便是火"，故火扰心神，耗伤气血，治疗时应予以补虚，但急则治其标，当先以疏肝行气、泻火安神，直接改善睡眠问题，防治气郁日久化火，火郁耗阴。《普济本事方》曰："平人肝不受邪，故卧则魂归于肝，神静而得寐。今肝有邪，魂不得归，是以卧则魂扬若离体也。"李晓东临床统计发现从肝论治失眠起到很好的临床疗效。

**2. 益气养心，镇静安神**  神不安其舍，多由于心血不足，心血不足，多由肾之虚损，不能上下交通而形成水火既济，则能形成惊而不寐。不寐之病机，不止于"心"，不离于"心"，情志失调皆可影响心神，因此治疗时兼以养心安神相当重要。心为事扰，神动不安，精气涣散而不寐，正如《不居集》曰："怔忡、惊悸、健忘、善怒善恐不眠。"气血同源，乙癸同源，益气同时兼益补血，补益心血之时兼以重镇安神。刘完素对于治疗曰："怯则气浮，欲其镇也"。开后世重镇安神，医治惊悸之诀要。《济生方》曰："惊忧思虑，气结生痰，留蓄心包，怔忡惊惕，痰逆恶心，睡卧不安。"因气结生痰，痰多导致病症变化莫测，易致变症，养血健脾，使脾运化水液功能正常运行，预防痰的生成，重镇安神兼以健脾祛痰化湿，使夜寐安。

## 用药特点

根据疏肝行气、益气养心、重镇安神之治法拟方：陈皮、柴胡、木香、合欢花、香附、郁金、煅龙骨、煅牡蛎、煅磁石、黄芩、白芍、当归。陈皮为理气健脾之要药，主入肝胆，能条达肝气而解疏郁结，现代药理研究陈皮具有抗炎和抗氧化作用，对心脑血管疾病的预防与治疗起到了一定的作用；柴胡辛苦凉，与陈皮归经功效相似，现代药理研究其具有镇静作用，可延长睡眠时间；《本草乘雅》曰："木香，香草也。名木者，当入肝，故色香气味，各具角木用。入肝则达木郁。"能升降诸气，和合五脏；合欢花在《神农本草经》中记载："主安五脏，和心志，令人欢乐无忧。"可改变由于忿怒忧郁而导致的失眠，较合欢皮更长于安神解郁，另其安神作用强于酸枣仁；香附始载于《名医别录》，为中品，主入肝经，功善行气解郁，可稳定情绪，安神宁心。胡栋宝等整理文献后发现香附在临床治疗与动物实验中都具有抗抑郁的作用；郁金行气解郁、化瘀，气郁痰结，血瘀脑络，脑神失养，故其可行气化瘀，使髓充神养，现代研究表明郁金的多糖成分有抗凝作用，并且在体内外都有纤溶作用；煅龙骨质重，入心、肝经，为重镇安神之常用药，主治心神不宁之心悸失眠；煅牡蛎、磁石归经功效和龙骨基本相同，但其性寒，兼有清热之功效，能固护真阴，震慑浮阳而安神定志，三者同用镇静安神；黄芩长于清热燥湿，气有余便生火，气结影响津液的输布，而黄芩善于治疗上焦之症，有研究发现黄芩苷具有抗抑郁的作用，可以上调 AMPA 受体的表达，抑制 CUMS 抑郁模型大鼠神经元凋亡；白芍功善滋阴柔肝，现代药理研究白芍提取物能使大鼠脑内的去甲肾上腺素、5-羟色胺含量增加，可能具有抗抑郁的作用；当归养血活血，其活性成分里含有的阿魏酸、藁本内酯有抗抑郁的作用；白芍、当归二者相合，养肝体以助肝用，并可缓解柴胡、陈皮疏泄太过。

# 189　从情志和体质论治老年性失眠症

失眠症以睡眠时间和深度不足为主症，病情轻者有入睡困难、寐而不酣、时寐时醒，抑或醒后不能再寐，病情重者则彻夜不寐。失眠虽不致命，但能够增加心脏病、高血压、肥胖、老年痴呆、自杀行为等疾患的风险，严重影响患者生活质量。失眠症随年龄增大而愈加严重，据报道，老年人睡眠障碍患病率为47.2％，女性高于男性，80岁年龄组老年人睡眠障碍患病率甚至高达51.0％。老年患者失眠会加快脏器衰老，衰老又与失眠互为因果，形成恶性循环。老年性失眠的病因多为抑郁/焦虑等负性情绪影响、生理性睡眠调节功能下降等，而非脏器功能实质性损伤。中医认为老年性失眠症多为情志失调导致气血阴阳的亏虚为主，少有心火过旺导致。学者汪永辉等从调畅情志和改善体质入手辨治老年性失眠，取得显著临床疗效。

## 老年性失眠症与情志、体质的关系

**1. 七情皆致失眠，以肝郁为首**　失眠，中医学称之为"不寐""不得眠""卧不安"等。情志失常是不寐的重要原因之一。情志失调通常有过度的"喜、怒、忧、思、悲、恐、惊"等表现，七情过度均可导致不寐，尤以思、怒（悲）为主。《景岳全书·不寐》曰："劳倦思虑太过者，必致血液耗亡，神魂无主，所以不眠。"《类证治裁·不寐》曰："思虑伤脾，脾血亏虚，经年不寐。"劳倦思虑太过，耗伤脏腑阴血，使肝藏血不足，肝血不足无以上充于脑而致神魂无主，神失所养则不寐。思虑过度，脾气虚弱，生化之源不足，营血亏虚，不能上奉于心，血不养心，以致心神不安而出现不寐。《病因脉治·内伤不得卧》曰："肝火不得卧之因，或因恼怒伤肝，肝气怫郁；或尽力谋虑，肝血有伤，肝主藏血，阳火扰动血室，则夜卧不宁矣。"肝主疏泄、调畅情志。怒伤肝，肝气郁结，久而化火，火性上炎，扰动心神，加之肝郁气结，气血运行不畅而肝血亏虚，肝不藏血，血不舍魂，则发生不寐。情志内伤是老年失眠的诱发因素。"七情致病，必由肝起"，失眠的病源在肝，心为传变之所。老年人年迈体虚，若大病失血，致使肝血亏虚，心脉失养，则神魂不守舍，夜不成眠；若由于肝之疏泄过度，则易耗阴伤血，灼伤心脉，肝血亏损，无以养心，使神魂不守舍，而致失眠。

**2. 体质因素影响老年性失眠发病**　中医体质学对失眠的研究来源于中医理论的指导。中医学以"天人合一"理论认识人体"入夜则寐，入昼则寤"的睡眠与觉醒现象，是人体适应自然界阴阳消长规律的一种自我调节的生理功能表现。《类证治裁·不寐》曰："阳气自动而之静，则寐；阴气自静而之动，则寤。不寐者，病在阳不交阴也。"正常的睡眠是阴阳运行平衡的结果，阴阳平衡一旦被打破，阴阳不得相交，阴虚不敛阳，阳气浮越于外，将有可能导致不寐的发生。因此阴阳失衡，不能互相交通与制约是失眠的重要病机。张广政等将不寐病分为阳热亢盛组与营阴亏损组，自拟潜阳安神汤与育阴安神汤治疗。研究结果显示，中医阴阳平衡法治疗不寐病效果较西药治疗为佳。进一步证实了阴阳消长平衡在不寐的发生发展中的重要地位。

相关的流行病学研究提示，中医体质是失眠的影响因素之一，阴虚、痰湿、阳虚体质的人群更易患失眠。《黄帝内经》强调"邪之所凑，其气必虚"，元气亏虚乃百病之源。老年人"七八"而"精少，天癸竭"，若有摄生不当致元气虚者十之八九，常可引起不寐。《景岳全书·虚损》篇曰："盖阳虚之候，多得之忧愁思虑以伤神，或劳役不节以伤里，或色欲过度而气随精去，或素禀元阳不足而寒凉致伤等，病皆阳气受损之所由也。"体质为阳虚质之人容易出现畏寒肢冷、舌质淡白、脉沉等症。脾阳虚，水谷不温，难以运化，气血不生，脏腑神明失养，故而不寐；又因脾阳虚衰，运化水液失司，水聚痰生，痰扰神明，则神乱不眠。心阳虚者，其温煦推动之力下降，血液不得畅行，以致心血不足，心神失养，因而不寐。肾阳虚者，久及肾阴，致肾水亏虚而难以制心火，心肾不交，水火失济，则发为不寐。

现代医学通过对失眠相关神经递质的研究表明，兴奋性神经递质具有促醒作用，抑制性神经递质具有促眠作用。这两种功能与中医的阴阳属性相对应。递质含量的节律性变化与中医的阴阳昼夜消长规律基本吻合，并且在功能上，这两类递质的节律变化对睡眠-觉醒的调节与阴阳消长转化对睡眠-觉醒的调节也是一致的。

## 老年性失眠症以气血阴阳亏虚为主要特点

《黄帝内经》最先论述老年失眠症的病因及表现。《灵枢·营卫生会》曰："老年之气血衰，其肌肉松，气道涩，五脏之气相搏，其营气衰少而卫气内伐，故昼不精，夜不眠。"明确提出老年人由于经血亏损，肾气虚衰，阳不入阴，导致白天无精打采，夜间失眠。可见老年失眠有其特殊的体质和生理病理因素，因而对老年性失眠的诊治也与其他年龄段有所区别。《古今医统大全·不寐候》曰："有因肾水不足，真阴不升而心阳独亢，则不得眠。有脾倦火郁，夜卧遂不疏散，每至五更随气上升而发燥，便不成寐。"肾主水，主封藏，肾阴为人体真阴，是人体阴精之根本。肾阴亏损，一不能滋养肝肾，使肝血虚，虚则生风上扰而不寐；二不能制约心阳，使心火独亢，上扰神明而不寐。脾胃者，仓廪之官，五味出焉。脾气亏虚，中焦气机不利，水谷精微入而不能运化，气血化生不足，后天失养，则心神不得奉养而不寐。古代医家阐明老年性失眠以气血阴阳亏虚为主，现代医学统计学的结论证实了这些观点。采用中医体质量表对上海市老年性失眠患者进行体质分析，结果表明老年性失眠患者具有偏颇体质的倾向，以虚性体质为主，其中阳虚质、气虚质最多。年龄越高，虚性体质所占的比例越大。李文超等对中老年失眠症中医证候及证候要素分布特点的研究指出，老年医案中虚性要素所占比率较大，并且痰和血瘀所占比率较为突出，进一步说明与中年人相比老年人失眠大都是因脏腑虚衰所引起的。

## 调理情志平衡体质是治疗之本

老年性失眠症表现为就寝时间早，起床时间早，但由于入睡时间延长，因此实际的睡眠时间少，在清晨还会出现早醒倾向；夜间睡眠时深层睡眠时间减少，而浅层睡眠时间增多，短时间内的觉醒次数不断增加；在白天表现出嗜睡、阵阵小睡，且感觉昏沉。针对老年人失眠，宜从调畅情志和改善体质入手。当出现情志异常时积极寻找相应的调节手段，比如五行音乐法、心理辅导、情绪转移等，以控制不良情绪，维持情绪平衡，从而使人的精神状态恢复正常，喜怒有节而精神舒畅，有利于改善睡眠。王红艳等对老年失眠伴焦虑症状患者采用中医柠针疗法结合情志护理，其中情志护理技术主要为放松疗法（五行音乐法和三线放松法）、移情易性法（读书赋诗会、才艺展示会），采用团体干预和个体干预相结合的形式，确定"证型-音乐"的搭配方法等，结果显示情志疗法可显著改善患者睡眠的质和量。其原理可能是通过音波作用于人的听觉系统，可有效刺激大脑中枢神经，使人体进入深度睡眠状态，并形成一个固定的睡眠规律，从而显著提高失眠患者的睡眠质量。患者睡眠质量得以改善，身体得到充分的休息，主观疲劳感减轻或消失，继而有效缓解焦虑、抑郁等不良情绪。

老年人由于脏腑虚衰，精虚血少，肾阴阳两虚及髓海失养，且老年人生活经历丰富，易产生焦虑抑郁等负面情绪，从而普遍产生老年性失眠症。《黄帝内经》曰："恬惔虚无，真气从之，精神内守，病安从来。"积极进行心理情志调整，做到喜怒有节，保持精神舒畅，同时从生活起居方面调理体质的阴阳气血偏盛偏衰，对老年性失眠症的治疗有显著效果。

# 190　　情志病合并失眠症治疗经验

郭蓉娟教授对心身疾病颇有研究，擅长中西医结合治疗各种情志类疾病，尤其在合并失眠症方面效果显著，积累了丰富的临床经验，并对情志疾病进行了较为深入的科学研究。学者高维等对其治疗情志病与失眠共病的临床经验做了总结。

## 情志病与失眠症的关系

**1. 临床表现**　　情志病又称情绪障碍、精神障碍，是指在疾病的发生、发展和转归过程中以情绪为主导因素的一类疾病。而失眠是一种临床常见症状，表现为入睡困难或维持睡眠困难，时常影响白天的日常活动，不满意自身的睡眠时间和/或质量，它可以是一个独立的疾病，但在临床中常常与其他精神障碍（特别是焦虑、抑郁和双相情感障碍）和躯体疾病共病。

失眠与情绪障碍关系密切，具体表现为：①失眠可以与另一种临床特征更为突出的精神障碍合病。②持续失眠是情绪障碍的危险因素和加重因素，也可以是其治疗后常见的残留症状。③失眠障碍的患者也常常伴有焦虑和抑郁的临床特征，却并不足以符合任一种精神障碍的诊断标准，而在临床工作中，当失眠障碍和共病的障碍同时出现时，专家建议没有必要在二者中确定因果归属关系，遇到这种情况，可以直接诊断为"失眠障碍"。④临床专家建议失眠伴随的抑郁、焦虑和认知改变必须纳入到诊疗计划中，同时予以关注和干预，将会大大地提高临床疗效。

**2. 发病机制**

（1）二者均存在"神经-内分泌-免疫"网络调控机制的失衡：郭教授认为失眠和情绪障碍在病理机制上均存在"神经-内分泌-免疫"网络调控机制的失衡，临床症状复杂多样且相互影响，这可能与影响了三大系统的程度不同、各系统内各调控通路的程度不同，或者影响了不同脑区的功能有关。已有研究表明，神经递质分泌量如5-羟色胺（5-HT）减少，神经肽、褪黑素等分泌节律异常都会导致情绪与睡眠出现变化。如失眠的发生与谷氨酸（Glu）和γ-氨基丁酸（GABA）神经兴奋/抑制功能的失衡有关，但通过动物实验研究发现与睡眠和情绪都密切相关的脑干、下丘脑、大脑皮质、海马并非同时受累，而是在脑干和下丘脑表现得更为突出，其内部的病理机制仍需进一步探索。

（2）二者均与"卫-营-脾胃-心"体系失衡有关：中医对于睡眠的认识最早出于《黄帝内经》，《灵枢·口问》曰："卫气昼日行于阳，夜半则行于阴，阴者主夜，夜者卧……阳气尽，阴气盛，则目瞑；阴气尽而阳气盛，则寤矣。"从而确立了睡眠是卫气由阳入阴的基本理论。而《灵枢·大惑论》又曰："卫气不得入于阴，常留于阳，留于阳则阳气满，阳气满则阳跷盛，不得入于阴则阴气虚，故目不瞑矣。"从而确立了失眠为阳不入阴的病机理论。郭教授受"卫气营血"理论的启发，总结长期的临床经验，认为"睡眠-情绪系统"疾病有以下3个病机演变规律：①外界应激，首犯卫气。《灵枢·禁服》曰："审察卫气，为百病母。"卫气属阳主外，通常认为可以御邪防病，"卫外保护"的功能与现代心理学中"心理防御"的概念相关，可以传导神机，所以卫气的失常，不仅与外感六淫相关，也与外界的应激有关，无论是应激过于强烈，还是个人心理承受能力差，本质上皆为正不胜邪。此阶段处于疾病的早期，为单纯的卫气失常，并不能产生持续的情绪障碍，但有可能影响卫气的运行，导致单纯失眠，一般在短期内都可以自行恢复。②营卫同源，由卫传营，营气通于心。卫气与营气同源，且相互贯通，相伴而行，循环不休，行于全身，正如《灵枢·营卫生会》曰："人受气于谷，谷入于胃，以传与肺，五脏六腑皆以受气，其清者为营，浊者为卫，营在脉中，卫在脉外，营周不休，五十而复大会，阴阳相贯，如环无端。"故卫气失常容易传至营气，营气行于脉内，通于心，营气失常则扰乱心神。若为阳邪则致营卫之气浮越，表现出烦躁易怒，狂妄自大等；若为阴邪则致营卫之气郁滞，表现出闷闷不乐，少言寡语等；若脾胃虚弱或邪气过盛、缠绵日久则营卫之气虚弱，表现出敏感多疑，情绪波动大。此阶段处于疾病的中期，仍位于气分，若未扰乱卫气入阴，则可出现单纯的情志病，若卫气难以入阴，则情志病与失眠症并见，在临床中更为多见。③伤及营血，内热由生，痰瘀并见，心神难安。营阴为血中之津液，和营卫之气同源于脾胃，《灵枢·邪客》曰："营气者，泌其津液，注之于脉，化以为血，以荣四末，内注五脏六腑。"且《灵枢·决气》曰："中焦受气取汁，变化而赤是谓血。"说明营气与营阴不停地化赤生血，以补充机体对血的消耗，而营之行必赖卫气推动。故营卫之气失常、脾胃虚弱则化血无源，营阴过剩则聚而生痰，营血虚、滞而成瘀。营为阴类，其性凉润，能制约阳热，引阳入阴，故营血不足、痰瘀阻滞皆可影响卫气由阳入阴，引发失眠，而血不养心则心悸怔忡，痰蒙心窍、瘀阻心络则神志异常，内热上扰则心神不安。此阶段处于疾病的后期，失眠与情志病同生，并伴随一系列躯体症状，开始转为心身疾病。

## 诊疗经验

**1. 从失眠入手解决情志病的难言之隐**　临床上大多患者初诊时多不以情绪异常为主诉就诊，一方面是因为自身本来对精神障碍性疾病缺乏正确的认知，或者固守错误的认识，同时这与中国传统文化有关，患者大多害怕受到亲人和周围人的歧视，所以不愿意承认患有某种精神障碍，接受规范的行为认知治疗更是难上加难。但是临床中以失眠为主诉的患者却十分常见，且失眠为多种精神障碍类疾病的并发症和早期症状，关注失眠可以提高对这类疾病的辨识率，同时在治疗方法上二者也有异曲同工之妙，所以郭蓉娟在临床工作中一般先询问患者的睡眠状况，再询问其精神状况，不仅可以减少患者的排斥心理，而且可以获得较为真实可靠的信息。

**2. 昼夜双方特色用药模式**　郭蓉娟在临床中发现"睡眠-情绪"系统疾病进入中后期，常常病程缠绵，且容易形成恶性循环，然而目前临床只注重改善患者夜间失眠的状况，忽略了白天的情绪精神状态，缺乏对失眠症"昼不精，夜不瞑"的整体观认识，在治疗失眠时仍十分片面，多采用一证一方或安眠药为主的治疗模式。故在治疗"睡眠-情绪"系统疾病时不仅从行为认知上加以引导，培养良好的睡眠习惯，提高自身的情绪管理能力，尤其在治疗中后期失眠与情志病共病时，依据营卫运行的规律及"昼精夜瞑"原则，创造性地提出"昼夜双方，分调阴阳，标本同治"的理念。而早在宋代，名医许叔微首次在《普济本事方·卷一》中就提及治疗失眠的服药方法，当"日午间，夜卧服"为佳。

（1）白天方治本，温阳益气以助昼精：白天服用方注重温阳益气，调理气血，兼以清热、化痰、通腑等，治疗疾病之本，邹聪等借助于中医传承辅助系统对其治疗失眠常用药物进行统计分析，发现其白天方药多用熟地黄、淫羊藿、巴戟天、茯苓、白术、三七、酸枣仁、鹿角胶、黄芪、陈皮、郁金、夏枯草、柴胡、灵芝、肉苁蓉、红景天等，这些药物具有温补肝肾、宁心安神、健脾和胃、疏肝清热、祛湿化痰、活血化瘀等多重功效，调理不同体质的人群，由此总结了一系列验方，如补肾健脑方、健脾补肾方、化痰活血通络方等。

同时郭蓉娟认为百病生于气，基于多年临床经验及脾胃为气运的核心动力和气血生化之源的深刻认识，维护脾胃健运乃防治情志病之本，故在临床中十分重视健脾，常用党参、白术益气健脾，茯苓、泽泻利湿泻浊，藿香、泽兰芳香醒脾，熟大黄、厚朴、枳实通腑泄热，从各个方面共同顾护脾胃升降枢纽之力。并且重用生黄芪升补胸中宗气，补脏腑之气虚，在临床中单方使用生黄芪的剂量往往大于30 g，在60～120 g，以发挥其升阳举陷、益气固脱、行血通脉排浊之效。

（2）夜间方治标，宁心安神以助夜瞑：夜间服用方则以养血安神为主，药专力宏，引阳入阴，治疗疾病之标，以自创宁心安神方为主加减变化。临床上失眠与情志病共病最为常见，且缠绵难愈，郭蓉娟根据"睡眠-情绪"系统疾病进入后期以营血不足为根本，而营卫气血充足皆源于脾胃健运的特点，结合多年临床经验，筛选众多方剂和药物后，在经典名方酸枣仁汤的基础上化裁，创立宁心安神方，睡前半小时服用，用于夜间引阳入阴，安神助眠。《黄帝内经》指出"人卧则血归于肝""肝主藏血"，故以养心阴、补肝血的酸枣仁为君药，达到药专力效的目的；臣药刺五加具有益气健脾、补肾安神之效，可充和营卫气血；佐以夏枯草清肝泻火，宣泄血中之火热。三者共用，寒温并调，养血安神。郭教授认为酸枣仁的用量宜大，需在 30 g 以上方能取效，一般日间方多在 30～60 g，而夜间方多在 90～120 g，且多合用羚羊角粉 0.6～1.2 g，以增强平肝、定惊、安神之力。而刺五加用量也较大，一般在 60～120 g，主要用在夜间方。在宁心安神方中，酸枣仁侧重于补血，刺五加侧重于益气，二者均为安神之要药，其单品也已经被制成中成药治疗失眠，疗效确切。经过长期的临床观察研究及实验研究发现，此方不仅可以改善患者的情绪状况和生活质量，其还有类似西医镇静催眠类药物的作用，且较少产生宿醉效应、戒断反应、消化道反应等，安全性较高，在治疗失眠与情绪共病时具有较为明显的优势。

# 191　从情志论精神障碍性疾病的中医治疗

精神障碍指的是人体出现情绪、行为和认知等方面的障碍。根据相关统计学资料显示，仅仅约10％的患者有明确的病因和病理改变，而约90％的精神障碍患者没有明显的致病因素，所以临床治疗难度较大。世界卫生组织（WHO）组织编写的《国际疾病分类》第10版，基本上遵循病因病理学分类和症状学分类兼顾的原则。病因和病理学分类是临床上诊断、治疗疾病的两个依据，即拥有相同病因的患者可能出现完全不同的症状，比如精神障碍患者是由酒精或情绪的不同刺激而引起，出现的症状是不同的，因此治疗方法也有差异，这种分类有助于临床治疗，也就是针对病因的治疗；症状学分类是根据患者的主要症状，对疾病进行诊治，即当患者的症状表现发生改变时，临床诊断和治疗方法也需要做出相应调整。同时不同的病因也可以导致相同的症状，即病因不同但症状相似时，可得出相同诊断，此种分类有利于对症治疗。尽管如此，精神障碍的治疗目前仍然是一个临床难题，除了目前常用的西药治疗以外，中医药治疗和心理干预已成为精神障碍治疗的重要组成部分。

因精神障碍性疾病是以情志改变为主要表现，故中医理论体系将其划分至"情志病"范畴，而"情志"概念首见于《黄帝内经》，并首次提出了人体五脏分属五志的理论，即心、肝、脾、肺、肾，在志为喜、怒、悲、思、恐。"情志病"这一概念首见于明代医家张景岳所著《类经》，精神情志因素在情志病的发生、发展、转归及防治中均发挥着重要的作用。西方心理学认为，精神、意志和情绪活动都属于情志，即由内外环境刺激机体后产生的不同的精神意识。现代医学认为情志包括思想、情感、志趣和理想。故有学者指出，心理疾病、精神疾病、神经系统疾病及大多数功能性疾病都可划分至广义中医情志疾病的范畴。中医治疗情志病（精神障碍性疾病）有着悠久的历史，《黄帝内经》中就对其病名、病因、病机及治疗均有系统的描述。中医基础理论包括整体观念、辨证施治和病因分析，整体观念认为人与自然是一个有机的整体，"三因"学说包括内因、外因、不内外因，脏腑、经络、气血属于内因，风、寒、湿属于外因，社会和环境等可作用人体的因素称为不内外因，他们是疾病发生、发展的主要因素，三者共同作用于人体，改变了机体的气血阴阳脏腑等功能，从而引发疾病，故中医对疾病的治疗方法较为多样化，方案也更为个体化，形成了从脏腑、气血、毒损脑络等阐述精神障碍性疾病的病因病机和治则。学者高维等综合了目前中医药治疗精神障碍的文献，从中医对情志病的认识和相关治疗特色方面进行了梳理。

## 精神障碍性疾病的病因病机及治疗

**1. 从脏腑论治情志病**　《黄帝内经》中五脏对应五志，即不同的情志可以对不同的脏腑功能产生刺激，即怒伤肝、喜伤心、思伤脾、忧伤肺、恐伤肾，而心为五脏六腑之大主，为君主之官，心主神明，主藏神，故五脏各有所属，然其所由，然无不从心而发，与喻昌提出的"故忧动于心则肺应，思动于心则脾应，怒动于心则肝应，恐动于心则肾应，此所以五志唯心所使也"理念相一致，故情志病的治疗以调心为主，从而充分发挥心神主宰情志的功效，以治疗情志病。肝为将军之官，肝藏血，主疏泄。周学海提出"医者，善于调肝，乃善治百病"，《黄帝内经》提出"疏其气而使之调"。故东垣之讲脾胃，河间之讲玄府，丹溪之讲开郁，天士之讲通络，未有逾舒肝之义者也，说明治疗情志病可对情志和气机进行调整。而气机紊乱又是情志病的基本病机，故情志病还与肝有密切的关系，说明了情志既是致病的因素，也可为疾病的治疗提供依据，为情志病的治疗提出了另一条思路，即药物治疗重在调肝。而路志正教授认为忧思恼怒为常见的情志变化，气机紊乱是情志异常的主要病机，肝、脾是情志变化影响最大的脏器，在情志病变中，脾为之枢。情志对五脏的影响最终均会影响到脾胃的功能活动，脾胃的病变也可引发志的异常，故治疗情志病可从调理脾胃入手，调脾胃治疗情志病，具有调节、稳定情绪，防止病情进一步演变的作用。从脾胃论治情志病，路志正教授从自己的临床个案出发，总结了丰富的经验，在脏躁情绪不稳定、郁证、癫痫、癫狂、心神不宁、失眠等症状中都有很好的临床疗效。

**2. 从气血论治**　情志病中医学基础理论提出，七情过极是七情引起疾病的主要原因，即大怒、大喜、大悲、大思、大恐等，均可以让人体气血阴阳和五脏功能失衡，导致机体气机失调，出现气滞不畅、郁结不舒，甚至会导致气机逆乱、升降失常，如果没有及时诊治，还会导致气滞血瘀，气郁化火。机体受到不同的情志刺激会产生不同的病理变化。

《素问·举痛论》曰："百病生于气也，怒则气上，喜则气缓，悲则气消，恐则气下，惊则气乱，思则气结。"说明百病皆由气生，即情志致病皆是由于情志过极，影响人体气机而引起的脏腑功能障碍。"血为百病之胎"，说明了百病均与"血"的关系密切。《素问·调经论》指出"人之所有者，血与气耳""气血未并，五脏安定""阴与阳并，血气以并，病形以成""五脏之道皆出于经隧，以行气血，气血不和，百病变化而生"，均说明了气血不和对情志病的重要影响。因此，治疗疾病需要首辨气血、再辨脏腑病位。《素问·至真要大论》曰："谨守病机，疏其血气，令其调达而致平和。"即结合病机，使用活血化瘀药物，可以调节气血，而气血调达可使机体阴阳平和。王清任指出治病之要诀，"在明白气血"，即疾病的治疗以疏肝化瘀和清热化瘀为主，并创立了血府逐瘀汤等经典方。王志凌等将血府逐瘀汤运用于周围性精神病治疗中，并在临床上取得了较好的效果。《医学准绳》指出"百病由污血者多"，说明了疾病与瘀血的关系，而"久病必有瘀血"的观点，同时指出了情志病迁延不愈会影响血液的运行，导致瘀血阻滞，故临床以活血化瘀法治之。

**3. 从毒损脑络论治**　情志病随着现代中医脑病学的不断发展，王永炎院士在丰富的临床经验的基础上提出了"毒损脑络"的理论，该理论认为当机体脏腑功能失调、气血运行失常时，体内的生理和病理产物无法及时排出，蕴积于体内可形成痰和瘀等病理产物，而"痰阻血难行、血瘀痰难化"，二者在体内形成浊毒。通过梳理古今医家对情志病病因和病机的理论，发现机体脏腑功能失调产生的气滞、血瘀、痰湿等病理产物，相互作用内生毒浊。痰可上蒙清窍、瘀可阻滞脑络，导致神明逆乱，影响精神正常。王永炎院士认为气络和血络构成了络脉，二者相伴而行，气络相当于西医学中的神经-内分泌-免疫系统，血络相当于西医学中的微循环系统。李素水等在研究中指出神经免疫功能失调与精神障碍疾病的关系密切，故可得出毒浊主要是通过气络对脑络产生毒性作用，诱发情志病，即"毒损脑络"病机假说，据此可得出应用清热、解毒和活血等药物可有效清除情志病患者大脑之毒邪，畅行气血，有助于大脑神经递质代谢恢复正常，达到脑神清明、神机得用的目的。

## 中医治疗情志病的主要方法和药物

**1. 针刺用于情志病治疗中的研究**　针灸疗法不仅是中医学的经典治疗手法，即通过对人体穴位进行针刺治疗疾病的方法，也是中华民族的一项重大发明，历代文献记载，针灸在情志病的治疗中具有悠久的历史和显著的作用，且人体有 130 个穴位与情志病的关系密切，在此基础上，自 20 世纪 80 年代我国学者将针刺疗法用于抑郁症的治疗中取得了理想的效果，并对传统针刺疗法进行了改进，形成了新的理疗措施——电针，且临床治疗效果明显。罗和春等在研究中将 30 例抑郁症患者分为电针组（19 例）和阿米替林组（11 例），电针组患者应用电针治疗仪对百会穴和印堂穴进行刺激，阿米替林组患者服用阿米替林治疗，结果显示两组患者疗效相当。此外，我国众多学者将针刺疗法用于基础实验和临床中的抑郁症治疗中均取得了理想的效果，进一步证明了抑郁症患者行针刺治疗的效果显著，且安全性较高，具有在临床上推广和应用的价值。孙华等在研究中通过对慢性应激抑郁症大鼠模型的百会穴和足三里进行电针刺激，发现其可调节 5-羟色胺（5-HT）受体的功能，具有抗抑郁的作用。沈鲁平和金光亮等将电针用于动物实验中，发现电针可直接作用于中枢 5-HT 系统、去甲肾上腺素（NE）系统和胆碱能系统，不仅可促进中枢神经系统 5-HT 和 NE 的合成，还可加速 5-HT 和 NE 的释放。金光亮等用电针对模型动物的百会穴和印堂穴进行刺激，发现电针不仅可降低模型动物大脑皮质的 5-HT 的代谢水平，还可提高 5-HT 的神经活性，通过对 5-HT 与 NE 间的平衡进行调节以发挥抗抑郁的作用。

**2. 中药挥发油用于情志病防治的研究**　中药挥发油是一种存在于中药材中的油状液体，具有挥发性和芳香性，故又被称为芳香油，具有以下特点：①可通过血脑屏障快速进入脑组织，故药物起效较快。②独特的芳香气味不仅易于被患者接受，还可使患者产生愉悦感，有助于疾病的治疗。③药理活性较强，作用于多靶点，起效较快，且在人体中的代谢速度明显快于单一的化学药物，且不会产生不良反应。基于上述特点，中药挥发油不仅具有调节情志、改善情绪的作用，还可以保护神经作用。因中药挥发油可通过鼻腔、肺部和皮肤等途径发挥作用，故临床常通过熏、嗅、涂、洗等给药方式防治疾病，药物进入人体后，通过调控神经递质表达和抑制神经细胞凋亡发挥保护脑内神经元的作用，同时还可以促进神经元再生和抗氧化应激，用于抑郁症、焦虑症等情志病的治疗中效果显著，充分体现了中医学的特色。而"形神共养"是中医调护的主要理念，认为情志因素在人体健康的保持中占据中重要的作用，基于此，中药挥发油在情志病的预防和治疗中具有独特的优势，且可以调节患者的情志，有助于改善预后。

**3. 风药用于情志病治疗的研究**　风药药性升浮，具有驱散风邪的功效，主要包括麻黄、荆芥、防风、桂枝、柴胡和薄荷等解表药，故有医家也将其划分至解表药的范畴，此类药物临床应用较广泛，从东汉的张仲景到宋代的钱乙，再到金元四大家的刘完素和李东垣及明清的叶天士等医学大家的代表方药中均含有风药。且因多数风药中含有挥发油成分，故用于情志病的治疗中效果独特。李静益等《风药在情志病治疗中的运用浅析中举验案两例》中指出 1 例 52 岁的女性患者，初诊时以焦虑易怒、面红目赤、不寐和胸闷 2 年余为主症，诊断为肝火内郁三焦之证，故治疗时给予僵蚕、蝉衣、柴胡和薄荷等清肝解郁、疏透郁热的药物，以疏肝行气。因情志病的病因和病机均较多，肝气郁结、肝火炽盛、肺失宣降、心阳虚衰和脾虚湿滞等均可诱发情志病，且临床表现各异，前三者导致的为实证，多从肝肺论治，后二者导致的为虚证，多从心脾论治，故笔者临床治疗情志病时，多采用升降散合四逆散或栀子豉汤加味，并取得理想的效果。

通过对经典方剂中风药配伍作用的分析，发现风药不仅具有祛风散邪的功效，还具有疏肝理气、发散火郁、宣发肺气、振奋心阳和运脾化湿的功效，说明历代医家研习和领会了经典方剂中风药的应用，并加以改进，开拓了临床治疗郁证、癫狂、不寐、惊悸和痛泻等情志病的思路。

**4. 理气药用于情志病治疗的研究**　理气药包括陈皮、青皮、香附、郁金、橘核和路路通等，是一些具有调畅气机功能的药物。耿文华和杨林等学者在其研究中提出了抑郁症的治疗需依肝做论，治疗思路需要在疏肝解郁的基础上，根据正邪的消长及其他脏病的病变确立治疗方法，并将抑郁症分为 8 种证型进行施治。李志农在研究中将 120 例焦虑症患者分为对照组和治疗组，各 60 例，分别行黛力新和理气化痰、清胆和胃的中药进行治疗，结果显示，服用理气化痰、清胆和胃中药治疗的患者疗效更佳、更持久，且未见严重的不良反应。毛秉豫在研究中将 43 例心肌梗死后心绞痛伴抑郁症患者分为对照组（21 例）和抗抑郁组（22 例），前者行常规抗心绞痛治疗，后者加用理气解郁类中药治疗，结果显示，理气解郁类中药可以有效缓解心绞痛和抑郁症状。徐丽伟在研究中将 72 例失眠患者随机分为对照组和治疗组，分别行同仁牛黄清心丸和逍遥颗粒联合清心化痰安神汤治疗，结果显示，后者的治疗效果更佳，且患者未出现不良反应，说明疏肝理气、健脾清心类药物可明显改善患者的睡眠质量。陆海燕等在研究中将 55 例功能性消化不良伴焦虑、抑郁患者分为对照组（24 例）和治疗组（31 例），分别行西药治疗和理气降浊方治疗，结果显示理气降浊类中药不仅可以明显改善焦虑和抑郁情绪，缓解功能性消化不良的症状，还可降低 5 -羟色胺水平，且不会对患者造成不良影响。

# 192 《景岳全书》论情志之郁致痛

疼痛患者易伴发焦虑、抑郁等负性情绪，负性情绪亦会加重疼痛程度。情志异动影响心藏神的生理功能，引起机体疼痛感受程度的改变。学者边致远等通过阐述《景岳全书》情志之郁理论及情志致病不同阶段中疼痛产生的病机，将情志内伤导致的疼痛分为气伤疼痛与脏虚疼痛。《景岳全书》论治情志内伤导致疼痛的遣方用药体现了调气和补虚的特点，并倡导以调心神为中心的情志调适之法，指导临床痛证的治疗。

疼痛是临床上最常见的症状之一，患病机体的各个部位皆可发生。中医学将疼痛为主症的疾病称为痛证，同时疼痛亦作为兼症见于多种急慢性疾病中。疼痛有虚实之分，历代医家以"不通则痛"与"不荣则痛"进行区分。七情内伤是导致疼痛的常见因素之一，其致病病机复杂，不宜单用"不通则痛"或"不荣则痛"归类概述。明代医家张景岳对情志致病见解深刻，其著作《景岳全书》中情志之郁理论对情志内伤所致疼痛之机制阐述翔实，其论治之法可对临床疼痛类疾病的诊疗提供指导。

## 情志致痛的病机

**1. 情志之郁理论** "郁"为"积聚、积滞"之意，朱丹溪《丹溪心法·六郁》曰："气血冲和，万病不生，一有怫郁，诸病生焉，故人身诸病，多生于郁。"此可理解为广义郁证之概念。陈无择《三因极一病证方论·眩晕证治》曰："喜怒忧思致脏气不行，郁而所生。"情志反应失常影响人体气血运行，亦具有"郁"之特性。张景岳在前人基础上根据不同情志的致病特点提出了怒郁、思郁、忧郁之概念，即《景岳全书·郁证》指出"如怒郁者，方其大怒气逆之时，则实邪在肝……及其怒后而逆气已去……损在脾矣""又若思郁者……思则气结，结于心而伤于脾也。及其既甚，则上连肺胃而为咳喘，为失血，为膈噎，为呕吐；下连肝肾，则为带浊，为崩淋，为不月，为劳损""又若忧郁病者……及悲忧惊恐而致郁者，总皆受郁之类。盖悲则气消，忧则气沉，必伤脾肺；惊则气乱，恐则气下，必伤肝肾……心脾日以耗伤"。情志之郁描述了以情志致病、气机不畅导致的一系列病症，可理解为狭义郁证的概念。

《景岳全书·郁证》又曰："凡五气之郁，则诸病皆有，此因病而郁也；至若情志之郁，则总由乎心，此因郁而病也。"《景岳全书·怔忡惊恐》曰："惊有二证，有因病而惊者，有因惊而病者。"对于情志与疾病的关系，张景岳首次从病因上明确指出情志致病与因病致情志不舒是两个不同的疾病过程。其观点表明了情志异常与疾病可以互为因果，是对情志同时具有病理性和致病性的深刻认识。现代情绪心理学也有相类似的观点，认为情绪与疾病的复杂关系是双向的，情绪是疾病的诱因，也是疾病的产物。

**2. 气伤疼痛与脏虚疼痛** 情志致病的基本病理改变包括气机失调以及脏腑功能异常。《灵枢·寿夭刚柔》曰："忧恐忿怒伤气，气伤脏，乃病脏。"认为情志变化先伤气机，气机紊乱进而影响脏腑功能。在郁证论治中，张景岳以虚实为纲对思郁、怒郁、忧郁进行了辨析，故有学者认为，张景岳对情志致病之辨可大致分为"气机紊乱"与"伤脏致虚"两个阶段，据此可将情志致痛病机分为气伤疼痛与脏虚疼痛。

思郁、怒郁、忧郁初均为气机失调，怒郁病初以气逆为主，为实邪在肝；思郁初病气结为滞，病位在脾；忧郁虽无实邪但病初为气闭不开。肝主疏泄，疏通、调畅一身之气，脾主运化，脾胃乃气机升降之枢纽，肝脾之气受累与疼痛最为密切，如"暴怒伤肝，逆气未解"可致胸胁脘腹胀满疼痛；肝气横逆犯脾，可"为呕为胀，为泄为痛"。而气伤疼痛不仅仅局限于肝脾气郁结所导致的胸胁脘腹疼痛，因情志伤脏之交织性以及气伤临床表现之多样性，还可见身体其他部位的疼痛，例如，《景岳全书·腰痛》指出"腰痛症……郁怒而痛者，气之滞也"，再如龚信《古今医鉴》曰："郁火邪气，充塞乎三焦……致清阳不升，浊阴不降，而诸般气痛……若夫为胁痛，为心腹痛，为周身刺痛。"总之，气伤疼痛以实证为主，常以怒刺激引起，且持续时间较短，多见于疾病之初始，疼痛性质包括胀痛、刺痛、走窜痛。

张景岳认为，情志致病有"实不终实，而虚则终虚"的特点，情志刺激时间过长，紊乱的气机持续伤脏，可致脏腑气血阴阳受损而痛。《景岳全书·心腹痛》曰："气血虚寒，不能营养心脾者，最多心腹痛证，然必以积劳积损及忧思不遂者，乃有此病。"七情中尤以忧思耗伤心脾气血为显著，张景岳对忧、思致病有如下阐述"忧生于心，肺必应之，忧之不已，而戚戚幽幽，则阳气日索，营卫日消……无非虑竭将来，追穷已往，而二阳并伤""然思本伤脾，而忧亦伤脾……盖人之忧思，本多兼用，而心脾肺所以并伤，故致损上焦阳气"；可见忧思在耗伤阳气以及心脾肺脏致虚过程中关联紧密。此外亦有病损重在肝肾者，例如，《景岳全书·虚损》指出"悲哀亦最易伤肝""易生嗔怒，或筋急酸痛者，水亏木燥，肝失所资也"；《景岳全书·腰痛》曰："腰痛之虚证，十居八九……或七情忧郁所致者，则悉属真阴虚证。"情志致病后期疼痛之病理基础为脏腑气血不足，此阶段疼痛属于"不荣则痛"范畴。

**3. 情志伤心与疼痛**　《黄帝内经》明确了疼痛与心的关系，有研究认为，可从心主血脉和心藏神两个方面来阐释：心气推动血液在脉中运行，心气充足则血脉通畅，心气不足，推动无力，脉络瘀阻而发为疼痛；心主宰人体的精神意识思维活动，疼痛作为一种感觉可属于心神范畴，脏腑经络气血变化触动心神之痛觉，并以疼痛症状的形式表现于外。由此可见，不仅在病理状态下血脉不利之疼痛由心所主，心因其具有感知功能的生理特性而与个体对疼痛程度的感受关系密切。

张景岳十分重视郁证与心的关系。其一，情志由心所出。受心主神明理论的影响，张景岳《类经·天年常度》曰："神之为意有二：分言之，则阳神曰魄，阴神曰魂，以及意志思虑之类皆神也。合一言之，则神藏于心，而凡情志之属，惟心所统，是为吾身之全神也。"情志亦属心神范畴，心为之主宰，故张景岳曰"情志之郁，则总由乎心"。其二，情志可伤心。《黄帝内经》提出"喜伤心""愁忧恐惧则伤心""忧思伤心"等观点，《景岳全书·虚损》曰："凡劳伤虚损，五脏各有所主，而惟心脏最多。"张景岳强调了情志对心之损伤，指出"五脏之伤，惟心为本"。当情志异动影响心之功能，或致心气郁结而发胸痹心痛，例如，秦景明《症因脉治》指出"心痹之由，或焦思劳心，心气受伤"；沈金鳌《杂病源流犀烛》指出"七情之由作心痛……除喜之气能散外，余皆足令心气郁结，而为痛也"。或改变个体对疼痛的感受程度，例如，王冰注释《素问》曰："心寂则痛微，心躁则痛甚。"现代疼痛学研究也提示，抑郁情绪可加重内源性疼痛（如临床上的慢性痛和实验室诱发的缺血性疼痛），同时降低对外源性刺激诱发痛的感受性，该现象是情志可影响疼痛感知功能的又一例证。

## 情志致痛的治疗

《景岳全书·求本论》曰："起病之因，便是病本，万病之本，只此表里、寒热、虚实六者而已。"从病之标本而言，情志致痛中诸类疼痛之症状为标，而情志病因所致气机不畅或脏腑气血亏虚之机体状态为疾病之本，张景岳以调气和补虚作为治疗此类疾病的基本方法，同时也强调调畅情志的重要性，以消除病因而缓解疾病。

**1. 调气止痛法与补虚止痛法**　张景岳将前人之方与自己创立之方归列为八阵，《景岳全书》郁证篇、心腹痛篇、胁痛篇、腰痛篇列举治疗情志病因引起疼痛的方剂共 25 首，其中属和阵者 7 方，属补阵者 11 方，居于多数。《景岳全书·新方八阵略引》曰："和方之制，和其不和者也。"情志致病之初气机不顺为先，当调气以和之。对怒郁致胸胁胃脘胀满疼痛者，创解肝煎，该方既有陈皮、法半夏、厚朴顺气，白芍养阴柔肝，又有茯苓、紫苏叶、砂仁健脾胃以防木旺乘土之弊；对气逆难解者，创温中理气之方，以丁香与豆蔻或砂仁相配，名神香散，《景岳全书·本草正》认为丁香"味大辛，气温，纯阳""能发诸香，辟恶去邪，温中快气"；豆蔻"味辛，气温，味薄气浓，阳也""入脾肺两经，别有清爽之气""散胸中冷滞，温胃口止疼"；砂仁"味辛微苦，气温""和脾行气"，三药均味辛性温，以温散胸腹滞逆之气。古方之中，张景岳以六郁汤、越鞠丸、香橘汤行气解郁，或用归脾汤稍加顺气之品以补为通，调顺紊乱之气机而缓解疼痛。

《景岳全书·治形论》曰："故凡欲治病者，必以形体为主；欲治形者，必以精血为先。"情志致病后期，脏腑气血耗伤而出现属虚证之疼痛，凡此虚损之病张景岳主张从填补真阴、滋养精血治之。张景岳尤善用熟地黄，《景岳全书·本草正》曰："禀至阴之德，气味纯静，故能补五脏之真阴。"对心脾气血亏虚之心腹胸胁疼痛者，创立大营煎、小营煎、理阴煎，其中重用熟地黄与当归配伍，两药均为甘温之品，相须为用以发挥滋阴养血之效；再如对肾虚精亏之腰痛，病情轻者推用古方中青娥丸、煨肾散、补髓丹、二至丸，重者创立左归丸、右归丸等培本固元之名方，其组方中阴中求阳、阳中求阴的思想亦为后世在阴阳虚损疾病的治疗中广泛运用。

**2. 调心神以畅情志**　《景岳全书·郁证》指出"又若思郁者……其在女子，必得愿遂而后可释，或以怒胜思，亦可暂解；其在男子，使非有能屈能伸，达观上智者，终不易却也"；又云："然以情病者，非情不解。"张景岳认为，《黄帝内经》中以情胜情之法可暂时缓解病情，但并不能彻底解除情志刺激的病因。有学者将情志之"思"定义为对所思问题不解、事情未决及个体肝脾气郁功能低下时产生的担忧焦虑的心情，是一种思虑不安的复合情绪状态。因此，"得愿"则思情遂解，而"能屈能伸""达观上智"则是个人在认知层面的良性状态，涉及超出情志范畴的更为广泛的心神活动。

值得注意的是，在疼痛的治疗中有多种涉及认知层面的干预方式，如心理学疗法中的认知行为疗法可缓解多种类型的急慢性疼痛。再如针灸作为一种临床镇痛常用方法，其对于认知障碍疾病有良性调节作用，治疗痛证时在辨证论治基础上配伍宁心、安神、开窍的穴位，形成的调神止痛针法在临床运用广泛。现代研究结果显示，选取百会、四神聪、上星等头部腧穴进行针刺可调节大脑皮层兴奋与抑制的功能状态，从而发挥治神作用，促使正常思维能力的恢复；亦有实验研究表明，电针对疼痛相关的情绪、认知改变也有良好的干预效应。

情志之郁理论从中医学角度在一定程度上阐释了焦虑、抑郁等负性情绪加重慢性疼痛患者疼痛感受的病理过程。张景岳提倡从药物调补和情志调适两个方面施治情志致病，一方面提示调节无形之情志可达到治疗有形之疾病的目的；另一方面提示对于情志变动的疾病，治疗时关注脏腑气血变化并加以调整，或可取得良好疗效。慢性疼痛患者病程较长，正气日以耗伤，多见虚瘀交错、本虚标实之征象，又常伴有情志异常，故在治疗时不可单用化瘀之法，而亦应补其形体气血之不足，同时调畅心神以散其情志之郁结。张景岳论治情志之郁的思路对于临床疼痛类疾病的治疗有良好的参考价值。

2019 年 12 月，湖北省武汉市爆发新型冠状病毒（COVID‑19）肺炎，2020 年 1 月 30 日世界卫生组织（WHO）将此次疫情定性为引起国际关注的突发公共卫生事件。COVID‑19 传染性极强，且潜伏期长，在感染后常出现乏力，发热，以及呼吸道症状如咳嗽、气促和呼吸困难，进一步发展为呼吸窘迫综合征、休克、脓毒血症等，甚至死亡。此次突发的疫情不仅给社会特别是政府和医疗卫生系统带来了严峻地挑战，也给社会公众带来了巨大心理压力和精神困扰，如不能得到有效的心理调适，甚至会产生急性应激障碍，严重影响生活和身体健康。因此，寻找简便有效的方法疏导大众的不良情绪，帮助个体、家庭科学有效地进行心理调适，减轻家庭和社会负担，刻不容缓。目前，针对疫情期间医护人员、感染者、疑似感染者及其家属和广大公众出现的心理问题，心理学专家提出诸多心理干预及治疗策略：认知重建技术、暴露治疗和焦虑管理程序，应激免疫训练、系统脱敏及药物治疗等措施，这些干预措施专业性强，所以实行难度较高，一般需由专业心理医生的指导和操作，很难适用于普通公众的自我心理调适；在一些针对孕妇等特殊人群提出的心理调适措施中，如感受颜色，减少疫情信息暴露等，这些方法虽比较简便，但效果有待验证。

中医学历来强调"心身合一"的整体观，重视情志变化对于机体生理及病理变化的影响，中医情志疗法更是针对性地为调适心情、预防和治疗疾病提供重要指导。近年来，中医情志疗法在多种心理及生理疾病的治疗中都发挥重要作用，创伤后应激障碍、广泛性焦虑障碍、抑郁症、失眠症、围绝经期综合征、乳腺癌、脑梗死、心血管疾病、重症监护及临终关怀等方面有广泛应用，且疗效显著，如中医情志疗法在帮助心脏疾病患者康复中的应用，可有效改善心血管的功能和预后，显著提高患者生活质量，并且中医情志疗法较于其他心理治疗方法，具有简便易行、副作用小的优势。在综合分析疫情期间的公众心理现状及关于 2003 年"非典"疫情的资料后发现，及时对公众心理危机进行积极干预，采用多元化方法进行自我心理调适，可有效保障广大民众及医护人员的身心健康，因此学者付小宇等创新性地提出将中医情志疗法应用于公众的自我心理调适，帮助人们正确理解及应对疫情期间出现的各种不良情绪，维护心理健康。

## 中医情志疗法

**1. 情志与五脏的关系**　中医重视"心身合一"的整体观理念，《黄帝内经》把五志即怒、惊恐、喜、忧悲、思与五脏功能联系起来，形成"五脏五志"学说，"人有五脏化五气，以生喜、怒、悲、忧、恐"，即怒伤肝，喜伤心，忧思伤脾，悲伤肺，惊恐伤肾，《素问·六微旨大论》指出"出入废则神机化灭，升降息则气立孤危。故非出入，则无以生长壮老已；非升降，则无以生长化收藏。是以升降出入，无器不有"，可见脏腑的功能活动以气机调畅为基础。

**2. 情志变化与疾病的关系**　《素问·举痛论》指出"百病生于气也，怒则气上，喜则气缓，悲则气消，恐则气下，惊则气乱，思则气结"，可见情志过极会导致脏腑气机逆乱、升降失调，常会导致疾病的发生，此所谓"精神内伤，身必败亡"；反之，五脏功能异常也可出现情志的改变，如肝主疏泄，可调畅情志，喜条达而恶抑郁，当肝脏功能异常时，气机疏泄失常，则会出现情志不畅，故郁证病位主要在肝；现代医学也认为情志异常可以通过神经-内分泌-免疫网络对机体内环境的稳态产生影响；《素问·上古天真论》指出"恬惔虚无，真气从之，精神内守，病安从来"，可见良好的精神心理状态对于预防疾病的重要作用，以上均反映出情志变化与疾病的密切关联。

**3. 情志疗法概念**　　基于中医七情内伤理论不断地丰富与创新，进一步衍生出了独特的中医情志疗法，中医情志疗法是根据中医情志理论，通过语言、行为或特意安排的场景来影响患者的精神情志和心理活动，将不良情绪调整为良性的正性的情志，促进和改善患者的社会功能活动，以期预防或治疗身心疾病的一类心理疗法，具体方法包括顺情从欲、开导解惑、情志相胜、移精变气、暗示诱导、志意以绳等。

## 疫期常出现的不良情绪

此次新型冠状病毒肺炎疫情蔓延，给整个国家和社会带来巨大冲击和挑战，各行各业受到严重影响，无数医务工作者日夜奋战在一线，承受着巨大的生理和心理压力，被感染者和疑似感染者被隔离，而广大群众长期足不出户，笼罩在疫情严峻的情势中，生活无法正常开展，加上网络上各种难辨真假的谣言，更加剧人们的不安焦虑，这些因素常会诱发人产生不良情绪。为了便于公众正确认识自身情绪问题，及时找到有效的调节方法，大致将不良情绪及其具体表现归纳如下。

**1. 焦虑惶恐不安**　　过分担忧自己及家人感染病毒，安全感急剧下降，反复回想自己有无接触史，过度关注自身健康，将自身出现的任何不适都与新型冠状病毒肺炎联系起来，怀疑自己被感染，甚至怀疑官方发布的有关疫情的数据，高度敏感警觉，无法放松，坐卧不安，强迫自己重复消毒洗手等。

**2. 孤独忧郁沮丧**　　这类情绪更容易在感染者或疑似感染者或医务工作者人群出现，过度悲观，错误地认为人类不能战胜病毒，害怕自己或家人即将死去，对生活失去信心和热情，对原本喜欢的事物失去兴趣，沉陷悲伤不能自已，有些人在隔离过程中，孤独感强烈，却不愿与人沟通倾诉，对家人及周围人的遭遇深感同情，甚至感到自卑和自责，认为自己有错误或罪恶。医务工作者每日承担着高负荷工作，还要面临被感染的风险，当受到患者的不满抱怨时，常会深感无助、挫败沮丧等情绪。

**3. 冲动烦躁愤怒**　　长期居家或隔离，面对铺天盖地的疫情信息甚至谣言，常感到焦急烦躁、愤怒、易发脾气、无法集中注意力，面对微小的情绪刺激，就可能爆发愤怒冲动，甚至发生攻击性的行为，对医务工作者而言，长期高强度劳作，由于疲倦困乏，心理压力巨大，也常会感到冲动烦躁，甚至委屈、崩溃大哭、做出冲动行为。

**4. 偏执我行我素**　　部分人面对疫情的严峻态势，失去理性的认知，无法理智的思考，盲目地认为自己不会感染病毒，觉得病毒离自己十分遥远，甚至产生事不关己的心态，我行我素，不相信甚至排斥科学，不听他人劝导，盲目自信，拒绝配合疫情防预工作，不做任何防护措施，置自己及他人的安危于不顾，毫无责任感，又或者有的人听信甚至散布谣言，疯狂囤积口罩、食物等物资，引起或加剧社会恐慌。这种不良心态和表现对自己及社会的危害极大，必须加以预防和遏制。

以上不良情绪出现时可伴有以下生理表现，失眠、噩梦、发抖、心跳加快、血压升高、肠胃不适、腹泻、食欲下降、出汗或寒战、肌肉抽搐、头痛、耳朵发闷、疲乏、过敏、容易惊吓、头昏眼花或晕眩、感觉呼吸困难或窒息、哽塞感、胸痛或不适、肌肉紧张、抵抗力下降等。根据中医情志理论，心理的不良情绪与生理的不良反应密切相关，常相互影响，因此及时排解不良情绪，调适心情，保持良好心态，平稳度过疫情期，对于每个家庭和个人都尤为重要。

## 疫情期间如何进行心理调适

中医情志疗法形式较多，结合自身情况选用适宜的调理方法非常重要，因此遵循"身心合一"的整体观为指导，因人制宜，将心理、生理及环境因素综合考虑，溯本求源，找到不良情绪的根本原因，采用不同疗法相结合，坚持调神为先、身心同调的原则，辨证施治，以期达到未病先防，已病防变的效果。现将可用于疫期的大众心理调适方法总结如下。

**1. 宁神静志法**　《素问·上古天真论》曰："恬惔虚无，真气从之……是以志闲而少欲，心安而不惧，形劳而不倦……是以嗜欲不能劳其目，淫邪不能惑其心，愚智贤不肖，不惧于物。"正念内观，打坐冥想、静坐、静卧或静立、静思以及自我控制调节，达到"内无思想之患，外不劳形于事"的目的，心无旁骛，心情恬惔，神宁志静，保持心理状态的平静，生理状态的平和。在调摄精神的同时，还应坚持"天人合一，身心合一"的整体观念，注意顺应自然界四时气候的变化，如春三月应保持心情舒畅，勿使抑郁，以顺应生发之气。

**2. 移情易性法**　运用各种方法转移和分散患者精神意志，以排遣情思，改变心志，缓解或消除由情志因素所引起疾病的一种心理疗法。控制每日关注疫情变化的时间在 1 h 之内，其余时间适当地参加娱乐活动，培养有益的兴趣爱好，转移注意力，如下棋、书法、绘画、播放舒缓悦耳的音乐、观看欢快的电视节目等，将自身注意力投注到愉悦的事物上，使内心处于"在于彼而忘于此"的环境中，以此保持身心的放松，释放压力，从而不再陷入因担心疫情而产生的恐慌焦虑情绪中。

**3. 暗示诱导法**　以"因人而异，循序渐进为原则"，通过给予自身正向积极的心理暗示，改变心理状态，诱导自身在"无形中"接受良性情绪的影响，接受现实，正视自己，最终摆脱恐慌、抵触等情绪，暗示不同于简单的说教和论证，需要通过具有说服性和权威性的事物，让自己相信事物会向着好的方向发展。诱导自己树立坚定信念，增强信心，对于疫情发展保持理性乐观的心态，只要万众一心，积极应对，一定会战胜疫情。

**4. 顺情从欲法**　指顺从患者的意念、情欲，满足患者的心理需要，以释放患者心理病因的一种治疗方法，主要运用于由情志意愿不遂所引起的身心疾病。如在疫情期间，人们常常感到过分担忧，悲伤无助，医务人员心理压力过大，感染者及其家属心理上承担巨大的痛苦，这时就需要适当的释放情绪，悲伤难过时不要过度压抑自己，可以采用哭泣、倾诉等方式排遣不良情绪，同时要满足自身的精神及物质需求等，让身心处于相对舒适的环境中，给情绪以"出口"，疏导不良情绪。

**5. 音乐悦心法**　《素问·阴阳应象大论》指出"肝在音为角，在声为呼，在志为怒，怒伤肝，悲胜怒；心在音为徵，在声为笑，在志为喜，喜伤心，恐胜喜；脾在音为宫，在声为歌，在志为思，思伤脾，怒胜思；肺在音为商，在声为哭，在志为忧，忧伤肺，喜胜忧；肾在音为羽，在声为呻，在志为恐，恐伤肾，思胜恐"。根据以上中医五行理论，以五脏-五音-五志的对应关系为基础，辨证施乐，调理气机，调畅情志。当出现愤怒、冲动激惹情绪时，辨脏腑主要在肝，按照同气相求的原则主要聆听角调式乐曲，如《鹧鸪飞》《春风得意》《江南好》等以疏肝理气；若多思多虑，郁郁寡欢，兼见纳差、消化功能不良者，病位主要在脾，则配合《月儿高》《春江花月夜》《平湖秋月》《塞上曲》《月光奏鸣曲》等宫调式乐曲；当出现惶恐不安，易受惊吓或伴烦躁失眠时可配合《江河水》《塞上曲》《二泉映月》《汉宫秋月》《平沙落雁》等羽调式乐曲；情绪悲观沮丧者可配合《黄河》《潇乡水云》等商调式乐曲。多种不良情绪并见者，可选择多种音调乐曲综合治疗。

**6. 中药怡神法**　《养生论》载"合欢镯忿，萱草忘忧，愚智所共知也"，合欢花具有解郁悦心、安神治失眠的作用，萱草可使人舒情忘忧，故又被称为忘忧草。茉莉花也被证实有明显抗抑郁作用，可用于行气解郁。调理情志的中药还有玫瑰、香附、郁金、枳壳、远志、柏子仁等。日常可将茉莉花、玫瑰、大枣等中药炮制茶饮服用，既能行气活血，调畅情志，安神助眠，又能养生保健。另外，出自《丹溪心法》的越鞠丸，为解郁之名方，尤善治气郁，由香附、川芎、苍术、神曲、栀子组成，该方可疏肝解郁，活血化痰，泻火导滞，以使六郁得解。柴胡疏肝散可用于治疗情志不舒，急躁易怒为主证的郁证，逍遥散也具有抗抑郁，改善焦虑失眠、情绪障碍等作用，可治疗情志抑郁，伴随两胁胀痛、纳差、头晕等肝郁血虚脾弱证。

**7. 耳贴畅志法**　耳穴贴敷可以有效改善焦虑抑郁等情绪，《灵枢·邪气脏腑病形》指出"十二经脉，三百六十五络，其气血皆上于面而走空窍……其别气走于耳而为听"，可见，全身脏腑通过经络与耳相连，耳郭上有各脏腑的反应点；从现代医学的角度分析，耳郭布有丰富的可以支配内脏和腺体活动的神经，耳郭皮肤中有各种神经感受器，因此刺激耳穴可激活大脑神经内部神经核，通过调节神经反射，来缓解不良情绪。情绪调理可取心、肝、神门、交感、皮质下、内分泌等穴，在每个穴位用探针找出敏感点，用 75％乙醇棉球消毒局部，用 0.6 cm×0.6 cm 医用胶布将一枚王不留行籽分别贴压于所取的穴位敏感点上。用拇指、食指分别置于耳郭的正面和背面，按压耳穴数次，手法由轻到重，以耳部感到酸、麻、胀或发热并能耐受为度。每穴每次按压 30 s，每日按压 3~4 次，左右耳交替按压，3~4 d 后再进行更换。

　　另外，培养良好的作息习惯、坚持适当运动、合理膳食是心理健康的基础保障，《素问·四气调神大论》指出"春三月，此为发陈，天地俱佳，万物以荣，夜卧早起，广布于庭""春主木，在于肝，七情发于怒，应节怒暴以养其性"，春季阳气升发，对应人体五脏中的肝，肝脏喜条达恶抑郁，因此人应该顺应春季升发之气，早睡早起，适当运动。《三国志·魏书·华佗传》也强调"人体欲得劳动，但不当使极而，动摇则谷气得消，血脉流通病不得生，譬如户枢不朽也"。可见合理的运动锻炼对于身体保健非常关键，日常可练习八段锦、五禽戏、太极拳等导引功法来调身养性，使营卫调和，气血通畅，百脉周流，脏腑轻安，精足、气充、神全，体魄健壮，从而提高生活质量。同时《素问·藏气法时论》提出"五谷为养，五果为助，五畜为益，五菜为充，气味合而服之，以补益精气"的饮食模式，合理膳食补充营养，做到"起居有常，饮食有节，无妄劳作"，以此调畅情志，颐养身心，增强免疫力。

　　中医情志疗法内容丰富、涵盖广泛，在多种医学领域均有应用，但根据不同疾病的情况特点，其应用也具有差异性；在新型冠状病毒肺炎疫情持续的特殊时期，公众面对突发性公共卫生事件的心态比以往更加脆弱敏感，也更易于产生不良情绪，或可导致急性应激障碍，如果不能及时排遣疏导，对于个人身心健康、疫情防控及社会稳定都极为不利，为了打赢疫情防控这场战役，保证疫情结束后顺利恢复生产和生活，广大民众除了要减少外出，做好个人防护，避免感染外，还要注意关注自身的情志变化，一旦出现不良情绪反应，及时运用宁神静志、移情易性、暗示诱导、顺情从欲、音乐、中药与耳贴等方法，疏导化解，保持良好的心理状态，增强自身免疫力，做到未病先防，已病防变，平稳度过疫情期。

## 194　从中医心理紊乱状态论新型冠状病毒肺炎的辨治

2019 年末新型冠状病毒肺炎来势汹汹，新型冠状病毒迅猛的传播速度和极大的危害令人生畏，新型冠状病毒肺炎患者更是面临诸多压力，不良情绪的持续蓄积，必然对病情产生消极的影响，对其健康的恢复极为不利。因此在新型冠状病毒肺炎的临床诊疗中，立足于疾病过程流，注重情志的作用，把握形与神之间的因果关系，基于疾病发展、演化的过程探寻相关诊疗途径。齐向华教授在探究失眠症的辨证论治时，梳理中医情志相关概念，剖析现代认知心理学内涵，创新地提出中医心理紊乱状态理论。学者刘晓彤等以新型冠状病毒肺炎为基点，将中医心理紊乱状态与临床辨治相结合，客观地描述患者的心理活动，总结新型冠状病毒肺炎心理紊乱状态病机、脉象等病情资料，从整体角度探析新型冠状病毒肺炎中医心理紊乱状态的辨治。

### 中医心理紊乱状态的内涵

在整体观念的指导下，中医讲求形神一体，注重情志因素在疾病过程中发挥的作用，在此基础上与现代心理学的相关理论相融合，形成了中医心理状态这一新兴的认知体系，在符合中医辨证理论的前提下，更加适应现代疾病谱的变化。《黄帝内经》中"精神内守""恬惔虚无"的论述就是对正常健康心理状态的描述。但人有七情六欲，而情志又会随着外界的各种刺激发生变化，当情志的波动变化持续超过正常界限时，就会导致心理紊乱。中医把这种持续异于正常心理、情绪、认知等心理信息时所处的心理状态称为心理紊乱状态。中医心理紊乱状态包括惊悸不安状态、郁闷不舒状态、精神萎靡状态、思虑过度状态、烦躁焦虑状态 5 种情况。①惊悸不安状态由惊惕惶恐、七情触动而发，表现为心中不自主悸动，忐忑不安，惊忧思虑，触事怯懦易惊，镇静决断力减退等一系列心神不定、神摇无法自制的症状。②郁闷不舒状态是一种因情志所伤、气机郁滞所造成的内心压抑不畅，愁闷烦忧，思维呆滞，对周围事物缺乏兴趣的症状。③精神萎靡状态指患者精神疲倦、神情恍惚、淡漠少言、行动迟缓、两目乏神的一种神无所倚的懈怠状态。④思虑过度状态指过度苦思冥想，凝神敛志，临床表现为终日胡乱猜想，对自身或某物、某事的过度关注、担忧，执着于目标，精神处于高度紧张的状态，反而提不起对其他事物的兴趣，甚则漠不关心。⑤烦躁焦虑状态指患者心情烦躁不安，情绪低落，内心纷乱，对还未发生之事莫名惧怕、担忧，举止躁动不宁，手足无措等焦急、不安的状态。

### 中医心理紊乱状态与新型冠状病毒肺炎疾病过程的内在关联

机体健康与否，以气血运行畅顺、五脏气机协调、阴阳动态平衡为标准。若人体在外无邪气侵扰，于内保持情志和顺，便可称为《黄帝内经》所言之平人。若机体受邪，在致病因素作用下导致气血运行失于调畅，气机紊乱，阴阳失衡而发病，此时人体脏气受损，更易导致情志的异常变化；心理状态的波动又会成为疾病发展过程中重要的影响因素，从而进一步破坏机体内部的平衡协调关系，导致气血失和，形神均伤，最终影响各个脏腑功能。新型冠状病毒肺炎属中医"疫病"范畴，新型冠状病毒便是瘟疫病邪，又称疠气。作为一种外界的不良刺激，必然会造成新型冠状病毒肺炎患者情绪的波动，进而影响患者的心理状态，就会形成心理紊乱状态，使病情加重，甚至在新型冠状病毒肺炎的基础上又变生他病。疾病的进展又会加重患者的心理负担，进而加重心理紊乱状态。如此往复，不利于患者的恢复和预后。因此辨析新型冠状病毒肺炎患者的心理紊乱状态，对把握病情发展变化，采取相应介导措施，完善诊治方案，具有实际指导意义。

## 新型冠状病毒肺炎五种心理紊乱状态的初步辨析

根据《新型冠状病毒肺炎诊疗方案（试行第七版）》，新型冠状病毒肺炎临床表现主要为发热、干咳、乏力，少数患者伴有鼻塞、流涕、咽痛、肌痛和腹泻症状，重症患者可在1周后出现呼吸困难或低氧血症症状。人们感染或者没有感染新型冠状病毒，都可能出现恐惧、沮丧等精神症状。在新型冠状病毒肺炎临床特点的共性基础上，初步辨析新型冠状病毒肺炎个性化的5种心理紊乱状态。

**1. 惊悸不安状态** 新型冠状病毒极强的传染性以及疫情的持续性等，给人们心理上造成了巨大的压力，若平素心虚胆怯之人，就会出现惊悸不安状态。其主要病机为触逆心神，神魂不安；临床表现为惧怕，自觉心悸，胸中满潻，多汗，躁动难安，纳呆，情绪不稳定，甚至产生强迫性行为。患者肺脏受邪，肺失清肃，内生痰湿，加之惊忧思虑，气结成痰，循环往复，蓄于心包，则会痰逆恶心，睡卧不安。惊则气乱，升降出入失调，导致脏腑气血阴阳功能紊乱，此时脉象表现为动、摇、数、掣、敛，《脉如》曰："动摇，惊伤胆也。"《医学指要》亦曰："气乱而脉动掣。"从脉象上反映了脉势的稳定性遭到破坏，表现为惴惴不安，时时惶恐，说明患者心理处于高压状态，治疗上当加入镇静定悸、安神强志之品，以辅助新型冠状病毒肺炎的治疗。因患者心理上过于敏感，对自己的病情感到手足无措，缺乏安全感，医者可视具体情况采取心理疗法对患者进行疏导和干预，引导患者正确认识病情，消除恐惧的根源。

**2. 郁闷不舒状态** 新冠疫情期间，封城封村，不能复工复产；患新型冠状病毒肺炎后，面临精神压力，心情压抑不畅，若不能及时疏解情绪，就会导致郁闷不舒状态发生，主要病机为气机郁结。临床表现沮丧，愁容不展，精神压抑，乏力，胁肋时痛，胸中憋闷，善太息，短气懒言，对周围事物兴趣降低，甚者还会产生绝望、厌世等悲观情绪。陈无择指出："凡忧愁思虑之内，必先上损心肺。"患者心境不舒，肝气郁结，肝木侮金，肺脏本就虚弱，肺气内耗，加重咳嗽症状，甚则迁延为重症，呼吸困难，喘促难卧；肝郁日久可化火灼伤脉络，出现血证；气机不利，上下不得宣泄，肝气可横逆于三焦，出现头痛、目胀、腹痛、泄泻等；肝气郁结，阻滞经络，可与痰相搏，形成积聚等。新型冠状病毒肺炎患者郁闷不舒状态脉象可为整体的短、缓，局部的涩、沉，按之艰涩不畅，治疗上可加入疏肝解郁、行气开宣之药物。因患者本就有肺炎基础，加之抑郁的消极情绪，为了避免"病-郁-新病"的恶性循环，可采取中医经络疗法、音乐疗法等治疗方式，起到调节情绪，舒缓心情的作用，可收事半功倍的效果。

**3. 精神萎靡状态** 若新型冠状病毒肺炎郁闷不舒状态的患者没能得到及时正确治疗，可发展为精神萎靡状态。新型冠状病毒肺炎带来的痛苦，以及悲伤的情绪持续刺激，导致肝脾失调，出现以精神状态极度疲惫为突出表现的精神萎靡状态。其主要病机为气机不振。临床表现为极度低落，健忘，怠惰懒言，神识迟钝，面白无神，肢倦少力，对病情不抱希望。《不居集》指出"肺中先为忧愁思虑所伤……时有畏风寒之状……魄汗不止，语微自怯"。此状态下患者咳声低沉无力，畏寒。机体阳气失于振奋，营卫不通，心神涣散，脏腑失养，经络乏濡，就会呈现出情绪消沉，主动性下降，行动力不足等神气不足表现。脉象表现为沉、迟、虚、缓，指下虚软，给人以疲惫无力的心理感受。中医治疗当加入振奋阳气、安神养心之药，西医可适当参照疲劳综合征、神经衰弱进行干预治疗，中西医结合共奏振奋精神之效。

**4. 思虑过度状态** 此状态下的新型冠状病毒肺炎患者，对自己的病情过度关注，忧愁苦闷，导致思则伤脾，脾用减弱，进而意志消退。持续的殚精竭虑会破坏机体正常的机能，产生各种形式的病理表现。新型冠状病毒肺炎思虑过度状态基本病机为思则气结。临床表现为面色黯淡，头晕，不寐，多梦，行动迟缓，四肢不适等。《景岳全书》明言"思郁者，气结于心而伤于脾，则上连肺胃而喘咳，为失血，为噎膈，为呕吐，下连肝肾为带浊，为崩漏，为不月，为劳损"。久思积虑耗伤心脾，脾失健运，可致气机郁结于各脏腑、经络而导致多种疾病。脉象表现为动、细、短，整体给医者以内心苦涩的心理感受。治疗应加入理气开郁之品，并对患者进行语言疏导、积极暗示，使其平息苦恼忧虑。用药结合情志疗法，双管齐下，以达到最佳的临床疗效。

**5. 烦躁焦虑状态**　烦躁和焦虑是新型冠状病毒肺炎患者正常的情绪反应，但若强度过大，产生过高的应激反应，就会进入烦躁焦虑状态。新型冠状病毒肺炎烦躁焦虑状态基本病机为神志躁动，扰乱心神。除了有烦闷易怒，情绪不稳的心理表现外，还会伴有躁动不宁的举止表现。烦生热，火热可灼伤肺络，加重新型冠状病毒肺炎患者肺系症状；热扰神，神乱则诸病皆现，肺炎未愈，又生他病。此类患者整体脉象表现为动、数，寸脉可有棘手、麻涩的震动感觉。在汤剂中可加入安魂镇魄、静心宁志之药。医者可通过转移其注意力安抚患者，通过各种舒缓身心的治疗解除其不必要的焦虑猜疑，起到调畅气机的作用。因亢奋的情绪可刺激机体血糖升高、心跳加快、大脑兴奋，故对有内分泌疾病和心脑血管疾病的新型冠状病毒肺炎烦躁焦虑状态的患者，尤应警惕，防止意外情况的发生。

心理紊乱状态与新型冠状病毒肺炎病情的进展有着密不可分的关系，本研究以形神统一为指导，以5种新型冠状病毒肺炎心理紊乱状态患者特点为切入口，在心理层面揭示疾病演化的病机，为临床截断病势发展提供新思路。

## 195    怒与哮喘的相关性

中医情志包含喜、怒、忧、思、悲、恐、惊七种情志活动，是人体心理、生理两大系统对内外环境变化进行认知评价而产生的复杂反应。情志具有三种变化，包括内心体验、外在表情和相应生理行为的变化。怒属中医情志之一，当其调节超越了人体生理与心理适应的能力，从而诱发疾病。在各情志频数分布调查中发现，怒所占比例高达 34%，说明怒与情志因素致病关联最大。支气管哮喘为可逆性气流受限性疾病，病因和发病机制非常复杂，至今尚未完全阐明，但精神和心理因素已被列入环境因素的非变应原性因素中。有研究发现，焦虑、抑郁、生气、悲伤、兴奋等情绪会加重支气管哮喘的气道阻力，加重哮喘的发生。有研究显示，在五志的问卷调查中发现，哮喘的实证组多与喜志、怒志有关。多数学者认为，支气管哮喘发病的过程中，情志因素起重要作用。愤怒、紧张、忧郁、恐惧、忧思等情志上的改变均可诱发哮喘发作。学者韩晨霞等就怒与哮喘之间的相关性理论做如下阐述。

### 怒的概念

怒按照发作强度由轻到重分为不满、生气、愤怒、大怒、狂怒。按照怒的产生机制分类，有忧怒、郁怒、恚怒、恼怒、闷怒、愠怒、嗔怒等。怒有郁积不舒，有烦闷抑郁之义，多导致气结和气滞。怒本义是指发怒，明显表形于外的生气，第二种扩展义是奋起、奋发，第三种扩展义是激怒。

### 怒的生理病理意义

怒是人类的基本情绪之一，是以气血为物质，通过心主神明的功能表现出来的情志活动，是属于人主观意愿的表达。中医曰"阴平阳秘，精神乃治"。阴平阳秘是指机体生命活动的正常运行，维持这种状态一方面取决脏腑本身的生理功能，另一方面在于脏腑之间相互协调、相互作用。脏腑功能正常，气血平衡才能通过各感觉器官接受外界事物和现象产生更复杂的精神意识与思维活动。当人对客观事物感受到失望之后才会做出怒的反应，意志对怒的调控失败可导致的极端结果是郁怒与大怒，当郁怒与大怒超过机体调节能力时会导致多器官发生病理改变，其中包含肺脏系统的改变。

### 哮喘的病机

哮喘的病理因素以痰、瘀为主。当脏腑机体功能失常，导致宿痰血瘀产生，成为发病的潜在夙根。患者再受各种诱因如气候、饮食、情志、劳累等诱发哮喘。所以哮喘的基本病机为伏痰遇感引触，痰随气升，气因痰阻，相互搏结，壅塞气道，肺管狭窄，肺气宣降失常，发为哮喘。本文从中医情志"怒"与哮喘的相关性出发，认为中医情志"怒"导致哮喘的发生可能与脏腑、气机、五行有关，并在中医理论研究中对此进行详细描述。

### 怒与哮喘相关源流

关于哮喘致病因素有很多，"因怒则气逆……人有逆气不得卧而息有音者""忧思恐怒，居处饮食不节"；这是情志因素作为哮喘主要病因最早记载在《黄帝内经》。隋代《诸病源候论》指出"夫逆气伤动肺气者，并成病……其肺气实，谓之有余，则喘逆上气"，说明怒会使气机失调，伤动肺气，宣肃失常，故而引发哮喘。宋代《百病吟》指出"百病起于情，情轻病亦轻"，说明情志是导致百病的重要因素，其中也定包含怒。明代《医学入门》指出"惊扰气郁，惕惕闷闷，引息鼻张气喘"，说明惊扰气乱，气郁不畅，肺失敛降，也会诱发哮喘。清代《病机汇论》指出"若暴怒所加，上焦郁闭，则呼吸奔破而为喘"，说明怒导致肺气郁闭，引发哮喘。

## 怒与哮喘理论研究

**1. 中医理论研究**

（1）脏腑相关性：《素问·气交变大论》指出"人有五脏化五气，以生喜怒忧思恐"，提出了五脏的精气变化会导致不同的情志活动。精神活动是五脏的正常功能活动，正常生理状态下是不会致病的。《素问·气交变大论》指出"肝在志为怒，心在志为喜，脾在志为思，肺在志为忧，肾在志为恐"。五脏精气变化或紊乱，气血运行失调，致使相应脏腑出现临床症状。肝有"刚脏"之称，主升发，调情志，肝气的疏泄功能可调畅气机；肺有"华盖""娇脏"之称，主气司呼吸，肺通过吐故纳新，实现机体与外界环境之间的气体交换。肝阳气升发太过，则心情不易开朗，稍有刺激，即易发怒。怒在脏腑中所属于肝，肝为风木之脏，体阴而用阳，怒伤肝，容易导致肝阳偏亢，侵袭肺脏，肺宣发肃降功能失常，故而发病。"肝为起病之源，肺为生病之所"。肝失调达，枢机不利，开阖失序，肺气出纳受阻，肝气不得抒发，肺气难以肃降，发为哮喘。

（2）气机相关性：《素问·举痛论》中有"余知百病生于气也，怒则气上，喜则气缓，悲则气消，恐则气下，惊则气乱……思则气结"。怒则气上，指过怒导致肝气疏泄太过，气机上逆，血随气逆，情志内伤可导致脏腑气机失调，而气机失调又妨碍机体的气化过程，引起津液气血代谢异常。在哮喘发病的过程中，气滞、痰、瘀血等病理因素是诱发本病的关键。哮喘的主要病位在肺，气机郁滞日久而化火，长期郁而不畅会导致痰浊和血瘀等病理产物，情志因素导致哮喘发作的病机关键是"气机不畅，痰瘀互阻"，痰气交阻，气失舒畅，逆气为喘。

（3）五行相关性：五行五脏归属中肝属木，肺属金；情志中肝属怒，肺属悲。依据五行相生、相克、相乘、相侮关系。怒伤肝，悲胜怒；肝气郁滞日久化火，木火刑金，肺失宣降，肺气上逆发为哮喘；肝气瘀滞，横克脾土，脾失健运，敛液为痰，上注于肺，发为哮喘。怒等情绪均会引起脏腑五行变化，致气机不畅，肺气不得肃降，肺气上逆而致哮喘。上述提出五脏情志在五行中的变化，同时也说明怒与哮喘发病的五行相关性，为情志疾病提出指导与治疗。

**2. 西医理论研究**

（1）心理机制：随着现代生物-心理-社会医学模式的转变，哮喘被认为是典型的身心疾病。心理动力学认为，哮喘作为一种身心疾病，主要与未解决的心理冲突、身体器官的脆弱易感倾向、自主神经系统的过度活动有关。根据研究模拟临床支气管哮喘肝气郁结证致病特征，建立慢性心理应激哮喘大鼠模型，可发现大鼠出现抓咬、烦躁不宁等精神情绪障碍表现，激发过程中出现呼吸气促、呛咳甚至喉中哮鸣音。可见哮喘与心理应激出现的烦躁易怒、焦虑抑郁等情志相互影响互为因果。

（2）内分泌机制：焦虑、易怒等不良情绪对大脑皮质层有兴奋作用，主要通过神经元的传导作用进而兴奋丘脑，刺激迷走神经，促使乙酰胆碱释放，最终可收缩支气管平滑肌，严重者可使支气管黏膜水肿影响气道通气功能。哮喘患者的胆碱能、肾上腺素能等自主神经系统功能和大脑边缘系统功能会呈不同程度的增强，使冠状动平滑肌和支气管平滑肌收缩、引发哮喘发作。

（3）免疫机制：免疫功能在支气管哮喘发病中起着重要作用，社交应激主要通过 HPAA 和交感神经引起免疫功能的改变，慢性应激时 HPAA 长期处在激活状态会加重哮喘的发作。

# 治疗与调护

**1. 中医治疗**　多数研究认为，情志致病多与肝肺有关。情志失调，肝失疏泄，肝气犯胃，内生痰饮，常易使脾运失常以致积湿生痰，酿生疾病，形成肺中"伏痰"宿根。临证中支气管哮喘的治疗常运用疏肝理气、降逆平喘；疏肝解郁、化痰平喘；清肝泻肺平喘；滋阴养血、熄风止痉等方法，临床上常能取得很好的效果，可见肝肺的调治在情志导致哮喘病的治疗中至关重要。情志失调，气机失常，脏腑失和，伏痰丛生，则哮喘反复，因此治疗时应注重气机调畅，运用宣气、降气、纳气等方法。现代中医对五行学说研究愈加深入，发现从五行角度分析哮喘的病因病机及治疗能更加充实，常运用培土生金、金水相生等治疗方法，对于哮喘的治疗具有很好的临床疗效。哮喘治疗不仅要关注致病因素，还需根据患者的临床表现加以辨证，应以调畅情志，调和气血为基本治则，同时注意主次轻重，根据不同情况、不同原因，选择不同的治法，使气机调顺，痰瘀不生，逆气得平。

**2. 西医治疗**　哮喘和负性情绪相互影响，从而导致心理与疾病的恶性循环。临床上常见哮喘患者出现以烦躁易怒为主并伴随其他负性情绪的表现，将此归类于抑郁、焦虑之中，并给予患者抗抑郁药、抗焦虑药、镇静药等。因为抗抑郁药、抗焦虑药可通过阻断中脑-边缘系统及中脑-皮层系统的多巴胺受体，显著改善患者的负性情绪，提高哮喘症状的控制效果。

**3. 外治法调护**　针刺治疗属于中医传统治疗方法，针灸治疗哮喘伴抑郁焦虑有一定优势。临床上常以背部肺俞、大椎、定喘为主，加用百会、印堂、神门、内关、三阴交调神解郁。研究表明，电针百会，肝俞、三阴交等腧穴，可以改善大脑皮层功能，缓解支气管哮喘的焦虑情绪，达到治疗目的。方雪婷等认为推拿可上调患儿的 TLR1、TLR2 及 TLR4 水平，改善症状，提高免疫力。

**4. 心理调护**　心理应激会使血清皮质醇含量升高，导致 Th1、Th2 细胞平衡改变，Th2 活化亢进，从而加重哮喘症状。在预防情志致病方面，《黄帝内经》秉承了"清静无为""返璞归真""顺应自然""清心寡欲"等思想，指出预防疾病的重要原则为保持心神、思想宁静，减少物质欲望，以达到预防疾病的效果。而现代音乐治疗作为心理调护的一种治疗类型，可以缓解应激对哮喘的加重作用，减轻外界物理刺激对哮喘诱发。

**5. 生活饮食调护**　适当运动，提高免疫力，保持睡眠充足，尤其是肝经旺盛的丑时，肝经调达，肝气充足，情志舒畅，减少哮喘发病。同时饮食应清淡，多吃蔬菜水果，少食多餐，忌食辛辣、生冷、油腻之品，重要的是避免过敏物质的接触。

随着哮喘患病率的升高，从中医情志、体质方面研究哮喘发病机制逐渐引起重视。怒属于中医情志的一种，从古今研究可知怒会诱发和加重哮喘发作，同时哮喘也会导致烦躁易怒情绪的产生，因此从情志角度控制与治疗哮喘，可预防哮喘的发生，达到治疗目的。

# 196 情志与支气管哮喘证治

支气管哮喘是呼吸系统中一种典型的心身疾病。近年来大量研究证实，在哮喘发病过程中，情志因素具有重要作用，许多情志变化，如焦虑、抑郁、忧思、愤懑、紧张、恐惧等，皆可诱发哮喘，或使哮喘恶化，甚至形成哮喘持续状态。心神虽为人体情志活动的中枢，但情志致病多与肝密切相关。肝主疏泄，具有调理气机，调畅情志，通利气血的作用。肝的疏泄功能正常，则气机调畅，气血调和，心情舒畅，情志和合。反之，若情志失和则肝郁而不达，气血失调，脏腑功能紊乱而产生各种心身疾患。故《素问·举痛论》指出"百病生于气也""气血冲和，万病不生，一有怫郁，诸病生焉"（《丹溪心法》）。学者崔红生等就情志因素与支气管哮喘证治做了阐述。

## 情志不遂，枢机不利

《素问·灵兰秘典论》曰："肝者，将军之官，谋虑出焉。"故临床上如忧思郁虑、抑郁不遂等情志刺激，均可使肝失条达，肝气郁结，气机不畅，枢机不利，开阖失序则肺气出纳壅而受阻，肝肺气机升降失调，肝气不得升发，肺气难以肃降，遂气逆于上而发为哮喘。正如明代李木延《医学入门》曰："惊忧气郁，惕惕闷闷，引息鼻张气喘。"临床证见精神抑郁，情绪不宁，胸闷太息，或咳喘不已，呛咳少痰，伴胁肋胀满，脘痞纳呆，苔白，脉弦。治宜疏肝理气，降逆平喘，方选四逆散加味。药如柴胡12 g、白芍10 g、枳实10 g、郁金10 g、香附10 g、陈皮10 g、苏子10 g、白前10 g、炙甘草6 g。若哮喘易于夜间发作，同时伴有精神抑郁，上腹胀满，嗳气吞酸，饭后尤甚者，证属肝胃不和，肺失清肃。现代医学认为与胃食道返流（GER）有关。治当疏肝和胃，降逆平喘，方选四逆散合旋覆代赭汤主之。药如柴胡12 g、白芍10 g、枳实10 g、旋覆花10 g、代赭石10 g、厚朴10 g、枇杷叶10 g、苏子10 g、黄连10 g、吴茱萸5 g、陈皮10 g、炙甘草6 g。

## 气机郁滞，郁痰犯肺

情志不遂，肝气郁结，疏泄失职，津液失布，凝而成痰；肝郁化火，郁火灼津，炼液成痰；或长期愁忧思虑，精神紧张，"思伤脾"则脾气受损；或肝气郁滞，横克脾土，二者皆可导致脾失健运，酿液为痰。此皆因气郁而生之痰，可谓之"郁痰"。"肺为贮痰之器"，郁痰上贮于肺，壅滞肺气，不得宣降，遂发为哮喘。清代名医顾锡在《银海指南》中即明确提出忧思郁虑可伤脾致咳作喘，"思有未遂而成郁，结于心者必伤于脾，及其既甚，上连肺胃，为咳喘失血"。临证可见喘咳痰鸣，咯痰不爽，胸闷如塞，胁肋胀满，咽中如窒，平素多忧思抑郁，苔白腻，脉弦滑。治宜疏肝解郁，化痰平喘，方选柴朴汤化裁。药如柴胡12 g、黄芩10 g、清半夏10 g、茯苓15 g、厚朴10 g、苏子10 g、枳壳10 g、桔梗10 g、郁金10 g、木蝴蝶10 g。气郁化火，木火刑金陈修园《医学三字经·咳嗽》曰："肺为脏腑之华盖……只受得脏腑之清气，受不得脏腑之病气，病气干之，亦呛而咳矣。"肺属金，最畏火。肝气壅滞，郁而化火，木火刑金，清肃之气不行，升降之机亦滞，肺失肃降，气逆于上而咳喘阵作。或肝经湿热内盛，火热循经上逆于肺，肺失宣肃亦发咳喘。临床症见性情急躁易怒，焦虑不安，喘咳哮鸣，阵阵加剧，痰少色黄，胸胁胀满，口苦而干，或见有咯血；舌红，苔薄黄，脉弦滑略数。治宜清肝泻肺平喘，方用丹栀逍遥散合泻白散化裁。药如牡丹皮15 g、栀子12 g、当归15 g、白芍10、柴胡12 g、黄芩10 g、清半夏 10 g、桑白皮 10 g、地骨皮 10 g、炙甘草 5 g。若症见狂怒不休、喘咳不已、头痛目赤、胁痛口苦等肝火上扰者，可选用龙胆泻肝汤以泻肝胆之实火。

## 阴虚风动，风摇钟鸣

肝为风木之脏，"诸风掉眩，皆属于肝"，肝肺生理相关，病理相因，外风始受于肺，内风肇始于肝。七情郁结日久，阴血暗耗，阴虚风动，血燥风生，内风上扰，摇钟而鸣。故《临证指南医案》曰："肝风妄动，旋扰不息，致呛无平期。"临床症见病程日久，抑郁不舒，心烦易怒，咳喘夜甚，时发时止，痰少而黏，不易咳出，伴潮热盗汗，口燥咽干，胁肋不舒，舌红少苦，脉弦细数。治宜滋阴养血，熄风止痉；方选加味过敏煎。药如柴胡 12 g、防风 5 g、乌梅 10 g、五味子 5 g、白芍 10 g、当归 15 g、枸杞子 15 g、桑白皮 10 g、地龙 10 g、白僵蚕 10 g、炙甘草 5 g。

## 阴阳失和，寒热错杂，痰瘀互结

激素依赖型哮喘（SDA）属于难治性哮喘范畴，其躯体症状和精神障碍常互为交织，恶性循环，使得哮喘症状反复发作，病情缠绵。既往研究证实，SDA 在整个激素撤减过程中存在着由阴虚火旺（撤前）→阴阳两虚（撤中）→肾阳亏虚（撤后）的病机演变规律；同时其痰亦伴随着由痰热内蕴（撤前）→寒热错杂（撤中）→渐趋寒化（撤后）的转化特点。由此可见，阴阳失和可谓 SDA 发病的基本病机特点，痰瘀互阻乃阴阳失和的病理产物，但同时又可导致气机升降失常，SDA 反复发作，迁延不愈。因此，SDA 辨证多为阴阳两虚，寒热错杂，痰瘀互结。临床证见精神抑郁或焦虑不安，胸憋气短，动则为甚，咳痰黏稠，或黄或白，伴头晕耳鸣，口唇发绀，咽干口燥，倦怠懒言，腰膝酸软，舌暗，苔薄白或薄黄，脉沉细。治宜调补阴阳，和血化痰，降逆平喘；方选乌梅丸加减。药如乌梅 10 g、制附子 10 g、党参 10 g、当归 15 g、桂枝 10 g、白芍 10 g、细辛 5 g、黄芩 10 g、黄柏 5 g、椒目 10 g、苏子 10 g。临证当审其阴阳之偏虚，寒热之偏盛，诱因之兼夹等及时调整药物比例，加减治疗。如以肝肾阴虚表现为主者，重用乌梅、白芍，酌加山萸肉；以肾阳虚为主者，重用附子、细辛、桂枝；痰热证明显者，重用黄芩、椒目，酌加连翘；痰湿证明显者，重用细辛、桂枝，酌加干姜；若由外感风寒诱发加重者，酌加炙麻黄、防风；因情志不遂，肝气郁结而诱发加剧者，酌加柴胡、郁金。

综上所述，情志因素与支气管哮喘关系密切，二者互为因果，恶性循环，终致哮喘反复发作，迁延不愈。临证当详审七情之殊，所累脏腑之别，证候演变发展之势，如此方能洞悉病机实质特征，阻断交互环节，情志和合，气机升降出入有序，则哮喘自平矣。

# 197　从五脏七情论治胸闷变异型哮喘

胸闷变异性哮喘（CTVA）是一种新的哮喘亚型，是一种以胸闷为唯一临床症状的特殊类型哮喘病证，无发作性喘息伴咳嗽病史，听诊无哮鸣音，存在气道高反应性和可逆性气流受限以及典型的哮喘病理特征，严重影响患者日常活动及夜间睡眠，并有可能进一步发展为变应性咳嗽，并对吸入性 ICS 或 ICS 吸入加 LABA 治疗有效。哮喘是肺脏功能失调或虚弱，津液布散失常，痰饮停滞，凝聚成痰；或是因外邪、情志、瘀血等触发伏痰，导致痰气相搏，壅塞气道，气道痉挛，肺宣降失常而发作性的痰鸣气喘疾患。中医临床分型论治、辨证用药等方法多从肺与肝、脾、肾、心关系出发，强调整体观念和辨证论治，现代医学认为精神因素可以诱发哮喘发作，紧张不安、情绪激动等会促使哮喘发作，一般认为是通过大脑皮层和迷走神经反射或过度通气所致。故从五脏情志论治 CTVA，具有临床指导的现实意义。

## 情志致病

中医学认为"精神内守、病安从来""喜怒不节，则伤脏"。若脏腑气血阴阳功能损伤，则容易受外邪侵袭，也是所说的"邪之所凑，其气必虚"。近年大量研究表明，情志因素在哮喘的发病过程中具有重要作用，怒、喜、思、悲、恐等诸多情志变化皆可诱发哮喘，或加重哮喘症状，甚者形成哮喘持续状态。《素问·阴阳应象大论》指出"肝在志为怒""心在志为喜""脾在志为思""肺在志为悲""肾在志为恐"。气机的升降出入失常，常可波及全身五脏六腑、四肢九窍等脏腑组织器官，而造成种种病理变化。若气的升降出入存在障碍，则机体的功能活动就会失常；若气的升降出入完全丧失，则人的生命也会完结。气的升降异常称为"气机失调"或者是"气机不利"。在临床上，对气机失调的具体论治还应结合身体具体的脏腑经络气血等做出诊断，临床上常见肺失宣降、胃气壅滞、肝气横逆、气血逆乱等。《素问·举痛论》曰："悲则心系急，肺布叶举，而上焦不通，荣卫不散，热气在中，故气消矣。"表明提出悲伤等情志因素可使肺气耗伤而导致疾病。中医学以"整体观念""辨证论治"为指导思想，五脏相关，人的情志变化，所导致的单个脏腑损伤，可迁延致其他脏腑。学者孙宇鹏等就情志因素与胸闷变异性哮喘证治做了探析。

## 从中医五脏七情论治 CTVA

肺主宣发肃降，通过肺气的宣发能向上向外布散气与津液，《灵枢·决气》曰："上焦开发，宣五谷味，熏肤，充身，泽毛，若雾露之溉。"机体脏腑气机的运动规律，一般在上者宜降，在下者宜升，肺居于胸中，为五脏六腑之华盖，其气以清肃下降为顺。肺司呼吸，为气之主，总领一身之气，其志属悲。悲伤之情令肺气抑郁，日久可耗伤肺气，若肺气郁闭，宣发与肃降不利，则可致呼吸不畅，气机调达不调，水液代谢障碍，可见胸闷喘咳、气逆不得卧。临床上对于肺气壅塞型予桑菊饮加减、苏子降气汤加减、定喘汤加减以清宣肺气；肺脏虚弱型予玉屏风散加减补益肺气，取得不错疗效。胸闷一症与脏腑功能失调密切相关，临证须针对脏腑辨证论治，以指导临床工作。

**1. 心肺相关**　《灵枢·师传》曰："五脏六腑者，肺为之盖，巨肩陷咽，候见其外……五脏六腑，心为之主，缺盆为之道，骺舌骨有余以候骺骮箭。"《素问·痿论》曰："肺者……为心之盖也。"心肺是同居于人体上焦的脏腑，位置相邻，功能相关。心主行血而肺主气司呼吸，心与肺之间的关系，为气与血的关系，二者相互配合，保证了人体气血的正常运行，以维持人体各脏腑组织器官的正常运行。气为血之帅，气行则血行；血为气之母，血至气亦至。《素问·金匮真言论》曰："故背为阳，阳中之阳，心也背为阳，阳中之阴，肺也。"从阴阳学讲，五脏六腑中，心肺同居胸中隔上，相对其他三脏而言，二者属于阳，心肺均为阳脏，二者功能相关。同时气属阳，血属阴，肺朝百脉，助心行血，人体之气在肺中形成，而整个呼吸运动需要心肺的共用参与。血的正常运行需依赖肺气的不断推动，而同时只有正常的血液循环，才能维持肺主气司呼吸的正常进行，肺所吸纳的气，必须贯入心脉，通过血的运载，才得以输布全身。心与肺，血与气，呈相互依存的关系，如果血没有气的推动，就会失去统帅，容易瘀滞不行；气没有血的运载，则无所依附导致涣散不收。所以在病理上，若肺的宣发肃降功能失调，就会影响心主行血的功能，最终导致血液运行的失常。相反，若心主血脉的功能失调，所导致的血行异常也会影响肺的宣肃，最终出现心肺亏虚、气虚血瘀等证候。从中医五行相生相克理论出发，肺属金，心属火，根据自然属性特点火克金，正常情况下肺金受心火的制约，二者之间维持动态平衡，若心火旺盛则容易灼伤肺阴，若心火虚损，也会导致火衰金冷，肺金失于温煦，肺的升降失常。同时手少阴心经起于心中，出属心系，其支脉从心系上挟咽喉，其直行之脉则从心系上于肺。心肺二者在经络上相互联结，相互沟通，也存在着重要关联。

人体的七情变动首先影响心神，心在志为喜，喜则气缓。《灵枢·本神》曰："喜乐者，神惮散而不藏。"《灵枢·本神》指出"是故怵惕思虑者则伤神"，《类经·疾病类·情志九气》曰："心为五脏六腑之大主，而总统魂魄，并该志意。故忧动于心则肺应，思动于心则脾应，怒动于心则肝应，恐动于心则肾应，此所以五志惟心所使也。"心为君主，主神明，主宰统帅人体相关的情志活动，情志变化过极，均能损伤心神，从而影响五脏六腑脏腑气机。若伤及肺，则肺气郁闭，不得宣发与肃降，则致呼吸不畅，气机不调，水液代谢障碍，可见胸闷。临床治疗中可选用生脉散加减、天王补心丹加减以益气养阴。

**2. 肝肺相关** 肺司呼吸，主一身之气，肺之气以肃降通调为常；肝调达气机，其气以升发调达为顺，肝主疏泄，肝气调达和顺，则肺宣发肃降功能正常，三焦之气机通畅，升降出入正常，则气血平和，古人称"龙虎回环"，肝升与肺降相互为用的同时又相互制约，肺脏得以宣降，有利于肝气的升发；肝气得疏，有利于肺气之肃降。肺属金，肝属木，肝肺相克，二者通过这种克制关系达到维护人体气机平衡调顺的目的。正常状态下，根据五行相生相克规律，金克木，肺能制约肝，肺气清肃，可以制约肝阳上逆。肝脏为刚脏，肺脏为娇脏，如果肝郁化火或者是肝阳上亢，则肺金无力制约肝木，容易遭受肝火的反克，造成"木火邢金"或"木旺侮金"。《灵枢·经脉》曰："肝足厥阴之脉……其支者，复从肝，别贯膈，上注肺。"且十二经脉的气血循环流注顺序是起于肺经，止于肝经，肝经与肺经首尾相连，使十二经脉气血循环流注生生不息，从而维持人体正常的生理功能。若肝之气血受损，沿经下传，伤及于肺，可见金失常态。

肝喜条达而恶抑郁，忧思抑郁，情志不遂，使肝气郁结，气机阻滞而枢机不利，《珍本医书集成·医经类》曰：肝"然于其五脏为独使……又为将军之官，则于一身上下，其气无所不乘，和则为诸脏之瞻养，衰与亢则为诸脏之残贼"。《读医随笔》曰："肝者，贯阴阳，统气血，居贞元之间，握升降之枢者也。"肝推动了整体气机的升降转运，若肝气失疏，肺气升多降少，气机郁结，气滞则血瘀，气血瘀滞胸中，而发胸闷哮喘。金延强等认为，肝郁气滞是胸闷变异性哮喘的重要病机之一，故应把调畅气机、疏肝理肺作为本病的基本治则。临床常见肝郁气滞型治疗上可选柴胡疏肝散、小柴胡汤加减、四逆散加减以达疏肝解郁、宣肺理气之功；肝火犯肺型可选用黛蛤散合泻白散加减或龙胆泻肝汤加减以平肝降火、泻肺宁金；肝阴血虚型可选用四物汤合一贯煎加减或逍遥散加减以养血柔肝。

**3. 脾肺相关** 肺属金，脾属土，土生金，肺脾乃母子关系，"脾为元气之本，赖谷气以生，肺为气化之源，而寄养于脾也"。脾气虚弱迁延至肺，称为"母病及子"；肺气虚衰影响至脾，则称为"子盗母气"。肺气是否充足，依赖于脾的生化功能是否正常。肺司呼吸，吸入自然界的清气；脾主运化水湿为后天之本，气血生化之源，能将水谷之精化为谷气。人体宗气的生成依赖于肺脾两脏的协作，"肺为主气之枢，脾为生气之源"，肺气之盛衰在一定程度上取决于脾气的强弱，《素问·经脉别论》曰："饮入于胃，游离精气，上输与脾；脾气散精，上归于肺。"表明肺发挥正常的生理功能所需要的津气有赖于脾运化的水谷精微来充养。若脾气健运，就能通过运化腐熟水谷，将精微物质运送到机体的各部分使五脏六腑、四肢九窍得以温养，精气血津液等物质得以充盛，以发挥其生理功能。肺主宣发肃降，主行水，通调全身水道；脾居中焦，主运化水湿，为水液升降出入的枢机，两脏配合发挥维持水液代谢平衡方面的重要作用。《灵枢·经脉》提出"肺手太阴之脉，起于中焦，下络大肠"，肺脾两经同属太阴，肺之经气源于脾，有"同气相求，同声相应"之义。

脾在志为思，思则气结。如果思虑过度或所思不遂，就会气结日久，气机升降失常，脾气受损，使脾不能升清胃不能降浊，影响五脏六腑气机升降。另外脾伤失运，容易造成水湿内生，脾喜燥恶湿，若湿困脾土，就会阻遏气机，加重脾不升清胃不降浊程度。以此形成恶性循环，常见胸闷、脘痞等症。对于此种原因所致 CTVA 方用玉屏风散加减、参苓白术散加减、四君子汤加减或生脉散加减等以补脾益肺。

**4. 肺肾相关**　肾主水，肺行水，肺为水之上源，肾为水之下源，肺主行水而通调水道，肺发挥宣发肃降功能，输布水谷精液、精微物质到全身各个脏腑组织器官中，起到濡养五脏六腑的功效，以保证五脏六腑正常生理功能的发挥。肾主开阖，为主水之脏，能够发挥蒸腾气化升降水液的生理功能，经肺输布下归于肾的水液，经过肾的气化后，清者升腾，经三焦回流体内；浊者输入膀胱，从尿道排出体外。水液代谢的正常运行需要肺肾二脏协同作用，肺的宣发肃降布散水液的功能与肾气的蒸腾气化作用相辅相成。"其本在肾，其标在肺"。另外肺主气司呼吸，肾藏精主纳气。人体正常的呼吸运动，虽为肺所主导，但需肾的纳气作用来补充协助。"肺为气之主，肾为气之根"。只有肾气充足，才能维持肺吸入的清气在肃降的作用下纳于肾的深度。若肾气不足，摄纳无权，就会导致肺肃降失司，吸入清气的深度不足。肺肾二脏需相互配合，共同完成呼吸的生理活动。肺属金，肾属水，金生水，二者为母子关系。水能润金，若肺阴充足，输精于肾，肾阴充盛，则能保证肾功能旺盛。同时肾阴为一身阴液之根本，若肾阴充足，循经上乘于肺，就能使肺气清宁，宣降得利。"肺气之衰旺，全恃肾水充足，不使虚火炼金，则长保清宁之体"。

肾在志为恐，恐则气下，惊则气乱，惊恐同属肾之志。惊恐过度则会使人体气机紊乱，影响脏腑气机。若肾气机失常、纳气功能异常，迁延至肺，则会造成肺气郁闭，气机不调，水液代谢障碍，可见胸闷喘咳，气逆不得卧。若辨证为肺肾阴虚型，方用玉屏风散合沙参麦冬汤加减以益肺滋肾；若辨证为肾虚不纳型方用金匮肾气丸加减以温补肾气。

目前，中西医针对 CTVA 的认识日趋完善，作为一种新的哮喘亚型，明确诊断后，治疗并不复杂，西医对于 CTVA 的治疗以吸入性 ICS 或 ICS 吸入加 LABA 为主。中医上千年来对于"哮证""喘证"的认识与治疗也积累了丰富的经验，从五脏七情出发，结合现代医学对胸闷变异性哮喘发病的认识，强调舒缓情志、调畅气治疗该病的重要性，丰富了 CTVA 的诊疗思路。五脏七情与 CTVA 关系密切，二者互为因果，恶性循环，终致哮喘反复发作，迁延不愈。在临床上临证应仔细审证求因，辨别病气之偏重，详审七情之殊，所累脏腑之别，证候演变发展之势，依此组方用药，以期获效。如此方能洞悉病机实质特征，阻断交互环节，情志和合，气机升降出入有序，则哮喘自平矣。

# 198　从肝肺相关论治慢性阻塞性肺疾病合并抑郁

　　慢性阻塞性肺疾病（COPD）是一种高致病率和病死率的呼吸系统常见疾病，不完全可逆的气流受限为其典型特征，病情呈缓慢进行性发展，且肺部对有害气体或有害颗粒的异常炎性反应与本病的发展密切关联。随着病情的发展，COPD患者肺功能逐渐下降，呼吸困难，住院次数增加，住院时间延长，长期服用药物，且逐渐累积其他脏腑病变，如骨骼肌异常、骨质疏松、肺源性心脏病，抑郁和焦虑状态等。其中抑郁障碍是其中一个常见且不容忽视的并发症，往往会导致患者的依从性和社会适应性下降，会有呼吸困难、胸闷不适的主观感觉异常，情绪的不稳定和治疗的不配合又会加重病情。COPD后期多表现为肺脾肾三脏俱虚。本虚标实为本病的基本病机，痰浊瘀血为病情发展的重要病理因素，痰浊阻肺是疾病发展和转归的重要环节。抑郁症属中医"郁证""百合病""癫证""脏躁"等范畴。肝气不疏、气机郁滞为本病的病因，病位在肝，病机为肝失疏泄，治当疏肝理气。肺在志为悲，悲伤肺，悲则气消，肺叶不举，肺主气司呼吸功能失调，久则致病。现代医学研究发现肝不仅能调节下丘脑-垂体-肾上腺皮质轴，还通过对中枢单胺类神经递质产生影响，从而调节人的情志。肝肺在生理功能和五行配属上紧密相关，且现代医学认为精神因素可以诱发呼吸困难，且紧张不安、情绪激动等会促使COPD发病，故学者郑莉莉等认为，从肝肺相关论治COPD合并抑郁具有一定的理论基础及临床指导意义。

## 肝肺相关的生理基础

　　从气机升降协调论，肝主疏泄，条达气机，犹春发万物，肝气以升发为宜。肺主气，司呼吸，主太阴秋燥、肃降之气，故肺气以肃降为顺。肝自左而升，肺主右降。"肝生于左，肺藏于右"最早源于《素问·刺禁论》，指出"藏有要害，不可不察，肝生于左，肺藏于右"，与叶天士所言"人身气机合乎天地自然，肝从左而升，肺从右而降，升降得宜，则气机舒展"具有一致性。肝肺之气一升一降，气机协调，为气机升降出入的枢纽，共同维持人体气机阴阳平衡，脏腑、经络的功能活动及气血、营卫的正常运行。肝气条达，疏泄功能正常、气机调畅，则肺脏的生理活动就能保持协调，三焦气机通畅，人体气血平和，故有"龙虎回环"之说，肝主左升，肺主右降，二者一左一右，一升一降，相互协调，相辅相成。从气血相关论，《医宗必读·卷八·头痛门》指出的"偏头痛，左为血虚，右属气虚"与郑东升"左血右气"观点一致，肝生于左，肝为血海，主藏血，故左以血为主；肺藏于右，肺主一身之气，故右以气为主。《张氏医通·胁痛》亦曰："肝主阴血而属于左胁……左胁多怒伤或留血作痛，右胁多痰积或气郁作痛。"血为气之母，气为血之帅，气能行血，血液的运行依赖心气，肺气的推动以及肝气的调畅作用，全身脏腑经络功能的正常发挥都离不开气血的濡养和推动，故有"运血者，即是气"之说。肝主疏泄，调畅气机，主藏血，能够调节全身血量，肺主一身之气，吐故纳新，肺主治节，能助心行血，肺调节全身气机的功能需靠血的濡养，而肝脏向周身脏腑经络输布血液的功能又依赖气的推动，因此人体气血的正常运行有赖于肝肺二脏功能的正常发挥和相互协调。从经络论和《灵枢·经脉》可知，足厥阴肝经起于足大指丛毛之际，沿足背、胫骨内侧前缘、上腘内廉，循股阴，入毛中，绕阴器，抵少腹，挟胃两旁，属肝，络胆。向上贯膈，布胁肋，沿喉咙向上进入鼻咽部，鼻咽部与鼻相通。手太阴肺经，起于中焦，下络大肠，还循胃口，上隔属肺。从肺系，横出腋下，下循臑内，行少阴、心主之前，下肘中，循臂内上骨下廉，入寸口，上鱼，循鱼际，出大指之端。由此，可以看出手太阴肺经与足厥阴肝经在经络循行上关系密切，肺经为经气流注之起始，肝经为经气流注之终结，两经维持经气的正常流注。

《灵枢·经筋》曰："手太阴之筋，上结缺盆，下结胁里，散贯膈，合贲下，抵季胁。"生动形象地揭示了手太阴之肺经与足厥阴之肝经在人体的分布上相互衔接，手太阴肺经上连缺盆，下接胁里，横贯纵膈，最终抵达季胁。且气血从肝经入肺经，再由肺之经络循环入肝，如此循环往复；肝经的分支，从肝别贯膈，上注于肺，气血相接，灌全身。从五行配属上论，肺属金，肝属木，木为生火之源，根据五行相生相克，相互转换，生化有序，关系密切，金克木，故肺能制肝，肺气清辛肃降，可以防止肝阳上亢。"诸风掉眩，皆属于肝"是为木生火，而金克木。肝与肺相互制约，共同维持全身阴阳动态平衡，以免木火刑金。

## 肝肺相关的病理基础

肝为将军之官，体阴而用阳，在四季应春，五行属木，具有升发条达之性，性喜条达而恶抑郁，肝的生理功能与春季的气候变化关系密切。正如缪希雍在《本草经疏》中曰："扶苏条达，木之象也；升发开展，魂之用也。"因此，"疏泄""条达"是肝的主要生理功能。《素问·灵兰秘典论》曰："肝者将军之官，谋虑出焉。"肝主疏泄的功能主要体现在人的情志活动的调节方面。肝主疏泄，调畅气机，血为情志活动的物质基础，气为情志活动的功能基础，正常的情志活动依靠气血的正常运行。若情志不遂，忧思郁结，则肝失疏泄，气机不畅，出现心神不宁、郁郁寡欢、善太息。与张景岳"因郁致病""因病致郁"的观点具有一致性，皆充分揭示了郁证的发生与肝脏关系甚为密切。《珍本医书集成·医经类》提出肝"然与五脏为独使……又为将军之官，则于一身上下，其气无所不乘，和则为诸脏之瞻养，衰与亢则为诸脏之戕贼"。肺为相傅之官，治节出焉，位居上焦，为阳中之阴脏，其气轻清肃静，易受他脏侵袭。《素问·至真要大论》曰："诸气愤郁，皆属于肺。"肺主一身之气机，肺气壅塞，则诸气失主，累及于肝，肝失疏泄，气机不畅。"怒则气上"，肝失疏泄，肝气上逆犯肺，则肺气不得肃降，积于胸中导致肺胀，或气逆而喘。肝为刚脏，肺为娇脏，若肝气失于条达，郁而化火，循经上行，累及肺脏，灼伤肺津，则肺失宣肃，肺金不仅无力制约肝木，反易遭肝火之反克，造成"木火邢金"。血为气之母，气为血之帅，肝主藏血，畅气机，全身脏腑经络功能的正常发挥，有赖于气血的濡养，若肝主血，调节血量功能失常，则气机升降受损，进而影响肺的宣发肃降。二者关系紧密，若肝生内风，逆侮肺金，肺失宣降，胸闷乃作。病位在肺，病本在肝，治病求本，当先治肝。

## 慢性阻塞性肺疾病合并抑郁的中医病机

肺主气，司呼吸，是全身与气关系最为密切的脏腑，《素问·五脏生成》曰："诸气者，皆属于肺。"因此肺之为病，多病在气。气为人体生命之根本，肺的宣降功能对全身气机运动起着统筹协调的作用。且肺朝百脉，主治节，脉中血液汇聚于肺，再通过肺气的推动作用，将血液输送到五脏六腑、四肢百骸，发挥其濡养作用，因此肺在一身血液的生成与运行中发挥重要的作用，故肺为多气多血之脏。《素问·五常政大论》曰："发生之纪，是谓启陈，土疏泄，苍气达。"《素问·阴阳类论》亦曰："春甲乙青，中主肝，治七十二日，是脉之主时，臣以其脏最贵。"肝主疏泄，保持全身气机通畅，气血调和，脏腑经络功能协调，百病不生。若肝失疏泄，则经气不畅，气血失和，脏腑功能失调，导致"左升太过，右降不及"，木火刑金，肺金受损，宣降失司，肺气上逆。若因过度精神刺激，情志不遂，或大怒伤肝，均可使肝气郁结，疏泄失常，气机升降不相协调，导致肺气上逆，升多降少。肺气宣降，肝气条达则百脉通畅，精神愉快。因此在治疗疾病时，应注重肝肺气机的宣降条达。COPD病位首先在肺，长期外淫侵袭，肺失宣降，其病情缠绵，或失治误治，肺气虚损，则肺气虚，失治节，气机闭阻，宣降失司，气血运行不畅，痰浊内生，肺络痹阻，且肺为华盖，主宣发肃降，通调水道，若肺气不利，则上气喘息。肺主吸气，肾主纳气，肾气不足，摄纳失常，则肺气上逆动则喘促。病情反复，肺气亏虚，气虚推动无力，则肺失治节，百脉不能朝会于肺，心血运行不畅停而为瘀，进而瘀阻血脉。《丹溪心法·咳嗽篇》提出"肺胀而咳，或左或右不得眠，此痰夹瘀血碍气而为病"。因此肺肾气虚血瘀是贯穿于COPD 的基本病机，痰浊、血瘀互结是发病的重要环节。《素问·阴阳应象大论》曰："精气并于肺则悲。"肺在五行属金，在四季应秋，秋日万物萧瑟，人体气机也处于收敛状态，容易产生悲伤、低落的情绪，因此宜减少精气的消耗。肺胀患者长期咳嗽、咯痰、气喘，病程迁延难愈，耗伤肺气，肺气不利，出现心累、胸膈满闷，轻则伴见神疲懒言，重则萎靡不振、易悲善忧。《素问·宣明五气论》曰："精气并于肝则忧。"提出了肝病亦忧。肝为刚脏，五行属木，喜条达，主疏泄，具有使机体气机通畅的作用。中医学认为，七情乃人之常情，情志顺畅是"阴平阳秘，精神乃治"的保障。COPD 患者病程缠绵，病久肺气亏虚，无以调节全身气机，致使肝气疏泄不利，条达失宜，气机失调，则气血紊乱，或滞而不爽或亢而为害。可见精神抑郁、萎靡不振、胸闷胁胀、不思饮食、失眠多梦等症状。

## 慢性阻塞性肺疾病合并抑郁的现代医学认识

COPD 患者长期服药，住院次数逐渐增多，慢性肺功能降低，社会适应性下降，严重影响患者的日常生活、社会活动和精神状态，常并发焦虑抑郁障碍。除遗传因素外，生物化学、社会心理社会因素不容忽视。近年来，随着抗抑郁药研究的深入，人们对抑郁症的病因有了进一步认识，而抑郁症作为COPD 的常见并发症，尽管近年来 COPD 合并抑郁的临床及实验研究日益增多，但本病发病机制十分复杂，仍缺乏明确认识。在抑郁症的生物学致病机制主要包括单胺类神经递质学说、炎症反应学说、HPA 功能失调学说、神经营养因子学说、神经可塑性、免疫激活与免疫抑制等，其中单胺类神经递质学说被认为是最经典且研究相对较深入的理论。5-HT 及其受体、转运体系统功能紊乱可导致抑郁症发病。大量研究表明抑郁大鼠脑内及血清 5-HT 含量明显低于正常水平，使用利血平导致 5-HT 耗竭后可以促发抑郁症。此外，研究显示中脑边缘多巴胺神经元的放电模式能介导个体对慢性应激的应答产生抗抑郁作用。DA 系统与抑郁症的发生和治疗有着密切的关系，其可以作为抗抑郁药物的治疗靶点进行深入的研究。

## 抑郁症与中医肝肺相关性的现代医学研究

有研究者采用 Beck 抑郁自评问卷，检查 24 例中医诊断为肝郁气滞患者的精神状态，BDI 积分肝郁组显著高于健康人组（$P < 0.05$），说明该证患者处于抑郁状态。王桐生等研究发现，肝郁模型组大鼠海马组织中 5-HT 水平显著降低。因此，有学者认为抑郁症是中枢神经系统内 5-HT 功能下降、释放减少，突触间隙含量减少所致。朱虹等检测 40 例肝阳上亢证患者，发现其血浆 VWI、TXB2、6-K-PGF12 均明显高于 40 名健康人，说明肝病患者中枢 NE 功能异常。

COPD 合并抑郁障碍是以肺气虚为基础，涉及五脏，其中与肝脏关系甚为密切，因此治疗当辨清脏腑，从五脏论治，以宣肺疏肝解郁为主要治则。此外，叶天士在《临证指南医案》中指出"郁证全在病者能移情易性"，在对本病进行常规治疗的基础上，要对患者进行针对性的心理疏导和精神安慰，事实证明这对抑郁症的治疗效果起着重要的作用。

# 199　肝调畅情志与慢性阻塞性肺疾病合并焦虑抑郁的相关性研究

　　慢性阻塞性肺疾病（COPD）是一种严重危害人类身心健康的常见病、多发病，患者的生活质量常受其严重影响，病死率高、预后差。COPD可伴发多种合并症，同时合并症与患者急性加重情况密切相关，又能够影响患者整体疾病的严重程度，合并症的防治是COPD防治的重要部分。焦虑抑郁是COPD常见的合并症之一，并影响患者的病程与预后。中医认为，肝主疏泄、调畅情志，而肝失疏泄、情志异常，易出现焦虑抑郁状态。肝失疏泄、气郁是引起抑郁焦虑的核心，从肝论治焦虑抑郁具有重要的临床意义。韩霴等认为，肝失疏泄、情志异常的临床症状与现代抑郁症相符，同时指出它们共同的病理学基础可能是神经内分泌功能失调，认为"调肝"是一种有效的论治抑郁症及其他精神科疾病的方法。学者陈学昂等通过查阅大量文献，研究了肝调畅情志与慢性阻塞性肺疾病合并焦虑抑郁的相关性，从而指导临床治疗。

## 肝调畅情志与慢性阻塞性肺疾病合并焦虑抑郁的理论研究

　　**1. 肝调畅情志的内涵**　　情志多指人的情感、情绪活动，是指机体对外界事物的刺激所做出的相应的情感方面的反应，情志活动主要由心神所管理，物质基础为气和血，肝能够调畅情志，主要是因为肝主疏泄调畅气机，促进气血生成和运行。"疏泄"一词最早见于《黄帝内经》。元朝朱丹溪《格致余论·阳有余而阴不足论》曰"司疏泄者，肝也"，明确指出了肝主疏泄。肝主疏泄是指肝具有疏通、畅达、调节及宣泄等生理特性，包括了调畅气机、促进津液、血液的输布和代谢、调畅情志、促进脾胃运化和调节生殖功能等功能。调畅情志是肝主疏泄的重要表现之一。情志致病主要是在肝失疏泄、情志异常、气机紊乱情况下出现的，同时气机紊乱又是情志致病的基本特点之一。

　　**2. COPD合并焦虑抑郁的现代认识**　　一方面，COPD病程迁延、反复发作、进展缓慢及逐渐加重的特点，往往导致患者丧失劳动能力、生活不能自理、人际交往减少、经济负担增加等，这些因素都可能会引起患者情志异常而出现焦虑抑郁。另一方面，COPD合并焦虑抑郁可使患者机体的氧耗量增加、免疫功能障碍和活动能力下降、就医治疗的依从性降低，从而加重患者病情。此过程可形成恶性因果循环关系。张馨通过研究152例COPD患者的肺功能、CAT等检查，发现COPD患者常伴有焦虑抑郁；且焦虑抑郁对COPD患者的肺功能、生活质量造成严重影响；并指出COPD症状越重，患者焦虑和/或抑郁的患病率越高。李文军等通过对186例COPD与焦虑抑郁的临床分析，指出COPD患者长期负性情绪体验及中枢神经系统器质性损害是其焦虑抑郁的发病率显著增高的主要原因。同时指出COPD频繁发作，急诊及住院次数增加与焦虑抑郁导致的患者生活质量下降关系密切。

　　**3. 情志致病与COPD合并焦虑抑郁的关系**　　情志致病可以直接伤及脏腑。《黄帝内经》认为"肺在志为悲为忧，过悲则伤肺"。悲忧情志致病的症状特点可能与焦虑抑郁临床表现的一部分相似，其致病主要伤害肺脏。曹雪等通过对"肺主忧伤"与COPD合并抑郁焦虑的中医病因病机的探讨，认为焦虑抑郁等心理疾患能够诱发或加重患者的咳喘及呼吸困难症状，导致肺功能下降，并使其发作反复、急性加重甚至频繁住院，从而加速疾病的进展，严重影响到患者的生活质量；数情交织首先伤肝，肝失疏泄、肝郁气滞，可引起肺气不利，出现咳喘、胸闷等症状；同时肝郁气滞亦是焦虑抑郁的主要原因之一。肝郁可能是 COPD 及焦虑抑郁的共同病机基础之一。苗青等通过对 105 例住院 COPD 患者的研究，发现焦虑抑郁在 COPD 患者中患病率达 70.48%，而肝郁气滞是 COPD 合并焦虑抑郁的重要病理因素之一；认为焦虑抑郁等情志变化可能是 COPD 患者临床症状的一部分，中医"肺主忧伤"的理论与COPD 导致焦虑抑郁的发生完全吻合。

## 慢性阻塞性肺疾病合并焦虑抑郁的中医药临床治疗

目前现代医学对 COPD 合并抑郁焦虑的药物治疗，主要参照抑郁症及焦虑症的治疗方法及药物，特异性差，不良反应多，患者容易产生依赖性，且对呼吸中枢有一定抑制的作用，可能进一步加重患者病情。COPD 患者焦虑抑郁状态属中医"郁证""脏躁"等的范畴。中医药通过对"郁""痰""气"等辨证施治结合心理疏导，对于治疗 COPD 合并焦虑抑郁疗效肯定。陈韫炜通过对 78 例 COPD 合并焦虑抑郁患者在西医常规治疗基础上，治疗组加自拟解郁活血汤治疗的观察，对两组患者的汉密尔顿抑郁量表减分率进行比较，发现自拟解郁活血汤治疗 COPD 合并焦虑抑郁患者疗效确切，能明显改善抑郁症状，提高患者生活质量。杨光等通过对 80 例 COPD 合并焦虑抑郁患者在西医常规治疗基础上，治疗组加柴胡疏肝散治疗的观察，认为柴胡疏肝散适用于治疗 COPD 伴发焦虑抑郁障碍患者，疗效肯定。陈伟云认为柴胡疏肝散能改善 AECOPD 患者焦虑及抑郁症状。陈展运用化痰解郁汤治疗 COPD 合并焦虑、抑郁，患者的抑郁、焦虑及临床症状得到明显改善。

社会心理因素是焦虑抑郁发生的重要病因。中医认为"善医者，必先医其心，而后医其身"，有针对性的心理治疗能增强药物的疗效，并辅助药物改善患者预后。现代医学也越来越重视心理治疗在焦虑抑郁治疗中的作用，新版指南指出药物与心理治疗应并重，均可作为临床治疗优先推荐。王朋等认为从肝论治抑郁症且配合心理疗法能够提高患者生活质量。田茂良报道了关于 135 例 COPD 合并焦虑抑郁患者治疗的研究，认为此类患者应在 COPD 治疗的同时，联合抗抑郁焦虑治疗，并给予心理干预疗法，不仅能够改善患者焦虑抑郁症状，还能够提高患者生活质量。

## 现代研究

COPD 合并焦虑抑郁的主要发病机制为全身性炎症及血管因素。COPD 患者全身性炎症反应可能诱发焦虑和抑郁的发生。有报道称 COPD 患者多数伴有血浆炎症细胞因子（如 TNF-α 等）升高，并且常伴随产生促炎性细胞因子，这些因子直接影响中枢神经系统，其中包括增强消极情绪，与抑郁症发生关系密切。COPD 患者脑血管和脑细胞可被低氧血症、$CO_2$ 潴留及酸中毒 3 个病理因素共同损伤，导致相应部位的脑白质和脑血管等病变，从而累及情感调节中枢，而 COPD 患者焦虑和抑郁的产生可能与这种血管性损伤有关。丹栀逍遥散清肝火、畅情志、养肝血，是中医调治情志异常的经典名方，在临床中广泛应用于焦虑抑郁等情志病证的治疗，临床效果确切。齐士等认为（丹栀）逍遥散具有调整抑郁症患者的神经、免疫及内分泌系统的功效。姜幼明等发现肝失疏泄、气郁不畅与慢性应激焦虑状态的病理机制密切相关，逍遥散疏肝解郁的作用机制可能与通过调节杏仁核、海马、下丘脑-垂体-肾上腺轴、免疫功能等有关。吴丽丽等发现丹栀逍遥散及其提取物对慢性心理应激反应的调控是通过影响下丘脑促肾上腺皮质激素释放激素（CRH）、血浆皮质酮（CORT）水平实现的，认为它们抗慢性心理应激损伤的作用环节或靶点可能是 CRH 及（CORT）。CRH 通过启动下丘脑-垂体-肾上腺皮质轴，可进一步通过分泌 β-内啡肽影响情志及紧张感。徐志伟等通过观察用丹栀逍遥散灌胃的 97 只小鼠的自主活动试验、悬尾实验及 78 只大鼠的群居接触实验，发现在对抗小鼠绝望行为及悬尾实验中，丹栀逍遥散提取中的四个组分具有较好的抗抑郁效果，且对自主活动无明显影响；而在群居接触实验中，水提醇沉液部分显示出抗焦虑作用。

# 200　论怒对高血压的影响

　　高血压是临床常见的心脑血管疾病之一，以动脉血压持续升高为主要表现，常引起脑、心、肾等重要脏器的病变。中医历代古籍中并没有高血压的命名记载，现代医家根据高血压的临床表现，将其归属于中医络病的范畴，多从眩晕、头痛等方面论治。肝在志为怒，怒伤肝致肝失条达、肝气郁结，日久郁而化火导致肝火上炎或肝阳上亢，引起脏腑气血阴阳失调、津液代谢障碍，是高血压的病机所在。因此怒志是引起高血压的重要原因之一，学者范双波等阐述了怒影响高血压的机制及其养生调护。

## 中医对怒的认识

　　早在《说文解字》中就有对怒字的认识，"怒，恚也""恚，恨也"，即情志不遂，气机郁滞而发怒。中医古籍中"怒"包括了两种含义。第一种含义是忿怒，即怒至极而激动，古人称之"愤怒""盛怒""大怒"，易导致肝气上逆；第二种含义是郁结不开，忧郁烦闷，遇怫逆之事则不得舒而怒，即郁遏之意，古人称之为"郁怒""恚怒""忧怒"。笔者认为怒志是人体受到外界不良刺激而导致脏腑气机不畅，引起的愤怒和郁怒两种表现。《黄帝内经》有87处提到"怒"，《素问·阴阳应象大论》曰："天有四时五行以生长收藏，以生寒暑燥湿风。人有五脏化五气，以生喜怒悲忧恐。"指出五脏精气是情志生成的物质基础，五脏派生五志，怒志由肝所生。气血的充盈与对情志怒关系密切，例如，《灵枢·本神》曰："肝藏血，血舍魂，肝气虚则恐，实则怒。"《素问·调经论》曰："血有余则怒，不足则恐。"反之，怒志的异常变化又能够引起气血的变化，《素问·生气通天论》曰："阳气者，大怒则形气绝，而血菀于上，使人薄厥。"《素问·举痛论》曰："怒则气上……怒则气逆。"《灵枢·邪气藏府病形》则有"若有所大怒，气上而不下，积于胁下，则伤肝"的论述。表明脏腑气血是怒产生的物质基础，而怒也能够引起相关脏腑尤其是肝主疏泄功能的失调，导致气血阴阳失和，而气血阴阳失和恰是高血压发病的关键。

　　《类经》中提到"若大怒伤肝，则气血皆逆，甚至形气俱绝，则经脉不通，故血逆妄行，菀积于上焦也。相迫曰薄，气逆曰厥，气血俱乱，故为薄厥"。说明怒志能够引起脏腑气血失衡，不循常道，血随气而上使人产生头痛、眩晕等类似高血压的临床症状。近代医家多认为，怒字上"奴"下"心"，中医学"心"为君主之官，五脏六腑之大主，若"心"被奴役，则无以发挥君主职能，从而使脏腑阴阳失衡；当人处于被奴役状态时，易产生憋屈、烦闷、怨恨、忧愁、愤怒等不良情绪，这些不良情绪日积月累则影响脏腑气机变化，导致脏腑气血阴阳失调，引发高血压。

## 从气血津液论怒志对高血压的影响

　　**1. 从气论**　气是人体内活力很强运行不息的极精微物质，是构成人体和维持人体生命活动不可或缺的物质，它充斥于脏腑组织内外，通过脏腑组织的功能活动反映于外。怒为肝志，当人体受到外界刺激而发生愤怒时，首先会影响到肝气功能的正常发挥，引起肝失条达，影响肝的疏泄功能。肝失疏泄，气机阻滞，肝气郁结，日久化火，肝火或肝阳上亢则发生头痛、眩晕等高血压症状。

　　**2. 从血论**　血是循行于脉中而富有营养的红色物质，也是构成人体和维持人体生命活动不可缺少的物质，它充斥于各个脏腑组织内外，濡养脏腑组织器官，使其功能正常发挥。气血是构成人体的两大基本物质，二者关系密切，例如，《难经·二十二难》曰："气主呴之，血主濡之。"气是推动血液运行的动力，血是气的物质基础和载体。清代唐容川曰："载气者血也，而运血者气也。"血随气行，气推动血液的正常运行；反之，气机郁滞也会影响到血液的运行而发生瘀滞，因此有"气行则血行，气滞则血瘀"之说。当人体受到外界持久的不良刺激而发怒时，首先影响到肝疏泄之功，疏泄失常，气机紊乱郁滞不通，气滞日久影响到血液系统，发生气滞血瘀，出现头痛、眩晕等脏腑气血阴阳失衡的高血压症状。

**3. 从津液论**　津液是机体一切正常水液的总称，包括脏腑形体官窍内在液体及其正常分泌物，是构成人和维持人体必需的物质基础，濡润全身脏腑组织、四肢百骸等。津液的正常输布、排泄需要依赖气的推动、固摄、升降出入运动，而津液又是气运行的载体。怒志通过影响气机引起津液的输布、排泄障碍，并形成痰、饮、水、湿等病理产物。痰随气行，到达全身各处形成不同症状，至头部则会使人发生头痛、眩晕等高血压症状。现代研究证实痰饮水湿之邪日积月累会使血管内皮功能受损，血流循环受阻、运行不畅，导致运行时压力增高，从而产生高血压。

## 怒影响高血压的现代机制研究

现代研究发现愤怒会引起人体血压变化，有学者利用脑电图（EEG）和脑磁图（MEG）成像研究人愤怒时的状态发现：愤怒与左侧前额叶活动相关，同时也能引发右侧优势额叶反应，并与血压变化密切相关。该研究表明愤怒可以引起血压的变化，诱发高血压等心脑血管疾患。现代生理病理学研究认为，怒主要是通过引起神经-内分泌-免疫网络系统的失调而致病。当人产生愤怒情绪时，会激活交感神经系统，引起交感肾上腺髓质系统兴奋；同时激活内分泌系统，使肾上腺皮质激素、肾素血管紧张素、胰高血糖素、垂体后叶激素分泌增加，而这些激素对血压都有一定的影响。

现代心理生理学研究发现，当情志刺激过于强烈持久，超过了人体心理生理的承载能力时，就会损伤机体，导致阴阳及脏腑气血津液的失衡，从而导致高血压。因此，调畅情志对于预防和治疗高血压具有重要意义。

## 中医养生调护

"治未病"是中医的优势之一，即未病先防，既病防变。将其用之于对怒志的调节，则有"未怒先防，既怒防病"两个原则。其一是未怒先防，最重要的是需要不断提高自身的修养，保持清静无为的状态，遇事不急不躁，防止怒志的产生，例如，《素问·上古天真论》曰："夫上古圣人之教下也，皆谓之虚邪贼风避之有时，恬惔虚无，真气从之，精神内守，病安从来。"此外，也要注意避免外界的不良刺激，少关注易令自己愤愤不平之事。其二是既怒防病，如果已经处于发怒的状态，要积极主动地采取相应措施降低愤怒程度，缩短发怒的时间，避免怒志引起高血压。从情志上，悲胜怒，可以通过观看悲伤影片或阅读故事等方式转移注意力，平复怒气。从饮食上，要避免饮酒、食用辛辣炙煿之品，其性多燥热易生内火。此外，可以采取缓慢细长均匀的深呼吸或意守涌泉等导引之术，以引气下行，调达气机，起到镇静降压的作用。高血压的临床治疗应将药物治疗与养生调护相结合，初期以养生调护为主，药物治疗为辅，在日常生活中增加身体锻炼和心理疏导；中期或后期应药物治疗与养生调护并重，良好的情志状态是治疗的关键。

# 201 情志与冠心病

根据流行病学调查，近年来，我国心血管疾病的发病率和死亡率均呈上升趋势，而冠心病作为心血管疾病中危害较大的一种疾病，也越来越引起人们重视。冠心病是指由于动脉粥样硬化引起冠状动脉血管腔狭窄，造成心肌缺血、缺氧或坏死的心脏病。冠心病属中医学"胸痹"范畴，寒邪内侵、饮食、情志失调、劳倦内伤等均是本病的诱因。薛一涛教授认为冠心病与情志密切相关，善用情志疗法治疗冠心病。

## 情志内伤易致冠心病

情志是七情和五志的合称，七情即喜、怒、忧、思、悲、恐、惊，五志即喜、怒、思、忧、恐。《素问·阴阳应象大论》认为人有五脏，五脏化五气，发为喜怒悲忧恐，人的精神活动本是五脏正常生理状态的反应，如果情志过极则会内伤五脏。《素问·阴阳应象大论》曰："喜伤心、怒伤肝、忧伤肺、思伤脾、恐伤肾。"然《医醇剩义》曰："七情之伤，虽分五脏，而必归本于心。"《类经·疾病类·情志九气》曰："情志之伤，虽五脏各有所属，然求其所由，则无不从心而发。"中医认为胸痹，病位在心，与肝、脾、肺、肾有关。故冠心病的发病与情志致病密不可分。

《灵枢·邪客》曰："心者，五脏六腑之大主也，精神之所舍也。"《素问·灵兰秘典论》曰："心者，君主之官，神明出焉。"《灵枢·本神》曰："喜乐者，神惮散而不藏。"《素问·举痛论》曰："惊则心无所倚，神无所归，虑无所定，故气乱矣。"心为五脏六腑之主，主血脉，心血充盈则精力充沛、思维敏捷，心血不足则萎靡不振、失眠健忘，而心血依靠心气的推动作用发挥滋润濡养作用，喜乐过度则会致心气涣散，重则心气暴脱。心气涣散无力推动血液运行，血不养心，则会出现精神不能集中，甚至精神失常。心主藏神，具有主宰人们精神、意识、思维活动的作用，惊则会气机逆乱，出现惊悸、心神不安。陆武俊等认为大喜、狂笑等不良情绪会加快心率、脉搏、呼吸次数，心脏耗氧量增加，更易诱发冠心病心绞痛。《儒门事亲·卷三》曰："怒气所至，为呕血，为飧泄，为煎厥，为薄厥，为阳厥，为胸满胁痛。"《薛氏医案》曰："肝气通则心气和，肝气滞则心气乏。"肝主疏泄，促进气机之升降。大怒伤肝，疏泄不及则气滞，气滞则血凝，血脉运行不畅，瘀阻心脏，心失所养，日久便为心痛；气郁易化火，火邪煎灼津液成痰，气滞痰浊亦致心痛。

《素问·举痛论》曰："思则心有所存，神有所归，正气留而不行，故气结矣。"《太平圣惠方治心痹诸方》曰："夫思虑繁多则损心，心虚故邪乘之，邪积而不去，则时害饮食，心中愊愊如满，蕴蕴而痛是谓心痹。"脾主运化，为气机升降之枢，思虑过度则伤脾，脾胃运化失常，宗气无力推动，痰浊水湿内生，轻则血行不畅，重则痰瘀互结，痹阻心脉而易发为胸痹心痛。《灵枢·邪气脏腑病形》曰："愁忧恐惧则伤心。"《灵枢·口问》指出"悲哀愁忧则心动，心动则五脏六腑皆摇""悲则心系急，肺布叶举而上焦不通，营卫不散，热气在中，故气消矣"。气消则肺宣降失常易致胸闷气短、乏力懒言。恐惧不解则伤肾精，精血同源，精血虚则难养心神而心神不安。由此可见，七情过度皆会直接或间接影响心的功能而诱发冠心病。

## 冠心病易伴发焦虑抑郁

在临床中，发现冠心病患者多急躁易怒，甚则部分患者伴发焦虑抑郁障碍。余道友等观察 164 例老年冠心病患者，发现 44 例（26.8%）患者存在焦虑，54 例（32.9%）存在抑郁，24 例（14.6%）合并焦虑抑郁，冠心病患者较非冠心病患者焦虑抑郁严重程度更高。应优优等观察 74 例冠心病患者和 51 例非冠心病患者，冠心病组焦虑抑郁（43.24%）发生率高于非冠心病组（11.76%）。表明冠心病患者常伴焦虑抑郁，忧虑是冠心病发病的高危因素。究其发病机制，汤小漫等认为焦虑抑郁情绪会通过交感神经系统功能亢进、炎症反应、免疫系统激活、血小板聚集作用对冠心病产生负性影响。焦虑抑郁患者血清 ET-1、PAI-1 浓度明显升高，影响患者内皮功能及纤溶活性。同时此情绪可致自主神经功能紊乱，心率、呼吸增快，血压升高。也可使体内皮质醇水平明显升高、由血流介导的动脉血管扩张，诱导血管内皮损伤，血管内皮激活因子、C 反应蛋白水平升高，导致高血压和动脉粥样硬化的发展。

综上可知，七情内伤是产生冠心病的重要因素，冠心病患者亦会伴发焦虑抑郁障碍，焦虑抑郁等负性情绪也将会对患者病情的发展产生不良影响，所以在临床诊治中不可忽视情志的重要地位。

## 中医论治

中医治疗此类冠心病多以透邪解郁、疏肝理脾。以四逆散为主方，血瘀者，加活血化瘀药；痰湿困脾者，加健脾化湿药；肾虚者，加补肾益气之药；火郁者，予以清火。四逆散出自《伤寒论》第 318 条"少阴病，四逆，其人或咳，或悸，或小便不利或腹中痛，或泄利下重者，四逆散主之"。张仲景四逆散一方原是治疗少阴阳虚复感外邪，虚阳为阴邪所困，郁闭于内的阳虚兼郁之证。唐容川《血证论》曰："四逆乃疏平肝气，和降胃气之通剂，借用处居多。"认为四逆散用法可不拘泥于六经辨证，而从药物组成推断病机，使肝郁气滞证成为后世使用四逆散的主要依据。四逆散由柴胡、白芍、枳实、甘草构成。《本草分经》曰："柴胡宣畅气血，解郁调经。"白芍养血柔肝敛阴，柴胡白芍相配，可养肝血，疏肝气。《本草经疏》曰："枳壳能泄至高之气，其散留节胸膈痰滞。"甘草调和诸药。四药相配，共奏疏肝解郁之功。冠心病患者，多因情志不遂诱发胸闷胸痛者，宜疏肝解郁，方选四逆散加香附、陈皮；兼见血瘀，证见胸痛，痛有定处，痛引肩背，后背胀痛，伴有胸闷，舌质紫暗，苔薄，脉弦涩，宜疏肝理气、活血化瘀，方选四逆散合失笑散合丹参饮；兼见痰湿，证见胸闷痰多气短，周身困重，倦怠懒言，乏力甚，舌苔胖大有齿痕，苔薄，脉滑，宜燥湿化痰、疏肝理气，方选四逆散合二陈汤；兼见气郁化火证，证见胸闷烦躁，失眠多梦，口舌生疮，口苦，舌红苔黄，脉弦，宜清肝泻火，方选四逆散合黄连温胆汤。兼见腰膝酸软，头晕目眩者，合左归丸滋阴补肾，填精生髓。兼见畏寒怕冷，四肢欠温者合右归饮补肾助阳。

## 验案举隅

患者胸闷 2 月余，加重 3 d。近日无明显诱因出现胸闷，伴气短、手指麻木，休息后缓解，现证见：胸闷，情绪急躁时易发，偶有胸痛，后背胀痛，偶有头晕，呃逆，胃胀，眼干涩，体力尚可。纳眠可，二便调，舌淡，苔薄，脉沉细。冠脉造影示：LAD 中段管腔扩张。LCX 近中段管壁不规则伴局部扩张，最重处管腔约 50% 狭窄。RCA 全程管腔不规则，近段约 40% 狭窄。中医诊断为胸痹。西医诊断为冠心病。处方：四逆散合丹参饮合失笑散。柴胡 12 g，白芍 15 g，炒枳实 12 g，甘草 5 g，丹参 30 g，砂仁 10 g，降香 10 g，法半夏 12 g，陈皮 15 g，厚朴 15 g，黄连 10 g，瓜蒌 15 g，川芎 12 g，蒲黄 10 g，五灵脂 10 g，木香 10 g。本方中四逆散透邪解郁，疏肝理脾，可改善患者因肝气不疏而致的胸闷胸痛。四逆散合丹参饮化瘀行气止痛。合失笑散活血散结止痛。三方合用效果显著。

# 临床方药

在相关临床报道中，冠心病伴焦虑抑郁障碍自拟方剂，多以疏肝理气、养心安神为主，中成药多以理气复脉、活血化瘀为主，多考虑从理气解郁等情志方面论治。许国磊等临床观察 70 例伴焦虑抑郁的冠心病患者，治疗组加用柴胡龙骨牡蛎汤加减（柴胡、桂枝、白芍、清半夏、生龙骨、生牡蛎、当归、石菖蒲、丹参、甘草），治疗组总有效率为 88.6%，对照组为 60%。翁嘉灏等自拟养心方（酸枣仁、夜交藤、黄芪、黄连、肉桂、远志、木香、合欢皮、党参、白术、茯苓、柴胡），治疗组心脏相关积分、睡眠相关积分均优于对照组。何文锦等认为西药联合宁心汤（柴胡、枳壳、香附、郁金、合欢皮、桃仁、川芎、降香、丹参、赤芍、白芍、甘草）可减轻冠心病患者抑郁焦虑情绪。彭金祥等临床观察 60 例患者，认为双心汤（柴胡、枳壳、香附、川芎、降香、郁金、赤芍、白芍、合欢皮、丹参、甘松、甘草），能减轻冠心病抑郁焦虑患者的胸闷胸痛及抑郁焦虑症状。石娟娟等选取 68 例冠脉支架（PCI）术后抑郁症患者，治疗组加用解郁通脉汤（瓜蒌、薤白、法半夏、当归、降香、赤芍、丹参、鸡血藤、川芎、香附、酸枣仁、柏子仁、百合、合欢花、合欢皮、郁金），研究表明，抗抑郁治疗疗效稳定，可改善抑郁、睡眠障碍等症状。朱玉红观察 106 例患者，认为解郁安神汤（柴胡、川楝子、郁金、当归、白芍、夜交藤、炒酸枣仁、茯苓、白术、炙甘草）对 PCI 术后合并焦虑抑郁有明显改善作用。张兰凤等选取冠心病稳定性心绞痛合并抑郁症患者，干预组用加味生丹蒌薤四逆方（党参、麦冬、五味子、丹参、檀香、砂仁、瓜蒌、薤白），中药干预可改善冠心病心绞痛症状、改善焦虑评分，减少抑郁焦虑对冠心病的影响。杨彦斌临床选取 100 例患者，治疗组加用枣仁安神胶囊，治疗组总有效率 93.75%，对照组的总有效率为 90.64%。万书平等选取 80 例 PCI 术后焦虑抑郁障碍患者，加用心可舒片能有效改善焦虑抑郁障碍。

# 202 从情志论治冠心病

冠心病是指由于冠状动脉粥样硬化使管腔狭窄或阻塞导致心肌缺血、缺氧而引起的心脏病。中医辨证属胸痹、心痛、真心痛等范畴，多因年老体衰、阴阳失调、脏腑气血功能虚损导致气滞、寒凝、血瘀、痰浊等内生，痹阻心脉而发，多属本虚标实之证。情志不遂、劳累过度、气候变化、饮食不节等是本病的诱发因素，在这几种病因中，情志因素不可忽视。学者陆武俊等就此做了广泛的论述。

## 情志致病的理论基础

历代医家对情志致病有许多论述。《黄帝内经》最先提出了五志致病说。《素问·阴阳应象大论》曰："人有五脏，化五气，以生喜怒悲忧恐。"《灵枢·本神》曰："脾忧愁而不解则伤意，意伤则乱，四肢不举，毛悴色夭，死于春。肝悲哀动中则伤魂，魂伤则狂妄不精，不精则不正，当人阴缩而挛筋，两胁骨不举，毛悴色夭，死于秋。肺喜乐无极则伤魄，魄伤则狂，狂者意不存，人皮革焦，毛悴色夭，死于夏。肾盛怒而不止则伤志，志伤则喜忘前言，腰脊不可以仰屈伸，毛悴色夭，死于季夏。恐惧而不解则伤精，精伤则骨痿厥，精时自下。是五脏主藏精者也，不可伤，伤则失守而阴虚，阴虚则无气，无气则死矣。"这些论述对五志致病及五志与五脏的关系进行了详细论述，同时也奠定了情志致病的理论基础。

中医情志与心病、冠心病之间的关系论述也有很多。《难经·四十九难》曰："有正经自病，有五邪所伤，何以别之？然：经言忧愁思虑则伤心。"宋代《太平圣惠方》曰："夫思虑烦多则损心，心虚故邪乘之。"清代沈金鳌《杂病源流犀烛·心病源流》指出"喜之气能散外，余皆能令心气郁结而为痛也""总之七情之由作心痛"。费伯雄《医醇剩义》曰："七情之伤，虽分五脏，而必归本于心。"以上论述都说明了七情内伤或情志异常可导致机体气血失和，脏腑功能紊乱，尤其与心病密切相关，也说明了七情内伤或情志异常是导致冠心病（胸痹、心痛）发生的重要因素之一。

根据五志说和上文《灵枢·本神》所述，五志配五脏，五志的异常会影响相应脏腑而发生疾病。近代相关研究又表明，五脏之病变与冠心病有密切关系。如方显明就论述了五脏虚损与冠心病的发生发展有密切关系。研究也表明，心虚证、肝虚证、肾虚证的患者更易于患冠心病。何庆勇等也提出冠心病的病变脏腑主要在心、肾，与肝密切相关，并且不同病程阶段病变脏腑侧重不同。综上所述，情志异常可引起脏腑病变，脏腑病变与冠心病关系密切。

## 情志与冠心病的现代研究

**1. 情志与冠心病关系的流行病学调查研究** 常艳鹏等通过临床大样本的问卷调查直观地观察冠心病四期不同证型中"情志"证候要素在冠心病发病及其发展过程中的作用，经过统计分析，得出情志在冠心病各证型中均有出现且比例达到92%以上，情志频数在各期的分布结果达到95%以上。说明情志的证候要素在各个阶段均持续存在，"情志"贯穿冠心病病变的始终。相关情志与冠心病的关系中，抑郁情绪与冠心病的关系最为密切，研究也极为广泛。邓必勇等对1083例住院冠心病患者心理状况的调查研究中指出，约50%患者并发不同程度的焦虑和/或抑郁症状。有学者报道，诊断为冠心病的住院患者中，重症抑郁的患病率在16%～18%，轻症抑郁在20%以上。

另外，A型性格与冠心病关系也密切。心理学上将争强好胜、雄心勃勃、时间紧迫感强、急躁易怒、竞争敌意等特点的性格定义为 A 型性格。A 型性格更容易情绪激动，血压、心率往往也高于常人，在应激状态下容易发生冠脉痉挛或阻塞。Rosenman 等于 1975 年发表了西方协作组随访 8 年半的研究结果，他们发现 A 型性格者患冠心病的概率是 B 型性格者的 2 倍，患冠心病的 A 型性格者继发心肌梗死的可能性约为非 A 型冠心病患者的 5 倍。世界心脏和血液研究协会于 1978 年确认 A 型性格为一种独立的冠心病危险因素。陆武俊认为，大笑、狂笑也应属于不良情绪。因为大笑可使心率加快，脉搏增加，呼吸次数增加，血液循环加速，血压增高，心脏耗氧量增加等，使冠心病患者更易诱发心绞痛，甚至可出现心肌梗死，还有可能突发脑栓塞、脑出血，甚至出现猝死等。

**2. 冠心病情志致病的机制** 机体有 2 个应激激素系统：交感-肾上腺髓质系统和下丘脑-垂体-肾上腺皮质系统。交感-肾上腺髓质系统是最早参与应激反应的系统之一。当心理应激作用于机体后，交感神经兴奋，肾上腺髓质分泌迅速增加，释放肾上腺素和去甲肾上腺素，心率加快、心动过速，刺激周围血管收缩，血压上升，血中儿茶酚胺浓度大幅度上升，促使血小板聚集，血凝固加速，小动脉阻塞，增高心肌损伤及梗死的可能性。同时脂肪动员加速，游离脂肪酸增多，促进动脉粥样硬化。另一方面，儿茶酚胺对胰岛素分泌有抑制作用，可促发胰岛素抵抗综合征，引起血小板聚集和血栓形成。心理应激信号产生后通过下丘脑-垂体-肾上腺皮质系统，使肾上腺皮质激素增加，主要为糖皮质激素的大量分泌，促进蛋白质分解和糖异生作用，可导致机体出现负氮平衡和使血糖维持在较高水平。垂体兴奋，皮质激素、抗利尿激素分泌增加，也可能导致体内水电解质失衡影响免疫及代谢功能，使心肌负荷加重，冠心病发病率提高。总的来说，异常心理因素作用于机体可引起交感神经系统、内分泌以及代谢的紊乱，导致动脉硬化、狭窄、阻塞、痉挛或血栓形成，最终可引发冠心病。

# 冠心病的情志治疗

**1. 药物干预治疗**

（1）西医治疗：临床上，如果冠心病患者合并有情志因素的问题时，一般治疗都是在冠心病常规治疗的基础上选用相应抗情志药物治疗。马明辉等研究指出，治疗心血管疾病合并心理精神障碍时，除了给予心血管病的常规治疗外，如果合并有焦虑及失眠的加予舒乐安定（艾司唑仑）、阿普唑仑、氯硝安定（氯硝西泮）治疗，合并抑郁的加予抗抑郁药马普替林、阿米替林或多虑平（多塞平）治疗，合并有强迫症状、强迫思维或强迫行为的加予氯丙咪嗪等治疗。加了这些抗情志药物后，冠心病合并有情志因素的整体治疗均有明显疗效。冠心病患者如果伴发焦虑抑郁的，在常规心内科治疗基础上可给予帕罗西汀、劳拉西泮、黛力新、文拉法辛等药物，单纯伴抑郁者加予氟西汀、舍曲林、黛力新、多虑平、西酞普兰，伴惊恐障碍的加西酞普兰、帕罗西汀有效。总的来说，治疗冠心病合并心理精神障碍时以上提到这些药物都是安全有效的，并且还能提高整体疗效，这对今后的临床工作有着重要的指导意义。

（2）中医治疗：古代医家早有运用中医治疗情志疾病。药物方面，例如，明代《医学入门》曰："悲伤心胞及肺系，其气急，过则为狂者，枳壳煮散，升阳顺气汤。"针灸方面，《针灸甲乙经·邪在心胆及诸脏腑发悲恐太息口苦不乐及惊第五》曰："短气心痹，悲怒逆气，怒，狂易，鱼际主之。心痛善悲，厥逆，悬心如饥之状，心淡淡而惊，大陵及间使，面尽热，渴，行间主之。"现代如丁书文提出情志异常是冠心病的诱因和加重因素，故治疗冠心病给予益气养阴、活血通络之法外，还重视安神定志、疏肝调气解郁之法。毕榕等提出养心安神药对冠心病稳定型心绞痛患者的缺血心肌具有保护作用。常艳鹏等认为，在冠心病的临床用药中，即使不是以情志为主要的临床辨证，如果加入疏肝解郁，宁心安神之品，或可对冠心病的治疗起重要的促进作用，提高用药的疗效。陈平顺等提出，中医药与心理疏导疗法可以提高冠心病合并焦虑症和/或抑郁患者的生存质量，改善心绞痛症状及 SAQ 评分。

具体的方药运用上，刘芊等以疏肝宁心汤加减联合心理治疗法对冠心病心绞痛合并焦虑情绪的患者能明显改善症状并达到最佳治疗效果。周桃元以疏肝解郁法为指导用口服柴胡疏肝散加减治疗冠心病心绞痛，有效率达 81.39%，其中显效率 36.05%。解民在临床中发现，冠心病心绞痛患者更容易发生焦躁和抑郁，自拟疏肝活血汤以疏肝理气，活血化瘀从肝论治治疗冠心病心绞痛 45 例，取得了较好疗效，有效率 86.67%。邵静等研究也提出用解郁汤对冠心病抑郁状态的治疗有效。

纵观以上治疗，考虑运用疏肝解郁、养心安神法治疗居多。但是中医治法灵活多样，如果能够正确地辨证论治，相信其他疗法也能取得良好效果。如考虑用化痰开窍法、补益法、活血化瘀法等，其常用方如龙胆泻肝汤、温胆汤、安宫牛黄丸、至宝丹、归脾汤、甘麦大枣汤、生脉散、血府逐瘀汤、通窍逐瘀汤等。正确辨证之后寒热攻补之方药均可考虑研究运用，也可相互为用，共同调畅情志，达到标本兼治的效果。

**2. 心理干预治疗** 对于冠心病患者的心理干预治疗，就是给予患者精神上支持、疏导、安慰、鼓励等，指导他们进行积极治疗和训练，纠正患者一些不恰当的认知。研究显示，心理干预有助于改善冠心病患者的焦虑、抑郁情绪，提高其生活质量。李朝征等研究表示，心理干预能够有效促进冠心病的治疗效果。孙治霞等选择了 162 例冠心病住院患者进行研究，探讨中医情志护理的干预效果，结果提示中医情志干预护理可以明显改善冠心病住院患者抑郁状态，有助于疾病的缓解与康复。所以心理干预治疗是必不可少的。

情志疗法有以情胜情法、语言开导法、顺情从欲法、移情易性法、暗示解惑法、宁神静志法等。其他还有各种松弛疗法、运动疗法、音乐疗法等。以"以情胜情法"为例，就是运用相制规律针对病因病机给予患者心理干预，缓解乃至消灭其不良情志，使病情好转康复。宋代张从正《儒门事亲》曰："悲可以治怒，以怆恻苦楚之言感之；喜可以治悲，以谑浪亵狎之言娱之；恐可以治喜，以恐惧死亡之计怖之；怒可以治思，以污辱欺罔之言触之；思可以治恐，以虑彼忘此之言夺之。凡此五者，必诡作诡怪，无所不至，然后可以动人耳目，易人听视。"明代张景岳《类经》曰："胜者，凡百病五行之道，必有所以胜之者。然必先知其病所从生之由，而后以胜法胜之，则可移精变气，祛其邪矣。"

在心理干预治疗过程中，如果医务人员能够注重本身对患者的心理疏导作用，无论对患者的治疗还是患者病情的恢复都有着良好效果。吴鞠通《增订医医病书·治内伤须祝由论》曰："吾谓凡治内伤者，必先祝由。盖详告以病所由来，使患者知之而勿敢犯。又必细体变风、变雅，曲察劳人思妇之隐情，婉言以开导之，庄言以振惊之，危言以悚惧之。必使之心悦诚服，而后可以奏效如神。"《灵枢·师传》曰："人之情，莫不恶死而乐生。告之以其败，语之以其善，导之以其便，开之以其所苦，虽有无道之人，恶有不听者乎？"可见，医护人员的作用十分重要。另外，患者的自我调节也是非常重要的，情志疾病的治疗通过患者的自我调节往往能取得良好效果。自我调节具体来说就是要做到自我理性升华、自我适度让步、自我遗忘、自我解脱、自我暗示等，使自己保持着乐观、愉悦、放松的心情。同时还须注意饮食休息及合理运动等才有助于自我的恢复及身心健康。清代喻昌《医门法律·心志》曰："居处安静，无为惧惧，无为忻忻，宛然从物而不争，与时变化而无我，则意志和，精神定，悔怒不起，魂魄不散，五脏俱宁，邪亦安从奈我何哉？"

## 维持正常情志，预防冠心病

无论是医生、患者还是健康人，都应重视情志因素在冠心病的发生、发展及防治中所起到的作用，充分认识到其重要性，这对从情志方面入手预防冠心病等疾病的发生是有必要的。在日常生活中，我们的情绪应该随着所处环境的变化而变化，做到当喜则喜，当悲则悲，发之有度，收之有时，既无太过，又无不及。最好时刻保持着愉快心情，及时排解不良情绪，陶冶情操，坚定意志，开阔心胸，改善人际关系，同时还要掌握有关防病保健知识，定期到医院进行体检等，从而减少或杜绝冠心病等疾病的发生，做到"治未病"。

随着社会的进步，生活节奏越来越快，生活压力也越来越大，情绪很容易产生波动，情志疾病及心血管疾病就更容易发生并相互影响。只有充分认识到情志因素与冠心病之间的关系，才能从情志方面着手更有效地防治冠心病。

# 203　冠心病与情志变化相关研究

冠心病作为常见病、多发病，在我国其发病率和死亡率不断升高，发病年龄也逐渐呈年轻化趋势，情绪、心理因素在其发生发展及预后中的作用也日益引发关注。Yong Gan 等通过 meta 分析结果表明，抑郁症显著增加冠心病和心肌梗死发病风险。因此，对心理应激及情绪障碍所引起的冠心病发病、病情恶化及预后不良等应高度重视与深入研究。学者申力等从现代医学和中医学角度阐释了冠心病与情志变化的相关研究。

## 现代医学研究

现代医学认为，不良情绪会刺激交感神经释放去甲肾上腺素，引发儿茶酚胺释放增加，导致心率加快、血压升高、血管收缩，引起血小板聚集和血液凝固，也会引起血脂代谢紊乱、血脂升高、血管平滑肌细胞增殖等，诸多因素相互作用引发冠心病的发生。虽然认为冠心病患者更易合并焦虑、抑郁等精神心理障碍，而这些心理疾病对冠心病的发生发展产生不利影响的原因还不是十分明确，但及时治疗干预还是非常重要的。目前有通过人格特征、血管内皮功能失调、炎症反应增加以及脂代谢功能紊乱等生物学和行为学双重机制来解释抑郁、焦虑等精神心理因素与冠心病之间的关系。

**1. 人格特征**　人格是个体身上存在的一些持久而稳定的个性特征，当个体受到急慢性应激时，可以显现出独特的思想、态度、情感和行为等方面表现。近几十年来，国内外学者从社会心理角度对冠心病进行了较多探讨，人格特征的差异也是冠心病发病的危险因素之一。有研究表明，人格的神经质和内外向维度是影响冠心病患者情绪障碍的重要因素。自 1959 年，Friedman 等提出 A 型行为好发冠心病以来，经过多年论证，目前公认 A 型行为是引起冠心病（CHD）的主要危险因素之一。相关研究发现 CHD 中 A 型与非 A 型（M+B 型）的比例为 3.08∶1；并发现 83 例 A 型性格患者中 81 例造影结果异常，72 例冠脉狭窄程度≥50%，可以说 A 型性格是 CHD 的危险因素，此型性格患者更易发生心血管不良事件。同时，人们也关注到 D 型人格对冠心病患者的不利影响，具有 D 型人格的冠心病患者死亡率和再次心梗率，甚至药物洗脱支架治疗后的危险性增加。研究者认为，D 型人格在老年冠心病患者中高达 46%，发生焦虑和抑郁的风险是非 D 型人格的 2.90 倍和 2.89 倍。

**2. 血管内皮功能**　血管内皮功能在动脉粥样硬化（AS）发生发展过程中具有举足轻重的作用。AS 发生的最初阶段是内皮细胞的激活并导致细胞表面一些黏附分子和细胞因子的高表达，可以说血管内皮细胞受损和血管内皮功能减退是 AS 病变的第一步。薛一涛等研究证实，内皮素（ET）与悲忧志、惊恐志有显著依存关系（$P<0.05$），随着情绪程度加重 ET 值也将逐渐增加。有学者发现，有明显抑郁症状的患者舒张功能较没有抑郁者明显降低，通过抗抑郁治疗能明显改善患者的内皮功能，抑郁、焦虑等精神心理障碍的冠心病患者内皮细胞功能指数（FMD）下降的程度较未发生这类心理疾患的患者更大。

**3. 炎症**　AS 亦是一种慢性炎症病变，AS 发生过程中，炎症趋化因子产生并吸引炎症细胞向内皮细胞游走、黏附并穿入血管壁；炎症反应不仅可促使 AS 病变形成，还可使 AS 斑块易于破裂，使心血管事件发生率增加，其可能是心理应激与急性冠脉综合征（ACS）的连接桥梁，是引起斑块不稳定的直接因素。研究发现，发生抑郁的冠心病患者血清中 TNF-a 水平均较未产生抑郁的冠心病患者明显升高。梁思宇等研究结果显示，冠心病患者在炎症反应活跃的同时存在炎症/炎症消退的失衡，尤以合并抑郁/

焦虑者更为严重。李婷观察冠心病患者 PCI 术后血清 Hs-CRP、IL-18 水平升高，且合并焦虑抑郁情绪的患者升高更为明显，说明冠心病患者行 PCI 术后可使体内的炎症反应增强，而合并焦虑抑郁情绪可能使患者的炎症反应更为活跃。亦有多位研究者观察冠心病患者后发现，伴有抑郁组同型半胱氨酸、胱抑素 C、白介素-6、C 反应蛋白、白介素-1β 明显高于对照组，提示抑郁通过免疫炎症因子影响冠心病的发生、发展和预后。

**4. 脂代谢** 脂质代谢紊乱是 AS 及 CHD 发生的重要危险因素，AS 灶内大量沉积的胆固醇及胆固醇脂主要来自血液中的脂蛋白。研究表明，血脂代谢异常尤其是低密度脂蛋白胆固醇增高与 CHD 的关系最为密切。载脂蛋白 E（ApoE）基因多态性是决定血脂水平进而影响 CHD 及 AS 病变发生发展的遗传因素之一。有研究表明，CHD 患者存在焦虑情绪的程度明显高于对照组，且患者的焦虑情绪与 ApoE 基因的多态性之间可能有重要的联系，其中 ApoE4 等位基因对焦虑发生有重要作用。亦有研究表明，CHD 患者焦虑水平较高，血清 oxLDL、TC、TG、LDLC 浓度增高，其焦虑障碍程度重者血清 oxLDL 浓度增高明显。

# 中医学研究

现代医学已经认识到，单纯的药物和介入治疗已经不能满足冠心病患者对生活质量的要求，应及时通过心理疏导、干预治疗等缓解患者的抑郁、焦虑情绪，提高其生活质量，达到更好的治疗效果。而中医历代医家对情志致病多有论述，中医对冠心病情志变化研究已引起重视。常艳鹏等通过临床大样本的问卷调查直观观察冠心病四期不同证型中"情志"证候要素在冠心病发病及其发展过程中的作用，发现情志的证候要素在各个阶段均持续存在，"情志"贯穿于冠心病病变的始终。

中医对冠心病情志变化认识主要体现在，一方面冠心病引起情志异常，如心神不宁而见心烦、恐惧、焦虑、失眠等，另一方面情志变化引起冠心病心绞痛等发作或加重病情。有学者认为冠心病的治疗应遵循"形神统一"的理论，"形神统一"是中医理论的重要组成部分，形乃神之宅，神乃形之主。临床除选用温阳益心的药物，也会加用养心安神、守心安神之品，使患者除主症得到缓解甚至消失外，各种神志异常的症状也会得到改善，且疗效满意。已有临床证明，中药治疗不仅可以有效地降低冠状动脉狭窄程度，而且提高了患者的生存质量。因此，深入研究冠心病与情志的关系，探索其内在规律，发挥中医"形神共养"的优势，对有效控制冠心病发病与心脏事件发生、提高患者生活质量具有积极意义。

# 204　肝郁体质与冠心病的相关性

　　冠心病属中医学"胸痹""心痛"范畴。研究认为冠心病更是一种身心疾病，其发生、发展和转归均与心理因素有关。体质的偏颇是疾病发生的内因，学者陈新宇等认为，冠心病的发病与肝郁体质密切相关。

## 肝郁体质缘起

　　**1. 体质学说渊源**　中医体质学说源于《黄帝内经》，《素问·厥论》指出"此人者质壮"；《素问·逆调论》曰："是人者，素肾气胜。"其中"质壮"与"肾气盛"皆是体质很好的意思。《黄帝内经》中体现了对人体体质的一种探讨与思考，对不同体质的划分、各类体质与发病的相关规律、各类疾病中不同体质所存在的影响、对各类疾病不同体质所需采取的预防方式及治疗方法等皆有论述。《灵枢·阴阳二十五人》中论述"木型人"为"劳心，多忧，劳于事"，将木型这一类人群体质的特点进行了描述。木在五行属肝，故其应有肝的生理病理表现，其因是肝郁气滞，木气不舒，属木对应肝这一类体质的生理病理变化的理论基础。

　　**2. 肝郁体质的提出**　肝郁体质多因肝失疏泄，木不调达，多与长期情绪忧郁、性格急躁有关。其特点多为情志方面的表现，诸如情绪忧郁或急躁易怒。肝郁体质人群，如进一步发展成疾病，那么其病因多与情志有关，病机是肝郁气滞。《黄帝内经》曰："忧愁者，气闭塞而不行。"五行之中，木应三月春天之气，最喜条达，故《黄帝内经》中亦曰："凡郁皆肝病也。"金元四大家之一朱丹溪专有郁证一论，后世医家赵余珠等对肝气郁体质均有论述。王琦在总结前人的观点上，更是完善了其分类，他将体质分为9种类型，并且这种分类方法被目前所公认，其中就包括气郁质（肝郁质）。

　　**3. 肝郁体质的特征**　根据王琦中医体质的9分法，关于肝郁体质的特点可分为①形态：体型无显著差异，主要以面色晦暗为主，有的可见体格的瘦长。②功能：平素忧郁貌，情绪多悲伤欲哭或烦闷不乐。常感胸胁疼痛或胀满，或可见乳房不适感，常有胀痛、刺痛的感觉，平常郁郁不乐，常唉声叹气或咽部异物感，或有消化系统相关的不适，如嗳气呃逆、食欲减退，并且常有神经衰弱的症状，常失眠或惊悸怔忡、健忘，通常大便多干，小便正常。③情志、性格：情绪不稳定，忧郁多虑，敏感多疑，性格内向。对环境的适应性降低，常易着急上火，易激惹。④舌脉：舌淡红，苔薄白，脉弦细。

## 肝郁体质在冠心病发病中的作用

　　**1. 肝郁体质是冠心病易感发病基础**　冠心病属于本虚标实，虚实夹杂之证；本虚以气血虚、伤阴、阳衰为主，标实多为气滞、痰浊、血瘀；不论虚实，总涉及气血不畅这一病机，病位在心脉。《灵枢·天年》曰："人生十岁，五脏始定，血气已通……二十岁，血气始盛……四十岁，五脏六腑十二经脉，皆大盛已平定，腠理始疏，荣华颓落……五十岁，肝气始衰……六十岁，心气始衰，苦忧悲，血气懈惰。"《黄帝内经》中所欲阐明的是随着年龄的增长，人们在生理上的改变是规律性的，并且这一规律性的变化中的不同产生了不同的体质。心气虚衰，渐成胸痹，"苦忧悲"的肝郁体质随之显现。研究表明，情志因素在冠心病的发生发展中发挥着重要影响。肝对情志起着重要的疏调作用，因而七情郁结致肝郁体质成为冠心病易感发病基础。肝主疏泄，心主血脉，若二者协调，则气机调畅，血脉通利，气血运行正常，脏腑功能得以正常发挥，而人体血与津液的输布运行亦有赖于气的运动。肝为气血调节之枢，一旦肝疏泄失常而出现郁结，人体生理功能就会紊乱，出现不适或疾病。《丹溪心法》中提到"气血冲和，万病不生，一有怫郁，诸病生焉。故人身诸病，多生于郁"，或本素为肝郁体质，或久郁形成肝郁状态体质，肝气不得舒展，气机郁结不畅，甚则郁而化火，灼津成痰。气滞、痰阻均可致气血瘀滞，如为痰瘀交阻，则容易导致胸阳不运，心脉痹阻，发为胸痹心痛。久病气血瘀滞，瘀血不去，新血不生，血为气之母，致气血两亏，心脉失养，终成本虚标实证。依五行理论，肝为心之母，肝脏为病，最易子病及母致心疾。故认为肝郁体质是冠心病发病的易感体质，与冠心病的发生甚为密切。

**2. 冠心病症状与肝脉病变息息相关**  冠心病心绞痛的疼痛部位多位于前胸、两胁、左臂、左手小指次指、心下等处，而这些都是少阳经经过之处。肝气郁结者由于少阳枢机不利，肝胆疏泄失司，病久必由气及血，以致血脉闭阻，最终胸痹心痛也随之而来。《黄帝内经》中既有少阴心经之候，又有厥阴肝经之症的描述。《素问·藏气法时论》曰："心痛者，脚中病，胁支满，胁下痛，膺背肩甲间痛，两竹内痛。"《灵枢·经脉》曰："肝足厥阴之脉……挟胃属肝，络胆，上贯膈、布胁肋……是肝生病者，胸满呕逆。"《灵枢·厥病》曰："真心痛，手足青至节……厥心痛，色苍苍如死状，经曰不得太息，肝心痛也。"筋与脉关系甚密，知外而揣内，见于筋与脉相关的病理改变多与肝有关。五行关系中，肝与心为母子关系，另心主血脉，由此及彼，肝与血脉也是有着重要的联系。因冠状动脉痉挛而引起心肌缺血、缺氧，中医认为其中多半属于肝血不足，血不荣络，加之寒邪外袭，心脉拘挛收引，导致血管闭塞，不通则痛。冠心病患者常出现肝的证候，肝郁体质之人亦不少见。

**3. 木郁失柔，调控能力下降是发病的关键**  研究认为，气虚血瘀型是冠心病心绞痛中医基本证型，血瘀证贯穿冠心病始终，而气为血之帅，木失条达，肝气郁滞，血行不畅是发病关键。在《尚书·洪范》中提到"木曰曲直"。五脏之中，肝属木，其性便与五行之中的木相似，具有条达舒展而恶抑郁的特点，这种特点正是人体的适应性的体现。肝郁体质者，由于肝气郁滞，气血运行不畅，导致机体内不能协调气血、脏腑的平衡，外不耐情志、精神刺激，血脉痹阻，从而引发冠心病。《续名医类案·痃癖》曰："肝为万病之贼，殆以生杀之柄不可操之人耳。"表明了多种疾病的发病都与肝有关，并且主要反映在肝的适应性上。《素问·灵兰秘典论》曰："肝者，将军之官，谋虑出焉。"表明机体有无适应、调控能力，能否适应日益增加的社会压力，则在于肝。若肝郁气滞，无力行血，则肝郁体质可由潜病态转为致病态，人体对环境的适应和耐受改变，因此不能适应社会压力变化，使得气血阴阳失调，从而成为冠心病发病的关键。

**4. 情志因素为冠心病的重要诱因**  劳倦内伤、情志不遂、饮食失调、年迈体虚、寒邪内侵等是冠心病发病基本的诱发因素，从临床冠心病发病来看，情志因素居于重要地位。《素问·五藏生成论》曰："心痹，得之外疾思虑而心虚，故邪从之。"《脉经·心手少阴经病症》曰"心伤者，其人劳倦，心中痛彻背"；"愁忧思虑则伤心"可以看出，情志不畅可以导致胸痹，心痛。过于思虑损伤心气，病邪乘虚而入，或为心气郁结，继而血脉痹阻而为痛。《三因极一病证方论》曰："真心痛皆脏气不平，喜怒忧思所致，属内所因。"《素问·举痛论》曰："思则心有所存，神有所归，正气留而不行，故气结矣。"可见，情志因素作为冠心病的诱因，因而肝郁体质之人更易罹患冠心病。

## 肝郁体质与冠心病的相互影响

肝郁体质之人易得冠心病，而冠心病患者易成肝郁体质。《景岳全书·郁证》曰："凡五气之郁，则诸病皆有，此因病而郁也。至若情志之郁，则总由乎心，此因郁而病也。"肝郁之人，肝失条达，气滞血瘀，则易致心失所养或心脉痹阻，发为胸痹。《灵枢·口问》曰："忧思则心系急，心系急则气道约，约则不利，故太息以伸出之。"《素问·血气形志》曰："形乐志苦，病生于脉。"王冰注曰："志苦，谓结虑深思。"都提及情志不舒，思虑过重容易导致心脉痹阻，表现在心胸部位憋闷胀痛，痛引肩背。《素问·邪客》曰："心者，五脏六腑之大主也，精神之所舍也。"心主血脉，心主神志，心脏受病，使五脏功能下降，心对精神意识活动、情志的调控随之出现异常，从而出现精神意识思维方面的异常表现，如失眠、多梦、神志不宁，忧思恼怒，加重肝郁。情志异常是心病致肝郁的原因。

## 肝郁体质与冠心病的防治

人体的体质特性是相对稳定的，在相应的干预下是可调控改变的，所以从调控入手，建立健康的体质，是防御及治疗疾病的主要任务。潜在的肝郁体质是冠心病的发病隐患，改善体质，纠正体质的偏差，增强机体的适应能力和抗邪能力，减轻或消除冠心病易感因素的作用，从而达到预防冠心病的目的。因此，对冠心病的易感体质——肝郁体质，进行早期干预是预防冠心病的关键。因而针对其成因及时做好心理疏导，通过食疗和药物治疗措施，做好保健调理以达到调整和转化体质类型的目的，使不正常体质慢慢趋于正常，是防治冠心病的核心。杨阳等研究认为冠心病一级预防是建立在健康生活方式的基础上，主要应用"益气化瘀方法"；二级预防则是在一级预防基础上结合"温阳通脉方法"达到防治目的。治疗上，理气解郁法是从肝论治冠心病的根本方法。《黄帝内经》最先提出"百病生于气"的观点，后汉代的《金匮要略》用理气解郁的方法治疗"胸痹心痛"，如"胸痹，胸中气塞，短气，橘枳姜汤主之，茯苓杏仁甘草汤亦主之"。李庆用加味小柴胡汤加减治疗心绞痛 80 例取得满意疗效。疏肝理气解郁法在冠心病治疗中必不可缺，行之有效。

# 205　情志致病与心脏神经症

　　心脏神经症为一种常见病，本病常发生在青年和壮年，以 20～40 岁者多见，多见于女性，约占心血管疾病的 10%，由于社会生活的影响，近年来本病的发病率有上升的趋势。心脏神经症又称神经性血循环衰弱症、心血管神经症等。由于神经系统功能性或器质性改变而导致心血管、呼吸和神经系统功能失常为主要表现的临床综合征，可兼有神经官能症的其他症状。属中医心悸、胸痹心痛、眩晕、头痛、不寐、郁证等范畴。研究表明，本病常常伴有心理障碍，如抑郁、焦虑、恐怖、强迫、疑病等。其中焦虑和抑郁最为常见，原因就在于这两类患者对躯体症状的关注和重视程度远胜于情感症状，故而就诊不以焦虑或抑郁为主诉，而以非特异性的躯体症状为主。学者古苏婷以情志致病为出发点，分析了脏腑情志的变化对心脏神经症的影响，从情志致病论述了心脏神经症的病因病机及治疗。

## 情志与心脏神经症的发病关系

　　**1. 现代医学的认识**　西医认为心脏神经症病因主要是外环境刺激或内环境失衡致使中枢神经功能的失调，从而影响自主神经功能，造成心脏血管功能异常。其机制为心血管系统受神经和内分泌系统的调节，其高级神经中枢通过交感神经核和迷走神经相互拮抗、相互协调发挥作用，当中枢神经系统功能失调时，交感和迷走神经的正常活动受到干扰，致使心血管功能发生紊乱，产生一系列交感神经张力过高的表现。国外称为神经性循环系统功能障碍或神经性循环无力症或高敏症等。本病是一种常见的身心疾病，常因情绪过激、精神受创、过度劳累等原因引发或加重，其中精神作用在心脏神经症的发病上也起重要作用，如过分思虑、过分伤心、生活挫折或极度疲劳等都是常见的诱因。

　　**2. 中医学的认识**　中医心脏神经症的发病原因不外乎外因、内因及不内外因，内因中情志失调是主要病因。《素问·阴阳应象大论》指出"怒伤肝""喜伤心""思伤脾""忧伤肺""恐伤肾"。各种不同的情志疾病可直接损伤脏腑，导致脏腑生理、心理功能失常。更可引发脏腑气血功能失调，心气血运行不畅、肺气郁结、肝脾气机失常，气血失调，阴阳失衡。《类经》曰："情志之所舍，虽五脏各有所属，然求见其由，则无不从心而发。"情志过激、气机逆乱，心失所养，心失所藏，指出了心血管疾病的发生与七情过极密切相关。中医认为心脏神经症的患者多数需要心肺同调、气血贯通，再因此类患者多因强烈或长期的精神刺激，致使情志失调、心失所主、肝失疏泄、肝郁抑脾、心脾两虚、久及伤肾，致使心肾不交。因此此病病位在心，涉及肺肝脾肾。中医学认为心主神，心在志为喜，过喜伤心，可影响心神活动，出现各种神志病变。正例如，《素问·灵兰秘典论》曰："心者，君主之官，神明出焉。"除了喜影响心神外，其他情志之伤与心的联系也密切，另外《灵枢·邪客》曰："心者，五脏六腑之大主也，精神之所舍也。"说明心是五脏六腑的主宰，七情的中枢，过度的喜乐，会导致心气涣散，从而损伤心神，诱发胸闷、心悸等心脏不适。情志影响心脏的正常气血运行，则临床上常见有心气虚、心阳虚之心悸惊恐，精神衰退，心血瘀阻、痰瘀互结之胸痹心痛等表现。

　　肺属金，主气，朝百脉，与心共同调节百脉之气血，肺在志为忧，所以悲伤易伤及肺，宋代王怀隐《太平圣惠方·第六卷》曰："夫肺居隔上，与心脏相近，心主于血，肺主于气，气血相随，循行表里。"指出心肺同属上焦，同居胸中，心肺位置相邻，肺为心之辅，同时心肺气血相关，即肺主气，心主行血，气血相随。肺气损伤多伤及心脏气血。心脏神经症的患者大多情志不舒，吸多呼少，过度的悲忧损伤肺气。若肺气虚弱，宗气不足，血液、津液无以正常输布运行，血行不畅而成瘀，心血瘀阻津液不布而成痰，痰饮阻络，加重气虚。故临床常此类患者除胸闷、胸痛气短、心悸等，常兼有郁闷不欢、表情忧伤、默默不语、叹气频做等表现。

　　肝属木，主疏泄和藏血，性喜条达，恶抑郁，体阴而用阳，为刚脏。肝主疏泄，具有调畅全身气机的作用。肝在志为怒，暴怒伤肝，最易导致升降失常，气机逆乱，气为血帅，血推动无力，心血运行不畅、心脉瘀滞，心神失养而不安，发为胸痹心痛，致使患者出现急躁易怒、焦虑不安、自觉心中悸动、胸胁胀痛；肝气不畅，久而化火，致使患者出现失眠多梦、口燥咽干、嗳气太息，女性还可伴有乳房胀痛、痛经等症状。火郁日久，耗伤阴血，肝失所养，致心失所主，心神失养而不宁，另外情志抑郁，木气郁结，疏泄不足，木不疏土，导致脾失健运，日久损失脾气，致脾气亏虚，纳运无力，致使肝郁脾虚。

　　脾主运化水谷和水液，脾在志为思，思虑过度、损伤脾气，引发气机结滞，导致气郁于中焦，壅滞不行，不能正常输布津液，凝津为痰湿水饮，进一步阻遏气机，上泛蒙蔽心神。脾失健运，影响脾胃生化之源，渐至气血两亏，心失所养，故神不安而志不宁，故发为头晕，面色不华，倦怠无力的心脾两虚的心脏神经症。

　　肾属水，在志为恐，恐伤肾，当恐惧和惊吓伤及肾脏时，或思虑过度，损伤心肾之阴，肾阴不足，无法上济心火。最后导致心火亢于上，肾阴亏于下，阴虚火旺，心肾不交。例如，《素问玄机原病式·火类》指出"水衰火旺而扰火之动也，故心胸躁动"，致使心脏功能失调。

## 治疗方法

　　现代医学治疗心脏神经症无特效药。常给予谷维素、维生素 $B_1$，部分患者药物治疗减轻症状，可用普萘洛尔、比索洛尔等β-受体阻滞剂等，但效果不佳，而且病情易反复，给患者带来巨大的心理压力，致使恶性循环。另外对于合并焦虑及抑郁的患者，常给予抗抑郁药、抗焦虑药物，控制情绪，如三环类抗抑郁药、安定等。

　　中医药对心脏神经症的治疗依据于辨证论治，目前认为心脏神经症应从心肺肝脾肾论治，因此病与情志联系密切，主要运用宁心安神，舒肝理气之法，兼以健脾养血、豁气开胸、化湿祛痰、滋阴降火、交通心肾等法。对于心血不足、心神失养的患者，可用养心汤主之，对心阳虚的患者可用桂枝甘草汤，心虚胆怯的患者多运用安神定志丹；对于肺气瘀阻，胸闷的患者，瓜蒌薤白半夏汤主之，可宽胸理气、燥湿祛痰，对于胸痛明显的者可加用血府逐瘀汤加减；对于气机紊乱、肝郁气滞的患者，可用柴胡舒肝散主之，对肝火上炎、扰乱心神的患者，可运用丹栀逍遥丸；对于肝血失养，烦躁失眠的心脏神经症的患者，《金匮要略》指出"虚劳虚烦不得眠，酸枣仁汤主之"，可运用酸枣仁汤，养血安神，清热除烦；对于肝郁脾虚的患者，可用逍遥散加减，对于心脾两虚的患者可用归脾汤加减；对于久病肾阴虚者，可运用交泰丸合黄连阿胶汤加减，对于阴虚内热致使气阴两虚的患者可用生脉散加甘麦大枣汤加减；对于中气下陷的患者可运用升陷汤加减。

　　既是情志致病，即可在药物治疗的基础上加用情志治疗，早在《黄帝内经》中即已提出悲可胜怒，喜可胜悲，恐可胜喜，思可胜恐，怒可胜思。利用这种情志相克相胜的原理，在临床上可以用来治疗情志疾病。如心脏神经症的患者大多肝气升发太过，肝属木，金克木，金又属肺，肺通于悲，当心脏神经症的患者由于性情急躁易怒而引起肝火上炎，扰乱心神者，可以采用"悲胜怒"的方法，诱使患者产生悲伤的情绪，有效地抑制过怒的病态心理，从而缓解患者的症状。也可运用五行音乐疗法，如心火亢盛的心脏神经症的患者可选取属火的徵音和属水的羽音配合的《紫竹调》，以补水使心火不致过旺，补火使水气不致过凉，水火相济，阴阳相互协调，平和心气。中医学的情志疗法内容丰富，手段多样，内容丰富而系统。除以上的疗法外，还有说理开导法、暗示释疑法、移情易性法、顺情纵欲法等多种方法。所以，心脏神经症的患者除了药物治疗，还可以通过语言、行为对患者进行精神疏导、心理暗示，消除疑虑的方法，对患者的治疗和预后将会有很大的帮助。心脏神经症患者日趋增多，选择合理有效的治疗方法尤为重要，由于此病发病与情志密切相关，在中医药治疗的优势上配合情志心理疗法，关注患者的心理状态及情志变化，双心同治，更符合现在医学的治疗理念。

# 206 慢性心力衰竭合并焦虑、抑郁的中医治疗

慢性心力衰竭是多种心血管疾病发展的严重阶段。随着病情的不断发展，最终导致心室泵衰竭，极大危害人体健康，给患者带来严重的精神心理障碍。有研究显示，慢性心力衰竭患者焦虑、抑郁发病率为40.1%，且与心力衰竭严重程度呈正相关，而焦虑、抑郁患者慢性心力衰竭发病率是正常人群的4～5倍。慢性心力衰竭缠绵难愈，且预后差，患者常需要反复入院及长期服药，而某些抗焦虑、抑郁药物毒副作用强，可能加重心脏基础疾病，从而限制临床应用。中医药治疗该病独具优势及特色，且不良反应少。学者孙书等将慢性心力衰竭合并焦虑、抑郁障碍的中医治疗做了梳理归纳，为进一步的临床工作提供了参考。

## 病因病机

中医学无心力衰竭病名，根据患者临床症状，属"喘证""水肿"等范畴。心力衰竭病位在心，病因主要为外感六淫、内伤情志、体劳过度、饮食不节、他脏传变等，病机以心气阳亏虚为本，血瘀、痰饮为标。焦虑抑郁属中医"郁证"范畴，其病位在肝，与心、脾密切相关。总的病因为情志内伤、脏气抑郁。基本病机为气机郁滞，初多实，日久心、肝、脾、肾亏虚，虚实夹杂。《灵枢·邪客》曰："心者，五脏六腑之大主，精神之所舍也。""心主血脉而藏神"是指心除了能推动血液正常循行于脉管内，对人体的精神意识及思维活动具有主宰作用。故"血脉之官"与"神明之官"二者先后致病并相互影响。《素问·六元正纪大论》指出"心气亏虚，则心神动摇，易恐善惊"；《灵枢·邪气藏府病形》指出"愁忧恐惧则伤心"，《丹溪心法·六郁》指出"气血冲和，万病不生，一有怫郁，诸病生焉，故人身诸病，多生于郁"。由此可见，慢性心力衰竭合并焦虑、抑郁障碍，二者合病，病机总属形神俱损，以心脉所伤、神机失用为主。

## 辨证论治

辨证论治是中医理论的精髓，四诊合参，辨证论治，根据不同病机证候，探讨疾病不同证候特点，采用适当的治疗方法，才能法得证治，效如桴鼓。石丽艳等认为慢性心力衰竭合并抑郁的基本病机是阳虚气郁，以温阳理气为治疗大法，且临床试验证明温阳理气类方药可改善患者临床症状及中医证候，为该病提供新的中医辨证思路。廖志山等认为，心力衰竭致使焦虑抑郁，主要由肝气郁结不畅引起，因此临床以疏肝解郁为主，可有效改善患者焦虑、抑郁症状及远期预后，降低焦虑自评量表、抑郁自评量表评分，并提高患者射血分数，增强运动耐力。李萍等认为慢性心力衰竭合并郁病的发生、发展与肺气虚密切相关，故以补肺开郁为基本治法，方选益气泻肺方改善患者临床症状，降低抑郁评分疗效显著，其辨证思路值得临床推广。廖易等认为慢性心力衰竭伴抑郁，治宜疏肝解郁、利水化瘀，将170例符合标准的患者随机分为两组，对照组给予常规西药治疗，治疗组加用疏肝利水中药茯苓、白术、合欢花、白芍、丹参、制附子、葶苈子、香附等辅助治疗，治疗3个月后治疗组中医证候积分、抑郁评分较对照组明显下降，生活质量提高，差异有统计学意义（$P<0.05$）。

# 临床治疗

**1. 经方**　经方为汉代以前经典医药著作记载的方剂，以经典处方为特色，现包括各代医家总结的具有临床疗效的"经验之方"。经方的医学体系至今仍为广大医家推崇并应用于疾病的治疗。王太吉采用开心散治疗心脾两虚型慢性心力衰竭合并抑郁，并将符合纳入标准的 60 例患者分为对照组与试验组，试验组在对照组常规治疗基础上加用开心散，结果显示试验组明尼苏达心力衰竭生活质量评分及抑郁自评量表评分较对照组明显下降，心功能明显改善。覃梦珍等采用加味滋水清肝饮治疗阴虚内热型慢性心力衰竭合并焦虑抑郁，结果显示加味滋水清肝饮能显著降低慢性心力衰竭患者焦虑、抑郁及中医证候评分。梁越凤等采用逍遥散治疗肝郁脾虚型慢性心力衰竭合并抑郁，观察对相关指标的影响，结果显示逍遥散组汉密尔顿抑郁量表（HAMD）评分、N 末端 B 型钠尿肽原水平及半年内因心力衰竭再入院率明显低于对照组，治疗总有效率、左室射血分数高于对照组，表明逍遥散能明显改善慢性心力衰竭合并抑郁患者临床症状和预后。

**2. 自拟方**　现代诸多医家在中医经方、合方基础上，勤求古训，博采众方，并善于总结临床经验，辨证加减，灵活搭配药物，应用于本病治疗。王公利将慢性心力衰竭伴抑郁状态患者分为治疗组和对照组，各 30 例，对照组给予抗心力衰竭常规治疗，治疗组加服解郁颗粒，结果表明治疗组在心功能改善方面优于对照组，两组情绪状态改善方面比较，差异无统计学意义。蒋赵琳将慢性收缩性心力衰竭伴抑郁障碍患者 68 例随机分为治疗组和对照组，对照组在常规治疗基础上加用氟哌噻吨美利曲辛片（黛力新）抗抑郁，治疗组加用双心汤，结果表明双心汤能有效增强患者心肌收缩力，改善心力衰竭症状及抑郁状态，提高心脏射血分数。郭美珠等将 60 例老年慢性心力衰竭合并抑郁症患者随机分为对照组和治疗组，各 30 例，对照组给予抗心力衰竭治疗加服舍曲林，治疗组加服强心解郁汤，结果显示治疗组在改善老年慢性心力衰竭患者抑郁症状、提高心功能方面均优于对照组。

## 双心医学模式指导下的本病论治

"双心医学"是以心为基础，研究心血管疾病与精神心理障碍之间关系、互相影响的一门新兴交叉学科。"双心疾病"包括慢性心力衰竭在内的慢性心脏病和焦虑抑郁障碍等情志病两方面。中医学治疗"双心疾病"有着丰富的理论及实践经验，现从脏腑辨证治疗、针灸、中医康复运动疗法、五行音乐疗法及中医心理疗法方面论述，从"形神一体"整体观念出发，辨证论治。

**1. 从五脏论治双心**

（1）从心肝论治：肝藏血而主疏泄，调畅一身之气，心主血脉、主神明，中医学认为心情低落、抑郁、胸部满闷、失眠等由于肝气郁滞，肝失调达，累及心主血脉的功能，引发或加重心力衰竭，可谓"人忧愁思虑即伤心"。"血脉之心"和"神明之心"病理互损导致心力衰竭和郁证相互影响或转化，即双心同病。心力衰竭合并焦虑抑郁患者常存在肝郁气行不畅的因素，气机失调而心脉受阻，而气和血是调节情志的根本，因此调肝养心在双心疾病的治疗中尤为关键。临床实践中，疏肝解郁、调理气血法应用较多。宋旸等以调气活血法，运用血府逐瘀汤与半夏厚朴汤治疗双心疾病属肝郁脾虚、心脉闭阻者，效果明显；颜红独创"气郁伤神"理论，从心肝两脏出发，自拟养心安神汤以"解郁安神、宽胸散结"，治疗情志不遂所致憋喘、气短、胸闷等心力衰竭症状的患者，双心同治；姚祖培教授从心肝两脏辨证论治"双心"疾病，以疏肝养心为根本大法，认为木郁达之，气行则血脉调畅，心神得养，则"双心"安康，并指出临床工作中需重视慢性心力衰竭患者精神心理状况，及时排查此类疾病，尽量满足患者心理需要，以利于临床症状的改善。上述研究均证实从心肝理论论治心力衰竭合并焦虑抑郁对临床诊疗具有重要价值。

（2）从心脾论治：心主血脉与神志，且二者密切相关。《灵枢·营卫生会》曰："血者，神气也。"

《灵枢·本神》亦指出"心藏脉，脉舍神"，可见心神依赖心血滋养，血液是心神活动的物质基础。脾主运化水谷，为气血生化之源。中医理论认为心是血液运化的统帅并且在脾中化生，而血气者，身之神，心与脾共同参与血液运行和生成，与神志功能关系密切。心与脾是五行中"母子"关系。心力衰竭久不愈，母病及子，脾脏受累，加之病程缠绵，患者易忧愁思虑，形成心脾两虚证候，心脾两脏功能失调，气血亏损而影响神志活动，多发为郁证。临床多采用健脾益气、养心安神之法，代表方剂归脾汤，达到心脾同治的目的。王艳玲等认为归脾汤既能缓解心脾两虚型心脏疾病患者不适症状，又能调节不良情绪，是治疗心脾两虚型双心疾病的代表方。孙媛多从健脾胃、调营卫论治心病合并郁证属气血亏虚者，代表方为桂枝汤、小建中汤、炙甘草汤等，发现通过调理脾脏可改善脾虚和郁证所致失眠，从而减轻患者心脏症状，实现健脾脏、养心脏。

（3）从心肾论治：中医学从心肾两脏论治疾病有丰富的记载。《素问·五脏生成》曰："心之合脉也，其荣色也，其主肾也。"《千金方》曰："心者，火也，肾者，水也。"基于"心肾相交，水火相济"理论，心火下以温肾水，肾水又上济于心火，以保障阴阳、水火升降调和。心力衰竭患者多为年老或久病之人且病程较长，故多数以肾气亏虚、阴阳失调为本，临床表现为烦躁抑郁、失眠多梦、心悸、胸闷、憋喘等。治疗中多以滋阴降火、交通心肾为主。林飞等研究发现，采用交泰丸合黄连阿胶汤治疗心肾不交的双心疾病疗效显著，能有效改善患者临床症状及中医证候。相关研究发现，补肾滋阴药方如六味地黄丸、天王补心丹等可保护心肌内皮细胞，从而达到保护心脏的目的。井慧如等采用交泰丸合酸枣仁汤加减治疗心肾不交型抑郁症，结果显示可显著改善患者焦虑抑郁状态及睡眠质量。

（4）从心肺论治：肺朝百脉，主气、司呼吸，贯心脉而行气血，心主血脉功能正常需要肺的辅佐，气之输布亦需以血液为载体，故气血运行与心肺密切相关，心肺协调则气血循环自如，才能有效保障机体脏腑组织的新陈代谢。中医学有肺脏影响心脏功能及情绪方面的研究。《医学集成》记载"心系于肺，肺为华盖，统摄大内，肺气清则心安，肺气扰则心跳"。《景岳全书·杂证谟》指出"夫五脏之神，皆禀于心，故忧生于心，肺必应之"。清代费伯雄《医醇賸义》指出"忧伤肺，肺初不知忧也。心知其可忧，而忧之太过，肺伤心亦伤也"。故临床实践应注重心肺同调治疗心力衰竭病合并焦虑抑郁障碍。治疗原则不外乎补肺养心、调气和血。唐竹君运用补肺养心汤治疗心肺气虚兼血瘀型心力衰竭合并焦虑，结果显示治疗后患者心力衰竭症状及焦虑情绪均得到改善。刘玉洁教授采用升陷汤合桂枝甘草汤以补肺气不足，补肺气以复心阳治疗双心疾病。心肺同调治疗郁证均有相关记载，根据生物-心理-社会医学模式指导治疗双心疾病，具有较好的疗效。

**2. 针刺治疗**　有研究表明，针刺能有效调节心血管中枢活动和自主神经功能，并改善心力衰竭患者心肌缺血情况，调理情志。有研究显示，针刺对缓解不稳定型心绞痛患者临床症状、改善心电图等具有较好的作用。选穴方面，多选用具有养心安神、疏肝理气作用的穴位，如内关、百会、三阴交、心俞、神门为主穴，并辨证论治，随证配穴。针刺治疗慢性心脏病合并焦虑抑郁障碍研究较少，单独报道较多。有研究发现，针刺内关穴可调节血液一氧化氮水平，抑制血管痉挛，减少心肌缺血和焦虑抑郁发生。一项 Meta 分析结果显示，解郁通腑针刺法能有效改善情绪病患者焦虑程度、抑郁状态及相关症状。相关研究显示，针刺通过调节神经内分泌系统、自主神经功能及调节机体炎症反应，发挥保护血管内皮细胞作用，从而减少心血管事件和精神障碍的发生。针灸疗法治疗慢性心力衰竭合并焦虑抑郁具有广阔的发展前景，同时拓宽了双心疾病的中医临床诊疗思路。

**3. 心理疗法**　中医自古有关于心理疗法、情志疏导的记载。《黄帝内经》中有移情移性、情志相胜等。通过情志疏导可调畅一身之气机，气血畅通，阴阳调和，则病痛得愈。心理（精神疗法）治疗双心疾病具有重要进展。古代医家根据经验，总结出多种有效的心理疗法，如精神内守法、说理开导法、移精变气法、导引吐纳法、暗示解惑法、道家认知疗法等。有研究表明，心理疗法干预慢性心力衰竭合并焦虑抑郁障碍，能显著改善患者情绪状态，尤其对情绪障碍程度较轻的患者心理干预疗效明显。一项探讨常规抗心力衰竭药物地高辛与非药物心理干预疗法对慢性心力衰竭患者疗效影响的研究显示，两种治疗方式均能提高患者左室射血分数，但非药物治疗组 6 min 步行距离和焦虑、抑郁症状改善优于地高辛组。曹锐红临床研究表明，慢性心力衰竭患者需进行精神心理问题筛查，合并焦虑抑郁患者给予心理疏导与治疗能明显改善心功能及生活质量。周佳佳研究表明，中医五音疗法可疏肝理气、安神定志，可一定程度引起人体心理快感，从而缓解心力衰竭患者焦虑情绪等不良状态。中医心理学中，音乐调治身心历史悠久，《史记·乐书》指出"音乐者，动荡血脉，通流精神而和正心也"，也有"五音疗疾、身心同治"的记载。间接证明心理疗法治疗心力衰竭伴有焦虑抑郁具有重要的临床意义。

**4. 心脏运动康复疗法**　近年来提出的心脏康复对慢性心脏病及情志病均发挥重要的作用，心脏运动康复是以采取有益于患者身心功能恢复的运动及训练手段为核心，以改善患者生活方式、怡情养性、形神共调为目的，从而延缓或逆转疾病进展。常见的运动方式包括太极拳、八段锦、易筋经、五禽戏等。适度的康复运动疗法可使心脏获益已初步得到证实。一项 Meta 分析显示，运动训练除能降低心力衰竭患者病死率和再入院率外，还能提高生存质量。有学者发现，给予心力衰竭患者规律适度的有氧训练后，患者运动耐量明显提高，焦虑抑郁状态明显改善。一项 Meta 分析表明，气功、太极拳和易筋经等传统运动方式可使心血管疾病患者受益，同时改善症状及情绪。越来越多研究证明，心脏康复运动可改善心力衰竭患者临床症状，提高心功能，减少焦虑抑郁情绪产生。中医心脏运动康复处于不断探索及发展的阶段，运动处方的标准化、理论的系统化及相应风险的评估势在必行，以更好地应用于心血管疾病及情志病的治疗。

近年来，中医治疗慢性心力衰竭合并焦虑、抑郁取得一定的进展，但情志病对心脏病的影响及二者共同致病机制尚不明确，且单纯西医治疗已不能满足临床需要，现整理了大量的文献资料进行广泛而深入的挖掘，归纳总结中医基础理论及治疗方法，分别从中医辨证治疗、中医经方、自拟方、双心疗法、针刺、心理干预及心脏康复方面进行论述，强调双心同调，形神共治，有助于明确心血管疾病与精神心理障碍的关系，为慢性心力衰竭合并焦虑、抑郁障碍的临床诊疗提供参考依据。

# 207 论情志与功能性胃肠病

　　功能性胃肠病（FGID）是指具有腹胀、腹痛、腹泻及便秘等消化系统症状，但缺乏器质性疾病（如胃炎、肠炎等）或其他证据的一组疾病，普通人群的发病率达 23.5%～74%。2006 年将其分为功能性食管病、功能性胃十二指肠病、功能性肠病、功能性腹痛综合征、胆囊和括约肌功能障碍，临床上以功能性消化不良及肠易激综合征（IBS）最为常见。在胃肠门诊中，42%～61%FGID 患者存在心理障碍，常表现为焦虑障碍（惊恐和广泛性焦虑）、抑郁障碍（情绪低落和心境恶劣）和躯体形式障碍（疑病障碍等）。焦虑或抑郁可降低生活质量，并加重胃肠道症状。现代医学对 FGID 的发病机制尚未完全阐明，认为可能与胃肠动力异常、内脏高敏感、精神心理应激、脑-肠轴功能紊乱、免疫和内分泌系统紊乱等有关。中医学认为情志因素在功能性胃肠疾病的发生、发展、转归过程中起着重要作用。治疗上西医尚无特效药物，中医治疗 FGID 在改善症状、减少复发等方面均有优势。学者赵国鹏等对情志因素与功能性胃肠病的相关性进行了论述。

## 发病与情志因素密切相关

　　**1. 中医七情与功能性胃肠病**　"怒伤肝，喜伤心，思伤脾，悲伤肺，恐伤肾"，若七情刺激过于强烈，或过于持久，超过人体所能调节的范围，可使人体阴阳失衡，气血不和，经络阻滞，脏腑功能紊乱而引起疾病，所谓"忧恐悲喜怒，今不得以其次，故令人有大病矣"。情志所伤，虽先伤所藏之脏，但终必及于脾胃肠，影响脾之运化、胃之受纳、肠之传导，最终导致胃肠功能失常，引起腹痛、腹胀、腹泻、便秘、消化不良等。朱丹溪指出"中焦者，脾胃所属。凡六淫七情、劳逸太过，必使所属脏器功能失调。当升者不升，当降者不降，终日犯及脾胃，中气必为之先郁"。

　　情志损伤易致脾胃病变，具体表现在七情过极可损伤脾胃气机以及耗伤脾胃精血。七情过极皆损伤精气，精血耗伤必然导致脾胃气血不足，影响其受纳运化功能。临床上常在精神刺激或生气后出现不思饮食、恶心、呕吐等，提示情志因素与脾胃病关系密切。七情内伤影响中焦气机，导致脾胃功能失调，引起一系列胃肠功能障碍的表现。脾胃病变也往往合并有不同程度的情志异常。例如，李东垣《脾胃论》曰："胃病则气短，精神少，而生大热。"脾胃虚弱则"怠惰嗜卧，四肢不收，精神不足，两脚痿软"。这是由于脾胃虚弱，气血匮乏，无以养神之故。若土虚脾病而致心肾不交，阴阳不归，则易出现惊悸、烦不得卧、卧不得安、梦遗等症。若脾胃虚弱，湿浊内生，痰气内结，则往往出现表情淡漠、意志减退、喜静恶动等神志改变。若痰火内结，则易上扰心神而出现兴奋多语、情绪不稳、易激惹等症状。

　　由上可见，中医认为七情与功能性胃肠病关系密切，互相影响，临证时需分辨是情志因素引发的胃肠病，还是因功能性胃肠病导致情志异常，找到治病的主要着手点，往往可收到良好的治疗效果。

　　**2. 情志相关因素与功能性胃肠病**

　　（1）性别：关于男性和女性患者在焦虑、抑郁等因素方面的差异研究结果有所不同。有学者认为由于女性特殊的性别特征，更易产生焦虑、抑郁等情绪，因此 FGID 患者女性偏多。女性患者的抑郁和特质性焦虑分值显著高于男性患者。王凌等进行了精神心理因素在 IBS 发病中的作用及性别差异的研究，提示男性和女性 IBS 患者在焦虑、抑郁等精神心理因素方面没有显著差异。

　　（2）年龄：大量的临床研究证实，FGID 患者的年龄多在 40～60 岁之间，此年龄阶段多有经济、疾病、家庭等压力，不能调整心态面对则可能出现胃肠道神经功能紊乱，引发诸多不适。

（3）气候：《黄帝内经》指出"人与天地相参，与日月相应也"，异常气候变化与四季气候的规律递变均影响着人体生理功能和病理的系列变化。因此，对于气候变化与疾病关系的认识和探讨有着重要的意义。研究发现，每当天气状况发生比较大的变化，或连日阴雨或天气寒冷，特别是进入秋冬以后，就诊的 FGID 患者中伴有抑郁症状的明显增加，统称为季节性情绪失常。仔细观察可发现，就诊患者一段时间以腹痛为主，一段时间以腹泻为主，这都说明气候对 FGID 患者影响较大。

（4）个性因素：个性是指长期形成的稳定的习惯反应和应对机制。患同一种疾病，有些患者并不在意，但有些患者则感到自己得了严重疾病，精神紧张，吃不好，睡不安，从而对疾病本身产生一定影响。国外研究资料表明，FGID 患者可能具有某些个性缺陷，如神经质、疑病证。比较 IBS 患者与正常健康人在个性方面的差别，以及个性特质与直肠运动和直肠感觉过敏的关系，发现神经质、内向个性与IBS 关系密切，神经质个性与 IBS 患者内脏感觉过敏关系密切，但不影响直肠的张力性运动。

（5）生活环境：流行病学和大量调查研究表明，应激、生活事件与 FGID 的发生、加重有密切关系。临床可见许多患者因亲人、同事患肿瘤去世而恐惧不安，自觉全身不适，表现为不思饮食、胃部不适、恶心等，经全面检查未见异常，但仍怀疑自身患病。负性生活事件、有精神创伤史者 FGID 发病率明显高于健康人。幼时受虐史、失去亲人、重大疾病等可能对其心理产生重要影响，导致个体终生持续存在 FGID 症状。

**3. 情志因素影响功能性胃肠病的发病机制**

（1）CNS-ENS 的脑-肠轴间的相互影响：情志因素能引发脑-肠轴的神经免疫和神经内分泌反应，脑-肠轴通过双向信息传递将胃肠道功能与中枢的情感认知中心联系在一起。外部或内在的感受信息均可影响胃肠道感觉、运动、分泌和炎症，胃肠道的信息也会影响痛觉中枢、情绪和行为。一项动物实验发现，大鼠自发诱导的结肠收缩可以导致大脑蓝斑区域激活，此区域与疼痛和情绪中枢紧密相连。国外研究发现，暴露于带有愤怒、悲伤色彩的词汇时，FGID 患者直肠壁的压力变化明显强于正常人群。同时伴有脑颞叶事件相关电位的变化，提示颞叶参与脑肠的相互作用。

（2）胃肠道运动障碍：研究表明情志因素与胃肠道运动有一定关系，精神刺激对 FGID 比正常人更能引起肠动力紊乱。对健康对照者的研究表明，强烈的情绪和环境应激可以导致食管、胃、小肠和结肠运动增加，FGID 患者在受到心理或生理应激时胃肠运动更为强烈。这些运动反应与部分肠道症状相关，如呕吐、腹泻和便秘等，但并不足以解释慢性或再发性腹痛症状的出现。

（3）黏膜免疫与炎症反应：炎症在 FGID 中的作用是近年来研究的一个热点。肠道黏膜或神经丛的炎症增加可能与肠道症状的发生有关。

（4）内脏高敏感：FGID 的内脏感觉过敏主要指低于正常阈值的刺激即可引起不适反应，或不被正常人感知的生理刺激在疾病情况下被感知而引起腹胀、早饱等。这种内脏高敏感性可解释很多用胃肠道动力不能解释的 FGID 症状，如功能性消化不良、肠易激综合征等，与胃肠运动异常相关性差，而与内脏感觉异常密切相关。

## 治疗多从肝脾以疏肝为主

目前针对 FGID 的治疗研究甚多，多在基本治疗上加用抗焦虑抑郁药物或疏肝理脾药物。中医学认为 FGID 多与肝脾功能失调有关，情志与肝脾关系密切，情志因素引发肝脾失调，临床上多表现为肝气乘脾、肝气犯胃、肝胃不和、肝郁脾虚等。故对功能性胃肠病的治疗，疏肝最为关键。对于功能性消化不良（FD），中医学认为，脾胃为后天之本，气血生化之源，脾升胃降，气血调畅，气机不息。若情志不舒、肝郁气滞、饮食不节、脾胃虚弱、湿热郁结等使脾胃升降无常，运化失职，可导致上腹痛、腹胀、早饱等。其病位在胃，涉及肝脾两脏。病机主要为气机紊乱、升降无常，证属本虚标实。白长川等认为 FD 多由脾胃虚弱、气机升降失常引起，以脾虚气滞为主要病机，其"气滞"既寓含脾胃虚弱、因虚而滞之意，又有肝胃不和、肝郁气滞之意。

## 调养以畅情志为主

FGID 与情志因素密切相关，药物治疗重要，而调整心态、调畅情志或心理治疗同样重要。路志正教授认为，当今社会飞速发展，引起情志刺激的因素越来越多，工作紧张劳累、人际关系复杂、工作学习不顺心、社会关系不和谐、夫妻感情失和、经济压力过大、气候温差、家庭纠纷、居住环境不便等因素均可引起情志异常，导致气血失和、气机紊乱而发病。对此类疾病，应当从源头上减少疾病的发生与进展，平素注意劳逸结合，调整心态，适应复杂的人际关系，协调社会关系，搞好夫妻关系，避寒保暖等，尽量减少影响本病的情志因素。

综上所述，在疾病的病因、病机、治疗、调养等方面，情志因素与功能性胃肠病都密不可分。目前，对于此类疾病的研究仍未有大的突破，患者对中医治疗的敏感性、依从性不同，停药后复发的现象屡见不鲜。今后，需要加强中医情志疏导，在远期疗效上做更多关注与研究。

# 208　论情志与脾胃病的相关性

现今医学模式已经转化为生物-心理-社会医学模式。1974 年，布鲁姆提出环境、生物、卫生服务、行为生活方式是影响人类生活及健康的四大因素，环境包括自然环境和社会环境，特别是社会环境因素对健康有重要影响和意义。1977 年，美国纽约州罗彻斯特大学精神学和内科学教授恩格尔在名为《需要新的医学模式，对生物医学的挑战》的文章中提出生物医学模式只关注导致疾病的生物化学因素，却忽视社会、心理的维度，是一个简化的观点，指出应该用生物-心理-社会医学模式取代生物医学模式，从而一个新的医学模式诞生了。故社会环境对于人类身体健康的影响不容小觑，其中就包括人类的情志因素，人的情志变化不仅是自身的外在表象，亦是由外界因素导致的。学者谢晶日等就情志因素与脾胃疾病之间的关系做了阐述。

## 情志因素之发展历程

"情志"一词是中医学的专有特有名词，在现代心理学中是对情绪的特有称谓。情志活动是指人类所有的情绪变化。人们对客观外界事物现象所做出的情感反应是情志，属于正常的情志活动。"七情"是指人类的七种情志活动，包括喜、怒、忧、思、悲、恐、惊。中医七情学说源远流长，经过历代医家的发展完善，现已经形成独具特色的理论体系。

**1. 中医情志学说的萌芽阶段**　秦汉时期。《黄帝内经》乃奠定中医学基础理论体系之鼻祖，大量地论述了与情志相关的人身体生理病理变化。在《黄帝内经》162 篇文章中，从篇名、主要内容讨论到心理学相关问题的多达 32 篇，共计 236 个词条，其中内容涉及情志致病的达 129 篇之多，占全书的72.9%。东汉末年，张仲景《伤寒论》开创了情志医学辨证论治的先河，全书 398 条条文，113 首方剂，其中以心理因素作为病因之一，或以异常的心身现象作为主证之一的有 40 条，占 10%，有 20 方，占 113 首方剂中的 18%；88 条涉及心理现象，占 22%，有 34 方，占 30%。

**2. 中医情志学说的发展阶段**　隋唐时期。隋代巢元方等编撰的《诸病源候论》全书共 50 卷，记载证候 1739 个，其中涉及心理证候达 106 个。

**3. 中医情志学说的成熟阶段**　宋金元时期。南宋陈言在《三因极一病证方论》中明确提出了"七情"的概念，即"七情，人之常性，动之，先由脏腑郁发，外形于肢体，为内所因也"，突出强调了情志因素在疾病发生发展过程中的重大作用，也使中医情志学说达到成熟阶段。金元四大家不仅把中医学的发展推向一个新的历史阶段，同时也夯实了中医情志学说。刘完素根据"五志过极亦能化火"理论创立了"火热论"。李东垣以"内伤脾胃，百病由生"立论，认为情志不和从而内伤脾胃。朱震亨认为，引起相火妄动的重要原因之一是情志过极，而相火妄动是导致疾病发生的病因。

**4. 中医情志学说的整理阶段**　明清时期。主要表现为对古籍的整理研究和对古代杰出医家经验理论的全面总结，从而使中医学体系渐趋完善。例如明代著名医家张景岳在《类经》中专设"情志病"一节，并且在《景岳全书》中也对由心理因素所致的各种疾病多有发挥。李梴在《医学入门》中重点阐述了七情脉理及暴喜、暴怒、积忧、过思等情志活动。清代叶天士密切结合临床辨证论治从而阐发"七情致病"之理。

在近现代的实验研究中，常常会根据情志因素导致疾病的理论建立动物模型，如"怒伤肝"小鼠模型。当今，七情学说得到了普遍应用，情志因素导致疾病已被诸医家所重视，并运用于临床指导治疗。

## 脾胃疾病与情志因素之关系

情志表现活动是脏腑功能活动的外在表象之一，脏腑内在精气是产生情志表现活动的物质基础。

**1. 生理关系**　《素问·六节藏象论》曰"肝者，罢极之本，魂之居也"。肝主升，主动，为刚脏，肝喜条达而恶抑郁，肝主疏泄，调畅气机，使气机疏通、畅达，气血和调，经络通利，脏腑器官的活动维持正常，心情舒畅，情志活动正常，所以肝具有调畅情志之功能。脾胃为后天之本，气血生化之源。脾主运化，主统血，脾气主升，脾喜燥恶湿，胃主受纳、腐熟水谷，主通降，胃喜润恶燥。叶天士认为"脾宜升则健，胃宜降则和"。脾胃功能调和，水谷进入胃后，胃受纳腐熟水谷，在脾的运化作用下转化为精微，以生气血津液，营养全身。

**2. 病理关系**　《素问·阴阳应象大论》指出"人有五脏化五气，以生喜怒悲忧恐"；"怒伤肝""喜伤心""思伤脾""忧伤肺""恐伤肾"。人生七情，尤以喜、怒、思最为多见，故伤心、肝、脾为主。而与脾胃疾病关系密切者莫过于怒和思。李东垣在《脾胃论》中指出"凡怒忿、悲、思、恐惧，皆伤元气"。怒伤肝，气机不畅则胸胁满闷，情绪抑郁急躁，或有嗳气，脘腹不适，咽中哽塞，乳房胀痛，月经不调等症状。脾失健运则食欲欠佳，四肢倦怠，心下痞满。忧思过度，气血耗伤，其中不但损伤脾胃之气，脾气不升，胃气不降，同时还会耗伤心血，使心神失其濡养而出现心悸、失眠、梦多等症状，甚而会导致女子月经不调，男子阳痿等症状。《素问·举痛论》曰："余知百病生于气也。怒则气上，喜则气缓，悲则气消，恐则气下，寒则气收，炅则气泄，惊则气乱，劳则气耗，思则气结。"七情致病通过影响五脏六腑之气机运行，导致气机紊乱失常，久则形成气血痰瘀郁滞，甚至会阴阳失衡，气耗血虚，进而使五脏受累。

## 临床防治的应用

**1. 辨证论治**　张仲景在《伤寒论》中确立六经辨证论治体系时，非常重视情志因素，在《伤寒论》一些条文中，有的是以情志因素异常作为主要的辨证依据。如《伤寒论》第96条曰："伤寒五六日，中风，往来寒热，胸胁苦满，默默不欲饮食，心烦喜呕，或胸中烦而不呕，或渴，或腹中痛，或胁下痞硬，或心下悸、小便不利，或不渴、身有微热，或咳者，小柴胡汤主之。"第102条曰："伤寒二三日，心中悸而烦者，小建中汤主之。"再者，第106条曰："太阳病不解，热结膀胱，其人如狂，血自下，下者愈。"第107条曰："伤寒八九日，下之，胸满烦惊，小便不利，谵语，一身尽重，不可转侧者，柴胡加龙骨牡蛎汤主之。"尚有第112条曰："伤寒脉浮，医以火迫劫之，亡阳，必惊狂，卧起不安者，桂枝去芍药加蜀漆牡蛎龙骨救逆汤主之。"《伤寒论》第281条曰："少阴之为病，脉微细，但欲寐也。"此为论少阴病脉症提纲。少阴统括心肾，为水火之脏，阴阳之根。病入少阴，心肾阴阳气血不足，故出现脉微细，欲昏昏欲睡之象等。第303条曰："少阴病，得之二三日以上，心中烦，不得卧，黄连阿胶汤主之。"上述条文均以情志异常为症状，作为疾病辨证的主要依据。在《伤寒杂病论》中也时常出现对神昏、谵语、惊悸、癫狂等情志异常的症状的描述。

张艳萍等总结《伤寒论》中情志异常的辨证方法为疏肝解郁，和解枢机法；和解泻热，重镇安神法；益肾宁心，温补心脾法。同时也强调张仲景十分重视针灸治疗情志异常症状的作用。例如，《伤寒论》第117条曰："烧针令其汗，针处被寒，核起而赤者，必发奔豚。气从少腹上冲心者，灸其核上各一壮，与桂枝加桂汤，更加桂枝二两也。"第142条曰："太阳与少阳并病，头项强痛，或眩冒，时如结胸，心下痞硬者，当刺大椎第一间，肺俞、肝俞，慎不可发汗。发汗即谵语，脉弦，五日谵语不止，当刺期门。"第216条曰："阳明病，下血谵语者，此为热入血室。但头汗出者，刺期门，随其实而泻之，濈然汗出则愈。"

路志正教授认为，异常情志活动主要损伤心、肝、脾等脏，主要病机变化是气机紊乱。脾居中焦，属土，乃五脏六腑之源，气机升降之枢纽。情志虽先直伤其所藏之脏，但最终必累及于脾胃，影响脾胃之运化、受纳功能，从而导致气血生化障碍，运行输布失常，耗伤气血，诸病由生。故治疗与情志相关的疾病，首先应从心、肝、脾入手，其中调理脾胃之功能是非常重要的环节，其对于情志疾病的恢复和阻止病势的进一步发展演变，均起到重要的作用和意义。

临床上因胃痛胃胀前来就诊的患者，在发病前多有生气，紧张，或是激动等。不良的情绪因素直接影响脾胃功能，气机升降失常，气血运行不畅，脾气不升，胃气不降。影响肝气不舒，郁结不通，肝木克脾土，遂加重了脾胃负担。某些患者再加上饮食不适，感受风寒等，自身的正气不足加之外邪侵犯，使原本脆弱的脾胃功能更弱。临床辨证论治，理气通降，清热利湿，活血祛瘀，贯穿始终。应该加减小柴胡汤，肝脾同治。

**2. 预防**　因脏腑精气是情志活动的物质基础，故情志因素致病伤及内脏。如今，预防也显得尤为重要，防治未病已深入到临床之中。《灵枢·本脏》曰："志意者，所以御精神，收魂魄，适寒温，和喜怒者也……志意和则精神专直，魂魄不散，悔怒不起，五脏不受邪矣。"由此说明，人体正常的心理变化和精神活动有利于脏腑的功能活动，有益于防御疾病，保持健康。在《素问·阴阳应象大论》中根据五脏主五志对应五行理论，以及五行生克制化规律，提出了"怒伤肝，悲胜怒；喜伤心，恐胜喜；思伤脾，怒胜思；忧伤肺，喜胜忧；恐伤肾，思胜恐"，即以一种情志抑制另一种情志的治疗原则，从而达到淡化并消除不良情绪的目的，对后世产生了巨大的影响。《素问·移精变气论》曰："余闻古之治病，惟其移精变气，可祝由而已。"祝由疗法，其本质精华就是转移患者的精神注意力，纠正患者气血紊乱之状态，从而达到调畅气机，疏通气血，调理脏腑功能的目的，使之恢复机体健康。情志因素与脾胃疾病密切相关，不可分割。情志因素所致疾病不容小觑，作为医务工作者，除了运用药物为患者减轻病痛及治愈疾病时，还应注意患者的情绪，多与患者沟通，在治疗脾胃疾病时，常加入一些舒畅气机，调理情志的中药，从而取得更好的疗效。

# 209 情志相关性脾胃病的辨治

学者夏梦幻等从中医心身关系、脾胃对情志刺激的易感性、情志与脾胃病的关系以及情志相关性脾胃病的辨治四个层面对脾胃心身问题做了论述，以期为脾胃心身关系研究及情志相关性脾胃病的临床诊治提供参考。

## 中医形神合一理念下的心身关系

中医理念的核心之一是形神一体，心身关系的本质是形神关系。形神一体的基本要素包括统帅一身的"心神"、五脏形系统、五脏神系统及七情。《素问·阴阳应象大论》曰："人有五脏化五气，以生喜怒悲忧恐。"中医学中五脏乃形神合一的功能整体，精神心理活动是在五脏功能基础上产生的，情志活动包括七情（喜、怒、忧、思、悲、恐、惊）与五神（神、魂、魄、意、志）。情志属于狭义之"神"的范畴，情志发生涉及情绪体验及心理认知活动，是基于个体的心身状态，对内外刺激产生的生理以及心理反应。

随着医学模式的转化，世界卫生组织提出健康包括躯体、心理的健康以及良好的社会适应能力。从中医角度解读，心身健康是指五脏、五神、七情三者在心神统帅下的内在协调以及该整体与社会、自然和谐统一的完满状态。因此，中医视角下的心身关系指的是五神、七情活动与脏腑功能的关系，三者两两相关，相互影响。七情、五神依赖于五脏活动而生，情志活动是脏腑之气在精神心理层面的延伸，情志与脏腑的健康与疾病息息相关。从现代心理学角度，七情偏向于精神情感层面，五神偏向于心理认知层面，故情志异常基本包括精神情绪失调、心理认知障碍以及二者并见三大类别。情志致病多肇端于七情刺激，七情是五脏之气的一部分，七情过用，五脏之气失和而发病；七情亦是五神活动的延伸，七情刺激，五神失守，出现认知心理异常。五神不和又可引发五脏之形气血失调，同时脏腑功能紊乱，也会引发情志失调。

中医学自古重视形神合一的整体观，这为心身医学提供了丰富的理论支持。"心"与"身"是一个整体的两个方面，任何一方不可独立于另一方存在。同样探讨脾胃心身问题，包含了七情、五神及脾胃脏腑功能三个部分，必须在形神整体观视角下具体分析。

## 脾胃为心身相关较敏感的脏腑

情志与各脏腑形体活动均有关联，但与脾胃系统关系最为密切。张景岳曰："脾胃之伤于情志者，较之饮食寒暑为更多也。"《推求师意·郁病》曰："脾胃居中，心肺在上，肾肝在下，凡六淫、七情、劳役妄动，一有不平，则中气不得其和而先郁。"脾胃对情志刺激有较强的易感性，归纳有以下 5 个原因。

**1. 能量化源，根于中土** 《灵枢·平人绝谷》曰"神者，水谷之精气也"。《灵枢·营卫生会》曰："血者，神气也。"五脏之形、五脏之神均赖脾胃中土以养。情志活动是五脏气血在心理精神层面的功能表现，其能量来源同样是脾胃运化的水谷精微。精神消长一定程度反映中气的虚实，脾胃气血的盈亏影响着情志的盛衰。

**2. 五神之中，皆蕴脾"意"** 七情发生，皆有脾"思"。《灵枢·本神》指出"心有所忆谓之意"；

《素问·遗篇刺法论》指出"脾为谏议之官，知周出焉"；《备急千金要方·脾脏脉论》曰："脾主意。脾脏者，意之舍。意者存忆之志也，为谏议大夫，并四脏之所受。"心为君主之官，脾为谏议之官，脾将心任物的内容转化为意识，协调情志活动的产生。可见心神乃认知的肇始，脾意乃认知活动的中间环节，同时也是情志变化的枢纽。此外，五神之中唯有"思"同时兼有认知与情感两个部分。"思"包括思考、忧思两层含义，情志活动是在思的基础上产生，属认知活动的情感体验，任何情志活动都有脾意、脾思的参与。

**3. 七情气道，权在中气**　七情的产生以五脏化五气作为前提，喜、怒、思、恐、惊五种情绪皆可牵动脏腑气机。《素问·举痛论》有"喜则气缓，怒则气上，悲则气消，恐则气下，思则气结，惊则气乱"之记载，提示中焦乃一身之气运行的枢纽，任何气机变化均可影响中焦气机的升降，同时中气调和也佐助了情志气道的平衡通达。

**4. 心脾相关，肝脾相连**　五脏藏精内舍五神，五脏共同参与精神心理活动的发生，其中心、肝与精神心理活动关系最密。心主神明，一切精神心理活动均由心神主宰；肝主疏泄情志，一切情志活动均赖肝气疏导。此外，神者，血气也，心主血脉，肝主藏血，心肝两脏对维持精神活动起着重要作用。然中焦受气取汁，化生血液上济于心，心与脾紧密相关，肝与脾胃亦紧密相连。《灵枢·病传》指出"病先发于肝，三日而之脾，五日而之胃""见肝之病，知肝传脾，当先实脾"，因此，情志病最常伤及心、肝、脾三脏。

**5. 怒思忧三郁，均伤脾胃**　七情致脾胃病，主要以怒、思最多见。张景岳指出怒郁横逆犯脾、思郁郁结在中、忧郁心脾两伤，即怒郁、思郁、忧郁均容易伤及脾胃。现代医学研究发现，消化系统最易受精神、心理应激及其他内外因素刺激，消化系统心身疾病的病种和发病率居所有心身疾病之首。究其原因，包括有以下几点：

（1）消化系统大多受自主神经支配，最易受心理因素影响。

（2）情绪活动通过干扰"皮质-内脏神经"影响胃肠道生理功能。

（3）参与疼痛调控的大脑皮质区域同时调控情绪反应，精神因素通过影响内脏痛神经调控机制参与内脏高敏感状态的形成。

（4）精神因素显著影响人的摄食种类及饮食习惯，且精神应激直接影响免疫系统，引发肠道微生态改变。

（5）在神经通路与血液循环中承载"脑-肠对话"调控物质，疾病状态下精神-神经免疫-胃肠道功能发生网络式相互影响的恶性循环。精神心理障碍与胃肠道症状，甚至胃肠道以外的不同部位症状相互叠加，互为因果。

总之，从中医学角度而言，脾胃运化水谷精微，化生血液，为情志活动提供能量来源。脾藏意，在志为思，意主情志转变，情志传递皆由"思"而发。脾胃居中焦，权衡一身之气血，脾胃升降平衡，则情志气道平衡适度，反之情志不调，脾胃升降先损，怒、忧、思三郁最易伤及心、肝、脾三脏。从现代医学角度，自主神经系统与内分泌系统是消化系统的两大调节体系，这两大体系的中枢与情感中枢的皮质下整合中心处于同一解剖部位，中医学与现代医学从不同角度皆阐释了脾胃对情志刺激有较强的易感性。

## 情志与脾胃病的关系

中医学中脾胃病的命名均以"症状"表达，中医学脾胃病包括西医所说的功能性以及器质性两类消化系统疾病，以有无情志参与及有无器质性病变，可将脾胃病分为四种，包括情志因素引起的脾胃症、情志参与且合并器质病变的脾胃病、单纯器质性脾胃病、器质性脾胃病伴情志病。除了单纯器质性脾胃病以外，其余三种均有情志因素参与。该类病症包括形的紊乱（躯体的）、神的异常（心理的）、七情的失调（精神的）三个方面，且情志活动同脾胃症状相互影响，二者是一组辩证关系。脾胃病发于情志内伤者，此属"因郁致病"；脾胃病导致情志失调者，此属"因病致郁"，情志失调与脾胃病互为因果，相互作用，此属"病郁同存"。随着现代社会心理应激源的不断增多，情志病因越发突出，情志性脾胃病在所有脾胃病中占据高位，同时由脾胃病引发的心理问题也越发常见。因而我们当从心与身的辩证角度看待情志与脾胃病的关系，以此识别脾胃系心身疾病以及脾胃病伴随的精神心理问题。此外，在临床中患者常以具体又庞杂的脾胃系躯体症状就诊，心理及精神问题常常以躯体化形式表达。对于现有医学知识不可解释的躯体症状，患者又常常受排斥并被带上"精神心理障碍"的标签，因此识别脾胃躯体症状隐匿的精神心理问题以及改变患者对脾胃心身病症的认知对疾病预后尤为关键。

## 情志相关性脾胃病的辨治探析

社会心理因素在消化系统疾病中的发生、发展、转归中起重要作用的躯体疾病称作消化系统的心身病症。其中有器质性病变者属于"消化心身病"，如消化性溃疡、溃疡性结肠炎等；无器质性改变而仅是器官功能障碍者属于"消化心身症"，如肠易激综合征、习惯性便秘等。从中医学角度，消化心身病症是指由情志因素导致的各类脾胃病症，即"情志相关性脾胃病"。具体涉及情绪障碍相关性脾胃病和认知偏差相关性脾胃病。前者主张从阴阳分类，由抑郁情绪引起的以情绪低落、思维迟缓、意志活动减退等为特点的属于"阴证"；由焦虑情绪引起的以烦躁易激、运动性不安、自主神经功能亢进等为特点的属于"阳证"。抑郁情绪所引发的脾胃症状多有早饱、嗳气、便秘或腹泻等胃肠功能下降的表现；焦虑情绪合并的脾胃症状常见口干口苦、吞咽困难、反酸烧心、腹痛腹胀等胃肠功能亢进的表现。此外，因患者认知偏差使得脾胃症状具有过分夸大或无中生有等特征，如患者对幽门螺旋杆菌（Hp）感染、萎缩性和肠腺化生等癌变的恐惧，不断自我暗示使得病感被放大，或自我感觉的严重程度超过实际检查报告的描述，甚至不符合医学常理。

叶天士《临证指南医案》曰："因情志不遂，郁而成病，郁则气滞，气滞久则必化火热。热郁则津液耗而不流，升降之机失度，初伤气分，久延血分，延及郁劳沉疴。"脾胃心身病症，是"情郁"导致脏腑气血失调，进而出现"形郁"的躯体表现。基于上述情志相关性脾胃病的分类，根据情绪障碍和认知偏差的不同，我们认为，发于抑郁情绪者可采取宣阳开郁法，自拟宣阳化痰开郁汤方，药物有柴胡、桂枝、郁金、石菖蒲、制半夏、枳壳、茯苓神等；发于焦虑情绪者治宜清火消虑，具体又有泻心火、泻肝火、泻相火之别，尤其针对围绝经期妇女焦虑易激惹的特点，自拟知柏更年静汤，药物有知母、黄柏、地骨皮、制龟甲、煅龙牡、菊花、郁金、玫瑰花等；发于认知偏差者可从心肾论治，《不居集·各家治虚损法》曰："思郁伤者，是神气受困，七情之火，交煎真阴，不久告匮，岂药石之所能疗哉？惟早适其志为第一义，此病起于肾，关于心"。心主任物，肾藏精主志，心肾与人的认知活动最为密切，故自拟养心益肾定志汤治疗认知偏差性脾胃病，药物有太子参、山茱萸、枸杞子、熟地黄、石菖蒲、远志、柏子仁等。

此外，情志性脾胃病涉及精神、心理、躯体三个方面，治疗当心身同调，药物与心理治疗并重。中医有情志相胜法、移情易性法、移精变气法等。现代心理学有认知疗法、睡眠疗法、行为疗法、合理情绪疗法、认知领悟疗法等。形神一体，调形与安神的疗效可以互为补充。和谐良好的医患关系则是诊治脾胃心身疾病的基础，我们提出心理治疗三原则，即倾听的原则、帮助的原则、肯定的原则，以此减轻患者焦虑、抑郁情绪，纠正认知偏差，树立抗病信心。

心身关系是基于中医形神一体理念下研究七情、五神与脏腑之间的关系，分别对应现代心理学精神体验、心理认知和躯体活动，而"形"和"神"的辩证关系则是研究心身问题的核心。情志和脾胃分别代表"心"和"身"两个方面，二者辩证统一，情志同脾胃也是中医心身关系中关联密切的一组，脾胃症状是情志内伤在躯体反应上的最主要表现。目前不论中医或现代医学均证实了脾胃对情志刺激有很强的易感性，消化系统是心身相关最敏感的靶器官，这为探讨脾胃系心身问题提供了病因学支持。

　　病理上情志与脾胃病依然是辩证关系，二者互为因果。张景岳对情志之郁和脏腑疾病的分类，基本包括因郁致病、因病致郁、病郁同存三大类。依照以上方法，情志与脾胃的病理关系也包括情志性脾胃病、脾胃病导致的情志不调以及脾胃与情志共病。理解脾胃与情志的辩证关系，有利于识别脾胃病心身症状的结构和关联。我们将消化心身病症归属于中医学"情志相关性脾胃病"的范畴，并依据情志内容的不同侧重，将其分为抑郁相关性、焦虑相关性、认知偏差相关性脾胃病。治疗上分别采取宣阳开郁法、清火消虑法、养心定志法，统筹躯体、心理（认知）、精神（七情）三个维度，期望为脾胃心身关系研究及情志相关性脾胃病的诊治开拓新的路径。

# 210 据脾脑相关性从脾胃论治情志病

魏玮教授继承国医大师路志正从脾胃入手调理情志病的临证思想，认为脑为髓海，主宰生命、精神活动。脾胃为后天之本，气血生化之源，脾胃运化产生水谷精微通过脾向上布散补髓充脑。脾藏营舍意、在志为思是脏腑情志理论重要表现，说明脾脑之间有密切联系，脾胃居中焦为枢，其升降之功为脾脑传递共同物质构建桥梁。脾脑相关性主要体现在脾藏营舍意、主思以及脾胃为枢纽的功能上，以及脾脑相关的物质基础，也进而为从脾胃论治情志病提供理论依据。从脾脑相关理论出发，探讨脾胃与情志之间的相互联系，为身心疾病的临床诊疗提供一个新思路。

## 脾脑相关的生理基础

**1. 脾胃化生气血以养神**　神是人体生命活动及外在总体表现的统称。广义的神指人生命活动的外在表现；狭义的神指人的精神、思维、意识活动。脾胃为后天之本，气、血、津液生化之源，神的功能活动离不开脾胃的濡养，例如，《灵枢·平人绝谷》曰："神者，水谷之精气也。"指出了脾胃与神的密切联系。脾主运化、胃主受纳；脾主升清、胃主降浊，饮食物入胃，脾气促进饮食物消化、吸收，转化为水谷精微，上输于心、肺，通过心肺化生气血，气血通过脾的升清作用上输于脑，滋养脑神。故脾运化水谷、升清以充养脑髓，则脑之元神得养，功能正常。若脾胃虚弱，脾失健运，脾虚无力升清，气血乏源，脑神失养，致使神的功能失常，出现神志恍惚、癫等神志失常症状。此外，脾胃居中焦，为气机升降之枢纽，《素问·六微旨大论》曰："出入废则神机化灭，升降息则气立孤危。"神机是神的机转，就是人体的生命活动神机与气立均依靠脾胃的升降运转，脾胃升降有常，则"清阳出上窍，浊阴出下窍"，神志处于正常状态；若升降失调，气机紊乱，则神机灭、气立危。

**2. 脾藏营舍意**　中医学将神分为神、魂、魄、意、志五神，意是五神之一，指意识、思维或回忆，根于先天，而生于后天，例如，《三因极一病症方论》曰："脾主意与思，意者，记所往事，思则兼心之所为也。"明确提出了脾藏意。《灵枢·本神》曰："心有所忆谓之意，意之所存谓之志。"意是产生于心的任物之后，对事物产生的意向。意生于后天脾胃，由心神所支配的思维活动所主，与先天禀赋相关，依赖于后天脾胃化生的气血的充养。例如，《素问·宣明五气》曰："脾藏营，营舍意。"营气由水谷精微而生，在心的作用下，营气注入脉中，化而为血，借脾气升清之功将其上充脑髓，脾主统血，则血行脉中，保证脑髓思维、记忆的功能正常发挥。脾藏营舍意，体现了脾运化水谷、化生营气，并以之滋养"意"的功能。只有脾胃充养正常，意才能充分表达，使脑髓充，注意力集中。说明脾胃功能与气血充足休戚相关，脾胃健运，则气血充盈，脾藏营舍意才能正常。

**3. 脾在志为思**　思指思考、思虑，"思出于心，而脾应之"，是脾的生理功能活动。思有认知及情感两个范畴，一指思维意识活动，如"因志而存变谓之思"；一指七情，如"思伤脾"。中医学早在两千多年前即提到情志和疾病二者的关系，五脏应五志（恐、喜、怒、悲、思），五志化七情（惊、恐、喜、怒、悲、忧、思），而七情均伴有思考、思虑的过程。如积极向上的"思"则表现为喜；消极悲观的"思"则表现为悲或怒。"脾在志为思"体现了脾胃调节机体，将外界刺激转变为内心的情志变化的功能。所以，脾主思同脾胃为气机之枢有密切关系。脾居中焦，属土，灌四旁，为气机升降出入之枢纽，脾的气机升降调畅，才能思虑万物。若思虑太过，导致脾胃受损，脾气郁结于内，气机升降失常，则出现胸闷、嗳气等"思则气结"的表现。脾主运化，化生精微以生气血，若思虑太过，气机郁结不行，水谷精微输布无能，则表现出纳呆、腹胀等症状，即"思伤脾"。思伤脾则气血化生乏源，脑神失养，则表现出情志异常。

**4. 脾胃居中焦为枢**　从经脉上看，足太阴脾经与足阳明胃经交接于足大趾之端，中焦气机顺沿脾经至足大趾入胃经循行上至头，进而能影响神志活动。《灵枢·动输》曰："胃气上注于肺，其悍气上冲头者，循咽上走空窍，循眼系，入络脑。"脾胃为气机升降之枢，脾主升清，将精微上输于心肺，通过心肺将精微布散周身，并沿足阳明胃经循行至头，将精微物质输注入脑窍，以维持正常的神志活动。脾居于中焦，沟通上下内外，灌溉四旁，为气机之枢。《素问·刺禁论》曰："肝生于左，肺藏于右，心部于表，肾治于里，脾为之使，胃为之市。"后世医家对此有进一步的发挥。例如，《丹溪心法》曰："是脾具坤静之德，而有乾健之运，故能使心肺之阳降，肾肝之阴升，而成天地交之泰。"又如《医学求是》提出，脏腑之气机，五行之升降，"升则赖脾气之左旋，降则赖胃土之右转也。故中气旺，则脾升而胃降，四象得以轮旋"。纪立金教授认为，中土之枢可调节本身及脏与脏之间的气机升降，即调节心肾、肝肺、肺肾之升降，兼顾调制脏气间的太过与不及。脾胃居中，肾、心、肝、肺位于四旁，脾气主升，引导肝气升发、肺气宣发、肾水上升；胃气主降，使肺气肃降、心火下沿、肾气下纳，如此相互协调，气机方可调畅，可见各脏腑功能正常均依赖脾胃中焦之枢的调制。若脾胃升降失常，则会心肾不交，表现出心烦、失眠等症；肺失宣肃，无以布散精微物质于脑窍，则出现神昏等神志疾患；肝肺升降失常，气血运行不畅，瘀阻脑窍，则出现中风、痴呆等疾病。

**5. 脾脑相关的物质基础**　现代研究认为，中医学的脾包括现代医学脾脏、胰脏、消化道及部分神经系统功能。科学家发现，神经系统及消化系统中拥有共同的肽类物质。这些肽类物质具有激素及神经递质的双重作用。其中，血管活性肠肽（VIP）、P 物质（SP）、脑肠轴神经肽（NPY）等至少 60 种脑肠肽双重分布于脑及胃肠道，说明神经系统与胃肠道密切相关，其与人的情志活动有关。

VIP 是由内分泌细胞 D 及含 VIP 能神经元、神经纤维分泌释放的肠神经系统中具有代表性的神经肽，这些神经分布于肠壁黏膜下和肠肌层神经丛及胃肠平滑肌中，对胃肠运动有重要的调节作用。钱会南等通过观察脾虚大鼠海马 CA1 区、前额叶皮层的 VIP 含量减少，提出脑肠肽 VIP 的变化有调节胃肠功能、改善记忆能力等作用；SP 是肠道兴奋性神经递质，可增强肠道运动。毛炯（等通过测定 30 例脾虚证患者血浆 SP 含量，提出脾虚证患者出现纳呆、腹胀、大便不畅等"运化失司"之症可能与 SP 释放、调节功能紊乱、胃肠运动功能受抑制相关；NPY 分布于中枢神经系统和肠道交感神经丛中，可促进学习记忆。钱会南等通过观察脾虚证大鼠的学习记忆功能，发现 NPY 合成减少可使实验鼠学习记忆能力减退。综上可以看出，VIP、SP、NPY3 种脑肠肽含量与脾虚证密切相关。由此可见，脾脑功能密切相关，脾病可通过脑肠肽影响脑的功能，进而影响情绪，诱发心身疾病。

## 脾脑相关的病理联系

由于情志与脾胃的密切相关性，历代医家从脾胃论治情志病方药良多，如张仲景《金匮要略》之甘麦大枣汤，"妇人脏躁，喜悲伤欲哭，象如神灵所作，数欠伸，甘麦大枣汤主之"。其补脾和中、养心安神，治脏躁之疾后人屡用屡效。又如载于严用和《济生方》之归脾汤，主治少寐，健忘，怔忡等劳伤心脾之症。因脾主情感内在传变，具有调节、稳定情绪之功，故以甘味入脾，补脾气，进而调节情感活动，也是脾之"中土之枢"在情感平衡调节作用上的体现。

**1. 脾胃病伴见情志异常**　陈正等通过对 510 例脾胃病与情志关系调研发现，脾胃病变往往伴见不同程度情志改变。例如，《脾胃论》指出"胃病则气短，精神少，而生大热"，脾虚胃弱则"怠惰嗜卧，四肢不收，精神不足，两脚痿软"。上述病症皆由于脾胃虚弱，无以化生气血，气血乏源，心神失养之故。若脾土亏虚致心肾失交，阴阳不归，则出现心悸、不寐、坐卧不安、梦遗失精等症；若脾虚水湿不运，聚而为痰，痰气内结，则出现精神抑郁、表情淡漠、静而多喜等神志改变；若痰火内结，上扰心神则出现精神亢奋、躁扰不宁、动而多怒、易激惹等症状。

**2. 情志异常可致脾胃病**　脏腑和谐、气血津液通畅是人的情志活动正常的保障；反之，若人的情志失调，则脾升胃降的功能亦失常。例如，《素问·疏五过论》指出"暴乐暴苦，始乐后苦，皆伤精气""离绝菀结，忧恐喜怒，五脏空虚，血气离守"。说明气血的耗伤必然影响脾胃升降、纳化之功。此外，李东垣认为，"先由喜、怒、悲、忧、恐，为五贼所伤，而后胃气不行，劳役饮食继之，则元气乃伤"。朱丹溪认为"中焦者，脾胃所属。凡六淫七情、劳逸太过，必使所属脏器功能失调，当升者不升，当降者不降，终日犯及脾胃，中气必为之先郁"。强调六郁之中以气郁为首，且郁结多在中焦。二者均说明了脾与情志相互依存和相互制约的辨证关系。从气机理论着眼，情志失调可致气机郁结不畅，使脾胃升降失常而致脾虚，脾不升清，则水谷、津液无以转输、布散，机体失养而致病。临床上因暴受情志刺激出现纳差、纳少、脘腹胀满甚或倦怠、神疲、乏力者不鲜。上述理论突出了情志因素在脾胃病的发病过程中的重要性。

## 临证心得

路志正教授认为，调理脾胃对于情志病的调节、稳定及防止演变有重要作用。魏教授在继承路老学术思想及多年临证经验基础上指出，情志病变主要累及心、肝、脾三脏，以肝、脾两脏居多，气机紊乱是其主要病机，脾为气机升降之枢，情志变化终会影响脾胃的功能活动，脾胃有疾亦致情志异常，故诊疗情志病，当以调理脾胃，恢复脾升胃降之功为要，气机通畅，情志方可调畅。

**1. 治中土、灌四旁**　阳明居中，主土也，万物所归。"治中土、灌四旁"，是对《素问·玉机真脏论》"脾脉者土也，孤脏以灌四旁者也"及《素问·太阴阳明论》"脾者土也，治中央，常以四时长四脏"的高度概括，是魏教授临证时调理脾胃的核心与根本。《黄帝内经》曰："脾脉者土也，孤脏以灌四旁者也。"《素问·阴阳别论》曰："四肢皆禀气于胃而不得至经，必因于脾乃得禀也。"《类经·论脾胃》指出"脾胃为脏腑之本，故上至头，下至足，无所不及"，均强调了脾胃在受纳、腐熟水谷化生精微，以灌四旁的重要性。故魏玮教授在临证时尤重视恢复脾胃的功能，常以党参、白术健脾益气，生姜、大枣顾护胃气。若患者表现出纳呆、腹胀，舌胖大边有齿痕，则同用苍术、白术以增强健脾运胃之功；若伴大便燥结难下者，常易党参为太子参，补脾兼顾益气养阴。脾胃得健，后天得补，气血生化有源，"四旁"得灌，心神得养，则精神自安。

**2. 调气机、复升降**　清代叶天士在《临证指南医案·脾胃门》中指出"脾宜升则健，胃宜降则和"。路教授特别强调，在调理脾胃时应注意调理气机升降和流动，升降失调则会发生疾病。故此，魏教授认为脾胃升降失司，气机不畅，是导致情志病的重要病机，可通过调理脾胃，恢复脾胃升降之性来诊疗情志疾病。在临床上多以辛开苦降为法，以半夏泻心汤为基本方，通过辛苦并用复升降、寒热共进和阴阳、补泻同施调虚实。尊崇东垣之理，常配以葛根、升麻升脾气，枳实、厚朴降胃气，以复气机升降，进而调畅情志。

**3. 顾润燥、别阴阳**　叶天士指出"太阴湿土，得阳始运""阳明燥土，得阴自安"。周慎斋曰："胃气为中土之阳，脾气为中土之阴，脾气不得胃气之阳则多下陷，胃不得脾气之阴则无转运。"二者均说明了脾喜燥、胃喜润与其阴阳属性相关。故魏教授强调，润燥不济，升降失调，则脾胃运化失司，五脏失常，百病丛生。临证时要根据脾胃的阴阳性质来调治脾湿、胃燥的病理状态。燥与润是药物对立的两种性能，"燥可祛湿""润可濡燥"，脾恶湿，治胃过于润降则伤脾；胃恶燥，治脾过于辛燥则伤胃。故临证使用燥湿剂时，常佐以沙参、麦冬等滋阴润燥之品以养阴护胃；在用滋阴剂时，常佐以藿香、佩兰、砂仁等芳香辛燥之品，以辛燥助脾，并常用佛手、绿萼梅、白梅花、玫瑰花等轻柔疏肝之品，理气而不伤阴。故此脾以燥为用，胃以润为通，润燥相宜，脾胃相合，方纳化正常。

脑与脾密切相关，二者具有共同的物质基础，及广泛的生理、病理关联。在治疗情志类疾病时，从脾胃入手，调节气机升降，恢复机体正常气化，对防止疾病传变、阻止病势演变、促进机体恢复有着至关重要的作用。因此继承、发扬前人经验，从脾胃论治情志病，具有重要的临床意义。

# 211　从肝脾论功能性消化不良与情志的关系

　　功能性消化不良（FD）是指具有慢性消化不良症状，但其临床表现不能用器质性、系统性或代谢性疾病等解释的一类疾病，其症状包括上腹痛、上腹灼热感、餐后饱胀不适和早饱等，常伴有上腹部胀气、恶心、呕吐及嗳气等症状。根据其核心症状，该病属于中医学"痞满""胃脘痛""嘈杂"等范畴。国际通行罗马Ⅳ诊断标准将功能性消化不良分为上腹痛综合征、餐后饱胀不适综合征2个亚型。功能性消化不良是中医治疗的优势病种，中华中医药学会脾胃病分会于2017年公布了新版消化不良中医诊疗专家共识，将上腹痛综合征定义为中医的"胃痛"，餐后饱胀不适综合征定义为中医的"胃痞"。

　　随着功能性消化不良与心理情志相关研究的开展，该病与抑郁、焦虑等心理问题共病已成为业界共识，其发病与患者的焦虑抑郁状态也密切相关，而在临床用药中辅以抗抑郁、焦虑类西药及疏肝解郁类中药能提高疗效，减低复发率。基于此，学者段智璇等从中医病机着眼，阐述了功能性消化不良与情志的关系，以期为临床治疗提供参考。

## 功能性消化不良的中医学病因病机

　　根据该病上腹痛、餐后饱胀不适、恶心等核心症状，其与中医学"痞满""胃脘痛"等关系密切。基于辨证分析与临床研究，该病的基本中医病机可归纳为脾虚气滞、胃失和降，其病位在胃，与肝脾两脏密切相关，主要病机为气虚、气郁、气滞、内湿等。病因多为外感六淫、饮食不节、情志失调等。患病之初常以食积、气滞、痰湿、寒凝等实证为主，若邪气久羁耗伤正气，可由实转虚，病程迁延则多见本虚标实或虚实夹杂，若久郁化热可寒热互见，若久病入络则生瘀阻。早在《素问·痹论》中有即有"饮食自倍，肠胃乃伤"的记载，指出饮食不节是消化相关疾病的主要原因。后世对此多有发挥，认为过饥过饱、过食肥腻生冷等不良饮食习惯可致中焦运化功能失调，引起脾胃升降失司，进而痰湿内蕴甚则气滞血瘀出现痞满之症。正如朱丹溪《丹溪心法》曰："有中气虚弱，不能运化精微为痞者；有饮食痰积，不能运化为痞者；有湿热太甚为痞者。"也有医家发现情志因素与脾胃疾病存在密切关系。如李东垣在《脾胃论》中认为"饮食失节，寒温不适，脾胃乃伤"，同时也指出"此因喜怒忧恐，损耗元气，资助心火。火与元气不两立，火胜则乘其土位，此所以病也"，明确情志因素对脾胃病发生的重要作用。

## 功能性消化不良与肝脾的关系

　　功能性消化不良的病机及主要症状均与肝脾两脏气机失常关系密切。"怒伤肝""思伤脾"，情志与肝脾直接相关，探讨该病与情志的关系应主要从此两脏着眼。肝主疏泄，调节气机，如肝失疏泄、克脾犯胃、肝木克脾土，致中焦气机不通，影响脾胃运化功能，可致消化不良。正如叶天士在《临证指南医案》中明确指出"肝为起病之源，胃为受病之所"，而肝脾关系密切，肝气冲和则胃气顺降，如肝郁气滞则脾胃气机升降多有壅滞，故而"醒胃必先制肝""制木必先安土"。肝为将军之官，与情志关系极为密切。如暴怒不解，或多思多虑，易致肝气不畅，失于疏泄。若日久不解则肝木克土，脾失健运，即表现为饮食受纳和降失调，故而情志失调可引发功能性消化不良，应主要责之于肝。

　　脾主运化水液与水谷精微，喜燥恶湿，如运化失司则痰饮水湿内停，困遏脾气，致脾阳不振，胃脘胀满。《素问·至真要大论》曰："诸湿肿满，皆属于脾。"《兰室秘藏》中论"中满腹胀"提及"脾湿有余，腹满食不化""饮食劳倦，损伤脾胃，始受热中，末受寒中，皆由脾胃之气虚弱，不能运化精微而致水谷聚而不散，故成胀满"。脾与情志也有较为密切的关系，一方面因肝脾相关密切，易受情志波及；另一方面脾在志为思，思则气结，如思虑过度则气机结滞，引起中焦壅滞则易出现胃脘痞胀、不思饮食等症状。这也是焦虑忧郁等情志与功能性消化不良关系密切的主要原因。

## 功能性消化不良与情志的关系

**1. 临床研究** 功能性消化不良患者常伴有心理问题，症状与抑郁、焦虑等情绪密切相关。对于常规治疗效果不明显的患者，给予适当心理治疗可提高治疗效果。有学者调查显示，功能性消化不良与精神障碍共病率高达49.3%，患者表现为消化道症状的同时，往往伴有情感与行为功能失调，其焦虑和抑郁水平高，生活质量也较差。近年研究也表明，不良情绪状态如焦虑、抑郁等可通过引起自主神经功能紊乱，改变胃电节律，最终影响胃动力及胃感觉功能，引发功能性消化不良，而患者如情绪波动大、工作压力大，或睡眠质量降低时更易发病。脑肠轴相关研究显示，焦虑、抑郁情绪可影响血浆脑肠肽的分泌，引起胃肠道运动障碍及胃肠分泌功能紊乱；而脑功能异常也与肠道菌群改变存在一定关系，微生物能够通过神经、免疫、内分泌及代谢等多通路参与脑-肠轴调节，同时不合理饮食等导致微生态不稳定的因素也会制约脑-肠轴调节功能。

**2. 从肝脾探析功能性消化不良与情志关系** 肝为将军之官，疏泄气机，与情志关系密切。脾胃为后天之本，主受纳运化。机体健康状态下，肝气冲和可促进气机调达、津液输布，有助于脾胃气机升降；而脾气健旺则气血生化有源，肝得濡养。而在病理状态下，若肝气郁滞会致脾失健运，多见纳呆腹胀等；若脾失健运亦可影响肝疏泄气机，导致木壅土郁。肝脾这种协同作用的失调在功能性消化不良发病转归过程中往往同时出现，故而情志与该病关系责之肝脾两脏。

中医学历来重视"形神合一"的理论，"形为神之宅，神乃形之主"，情志等精神因素失调会引发气机运行及脏腑功能紊乱，同时气血津液及脏腑等异常也常引发相应精神心理问题。正例如，《素问·阴阳应象大论》提到"人有五脏化五气，以生喜怒忧思恐""怒伤肝……喜伤心……思伤脾……忧伤肺……恐伤肾"。简而言之，脏腑功能与情志密切相关，反之情志亦可反作用于脏腑。以此阐发功能性消化不良与情志关系，即可从情志异常诱发功能性消化不良、肝脾功能紊乱引发情志症状两方面进行探讨。以消化功能而言，一方面长期或过度忧思郁怒，引发气机运行失常，其中气滞、气结较为常见，肝首当其冲受到影响，进而由脾波及胃脘，症见胀满、纳呆、恶心、反酸等症状，此即所谓"情志内伤、症见脾胃"。另一方面肝脾脏腑功能失调，对应气机紊乱，即肝失疏泄、脾失运化，致中焦壅滞、气郁气滞，多见胃脘胀满疼痛等症状，伴随有叹息嗳气、情志不舒等心理症状。

**3. 责之于肝** 肝喜条达而恶抑郁，在志为怒，其疏泄功能与情志密切相关，而"见肝之病，知肝传脾"，肝脾两脏常有共病。这也是功能性消化不良多见情志异常以及情志失调为本病病因的主要原因。例如，《景岳全书》曰："若怒气暴伤，肝气未平而痞者。"《类证治裁》云："暴怒伤肝，气逆而痞者，舒其郁。"如从临证病案所见，情志诱因不同，患者主要消化不良主症也各有特征。如以情志阴阳属性讨论，根据其激越或消沉表现，大略可分为愤怒焦虑及忧愁抑郁两类。如以愤怒焦虑等阳性情志异常为诱因，多见怒气不息、郁怒焦虑等，则肝气横逆易乘脾土，患者消化收纳异常多以嘈杂反酸、胸满噎膈等为主。若患者情志表现以忧愁抑郁等阴性情志异常为主，多见所愿不遂、抑郁多思则肝气郁结，致脾土凝滞，不能正常运化水谷，多表现为腹脘胀满、纳呆食少等症状。

**4. 责之于脾** 脾在志为思，"思则气结"，忧思日久则中焦气机壅滞，脾胃升降不利，脾气受损，运化不力，易见痞满，此为情志通过气机作用于脏腑。此外，脾失健运，饮食减少，而同时久思不解则暗耗心血；患者在外气血生化乏源，在内营血损耗，正气渐耗，致脾胃虚弱，中焦运化无力，形成恶性循环可进一步导致消化不良。简言之，多虑久思或思念不已易耗伤气阴，如思虑日久、不思饮食则气血化生无源。同时思虑过度、所思不遂则气机结滞、郁于中焦，脾气不升、胃气不降则见胃脘痞胀、食积腹胀等。

功能性消化不良无器质性病变，以脾虚气滞、胃失和降为基本病机。其症状反复发作，对患者的生活质量产生严重影响。中医理论和临床实践均表明，情志与该病关系密切，其发病可责之肝脾协同作用失调，而情志与该病关系可从情志异常诱发功能性消化不良，肝脾功能紊乱引发情志症状等方面进行探讨。

"怒伤肝""思伤脾"，不良情志会引起肝气郁结、脾气受损，而抑郁多思、郁怒焦虑也往往会影响肝脾功能。若气机郁滞于中焦，致胃失和降，出现胀满疼痛等主症，并伴有叹息嗳气、情志不舒等心理症状。同时，若情志诱因不同，核心症状也有所不同。若郁怒焦虑则多见嘈杂反酸、胸满噎膈等，若抑郁多思则多见腹脘胀满、纳呆食少等。在临床治疗功能性消化不良时，要重视忧虑郁怒等不良情志在该病发病转归中的作用，在辨证分型的同时考虑患者情志特征选择相应治疗方案，或疏肝理气，或健脾和胃。此外当代社会生活节奏快，人们普遍精神压力较大，医者在治疗该病时，也应结合患者心理状况，"导之以其所便，开之以其所苦"进行情志疏导，以提高疗效。

# 212 从情志论治功能性消化不良

功能性消化不良无器质性病变，且无特殊治疗方法，但是由于其症状的持续存在和反复发作，严重影响了患者的生存质量。

功能性消化不良（FD）是指源于胃、十二指肠区域的一种或者一组症状，主要表现为餐后饱胀、早饱感、上腹痛或者上腹烧灼感，但经检查无任何器质性病变。FD是临床上最常见的一种功能性胃肠病，占消化系统疾病的20%～50%。由于症状的持续存在和反复发作，严重影响了人们的生存质量。学者忻巧娜等认为，无论是从情志论述，抑或是从肝论治，均可说明情志与功能性消化不良有着密不可分的联系。"肝为起病之源，胃为传病之所"，醒胃必先制肝，培土必先制木，在理清肝与脾胃之间的病理关系的基础上，或疏调肝气以和胃，或甘凉柔肝以养胃，或泻肝实补脾虚，或温补脾肾以养肝阳，均可取得良好的治疗效果。

## 中医学对情志与功能性消化不良关系的研究

**1. 古代医家的认识**　中医学文献中没有与功能性消化不良完全等同的病名，根据其临床表现可以归属于痞满、胃脘痛、嘈杂等病证范畴。早在《黄帝内经》就记载了"痞满""胃痛"等病名。例如，《灵枢·邪气脏腑病形》曰："胃病者，腹胀，胃脘当心而痛。"陈无择《三因极一病证方论》曰："思伤脾，气留不行，积聚在中脘，不得饮食，腹胀满，四肢倦怠，故曰思则气结。"王肯堂《证治准绳·痞》中提出"胀在腹中，其病有形；痞在心下，其病无形"。《脾胃论》曰："因喜怒忧恐，损伤元气，资助心火，心与元气不两位，火胜则乘其土位，此所以病也。"林佩琴所著《类证治裁·痞满》曰："暴怒伤肝，气逆而痞。"《景岳全书·痞满》曰："怒气暴伤，肝气未平而痞。"抑郁恼怒，情志不遂，肝气郁滞，失于疏泄，横逆犯胃，脾胃升降失常，或忧思伤脾，脾气受损，运化不力，胃气失和，则见痞满。《素问·宝命全形论》指出"土得木而达"，强调了肝在调节脾胃气机中的重要性。叶天士曰："肝为起病之源，胃为传病之所。"情志不遂，思虑过度，肝郁气滞，克犯脾土，而致脾失健运，肝胃失和，从而影响了胃的受纳及腐熟功能，进而导致胃脘胀痛、嗳气等症。

从中医学角度分析，脾胃为后天之本，主受纳和腐熟水谷，并把水谷精微和津液吸收、转输到全身各个脏腑。肝为将军之官，具有疏通、畅达全身气机的作用，与机体的气血运行、情志调畅关系密切。木气冲和，可促进精血津液的运行输布、脾胃之气机升降、胆汁的分泌排泄和情志的舒畅等。脾气健旺，运化正常，水谷精微充足，气血生化有源，肝体得以濡养而使肝气冲和调达。若肝失疏泄，气机郁滞，木火刑金，会导致脾失健运，形成精神抑郁，胸闷太息，纳呆腹胀等不适。反之，脾失健运亦可影响肝的疏泄功能，导致木壅土郁。

**2. 现代医家的认识**　现今多数学者认为，外感六淫、饮食不节、内伤七情所致的肝脾不和是功能性消化不良发病过程中的关键。现代研究亦证明功能性消化不良的发病与情志不畅明显相关，属于中医肝主疏泄功能失常。2010年中华中医药学会内科脾胃病专业委员会制订了《消化不良中医诊疗共识意见》，将消化不良分为肝胃不和证、脾虚气滞证、脾胃湿热证、脾胃虚寒证、寒热错杂证5个证型。许卫华等将焦虑、抑郁状态下的FD患者分为湿热壅滞证、脾虚气滞证、肝胃气滞证、肝胃郁热证。除了给予相应中药配方颗粒及中药模拟剂治疗，还对患者进行健康教育、心理疏导，嘱患者调畅情志、控制饮食。结果证明，中医辨证论治在改善患者症状的同时，也可以改善患者的焦虑、抑郁状态，香砂六君子汤和枳术丸加减对脾虚气滞证患者情绪的改善效果显著。刘凤斌教授认为，功能性消化不良的发生主要与饮食不节、情志不畅、脾胃虚弱有关，其病机多以脾胃虚弱为本，邪气实为标，治疗宜以健脾益气为主，佐以祛邪为辅。而脾胃气虚，中焦气机阻滞，升降失常，所谓"不通则痛"，故通降胃气，疏肝宣肺又为另一重要治则。功能性消化不良常兼夹湿、热、瘀等实证，日久亦可致胃阴虚，因此临床上需全面把握，对症施治。所谓"三分靠治，七分靠养"，在日常生活中尚需以饮食有节，起居有常，养性调神为本。陈正等对510例脾胃病患者的情志因素进行调查，发现脾胃病患者普遍存在心理障碍，女性比例明显高于男性，且脾胃病的病程及严重程度与情志因素呈显著的相关性。基于情志因素对脾胃病的重要影响，在治疗女性脾胃病时，当尤为重视其心理特质，合理采用心理治疗方法，借鉴古代"以情胜情""移情易性"等心理治疗方法，以及恬恢虚无、四气调神、积精全神等中医学的调神摄生方法，结合现代生物反馈与心理疏导等方法，更好地为患者解除痛苦。

**3. 中医治疗**　《血证论》曰："木之性主疏泄，食气入胃，全赖肝木之气疏泄之，而水谷乃化，设肝之清阳不升，则不能疏泄水谷，渗泄中满之症，在所不免。"脾土得肝之疏泄，则运化旺盛，肝木得脾土输布的水谷精微的滋养，则疏泄正常，即所谓肝木疏土，脾土营木，土得木而达之，木赖土以培之。正是由于肝脾在生理上相互依赖，在病理病机上相互影响，从而为从肝论治脾胃病提供了可能性。在临床中，从肝论治方法有以下几种。

（1）疏肝和胃法：患者常表现为脘腹痞闷，胸胁胀满，胃纳欠香，心烦急躁，善太息，可伴有嗳气泛酸、大便欠畅等，舌红苔薄白，脉弦。常可用柴胡疏肝散、四逆散等加用消食和胃、疏肝理气之品。泛酸明显者可用浙贝母、海螵蛸抑酸和胃；气滞腹胀便秘者则加用槟榔、大黄理气通腑。胃喜润而恶燥，肝气郁滞，日久易于化火伤阴，且理气之药大多辛香破气，温燥伤阴，故宜用佛手、八月札、香橼皮等平性之品。若出现病势急迫，郁而化火，口干口苦的症状，选用化肝煎或丹栀逍遥散，对热甚者，予以黄芩清胃热，但苦寒清热药须中病即止，不可久用。肝郁湿阻者可予四逆散配合平胃散、二陈汤之类，加用薏苡仁、佩兰、清甘草等。单纯由于情绪易激，消化道症状较轻，舌淡红，苔薄白，且一般的药物治疗不能取得满意效果者，可用五花芍枣汤。

（2）柔肝养胃法：患者常表现为脘腹痞闷，嘈杂，饥不欲食，伴有嗳气泛酸，大便秘结，口干而燥等，舌红苔少，脉细数。代表方为益胃汤、芍药甘草汤、沙参麦冬汤等。常用的药物有生地黄、沙参、麦冬、玉竹、石斛、炒白芍。肝气较重者予以川楝子、吴茱萸之类泻肝气，口干津伤者可加用天花粉；腹胀较甚者，加用玫瑰花、枳壳、厚朴花等；大便秘结者加用瓜蒌仁、玄参、火麻仁。肝与脾之间存在相克关系，肝病易犯脾胃。如叶天士所谓"肝胆内寄之相火风木内震不息，犯胃则呕逆吞酸"。肝阴虚，则肝风、肝阳易亢，横逆犯胃而见胃痛、呕吐、泛酸等。因此在柔养肝阴的前提下，配合通补胃气或者清养胃阴之法，土为万物之母，胃气胃阴得养，则肝阴易复。而养阴柔肝之药，多滋腻碍脾，故可多加玫瑰花、佛手花等花类药物以芳香行气，醒胃助运。

（3）抑木扶土法：患者多表现为腹痛、胃脘不适、肠鸣明显、腹泻、泻后痛减，伴有胸闷、纳食减少，多与情绪忧思恼怒有关，舌淡红，脉弦。以痛泻要方为代表，治疗肝木乘脾所致腹泻、腹痛，屡见奇效。若胸脘胀满不适，可加柴胡、郁金、香附等疏肝理气；疲劳乏力、面色少华、纳呆加用党参、茯苓、山药等益气健脾；久泻不止则选用乌梅、五味子、焦山楂等酸甘敛阴、收涩止泻。"肝常有余"，故需抑制相对偏旺之肝气，因此临证遣方用药，不仅要注意勿妄伐生生之肝气而使蓬勃生机受戕，更要始终把握肝脏"体阴而用阳"的特点，刚柔相济，补虚泻实。《珍珠囊》曰："甘草和芍药配合，其用有六：一安脾经、二治腹痛、三收胃气、四止泻痢、五和血脉、六固腠理。"白芍酸寒柔润，甘草补脾益气，两药合用，酸肝化阴以缓肝急，制肝之用而脾有所养，共奏泻肝实脾之效。

（4）温肝暖脾法：患者可表现出胃脘隐痛、绵绵不休、喜温喜按、空腹痛甚、得食痛减，伴泛吐清水、倦怠乏力、手足不温、大便稀溏，舌淡苔薄、脉虚弱。可选用理中汤或黄芪建中汤治疗。泛酸较多者可选用煅瓦楞子、乌贼骨制酸和胃；泛吐清水者加用苓桂术甘汤之类温胃化饮；寒象明显者加用小茴香、吴茱萸、桂枝等温阳散寒。肝具有升发、调达的特性，其禀性温和向阳，必有温和之气的培养，方可生生不息。而究其温和之气即肝阳，肝阳有赖肾阳的温煦，因此在用药中可加入温肾暖脾的菟丝子、巴戟天等对药。肝应五行为木，应四时为春，以"生发"为其特性，要在抚顺，忌在拂逆。《素问·阴阳应象大论》曰："辛甘发散为阳，酸苦涌泄为阴。"辛温发散，顺乎春生之象，故临床中以温法为治肝之重要法则。

## 现代医学对情志和功能性消化不良关系的认识

从病因而言，李倬等认为，情绪的表露对应激性胃黏膜的损伤具有保护作用，同时能较显著地抑制应激引起的胃黏膜丙二醛含量的升高。反之，情绪过度抑制，比如焦虑、敏感、抑郁等会导致胃黏膜的应激性损伤，进而造成消化系统的功能性或者器质性病变。金万新认为，由于情绪上的波动，常使机体处于应激状态，此时交感神经兴奋，大量儿茶酚胺类物质释放，使胃肠道血管平滑肌收缩，黏膜缺血损伤，引起通透性改变。同时情绪相关性应激时垂体-肾上腺轴会释放大量糖皮质激素，增加胃酸分泌，提高血清蛋白酶原水平，抑制蛋白合成，阻碍黏膜上皮细胞的再生与修复，最终会导致胃黏膜糜烂出血及溃疡形成的病理改变。李蕙等通过观察模型大鼠胃和十二指肠功能、血浆胃动素含量和胃肠壁 P 物质的表达，探讨肝胃不和型 FD 的发病机制。结果显示，情志舒畅可以保持血浆胃动素的正常分泌，促进胃肠移行性复合运动Ⅲ相的发生，使胃收缩幅度增强，频率增快，加速胃排空，协调胃肠道的收缩功能，对肝胃不和型 FD 大鼠的胃肠动力紊乱有明显的改善作用。西医在治疗上主要通过保护胃黏膜、增加黏膜血流、促进胃肠蠕动、减少胃酸分泌等方式达到护胃的效果，若患者焦虑状态较严重，则加用抗焦虑的西药。目前临床上最常用、最普及的抗焦虑药物是氟哌噻吨美利曲辛片（黛力新）。忻巧娜统计了近十年来关于抑酸护胃药联合黛力新治疗功能性消化不良的患者共 972 例，其中治疗组 494 例，对照组 478 例。治疗组加用抗焦虑药物黛力新，对照组进行对症治疗，治疗组有效率为 87.78%，对照组有效率为 61.09%，两组有效率比较，差异有统计学意义（$P<0.05$），提示治疗组综合疗效优于对照组。

现代人的工作紧张，生活节奏快，精神压力大，在这种亚健康状态下，提高了胃肠道功能紊乱的发病率。医者在治疗过程中，不单单要了解其躯体症状，还要对其心理、社会因素进行分析，以便给予正确的生活和用药指导。

# 213　情志与功能性消化不良的中西医研究

　　功能性消化不良（FD）是指具有胃和十二指肠功能紊乱引起的一系列症状，经检查排除引起这些症状的器质性疾病的一组临床综合征。该病为临床常见病、多发病，近几年其发病率呈增长趋势，且严重影响患者的生活质量。功能性消化不良属中医"胃脘痛""痞满""反酸"等范畴。国内有学者对 FD 患者进行焦虑与抑郁调查，结果发现 FD 患者中 26.3% 有焦虑情绪，31.7% 有抑郁情绪。FD 患者的焦虑、抑郁评分显著高于我国正常人群水平，消化不良症状程度与焦虑、抑郁分数成正相关。对于伴有精神心理障碍的功能性消化不良，可归属于中医"郁证""脏躁"等范畴。在情志与 FD 联系方面，现代医学和中医学对此存在着不同的认识，二者之间互相补充与完善，都体现了情志在 FD 发病中所占的重要性。学者余敏敏等通过阅读大量相关文献，总结现代医学对情志与 FD 的关系的认识，目前多从脑肠轴、肠道菌群及肥大细胞阐述，中医学则从心、肝、脾进行论治，而且中医药在该病治疗方面有着明显的优势。

## 情志与功能性消化不良的发病关系

　　**1. 现代医学的认识**　FD 的发病机制尚未完全明确。现代医学认为功能性消化不良与胃肠动力、胃肠激素、内脏感觉过敏、精神因素相关。精神障碍与 FD 的发病作用有较高的共病率，国际上有一定的共识。根据临床观察及研究，相较消化道溃疡及正常人群，FD 患者的童年应激事件的发生频率较高，在日常生活中表现得更焦虑、抑郁、神经质，出现行为紧张、性情急躁，而饮食习惯、抽烟、饮酒等环境因素影响不大。大量研究证实了应激、焦虑、抑郁等情志因素可影响胃肠动力功能，焦虑或抑郁状态的 FD 患者比非焦虑或抑郁状态的 FD 患者胃肠排空时间延迟。情志精神因素可能参与的影响反应为脑肠轴功能调节异常，肠道菌群失调，肥大细胞激化，而这三者之间存在关联。

　　胃肠道是机体内既有感觉功能，又有运动功能的器官。在脑和消化道之间存在着脑-肠轴的联系网，构成二者之间关系的物质与脑肠肽有关。脑肠肽具有神经递质和激素的双重功能，既可参与中枢神经系统的调节，同时亦能直接作用于胃肠道感觉神经末梢或平滑肌细胞，调节胃肠道的感觉和运动，能将大脑的情绪及认知中枢与外周胃肠道功能联系起来。动物和人体研究中已显示，应激和负性情绪反应可引起中枢神经系统神经递质释放的变化，导致胃肠道内脏感觉和运动功能的改变。国外学者研究发现异常的精神心理因素通过中枢神经-胃肠神经通路，导致胃收缩频率以及传导速度减慢，抑制胃动力，引起胃肠动力障碍。

　　肠道菌群对调控肠道运动有重要作用，肠道菌群及其代谢产物可直接或间接影响肠道感觉、动力以及免疫功能。肠道菌群的失调，可导致引起胃肠道的不适，而精神心理因素可通过影响肠道菌群间接引起胃肠功能紊乱。研究发现，长期的精神压力可能使肠道内乳酸杆菌数目减少，却能增加一些大肠埃希菌和铜绿假单胞菌等病原菌的数量，致使肠道菌群比例失衡。Bailey 等报道遭受慢性物理应激的实验成年鼠粪便细菌菌群显著不同于对照组。对于精神心理因素对于肠道菌群的调控作用中，脑肠轴也参与了此过程。研究结果表明，慢性应激状态下脑-肠轴参与了肠道菌群的调节，并与肠神经系统和免疫系共同发挥作用。肥大细胞是连接免疫机制和神经机制的介质，其表面的神经激肽-1 受体可直接与神经联系，从而参与胃肠运动的调节。研究发现，部分 FD 患者存在胃感觉过敏，胃感觉过敏与肥大细胞数量增多，脱颗粒增加有关，表明肥大细胞在胃感觉过敏中起作用。精神心理因素通过使肥大细胞增加及肥大细胞脱颗粒来影响胃肠动力及感觉。此外肥大细胞在应激引起肠道菌群失调中也扮演者重要角色。研究发现，应激可引起野生型大鼠发生肠道黏膜屏障破坏和肠细胞上细菌黏附，而肥大细胞缺失的大鼠无上述表现，提示应激所致肠道菌群失调可能与肥大细胞有关。

**2. 中医学的认识** 中医认为脾胃病的发病原因不外乎外因、内因及不内外因，内因中情志失调是主要病因。情志失调引发脏腑失调，最终引起脾胃气机失常。在《脾胃论》中李东垣十分重视情志不调在发病中的作用，"因喜怒忧恐，损伤元气，资助心火，火与元气不两立，火胜则乘其土位，此所以病也"。指出了脾胃病的发生与七情过极密切相关。如"怒伤肝""思伤脾""喜伤心"等均可引起脾胃病。中医对 FD 的病因病机亦未形成一致的认识，多数人认为本病病位在胃，涉及心肝脾三脏，在发病过程中三者是相互联系、相互影响的。中医学认为心主神，心在志为喜，过喜伤心，可影响心神活动，出现各种神志病变。正例如，《素问·灵兰秘典论》曰："心者，君主之官，神明出焉。"除了喜影响心神外，其他情志之伤与心的联系也密切，例如，张景岳曰："情志之伤，虽五脏各有所属，然求其所由，则无不从心而发。"另外《灵枢·邪客》曰："心者，五脏六腑之大主也，精神之所舍也。"说明心是五脏六腑的主宰，具有调控脏腑功能作用。心病易传脾，心病传脾从五行关系解释是母病及子，从而出现胃脘胀满、食欲不振、心悸、面色萎黄心脾两虚表现。肝属木，主疏泄和藏血，性喜条达，恶抑郁，体阴而用阳，为刚脏。脾胃属土，主受纳，腐熟水谷，喜润恶燥，以和降为顺。胃要有正常的和降功能有赖于肝的正常疏泄。肝主疏泄，具有调畅全身气机的作用。肝在志为怒，情志刺激太过，导致肝气偏旺，横逆犯胃，胃失和降，可出现胃脘胀痛连及两胁、嗳气、纳呆、呃逆、恶心呕吐等症，称为肝气犯胃。肝气不畅，久而化火，可出现肝火犯胃。另外情志抑郁，木气郁结，疏泄不足，木不疏土，导致脾失健运，日久损失脾气，致脾气亏虚，纳运无力，谓之肝郁脾虚。

脾主运化水谷和水液，脾在志为思，思虑过度、所思不遂，引发气机结滞，导致气郁于中焦，壅滞不行，胃失和降，出现胃脘痞胀、不思饮食等症。正如《灵枢·本神》曰："愁忧者，气闭塞而不行。"这里的愁忧即为思虑过度。忧愁思虑使脾气郁结，脾失健运，亦能影响肝之疏泄，肝之疏泄功能异常，又能反过来加重脾胃不和症状，临床可见胃脘胀满、纳呆、恶心、泛酸、大便异常等，谓之"土壅木塞"。

# 治 疗

现代医学治疗 FD 无特效药，主要是经验性治疗。针对泛酸症状表现，常用 $H_2$ 受体拮抗剂或质子泵抑制剂抑酸药，对于恶心、腹胀不适，应用莫沙必利或伊托必利以促进胃肠蠕动。另外对于合并情志不畅的患者，采用抗抑郁药以提高患者情绪，改善肠道症状，如三环类抗抑郁药；或应用抗焦虑药，如安定等。

中医药对 FD 的治疗依据于辨证论治，目前认为 FD 应从肝胃心论治。李连贞认为 FD 的病位在胃，与肝脾有关，情志不遂为重要病因，反复、持久的情志刺激，影响肝的疏泄，导致肝气郁结，进而影响脾胃受纳与运化，治疗上以疏肝为重点。贺瑞兴等认为肝郁是发病的条件，胃气不降是引发诸症的原因，治疗上以疏肝和胃为大法，应用柴胡疏肝散为基础方。朱秀英认为肝郁脾虚为 FD 的基础，情志异常，郁怒伤肝，肝气郁结，木郁克土，导致脾胃气机不畅，脾运不健，不能运化水湿，聚湿生痰，痰阻气滞。治疗上运用逍遥散合六君子汤以疏肝健脾、行气化湿。卜平等认为本类疾病病机的关键是脾虚，补脾益胃的原则应贯穿本病的终始。周福生等运用心胃相关理论治疗脾胃病和情志疾病，疗效甚佳。王建康通过探讨慢性胃痛心胃同治，运用多种治法治疗脾胃病，如理气调神法，以柴胡疏肝散合甘麦大枣汤治疗肝胃不和证。清胃泻心法，以化肝煎合导赤散加减治疗肝火犯胃证等，临床疗效较好。

# 214 从"脏腑体用说"释心理应激（情志致病）与非酒精性脂肪性肝病

非酒精性脂肪性肝病（NAFLD）是以除外酒精和其他明确的肝损害因素所致的肝细胞内脂肪过度沉积为主要特征的临床病理综合征，近年来 NAFLD 临床患病率逐年升高，心理应激作为 NAFLD 的启动与介导因素逐渐受到重视，心理应激类似于中医的情志致病，其构建的心理应激理论与情志致病理论在理论框架、发病原理、扼要模式等方面均具有高度相似性，因此心理应激的中医致病特点与情志致病的相似性也决定了心理应激启动、介导 NAFLD 的临床现象。这种内在联系性与《黄帝内经》提出的"脏腑体用说"也是密切相关的，心理应激的情志致病特点为易致肝失疏泄，即肝"用"的异常，脏腑"体""用"互根互用，故肝"用"异常必将引起肝"体"的异常，即是心理应激启动、介导 NAFLD 的中医理论基础。学者穆杰等对此做了颇具独特见解的论述。

## 中医学的"脏腑体用说"

**1. 中国古代哲学中的"体用学说"** "体用学说"在先秦时期主要论述实体与属性或功能的关系，也就是"体"指实际存在，而"用"指内在功能或者属性，例如，《尚书·洪范》所载"体用"即实体与属性，"一曰水，二曰火，三曰木，四曰金，五曰土，水曰润下，火曰炎上，木曰曲直，金曰从革，土爰稼穑"，又如《周易·系辞上》指出"故神无方而易无体"，"显诸仁，藏诸用"；"体用"为实体与功能记载，例如，《荀子·富国篇》载"万物同宇而异体，无宜而有用"。"体用学说"经魏晋时期发展，形成"体"与"用"作为以"本体论"为主要形式的一对哲学范畴，例如，王弼"体用说"重"用"舍"体"，言"万物虽贵，以无为用，不能舍无以为体也。舍无以为体，则失其为大矣，所谓失道而后德也"；而韩康伯则重"体"而轻"用"，曰："必有之用极，而无之功显。"至宋金元时期"体用学说"方成"体""用"同重的成熟的哲学观点，例如，程颐《易传序》曰："体用一源，显微无间。"

**2. 中医学"脏腑体用说"的内涵** 中医学"脏腑体用说"包含了三个层面的含义，第一个层面的"脏腑体用说"是以脏腑实质本体为"体"，脏腑功能或属性为"用"的理论学说；第二个层面的"脏腑体用说"是以脏腑气血阴阳为"体"，脏腑的功能为"用"的理论学说；第三个层面是以"体"与"用"阐释本脏腑阴阳的属性或功能关系。

首先，"脏腑体用学说"第一个层面的含义，即以脏腑实质本体为"体"，脏腑功能或属性为"用"，最初见于先秦、秦汉时期，《黄帝内经》是典型代表，这又包含了"用"属性、功能的两层含义。《黄帝内经》中脏体为"体"，属性为"用"的记载，例如，《素问·六节藏象论》指出"心者，生之本，神之变也""肺者，气之本，魄之处也""肾者，主蛰，封藏之本，精之处也"等；又如《素问·金匮真言论》指出"脏者为阴，腑者为阳""阳中之阳心也……阳中之阴肺也……阴中之阴肾也……阴中之阳肝也……阴中之至阴脾也"；其次脏体为"本"，功能为"用"的记载；如《素问·五脏别论》指出"所谓五脏者，藏精气而不泻也……六腑者，传化物而不藏"；《素问·灵兰秘典》指出"心者，君主之官，神明出焉，肺者，相傅之官，治节出焉，肝者，将军之官，谋虑出焉"；《灵枢·本神》指出"肝藏血""脾藏营""心藏脉""肺藏气""肾藏精"等。后世医家也据此有论，如范缜《神灭论》曰："形者神之质，神者形之用，是则形称其质，神言其用，形之与神不得相异也。"现代中医学也是以《黄帝内经》

"脏腑体用说"为本立藏象学说，如"以五脏为中心的整体观""具有时空观念的功能结构模型""藏居于内，象见于外"的描述。此外，在科学研究迅速发展的今天，B超、CT、MRI等科学检查广泛用于临床中，这一层面的"脏腑体用学说"越来越受到重视，如微观辨证的兴起即与此有密切关系，在中西医尚未实现理论结合的今天，"脏腑体用说"是可进一步研究中西医结合理论的一个方向。

第二个层面的"脏腑体用说"，即以脏腑气血阴阳为"体"，脏腑的功能为"用"，主要以后世在《黄帝内经》"脏腑体用说"基础上的继承与发展为主，如《思问录·内篇》提出的"以表知里""司外揣内""由用而得体"由外在表现的"用"推断脏腑气血阴阳"体"的思维方法论；又如五神脏说，五脏藏精气是物质基础，神是功能表现，五神（神、魂、魄、意、志）以五脏精气（血、营、脉、气、精）为物质基础。第三个层面的"脏腑体用说"主要是据肝脏体阴用阳而论，例如，张景岳《景岳全书》指出"心肺……阴体而阳用也，大肠小肠……阳体而阴用也"；张璐《张氏医通》指出"胃之土，体阳而用阴。脾之土，体阴而用阳"等。

## 临床与实验研究证实心理应激可以启动、介导 NAFLD

**1. 心理应激启动、介导 NAFLD 的临床现象**　　NAFLD 在病理上分为非酒精性脂肪肝（NAFL）与非酒精性脂肪肝炎（NASH），是当前引起肝损伤的常见原因之一，NAFLD 患病责之于高脂、高热量饮食，然而越来越多的证据表明心理应激不仅可以作为启动 NAFL 的重要病因，且在 NAFL 发展至 NASH（NASH 是 NAFLD 进展为肝纤维化和肝硬化的必经阶段）过程中具有重要的促进作用。慢性心理应激，例如工作及学习压力、焦虑、抑郁等，在现代社会中普遍存在，这也揭示了 NAFLD 在城市人群中发病率逐年增加，且发病越来越趋于年轻化的原因。如某高校调查发现，新生 NAFLD 发病率为 8.8%～13.1%，毕业生 NAFLD 发病率 19.1%～22.7%，由于学习和就业等压力，毕业生较入学时脂肪肝发病率提高 6.3%～11.9%。某部 764 名海军特勤人员 NAFLD 发病率为 17.1%。某三甲医院 1307 名医务人员体检发现抑郁、高胆固醇、NAFLD 均为高发疾病。佛山地区 363 名律师 NAFLD 发病率为 28.9%。此外通过系统评价研究 NAFLD/NASH 相关因素发现，与心理应激关系密切的心理因素如抑郁和焦虑同 NAFLD 的严重程度有关，伴随抑郁状态或抑郁症的 NAFLD 患者出现严重肝细胞气球样变（NASH 阶段标志）的风险分别为其他患者的 2.1 倍和 3.6 倍。

**2. 心理应激启动、介导 NAFLD 的实验研究**　　NAFLD 的发病机制尚不明确，但已有研究表明慢性应激在 NAFLD 发生发展中可能具有重要的启动和介导作用，与肝细胞病理学异常的进展存在重要关联。NAFL 作为 NAFLD 的初期阶段，研究主要以胰岛素抵抗与氧化应激的"二次打击"学说为主，当然脂质代谢异常是诱发 NAFL 的最直接因素；炎症反应层面研究主要关注点为 NAFL 发展至 NASH 的阶段，因此心理应激启动与介导 NAFLD 的实验研究主要集中于胰岛素抵抗、氧化应激、脂质代谢与炎症反应等几个方面。

胰岛素抵抗层面上，心理应激可以通过损伤海马体，导致 HPA 紊乱引起的高水平皮质激素与胰岛素抵抗存在着直接相关性，皮质激素还可以通过丝裂原活化蛋白激酶（MAPK）通路、PKC、PI3K 通路等诱发胰岛素抵抗。氧化应激层面上，心理应激诱发的高水平皮质激素可以直接加剧氧化应激过程，还可以通过激活 HSC 促进 ROS 的产生。心理应激诱发的皮质激素的升高还可以通过促脂解作用使 FFA 升高干扰脂质代谢，且 FFA 在"二次打击"机制中也具有显著的介导促进作用。

炎症反应层面上，心理应激导致 HPA 紊乱引起的高水平 GC 能直接诱导免疫细胞激活 NLRP3 炎症小体；心理应激引起的高水平 FFA 还可以通过 Toll 样受体 2/4（TLR2/4）依赖的 NF-κB 活化肝细胞 NLRP3 炎症小体，易受心理应激的影响的 NLRP3 炎症小体能够调控 IL-1β 成熟和分泌，而 IL-1B 等炎症因子可以诱导肝细胞中的 TG 积累，并且与 TNF-α 协同引发肝细胞死亡，通过激活肝星形细胞诱发纤维化。

# 脏腑体用说是阐释心理应激启动、介导 NAFLD 的理论基础

**1. 心理应激作为病因的"七情"归属**　心理应激是机体在对生存环境中多种不利因素（应激源）适应过程中，实际或认知上的要求与适应和应付能力之间不平衡导致身心紧张状态及其反应。现代研究认为长期心理应激负荷在多种重大疾病发生发展中可能具有重要的启动和介导作用，中医学早在《黄帝内经》中即有关于人之情志记载，阐明情志是人的正常生理活动，与人体脏腑密切相关，例如，《素问·阴阳应象大论》指出"人有五脏化五气，以生喜怒悲忧恐"；《素问·宣明五气》指出"五精所并，精气并于心则喜，并于肺则悲，并于肝则忧，并于脾则畏，并于肾则恐"，在此基础上引申出情志致病观点，认为情志易伤脏腑、易扰气机，例如，《灵枢·百病始生》指出"喜怒不节则伤脏"，又如《黄帝内经·生气通天论》指出"大怒则形气绝，而血苑于上，使人薄厥"，《素问·举痛论》指出"怒则气上，喜则气缓，悲则气消，恐则气下……惊则气乱……思则气结"等。

心理应激作为现代西方医学提出的一个概念，与中医情志内伤理论在理论框架对发病原理的认识上存在一致性，周萍等认为中医情志致病与现代心理应激理论均为 S-R 扼要模式。由于心理应激与情志致病在理论与模式上的高度统一性，决定心理应激是高于情志中五志或七情中某一单一的情绪反应或认知活动，是多种情志因素的复杂组合，乔明琦教授即提出慢性心理应激造成的情绪失调不局限于"怒、喜、忧、思、悲、恐、惊"中的某一种。

**2. 心理应激致肝失疏泄，因肝"用"失常而伤肝"体"**　情志致病主要以扰乱气机为主，其病位多以肝为主，因肝司疏泄为调畅情志、疏利气机的核心，故情志不畅则肝气郁结，肝郁气机不达进而诱发多种情志相关疾病，如朱丹溪指出"郁多缘于志虑不伸，而气先受病"，《类证治裁》指出"诸病多从肝来"，陈煜辉提出"情志致病与肝密切相关"，"首先是影响了机体正常的气机，进而是脏腑功能失常"。

心理应激作为中医理论中多种情志的复杂组合，因此致病特点与情志致病特点具有高度的相似性，如乔明琦教授便认为二者均以神经内分泌网络为核心，提出"神经内分泌网络是肝主疏泄与心理应激的内在联系"，李建平也提出肝是机体调节心理应激反应的核心；潘毅通过临床调查研究发现心理应激人群中肝气郁结证的诊断判别符合率为 92.7%，敏感度 90.2%，特异度 94.6%；何建华调查 2870 例心理应激人群的中医证型分布为肝郁类证占 87.83%。因此，可以认为心理应激与情志致病均易扰气机致肝失疏泄、肝气郁结。心理应激易致肝失疏泄、肝气郁结，即肝"用"失常，"脏腑体用说"中脏腑"体"与"用"相互依存，因此肝"用"失常必将引起肝"体"异常，这即是心理应激诱发 NAFLD 的中医理论基础。

心理应激理论与情志致病理论在理论框架、发病原理、扼要模式等层面均有高度相似性，因此心理应激不是单一的"七情"或"五志"，而是作为多种情志因素的复合体，其中医致病特点与情志致病一致，即易犯肝脏、易扰气机，致肝失疏泄、肝气郁结，即致肝"用"异常。"脏腑体用说"认为脏腑实质本体为"体"，脏腑功能或属性为"用"，脏腑"体""用"之间互根互用，因此心理应激引起的肝"用"的异常，肝"体"必将受累，这种内在逻辑关系即是心理应激启动、介导 NAFLD 疾病过程的中医理论基础。

# 215 从"六郁"论治难治性胃食管反流病

胃食管反流病（GERD）是我国消化门诊常见的疾病之一，患病率约为13.3%，该病临床亚型有三种，包括非糜烂性胃食管反流病（NERD）、反流性食管炎（RE）和Barrett食管（BE）。目前临床治疗最常用的是质子泵抑制剂（PPI），其具有很强的抑酸作用，但有10%～40%的患者标准剂量PPI治疗8周后反酸、烧心、胸骨后疼痛等临床症状未缓解，称之为难治性胃食管反流病（rGERD），除了上述典型症状外，rGERD还可能出现上腹部饱胀感、疼痛感、恶心等消化不良症状，部分患者伴有吞咽困难和睡眠障碍。rGERD在NERD中约占40%，在RE中占10%～15%。由此可见rGERD是一种重叠概念，可由GERD任何一种亚型发展而成。该病的本质是一系列抗反流机制的失败，如夜间酸突破（NAB）、持续的酸反流（患者用药依从性差，病理性酸反流，PPI快代谢，胃酸高分泌状态，胃与食管的解剖异常）、持续的非酸反流、食管黏膜的完整性被破坏、食管高敏感性等。对于rGERD的辅助检查，临床多采用内镜检查及食管阻抗-pH检测进行评估，大部分rGERD患者内镜检查并无阳性发现。对于症状严重并且持续不解患者，可行腹腔镜下胃底折叠术，但目前尚无高质量的对照试验评价抗反流手术的治疗效果。

在中医古典医籍中并无"难治性胃食管反流病"这一病名，但根据其主要临床表现，可将其归属于"吞酸病""吐酸""食管瘅""梅核气""郁证""气噎"等病症范畴。《医林绳墨》指出该病为胃口之酸水攻激于上，于咽嗌之间，致酸味刺心，揭示了本病的病位涉及食管和胃，并与肝、胆、脾、肺密切相关。胃和食管的生理特性发生紊乱是该病发病之关键，在论述其"难治"之病因时，朱丹溪指出"一有怫郁则诸病生焉""传化失常则六郁病见"。"六郁"即气、血、痰、火、湿、食诸郁，其中总以肝木之"气郁"为病机旨要，肝木气机拂郁，致结聚不得发越，横逆犯胃，酿酸上渍食道发为本病。气郁可化火，或导致痰、湿、食、瘀血等病理因素的郁结亦可加重反流症状导致rGERD的发生，六郁或可单独出现，或互相影响、互相转化、互相纠结，临床治疗上应针对其病理演化临证加减。学者郝可欣等介绍了食管的生理特性，并欲从朱丹溪之"六郁学说"角度论述rGERD的病因病机及其治疗，对"气、血、痰、火、湿、食"六种病理因素如何导致其"难治"做了详细阐述，为经典六郁学说理论增加了新的科学内涵和认识，并且在治疗上创造性地提出解六郁、畅气机、清火热、化痰湿、调饮食、活瘀血的综合治疗方法，为临床上深入研究rGERD及实现治疗突破提供了新的思路。

## 食管的生理特性

《经络汇编》中描述食管"其管柔空，其软若皮"。食管上接于舌，下连胃本，为水谷之路。古代称其为"咽门""脘管""胃管""食喉"等，述其为"胃之系"。食管即为胃之系，故其应归属六腑，具有六腑的生理特点及功能。

**1. 主通利水谷，为水谷运行之通路，粮运之关津** 饮食入口，水谷并行，必经食管，并归胃中，方能腐熟水谷，化生精微，营养周身。《医旨绪余》指出"咽则因物而咽，以应地气。而为胃之系，下连胃管，为水谷之道路。自咽而入于胃，胃为腐熟水谷"，故食管通利，饮食才得以入胃，以化生气血津液，供养全身。

**2. 主通降，以降为和** 食管为胃之延续，亦具有"通降"的生理功能，二者俱以降为顺。饮食入口，经过咀嚼下咽至食管，食管通过蠕动的形式运输食物，吞咽时食管上括约肌弛缓，食管上口张开，食物进入食管腔，此时蠕动波会随吞咽动作开始，并呈环形收缩，自上而下推移，到达食管下括约肌，食管下口（即贲门）开放，食物进入胃内，进步消化吸收，这一过程，自始至终必须依靠食管"通降"功能。只有食管通降功能条畅，才能协胃降浊，保证食物顺利下降而不上逆，则浊气自降。若通降不利，则可出现"噎""呕"等，甚至胃内容物反流入食管，食管受损，易出现烧心、胸骨后不适等症状，同时，若有肝气犯胃，或胆热犯胃，清气不升，浊气不降，浊气上逆，上犯食管，则易见反胃、呃逆、泛酸等症状。

**3. 喜柔而用空**　《医学实在易》及《医贯》等古籍中指出"咽系柔空"，柔空不仅形象地描述了食管的解剖特点，也生动地刻画了其生理功能特点。食管体柔而用空，柔为空之基础，空为柔之表现，二者相互依存，协调有度，食管才能发挥正常功能。柔者，柔顺、柔滑也。食管，又称软喉，其整体的柔顺有度、松弛有节，保证着食物顺利入胃。若柔顺之性发生改变，则吞咽障碍，抑或胃内容物反流入食管，食管受损，产生病变。食管喜阴而恶燥，食管腔内柔润而光滑，全赖于阴液的濡养，因其管腔柔滑，有阴液润泽濡养，顾护于腔壁，食物才能顺利下咽，反流物无以损伤管壁。若阴亏液涸，食管失于濡养而干涩，则易发生吞咽困难、反胃、胸痛等。食管虽属六腑，然为水谷之道路，故只宜虚而不能实，故称其为"空"。《医贯》又称其为"清道"。"清"和"空"成为食管通利水谷的生理基础。食管只有保证其空虚，才能正常地传化物而不藏。清者，廓清也。饮食入食管，食管需依靠通降功能将其排空入胃，同时亦需要廓清功能将管壁附着之残渣下输于胃，预防管壁为外物所伤。此外，胃失和降，胃脘中内容物亦可反入食管，食管亦需将其廓清，保持空虚，方能正常行使其功能。若食管"空""清"失调，食物、胃内容物长期潴留食管，食管受损，则发生病变。

## "六郁"致难治性胃食管反流病——气郁为中心变生他郁

**1. 木（气）郁作酸，上遏食管**　《四明心法》曰："凡吞酸尽属肝木，曲直作酸也……然总是木气所致，若非木气，即寒、即热、即饱、即怫郁，亦不酸，以酸为木气也。"《病因脉治》曰："呕吐酸水之因，忧郁恼怒，伤肝胆之气……遂成酸水浸浮之患矣。"揭示了肝木郁滞为吞酸病机关键。肝气一郁，即犯他脏，或横逆或上逆或流窜三焦，扰乱血行，又可郁久化火，气郁而血瘀，诱发或使 rGERD 加重。肝木郁滞包括气机郁滞和情志之郁滞，二者联系紧密，互为因果。气机郁滞可因肝脏本身疏泄功能下降而致，肝木对应五味之酸，若肝木疏泄功能降低可导致气机郁滞，进而影响到胃之生酸功能致使胃酸分泌过多，肝气郁滞也会波及胃的通降功能，胃酸不随食物下降反而上逆至食管发为本病，临床多表现为反酸、嗳气、善太息、痞满等症状。又肝胆关系密切，胆附于肝，肝的余气泄于胆，若肝之气机功能失常则胆汁疏泄失司，又胃失通降，胆汁上犯，经十二指肠上逆至胃与食管形成胆汁反流性食管炎，可见呕苦、恶心等症状，因临床无特效药物，故而难治。

此外，情志也是导致肝木郁滞的重要因素之一，由于现代社会变化速度前所未有之大，由此带来的对人类适应能力及心理精神承受力的要求大大提高，使得心理压力、焦虑、抑郁等不良情志成为 rGERD 的难治因素之一。七情之病，皆由肝起，人体调节情志反应的核心是肝脏，肝喜调达而恶抑郁，生理状态下，情志喜乐调和，肝脏疏泄正常，肝气畅达，脾胃敦厚，则胃酸疏泻通降正常。若长期情志郁结（如郁、忧、思等），可引起肝脏疏泄失司，疏泄不及则气机郁滞，木郁土壅，导致胃中泛酸，进而上犯食道发为本病。现代医学也发现情志可影响 rGERD，通过肠-脑轴、HPA、食管高敏感等可促使神经-内分泌递质释放、食管平滑肌运动功能改变，食管黏膜敏感度增高，导致 rGERD 患者食管对胃酸、机械性刺激的敏感性增强，对疼痛刺激的阈值减低，从而导致烧心、反酸、胸骨后痛等症状不得缓解。又木性曲直，司食管括约肌的关闭和开放，曲则关闭，直则开放，当曲直功能紊乱则食管括约肌松弛无度导致反酸。现代研究也发现激惹情绪会使食管无效收缩增加，廓清能力下降，甚至出现胡桃夹食管，抑郁情绪则可使食管平滑肌蠕动缺乏、张力下降。

**2. 郁久化火，火热助酸**　在吞酸发病中，气郁日久往往可化火生酸。《素问·至真要大论》曰：

"诸呕吐酸，皆属于热"。朱丹溪曰："吐酸之属于热者，与造酒相似，凉则甘，热则酸。"吴仪洛《成方切用》曰："吞酸、吐酸，亦由肝火上干肺胃，从木之化故酸。"均认为本病的发生与"火""热"密切相关，在临床上，肝胃郁热证是本病最常见的证候之一。气郁日久，生热而从火化，使胃中之热有如曲，谷饮一入，遂作酸味，郁火内熏则见胸骨后或胃脘烧灼疼痛，胃酸胶着于食管，清浊不分而见口黏口苦、咽干、舌苔黄、脉弦等症状。此外，当肝木疏泄或升发太过时，会导致肝木自甚而乘土可见吞酸、胁痛、中满、嘈杂等症，肝气上逆则见嗳气反酸，肝火上乘甚至可见平素易怒、躁扰不宁、头晕目眩等症状。

**3. 痰（湿）郁搏结，痰随气逆**　《局方发挥》曰："自气成积，自积成痰，此为痰、为饮、为吞酸之由也。"胃酸在病理本质上属于"湿、痰、饮"之属。虞天民曰："吐酸者，吐出酸水如醋，夹痰居多，痰郁矣。一遇上升之气，则痰与水亦郁，自成酸水并出。"在临床上 rGERD 患者除了反酸症状外还常常自觉咽部异物感、紧束感，空咽或情绪紧张时症状明显，饮食或情绪放松时反觉减轻，而在咽喉检查时无异常或有轻微卡他症状，类似中医痰气搏结的"梅核气"。肝气郁结是咽喉异物感的基本病机，情志怫郁，气机不畅，宣降失司，则津液不布，聚而为痰，痰随气逆，二者搏结阻于咽喉而致本病。当痰气阻于胸膈可见胸胁胀满疼痛，咳嗽咳痰甚至哮喘等食管外表现。此外，湿郁也可化热，湿热相蒸而变酸，正如《万病回春》曰："吞酸者，湿热在胃口，上为胃也。"说明六郁不单是孤立存在，往往相互夹杂。

**4. 食郁交阻，滞久酿酸**　《素问》曰："饮食自倍，肠胃乃伤。"说明饮食不节，戕害脾胃，致使脾胃功能失调。《丹溪治法心要》曰："食郁者，嗳酸腹饱，不能食。"《脉因证治》曰："有宿食则酸。"张景岳曰："食化既迟，则停积不行，而为酸为腐，此酸即败之渐也。"说明饮食不节或嗜食肥甘厚味会导致伤食，再加上气机运行不畅，脾呆不运，饮食郁结交阻于中宫胃脘，蕴结成酸，临床多表现为嗳腐吞酸、胃脘胀闷不适、口有异味、舌苔白腻或黄腻。现代研究也表明长期不良的饮食习惯和饮食结构是 rGERD 发病反复难愈的一大因素，暴饮暴食，饮食辛辣，嗜食油腻、甜腻之品均可加重反流症状。

**5. 久郁致瘀，蕴结食管**　难治性胃食管反流病的发病初期，多因气机升降失司，胃气上逆而发病，病在气分；若治疗不当，迁延不愈则会波及血分。气为血之帅，气滞日久则血运不畅，致气滞血停；或郁久化热，热邪煎灼津液，致血液黏稠；或痰、气、瘀搏结，交阻于食管；或胃酸浸渍食管，致食管损伤、出血、糜烂。此时气病入里及血，病位深入故而难治。临床上，许多 rGERD 的患者存在程度不一的胸骨后疼痛或表现为刺痛、昼轻夜重、咽干口燥、舌质暗红或有瘀斑，脉多弦细涩等表现，是为"久郁多瘀"。

## 解"六郁"以治难治性胃食管反流病

**1. 疏肝气、畅情志以解气郁**　"疏肝降逆以解气郁"为该病治疗的着力点并贯穿始终。气为人之本，气和则百病不生，《景岳全书》曰："自古言郁者，但知解郁顺气，通作实邪论治，不无失矣。"肝为刚脏，将军之官，若单用镇压抑酸之法，必将激起其抗争，所以 rGERD 患者除了使用质子泵抑制剂和中药之海螵蛸、瓦楞子之属对症制酸止痛治疗时，要注重肝之气机、胃之通降的功能正常，同时可辅以人文关怀，以缓解其抑郁、焦虑、愤怒之情绪，往往可起事半功倍之效果。

疏理肝气是治疗本病的关键，通过燮理脏腑升降，斡旋气机，以恢复胃之纳化传输之能。其中朱丹溪之名方越鞠丸加减可解六郁，方中的香附专属开郁散气，被称为"气病之总司"，为君药。方中郁金还可散郁滞，顺逆气，对胃肌条收缩有明显的兴奋作用。该方意指气机升降正常是解其他五郁之前提，减轻患者嗳气吞酸等反流症状。还可用砂仁、木香等理气通降之品。砂仁，为温中和气之药也，可化湿开胃、行气宽中、温脾止泻，对于上焦之气梗逆不下，中焦之气凝结不舒，下焦之气抑遏不上，奏效最捷，可增强胃酸排泄作用。此外，柴胡可用于 rGERD 肝郁证型中，《本草经解》曰："柴胡，其主心腹肠胃中结气者……凡有结气，皆能散之也。"说明柴胡为肠胃之药，其气味轻清，能于顽土中疏理滞气。

药理研究证实，柴胡皂苷有类胆碱样作用，对消化系统和神经系统发挥调节作用，从而治疗肝郁证，起到缓解 rGERD 临床症状的作用。另外，在治疗该病中也应重视"通降"，可用经典名方旋覆代赭石汤加减，其中代赭石能镇摄胃之逆气为通降胃气要药，所含铁质能兴奋胃肠管，使之蠕动亢进，可起到降逆胃酸之功。而旋覆花性降，功兼消痰降气而止呕噫，消痰而除痞满，二者配合对于胃气不降之的 rGERD 尤宜。此外，枳壳、枳实也均有促进胃肠排空起到缓解 rGERD 之痞满症状的作用。

《灵枢·本脏》曰："志意者，所以御精神，收魂魄……悔怒不起，五脏不受邪矣。"rGERD 患者常因情志因素导致症状复发，且缠绵难愈。谢日晶教授认为可应用五行生克理论以情制情，如"以怒胜思，以喜解忧"，同时要注意掌握太过不及之度，根据患者的体质和情绪，使得患者气机条畅，有助于rGERD 病愈。临床研究发现疏肝和胃方能够明显改善 rGERD 患者反流症状和精神状况，且随着时间的延长作用更明显。中药联合其他疗法治疗 rGERD 也收效甚佳，辛开苦降方结合穴位埋线疗法对于rGERD 患者的精神心理有明显的干预效果，抑酸和胃方联合针灸治疗 rGERD 患者能有效改善胃肠激素水平变化及食管功能，提高疗效。此外，质子泵抑制剂联合精神调节药可作为 rGERD 经验用药。有研究表明 PPI 联合黛力新之抗焦虑抑郁药物在治疗 NERD 伴精神不安患者时，反流症状减轻，精神状态明显改善。

**2. 泻肝火、和脾胃以解火郁**　在解火郁之时，朱丹溪常用左金丸之黄连、吴茱萸按照 6∶1 的比例各制炒以清火解郁，再加苍术、茯苓以健脾和胃，并用汤浸炊饼做成小丸服用，对于口苦吐酸之证疗效可观。该方为泻肝火之正剂，方中黄连为君，以实则泻子之法，以直折其上炎之势，吴茱萸从类相求，引热下行并以辛温开其郁结，辛散郁气，惩其扞格。现代药理学研究也表明二者配伍应用可抑制胃酸、胃泌素的分泌，抑制胃蛋白酶活性，提高前列腺素水平，从而起到保护胃黏膜和抗溃疡的作用。明代龚廷贤认为对于该病火热相蒸之证，应用香砂平胃散加减治之，可起到行气泻火解郁之功。研究发现解郁和胃汤治疗 rGERD 肝胃郁热型疗效显著，此外，大柴胡汤合左金丸联合针刺治疗肝胃郁热型 rGERD 的针药联合疗法有确定疗效，可降低 rGERD 患者的胃食管反流病问卷调查评分，缓解患者胃脘灼痛、反酸、口苦口干等症状。

**3. 化痰湿、畅气机以解痰（湿）郁**　解痰湿之郁时，也应注意气机的条达，所谓气畅则痰散。《金匮要略》中用半夏厚朴汤以行气散结、化痰降逆，缓解其咯吐不得，咽中异物之感。《万病回春》中指出可用加味四七汤以开郁顺气、利咽化痰。明代医家龚廷贤提出清郁二陈汤可治疗这种痰郁搏结所致的酸水刺心、吞酸嘈杂。现代研究发现二陈平胃散加减治疗气郁痰阻型 rGERD 的综合疗效及远期疗效确切。制半夏、陈皮、紫苏梗均属通降胃气之品。法半夏可化痰开通，专入胃腑而降逆气。可根据临床不同患者选取不同的炮制品，若伴有恶心、呕吐、畏寒等症状可选用姜半夏以温中止呕；若口有异味可选用法半夏以化浊降逆；若痰多可选用清半夏以化痰降逆。陈皮、紫苏梗也是治疗胃食管反流病之佳品，可通降胃腑，能使痰滞上下宣行并消解。

**4. 消积滞、节饮食以解食郁**　对于 rGERD 患者兼有食郁的治疗，应嘱其节制饮食，提倡少食多餐，并注意食后不宜立即平躺以免加重反流症状。此外，在《脾胃论》中还强调了饮食寒温应适当，《医学统旨》则强调要少食酒面炙煿，黏滑难化之物。方子可用《丹溪心法》中保和丸、曲术丸、加味平胃散等，并针对临床上不同的食积配合相应消积化滞之药物，如消米面之积用麦芽、神曲、莱菔子等，消肉积可用山楂、草果等，重者可加鸡内金，消酒积则可用黄连、葛根、乌梅等。此外，对于肥胖患者应注意控制饮食，平衡营养，尽快减轻体重。减少高脂肪食物的摄入，忌食甜点、巧克力、咖啡、薄荷等食物，禁烟酒以减低食管下括约肌张力。

**5. 通瘀血、畅咽嗌以解瘀郁**　清代名医王清任的血府逐瘀汤可用于对该病的治疗，针对瘀血阻滞胸咽之部以致胸骨后刺痛确有疗效，还可选用启膈散、失笑散等。《奇效良方》中提出可用三棱、干漆之品以通咽嗌之瘀血，其中三棱总酮能明显提高小鼠痛阈值，有显著镇痛作用，可缓解 rGERD 之胸骨后痛。对于气滞血瘀者可配伍川芎、牛膝、桃仁、当归、红花、赤芍、柴胡等共奏活血行气止痛之功，对于胸骨后疼痛明显者可加三七粉、没药、瓜蒌之属以化瘀宽胸。瘀热互结甚者，则可加牡丹皮、郁金等凉血活血之品。

朱丹溪之"六郁学说"堪称中医治病的经典指导思想,将其用于解释难治性胃食管反流病的发病,即以"气郁"为中心,演化变生血郁、痰（湿）郁、火郁、食郁之五郁,此六郁或可单独出现或可夹杂而生,以致 rGERD 患者单纯抑酸治疗的效果并不理想且临床症状反复出现。而在治疗上,反对单纯抑酸治疗,提出重视"解六郁",尤以"解气郁"为重,通过条畅肝胃气机,强调形神统一,适时移情易性,泻火化痰,节制饮食,通瘀畅嗌等综合治疗方法,有望打破诊疗瓶颈,对临床有十分重要的理论与现实意义。

# 216　从调枢通胃论情志在慢性萎缩性胃炎的作用

慢性萎缩性胃炎（CAG）是一种胃癌前病变，其癌变过程遵循着由炎症逐渐发展成肠型胃腺癌的途径，即"炎-癌"转化途径。据统计，每年有 0.1％的 CAG 患者发展成为胃癌。因有癌变风险的存在，病程虽相对缓慢，但在病程中患者不仅要承受疾病本身的胃脘部疼痛、胀满、食少纳呆等不适，还需面对因疾病而衍生出的一系列焦虑、抑郁、恐惧等心理障碍。因此，CAG 患者的心理状态越来越受到医生学者的关注，研究显示 CAG 患者伴有心理障碍的比例高达 54.5％，且明显影响了患者的生活质量和预后。

"调枢通胃"理论是中医学和现代医学充分整合的结晶，创新地提出了通调脏腑之枢脾胃、神明之枢心脑以及开阖之枢少阳来达到治愈疾病的目的。与现代医学强调的脑-肠-微生物轴、神经-内分泌免疫网络调节等动态关联。据此，学者方霜霜等论述了情志因素在 CAG "炎-癌"转化过程中的作用，契合于中医"既病防变"的治未病思想，为临床治疗 CAG 伴情志不调提供了新思路。

## 慢性萎缩性胃炎病机多变情志因素贯穿始终

古代中医无 CAG 这一病名，多以症状作为诊断，表现为疼痛的诊为"胃痛"，以胀满不适为主的诊为"胃痞"或"痞满"，或根据主症诊为"呃逆""吐酸""嘈杂"等。CAG 病证虽异，病因病机却一致。《素问·六元正纪大论》曰："木郁之发，民病胃脘当心而痛。"《景岳全书·痞满》曰："怒气暴伤，肝气未平而痞。"《张氏医通·嘈杂》曰："嘈杂与吞酸一类，皆由肝气不舒……中脘有饮则嘈，有宿食则酸。"CAG 发病离不开肝木的作用，肝气郁滞，克犯脾土，清阳不升，浊阴不降，邪毒蕴于胃腑，伤及血络，迁延日久终致黏膜萎缩。并且忧思恼怒可导致 CAG 进展，正例如，《素问·汤液醪醴论》曰："嗜欲无穷，而忧患不止，精气弛坏，荣泣卫除，故神去之而病不愈也。"情志过极会伤及人体精气，出现营卫不和，神与形分，精弛神坏，病情不愈及恶化。

现代医家对 CAG 的病机见解丰富，国医大师路志正认为 CAG 的基本病机为"寒热错杂，本虚标实"。治疗上应抓住主症，对症用药。同时十分重视情志因素的作用，如"临证当顺其情志，晓以利害，打开其郁结之心扉"。国医大师李佃贵认为 CAG 当以浊毒论治，浊毒内蕴是基本病机，然其发病过程为由气入血，情志失调不可不顾，提出化浊解毒调肝法治疗 CAG。唐旭东教授认为脾虚、气滞、血瘀是 CAG 的基本病机，气机失调是诸多病理产物产生的关键，临床上善用行气药来治疗 CAG。

CAG 病因复杂，病程漫长，病机多变，但情志因素贯穿始终，古今医家均对调理情志有共识。

## "调枢通胃"与情志病联系

"调枢通胃"理论根源于《黄帝内经》，继承与创新于《脾胃论》和《伤寒论》，是以中焦脾胃为诊疗全身疾病的切入点，力求达到"脾胃健运，纳化有常，水湿不生，百骸通调"的目的。其三条枢机均与情志因素密切相关，神明之枢心脑为情志病的发病之所，脏腑之枢脾胃为情志失调最常见的受病之所，二者之间离不开经络的联通作用。

**1. 心脑为情志病发病之所**　情志为"七情"与"五志"的合称，分受五脏所主，统属心所领。《素问·灵兰秘典论》曰："心者，君主之官，神明出焉。""主明则下安，以此养生则寿……主不明则十二官危。"情志病的病位首先在心，心为五脏六腑之大主，神明清明，五脏应心而发，情志乃条达顺畅。其次在脑，脑为元神之腑，正如张锡纯所言"神明藏于脑而发于心"。《三因极一病证方论》曰："头者，诸阳之会，上丹产于泥丸官，百神所集。"可知心负责维持正常生理之运行，主动而有为；脑为百神之主宰，主静而无为。心脑相通，神机转运，二者同为神明之枢。《灵枢·本脏》曰："志意和则精神专直，魂魄不散，悔怒不起，五脏不受邪矣。"神明和，正气足，则脏腑荣而不受邪；神明昏乱，CAG 易由浅入深，从炎向癌转变。

近年来，医家对心脑在 CAG 发病中的认识趋于一致。刘启泉临床发现嗳气为 CAG 患者最常见的主症，"心为噫"，认为嗳气由心所主，CAG 的病位实在心，提出清心火、通心窍、温心阳、滋心阴的治则。韩佩珊认为心胃母子相依，情志病的始动因素为情志不调耗伤心血。李斌认为脑为髓海，脾胃为后天之本，二者交互关联。现代神经胃肠病学的发展已经证实了大脑与胃肠之间通过脑肠肽互动联系，脑肠肽作为双向递质，具有保护胃黏膜、调节胃肠动力、内脏感觉、胃酸分泌、胰酶分泌等作用。研究表明 CAG 不同证型患者的脑肠肽水平有明显差异，说明脑在 CAG 的发生发展过程中有重要作用。

**2. 脾胃为情志失调的受病之所**　脏腑之枢脾胃是 CAG 的病位所在，情志致病首犯脾胃。情志失调在中医多表述为"肝郁气滞"，《四圣心源》曰："风木者，五藏之贼，百病之长。凡病之起，无不因于木气之郁。"百病皆生于气，肝主疏泄，司气机之升降出入，且木气刚暴，人身诸病，总关乎肝郁气滞。其中脾胃为木之子，不论肝木太过或不及，均首犯脾胃，正如《临证指南医案》指出"肝藏厥气，乘胃入膈""肝为起病之源，胃为传病之所"。上医治未病，见肝之病，知肝传脾，当先实脾，故当 CAG 患者表现为情志失调时，即可视为报警症状，此时治以调肝理脾，可阻止疾病进展。

此外，脾胃自身特点决定了易为情志所困。脾胃是一对相反相成的脏腑，二者无时无刻不在维持着升降、燥湿、阴阳的动态平衡，情志失畅，气机失调，稳态失守，升降逆乱，中焦不通，轻者发为胃痞，重者不通则痛，发为胃痛。调肝理脾是基本治法，肝脾同调，标本兼顾，可达"通胃"的目的。胃以通为用，此处"通胃"不单指"下法"，是脾胃功能恢复正常的概括，通则气机条畅、神清志安、纳化有常。

**3. 情志因素循经络发挥作用**　少阳为枢，即交通之枢纽，手少阳三焦经连接心包经和胆经，行于上肢与头面，入里下膈遍属三焦。足少阳胆经接肝经，从头面发出，循行于胸腹及下肢。少阳经与头面联系密切，可联通心脑和脏腑，为情志因素作用的路径。情志不畅的患者在少阳经循行部位上首先出现压痛，而后由表入里出现脏腑功能失调。情志不遂，影响心脑神明之腑，循经作用，顺乘脏腑之枢脾胃，气机壅塞，出现胀满、腹痛、纳差食少等 CAG 的表现。且经气不行，由"滞"及"瘀"，可使 CAG 向病程后期进展，甚至从炎向癌转变。随着科学技术的发展，经络的作用机制有了部分阐释，大量证据证明心脑与脾胃之间可以通过经络联系。曾芳应用脑功能核磁证明了针刺可通过调节多个功能脑区来治疗消化不良，包括脑岛、前扣带回皮层、下丘脑等。神经失踪技术的应用也证明了经络上的穴位与脏腑的传入神经可在一定部位互相重叠，证明了经络具有沟通不同脏腑的作用。

## "调枢通胃"理论指导治疗

《素问·阴阳应象大论》曰："人有五脏化五气，以生喜怒悲忧恐。"情志因素在五脏有不同的体现方式，受五脏功能和五神的共同调节。调理情志这一治法自古有之，且其内涵丰富，是中医形神一体观的临床应用。脾胃为后天之本，为最易受情志所伤之处，正如张景岳曰："脾胃之伤于情志者，较之饮食寒暑为更多也。"故方霜霜通过调肝理脾、开窍安神、和解少阳这三种调理情志之法介绍了 CAG 的治疗方法和癌变的预防策略。

**1. 开窍安神——通调神明之枢**　脾胃为心身敏感脏腑，心脾相关，脾脑相关均有较多论述。《灵枢·本神》曰："心有所忆谓之意。"脾主意，为谏议之官，辅助君主之官协调情志活动，为认知活动的重要环节。且心神之功能有赖中焦脾胃化生水谷，上济于心。脾胃之功能又有赖心神对情志的正常调摄，如怒郁横逆犯脾、忧郁心脾两伤、思郁郁结在中等。《灵枢·癃津液别》曰："五谷之津液，和合而为膏者，内渗于骨空，补益脑髓。"脑为髓海，其主宰百神的功能以脾胃消化五谷，化生精微，充养脑髓为基础。

方霜霜通过门诊观察发现许多CAG患者伴有不同程度的睡眠障碍和焦虑抑郁。故开窍安神为CAG治疗和防变中不可不考虑的要点，根据患者的不同表现可选用不同的开窍安神之法，如睡眠不安以阴血不足为主的，加用酸枣仁、柏子仁、远志、首乌藤等养血宁心安神之品；以躁动不安为主的，加用牡蛎、珍珠粉、磁石等重镇安神之品；以情志抑郁为主的，加用合欢花、玫瑰花、白梅花等轻柔舒肝之品。

**2. 调肝理脾——通调脏腑之枢**  肝脾同居膈下，足厥阴肝经与足太阴脾经都循行于腹部两侧。肝脾两经的经气不畅，会直接导致所循行部位的脏器功能不调，包括与肝经相关的悲伤、焦虑、忧郁、绝望等情绪障碍和以脾经相关的乏力纳差、食后腹胀、饮食不化等。同时，与之相接的胆经与胃经也会出现相应病理表现，包括CAG的胃痛、痞满、反酸烧心、呃逆嗳气等。治疗上尤需重视肝脾同调，肝为刚脏，其性易亢，肝在志为怒，且肝主疏泄，疏泄不及易酿生火热，故肝脏致病多见火旺之候。《灵枢·九针十二原》曰："阴中之至阴，脾也。"脾为至阴之脏，为阴土，阳气易衰，阴气易盛。故调肝理脾亦是平调寒热之法，需疏肝理气与温脾健运共用。CAG伴情志不调可选用半夏泻心汤为主方，方中法半夏消痞散结，降逆止呕为君药；干姜辛散温中，黄芩、黄连苦寒，疏肝泄热消痞共为臣药；人参、大枣甘温补中，健运脾气，为佐药；甘草调和诸药，为使药。全方合用可达调肝理脾，寒热平调，消痞散结之功，为临床治疗CAG伴癌前病变的常用处方。

**3. 和解少阳——通调开阖之枢**  开阖之枢蕴含着"开为敷布，阖为受纳，枢为转输"之意，其中少阳为枢，为开阖之关键。CAG的病机多为本虚标实，虚实夹杂，气机郁滞贯穿于整个疾病的始终，久病多瘀，血瘀多为疾病后期的表现。有研究显示，胃络瘀血证为重度肠化和重度萎缩最常见的中医证型，未病先防的原则指导医者在CAG患者出现血瘀症状之前就需重视调治和预防。所以气机郁滞的治疗也需要贯穿整个病程，治疗方法为和解少阳。CAG是一个慢性病，在和解少阳，条畅情志的具体应用上不应局限于疏肝健脾的针刺疗法，抑或是疏肝解郁之药。更重要的是，建立远期的医患沟通方式，对CAG患者进行合理的远期随访与监控，在这个过程中及时疏导患者的不安和疑虑，让患者树立正确的疾病观，从根本上缓解焦虑抑郁情绪。

CAG病程长，患者普遍伴有恐癌心理，情志不遂加重胃脘部症状，身体不适则更添心理负担，二者互为因果。基于"调枢通胃"理论，调节疾病发生发展过程中的情志这一关键环节，可使枢机运转流畅，切断恶性循环，其效显著。在临证时，应仔细辨证，全面考虑，整体调节，平衡枢机，不拘于方药或是针石，饮食调护、心理疏导、生活指导等均需辨证应用。

# 217　肠易激综合征从情志论治研究

　　肠易激综合征（IBS）是消化科的常见病和多发病。IBS 是指一种以腹痛或腹部不适伴排便习惯改变和/或大便性状异常的功能性肠病，该病缺乏可解释症状的形态学改变和生化异常。根据罗马Ⅲ标准分为便秘型（IBS-C）、腹泻型（IBS-D）、混合型（IBS-M）、不确定型，根据其临床表现属于中医"泄泻""便秘""腹痛"的范畴。IBS 的发病机制十分复杂，尚不完全明确，国内外学者通过大量实验研究发现可能与脑-肠轴异常、内脏高敏感性、肠道动力紊乱、肠道菌群改变密切相关。随着临床医学由单一的生物模式向生物-心理-社会模式的转变，更多的人意识到并开始重视精神心理因素对于肠易激综合征的发生发展和转归的重要影响。有大量流行病学调查证实二者之间确实密切相关。对北京、广州和成都等 6 家综合性医院消化内科门诊就诊的患者进行调查，结果表明中国大城市综合医院肠易激综合征和功能性消化不良门诊患者具有较高的抑郁、焦虑症状和抑郁、焦虑障碍患病率，其中 IBS 女性患者较男性患者而言，抑郁焦虑症状或障碍的患病率有显著升高。在我国南方某市社区的一项流行病调查中，也显示情绪不佳是 IBS 患病的重要影响因素。而对汶川地震灾区 IBS 中学生焦虑情绪障碍的调查显示，地震灾区的 IBS 学生的焦虑性情绪障碍发生率高于非 IBS 学生，也高于非地震灾区患 IBS 的学生，说明焦虑等精神因素对 IBS 的致病是一个累积结果。学者陈宏宇等对此研究进行了梳理归纳。

## 精神心理因素在 IBS 的可能机制

　　关于精神心理因素在 IBS 发病中的作用机制，学者们做了大量的实验及临床研究，尚没有充分证据证明精神心理因素是 IBS 发病的直接诱因，但二者之间存在密切关系得到人们的广泛认同。近年来，研究的热点主要集中到以下几个方面。

　　**1. 精神心理与脑-肠轴异常**　　目前许多研究认为，精神心理因素对于 IBS 发生的作用主要是通过脑-肠轴实现的。脑-肠轴是将认知和情感中枢与神经内分泌、肠神经系统和免疫系统相联系的双向交通通路，胃肠道活动的信息经脑-肠轴传入到中枢神经系统并由中枢神经系统经此途径调控。研究认为，肠道黏膜肥大细胞（MC）很可能是在这一机制中发挥重要作用的细胞，有学者通过临床实验表明，IBS 患者焦虑抑郁总积分和回盲部肠黏膜 MC 数目、MC 脱颗粒比率之间具有正相关性。其作用机制可能是精神心理刺激促进下丘脑释放促肾上腺皮质激素释放激素（CRH），从而促进 MC 释放组胺、5-羟色胺、血小板活化因子、前列腺素、细胞因子和白三烯等活性物质，这些活性物质有激活 MC 附近的内脏传入神经的潜能，通过作用于肠神经系统，产生胃肠道不适症状。

　　**2. 精神心理与内脏高敏感性**　　内脏的高敏感性是肠易激综合征一个重要的病理生理学特征，而精神心理因素对于内脏高敏感性的影响亦不容忽视。目前研究认为精神应激致内脏高敏感密切相关的中枢部位主要为边缘系统，其是由前扣带回、杏仁核、海马、下丘脑和丘脑共同组成的一个有内在联系的大脑环路。在精神应激过程中，下丘脑释放的 CRF，通过与 CRF-R1 受体结合，从而参与调节对精神应激的行为反应和内脏反应，改变内脏敏感性。通过实验研究证明，模型小鼠在侧脑室注射 CRF-1 受体抑制剂后可降低内脏敏感性。在早期的有关研究中发现患者报告疼痛或者不适阈值与患者心理因素有关。但有研究者对 IBS 患者及正常人的内脏感觉阈值进行评价后认为，IBS 患者结肠较正常人疼痛阈值和加负荷感觉阈值降低不是由于患者内脏敏感性增高，而是他们对于疼痛的报告标准降低，而这种标准是由心理因素决定的，所以研究者认为 IBS 患者的"内脏高敏感性"似乎是由心理因素决定的，而不是生理因素。目前关于心理因素对于IBS患者内脏感觉异常的影响及作用机制研究结论尚未完全统一。

**3. 精神心理与肠道动力异常**　用置于肠内的遥测装置监控胃肠运动，显示了精神刺激对IBS患者比正常人更易引起肠动力紊乱。Blomhoff等采用事件相关电位（ERP）研究发现，当受到情感因素刺激后IBS患者额叶大脑区的ERP和直肠张力均较正常人显著增高，说明胃肠动力异常与精神心理因素密切相关。有研究者观察发现，精神因素在IBS患者中比正常人更容易引起肠动力紊乱，肠道的消化间期动力可能由于精神紧张等因素而改变，而且焦虑、抑郁、激动、暴躁等负性情绪可引起迷走神经兴奋性增高，在IBS患者中表现为刺激肠道蠕动，增强腺体分泌，导致腹泻，并可增加腹痛、腹部不适的程度，但该机制尚不十分明确。

# 西医治疗

**1. 药物治疗**　近年来西医在IBS患者中应用抗焦虑、抗抑郁等精神类药物也取得一定疗效，说明了IBS与精神因素密切相关。临床中用于治疗IBS的精神类药物主要有3大类：三环类抗抑郁药物（TCA），选择性5-羟色胺再摄取抑制剂（SSRI）和5-羟色胺去甲肾上腺素再摄取抑制剂（SNRI）。5-羟色胺再摄取抑制剂作为新型精神类药物，临床应用较多，舍曲林属于此类，如王亚军将就诊的60例IBS患者随机分为2组，对照组予奥替溴铵口服，治疗组予舍曲林联合奥替溴铵口服，经过4周治疗后，通过评分系统进行症状评价，发现治疗组有效率显著高于对照组，而药物不良反应发生情况2组比较差异无统计学意义。有临床研究联合应用米氮平与匹维溴胺治疗IBS，结果显示治疗组腹痛和大便性状异常症状的缓解情况优于单用胃肠道钙通道拮匹维溴胺，治疗组血浆神经肽Y较治疗前明显提高，而对照组无明显变化，因此推测可能与调节神经肽Y水平有关，也可能是通过特异性阻断5-HT$_2$受体和5-HT$_3$受体发挥5-HT$_3$受体拮抗剂类似作用，从而缓解IBS患者腹痛、大便性状异常等症状。

**2. 心理干预治疗**　临床实验研究得出，对于老年IBS患者，心理干预辅助匹维溴铵治疗能够明显减轻其症状，提高生活质量，改善心理状态，进一步提高疗效。宋冬玲等通过病例观察得到与前一研究一致结论，心理治疗能改善IBS症状，能改善患者伴随的焦虑、抑郁，提高患者的生活质量。对于IBS伴抑郁患者，心理干预能够显著提升整体治疗作用，因此不应该忽视对该类患者进行心理干预。

## 中医情志因素与肠易激综合征发病的关系

**1. 从心论治**　从中医传统理论来说，情志因素与本病的发生可以从心论治。《素问·灵兰秘典论》指出"心者君主之官也，神明出焉"，主司精神、意识、思维、情志等心理活动，故情志所伤，首伤心神，即《灵枢》指出"愁忧恐惧则伤心"。心与小肠相表里，手少阴经属心络小肠，手太阳属小肠络心。生理上二者互相为用，心阳之温煦，心血之濡养，有助于小肠化物泌别清浊，吸收水谷精微和水液，而小肠所吸收的营养物质又可化血以养心。病理上，二者相互影响，当心为七情所伤，心阳不能温煦小肠，小肠泌别清浊功能失常，清浊部分，水液归于糟粕，导致水谷混杂，而出现泄泻；或心火下移肠道，津液蒸化，而出现便秘。此外，肠道虚寒，化物失职，水谷精微不生，日久影响心神，出现失眠等症状。还有学者在此基础上进一步研究，提出心胃相关理论，并以此为指导应用于临床，取得良好疗效。动物实验亦为此提供了较为客观的依据。

**2. 从肝脾论治**　肝主疏泄，调畅全身气机，调畅情志，协调脾胃升降，并疏利胆汁，输于肠道，促进脾胃对饮食物的消化、吸收和转输。当情志怫郁，忧思恼怒之时，常导致肝气郁结，横逆乘脾，脾不升清，胃不降浊，运化失常，而出现腹痛、泄泻；或疏泄不及，气机郁滞，通降失常，传导失司，糟粕内停，难以下行而致大便秘结。正如《景岳全书》中叙述"凡遇怒气便做泄泻者，必先以怒夹食，致伤脾胃，故但有所犯，即随触而发，此肝脾二脏致病也。盖以肝木克土，脾气受伤而然"。

## 中医综合治疗

**1. 方药**    陈峰松等在临床中对疏肝解郁汤（柴胡、川芎、香附、白芍、茯苓、炒白术、防风、陈皮、炙甘草）治疗 IBS‐D 进行疗效观察，以黛力新组为对照，疗程 8 周，治疗前后分别患者进行焦虑自评量表和抑郁自评量表评分及 IBS‐D 症状评分，经统计学分析发现 2 组症状评分均较治疗前显著好转，且 2 组间差异无统计学意义，而黛力新组不良反应的发生率高于疏肝解郁汤组。经临床对照研究表明，国医大师徐景藩以抑肝扶脾为大法应用中药辨证治疗腹泻型 IBS 亦获得良好的临床疗效。疏肝饮治疗 IBS‐D 的临床研究中将 60 名患者随机分为 2 组，治疗组 30 例口服疏肝饮，对照组口服得舒特，进行疗效对比。结果发现治疗组总有效率为 86.67%，与得舒特比较无显著差异，但得舒特对粪便性状、肠鸣的改善效果不及疏肝饮。通过整理大量文献资料，建立数据库，进行数据挖掘发现肝郁脾虚是 IBS 病机之关键，疏肝健脾为最主要治法，白芍、炒白术、炙甘草、陈皮、茯苓、柴胡、防风、党参、木香为最常用的药物。

**2. 针刺**    大量临床研究证实针刺治疗对于 IBS 疗效显著。覃海知等针对"情志"这一重要病因，以疏肝解郁、养血宁心安神为主要治则，条达脏腑气机，恢复胃肠的正常生理功能取得良好临床疗效。有学者通过临床经验总结认识到本病的病机关键是心神失调、气机紊乱、肠腑失司，因此在治疗中以调心神为根本，选择心经腧穴，通调心经经气，配合调理气机、通调肠腑，从而实现标本兼治的目的。韩光研在运用疏肝调神通腑法针刺治疗 IBS-C 的对照研究中发现，针刺组症状积分在治疗终点及治疗后随访时都明显低于西药组，说明针刺不仅能较好改善受试者的相关症状，并且因其后续效应的维持使得症状的复发程度较低。

**3. 灸法**    罗莎等采用疏香灸（即隔含有柴胡、枳壳、青皮、莱菔子等中药的药饼施灸）治疗肝郁气滞型 IBS-C，经过 4 周治疗，有效率高于常规灸组和西药酚酞片组，所采用的中药多为疏肝理气之品，认为其有利于恢复肠道的传输功能。通过临床实验研究发现，与西药组口服乳果糖治疗相比，隔药灸组使用从肝论治隔药灸治疗便秘型肠易激综合征能获得更好的临床疗效。

**4. 其他疗法**    对于 IBS 患者，尤其是难治性肠易激综合征，睡眠障碍是其常见的消化道外症状，有临床医生对 IBS 患者在常规治疗的基础上施以综合性睡眠诱导（包括创造良好的睡眠环境、声音诱导睡眠、合理饮食、中药足浴和穴位按摩等方法），6 个月后，与常规治疗的对照组比较，显著改善了患者消化道的相关症状，提高了治疗效果。

# 218    从情志致病论中医治疗溃疡性结肠炎的机制

溃疡性结肠炎（UC）是一种以腹痛、腹泻、黏液性脓血便等为主要临床表现的炎症性肠病，其发病原因目前尚不明确，且病情极易反复，迁延难愈，被联合国卫生组织列为难治性疾病之一。就其中医病机而言，在急性期多有湿热，而进入迁延期后，常肝脾肾同时兼病。历来医家向来注重该病本身治法治则的探讨，但许多患者认为他们仍然缺乏情感和心理方面的支持，治疗后往往不易达到预期疗效，这充分说明深入探究中医形神兼治机制的重要性。学者谈望晶等提出了从情志致病理论论治 UC，意在明确中医治疗 UC 不是直接通过局部抗炎治疗，而是通过内在药物配伍和外在情志调摄以调畅情志，针对其病机本质协调形神关系，以恢复阴阳平衡，达到治疗疾病的目的。有研究发现肠道菌群失调对宿主的焦虑、抑郁等情志产生有重要影响，会导致消化道疾病。这表明，中医药治疗可能通过调整机体自我恢复能力来恢复肠道菌群平衡，以取得治疗肠道炎症的疗效。

## 情志致病是中医理论基础的重要模块

中医十分强调形神统一在生命活动中的重要作用，中国古代哲学中的"形神合一"是融汇于中医诊疗中的重要思想之一，是中医整体观念的具体体现，也是情志致病的理论基础。形指人的形体，神指人的精神，《灵枢·天年》曰："血气已和，荣卫已通，五脏已成，神气舍心，魂魄必备，乃成为人。"指出唯有气血和畅，五脏调和，又具备认知、情感和意志等精神心理活动时，才成为人。人的情志活动包括七情，即喜、怒、忧、思、悲、恐、惊。情志以五脏六腑和精气血津液为物质基础，七情分属五脏，且五脏分属五行，有着相生相克的关系，《素问·阴阳新象大论》指出"怒伤肝""喜伤心""思伤脾""忧伤肺""恐伤肾"以及"悲胜怒""恐胜喜""怒胜思""喜胜忧""思胜恐"。因此情志的过激，会直接影响五脏六腑整体的气机和气血变化，从而导致脏腑功能失常，而五脏六腑的生理、病理状况亦可以影响七情。情志致病的应用横跨两个层面，即从基础病因病机研究的层面到临床辨证用药指导的层面，因此它有着其他中医理论难以替代作用。借助情志致病相关理论对探索治疗复杂性、难治性疾病的思路开拓有着重要意义，亦充分体现了中医整体观和辨证论治的优越性与先进性。

## 从情志致病论治溃疡性结肠炎的理论基础

UC 是现代西医学病名，在中医中没有与之对等的名称，但有不少症状与之相似的病名，如"肠辟""肠风""下利""痢""五更泻"等。中医认为，本病病位在大肠，与脾关系密切。现代生活节奏快、压力大，若长期精神过度紧张、恼怒抑郁后，往往易导致肝气乘脾土，脾胃运化失司，大肠传导失节，水谷并下，日久则湿浊蕴于肠道，气滞血凝，肠道血肉腐败，形成肝郁脾虚型 UC。肝主疏泄，调畅情志，形成此病后，肝气郁滞则气血不和，可加重情志失调。多数患者亦因病情反复、久治不愈导致精神和经济方面的压力，导致身心交织，出现精神情志方面的表现，从而进一步加重病情。因此抓住"情志致病"是中医治疗该病的重要理论基础和临床思路。根据病情发展的不同程度，可分为"由情志致病"和"情志加重病情"之分。"由情志致病"多为日久恼怒抑郁，或受突然精神刺激等，导致肝气失去调达横逆犯脾，脾虚则湿盛，湿邪滞肠日久，发为腹痛泄泻交作而致本病。如《诸病源候论·痢疾诸候》曰："痢由脾弱肠虚。""情志加重病情"的产生有两个方面，一方面因泄泻日久伤及脾气，无法制衡肝气，患者更易情绪失控致恼怒抑郁无常，从而加重肝气乘脾的现状，例如，《景岳全书·泄泻》曰："凡遇怒气而作泄泻者……此肝脾二脏之病也，盖以肝木克土，脾气受伤而然。"另一方面因作为"君主之官"的心"任物"，对疾病长久不愈的身心折磨和经济压力做出分析评价，产生持续的忧思、焦虑情绪，暗耗心血，损伤心气，母病及子，进一步加深脾虚，从而加深病情。总之，情志致病是 UC 的重要病机。

## 从情志致病论治溃疡性结肠炎的临床基础

临床上 UC 患者常出现不同程度的情志致病表现，如胸胁闷胀、嗳气、矢气频繁、抑郁焦虑、消极悲观等症状。谈望晶检索中国知网、万方数据库等所收录的近 20 年文献，从情志致病角度报道 UC 的临床文献 60 余篇。刘艳等通过筛选 1979—2015 年有关 UC 中医辨证的文献 72 篇，建立数据库并进行统计分析，结果显示有 77 个独立证型，按照异名同类进行归纳，总结出 12 种证型，其中肝郁脾虚证型病例有 814 例，占 13.27%，为 UC 主要辨证类型之一。国外临床研究表明，心理社会因素的应激可引起胃肠道功能紊乱，除已知的功能性消化不良、肠易激综合征与精神心理因素密切相关外，约有 74% UC 患者认为，心理社会因素的应激反应对他们的病程有着重要影响，显著高于其他致病因素。刘翠等临床研究证实，情志刺激是引发本病的主要心理基础，情志反应作用于神经中枢-下丘脑-脑干-自主神经系统-效应器这一途径，引起机体-系列神经-内分泌改变，如 ACTH、儿茶酚胺和糖盐皮质激素等分泌的异常，使结肠运动亢进、肠道血管与平滑肌发生痉挛，导致组织细胞缺血、毛细血管通透性增加。中医中由情志的变化引发的纳差、腹胀、呕吐、便溏、便秘等病症，极大可能是通过这一途径导致交感神经兴奋、自主神经功能紊乱，从而影响胃肠运动、分泌和吸收功能所致，导致肠黏膜的炎症、糜烂、溃疡、出血，抵抗力下降，有中医学者称之为"脾胃-脑相关"。也有学者认为情志因素为炎症性肠病复发的独立危险因素。这说明，从情志致病探究中医治疗 UC 的疗效机制有着重要意义。

## 从情志致病论治溃疡性结肠炎的实验研究

迄今有不少学者在通过情志刺激致本病动物模型的建立、炎性因子和免疫指标的观测等方面做了初步探究。顾立刚等研究显示，依靠情志刺激，如捆绑、夹尾、模具激怒、限食限动加结肠内注射醋酸等导致 UC 的模型大鼠，MPO 酶活性以及结肠黏膜组织细胞 NO 产生比单纯 UC 大鼠明显升高。中医药调畅情志主要治法为疏肝理气，贾波等发现在炎症性肠病患者的中医治疗中，中药理气药的使用量位居第三，属情志不调尤其肝郁者，必当遣柴胡、香附、木香等疏肝理气中药治之，故临床多用如痛泻要方等方治疗情志致病的 UC。李婷等通过 2,4,6-三硝基苯磺酸/乙醇灌肠法＋束缚应激＋饮食失节方法造成肝郁脾虚型 UC 模型大鼠，发现痛泻要方通过使血清中作为神经递质的 NPY 下调、VIP 上升，以及抑制下丘脑中作为脑-肠轴中重要细胞因子的 IL-6 信号通路的过度活化，对脑肠轴的异常有调节作用。秦振生等采用同样情志刺激法加 TNBS/乙醇溶液灌肠方法致病，痛泻要方治疗后发现，作为神经-内分泌-免疫调节网络中重要信号传递物质的 VIP 上升，促进抑炎因子的产生。这说明情志致病因素的主要分子生物学物质基础可能是 NPY、VIP 这类神经递质和 IL-6 等促炎因子。以上都是中医情志致病在 UC 的发病、病情发展和治疗中是重要因素的佐证，这与现代医学里神经系统对各器官的协同、调配作用不谋而合。

## 基于情志致病研究中医药治疗溃疡性结肠炎疗效机制的思路与方法

情志致病是中医整体观念的重要体现，但其相关理论基础和现代科学内涵尚不明确，限制了其在临床的广泛应用，故用现代科学方法解读情志致病理论迫在眉睫。目前神经生物学和细胞传导理论认为，任何生命现象的发生、发展都与人的情绪因素息息相关，这与中医形神合一观十分吻合。UC 虽然在肠道内局部发生炎症性病变，但中医整体观认为，任何局部的病变都与整体的阴阳失调有关，而七情又是导致阴阳失调的重要致病因素之一，因此中医药治疗 UC 不是通过直接作用于病变局部消炎，而是通过调控五脏六腑的功能和调畅人的情志来恢复整体功能，从而治疗局部病变。因此一方面要立足于中医七情学说，结合现代心理学理论和成果，将现代身心疾病与中医情志致病理论相结合，联系情志致病的常见症状和临床特征，对 UC 的临床分型、分证进行量化性研究，促进其临床治疗的规范化建设。另一方面要加强多学科相结合的思路，根据中医情志致病的相关特点，参考微观检测指标，如分子生物学、免疫学、病理学等学科的研究手段作为补充，深入探讨情志致 UC 的发病机制，着力筛选治疗情志紊乱和导致炎症的靶向药，以期提高临床疗效。UC 是一种发病机制未明的肠道慢性非特异性炎症，由遗传、免疫、环境、肠道菌群失调等因素共同作用所致，其中肠道菌群失衡是重要因素。现代医学认为，有消极精神情绪的患者存在肠道菌群的紊乱，会影响多巴胺、5-羟色胺等神经递质的浓度和 CO、NO、$H_2S$ 等信号分子的合成，使肠神经和中枢神经系统的功能失常，从而导致胃肠系统疾病并加重病情。而消极情绪导致肠道菌群紊乱致病与中医情志致本病具有相关性。从情志致病论治 UC，采用内服疏肝理气健脾的中药和外部调摄情志治疗，其治疗机制不是直接作用于局部炎症的肠道，而是重在恢复机体自我和解能力，恢复机体脏腑功能和七情平衡以达到肠道菌群平衡从而治疗疾病。值得重视的是，中医药疗法对肠道菌群的调控不仅通过扶植有益菌，也通过抑制致病菌进行表达，这与中医具有协同调节的作用十分吻合，揭示中医调节阴阳平衡的机制和整体疗效是从"扶正祛邪"两个方面进行。近年来，国内外在扶植有益菌治疗 UC 方面已有报道，而抑制致病菌在 UC 发病中的作用和中医药干预机制的研究鲜有报道，限制了对中医整体"形神合一"调节机制与肠道局部"正邪失衡"相关性的阐释。因此从情志致病理论调节的整体入手，不仅体现了中医的整体思想，也体现了现代科技将整体形神合一与局部肠道菌群失衡有机结合，这是探究中医药治疗 UC 疗效机制的重要思路和方法。

# 219 情志与脑卒中

脑卒中包括缺血性脑卒中和出血性脑卒中，缺血性脑卒中主要有短暂性脑缺血发作、血栓形成性及栓塞性脑梗死；出血性脑卒中主要有高血压性脑出血。中医认为脑卒中是脏腑气血逆乱、直冲犯脑，导致脑脉痹阻或血溢脑脉，出现猝然昏仆、半身不遂、口舌㖞斜、言语蹇涩或不语、偏身麻木等神志及躯体症状的病证。诚如叶天士所言"有中风卒然昏愦不省人事者，此非外来之邪，乃本气自病也。夫人生于阳而根于阴，凡阳虚则气衰耗，故病在元神，神志为之昏乱；阴亏则形体坏，病在精血，故肢体为之废弛"（《叶选医衡·中风证治论》）。病机涉及风火痰气瘀虚诸端。脑卒中为器质性疾病，但忧思恼怒等七情内伤是其主要诱发因素之一，属"因郁致病"范畴。学者周丹等情志病因与脑卒中的关系做了广泛的论述。

## 郁证性中风因机证治

**1. 脑卒中类中气，情志为病因** "中气"是古病名，是指为情志病因卒中而病。清代李用粹《证治汇补·卷七》曰："暴怒伤阴，暴喜伤阳，忧愁不已，气多厥逆，卒尔倒仆，手足冰冷，口无涎沫，但出冷气，气不相续，其脉沉弦或伏，为中气症。"说明中气为喜怒忧愁导致气逆厥仆并手足冰冷之证。若为忧思所致，亦称"中忧"。清代程文囿《医述·卷六》曰："因忧思过度而神冒卒倒者，名曰中忧。经云：忧思不乐，遂成厥逆。"若看似并无明显外来情志因素刺激，实为患者素禀精神衰弱所致，则称"中恶"。隋代巢元方《诸病源候论·中恶病诸候》曰："中恶者，是人精神衰弱，为鬼神之气，卒中之也。夫人阴阳顺理，荣卫调平，神守则强，邪不干正。若将摄失宜，精神衰弱，便中鬼毒之气。"

中气、中忧、中恶是指突然为情志病因所中而厥仆的病证，属于"郁厥"（即厥证缘于情志因素所致者）范畴。脑卒中与中气、中忧、中恶的病因病机存在共同之处，均可为情志病因尤其是忿怒所诱发，同样存在"郁厥"之气厥气实证、血厥血逆证、痰厥等病机类型。故古代医家认为脑卒中与中气均为七情五志所伤，属同一源流之疾，清代冯楚瞻《冯氏锦囊秘录·方脉中风合参》指出"盖中风中气，一源流也。皆由忿怒所致，人之喜怒思悲恐五志，惟怒为甚，所以为病之参也"。不同之处在于，脑卒中昏仆可持续昏迷不醒直至死亡，醒后可有半身不遂、口舌歪斜、言语蹇涩等后遗症；中气虽一时昏仆，但移时可苏醒如常，无后遗症。

**2. 七情伤于内，因郁易脑卒中** 明代医家张景岳认为脑卒中多因七情内伤所致，与外风无关，不如竟以"非风"命名，其在《景岳全书·非风》曰："凡此病者，多以素不能慎，或七情内伤，或酒色过度，先伤五脏之真阴，此致病之本也。"明末医家赵献可《医贯·中风论》亦持同论，"此非外来风邪，乃本气自病也。凡人年逾四旬，气衰之际，或忧喜忿怒伤其气者，多有此证"。清代黄元御《四圣心源·中风根原》亦曰："一当七情内伤，八风外袭，则病中风。"体现在治疗上，不可骤用祛风而宜顺畅气机。明代张洁《仁术便览·中风》载"又有年高气弱，以将息失宜，或七情相干，而卒似风状者，非外来风邪，乃本气为病也。若以风药治，反害非轻"。提出以乌药顺气散（麻黄、陈皮、乌药、僵蚕、川芎、枳壳、甘草、桔梗、白芷、干姜）"治男子妇人一切风气攻注，四肢骨节疼痛，肢体顽麻，手足瘫痪，言语蹇涩者，宜先服此药疏通气道"，八味顺气散（白术、茯苓、青皮、陈皮、白芷、乌药、人参、甘草）"凡中风之人先服此药，顺气后进风药"。

清代陈士铎指出脑卒中应重视疏肝解郁息怒，其在《辨证录·中风门》曰："人以为风中于腑也，谁知是郁怒未解，肝气未舒所致。本无风症治风，而反为风药所损，损气伤血，以成似中风之病也。治法必须仍解其郁怒，而佐之补气补血之剂，益阴益精之味，庶几可救耳。方用舒怒益阴汤。"近代张锡纯提出镇肝息风的治法，《医学衷中参西录·医方·治内外中风方》曰："盖其愤激填胸，焦思积虑者已久，是以有斯证也。为其脑中觉热，俾用绿豆实于囊中作枕，为外治之法，又治以镇肝熄风汤。"

以上医家治疗脑卒中均主张宜疏肝解郁以顺畅气机，养血补阴以滋养肝体，潜阳息风以抑削肝用。提出这些治疗原则均是基于七情相干气机逆乱而致中风的病因病机认识。

**3. 心火盛于上，肾水衰于下**  刘河间主火立说，认为脑卒中乃心火炎于上而肾水亏于下。金代刘完素《素问玄机原病式·六气为病》曰："所以中风瘫痪者，非谓肝木之风实甚而卒中之也，亦非外中于风尔，由乎将息失宜而心火暴甚，肾水虚衰，不能制之，则阴虚阳实而热气怫郁，心神昏冒，筋骨不用，而卒倒无所知也。多因喜怒思悲恐五志有所过极而卒中者，皆为热甚故也。"明代医家王肯堂《证治准绳·中风》紧随朱丹溪之论"（中风瘫痪）良由五志过极，心火炽盛，肾水虚衰，不能制，则阴虚阳实而热气怫郁，心神昏愦，筋骨无用而卒倒无知也。治当以固元气为主"。明代医家孙志宏《简明医彀·中风》亦曰："刘河间谓将息失宜，君相五志，七火妄动，肾水亏虚，不能制之。热气拂郁，心神昏愦而卒倒也，宜防风通圣散之类。"可见，心火暴甚亦是因五志化火所致。清代医家高鼓峰《医宗己任编·四明心法》曰："类中风者，其风自内出。七情纵恣，六淫外侵，真阴不守，久之水衰火盛。风从火出，离其故宫，飞扬飘逐，卒然仆倒。"清代喻昌《医门法律·中风论》解释其中机制认为脑卒中"中府必归胃府，中藏必归心藏也"，"心藏中风"者，"以七情内伤神明，真阴不守，而心火炎上"，均支持七情内伤致心火暴甚。此派在治疗上主张培补肝肾之阴以抑心火。明代赵献可《医贯·中风论》曰："又有心火暴甚，肾水虚衰，又兼之五志过极，以致心神昏闷，卒倒无知，其手足牵掣，口眼斜，乃水不能荣筋急而纵也。俗云风者，乃风淫末疾之假象，风自火出。须以河间地黄饮子，峻补其阴，继以人参麦门冬五味之类，滋其化源，此根阳根阴之至论也。"清代怀远《古今医彻·中风论》曰："余每临斯症，细求其故，未有不从心肾不交而得。盖心不下交于肾，则用归脾汤养育心神为主，而以八味丸为佐；肾不上交于心，则用地黄饮子补益真阴为主，而以独参汤为佐。又必令病患却七情，绝帏幕，轻者可复，重者可延，继以岁月，鲜不安痊。"并主张在培益真阴同时宜佐以开郁，"苟忧愁太过，犹树之枝枯而叶萎，则无以滋养矣，治之须培益真阴，佐以开郁，后补其气可也"。追随刘河间主火立说者，持五志过极导致心火暴甚、坎离水火不能接济之论，在病因上同样认为脑卒中多是缘于七情不遂所致。

**4. 气郁生痰瘀，因机分标本**  痰瘀是脑卒中病机的重要环节，究其源流，亦与七情不遂有关。明代王纶指出中风偏枯痰饮死血为七情内伤气机郁滞而触发，其《明医杂著·风症》曰："所以古人论中风偏枯、麻木、酸痛、不举诸症，以血虚、死血、痰饮为言，是论其致病之根源。至其得病，则必有所感触，或因风，或因寒，或因湿，或因酒，或因七情，或劳力、劳心、房劳汗出，因感风寒湿气，遂成此病。此血病、痰病为本，而外邪为标。"运用化痰方药治疗脑卒中，一为开窍醒神，一为舒筋活络治疗偏枯。明代医家十分重视运用化痰方药治疗脑卒中。例如，龚廷贤《寿世保元·中风》曰："清热导痰汤（黄连、黄芩、瓜蒌仁、枳实、桔梗、白术、白茯苓、陈皮、法半夏、天南星、人参、甘草、生姜、大枣、竹沥、姜汁），一论中风昏冒，不知人事，口眼歪斜，半身不遂，咽喉作声，痰气上壅，无问外感风寒内伤喜怒，或六脉沉伏，或指下浮盛，并宜服之。"楼英《医学纲目·肝主风》曰："牛黄丸（牛黄、白附子、天竺黄、天麻、犀角屑、铅霜）治因惊中风，五痫天吊，客忤潮涎灌壅。"戴原礼《秘传证治要诀及类方·中风》曰："若中后体虚有痰，不可峻补，热燥者，宜四君子汤和星香饮或六君子汤和之。中而口眼斜者，先烧皂角烟熏之，以逐去外邪；次烧乳香熏之，以顺其血脉。若前证多怒，宜小续命汤（麻黄、桂心、防风、防己、杏仁、黄芩、人参、甘草、大枣、川芎、白芍、大附子、生姜）加羚羊角。"

痰为七情内伤气机郁滞之果，故化痰时勿忘理气调气。明代王绍隆传、清代潘楫增注《医灯续焰·中风脉证第三十五》强调"名曰中风，七情之所为也。宜和剂四七汤、易简星香汤、苏合香丸之类"。明代孙志宏《简明医彀·中风》曰："有老年惟因七情劳役，气血亏伤，神明失守，奄忽而作，不省人事，喉无痰壅，但鼾之状，虽数日不醒，进药得宜，可至痊愈……先进清痰顺气之药，少兼疏风，接服大秦艽汤之类，应变而施可安。"清代冯楚瞻对此有深刻理解，其《冯氏锦囊秘录·方脉中风合参》指出"（中风之症）内伤者，气上逆而为火，火亢极而生风，风行水动，水涌为痰，故气也火也痰也，其实一源流也……若内因七情者，法当调气不当治风"，"治法之大概，以气药治风犹可，以风药治气则不可；以血药治风、以气药治痰均可，以风药治血、以痰药治气，均断不可也"。强调脑卒中可治以理气化痰、养血活血；但化痰不可替代顺气，风药不可用以调治气血。

脑卒中病机还涉及瘀血。金元朱丹溪《丹溪心法·中风》曰："中风大率主血虚有痰，治痰为先，次养血行血。或属虚，挟火（一作痰）与湿，又须分气虚血虚。半身不遂，大率多痰，在左属死血瘀（一作少）血，在右属痰有热，并气虚。左以四物汤加桃仁、红花、竹沥、姜汁，上以二陈汤四君子等汤加竹沥、姜汁。"清代医家林佩琴《类证治裁·中风论治》曰："血瘀，用桃仁、牛膝。气滞，用木香、枳壳、青、陈。"清代医家王清任《医林改错·瘫痿论》立补阳还五汤治疗中风属于"气虚血瘀"者，"此方治半身不遂，口眼歪斜，语言塞涩，口角流涎，大便干燥，小便频数，遗尿不禁"。

脑卒中毋忘七情相干气机不畅而生痰瘀，故化痰需调气以治，祛瘀亦宜理气补气以行，使气行则血行。

## 情志调摄对于预防郁证性脑卒中有重要意义

东汉张仲景《金匮要略·脏腑经络先后病脉证》提出了预防郁证性脑卒中的一般原则，"若人能谨慎，不令邪风干忤经络，适中经络，未流传脏腑，即医治之，四肢才觉重滞，导引吐纳，针灸膏摩，勿令九窍闭塞更能无犯王法、禽兽灾伤，房室勿令竭乏，服食节其冷热苦酸辛甘，不遗形体有衰，病则无由入其腠理"。此预防包含了一级预防与二级预防，即未病先防和已病防变。

历代医家因认识到因郁可致脑卒中，故提出情志调摄有助于预防脑卒中。唐代孙思邈《千金翼方·中风》曰："人不能用心谨慎，遂得风病，半身不遂，言语不正，庶事皆废，此为猥退病，得者不出十年……不得用未病之前，当须绝于思虑，省于言语，为于无为，乃可求愈，若还同俗类，名利是务，财色为心者，幸勿苦事医药，徒劳为疗耳。宜于此善以意推广。"指出平素当注意精神心理调摄，修身养性，不可劳神嗜欲，以防脑卒中发生。

清代沈金鳌《杂病源流犀烛·中风源流》曰："若风病即愈，而根株未能悬拔，隔一二年必再发，发则必加重，或至丧命，故平时宜预防之，第一防劳累暴怒郁结，调气血，养精神，又常服药以维持之，庶乎可安。"强调防郁致病得脑卒中。加强精神心理调摄可以预防脑卒中发生或再中，证明脑卒中的确存在郁证性脑卒中因郁致病的情况。

## 脑卒中后抑郁为因病致郁

脑卒中既有因郁致病，也有因病致郁。因郁致病是指七情相干招致脑卒中，因病致郁是指脑卒中后也可引起抑郁（可以是脑卒中后遗症或"脑卒中后抑郁"）。部分患者脑卒中后可出现紧张、恐惧、忧虑、悲观、失望甚至产生绝念等不良情绪。脑卒中后抑郁症发作多发生在脑血管意外后的前两年。国外调查了485例脑卒中患者，其中35%患脑卒中后抑郁症。明代周之千《周慎斋遗书·中风》中似已意识到脑卒中后存在情志问题，"中风后多烦躁，是气虚不生血，心无血养故耳"。因此，在脑卒中后遗症的治疗中，运用药物疗法及非药物疗法调摄情志显得十分重要，是促使其身心康复的重要内容。

当代中医从郁论治脑卒中后抑郁的报道不胜枚举。治疗方药包括逍遥散、柴胡疏肝散、柴胡加龙骨牡蛎汤、解郁汤（柴胡、黄芩、酸枣仁、法半夏、生龙骨、生牡蛎、茯苓、大黄、桃仁、赤芍、牡丹皮、党参、甘草）、大柴胡汤、安神解郁汤（柴胡、黄芩、制半夏、人参、桂枝、白芍、陈皮、枳实、竹茹、茯苓、石菖蒲、炒远志、川芎、赤芍、生姜、大枣、炙甘草）、甘麦大枣汤、解郁合欢汤（合欢花、合欢皮、郁金、香附、百合、茯神、当归、绿梅花、龙齿、生麦芽）、调神解郁汤（柴胡、枳壳、白芍、郁金、远志、炒酸枣仁、石菖蒲、黄芪、丹参、甘草）、养血解郁醒脑汤（柴胡、香附、川芎、白术、白芍、郁金、枳壳、远志、厚朴花、茯苓、法半夏、土鳖虫、青皮、陈皮、酸枣仁、甘草）以及黄连温胆汤、温胆汤、化痰通络饮、补阳还五汤、涤痰逐瘀颗粒等。以上治法方药既有疏肝解郁、养心安神之狭义从郁论治者，也有化痰化瘀等广义从郁论治者。

## 郁证性脑卒中的现代医学支持

缺血性卒中特指伴有明显症状的中枢神经系统（CNS）梗死，其病理生理学机制主要有动脉硬化血栓形成性梗死、心源性栓塞、腔隙性梗死以及原因不明型。广义的卒中还包括脑出血和蛛网膜下腔出血。部分 CNS 梗死、脑出血、蛛网膜下腔出血等脑血管疾病，包括高血压病、脑动静脉畸形、脑动脉瘤等基础疾病，可在精神心理因素诱导下引发脑出血和脑梗死。研究发现，精神心理因素（如心理压力、抑郁）、高血压病、糖尿病、心脏疾病、载脂蛋白 B 与载脂蛋白 A1 比值、年龄、吸烟、饮食、腰臀比、体育运动、大量饮酒是缺血性脑卒中的危险因素或诱因。特质性愤怒与突发脑卒中的风险增加有关。高水平的压力、敌意和抑郁症状与中老年人突发脑卒中或短暂性缺血发作的风险显著增加有关。单独运用人际心理治疗、药物治疗及联合治疗后，脑卒中患者在抑郁程度、生活质量和社会支持方面均可受益。

急性脑梗死患病率占脑血管病 75%～80%，其中约有 40%患者合并有抑郁症状，最终加重病情而影响其生活质量，心理干预能有效改善之。对 223 例脑中风恢复期患者进行心理评估，存在心理障碍者过半。情志顺势心理干预能明显减轻缺血性脑卒中患者抑郁程度，提高生活质量。高血压及脑动脉瘤作为脑出血的危险因素，突然的情绪激动、紧张可引起血压骤升而致脑血管破裂出血，控制情绪激动、保持乐观心情对预防高血压性脑出血意义重大。

脑卒中后抑郁（PSD）是指卒中后表现为一系列抑郁症状和相应躯体症状的综合征。国际精神疾病分类第 10 版（ICD-10）将 PSD 归为"器质性精神障碍"，而中国精神障碍分类及诊断标准（CCMD-3）将其归为"脑血管病所致精神障碍。美国心脏协会（AHA）联合美国卒中协会（ASA）共识声明认为，PSD 可能是生物和心理社会因素共同导致的结果。多元回归分析显示，生物、心理、社会因素对首发脑卒中后抑郁的产生均有影响。PSD 影响患者的躯体功能及认知功能，抗抑郁治疗及短暂的心理社会干预可能有效。

关于脑卒中的病因病机，刘河间主火立说，朱丹溪主痰立说，李东垣主气立说。"河间谓五志过极，言其因也；东垣谓本气自病，言其本也；丹溪谓湿热生痰，言其标也"（清代怀远《古今医彻·中风论》）、"一病之中，每多兼三者而有之"（清代喻昌《医门法律·中风论》）、"（中风之症）内伤者，气上逆而为火，火亢极而生风，风行水动，水涌为痰，故气也火也痰也。其实一源流也"（清代冯楚瞻《冯氏锦囊秘录·方脉中风合参》）。中风五志化火、风阳激越、痰瘀蒙窍阻络也罢，闭证脱证也罢，多有七情相干导致气虚、气郁、气滞、气逆等气机失调之因机，并继发风火痰瘀，出现元神昏乱和/或肢体废弛。脑卒中既有因郁致病又有因病致郁，明了这一点，不仅有助于治疗决策，也有助于将"治未病"理念落实到脑卒中的三级预防中去。

# 220　从情志致病论脑卒中神经-内分泌-免疫网络调控机制

　　情志是中医学对情绪的特有称谓，而情志相关的理论则属于中医心理学的范畴。中医学情志致病，是指人体对体内、外界周边条件变化进行感受而产生自我调节的一系列级联反应。随着现今生活节奏日益加快，以及外界竞争压力及其造成心理压力逐渐增大，中医情志对人体健康和疾病的影响，成为社会各界关注的热点问题。

　　随着脑卒中患者的病死率和致残率日益增多，基于中医情志及情志致病相关理论，学者朱慧渊等认为，中医情志致病作用于脑卒中的发病机制可能与神经-内分泌-免疫网络调节异常机制有一定关联性，其中主要涉及生物胺、神经递质表达的紊乱以及免疫炎性因子的释放。因此，基于中医情志及情志致病理论，探讨防治缺血性脑卒中针对性治法及选方用药，对临床合理用药具有一定指导意义。

## 情志与情志致病中医学内涵

　　**1. 情志的中医学内涵**　中医情志理论指的是中医学对人体不同情绪的特有称谓。中医基础理论认为，情志是"七情学说"的核心概念。七情，是指人表达出的七种情志，即怒、喜、忧、思、悲、恐、惊。将七情分别归属于肝、心、脾、肺、肾五脏，则可用怒、喜、思、悲、恐为代表，称为五志。《类经·疾病类》认为"心为五脏六腑之大主，而总统魂魄，并该志意。故忧动于心则肺应，思动于心则脾应，怒动于心则肝应，恐动于心则肾应，此所以五志惟心所使也"。人体生理活动是基于五脏精气为基础，后产生了不同的情志变化；相反，情志的过度刺激也可影响正常的人体五脏生理功能表达。

　　**2. 情志致病的基本内涵**　情志致病，指的是由情志异常引起内脏生理功能表达改变，导致人体疾病发生、发展。随着《黄帝内经》提出五志伤五脏的相关中医基础理论，中医学对情志致病的理解也在不断发展、深化，后期各家不同层面的提出五志伤心、七情伤肝、七情易伤脏腑等理论。中医基础理论认为，情志致病属于一类特殊的疾病，范围相当广泛，涉及心脑血管病、消化性溃疡等不同病证。它与一般身体疾病的关键区分，在于情志致病发生、发展、转归和防治过程中，心理、社会因素起到重要诱导和加速作用。以往研究表明，适当的情感表达有助气血运行、调和阴阳。例如，短暂且适度的情绪发泄是自身调节、起保护作用的生理反应，可使紧张压抑的情绪得到缓解，对身心是有益的；但大怒或持续发泄则可伤及人体脏腑，从而导致疾病产生。

## 情志致病的发生作用机制

　　**1. 阴阳失调**　《素问·阴阳应象大论》提出"暴怒伤阴，暴喜伤阳"，说明当人体表达出异常的情志，会造成人体气血阴阳平衡失调。具体说就是一方面人体阴阳失衡，形体及相关生理功能受伤而产生疾病，发病多见于临床的急重病症、实证。另一方面是阴阳受损，造成阴阳平衡紊乱，出现单独一方的偏盛偏衰状态，形体功能紊乱而致疾病的发生，此类情况多见于临床的虚实夹杂病症。

　　**2. 气机运行不畅**　《素问·举痛论》提出"怒则气上，喜则气缓，悲则气消，恐则气下……惊则气乱……思则气结"。人体气血逆乱，大多发生在人体功能性疾病或器质性疾病的早期阶段。该阶段异常的情志表达会打破人体正常阴阳动态平衡，产生人体脏腑气血运行紊乱，最终形成气机阻滞、气机上逆、气机闭阻、气机下陷、阳气暴脱等一系列病理改变，临床病症多见前三种情况。因此，气机逆乱作为情志致病的早期发生机制在治疗学上更具重要意义，应该抓住时间窗，在药物干预的同时，及时配合良性心理情志疏导，从而达到较理想的治疗效果。

**3. 脏腑功能异常表达**　不同的异常情志表达可以不同程度、范围的损伤脏腑及其功能表达。中医基础理论指出，肝主疏泄，肝主情志。因此，在中医学的情志致病的中期、后期阶段，常多由于肝脏累及其他脏腑功能受损。因此，临床治疗过程中，柔肝疏肝也作为主要的治法之一。

**4. 经络运行不畅**　《素问·血气形志》曰："形数惊恐，经络不通，病生于不仁。"人体外部刺激可导致情志紊乱从而经络运行不畅，并可伴随身体某部位麻木不仁。因此可以得出，因情志紊乱导致的人体经络运行不畅，由此引起脏腑器官与气血通行不畅，最终导致脏腑功能表达异常。

**5. 精津气血液亏虚**　情志异常表达造成人体生理功能恶性刺激，若不能及时纠正或者调整，则容易引发人体精津气血液亏损。首先，气血精津液是组成和维持人体正常生理活动的精微物质，是人体正常情志表达的物质基础，七情过用或五志过极化火均能损伤人体的精气血津液。其次，七情皆易伤及脾胃，使后天气血生化来源成为无本之木。此外，某些异常情志表达可损伤人体精血，例如暴怒伤肝，肝主疏泄功能不能正常发挥，造成气血逆乱之出血等临床多见的急重症产生。

情志活动与人体物质是辨证的统一体，情志致病可表现为不同的病机，虽各自独立，但其中环环相扣、相互联系、相互影响，最终达到动态平衡，方可保证人体功能的正常发挥。

## 情志致病与脑卒中神经-内分泌-免疫网络调控

以往研究报道表明，中医情志致病的产生与神经系统、内分泌系统、免疫系统的关联紧密，其中的核心问题以神经-内分泌-免疫网络的生理病理为根本基础。缺血性脑损伤是现今临床最常见的神经系统疾病之一，其致死率高。相关研究表明，情志致病可以直接影响脑卒中患者的正常生活、肢体功能和大脑神经认知功能恢复，甚至可造成脑卒中恶性反复发作。因此，及早关注情志致病，将有助于提高脑卒中患者的生活质量及促进功能恢复，并阻止致残率和病死率发生。情志致病造成缺血性脑损伤的具体发病机制尚不清楚，目前主要存在心理社会因素和生物学（神经-内分泌-免疫网络系统）机制两种理论模式。

**1. 与心理社会因素相关**　情志致病与脑卒中发病二者存在着双向因果关联性。异常的情志表达可以促使脑卒中发生。于此同时，缺血性脑损伤发生后可能继续加重情志表达障碍，表现出抑郁、焦虑等。社会支持不良、生活事件多或重、预后评价差者更易造成情志的焦虑。以上这些研究结果都提示，情志致病与脑卒中发病相互恶性循环的作用可长期限制治疗及预后结果。

**2. 与神经-内分泌-免疫网络系统调控失调相关**　情志致病与脑卒中发病可能是由于人体内外不同程度造成"心"的生理功能发生改变，气机运行不畅，进而导致人体脏腑气血阴阳功能失调，即现代医学的神经-内分泌-免疫网络系统调节功能的表达异常所导致由于过度或不及的情志表达，导致神经系统、内分泌系统、免疫系统功能表达异常，这就是中医学理论提出的脏腑气血功能失调，从而导致疾病的发生。实验研究表明，大鼠进行中医"怒伤肝"造模后发现，应激后大鼠体内的巨噬细胞释放过氧化氢量减少，血浆皮质酮含量升高，表明不良情绪刺激的产生抑制了机体免疫反应，而这与下丘脑-垂体-肾上腺轴兴奋性升高、糖皮质激素分泌增多有关。大鼠模拟情志刺激实验证明，情志刺激致使 NE、Aeh、5-HT 三种神经递质明显下降，导致下丘脑-垂体-肾上腺轴的平衡失调，进而破坏机体内环境稳定导致疾病的产生，表明情志刺激产生气机逆乱与神经-内分泌-免疫网络失调相关。肝郁气滞证及相关证候发现肝脏功能与大脑皮层的兴奋与抑制以及植物神经功能等多种因素有关。另有研究报道，情志刺激可通过影响神经递质和激素的水平及其作用降低机体免疫功能从而使人发病。此外，情志调畅能良性地增强人体免疫功能表达，具体表现为人体内淋巴细胞对有丝分裂原的增殖反应增加敏感性，NK 细胞活性表达提高；相反的情况下，不良的情绪表达可抑制人体正常免疫功能发挥。以往研究结果表明，中医学理论提说的肝主疏泄之"疏泄"，在整体上与人体调节下丘脑-垂体-肾上腺轴表达关联紧密。这可能与多种中枢神经递质、合成酶、神经肽、环核苷酸系统以及 Fos 蛋白异常表达相关联，分别作用在人体大脑下丘脑（包括不同核团）海马、杏仁核等部位。

中医情志致病与人体内部神经-内分泌-免疫网络调控系统关联紧密。因此，针对神经-内分泌-免疫网络调控系统与情志致病的关联性的研究，不但有助于推进现代生物医学范围内对疾病发生、发展机制研究的深入，为后续开展的医学模式由生物-医学模式向医学-心理学、社会学的三维结构的转变提供理论指导；更有助于临床防治缺血性脑损伤的合理用药提供指导性的理论依据。

# 221　海马神经可塑与脑卒中后情志病症关系研究

脑卒中是严重影响人类健康的重大疾病之一，近年来其发病率和病死率均不断升高。研究发现，脑卒中后存在海马神经可塑，缺乏神经发生和突触发育可能加剧抑郁症状。抑郁症患者脑内海马体积明显减小，抑郁与海马体积减小存在相关性。一方面，脑卒中可导致海马细胞增殖，而增殖的神经细胞经历凋亡和坏死后，最终只有极少数存活，存活的神经细胞再迁移至相应脑区，参与海马神经可塑；另一方面，脑卒中可导致原有的海马神经元损伤。血管性痴呆（VD）是脑卒中常见的并发症，主要表现为认知功能受损及相关脑血管病的神经功能障碍。研究显示，VD出现的认知功能障碍与海马异常神经可塑密切相关。另有研究证实，海马神经元对缺血损伤极为敏感，脑卒中后海马CAI区神经元大量损伤甚至脱失。关于调节海马神经可塑阻断脑卒中后抑郁及VD的可能作用机制，目前研究主要集中于谷氨酸、5-羟色胺（5-HT）、肾上腺素等神经营养因子及相应的信号转导通路。学者朱明瑾等就海马神经可塑与脑卒中后情志病症关系的研究做了梳理归纳。

## 海马神经可塑概述

大脑中的信息存储和传输依赖于神经元之间的有效信号转导，这种信号转导发生在突触上。突触可塑性对健康的神经功能至关重要，突触功能障碍与帕金森病、阿尔茨海默病以及抑郁＋焦虑症等神经疾病有关。因此，精确调控突触可塑性对维持神经网络活动和正常的脑功能均非常重要。然而，精确调控海马神经突触可塑性的机制目前尚不清楚。海马是与人类的学习、记忆及情感等高级认知功能密切相关的结构，分为海马回和齿状回两部分。神经元在特殊的细胞间连接处（突触）相互交流，突触传递的强度能够随着神经元活动的变化而不断发生变化。原则上，稳态突触可塑性的缺陷可以导致突触异常，进而影响神经疾病中突触增强或消除的病理水平。虽然生理水平的可溶性β淀粉样蛋白（Aβ）寡聚物可增强突触活动和长时程，但病理水平的可溶性Aβ寡聚物可损害长时程增强，并增强急性海马脑区的长时程增。这种突触可塑性的损伤与阿尔茨海默病早期的记忆障碍密切相关。Aβ诱导的异常兴奋性存在于大脑皮质和海马中，突触可塑性可以增强或抑制突触功能。各种突触前和突触后因子均可调节突触强度，但突触可塑性主要通过突触后受体的数量、位置和性质的变化来表达。

脑卒中后抑郁是一种威胁人类健康的常见神经系统疾病。抑郁症会严重影响人类健康和生活质量，包括但不限于过度的负面情绪、快感不足和认知障碍。大脑中的信息处理不仅是神经元之间化学物质的转移，而且是神经网络复杂作用的结果。这一发现提出了神经可塑性的概念，即神经系统适应和响应环境的能力，包括神经发生、神经元重塑和突触形成。神经元和神经胶质细胞的可塑性在中枢神经系统信号传递和整合中起重要作用，而海马是与抑郁症相关的重要解剖区域，抑郁症患者会发生海马可塑性变化。

## 海马神经可塑与脑卒中后情志病症

**1. 海马神经可塑与脑卒中后抑郁**　脑卒中后抑郁以情绪低落、兴趣减退、焦虑、睡眠障碍、早醒、体重减轻等为主要临床表现，严重影响患者的神经系统功能和认知的恢复。脑卒中后抑郁的发病机制目前尚不明确，既往的研究多集中于脑卒中后抑郁原发性内源性学说，认为脑卒中后单胺类神经递质合成效能降低，进而导致脑卒中后抑郁。临床可应用选择性 5-HT 再摄取抑制剂（如氟西汀）增强 5-HT 系统功能，改善或控制抑郁症状。选择性 5-HT 再摄取抑制剂可立即改善脑内 5-HT 水平，但不能解释抑郁症患者服用选择性 5-HT 再摄取抑制剂 2～4 周才可缓解或控制症状的现象。由此可见，脑卒中后抑郁的发病机制远比单胺类神经递质水平及功能低下假说复杂。近年来，海马神经可塑为脑卒中后抑郁的发病机制提供了新的思路，越来越受到人们的关注。

（1）抑郁症患者存在海马神经可塑障碍：神经可塑是机体组织对外界刺激产生的与功能相关的适应性改变，对个体在多变的环境中保持正常功能和自我修复功能均非常重要。神经元可塑性与细胞及行为模型的学习、记忆相关，是大脑获取信息并在未来相关环境中做出适应性反应的基本过程。因此，神经元可塑性的功能障碍可能导致心境障碍，通过诱导适当的可塑性或重塑可以实现康复。研究发现，抑郁症在发病过程中存在海马异常神经可塑。抗抑郁治疗可能通过调节与神经元可塑性相关的信号转导和基因表达途径对抗抑郁症。

在临床研究方面，刘风雨研究发现，抑郁症患者的海马区神经元有不同程度的萎缩和丢失，并伴有海马体积不同程度的减小，而抗抑郁药物可逆转这些变化，由此推测，抑郁症的发病与海马神经发生有关。研究发现，抑郁症患者海马区神经元萎缩，重度抑郁症患者的海马齿状回、CA1 和 CA3 区均出现神经元凋亡。应用磁共振成像（MRI）技术对有反复发作抑郁症病史但仍处于恢复期的 10 例女性抑郁症患者的海马体积进行检测，结果发现，患者双侧海马体积均减小，且左侧海马体积减小较右侧更显著。应用 MRI 检测发现，抑郁症患者海马体积较正常人显著减小，但右侧海马体积显著小于左侧。应用 MRI 检测 19 例首发抑郁症患者海马的体积，结果发现，抑郁症患者双侧海马的体积均低于正常人，差异有统计学意义。然而，也有研究认为，抑郁症患者双侧海马的体积与正常人比较差异无统计学意义。以上研究结果不尽相同，分析原因可能与研究对象的年龄、性别以及 MRI 的分辨率有关。研究发现，抑郁大鼠海马区树突萎缩，突触囊泡磨损、撕裂，因此海马神经可塑受阻是抑郁症的病理基础。海马功能紊乱在抑郁症中发挥潜在作用，抑郁的神经可塑与海马细胞可塑性有关。研究认为，慢性高皮质醇状态可使 CA3 锥体神经元树突发生萎缩，这种状态持续导致的神经元凋亡、海马体积减小以及异常的脑血流和代谢活动均与抑郁症相关。研究认为，急性应激可使海马齿状回区细胞的神经发生减少，而重复应激可导致 CA3 锥体神经元萎缩。

（2）脑卒中后的海马神经可塑：脑卒中后可引起海马齿状回区神经祖＋干细胞增殖。研究发现，在脑缺血再灌注 2 d 后，成年大鼠海马齿状回区神经干细胞出现增殖，1～2 周达高峰，3～4 周后恢复至正常水平。与正常成年动物齿状回颗粒细胞下层区神经干细胞迁移模式相同，脑卒中后齿状回颗粒细胞下层区增殖的神经干细胞大多数亦迁移至海马齿状回颗粒细胞区，而迁移至海马齿状回颗粒细胞区的神经干细胞随后分化为成熟神经元，与周围神经元整合，参与海马神经可塑。但也有研究认为，海马神经自我修复非常有限，增殖的神经干细胞只有约 0.2% 分化为神经元，因此脑卒中诱导的海马神经可塑并不能很好地替代原有死亡的神经元与周围的神经进行功能性整合。而另一方面，脑卒中可导致原有的海马神经元损伤。研究发现，缺氧缺血后海马锥体神经元密度较健康人的海马锥体减少了 50%，神经元坏死、崩解甚至消失，导致神经元数目减少；缺氧缺血后，海马 CA1 区神经元受损并诱导学习障碍，缺血沙土鼠海马 CA1 区的锥体神经元、分子层、腔隙＋放射层以及突起内的突触均显著减少。由此推测，脑卒中后的海马神经可塑是机体对脑卒中产生的一过性反应，而抑郁症则是由海马神经可塑障碍所致。脑卒中后发生的海马神经可塑为预防脑卒中后抑郁提供了可能，脑卒中后及时干预可有效阻止其向脑卒中后抑郁演变。

**2. 海马神经可塑与 VD** VD 是脑卒中常见的并发症，也是继阿尔茨海默病后第二位常见的痴呆，主要表现为认知功能受损和相关的神经功能障碍。随着脑卒中发病率的逐年增加，近年 VD 的发病率也呈上升趋势。有报道显示，脑卒中后 VD 的发生率为 42.9%～76.9%，且以缺血性脑卒中向 VD 进展的概率最高。VD 出现的认知功能障碍不仅可增加脑卒中的病死率，还会延缓神经功能的恢复，严重影响患者的生活质量，给家庭和社会带来沉重负担。由于海马在学习、记忆、认知功能等方面发挥重要作用，VD 的认知功能障碍与海马异常神经可塑密切相关。

在临床研究方面，对阿尔茨海默病和 VD 患者的海马进行连续切片，并对 CA1 锥体神经元数量进行评估，结果发现，阿尔茨海默病和 VD 患者均存在海马神经元萎缩和 CA1 区神经元细胞脱失，细胞脱失与异常蛋白沉积有关，在无其他病理学影响的情况下，脑微血管损伤是细胞脱失最可能的原因。应用 MRI 检查 VD 患者大脑，结果发现患者全脑萎缩和皮质丧失，且 VD 痴呆症状与海马和皮质萎缩有关，而与脑梗死的体积、数目及部位无关。VD 患者的海马萎缩可能是由缺血和退行性病变混合引起。研究发现，VD 患者的海马或海马-杏仁复合体出现萎缩，该研究分别比较了每个半球颞上回、基底外侧颞区、海马旁回、海马头部、杏仁核体以及侧脑室颞角的体积，结果发现，VD 患者的左半球颞基底外侧区、海马旁回、杏仁核体以及海马头部的体积均显著小于同龄的对照组，而在右半球，VD 患者仅发生颞基底外侧区萎缩。有学者认为，VD 患者的内嗅皮质和海马体积均较正常者减小。对 36 例年龄 >75 岁的 VD 患者进行调查研究，并对患者死亡后的脑组织进行神经病理检测，结果发现，患者 CA1 区神经元密度降低，海马 CA1 及 CA2 区神经元出现萎缩，海马体积显著缩小，且缩小程度与患者认知功能障碍呈正相关。

在动物实验研究方面，通过研究 VD 模型大鼠海马突触超微结构，发现缺血后海马突触面积及密度均显著减小。研究发现，VD 模型大鼠海马 CA1 区突触密度减小。

## 调节海马神经可塑阻断脑卒中后抑郁及血管性痴呆的可能机制

**1. 神经递质**    目前关于神经递质参与神经可塑的研究主要集中于谷氨酸、5-HT 及肾上腺素等。有学者认为，谷氨酸在调节胚胎和成年神经再生中发挥重要作用。研究认为，海马齿状回区的细胞增殖水平变化规律与谷氨酸受体的结合水平变化规律基本一致。5-HT 可通过激活 5-HT 受体而发挥神经营养效应，如选择性 5-HT 再摄取抑制剂氟西汀可通过增加突触间隙 5-HT 水平促进海马齿状回区神经细胞增殖，5-HT 受体拮抗剂可抑制海马齿状回区细胞的增殖。研究认为，中药颐脑解郁方可改善抑郁大鼠的症状，其机制可能是颐脑解郁方可调节脑内 5-HT 的表达。提示 5-HT 及其受体参与海马神经可塑。肾上腺素也参与海马神经可塑的过程。有学者发现，肾上腺素可调节存在肾上腺素受体的新生神经元的再生，而对于缺乏肾上腺素受体的新生神经元，肾上腺素可能通过改变谷氨酸受体的活性而发挥间接调节作用。谷氨酸与 5-HT 作用的相似性表明二者可能通过一个共同的途径调节细胞分裂。

**2. 神经营养因子及相应信号转导通路**    神经营养因子对神经元的结构和功能起重要作用，其中脑源性神经营养因子在海马中含量较高，可调节神经元的存活以及突触传递等，是目前研究最多的神经营养因子之一。研究证实，脑源性神经营养因子可能通过调节神经可塑参与抗抑郁药对海马萎缩和细胞损伤的逆转。脑源性神经营养因子通过刺激环腺苷酸-蛋白激酶 A 等细胞元件，使环腺苷酸反应元件结合蛋白磷酸化，促进活化的环腺苷酸反应元件结合蛋白与靶基因调节区环腺苷酸反应元件结合，调节靶基因的表达。

脑卒中后引发的抑郁症严重影响患者的神经功能及认知恢复。脑卒中后抑郁及 VD 可能与脑卒中后的神经可塑有关，但具体的发病机制目前尚不明确。在抑郁症发病过程中存在海马异常神经可塑。近年来，海马神经可塑为脑卒中后抑郁发病机制的研究提供了新思路。神经可塑可以上调或逆转应激对海马神经元的影响，包括神经可塑的下调及神经元萎缩。长期抗抑郁药物的使用可以显著逆转抑郁症患者海马体积和神经发生减少，当抗抑郁起效时，可表现为新生神经元成熟。由此可见，海马神经可塑与抑郁症病理改变有关，值得进一步研究。

# 222　七情学说与脑血管意外-心理应激理论

　　脑血管意外（CVA）又称脑卒中，是一组急性起病的脑血管循环障碍疾病。按其病理过程分为出血性和缺血性两大类。常见的功能障碍为偏瘫、失语及知觉、认知、意识障碍等。由于本病发展快、病死率高、复发率高、恢复期长，多遗留躯体症状，易使患者心理状态发生变化，同时脑内病变破坏了神经通路的联系，影响了各种与神经心理活动有关的神经递质的合成与代谢，这些变化直接或间接地使患者心理障碍发病率增加。我国统计资料显示，脑血管疾病伴精神障碍的总发病率为50％，城市为73％，农村为26％。2007年宋海英等报道，缺血性脑血管疾病患者心理障碍者高达64％。近年来流行病学调查显示，脑血管疾病后抑郁发生率在30％～70％。桂冰等报道，脑血管疾病患者明确有抑郁和焦虑的发生率分别为23.33％和36.66％，且女性患者症状较男性明显。有资料显示，脑卒中患者焦虑总发生率为22.6％，其中有明显焦虑的占14.6％，有严重焦虑的占5.8％。尽管各项研究报道的脑卒中患者心理障碍发生率不同，但可以明确的是，患者心理状态的改变使患者治疗愈后欠佳，患者的合并症和死亡率增加，从而影响了患者的生存质量和生活质量。

　　在生物-心理-社会的综合医学模式提出之后，国内外对心理应激与CVA关系的研究逐渐增多。现代研究认为，人的心理状态在不同程度上影响疾病的发生、发展，而某些方面又与中医"七情学说"不谋而合，学者陈丽吉等从情志失调及心理应激与脑血管意外的关系进行了论述。

## 七情的生理、病理基础

　　七情指喜、怒、忧、思、悲、恐、惊七种情志变化。《素问·阴阳应象大论》曰："五脏化五气，以生喜怒悲忧恐。"又如《灵枢·平人绝谷》指出"五脏安定，血脉和则精神乃居"，《素问·生气通天论》指出"阴平阳秘，精神乃治"，说明情志活动以五脏精气为物质基础，且精力充沛、神志清晰有赖于脏腑气血调和、阴阳平衡。而情志活动与脏腑有相对应的特殊关系，例如，《素问·阴阳应象大论》指出"肝……在志为怒""心……在志为喜""脾……在志为思""肺……在志为忧""肾……在志为恐"。中医学还认为情志与脑的关系密切，《素问·脉要精微论》指出"头者，精明之府，头倾视深，精神将夺矣"，《黄帝内经太素》注释为"头是心神所居"，张志聪《素问集注》指出"头为精髓神明之府"。说明古代医家已经认识到脑与精神对情志的影响。明代医家李时珍指出"脑为元神之府"，并明确肯定了脑是产生精神、意识、思维活动的生理基础。当情志刺激突然、过强或长期刺激人体，超过了自身调节范围与耐受力，可诱发疾病。七情失当，易造成气机失调，脏腑受损而致病。《素问·举痛论》曰："怒则气上，喜则气缓，悲则气消，恐则气下，惊则气乱，思则气结。"《素问·阴阳应象大论》指出"怒伤肝""喜伤心""思伤脾""悲伤肺""恐伤肾"。脏腑病变也会表现出某些情志的病理变化。《灵枢·本神》亦指出"肝气虚则恐，实则怒""心气虚则悲，实则笑不休"。这些心理变化反过来会加重疾病。

## 七情致病特点

　　**1. 影响脏腑气血**　情志活动是以脏腑气血为物质基础的。七情内伤乃从内而发，主要作用于人体脏腑。心主藏神，为生命活动的主宰；肝藏血主疏泄，调情志；脾乃后天之本，为气血生化之源；肺主气司呼吸，为相傅之官；肾主藏精，为先天之本。《素问·阴阳应象大论》指出"怒伤肝""喜伤心"

"思伤脾""悲伤肺""恐伤肾"。气的升、降、出、入运动，推动和激发着人体的各种生理活动。七情致病主要是通过影响脏腑之气，导致气的运行失常或精气亏虚，并使机体精气血津液失调，阴阳失衡，脏腑功能紊乱而发病。《素问·举痛论》概括为"怒则气上，喜则气缓，悲则气消，恐则气下，思则气结，惊则气乱"。张景岳认为"喜怒伤内故伤气""暴怒则肝气逆而血乱而伤阴，暴喜则人气缓而神逸，故伤阳"。《素问·调经论》曰："血之于气，并走于上，则为大厥，厥则暴死，气复返则生，不返则死。"

**2. 常表现为精神症状**　《素问·宣明五气》曰："心藏神，肺藏魄，肝藏魂，脾藏意，肾藏志。"在临床上，七情内伤引发的疾病，仍以情志病变或身心疾病为主。因情志刺激首先影响到心神的功能，再影响到相关的脏腑而产生疾病。故情志失调多发为情志病，如痴呆、癫狂、惊悸、脏躁、健忘、失眠、昏迷等，或表现为躯体与神志失常症状共见。例如，《灵枢·本神》曰："是故怵惕思虑者则伤神，神伤则恐惧流淫而不止。"

**3. 因体质而异**　体质，指机体以五脏为中心的形态结构、功能活动和精血津液等生命基本要素的总和。《黄帝内经》以刚柔、阴阳等划分人的体质类型，又从情志角度对体质进行分类，指出人有喜怒体质的差异，例如，《灵枢·寿夭刚柔》曰："人之生也，有刚有柔，有弱有强，有短有长，有阴有阳。"《灵枢·行针》曰："多阳者多喜，多阴者多怒。"《灵枢·五变》曰："刚强多怒。"《素问·经脉别论》记载"勇者气行则已，怯者则著而为病"，说明了疾病的发生及机体易感性，取决于个体体质的强弱及性情状况。《外台秘要》指出"女属阴，得气多郁""男属阳，得气易散"。《素问·通评虚实论》曾指出"仆击，偏枯……肥贵人则膏粱之疾也"。

**4. 四时气候而变化**　《素问·金匮真言论》曰"五脏应五时，各有收受"。中医学认为，脏腑功能活动及气血运行随气候规律变化，因而人的精神情志活动也随着自然气候的变迁而变。有理由认为气候的异常变化，能导致人的情志出现异常。《素问·阴阳应象大论》就指出"春在志为怒"。《素问·气交变大论》指出"岁木太过，风气流行，脾土受邪……忽忽善怒，眩冒巅疾""岁火太过，炎暑流行，金肺受邪……妄狂越"。炎暑流行，使人烦躁易怒，出现眩晕、头痛、癫狂等症。叶天士也指出中风一证，其所著《叶天士医案精华》有言"今年风木司天，春夏阳升之候，兼因平昔怒劳忧思……固为中厥之萌"，指出中风在春夏之时兼怒志等易发。有研究证实，脑血管病、高血压等身心疾病的发病也与季节密切相关，而中风发病以夏季和冬季发病为最。

**5. 七情与CVA**　情志异常可以导致脑中风。《素问》指出"大怒则形气绝，而血菀于上，使人薄厥""暴怒伤阴，暴喜伤阳，厥气上逆""盛怒者迷惑不治"。以喜、怒为例，情志刺激常引起交感神经亢进，心跳加快、血糖升高、血压上升，出现猝然昏仆、不省人事等症状。"怒则气逆"，《医宗金鉴·卷二十》指出"惊自外至者，惊则气乱，故脉动而不宁"，由此而暴卒者屡见不鲜。另外，CVA也能导致情志的异常。《素问》指出"肝风之状……善怒""神有余则笑不休，神不足则悲""阳明厥逆……善惊"。再者，《素问·举痛论》概括为"怒则气上，喜则气缓，悲则气消，恐则气下，思则气结，惊则气乱"，也说明七情与CVA的关系。

在疾病发展过程中，七情失调会改变疾病的传变规律，促使病情恶化。《素问·玉机真藏论》曰："然其卒发者，不必治于传，或其传化有不以次，不以次入者，忧恐悲喜怒，令不得以其次，故令人有大病矣。"这说明病传不以次的原因在于任何剧烈的心理变化，不仅能导致相应脏腑的病变，而且可进一步影响其他脏腑，使病情恶化。七情失调，伤及所合之脏腑，进而伤及脑神，而致脑卒中再发率明显增加，预后较差。因此调养精神，避免各种情志刺激，注意调节患者的心理，对预防CVA，促进康复，改善CVA预后，有积极作用。

## 现代医学的心理应激理论与脑血管意外

现代应激理论虽然与中医的七情学说产生的背景有异，观察的视角不同，论证的方法也不尽相同，但二者在许多方面有共通之处，并可相互补充。

**1. 心理应激与脑血管病** 现代心理学认为，人的心理活动是人脑对客观现实的反映，神经系统是产生心理活动的重要物质基础。研究表明，中枢神经系统的许多部分都涉及情绪。这些理论与中医学脑髓学说有相似之处。顾立刚等采用激怒的方法观察大鼠下丘脑单胺类激素和 T 淋巴细胞功能的变化，结果提示，长期激怒刺激能导致大鼠下丘脑-交感肾上腺-免疫系统功能紊乱。心理应激是机体在受到不良情绪刺激时所出现的非特异性全身反应。机体存在两个应激系统，即交感-肾上腺髓质系统及下丘脑-垂体-肾上腺皮质系统，同时肾素-血管紧张素系统的作用也不容忽视。研究认为这些系统参与了脑血管病的发生发展，严灿等研究表明，慢性心理应激大鼠中血浆皮质酮、下丘脑和血浆促肾上腺皮质激素及促肾上腺皮质激素释放激素含量均明显升高；下丘脑弓状核和内侧核酪氨酸羟化酶阳性细胞明显增多，血浆去甲肾上腺素、肾上腺素含量明显升高；下丘脑促肾上腺皮质激素释放激素 mRNA 的表达明显升高。心理刺激不仅可使交感神经兴奋和肾上腺髓质分泌增加，从而致使血压升高、心律失常等；而且紧张刺激通过下丘脑-垂体-肾上腺皮质系统，使肾上腺皮质激素增加，引起血中胆固醇、甘油三酯含量升高。这两个方面的作用，导致患者血中儿茶酚胺、皮质醇含量增加，从而使疾病的危险程度大大增加。

**2. 心理应激与高血压** 情绪激动，如愤怒、焦虑、恐惧、大喜大悲，还有 A 型行为（基本行为特征表现为强烈的竞争意识，富敌意，过分抱负，易紧张和冲动）等，使下丘脑及神经内分泌过度活跃，血液中血管活性物质分泌增多，诱发心率加快，小动脉痉挛收缩，血压升高。血压升高，是多种途径作用于交感神经系统，使其兴奋性增强的结果：①心率加快，心肌收缩力增强。②肾血管收缩及近端小管重吸收增强，钠水潴留的同时，使容量血管收缩，回心血量增多。③阻力血管收缩，外周阻力增大。④激活肾素-血管紧张素-醛固酮系统。⑤糖皮质激素分泌增多，从而使血管平滑肌细胞对儿茶酚胺敏感性增加，血压升高。

**3. 心理应激与 CVA** 长期的不良情绪，如抑郁、焦虑、恐惧，以及 A 型行为等，使脑-垂体-肾上腺系统兴奋，Iesperauce 等发现抑郁患者血浆去甲肾上腺素水平增高，血小板易于激活，血栓环素释放增多，而血中儿茶酚胺水平升高，不仅使血压升高，还可使脂类代谢紊乱，致血胆固醇、低密度脂蛋白升高，从而导致动脉粥样硬化。而大笑、狂笑也可使某些有基础病的患者突然发生脑梗死、脑出血，甚至出现"猝死"，因为大笑可加速血液循环，使脉搏加快，呼吸次数增加，血压增高，耗氧量增加。此外有研究发现，应激状态能使血液流变发生变化，小板聚集率明显的升高，复钙时间明显减少，血沉加快，使凝血因子Ⅷ、血浆黏度和全血黏度等持续增加，这些病理改变促使动脉痉挛或血栓形成，从而导致脑梗死和短暂性脑缺血的发生。

Aben 等认为身体疾病因素对患者心理状态的变化起到一定的作用。有研究发现，慢性应激使下丘脑多巴胺、5-羟色胺含量明显降低。CVA 作为一种应激源，长期作用易使患者产生各种不良情绪，而致各种心理障碍。因此，心理应激可致 CVA 的发生，加重患者病情，影响患者预后，而 CVA 亦可致各种心理障碍。二者相互作用，成为恶性循环。

# 223　论脑卒中后抑郁的情志病机

　　脑卒中是脑梗死、脑出血及蛛网膜下腔出血的统称，致残、致死率较高。脑卒中后抑郁是脑卒中的常见并发症，症见情绪低落、兴趣减退、思维迟缓等。据调查，患病率为 25％～70％，卒中复发率、病残率和病死率均明显高于无抑郁患者。脑卒中属于中医学中风范畴，又名薄厥、煎厥、半身不遂等，而其继发抑郁可归为狭义郁证，即"情志之郁"。中风的病因病机复杂，中风后抑郁则既有郁证的一般特点也有其特殊之处。学者王辉等参酌中医历代医家观点，阐述了脑卒中后抑郁的情志病机，以期对该病的中医理论研究及临床诊治提供参考。

## 脑卒中的病因病机

　　脑卒中以猝然昏厥、不省人事、半身不遂、口眼㖞斜、语言謇涩等为主症，一般认为由正气亏虚、饮食不节、情志失调、劳倦内伤等引起，其发病急骤、变化多端，亦称卒中。中医历代医家对中风有详尽论述，《素问·风论》提出"风之伤人也，或为寒热，或为热中……或为偏枯"；《金匮要略》论"夫风之为病，当半身不遂……脉微而数，中风使然"，皆责之于风邪。刘完素认为肾水不能制约心火，五志过极为主要病机。《素问玄机原病式》中指出"心火暴甚，肾水虚衰不能制之，则阴虚阳实，而热气怫郁，心神昏冒，筋骨不用，而卒倒无所知也。多因喜怒思悲恐之五志，有所过极，而卒中者，由五志过极，皆为热甚故也"。朱丹溪提出该病主要由痰所致，《丹溪心法》曰："半身不遂，大率多痰，在左属死血瘀血，在右属痰有热，并气虚。"王清任认为其根本原因是元气亏虚，《医林改错》中提出"若元气一亏，经络自然空虚……无气则不能动，不能动，名曰半身不遂"。叶天士主张肝阴虚则生内风，《临证指南医案》论此病为"水不涵木，木少滋荣，故肝阳偏亢，内风时起"。历代名家从外邪、情志、气血、痰热、脏腑等各个角度探讨中风，唐宋以前以"外风"立论，之后多论及"内风"，明清以降趋于全面。宗其要旨，中风病因病机大略可归纳为：患者素体气血虚弱、肝肾阴虚或痰湿内热，逢情志过极、饮食劳倦等事件，风邪乘虚而入，以致肝阳上亢、风痰痹络、气血逆乱、上冲于脑、骤然发病。该病总属脏腑、气血、阴阳失调，发病之际以风痰蒙窍、肝风内动、风火相扇等为标，阴阳两虚、气血亏虚、肝肾阴虚等为本。

## 脑卒中与情志的关系

　　中医学"情志"是"七情"与"五志"的统称，包括对外界事物与现象的情感反应，而广义的情志包括思维精神活动。情志与五脏精气息息相关，五脏精气的盛衰、生化藏泄运转的功能，是情志产生的生理性基础，而情志过极又可反作用于相关脏腑。正例如，《素问·阴阳应象大论》指出"人有五脏化五气，以生喜怒悲忧恐""怒伤肝……喜伤心……思伤脾……忧伤肺……恐伤肾"。脑卒中发病与心、肝、肾等功能失常有关，这也是情志在该病发病、转归、预后中产生影响的基础。"肝在志为怒"，怒正是中风最多见的情志诱因。怒则气上，肝气上逆，如素体阴虚则易阴不涵阳，肝阳升动太过；久怒则郁，肝气久郁则化火，煎灼津液，血燥则易生风，故肝阳上亢为中风常见病机。此外，五志郁结均可化火，正例如，《素问玄机原病式》论及本病认为，"多因喜怒思悲恐之五志有所过极，而卒中者，由五志过极，皆为热甚故也"。忧思郁怒不解，一者气机郁滞，易生内热；再者思虑日久，暗耗气血；久而气血衰少，肝肾阴虚，痰瘀内生，如遇劳倦、恼怒、过食甘厚等外因则易发本病。

# 脑卒中后抑郁的情志病机

脑卒中患者病后常见多种情志异常，如焦虑、狂躁、多笑等，而以抑郁状态最为常见。现代神经生理及脑影像学研究显示，边缘叶-皮层-纹状体-苍白球-丘脑环路易受脑梗死波及，而该神经环路与抑郁症发生密切相关。有研究显示，脑卒中患者大脑皮层、丘脑、基底核等处多个神经环路分别或同时存在体积减小、前额叶代谢异常、小脑的结构和代谢发生改变等可能导致脑卒中后抑郁。

中医学认为情志与五脏功能相关，正常情志活动需五脏精气充盈、气血运行通畅。中风患者在病机演变转归过程中，由于脏腑、气血、阴阳等失调，其情志体验也异于平常。此外，患者中风后身体功能突然受损乃至部分丧失，对生活产生重大影响，也可继发抑郁情绪。脑卒中大多为本虚标实，肝肾阴虚、气血衰少为本，瘀阻湿盛、气血逆乱为标。在脑卒中发作时风火相扇、痰瘀阻窍，而在脑卒中后恢复期风火势减，痰瘀难除。脑卒中后抑郁发病即在这一时期，此时标实之症减少，本虚之象仍存，以肝肾亏虚为主，存在正虚、气滞、痰瘀等特点。

脑卒中后抑郁患者多出现兴趣减弱、思维迟缓、少言懒动等症，多与肾精亏虚、元气不足有关。中风多见于中老年患者，《灵枢·天年》曰："年过四十，阴气自半。"《灵枢·营卫生会》曰："老者之气血衰，其肌肉枯，气道涩。"人至中老年后肾气不足，元气渐衰。肾为先天之本，内寓元阴元阳，藏精化气，生元神而藏于脑，肾精足则髓满脑充；若肾阴不足，水不涵木致肝阳上亢风生于内。脑卒中之后耗气伤阴，脏腑久病亦伤及肾，故而脑卒中后患者常见肾精不足。精是神得以化生的物质基础，神之功用须得到精的滋养，精盈则神明，精亏则神疲。若精气亏虚，精神不能互用则心神失养，进而精神不振、心境低落。此外，肾主志，意志可控制或影响其他心理活动，具有保护心身健康的重要意义。例如，《灵枢·本脏》曰："志意者，所以御精神，收魂魄，适寒温，和喜怒者也。"脑卒中患者肾气不足，肾阴亦亏，故意志不能振奋，主观能动性降低，精神情绪低落，则表现出抑郁症状。

脑卒中后患者多见情绪低落、多思多虑、失眠多梦等症状，多与肝气郁滞、血虚血瘀、痰瘀互结有关。脑卒中患者多素体痰湿，内有瘀血，若因大怒等过极情志、肝气亢逆、升发太过则易骤然脑卒中。怒气伤肝，患者病后肝的疏泄功能受损、肝失条达，则气机郁滞易情志不舒；情志不畅，气郁气结，反之又加重肝气郁滞。中风病后患者肝血亏耗，血不能上荣于心，"肝藏血，血舍魂"，则心神失养，魂不安藏。中风病程较长，瘀血痰浊阻滞络脉，胶滞难化，气机升降不利，血行不畅，也是郁证形成的重要原因。正如《丹溪心法》曰："结聚而不得发越也，当升者不升，当降者不降，当变化者不得变化。此为传化失常，六郁之病见矣。"从心理角度分析，中风患者突发半身不遂，机体功能受损，骤然发病，而往往病情严重，使患者难以接受，难免失落且无所适从。此病恢复较慢，病程较长，严重影响患者的生活与工作，日常行为不便、慢性疼痛与功能受损，均会带来持续的心理应激，成为慢性应激源，使患者情绪低落；若患者实际恢复程度与本人期待存在差距则会引发悲观忧虑。

脑卒中后抑郁是脑卒中的常见并发症，其病机以脑卒中为主，也兼有郁证的一般特征。脑卒中患者多有肝肾阴虚或素体痰湿内热与情志过极等刺激，或外中风邪，或肝风内生，以致风痰痹络，气血逆乱，上冲于脑。怒是中风最多见的情志诱因，暴怒、郁怒均可治病。怒则气上如素体阴虚，易阴不涵阳，则肝阳妄动；久怒则郁，久郁可化火，血燥生内风。五志郁结均可化火，忧思郁怒不解易生内热；思虑日久，暗耗气血，肝肾阴虚，痰瘀内生，易发本病。脑卒中后抑郁患者多出现兴趣减弱、思维迟缓、少言懒动等症，多与肾精亏虚、元气不足有关；情绪低落、多思多虑、失眠多梦等症，多与肝气郁滞、血虚血瘀、痰瘀互结等有关。因此，治疗脑卒中后抑郁时应具体分析病因病机，在发病期注重风、痰、火、瘀等实邪，而在恢复期时应结合情志失调的具体症状，尤其注重调节心、肝、肾等脏阴阳虚实，以安神定志、滋水涵木、疏肝解郁为治疗大法。此外，也应重视情志护理，积极与患者沟通，必要时配合音乐、运动等方法，改善患者精神状态，提升其康复意志。结合脏腑辨识情志，对认识中风后抑郁的病因病机、临床辨证用药及针对性地治疗患者情志症状均具有积极意义。

# 224　论脑卒中后情志障碍和阶段性发展

　　脑卒中是导致死亡的第三大病因，也是导致中老年人长期残疾的主要原因，严重影响了患者的身心健康。其中脑卒中后情志障碍近年来尤其受到重视，业内将它分为两类——脑卒中后抑郁与脑卒中后焦虑。研究指出，脑卒中后抑郁患者与未发生抑郁的中风患者相比其功能恢复更差，并且在卒中后的前十年内死亡率是未抑郁患者的 3.4 倍。中医学强调情志因素对疾病发生的作用，不同的情绪变化，对五脏有着不同的影响，例如，《素问·阴阳应象大论》中所指出怒伤肝""喜伤心""思伤脾""忧伤肺""恐伤肾"。这个过程主要是通过气机实现的。前人们总结七情对气机的不同影响，"喜则气缓""怒则气上""忧思则气结""悲则气消""恐则气下""惊则气乱"。脑卒中的起病、发展与预后都与情志变化有着密切的联系。研究表明，随着中风的进展，患者心理反应先后进入否认期、抑郁期及对抗孤立期。近年来随着中医心理学的兴起，对脑卒中后情志障碍机制的研究较多，但对于脑卒中患者常见病理情志的阶段性转化及其影响与机制还鲜有探讨。学者谭玖清等从中医和现代医学的角度分别论述了脑卒中后情志障碍的阶段性发展。

## 脑卒中后常见病理情志

　　**1. 忧**　忧是面向未来的病理情绪，源于对所面对的困难的不知所措。常常表现为情绪低落，少气懒言，不思饮食，胸闷腹胀，心烦失眠等。脑卒中患者在症状出现的初期常常对自己身体及生活状况的未来有所担忧，长期的生活经验让患者对"脑卒中"有着初步甚至夸张的理解，更加重了患者的担忧情绪。这时患者的气机变化为正气郁结、气机不畅，直接受影响的脏腑是脾脏，故出现精神不振、纳呆、胸闷、腹胀等相关症状。

　　**2. 悲**　"悲"字从训诂学的角度理解，从"非"，从"心"，非也，违背也。故悲这种病理情绪源于违背心愿。患者中风后，希望自己的症状能够尽快缓解，然而脑卒中有着病程长，恢复慢的特点，使得患者自觉病情的改善总是不尽如人意，故而产生了"悲"的情绪。"悲则气消"，患者常常出现意志消沉、面色少华、气短乏力，甚至哀叹哭泣。"悲"的主要相关脏腑是肺脏，肺失宣发故皮毛为之失华，肺气不足故气短。脑卒中患者多有肢体运动功能缺失或障碍，"悲"的情绪通过影响患者全身气机，也将加重患者症状，或者影响其好转。

　　**3. 恐**　恐是人体在受到威胁或在异常情况下感到危险即将发生时产生的应激反应。恐这种情绪状态一般不会持续太长时间，很容易转化成其他情绪或者消失。脑卒中患者的恐惧情绪常出现在发病早期，患者对病情不甚了解，感到自己的身体可能受到了疾病巨大的威胁。值得一提的是，恐惧的情绪也可以由过往的恐怖记忆造成。"恐则气下"，患者常表现出汗多，二便失禁，男子遗精，女子月经异常，甚则语无伦次、精神错乱等。气机变化为气趋于下。中风早期症状给患者留下的负面记忆，可作为后期患者恐惧情绪产生的条件。现代医学认为，如果把精神应激原看成是一种信息，那么它与外界环境等其他信息一样，会在中枢神经系统留下生物性"痕迹"，这种"痕迹"也就相当于一个记忆的过程。

　　**4. 怒**　怒是脑卒中最常见的情志诱因。怒又可以分为两种基本表达方式：愤怒和郁怒，前者是指怒而发泄指向他人或他物，后者是指怒而不发郁结于心指向自我。怒的情绪既可以作为脑卒中病的诱因，也可以在脑卒中治疗过程中作为一种病理情志而存在。表现为急躁易怒、表情亢奋、头晕目眩，甚则打骂他人，或抑郁寡欢、纳呆食少、胸闷腹胀等。气机上表现为气逆而上或气机郁滞。

## 脑卒中后情志障碍的阶段性发展

脑卒中后常见病理情志主要有忧、悲、恐、怒，然而这些情志在脑卒中起病发病过程中是否存在着关联与阶段性，仍然少有人探讨。中医学整体观认为人体形神合一，某种情志状态会有相应的形体物质基础，反之，某种形体物质基础也会影响情志状态。情志活动以气血为物质基础，怒致病过程中各种条件通过气血而对人体起作用。气血理论的具体生物学机制尚不清楚，但我们依然可以在中医学的范畴内探讨以气血为基础的脑卒中后情志变化。《丹溪心法·六郁》指出"气血冲和，万病不生，一有怫郁，诸病生焉，故人身诸病，多生于郁"，这里的"怫郁"即是指情志不畅。朱丹溪提出气、血、湿、火、痰、食六郁，而以气郁为首。他认为"百病生于气"，气不行则血行不畅病血瘀，同样气郁可致水液代谢异常，进而产生湿郁、痰郁、食郁。叶天士《临证指南医案·郁》中提出"郁则气滞，初伤气分，久延血分"。由此可见，从气分到血分，从情志障碍到病理改变，情志致病的确存在着一定的阶段性。

**1. 从恐到忧**　脑卒中患者面对突如其来的躯体症状和社会生活障碍，不论起病时是否以"暴怒"或"郁怒"为诱因，由于对自己病情转归的不甚了解，难免陷入恐惧。故在中风早期，"恐"的情绪会先于其他情志而出现。但恐作为一种应激反应，不会长时间存在，很快就转化成其他情绪。当患者从医务人员或他人口中得知自己病情的一些更为具体、客观的情况后，"恐"的情绪很快就转化为"忧"。"恐"与"忧"都是面向未来的情志，都是对未来状况担忧的表现，但"恐"是即时性的，"忧"是长时性的；"恐"基于主观臆想，"忧"则更为客观理性。中医学认为，"恐则气下"，但在脑卒中患者，相关症状较少见，即使是大小便失禁，也很少有人将它与情志因素联系起来，这可能是由于"恐"的情绪在脑卒中患者身上并非长期存在。然而"忧"致使脑卒中患者出现一系列临床症状和病理产物则受到了很多专家的认可。"忧思伤脾"，脾气不足以升清则聚湿为痰，不足以行血则成瘀。瘀血痰浊这两种病理产物虽然成因不同但相互影响，甚至互为因果，既可因瘀致痰，又可因痰致瘀。

**2. 从忧到悲**　"忧"的情绪可以伴随脑卒中患者很长时间并且造成负面影响，同时"悲"的情绪也逐渐形成。脑卒中患者"悲"的情绪多来自治疗效果的不显著与病程的漫长，但这恰恰是脑卒中的特点。主观愿望与客观事实的冲突，造成了"悲"的情绪的产生。另外，长期"忧思"的状态，致使患者中气不足，进而土不生金，使得肺脏所主情志"悲"得以表现，也可能是其情志转化的机制之一。再次，患者因躯体功能与社会功能障碍而逐渐觉得自己成为家庭与社会的负担，长期的生理、精神、经济、社会压力，也助长了患者"悲"的情绪。

**3. 从忧悲到怒**　如果将否认期患者对病情的否定，看作是内心对病情恐惧的表现，将抑郁期的郁郁寡欢以及一系列临床症状看作是"忧""悲"情绪的具体表现，那么对抗孤立期就应该是阴性情绪向阳性情绪过渡，阴性症状逐渐向阳性症状转化的过程。部分脑卒中患者对病情除了感到悲观之外，还会对治疗产生抵触情绪，对自己的未来感到绝望。不论郁怒还是愤怒，都可使患者处于"易激惹"状态。这既不利于医患沟通，也不利于家属的患者的日常护理。因此，早期对脑卒中后情志障碍进行干预，预防患者情绪恶化，也是治疗的重点。

## 脑卒中后情志障碍阶段性发展的现代医学机制

近年来，对脑卒中后抑郁机制的研究较多，但具体机制仍不明确。脑卒中后患者情志障碍阶段性变化机制是什么，它和脑卒中后抑郁的机制有着怎么样的联系，我们更无法确定。

**1. 生物胺**　单胺假说是脑卒中后抑郁的生物学假说，即缺血性病变阻断了来自中脑和脑干的投射，致使生物胺如5-羟色胺（5-HT）、去甲肾上腺素（NE）和多巴胺（DA）的下降，导致脑卒中后抑郁的发生。大量研究表明，脑卒中后抑郁患者血浆及脑脊液5-HT水平显著降低，可能是中枢5-HT传导通路被缺血梗死灶阻断所致。NE能神经通路在大脑内可参与学习、记忆、睡眠及应激反应等多种生理功能，同时调节认知及情感，脑内NE不足可能导致抑郁症的发生，相反，当中枢内NE水平过高则可能产生躁狂症状。当梗死病变损害中脑、脑干间单氨类神经元及其传导通路时，可导致单胺类神经递质的生物利用度降低，从而导致抑郁情绪产生。研究脑卒中后抑郁动物模型时发现，左侧大脑中动脉闭塞（MCAO）的模型大鼠同侧中脑DA能神经元变性，DA浓度减少，转运体密度降低，并表现出快感缺失，焦虑情绪及绝望感显著增加，而西酞普兰（citalopram）可逆转这种慢性抑郁行为。由此可见，脑卒中后抑郁发病过程中，DA发挥了重要作用。从生物胺的角度研究脑卒中后情志障碍机制较早被重视，但依然鲜有学者关注脑卒中后情志阶段性变化与生物胺水平的关联性。

**2. 同型半胱氨酸（Hcy）**　有文献表明，血浆Hcy水平升高明显增加抑郁症的发病风险。研究表明高浓度Hcy可以增加抑郁症的患病风险，每降低0.19 mg/L浓度可以减少20％的发病率。研究发现，急性缺血性卒中后血浆hs-CRP和IL-6水平于卒中后早期（3～6 h）明显升高，并在3～7 d内逐渐升高至高峰，在第7 d时虽有所下降，但依然明显高于对照组。研究脑卒中急性期Hcy水平与亚急性期抑郁的关联性，发现血浆Hcy水平与脑卒中后抑郁发生有明显相关性，突出了脑卒中后抑郁发生的时间界限及早期影响脑卒中后抑郁发生相关的血液生物学指标，同时也提示了在脑卒中早期Hcy可能影响着下一阶段脑卒中后抑郁的发生与进展，为脑卒中后情志障碍的阶段性发展提供了一定的理论依据。

**3. 炎症反应**　齐英斌等研究发现脑卒中发病初hs-CRP增高，随病情发展2～3 d达高峰，随后逐渐降低，其原因为脑缺血导致炎症介质IL-1、IL-6释放，促进了hs-CRP的合成。在一项基于社区老年群体的研究中发现，抑郁情绪与高水平的炎症标志物有关，系由机体炎症状态引起。由此推断，hs-CRP作为炎症标志物的一种，参与脑卒中后抑郁的发生、发展。脑卒中早期hs-CRP水平越高，炎性反应越强烈，诱发脑卒中后抑郁概率越增加，时间越提前。研究证明卒中患者后hs-CRP在1 d、1周及2周持续在一定的高水平更倾向于脑卒中后抑郁的发生，且随着时间的延长，卒中各组hs-CRP水平逐渐恢复，但抑郁程度越重的卒中患者的hs-CRP水平越高，说明脑卒中后抑郁的发生发展与hs-CRP密切相关。另外，有研究表明外周血炎性细胞因子白介素-18（IL-18）水平、脑源性神经营养因子（BDNF）水平和谷氨酸水平与脑卒中后抑郁的发生有关，与深部白质疏松一起都是缺血性卒中急性期脑卒中后抑郁发生的危险因素。

**4. 反应性机制**　反应性机制从社会及心理的角度解释脑卒中后情志障碍的发展。它认为，抑郁源于对突发事件的应激反应，即病后心理、家庭、社会各种因素导致生理、心理平衡失调。情志障碍各阶段的表现是脑卒中导致残疾后的心理反应，并与一些危险因素如既往重症抑郁病史、神经质、劳动能力丧失、认知功能损害性生活事件及缺乏社会支持均有关，其中劳动能力丧失程度是最为持续及严重的危险因素。生物性机制从各个方面解释了脑卒中后情志障碍的机制，但对病理情志的转化的研究依然涉及不多。而反应性机制在这个问题上可能更有解释权，毕竟生活中相关事件的发生会刺激机体发生各种应激反应，而应激反应本身，并不是情志变化的"第一因"。因此，脑卒中后情志的阶段性变化可能更多地是以不良事件作为条件，按照几乎同一种模式而产生的具有一定普遍性的病态情绪改变。故而，早期情志治疗的介入，也显得尤为重要。

脑卒中后情志障碍严重影响了脑卒中的治疗与预后，日益受到重视。现代医学将脑卒中后情志障碍分为脑卒中后抑郁与PSA，从中医学的角度，常见的脑卒中后病理情志则包括恐、忧、悲、怒，并且通常按照此顺序先后出现。这与国外学者提出的脑卒中患者心理反应先后进入否认期、抑郁期及对抗孤立期的结论不谋而合。从生物学的角度，脑卒中后情志障碍的发生与脑卒中时机体生物胺胺含量的下降、Hcy水平升高及炎症反应的激活有关，其含量的动态变化也提示了抑郁程度的改变。但这并不能直接解释脑卒中后情志的转化，尤其是特异性转化。而反应性机制从社会心理的角度，认为相关事件作为刺激因素引起机体产生一系列的连锁反应，从而导致了脑卒中后情志的转化。由于脑卒中患者的起病、治疗过程大致相似，情志可能也因此而按照同一种模式阶段性发展。但这种发展是否存在更为确切的生物学证据，依然有待探索。但不论机制如何，早期、阶段特异性干预脑卒中后情志障碍，针对恐、忧、悲、怒进行针对性的情志调理，对患者的康复都非常重要。

# 225  从脾论治脑卒中后抑郁

脑卒中后抑郁是脑卒中后常见并发症，是脑卒中后常见的心理障碍，是一种以显著而持久的心境低落为主要临床特征的病症，同时伴有失眠、记忆缺失或饮食失调等症状，严重者可出现自杀念头和行为。脑卒中后抑郁在脑卒中后的发病率占 31%～38%，脑卒中后抑郁的发生可导致治疗效率下降，功能恢复不佳，社会参与度下降，生活质量减退，并且增加脑卒中的死亡率和复发风险。有研究表明脑卒中后患者无论在急性期或恢复期，抑郁与功能结局呈负相关，康复性训练依从性低，从而对患者生活质量产生不利影响。不仅如此，临床发现脑卒中伴有抑郁症患者往往更易发展成为痴呆，从而带来沉重的经济负担与社会负担。脑卒中后抑郁属于中医学"郁病"范畴，属七情之一，其发病与脑卒中后经脉痹阻、脏腑阴阳失调有关。常见症状多表现为情绪不宁、胁肋胀满、悲忧善哭、胸部闷塞、腹胀、喜怒无常。然而，脾胃学说在情志的产生、活动中有着特殊的地位，学者侯臻臻等认为，深入探讨脾胃与抑郁症的相关性，具有重要的理论价值和临床指导意义。

## 脾主思与抑郁发病相关

七情是中医学神志理论的重要理论之一。早在《黄帝内经》就认识到人有五脏化五气，以生喜怒悲忧恐。"脑为奇恒之腑，藏精气而不泄"，《医宗金鉴》曰："脑为元神之府，以统全身"。脑能藏神，而神由水谷精微所化生。脾运化水谷精微，输送至各处，上达于脑。脾为后天之本，气血生化之源，主升清。若脾胃健旺，运化五谷正常，化源充足，五脏安和，九窍通利，则清阳出上窍而上达于脑。脾胃虚弱，则九窍不通，清阳之气不能上达于脑，而脑失所养。李东垣倡导"脾胃虚则九窍不通论"。因此，可以通过对脾胃益气升阳的方法治疗脑部疾病。苏芮等指出，脾虚是抑郁症发病的病机关键，脾失健运，脑髓失养，而导致患者出现思维迟缓、记忆减退以及性欲减退等迟滞症状。在抑郁症肝脾同病的状态下，注重从中焦论治，治肝实脾，从而达到脾实则肝自愈的目的。侯文等认为脾虚在脑卒中后抑郁的发生、发展中是不可忽视的重要因素，脑髓充盈、功能的恢复需要依赖于脾的运化功能，通过健脾解郁法治疗脑卒中后肝郁脾虚型抑郁症，证实疗效确切，改善精神疾病症状。

就具体神志而言，在《黄帝内经》中提出了"五脏藏神"的理论，从"心藏神""肝藏魂""肺藏魄""脾藏意""肾藏志"五脏整体角度阐发了脏腑与神志的关系，人的神志活动（包括认知，思维和意志过程）是一个密不可分的整体，正所谓《灵枢本神》曰："所以任物者谓之心，心有所忆为之意，意之所存谓之志，因志而存变谓之思，因思而远慕谓之虑，因虑而处物谓之智。"思维、认知与情志关系极为密切，思属于情志活动，是情志活动的中心，是七情活动的出发点和归宿。思由脾所主，"脾藏意""在志为思"（《黄帝内经》）。忧，本义指担忧、忧虑和愁苦等。王冰注《素问五运行大论》指出"忧，虑也，思也"。正所谓脾主思虑，智虑出焉，诚如杨上善在《黄帝内经太素》中曰："脾主忧愁……脾为四脏之本，意主愁忧。故心在变动为忧，即意之忧也；或肺在志为忧，亦意之忧也，若在肾志为忧，亦意之忧也。故曰悉忧所在皆脾也。"可见忧致病与脾密切相关。

## 脾胃气机在抑郁治疗中的重要作用

中焦脾胃气机在人体神志活动中起着重要作用。《素问刺禁论》提出脾胃气机为诸脏之枢轴，"肝生于左，肺藏于右，心部于表，肾治于里，脾为之使，胃为之市"。故历代医家治疗神志病多将调理脾胃作为主要的治理方法。《脾胃论》曰："凡怒、忿、悲、思、恐惧，皆损元气……善治斯疾者，惟在调和脾胃。"清黄元御《四圣心源精神》曰："阴升阳降，权在中气，中气衰败，升降失职，金木废其收藏，木火郁其生长，此精神所以分离而病作也。培养中气，降肺胃以助金水之收藏，升肝脾以益木火之生长，则精秘而神安矣。"

现代研究中，翟双庆等对古今名医的 589 例病案药物归经统计，表明在治疗抑郁症状的用药中，以脾胃系统出现用药的频率占居首位。吴丽丽等以筛选的古代 91 本医籍中的 1040 条情志病证医案为研究对象，通过分析发现在 1040 个情志病医案中，五脏病位以心、肝、脾为多，伤脾规律表现为脾气虚、脾失健运的病理改变。吴丽丽等在药物的聚类分析中，发现健脾类药物为常用的治疗药物，而健脾、化痰和安神药物常被联合使用。因此，脾在神志活动的产生与发病机制中起着重要的作用。张嘉鑫等在脑与脾之间的病理联系中提出，在脾胃病的发生、发展中，伴随着不同程度的情志异常；同样，情志异常也会导致脾胃病的发生。王晓歌等通过对入院抑郁症患者进行归脾汤和中医情志护理的联合治疗，试验组患者的有效率高于对照组，血清 5 -羟色胺水平明显高于对照组，去甲肾上腺素水平低于对照组（$P<0.05$）。田丹枫等在疏肝健脾法治疗肝郁脾虚型脑卒中后抑郁的荟萃分析中发现，与对照组相比，用疏肝健脾法治疗脑卒中后抑郁在改善临床症状及疗效方面具有明显优势，调理脾胃气机，使其能正常升清降浊，使气血顺畅。闫咏梅等通过解郁宁神汤联合黛力新治疗，有效降低了脑卒中后抑郁患者的汉密尔顿抑郁量表（HAMD）、蒙哥马利艾森贝格抑郁评定量表（MADRS）、脑卒中量表评分，明显改善患者抑郁状态，减轻患者抑郁程度，促进患者神经功能恢复，而且能够有效改善患者中医证候。纪可等在治疗脑卒中后抑郁的临床体会中提到脾虚是脑卒中后抑郁发病的内在基础，通过健脾化痰逐瘀方以健脾调气治痰、治瘀，保持脾胃之气通畅，使气顺则血行，气畅则痰消，较好地治疗和改善脑卒中后抑郁的多种症状，取得较为满意的疗效。张林等通过归脾汤加味治疗脑卒中后抑郁伴焦虑共病（PSCAD）患者，失眠、肌强直、震颤、食欲减退等方面不良反应明显减少，通过调畅脾胃气机，则心脑得养，情志通调。

## 脑脾相关

周一心等研究发现，在抑郁发病中，"脾虚"对气机与神明的影响很大，从而提出了"脑脾相关"理论，以此为基础拟醒神解郁方，以达到益气活血，醒神开窍的功效，结果显示治疗后患者 HAMD 评分均显著低于治疗前。现代研究表明，在脑卒中后抑郁的发病机制中，神经-免疫系统互动异常是导致中枢免疫稳态失衡，促进抑郁发生、发展的重要途径，脾作为重要的免疫器官，在脑卒中后抑郁的发病中起着重要作用。早在 20 世纪 50 年代，Fan 等就建立了神经免疫概念，认为在免疫系统和神经系统之间存在着交叉对话。在抑郁的发病机制中，"细胞通路"学说认为，由脾脏等免疫系统激活的促炎细胞因子通过直接和转导途径进入大脑，从而诱发疾病的发生和发展。脑卒中后释放大量的危险信号，导致免疫系统激活，进一步导致大脑损伤的级联反应扩大，表明炎症诱发的免疫反应在脑缺血损伤和血脑屏障破坏中发挥着重要的作用。而脑卒中后脾脏切除减少了神经行为缺陷和梗死体积。Duda 等通过给予丙咪嗪（IMI）降低了大脑皮层吲哚胺 2,3 -二加氧酶（IDO）蛋白水平，减少脾脏中细胞因子干扰素 γ 和白介素-6 蛋白表达，从而改善抑郁行为。Finnell 等确定了白藜芦醇（RSV）通过降低脾脏中促炎细胞因子肿瘤坏死因子- α，白介素- 1β 水平的表达，可以抵抗大鼠的持续应激压力诱导的抑郁症状。现代研究表明通过脾脏为治疗靶点干预脑卒中后抑郁的案例是可行的途径之一。

不管是从西医学神经-免疫系统失衡，还是中医学气机情志角度，脾在治疗脑卒中后抑郁中有着不可或缺的重要性。《推求师意·郁病》指出"郁病多在中焦"，现代医家亦认为郁之为病，与脾之免疫功能失调密切相关。近十年来，国内医务工作者和研究人员对中药治疗脑卒中后抑郁的关注程度越来越高，通过干预脾脏中的免疫炎症因子，或者健脾化痰类的中药汤剂，均可改善抑郁症状。因此，在治疗脑卒中后抑郁等情志病变时，把握整体观念，以脾胃为治疗重点，进一步探究免疫通路与神经环路之间的交叉对话机制，为脑卒中后抑郁的治疗药物研发提供了新的方向。

# 226　脑卒中后抑郁的中医治疗

　　脑卒中后抑郁是在发生脑血管障碍基础上出现的一种精神情感异常的疾病。在临床中可表现出兴趣减退、愁眉不展、垂头丧气、心事重重、情绪低落、注意涣散、睡眠障碍等症状，严重者出现思维迟缓、悲愤厌世、寻死觅活行为。据研究，脑卒中后抑郁易发生在年轻以及女性患者，病程的早期及后期发生率较中期高，在患者人群中的发生率占到 25%～50%，是影响卒中患者恢复的重要影响因素。脑卒中后抑郁归属于中医的"中风""郁证"，脏腑阴阳、气血功能失调，风火痰瘀等病理产物滞留在脑而发为半身不遂等症，长期思虑、忧愁，肝气郁结，导致"因病致郁"的脑卒中后抑郁。脑卒中后抑郁作为脑卒中的主要并发病之一，严重影响患者预后，中医在整体观念、辨证施治、四诊合参的理论下，实行个体化治疗，患者治愈率佳，不良反应少，学者刘莎等对脑卒中后抑郁中医药治疗研究做了梳理归纳。

## 中医辨证治疗

　　**1. 脏腑调郁情志畅**　《医碥》曰："郁而不舒，则皆肝木之病也。"《太素》曰："肝风状能有八：一曰多汗，二曰恶风，三曰喜悲。"《四圣心源》曰："风木者，五藏之贼，百病之长。凡病之起，无不因于木气之郁。"可见，郁证源于肝，肝病加重郁，郁证郁而不通，致百病而生。《临证指南医案》曰："精血衰耗，水不涵木……肝阳偏亢，内风时起。"肝失疏泄，肝阳升发过度上犯于脑，元神被扰，加之肝气郁结，疏于条达，引发抑郁。治以疏肝健脾，理气开郁。《素问·六节藏象论》曰："肾者，主蛰，封藏之本，精之所处。"肾脏中具有促进人体生长发育的重要物质——精，《灵枢·经脉》指出"人始生，先成精，精成而脑髓生"，肾中之精充盛，则脑髓发育良好，例如，《类证治裁·卷三》曰："脑为元神之府，精髓之海，实记忆所凭也。"，脑髓充足，则意志思虑智等脑部活动才得以正常发挥。"凡情志之属，惟心所统，是为吾身之全神也"，情志改变，心者统之，心者为五脏六腑之大主，若心者受累，神失所养，全身有序调节受损。"百病皆由脾胃衰而生也"，脾胃主运化，营养全身，脾胃不健，则百病由生，"脾藏意，主思虑"，过度思虑，则脾土受扰，健运失司。心肝脾肾等均与情志有关，肝脏在情志调节中占主要方面，例如，《读医随笔》曰："凡脏腑十二经之气化，皆必藉肝胆之气化以鼓舞之，始能调畅而不病。"因此在治疗时要以调理肝脏为核心，例如，《医贯·郁病论》曰："予以一方治其木郁，而诸郁皆因而愈。"肝主疏泄，藏魂，心主血，藏神，脾主运化，藏意，肾藏精，生髓，肝失疏泄、心失所养、脾不健运、肾不藏精，致卒中后抑郁，因此在治疗中，以理气疏肝解郁为主，同时也应运用健脾养心益肾等治则。

　　田丹枫等采用 Meta 分析，大数据观察 1099 例肝郁脾虚型脑卒中后抑郁患者，观察组使用疏肝健脾的方药，对照组以西药治疗为主，疗程 2～8 周，观察抑郁量表、中医证候量表以及中医证候有效率，发现观察组治疗效果优于对照组，证明疏肝健脾方法对肝虚脾虚型脑卒中后抑郁患者有明显治疗作用。吴春岚等建立脑卒中后抑郁动物模型，中药组以"疏肝行气解郁"的逍遥解郁方（柴胡、当归、枳壳、合欢皮、炒酸枣仁、白术、香附、郁金、石菖蒲、白芍、首乌藤）连续灌胃 28 d，结果发现中药组大鼠体内 5-HT 的含量增多，结果具有统计学意义（$P < 0.01$），说明逍遥解郁可以通过调节 5-HT 的含量来改善大鼠抑郁状态。曹洪涛给予对照组盐酸舍曲林片，治疗组在对照组上加用耳穴压豆合补益肝肾解郁方（柴胡、生地黄、山茱萸、山药、赤芍、白芍、丹参、茯神、香附、泽泻、牡丹皮、合欢花），治

疗组患者有效率（90.0％）较对照组较高（77.5％）。黄宁静等对观察组服用氟哌噻吨美利曲辛片，治疗组给予针灸及脑卒中 2 号方（黄芪、当归、鸡血藤、赤芍、茯苓、山药、石菖蒲、刺五加、甘草），结果发现对照组与治疗组在中医症候疗效、HAMD、NIHSS 评分等方面有较好疗效，说明益气养心，健脾和胃安神对心脾两虚型脑卒中后抑郁有明显效果。

**2. 痰瘀得化脑窍清**　《三因极一病证方论》指出"七情扰乱，郁而生痰"，喜怒忧思悲恐惊等情志表达出现异常时，影响五脏六腑之间的气机升降调节，气机郁久则可能产生痰样病理物质。《证治汇补》指出"惊怒忧思，痰乃生焉"，情志被扰，郁而不散，阻塞气机，病痰则聚之。《血证论》曰："须知痰水之壅，由瘀血使然。"津血同源，运行受阻，血阻脉道，津不化血，停而为痰，痰瘀生，则病始。脑卒中者，阴阳失调、气血逆乱、风火痰瘀等扰乱神明，神失所主；加之患者病久缠身，活动受限，思虑加深，气血被耗，津液被滞，痰瘀阻窍，脑窍失养，神志被扰，引发抑郁。百病皆由痰瘀作祟，痰瘀致人者，流连于人体各个部位，停留时间长，难以祛除，在治疗时以理气开郁、化痰祛瘀为法，使其痰瘀祛，脑窍通，情志畅，郁证解。张卓然给予实验组大鼠豁痰开窍，扶正祛邪的涤痰汤，对照组给予盐酸氟西汀胶囊，均灌胃 28 d，研究发现涤痰汤通过减轻炎症反应、改善神经元突触结构，改变大鼠抑郁症状。彭先住给予对照组 30 例服用盐酸舍曲林片，观察组 30 例服用逐瘀开郁化痰汤，统计发现观察组显效率（93.33％）高于对照组显效率（80％），说明理气解郁、活血通络、扶正化痰作用的逐瘀开郁化痰汤能有效治愈患者抑郁症状。

**3. 气血升降郁气达**　《素问·六微旨大论》曰"出入废，则神机化灭；升降息，则气立孤危。故非出入，则无以生长壮老已；非升降，则无以生长化收藏。是以升降出入，无器不有"。说明了万事万物皆以升降出入为基础，是自然界与人类世界繁衍生存的基本规律，均需保持升降出入之间平衡的和谐状态。《丹溪心法·六郁》曰："郁者，结聚而不得发越也。当升者不升，当降者不降，当变化者不得变化也。"郁结壅滞，升降失司，变化被阻，发于情志，则忧愁苦闷。"凡郁病必先气病""忧愁者，气闭塞而不行"，情志忧郁，气机易结。"气血冲和，万病不生，一有怫郁，诸病生焉，故人身诸病，多生于郁"。卒中后患者，半身不遂，言语不清，久卧病床，情志失于表达，气血失于升降，脑窍失其濡养，发为脑卒中后抑郁，治疗多以调畅气血、理气开郁为主。付春红将 64 例轻-中度脑卒中后抑郁患者分为对照与观察组，对照组口服黛力新，观察组服半夏调气汤（法半夏 10 g，黄芩 10 g，黄连 5 g，干姜 10 g，人参 10 g，厚朴 15 g，紫苏 15 g，生姜 10 g，茯苓 15 g，甘草 5 g，大枣 5 枚），治疗组患者中医证候总体疗效、抑郁症状总体疗效有效率均为 96.6％，对照组则分别为 90％、93.3％，证明调理气机升降出入，培补脾胃中气对脑卒中后抑郁具有良好作用。孙善动给予 30 例对照组患者服用盐酸氟西汀，治疗组 30 例中西药联合治疗加用加味越鞠丸治疗，治疗 8 周后发现 HAMD 量表减分率、抑郁量表减分率均较观察组降低明显，同时中医证候疗效比分治疗组有效率（93.33％）优于对照组（50.00％），说明以"调畅气机，升降为要"为思想的加味越鞠丸可以有效治疗抑郁。

## 针灸治疗

**1. 针督络脑神志清**　"人始生，先成精，精成而脑髓生""头者，精明之府"，脑脏在人体生长发育、意识形态等方面均发挥有主宰的作用，《素问·骨空论》曰："督脉者……贯脊属肾，与太阳起于目内眦，上额交巅，上入络脑……其少腹直上者，贯脐中央，上贯心。"督脉是奇经八脉中唯一一条入脑的经脉，同时在经脉的循行过程中贯肾过心，肾者主骨生髓，脑为髓海，肾精充足，脑髓充盈，精明之府以调节；心者主神主脉，心者守神，血者养神，则神志正常调节。督脉者，统领一身之阳气，又联络心脑肾之脏，因此在脑系疾病中具有重要作用。脑卒中后抑郁经络学病因为督脉痹阻，病位在脑，针督脉，可发挥通脑脏、调元神、促情志的作用。现代研究表明，针刺督脉穴可以抑制神经细胞凋亡、改善脑血管内皮细胞、清除脑内有害自由基等发挥脑保护作用。王艳君等对西药康复 50 例患者给予草酸艾司西酞普兰片治疗，50 例针刺康复组患者以"调督通脑针法"为治则，给予百会、神庭、哑门、膻中，双侧肝俞、心俞、肾俞、太冲、太溪、神门、内关等穴位，患者治疗 8 周后治疗组愈显率（78.72%）优于西药组（52.08%），同时焦虑、认知以及睡眠障碍等评分较西药组有明显下降。王娴给 68 例观察组患者以通督治郁针法为原则，给予百会、神庭、膻中、太冲、太溪、四神聪、神门、肾俞、肝俞及心俞，对照组给予盐酸氟西汀，发现针刺治疗可以通过调节 5-羟色胺、脑源性神经营养因子、多巴胺含量，以及减少神经元烯醇化酶的释放等方式，减轻患者抑郁症状，针刺组有效率（89.71%）高于对照西药组（77.94%），治疗有统计学意义（$P<0.01$）。

**2. 电针频刺助解郁** 研究发现，电针具有明显脑细胞保护作用，促进兴奋性氨基酸转运体 2 的表达，γ-氨基丁酸上调，降低谷氨酸含量，抑制兴奋毒性，保护血脑屏障完整性以及通透性，有益神经元存活；增加大脑抗氧化能力、清除自由基；影响基因与蛋白等通路的表达，缓解内质网应激反应；调控免疫效应细胞以及炎症因子抑制炎症反应表达；影响 Bcl-2、p53 等多种凋亡基因调控，抑制细胞凋亡，调节自噬等；卒中患者脑细胞大量受损，电针保护脑细胞，并刺激与情绪、记忆等有关的脑神经，使情绪正常表达，改善患者临床症状。沈卫东等对脑卒中后抑郁大鼠使用频率为 2 Hz/3 s 和 20 Hz/3 s 交替的电针针刺百会、神庭穴位，研究发现电针作用于脑卒中后抑郁大鼠下丘脑-垂体-肾上腺轴（HPA）、糖皮质激素受体（GR）等影响皮质醇的分泌及炎症因子 IL-1β、IL-6 和 TNF-α，改善大鼠抑郁状态。张蕊对 35 例患者以频率为 2 Hz 的电针针刺百会、神门、太冲等穴，再辨证选用腧穴施以补法为针刺治疗组，观察组以盐酸帕罗西汀片治疗，观察组的有效率（77.14%）低于针刺治疗组有效率（94.29%），说明以"解郁方"为主的电针针灸组通过疏通脏腑经络、调补阴阳气血的方法可有效改善抑郁症状。

**3. 腹针归元气机畅** "腹者有生之本，百病皆根于此"，腹部藏有多种脏器及经脉，募穴，脏腑之气结聚者，多位于腹，针刺腹部，可以直接调节脏腑经络气血。研究发现以"神阙布气假说"为核心，在薄氏腹针"引气归元、八廓辨证"理论指导下选主穴中脘、下脘、气海、关元，配穴取滑肉门（双）、外陵（双）、上下风湿点（患侧）、上下风湿外点（患侧）等治疗脑卒中后抑郁患者临床有效率高达 100%，腹针的高治愈率，为临床治疗脑卒中后抑郁又提供了一项新思路。

**4. 耳通全身脏腑健** "耳者，宗脉之所聚也""十二经脉……其气血皆上于面走空窍……其别气走于耳而为听"，十二经脉中的阳经直接入耳，阴经者，通过经别与阳经相合贯于耳，使耳与全身脏腑、十二经脉等皆有密切联系。古代医学认为，耳郭呈倒立的人形，与人体的头面、躯干、五脏六腑等有相应的对应关系，例如，《千金方》指出"心气通于舌，非窍也，其通于窍者，寄见于耳，荣华于耳"，因此在诊断疾病时就可以"视其外应，以知其内脏"。在治疗中，脏腑疾病均可以找寻耳郭对应点，从而发挥疏通经络精血，调节阴阳的作用。脑卒中后抑郁病位在脑，五官七窍皆为脑与外界联系的腔隙，所以临床上常用耳穴埋针、耳穴压丸、耳穴埋豆等方法刺激耳穴，耳窍传递作用于脑，同时现代研究也表明耳部有丰富的神经与血管，刺激耳部穴位，可以促进脑电波的改变，有益于大脑调节情绪。刘艳红等对 112 例脑卒中后抑郁患者随机分组，治疗组在对照组基础上加以耳穴按摩以及心身护理治疗，将用酒精浸泡后的王不留行黏于胶布上，贴耳部神门、交感、心、枕、皮质下等，每次按揉 5 min，治疗后观察情绪调节、疾病认识等方面的遵医行为和活动能力、健康感受等方面的生活质量，发现治疗组较对照组在与抑郁有关的遵医行为和生活质量方面有较好疗效。

## 其他治疗

**1. 音乐治疗** 《黄帝内经》曰"天有五音，人有五脏；天有六律，人有六腑……此人与天地相应者也"。五脏对应五音，而五音不同感知回馈于大脑，令大脑内的肾上腺素及去甲肾上腺素激素分泌减少，一氧化氮增多，神经细胞兴奋，产生积极情绪。万鹏程采用 Meta 分析的方式，发现加用音乐疗法，可降低脑卒中后抑郁患者的汉密尔顿抑郁量表（HAMD）评分。

**2. 高压氧治疗** 高压氧治疗对于耗氧量多的脑组织，可以增加脑组织的含氧量，改善脑缺氧状态，同时使脑内血液以"反盗血"的形式对缺血部位的大脑进行血流供应,有益毛细血管形成以及损伤部位的恢复,有助于大脑神经主导作用恢复。吴艳给予观察组服用舍曲林,治疗组加用高压氧疗法,各治疗30 d,进行日常生活能力量表、功能独立程度评定量表评分,较治疗前明显升高,观察组总有效率(90%)大于对照组总有效率(73%)。

**3. 重复经颅磁刺激治疗** 磁疗法使大脑内神经递质含量下降及其受体增多,恢复大脑神经环路中掌握调节情绪有关的脑电的节律性振荡,增强特定脑解剖部位的神经可塑性,促使主导记忆、情绪部位的脑血流量重新分布,影响与情绪有关的脑源性神经营养因子、白介素- 1β、核因子 κB 等。肖展宏对对照组 24 例患者给予常规治疗,加以重复经颅磁刺激治疗作为观察组,刺激患者左侧前额叶,发现对照组有效治愈 12 例(63.16%),观察组有效治愈 17 例(80.95%)。

**4. 正念训练治疗** 正念训练对情绪调节有关的大脑额叶、下丘脑、扣带回产生作用。薛小霞在对照组治疗基础上加正念训练作为观察组,评定心理弹性量表、匹兹堡睡眠质量指数量表、脑卒中专用生活质量量表,发现观察组结果均优于对照组,具有统计学意义($P<0.05$)。

**5. 太极拳治疗** 太极拳活动可以与人交流,提高信心,增强神经肌肉恢复,增加身体灵活性。赵彬对 30 例患者在康复治疗基础上加太极拳训练,发现太极拳组患者日常生活能力以及上下肢运动状态均有提高,抑郁状态改善,对照组有效率(70%)低于太极拳组有效率(86.6%)。

现代医学对脑卒中患者多重视言语、意识、活动等方面障碍的改善,提高患者生存率,但患者因患病后不能完全恢复正常的活动能力,不能从事平日的工作,生活上不能自理,就医治疗的高费用等,多种因素导致患者长期压力变大,郁结在心,情绪上多自卑、失落,出现不同程度的抑郁情况。在临床治疗中,患者患病程度的轻重不一,在临床就诊中如果患者及其家属未及时发现告知医生则易被忽视,且脑卒中后抑郁尚未有统一的确诊检查,造成了临床诊断的不一致性。调查显示抑郁状态不易于患者躯体功能的恢复,可能提高复发率及病死率,因此,改善脑卒中后抑郁成为提高患者生活幸福率的重要部分。现代研究认为,脑卒中后抑郁主要与体内激素、炎症因子、血氧供应及卒中时受损部位有关,治疗以选择性 5 -羟色胺再摄取抑制剂(SSRI)和三环类抗抑郁药(TCA)为主。现中医在治疗此类疾病上发挥了很大空间,除中药治疗之外,体针、腹针、电针、耳穴治疗以及联合现代技术的磁疗、高压氧疗法均有益抑郁的改善,同时对于社会方面展开的太极拳、音乐、正念疗法等均发挥了有用的作用。总之,中医治疗脑卒中后抑郁的方式越来越广泛,临床治疗时副作用小,成瘾性小,患者接受程度高,临床测评中抑郁量表评分以及中医证候等评分均降低,抑郁悲伤忧虑情绪改善良好,康复率提高。

## 227　脑卒中后抑郁的中西医研究

　　脑卒中后抑郁是脑卒中后较为常见的并发症，主要表现为情绪低落或不稳定、兴趣丧失、食欲减退、睡眠障碍、悲观无价值感甚至自杀倾向。脑卒中后抑郁影响脑卒中患者的神经功能修复，导致严重的认知障碍，同时也影响卒中后的康复效果，增加卒中患者的死亡率和卒中的再发生。因此，应该积极预防脑卒中后抑郁，尽早识别、诊断并进行针对性的治疗。学者任思锜等从中西医方面分别阐释脑卒中后抑郁的病因病机、风险因素及治疗方法。

### 脑卒中后抑郁的发病机制

　　**1. 西医发病机制**　脑卒中后抑郁目前的发病机制复杂，主要涉及神经生物学机制及社会心理机制。单胺类神经递质学说主要包括 5-羟色胺能和去甲肾上腺素能的改变，另有学说认为脑卒中后抑郁的发生可能与免疫激活有关。下丘脑-垂体-肾上腺轴与下丘脑-垂体-甲状腺轴，与炎症因子、单胺类神经递质互相影响，共同导致脑卒中后抑郁。此外，社会角色发生改变，家庭经济负担加重促使患者产生抑郁情绪。

　　**2. 中医病因学说**　中医学认为，脑卒中后抑郁同时具有"中风"和"郁病"的特征。张景岳曰："凡五气之郁，则诸病皆有，此因病而也；至若情志之郁，则总由乎心，此因郁而病也。"《证治汇补》曰："有病久而生郁者，亦有郁久而生病者。"由此可见，"郁"和"病"互为因果，又互相影响。

　　（1）脏腑学说：肝为刚脏，喜条达而恶抑郁，主疏泄和人的精神活动。黄培新认为肝的主要功能是主疏泄和主藏血，肝气郁结始终是脑卒中后抑郁贯穿始终的病机，肝气郁结或肝失疏泄均能导致情志异常，而情志异常又能进一步加重肝气郁结，二者交互影响，恶性循环。此外，乔明琦等通过现代研究发现多种情志共同致病，伤肝比"五志伤五脏"的模式更符合临床实际，提出"肝主调控情志论"，明确了肝脏在五脏与情志相关关系中居核心地位。肾为先天之本，主骨生髓，髓上通于脑，脑为髓之海，脑功能的正常运行主要有赖于脑髓的营润，肾虚则脑髓不足，元神失养。卒中患者多为中老年人，机体肾精虚衰，无力濡养脏腑，因此肾虚精亏被认为是脑卒中后抑郁的重要病机。

　　心藏神，为五脏六腑之大主。《灵枢·本神》曰："心藏脉，脉舍神，心气虚则悲。"脑卒中后患者气血运行不畅，活动不利，忧思过度渐耗阴血，日久则心神受损，发为郁证。脾为后天之本，气血生化之源，卒中患者气血不足，脾胃失养，无力运行水谷精微，气血生化无源，不能上荣于脑，脑失濡养，日久神亏则郁。痰瘀既是脑卒中的"伏邪"，又是脑卒中发病过程中的病理产物。痰瘀日久影响脾的调节功能，气机和水液运行不畅则进一步加重痰瘀。从中医理论以及临床研究中，发现脑卒中后抑郁的发病因素错杂，不是单一的脏腑致病，而是肝、肾、心、脾相互影响，共同致病，可以归纳出脑卒中后抑郁的病机主要为肝气郁结、肾精亏虚、心神虚损和脾气亏虚者四个方面。

　　（2）五态人学说：《黄帝内经》最早提出根据阴阳之量将人分为少阳之人、太阳之人、阴阳和平之人、少阴之人、太阴之人的五态人。从太阳至太阴，阴阳的变化反映在性格就是从亢奋外向到抑制内向。魏荣友等通过调查脑卒中后抑郁患者五态人格及体质问卷，观察到脑卒中后抑郁患者太阳、少阳、阴阳、平人格评分，均低于全国常模；脑中风后抑郁患者太阴、少阴评分，高于全国常模，二者均有统计学意义。在体质方面，脑卒中后抑郁患者以气郁质、湿热质、阳虚质为多。根据五行从属，其分别对应木、火、土、金、水，对应五脏为肝、心、脾、肺、肾。少阳之人属肝，性格敏感，情绪易变，脑卒中后更甚，导致肝郁更为严重，恶性循环，发为郁证。太阳之人属心，阳气过盛，阴血不足，其本属火，火热结合则易耗气伤阴，引动肝风而致脑卒中，阴血更加不足无以濡养脑髓，则发为郁证。

阴阳平和之人属脾，脑卒中后患者饮食不节，忧思过度，日久损伤脾胃，酿生痰湿，痰湿阻滞，气血运行不畅而成郁。少阴之人属肺，肺为娇脏，易受风邪侵袭，风性上扬，阻碍清窍，发为脑卒中，肺损则影响全身的气血运行，心神失养，发为郁证。太阴之人属肾，肾为五脏阴阳之本，久病伤肾，肾阴失于滋润，无力生髓上荣于脑，神明失用而引发郁证。五态人体质与脑卒中后抑郁有着密切关联，临床上也可根据五态人之阴阳、气血偏盛来调整对应的治疗方案，阴平阳秘，精神乃和。

（3）经络学说：《素问·阴阳离合论》曰："是故三阳之离合也，太阳为开，阳明为阖，少阳为枢。"受外邪、内伤影响，少阳开阖失常，容易导致气机郁滞。脑卒中恢复期，痰浊、血瘀滞留日久，枢机失运，情志不畅则生抑郁，故疏解少阳郁滞，恢复少阳转枢，通畅三焦。崔春苗等应用通利枢机针刺法联合黛力新治疗脑卒中后抑郁较单纯使用黛力新临床效果更佳。陈顺中以小柴胡汤为基础，将 88 例患者随机分组，治疗组选用自拟柴胡舒郁汤治疗，对照组用赛乐特，治疗组总有效率为 86.67％，对照组总有效率为 72.09％，2 组总有效率差异有统计学意义。此外，李洪亮认为从六经辨证来看，脑卒中后抑郁患者的核心心理表现和躯体症状当属少阳、阳明合并的表现，用大柴胡治疗效果显著。

## 脑卒中后抑郁的风险因素

目前认为脑卒中后抑郁与性别、年龄、种族、抑郁症家族史、神经功能的损伤程度、损伤部位、自我支持及社会支持等因素相关。有研究表明，不同于抑郁症的患病率在普通人群中女性较高，脑卒中后抑郁的性别差异只存在于卒中后 6 个月内，因此男性卒中患者同样需要关注。中年人（＜70 岁）的脑卒中后抑郁发生率较老年人更高，可能由于中年人更难面对卒中后身体的残疾与生活压力有关。有研究显示脑卒中后抑郁中左半球卒中的抑郁风险高了 26％，占优势的半球病变通常会导致更多的残疾和高沟通困难的机会。失语症后患抑郁症的相对风险要高 50％。但也有相关的系统分析显示脑卒中后抑郁与病变部位无关，另有荟萃分析显示失语症与病变位置和脑卒中后抑郁的关系存在争议，只有亚急性卒中后研究（1～6 个月）显示右半球卒中与抑郁风险之间存在统计学关联。研究发现自我支持效能（GSE）有助于应对疼痛或残疾等慢性疾病，进而缓解抑郁情绪。一项前瞻性研究通过观察卒中患者病发后 48h、6 个月后两个时间节点脑卒中后抑郁的发病率，发现抑郁水平较高的患者往往功能障碍水平更高，社会陪伴和信息支持更少。

## 脑卒中后抑郁的治疗

### 1. 西医方面

（1）抗抑郁药：抗抑郁药可逆转细胞因子引导的炎症过程进而可能预防脑卒中后抑郁，有一项荟萃分析显示抗抑郁药能有效降低脑卒中后抑郁的发生率。一项纳入包括 2190 例患者的数据分析显示与对照组相比，使用常规剂量抗抑郁药能有效降低脑卒中后抑郁的发生率，而选择性 5-羟色胺（5-HT）再摄取抑制剂（SSRI）类抗抑郁药物效果最为显著，NE 及特异性 5-HT 能抗抑郁药（NaSSA）、5-HT 及 N 再摄取抑制（SNRI）类抗抑郁药也有类似作用，而三环类抗抑郁药（TeCA）则无预防脑卒中后抑郁的作用。目前证实有效的 SSRI 类抗抑郁药包括盐酸帕罗西汀、草酸艾司西酞普兰、氟西汀、舍曲林。NaSSA 类抗抑郁药为米氮平。SNRI 类抗抑郁药包括文拉法辛、度洛西丁、米那普仑等。

（2）其他药物：艾地苯醌具有较强的抗氧化和清除氧自由基的作用，能够保护脑梗死患者的神经细胞，改善其精神、情绪和智能。张翼等通过观察 60 例急性脑梗死患者随机分组，对照组给予常规治疗，治疗组加用艾地苯醌 30 mg/次，3 次/日，连续服用 8 周。通过对比治疗前后 8 周两组患者的汉密尔顿抑郁量表（HAMD）评分、日常生活能力（ADL）及神经功能缺损（NIHSS）评分来确认脑卒中后抑郁的发生率。结果显示治疗组 8 周后脑卒中后抑郁的发生率明显低于对照组，HAMD 评分及 NIHSS 评分低于对照组，ADL 评分高于对照组，差异具有统计学意义。雷敏等通过观察性研究证实丁苯酞可以改善脑卒中后抑郁患者抑郁状态，他们的血清 Hcy、神经细胞因子水平和单胺类递质代谢都较治疗前有所改变，进而推测丁苯酞可能通过改善微循环、减少神经通路的损伤来改善和预防脑卒中后抑郁。王梦迪等通过给脑梗死患者注射丁苯酞，发现其能够有效改善神经功能缺损和减少脑卒中后抑郁的发生。陈爱丽观察 79 例缺血性脑卒中患者，随机分组，对照组口服阿托伐他汀剂 10 mg/d，观察组 20 mg/d，比较 2 组 HAMD 评分、脑卒中后抑郁发生率及不良反应发生率。观察组第 14 周抑郁发生率明显低于对照组，差异有统计学意义。说明在预防缺血性脑卒中后抑郁方面，使用大剂量阿托伐他汀具有较好中远期疗效，且不良反应较少。

**2. 中医方面**

（1）常用中药：黄邦锋认为卒中后抑郁属于中医"郁病"范围，基于关联规则进行 SPSS 分析脑卒中后抑郁的治疗方剂 80 首，治疗药物具有疏肝理气解郁、祛痰开窍、养心安神益志、健脾柔肝宁心、补血活血、除烦安神等功效，温性、苦味药，归肝经、心经的药物为首位，关联规则分别挖掘出药队 16 个、药队 13 个。由此推测脑卒中后抑郁病位与心、肝密切相关，其病机为本虚标实，潜在的治疗大法为补肾疏肝、活血化痰、调畅气机、怡情养性。此外，翁曼等还发现治疗脑卒中后抑郁的方剂中柴胡的规则最多，为 136 条，其次是甘草，为 110 条，再次是郁金，共 105 条，较为重要的规则药队主要以理气化痰、活血化瘀、安神镇静为主。朱澄等通过对 50 篇治疗卒中后抑郁的论文中方剂治疗方向使用频率从高到低分别为疏肝理气、活血通络、理气化痰、补益肝肾。103 味使用频繁的中药以健脾和中、理气解郁、化痰开窍及活血通络类为主，主要为柴胡、川芎、白芍、石菖蒲、郁金、香附、甘草、枳壳、当归、远志等。常用配伍组合为当归、丹参、远志、夜交藤；当归、夜交藤。近年来的相关文献提及可预防脑卒中后抑郁的中药方有涤痰化瘀汤、柴胡疏肝散、越鞠丸。黄侃等将 102 例急性脑卒中患者随机分组，对照组进行常规治疗，干预组加用涤痰化瘀汤（方药法半夏 15 g，胆南星 10 g，石菖蒲 10 g，远志 10 g，郁金 10 g，丹参 15 g，川芎 10 g，赤芍 10 g），每日 1 剂。观察 HAMD-17 和 NIHSS 评分差异。结果显示干预组能明显降低脑卒中后抑郁的发生率，各时间节点上干预 1 个月组的效果更明显，说明早期运用涤痰化瘀汤预防脑卒中后抑郁，改善患者神经功能缺损。周荣等将 60 例脑卒中患者随机分组，对照组常规治疗，治疗组在此基础上加用柴胡疏肝散。对比 2 组 HAMD、NIHSS 评分，显示柴胡疏肝散不仅可以有效预防脑卒中后抑郁的发生，还能促进神经功能的康复，提高患者生活质量。李建国等将 321 例患者随机分为干预组（163 例）和对照组（158 例），干预组在对照组治疗的基础上加用越鞠丸，结果显示干预组脑卒中后抑郁的发病率明显低于对照组，且差异有统计学意义，说明越鞠丸对预防脑卒中后抑郁有较好的效果。

（2）中成药：相关文献显示中成药心脑欣胶囊、乌灵胶囊均能一定程度上预防脑卒中后抑郁。王兰桂等的研究结果显示盐酸帕罗西汀联合心脑欣胶囊组脑卒中后抑郁的发生低于盐酸帕罗西汀组，但无统计学意义。联合用药组和单一用药组血浆 Hs-CRP 水平低于对照组，差异具有统计学意义。说明心脑欣胶囊和盐酸帕罗西汀对西宁地区脑卒中后抑郁有一定预防作用，同时可改善卒中患者神经功能和生活质量，联合用药效果可能更佳，推测盐酸帕罗西汀对脑卒中后抑郁的预防也可能通过减轻炎症反应来实现。朱瑾等将急性脑卒中患者 110 例随机分组，两组在心脑血管疾病治疗相同基础上，试验组加服乌灵胶囊 0.99 g/次，3 次/日，对照组服用安慰剂，每 2 周进行脑卒中后抑郁的诊断，符合脑卒中后抑郁，则停止服药，周期为 6 个月。观察脑卒中后抑郁发病率及时间节点、HAMD 评分及不良反应。结果显示对比安慰剂组，乌灵胶囊能有效降低脑卒中后抑郁发病率，降低抑郁水平，延缓发生时间进而起到预防作用。

（3）针灸：俞红五等将 95 例卒中患者随机分为 2 组，在常规治疗的基础上，分别予以常规针刺治疗和常规结合开四关加人中（百会、风池、曲池、内关、足三里、三阴交）。两组脑卒中后抑郁的发病率分别为 5.26％和 23.08％，并且对比治疗前后同型半胱氨酸（Hcy）和超敏 C－反应蛋白（hs-CRP）水平。开四关加人中可能是通过降低卒中患者的 Hcy 和 hs-CRP 从而起到预防作用。冯玲等将 72 例脑卒中患者随机分组，对照组给予常规治疗，干预组在此基础上加用头针治疗，研究表明干预组脑卒中后抑郁的发生率明显低于对照组。王勇佳等观察 180 例脑卒中患者随机分为三组，经皮穴位电刺激结合康复宣教（结合组）、经皮穴位电刺激组（经皮组）和对照组，脑卒中后抑郁发生率分别为 8.0％、16.7％、36.7％，差异有统计学意义。说明早期穴位电刺激或结合健康宣教都能有效降低脑卒中后抑郁的发生率。

**3. 其他**

王培芝等通过观察 120 例首次脑卒中患者，将其分为传统康复锻炼组，和康复锻炼结合心理护理组，观察两组治疗前后汉密顿抑郁量表和日常生活能力的对比，6 周后，结果显示，护理组无抑郁患者比例明显高于对照组，而且对照组中重度抑郁患者更多。雷丽芳等观察 60 例脑卒中患者，分为对照组和干预组，干预组在基础治疗上加用情志调护结合艾灸四花穴（双膈俞＋双胆俞）治疗，对比两组的 HAMD 评分，结果提示此种方法可以预防脑卒中后抑郁。

随着经济发展的升高，社会结构的复杂性也不断影响着人们的身心健康。脑卒中呈现逐年升高的趋势，脑卒中后抑郁严重影响卒中患者的身心健康，西医治疗脑卒中后抑郁疗效确切，但是副作用大、易反复、患者依从性差，中医治疗多靶点共同发挥作用，且不良反应较少，患者依从性较好。从治未病的角度来看，预防治疗脑卒中后抑郁益处甚多，但是西医抗抑郁疗法令很多患者及家属不能理解，缺乏很好的医患配合，中医从整体治疗，将卒中和脑卒中后抑郁兼顾治疗，具有很大的优势。

# 228 从情志论治特发性震颤

特发性震颤在古代中医典籍中并未有明确的病名，但因其临床证候与"颤震"相似，故将其归纳为"颤震"。《素问·五常政大论》中就有本病临床症状的描述，如"其病动摇""掉眩巅疾""掉振鼓栗"等。现代医家多从筋脉失荣、失控所论，主要表现为头和肢体不自主的摇动颤抖，亦称"颤振"或"振掉"。现代医学认为特发性震颤是一种常见的运动障碍疾病，呈不完全外显性常染色体遗传，特发性震颤的发病率随年龄增长而增高，总体趋势是家族遗传性发病较早，散发性特发性震颤发病较晚，并可使患者产生生理和心理的继发改变，另有流行病学调查显示，有50%～90%的患者酒后可缓解症状。现代药物治疗以普萘洛尔和扑米酮为主，由于不良反应明显，患者依从性很低，并未取得理想的临床效果。中医药治疗本病疗效较好。赵建军教授从"诸风掉眩，皆属于肝"的理论出发，结合临床中此类患者多伴有情志障碍的特点，从情志论治，并从中总结出"疏肝怡情，平肝止颤"的治疗方法。学者胡彩云等对其经验做了总结。

## 病因病机

现代医家在尊重历代前辈经验的同时，也提出了自己的看法，如卜献春等都对其病因病机表述了不同的观点。纵观近代学者关于特发性震颤病因病机的研究，大多是从肝、肾以及整体的阴阳平衡来论述其发病机制。赵建军教授根据《黄帝内经》病机十九条中的"诸风掉眩，皆属于肝"以及《证治准绳·杂病·颤振》"颤，摇也；振，动也。筋脉约束不住而莫能任持，风之象也。亦有头动而手足不动者，手足动而头不动者，皆木气太过而兼火之化也"等论述，总结出本病乃为情志失调所致，其病位在肝。认为特发性震颤的病因有二，一是思虑过度，气机郁结，而致肝气疏泄不及；二是由于年老肾精不足，肾虚不能涵养肝木，肝气升发太过。因此诱发本病的基本病机乃肝气疏泄功能失常，若疏泄不及则导致肝气郁滞，津血失于运化，生痰生瘀，痰瘀阻截于脉道，脉道闭塞，血液运行不畅，筋脉失于津血的濡养而生风，则出现头及肢体的不自主颤动；若疏泄太过则引动肝风，风阳内动扰于筋脉，筋脉失控，则出现头部、肢体、口唇的不自主颤动。

## 治则治法

现代中医中药多从"滋补肝肾，平肝息风"来治疗本病，而忽略了情志因素亦可对本病的发生起重要作用，因而疏肝怡情与平肝止颤相结合将成为治疗本病的重要突破口。对特发性震颤的治疗，赵教授认为肝多实证，宜泻不宜补，《岳美中论医集》中指出"肝至刚，宜柔而不宜伐"，故确立疏肝怡情，平肝止颤的治疗大法。可少佐补肾药物，以达"滋水涵木"的功效。由此肝气得平、肝郁得疏，其络自通，其颤自止。临证必须明辨病机，审时度势，谨慎用药。

**1. 疏肝怡情治本** 依据患者肝气郁滞的病机特点，按五脏的生理特点及病情发展情况，运用疏肝理气、解郁化火、柔肝敛阴之品组方，使郁结得解、肝气得通、肝阴得敛，从而使情志顺畅，气血通顺，筋脉得以濡养。肝脏以疏为顺，肝气宜疏不宜结。临床中患者大多表现为心情郁闷，善太息，乏力，口苦等症状，故临证多采用柴胡疏肝散和越鞠丸加减来治疗，尤其善用合方中的柴胡、川芎、香附、芍药、当归、枳壳。方中柴胡功善调达肝气而散郁结，正如叶天士所说"柴胡气味轻升，阴中之阳，乃少阳也"，故其调达肝气之功最卓著；香附芳香辛散，善散肝气之郁结，且有理气调中之用，柴胡配香附则疏肝的作用更为明显。川芎能行气活血兼开郁止痛；枳壳行气止痛以疏肝理脾；当归补血行血；白芍味酸微寒，而有补血敛阴、柔肝止痛之用；当归和芍药配伍，养血调肝达到"补肝体而助肝用"的效果，同时又能缓和柴胡、川芎、香附的辛散燥烈之性，防止疏泄损伤肝阴，正合"肝喜柔恶燥"之说。合方共奏疏解肝郁之效。柴胡易损肝阴，在临床中可适当加当归、白芍等养阴柔肝之品，疏肝与柔肝相结合，双向调节肝的生理功能。

**2. 平肝止颤以治标**　肝为将军之官，在志为怒，《素问直解》中说肝"气勇善怒，犹之将军之官，运筹揆度故谋虑由之出焉"，由此可知肝性刚烈，易怒善动。故治疗时虽咸寒重镇不嫌其烈，务必药到病所，使肝气得以平息。此类患者平素多表现为脾气急躁易怒，声高气粗，口干口苦，大便干，脉多弦而有力，常用天麻钩藤饮及大定风珠加减，主要药物有天麻、钩藤、珍珠母、生龙骨、生牡蛎、石决明等，天麻性平味甘，归肝经，具有平肝潜阳，祛风通络的作用；钩藤，《本草纲目》中记载其可"平肝风、除心热"，两药合用平肝息风之功著；石决明、珍珠母、龙骨、牡蛎质重咸寒，擅于平肝潜阳，合方配伍加强平肝息风之功。肝多实证，平肝力度宜大，咸寒重镇的药品适当加用，可使肝气得以平息，同时根据具体病情酌加滋补肾阴、疏肝理气之品。

除上述治法外，临证应根据患者具体情况斟酌用药，患者舌质暗淡，肌肤甲错，口唇暗紫，脉涩，多加用丹参、赤芍、鸡血藤、土鳖虫、伸筋草以祛瘀通络；如有黄痰，舌质红，苔黄腻，多加用瓜蒌、天竺黄以清化热痰；如有清痰，舌质淡白，苔薄白，舌体胖大，边有齿痕，多加用法半夏、陈皮、胆南星等以温化寒痰；如患者小便黄赤，舌尖红，苔薄黄，多用淡竹叶、川木通以泻心火。同时运用全蝎、僵蚕、蜈蚣等以搜风通络，疏通筋脉，达到标本同治的效果。用方讲求精炼独到，用药宜准不宜多，务求直入病所，药之所达，其邪必祛。

# 验案举隅

付某，女，25岁，以"头不自主抖动1年"为主诉来门诊就诊。患者自述无明显诱因出现上述症状，未经治疗。现症头不自主抖动，偶有头痛、头晕，心烦，急躁易怒，寐差，纳可。二便正常。乏力气短，胸闷心慌。舌淡红，苔白，脉沉弱无力。中医诊断为颤证；西医诊断为特发性震颤。遂拟疏肝怡情，通络止颤法，

处方：柴胡15 g，川芎15 g，香附15 g，郁金35 g，栀子15 g，黄连15 g，当归15 g，白芍15 g，全蝎10 g，僵蚕10 g，蜈蚣2条，龙骨30 g，牡蛎30 g，佛手20 g，枳壳20 g，香橼20 g，天麻20 g，珍珠母30 g，白蒺藜30 g。5剂，水煎服，日1剂。

二诊：震颤减轻。舌淡暗，苔白腻，脉沉细无力。上方加羚羊角5 g，水牛角25 g。7剂，水煎服。

三诊：震颤减轻，舌质暗，苔白，脉沉细无力，上方加石菖蒲30 g。7剂，药后震颤消失。随访1个月，未见复发。

按语：患者平素急躁易怒，怒伤肝，肝为刚脏，喜条达而恶抑郁，如《黄帝内经》中所说"大怒则形气绝"，肝风循足厥阴肝经上行，扰动筋脉则头不自主抖动，头痛，头晕；肝火上炎，母病及子，扰动心火则心烦，心慌；肝气主升，肺气主降，肝气升达太过，肺气通降不顺，则出现胸闷气短；遂以柴胡疏肝散加减为主方，并配用通络止颤药物治疗。潘沁铭等在临床中擅用全蝎、僵蚕、蜈蚣等药，以增其止颤镇痉之功效。阳气浮越，夜晚阳不入阴则眠差，故用龙骨、牡蛎重镇安神之品，潜阳入阴。所谓"见肝之病，知肝传脾，当先实脾"，故用香橼、佛手疏理肝气，健脾益气。二诊时肝火得清，肝气得平则震颤减轻，但舌象色暗，可知瘀血仍在，故用羚羊角、水牛角凉血定惊散瘀。守方加减，病获痊愈。

随着社会的发展，现代人面临的压力逐渐增大，情志疾病的发病率逐年升高。赵教授认为特发性震颤的病因与情志有着莫大的关联，由此确立了以柴胡疏肝散为主方进行加减的方药体系，强调"准确辨

证，依证施法，按法遣药"三者缺一不可，正如张仲景《伤寒杂病论》中明示的"观其脉证，知犯何逆，随证治之"。中医治病的关键就是辨证施治，在临床中遇到此类患者，疏肝怡情是重点，更应该随证治之，如瘀血较重，则酌加活血化瘀的药物；痰湿重，化痰的药品则应占比重较大等，而非期许一药治多病。在治疗特发性震颤时，如果单纯用息风止颤的药物，对于肝阳上亢的患者作用明显，而对肝气郁结的患者恐难以达到预期的治疗效果，这就提示临证中必须综合分析加以辨证，而非拘泥于一证一法。

# 229　帕金森病情志异常辨治经验

帕金森病（PD）是危害中老年健康的第二大神经系统退行性疾病，其主要病变特征包括黑质致密部（SNpc）多巴胺能神经元进行性丢失、多巴胺能神经元胞质内路易小体（LBs）形成等。随着人口老龄化的加速，PD 的发病率有逐年升高之势，研究发现，65 岁以上的人群中其发病率可达 2％，进一步的临床研究证实，近 50％的 PD 患者伴有抑郁、焦虑等情志异常表现。临床实践发现部分 PD 患者以抑郁或焦虑为首发临床表现，伴有抑郁或焦虑等情志异常的 PD 患者其病情进展多会加速。西药在治疗帕金森病情志异常方面有一定的局限性，存在不同程度的耐药性和毒副作用。何建成教授临证擅长心脑血管病的诊治，对 PD 的病因病机及遣方用药颇有心得，尤其擅长从阴阳失调、脏腑虚实角度辨证治疗帕金森病情志异常。学者毕殿勇等对其治疗帕金森病情志异常的临证经验做了总结。

## 病因病机

帕金森病病程较长，病因病机复杂，何教授根据多年临证经验将帕金森病情志异常的病机责之于阴阳失调、脏腑失和。

**1. 阴阳失调与帕金森病情志异常**　《素问·调经论》曰："夫邪之生也，或生于阴，或生于阳。其生于阳者，得之风雨寒暑；其生于阴者，得之饮食居处，阴阳喜怒。"《素问·生气通天论》曰："阴不胜其阳，则脉流薄疾，并乃狂。"故机体阴阳协调、平衡是维系身心健康的必要条件。《素问·宝命全形论》曰："人生有形，不离阴阳。"阴阳是人体生命活动之根本，故人体各项生理功能的正常发挥均离不开阴阳协调、平和。《素问·阴阳应象大论》曰："年四十，而阴气自半，起居衰矣。"帕金森病多见于中老年人，故其病因病机必与阴阳失和紧密相关。根据多年临床实践经验将其总结为：帕金森病情志异常存在着阴阳失调现象，早期以阴虚为主，其成因多系年老体衰，五脏运化、统摄等功能失司，精、血、津液生成日渐不足。中期病因病机多为气阴两虚，其成因多责之于脾肾运化、藏精不足，气血生化乏源，肾中先天之精失养。晚期帕金森病患者精血日渐亏耗，阳无所依，久则成阴阳两虚之候。《素问·阴阳应象大论》曰："阴在内，阳之守也；阳在外，阴之使也。"徐灵胎《医贯砭·阴阳论》曰："阴阳又各互为其根，阳根于阴，阴根于阳，无阳则阴无以生，无阴则阳无以化。"故阴阳虽为对立双方，但二者实则为同源。

**2. 五脏虚实与帕金森病情志异常**　《医门法律·先哲格言》曰："故忧动于心则肺应，思动于心则脾应，怒动于心则肝应，恐动于心则肾应，此五志所以为心所使也。"五脏生理禀赋虽有差异，但在情志异常的发病中亦可相互影响。《素问·阴阳应象大论》曰："人有五脏，化五气，以生喜怒悲忧恐，故喜怒伤气，寒暑伤形。"《灵枢·本神》曰："肝藏血，血舍魂，肝气虚则恐，实则怒。脾藏营，营舍意，脾气虚则四肢不用，五脏不安……心藏脉，脉舍神，心气虚则悲，实则笑不休。"帕金森病情志异常虽其病位在脑，但与肝、脾、肾三脏功能失调关系密切。

（1）肝与帕金森病情志异常：《灵枢·本神》曰："肝藏血，血舍魂……随神往来者谓之魂"。可见肝所藏之血是人体正常情志产生的物质基础。指出 PD 患者肝之阴血匮乏，其"敷和"之性易于失调，故多有抑郁、焦虑等表现。生理学研究已表明，生理状态下肝脏参与人体多种免疫反应及多种激素（如雌激素、醛固酮）的代谢、灭活过程。在病理状态下机体多巴胺（DA）、去甲肾上腺素（NE）和肾上腺素（A）等儿茶酚胺类物质的合成-灭活稳态失衡可显著增加抑郁、焦虑及敌意等情志异常的发病率。

（2）脾与帕金森病情志异常：《素问·宣明五气》曰："五脏所藏，心藏神……脾藏意。"《素问·八正神明论》曰："血气者，人之神。"其实质是指神为心所主，气血是神赖以存在的物质基础。气血之充盈、运行正常与否同脾胃运化、升清功能正常与否关系密切，临床实践发现 PD 伴发抑郁、焦虑等情志异常者，常有不同程度的脾虚证候。此责之于脾虚肝郁，气机郁结。近年来发现的"下丘脑-垂体-脾"功能轴为中医"脾藏意"的研究提供了一定的理论支持，尤其是胃、肠肽类分泌细胞和脑内肽类神经元具有相同组织起源的发现更加强了该理论支持。脑肠肽的发现进一步印证了大脑-消化道在起源和功能方面具有密切联系，这为中医学肝脾与情志异常的相关性研究亦提供了一定的理论支持。

（3）肾与帕金森病情志异常：《三因极一病证方论·头痛证治》指出"头者，诸阳之会，上丹产于泥丸宫，百神所聚"。可见古代医家已认识到神志活动与脑关系密切。《医林改错·脑髓说》指出"神机记性全在于脑"。《灵枢·海论》指出"脑为髓之海"，故肾精充足是人体记忆、思维等情志活动正常发挥的重要保障。相关研究证实，下丘脑-垂体-肾上腺轴（HPA）功能亢进可促进机体促肾上腺皮质激素释放激素的合成，抑制 5-羟色胺、去甲肾上腺素释放，抑制神经递质多巴胺活性，导致抑郁等情志异常表现。《灵枢·海论》曰："髓海有余，则轻劲多力，自过其度；髓海不足，则脑转耳鸣，胫酸眩冒，目无所见，懈怠安卧。"PD 属中老年人神经退行性脑病，肾精亏虚为其根本病机，提倡将补肾填精作为帕金森病情志异常的基本治则。

## 辨证用药

PD 的临床治疗要谨守帕金森病病因病机，突出分阶段辨证论治的特色。帕金森病患者早期以肝肾阴亏、虚风内动证为主，患者多伴烦躁面赤、焦虑等情志异常表现，治疗当以培补肝肾、柔肝息风、宁心安神为主；中期以气阴两虚证为主，患者多伴终日郁闷不乐、情绪低落等情志异常表现，治疗当以补脾益肾、养血安神为主；晚期以阴阳两虚，痰瘀毒互结证为主，患者多伴抑郁、神志淡漠等情志异常表现，治疗当以滋阴潜阳、养心安神为主，同时兼用疏肝解郁之法。

**1. 养阴柔肝与理气解郁药相伍**　《金匮要略·百合狐惑阴阳毒病脉证治第三》《金匮要略·妇人杂病》分述了百合病、狐惑病、脏躁的病因病机、治则及遣方用药。帕金森病情志异常的主要治则为养阴柔肝、理气解郁，二者之间有异曲同工之妙。养阴柔肝多用生熟地黄、白芍等品，理气解郁多取香附、广郁金、佛手、合欢皮（花）等品。白芍为养血柔肝之佳品，现代药理学研究表明芍药苷可通过调节 HTPA 功能，提升 NE、DA 和 5-羟色胺等单胺类递质合成水平，其功效与中医学养血柔肝类似。熟地黄甘温，养血滋阴，《药品化义》曰："熟地，藉酒蒸熟，味苦化甘，性凉变温，专入肝脏补血……能益心血，更补肾水。凡内伤不足，苦志劳神，忧患伤血，纵欲耗精，调经胎产，皆宜用此。"相关研究证实熟地黄具有促进骨髓造血功能、抗衰老等多种药理作用。生地黄可通过增强血清超氧化物歧化酶（SOD）活性、降低丙二醛（MDA）含量等机制发挥抗衰老作用。此外，地黄可通过抗炎、抗衰老等药理机制抑制黑质纹状体通路的多巴胺能神经元进行性丢失，进而抑制 PD 病情的进展。香附入肝、脾、三焦经，越鞠丸以其为君药治气分郁证。郁金入心、肺、肝经，《本草备要》谓其"行气，解郁……散肝郁"。合欢解郁安神，《神农本草经·木部》曰："合欢，味甘平。主安五脏，利心志，令人欢乐无忧。"临证善于将理气开郁药与养阴柔肝药同用，共奏标本兼治之效。

**2. 健脾补肾及安神药相伍**　《脾胃论》曰："内伤脾胃，百病由生。"脾胃健旺，则瘀痰湿毒无以内生。运用补中益气、健脾养血等品治疗帕金森病情志异常，其义有二：首先，强调补后天之本以奉养肾中精气；其次，强调健脾-养血-柔肝相合，共奏标本兼治之效。健脾养血常用党参、黄芪、当归、山药等品，其中黄芪、当归合用取当归补血汤之义。党参味甘，性平，主气血两虚证，《本经逢原》谓其可补中，益气，生津。山药补脾肾之阴，《名医别录》称其有"补虚劳、充五脏，强阴"之功。帕金森病情志异常伴失眠、多梦者，辅之以酸枣仁、龙齿、灵磁石等品。

此外，帕金森病患者多兼肢体僵硬、运动迟缓等症状表现，因运动受限亦在一定程度上影响患者精神情志活动。帕金森病患的肢体僵硬、运动迟缓等症状多与痰、湿、瘀邪关系密切，主张治疗帕金森病情志异常应酌情配以活血化瘀、祛湿化痰等品。活血化瘀多用丹参、水蛭、全蝎等。水蛭"主逐恶血、瘀血……利水道"（《神农本草经》）。全蝎辛、甘，有毒，"疗小儿风痫，手足抽掣，祛大人中风，口眼喝斜，却风痰耳聋，解风毒瘾疹"（《本草新编》）。现代研究表明，全蝎所含蝎毒可分别作用于内脏、中枢神经系统，发挥镇痛、镇静、抗惊厥及抗癫痫作用。祛湿化痰多用苍术、僵蚕等。苍术健脾祛湿，泄饮消痰，行瘀，开郁。僵蚕息风止痉，散结化痰，《汤液本草》曰："主小儿惊痫夜啼……令人面色好。"可见活血化瘀、祛湿化痰类药物在改善中枢神经系统微循环、调控神经递质代谢、调节情志等方面发挥了积极效果。

　　随着 PD 病程的迁延，帕金森病情志异常的发病率明显升高，严重影响了患者的生活质量，同时也给社会、家庭带来了严重的经济负担和巨大压力。临床实践表明单独应用西药治疗情志异常易产生耐药性、肝肾损伤等毒副作用。中医药在情志病治疗领域显示出疗效确切且不易产生耐药性等优势，已逐步引起学者们的广泛关注。帕金森病情志异常应从整体出发辨证论治，从阴阳失调、脏腑虚实角度辨治该类情志异常，其遣方用药以养阴柔肝、健脾补血、补肾填精为特色，方证相合，故临床常获效满意。

# 230 肝主疏泄与运动神经元病情志的关系

运动神经元病是一组病因未明，选择性侵犯脊髓、脑干运动神经元、皮质锥体细胞及锥体束的进行性变性疾病。临床表现兼有上运动神经元和/或下运动神经元受损，主要为肌无力、肌肉萎缩和锥体束征的不同组合，最终常因呼吸衰竭致死。根据临床症状与体征可将其分为肌萎缩侧索硬化、进行性脊肌萎缩症、原发性侧索硬化、进行性延髓麻痹等类型。本病起病隐匿，呈进行性发展，归属中医"痿证"范畴。据资料分析以及通过临床观察，该病预后及其整个治疗过程中都和情志有着非常密切的关系。随着生物医学模式向生物-心理-社会医学模式的转变，心身医学作为一门独立发展的学科，正日益引起世人的瞩目。因此，深入挖掘情志为病学说的科学内涵，运用多学科理论知识对其进行全方位广泛深入的研究，对疾病康复都具有极其重要的意义。学者侯臻臻等认为，肝主疏泄与运动神经元病情志的关系密切。

## 肝主疏泄与脏腑、经络的关系

### 1. 肝主疏泄与脏腑的关系

（1）肝的疏泄有助于脾胃的运化功能：脾胃为后天之本，气血生化之源，主运化水谷精微及运化水湿；肝的疏泄有助于脾升胃降，脾以升为健，胃以降为和，脾升胃降则中焦之气健运无滞，水谷可正常化生精微输送到全身各脏腑组织器官。故《素问·宝命全形论》指出"土得木而达"。肝的疏泄有助于脾胃的运化功能还体现于胆汁的分泌与排泄，因为食物的消化吸收还要借助胆汁的分泌和排泄，胆汁是参与食物消化和吸收的"精汁"。位置上胆依附于肝，胆与肝相连，胆汁是肝之余气化生而成。胆汁的分泌与排泄，实际上也是肝主疏泄功能的一方面，肝的疏泄正常，则胆汁能正常地分泌和排泄，有助于脾胃的运化功能。若肝失疏泄，则不仅可以影响脾胃的运化功能，而且影响胆汁的分泌与排泄，《血证论》曰："木之性主于疏泄，食气入胃，全赖肝木之气以疏泄之，而水谷乃化；肝之清阳不升，则不能疏泄水谷，渗泄中满之症，在所难免。"概括了二者的生理、病理关系。

（2）肝的疏泄有助于肺的宣降：肺主气，司呼吸，通调水道；肝为刚脏，为气之枢，其气以升发条达为顺，肝升而肺降，升降相因，协调平衡，人体气机升降出入有序。若肝气失于疏泄条达，一方面直接影响肺的宣降，肺气上逆而为咳；另一方面肝失疏泄则津液输布障碍，停聚为痰为饮。

（3）肝的疏泄利于心脉和畅，神志正常：心主血脉，五行属火；肝藏血，贮藏与调节血量，五行属木，木生火，肝为心之母；血脉充盈则心有所主，肝有所藏，二者相辅相成；肝主疏泄，心主神志，心肝调和，心情舒畅，血气冲和，百病不生。《血证论》曰："木之性主乎疏泄，肝属木，木气冲和调达，不致遏郁，则血脉通畅。"若肝失疏泄，则气机不调，血脉不畅，脏腑失去濡养而发病。《明医杂著》曰"肝气滞则心气乏"。

（4）肝之疏泄利于肾之闭藏：《素问·六节藏象论》曰："肾者，主蛰，封藏之本，精之处也"。《格致余论·阳有余阴不足论》曰："主闭藏者肾也，司疏泄者肝也。"肝藏血，肾藏精，精血可以互生；肝属木，肾属水，水可以生木。肝肾之间的关系极为密切，故有"肝肾同源""乙癸同源"之说。生理状态下，二者相互协调、相互配合又相互制约，形成对立统一的关系，以维持机体中精、气、血、水、神得以正常运行。精虽藏于肾，但精液的按时溢泄则有赖于肝气疏泄条达。肝主疏泄与肾主封藏协调，则能保持男子精关藏泄有度。若肝之疏泄不及，则气机郁结，经脉不舒，精关失启，精不溢泄而发为强中；若肝疏泄太过，则肾精失于闭藏，精窍开泄失控，发为遗精、早泄，在女子则为月经不调、崩漏等。

**2. 肝主疏泄与经络的关系** 肝之疏泄可使十二正经的气血流畅、通利。气血是人体一切生命活动的基础，十二正经的作用就是运行气血，周学海《读医随笔》曰："凡脏腑十二经之气化，皆必籍肝胆之气以鼓舞之，始能调畅而不病。"阐明了全身脏腑、十二经脉的气化要靠肝胆之气的鼓舞，才能维持正常的生理功能。肝之疏泄可使奇经的气血正常的蓄积和流溢。《素问·五脏生成》指出"故人卧血归于肝"，肝藏血，既可贮藏血液，又可调节血量，而《奇经八脉考》曰："盖正经犹夫沟渠，奇经犹夫湖泽，正经之脉隆盛，则溢于奇经。"故奇经气血的蓄积和流溢与肝主疏泄密切相关。

病理上，叶天士在《临证指南医案》中指出"肝肾损伤，八脉无气"，故肝失疏泄，必然会累及奇经八脉。肝之疏泄与督脉关系密切。《灵枢·经脉》曰："肝足厥阴之脉，起于大指丛毛之际……上贯膈，布胁肋，循喉咙之后，上入颃颡，连目系，上出额，与督脉会于巅。"说明肝经与督脉直接相通，故肝之疏泄可调畅督脉之气血。

## 常见症状与肝失疏泄的关系

**1. 肌肉萎缩** 肝主疏泄，脾主运化，又因脾为至阴之脏，"其性善静"，必须依赖肝的疏泄作用，中焦健运。肝失疏泄，脾运不健，肢体失去濡养，故出现肌肉萎缩；肝为"罢极之本"，主筋，脾失健运之职，故筋脉迟缓、无力。《素问·太阴阳明论》曰："脾病而四肢不用，何也？岐伯曰：四肢皆禀气于胃，而不得至经，必因于脾，乃得养也。今脾病不能为胃行其津液，四肢不得禀水谷气，气日以衰，脉道不利，筋骨肌肉，皆无气以生，故不用焉。"

**2. 肌肉跳动** 肝气条达，情志活动才能正常，气血的运行才能通畅。情志异常对机体生理活动有着重要的影响，也在于干扰正常的气血运行。肝的疏泄正常，则气机调畅，气血和调，心情就易于开朗；肝的疏泄功能减退，则肝气郁结，久郁化火；肝的升泄太过阳气升腾而上，则心情易于急躁，上冲入脑可致头痛、头晕，失眠多梦，五志过极化火，导致经络气血逆乱，则可致肌肉跳动明显加重，全身肌肉消瘦加快，病情加剧发展。

**3. 咀嚼无力、吞咽困难** 肝失疏泄，横逆犯脾，脾气不升，胃气不降，肺失肃降，清阳不升，浊阴不降，气机乖乱，摄纳无权，肺胃通降功能失常，肺胃之气上逆，则见两胁胀满，纳食不馨，咀嚼无力，吞咽困难，饮食呛咳，咳嗽等症状；脾主运化水液，脾开窍于口，在液为涎。脾气虚弱，固摄失职，水液不循常道而从口中流出，则见流涎；脾主肌肉，脾气不升，舌肌失养，则见伸舌不出，甚则舌肌萎缩。

**4. 构音不清、胸闷气短** 肺主气，司呼吸，通调水道。脾为气血生化之源，主运化水谷精微及运化水湿。若肝失疏泄，肺失宣降，肺主气、司呼吸功能失职，脾失运化，脾气不升，大气乏源，大气下陷，肺失其主呼吸之功能，则出现胸闷气短，呼吸困难，构音不清；肺通调水道、脾运化水湿功能失职，津液输布障碍，停聚为痰为饮，则出现痰多；日久肝气郁结，气郁化火，木火刑金，循经上行，灼伤肺津，则加重病情，出现声低气怯、痰多不易咳出等症状，甚则出现呼吸衰竭。

**5. 强哭、强笑** 《灵枢·本神》指出"心气虚则悲，实则笑不休"，《张氏医通》曰："肝木过盛，上挟心火而喜笑不休。"心主神志，在志为喜，肝调畅情志，肝气疏泄的正常与否，直接影响着人的精神情志活动，人的精神情志变化又能影响肝的疏泄功能，因为精神情志活动，是以气和血的正常运行为生理基础的，而肝通过对气机、血液等方面的调节，可以影响情志的活动。若心气虚，肝疏泄不及，则肝气郁结，可见心情抑郁、强哭、多疑善虑；若肝疏泄太过，则肝气上逆，可见急躁易怒、强笑、失眠多梦。

# 运动神经元病的治疗

**1. 恬惔虚无，精神内守**　目前运动神经元病仍是世界性疑难病，因其病情凶险，预后严重，最后危及生命，患者常常会产生恐惧、惊恐、焦虑、烦躁等不良情绪。这些不良情绪又会进一步加速病情的发展，病情的进一步加重使患者更加恐惧、惊恐、焦虑、烦躁等。这样就形成了一种恶性循环，临床表现为"肉跳心惊"与"心惊肉跳"互为因果，恶性循环。因此我们要充分认识到肝主疏泄在本病中的重要性，在治疗过程中，要让患者把"恬惔虚无，精神内守"作为治疗养生的原则。《素问·上古天真论》曰："恬惔虚邪贼风避之有时，虚无真气从之，精神内守，病安从来。"这段话明确地告诉我们：在外注意避免四时邪气的侵扰，在内则重视精神调摄，胸襟合于宇宙虚空，处事乐观、豁达、中道，保持精神的宁静淡泊，没有杂念，人体内的真气（正气、元气）就会调畅；精神内守而不耗散，情志平和而不偏颇，身心就会很健康而不容易得病。

**2. 治疗原则及用药**　现代医学认为运动神经元病在病理上为涉及脊髓、脑干运动神经元、皮质锥体细胞及锥体束的变性，其病变部位与中医的督脉是相吻合的。《难经·二十八难》曰："督脉者，起于下极之俞，并于脊里，上至风府，入属于脑。"故本病的病位在督脉。根据本病的转归，对本病的治疗，查阅大量文献，借鉴传统中医治疗痿证的理论和用药经验，结合现代医学对本病的认识，提出从奇经论治，结合五脏分证，三焦分治的治疗原则，并且在治疗过程中强调肝主疏泄的重要性，密切联系脏腑与奇经。采用枣连安神散治疗运动神经元病患者所见肌肉跳动、精神抑郁、紧张焦虑、失眠多梦等症。该制剂由柴胡、枳壳、栀子、合欢花、香附、酸枣仁、黄连、郁金、川芎、大黄等组成，方中柴胡、黄连为主药，柴胡疏肝解郁，黄连清心火以安神；酸枣仁养血安神，合欢花助酸枣仁养血安神；枳壳理气行滞，川芎活血化瘀，行气止痛，香附疏肝解郁，栀子、大黄助黄连清心安神。诸药共用具有疏肝解郁安神之功效。现代医学认为，脑内单胺类神经递质是调节机体情绪、行为状态、精神活动的重要物质。有关中枢单胺类递质与肝郁证之间的关系越来越受到关注。研究发现肝郁模型大鼠脑组织中去甲肾上腺素（NE）含量明显降低、5-羟色胺（5-HT）显著增加。采用扶元起萎、养荣生肌、疏肝解郁之法，形成了独特理论与用药规律，临床取得了较为满意的疗效。

# 231　从情志论治糖尿病合并脂代谢异常

关于糖脂病，通常认为它的病因主要与饮食、情志和体质三个因素相关，而此三因素都与肝密切相关。往往在此病的治疗中，医家的注意力主要放在了饮食习惯方面的调整，忽略了情志失调对本病的作用。现今社会，人们工作生活压力大，人际交往关系复杂，很容易引起情志失调，而"喜怒不节则伤脏"，七情过激最终导致脏腑病变，脏腑功能失调，进而生出一系列的疾病。鉴于此，学者侯宇方等从情志因素论述了糖脂病的治疗。

## 情志失调与糖脂病的关系

五脏中与情志关系最为密切的莫过于肝脏，肝主疏泄，调畅情志，管理人体一身的气机，《灵枢·平人绝谷》指出"血脉和利，精神乃居"，适度的情志表达须以气机舒畅，气血调和为重要条件，相对应的，良好的情志活动也是肝气疏通，维持全身气机如常的不可缺因素。故情志变化与肝、气机密切相关。糖脂病在中医中属"膏脂""膏浊""痰湿"的范畴，不论"膏"或者"脂"皆为人体津液代谢受阻，堆积于人体形成的病理产物，人体是一个有机整体，当从外界摄入食物后，会经中焦的受纳、腐熟，进而运化、散布成为全身的精微物质，以供机体所需，这其中气机通畅占据了很重要的地位，情志内伤脏腑而生病，首先影响的便是气机。肝主疏泄，它的主要作用就是调畅全身气机，血液的正常循行，津液的输布代谢，都依赖于肝主疏泄作用的正常进行，若人体情志失调，肝气郁滞，疏泄失职，气滞则津液运行受阻，从而滋生出痰饮、水湿、膏脂等病理产物，引起糖脂病。情志、肝气与糖脂病三者，以肝气为连接，互为因果。《黄帝内经》中《灵枢·五变》曰："薄皮肤而目坚固以深者，长冲直扬，其心刚，刚则多怒，怒则气上逆，胸中蓄积，血气逆流，臗皮充肌，血脉不行，转而为热，热则消肌肤，故为消瘅。"论述了"怒则气上逆"，肝在志为怒，过度的怒志可致肝疏泄失调，气机逆乱，气血运行郁滞，化热致消成为糖脂病。《素问·微蕴》亦曰："消渴之病，则独责肝，而不责肺金。"也表示糖尿病与肝关系密切。再如金代张从正曰"消渴……不节喜怒，病已愈而可复作"，刘河间《三消论》中提到"此乃五志过极，皆从火化，热盛伤阴，致令消渴"，叶天士《临证指南医案·三消》中曰"心境愁郁，内火自燃，乃消症大病"都指出了情志失常可导致消渴病的发生。

## 从情志失调论治糖脂病

许多医家在治疗消渴病时都以"三消"论治为主，病位主要在肺、胃、肾。从情志失调方面论治，首先得调畅气机，从肝辨证，《素问·举痛论》曰："百病生于气也，怒则气上，喜则气缓，悲则气消，恐则气下，惊则气乱，思则气结。"在治疗糖脂病时，需结合患者的七情所伤，加以调畅气机，即调节肝主疏泄的功能。因糖尿病目前尚无根治的解决方法，且每月患者的医药费较多，不论患者采取的治疗方法是吃药还是皮下注射胰岛素，对其心理都造成了一定的影响，他们往往焦虑、抑郁，在临床上的糖脂病患者，大多有情志方面的异常，故治疗中加一些疏肝的药物，比如大柴胡汤、逍遥散的运用，往往可以取得更好的效果。许多医家在此方面也有论述，例如，《素问·宝命全形论》指出"土得木而达"，饮食水谷靠中焦脾胃的作用才可以化为水谷精微，为全身提供营养，发挥作用，而脾胃的工作正常进行又依赖于肝的调节，故在治疗糖脂病的过程中，结合治肝会取得更好的效果。现代医家仝小林将糖尿病分为郁、热、虚、损四个阶段，在郁这个阶段时，常用柴胡疏肝散，越鞠丸，热的阶段用龙胆泻肝丸等，如姜昌明自拟的降脂方，以小柴胡汤作为基础方，以疏肝利胆，祛湿化痰为法治疗高脂血症合并脂肪肝患者，结果证明该方可降低血脂。皆表明了在糖脂代谢疾病的治疗过程中，疏肝，调畅气机的重要性。

## 现代医学研究

随着社会技术的进步，生活节奏的加快，人们的精神压力也随之增大，情志异常已成为大众普遍存在的问题。烦躁、抑郁、失眠这些都在情志异常的范围内。在现代研究中证明，负面情绪已经成为影响糖尿病患者生活质量的重要因素，在糖尿病患者中，负面情绪的发生率高达 $30\%\sim50\%$，早在 1991 年 Leedom 等人就已经报告过 1 组 2 型糖尿病伴有并发症的患者，用贝克抑郁量表测评结果显示 $74\%$ 患者得分在临床抑郁范围，$35\%$ 患者得分在重度抑郁范围内，可见糖尿病这种慢性疾病对于患者情志的影响非同一般。更有研究结果显示相对于普通人而言，糖尿病患者有 $3\sim5$ 倍的概率患抑郁症，且增高的抑郁、焦虑情绪又反过来影响了患者对糖尿病的自我管理，血糖控制欠佳，最终引起了一系列的并发症。所以从情志论治糖脂病有很大的意义。

有研究指出肝主疏泄与情志密切相关。严灿研究发现，神经-内分泌-免疫系统功能的正常发挥与肝失疏泄有关，肝主疏泄的功能起到了调节人体内的神经递质、神经肽、激素等的合成和分泌。过激的情志转变最终导致神经-内分泌-免疫网络功能失调。此外，还有研究认为在疾病发生过程中，肝失疏泄与情志失调互为因果。在临床治疗研究中，孔亚坤等发现，在对 2 型糖尿病患者的治疗中，加以精神情志调摄，不仅可以改善患者的负面情绪，同时还可以降低血糖及糖化血红蛋白水平，使患者血糖稳定，延缓了并发症的发生，提高了患者长远的生活质量。而从西医解剖上来说，肝是实质性的器官，是人体内的最大的消化腺，它可以分泌胆汁帮助消化，并且可贮存糖原。有调节血糖、血脂以及蛋白质代谢的作用。此外，若情绪长期处于紧张状态之中，会使交感神经长期处于兴奋状态，升高血糖的激素分泌亢进，致使血糖升高，长期代谢失调的高血糖，反复刺激胰岛细胞，最终导致胰岛功能受损，胰岛素分泌减少，胰岛素除降低血糖外，还有调节血脂代谢作用，它的分泌不足，导致脂类物质代谢的紊乱，最终导致糖脂病的发生。

情志因素在糖脂病的发生发展以及治疗中起着重要作用，情志异常，肝失疏泄，致使人体气机紊乱，津液代谢受阻，病理产物堆积，最终导致此病的形成。不论从古医家还是现代医学研究都可证明。因此，在临床遣方用药的时候，医家要注重调节患者情绪，嘱患者生活中宜积极乐观，保持愉悦的心情，避免精神长期处于紧张、压抑的状态，对治疗疾病起到事半功倍的效果。

# 232 情志致糖尿病的中医病理机制

目前，糖尿病发病在全球范围内逐年攀升，已经严重危害到人类的身心健康。中国糖尿病患者数量高达 1.14 亿，位居世界第一位。而焦虑抑郁是我国糖尿病患者心理健康常见的问题。如今，社会竞争激烈、节奏快，人们精神压力大，情绪波动频繁，加之长期的自我管理以及药物治疗等诸多因素，给糖尿病患者带来了不同程度的心理痛苦。调查发现，我国糖尿病患者从开始被诊断到后期并发症的出现，大多数都伴有焦虑、抑郁等情绪，抑郁症的发病率是健康人群的 3 倍。且有数据显示，糖尿病发病日趋年轻化，因此当引起社会的高度重视。中医学认为，糖尿病归属中医"消渴"范畴，糖尿病并抑郁症，中医称之为"消渴郁证"。消渴与郁证二者互为因果，包括"消渴致郁"及"郁证致消"两方面，情志失调起关键作用。长期的情志刺激，如郁怒伤肝，肝气郁结，或劳心竭虑，过度忧思，以致郁久化火，火热炽盛，消灼肺胃阴津，是导致消渴发病的重要病因病机之一。关于情志失调致令消渴，在古籍中早有记载。刘完素《三消论》曰："此乃五志过极，皆从火化，热盛伤阴，致令消渴。"叶天士《临证指南医案·三消》曰："心境愁郁，内火自然，乃消渴大病。"皆描述了情志过极化郁、化火，伤津耗液，发展为消渴的过程，从而揭示了情志失调乃消渴发病的重要诱因。

"情志致病"理论，源于《黄帝内经》，强调形神合一，重视情志与疾病的关系，具备独特的理论体系。情志因素对于疾病的影响不容忽视。突然、强烈或持久的情志刺激超过了人体正常生理活动范围，可使人体气机紊乱，脏腑阴阳气血失调，导致亚健康乃至疾病的发生。即情志刺激作为致病因素，可导致气机郁滞、气血失和、脏腑功能失常、阴阳失衡，进而导致疾病的发生，《百病吟》中记载"百病起于情，情轻病亦轻"。因此，学者李玉萍等从以上几方面基于"情志致病"理论对情志失调导致糖尿病的中医病理机制进行了论述分析。

## 气机郁滞

现代社会竞争激烈、节奏快，人们精神压力大，情绪易波动，容易产生忧思焦虑等情绪，这是导致气机郁滞的重要因素。人以气为本，气和则升降不失其度、出入不停其机，若气机升降失调，则病变生焉。《素问·五运行大论》曰："气相得则和，不相得则病。"气是津液在体内正常输布运行的动力，津液的输布、排泄等代谢活动离不开气的推动作用和升降出入运动。情志失调可导致气机不畅，气机不畅，进而导致津液的代谢紊乱，产生气滞-热郁-津伤的病理变化过程，从而形成消渴病阴虚燥热的病理基础。具体言之，情志失调，或郁怒伤肝，肝郁气滞，气机升降受阻，疏泄失司；肾为水脏，肝失疏泄之职，气不行津，水液代谢失常，阴津不能正常散布于其他脏腑，甚至耗失流散。正如《临证指南医案·郁证》曰："郁则气滞，气滞久则化热，热郁则津液耗而不流。"气机郁滞是导致消渴病的重要因素，因此，在治疗消渴病的过程中应当注重气机的疏通。

## 气血失和

气血乃构成人体生命活动的基本物质，气血调和则脏腑功能正常，津液代谢正常。情志失调，气机郁滞，气血运行受阻，血脉不通，是变生消渴的关键。朱震亨指出"气血冲和，万病不生，一有怫郁，诸病生焉"。《灵枢·五变》曰："怒则气上逆，胸中蓄积，气血逆流，宽皮充肌，血脉不行，转而为热，热则消肌肤，故为消瘅。"说明情志失调可通过影响气血，导致气血失和，胸中蓄积，内热结滞，伤津耗液，发展为消渴。气血失和的另一病理结果是瘀血，形成主要原因有二，一是气机郁滞，血行不畅；二是气郁化火，煎灼阴血津液，血液黏滞，煎熬成块。瘀血形成后，进一步阻滞脏腑络脉气机，或阻碍津液运行，或积滞化火伤阴，津液亏损，发为消渴。《儒门事亲·三消论》曰："内有瘀血则气为血阻，不得上升，水津固，不能随气上布，是以消渴。"瘀血与消渴病的发生密切相关，而消渴日久，亦可致瘀，导致血管病变以及其他变证的发生。因此，早期应用活血化瘀之品，调和气血，对消渴病的防治、延缓并发症的出现具有重要意义。

## 脏腑功能失常

情志失调可内伤脏腑，使脏腑功能紊乱。五志由五脏之气化生，五志过极则伤及相应脏腑，正如《素问·阴阳应象大论》曰："怒伤肝，喜伤心，思伤脾，忧伤肺，恐伤肾。"临床上，消渴病患者常见的情志异常为郁和怒，表现为焦虑、抑郁或忧思恼怒。郁怒伤肝，肝气郁结，气机紊乱扰动心神；过度忧思耗伤心血，心失所养，心神失守，则进一步影响其他脏腑。因此，长期的情志刺激首先会影响至肝，《灵枢·本脏》指出"肝脆则善病消瘅易伤"，强调了消渴发病与肝相关。肝为气机升降之枢，肝的疏泄功能正常，全身气机通畅，脏腑经络之气运行畅达有序，则血行通畅、津行不滞、经络通利，脏腑功能和调。若情志失调，肝失疏泄，则气机不畅，血液运行受阻，气郁日久化火伤津，可发为消渴。故历代医家注重调肝。《读医随笔》指出"医者善于调肝，乃善治百病"。调肝则气机通畅，脾升胃降，肾藏肺降，升降有序，气血津液输布正常，病症自消。李敬林教授亦善于运用疏肝解郁之品，认为情志不遂，肝疏泄失常是消渴发生、发展的重要病机。而五脏为一体，相辅相成。情志失调，五脏皆受累。若肝气郁滞，乘克脾土，则土木失和，影响脾胃运化，一方面导致湿邪痰浊内生，另一方面导致气血生化无源，五脏六腑失于濡养，日久累及于肾。而肝郁日久化火，火热伤阴，上可灼心肺，下可耗肾水，中可劫胃液，最终形成五脏阴津皆亏损，阴虚燥热的病理结果。因此，李玉萍认为情志失调，首责于肝，进而影响五脏，导致五脏功能皆紊乱，精、血、津液化生无源，痰浊、瘀血、郁火内生，阴虚燥热，虚实夹杂，即为其致病病机。左加成等人亦认为糖尿病合并抑郁症的病机为五脏同病，立足肝脾肾，重治在肝，正虚与邪实互见。

## 阴阳失衡

阴虚为本、燥热为标为消渴的基本病机已被历代医家所公认，因此消渴为本虚标实，阴阳失衡之证。在消渴发生发展过程中，导致阴阳失衡的因素无外乎禀赋不足，五脏柔弱，饮食不节，情志过极等。情志失调可损阴伤阳，化火伤津，导致体内阴阳失衡。《素问·疏五过大论》曰："暴怒伤阴，暴喜伤阳。厥气上形，满脉去形。"《金匮要略心典》曰："夫厥阴风木之气，能生阳火而烁阴津，津虚火实，脏躁无液，求救于水，则为消渴。"怒为阳证，气机亢进，气有余便是火，火热消灼阴津，便为消渴。怒伤肝，若在郁怒状态下，肝失疏泄，血无所藏，则阴不制阳，肝气内伐，肝阳上逆，则肝常处于阴偏虚、阳偏亢的状态。肝藏血，肾藏精，精血同源，相互资生。若情志失调，肝经郁滞不畅，则血不归肝，肝血不足，影响及肾，则肾阴精亏损，致肝肾阴虚，日久阴损及阳，则肝肾阴阳两虚。阴阳失衡，则气血紊乱，脏腑功能失调，痰浊、瘀血等病邪淤积体内，日久化热，灼伤阴津，形成消渴病的病理基础，若病邪入络，则络脉受损，消渴变证丛生，因此情志失调导致消渴具体病变虽在五脏，但总的病机离不开阴阳失衡。

目前，焦虑、抑郁成为消渴病患者常见的心理健康问题，随着生物-社会-心理新医学模式的提出，人们也越来越重视情志因素对疾病的影响。《黄帝内经》指出"和喜怒而安居处，节阴阳而调刚柔"，才能"僻邪不至，长生久视"。告诫人们养生，应当怡情养性，方能阴阳平衡，健康长寿。善医者，先医其心而后医其身，在临床诊疗过程中，应当重视情志因素，善于洞察患者情志变化，加强对患者的心理干预，以达到形神共调，提高临床防治效果的目的。对于患者而言，调节好自身情绪，避免较大的情绪波动，使得气血津液运行通畅，五脏安和，阴阳平衡，方能事半功倍，达到临床防治的目的。

# 233    慢性疲劳综合征"三郁"论

慢性疲劳综合征（CFS）是一组以长期极度疲劳为主要表现的全身性症候群，常伴有头痛、咽喉痛、淋巴结肿大和压痛、肌肉关节疼痛以及多种神经精神症状。作为时代性疾病，CFS虽无近期生命危险，但严重影响生活质量，导致社会各方面功能下降，因此引起广泛的关注。目前西医对本病的病因及病理机制尚不明确，多认为与感染、免疫系统受损、内分泌系统异常有关，治疗上以药物治疗和非药物治疗为主，尚无有效的治疗方法。学者侯宇方等以中医学"整理观念"和"辨证论治"两大思想为指导，结合慢性疲劳综合征的临床表现，从中医气血津液之郁、脏腑之郁、经络之郁"三郁"的角度探讨了慢性疲劳综合征的病因病机及治疗原则。

## 病因病机

宋代陈无择在《三因极一病证方论》指出"六淫天之常气，冒之则先自经络流入，内合于脏腑，为外所因；七情人之常性，动之则先自脏腑郁先，外形于肢体，为内所因；其如饮食饥饱，叫呼伤气，尽神度量，疲极筋力，阴阳违逆，乃至虎狼毒虫，金疮踒折，疰忤附着畏压溺等有违常理，为不内外因"。就病因而言，慢性疲劳综合征多为内因与不内外因，即七情内伤、饮食失宜、劳逸失度。但从病机上来说，慢性疲劳综合征为肝郁气滞，湿阻脾胃，经络阻滞。

**1. 气血津液之郁——情志内伤之肝郁气滞**    慢性疲劳综合征患者情志方面多表现出心情抑郁，焦虑不安或急躁、易怒，情绪不稳，脾气暴躁，思绪混乱等神经精神症状。《素问·阴阳应象大论》曰："心在志为喜，肝在志为怒，脾在志为思，肺在志为忧（悲），肾在志为恐。"《灵枢·本神》曰："脾愁忧而不解则伤意，意伤则悗乱，四肢不举。"七情内伤，易伤五脏六腑，则失其生理功能。研究发现CFS在科技人员中发病比较高占26.23%，其次是大学生和干部分别为18.31%和17.32%。CFS是由心理因素引起，而以学习压力为主要诱因，并与社会信息化、快节奏化息息相关。而心理因素通过影响机体自主神经系统、内分泌系统、神经递质和免疫系统，从而影响机体内环境的稳定，使机体的防御机制被破坏，最终导致疾病的发生。可见慢性疲劳综合征与情志因素密切相关，"一有怫郁，百病丛生"。《临证指南医案·卷六·郁》亦明确言明"悒郁动肝致病"，肝失疏泄，情志抑郁，日久可出现身体及心理的疲劳，发展为慢性疲劳综合征。

**2. 脏腑之郁——饮食失宜之湿阻脾胃**    慢性疲劳综合征患者饮食方面多表现出食欲减退，无饥饿感，有时可能出现偏食，食后消化不良，腹胀；大便形状多有改变，出现便秘、大便干燥或大便次数增多等。部分患者还会表现出全身困重，若累积数月或数年，则表现得尤为明显，可有一种重病缠身之感。《论语乡党·第十》篇中，孔子指出"食不厌精，绘不厌细……不得其酱不食。肉虽多，不使胜食气。唯酒无量，不及乱。沽酒市脯不食。不撤姜食，不多食，祭于公，不宿肉。祭肉不出三日，出三日不食之矣"。然而现代人饮食习惯反其道而行之。《素问·痹论》曰："饮食自倍，肠胃乃伤。"《素问·太阴阳明论》曰："四肢皆禀气于胃而不得至经，必因脾，乃得禀也……今脾病不能为胃行其津液，四肢不得禀水谷气，气日以衰，脉道不利，筋骨肌肉皆无气以生，故不用焉。"饮食失宜，湿邪阻滞中焦，脾失健运，食物无法化生精、气、血、津液"以灌四傍"。《诸病源候论》亦曰："大饱伤脾，脾伤，善噫，欲卧，面黄。"故饮食失宜伤脾，不仅脾虚无法运化自身水谷精微，致其化为痰湿，若湿邪阻于经络肌肉关节，致"全身困重"；更使脏腑筋肉不得气血濡养，则"四肢乏力"。《风劳臌膈四大证治·虚劳》指出脾气虚弱所致的"脾劳",典型症状是倦怠兼发热。此处的发热意指低热,符合 CFS 症状。湿邪黏滞,除了症状多表现滞涩而不爽,如大便排泄不爽,病程亦会缠绵,故慢性疲劳综合征患者病程多为半年以上。

**3. 经络之郁——劳逸失度之经络阻滞** 慢性疲劳综合征患者运动方面多表现出全身疲惫,四肢乏力,周身不适,活动迟缓。有时可能出现类似感冒的症状,如肌痛、关节痛等。《素问·宣明五气论》曰:"久卧伤气,久坐伤肉。"过度安逸,或长期卧床,阳气不振,可使气血流通不畅,进而出现气滞血瘀,以致脏腑经络功能减退,肌肉四肢软弱无力,甚至形体虚羸。"久卧"或"久坐",可以说是目前人们所习惯的一种不良生活方式,而正是这种不良生活方式的积累,使机体处于固定的姿势,肢体得不到舒展,造成局部肢体部位经络循行不畅,阻滞不通,久则肌肉关节酸痛,四肢乏力,周身不适。

# 治疗原则

**1. 调畅情志,木郁达之** 《格致余论·阳有余阴不足者》明确提出"主闭藏者肾也,司疏泄者肝也"。情志抑郁,郁怒伤肝,可致肝气郁结,疏泄失司,木郁也。《医旨绪余》曰:"木郁达之,木郁者,肝郁也。达者,条达、通达之谓也。木性上升,怫逆不遂,则郁。故凡胁痛耳鸣,眩晕暴仆,目不认人,皆木郁症也。当条而达之,以畅其挺然不屈之常。"《医贯·郁病论》曰:"予以一方治其木郁,而诸郁皆因其而愈。一方何曰:逍遥散是也。"肝气疏泄功能失常,可引起情志活动异常,而强烈或持久情志刺激,亦可影响肝气疏泄,导致肝气郁结或肝气上逆。逍遥散中柴胡为君,疏肝解郁,使肝气得以调达,另佐以薄荷少许,疏散郁遏之气,透达肝经郁热。情志之郁初起伤气,继而及血,不可治以消散,应治以苦辛凉润宣通。除汤药外,还多用艾灸、饮醇酒、怡情、以情胜情等法治疗。故当患者出现明显的心理问题倾向,情志干预治疗亦必不可少。

**2. 合理饮食,土郁夺之** 《素问·至真要大论》曰:"诸湿肿满,皆属于脾。"脾在水液代谢中起枢纽作用,凡水液上腾下达,皆赖于脾之枢转。《医旨绪余》曰:"土郁夺之,土郁者,脾郁也。夺者,攘夺之谓也。土性贵燥,惟燥乃能运化精微,而致各脏也。壅滞渍濡,则郁。故凡肿满痞塞,肿,大小便不利,腹疼胀,皆土郁症也。当攘而夺之,以复其健运之常。"参苓白术散益气健脾,化湿和胃。《局方·卷之三治一切气》曰:"治脾胃虚弱,饮食不进,多困少动,中满痞噎,心忪气喘,呕吐泄泻,及伤寒咳噫。此药中和不热,久服养气育神,醒脾悦色,顺正辟邪。"《素问·藏气法时论》中指出"五谷为养,五果为助,五畜为益,五菜为充,气味合而服之,以补精益气",与今天提倡的"膳食指南"理念不谋而合。究其病因,饮食不当,湿邪阻滞,损伤脾胃,以致土郁,故改善饮食生活习惯应首当其位。

**3. 动静结合,经络活之** "经脉所过,主治所及",根据这一原理,穴位可有近治作用、远治作用、特殊作用。现代研究表明,穴位下的解剖结构为神经、肌肉、血管等组织。目前针灸治疗 CFS 中,方式具有多样性,如单纯针刺、电针、温针灸、穴位埋线等。安贵霞用俞募配穴针灸治疗 CFS 可以有效改善患者的疲劳、疼痛和抑郁症状,同时通过提升体内细胞因子水平方式改善患者免疫力。陈杰针刺百会、膻中、内关、中脘、足三里、关元后加电针,予以低频率连续波刺激,留针 30 min,总有效率88.89%。程良利选用肝俞、脾俞、肾俞温针灸与足三里注射黄芪注射液同用,穴位、针刺、药物三者结合,使脏腑安和、阴阳平衡、气血调和,从而消除疲劳、缓解疼痛。周蕾等通过取穴关元、肾俞、血海、足三里、阳陵泉对 CFS 患者进行穴位埋线治疗,有独特优势。以上临床研究观察证明,针灸治疗对于 CFS 患者疗效显著。针灸治疗效果除了基于辨证取穴原则以外,更多是源于针灸本身能通经活络,理气活血。就病因而言,CFS 患者自身养成良好的生活习惯十分必要,通过日常运动训练加强血液循环,不"久坐",亦不"久卧",动静结合,气血方不瘀滞。

慢性疲劳综合征是一组以长期极度疲劳为主要表现的全身性证候群。清代林佩琴《类证治裁·郁证》曰:"七情内起之郁,始而伤气,继降及血,终乃成劳"。侯宇方认为,慢性疲劳综合征可以理解为以"郁"为标,气血失衡为本,将解郁与调补气血有机结合,集"木郁达之,土郁夺之,经络活之"为一身,以更好地指导临床工作。

## 234　从胆论治慢性疲劳综合征

慢性疲劳综合征（CFS）是以不明原因的疲劳，持续或反复发作 6 个月以上，经充分休息后不能缓解作为主要症状，常伴有睡眠障碍、抑郁、焦虑等多种症状复杂的精神、神经及躯体症候群。现今以青壮年为主，CFS 的发病率逐渐增高，发达国家及地区、快速发展国家更为明显。现代医学对 CFS 的发病机制尚不明确，目前认为 CFS 的发病与神经内分泌系统、免疫系统和全身能量代谢的低水平状态相关。治疗上常使用类固醇和抗抑郁药物治疗 CFS 患者，能短期内改善临床症状，但停药后常复发，目前尚未发现针对 CFS 特别有效的治疗手段。根据症状，中医认为 CFS 可归属"虚劳""郁证""百合病"等范畴，因劳役、饮食、情志失常起病，病机为五脏气血阴阳失调，病位首要责之肝脾，旁涉余脏。研究表明中医药能明显减轻 CFS 患者疲劳、疼痛等症状，改善睡眠质量及平复情绪波动。CFS 患者因身心长期处于紧张、疲劳状态，病程较长，常伴见抑郁与焦虑共患的情况，共患率可达 95% 以上。故治疗 CFS 患者应身心同治，除缓解体力疲劳外，治疗抑郁、焦虑等心理疲劳亦同等重要，形神同调为两全佳法。

中医对于胆与慢性疲劳综合征的关系鲜有论述，然胆主决断，调畅情志；胆藏泄胆汁，与肝相表里，和脾胃密切联系，可维持体力；胆处少阳之枢，主气之开阖；胆经尤长，贯穿全身。胆功能的异常在 CFS 发生发展过程中的作用不可忽视，治疗 CFS 上应重视胆腑及足少阳胆经的调治，治胆以达调神理气之效。学者周文俊等从中医胆腑、足少阳胆经的功能阐述了慢性疲劳综合征从胆论治的理论依据及临床实践应用。

### 胆腑功能与慢性疲劳综合征的联系

**1. 胆主决断，心肝相系，司情志**

（1）胆者，中正之官：《素问·灵兰秘典论》曰"胆者，中正之官，决断出焉"。王冰注"刚正果决，故官为中正；直而不疑，故决断出焉"。胆主决断，在精神意识思维活动中能够判断事物并做出决定，反映了胆影响着人的神志活动。"凡十一脏，取决于胆也"，《类经·藏象类》曰："五脏六腑共为十一，禀赋不同。情志亦异，必资胆气，庶得各成其用，故皆取决于胆。"五脏有五志，五志各异，五志过极则生情志异常，胆气充沛方可中正不二，勇于决断，使气机调畅，五志各司其用，不被外界条件因素所刺激影响。

（2）胆者，肝之门户：《灵枢·本输》曰"肝合胆，胆者，中精之腑也"。胆汁为清净物质贮存于胆内，胆汁源于肝，为肝之余气所化，即《脉诀刊误》曰："其胆之精气，则因肝之余气溢入于胆。"《格致余论》曰："司疏泄者肝也。"《素问·奇病论》曰："夫肝者，中之将也，取决于胆。"肝主疏泄，然胆可谓肝之门户，胆腑通畅，胆汁方能顺利排泄，肝气条达，疏泄有常，无碍肝气抒发。《读医随笔》曰："凡脏腑十二经之气化，皆必借肝胆之气化以鼓舞之，始能调畅而不病。"胆腑排泄胆汁保障肝气疏泄正常，则气机升降出入调畅，气血津液运行，灌溉滋养五脏，濡养心神，神明有所养则无偏倚，情志活动方能正常运行。

（3）胆者，心之所通：《灵枢·本神》指出"所以任物者谓之心"，指心能够接受客观事物，形成意识情志活动。"心者，君主之官，神明出焉"，心主神明，神明主导精神思维活动，主宰人体生命活动。《灵枢·经别》指出"足少阳……别者入季胁之间，循胸里属胆，散之肝，上贯心"及"胆气通于心"。

《重订严氏济生方》曰："心气安逸，胆气不怯，决断思虑，得其所也。"心胆以经络联系相通，心胆相合，精神振奋，则思维清晰，反应敏捷。心神依赖精血濡养，心主血脉，肝藏血，脾生血，肝胆协调合作，胆汁疏泄分泌至肠道，帮助脾胃运化水谷精微，则气血生化有源，神得血养。

**2. 中精之腑，辅与肝脾，生力气** 《素问·痿论》指出"脾主身之肌肉"。因"脏真濡于脾，脾藏肌肉之气"，故脾为后天之本，主运化，在体合肉，主四肢，脾之生化为人体的活力来源。"肝者，罢极之本"，张景岳释义道："人之运动，由乎筋力，运动过劳，筋必罢极。"筋力为运动耐力之源，其起于肝，为机体耐受疲劳提供基础。

胆与肝脾的关系密切，肝胆、脾胃二者各互为表里，肝脾为机体活动提供能量与活力，胆作为重要一环参与其中。《难经·四十二难》指出"胆在肝之短叶间……盛精汁"，解剖学上胆囊位处肝脏的下缘，附着于肝脏胆囊窝内，以胆囊管与胆总管相通，胆囊储存肝脏代谢产生的胆汁，进餐后分泌至十二指肠，促进食物消化吸收。《四圣心源》曰："木生于水，长于土，土气冲和，则肝随脾升，胆随胃降。"《血证论》曰："胆中相火，如不亢烈，则清阳之本气，上升于胃，胃土得疏泄，故水谷化。"胆胃同气，胆汁参与胃的水谷腐熟，脾胃相表里，脾运化水谷精微依赖胃对食物的分解。又例如，《素问》指出"食气入胃，散精于肝，淫气于筋"及"人卧血归于肝，肝受血而能视，足受血而能步，掌受血而能握，指受血而能摄"。土得木而达，脾主运化，水谷精微输布全身脏腑，肝脏亦受濡养，肝气及时补充，则筋力有源，人运动自如，气血生化，则肝血充沛，耐受劳作。可见胆与肝、脾胃相互为用，生理上相互协调，胆腑疏布胆汁正常，脾胃方能运化无虞，气血有源，四肢肌肉生长，肝之筋力充沛，人则精力旺盛，少感疲乏倦怠。

## 胆腑功能失调与慢性疲劳综合征发病

慢性疲劳综合征的突出症状为不明原因的疲劳，疲劳在中医典籍中有"虚劳""懈怠""虚损""劳倦"等类似描述。《诸病源候论·虚劳病诸候》曰："夫虚劳者，五劳、六极、七伤是也。"《景岳全书·虚损》曰："病之虚损，变态不同，因有五劳七伤，证有营卫脏腑。"五劳七伤，五脏失调，气血不足，表现于机体则为体力匮乏，精神倦怠。基于胆可主情志及体力调节的生理联系，胆腑功能失调可出现CFS的相关症状。

**1. 胆失决断，情志失常**

（1）胆气失常，神机失调：胆气不舒，气机不畅致心肝之气郁滞，神志变动，久则神失所养，神明无主。《灵枢·邪气脏腑病形》指出"胆病者，善太息，口苦，呕宿汁，心下澹澹，恐人将捕之，嗌中吩吩然，数唾"，表明病于胆者，决断犹豫，叹息不断；胆气不足，勇怯失司，终日惕惕然而惶恐，胆失冲和，情志不安。胆主决断，胆安则五志和顺，谋略得出，胆不安则五志失和，情绪不稳，一身气机首当其害，运化失常，故"怒则气上，喜则气缓，悲则气消，恐则气下，惊则气乱，思则气结"。气病日久，神气耗伤不已，最终诱发现代医学所说的抑郁、焦虑等一类情绪异常。胆气过虚过盛皆为胆病，虚者惊悸恐惧，盛者烦躁易怒。

（2）胆者不明，神怯失勇：抑郁、焦虑究其原因，又与心胆失司、肝胆不和相关。心胆失司者，胆失决断，心失所主，故神明不安，例如，《剂生方·惊悸》曰："夫惊悸者，心虚胆怯所致也。"《金匮玉函经》曰："烦惊虽系乎心，未有不因于胆，何者？胆为将军之官，失荣则多畏也。"《辨证录·怔忡门》曰"夫胆属少阳，心之母也，母虚则子亦虚，胆气一虚而脏腑之气皆无所遵从，而心尤无主，故怦怦而不安者"等所言者是也。肝胆不和者，胆藏泄、肝疏泄失司，气郁而化火生痰，痰火扰神，耗伤津液，清窍失养，痰浊扰心，心主不明。《三因极一病证方论·五劳证治》中"以其尽力谋虑则肝劳"，提示胆明则抉择果断，胆不明则思考、忧虑过度伤肝，产生过度的精神活动，影响其功能。

**2. 胆失藏泄，筋肉失养**

（1）病及肝脾，生化乏源：胆汁分泌不畅，肝脾运转受碍，水谷精微运化艰难，气血生化不足，肌肉筋骨缺乏濡养，则体力难以坚持，疲乏丛生。现代医学研究表明，胆汁的主要成分是胆盐，内含钠、氯和碳酸氢盐，能协助脂肪的乳化、水解和吸收，是一种很强的乳化剂，能极大地促进对食物消化吸收。胃肠内食物缺乏胆汁辅助消化，则停于体内，难以吸收，机体代谢减慢，营养不足。胆失疏泄，累及脾胃，《素问·太阴阳明论》曰："今脾病……四肢不得禀水谷气，气日以衰，脉道不利，筋骨肌肉，皆无气以生，故不用焉。""脾病者，身重善肌肉痿，足不收行，善瘛，脚下痛"，脾主肉，脾失健运，则四肢百骸无肉以生，人则无力以持；肝胆相照，肝胆协调配合，同主疏泄，促进胆汁顺利排入肠道，帮助脾胃运化。《明医指掌》提到"劳伤乎肝，应于筋极"，故胆病则肝之门户不开，肝气疏泄失常，肝血瘀滞。肝主筋，筋赖血养，肝血不足则筋脉失养，最终导致筋骨懈怠乏力，人不欲动之候。

（2）胆气逆行，气乱百病生：《灵枢·胀论》提出"胆胀者，胁下痛胀，口中苦"及"邪在胆，逆在胃，胆液泄则口苦，胃气逆则呕苦，故曰呕胆"。口苦一候为胆病常见之症，胆腑受邪，胆汁随胃气上逆于口，故口感苦涩，呕吐宿夜残渣，提示胆病及胃。清代黄元御《长沙药解》提出"胆胃逆行，脾胃俱陷"一说，胆本属甲木，化气于相火，相火宁谧，赖胃土之清降，胃气清降下行，相火方不至炎上为害。故胆胃之升降维持着生理功能的正常，若升者反陷，降者逆行，则百病丛生，引起如 CFS 之症状复杂者。

## 足少阳胆经与慢性疲劳综合征

《灵枢·经别》曰："夫十二经脉者，人之所以生，病之所以成，人之所以治。"张景岳注释道："经脉者，脏腑之枝叶；脏腑者，经脉之根本。"作为经络系统主体，十二经脉主导气血运行，气血作为实现各种生理功能的重要物质基础，影响脏腑功能变化，也影响着经脉循行所过之处的生理与病理。

**1. 少阳者，主开阖，司升发**

（1）胆经尤长，循历周身：《灵枢·经脉》曰"胆足少阳之脉，起于目锐眦，上抵头角，下耳后，循颈，行手少阳之前，至肩上，却交出手少阳之后，入缺盆……以下胸中，贯膈络肝属胆，循胁里，出气街绕毛际，横出髀厌中……出膝外廉，下外辅骨之前，直下抵绝骨之端，下出外踝之前，循足跗上，入小指次指之间"。足少阳胆经的循行从头到足，上达头面，中布躯干，下至足趾，所谓"经脉所过，主治所及"，足少阳经脉循行经过全身多处关节，具有疏筋利节的功能，故胆经病则涉及头、目、耳、咽喉、胁肋、腰腿等全身多部位。

（2）少阳枢者，出入表里：胆者足少阳之脉，少阳处半表半里之枢纽，主表里之运转，开阖气机出入，通调脏腑。经脉循行与脏腑关系密切，足少阳经属胆，可利胆气，藏泄胆汁，与厥阴肝经相互络属，共司精汁疏泄；脾胃升降赖于少阳枢纽运转，升则助脾化阳升清，推动中焦运化水谷精微，降则助胃腐熟水谷，下输大肠形成糟粕排泄于外。再者，足少阳经别上贯心通心气，故胆经可调神志。

（3）一阳初升，少阳温煦：《素问·阴阳类论》曰"一阳也，少阳也"。一阳者，乃初生之阳，虽不至盛，但生生不息，为生命活力生发之本，故少阳具有升发之性，李东垣曰："胆者，少阳春生之气，春气升则万化安，故胆气春升，则余脏从之。""少阳之上，相火主之"，相火发于命门，乃生阳之气，行温煦长养之用，其寄于胆。《难经·六十六难》指出"三焦者，原气之别使也，主通行三气，经历五脏六腑"，胆经与手少阳三焦经相接，少阳脉贯通三焦，相火经足少阳胆经输布三焦，上下游行周身，历经脏腑。

**2. 病胆足少阳经者，升发无力**　　足少阳胆经病候者，"是动则病口苦，善太息，心胁痛不能转侧，甚则面微有尘，体无膏泽，足外反热，是为阳厥。是主骨所生病者，头痛，颌痛，目锐眦痛，缺盆中肿痛，腋下肿……胸胁肋髀膝外至胫绝骨外踝前及诸节皆痛，小指次指不用"。胆经病者口苦、善叹息、发热、周身关节肿痛等症状与 CFS 描述症状十分接近。少阳者，主气机升发，通行三焦。若邪气郁遏，则少阳升发之气无法行三焦达五脏六腑、筋脉骨肉，诸身窍府未得精气滋养则容易诱发气虚类症，如 CFS 的头晕痛、耳鸣、目眩、精神疲乏等。气机升降受阻，郁而不畅，滞于一处，则见 CFS 的胁肋痛、腹胀、胸闷等。若胆经之气不足，则胆气虚无力决断，行动缺乏信心，犹豫不决，易受惊吓，表现为CFS情绪上的焦虑、抑郁等情志异常；胆经病者，累及三焦，三焦水液运行失调，停聚为痰饮，阻滞气机，妨碍精微生化，且相火无法通行三焦，温煦不及，无阳则阴，表现出CFS中的身重、食欲下降、疲乏、倦怠、精神萎靡等。

## 从胆论治慢性疲劳综合征

胆在脏腑与经络上与CFS的发生发展密切联系，临床上从胆论治具有指导意义。辨证可分为少阳郁遏证、胆胃不和证、心胆气虚证，可配针、灸灵活施治。

**1. 少阳郁遏证**　症见疲乏，情绪波动后疲乏加重，活动后可减轻，心烦易怒，善太息，胸胁苦满、胀痛，可伴见头痛、心悸、口苦、纳差、多梦易醒、小便不利、便秘、腹胀痛、身疼痛等，舌淡红，苔薄或薄黄，脉弦。方以四逆散加减，四逆散源自《伤寒论》，可透邪解郁、疏理枢机。方中柴胡专攻少阳，疏肝解郁，透邪外出；枳实理气泄热，与柴胡合用，升降并取，条达枢机；白芍敛阴养血，佐柴胡调和气血，防止柴胡过于升散；甘草调和诸药，益脾和中。惊惕不安、失眠多梦者，加龙骨、牡蛎；口苦、便秘、心烦易怒者，加黄芩、大黄；纳差、腹痛者，加法半夏、人参；小便不利、身疼痛者，加茯苓、白术。

**2. 胆胃不和证**　症见神疲乏力，口苦，胃胀嘈杂，纳呆懒言，活动后疲劳加重，可伴见胁肋胀痛、急躁易怒、呕恶呃逆、失眠、噩梦频多、小便炽热、大便干结等，舌红，苔黄或黄腻脉弦数。方拟温胆汤加减，源自《三因极一病证方论》，可利胆和胃、理气化痰。方中法半夏燥湿化痰，和胃止呕；竹茹清胆和胃，清热除烦；陈皮理气燥湿；枳实破气导滞；茯苓健脾渗湿；生姜、大枣、甘草益气和中，培扶中土。乏力严重者，加人参、黄芪；情绪焦躁、失眠者，加黄连、珍珠母；呕恶者，加黄芩、龙胆草、柴胡；小便赤、大便干结者，加大黄、黄柏、车前子等。

**3. 心胆气虚证**　症见精神疲惫、乏力，语声低微，心悸胆怯，心烦少寐，可伴见头晕耳鸣、多愁善感、心烦不宁、坐卧不安、睡浅易惊醒、小便清长、大便无力等，舌淡，苔薄白，脉弱或虚细。方拟安神定志丸加减，出自《医学心悟》，可益气安神、养心和胆。方中党参补益心胆之气，酸枣仁酸甘养心，茯神、远志宁心安神，石菖蒲、菖蒲化痰开窍，朱砂有毒改用珍珠母，与龙齿共行重镇安神之效。头晕耳鸣者，加天麻、川芎；难入睡者，加酸枣仁、白芍、五味子；梦多、睡眠浅者，加龙骨、牡蛎；排便无力者加黄芪、当归等。

随着生活节奏的加快，人们面临的压力日益增大，易致情志不舒，肝胆怫郁；学习工作繁重常需熬夜，寤寐失常，胆经当令而失养，胆气渐虚可累及心、肝、脾、胃等脏腑，致失眠、乏力、纳差诸症。胆腑失养、胆经不畅极易诱发慢性疲劳综合征的发生，CFS的持续发作反过来亦加重了胆的虚衰，形成恶性循环。不同于以往单纯的体力疲劳，CFS心理疲劳的严重性日渐突出，通过启发胆腑、胆经的调治，对于CFS的治疗具有重要意义及实用价值。从胆论治CFS在临床中应引起医家的注意，重视胆的影响，临证时考虑胆及相关脏腑与CFS复杂的临床表现之间的联系，全面考查，洞察病机，从而达到改善乃至治愈CFS的满意疗效。

# 235　慢性疲劳综合征精神情志症状研究

　　随着现代人生活和工作节奏的加快，越来越多的新型慢性疾病开始侵袭忙碌的人群，据世界卫生组织（WHO）2008年的一项全球性调查表明，真正健康的人只占5％，患有疾病的人占20％，而75％的人则处于亚健康状态。慢性疲劳综合征（CFS）是亚健康状态的一种特殊表现，患者在存在疲劳、乏力等躯体症状的同时亦存在大量精神情志症状。因此，学者沈剑箫等认为，对CFS的精神情志症状进行量化评定，对评价精神情志因素与CFS患者预后、继发症状等的关系有确切的临床意义。

## 慢性疲劳综合征概述

　　**1. CFS的概念**　CFS是以持续或反复发作的疲劳为主要特征的症候群，其病程至少半年，可伴有低热、头痛、睡眠紊乱等多种躯体症状及健忘、不能集中注意力、睡眠障碍、情绪不稳等精神、神经症状。

　　**2. CFS的诊断标准**　依据1994年美国疾病防治中心（CDC）提出的诊断标准，具体如下：①持续或反复发作的原因不明的虚弱性疲劳，持续时间在6个月或6个月以上，充分休息后疲劳不能缓解，活动能力比病前降低50％以上。②同时具备以下4条或4条以上的症状：a. 记忆力下降及集中注意力困难；b. 咽痛；c. 颈部或腋窝淋巴结肿痛；d. 肌痛；e. 多发性非关节炎性关节痛；f. 新出现的顽固的头痛；g. 睡眠紊乱；h. 运动后疲劳不适持续超过24 h以上。

　　**3. CFS的流行病学特点**　CFS流行病学特点：①发病率高。在西方CFS是人们前往医院就诊的五大原因之一。据报道，日本是发病最高地区，患者人数占总人口的1.5％，其他西方国家发病率比日本低，在英国符合英国诊断标准的发病率为0.56％。国内统计显示，CFS的患者数正急速增加。②女性比例高于男性，以中青年女性多见。博京丽以日本厚黑省诊断标准观察了41例CFS患者，其中2/3为中青年女性。③患者有明显职业倾向，白领阶层、医护人员，尤其是护士的发病率高于一般人群。彭寿君调查国内301名护士，CFS患病率为0.67％，认为护士是CFS的高发人群。博京丽调查41例，其中贫困及失业者少，职业为科技界占1/2。④诱因复杂。常见诱因有心理因素、病毒感染因素、应激因素、免疫功能失调因素及遗传因素等，其中心理因素、应激因素、免疫功能失调因素均表现出精神情志症状后才发病，遗传因素研究发现敏感、多思多虑、情绪不稳定、神经类型弱的内向型性格人群易患CFS。甚至有人认为CFS是一种心身疾病中的神经系统疾病，起因主要是心理因素。⑤体格和实验室检查无其他异常。CFS症状以主诉为主，患者普遍存在精神情志症状。⑥发病年龄跨度大。CFS的高发年龄在20～50岁之间，青少年及儿童也有一定的发病率，55岁以上的老年人患病的案例很少。

　　**4. CFS患者常见精神情志症状**　CFS常见精神情志症状可分为两类，一类为负性情绪，另一类为认知功能改变，常见的负性情绪包括抑郁、焦虑、兴趣丧失、情绪不稳与易激惹等。认知功能改变主要包括短期记忆力下降、集中注意力困难、思考困难等，Ray等研究报道了208名CFS患者的个体症状发现CFS常见精神情志症状包括抑郁、焦虑、悲伤、紧张、无价值感、抱怨、激惹、别人对自己的痛恨感、缺乏耐心、对没有做过的事情的担心、对前途感到悲观、情绪的快速变化、记忆力差、思维迟钝、心不在焉、混乱、不能合理描述事物、忘记自己正想说的话、找到合适的字眼困难、思路跟不上、集中注意力困难、理解困难、头脑不清、反应慢等。并发现随着病程的增加，患者普遍出现注意力减退、精神疲劳、抑郁、焦虑等症状。

**5. 精神情志因素对 CFS 患者的影响**　目前研究普遍认为，负性情绪引起的精神应激为影响 CFS 病程的一个重要危险因素，调查结果表明，CFS 的起因主要是精神情志影响因素，尤其是紧张的学习工作压力导致的焦虑、抑郁等因素，在患病过程中负性情绪较多者病程较长，病情较重。王天芳的调查结果也表明，CFS 患者负性生活事件值明显高于对照组。

**6. CFS 患者预后与精神情志因素的关系**　目前研究结论有：①儿童、青少年 CFS 患者预后转归较好，大多数儿童及青少年尽管只是症状缓解，但持续功能受限的情况较少。②成年 CFS 患者预后较差，无论是在进行相关治疗后或是在自然病程情况下，痊愈者均较少，治疗者多数表现为症状好转或未变，亦有加重的报道，自然病程患者随着时间的推移亦多数为好转或未变，精神情志因素与 CFS 预后有相关性，精神情志症状轻者预后较好。pheley 等为评定与 CFS 的康复有关的人群临床特征，对 177 名 CFS 患者（平均病程为 9 年）进行问卷调查以评定其恢复率，包括功能状态与心理状态。结果显示，12% 的人报告疾病恢复，在调查开始时身体功能及社会功能好、焦虑程度低、强迫症状轻的患者恢复的可能性更大。Hartz 等调查了 199 名成年 CFS 患者，结果显示，在调查开始时有以下特征者疲劳程度有更明显的改善，包括无明显的思维不清晰、躯体症状少、睡眠中不经常被惊醒、睡眠时间较少、已婚等。不清晰的思维、抑郁、肌肉疼痛、入睡困难的改善与疲劳改善密切相关。

在查阅的有关 CFS 预后的文献中有少量报道了不良事件。主要有①出现其他疾病，包括 a) 器质性疾病，主要疾病有糖尿病（2%～5%）、甲状腺功能减退（3%～5%）。b) 功能性疾病，包括严重失眠（3%～7%）、头痛（2%～5%）、胸闷（2%～3%）。②疲劳症状加重而不能继续从事以前的工作（5%～7%）。其他出现过的低于 2% 不良事件有肝大、乳腺癌、贫血、自杀、呼吸暂停综合征等。

## 慢性疲劳综合征精神情志特点的文献研究

CFS 精神情志特点的评估，CFS 患者存在大量精神、躯体、睡眠症状，目前主要以量表形式进行评估。现在比较通用的量表有 2 大类，一类为疲劳程度评定量表，代表为疲劳评定量表（FAI）及疲劳量表-14（FS-14）；另一类为专业精神状况评价量表，包括症状自评量表（SCL90）、抑郁自评量表（SDS）、焦虑自评量表（SAS）等。在此对以上量表的特点进行总结。

**1. 疲劳程度评定量表**

（1）FAI 量表：此量表主要用于评定以疲劳为主要表现的疾病患者及健康者的疲劳特征、程度等，量表主要包括 4 个因子，即 4 个亚量表。分别测定疲劳严重程度（A）、疲劳的环境特异性（B）、疲劳的心理后果（C）、疲劳对休息、睡眠的反应（D）。此量表可以较完整地评价受试者的疲劳程度，不仅可将正常人的疲劳与患者的疲劳区分开（以分值 4 为界，正常人的因子 1 分值＜4），而且可以区分出不同的疾病的疲劳特点，常用于测定 CFS 与其他疾病不同的疲劳特点。

（2）FS-14 疲劳量表：由 14 个条目组成，每个条目都是一个与疲劳相关的问题，14 个条目分为 2 类，一类反映躯体疲劳，包括第 1～8 共 8 个条目；另一类反映脑力疲劳，包括第 9～14 共 6 个条目。该量表因其条目简单，涵盖面广而成为评价疲劳症状及预后的首选量表，不足之处在于 FS-14 中的后 6 个条目虽然可以在一定程度上反映慢性疲劳综合征的精神情志症状，但对精神情志症状的评价仍显粗糙，需要比较客观的评定手段。

**2. 精神情志状况评价量表**

（1）SCL90 量表：SCL90 是进行心理健康状况鉴别及心理卫生普查时实用、简便而有价值的量表。该量表包括 90 个条目，共 10 个分量表，测试 9 个因子，即躯体化、强迫症状、人际关系敏感、抑郁、焦虑、敌对、恐怖、偏执、精神病性。本量表涵盖范围广泛，既可以测定正常人的心理健康状态，亦可以评价有精神及心理障碍者的精神情志情况。CFS 患者普遍存在精神情志症状，部分甚至出现精神障碍和心理疾病，SCL90 在评价以上患者精神情志状况时均有良好的信度和效度。

（2）SDS 量表：SDS 含有 20 个项目，主要评价 4 个方面，包括精神病性情感症状、躯体性障碍、精神运动性障碍、抑郁的心理障碍。其特点是使用简便，并能相当直观地反映抑郁患者的主观感受。主要适用于具有抑郁症状的成年人，由于 CFS 患者常出现沮丧、郁闷等抑郁症状，故在 CFS 的评定中此量表常被用到，但由于此量表主要测评抑郁类症状，故不能全面评估 CFS 的精神情志症状。

（3）SAS 量表：SAS 是一种分析患者主观症状的临床工具。适用于具有焦虑症状的成年人，具有广泛的应用性。国外研究认为，SAS 能够较好地反映有焦虑倾向的精神病求助者的主观感受。但由于此量表主要测评焦虑类症状，故运用于测评 CFS 患者有偏颇。

通过以上文献研究发现：①CFS 是以持续或反复发作的疲劳为主要特征的症候群。存在躯体症状的同时还存在精神情志症状是 CFS 与其他疾病显著不同的地方。②CFS 的发病率呈现逐渐升高态势。对其进行深入研究并找到有效治疗的方法具有重要意义。③CFS 发病与性别、教育程度及职业有关。④精神情志因素是 CFS 发病的重要原因。⑤对 CFS 患者预后及其相关性研究目前仍处于起步阶段。

# 236　干燥综合征与情志异常

干燥综合征是一种慢性、顽固性的自身免疫性疾病。与之共病存在的还有抑郁、焦虑、烦躁等情志异常。李中宇教授通过参考国内外文献和根据多年临床经验发现，干燥综合征和情志异常在发病过程中，可以起到相互诱发，相互促进的作用。故在治疗干燥综合征时，如果只针对干燥综合征进行治疗，难以达到长期控制病情和减少复发的目的。只有采用中西医联合和心理疗法相结合的方式，同时对干燥综合征和情志异常进行治疗。才能达到长期控制干燥综合征和情志异常病情，并减少复发的目的。

干燥综合征是一种以累及周身外分泌腺体为主的慢性自身免疫性炎症性疾病。以唾液腺和泪腺受累最为常见。分为原发性和继发性两种。临床症状以口干、进食固体食物必需伴水、眼干、有摩擦感等为主症；次症有鼻干、皮肤干、乏力、关节疼痛等。是一种慢性、进行性和顽固性的疾病。患者多见于50 以上的中老年女性，女男发病比例为（9～20）∶1。随着病情的进展，可以出现多系统多脏器的受累。这将严重影响患者的生活质量。在干燥综合征发病的同时，患者一般均会出现情志方面的异常，如焦虑、抑郁、烦躁等，但一般得不到足够的重视。随着干燥综合征的病情持续不解或逐渐加重，患者的情志异常也会越来越重。西医对于干燥综合征的治疗分为系统治疗、局部治疗和对症治疗。系统治疗包括应用免疫抑制剂、免疫增强剂、糖皮质激素和生物制剂等。局部治疗针对口干、眼干，采用人工泪液和人工唾液等进行治疗。对症治疗主要是应用非甾体抗炎药对患者的关节肌肉疼痛进行治疗。中医是对症治疗。主要是针对患者的口干、眼干等症状进行中医辨证论治后，应用对症的中药汤药和针灸等治疗方法。而人们对与干燥综合征同时发生的抑郁、焦虑、烦躁等情志异常，却没有给予足够的重视和及时有效的治疗。结果传统中西医治疗都只是暂时控制病情，并不能长期有效地防止病情的复发及阻止病情的进展。在干燥综合征的发病过程中，干燥综合征是本病，与之同时发生的抑郁、焦虑、烦躁等情志异常，属于共病。李中宇提出只有明确干燥综合征的本病和共病这两种病的发病关系，才能更好地治疗本病。

## 干燥综合征与情志异常的关联

**1. 干燥综合征与情志异常发病的关系**　有大量的研究和临床观察表明，干燥综合征患者均有明显的抑郁、焦虑和偏执等情绪，如早在 1988—1994 年国外就有报道表明，干燥综合征患者有明显的焦虑、抑郁、强迫和对内敌意等精神症状，到 2010 年美国疾病预防控制中心的一项研究表明普通成年人抑郁症发病率约为 9％，而干燥综合征患者抑郁症的发病率将近 40％。国内抑郁症的发病率为 6.1％，目前还没有干燥综合征患者患有抑郁症的大规模流行病学调查证据，但是也有多项学术报道证明，干燥综合征患者患有焦虑、抑郁等精神症状的可能性明显高于普通人。同时研究显示，干燥综合征较类风湿关节炎、系统红斑狼疮等疾病更易导致患者出现焦虑、抑郁、烦躁等情志异常。干燥综合征导致患者情志异常的因素有很多，主要包括以下几点。

（1）临床症状的影响：口干、眼干、关节疼痛等是干燥综合征的主要症状。患者因口干需要频繁饮水，进食固体食物困难，且易并发龋齿、口腔感染等。长期眼干，可导致患者视物模糊，视力下降，严重时可导致失明。患者时常有种欲哭无泪的感觉。关节疼痛可导致患者不能正常进行日常工作生活，甚至可影响患者正常睡眠。以上临床症状可长期不间断地困扰患者，导致患者逐渐变得焦虑、抑郁、烦躁不安等情志异常。

（2）免疫系统异常：免疫系统激活后，会出现细胞因子的大量释放，研究显示细胞因子可能导致焦虑、抑郁等神志异常的发生。

（3）心里认知因素：干燥综合征是慢性顽固性自身免疫性疾病。由于病程较长，且病情长期得不到有效的控制，加之部分患者认知能力的不足。这些因素都极易导致患者出现焦虑、抑郁等情志方面的异常。

（4）神经内分泌因素：本病好发于 40～60 岁女性，多处于围绝经期，神经内分泌（肾上腺、甲状腺及性腺）功能受损，患者此时很容易出现情志方面的异常。通过查阅大量的文献和多年的临床经验及随访，总结出干燥综合征者的情志变化大致是干燥综合征发病之初或者发病之前，患者性格偏内向，平素情趣低落，悲观，闷闷不乐，焦虑不安等，表现为单相性抑郁和焦虑。随着病情进展，尤其是患者确诊患有干燥综合征之后，患者往往时而情绪低落，时而烦躁易怒，焦虑不安等症状，表现为双相躁狂抑郁和焦虑。

**2. 情志异常与干燥综合征发病的关系** 干燥综合征的情志变化并非发生在干燥综合征发病之后，陈海支、蒋峰等在 2012 年通过回顾性研究表明，很多患者患有干燥综合征之前就有严重的心理问题，甚至部分患者有精神科住院病史。近些年的大量随访表明干燥综合征患者在确诊本病之前，都会有不同程度的情志异常。而且一般干燥综合征患者在抑郁、焦虑、烦躁等情志异常发作较剧烈时，干燥综合征的口干、眼干等症状一般也随之发作，且持续加重。从分子生物学角度考虑，长期情志异常可出现身体内多个系统、多个环节的功能异常，表现为多种生化物质的动态平衡失常。如关于抑郁症的发病机制的假说越来越丰富。其中的"细胞因子学说"明确提出抑郁患者的发病机制是免疫功能亢进，刺激免疫球蛋白分泌肿瘤坏死因子-α，白介素-1β，白介素-6 等细胞因子。这些细胞因子的出现与抑郁症的发病存在密切联系。这个理论已经在大量动物实验中得到证实。而在抑郁症发病中的免疫系统异常与导致干燥综合征的免疫系统异常有很多相同之处。且抑郁症是独立于干燥综合征的一种疾病，很多患者在确诊干燥综合征之前，一般就有一些抑郁、焦虑等情志异常。故可以认为先有抑郁症等情志异常。后因抑郁症等情志异常在发病过程中，出现免疫异常，最终导致了干燥综合征的发病和延续。焦虑症发作时，可出现关节疼痛。故抑郁、焦虑等情志异常应该参与了干燥综合征的发生和延续。目前临床中对抑郁、焦虑等情志异常是否参与的干燥综合征的发病研究甚少，故有待进一步证实。但是通过大量临床观察和随访得出的结论是：只要患者情志舒畅，干燥综合征的病情一般都会得到不同程度的缓解。反之，则病情一般会有不同程度的加重。

综上所述，干燥综合征和情志异常在发病过程中，起到相互诱发，相互促进的作用。故在治疗干燥综合征本病的同时，也应对它的共病情志异常进行相应治疗。以期达到缩短病程和增加临床疗效的目的。

## 从中医论情志异常与干燥综合征的关系

与干燥综合征同时发生的抑郁、焦虑等情志异常，从中医角度看，主要对应中医的郁证。而干燥综合征主要对应于中医的燥痹。中医对于郁证和燥痹的相关描述较多，很早就提出了情志致痹理论。关于从肝论治干燥综合征的文章也越来越多。正常情况下，肝主疏泄，性恶抑郁，喜条达，可调畅气机，调节精神情志，调节水液代谢，维持气血运行等。在情志异常时，肝失疏泄，气机郁滞，气血运行不畅，津液不能正常敷布。同时肝郁化火，火邪灼伤肝肾之阴，肝肾阴虚，致津液不足更甚。加之气郁日久成瘀，瘀血可痹阻经络。津液不足，加瘀血阻滞，日久发为燥痹。燥痹日久可耗气，且进一步伤阴，阴虚生内热，热邪扰乱心神，可致心神不安。心神不安，日久可出现焦虑、抑郁等情志异常。故从中医角度看，情志异常同时为干燥综合征的发病之因和发病之果。

# 心理治疗

心理治疗是治疗情志不畅的主要方法，也是治疗干燥综合征的必备前提。同时也是最易被忽略的环节。一般来说，随着患者情志异常的好转，心情变得舒畅愉快，相对应的细胞因子也会随之减少，免疫系统逐渐恢复正常。这也使患者的干燥综合征病情得到一定程度的缓解。由于我国对抑郁、焦虑等心理疾病的识别还处于较低的局面。如针对抑郁症我国地级市以上的医院对其识别率不足 20％，只有不到10％的患者接受了相关的药物治疗。加之患者一般对咨询心理问题持消极态度。故需要临床医生具备一定的心理治疗方法。一般导致干燥综合征患者情志异常的原因有两种，一是疾病所致，二是性格使然。临床医生针对干燥综合征所致的情志异常，可采用认知行为治疗方法。耐心向患者解释干燥综合征这种疾病，使患者了解这种疾病的注意事项，相对乐观地接受患有本病的事实。进而改变患者对干燥综合征的认知，来达到缓解患者病情的目的。其次，人们经常说性格决定命运，其实性格有时也决定所患疾病。在具体治疗时，应该明确人的性格是如何导致患者情志不畅的。一般包括两部分，一是主观接触，二是客观交流。随着我国经济的发展，人们越来越离不开的生活用品就是电子产品，同样传递信息的主要工具也是电子产品，如手机、电视、电脑等。而多数干燥综合征患者喜欢且接触最多的都是悲剧、战争、纠纷等节目。这些节目往往会给患者负性生活暗示，导致患者的情志异常越来越严重。医生应告诉患者勿接触此类负性生活性节目，多看一些能让人身心愉快的正性生活节目。其次，人都是生活在这个社会大家庭里，人与人之间都存在着客观交流。而患者的主观心态不好，在平时生活交流中，常常不如意，导致心情抑郁，焦虑，烦躁不安。经过统计，引起情志不畅最主要的因素是家庭生活，其次，是工作学习，身体疾病等。这时往往医生可以通过认知行为治疗和心理暗示疗法对患者进行治疗。通过改变患者对生活中人和事的看法或态度，进而来改善心理问题。其次，通过心理暗示疗法暗示患者只要以乐观心态去面对生活中的各种问题，疾病就会好很多，且自己情志异常是用别人的错误来惩罚自己。因为性格具有稳定性，要想让患者短时间内改变自己的生活习惯有一定难度。但是性格同样具有重塑性，故只要长期耐心反复开导患者，一般可以达到改变患者情志异常的目的。

# 中医治疗

对于干燥综合征的中医临床分型，各位中医专家的态度不尽一致。如虚证就可以分为阴虚、气血两虚、气阴两虚、阴虚津亏、肝肾阴虚等，实证可分为风热、外感燥邪、气滞血瘀、湿热型等；虚实夹杂可分为津亏血瘀、阴虚湿热、脾虚湿困、肝郁脾虚等。经过统计，临床中证型出现频率最高的是气阴两虚，其次出现频率较高的几个证型有津亏血瘀、肝肾阴虚、阴虚内热等。在治疗方面，虽然各个医家治疗方案不尽相同，但越来越多的临床试验表明中医中药治疗干燥综合征有很好的临床疗效。传统经方中，单方有出自《玉机微义》的内消连翘丸和《伤科补要》的明目地黄汤，复方有出自《太平惠民和剂局方》的甘露饮和出自《伤寒瘟疫条辨》的升降散组合，出自《伤寒论》的竹叶石膏汤和出自《千金方》的生脉饮。在上述经方基础上加减治疗干燥综合征不仅可以改善干燥综合征的临床症状，还可改善C反应蛋白、血沉、免疫球蛋白等理化指标。自拟方被证明有临床效果的包括鲁璐等自创的益气增液汤，尹学永等自创的益气养阴活血方等。以上经方和自拟方治疗干燥综合征主要以口干、眼干等症状为辨证要点。因中医认为女性以肝为先天。故有些学者提出应从肝论治。采用以柴胡疏肝散，逍遥散，自拟舒肝方等为基础方，在此基础上加减，对干燥综合征患者进行治疗，证明时间越长，疗效往往越明显，同时还具有调畅情志的临床效果。其次，针灸对干燥综合征也有很好的临床效果。由此可见，中医治疗干燥综合征有独特优势，不仅能缓解干燥综合征的临床症状，也可改善抑郁、焦虑、烦躁等情志异常。通过参考文献和根据临床经验，李中宇认为在干燥综合征的整个发病过程中。阴虚为发病之本，以肝肾阴虚为主；肝郁即为发病之因，又为发病之果；瘀血阻络贯穿本病始终。故在干燥综合征的发病过程中，阴虚、肝郁、瘀血为发病之要素。只有去除所有发病因素，才可彻底治愈疾病。故可采用滋阴活血药来缓解口干、眼干、关节疼痛等干燥综合征症状，在此基础上加入疏肝理气之中药，不仅可以提高临床疗效，还可更加充分地改善患者的预后和防止复发。同时结合辨证论治，对其他症状进行治疗。在具体治疗时，应以"滋阴疏肝，活血通络"为主要治疗原则，酌情佐以健脾益气，生津润燥，清热解毒等。

（1）中药治疗：中药处方应采用基本处方和辨证处方相结合的方式。基本处方为治疗干燥综合征的最基本的几味中药，所有辨证方中都包含这几位中药。具体处方为：柴胡，川芎，延胡索，枸杞子，白芍，白术。方中柴胡入肝胆经，可疏肝解郁，为治疗肝气郁结之要药。川芎、延胡索均入肝经，可行气开郁。川芎还可活血祛瘀，善下调经水，中开郁结，为妇科调经要药，同时还可引药上行至头面。延胡索为活血行气止痛之要药，《本草纲目》曰"延胡索活血行气，第一品药也"。枸杞子归肝肾二经，可滋补肝肾，益精明目，《本草经疏》称其"为肝肾真阴不足，劳乏内热补益之要药"。白芍入肝经，可养血柔肝，缓急止痛，与柴胡相伍，养肝之体，利肝之用。白术入脾胃经，健脾益气，非但可以实土以御木乘，且使营血津液生化有源。上述诸药合用，可起到滋阴疏肝，健脾活血之功效。辨证方是在临床实际中，根据辨证论治得出的方药。

在干燥综合征病情缓解期，应以肝郁为主进行辨证。证型及方药：肝郁气滞选柴胡疏肝散加减，肝郁脾虚选逍遥散加减，气郁化火选丹栀逍遥散加减。

在干燥综合征病情活动期，可以阴虚和瘀血为主进行辨证。证型及方药：肝肾阴虚选六味地黄丸和一贯煎加减；阴虚内热选大补阴丸加减；气阴两虚选生脉散和百合固金汤加减；津亏血瘀选桃花四物汤和增液汤加减等。

（2）针灸治疗：针灸从中医角度讲具有联系脏腑，沟通内外和通经活络等功效，从西医角度讲具有改善临床症状，调节免疫功能，降低免疫球蛋白的功效。在具体治疗时，李中宇提出应"疏肝理气，滋补阴津，通经活络"为治疗原则，采用"远近结合"的治疗方式。具体为：眼干选穴为睛明、四白、丝竹空、阳白、攒竹等；口干选穴为点刺金津、玉液，风池、廉泉、地仓等；鼻干选穴位为迎香、印堂等。上述就近取穴，在于起到通经活络的治疗作用。同时应选取的远穴为太冲，太溪，三阴交，足三里。太冲为足厥阴肝经原穴，针刺此穴，可起到疏肝理气解郁之功效。太溪为足少阴肾经原穴，针刺此穴，可起到滋补肾阴之功效。三阴交为足三阴经交汇穴，针刺此穴，可起到同时滋补肺脾肾三经阴津的作用。足三里为大补穴，隶属于足阳明胃经，针刺此穴，可起到燥化脾湿，生发胃气之功效，使津液生化有源。同时对上述四处穴位进行针刺治疗，可起到疏肝理气，滋补阴津之功效。如达不到治疗效果，可经辨证论治，选取其他穴位。如此远近结合的治疗方式，便可达到同时治疗干燥综合征和情志异常的目的，还可防止干燥综合征的复发。

干燥综合征是一种慢性、顽固性的自身免疫性疾病。目前人群发病率为 $0.29\%\sim0.77\%$ ，呈逐年升高且年轻化趋势。病程较长，治愈率很低。发病时，唾液腺、泪腺等外分泌腺被细胞因子和炎症细胞浸润，腺体逐渐萎缩。随着病情的不断进展，可出现多器官多系统病变。西医治疗是治疗干燥综合征的基础治疗。由于西医西药难以达到长期控制病情，甚至治愈本病的目的。且随着治疗时间的不断延长，西药的不良反应不断表现出来。加之随着近几十年我国经济的发展，人们的生活节奏随之不断加快，现代人的压力也越来越大。综上所有因素，导致患者抑郁、焦虑、烦躁等情志异常的发病比例不断提高，且不断加重，甚至出现自杀轻生的倾向。情志异常的不断加重，也导致干燥综合征的病情不断加重。故可见干燥综合征和情志异常属于共病的关系。在发病过程中，起到相互诱发，相互促进的作用。在治疗干燥综合征的同时，也应积极治疗情志异常。这样才能达到长期控制病情、减少用药和缩短病程的目的。

在具体治疗时，应采用中西医联合和心理疗法相结合的方式进行治疗。西医是靶向治疗，是治疗干燥综合征的基础治疗。故应采用合适的西药对干燥综合征进行治疗。针对与干燥综合征共病存在的情志异常，主要采用心理疗法。可采用认知行为疗法、暗示疗法等心理疗法进行治疗。既要改变患者对干燥综合征和工作生活事件的不良认识，也要改变患者的一些不良习惯。如心理疗法长期达不到临床效果，也应考虑西药治疗。中医治疗应以辨证论证为治疗原则，同时兼顾口干、眼干等干燥综合征症状和抑郁、焦虑、烦躁不安等情志异常症状。以期达到改善临床症状、减少西药用量、缩短病程和防止复发的临床疗效。上述三种治疗方法联用，便可达到长期有效控制干燥综合征病情和防止复发的目的。

# 237    系统性红斑狼疮情志病变辨治经验

系统性红斑狼疮（SLE）是以多种自身抗体产生及免疫复合物形成，引起不同靶器官损害为特征的慢性复发-缓解性自身免疫性疾病，可导致全身多系统病变。神经精神狼疮（NPSLE）是 SLE 最常见的并发症之一，以急性狂乱状态、焦虑症、认知功能障碍、情感障碍和精神病等为主要表现，可出现在疾病病程的任意阶段。研究发现，患者的焦虑抑郁等心理问题很大程度上影响着 SLE 的疾病活动程度以及患者的生活质量。SLE 相当于中医之"阴阳毒"，是机体感受毒邪致使阴阳失调，从而引起的一种主要表现为面部红斑、咽痛口疮、关节疼痛，可伴脏腑损伤等全身病变的疾病，目前认为七情内伤是其发病的内在诱因之一。高祥福教授对 SLE 的病因病机、辨证论治有着独到见解。临证时重视 SLE 患者情志病变的诊治，并总结出二型九证辨治体系中 SLE 情志病变的辨治经验。

## 系统性红斑狼疮情志病变病机

SLE 病情纷繁多变，中医辨证分型复杂。二型九证辨治体系来源于范永升教授研究团队根据多年临床经验总结归纳的阴阳毒（系统性红斑狼疮）中医诊疗方案（2017 年版），目前已被临床广泛应用。其中，轻型和重型的划分以是否影响脏腑作为依据。高教授从临证中发现 SLE 各证中常可见到患者不同程度的情志异常变化，并影响疾病诊治及预后。《黄帝内经》指出"心在志为喜""肺在志为忧""脾在志为思""肝在志为怒""肾在志为恐"，人体脏腑对外界刺激发生的反应可表现为不同的情志变化，而脏腑病变导致的精气表达失常也可出现情志变化；反过来过度情志表达也会耗伤脏腑而成病或导致疾病迁延不愈。《素问·汤液醪醴论》曰："精神不进，志意不治，故病不可愈。"故高教授临证时基于脏腑情志相关理论，针对 SLE 各证候中常出现的情志病变的病机进行了总结。

**1. 热毒炽盛证**　主要表现为高热、斑疹鲜红、面赤、烦躁，甚或谵语神昏，关节肌肉酸痛，小便黄赤、大便秘结，舌质红、苔黄燥，脉滑数或洪数。该证型中火热之邪是主要致病因素之一，《素问·至真要大论》"病机十九条"言火热致病者有九，其中"诸禁鼓栗，如丧神守，皆属于火"和"诸躁狂越，皆属于火"皆言明火热之邪对情志的影响。《素问·灵兰秘典论》有"心者，君主之官，神明出焉"的记载，即心主神明，火热与心相通应，入于营血，扰乱心神，可出现心烦失眠、狂躁不安、神昏谵语等病症。《伤寒论》《金匮要略》中均对火热之邪影响情志进行了诸多论述分析，如《伤寒论》之"太阳病，六七日表证仍在，脉微而沉，反不结胸，其人发狂者，以热在下焦，少腹当硬满，小便自利者"以及"阳明病，其人多汗，以津液外出，胃中燥，大便必硬，硬则谵语"，《金匮要略》之阴虚内热"百合病者……意欲食复不能食，常默默，欲卧不能卧，欲行不能行；饮食或有美时，或有不用闻食臭时，如寒无寒，如热无热"等，均描述了实热或虚热引起的发狂、神昏谵语、精神恍惚等情志异常。

**2. 饮邪凌心证**　主要表现为胸闷、气短、心悸怔忡、心烦神疲、面晦唇紫、肢端怕凉隐痛，重者喘促不宁，下垂性凹陷性水肿，舌质暗红、苔灰腻，脉细数或细涩结代。水饮之邪是中医常见病理产物，一旦产生，可随气运行全身，上凌于心，轻则阻滞气血，重则蒙蔽心神，出现心烦神疲等症状。同时，水饮之邪多与脾胃功能异常有关，反之又易困阻脾胃，致气血化生不足，神失所养，又易出现健忘、失眠等情志异常。从脏腑病变来看，该证型主要影响心。心的生理功能包括主血脉、主神明。关于心主神明，《黄帝内经》明确立论"心主血脉""心藏脉，脉舍神""血者，神气也"，提示血是神明的物质基础，"心主血脉"是"神明出焉""神之变"的保证。《类经》曰："忧动于心则肺应，思动于心则脾应，怒动于心则肝应，恐动于心则肾应，此所以五志随心所使也。"可见情志的产生发乎于心，心通过主血脉以调节各脏功能，以适应内外环境需要，从而产生各种不同情志变化。本证水饮之邪上凌于心，心主神明功能失常，常有失眠、多梦、神志不宁等症。

**3. 痰瘀郁肺证**　主要表现为胸闷、咳嗽气喘、咯痰黏稠、心烦失眠，可伴咽干口燥、舌质暗红、苔黄腻、脉滑数。痰、瘀之邪为常见病理产物，其中痰湿之邪最易蒙蔽清窍，扰乱心神，影响神志。例如，《丹溪心法·癫狂》曰："癫属阴，狂属阳……大率多因痰结于心胸间，治当镇心神，开痰结。"《丹溪心法·痫》曰："痫证有五……无非痰涎壅塞，迷闷孔窍。"由此可见，痰湿是情志病变的重要因素之一，临床可出现情志抑郁、表情淡漠、神识呆痴等症状，夹火则出现急躁易怒、心烦不寐，甚至狂乱妄语等症状；另外，痰湿之邪亦是脾胃虚弱、气血津液运化失司所致，其致病与水饮之邪多有相近，该证型影响的主要脏腑为肺。中医认为肺主气，司呼吸，是气的生成和气机调畅的根本。肺调节气机，朝百脉以助心行血，辅助心主神明；肺主宣发肃降，调动全身气机，促气之输布，助肝之疏泄。若肺的主气功能失常，势必影响一身之气的生成与运行，致脏腑功能失常，继而出现各种病症，包括情志病变，临床表现为抑郁、心烦、失眠等。

《灵枢·平人绝谷》曰："血脉和利，精神乃居。"血是正常神志活动的物质基础，七情、外感、内伤等诸多因素皆可使血液运行失常，导致瘀血产生，而变生郁证、痴呆、不寐等情志病变。《医林改错》中多有关于瘀血与情志病变的论述，如"平素和平，有病急躁，是血瘀""无故爱生气是血府血瘀""癫狂一症，哭笑不休，詈骂歌唱，不避亲属，许多恶态，乃气血凝滞"等记载，均明确瘀血与情志病变有关，临床表现为失眠、心烦、抑郁焦虑，甚则癫狂等症状。近年来研究发现，活血化瘀中药联合糖皮质激素能够有效改善 SLE 患者神志状态。

**4. 肝郁血瘀证**　主要表现为胁肋胀痛或刺痛、胸膈痞满、腹胀、纳差，或胁下癥块、黄疸，或伴泛恶、嗳气，女性月经不调甚至闭经，舌质紫暗有瘀斑，脉弦细或细涩。本证病变脏腑在肝，从病机看，气机郁滞、升降失常是情志病变基本病机，盖因"百病皆生于气"。肝主疏泄，能够调畅气机并调节情志，情志病变的临床表现和治疗都与肝关系密切，诚如王孟英《柳洲医话》曰："七情之病，必从肝起。"另外，血是正常神志活动的物质基础，且心主神明亦依赖于血，肝具有藏血功能，可助心行其主神明功能。肝气郁结、疏泄不利所致情志病变临床主要表现为焦虑、抑郁、易怒狂躁等症状。本证亦有气机郁滞，无力推动血行所致的血瘀表现，也可引起或者加重患者情志病变。

**5. 脾肾阳虚证**　主要表现为面目四肢浮肿、面色无华、畏寒肢冷、腹满、纳呆、腰酸、尿浊、尿少或小便清长，舌质淡红边有齿痕或舌体嫩胖、苔薄白，脉沉细。本证病变在脾肾，且为阳虚之证，临床亦可见情志病变。关于脾与情志病变的关系，前已详述，而肾居于下焦，藏精而主志，也与神志具有密切相关性。肾藏精生髓，髓充脑窍是神志活动产生的基础，如《灵枢·本神》曰："肾藏精，精舍志，肾气虚则厥，实则胀。五脏不安。"若肾气亏虚，精藏不调，脑髓失养，则影响五脏神，从而出现情志病变，表现为焦躁不安等。阳气具有温煦、推动、兴奋、升腾、发散等作用，在人体生命活动中起着重要作用。《素问·生气通天论》曰："阳气者，精则养神，柔则养筋。"提示阳气具有营养神志的作用，神志活动与阳气密切相关。阳气异常所致的情志病变，以阳盛者较多，如《灵枢·行针》曰："重阳之人，熇熇高高，言语善疾，举足善高，心肺之脏气有余，阳气滑盛而扬，故神动而气先行。"又例如，《素问·宣明五气论》曰："邪入于阳则狂。"本证中脾肾虚衰，肾为先天之本，肾虚而"先天阳气"不足；脾胃为后天之本，《素问·阴阳别论》有"所谓阳者，胃脘之阳也"的说法，先天阳气赖于脾胃阳气温养补充而得以延续，脾胃虚弱则阳气乏源而致虚弱。阳气虚弱，无以养神，也易发情志病变。《景岳全书》曰："气为阳，阳主神也。"《张氏医通》曰："阴中之火虚，则病在神气，盖阳衰则气去，故神志为之昏乱。"阳气虚弱会产生嗜睡、失眠及烦躁等临床表现。《灵枢·口问》曰："阳气尽，阴气盛，则目瞑。"《伤寒论》中有"火逆下之，因烧针烦躁者""伤寒脉浮，医者以火迫劫之，亡阳，必惊狂，卧起不安者""下之后，复发汗，昼夜烦躁不得眠，夜而安静，不呕，不渴，无表证，脉沉微，身无大热者"等记载，均是由医者失治误治而使人体内阳气虚弱，继而出现的烦躁、惊狂、失眠等情志病变。

**6. 风痰内动证**　主要表现为眩晕头痛、目糊体倦、面部麻木，重者突然昏仆、抽搐吐涎，舌质暗苔白腻，脉弦滑。本证风痰为病，最早见于《诸病源候论》，曰："痰水结聚不散，而阴气逆上，上与风痰相结，上冲于头，即令头痛，或数岁不已，久连脑痛，故膈痰风厥头痛。"说明痰湿之邪可随风走窜，上犯巅顶，风痰壅塞脑窍脉络，导致中风、眩晕、头痛、昏迷等证。《圣济总录》曰："风痰之病，得于气脉闭塞，水饮积聚。其状虽有冷热之异，至于心胸痞隔，饮食不化，则一也。盖风壅气滞，三焦不和，则水饮易为停积，风能生热，壅亦成痰，是故有头目不利，神思昏浊之候。"提示临床可见风痰所致眩晕、神昏等表现。

**7. 阴虚内热证**　主要表现为持续低热、盗汗，面颧潮红、局部斑疹暗褐、口干咽燥、腰膝酸软、脱发、眼睛干涩或视物模糊、月经不调或闭经，舌质红、苔少或光剥，脉细或细数。本证病变脏腑在肝肾，其与神志活动相关性均已详述，其病变病机为阴虚内热，临证多见抑郁、易怒，肝失条达，可见长太息；阴虚生风，可见心神不定、激越等；累及心肺，可见常欲默默、神情恍惚等。

**8. 风湿热痹证**　主要表现为关节红肿热痛，四肢肌肉酸痛或困重，舌质红、苔黄腻，脉滑或滑数。本证临证少见情志病变，每有见者多与湿邪相关，湿邪蒙蔽清窍，可见头晕昏沉、头目不清等；热邪较盛，可见心烦不寐等表现。

9. 气血亏虚证：主要表现为神疲乏力、心悸、气短、自汗、头晕眼花，舌质淡红、苔薄白，脉细弱。本证临证亦可见情志病变，但多病情较轻，往往与气血亏虚、神失所养有关，多见神疲、少寐或嗜睡等。

## 系统性红斑狼疮二型九证情志病变临证用药规律

　　SLE二型九证辨治法各证型的诊治方案均已较完善，高教授临证中多参照该方案辨治选方用药。根据以上情志病变病机特点及个人临证经验，高教授总结了部分SLE情志病变临证用药规律。因火热为病者，如热毒炽盛证中火热扰乱心神所致的心烦失眠或狂躁不安、神昏谵语等，临证多加栀子、淡豆豉、莲子心以清心除烦；兼有狂乱不安者加生龙骨、生牡蛎以镇惊安神。因痰饮为病者，如饮邪凌心证、痰瘀郁肺证、风痰内动证等证型均存在痰饮为病，常引起抑郁、表情淡漠、心烦不寐等，临证多在原有治疗方药基础上酌情应用涤痰汤加减，尤其重视应用石菖蒲、远志以开窍安神。因瘀血为病者，如痰瘀郁肺证、肝郁血瘀证等证型均存在瘀血致病，常引起失眠、心烦，甚则癫狂等症状，临证中多在基础方药基础上酌情应用桃仁、红花、川芎、赤芍、丹参等活血化瘀药物，并善用夜交藤、合欢皮解郁通络、养心安神。因湿热蒙蔽清窍者，如风湿热痹证见头晕昏沉、头目不清、心烦不寐者，临证酌情加用滑石、淡竹叶、通草、石菖蒲以清热利湿、开窍醒神。因气血亏虚致神失所养，临证见神疲、少寐或嗜睡者，归脾汤基础上酌情加用合欢皮、夜交藤，加强养心安神的功效。又有脏腑相关情志病变者，如痰瘀郁肺证中善加桔梗、枳壳以调理肺之气机宣降；如郁而化热扰心致心烦、失眠、精神恍惚者，加知母、百合以润肺清热、宁心安神；饮邪凌心证中善加茯苓、茯神以治水火不济之心烦、失眠、健忘等；肝郁血瘀证中则酌情加用柴胡疏肝散，以增强疏肝解郁之力；脾肾阳虚证加甘松、鹿角霜以温阳理气、益智安神；阴虚内热者则善用酸枣仁、柏子仁、何首乌、刺蒺藜以养阴安神。SLE多为多因素致病，且多脏腑受损，辨证难度大，然心主神明，为五脏六腑之大主；肝主疏泄，调畅情志，故临证治宜安心定志、养肝疏肝为主，并重视整体调整。

　　精神情志相关的并发症很大程度上影响了SLE疾病活动程度及患者生活质量。高教授基于脏腑情志相关理论，对于二型九证辨治方案中各证型存在的情志病变的病机进行了系统总结，认为脏腑功能异常、气血阴阳虚衰及病理产物形成均可引起相关的情志病变，并根据各证型情志病变病机，针对性地总结了临证用药规律，同时强调SLE辨证难度大，临证中应重视整体调整，善用安心定志、养肝疏肝法。用药方面临证善于运用药对，灵活加减，临床效果显著。

# 238　从中西医角度论肿瘤与情志的关系

对于情志因素与疾病的发生发展之间的关系，中医学早在春秋时代就提出七情致病学说，认为七情，即喜、怒、忧、思、悲、恐、惊这七种不同的情感反应超过个体生理适应能力时，可导致躯体病变或损伤。中医学"百合病""脏躁""不寐""惊悸""梅核气"等疾病，其临床特点类似于西医学的某些精神心理疾病，比如"抑郁症""精神分裂症""围绝经期综合征"等。可见中医学中的情志因素导致的疾病与西医学中的精神心理疾病关系密切，情志因素与心理因素也基本相同。那么情志因素与恶性肿瘤的发生发展是否有关系呢？学者江保中等从中西医两个角度对肿瘤的发生与情志之间的关系进行了论述。

## 情志因素导致恶性肿瘤的病因病机

中医学无肿瘤之名，古代医籍中与肿瘤相关的病名记载有积聚、癥瘕、噎膈、肠蕈等，甲骨文有"瘤"的病名，至明代开始用"癌"统称恶性肿瘤。论述肿瘤与七情有关的记载见于《灵枢·百病始生》，曰："内伤于忧怒，则气上逆，气上逆则六腑不通，温气不行，凝血蕴里而不散，津液涩渗，著而不去，而积皆成也。"《素问·通评虚实论》曰："隔塞闭绝，上下不通，则暴忧之病也。""暴忧"意指突然猛烈的情志刺激，导致气机上下不通，引发疾病。在乳岩的病因方面，元代朱丹溪《格致余论》指出"忧怒抑郁、朝夕积累、脾气消阻、肝气积滞，遂成隐核，又名乳岩"。《医学正传》亦论述了情志与乳腺癌发病的关系，"此病多生于忧郁积忿"。清代高秉钧《疡科心得集》曰："舌疳者，由心绪烦扰则生火，思虑伤脾则郁，郁甚而成斯疾，其症最恶。"可见中医认为肿瘤的发生与情志因素有很大的关系。

西医学研究表明，癌症常常发生在性格高度内向、外向，情绪不稳定，或情感过分表达或压抑的人群中。在这些发现的基础上，学者认为有一种"癌症性格"，其主要表现为情感反应的过分强烈或过分抑制，在这种情绪下，其免疫功能容易发生波动，情志因素则通过干扰自控细胞群，促进癌症的发生发展。如国内外文献均有报道，通过回顾性或前瞻性研究表明，过多应激生活事件及烦恼、焦虑、疲倦和抑郁情绪是乳腺癌发病的重要危险因素之一。冯杰等研究表明，是否抑郁和抑郁的严重程度分别与新生肿瘤率和死亡率呈正相关。王冠军等调查结果显示影响癌症发生的因素依次为病前焦虑、负性生活事件，提示癌症患者的心理卫生状况较差，对肿瘤的发病可能有影响。调查结果表明具有致癌情绪的人群癌症发生率比健康人高 2.3 倍，且与文化程度、职业有关。大量的资料显示，不良情绪可降低机体的免疫功能，从而减弱免疫系统识别、消灭癌细胞的作用；相反，良好的心理情绪可提高和平衡机体的免疫功能，不但可以防止恶性肿瘤的发生，同时还可以使已出现的肿瘤处于自限状态，最终被机体免疫功能所消灭。尚有部分家庭有家族性肿瘤病史，一旦亲友患有肿瘤，无论是因照顾亲友长期处于焦虑中，还是因遗传原因而畏惧罹患肿瘤，都无形中长期处于一种不健康的心理状态中，最终也作为诱因而发展为肿瘤。从上述可看出，西医学也支持上述学说，认为不良的情志因素也参与了恶性肿瘤的发生。

## 肿瘤及伴发症状引起的情志变化

恶性肿瘤患者早期很多无特殊症状，很多是体检时发现的，所以患者有症状后再去检查时，病情已经发展到中晚期了。肿瘤本身引起的症状与肿瘤的位置、性质、分期均有关系。如中央型肺癌多出现呼吸困难、呛咳、咯血等症状，而周围型肺癌多无特异症状。食管癌以吞咽困难为主，胃癌以胃部疼痛、恶心呕吐为主，肠癌多出现大便的性质、形状、次数等异常，膀胱癌多出现无痛性血尿，骨肿瘤以局部疼痛为主，淋巴瘤以局部淋巴结肿大为主等。这些症状中如吞咽困难、呼吸困难、咯血、疼痛等严重影响患者的生活质量，对其有较大的心理刺激，当出现这些症状时，他们多认为自己的疾病比较严重，即使未被如实告知所患疾病，患者自己也多倾向考虑是恶性肿瘤，因而产生悲观情绪。当确诊为癌症这样的负性事件发生后，可导致心因性失眠，若失眠及疼痛持续存在，则会导致脑生理的紊乱而出现焦虑。对 560 例各类型肿瘤患者采用主诉疼痛分级法（VRS）和数字疼痛分级法（NRS）进行测评，在主诉为疼痛的患者中，其伴有焦虑抑郁的发生率高达 72.92%，同时在焦虑抑郁患者中伴重性疼痛者为 20.71%，中度疼痛者为 45.72%，轻度为 33.57%，与无情绪障碍患者相比，2 组间差异有显著性 <0.05），可见疼痛和焦虑抑郁情绪可互为影响和加重，二者之间具有协同作用。

## 肿瘤治疗中引发的情志变化

　　手术及其放化疗目前仍是恶性肿瘤的主要治疗手段，而因为这些治疗带来的心理创伤也比比皆是。如青年女性确诊为乳腺癌，行乳腺根治术后，因身体缺陷影响美观而心理有较大落差。确诊为卵巢癌后，因卵巢术后影响生育能力及性生活，而引起夫妻乃至家庭的不和谐；因术后雌激素分泌的减少，容易出现围绝经期综合征的表现，如易激动、易怒、烦躁等。肺癌患者因术后出现乏力气短，影响正常的生活工作，容易出现过度悲观抑郁的心理。消化道肿瘤患者由于术后进食障碍，或食欲减低，或腹胀腹泻等，生活质量会明显下降，因而也多出现情绪低落。

　　放化疗可引起如下副反应：骨髓抑制多表现为极度乏力、头晕、脱发等，消化道症状多为呕吐、腹泻等，皮肤过敏黏膜毒性如口腔炎、瘙痒等，且放化疗肝肾毒性可导致治疗终止或增加药物治疗等，这些均增加了患者的心理负担。靶向治疗是目前服用比较方便、副作用小的治疗手段，但是一方面高昂的价格让大多数患者望而却步，另一方面在服用了靶向药物而疗效不佳，或者因耐药又要更换新的靶向药物治疗时，经济和心理的双重负担，会导致很多患者放弃治疗，产生绝望的心理。治疗期间每 3 个月乃至每周的检查，包括抽血、多次做增强 CT、骨扫描、穿刺活检等均让患者厌倦治疗，对医院产生恐惧，甚至对医生有抵触心理，过度的不良刺激影响了疾病的治疗。研究显示，住院恶性肿瘤患者 70% 从入院到术后 1 周持续存在抑郁焦虑情绪，SAS 评分在手术前夜达到高峰。负性情绪对肺癌患者化疗后的躯体和心理功能状态的恢复造成负面影响。

## 情志因素对恶性肿瘤预后的影响

　　对 102 例胃癌患者调研结果显示：存活期最短的为 3 个月，最长达 10 年，平均 4～5 年。存活期的长短除了与胃癌的恶性程度、个体差异有一定关系外，与心理反应明显相关，消极的心理反应存活期较短，积极的心理反应存活期相对较长。其中否认肿瘤的 6 人，平均 4.8 年，恐惧肿瘤的 8 人，平均 1.3 年，认可患有肿瘤的 70 人，平均 5.1 年，对疾病保持乐观的 18 人，平均 9.6 年。由此可见不良的情志因素会明显缩短患者的生存期。将 78 例乳腺癌患者随机分成观察组 34 例和对照组 44 例，观察组在常规化疗基础上进行心理干预，对照组仅予以常规治疗，未予以心理干预，采用生存分析中的 Cox 比例风险分析。结果观察组复发/转移 5 例，死亡 2 例，对照组复发/转移 9 例，死亡 4 例，分析显示对照组在某一时段死亡的风险是观察组的 4.47 倍。可见，精神因素的差异可明显影响患者的预后。

## 情志因素与恶性肿瘤发生发展机制的关系

　　赵宇明研究总结认为发生恶性肿瘤的重要原因之一是中枢神经系统功能紊乱导致的免疫功能低下，

而精神神经因素影响免疫功能的机制主要是通过神经内分泌系统参与的。精神神经刺激可导致交感神经-肾上腺髓质系统和下丘脑-垂体-肾上腺皮质系统被活化，具体途径为：紧张、悲伤、压抑刺激——皮质类固醇、肾上腺激素分泌增高-身体处于长期应激状态-免疫监视作用减弱-免疫力下降-癌症发生。一般认为，儿茶酚胺、皮质醇和性激素可引起免疫抑制，而甲状腺素、生长激素、胰岛素等可引起免疫增强。长期过度的情志刺激或情绪失调可导致体内免疫抑制性激素升高，免疫增强性激素降低，从而使免疫功能受到抑制，免疫系统失去对肿瘤细胞的监控，导致肿瘤的发生；另一方面，情志因素造成机体神经内分泌免疫调节紊乱，各种神经递质、内分泌激素和免疫细胞因子相互影响，可导致免疫细胞对肿瘤细胞的监视及杀伤能力下降，无法控制肿瘤细胞的生长与转移，从而导致肿瘤的进一步恶化。可以说，任何家庭社会不良刺激引起的恶劣心境，都可产生一定的心理（情绪）和生理（躯体）变化，这2种变化又可使中枢神经系统和内分泌代谢功能紊乱，抑制和降低机体的免疫功能，削弱免疫系统识别和消灭异常细胞的作用，从而不能消除突变（癌变）细胞，遂可发展成癌症，或使致癌因素对具有特种遗传素质的人产生作用。因此，有人认为情绪可能是癌细胞的活化剂。

## 恶性肿瘤情志方面的干预方法

**1. 根据治疗的方式分类**

（1）认知治疗：主要通过健康教育，增加患者对病情的认知程度，对患者进行答疑解惑，以改变患者的现实评价及患者的价值观念，使其有信心参与疾病的治疗。主要包括说理开导法、释疑解惑法等。

（2）行为训练：主要目的在于减轻癌症患者的放化疗副反应，降低患者一般性痛苦或苦恼情绪。包括系统脱敏法、冲击疗法、放松疗法、生物反馈疗法、模仿疗法、强化疗法等。其中系统脱敏法是由交互抑制发展起来的一种心理治疗方法，它通过一系列步骤，按照刺激强度由弱到强、由小到大逐渐训练心理的承受力、忍耐力，增强适应力，从而发展到最后对真实体验不产生"过敏"反应，保持身心的正常状态。冲击疗法是一种让患者直接接触导致患者出现恐惧或焦虑的情境，不允许患者逃避，坚持至恐惧或焦虑症状消失的快速行为治疗方法。生物反馈疗法是一种利用仪器将患者不能察觉的内脏生理功能进行转换进而成为能察觉的信号并且显示出来，以帮助患者自我控制与调节这些活动，从而达到治疗目的的心理治疗方法。模仿疗法是利用患者自身所具有的学习新行为的能力，帮助患者克服不良的行为，从而获得适应性行为的心理治疗方法。强化疗法是应用各种强化手段以增强或提高患者的适应性行为，消除或减轻患者的不良情绪或行为的心理治疗方法。

**2. 根据参与者的人数及关系分类**

（1）个别心理治疗：此疗法能减轻部分怀疑自身患有肿瘤的患者的紧张情绪，也能缓解癌症患者在知道诊断后所出现的苦恼和挫折情绪。包括说理开导法、释疑解惑法、分散注意力、发泄解郁法、情志制约法、暗示疗法、顺情从欲法等。其中分散注意力包括音乐疗法、运动疗法、催眠疗法等多种方式。如谢忠等对260例癌症患者进行严密的随机对照，使用音乐治疗方法加放松内心意象方法进行心理干预，结果显示经过心理干预的癌症化疗患者，化疗后其生活质量各项功能指标均明显提高。

（2）家庭治疗：此方法是医生通过与患者家庭中所有成员有规律地接触与交谈，或者参与对患者家庭环境进行改造，使其家庭内部发生一些变化，从而逐渐改变患者的精神状态。肿瘤患者多存在不知病情的情况，此时家庭成员适时开导，让患者能逐渐接受病情非常重要。家庭多是患者的最后保护伞，患者存在躯体障碍时或在疾病终末期时，家庭的呵护、关心是患者的精神支柱，患者也往往会为了家庭而努力度过余生。如钟慧萍等将90例恶性肿瘤患者分成观察组和对照组，观察组给予健康教育及心理辅导等护理干预，对照组实施常规护理，运用心理健康状况自评量表（SCL－90）和社会支持评定量表（SSRS）进行2组家属心理健康状况和对患者社会支持的评估。结果护理干预后观察组家属的抑郁、焦虑、恐惧心理明显低于对照组，观察组患者社会支持水平明显高于对照组。

（3）集体干预：集体干预又称群体疗法，即将病情相似或具有共同心理问题的患者集中在一起，由治疗人员组织学习、讲课、讨论、交流，经过彼此启发帮助，寻找寄托，产生共鸣，从而达到治病目的。实践证明，这是肿瘤患者获得心理支持，得到心理安慰的较好方法，在很多方面起到重要的作用，比如可让患者很快消除恐惧、忧虑等不良情绪，在疾病恢复期形成良好的生活习惯，预防复发，缩短病程。如唐丽丽等在临床肿瘤治疗中合并应用集体心理治疗和想象疗法，发现合并心理干预组与对照组在对疾病的心理反应状态方面相比，心理干预组更能接受现实并较乐观地配合治疗。

**3. 中医常见的干预方法**

（1）以情胜情：就是有意识、有目的地采用一种情志活动去战胜、缓解因某种情志刺激而引起的疾病，从而达到治疗疾病或缓解患者痛苦的目的。其产生于中医五行生化克制理论，是中医学独特的心理治疗方法。《素问·五运行大论》指出"悲胜怒，恐胜喜，怒胜思，思胜恐，喜胜忧"，即说明运用五行生克理论，以期"胜"而"治之"，可使情志恢复正常。金元医家张从正明确提出，"悲可以治怒，以怆恻苦楚之言感之；喜可以治悲，以谑浪亵狎之言娱之；恐可以治喜，以祸起仓卒之言怖之；怒可以治思，以污辱欺罔之言触之；思可以治怒，以虑彼忘此之言夺之。乃以五行相胜之理治之"。他极力推崇此法，巧妙运用，治愈了很多情志疾病。

（2）情志疏导：即治疗者针对患者的心理因素给予理解、解释、鼓励和安慰，通过语言鼓励帮助患者减轻思想负担及不良情绪的困扰，以达到调整患者气机，使其精神内守的目的。《灵枢·师传》指出"人之情，莫不恶死而乐生，告之以其败，语之以其善，导之以其所便，开之以其所苦，虽有无道之人，恶有不听者乎"。说的就是针对肿瘤患者求生治病的迫切心理给予安慰和鼓励，从而达到调和情志的目的。

（3）移情易性：一方面分散患者的注意力，从对疾病的过度专注转移到他处，排除患者内心杂念，改变其错误的认知与不良情绪；另一面积极改变患者周围环境，使其脱离不良因素的刺激，给患者制造一种安静、祥和而又温馨的环境。如鼓励患者根据其爱好，从事养花、钓鱼、打牌、看书等活动，另外可通过旅游、搬迁等方法，使患者离开过度思念或怨恨的事物等不良刺激环境。

（4）顺意从欲：顺从肿瘤患者的愿望，满足其身心需要，对他们提出的要求，凡是客观条件允许的，都应尽量满足，或去除其所恶，如果条件不允许，则应深表理解和同情，出于真诚的态度去关心患者，并耐心加以说明，以使疾病得以缓解。如癌症患者晚期多不欲饮食，照顾者对其可不再强调饮食禁忌，而是鼓励患者食用喜欢的食品。对心情压抑的患者可采用于山中呼喊、笔墨乱画、唱歌跳舞、跑步运动等方法以发泄情绪。

（5）暗示解惑：用含蓄、间接的方法，对患者的心理状态施加影响，诱导患者不用经过理性考虑和判断，凭直觉接受医生的治疗意见，主动树立某种信念，或改变其情绪和行为，从而达到治疗目的。《素问·调经论》中就有一段生动的叙述"按摩勿释，出针视之，曰我将深之，适人必革，精气自伏，邪气散乱，无所休息，气泄腠理，真气乃相得"。意思是先长久按摩，然后拿出针给患者看，并说"我要深刺"，但在刺时还是中病即止，这样可使精气深注于内，邪气散乱于外，而无所留，邪气从腠理外泄，则真气通达，恢复正常。此法即是通过暗示以强化患者的注意力，配合针刺起到增效的作用。

（6）导引吐纳：即通过静心调神，结合调整呼吸，进而达到调身的目的。《素问·上古天真论》中所说的"恬恢虚无，真气从之"，"呼吸精气，独立守神"等均是对导引吐纳法的描述。导引吐纳法着重于调息、调身和调神，"导气令和，引体令柔"，调整、协调和改善心身功能状态，故可治疗和预防心身病症。

**4. 情志干预的效果**  赵燕等观察 83 例肿瘤患者，研究组在常规放疗、化疗及生物治疗的基础上合并应用一般性心理支持治疗，家庭和社会支持治疗，音乐结合肌肉放松训练及内心意念引导等常用的综合心理治疗方法。对照组仅用常规肿瘤治疗。结果显示研究组较对照组患者焦虑、抑郁的情绪有明显改善。苏艳华等对 83 例癌症患者进行对照治疗和观察，研究组在常规放疗、化疗、生物治疗的基础上合并应用一般性心理支持治疗，疾病知识教育，个别的心理治疗，患者互助治疗，家庭和社会支持治疗，音乐结合肌肉放松训练及内心意念引导等常用的综合性心理干预方法。对照组仅用常规肿瘤治疗。结果研究组较对照组患者的心理状态有明显改善，能够积极配合。程坤等将 30 例患者随机分为心理干预组和对照组，对照组除不接受心理治疗外，其余治疗与干预组均相同。所有患者于治疗前、治疗中、治疗后进行 3 次汉密尔顿焦虑量表（HAMA）、汉密尔顿抑郁量表（HAMD）、简明心境量表（POMs）及生活质量核心问卷（QLQ‑C30）的检测。治疗后干预组的变化情况均显著优于对照组。以上提示癌症患者在常规治疗的同时配合综合性心理干预，有助于提高治疗效果及生活质量。

不仅不少肿瘤患者其发病与自身的不良情志因素有关，而且在整个治疗过程中，患者情志的好坏与治疗的效果也相互影响，并且情志因素也影响着最终的结局。因此，利用中医形神合一的理论，充分考虑情志因素在肿瘤发生发展中的作用，在重视对肿瘤患者躯体病变进行治疗的同时，根据其性格和情绪的变化特点，注重采用各种方法进行心理、情绪的调控，帮助患者树立正确的人生观，积极乐观地面对疾病，对于提高患者战胜病魔的信心，激发机体自身的抗病能力，提高生存质量，促进疾病向好转、痊愈的方向发展，具有不可估量的作用。

## 239　情志伤脾与肿瘤的关系

中医学认为五脏功能正常、协同合作是保持人体健康的基本条件，人的生理活动、病理变化皆与五脏气血息息相关。《素问·阴阳应象大论》指出"人有五脏化五气，以生喜怒悲忧恐"，五脏藏五志，情志活动本是人体对外界事物刺激产生的一种生理性应答反应，化生多种心理活动而衍生七情。脏腑对情志活动起着调节控制作用，反之情志的异常变化也会引起机体的气血运行失常，影响到脏腑的正常生理功能。因脾胃位处中焦，为周身气机升降枢纽，气血生化之源，濡养五脏以藏五志，是情志产生的物质基础，反之情志异常变化亦会影响脾胃功能，因此脾胃的功能状态会直接或间接地影响情志的产生与变化。元代朱丹溪《丹溪心法》曰："妇人忧郁愁遏，时日积累……十数年后方为疮陷，名曰乳岩。"明代李梴《医学入门》曰："瘤初起如梅李，皮嫩而光，渐如石榴瓜瓠之状。原因七情劳欲，复被外邪，生痰聚瘀，随气流注，故又曰瘤，瘤总皆气血凝滞结成。"清代余景和《外证医案汇编》曰："正气虚则岩。"忧思郁结、正气不足、脏腑亏虚、气血运行失常致气滞血瘀是导致肿瘤发生发展的重要因素，情志异常是诱发或促使肿瘤发生发展的关键环节。情志异常多责之心肝，"思出于心，而脾应之"，脾胃为气血生化之源，气机升降之枢，肿瘤的发生发展及其预后皆与脾胃功能紧密相关，故学者许峰巍等从"情志伤脾"的角度，论述了脾胃与肿瘤的关系。

### 脾虚是肿瘤发病的内在因素

**1. 情志异常皆损于脾胃**　脾胃位处中焦，一方面运化输布水谷精微以濡养五脏，是五脏主司五志的物质基础；另一方面主司机体气机升降，脏腑之气的运动也需要借助脾胃的升降之力，而情绪的变化皆为五脏精气施泄于外的表现，故脾胃亦为调控五志变化的重要脏腑。反之，五志过极，首先影响脏腑气机，气机逆乱阻碍脾胃气机升降，中焦气机壅滞，气血津液输布失常，以致气滞血瘀、痰浊等病邪，久之结聚成为有形的肿瘤。

脾在志为思，思为产生其他情志的基础，《黄帝内经太素》注释中也有相关记载"脾为四藏之本，意主愁忧。故心在志变动为忧，即意之忧也。或在肺志为忧，亦意之忧也。若在肾志为忧，亦是意之忧也。故愁忧所在，皆属脾也"，说明脾为五脏情志之本，在上述基础上影响情志变化，起到调节平衡情志的作用，同样情志异常皆因此反损于脾胃。脾主"意"，《类经》记载"脾为谏议之官，知周出焉，脾藏意，神志未定，意能通之，故为谏议之官。虑周万事，皆由乎意，故知周出焉。若意有所着，思有所伤，劳倦过度，则脾神散失矣"。思虑为患，久而气有余，生郁化火，首先郁阻脾胃，脾胃功能失常，气机升降失司，气机不畅，不能运化水谷精微，内生痰浊，阻滞经络，甚或气血瘀结而成有形之邪聚于一处，形成肿瘤。正如朱丹溪所言"中焦者，脾胃所属。凡六淫七情、劳逸太过，必使所属脏器功能失调，当升者不升，当降者不降，终日犯及脾胃，中气必为之先郁"。也强调了情志异常多以气郁为病，且郁结多在中焦，脾胃与情志直接具有相互依存和相互制约的关系。

**2. 脾虚则神明失养，情绪异常**　《诸病源候论》曰："积聚者，由阴阳不和，脏腑虚弱，受于内邪，搏于脏腑之气所为也。"多数肿瘤患者会产生焦虑、抑郁等负面情绪，造成这种情绪除疾病等外界因素外，还有患者脾胃虚弱引起神明失养的内在因素。

神是人生命活动的总称，广义的神为人体的外在表现，狭义的神指人的精神、意识、思维活动，脾胃与情志关系密切，脾胃为后天之本，《灵枢·平人绝谷》指出"神者，水谷之精气也"，说明"神"的产生与脾胃密切相关。脾胃为后天之本，受纳水谷，化生气、血、津液等水谷精微，升清上充于脑以濡养神明，维持人体正常的思维意识活动，人是形与神的统一体，《类经》指出"无形则神无以生，无神则形无以活"，《素问·上古天真论》曰："虚邪贼风，避之有时，恬惔虚无，真气从之，精神内守，病安从来。"神为人体生命活动的主宰，为七情五志的统领，神气足可调控五脏，精神内守，抵御外邪，避免气机逆乱，血瘀痰结，形成肿瘤。若脾胃虚衰，则气血生化不足，神明失养，精气不足，影响脏腑功能，出现精神恍惚、反应迟钝、情绪低落或焦虑、急躁等症状。

## 脾虚是肿瘤的基本证候之一

**1. 脾虚正气不足，无力抗邪**　金代张元素《活法机要》言："壮人无积，虚人则有之，脾胃虚弱，气血两衰，四时有感，皆能成积。"据此可知肿瘤的形成与脾胃虚弱有关，正气不足可能是由于先天不足，或是后天失养，脏腑功能紊乱，气机失调造成的。正气不足则无力抵御外邪，或无力推动自身气血津液的正常运行，以致气滞血瘀、内生痰浊等病理产物，阻滞脉络，结聚成为肿块，久而久之，肿块逐渐增长更伤机体气血，正气更为衰少，肿瘤本为外邪与体内正气抗争之结果，邪盛而正衰则发病。

**2. 脾胃虚弱证是肿瘤的基本证型**　肿瘤的形成与发展，与人体正气强弱有关，《医宗必读》曰："积之成者，正气不足，而后邪气居之。"张景岳《景岳全书》曰："少年少见此症，而惟中衰耗伤者多有之。"从肿瘤患者的发病年龄来看，仍是以老年者居多，并且根据肿瘤的发病情况来看，肿瘤为消耗性疾病，多数肿瘤患者除患部不适外，尚有纳呆、食少、乏力、失眠等典型的脾胃虚弱症状，一部分患者患消化系统肿瘤，本身具有此类症状；一部分患者因服用抗癌药物，或经历手术，进行放疗化疗，对脾胃造成损伤而出现上述症状；还有部分患者因精神压力较大，情志伤脾引起上述症状。三者虽然病因不同，但皆属脾胃虚弱证，脾胃虚则其运化无力，受纳不足而乏力，精神淡漠，气机升降失司，气机壅滞而纳差，胃不和则卧不安，同时脾胃失运，津液停滞化生痰浊、瘀血，阻滞经络。如《丹溪心法》曰："痰之为物，随气升降，无处不到"，痰具有流动的特性，痰瘀既是肿瘤的致病因素，又是病理产物，痰瘀胶结，随气流行，无处不到，易造成肿瘤的转移和复发，在肿瘤的发展过程中，正虚与邪实互为因果，"有胃气则生，无胃气则死"，若胃气衰败，不能进食，肿瘤引发恶病质时，又会加速机体消耗，加快疾病恶化，任何治疗都于事无补，甚至造成死亡，故究其根本，脾胃虚弱是肿瘤的基本证候之一。

## 健脾益气抗肿瘤

**1. 健脾益气是治疗肿瘤的根本大法**　扶正培本思想起源于先秦时期，《素问·刺法论》指出"正气存内，邪不可干"，《素问·评热病论》指出"邪之所凑，其气必虚"，正气不足是肿瘤发病的基本病机。金元时期肿瘤扶正固本学说基本成熟，李东垣提出"人以胃气为本"，主张温补脾胃，脾属太阴，主升运，将水谷精微之气上输心肺，流布全身；胃属阳明主降纳，使糟粕秽浊从下而出，一升一降，使人体气机生生不息，体魄强健。明清时期，益气健脾法治疗肿瘤得到了进一步的发展壮大，如《景岳全书》指出"脾肾不足及虚弱失调之人，多有积聚之病""积聚渐久，元气日虚……只宜专培脾胃以固其本"，其温补脾肾，代表方剂有暖肝煎、理阴煎等，并且针对病势较缓，正气不足，大便难下者，专调脾胃以通大便，代表方有枳术丸、大健脾丸等，均有良效。肿瘤病情复杂，薛立斋沿袭前法，关注先后天联系，重视脾肾，提出疾病前期补脾胃，而后补肾之法，为后世治疗肿瘤提供了一条新途径。肿瘤患者的脾胃虚弱状态与痰瘀互结的病理变化互为因果，如王学中治疗老年肺积一案，其治疗健脾补肾为主，以四君子汤为主方（党参、生黄芪、炒白术、茯苓、生薏苡仁、巴戟天、制女贞子、陈皮、八月札、夏枯草、海藻、焦山楂、大枣、桔梗等），佐以化痰解毒散结之品，发现可以缓解患者不适症状，减轻咳嗽、咳痰，取效甚优，同时增进食欲，恢复饮食，提高生活质量，延长患者的生存时间。

**2. 益气健脾法可有效缓解肿瘤患者不适症状**　中医药疗法作为我国治疗肿瘤的特色，现今主要是配合西医治疗肿瘤，体现在缓解放化疗的不良反应、提高机体免疫力、辅助祛邪、强化和巩固治疗、改善患者生活质量等方面。如临床常见的癌因性疲乏，主要表现为周身无力、嗜睡或失眠、精神疲劳、注意力不集中、情绪低落、易怒、焦虑等症状。王蕾等通过应用益气健脾中药汤剂治疗乳腺癌患者癌因性疲乏的临床研究发现，益气健脾汤剂（主方为四君子汤合大补元煎加味）能较好缓解乳腺癌患者气短、乏力、情绪低落等诸多癌因性疲乏的症状；还能改善患者的骨髓抑制情况、提高患者体内 CD3$^+$ 和 CD4$^+$ 细胞水平，继而增强患者的免疫功能，从多角度提高患者生活质量。又如临床常见的肿瘤性发热是指患者直接或间接与恶性肿瘤相关的非感染性发热，并且以持续性发热、脉数大无力等为主要特点。《内外伤辨惑论·辨阴证阳证》指出"惟阴火独旺，上乘阳分，故荣卫失守……其中变化，皆由中气不足"，提示肿瘤性发热根于患者脾胃气衰、元气不足。肿瘤属长期消耗性疾病，脾胃不足，气机升降失调，水谷精微运化失常日久而生痰、化瘀，郁而化火，心火随之引动，心不主令，相火妄越而乘脾胃，属"阴火"。根据患者不同的发热状态，应用甘温除热法以温补脾胃为本，同时亦注意祛邪，结合散法、清法，重视使用风药散发郁热，如柴胡、升麻、防风等具有升阳特性的药物，一方面用以发散郁热，另一方面借其开宣之性，助脾胃恢复升发之力，调节气机；使用黄芩、栀子等药物急则治标，及时破解阴火阳盛之势，防止损伤阴液。在治疗肿瘤性发热时也应根据具体情况进行辨证分型，判断热势，辨别虚实轻重以权衡用药攻补强度。多组临床实验研究证实，采用益气健脾法亦可以有效降低胃癌、卵巢癌、大肠癌等多种肿瘤引起的癌因性不良反应的发生率，提高治疗效果，改善患者的生活质量，所以益气健脾法在临床治疗肿瘤中具有一定的推广价值。

## 讨　　论

明代周之干《慎斋遗书》曰："诸病不愈，必寻到脾胃之中，方无一失……万物从土而生，亦从土而归。"脾胃虚损，正气不足，这一基本病机贯穿于疾病发生、发展的全过程，所以脾胃在肿瘤发生、发展的治疗及预后中具有重要意义。现代研究也发现，脾胃功能与人体免疫微环境关系密切，健脾中药能够在一定程度上改变肿瘤微环境，促进免疫因子分泌，提高 NK 细胞活性，改善免疫抑制状态，提升免疫清除、肿瘤抗原提升能力，从而具有改善肿瘤免疫逃逸的作用。《灵枢·刺节真邪》指出"大积大聚，其可犯也，衰其大半而止，过则死"，强调疾病的治疗应攻伐有度，中病即止。在肿瘤的发生发展过程中客观认识疾病本质与病势发展，界定扶正与祛邪治法应用，以获取最好的治疗效果。肿瘤是外邪与体内正气抗争后产生的结果，邪盛而正衰，则发之为病，在正气虚衰、癌毒内陷、转移的情况下，强健脾胃，或以扶正为主，辅以祛邪，使气血生化有源，正气充裕，可以抵御外邪，改善患者生活质量，延长生存期，争取带瘤生存，亦为良策。中医药具有"简、便、廉、验"的优势，能提高肿瘤患者的生存率，延长肿瘤患者的生存期，使用中成药对肿瘤姑息治疗也已经取得专家共识，成为目前临床肿瘤的研究热点。

综上所述，情志伤脾、脾虚则正气不足是肿瘤发病的重要原因之一，气机郁滞、阴阳失衡是其重要的发病机制。正气充沛与情志舒畅是保持健康的两个重要条件，二者缺一不可。治疗肿瘤患者机体不适的同时，也需注意心理变化，注意"调神"，恶劣的情绪可以致病，反之，良好的情绪也有助于疾病的治愈，肿瘤患者常伴有不同程度的焦虑或抑郁情绪。近年来，关于肿瘤的中医情志疗法逐渐受到了的重视，临床上对肿瘤患者的情志护理疗法的相关研究逐渐增多，常用情志护理方式有情志相胜、音乐、气功等，借助外界良性的精神刺激，从多角度帮助患者舒缓负面情绪，树立战胜疾病的信心，改变消极被动的心态，积极接受治疗，保持良好的情绪，对药物疗效的发挥和病情的好转痊愈以及提高患者的生活质量有重要作用。

# 240 恶性肿瘤患者情志病中医临床思路

恶性肿瘤是临床常见的一种心身疾病。情志异常可促进肿瘤发生发展，肿瘤亦可直接影响患者性格、情感、意志、记忆、思维和感知觉等而导致情志疾病。恶性肿瘤合并情志疾病中最常见的三种情况包括焦虑抑郁状态、睡眠障碍、谵妄状态，与患者的性别、年龄、教育背景、医学素养、临床症状、治疗相关不良反应、终末期内环境紊乱及社会经济因素等相关，分别归属于中医"郁证""不寐""癫狂"等范畴，与心、肝胆、肾等脏腑密切相关。学者乔红丽等认为，临床遣方用药时，在调整脏腑气血阴阳的同时兼顾调畅情志，可有效提高患者生活质量及治疗依从性，以保障肿瘤综合治疗方案的顺利实施。

## 恶性肿瘤合并情志疾病

**1. 情志异常导致肿瘤** 《灵枢经·百病始生》曰："内伤于忧怒，则气上逆，气上逆则六腑不通，温气不行，凝血蕴里而不散，津液涩渗，著而不去，而积皆成也。"记载了情志异常可导致肿瘤。陈言"三因学说"指出喜、怒、忧、思、悲、恐、惊七情过极乃疾病内因，因其"先自脏腑郁发，外形于肢体"。不良情绪刺激长期存在，可致气机逆乱，肝失疏泄条达，气血循行不畅，气滞血瘀；肝郁脾虚，水湿失于运化，聚湿生痰，气滞血瘀痰阻，郁生热毒，诸邪胶结日久，则生癌肿。杨栋等认为，愁和忧为诱发恶性肿瘤最重要的两种情志，不良情绪刺激通过神经内分泌系统而抑制免疫系统的功能，导致机体免疫监视及免疫杀伤能力减弱。杨永等认为，心神之变是癌毒发生的始动和促进因素，元神之变、异常情志及过度欲望均与癌毒有关。不能较好宣泄和表达内心情感而经常压抑自己，是女性乳腺癌患者的典型特征。据报道，承受精神刺激的女性发生乳腺癌的相对危险度高达3倍左右，在乳腺发育前遭受精神刺激的相对危险度可增加6.5倍。

**2. 肿瘤导致情志异常** 《景岳全书》曰："凡五气之郁，则诸病皆有，此因病而郁也。"指出疾病可导致情志异常。初诊肿瘤时患者常感恐慌、焦虑、抑郁和无助，由于医学素养欠缺，部分患者和家属可能盲目相信偏方或特效药而耽误病情。肿瘤的主要治疗手段包括手术、放化疗、内分泌、靶向、免疫和中医药等，除旨在缓解患者临床症状及改善肿瘤微环境的中医药外，其他治疗手段在延长患者生存期的同时，可能带来一些不良反应，如形象受损、肢体功能障碍、心肺功能下降等，成为患者焦虑抑郁的症结所在。肿瘤进展导致的脑转移，使用阿片类镇痛药物，肿瘤晚期脏器功能衰竭、肝性脑病、肺性脑病等可导致谵妄；癌性疼痛，截瘫，褥疮，水肿，顽固性便秘，胸腹腔积液，局部肿瘤溃烂，对治疗疗效的过高期望，长期治疗带来的经济压力，家属及陪护照顾不周等，均可使患者产生焦虑抑郁情绪，可影响睡眠。契合于中医因病致郁理论，肝郁、脾虚是病机转化的关键，过程中生痰生湿生瘀，终致心神受扰、情绪不宁、魂不守舍。

## 中医临床思路

**1. 非药物治疗手段** 根据患者情况，可适当选用心理干预、音乐放松、教育引导、体育锻炼、针灸推拿、贴敷、饮食疗法等。春秋战国时期即有心理治疗理念萌芽的记载，如"见素抱朴，少思寡欲""祝告祈形祷"及"开导诅咒"等。历代医史文献亦记载有移念、劝慰开导、见习见闻、静志宁神、音乐疗法等。现代医护在恶性肿瘤合并情志疾病相关症状的非药物治疗方面做了诸多研究。熊墨年等采用三元逆转法（心理疏导、郭林气功、群体康复活动）联合规范抗肿瘤治疗，通过观察汉密顿抑郁量表（HAMD）、生活质量评分（QOL）及 T 淋巴细胞亚群、自然杀伤（NK）细胞抗肿瘤活性测定等指标的变化，结果显示观察组抑郁情绪、入睡困难、精神及躯体性焦虑、能力减退感及绝望感等改善显著，睡眠轻浅、早醒、工作和兴趣、全身症状、疑病及自卑感等有所改善；对照组只有工作和兴趣、疑病有所改善；观察组 QOL、T 淋巴细胞亚群有所提高，对照组变化不明显；NK 细胞活性观察组无显著差异，对照组则下降。采用中医五行音乐联合渐进性肌肉放松操（PMRT）干预肿瘤患者焦虑抑郁状态，与 PMRT 对照，治疗 8 周，观察组在烦恼、坐立不安、愉快感、憧憬未来等情况的改善优于对照组。八段锦可明显改善乳腺癌患者术后的焦虑情绪，使血清相关焦虑蛋白阳性率下降。五行音乐配合太极拳可有效改善癌症患者心理健康状况。采用针灸治疗肿瘤后抑郁，治疗组以针刺辨证取穴，联合艾灸足三里、关元，与口服帕罗西汀片对照，4 周后 HAMD 评分较治疗前下降明显，6 周后两组 HAMD 减分率有显著差异，治疗组疗效优于对照组。

**2. 中医辨证论治**

（1）焦虑抑郁状态：肿瘤患者焦虑抑郁状态是由肿瘤诊治及其合并症等导致患者失去个人精神常态的病理情绪反应。文献报道，肿瘤患者最常见的不良情绪是焦虑和抑郁，二者常合并存在，50%～70%肿瘤患者会同时伴有焦虑与抑郁。中医将其归属于"郁证"，症见心绪不佳、胸闷胁胀，善哭易怒，咽部异物感等。《类证治裁·郁证》曰："七情内起之郁，始而伤气，继必伤血，终乃成劳。"指出郁证日久可致正气亏虚。其病因为情志所伤，病位在肝，累及心、脾。其主要病机为肝失疏泄、脾失健运、心失所养、脏腑气血阴阳失调，治宜理气开郁、调畅气机、怡情养性。临床将郁证分型为肝气郁结、气郁化火、痰气郁结、心神失养、心脾两虚、心肾阴虚，分别治以柴胡疏肝散、丹栀逍遥散、半夏厚朴汤、甘麦大枣汤、归脾汤、天王补心丹合六味地黄丸等加减。恶性肿瘤合并情志疾病的遣方用药有其特殊性，应在中医辨证论治肿瘤的基础上兼顾情志，故多在药物加减上体现治法。花宝金重视调治心、肝、脾，抑郁者忧愁伤肝，肝木乘土，则肝气郁结、脾胃不和，常用柴胡、白芍、绿萼梅、香附、郁金、延胡索、八月扎、川楝子等；肝郁化火用黄芩、桑叶、茵陈、青蒿、牡丹皮等；健脾选太子参、茯苓、炒白术、薏苡仁等；和胃降逆用旋覆花、赭石、姜半夏、姜厚朴、木香、陈皮、生姜等；并佐以阿胶、枸杞子、生地黄等滋阴养肝。柴可群则在肿瘤辨证基础上，配合疏肝解郁之逍遥散、柴胡疏肝散加减以缓解乳腺癌患者术后、放化疗后的紧张、压抑情绪；以郁金、百合、远志、八月札、合欢皮等配合四君子汤、归脾汤等调畅情志、扶正祛邪，缓解康复姑息治疗阶段患者恐慌及无奈等情绪。

（2）睡眠障碍：睡眠障碍是指睡眠质量或过程异常，或睡眠-觉醒周期紊乱。据报道，肿瘤患者睡眠障碍发生率 52.6%～67.4%，约为普通人群的 2 倍。中医将其归属于"不寐"，症见入睡困难、寐而不酣、时寐时醒、醒后不能再寐，甚则彻夜不眠。人之寤寐，由心神控制，营卫阴阳运作合宜，则寤寐如常。肿瘤患者常因饮食、劳倦、忧思及病后、年迈体虚等，而心神不安，神不守舍，故不寐。其病机总属阳盛阴衰、阴阳失交，即阴虚不能纳阳，阳盛不得入阴。病位在心，累及肝、脾、肾。治宜泻实补虚、调整脏腑阴阳。临床将不寐分型为肝火扰心、痰热扰心、心脾两虚、心肾不交、心胆气虚，分别治以龙胆泻肝汤、黄连温胆汤、归脾汤、六味地黄丸合交泰丸、安神定志丸合酸枣仁汤等加减。花宝金认为失眠心悸、心烦多梦、心神不安等多由心脾两虚所致，治宜心脾两调，临床选用太子参、黄芪、茯苓、炒白术健脾益气，阿胶、白芍养血，枳壳、绿萼梅疏肝理气，胆南星温胆宁神，远志、龙眼肉、酸枣仁安神养心，龙骨、牡蛎镇惊安神，炒谷麦芽健脾消食，大枣、生姜、甘草和中，诸药益气健脾养血以培本，养心安神与镇惊安神并重，佐以温胆宁神，临床疗效较好。

（3）谵妄状态：谵妄以急性发作的注意力和认知紊乱为基本特征，以注意力不集中，思维不连贯，意识、感知觉、记忆力、精神运动及情感障碍，睡眠-觉醒周期紊乱为典型症状，多表现为昼轻夜重。谵妄状态是肿瘤晚期及终末期常见的精神症状之一。其成因比较复杂，可能是肿瘤对于中枢神经系统的直接影响，也可能是疾病或治疗包括药物、电解质代谢紊乱、副肿瘤综合征、脏器功能衰竭、感染、既往存在认知障碍或痴呆等的间接影响。中医学将其归属于"癫狂"。癫病症见精神抑郁、表情淡漠、沉默痴呆、语无伦次、静而多喜等，狂病则症见精神亢奋、狂躁不安、喧扰不宁、骂詈毁物、动而多怒等，二者可交替出现。病位在心、肝，累及脾、胃、肾。病理因素以气、痰、瘀、火为主。初期治宜疏肝解郁、畅达神机、豁痰降火、通窍化瘀；后期治宜补益心脾、养血滋阴、调整阴阳。癫证可为痰气郁结、心脾两虚型，分别治以逍遥散合顺气导痰汤、养心汤合越鞠丸等加减，将狂证分型为痰火扰神、痰热瘀结、火盛阴伤，分别治以生铁落饮、癫狂梦醒汤、二阴煎合琥珀养心丹等加减。肿瘤患者谵妄状态多见两目晦暗，目无神采，面色无华，意识模糊，精神萎靡，手撒尿遗，骨枯肉脱，形体羸瘦，属于失神之精亏神衰的表现。此时，患者处于肿瘤终末期，可能合并消化道出血、肠梗阻、意识障碍、胃潴留等情况，无法接受中药干预。

# 241　基于心主神明论情志与恶性肿瘤

中医理论认为，神明有广义、狭义之分，广义指人的生命活动规律及外在表现，狭义指人的精神、情志、思维活动，二者皆由"心"所主。恶性肿瘤的发生、发展属于人体生命规律异常的表现，恶性肿瘤患者在发病前后均存在不同程度的心理应激、情志反应，此均属于神明失常的范畴。神明失常会引起机体生理、病理反应，而情志异常是恶性肿瘤发生发展的重要影响因素。学者高瑞珂等从"心主神明"理论阐述了情志失常在恶性肿瘤发生、发展中的作用，从而为恶性肿瘤的临床治疗提供了新思路。

## 中医对心主神明的认识

《黄帝内经》对"心"有详细的描述，明确指明心位于胸腔之中、胸骨之后，外观色赤，形有大小坚脆之别，位有高下端正偏倾之分。在中医整体观指导下，中医学概念中的"心"是功能心、系统心，心与其他系统之间存在紧密联系，心主血脉、主神明、在液为汗、在志为喜等一系列的描述均是该理论的延伸发展。何为神明？张景岳认为，神明即人的元神，元神内统于心，外化五神与五志等精神活动。"心主神明"最早见于《素问·灵兰秘典论》，指出"心者，君主之官，神明出焉"，将"心"的范畴扩展到藏象学说中，提出了心主神明的命题。《灵枢·邪客》曰："心者，五脏六腑之大主也，精神之所舍也。"指出心主导脏腑功能活动的生理性功能，即五脏六腑、四肢百骸、形体官窍虽各有不同的功能，但都必须在心神的主宰和调节下分工合作，共同完成整体生命活动。《灵枢·本神》指出"所以任物者谓之心，心有所忆谓之意，意之所存谓之志，因志而存变谓之思，因思而远慕谓之虑，因虑而处物谓之智"，阐明了心神主导着精神意识思维活动等心理性功能，即"心"可接受外界客观事物并做出反应，进行心理、意识和思维活动。此外，张景岳《类经》曰："心为一身之君主，禀虚灵而涵造化，具一理以应万机，脏腑百骸，惟所是命，聪明智慧，莫不由之。"也就是说，人的生理性活动和心理性活动皆是在心神的主导之下。

## 心神对情志的主导及调控

情志是"五志"与"七情"的合称，是包括思虑在内的以情绪、情感为主的心理活动，它往往是在认知基础上产生。中医心理学认为，人对客观世界的感知活动及内心体验都是在心神主导之下进行的，故心神在情志活动中发挥着重要作用。

**1. 心神主导五脏，情志乃五脏应心而发**　《素问·阴阳应象大论》曰"人有五脏化五气，以生喜怒悲忧恐"，指出人的情志变化是五脏气化功能的一种表现形式。"心为五脏六腑之大主"，说明五脏的气化活动是在心神的主导之下进行。《医门法律》曰："忧动于心则肺应，思动于心则脾应，怒动于心则肝应，恐动于心则肾应，此所以五志惟心所使也。"情志并不是由五脏直接产生的，而是首先通过心神对刺激情境的认知，然后在心神的主导下，分别由五脏对其产生反应而表现出来。现代心理学亦认为，客观世界本身并不直接决定情绪和情感，需要是情绪和情感产生的基础，对刺激情景的认知才决定情绪、情感的性质，即认知是情绪和情感产生的直接原因。

**2. 心神调控情志，同时调控情志对机体的影响**　心神有着协调人体生理活动及精神意识活动的作用，心神明则心神可正确认知外界环境，与之所产生的情绪和情感在合理范围之内，表现为五志、七情；心神不明则外界刺激情景认知不当，而表现为情志太过或不及。心神素质亦决定其对情志刺激的控制和调节，心神之力不强，即心神不明时，较小的情志变化就能超出心神调节范围，进而影响脏腑气血。若心神明而志意坚，则个体即使受到一定程度的精神刺激，也能通过积极的调节提高自身的抗应激能力，缓解刺激对机体造成的损伤。故在临床中可以看到，面对相同的外界环境不同的人会产生不同的机体反应。

## 情志失常以心为主以肝为辅

肝主疏泄，肝在调节人体情志方面发挥重要作用，既往研究也多集中于精神情志的变化根源责之于肝之说。但基于心主神明、君主之官，情志的产生应以心为主导、肝为辅助，肝执行心之命令，情志病应生于心。《素问·灵兰秘典论》曰："心为君主之官，神明出焉，肺者相傅之官，治节出焉；肝者将军之官，谋虑出焉……凡此十二官不得相失也。"以形象而生动的比喻对人体脏器的功能进行了详细的分工和说明，人体由此形成了一个组织健全严密的整体。心乃君主，其余各脏腑听命于心，肝主疏泄功能的正常发挥亦受心神之调控，此外，肝之功能的发挥需受血液的濡养，心神清明，心主血脉功能正常，血液在心气的推动下运达周身，濡养五脏六腑、四肢百骸、肌肉皮毛，机体功能得以正常发挥，故心神主导肝之功能。心神不明，君主之命难达，加之心气难以推动血行，肝失濡养，肝之功能失常，气机不畅，情志难调，而发为情志病。故情志失常乃以心神为主，以肝为辅。

## 心神不明致情志失常为恶性肿瘤发生的关键因素

中医学认为，恶性肿瘤的发生不外为禀赋不足、外邪侵袭、七情内伤、饮食劳倦等，导致脏腑阴阳气血失调，正气亏虚，气滞、痰湿、瘀血、热毒等内蕴，相互搏结，积久成癌，其中情志内伤是促进其发生发展的重要因素。愉快而良好的情志能使人体五脏协调，营卫通利，真气从之，精神内守，阴阳平衡，正气固守，健康长寿。心神主导情志，若心神不明，人体对外界认知异常，出现忧愁思虑、喜怒太过、七情劳欲等不良情绪，可直接作用于脏腑，造成脏腑功能损伤。另外，心神不明，刺激超出正常生理承受范围，机体难以调节，就会引起剧烈的情绪变动，随神往来之魂首当其冲，肝血不足，肝失条达及疏泄，日久导致体内气血运行不畅，经络闭阻，留聚不散则成瘀；肝郁失于疏泄，脾虚不能运化水湿，聚久生痰，引起气滞、血瘀、痰凝、毒聚等病理产物，为恶性肿瘤的发生创造基础。此外，情志的剧烈波动亦可导致气机逆乱，使气行不循常道，或气逆而上，或气陷而下，或气结于某处，气不行则血瘀，气滞、血瘀阻碍津液的运行，津液输布异常则痰浊内生，最终形成气滞、血瘀、痰浊的病理因素，促进恶性肿瘤的发生。

《医学津梁》在论述噎膈时指出"由忧郁不开，思虑太过，忿怒不伸，惊恐变故，以致气血并结于上焦，而噎膈之症成矣"。《外科准绳》曰"忧怒郁遏，时时积累，脾气消阻，肝气横逆，遂成隐核，如鳖子，不痛不痒，十数年后方成疮陷，名曰岩（癌）"。朱丹溪认为，乳岩为"忧患郁闷，晰夕积累，脾气消阻，肝气横逆"所致。现代研究则发现：①临床上有些肿瘤患者长期存活（15～20 年）后突然复发，其原因均为在复发前 6～18 个月内有严重的情绪应激；②乳腺癌与无法解决的悲哀有关；③配偶一方患有癌症或死于癌症的心理应激可引起另一方患有癌症。对 101 例肺癌与 101 例良性肺部病变进行不良生活事件、应对方式与肺癌发病关系研究发现，对不良事件的消极应对方式对肺癌发生的影响显著。以上研究显示，情志的失调与肿瘤发生、发展密切相关，是重要的影响因素。结合中医理论，心神不明所致的情志失常是恶性肿瘤发生发展的关键因素。

## 心神不明与恶性肿瘤发生发展的现代研究

**1. 心神不明、情志失常，可致 DNA 修复受损，恶性肿瘤易感性增强**  DNA 是机体生命活动最重要的遗传物质，其分子结构完整性和稳定性的保持对于细胞的存活和正常生理功能的发挥具有重要意义。DNA 在细胞内外各种因素的作用下可不断出现损伤，但由于机体存在 DNA 修复和凋亡两套系统，保证了细胞正常的生长、分裂和繁殖。中医学认为此过程是阴阳平衡、正气固守，若心神不明，应激失调即情志失常可直中脏腑，DNA 修复受损，阴阳失衡，正气不足，可增强恶性肿瘤的易感性。在应激失调与 DNA 修复关系的研究中发现，在健康人群中，具有负性情绪、应激应对能力较差的个体，其血液中白细胞 8-羟基脱氧鸟苷（8-OH-dG）水平升高，而 8-OH-dG 是一种与癌症发生有关的 DNA 氧化损伤最有价值的标志物之一，同时具有致突变和致癌作用；抑郁患者中抑郁程度重者的淋巴细胞在被 X 射线照射后修复被损坏细胞的 DNA 能力降低，可见抑郁作为心理应激可能通过改变患者 DNA 的修复功能，对肿瘤基因有直接影响，同时由于不能清除结构差或变异细胞，对肿瘤基因起间接影响。另有研究发现，应激大鼠在喂食致癌物后与对照组大鼠相比，脾淋巴细胞中转甲基酶水平显著降低，而转甲基酶是修复 DNA 损伤的关键酶，其水平下降导致 DNA 损伤修复能力下降，易引起恶性肿瘤的产生。

**2. 心神不明、情志失常，导致免疫抑制、免疫逃逸，促进恶性肿瘤发生发展**  恶性肿瘤的发生发展与人体正气不足密切相关，现代肿瘤学亦提出了肿瘤免疫编辑理论，即机体免疫系统不仅可对肿瘤细胞进行识别、破坏，同时又对肿瘤细胞实施"免疫选择"压力，使具有逃避免疫监视功能的肿瘤细胞存活。当心神不明时，机体在面对外界压力时会出现过度的情志反应，其损伤脏腑功能，导致正气不足，机体免疫功能下降，促进恶性肿瘤发生发展。现代研究表明，心理应激因素对机体免疫系统的抑制作用主要通过神经-内分泌-免疫系统的调节来实现，下丘脑-垂体-肾上腺（HPA）轴是其核心作用环节。有研究认为，免疫系统与神经系统相互联系，当感知外源性物质（如炎症因子及肿瘤）时即活化。不良的情绪刺激和心理波动通过 HPA 轴促进糖皮质激素的大量释放入血，血液中高浓度的糖皮质激素从多个方面对机体免疫系统产生抑制作用，如引起淋巴器官萎缩、诱导 T 和 B 淋巴细胞的溶解、抑制抗体以及细胞因子的产生和释放、降低自然杀伤细胞的活性等，以上因素共同作用使得机体免疫系统的免疫识别及免疫杀伤能力减弱，从而有利于肿瘤的发生和发展。实验研究亦发现，在荷瘤机体尤其是伴有抑郁障碍的情况下，小鼠脾脏内自然杀伤 T 细胞细胞核和白介素-13 的表达均显著增高；伴有高抑郁障碍评分的乳腺癌患者髓系抑制性细胞含量有增高趋势。

**3. 心神不明、情志失常，促使肿瘤血管生成，影响恶性肿瘤的发生发展**  恶性肿瘤生长需要肿瘤血管提供营养、排出代谢废物，在没有新生血管时肿瘤的生长阈值为 $1\sim2$ mm，当肿瘤体积增至 $1\sim2$ cm 以上时，肿瘤局部会形成乏氧、酸性的微环境。微环境中的多种炎性、免疫细胞及因子参与到肿瘤血管生成过程中，而微环境中促血管生成因子与抑制因子失衡则是肿瘤血管生成的开关，对肿瘤血管生成与重塑起直接调控作用，这一过程和情绪异常后气滞、血瘀、痰凝等病理产物的形成相符合。研究显示，人卵巢上皮性癌荷瘤裸鼠血清可溶性白介素-2 受体、VEGF 和 CA125，在单纯应激组中的表达比正常组显著升高。另有研究发现，慢性束缚应激可使昆明小鼠表现出明显的应激抑郁状态，促进小鼠血清 VEGF 水平升高和小鼠前胃癌移植瘤组织中 VEGF 与微血管密度表达，表明慢性束缚应激可以对小鼠的抗肿瘤免疫功能产生抑制作用，同时也通过血管形成因子的表达增加来促进肿瘤组织血管的形成，从而有利于肿瘤的发生发展。此外，应激抑郁时机体的炎性细胞因子如白介素-6、肿瘤坏死因子-α 水平可升高，而这些因子都是促肿瘤血管形成因子，与肿瘤的生长、侵袭、转移等密切相关。

中医学认为，心神主宰着人体情志活动，肝辅助心神。若心神不明，情志失常，可导致脏腑功能损伤，正气不足，气滞、血瘀、痰阻，促进恶性肿瘤的发生发展。现代医学研究也证实，情志失常可通过 DNA 修复损伤、免疫功能减退、促进血管生成方面来促进恶性肿瘤的发生发展。故在恶性肿瘤的防治过程中，应注重对心神的调节，注重对心神的调、养、安，才能阻断关键病机，防治恶性肿瘤。

# 242　基于情志理论对胃肠道恶性肿瘤的研究

胃肠道恶性肿瘤是现代临床常见消化道肿瘤，因放化疗敏感性不佳，对人类生命健康造成了极大威胁，对患者心理和社会适应性等也造成巨大危害。2018 年中国癌症报告显示，胃癌和结直肠癌分别位列全国恶性肿瘤发病的第二位、第三位。据报道，包括胃肠道恶性肿瘤在内的几乎所有癌症患者在肿瘤发生发展中及治疗的不同阶段均会产生不同程度的情绪困扰，严重影响疾病的转归。因此，适时恰当地对胃肠肿瘤患者给予"情志治疗"，帮助其减轻心理压力，保持良好心态，对延长生存期及提高生存质量具有重要意义。

情志理论是中医学特色理论，自古以来在疾病的诊疗过程中发挥着不可或缺的作用。学者张颖慧等通过阐述中医情志理论的科学内涵，结合胃肠道恶性肿瘤的基础和临床研究情况，提出了基于情志理论治疗胃肠道恶性肿瘤，在癌前阶段"调心理脾"，治疗阶段"养心疏肝"，康复阶段"安心补肾"的观点。

## 情志致癌，心神为统

情志内伤是临床最常见的致病因素，情志不及或太过均会导致人体阴阳气血运行失常，脏腑经络功能失调，进而促使疾病发生。张子和《儒门事亲》曰："积之始成也，或因暴怒喜悲思恐之气。"由于五志失调、七情过度加剧，导致气血运行失调，经络阻塞，病程日久必然产生痰、瘀、热、毒等病理产物，为诱发肿瘤创造条件。朱方石等临床研究发现精神压抑能够抑制副交感神经，降低乙酰胆碱释放数量，影响机体免疫力，并可以激活交感神经，提高肾上腺素活跃度，这些均为肿瘤形成的重要条件，故临床恶性肿瘤的治疗，需高度重视情志因素的影响，正如《儒门事亲》所曰"五积当从郁论……故五积之聚，治同郁断"，《灵枢·邪客》指出"心者，五脏六腑之大主也，精神之所舍也"，《灵枢·口问》曰"悲哀愁忧则心动，心动则五脏六腑皆摇"，指出心作为"君主之官"，是五脏六腑的主宰，调控着人体的精神意识思维活动，心神会因情志刺激而受损，心神异常又可影响其他脏腑的正常生理功能。《类经》指出"神藏于心，而凡情志之属，惟心所统，是为吾身之全神也""心为脏腑之主，而总统魂魄，并赅意志，故忧动于心则肺应，思动于心则脾应，怒动于心则肝应，恐动于心则肾应，此所以五志唯心所使也"。《儒门事亲》亦有"五志所发，皆从心造"的观点。由上述古代文献可见，从情志发生的过程来看，情志并不是由五脏直接发生的，而是先由心神感知刺激情境，然后心神通过统领五脏六腑，主持营卫血脉，以协调各脏腑的功能活动，维持各脏腑间的平衡，并且适应内外环境的需要产生各种不同的情志变化，现代医家亦有"情志活动以五脏为生理基础，情志活动的异常首先影响心神活动，进而累及其他脏腑"的观点。综上可见，情志失常为肿瘤发生的重要原因之一，心神失调为核心因素。

## 胃肠生肿瘤，情志贯穿始终

恶性肿瘤和情志障碍普遍存在共病关系，一方面恶性肿瘤会导致患者情绪低落，增加患抑郁焦虑的可能性；另一方面持续的情志不舒可加剧肿瘤发生、发展及复发转移的风险，并可能贯穿肿瘤发病及治疗的始终。胃肠道肿瘤主要包括胃和大肠（结肠和直肠）的恶性肿瘤，是我国常见的恶性肿瘤之一，在消化道疾病中对人们生命威胁最大，死亡率占消化道肿瘤的 60%。中医虽无"癌""恶性肿瘤"之名，却包含癌病的证候，认为胃肠道肿瘤均属脾胃疾病，将胃癌归属于"胃脘痛""噎膈""反胃""心腹痞""癥瘕""积聚"等范畴，其病因病机主要在于久受致癌因素侵袭，蕴毒于体内，加之长期饮食不节，劳逸失常，情志不畅，久病迁延导致正气亏虚，从而气滞血瘀、痰结湿停浊聚等各病理因素相互杂聚，作用于胃，内虚外邪相互夹杂，日久成瘤，将大肠癌归属于"肠覃""脏毒""锁肛痔""下血""滞下""下痢""癥瘕""积聚"等范畴，认为其总属本虚标实之病，脾肾两虚、肝肾阴虚是病之本，气滞、痰湿、湿热、火毒、瘀滞为病之标，该病发生与外感六淫、七情拂郁等有关，后者可导致肝木乘脾土，脾失健运，湿浊内蕴，肠络瘀滞而发病。《灵枢·百病始生》指出"肠胃之络伤……卒然外中于寒，若内伤于忧怒，则气上逆，气上逆则六输不通，温气不行，凝血蕴里而不散，津液涩渗，著而不去，而积皆成矣"，表明胃肠积聚病与情志有关。《外科正宗》指出"又有生平性情暴急，纵食高粱，或兼补术，蕴毒结于脏腑，火热流注肛门，结而为肿，其患痛连小腹，肛门坠重，二便乖违，或泻或秘，肛门内蚀，串烂经络，污水流通大孔，无奈饮食不餐，作渴之甚，凡犯此未得见其有生"，则详细论述了情志因素对大肠癌的影响，研究显示，在长期不良情志的刺激下，气滞血瘀痰凝等瘀阻于胃肠，积聚成块而结为瘤。国外研究发现，与焦虑、抑郁呈正相关的 IL-1$\beta$、IL-6、IL-8、TNF-$\alpha$ 等细胞因子在包括大肠癌在内的肿瘤患者中高水平存在，而与心理疾病负相关的 IL-10 水平降低，消化道肿瘤患者在治疗过程中多伴有明显的恐惧、焦虑、抑郁等负面情绪，严重影响患者的生存期和生活质量，情志不畅贯穿疾病发生发展的始终。通过测量 229 例胃癌患者的心理状况，得出"心理困扰在胃癌各个阶段的患者中很常见，并且与预后不良结果相关"的结论。

## 胃肠道恶性肿瘤需调畅情志

**1. 癌前阶段——调心理脾**　人体以气血为本，精神为用，《灵枢·本神》指出"心藏脉，脉舍神"，可见血液是人体正常神志活动的物质基础，血为水谷之精气，总统于心而生化于脾。脾气健旺，化源充足，充养心神，则心有所主；心气充沛，心阳温通，调脾化源，则脾运正常。恶性肿瘤的发生是一个逐渐演变的过程，胃肠道恶性肿瘤由于早期临床表现不典型，出现明显症状及体征时大多已进入中晚期，通常会引起患者巨大的心理应激，为避免良性疾病发展为恶性肿瘤，在癌前阶段进行防护尤为重要。历代医家素来提倡"善医者，必先医其心，而后医其身"，更是突出了情志调治的首要性和重要性。心藏神，在志为喜；脾藏意，在志为思。在中医学中，七情之"思"是一种包含思虑、担忧、焦虑的复合情绪状态。而胃肠癌前阶段形成的长期慢性病变过程中多伴有心情低落、紧张焦虑、疑惑等消极情绪，有研究显示，抑郁使大脑对肠胃的神经反射调节功能下降，导致胃肠疾病发生。《类经·脏象类》指出"思动于心则脾应"，长期过度思考、谋虑则易损伤心脾，一方面脾为后天之本，脾伤后天之气补充乏源，气血生化不及，甚至累及他脏，导致人体正气渐耗，邪气渐盛，正不抵邪，易致癌邪侵占机体；另一方面思虑过度则神伤，气机郁结，不仅妨碍运化水谷和水湿，还会影响气血运行及经络通畅，势必发为"痞满""噎膈""脏证肠癖"诸疾，故《景岳全书·噎膈》曰："忧思过度则气结，气结则施化不行。"此外，若癌邪侵入胃肠，心脾更弱，运化不调，易诱生气滞、痰浊、血瘀，病情缠绵日久，癌前病变转换为癌症的概率也会大大增加。癌前阶段，思虑易现，脾脏易损，脾气虚则心神不充，日久体渐弱；脾脏伤则痰浊生，日久邪渐盛，调心即重视精神因素的影响，调节不良情绪的刺激，防止负面情绪的侵扰；理脾即不忘提高自身正气，调理脾脏以恢复运化，防止出现适合癌邪生存的环境。调形体的同时调心神，形神同调，以期体强病退。因此，在癌前阶段，应着重调心理脾，恢复机体功能，防止疾病进展。李东垣在《脾胃论》中就有"善治斯疾者，惟在调和脾胃，使心无凝滞……则慧然如无病矣，盖胃中元气得舒伸故也"的观点，强调治疗脾胃疾病时酌加调心、理脾之品，有助于提高临床疗效。

**2. 治疗阶段——养心疏肝**　肝主疏泄，性喜条达而恶抑郁，当生理功能正常时，全身气机条达、情志调畅；反之，当忧思愤怒等情志刺激影响了肝的疏泄，使肝失条达，气机郁结，瘀血、痰湿内生，郁久成疾。心肝两脏在精神、神志方面关系密切，心为生血之源，肝为藏血之脏，心主神，肝藏魂，心气充沛，肝气条畅，则气血正常运行，神魂正常活动。心肝两脏相互为用，共同维持正常的精神活动，恰如《薛氏医案》曰："肝气通则心气和，肝气滞则心气乏。"一般情况下，胃肠道恶性肿瘤治疗阶段，身体状况较差会给患者带来烦恼焦躁甚至愤怒的情绪，肝郁化火而暴躁、易怒，肝气不舒横逆犯胃更会加重病位痛苦。Tsay 等发现焦虑情绪与感知疼痛有极大相关性，这在很大程度上影响了人体神经-内分泌-免疫调节功能，削弱了免疫防御能力，甚至加速恶性细胞的增殖。此外，若肝气不足，疏泄不及，易致肝气郁结，加之治疗期间医疗费用的大量消耗，患者对手术的恐慌和对随手术而来的躯体功能、个人形象（如人工肛门）的担忧、抵触，使患者心理产生复杂矛盾的负面情绪，造成心理与生理病理的恶性循环，而反复化疗出现身体素质下降及恶心、呕吐、骨髓抑制等副反应，正气亏虚，肝血不足，肝失调达，肝魂无处安藏，心神不得濡养，也会导致患者产生抑郁、焦虑、暴躁等不良情绪。

治疗阶段，情绪复杂，肝气郁滞化火生，易致血瘀、痰结等，横逆犯胃亦会加重病情；肝血不足，无力濡养心神，神无所主则郁证更甚，养心即改善长期多重治疗给患者带来的心理负担，疏肝即重视负面情绪对患者身体和疾病的影响，心肝同调，减轻常规治疗带来的副作用，促进疾病向愈。研究表明用丹栀逍遥丸结合心理护理可以显著改善结直肠癌术后化疗患者的抑郁状态，提高生活质量。临床研究发现在常规治疗的基础上，中医情志护理在恶性肿瘤化疗过程中可改善患者的不良情绪，使之可以积极配合临床治疗与护理，从而改善患者消化系的反应症状。

**3. 康复阶段——安心补肾**　心藏神，为人体生命活动的主宰，神全可益精。肾藏精，精舍志，积精亦可藏神。神本化于肾精而藏于心，志本心之作用而蛰于肾。人的神志活动，为心所主，与肾密切相关。心肾相交，精血同源互化，心火元气相助，君火相火相得益彰既是人体基本的生理过程，又是情志活动正常发生的保证。戴思恭《推求师意》曰："心以神为主，阳为用；肾以志为主，阴为用。阳则气也、火也，阴则精也、水也；凡乎水火既济，全在阴精上承，以安其神；阳气下藏，以安其志。""恐"为遇到危险而又无力应付及脏腑气血大虚时产生惧怕不安的情绪体验。"肾藏志应恐"主要包含两方面的含义：一为肾虚者多见恐怯畏惧，如《灵枢·本神》指出"肾，足少阴也……气不足则善恐"；二为"恐伤肾"，手术、化疗是胃肠道肿瘤常用的治疗手段，但是由于治疗后也会出现一系列痛苦的症状，在无法确保疾病完全康复的情况下，患者受肿瘤病程长、费用高、家庭压力大、容易复发转移等因素影响，极易出现恐惧、抑郁、焦虑情绪，常惶惶不可终日、震慄不安、胃肠道肿瘤患者治疗后元阳受损、精气血液不足，正气大虚是产生恐惧的内在根源，恐则伤肾而失精致神无所化，当心神的认知与肾的意志能力不相协调时，就会产生强烈的心理冲突，表现为"抑郁恐惧"的情绪反应与气机升降失调的躯体反应。研究显示在 391 例胃癌患者中，术后抑郁症的患病率为 44%，表明术后恐惧、紧张情绪是临床常见的术后心理问题。

康复阶段，恐为常见，恐则伤肾，心肾不交，元阳亏损，心神不宁。"安心"即稳定患者情绪，给予抗癌信心，"补肾"即重视先天之本，补养元神。安心补肾，以期"阴平阳秘"，疾病向愈，防止复发转移。临床观察发现益气补肾口服液（黄芪、茯苓、女贞子、枸杞子、猪苓、莪术、半枝莲、藤梨根、生薏苡仁、八月札、大枣、炙甘草）有胃癌术后抗转移作用，用益气补肾口服液治疗组的 3 年转移复发率为 20.6%，明显小于术后单纯接受 FORFOX6 方案化疗者，同时两组患者 Karnofsky 评分比较显示益气补肾口服液治疗组有效率达到 89.9%，很大程度上改善了患者生活质量。

## 基于情志理论干预肿瘤的分子机制

**1. 应激-炎症-免疫失调促肿瘤发展**　抑郁与焦虑是胃肠道恶性肿瘤患者中最为常见的精神障碍状态，长期抑郁焦虑状态会对胃肠道恶性肿瘤患者免疫功能起负向调节作用，加速病情发展及阻碍疾病恢复。Fractalkine（也称为 C-X3-C 基序趋化因子配体 1；CX3CL1）是 CX3C 亚家族的独特趋化因子，是在肿瘤微环境中癌症免疫治疗的潜在靶点，被认为是包括结直肠癌在内的癌症进展的重要标志物。CX3CL1 具有增强 $\gamma$-氨基丁酸（GABA）活性，抑制 5-羟色胺能神经传递，抑制海马区谷氨酸能活性并调节神经可塑性过程的作用，参与抑郁、焦虑等精神障碍相关机制。精神障碍会导致炎症反应的发生，而炎症反应是胃肠肿瘤发生发展中的关键环节，与免疫抑制关系密切。

近年来发现，长期抑郁对机体免疫功能影响巨大，易造成免疫失调。髓系来源的免疫抑制细胞（MDSC），是一群特异性免疫抑制细胞，NLRP3 炎症小体- MDSC 所诱导的炎症反应及 T 细胞功能抑制是肿瘤性抑郁影响患者复发转移的关键环节。李杰等研究发现对抑郁荷瘤小鼠模型进行疏肝健脾方（或联合化疗药吉西他滨）干预，能下调脾脏中 MDSC 的表达，上调 T 细胞亚群的表达，减少 CD8$^+$ T 细胞的凋亡，能有效缓解情绪障碍的疏肝健脾方在肿瘤微环境中对 MDSC 介导的免疫抑制功能有显著下调作用，并控制肿瘤的生长和转移。

**2. 肠道菌群通过脑肠轴途径改变机体应激水平**　神经系统调控胃肠运动主要是通过中枢神经系统、肠神经系统和椎前神经节发挥作用，这种在不同层次将胃肠道和中枢神经系统联系起来的神经-内分泌网络称为脑肠轴，这个概念的提出为进一步认识精神心理因素对胃肠道病理生理的影响提供了理论基础。脑肠肽作为神经递质在中枢系统分布，影响人的情绪和行为，作为激素在胃肠道分布，影响着人的胃肠道功能。中枢神经系统和胃肠道之间的平衡被打破，胃肠症状和抑郁焦虑等不良情绪恶性循环，造成胃肠肿瘤疾病进展。

近年有研究显示肠道菌群能通过脑肠轴影响机体的应激水平和应激行为，将有抑郁障碍患者的肠道菌群移植到无菌小鼠体内，发现小鼠会产生类似抑郁个体的生理学特征和一些抑郁表型，比如快感缺乏及焦虑样行为，而既往研究显示抑郁等情志障碍会促进疾病的进展和恶化，甚至导致肿瘤发生。经临床观察发现肠道菌群移位在胃癌患者恶液质的发生发展中起到重要作用，近年研究显示，某些芳香物质能够结合结肠上皮细胞的特异嗅觉受体，诱发神经元电位改变，促进神经递质分泌，通过"脑-肠"轴影响肠道微生态，而辛香中药辛窜通络，可开郁散结，又芳香悦脾，可化湿除秽，包括蜀椒、干姜、桂枝、细辛等辛香中药组成的乌梅丸，在结肠炎恶化癌变的干预治疗中疗效确切，郑川等认为辛香药物是通过"鼻-脑-肠"轴这一路径，调控肠道微生态从而干预结肠炎-癌演进。

情志理论是中医学特色精华理论，作为辅助性治疗广泛应用于临床，胃肠道恶性肿瘤作为最常见的消化道肿瘤，患者在发病及治疗全过程均受到负面情绪的不良影响，导致疾病预后不佳甚至恶化，反之，病情进展又加重了忧思、焦虑、抑郁、恐惧等情绪，给患者造成了极大痛苦。中医认为"五志唯心所使"，应在调养心神的前提下畅达五脏情志，在胃肠道恶性肿瘤癌前防护阶段"调心理脾"防止癌变，治疗阶段"养心疏肝"辅助治疗，康复阶段"安心补肾"促进康复，防止复发转移，将情志干预贯穿于治疗全过程，缓解患者负面情绪困扰，增强抗病信心，延长患者生存期，提高生存质量，该方法也将成为防治肿瘤发生、发展的新的治疗策略。

# 243 肿瘤患者情志异常从和法辨治

恶性肿瘤与情志异常具有相互影响的作用，肿瘤发生发展及抗肿瘤治疗产生的毒副作用、社会与经济负担导致患者对生活失去信心，逐渐造成情志异常；而情志异常患者治疗意愿下降、自杀行为显著等，还可能通过造成神经内分泌功能的紊乱、降低免疫功能等促进肿瘤的发生发展，影响患者预后。通过跟踪调查癌症患者发现，情志状态与恶性肿瘤的死亡率密切相关，出现抑郁的肿瘤患者死亡率较未出现抑郁的患者高一倍。肿瘤患者的情志异常虽普遍存在，但常被患者、家属及主治医生忽视。恶性肿瘤患者情志异常的现代医学治疗主要采用药物疗法，但治疗效果存在局限性，包括起效慢、易复发及有恶心、呕吐、嗜睡、性功能障碍等明显的不良反应，且患者依从性差。

中医认为，肿瘤患者出现气血阴阳"失和"状态，从而发生情志异常；情志异常又加重"失和"，促进肿瘤发生发展，造成恶性循环。中医药在改善肿瘤患者情志异常方面，有效率高、不良反应少，可提高患者生活质量及治疗依从性，以保障肿瘤综合治疗方案的顺利实施。学者朱广辉等阐述了情志致病的中医认识、情志异常与肿瘤的相关性，提出从"和法"辨治情志异常，以达到防治肿瘤发生发展的目的。

## 情志太过则气血阴阳失和而致病

中医情志包括七情和五志。情志活动本是人体对外界刺激产生的一种生理性应答反应，若五脏功能正常、协同合作，则人体功能正常，化生多种心理活动而衍生情志。气血阴阳和合，五脏气化产生情志活动，并对其具有调节控制作用。情志异常亦对五脏气化造成影响，致气血阴阳失和。《三因极一病证方论》曰："动之则先自脏腑郁发，外形于肢体，为内所因。"提示除了外感六淫，七情作为内因亦可导致疾病的发生。情志太过首先影响五脏气化，体内气机失调，则出现"怒则气上，喜则气缓，悲则气消，恐则气下，惊则气乱，思则气结"，进而伤及气血阴阳。《素问·阴阳应象大论》曰："心在志为喜，喜伤心……肝在志为怒，怒伤肝……肺在志为忧，忧伤肺……脾在志为思，思伤脾……肾在志为恐，恐伤肾。"说明情志太过，可引起阴阳失调、气血不和、脏腑功能紊乱而致病。

## 情志异常与肿瘤发生发展相互影响

中医学将恶性肿瘤归属于"积聚""癥瘕"等范畴。致病因素侵犯机体，造成脏腑功能失调，气血阴阳运行失常，进而出现气滞血瘀、痰湿凝结、热毒内壅，发为肿瘤。临床常见肿瘤患者抑郁焦虑、喜怒无常，有调查显示，肿瘤患者的抑郁症发病率约为90%。如刘文仙等评价108例乳腺癌患者的心理健康状况，发现全部患者均存在不同程度的抑郁和焦虑。恶性肿瘤患者死亡与焦虑、抑郁情绪呈正相关。肿瘤的发生发展消耗机体正气，进而耗伤气血津液，导致癌痛、失眠等，影响情志。

情志异常属于致病因素，久则导致气机逆乱，津血运行失常，积病形成，正如《千金要方》曰："七气者，寒气、热气、怒气、患气、忧气、愁气，此之为病皆生积聚。"此外，情志异常可损伤机体正气，减弱机体防御外邪的能力，内外合邪，加重癌毒，致使肿瘤发展。而情志异常可生风动火，从而引动伏邪，亦可造成肿瘤复发。

**1. 气血失调** 气血调和是维持机体正常运行的必要条件，《素问·生气通天论》有"是以圣人陈阴阳，筋脉和同，骨髓坚固，气血皆从，如是则内外调和，邪不能害，耳目聪明，气立如故"的论述。气血不和，可能导致肿瘤的发生，例如，《圣济总录》曰："气血流行不失其常，则形体和平，无或余赘。及郁结壅塞，则乘虚投隙，瘤所以生。"肿瘤病程缠绵，气血相互为病，日久出现气滞、气虚等病理表现，进而产生瘀血、痰湿等病理产物。痰湿、瘀血均为阴邪，二者既是病理产物，又是致病因素，停于脏腑及孔道间隙，导致肿瘤的发生。随着病情发展，气滞、气虚、瘀血、痰湿相互影响，形成恶性循环。《丹溪心法》曰："气血充和，万病不生，一有怫郁，诸病生焉。故人身诸病，多生于郁。"肿瘤患者思虑太过，情志抑郁，影响气血充和，造成气血失调，痰瘀丛生，酿生癌毒，诱发肿瘤的发生发展。肿瘤病情进展，亦会伴随痰瘀积聚，加重气血失调，进而影响患者情志。

**2. 阴阳失衡**　中医学认为，机体能量来源于阳气，若阳不胜阴，则津血不行，停聚为痰浊、血瘀，"阳不胜其阴，则五脏气争，九窍不通"（《素问·生气通天论》）。阴可滋养、濡润阳气，若阴津亏耗，阳气失于润养，则推动无力；抑或阴不敛阳，内热灼伤津血致其艰涩不行，二者均会造成痰瘀发生发展，日久形成肿瘤。情志活动亦可分为阴阳两面，只有在阴阳平衡的状态下，人的情绪才能得以正常表达；若阴阳失衡，一方盛衰变化，情志则会发生异常，影响到人体的生理功能，致使身心同病。

**3. 肝脾失和**　肝主疏泄，调畅一身之气机；脾胃为中焦气机升降之枢纽。肝和脾胃的功能相互影响。肝的疏泄功能正常，有利于脾胃气机升降有序，脾胃消化吸收正常，使气、血、津、液的生成与疏布得以正常。《类经》曰："风起火来，木之胜也，土湿受邪，脾病也焉。"肝的疏泄功能失调，则脾胃的升降运化功能失调；若脾失健运，水湿运化失常，日久可化湿生痰。二者共同为病，导致气滞，久则血行受阻、津液失布，痰瘀互结，形成积聚。气机有序升降出入是脏腑功能、情志活动的基础，而肝主调达，可调畅全身气机。此外，脏腑精气血津液是情志活动产生的物质基础，脾胃为先天之本，气血生化之源，而脾胃运化水谷依赖于肝脏疏泄，若肝脏疏泄失职，脾胃运化失司，气血化生不足，精神情志则会出现异常。

## 和法的中医认识及历史源流

"和法"为中医治疗"八法"之一，是中医治疗、养生的重要原则。《素问·上古天真论》《素问·阴阳应象大论》及《素问·调经论》中首次提出了"广义和法"的概念，如"和于阴阳，法于术数""阴胜则阳病，阳胜则阴病；阳胜则热，阴胜则寒。重寒则热，重热则寒""阳虚则外寒，阴虚则内热，阳盛则外热，阴盛则内寒"，说明气血、脏腑、阴阳都是处于动态的、相对的调和状态，"人和不生病，不和则为病；治病以求和，人和病必愈"，这对疾病的认识及治疗有指导作用。张仲景在《伤寒论》中对《黄帝内经》的"广义和法"进行沿承，强调"和"与人体、疾病的联系为"阴阳和合，故令脉滑""自能饮食，腹中和无病""若五脏元真通畅，人即安和"等，并首创和法的代表方剂——桂枝汤、小柴胡汤、半夏泻心汤。宋金元时期，成无己认为少阳证在于表里之间，属于半表半里证，用小柴胡汤以和解。明清时期，狭义和法已具雏形，程国彭提出的中医八法将和法单独列出。现代更是对和法进行了继承及发展，定义为通过和解或调和的方法，使半表半里之邪，或脏腑、阴阳、表里失和之证得以解除的一种治法。

中国传统文化重视中和，和法作为其思想的体现，是临床适用范围广泛的治法，随着历史源流被沿承出多种含义。但总具有"和其不和"之意，使失和的气血、阴阳、气机得以对立统一、和合存在。

## 基于和法探讨肿瘤患者情志异常的中医辨治思路

**1. 调和气血，形神兼治**　《圣济总录》曰："气血流行不失其常，则形体和平，无或余赘。及郁结壅塞，则乘虚投隙，瘤所以生。"故治疗情志异常的肿瘤患者时，调和气血应达到"有余泻之，不足补之"的目的，使气顺血和。临床治疗肿瘤应重视患者形体与精神的相互影响，注重调节二者的平衡，使之和谐。对于肿瘤患者，要重视心理疏导与精神安慰，亦要"调形以安神"。肿瘤发病多因年老或体弱，正气不足，津血输布失常，久则痰瘀互结，积聚癌毒。临证可予补阳还五汤，本方证以气虚为本、血瘀为标，即王清任所谓"因虚致瘀"，治当以补气为主，辅以活血通络。本方重用黄芪，补益元气，意在使气旺则血行，瘀祛则络通；当归尾活血通络而不伤血；另配赤芍、川芎、桃仁、红花、地龙活血化瘀。临床可用于治疗情志抑郁、沉默寡言，多伴神疲乏力、舌暗脉细涩的患者。若患者兼有头晕昏蒙、胸脘痞闷、苔腻、脉滑等痰浊之象，应加清半夏、陈皮、瓜蒌燥湿化痰等。

**2. 调和阴阳，以平为期**　辨证之要，首重阴阳。应用"和法"在于顺应机体阴阳自和，立足于"和"之思想，以达到人体"阴平阳秘"的状态，故《素问·至真要大论》中提出"谨察阴阳所在而调之，以平为期"。临证时需辨阴阳偏胜、偏衰，抑或互损，并根据情况进行损其有余、补其不足。目前大多认为肿瘤的病因包括癌毒，其性属阳易伤阴，手术、放疗、化疗等抗肿瘤治疗亦可耗伤气血阴精。临证治疗肿瘤患者情志异常时应注重益气养阴为主，辅以温阳，以期"阴平阳秘，精神乃治"。可予以百合固金汤加减，方中百合甘苦微寒，滋阴清热；生地黄、熟地黄并用，滋肾壮水；麦冬、玄参性寒，协助百合以滋阴清热、以清虚火；另加杜仲、菟丝子、黄芪、党参等温阳益气。临床可用于治疗情志抑郁或伴失眠的患者。若失眠较重，加珍珠母、合欢皮、酸枣仁等。

**3. 调和肝脾，升降气机**　《柳州医话》曰："七情之病，必由肝引起。"肝主疏泄、调畅气机，七情内伤与肝密切相关，多责之于肝；情志内伤易致气机不畅，肝气郁结，相互影响，互为因果。依据五行生克乘侮关系，在肿瘤发生发展过程中，可见肝病传脾、肝脾同病，则气机升降失常更甚，以致影响津血循行输布，加重肿瘤病情。逍遥散是调和肝脾的代表方剂之一，原主治"妇人诸疾"，随着后世的发展，逐渐被用于改善情志疾病。方中柴胡以疏肝解郁为功，缓解恶性肿瘤患者的肝气郁结；白术、茯苓健脾助运以固后天之本，防滋生实邪；配以当归、白芍养血和血；薄荷亦能疏解肝郁、透泄肝热。诸药配合可肝脾同调、气血兼顾，达到肝气舒、脾运健及痰瘀自消的目的。临床可用于改善焦虑与抑郁并存常伴胁胀脘闷、嗳气吞酸的情况。

目前，医学模式逐渐由生物医学模式转变为"生物-心理-社会"的新医学模式，心理和社会因素逐渐受到重视。肿瘤患者常见情志异常的困扰，并且可能伴随肿瘤发生发展、复发转移的全过程。虽然目前改善情绪的现代医学治疗药物日趋成熟及丰富，但其存在的成瘾性、戒断反应使本就心理负担较重的肿瘤患者望而却步，治疗依从性下降。此时，中医药治疗可起到巨大作用，也逐渐被患者所接受。根据探讨分析，中医学情志理论中所体现出"和"的治疗思想，对恶性肿瘤相关的情志异常的治疗具有独特的优势，并且兼具抗肿瘤效果，可改善肿瘤患者预后，结合经验总结为调和气血、调和阴阳及调和肝脾。

# 244　从五脏论治肿瘤相关性抑郁

　　肿瘤相关性抑郁（CRD）是指由于肿瘤的诊断、治疗及其合并症等因素导致患者出现显著而持久的心境低落，即肿瘤相关性心境障碍。中医学尚无与肿瘤相关性抑郁相对应的病名，故将其归属于"郁证"范畴。《黄帝内经》首先引用"郁"的观念，并指出七情是导致机体致病的重要因素，提出"治郁先治气"的理念。《素问·六元正纪大论》提出，木郁、火郁、土郁、金郁、水郁属五气之郁，后世合称五郁。张仲景《金匮要略》最早记载了"脏躁"及"梅核气"两种郁证证候。元代医家朱震亨在《丹溪心法·六郁》中提出"气血冲和，万病莫生，一有怫郁，诸病生焉，故人身诸病，多生于郁"，并将郁证分为气郁、血郁、湿郁、热郁、痰郁、食郁，总称六郁，创立了越鞠丸和六郁汤加以治疗。明代张景岳综合各家说法，认为《黄帝内经》"五郁"是"因病而郁"，而情志之郁则是"因郁而病"，指出"郁"与"疾病"可以互为因果，共同影响疾病的发展。

　　《杂病源流犀烛·诸郁源流》曰："诸郁，脏气病也，其原本于思虑过深，更兼脏气弱，故六郁之病生焉。"可见情志失调是郁证的致病之因，而"脏气弱"是郁证发病的内在因素。"情志"是"七情"与"五志"的简称，七情是指喜、怒、忧、思、悲、恐、惊七种情绪变化，五志指喜、怒、思、悲（忧）、恐（惊），将七情简化为五志主要是为了纳入五行系统与五脏相对应。中医学认为，七情、五志是人体精神活动的外在表现，"人有五脏化五气，以生喜怒悲忧恐"（《素问·阴阳应象大论》）。心藏神，在志为喜；肺藏魄，在志为悲；肝藏魂，在志为怒；脾藏意，在志为思；肾藏精，在志为恐。七情过极，超过机体的调节能力，则致情志失调，"怒则气上，喜则气缓，悲则气消，恐则气下，惊则气乱，思则气结"（《素问·举痛论》）。《类证治裁·郁证》曰："七情内起之郁，始而伤气，继必及血，终乃成劳。"说明郁证初期多属实证，病变多以气滞为主，常兼血瘀、化火、痰结、食滞等，经久不愈，则由实转虚。肿瘤患者多脏腑功能衰败，五脏失其所主，故情志失司，根据其影响的脏腑及损耗气血阴阳的不同，形成心、肝、脾、肺、肾亏虚的不同病变。张景岳在《传忠录》中从伤心而气散、伤肝而气逆、伤脾而气结、伤肺而气沉、伤肾而气怯五个方面论述了五脏脏气受损引起气机散乱，不循常道，升降失常，最终形成抑郁焦虑的病理结果。所以学者贺忠宁等认为，临床上应从五脏出发，调畅情志，进而更有效地治疗肿瘤相关性抑郁。

## 从心论治

　　心藏神，为君主之官，五脏六腑之大主，总统魂魄。《类经·疾病类》曰："忧动于心则肺应，思动于心则脾应，怒动于心则肝应，恐动于心则肾应，此所以五志唯心所使也。"《灵枢·口问》指出"悲哀愁忧则心动，心动则五脏六腑皆摇"，强调了以心为主导的五脏整体观，人的精神意识思维活动虽分属五脏，但主要由心主持。《景岳全书·郁证》指出"至若情志之郁，则总由乎心，此因郁而多病也"，强调了心在抑郁症发病中的重要作用。"心主血脉"为情志意识提供了物质基础，只有心的气血阴阳充沛协调，心藏神功能正常，才能调节机体与周围环境的关系，维持正常的精神意识与思维活动。恶性肿瘤患者大多由于病情、家庭、社会、经济、心理等因素导致平素情志不遂，百脉失和，遇事不能自释，神思过用而耗伤心气心阴，且积聚日久脏腑功能失调，气血亏虚，心神失养，最终情志功能失常而致郁。张仲景所创甘麦大枣汤是宁心安神法治疗郁证的代表方，方中小麦养心除烦安神为君，甘草甘润补中缓急为臣，共奏宁心安神之效。黎钢等将 80 例肿瘤相关性抑郁患者分为治疗组（加味甘麦大枣汤）40 例和对照组（氟西汀）40 例，结果治疗组总有效率为 85.0%，对照组为 82.5%，且治疗组不良反应发生率低于对照组，说明对于肿瘤相关性抑郁，加味甘麦大枣汤是一个与氟西汀疗效相当且不良反应相对较少的组方。

《金匮要略》中首次提出"百合病"病名，其中"意欲食复不能食，常默默，欲卧不能卧，欲行不能行，欲饮食，或有美食，或有不闻食臭时，如寒无寒如热无热"是百合病主要症状，与现代医学抑郁症的主要症状类似。百合出自《神农本草经》，味甘，性微寒，归心、肺经，具有养阴润燥、清心润肺、安神宁心的功效。百合治疗神志疾病历史悠久，《日华子本草》曰百合可"安心，定胆，益志，养五脏"。百合的抗抑郁作用与心密切相关。刘亚琪通过研究证实，百合类方能在一定程度上改善肿瘤相关性抑郁患者的情绪，提高患者的生活质量，并能有效改善睡眠、饮食、消化等肿瘤相关症状。

## 从肝论治

肝藏魂，喜条达恶抑郁；肝藏血，血舍魂，肝血平和，血归于肝，则肝魂得以所藏。《灵枢·本神》指出"肝气虚则恐，实则怒""悲哀动中则伤魂，魂伤则狂妄不精"。患者身患肿瘤后，难以接受现实，易忧愁难解，或暴躁易怒，致肝气郁结不舒，气机运行不畅，导致脏腑功能失调，进一步可引起痰凝、血瘀、毒聚，累及多脏，百病丛生。肝主疏泄，调畅情志。疏泄功能正常，则阳气升而气机顺，全身脏腑、经络、百骸之气运行有序，气血津液得以顺畅运行，五志安和则情志顺畅。若肝失疏泄则气机不畅、疏泄不及，多表现为闷闷不乐，悲观欲哭；若疏泄太过则引起肝气上逆，多见急躁易怒，失眠头痛，面红目赤等症状。舒肝解郁胶囊是由贯叶金丝桃和刺五加两味药组成的复合制剂，具有疏肝解郁、镇静、抗疲劳、促进细胞免疫和体液免疫等作用，可有效治疗胃癌患者并发的抑郁症状。吴永胜等将82 例胃癌并发抑郁的化疗患者分为治疗组 41 例（舒肝解郁胶囊治疗）和对照组 41 例（姑息治疗），使用汉密尔顿抑郁量表（HAMD）评定患者的抑郁状态及舒肝解郁胶囊治疗抑郁的疗效。经 6 周治疗后，两组患者总有效率及治疗后 HAMD 评分改善情况均有显著性差异，治疗组明显优于对照组。加味逍遥颗粒由柴胡、白芍、当归、白术、茯苓、薄荷等药组成，具有疏肝解郁、养血健脾之功效。康娜等选取64 例肿瘤相关性抑郁患者，给予加味逍遥颗粒连续服用 4 周，观察用药前后的 HAMD 评分变化以评价疗效，结果显示，总有效率可达 56.4%。

## 从脾论治

脾藏意，在志为思。《类经》指出"有曰脾忧愁而不解则伤意者，脾主中气，中气受抑则生意不伸，故郁而为忧"；《灵枢·本神》指出"脾愁忧而不解则伤意，意伤则悗乱"；《素问·五运行大论》曰"思则伤脾"；《素问·举痛论》又曰："思则心有所存，神有所归，正气留而不行，故气结矣。"肿瘤相关性抑郁患者往往因为病情等因素思虑过度，情志不遂，而使气行交阻而气结，气结即气机运行不畅，最终导致郁证的生成。脾胃为气血生化之源，脾转输食物运化而生的气血精微是人神志活动的物质基础，诚如李东垣在《脾胃论·脾胃盛衰论》中所言"百病皆由脾胃衰而生也"。脾伤则运化失健、气血生化不足，遂致气血亏虚、精神失养。脾胃又为气机升降之枢纽，运化无力则气机壅滞，生痰生饮，上蒙清窍而致情志异常。

朱政将妇科恶性肿瘤术后并发抑郁症状的 120 例患者随机分为观察组和对照组，观察组给予归脾丸治疗 4 周（每次 8 粒，每日 3 次），对照组不做抗抑郁治疗。结果显示，观察组总有效率为 90.3%，对照组总有效率 70.7，观察组有效率显著高于对照组；认为归脾丸益气养血、健运脾胃、养心安神，能有效缓解妇科恶性肿瘤患者术后并发抑郁症状。许蕾将 80 例胃癌术后抑郁患者随机分为治疗组和对照组，治疗组口服中药六君子汤合半夏厚朴汤联合心理干预，对照组仅进行心理干预，治疗组临床治疗总效率为80%，显著高于对照组的57.5%，认为六君子汤合用半夏厚朴汤可益气健脾、理气化痰，调节脾胃功能，能有效缓解胃癌术后患者的抑郁症状。

## 从肺论治

肺藏魄，为相傅之官，主一身之气。《备急千金要方》指出"肺气不足，悒然自惊，或哭或歌或怒"；《素问·举痛论》指出"悲则气消"。悲、忧皆为肺志，由肺气所化，正常情况下可以防止心喜及肝怒太过，保持心情平稳，但过度悲伤或忧愁则可伤肺，肺气不足则气机郁滞不能宣降而悲忧，肺阴不足失却濡润则焦躁难耐。抑郁症多属气机失常，而肺为气之主，主宣发肃降，调控一身之气的生成和运行。《理虚元鉴》指出"肺气一病，百病蜂起"；《素问·至真要大论》曰："诸气膹郁，皆属于肺。"肺主气的功能异常，既可影响气的生成，又可影响一身之气的运行。若肺气不利，治节失常，则可致气机升降出入不利，气血痰湿为病，可发为郁证。"肝生于左，肺藏于右"，肝肺升降协调，则全身气机通畅，气血调和。肺气郁闭，则肝气不舒，亦可导致郁证的发生。肺气的宣发肃降与脾气之升清相应，脾气运化的水谷精微赖于肺的宣降才能敷布全身，肺气失宣，影响脾气升清，水谷精微不能上奉于脑，故清窍失养，脑不主神而发为抑郁。

养肺消积解郁方由南沙参、北沙参、黄芪、防风、白术（苍术）、薏苡仁、夏枯草、全蝎、郁金、玫瑰花、梅花、合欢皮、夜交藤等组成，全方养肺体助肺气以扶正，解毒散结化痰以抗癌，调理气血以舒畅情志。刘中良等将非小细胞肺癌伴有抑郁的38例患者以化疗为基础治疗，随机分为中药组（口服养肺消积方配合化疗）及对照组（仅化疗），观察用药4周后抑郁自评量表（SDS）、HAMD及Karnofsky评分变化，结果表明，用药4周后中药组的SDS及HAMD评分分别为（48.88±7.44）分和（8.12±2.89）分，明显低于对照组的（54.24±3.71）分和（11.62±1.89）分；中药组抑郁治疗有效率82.4%，明显高于对照组的42.8%。

## 从肾论治

肾藏志，为先天之本，元阴元阳之根，《灵枢·五癃津液别》曰："五谷之津液，和合而为膏者，内渗于骨空，补益脑髓。"脑主神明，为元神之府、髓之海，而肾为先天之本，藏精，主骨生髓充脑，肾精为正常神志活动提供物质基础。肾精不足则精不生髓，脑失所养，则易为七情所伤。《素问集注·举痛论》言"恐伤肾，是以精气退却而不能上升"。恶性肿瘤诊断、治疗的困难性、术后出现的并发症可使患者出现恐惧心理，恐伤肾，肾伤则肾精亏虚，精少髓亏，髓海空虚最终致郁。肾受五脏六腑之精而藏之，肾阴肾阳为其他脏腑阴阳之根本。肾若失养可影响心、肝、脾、肺等其他脏腑，致气血阴阳亏虚、气机升降失调，往往致气化无力；痰饮、瘀血的生成进一步加重气机的阻滞；髓海空虚，精神失养而发为郁证。

补肾安神胶囊以淫羊藿、枸杞子、女贞子、墨旱莲、酸枣仁、五味子、远志等药物为主，具有补肾养心、安神益脑的作用。方中女贞子滋肾阴，墨旱莲益肾养血，淫羊藿补命火、益精气，枸杞子补肝肾、益精血，酸枣仁、五味子补益心肾、宁心安神，远志交通心肾、安神定志。全方旨在平衡肾阴肾阳，使阴平阳秘，诸病得治。韩金凤等通过比较补肾安神胶囊及氟西汀对肿瘤患者抑郁焦虑症状改善的疗效，发现补肾安神胶囊可有效改善肿瘤患者抑郁焦虑症状。

《黄帝内经》曰："正气内存，邪不可干。"对于恶性肿瘤患者而言，正气亏虚，癌毒内干可能是基本病机，对于肿瘤的治疗，"扶正祛邪"是基本共识，气滞、痰凝、血瘀是其基本病理产物。而恶性肿瘤患者常常背负较重的心理负担，肿瘤患者就诊时，临床医生往往更注重肿瘤的发病部位、分期，而伴随的抑郁、焦虑状态容易被忽视，但这些精神心理问题可直接影响肿瘤的发生发展及患者的生活质量。一方面心神内耗，加重了"正虚"，另一方面精神抑郁，脏腑功能失调导致气机郁结，加剧了气滞、痰凝、血瘀等病理产物的形成，助长"癌毒"。因此，肿瘤的治疗除了扶正抗癌外，对于情志的干预亦尤为重要。

人体是一个有机整体，以五脏为纲论病机是中医基础理论较为成熟的病机体系，五脏藏五神，各脏之间通过生克乘侮等相互联系调节人体的情志活动。加强对肿瘤相关性抑郁五脏病机的研究不仅有助于完善中医基础理论，对临床也将起到一定的指导作用。

# 245　情志疗法防治胃癌前病变

胃癌发病率居全球恶性肿瘤第四位，病死率位列第三位，在我国的发病率居消化道恶性肿瘤之首，男女发病比例为2:1，我国每年胃癌死亡病例占全球同期胃癌总死亡数的40%。早期胃癌症状不典型，多由健康体检发现，中晚期症状明显，治疗棘手。由于本病病因尚未完全明确，实施一级预防极为困难，而胃癌前病变作为二级预防的关键环节，是降低胃癌发病率的重要途径。胃癌前病变伴见于慢性萎缩性胃炎中，胃黏膜出现萎缩、肠上皮化生甚至不典型增生的病理学改变。中医并无此病名，可根据其临床症状归属于"胃痞""胃脘痛""积聚""噎嗝"等范畴。大多医家认为胃癌前病变发病机制在于情志失调、外邪犯胃、饮食不节、久病劳倦等多种因素损伤脾胃，以致脾胃虚弱，肝郁气滞，痰凝血瘀反复胶着，胃络失养而成。其中，情志不遂，肝郁气滞是胃癌前病变向胃癌发展演化的重要因素，贯穿疾病始终。因此，学者朱景茹等通过胃癌前病变情志致病因素的分析，阐述了六种情志疗法对胃癌前病变的防治作用，为临床诊疗提供有益参考。

## 情志因素可导致胃癌前病变

**1. 情志致病可伤五脏，尤以肝脾为先**　七情分属五脏，为五脏所主，情志太过，皆可成为疾病发生的始动因素。《黄帝内经》指出"怒伤肝""思伤脾""喜伤心""忧伤肺""恐伤肾""百病生于气也，怒则气上，喜则气缓，悲则气消"，皆强调情志为五脏所主。若情志波动剧烈，五脏受累，人体气机升降出入失常，气血津液运行失调，继而衍生出疾病或加重病情。中医学认为，五脏六腑之中，情志致病与肝脾关系最为密切。肝属木，为"将军之官"，肝气疏泄可助脾运化，若情志不遂，肝失疏泄，气机郁结，则脾失健运，水谷精微、血液、津液输布障碍，五脏不得濡养，以致脏腑亏虚，湿热、瘀血、痰浊停聚，病症内生。胃癌前病变病位在胃，与肝脾密切相关，病程较长，易反复发作，多数患者存在抑郁、焦虑等情绪障碍，主要考虑由忧思过度所致。肝郁脾结日久则会加速向胃癌的转化进程，影响患者的生活质量和生存周期。情志郁怒，肝木不舒，木郁克土，肝气乘胃，从而出现胃痛、胃胀、嗳气、呃逆等不适症状。情志为人体精神意识活动的外部征象，七情六郁是胃癌前病变形成和维持的重要因素，均能影响胃癌前病变的转归，其中以忧、思、郁、怒最为常见。

**2. 肝郁气滞为胃癌前病变转归的关键病机**　《素问·六元正纪大论》曰"木郁之发，民病胃脘当心而痛"。叶天士认为"肝为起病之源，胃为传病之所"。历代医家治胃脘之疾常从肝论治，注重肝胃关系，均强调肝郁在胃癌前病变发病过程中的重要性。肝性喜条达而恶抑郁，肝气疏泄则有助于胆汁分泌，促进脾胃纳运。若忧思郁怒太过，肝失条畅，肝气横逆，伐克脾土，以致气机壅滞，胃失和降，则出现肝胃不和之证。有学者研究发现，气滞是慢性萎缩性胃炎的重要病理特点和最常见的病性证素，焦虑、抑郁状态等级的提升可引起慢性萎缩性胃炎患者"肝""痰"证素等级提升，导致胃黏膜组织病理进一步发展，加速疾病进程。基于现今高负荷的社会压力和肿瘤发病率逐年攀高的严峻形势，胃癌前病变患者多会出现焦虑、抑郁状态或情绪表达方面的异常。据流行病学资料统计，抑郁性格与肿瘤患病率呈正相关，焦虑患者罹患胃癌前病变的危险性是无焦虑者的2.88倍。负面情绪会降低机体免疫力，致使抗邪能力下降，特别是忧思过度会对脾胃造成损伤。连丽丽等认为强烈精神刺激导致的情绪变化能够直接影响皮层高级中枢对皮层下中枢的控制，通过改变神经-体液调节机制来扰乱胃的正常生理功能，使胃蛋白酶、胃酸分泌亢进，胃黏膜自我保护能力下降。由此可见，情志不畅，忧思郁怒，肝郁气滞是胃癌前病变发展演变过程中不容忽视的危险因素，也是本病转归预后的关键病机。

## 情志疗法防治胃癌前病变

现代医学对胃癌前病变的治疗手段主要为对症治疗，包括根除 Hp、抑制胃酸分泌、促进胃动力，精神状态明显紧张焦虑者加用抗焦虑或抗抑郁药物。然而抗焦虑、抗抑郁药物存在诸多毒副作用，所以临床中不建议患者长期服用。中医历来重视"形神合一"，提倡"善医者，必先医其心，而后医其身""恬惔虚无，真气从之，精神内守，病安从来"，所以在疾病状态下更加注重情绪调节，保持愉悦的心情，帮助患者逐渐恢复正气。情志是免疫调节剂，有致病和治病双向作用。国医大师路志正认为脾胃功能对七情变化的反应相当敏感，情绪过度变化均会影响其正常运行，因此临证尤为注重疏肝解郁，情志疏导，促进疾病向愈。近年来越来越多的研究表明，中医药对胃癌前病变具有很好的防治作用，日益凸显出防癌抗变的优势，情志疗法作为中医特色疗法，对胃癌前病变患者具有一定治疗作用。可以根据患者当前的心理、精神状态，建议患者选择不同的情志疗法，达到驱病避害的目的。

**1. 五行音乐法**　五行音乐法将五行生克理论同角、徵、宫、商、羽五音相结合，通过对音势、和声、配乐、节奏等多种元素的处理，可调节人体脏腑气血以达到养生治病的目的。"宫动脾、商动肺、角动肝、徵动心、羽动肾"就是五脏与五音相通的反映。胃癌前病变患者情志表现为压抑紧张、内心不安、抑郁的时候可以选择宫调式音乐，宫调式音乐五行属土，主化，具有养脾健胃，调节脾胃气机升降的作用。此类音乐曲调稳重平和，风格悠扬，能抒发情感，如大地孕育万物，包容一切，消弭诸多不快，代表音乐有《春江花月夜》《月光奏鸣曲》《黄庭骄阳》等。极度痛苦、感觉孤独、多疑善怒的时候，可以选择角调式音乐，角调式音乐能使气机展放，调节肝胆疏泄，从而促进脾胃运化，如《蓝色多瑙河》《江南丝竹乐》。此类乐曲生机蓬勃，亲切清新，如暖流入心，清风入梦，净化心灵，以肝木的蓬勃之气制约脾土的压抑，使其从痛苦抑郁中解脱出来，这也是诸如"见肝之病，知肝传脾，当先实脾"等未病先防思想的体现。

**2. 移精变气法**　移精变气法又称"祝由疗法"，出自《素问·移精变气论》"余闻古之治病，惟其移精变气，可祝由而已"，是通过转移患者的注意力来排遣忧虑，改移心志，营造平和稳定的氛围来易移精气，变利气血祛病的方法。《理瀹骈文》指出"七情之病者，看书解闷，听曲消愁，有胜与服药亦"，认为调畅情志在疾病诊疗中的运用往往能达到良效。治病不只是通过药物治疗这一种途径，由于心理和生理的共通性，生理疾病也可以通过心理干预达到治病的目的。对于过分关注自身疾病且文化层次相对较高的患者，可以推荐通俗易懂的有关胃癌前病变医学书籍，帮助患者了解疾病，产生战胜疾病的信心，保持情绪安定，调摄精神，避免精气耗散，阻止疾病进一步发展。

**3. 七情相胜法**　七情分属五脏，五脏归属五行。七情相胜疗法是将常见的五种致病情志与中医五行学说相联系，形成"悲胜怒、怒胜思、思胜恐、恐胜喜、喜胜悲"的情志相胜心理疗法。《儒门事亲·内伤形》记载息城司侯，闻父死于贼手，悲恸大哭，心中因忧结块，药石无功，张子和学巫者，狂言戏谑病者，使其开怀大笑，不日心下结块皆散。此案例即为"喜胜悲"七情相胜法的典型。胃癌前病变患者可表现为否认、恐惧、焦虑、愤怒、悲伤、抑郁、孤独、绝望等心理反应，可将其归属于怒、思、悲（忧）、恐的情志变化，临床可以根据患者的异常情志，适当选择另一种相胜的情志来制约它，使过度的情志得到调和缓解。

**4. 言语开导法**　《存存斋医话稿续集》指出"无情之草木不能治有情之病，以难治之人，难治之病，须凭三寸之舌以治之"，说明有情之语言有达情治病之功效，正如美国特鲁多医生墓志铭所刻"有时是治愈；常常是帮助；总是去安慰"。医生应根据患者病情，灵活运用语言诱导劝说，通过心理引导消除患者对疾病的焦虑、恐慌心理。《灵枢·师传》曰："人之情，莫不恶死而乐生，告之以其败，语之以其善，导之以其所便，开之以其所苦，虽有无道之人，恶有不听乎?"很多胃癌前病变患者对本病认知存在偏差，认为这种疾病就是癌，或者很快变成胃癌，心中焦虑难安、恐惧害怕，这时候加以言语开导，告知患者疾病的发展进程、导致疾病发展的危险因素以及药物治疗的疗效等情况，使其充分认识到心情好坏对病情转归的重要性，努力调整心态，改变不良生活习惯，增强配合治疗和生活的信心。

**5. 移情易性法** 移情易性法是通过改变患者目前所处的不良生活环境或生活方式，分散思维聚焦点，尽量避免和不良情绪接触的方法。根据胃癌前病变患者性格爱好，选择不同的措施来转移注意力，使其能够换一种心境重新正视和认识病情。根据患者文化背景及接受程度，适当介绍有关疾病的常识、一般规律及转归，针对性说明治疗意义及调护内容等，解除其疑虑，逐渐缓解其忧虑情绪。

**6. 暗示解惑法** 暗示是个体在无意中接受了人或环境发出信息后做出反应的一种特殊心理现象。此法使用含蓄、间接方式影响患者的心理状态，诱导患者无形中接受医生的治疗性意见，或产生某种信念，或改变其情绪和行为，从而达到治疗疾病的目的。解惑，是指解除患者对事物的误解、疑惑等，可以是语言的循因释疑、据理解惑，也可以假物相欺、以谎释疑、以巧转意等取效。对于疑心、误解、猜测等所导致抑郁的胃癌前病变患者，医生可利用患者偏信倾向，顺势利导，也可借助言语、表情、手势、姿态、文字等媒介对患者心理进行干预，医者一句："别担心，没你想象的这么遭""放宽心，积极治疗预后还是不错的"，此类语言对患者而言就如同定心丸一般。

除以上六种情志疗法外，还可以结合瑜伽、太极拳、八段锦、五禽戏等运动导引来陶冶情操，缓解压力，增强机体免疫力，促使病情向愈。

中医十分注重"形神合一"的整体观，情志疗法是顺应"生物-心理-社会-环境"医学模式的心身同治的方法，不仅操作简单，安全广泛，还能降低治疗成本。因此，对胃癌前病变的防治除了针对病因的个体化治疗外，还需注重从肝论治，擅于运用各种中医情志疗法来疏导心情，调畅气机，可在一定程度上改善临床症状并逆转胃黏膜病理特征，抑制其向胃癌进展。

# 246　从肝主疏泄析胃癌伴焦虑抑郁

　　根据美国癌症协会（ACS）的全球数据，胃癌作为全球排名第四位的肿瘤相关死亡疾病，占恶性肿瘤死亡总人数 8.2%。中医认为胃癌作为一种脾胃功能失常的疾病，其病变在胃，并与肝密切相关。情志内伤作为胃癌发生的病理因素之一，在胃癌的发展预后转归中亦不可忽视。现代医学提倡用"共病"来描述胃癌与抑郁焦虑状态的关系。47.62%~54.97% 的中晚期胃癌患者存在着抑郁等负性情绪，负性情绪不仅会放大患者对胃癌症状的身心感受程度，导致心理应激反应，进一步通过机体神经-内分泌-免疫的途径，降低机体防御功能，影响临床治疗效果，缩短生存期，降低生活质量。学者施蕙等认为，从"肝主疏泄"解读，对于胃癌伴抑郁焦虑状态的临床诊断与治疗有一定的意义。

## 肝主疏泄

　　**1. 肝主疏泄理论**　"疏泄"首见于《素问·五常政大论》，其曰："发生之纪，是谓启陈，土疏泄……万物以荣。"王冰注曰："生气上发，故土体疏泄；木之专政，故土体上达。"张景岳《类经》曰："木气动，生气达，故土体疏泄而通也。"根据此，"土疏泄"是木气条达，土得木制化而疏通的结果，而根据五行理论，其可理解为暗含肝木条达、疏通的生理功能。"肝主疏泄"首见于朱丹溪所著《格致余论》，原文为"主闭藏者肾也，司疏泄者肝也"。明代薛立斋《内科摘要·卷下》正式提出"肝主疏泄"。"肝主疏泄"理论经过了"土疏泄""肝司疏泄""肝喜疏泄"等演化。"肝者……为阳中之少阳，通于春气"出自《素问·六节藏象论》，认为肝属木，喜条达而恶抑郁。疏泄即疏通畅达宣泄之意，古代医家以自然界树木生发特性来类比肝的疏泄作用。肝主疏泄是指肝脏具有保持全身气机疏通畅达、通而不滞的作用。王维广等以肝为消化器官这一西医生理观点和命门产生"动气"的中医命门学说观点为知识基础，由病理到生理反推，结合及气机理论和阴阳五行学说，提出了"肝郁"病机为"肝主疏泄"理论依据的立足点。陈梦雷对"肝主疏泄"理论概括归纳，认为"肝主疏泄"为肝独有的生理功能。随后"肝主疏泄"在 1980 年后的中医教材中得到统一，被列为肝的生理功能。

　　**2. 肝主疏泄的功能**　肝为将军之官，疏泄是其发挥将军之官作用的基础。中医学认为肝主疏泄、主情志，精神情志的调节与肝密切相关。古有"肝为五脏之贼"的说法，指的就是肝气郁结不能疏泄而影响了相应脏腑功能的现象。《名医杂著医论》以"肝为心之母，肝气通，则心气和，肝气滞，则心气乏"二者的相生关系来展现肝的疏泄作用对心气和乏，即情志活动的影响。肝主疏泄，疏调气血，情志活动以气血运行为基础，故除心作为五脏六腑之大主、精神之所舍、总统魂魄之外，肝对调节情志亦发挥着重要的作用。在生理上，肝气条达有利于脏腑的生理活动，对于运行气血、调节情志、协助运化、通利水道、排泄胆汁等起着至关重要的作用。人体脏腑功能的正常活动均有赖于肝主疏泄功能的正常和调节。肝主疏泄的功能反映了肝脏主升、主动、主散的生理特点，是调畅全身气机，推动血和津液运行的重要环节。若肝脏失于疏泄则会出现多变、复杂之病理，不但本经有病，且旁涉诸多脏腑，致气机紊乱。于艳红等认为，肝为情志疾病的主要脏腑，疾病是由多种情志持续刺激导致。施学丽等认为心肝二脏经络相连，都具有阳的特性，属性相同，且木生火，二者相生相及；生理上经气相通，病理上经气互传，血液生成运行和情志活动体现了二者的相关性。文献显示，众多医家提出肝与情志因素有着密切的相关性。不良情绪可导致肝主疏泄的功能失常，肝脏决定着情感因素的变化，肝是情志病证损伤脏腑的主要器官。

# 胃癌伴焦虑抑郁

胃癌伴焦虑抑郁在中医属情志病范畴。"百病皆生于气也"可理解为《黄帝内经》对情志致病理论的阐述。脏腑为情志变化的根基，气血阴阳和调为脏腑的基础。胃癌的疾病本身可影响情志，导致焦虑抑郁的心理病理状态。在胃癌这一疾病状态下，患者必然会出现精神抑郁，闷闷不乐或急躁易怒，心烦不安等情志改变。胃癌的治疗方式以化疗及手术治疗为主，另有放疗、靶向治疗及中药治疗等。治疗过程中发生于胃肠道、口腔、骨髓、毛发、皮肤、生殖系统等部位的副作用可能给患者带来包括抑郁、焦虑、恐慌、社会隔绝及存在性危机在内的心理，进一步影响患者应对肿瘤、躯体症状及治疗的能力，影响患者的生存质量。抑郁状态在胃癌患者中普遍存在。文献报道胃癌患者抑郁状态发生率为21%～63%，其中胃癌化疗患者抑郁状态检出率为32.11%，进展期胃癌患者检出率高达61.4%。胃癌患者抑郁程度与其希望水平成明显反比。胃癌患者抑郁障碍及抑郁症状的发生率远高于正常人群。认知是外界应激引起抑郁发生的中介之一，而胃癌患者有其独特的心理特征，胃癌确诊这一认知、治疗所带来的生理反应及家庭经济受损都可能会进一步带来负性的心理反应。一些研究认为"社会行为后果性"想法是焦虑和抑郁共同的特点。研究和临床都发现：癌症抑郁障碍及抑郁症状的发生率远高于正常人群和其他疾病的患者，但在癌症患者未被确诊前，其抑郁发生率并不高于普通人群。胃癌相关性抑郁属在中医学中属"郁证"范畴，七情过极，持久刺激，机体调节能力超负荷，导致情志失调，遂致病。由于胃癌疾病本身带来的生理不适，及治疗过程中的副反应所带来的持续性情志刺激，持久积累转化为郁证。由此，中医认为抑郁状态既是胃癌的病因，又是其病理产物，二者互为因果。

## 肝主疏泄与胃癌伴焦虑抑郁的关系

近年来对中医肝本质的研究表明，肝脏能够调节心理应激反应的生理机制，肝脏与神经内分泌免疫网络调节存在必然联系，与慢性精神性应激的累积性影响有关。中医藏象理论研究认为：例如肝郁气滞、肝阳上亢、肝胆湿热、肝血虚等肝实证与虚证不同程度地都会表现为神经-内分泌-免疫网络功能紊乱。其主要原因为情志变化能引起大脑皮层功能改变而导致该网络功能失调，而究其根本，肝主疏泄与情志关系密切。张和韡等研究表明肝主疏泄调畅情志的实质是体内激素水平的变化负反馈于下丘脑，通过大脑皮层整合而表现为慢性应激时抑郁样情绪变化，肝失疏泄，则气机郁滞的中枢神经生物学机制是在整体上与调节下丘脑-垂体-肾上腺轴及下丘脑-垂体-甲状腺轴相关。

## 肝主疏泄对胃癌伴焦虑抑郁的临床应用

研究发现，仅有25%的癌症伴有焦虑或抑郁情绪的患者在主动或被动的情况下接受了不同程度的咨询或治疗。现代医学治疗胃癌伴抑郁焦虑患者可分为抗抑郁焦虑药物治疗和心理干预的治疗方法，如心理教育，通过音乐方式进行治疗、行为疗法或针对个体或机体进行的心理治疗等，均在临床取得了相应疗效。相比抗抑郁焦虑药物4～6周等待起效时间及与化疗药物的不良交互作用，中医治疗胃癌伴焦虑抑郁患者有其特色及优势。

**1. 中药**　中药临床用于治疗胃癌肝郁脾虚证的治法主要为疏肝解郁，健脾合营。其基本治法以"肝主疏泄"为理论基础，加之疏肝解郁类的药物辅以扶正健脾。而从众多关于此类药物的研究中可发现，服用该中药物，对患者的免疫力、细胞活性因子有正方向调节作用，同时对肿瘤细胞的端粒酶活性有抑制作用，一定程度上加速了肿瘤细胞的凋亡进程。如陈震等在一项解郁理气健脾类中药的研究中发现，该类中可干预肝脏内的肿瘤细胞生成生长，并由此杜绝肝转移的发生。同时多项研究结果发现，多种中药提取物具备抑制肿瘤细胞生长、增值及转移的作用，如丹参提取物及姜黄素具备抑肿瘤细胞生长、增值及转移的作用，同时姜黄素还可诱发肿瘤细胞凋亡。在中药提取物的动物实验当中，研究发现中药方剂可影响大鼠中的神经递质、神经肽、激素及 Fos 蛋白表达等，使其应激性降低。王晓星采用自身前后对比法共观察认为加味道遥颗粒能在一定程度上缓解患者抑郁情绪，并提高机体免疫功能。陈敬贤等则认为血府逐瘀汤加减在降低患者焦虑抑郁量表评分的同时，可以改善癌症患者的临床症状。王锦辉等发现柴胡龙骨牡蛎汤加减能明显改善肿瘤后抑郁患者的生存治疗及生活状态。孟阔等认为加味甘麦大枣汤加减通过疏肝养心的方法能明显改善老年恶性肿瘤抑郁患者的量化评分及生活状态。邓建梅等在临床研究中发现，疏肝通络方在降低不良反应，提高患者生存治疗方面效果显著，有明显优势。

**2. 体针** 体针治疗胃癌伴焦虑抑郁状态患者可有效缓解患者的疼痛程度，改善患者焦虑抑郁状态。疏肝常用取穴：期门、内关、阳陵泉、内庭、太冲等。临床实践中发现，五行针灸具有独特优势，能明显改善中晚期癌症患者的消极负面情绪，如抑郁、焦虑等，且疗效显著。

**3. 耳穴压豆** 根据《灵枢·邪气脏腑病形》指出的"十二经脉，三百六十五络……其别气走于耳而为听"，利用耳穴刺激，激活神经内部神经核改善不良情绪。车艳华等用针灸合磁珠贴耳穴治疗后患者 SDS 评分和 PSQI 评分较治疗前明显改善。吴辉渊等在一项耳穴压豆与癌性相关性抑郁疗效评估的临床研究中发现，研究组总有效率远高于对照组，得出结论：耳穴压豆不仅能减缓癌症引起抑郁状态，且能通过调节机体，提高免疫力，全身症状均能得到相应程度的改善。

胃癌与情志因素相互影响、作用的机制，是研究胃癌抑郁共病的一个重要领域。这导致"肝失疏泄"在胃癌的发生发展过程中扮演者着重要的角色。对于处于焦虑抑郁状态的胃癌患者，药物治疗、心理干预、中医肝郁脾虚的辨证论治特色治疗都有肯定的疗效，各有所长。广泛应用于综合医院临床诊疗的汉密尔顿抑郁量表（HAMD），焦虑抑郁量表（HAD），Zung 氏焦虑自评量表（SAS）、抑郁自评量表（SDS）、汉密尔顿焦虑量表（HAMA）是临床上较为经典的焦虑抑郁评分量表，可作为评估胃癌患者的焦虑抑郁状态的可靠工具。同时从肝入手，针对病机治疗，从疾病的根源开始施治，和胃止痛，疏肝理气以助调节情志，肝胃同治，达到标本同治，体现中医学独特的治疗思路。二者结合可为临床分辨与诊断肝郁脾虚证型胃癌伴焦虑抑郁状态患者提供一定的参考。随着现代医学对抑郁障碍神经生物学方面机制及中医肝郁脾虚证研究及临床实际诊治的了解的逐渐深入，可进一步实现基于胃癌不同伴随症状的个性化诊治。

# 247　基于情志伏邪的乳腺癌病因病机

中国国家癌症中心《2018 年全国最新癌症报告（上）》指出，当前中国女性发病率最高的肿瘤为乳腺癌，其发病率逐年上升，并呈年轻化趋势。中国抗癌协会肿瘤心理学专业委员会在《中国肿瘤心理治疗指南（2016）》中指出，乳腺癌患者的焦虑、抑郁在心理问题中占主导地位。近年来，随着生物-心理-社会医学模式的发展及普及，临床医生逐渐意识到焦虑、抑郁等情绪因素对乳腺癌发生、发展、治疗及预后均存在一定影响。

情志伏邪理论是中医学特色理论，颇受历代医家重视，在各种疾病诊治过程中发挥着重要作用。临床中大多数乳腺癌患者具有不同程度的情绪问题，对癌症的恐惧，巨大的经济负担，治疗后身体的变化，给患者带来很大的心理负担。学者马胜男等基于情志伏邪理论探究了乳腺癌病因病机的研究。

## 伏邪与情志伏邪致病理论

**1. 伏邪理论渊源**　伏邪为"潜藏在体内而不立即发作的病邪"，属于中医病因学内容。其最早起源于《黄帝内经》，于汉晋时期初步形成，唐宋时期进一步丰富发展，明清时期其理论逐渐成熟、完善。《伏邪新书》首次提出"伏邪"概念，"感六淫而即发病者，轻者谓之伤，重者谓之中。感六淫而不即病，过后方发者，总谓之曰伏邪。已发者而治不得法，病情隐伏，亦谓之曰伏邪。有初感治不得法，正气内伤，邪气内陷，暂时假愈，后仍作者，亦谓之曰伏邪。有已治愈，而未能除尽病根，遗邪内伏，后又复发，亦谓之曰伏邪"。清代王燕昌《王氏医存》曰："伏匿诸病，六淫、诸郁、饮食、瘀血、结痰、积气、蓄水、诸虫皆有之。"可见伏邪已由外感伏邪发展为外感内伤皆可伏而发之的理念。在现代，梁宏认为伏邪是一种潜在的致病因素，包括七情所伤、饮食失宜、痰浊、瘀血、内毒等，影响疾病的发生发展及转归，同时也是促使疾病反复发作、迁延不愈的本源。张鑫等认为，伏邪具有隐匿性、动态时空、自我积累等特性。人体感受邪气，若未能及时祛邪外出，或邪气隐藏于正虚之所不易祛除，则邪气积累，潜藏于人体，待时而发，待机而作。

**2. 情志伏邪致病理论**

（1）情志伏邪内涵：中医学认为，情志是一种特定的情绪体验、情绪表情，以及相应的生理和行为变化，内外环境变化是其产生的条件，主要包括怒、喜、忧、思、悲、恐、惊，一般情况下情志不会产生疾病，只有长期处于不良情绪刺激或突然强烈的情绪刺激超出机体生理和心理的承受能力，才会产生疾病。情志伏邪属内伤伏邪范畴，是指机体长久处于不良情绪刺激中，如持续的郁闷不舒、焦虑烦躁、思虑过度等，且机体不能依靠自身调节，使其产生的邪气长久伏于人体，进而影响机体气机、阴阳、气血等，导致疾病发生。

（2）情志致病特点：情志致病一方面具有复杂性，是自然、社会、心理、生理等多重因素共同作用的结果；另一方面又具有个体性，个体对外界精神刺激的承受能力和自我调节的能力是决定情志是否发病的重要原因。魏盛等认为，情志是否致病，一是取决于先天禀赋是否正常，是否遗传自父母先天胎毒；二是自身正气是否充盛。中医学认为，五脏的精气是情志产生的物质基础。情志在内，与五脏相应，"肝在志为怒，心在志为喜，脾在志为思，肺在志为忧，肾在志为恐"，不同的情志变化可直接伤及其对应的脏腑，打破机体的阴阳平衡，导致脏腑气机紊乱，进而引起精气血津液代谢失常，久之则会产生血瘀、痰饮、湿郁、食郁等，而痰饮与瘀血互结，又可致癥瘕积聚。

（3）情志伏邪与肿瘤的相关性：杨霖等认为，恶性肿瘤的发生发展即为伏邪致病的过程，伏邪易侵袭人体虚弱之处，因久伏于人体，既暗耗气血阴阳津液，又能瘀而化热，产生痰、饮、瘀血等病理产物，加重机体气血津液代谢异常，如此反复可致机体正气衰竭，导致肿瘤。《灵枢·百病始生》曰："内伤于忧怒，则气上逆，气上逆则六俞不通，温气不行，凝血蕴里而不散，津液涩渗，著而不去，而积皆成矣。"可见情志伏邪与肿瘤关系密切。

## 情志伏邪与乳腺癌古今论述

**1. 中医文献论述** 中医古代文献中也有关于情志对乳腺癌发病及预后影响的相关记录。"乳岩"之名最早见于陈自明《妇人大全良方》，曰："若初起，内结小核，或如鳖、棋子，不赤不痛。积之岁月渐大……此属肝脾郁怒，气血亏损，名曰乳岩。"《外科正宗》曰："忧郁伤肝，思虑伤脾，积想在心，所愿不得志者，致经络痞涩，聚结成核。"《冯氏锦囊秘录》曰："妇人有忧怒抑郁，朝夕累积，脾气消阻，肝气横逆，气血亏损，筋失荣养，郁滞与痰结成隐核……积之渐大，数年而发，内溃深烂，名曰乳岩。"王维德在《外科全生集》中对乳岩描述为"初起乳中生一小块，不痛不痒，症与瘰疬恶核相若，是阴寒结痰，此因哀哭忧愁，患难惊恐所致"。《问斋医案》曰："乳房结核，数载方溃，为乳岩，以其形似岩穴故也。未有不因忧思气结，肝郁脾伤所致……是证，遍考前贤诸论，皆言不治。盖由情志乖离，人心不能如寒灰槁木故也。若能心先身死，则人活病除，虽有此说，未见其人也。"基于上述文献，一方面可见历代医家早已意识到情志异常与乳腺癌发生发展息息相关，及时调畅情志可改善乳腺癌预后；另一方面可见异常情志具有多样性，忧、怒、恐、悲皆可致岩，且对机体的影响具有积累性特征，乳腺癌又因初起时无明显症状，与伏邪致病特点不谋而合。

**2. 现代医学研究** 据报道，情绪控制状态与女性乳腺癌的发生密不可分，愤怒、焦虑及抑郁等不良情绪可能增加乳腺癌的发病率。对 218 例乳腺癌患者的精神状态进行调查研究，发现乳腺癌患者存在不同程度情绪问题，焦虑、抑郁、焦虑合并抑郁的发病率分别为 21.4％、34.4％和 15.6％。李晓曼等研究发现，抑郁、焦虑等负性情绪会影响机体的内分泌、神经、免疫系统的正常功能，造成机体自主神经系统紊乱，内分泌失调，免疫功能下降，造成恶性肿瘤的发生、发展和转移，这也从侧面说明负性情绪确实与乳腺癌发生有关。张露莹等研究指出，消极情绪与乳腺癌发生发展关系密切，互为因果。

## 不同情绪状态致乳腺癌病因病机

**1. 思虑过度** 思虑过度是指患者平素善疑，甚则神魂不宁的一种精神状态。《脾胃论》曰："凡怒忿、悲思、恐惧，皆损元气。"《外科正宗》曰"七情六欲者，盗人元气之贼也"。因脾在志为思，若过度思虑，则易致脾损伤，脾为后天之本，气血化生之源，主运化，主统血。脾气受损，运化失常，既影响机体内气血津液输布，又影响体内水谷精微生成，使后天乏源。《幼科类萃》曰："脾胃内弱，每生虚气。"故思虑过度可加重人体正虚状态，从而产生"虚气"。高维等指出，虚气起病隐匿，机体难以发现和清除，故虚气易滞留潜伏机体。虚气因其性黏滞，容易阻滞机体气血津液运行，形成痰湿、血瘀等"病理产物"，虚气又可与痰湿、血瘀等病理产物相互胶结，进一步阻滞气机，使脏腑失去濡养，亏虚加重，从而致"虚气"加重，形成"虚气"与"瘀滞"的恶性循环。痰浊、血瘀日久无法宣化，可蕴而化火生毒成癌肿，聚于乳房则为乳岩。《灵枢·口问》曰："故邪之所在，皆为不足。"《外证医案汇编》曰："正气虚则成岩。"可见乳腺癌发生、发展是一个因虚致实（癌）、因实（癌）更虚、虚实夹杂的过程，其实质为本虚标实。

**2. 烦躁焦虑** 烦躁焦虑是一种复杂的情绪状态，可包含紧张、恐惧、胆怯、烦躁等，具体是指长期遇事烦躁易怒，过于担心、紧张、惴惴不安，过度警惕，难以入睡，易激怒，还会坐立难安，如不停摩擦双手、不停走动、不能静坐、手指颤抖、抖腿或自感战栗等。七情所伤，必气机乖戾，而气有余便是火，《素问·至真要大论》指出"诸躁狂越，皆属于火"，可见烦躁焦虑状态易滋生火邪作用于人体。情志致病责之于过极，达则可发病，不达则邪气潜伏，伺机作祟。烦躁焦虑状态产生的火邪，因邪尚弱，正虽虚，尚可控制；另一方面，基于同气相求的原理，机体"认贼作父"，心为阳中之阳，火又为阳邪，《素问·阴阳应象大论》指出"其在天为热，在地为火，在体为脉，在脏为心"，故可伏于心中，不发病。毕文霞等指出，伏火与心相通，易扰心神，加重情志失调。伏于人体的火邪属于阳邪，易生风动血，火邪入血，煎灼血中津液，导致血液黏稠运行不畅，而致瘀血形成。《素问·阴阳应象大论》指出"壮火食气"，火邪若长久伏于人体，可暗耗人体阴血津液，致气血亏虚，气虚无力推动津液血液的正常运行，津液亏虚也无力充养血脉，导致痰浊、瘀血等病理产物形成。日久痰浊、血瘀无以宣化，与伏于机体的火邪相互胶结，蕴而化毒，聚于乳房成癌肿。

**3. 郁闷抑郁**　郁闷不舒是指患者心情低落、沉重，郁郁寡欢，可从闷闷不乐到悲痛欲绝，不自觉流泪，甚至悲观厌世的一种情绪状态。情志活动属于中医学中"神"的范畴，彭计红等认为，神的产生、存亡与阴阳关系密切，神在本质上是阴阳活动的表现，基于此，可将情志活动分为阴阳。其中阴主宁静、忧郁、悲伤、抑郁，《素问·宣明五气》指出"阳入之阴则静，阴出之阳则怒"，阳气亏虚或阴盛常见精神萎靡，思维迟钝，易致抑郁，"阴盛则寒"，故抑郁状态下易生寒邪。《灵枢·百病始生》指出"积之始生，得寒乃生"，《诸病源候论》曰："积聚者，由寒气在内所生也。"可见，寒邪在肿瘤的发生发展中发挥着重要作用，刘瑞等也指出内生寒邪是肿瘤发生的重要病理基础。《疮疡经验全书》指出"阴极阳衰，血无阳安能散，致血渗入心经而生乳岩"，《外科全生集》指出"乳癌是由于阴寒结痰"，可见阳气不足、阴寒过盛是乳腺癌的基本病机之一。乳腺癌特有的肿块坚硬如石，局部平塌下陷，皮肤晦暗，伴有疼痛、面色无华、舌质青紫等症，与阴寒凝滞病机契合。寒属阴邪，阴在中医学中具有收敛、潜藏的特性，寒邪若长久潜伏机体，因寒性凝滞，使机体气血津液凝滞，局部气机逆乱，阻塞经络，终致瘀血内停，痰浊内生，日久生毒，搏结于乳中而成块；寒为阴邪，易伤阳气，可加重机体阴阳失调，造成阳愈虚、阴愈盛的恶性循环，可促进肿瘤的发生发展；寒邪凝聚气血，使局部阳气郁闭于内，日久郁而化火，前期郁火可与痰浊、瘀血等病理产物进一步相互搏结，蕴而化毒，成癌肿聚于乳房，后期则引动内风，风挟毒流窜造成肿瘤转移。

## 基于神经内分泌免疫调节（NIM）网络的情志与乳腺癌的现代医学机制

不良情绪刺激人体，现代医学称之为应激状态，分为急性应激和慢性应激，急性应激为不超过24 h的应激，慢性应激则指超过24 h的持续或反复应激。慢性应激可通过改变神经、内分泌和免疫系统的功能，从而引起一系列生理改变，导致多种疾病的发生，也是情志伏邪致瘤的现代医学发病机制。NIM网络的宏观假说，最早于1977年由Besedovsky提出，经大量的实验研究验证，NIM网络学说日益完善。神经内分泌系统分泌的神经递质及内分泌激素，通过丰富的神经突触对免疫系统起作用，而免疫系统通过免疫细胞产生的多种细胞因子和激素样物质作用于神经内分泌系统。经证实，神经内分泌免疫系统的细胞表面存在着相关受体接收对方传来的各种信息，从而调节机体内环境，共同维持机体的稳定状态。

不良情志刺激可导致自主神经功能紊乱，可能促进肿瘤形成、免疫逃逸，使交感神经系统被激活，进而释放神经递质——儿茶酚胺物质（包括肾上腺素和去甲肾上腺素），而β肾上能受体能介导儿茶酚胺的许多生理效应。研究发现，儿茶酚胺诱导的血管内皮生长因子表达增加和血管生成与肾上腺素能受体和缺氧诱导因子1α有关。经普萘洛尔预处理过的肿瘤细胞可抑制去甲肾上腺素诱导的血管内皮生长因子及缺氧诱导因子1α蛋白的表达。有学者发现，不良情绪刺激可导致交感神经系统活化，从而导致乳腺癌细胞中血管内皮生长因子C过度表达，肿瘤内部和周围淋巴管形成，为肿瘤逃逸提供途径。不良情绪刺激可通过多种方式影响机体免疫系统。一方面可激活下丘脑-垂体-肾上腺轴，使其分泌的糖皮质激素增加，进而抑制免疫功能，糖皮质激素可降低自然杀伤（NK）细胞活性、淋巴细胞有丝分裂，以及减少免疫球蛋白 A 和抑制淋巴细胞反应性等，导致肿瘤微环境免疫紊乱，增加促存活和促转移分子表达，从而促进肿瘤细胞的生存和转移。另一方面可激活交感神经肾上腺髓质轴，释放儿茶酚胺类神经递质，进而抑制个体的免疫功能，导致肿瘤的发生和转移。研究发现处于应激刺激中的注射 MDB106 乳腺肿瘤的 Fishce344 大鼠，在 NK 细胞活性降低的同时，肿瘤在肺部转移率也加快。

张式兴在慢性应激反应对 C3H/HeJ 小鼠乳腺癌发病机制中的作用研究发现，长期不良情绪刺激下可激活下丘脑-垂体-肾上腺系统，增加血浆皮质酮，抑制脾脏产生的白介素（IL-2）与 NK 细胞的活性，而这些变化伴随乳腺肿瘤的增长加速，提示其可能参与应激诱导的促进乳腺癌生长的作用。有学者发现，长期不良的情绪刺激可促进糖皮质激素增加，进而促进肿瘤微环境中 NK 细胞程序性死亡受体-1（PD-1）的表达，PD-1 是一种重要的免疫抑制分子，能显著削弱 NK 细胞活性，促进肿瘤发生。有研究表明，机体长期处于应激状态时，产生的辅助性 T 淋巴细胞及抗体数量会下降，血浆 IL-6 水平升高，使机体免疫功能下降，从而导致肿瘤发生。可见若人体长期处于不良的情绪刺激中，会造成 NIM 系统的紊乱，机体内环境被打破，免疫功能降低，从而导致肿瘤等疾病的发生发展。

情志与乳腺癌的关系密切，二者互为因果。现代医学研究指出，情绪可影响机体的免疫系统，良好的情绪可增强机体免疫力，对肿瘤治疗意义重大。情志伏邪对机体的影响，初起弱小、隐匿，不易察觉。中医对疾病的防治原则为"未病先防，既病防变"，基于情志伏邪的特性，提示应对乳腺癌患者甚至所有癌症患者，入院期间进行情绪测定，以便及时进行情绪疏导，加强情志干预，调畅情志，祛邪外出，培固正气，提高患者的生活质量。

# 248 乳腺癌伴发抑郁症研究

抑郁症是由多种原因引起的、以显著而持久的抑郁为主要特征的一组心境障碍，临床主要症状为"三低"——情绪低落、思维迟缓、精神运动抑制，而生物节律紊乱是抑郁症患者的又一特征。据国际癌症研究机构（IRAC）发布的 2018 年癌症数据显示，女性乳腺癌是全世界发病率最高的三种癌症类型之一。在女性癌症患者中，乳腺癌是最常见的类型（占女性癌症的 24.2%，遍布全球 145 个国家和地区，全球范围内 1/4 的女性新发癌症病例均为乳腺癌）。该癌症也是女性癌症死亡的主要原因（15.0%），其次是肺癌（13.8%）和结直肠癌（9.5%）。恶性肿瘤不仅给患者带来身体不适，也对他们造成了巨大的心理压力，尤其是女性、癌症中晚期、有多次化疗史、卡氏（KPS）功能状态评分低、伴慢性癌痛的患者。抑郁的发生会降低癌症患者机体和免疫功能，减弱免疫系统识别、消灭癌细胞，从而严重影响癌症患者的生活质量。学者俞玲红等收集近 5 年国内外关于乳腺癌、抑郁症及其二者相关性的文献，分析了乳腺癌伴发抑郁症的流行病学、相关因素、中西医的病机及对应治疗方法。

## 乳腺癌患者心理健康状况的流行病学研究

对于乳腺癌伴发抑郁症的诊断，不同的学者可能采用不同的测量计算方法，得到的结果有所不同。如高秀飞等在国内第一次采取规范的量表筛查工具结合诊断工具的两步筛查法对 295 例乳腺癌术后患者的抑郁障碍患病率进行调查，结果显示确诊为乳腺癌术后抑郁障碍的患者 52 人（17.6%），48 人为目前抑郁发作，4 人为恶劣心境障碍。张玉人等临床观察经填写汉密尔顿抑郁量表（HAM‐D）评估 40 例乳腺癌患者的抑郁障碍情况，发现乳腺癌患者患病后一般抑郁障碍表现的发生率为 60.0%（24/40），抑郁症发生率为 7.5%（3/40），抑郁障碍总比例为 67.5%（27/40）。李玲艳等采用考陶尔德情绪控制量表中文版（CECS）评估患者情绪抑郁水平，采用流行病学调查中心抑郁自评量表（CES‐D）评估其抑郁症状，得到结果是女性乳腺癌患者诊断前后的抑郁发生率分别为 57.1% 和 63.4%。金艾香等对 116 例乳腺癌患者选用生活质量量表（QLQ‐BR53）进行调查研究，选取焦虑自评量表（SAS）和抑郁自评量表（SDS）进行调查，经统计学检验分析后，发现躯体功能（PF）、角色功能（RF）、情绪功能（EF）、社会功能（SF）、总健康状况（QL）、恶心呕吐（NV）、腹泻（DI）领域均于术后 6 个月出现最低值，术后 12 个月有所恢复，但评分较术前仍较低，疲乏（FA）、认知功能（CF）领域评分随时间一直下降，呼吸困难（DY）、纳差（AP）领域评分随时间逐渐升高，即乳腺癌患者术后面临生存质量欠佳、焦虑抑郁状况明显的问题。尽管研究的方法不同，但结果都表明乳腺癌患者发生心理障碍的比例较高，有必要对其发病因素进行研究。

## 乳腺癌患者心理健康状况相关因素

**1. 性别** 近年来，学者们对抑郁症的性别差异进行了大量的研究，普遍认为女性抑郁多于男性，女性雌激素水平降低会增加患抑郁症的可能。各种癌症中，乳腺癌的抑郁状态最高。女性情感丰富细腻，而乳房发育又是女性的第二性征，乳腺癌发病随后带来的对于癌症的恐惧、放化疗的痛苦，内分泌治疗、靶向治疗药物副作用以及女性性征器官的损毁，给女性造成严重的打击，其程度更胜于男性，使她们产生不同程度的心理障碍。

**2. 年龄** 乳腺癌的平均发病年龄为 40～60 岁，绝经期妇女发病率相对较高，但也不排除因遗传因素、环境因素所导致的年轻乳腺癌患者。对 116 例术后乳腺癌患者进行问卷调查，认为小于 45 岁的女性乳腺癌患者生活质量差，而大于 55 岁的女性患者则生活质量最高。研究指出，年龄小于 55 周岁乳房切除术后的患者焦虑抑郁发病率与严重程度更高。研究表明，低年龄是乳腺癌并发抑郁的危险因素。调查发现青年乳腺癌患者倾向于"屈服"，中老年患者更倾向于"面对"，屈服因子与抑郁因子呈正相关。不同年龄层次的患者对乳腺癌这一疾病的认知程度不同，因此会产生不同的心理应对方式。乳腺癌直接侵犯了女性的第二性征，特别是全乳切除术对注重自身形象的年轻女性来说不容易被接受，年轻患者的平均生存时间较长，乳腺癌降低了她们的生活质量，对她们的寿命造成威胁。此外，年轻的乳腺癌女性患者比年龄大的更注重工作和经济负担，并且年龄小的患者在接受治疗后多出现性欲低下的表现，会更加在意配偶对自己的看法，从而产生自卑、焦虑等情绪；年龄大的患者其生活经验、人生阅历较为丰富，心理建设能力相对较强，面对疾病更加从容淡定。

**3. 治疗方式** 目前针对乳腺癌的手术治疗方式有保留乳房的乳腺癌切除术、乳腺癌改良根治术、乳腺癌根治术和乳腺癌扩大根治术、全乳房切除术等，以及根据临床结合化学药物治疗、放射治疗及内分泌治疗。姜永红等认为根治性切除术由于导致形象改变、遗留术后疤痕等，患者极易出现疾病不确定感及焦虑、抑郁等。采用状态-特质焦虑问卷（STAI）调查发现，化疗期乳腺癌患者焦虑状态得分为（$40.61\pm12.11$），特质焦虑得分为（$41.70\pm11.81$）分，处于较高水平。化疗期乳癌患者的肿瘤细胞仍处于活跃状态，对周围健康组织的不断浸润和破坏使得患者出现疼痛、发热等症状，加重了患者心理负担，且由于化疗本身副作用较大，会加重患者的生理负担，身心方面的压力使得患者容易出现焦虑、抑郁倾向。研究表明，性激素水平与出现抑郁、焦虑情绪的关系较为密切，乳腺癌患者采用内分泌治疗，其作用机制是降低患者体内的雌激素、孕激素水平，这些性激素下降与剧烈波动均可引发焦虑抑郁情绪。

**4. 家庭关系** 周立芝等的研究发现，307 例乳癌术后患者存在抑郁情绪的占 42.3%，多与疾病症状及配偶的支持度相关。乳腺癌手术对乳房外观破坏较大，女性对自己第二性征较为在意，常常产生自卑感，担心女性魅力丧失，且乳癌术后患者性欲下降，容易造成情感纠纷。此外，癌症患者的经济负担增加、生活质量下降、工作乏力等情况，对患者的家庭关系有负面影响，导致患者产生心理障碍。

**5. 社会因素** 郭静的研究认为，文化程度低、家庭收入少的乳腺癌患者其术后焦虑状况更为严重，文化程度低的患者因其对疾病的发生、发展及预后不了解，易胡思乱想，正常的情绪难以有正当的渠道宣泄，从而产生恐惧、焦虑的情绪，低收入患者因家庭负担过重，产生自我怀疑，认为自己社会价值低、浪费社会资源等，因此依从性较差，感到焦虑、自卑。李予春等对不同地区女性乳腺癌患者术后抑郁情况的调查表明，地处我国西部，经济、文化及信息交流方面相对落后的地区其乳腺癌患者发生抑郁的比例较中部地区高。

## 乳腺癌患者抑郁症发生发展的生理病理

抑郁有其独特的病理生理机制，目前对抑郁症身心症状的发生机制仍不是很清楚，但可能与以下几种因素有关。

**1. 单胺假说** 单胺类神经递质具有广泛生物学活性，参与了许多中枢神经系统的生理反应。单胺假说认为，抑郁症患者脑内存在 5-羟色胺（5-HT）或/和去甲肾上腺素（NE）功能活动异常，中枢神经系统突触间隙单胺类递质浓度水平或功能下降是抑郁症的生物学基础。

**2. 神经内分泌变化** 下丘脑-垂体-肾上腺轴（HPA）是重要的生理应激神经内分泌系统，具有负反馈调节机制的功能，压力会激活 HPA，提高循环糖皮质激素的水平，抑郁症与 HPA 的活性异常、糖皮质激素水平的升高以及负反馈调节机制的破坏有关，在抑郁症患者，皮质醇水平可能会决定抑郁症发作的风险和时间。

**3. 炎症细胞因子假说与免疫激活**  白介素（IL）-1β、IL-6、肿瘤坏死因子（TNF）-α 等促炎性细胞因子在抑郁症的病理发生过程中作用强大，严重的抑郁症与免疫激活相关，且特别与细胞因子的浓度升高有关，升高的炎性因子的活性可影响外周的色氨酸清除，并能影响 NE 的活性。

**4. 分子水平研究**  抑郁症的分子神经生物学研究提示抑郁症者腺苷酸环化酶-环磷酸腺苷及磷酸肌醇这两条信号转导通路可能均受抑制。动物实验证明，抑郁发生时部分脑区存在 c-fos、c-jun 基因表达异常，蛋白激酶 C（PKC）水平下降，在对心理因素与癌症关系的深入研究中，细胞免疫被认为有重要的中介作用，Ben 等研究了应激对雄鼠乳腺癌肺转移的影响，结果均提示自然杀伤（NK）细胞活性的改变是中介因素，同时抑郁症的发生可能还与遗传因素和后天环境有关。

**5. 维生素 D 假说**  维生素 D 主要来源于机体自身合成，抑郁症患者血浆中维生素 D 水平偏低，还出现认知障碍，维生素 D 受体及 1a-羟化酶存在于大脑，特别是下丘脑和黑质多巴胺神经元中，被认为与神经甾体功能相近，流行病学研究发现低水平的维生素 D 与抑郁症发生相关。

## 乳腺癌伴发抑郁的中医病因病机

乳腺癌在中医称为"乳岩"，历代医家普遍认为情志不畅是其主要致病因素。《外证医案汇编》中指出"乳症，皆云肝脾郁结，则为癖核；胃气壅滞，则为痈疽"。《外科正宗·乳痈论》指出乳岩的病因乃因"忧郁伤肝，思虑伤脾，积想在心，所愿不得志者，致经络痞涩"。可见，乳房疾病与肝、脾关系密切，乳岩的发生与情志因素密不可分，互为因果。

目前对于乳腺癌伴抑郁的中医分型尚无统一认识，但中医学认为，女性乳腺癌患者产生焦虑、抑郁的情绪属于"郁证"的范畴，其发生与肝气郁结有关，肝郁痰凝证是乳腺癌的重要证型之一。杨婧等根据调查对 248 例乳腺癌伴抑郁患者分析后最常见的证型为肝郁痰凝型（46.94%）。李德辉等研究发现肝郁痰凝在乳腺癌的发生、发展中具有重要地位，乳腺癌肝郁痰凝证是一个关键的阶段。武瑞仙等的研究表明乳腺癌肝郁痰凝证型占总数的 54.4%。从脏腑生理角度来说，乳头属肝，乳房属胃，女子以肝为先天，肝为将军之官，阳刚之脏，性喜条达而恶抑郁，且内寄相火，肝主疏泄，调畅全身气机，肝失疏泄，气机不得畅达，则肝气郁结；从经络循行角度来说，足厥阴肝经上膈，布胸胁绕乳头而行，肝郁克犯脾土，运化失职则痰浊内生，肝脾两伤，经络阻塞，痰瘀互结于乳房而发病。一方面，癌肿虽已切除，但正气受损，气血俱虚不能推动、固摄、濡养脏腑，因此脾胃运化失职，肝胆疏泄失司；另一方面，由于现代社会竞争激烈，女性学习、生活、工作压力增大，常会出现情绪不佳、焦虑抑郁的表现，长期情志不遂，肝失疏泄，气机逆乱。临床见精神抑郁，对日常诸事毫无兴趣，运动减少或迟缓，自罪自责或厌世轻生，舌红苔白，脉弦等主要症候；肝郁化热，热毒炽盛，内扰心神，则可见夜寐不安、烦躁、惊恐害怕、面色红赤、口苦咽干、胸胁胀满、大便秘结、舌红苔黄、脉弦数等表现。此外，心脾两虚、肝郁脾虚、肝肾阴虚和气滞血瘀等证型也较多见。

## 西医对乳腺癌患者抑郁症的治疗方法

**1. 药物治疗**  当前临床上用于乳腺癌并发抑郁的治疗药物主要有三环类及四环类抗抑郁药、选择性 5-HT 再摄取抑制剂（SSRI）、5-HT 及 NE 再摄取抑制剂（SNRI）、特定 5-羟色胺再摄取抑制剂（NaSSA）类等。治疗抑郁症的一线药物选择包括 SNRI、去甲肾上腺素和 NaSSA、去甲肾上腺素和多巴胺再摄取抑制剂（NDRI）类抗抑郁药。近年来，国内外学者也在积极研究新型抗抑郁药物，如研究发现沃替西汀治疗难治性抑郁症的效果显著，但通常在 2 周后才开始起效，4 周或是更久才能达到稳定的疗效。

**2. 电痉挛治疗**  对于有严重消极自杀言行或抑郁性木僵的患者，电抽搐或改良电抽搐治疗是首选治疗，对使用抗抑郁治疗无效的患者也可采用。陶建英等采用 WL-HA-2 波治疗仪对乳腺癌术后焦虑、抑郁的患者进行辅助治疗，结果发现 WL-HA-2 脑波治疗仪能有效消除乳腺癌术后患者焦虑抑郁情绪，帮助睡眠，利于早期康复，提高患者生命质量。

**3. 心理治疗**　支持性心理治疗，通过倾听、解释、行为治疗、人际心理治疗、婚姻及家庭治疗等一系列的治疗技术，能帮助患者识别和改变认知的歪曲，矫正患者适应不良行为，改善患者人际交往能力和心理适应能力，提高患者家庭和婚姻生活的满意度，从而减轻或缓解患者的抑郁症状，调动患者的积极性，提高患者解决问题的能力和应对应激的能力，节省患者的医疗费用，促进健康，预防复发。孙凤环采用综合护理干预（包括健康教育讲座、系列活动、心理疏导、社会功能康复指导、户外运动指导）方式使患者的社会功能缺陷和心理负面情绪得到显著改善，生活质量显著提高。

## 中医对乳腺癌患者抑郁症的治疗方法

**1. 中药疗法**　中医认为情志失调、肝气郁结是乳腺癌患者产生抑郁倾向的病因，因此在治疗上多采用疏肝解郁的方法。逍遥散主治肝郁脾虚证，方中柴胡疏肝解郁，使肝气条达，当归甘辛苦温，养血和血，白芍酸苦微寒，养血敛阴，柔肝缓急，白术、茯苓健脾祛湿，使运化有权，气血有源，炙甘草益气补中，缓肝之急，用法中还加入薄荷少许，疏散郁遏之气，透达肝经郁热，生姜温胃和中。熊静悦等研究表明，逍遥散具有抗抑郁作用，可能与拮抗 5-HT2A 受体从而影响 5-HT 系统有关。贾飞等研究了逍遥散联合甘麦大枣汤治疗乳腺癌抑郁症，很大程度地提高了患者的生活质量。陶飞宝等研究发现运用开郁解毒法治疗乳腺癌术后抑郁状态的作用机制可能与胰岛素样生长因子（IGF-1）水平相关，开郁解毒法能够改善下调乳腺癌术后抑郁状态患者的血清 IGF-1 水平，阻断乳腺癌细胞的有丝分裂、增殖，诱导肿瘤细胞凋亡，并且起到改善患者生存质量、抗抑郁的作用。此外，临床上还有运用柴胡疏肝散、癫狂汤、血府逐瘀汤等治疗乳腺癌术后抑郁症而取得不错疗效。

**2. 针灸疗法**　于明薇等选用针刺百会、内关、气海、足三里、三阴交方案治疗康复期乳腺癌患者癌因性疲乏，结果认为针刺疗效主要体现在对疲乏感觉维度、认知/情绪难度以及抑郁状态的改善，可能与癌因性疲乏与心理因素相关的机制以及安慰剂效应有关。肖彬等运用针刺配合耳穴贴压治疗乳腺癌抑郁症，观察组针刺主穴为合谷、太冲、百会、足三里、气海等，并配合辨证取穴，耳穴贴压取肝、脾、内分泌等，对照组予口服盐酸氟西汀胶囊 20 mg，至治疗第 8 周，观察组的病情改善优于对照组，针灸治疗配合耳穴压贴等辅助手段能够有效治疗乳腺癌抑郁症，且不良反应少，安全性高。

**3. 音乐疗法**　五行音乐是将中国传统医学中阴阳五行、天人合一理论与音乐结合的尝试，中医五行音乐治疗以五音调式（宫、商、角、徵、羽）为基础，结合五行对人体体格的分类，根据五脏的生理节律和特性分别施乐，从而促进人体脏腑气血功能的正常运行。杨巾夏等研究发现，运用五行音乐干预对改善乳腺癌化疗患者抑郁状态有积极作用。

**4. 情志疗法**　《黄帝内经》认为人的情绪与内脏有密切的关系，即"肝在志为怒，心在志为喜，脾在志为思，肺在志为悲，肾在志为恐"。情志生克法源于五行生克学说，五志、五脏、五行之间有密切的生克关系，相克的规律是：肝木→脾土→肾水→心火→肺金→肝木，则对应五志的相克规律即为怒→思→恐→喜→悲→怒。乳腺癌患者抑郁症往往表现为"悲"，在李阳等的研究中，待患者哭泣流泪情绪平静后，引导患者观看轻松幽默的电视节目，让患者开怀大笑，发挥五志相克、七情正胜效应，达到"喜胜悲忧"的效果。

乳腺癌患者术后需要的不仅仅是医和药，更多的是来自医生、家人、朋友的关怀与疏导，以帮助患者排解内心的恐惧痛苦，更多关注乳腺癌患者的心理情况，防范可能发生的心理问题，在治疗上可以事半功倍，有助于营造良好和谐的医疗环境。

# 249　从情志论甲状腺癌与乳腺癌发病的相关性

　　1896 年 Beatson 尝试利用甲状腺的提取物治疗乳腺癌，并使其病情和临床症状得以显著缓解，随后有研究指出甲状腺癌与乳腺癌的发病存在一定的相关性。流行病学研究发现甲状腺癌与乳腺癌发病存在一定的相关性。国外有学者对 299525 例乳腺癌患者和 23080 例甲状腺癌患者进行了系统性的回顾性分析，同时患有甲状腺癌和乳腺癌的患者有 365 例，先发乳腺癌患者患甲状腺癌的相对危险度为 0.99，而对于先发甲状腺癌患者患乳腺癌的相对危险度为 1.18。另外一项美国安德森癌症中心统计 41686 例乳腺癌患者及 3662 例甲状腺癌患者，先发甲状腺癌患者再患乳腺癌的概率较正常人群高。

　　临床研究发现先后罹患甲状腺癌和乳腺癌的病例并非偶然，EB 病毒、碘元素、性激素及甲状腺激素水平的紊乱等已成为西医领域研究二者之间关系的热点，但具体通过何种渠道，存在什么样的联系尚无明确结论。研究发现女性甲状腺癌组织中雌激素受体和孕激素受体阳性率均高于男性，雌激素有可能通过上调甲状腺组织中的受体水平，影响甲状腺组织的生长，并通过调节其受体的水平而影响甲状腺细胞的增殖；甲状腺激素受体速派下降或基因突变在很多恶性肿瘤中很常见，将 TRβ 重新引入 TRβ 表达缺失的肝癌和乳腺癌细胞内，发现 2 种肿瘤细胞均发生了明显的退缩。流行病学及临床研究提示甲状腺癌和乳腺癌的发病必然存在一定联系，且其严重危害女性健康，探讨二者发病的相关性机制已迫在眉睫。学者姜家康等遵从现有研究，从中医情志方面对其做了论述，旨在为其临床治疗提供新的思路。

## 甲状腺癌与乳腺癌的情志致病

　　**1. 情志致病的病机溯源及其时代新知**　　中医学将甲状腺癌归属于"瘿瘤"范畴。宋朝陈无择《三因极一病症方论·瘿瘤证治》明确提出"坚硬不可移者，名曰石瘿；皮色不变，即名肉瘿；筋脉露结者，名筋瘿；赤脉交络者，名血瘿；随忧愁消长者，名气瘿"。由此可见"石瘿"的命名多与症候相关，触之凹凸不平、坚硬如石，与现代医学的甲状腺癌类似。对于本病的病因病机在古籍中多有论述。隋朝巢元方《诸病源候论·瘿候》曰："瘿者，由忧恚气结所生。"皇甫谧在《针灸甲乙经》中指出"气有所结发瘤瘿"。《外科正宗·瘿瘤论》认为"夫人生瘿瘤之症，非阴阳正气结肿，乃五脏瘀血，浊气，痰滞而成"。《济生方·瘿瘤证治》曰："夫瘿瘤者，多因喜怒不节，忧思过度，而成斯疾焉。大抵人之气血，循环一身，常欲无滞留之患，调摄失宜，气凝血滞，为瘿为瘤。"乳腺癌在古籍中多被称为"乳岩""乳石痈""乳栗"等。南宋时期陈自明所著《妇人大全良方》首次出现"乳岩"之名。朱丹溪在《济阴纲目》中提出"（妇人）不得于夫，不得于舅姑，忧愁郁遏，时日积累，脾气消沮，肝气横逆，遂成隐核，乳鱼棋子，不痛不痒，十数年后，方位疮陷，名曰乳癌"。《医略存真》指出"乳岩，乃七情致伤之症，以忧思郁怒，气积肝胃而成。气滞于经则脉络不通，血亦随之凝泣，郁久化火，肿坚掣痛"。

　　文献追溯，甲状腺癌与乳腺癌的发病均与情志密切相关。在正虚的基础上，情志不遂，忧恚气结，厥阴经腑首当其冲，经气不利，精血津液失于常度，成痰、成饮、成湿、成瘀，滞而化热，痰、湿、瘀、滞、热、结经阻络，久之血败肉腐，疾病乃生。对此，现代医学在继承经典和总结临床的基础之上提出了"癌毒"理论，得到业界人士的广泛认可。周仲英认为"癌毒"是人体脏腑功能失调的基础上产生的一种特异性致病因子，具有增生性、浸润性、复发性、流注性等特性。姜家康认为正虚毒结为致癌之根本，"肝之癌毒"源于肝郁脾虚，局部瘀、滞、痰、湿，日久合而化热，熏蒸肝胆，血败肉腐，终成"肝之癌毒"。

**2. 情志与精神心理因素**    随着现代医学的迅猛发展，中医情志与恶性肿瘤关系的研究内容亦愈加丰富。中医情志与现代医学所指的精神心理因素相类似，负性情绪长期存在于人体或超出生理调节范围，便会引起心理功能、身体素质、家庭与工作生活等多方面的异常，甚者会诱发精神疾患。现有研究显示心理应激可导致瘿瘤，身体状况的异常会出现精神障碍。张露莹等在研究中发现乳腺癌患者抑郁情绪发生率高达89％，焦虑情绪发生率为78％，其焦虑抑郁程度明显高于正常人。情志因素对甲状腺及乳腺癌的发生、发展和预后影响甚大，中医素有"七情致病"之说，其病机多属气机失常。肝主疏泄，调情志，是人体情志活动的主要场所，情志失常，肝为其主要殃及脏腑，从经络来看，则责之于足厥阴经。

## 足厥阴经与甲状腺、乳腺癌相关的理论依据

**1. 解剖位置相关**    《灵枢·经脉》曰"肝足厥阴之脉，起于大趾丛毛之际，环阴器，抵小腹，挟胃，属肝，络胆，上贯膈，布胁肋，循喉咙之后，上入颃颡，其支者，复从肝别，贯膈，上注肺"。足厥阴肝经与足少阳胆经表里络属，在足大趾丛毛处相接，其经筋分布与经脉循行路线基本一致，皮部为足厥阴经脉循行路线及其附近的体表部位。

十二正经对气血的运行起主导作用。足厥阴经涉及面广，气血运化的动态平衡在其相关经络、脏腑及其络脉、经筋和皮部之间起着举足轻重的作用，任何一个环节出现问题，都会引起相关脏腑、经脉间以及经脉与脏腑间的连锁反应。故厥阴气血的盛衰不仅会影响相关脏腑的病变，同时也与经脉循行所过之处的病变密切相关。甲状腺位于颈前甲状软骨和气管环的两侧，乳腺位于胸前，审经脉循行，二者皆位于其上，厥阴经病变可殃及甲状腺、乳腺。

**2. 生理、病理相系**    足厥阴肝经多血少气，贯穿上下，会通阴阳及奇经八脉，五行属木，调达舒畅，主疏泄，具有疏通畅达全身气机的作用。

（1）调畅情志：精、气、血、津液为化神之源：《素问·六节藏象论》曰"气和而生，津液相成，神乃自生"。情志活动依赖气血的正常运行，足厥阴肝经可调节全身气机以维持气血津液的正常运行，进而影响情志活动。此外，情志病与脑相关，"脑为元神之府"至为清静，头为诸阳之会，阳盛则热，易扰脑府。足厥阴肝经"与脑会于巅"属阴而行阳，阴阳对立制约，以保证元神之府清静无扰。甲状腺癌与乳腺癌的发病与情志密切相关。

（2）调节全身气、血、津液的代谢：首先，足厥阴肝经助肝疏泄、上注肺调宗气、挟胃交足太阴脾经畅达中焦气机以调畅全身气机。其次，肝经多血，调节全身血液的运行和分布，正如《灵枢集注·厥论》记载"厥阴肝经主血"。这与肝主藏血、调节血量的功能密切相关。最后，足厥阴肝经调节全身的水液代谢。机体水液代谢本在肺、根在肾、制在脾。厥阴经脉上注肺，交于少阴太阴，可通过肺脾肾三脏调节水液代谢；"三焦者决渎之官，水道出焉"，肝气可疏利三焦之水道，使水液运行畅通无阻；膀胱的开合离不开肝经的疏泄，"膀胱者，州都之官，津液藏焉"，开合有度，出纳有常；"肝足厥阴之脉，过阴器，抵小腹"，肝经与前阴的关系亦极为密切，其又是全身水液代谢的必经之路，经脉所过，主治所及，前阴小便有病可从厥阴治之。甲状腺与乳腺癌本属正虚毒结，气血津液运化失常，继而成毒蕴于局部，肝经既主疏泄，调节全身气血津液代谢，故其发病妄不可不谈肝经。

（3）调冲任：冲脉为十二经脉之海""冲为血海"，渗诸阴阳，容纳十二经脉及五脏六腑之气血；"任主胞胎"，与阴脉相系，调节阴经气血。冲任二脉同源相资，与女子经、带、胎、产、乳密切相关。足厥阴经"循股阴，入毛中，过阴器"，冲任二脉皆出于会阴，三者脉气相通，冲任隶属于肝，肝脉过阴器，协调冲任。甲状腺病变多有情志、经、孕、产的异常，中医的肝包括甲状腺，病理与冲任失调有关，借此说明肝经与甲状腺病变密切相关。

# 从足厥阴经看甲状腺与乳腺癌的发病

乳腺癌发病自厥阴辩证自古就有。朱丹溪在《格致余论》中指出"乳子之母，不知调养，怒忿所遂，郁闷所遏，厚味所酿，以致厥阴之气不行，故窍不得通，而汁不得出，阳明之血沸腾，故热甚而化脓"，认为肝经郁滞、阳明热盛均可导致乳岩的发生。厥阴肝太阴脾脉气相通，脾胃表里络属，厥阴木气疏泄不及，气郁克脾（胃），亦或木气依赖土气才得以条达，土雍木郁。正如《四圣心源》曰："抑遏乙木发达之气，生意不遂，故郁怒而克脾土。而木气不达，实赖土气以达焉。盖厥阴肝木，生于肾水而长于脾土，水寒土湿，不能生长木气，则木郁而风生。"即所谓土雍木郁，或厥阴失疏，克脾扰胃都会打破经络之间相互为用、相互协调的关系，继而气、血、津液的生成和运化失常，成瘀、成痰、成饮。女性乳头属厥阴肝经，肝络遍布胸胁，乳房属胃，为气血所养，痰、湿、瘀、滞、热随经络蕴于乳腺局部，日久生阳化火，血败肉腐而成乳腺之"癌毒"。

甲状腺癌隶属于瘿病范畴，明代江瓘在《名医类案》中指出"瘿之病机在于少阳厥阴肝胆因郁怒痰气所成"。肝胆经表里络属，肝经属乙木，胆经属甲木，阴阳协调升降有序，相火敷布，温煦长养，以助生机。肝胆主乎疏泄为升降之枢，且肝取决于胆，胆的功能居主导地位，正例如，《素问·奇病论》所述"夫肝者中之将，取决于胆，咽为之使"。少阳相火的输布有赖肝气的调达，情志不及，厥阴不利，病及少阳，少阳经多气少血，气多必郁，郁而化热，相火妄动，煎灼真阴，炼津为痰，胆以咽为使，郁而不发，痰火结聚局部。此外，据五行生克，乙木郁而亢逆，乘土邢金，戊土不降，辛金不敛，则少阳逆行。如《四圣心源》所述"甲木之降，由于辛金之敛，辛金之敛，缘于戊土之右转也"。少阳相火上炎，肝胆相合，经气雍塞，瘀热抟结。痰火瘀热结聚，循经而作，甲状腺与厥阴经脉相系，易侵易扰。由此可见，甲状腺癌与乳腺癌发病具有相关性可明，无论从解剖位置还是生理、病理方面其发病都与足厥阴经密切相关。正虚为先，情志已伤，郁结盘塞，厥阴肝经性喜条达而恶抑郁，首为其害，及其传化乘除，殃及其他，气郁成痰，痰凝致瘀，痰瘀胶结，易从火化而成热毒，痰瘀热毒肆虐，耗气伤阴，阴损及阳，阴阳离决，精气乃绝。从中医角度阐明二者发病的相关性理论，以期为临床治疗提供新的思路，亦体现中医"异病同治"的独特优势。

# 250    情志致病视角下的卵巢癌发病机制

卵巢癌是危及女性生命最常见的恶性肿瘤之一，是世界范围内女性恶性肿瘤死亡的主要原因，且目前的治疗方案对晚期卵巢癌无效。卵巢癌发病在临床上无明显症状，约 70％ 患者在进入疾病晚期时才会因不适就医确诊。高复发率、化疗耐药是卵巢癌 5 年生存率低的主要原因，不光严重威胁着女性健康，降低生活质量，也是困扰妇科肿瘤医生的巨大难题。因此，卵巢癌成为妇科肿瘤领域亟待攻克的难题，卵巢癌的早期筛查及防治工作尤为重要。近些年，关于探讨体质因素与卵巢癌的发病、预后及治疗关系的研究逐渐增多，以人体体质为切入点的相关研究已取得一定的成果。学者颜梦宇等从情志因素致病角度阐述了卵巢癌发病机制，以期降低卵巢癌的发生和提高术后患者生存率，为卵巢癌患者和临床医生提供帮助。

## 中医对卵巢癌发病机制的认识

卵巢癌在中医学中称为"癥瘕"，但其称谓并不单一，也属于"肠覃""积聚"等范畴，历代医家对卵巢癌均有详细描述，《诸病源候论》指出"癥者……聚结在内，染渐生长块段，盘劳移动者，是也。言其形状可征验也""瘕病者……积在腹内，结块瘕痛，随气移动是也。言其虚假牢，故谓之瘕也"。《灵枢·水胀》中记载"肠覃何如？……寒气客于肠外，与卫气相搏，气不得荣，固有所系，癖而内著，恶气乃起，瘜肉乃生""其始生也，大如鸡卵，稍以益大，至其成，如怀子之状。久者离岁，按之则坚，推之则移，月事以时下，此其候也"。癥瘕，根据后世研究，气聚为癥，血瘀为瘕，多因气滞血瘀，情志不遂，肝失疏泄，结聚成块；肠覃多因七情内伤，肝气郁结，气滞血瘀，积滞成块所致。可以看出情绪是卵巢癌发生的重要因素，在卵巢癌发病中占据了重要位置，若情志过极，长期抑郁导致情志不舒，气机阻滞，导致痰凝、气滞、血瘀，从而使气、血、痰互结于少腹，冲任失调，气机不畅，日久而成癥瘕。以上皆是传统医学中与卵巢癌临床表现相似的描述，是历代医家为我们留下的宝贵资料，也为卵巢癌的发病机制提供了更多可寻之据。

## 中医对情志的认识

卵巢癌的发病是由多种因素共同作用的结果，本文主要讨论情志变化所导致的脏腑及冲任督带功能失调，气血瘀滞，内生邪毒。刘伟胜教授认为本病发病多由七情内伤致脏腑功能失调，脏腑虚损，正气损伤，肝气郁结，木旺克土，运化失司，水湿内聚，蕴而成疾，邪毒瘀阻，湿痰瘀结于胞脉之中，渐成斯疾。在中医学认为，情志是喜、怒、忧、思、悲、恐、惊"七情"，"七情"与脏腑的功能活动有着密切关系，七情分属五脏，以"怒、喜、思、悲、恐"为代表，成为"五志"，是指人类的情感过程。五脏生五志，早在《素问·天元纪大论》中就有记载"人有五脏化五气，以生喜怒思忧恐"。适度的情志有益身体健康尽人皆知，它不但能够抒发情感，还能调畅气机。但是骤然、强烈、持续的情志变化，其可控力超出机体的自我调节范围之外时，则会导致疾病的产生，原因是气血、脏腑、经络等的功能紊乱，使人体生理平衡失调。女子的独特生理特点是经、带、胎、产等，而这些生理活动皆以血为用，导致"数脱于血"，而女性的生理状态就为"血常不足，气常有余"，正是这种特殊的生理状态决定了女性在情感上更易出现波动和异常。七情与人的密切联系，与五脏的生理、病理变化相关联，怒与肝、喜与心、思与脾、忧悲与肺、惊恐与肾——相对应，七情波动能影响人的阴阳血气平衡与运行。

## 中医情志与卵巢癌发病

**1. 怒伤肝**　肝在志为怒，怒极伤肝。表现为胁肋疼痛、烦躁易怒、失眠多梦、乳房胀痛、食欲不振等。肝为风木之脏，其性条达，特点主升主动、主疏泄、调理气机。气机是脏腑、经络正常活动的重要枢纽。而肝的疏泄功能的重要作用之一就是对气升降出入进行协调。肝疏泄正常，则气机畅达，气血调和，经络通畅，脏腑协调。相反若肝失疏泄则会导致脏腑逆乱，根据肝的生理特点，疏泄不及和升发太过均属于肝的疏泄异常范围。疏泄不及，则生发受到阻碍，导致气机不畅进而气机郁滞、肝气郁结，使病理产物聚集，如瘀、毒、痰等，出现气滞血瘀、气滞毒聚、气滞痰阻等，发生癥瘕、积聚等；升发太过，则气降不及，气郁日久化火，导致肝气亢逆，致血随气升，气机逆乱，致病理产物随经流动。

"女子以血为用，以肝为先天"，卵巢癌可以看作是因气机不畅导致气滞血瘀、痰阻毒聚于腹的疾病。情志不遂，肝失疏泄，气机郁结，肝失调达，日久气火内郁，痰浊蕴结，气滞血瘀，邪毒内生，阻滞经络，结聚成积，引发卵巢癌，日久影响脏腑功能，一是影响体内气血津液正常输布，气机升降失常，疏泄失职，肝血暗耗，胞脉失养，致痰浊瘀毒结聚而生，且又因气机受阻而不能及时推动痰浊瘀毒消散，聚积局部，成为卵巢癌发病的基础；二是脏腑功能失调，正气亏虚，外邪易侵入人体，阻碍肝的疏泄功能，进而加重气机不畅，气滞则瘀血阻滞，气滞则痰浊瘀阻，痰、瘀、毒等病理产物聚而成积，发生卵巢癌。卵巢癌的形成过程中，正气亏虚，疏泄太过，成为邪毒流窜的使动因素，伤及肝脉，蛀蚀筋骨，浸淫脑舍，使癌毒转移全身。

**2. 喜伤心**　心在志为喜，过喜则伤心神。心以阳气为用，喜致阳气涣散，必影响心的生理功能，导致精神不能集中、神志不宁。虽然过喜不能直接造成卵巢癌的发生，但是因心主血脉，全身脏腑、四肢百骸的血液均由心气温煦濡养、鼓动全身，如果"喜伤心"长期发展得不到有效的控制，将进一步形成另一种病理状态：成火克金，进而伤及肺金，进一步影响心主神的功能，以致心阳暴脱的大汗淋漓、脉微欲绝，加速卵巢癌的进展。且"心为五脏六腑之主，心动则五脏六腑皆摇"；《医醇賸义·劳伤》又指出"七情内伤，虽分为五脏，而必归本于心""怒伤肝，肝初不知怒也，心知其当怒，而怒之太过，肝伤则心亦伤也"。所以说七情致病皆可影响心，反之"伤心"也可引起其他脏腑病症。

**3. 思伤脾**　脾在志为思，思虑过度则伤脾。卵巢癌的死亡率如此之高，不但与它的难以觉察的病情和术后耐药有关，还与疾病本身对患者造成的心理压力相关。《素问·举痛论》曰："思则心有所存，神有所归，正气留而不行，故气结矣。"因"思则气结"，思虑太过则伤脾胃，脾胃气机郁结于脘腹，导致不思饮食、腹胀腹泻等；脾主肌肉四肢，脾失健运，导致水谷精微不能输布全身以濡养四肢，所以过度思虑容易发为筋痿；思虑太过易耗伤心血，心血亏虚，神失所养，则出现心悸、失眠、多梦、健忘等症；《三因极一病证方论》指出"忧思伤肝"，肝木克脾土，脾失健运，化生气血不利，因思气结，气机不畅，致使肝气郁结，恶性循环，又加速了疾病的产生；现代医学认为，长期思虑过度会导致机体免疫力下降，对外界致病因素抵抗力下降。以上因思虑过度产生的各种症状符合临床卵巢癌术后化疗期患者的表现，严重的食欲不振、呕吐等胃肠道反应，以及免疫力下降，易合并其他病症。由于对疾病的恐惧导致思虑过度，不但增加患者的痛苦，还降低了患者对治疗的敏感度。

**4. 悲伤肺**　肺在志为悲，过度悲哀则伤气。肺主一身之气，悲哀太过使真气消耗，气机涣散，在《素问·调经论》中记载"悲则气消，消则脉虚空"。过度的悲哀可使肺气耗伤，导致意志消沉、精神不振、无力懒言、面色惨淡、肢体麻木、肌肉筋脉疼痛等；肺气虚通调水道功能失职，津液输布障碍，停聚为痰为饮。肺气虚一则导致机体正气不足，癌病的发生过程是正邪交争、邪进正退的过程，正气无法抵御外邪则生癌病；二则气虚无力运血，致血瘀胞宫，均为卵巢癌的发生提供了可行的基础。五行学说中，肝木要在肺金的制约下二者发挥正常生理功能，一旦肺金出现问题，肝无以制约，不但正气不足易于发病，肝气郁结，而且生成病理产物痰、瘀、毒等更是为卵巢癌提供了发病基础。

**5. 恐伤肾** 肾在志为恐，过度恐惧则伤肾。肾主骨生髓，主生长发育和生殖，过度惊恐将导致人体气机逆乱，肾气不固，表现为二便不自主排出、呼吸加快等症状。人体的生殖功能主要由肾精、肾气主宰，肾脏的生理特点决定其对性功能的成熟和维持也有紧密联系。卵巢作为女性的生殖系统，与肾的关系更为紧密。恐则气下，使肾气不能正常输布，进而影响脏腑，又因情绪失调，则肝气郁结，郁而化火，暗耗心血导致心脾虚损，阴血无以化生，血不养精，加重肾精匮乏的程度，胞宫胞脉失荣，日久损伤其正常生理功能。虽然现代生活中并不常见极度恐惧的情绪，但是由于情志往往互相影响，互为因果，由肝及脾，由脾伤肾却是很多见的。

卵巢癌作为严重威胁现代女性身心健康的首要杀手，发病率居于妇科恶性肿瘤第三位，死亡率居于妇科恶性肿瘤之首，一旦患病将带给女性、家庭及社会严重的危害与影响。当今社会，女性的工作、生活压力日益激增，因此如何从情志方面进行自我调节也是医者及女性自身亟待关注的问题。"善怀而多郁，又性喜偏隘"是女性本身的特点，更易导致情志不舒，肝失调达，进一步恶化。而情志变化的重要性在于它对病情本身完全对立的两方面影响，一是有益于促进疾病的治愈，情绪积极，心态乐观，七情适当，当怒则怒，怒而不过，当悲则悲，悲而不消，有利于疾病朝好的方向发展；二是成为疾病发生的诱发因素或已病加重原有病情，情绪消极、悲观，持续无法缓解则可诱发疾病或加重病情。《医圣阶梯》曰："夫气病因当因病而药，尤当以平怒为先，胸襟洒落，怀抱宽舒，庶有其效。苟藏怒蓄怨，药亦何济？"所以，无论是已经患病还是未病先防，都应学习控制调节自我情绪，适当发泄排解，不要把情绪垃圾堆在心里，否则日久生病害人害己，伤身患病，且因情志问题对待其他人言语恶劣，招致同样对待，更会加重情志不遂。控制情绪的方法有多种，例如从心理学的角度看，有正念取向法、自我暗示法、心理换位法等；从中医学的角度看，春季养肝、夏季养心、长夏养脾，秋季养肺、冬季养肾，保持良好心态、注意适当体育锻炼、饮食清淡即可。另外可通过中医的腧穴配伍进行针刺疗法，如气滞血瘀型可针刺合谷、太冲、地机、中极、三阴交、足三里，产生良好疗效。作为医生，应当在关注疾病的同时，注意调节患者心理，追根溯源，找出症结所在，配合中药，在顾护正气的同时，兼以疏肝理脾补肾，以提高患者术后生存率并降低发病率。

# 251 论郁怒与慢性软组织损伤的相关性

慢性软组织损伤属于中医"慢性筋伤"范畴，为肝所主，目前很多观点认为慢性软组织损伤疾病主要原因跟办公室工作久坐劳累，缺乏锻炼有密切关系，而经常忽略情志因素对慢性软组织损伤的影响，情志因素是引起疾病的重要因素，基于"怒伤肝-肝主疏泄-肝主筋"中医基础理论，学者向勇等论述了"郁怒"与慢性软组织损伤发病的相关性。

## 肝主疏泄

肝主疏泄而藏血，其气升发，喜条达而恶抑郁，主筋，以血为体，以气为用，体阴而用阳，集阴阳气血于一身，成为阴阳统一之体，肝为风木之脏，《素问·五运行大论》曰："东方生风，风生木……在藏为肝。""疏泄"有疏通、发散之义，第一次将"疏泄"作为肝的功能提出来的，是元代朱丹溪《格致余论·阳有余阴不足论》记载"主闭藏者肾也，疏泄者肝也"。《素问·五常政大论》曰："发生之纪，是谓启陈，上疏泄，苍气达，阳和布美，阴气乃随，生气淳化，万物以荣。"关于肝主疏泄的功能《中医基础理论》曰："肝主疏泄是指肝具有保持全身气机疏通畅达，通而不滞，散而不郁的作用，肝主疏泄功能主要有以下几个方面：调畅气机、促进血液运行；调畅情志；促进脾胃运化；分泌排泄胆汁；疏利三焦水道；影响男子泄精及女子的排卵行经等方面。"在历代医家和现代研究中，中医"肝脏"并非解剖意义的"肝脏"，它涉及了神经，循环，消化、内分泌、生殖等系统，甚至把中医的脏看成一个信息控制系统，认为动机和情绪中枢大脑边缘系统为肝主疏泄的调控中枢；下丘脑-脑干-自主神经通路和交感-肾上腺髓质通路是其信息通路；平滑肌系统是肝主疏泄功能得以实现的效应器，其通过舒缩运动引起气血津液分布的变化而使肝能疏泄，又通过感觉传入系统将这种变化传入边缘系统进行反馈调节；肾上腺皮质激素对肝主疏泄功能的维持和变化有重要的调节作用。

肝失疏泄，在病理方面，精神刺激，情志抑郁不畅，或病久不愈而因病致郁，或他脏之病理影响于肝等，均可使肝失疏泄，一旦肝失疏泄，气机不畅，气血不和，经络阻滞，脏腑组织功能活动异常，同时也常常会累及他脏，形成肝气乘脾犯胃、刑金肺、冲心、及肾等各种复杂的脏腑病变。故沈金鳌《杂病源流犀烛》曰："肝……若亢与衰，则能为诸脏之残贼。"说明"肝为五脏之贼"。肝失疏泄形成肝气郁结，其发展趋势在《中医基础理论》有以下四个方面：①气滞血瘀。肝气郁结，气机阻滞，则血行不畅，必然导致血瘀，表现为胁肋刺痛、症积肿块、舌青紫或瘀点瘀斑等。影响冲任二脉，则冲任失调，可见妇女月经不调、痛经、闭经或经血有块等。②痰气郁结。气郁生痰，痰与气结，阻于咽喉，则为梅核气；积聚于颈部则为瘿瘤等。③气郁化火。气有余便是火，肝气郁结，久而化火，形成气火逆于上的肝火上炎之候。④犯脾克胃。肝气郁而不达，或气滞转化为横逆，均可影响脾胃之纳运，形成兼有呕吐、嗳气、脘胁胀痛等肝气犯胃和兼有腹胀肠鸣、腹痛泄泻、大便不爽等肝气犯脾之候。

肝作为主疏泄、调畅人体气机的脏器，在五脏中占有举足轻重的地位，如果肝失疏泄则气机紊乱，脏腑功能失调，诸病丛生。中医肝病涉及临床各科，多达几十种疾病，因而有"肝病十居六七""肝病贼五脏"之说。

## 肝主筋

**1. "筋"的概念**　"筋"，《说文解字》作"肉之力也"，《释名》作"筋，力也。肉中之力，气之元也，靳固于身形也"。可见筋是指代具有力量，能发挥束骨、利机关、保护周身的筋肉组织的总称。有关其功能的记载散见于《黄帝内经》中，如"诸筋者皆属于节"，"宗筋主束骨而利机关"，"经筋"是十二经脉的附属部分，是十二经脉之气"结、聚、散、络"于筋肉、关节的体系。经筋具有联络四肢百骸、主司关节运动的作用。明代张景岳提出"筋属木，其华在爪，故十二经筋皆起于四肢指爪之间，而后盛于辅骨，结于肘腕，系于关节，联于肌肉，上于颈项，终于头面，此人身经筋之大略也"。陈佳丽等认为经筋通过有规律的密集分布，强有力的联结与联系，使肢体呈现出网络、层次、框架结构，基本将人体网织成一个立体式的结构。尤其是关节部，呈现出经筋的三维立体建构，经筋在循行过程中还在腕、肘、肩、颈、腋、股、膊、膝、腘、踝、踵等关节骨骼处结聚。各经筋的结聚处、起止点，其实就是以肌腱等组织为主组成的条状、束状、片状、爪状结构。如足太阴经筋"其内者，著于脊"。

**2. 肝主筋**　"肝主筋"见于《灵枢·九针论》。肝主全身筋膜，与肢体运动有关。肝之气血充盛，筋膜得其所养，则筋力强健，运动灵活。《素问·痿论》曰："肝主身之筋膜。"《素问·六节脏象论》曰："肝者……其充在筋。"《素问·经脉别论》曰："食气入胃，散精于肝，淫气于筋。"肝之气血亏虚，筋膜失养，则筋力不健，运动不利。筋膜病变多与肝有关。如筋痿不用，可见于肝阴不足；筋脉拘挛抽搐。衷敬柏认为要保持"筋"的运动功能正常，一要有动力，二要筋柔顺，动力由肝气提供，而柔顺则为肝血的作用。《素问·平人气象论》指出"藏真散于肝，肝藏筋膜之气也"，说明肝气充足才能淫气于筋，肝血充盈才能养筋，全身筋膜得到肝血滋养才能运动灵活，而一旦肝气衰，不能养筋则筋不能动，例如，《素问·上古天真论》曰："七八，肝气衰，筋不能动。"例如，《素问·血气形志》曰："形数惊恐，经络不通，病生于不仁，治之以按摩、醪药。"

## 郁怒情志

《素问·阴阳应象大论》曰："怒伤肝、喜伤心、思伤脾、忧悲伤肺，惊恐伤肾。"中医认为五志与五脏相连，五志过极会影响其所对应的脏器的功能。如"人有五脏化五气，以生喜怒悲忧恐""肝气虚则恐，实则怒""怒伤肝"等。作为中医病因学的"七情"概念，首见于宋代陈言的《三因极一病证方论》，主要指喜、怒、忧、思、悲、恐、惊七种心理病因。杨巧芳通过研究七情在情志病因相关医案中的总体分布规律，发现在七情病因相关病例中尤以"怒"例数最多，"思""凉恐"次之，"忧""悲"例数最少见表，充分说明怒在七情致病中的重要位置，这也是怒志被医家研究最多的原因之一。情志致病则易伤肝脏，正如王孟英所说"七情之病，必从肝起"。乔明琦也提出"多情交织，共同致病，首先伤肝"的情志致病学说，认为"一般情形下，形成情志刺激的社会事件是多因素的组合，人们产生情志反应体验到的是多种复杂情感，多种情志的冲突交织是情志刺激致病的主要方式，情志刺激影响脏腑功能首先伤及肝脏疏泄功能，导致疏泄失常而发病"。

"怒"心上有奴，意为心中有受支配、役使、压迫、剥削的感觉，因为不满被别人压迫而发怒的感觉，心跳加速，呼吸急促，心里犹如水管一样被堵住不舒畅的感觉，想要得到发泄的感觉。"郁怒"是指郁积的怒气，通俗地讲就是"生闷气"，随着社会的快速进步，人类物质文明的高度发展，人类的精神文明的发展跟不上物质文明发展的速度，所以现代社会就普遍出现的一个忧郁状态，如就业、教育、家庭、婚姻等压力带来的各种忧郁，严重影响我们的工作和生活。《黄帝内经》里提及"怒易伤肝"，郁怒情志引起肝失疏泄，肝失疏泄引起气滞血瘀，气机阻滞，则血行不畅，经络不通，不通则通，而引起经筋痹病。郁怒情志引起肝气郁结，肝血运行不畅，导致"筋"失所养，则"筋"不能动，引起"筋伤"。慢性软组织损伤属于中医学"慢性筋伤"的范畴，中医学把除"骨骼"以外的软组织都称作

"筋"。也就是说，四肢和躯干部位的软组织损伤统称为"筋伤"。

从中医基础理论分析，"郁怒"情志引起肝失疏泄，"筋"失所养而引起"筋伤"，也就是现代医学的慢性软组织损伤疾病。

## 郁怒与慢性软组织损伤发病的相关性

**1. 慢性软组织损伤的发病相关因素分析**　慢性软组织属于中医学里的慢性"筋"的范畴，慢性软组织损伤是长时期逐渐形成的，短期内不易观察到，待症状明显时，已经出现了器质性改变，因慢性软组织损伤发病广泛，治疗困难，以至于联合国卫生组织把它列为目前世界上三大类疑难病（癌症、心脑血管疾病、慢性软组织损伤）之一。慢性软组织损伤是指患者只要有头、颈、背、肩、臂、腰、臀、腿部的疼痛、酸胀、麻木、冷热异常等症状，无论疼痛等症有无放射，又可排除其他系统性疾病、传染性疾病和肿瘤，均可诊断为某某部位慢性软组织损害。包括临床上颈椎病、腰椎间突出症、肩周炎、慢性腰肌劳损、筋膜炎等。而目前我国慢性软组织损伤疾病的发病率呈逐年上升的趋势，且发病年龄有年轻化的趋势。颈椎的发病相关因素主要分析有：高枕睡眠；长期使用电脑；长期伏案工作；缺乏体育锻炼；发病前颈部劳累病史；长时间使用手机；需要经常驾车；工作中经常重复某一固定动作；睡眠枕头过低等。腰椎间盘突出症的发病因素有研究发现，包括患者体质量指数、持续坐位时间、腰部损伤史及弯腰程度。肩周炎的发病因素主要有，一是退变，软组织退行性变，对各种外力的承受能力减弱是基本因素；二是损伤，如肩部急性挫伤、牵拉伤后因治疗不当等，或由于长期过度活动，姿势不良等所产生慢性致伤力是主要的激发因素，或由于上肢外伤后肩部固定过久，肩周组织继发萎缩、粘连。

目前关于慢性软组织的发病因素主要研究集中在以下几方面：一是骨关节家软组织的退变；二是劳损包括长期使用电脑、长期伏案工作、久坐、姿势不当等；三是缺乏锻炼；四是不良生活习惯。

**2. "郁怒"情志与慢性软组织发病关系**　随着社会节奏的加快，很多研究证实了，"郁怒"情志与慢性软损伤疾病密切相关，有研究结果表明，40%～60%的颈椎病患者有神经衰弱综合征及神经精神方面表现，患者心理越紧张、情绪不稳定、顾虑重重，可使颈部肌肉紧张，血管收缩加剧，疼痛明显，导致症状加重，而治疗效果不明显，又加重了患者的心理负担，造成了恶性循环，姚雄等应用 SAS 及 SDS 对 120 例颈椎病患者调查发现，抑郁症状的发生率分别为 79.17%。还有学者通过对颈椎病患者疾病不确定感与焦虑、抑郁相关性调查分析，结果表明 38 例颈椎病患者具有轻-中度抑郁 23 例（60.53%），与国内其他学者报道相符。贺瑞丽用焦虑自评量表（SAS）对 83 例肩周炎患者焦虑状态进行测评。结果显示抑郁、焦虑是肩周炎患者的主要心理状态，不同年龄、性别及文化程度的患者焦虑状态不同，小于 50 岁中年人、文化程度高者其焦虑严重。陈龙梅等人研究发现腰椎间盘突出症患者的抑郁、焦虑发生率很高。

慢性软组织损伤属于中医"慢性筋伤"范畴，为肝所主，要保持"筋"的运动功能正常，一要有动力，二要筋柔顺，动力由肝气提供，而柔顺则为肝血的作用。"肝"喜条达而恶抑郁，而五志中的"怒"情志归属五脏中的"肝"，若过度忧郁、憋闷，则容易损伤肝气，引起肝失疏泄，一旦肝失疏泄，势必引起气滞血瘀，气机阻滞，则血行不畅，经络不通，不通则通，而引起经筋痹病。故在临床上很多慢性软组织损伤疾病的发病因素，除了要考虑不良的生活工作习惯，缺乏锻炼等因素之外，还应当考虑到患者的心理精神状态，这样可以指导在临床治疗过程中，除了治疗患者生理上的疾病之外，还应该注重患者心理上疾病的治疗，加强同患者的多方面的沟通，增强患者的信心，逐渐消除患者心理上的抑郁状态，提高临床疗效。

# 252　论情志致痹

　　痹病，是人体营卫失调，感受风寒湿热之邪，合而为病；或日久正虚，内生痰浊、瘀血、毒热，正邪相搏，使经络、肌肤、血脉、筋骨及脏腑的气血痹阻，失于濡养，而出现的以肢体关节、肌肉疼痛、肿胀、酸楚、麻木、重着、变形、僵直及活动受限等症状为特征，甚至累及脏腑的一类疾病的总称。痹病按部位可分为五体痹、五脏痹，《素问·痹论》称为"骨痹、筋痹、脉痹、肌痹、皮痹"。五体痹病久不去，舍为五脏痹，即肾痹、肝痹、心痹、脾痹、肺痹。痹病发生的影响因素较多，学者张锦花等认为，情志因素是不容忽视的重要因素之一。

## 情志致病

　　**1. 情志失衡致气机逆乱**　　情志失衡可致气机功能紊乱。情志失衡作用于脏腑首先影响脏腑气机，怒喜悲恐惊思无度都有相应气机变化。《素问·生气通天论》指出"阳气者，大怒则形气绝而血菀于上"，大怒使气机逆上，血随其上从而引起疾病发生。《丹溪心法·六郁五十二》曰："气血冲和，万病不生，一有怫郁，诸病生焉。故人身诸病，皆生于郁。"又有《寿世保元》曰"郁者，结聚而不得发越也……湿郁者，周身走痛，或关节痛，遇阴寒则发，脉沉细"。可见，情志失衡，郁郁不得发，气郁气结内伤，则可发病。

　　**2. 情志失衡致内伤正损**　　情志失衡可伤五脏，致脏腑内伤。《素问·阴阳应象大论》曰："怒伤肝，喜伤心，思伤脾，忧伤肺，恐伤肾。"情志太过也伤身体正气，例如，《素问·阴阳应象大论》曰："人有五脏化五气，以生喜、怒、悲、忧、恐。喜怒伤气。"《素问·痹论》曰："阴气者，静则神藏，躁则消亡。"《脾胃论·安养心神调治脾胃论》亦有"凡怒、忿、悲、思、恐惧，皆损元气"的论述。

　　**3. 情志失衡致痰瘀阻滞**　　情志失衡可致脏腑内伤，气机郁滞，致津液运行不畅，积聚而成痰湿。《景岳全书·卷之二十一明集》曰："五膈五噎，由喜怒太过，七情伤于脾胃，郁而生痰，痰与气搏，升而不降，饮食不下。"此为郁而生痰致病者。情志失衡可致气机郁滞，久则瘀血生。《医学入门·腹痛》曰："瘀血，痛有常处，或忧思逆郁，跌扑伤瘀。"此因忧思过度或过怒致气血运行不畅，而成瘀血留著。陈无择在《三因极一病证方论》中论述："病有积怒伤肝，积忧伤肺，烦思伤脾……皆能动血，蓄聚不已……发为鼻衄。"阐明大怒、久忧、久思过度伤其相应脏腑而致瘀血。

　　**4. 情志过极可郁火化热**　　情志失衡还可引起火热证候，例如，《素问·阴阳应象大论》指出"暴怒伤阴"；《素问·痹论》指出"阴气者，静则神藏，躁则消亡"，静可养阴，躁动不安郁火化热则可消耗阴气。《素问·玄机原病式》曰："五脏之志者，怒、喜、悲、思、恐也，若志过度则劳，劳则伤本脏，凡五志所伤皆热也。"李东垣在《脾胃论》中曰："凡怒忿、悲、思、恐惧，皆损元气。夫阴火之炽盛，由心生凝滞，七情不安故也……心君不宁，化而为火。"又曰："此因喜怒忧恐，损耗元气，资助心火，火胜则乘其土位，此所以病也。"

## 情志致痹

　　情志因素通过影响脏腑气机，如气机逆乱，脏腑内伤，过极化火，甚则变生痰浊、瘀血等而致痹病发病。情志因素的影响表现为情志失衡对脏腑气机、气血阴阳的影响，情志失衡可导致气机逆乱，脏腑正气亏损，日久可出现痰浊瘀血，导致气机郁滞，脏腑虚损，痰浊瘀血闭阻经络，其各有偏颇发为不同类别的痹病。例如，《寿世保元》曰："郁者，结聚而不得发越也……湿郁者，周身走痛，或关节痛，遇阴寒则发，脉沉细。"

**1. 情志失衡致筋痹、肝痹** 喜怒忧思太过可致筋痹，例如，《中藏经·五痹》曰："筋闭者，由怒叫无时，行步奔急。"华佗认为，怒叫无时，加之行走奔跑过极劳伤形体导致筋痹发生。"过怒伤肝"，大怒可损伤肝脏，肝主筋，肝脏受损可使筋失濡养，且行走奔跑无度，损伤筋膜，从而出现筋脉挛急、抽掣疼痛、关节屈伸不利等表现，发为筋痹。或因外界刺激，情志过极，忧思恼怒太过，使气机郁滞，气血运行不畅，经络不通，气血阻滞于筋，可发为筋痹。筋痹日久不愈，复感外邪，可伤及本脏，发为肝痹，例如，《素问·痹论》曰："筋痹不已，复感于邪，内舍于肝。"或忧思过度或恼怒不解，致肝失条达，气机运行不畅，则脾运化失司，久则气血郁滞，痰湿瘀血得生；或者忧思过度可致气血郁而化火，灼肝阴，导致筋脉痹阻，肝脏受损，发为肝痹。例如，《内经博议》曰："凡七情过用，则亦能伤脏器为痹，不必三气入舍于其合也……用力不息而致乏竭，则痹聚在肝。"《症因脉治》中也提到"肝痹之脉……肝家郁结或见虚弦"。

**2. 情志失衡致脉痹、心痹** 郁怒伤肝，致气血运行不畅，或劳倦思虑过度致气血亏虚，则气机郁滞，血行迟缓，气滞血瘀而致脉痹。脉痹久则致心脉瘀阻，心气耗伤，复感外邪，可入本脏发为心痹。《素问·痹论》曰："脉痹不已，复感于邪，内舍于心。"或忧思过度，喜怒无时而伤及于心，心气耗伤，外邪趁机侵犯人体，发为心痹。《素问·痹论》曰："淫气忧思，痹聚在心。"又有《素问·五脏生成》曰："心痹，思虑而心虚，故邪从之。"忧思过度伤心，邪气易犯心而生痹病。《内经博议》论述为"凡七情过用，则亦能伤脏器为痹，不必三气入舍于其合也……忧思过用，则痹聚在心""或焦思劳心，心气受伤，或心火妄动，心血亏损，而心痹之症作矣"。

**3. 情志失衡致腰痹、膝痹** 忧思郁怒可致气机郁滞，气血运行不畅，过久可阻滞经络气血，形成痰浊瘀血，痹阻于腰部经络；或忧愁思虑过久伤及脏腑之气，从而导致气血亏虚，血行不畅，血不荣络而成腰痹。《景岳全书》曰："郁怒而痛者，气之滞也；忧愁思虑而痛者，气之虚也。"忧思郁怒可致气机郁滞，久可形成痰浊瘀血，痰浊瘀血留著四肢关节，导致关节肿胀疼痛甚则变形，从而形成膝痹。《张氏医通》曰："妇人鹤膝风证，因胎产经行失调，或郁怒亏损肝脾，而为外感所伤，或先肢体痉挛，继而膝渐大，腿渐细，如鹤膝之状。"

**4. 情志失衡致燥痹** 燥痹由国医大师路志正提出，是由燥邪损伤气血津液而致阴津耗损、气血亏虚，使肢体筋脉失养，瘀血闭阻，痰凝结聚，脉络不通，导致肢体疼痛，甚则肌肤枯涩、脏腑损害的特征。燥邪有内燥、外燥之分，内燥多由劳倦情志内伤损伤形体之阴，久致燥痹者。情志内伤可因暴怒伤及脏腑之阴，导致体内阴虚火旺，例如，《素问·阴阳应象大论》曰："人有五脏化五气，以生喜怒悲忧恐。喜怒伤气……暴怒伤阴。"机体过于喜怒导致阴气亏损，阴津不足，不能荣养机体，还可致血行不利，脉道滞涩，而成燥痹；又"喜怒忧恐，损耗元气，资助心火，火胜则乘其土位，此所以病也"。五志过极化火，耗伤阴血津液，致阴虚火旺，出现燥痹表现。思虑过度致气机郁滞，久之痰浊血瘀，阻闭脉络，使气血运行不畅，津液输布无力而发为燥痹。

痹病发病的病因病机较为复杂，情志因素在其发病中起着非常重要的作用。中医认为五志与七情并称为"情志"，包括情绪、情感以及认识过程等精神状态。早在《黄帝内经》时期就已提出了情志状态与疾病的关系：情志状态平衡有序，体内正气充足，疾病无从得之，反之情志失衡可致疾病的发生。情志失衡可出现气机逆乱、脏腑内伤、正气损耗、痰浊血瘀等疾病表现。同时，痹病患者由于长期面对疼痛的折磨，生活自理能力逐渐下降，工作能力受限，社交活动减少，亲戚、夫妻、朋友关系改变等，而产生精神压力，造成情绪障碍，如此又会加重情志的失常，从而导致痹病的加重，这种恶性的循环势必导致痹病的迁延难愈。有研究发现，采用生活质量量表、焦虑自评量表（SAS）、抑郁自评量表（SDS）对 136 例类风湿性关节炎（RA）患者进行焦虑和抑郁的评定，并与患者生活质量进行相关性分析。结果显示，136 例患者中，焦虑情绪患有率为 36.76.%；抑郁情绪患有率为 61.76.%；SAS 及 SDS 标准得分均高于国内常模（$P<0.01$）。说明痹病患者普遍存在一定程度的抑郁和焦虑情绪。鉴于情志因素对痹病的影响，临床中应重视并加强对痹病患者的情志教育与调护，以及给予相应的心理治疗，改善患者的生活质量，调节患者心理素质，以提高痹病的治疗效果并促进疾病的转归与预后。对 44 对类风湿关节炎患者随机分组对照，治疗组指导患者认识自我效能并释放压力，结果表明该疗法与药物对照组效果相当。苗金红等通过建立良好的医患关系、认知干预、情绪干预等措施对 78 例类风湿关节炎患者进行心理干预，结果显示：治疗组的抑郁程度和对治疗的依从性均明显优于对照组。因此，针对情志因素对痹病发病的影响，对患者进行心理干预，不仅可以改善患者的心理认知能力，而且对于痹病症状改善和生活质量提高有着重要的意义。情志因素通过影响脏腑、气血、阴阳可影响痹病发病，若能尽早正确认识情志因素在痹病发病中的作用，对于痹病的预防调摄及其临床治疗都有重要意义，这也是推动痹病治疗发展的新手段。

# 253　论情志与类风湿关节炎发病

类风湿关节炎（RA）是一种以侵袭性、对称性多关节炎为主要临床表现的慢性、全身性自身免疫性疾病。RA 的基本病理改变为关节滑膜炎、血管翳形成，并逐渐出现关节软骨和骨破坏，最终导致关节畸形和功能丧失。RA 可发生于任何年龄，以 30～50 岁为发病的高峰，我国的 RA 患病率为 0.2%～0.4%，以女性多发。RA 在中医学属于"痹病"范畴，又称"历节病""骨痹""顽痹""尪痹"及"鹤膝风"等。RA 患者因长期受病痛折磨、生活质量差，容易受情志因素影响。《管子·内业》曰："忧郁生疾，疾困乃死。"情志因素贯穿 RA 整个病程，在 RA 发生发展过程中占重要地位，学者姚晓玲等从发生、发展、治疗三方面就情志与 RA 的相关性进行了阐述。

## 病因病机——情志致痹

喜、怒、忧、思、悲、恐、惊，为人之常情，在正常情况下不会致病，只有七情太过突然、强烈或者长期持续反复不解，才会导致人体脏腑气血失调，引发或诱发痹病等疾病。正如《灵枢·百病始生》指出"喜怒不节则伤脏"，《丹溪心法》指出"气血冲和，万病不生，一有怫郁，诸病生焉，故人身诸病，多生于郁"。情志为病，先伤神，而后伤脏；先伤气，而后伤形（血）。心肝脾三脏的生理功能与情志活动密切相关。情志内伤，最容易伤及心肝脾，影响气血津液输布，从而致四肢、筋脉、关节生理功能障碍，继发为痹。

**1. 心**　心主神明。《素问·灵兰秘典论》曰："心者，君主之官也，神明出焉。"脏腑、经络、形体、血脉、筋骨的生理功能，必须在正常的心神主宰和协调下，才能井然有序发挥其正常功能。心主神志，七情皆从心而发。故无论何种七情所伤，首先伤及心神，次而伤及相应脏腑。正如《类经·疾病类·情志九气》曰："情志之伤，虽五脏各有所属，然求其所由，则无不从心而发。"情志伤心，亦伤及心本脏。心的另一大生理功能即是心主血脉，指心气推动和调控血液在脉中运行，血运周身，流注全身，濡润滋养脏腑经络、四肢百骸、筋肉皮毛。心主血脉与心主神志息息相关。《灵枢·营卫生会》曰："血者，神气也。"心神能驭气控精，心神控制着心气，从而影响心血的运行。若悲忧无度，喜怒无常，伤及心神，心神无主，心气涣散，血非气不运，血液在脉中循行迟缓，流行不畅，或形成瘀积，血脉壅塞，经络瘀阻，引起肌肉、关节、筋骨出现疼痛、肿胀、灼热、麻木，甚至关节变形，最终发为痹。或心神惮散，心气无所主，无以生血，脉中血液匮乏，脉络空虚，四肢筋脉失于濡养，则出现手足麻木、酸胀、关节屈伸不利等症，发而为痹。

**2. 肝**　《素问·灵兰秘典论》曰："肝者，将军之官，谋虑出焉。"指的是肝和人的精神活动尤其是情绪密切相关。心境平和，情志活动适度，则肝木条达，肝气疏泄，全身气机畅达，气行则血行，气血调和。相反，则正如清代何梦瑶《医碥·郁》曰："百病皆生于郁，郁而不舒，则皆肝木之病矣。"郁愤恼怒等情志过极伤肝，肝气郁结，疏泄失职，气机失常，则血行异常。若情志郁结，肝气不舒，或气结气滞，阻滞脉络，气结则血凝，气滞则血瘀，瘀阻脉络，筋脉痹阻，不通则痛，而发为痹。若情志暴怒，肝气上逆，疏泄太过，气逆于上，血随气逆，血不循经，出现离经之血，恶血瘀积，瘀血阻滞，旧血不去，新血不生，则筋脉、四肢失于濡养，出现肌肤麻木，屈伸不利，关节肿胀疼痛变形等现象。正如《傅青主男科》曰："手足，肝之分野，而人乃为脾经之热，不知散肝木之郁结，而手足之痛自去。"

**3. 脾**　运化谷食和运化水饮，是脾主运化的两方面，二者协调进行，统称为运化水谷。脾主运化，不仅是将胃受纳的饮食水谷化为谷精和津液，成为"气血生化之源"，而且水谷精微吸收，输布到全身各个脏腑组织，以滋养脏腑经络、四肢百骸、筋肉皮毛。正如，《素问·太阴阳明论》曰："四肢者，皆禀气于胃，而不得至经，必因于脾，乃得禀也，今脾病不能为胃行其津液，四肢不得禀水谷气……筋骨肌肉皆无气以生，故不用焉。"情志状态平衡，脾主升清，胃主降浊，脾气运化，饮食正常，水谷充足，脾气得健则气血充盈，水湿得化，四肢筋脉得其养，则活动轻劲自如。《丹溪心法》曰："忧郁伤脾，不思饮食。"忧思郁结，所思不遂，脾气郁滞，清阳不升，浊阴不降，不思饮食，脾失健运，水谷精微无以生成，气血生化乏源，转输障碍，肌肉失养，故而见"肌肉痿，足不收，行善瘈，脚下痛"。严用和《证治汇补》曰："五膈五噎，由喜怒太过，七情伤于脾胃，郁而生痰，痰与气搏，升而不降，饮食不下。"或思虑劳倦，精神紧张，或肝木侮脾土，脾胃之气结郁，脾气不升，胃气不降，脾失健运，运化水饮功能失司，水精不布，痰浊内生，水饮内停，阻滞于四肢筋脉，四肢关节肿胀、重着，可发为痹。水饮痰浊等病理产物一旦形成，反过来又成为致病因素，"湿困脾"，困遏脾气，脾气更虚，脾阳不振，周而复始，恶性循环，使痹病缠绵不愈。

## 因痹致郁

由于 RA 具有慢性、持续性、不可逆性和致残性，严重影响患者身心健康，RA 患者中常伴发精神病，特别是抑郁症。研究发现 RA 患者抑郁症患病率高达 38.8%～70%，发病率比一般人高出 5 倍。不仅如此，与单纯 RA 患者相比，RA 伴发抑郁症患者死亡风险增加 1.5 倍。《素问·阴阳应象大论》曰："人有五脏化五气，以生喜怒悲忧恐。"情志活动必然有其物质基础。正常的精神活动和行为，依赖于五脏精气旺盛和气血调和。所以脏腑功能异常致情志失常，痹病迁延，日久不愈，病情传变日深，失于调护，脏腑精气损伤，耗伤气血阴阳，气血阴阳亏虚。心藏神，心精、心血不足，心神失养，导致心神失常，出现神识萎靡、恍惚、失眠等精神症状。《灵枢·本神》曰："肝藏血，血藏魂。"若肝血不足，血虚不足以化生和濡养魂，则出现魂不守舍，魂妄行游离，出现精神恍惚、失眠等神志症状。《素问·宣明五气》曰："脾藏营，营舍意。"脾精不足，卫气营血化生乏源，意失所养，则出现思维混乱，情志不能自控等症状，即所谓"因痹而郁"。

同时，RA 患者抑郁焦虑情绪的发生与年龄、性别、职业、婚姻状况、文化程度、生活质量、家庭经济情况、社会支持及 RA 病情（关节痛数、肿胀数、晨僵、畸形、实验室指标）等方面密切相关。许成等采用汉密尔顿抑郁量表和汉密尔顿焦虑量表分别对 121 例 RA 患者评分，了解 RA 患者中抑郁、焦虑的发生情况并分析相关因素，结果发现 121 例 RA 患者中抑郁发生率为 44.6%，焦虑发生率为 32.2%，抑郁合并焦虑发生率为 30.6%，且抑郁、焦虑的发生情况与社会因素（性别、失业、受教育水平因素）、RA 疾病因素 ［关节疼痛数、关节肿胀数、健康评估问卷（HAQ）、视觉模拟疼痛评分 (VAS)、DAS28、CRP 水平、IL-6 相关］。姚血明等调查了 258 例 RA 患者，70.16% 存在抑郁，34.50% 为轻度抑郁，27.52% 为中度抑郁，8.14% 为重度抑郁。Mcbain 等认为 RA 患者抑郁焦虑情绪的发生与 RA 疾病本身没有直接关系，而是担忧 RA 致外形改变而导致社交焦虑，加重了 RA 患者焦虑抑郁水平。

## 寓防于治

七情反应太过，通过伤及心肝脾，影响气血津液输布，从而影响痹病的发病。情志因素在痹病的发病过程起重要作用，在现实生活中易受忽视。临床上，情志焦虑抑郁广泛存在于 RA 人群中却未真正引起医护人员的重视。因之，在 RA 的治疗过程中，不仅要关注疾病活动、致畸致残，还应针对 RA 伴焦虑抑郁的患者进行心理干预。郑红梅等将 112 例 RA 伴负面情绪患者随机分为干预组和对照组，干预组在常规治疗基础上给予心理干预措施，而对照组仅给予常规治疗，比较两组治疗前后 Zung 氏抑郁自评量表（SDS）及焦虑自评量表（SAS）评分，以此来评价治疗前后患者的负面情绪。研究发现，经过给予知识宣教、心理帮助、认知疗法、放松训练、家庭支持等综合干预治疗 6 个月后，干预组患者的 SDS、SAS 评分较对照组明显降低，负面情绪减轻，表明心理干预能够改善患者的焦虑抑郁情绪。杨世锋等采取滋水清肝饮加减治疗类风湿关节炎伴发抑郁症患者，与对照组相比，观察组患者生活质量量表评分高于对照组，差异有统计学意义，提示中医疏肝解郁治疗能够有效改善 RA 患者忧郁的不良情绪，且有效提高了患者的生活质量。

鉴于情志因素对痹病发生和发展的影响，改变患者负性情绪状态已成为 RA 的预防调护和治疗中不可或缺的一部分。建立良好医患关系、患者健康教育，进行心理疏导、鼓励患者社交等心理干预措施，改善患者的负面情绪，从而提高患者依从性、治疗效果和生活幸福感。另外，医护人员积极关注患者的精神情志状态，尽早发现 RA 伴情志障碍的患者，寓防于治，进行早期干预，对 RA 患者疗效和预后有重要意义。

# 254　郁痹共病对类风湿关节炎治疗的启示

　　类风湿关节炎（RA）是高发的自身免疫性疾病，以侵蚀性关节炎为主要病理特征，中医将此归入痹病范畴。一般认为皆因外邪侵袭，人体气血、经络闭阻所致，证见筋骨、关节疼痛麻木，活动异常，末肢关节畸形残疾等。现代医学所指抑郁症属于传统郁证范畴，以抑郁烦闷、不安烦躁、胸胁胀痛满闷等为主要临床表现。根据目前共识，上述二者分属免疫及神经系统疾病，病理特征及治疗方案均存在极大的差异。但研究表明，抑郁症与 RA 关系密切，二者之间存在着高度的共病性特征。立足于中医经典理论，学者许萍等在"因痹致郁"或"因郁成痹"因果关系辨证的基础上，以中医学和现代研究相关进展为基础，侧重于讨论精神类疾病和 RA 之间的共性病理特征，以治则治法的互通性，在目前创新性RA 治疗药物难于取得突破的背景下，为新型抗风湿临床方案的开发奠定理论基础。

## 支持痹病与郁证联系的中医学观点

　　**1. 情志不畅是痹病诱因**　汉代华佗所著《中藏经》曰"气痹者，愁忧思喜怒过多……注于下，则腰脚重而不能行"，明确提出"气痹"的概念，并指出其成因皆为情志太过。这一观点得到后世继承。如宋代许叔微所著《普济本事方》曰："悲哀烦恼伤肝气，至两胁疼痛，筋脉紧急，腰脚重滞，两股筋急，两胁牵痛，四肢不能举。"清代罗美对上述理论进一步发展，在其所撰《内经博议》中曰："凡七情过用，则亦能伤脏气而为痹。不必三气入舍于其合也……盖七情过用，而淫气能聚而为痹，以躁则消阴故也。"认为情志过用亦可是痹证发生之主因，而非仅协同于六淫之外感。痹证时则痛甚，疼痛因而是其主要兼症及重要的继发性病理因素。《黄帝内经》最早提出情志与痹病在内的诸痛证的关系。《素问·痹论》指出"阴气者，静则神藏，躁则消亡"；《素问·至真要大论》曰："心躁则痛甚，心寂则痛微。"上述论述指出痛证的疼痛程度与心理因素密切相关。明代龚信所撰《古今医鉴》曰："郁火邪气……是故外邪得以乘虚而凑袭……诸般气痛，朝辍暮作而为胶固之疾……为周身刺痛……诸般气痛。"而《临证指南医案》亦曰："此劳怒动肝，令阳气不交于阴，阳维阳跷二脉无血营养，内风烁筋，䯒臁痹痛，暮夜为甚者，厥阴旺时也。"以上论断巩固并发扬了情志过用致脉络失养、筋脉拘急，乃至为痛的痹证辨证学术观点。

　　**2. 疏肝解郁有利于痹病治疗**　基于上述病机判断，解郁治法理论上可有效治疗痹病。据《证治百问·痹》（清代刘默）记载，特定痹病分型只因抑郁而成，与外感内伤皆不相关，主要治则为疏肝解郁，临床收效良好。当代中医蒋小敏认为，郁证与痹病密切联系：郁证多因肝气郁滞，失于疏泄；痹病患者大多数为中老年妇女，女子孕、胎、产之后营血亏虚，冲任不足，肝血亏虚，更易情志抑郁而发病；同时，该病活动期若曾伤于情志，会闭阻气机，郁而化热，因热生毒，进而加重病情。因此，其擅以解郁之法治疗痹病，遣药组方长于使用陈皮、柴胡、玫瑰花等疏肝理气之物。冯兴华主张在祛风湿的基础上，痹病治疗应兼顾疏肝理气，调理情志，以应对情志失调与肝郁气滞所致血行瘀滞，其临床擅用加味逍遥散治疗痹病。上述主张得到了当代中医学界的广泛接受：中医名家马武开亦擅用柴胡、郁金等疏肝解郁药治疗 RA；周乃玉重视从肝论治痹病，临床常采用柴胡加龙骨牡蛎汤、柴胡桂枝汤、小柴胡汤等以疏肝理气为要的经方；袁征等人的研究表明，疏肝解郁法指导下配伍组成的舒肝方（由柴胡、牡蛎、郁金、石菖蒲等组成）治疗 RA 疗效显著。

## 精神性因素与类风湿关节炎相互联系

RA病程长、病情缠绵反复，患者关节长期疼痛，逐渐进入畸形及功能丧失的病理过程。慢性病痛及肢体残障必然诱发抑郁为主的心理性问题，而后者又将加重 RA 的疼痛及炎症表现。研究表明 RA 患者存在抑郁倾向的比例高达 41.90%。抑郁作为 RA 患者最为常见的精神性伴发疾病，其危害不仅表现为治疗依从性差导致的预后不良，排除干扰因素以外的实际疾病活动度也显著高于无抑郁倾向的患者。与之相似，其他负面精神因素对 RA 也存在深远的影响。心理压力被认为在自身免疫性疾病，尤其 RA 的发展和恶化中发挥重要作用。MerdlerRabinowiczR 等发现 RA 患者群体在心理应激源和既往创伤事件方面具有高度的相似性。危地马拉的一项研究表明，与对照组相比，RA 患者的既往心理创伤事件发生率更高。一项大型前瞻性队列研究也证明，创伤后应激障碍（PTSD）与更为严重的 RA 临床症状和压痛呈现正性相关性。此外，退伍军人的创伤暴露和 PTSD 会增加 RA 等自身免疫性疾病的发生风险。

## 心理因素与类风湿关节炎交互作用的基本机制

关于心理因素如何介入 RA 的发生、发展，导致炎症及疼痛的持续恶化，目前尚未有明确的定论。但有部分线索为探明这一关联提供了初步方向性指引。众所周知，中枢神经对外周分泌具有主导作用，因此相应的情绪状态会经由这一机制对机体施加广泛影响。现已证明，心理应激源对下丘脑-垂体-肾上腺轴和交感-肾上腺-髓质系统具有调控作用。上述系统的紊乱必然导致免疫系统各组成部分的失调，最终推动自身免疫疾病的发展。同时有研究分析了具体的心理压力源，包括性虐待和 PTSD 等对免疫系统的影响，结果表明这些压力源的激增导致固有免疫系统的平衡崩溃，进而影响了整体适应性免疫的功能状态。

相对而言，RA 对精神状态的影响相对清晰。如上所述，RA 伴有严重的慢性疼痛和持续性关节结构或功能损伤，而持续的疼痛和失能是抑郁的主要危险因素。有研究表明，慢性疼痛和抑郁共病的概率为 30%～60%，且前者是后者的重要诱发因素。机制层面上，RA 慢性疼痛与抑郁共同的神经通路已经被发现：从中缝背核经杏仁核到外侧松果体的一个特定的血清素能通路被认为是控制慢性疼痛与抑郁症状的共性关键神经回路。

## 基于神经系统干预治疗类风湿关节炎探索

**1. 迷走神经刺激治疗 RA**　基于上述联系，情绪及药物因素通过相应的神经刺激理论上也能影响 RA 的预后。其中，迷走神经干预的临床意义已得到初步探索。迷走神经刺激已被广泛接受为抑郁症的辅助治疗，最近的研究表明，刺激迷走神经亦可减轻 RA 的慢性疼痛与炎症表现。现有研究表明，胆碱能抗炎通路（CAP）作为连接神经和免疫系统的重要中枢，是迷走神经激动缓解 RA 症状的关键机制途径。RA 或抑郁等状态下，CAP 功能不足，导致机体中枢性炎症应对障碍；相反地，迷走神经的激动则通过干预免疫系统中巨噬细胞等操纵的免疫功能及炎症反应，实现抑郁和 RA 的同步缓解。与此同时，RA 伴发的认知功能障碍主要由胆碱能神经元的退化导致，迷走神经的有效激动及相应的下游 CAP 状态的上调将有力缓解递质不足及神经元过度凋亡导致的精神疾病。上述理论得到了广泛临床及基础研究结果的支持。Koopman FA 等的临床研究表明，迷走神经激动可抑制肿瘤坏死因子分泌，显著减轻 RA 患者病情。

**2. 精神类药品在 RA 治疗中的应用**　抗抑郁药物在 RA 治疗中具有巨大的应用潜力。一方面，抗抑郁药物可用于疼痛管理，以提高疼痛阈值；另一方面，该类药物可缓解 RA 伴发的焦虑和抑郁，改善睡眠。上述因素共同改善 RA 患者生存的质量。更为重要的是，抗抑郁药物可有效缓解并控制 RA 的关节炎症状，降低了疾病活动度指数。有意思的是，RA 患者在接受有效的抗风湿治疗后，其对抗抑郁药治疗依赖也随之降低。这一现象既体现出抗风湿与抗抑郁药物之间的疗效协同，也间接反映 RA 对抑郁这一病理状态的促进作用。

与此相似，抗癫痫药也表现出对 RA 及其他类型关节炎良好的辅助治疗作用。因其突出的神经病理性疼痛缓解疗效，普瑞巴林在膝骨性关节炎（OA）的治疗中广泛应用。利多卡因联合治疗可有效缓解 OA 患者疼痛感，减轻关节炎临床症状，降低血清中促炎细胞因子 IL-1、IL-6、IL-8 等的水平。在佐剂性关节炎模型大鼠中，普瑞巴林表现出类似的活性。经该药物治疗后的模型大鼠体内的各项免疫、炎症及关节炎指标均明显好转，且其对疼痛的阈值大幅提高。

## 纤维肌痛综合征的启示

纤维肌痛综合征（FMS）是一种常见的慢性肌肉骨骼疼痛综合征。其典型病理特征包括广泛的肌肉骨骼疼痛、疲劳、睡眠障碍，且常伴有抑郁、焦虑、认知功能障碍症状。该病与 RA 同属于风湿免疫病，且两者均有较高的心理创伤经历和抑郁水平，并且多达 13%～25% 的 RA 患者伴有 FMS。诸多的相似之处及密切联系决定了两者的治疗具有高度的可借鉴性。

目前广泛认为，FMS 伴发的肢体及精神功能障碍与默认模式网络（DMN）和岛叶皮质共济失调有关。虽然该病的病因病机尚不清楚，可以肯定的是该患者群体普遍存在 DMN 与脑岛连通性增强；而美国流行病学调查的结果也显示 FMS 与抑郁等精神障碍有很强的相关性。与上述结论对应，哥伦比亚的一组调查中发现，最常用于治疗 FMS 的药物是抗抑郁药和止痛药。上述证据表明，作为一种经典的免疫性疾病，神经性因素在其发生、发展与治疗中具有不可忽视的作用。

与 FMS 相似，Neil Basu 等人提供的神经影像学证据表明部分 RA 也是由中枢神经系统驱动的疾病。另一证据是，RA 疼痛并非完全由外周炎症导致，而是由神经系统参与的典型混合性疼痛。在 RA 症状得到了充分的控制的情况下，大量患者仍存在显著程度的疼痛。先进的成像技术正在揭示 RA 患者的神经生物学变化。上述线索提示，中枢神经系统异常可能也是 RA 的重要原发因素，而对应的治疗也可能取得与 FMS 上类似的良好效果。

RA 的确切病因和病机仍不明确，从而导致目前无法实现其根本治愈。许多 RA 患者对现有药物的反应并不充分，导致生活质量每况愈下。上述背景下，抑郁等精神类疾病与 RA 往往交织发展。但深入研究表明，精神因素不仅仅单纯是 RA 的副产物；而二者的伴发亦不是纯粹的概率事件。大量证据提示，二者存在共同的机制基础。即中枢神经系统的异常干预机体基于神经调控实现的免疫稳态；相似地，RA 伴发的精神疾病也是在免疫内环境恶化条件下产生的中枢神经病变的临床表现。可以预见，从神经系统入手将为 RA 的治疗推开一扇窗，有助于治则治法创新，及临床收效的提高。

# 255 论情志性不育症

两千年前的《黄帝内经》对男子的解剖、生理及疾病虽然有过记载，然而系统地阐述中医男科病的理论并不多。明代岳甫嘉著有《男科证治全编》较为详细地记载了有关男科一些疾病的诊疗，可惜已经失佚。清代傅山著有《傅青主男科》但内容主要是男女兼有之杂病，对后世影响并不是很大。具有几千年历史的传统中医药学，内科、外科、儿科、妇科诸科皆备，但是没有男科，故男科作为一门专科，是比较年轻的，如对不育症的研究，就有很多研究的空间。据统计，在工业发达人口稠密的现代化城市里，男性不育症患者发病率高达15％，欧美国家更高为30％。在中国平均每百名生育男性中，男性不育症占30％～40％，并且每年以5％递增。对其治疗目前仍然集中在生物学因素即疾病本身上，很大程度上忽略了情志因素。在生殖医学领域中，情志因素在不育症中所起的作用是复杂的、微妙的，有时在某种程度上甚至决定了生物治疗的成败，情志因素常与身体因素紧密联系在一起。中医认为，内伤七情，最后必然导致脏腑功能失调，气血运行失常，从而表现为外在的症状与体征。随着对情志因素和有关疾病相关性研究的深入，在男科学领域，学者唐汉庆提出了"情志性不育症"这一全新的概念，这是值得男科临床医生探索研究的新课题。"情志性不育症"的前提是社会-心理-生物医学模式或中医的整体观念。由于缺乏对社会-心理因素的重视导致医生忽略了人性方面的某些问题，从而妨碍了对人的基本需求和生活目标的理解导致治疗的无效或疾病的复发，作为男科学的一个分支研究课题，唐汉庆从其概念内涵、发病机制、临床诊断、综合治疗诸方面对"情志性不育症"进行了颇具独特见解的论述。

## 概　　念

"情志性不育症"是指本身并无器质性病变由于精神情志因素造成的不育，通常认为压抑、紧张的情绪长期得不到释放，通过内分泌-植物神经系统-性腺轴影响到相关的器官功能失调，临床可见部分患者由于盼子心切，情绪紧张焦虑，在心身相关机制下引起不育，罹患"情志性不育症"。一旦情绪舒畅，消除了不良精神因素的刺激，经过精神调理，不用药物生理功能也可恢复正常。医学心理学研究发现，"情志性不育症"患者的性格多具有抑郁症的表现，以抑郁心境、思维缓慢、意志活动减退为主要临床表现。例如情绪低落，自我评价过低，有自卑感，主动性活动减少，不愿参加社交活动，甚至出现病理性意志增强，焦虑不安，易暗示性的神经质倾向，有的还有癔症表现。在长期的焦虑、抑郁的心理负重感的重压下，患者会出现意外感、否认、忧虑、沮丧、强迫、恐惧、偏执、疑病症等多种人格特征。

## 病　　机

目前对其发病机制的研究，普遍认为较为复杂，精神因素在发病中是一个重要的方面，较为明确的观点是精神因素可以通过下丘脑-垂体-性腺轴影响生育，破坏体内正常的内分泌环境，使脑中神经介质如多巴胺、去甲肾上腺素等代谢紊乱，促性腺激素等内分泌功能异常，同时体内激素水平的异常，反过来又使不育症病情加重，导致心身交织的恶性循环。另外抑郁、焦虑等心理活动可导致生殖系统长期处于平衡失调的状态，使内分泌功能紊乱，当抑郁、焦虑情绪得到释放，诸如血浆睾酮的含量有了提高，精子活动度增强，畸形率减少，这也许是情志通过神经内分泌以及免疫系统影响人体生殖功能的佐证。

中医认为，肝主宗筋，肾主生殖，乙癸同源，人体的生殖功能和肝肾两脏关系最为密切，人的精神因素影响到肝，肝失条达，气机郁滞，全身的气血运行失常，肝肾的生理功能受到损害，因而出现生殖功能减退。

## 诊　断

迄今还没有较明确的诊断标准。目前对以下的看法比较一致：①性生活中，男方渴望要孩子，然而事与愿违，这让男方产生了失望、焦虑、压抑的情绪，久之形成恶性循环，影响到内分泌功能。②通过和患者谈话，了解到夫妻一方或双方都不愿做父母，这点和①相反，多是男方不愿做父亲，尽管采取多种避孕的措施，但是总担心不够安全，心理上表现为强迫性的多疑、担心和忧虑，这样同样影响到人体内分泌系统，久之使男性生殖功能受到损害。③在"情志性不育症"患者中，大部分可见到轻度的抑郁症倾向，压抑、着急、担心是他们经常说的词语。随着不育症研究技术日新月异地发展，对那些目前无法解释原因的"情志性不育症"，最终有可能会证实存在着病理因素。因此，对"情志性不育症"的诊断留有余地是比较客观的，有待诊断标准的进一步完善。

## 治　疗

中医男科以中医学整体的系统的认知方式，辨病与辨证相结合的诊疗体系，复方为主的治病方法等为立足点，是中医男科的特色和优势。对"情志性不育症"的治疗主要有以下几方面。

**1. 精神心理治疗**　心理治疗历来是中医学的一项重要治疗方法及手段。目前认为，心理治疗是等同于药物、手术、理疗的 4 种治疗手段之一。《素问·汤液醪醴论》曰："精神不进，志意不治，故病不可愈。"其意思是说一个医生只考虑药量与病理的变化，不考虑精神即心理的变化，不配合心理治疗，疾病是不可能治好的。《医宗必读》曰："境缘不偶，营求未遂，深情牵挂，良药难医。"其含义是指由于心情不佳造成的种种病变，单靠药物治疗是无济于事的。《东医宝鉴》指出"古之神圣之医，能疗人之心，预使不致于有疾；今之医者，惟知疗人之疾，而不知疗人之心。是犹舍本逐末，不穷其源而攻其流"。这些论述均强调了"心病须用心药医"这一中医治病的特点。清心养志甚为重要，历代医家都把静志安神，清心静养作为常用的心理疗法之一，静养与服药并济，其疗效颇佳。

中医理论十分重视精神"内守"在防治疾病中的积极作用，故有"精神内守，病安从来"之说。《黄帝内经》又提出"静则神藏，躁则消亡"的论点，说明清静是修心养心的极高境界。本病患者常有焦虑、紧张等神经质倾向，治疗的关键在于对患者予以精神支持疗法，使患者的认识、情感和思维发生变化，整个精神面貌将焕然一新，从消极转为积极，悲观转为开朗，以良好的心理状态接受治疗。让患者得到有效的心理支持，提高患者的心理承受能力，在治疗过程中保持相对平和的心态，减少负性心理和社会适应不良反应的发生。

心理治疗通常包括倾听、理解和支持、给患者以信心和保证、随访 4 环节。首先，必须保证有一个相对安静的环境，医者倾听患者的陈述，在患者的自我述说过程中，医者对其陈述内容不加任何解释和批评，这样可使患者能畅所欲言，让不良情绪得以宣泄，同时医者要尽力理解患者的处境和心情。其次，医者在理解的基础上，对患者真诚鼓励和好言相劝，增强其治愈疾病的信心，缓解焦虑，然后根据所述心身症状的病因，讲解所产生的病理情况，说明进行合理治疗后，症状即会好转。最后，要说明对这一病症的治疗是一个长期的过程，治疗过程中会出现不可预测因素的干扰。医务人员应同情、理解患者，与患者友好、和睦、深入地进行交流，协助患者减轻心理压力，建立和谐、融洽的医患关系，从而取得较好的疗效。

**2. 中医药治疗**　"情志性不育症"患者多有精子量少、活力强度小、畸形率高等情况发生，临床上滋肾补肝的中药能改善精子的质和量。补肾侧重于填补阴精，多选用枸杞子、熟地黄、黄精；温肾阳则多用肉苁蓉、淫羊藿、桂枝；一贯煎滋补肝肾，利于精子的生成和发育成熟。此外，考虑到"情志性不育症"患者特殊的心理状态，尚须采用养心安神的治法，如柏子仁、酸枣仁、远志、夜交藤等中药当属常用。诸药合用，可以调整下丘脑-垂体-睾丸轴的功能，最终取得满意疗效。

**3. 开展生育知识讲座**　在不育症患者中，有就诊需求和渴望了解相关知识的被调查对象达 53%。故加强对育龄人群的生殖健康教育，给患者讲解有关生育知识，让患者掌握一些基本的生育知识，性生活适度。保持心情愉快，有利于减少患者的彷徨、无助或害羞等心理负担。这样易于取得疗效。

男科学的发展需要整体观，应重视情志因素对疾病的影响。现代社会-心理-生物医学模式要求将患者置于整个社会大环境下考虑，不仅要考虑患者的疾病，还要考虑患者的心理，要从临床角度研究心理因素与健康及疾病的关系，即心理社会因素作为引起躯体损害疾病的主要诱因。中医学一贯重视整体观念，和现代社会-心理-生物医学模式在本质上有许多共通之处，只是在程度、系统性、可操作性以及表达方式等方面存在差异。关于心理疗法，在《黄帝内经》中就提出了以情胜情、易情怡性、释疑疏导、顺情从欲等心理治疗方法，许多方法也是和修心养性相关的，可谓开了心理疗法的先河。在金元时代，张从正在《儒门事亲》中提出"情志为病，更相为治"的观点，可认为是对《黄帝内经》心理治疗的发挥。心理疗法最主要的环节是针对致病之因，《儒门事亲》所载一系列验案对后世医家产生了很大影响。"情志性不育症"一部分患者当中，由于受到旧的传统观念的束缚，对性生活有误解，这一部分患者总是带着羞耻、负罪感进行性生活。久之，心理上产生了抑郁感，承担了不必要的压力。对这一部分患者，除了进行心理疏导之外，还要进行性科学知识的教育，让他们明白正常的性生活具有调节人体内分泌，提高机体免疫力，增强身体抵抗力，保持机体阴阳平衡，防止和延缓衰老的作用，从而消除他们的焦虑心理。

随着现代社会生活节奏的加快，男人一方面背负着家庭的重担，另一方面处于节奏快速、应酬频繁的激烈社会竞争中，时代赋予他们更多的责任和期望，无论身体还是心理，都比过去承受着更多更大的压力，传统文化与现代文明的碰撞更使新的心理适应问题产生。"情志性不育症"即是在此大背景下产生的全新疾病概念，这是摆在当代医务工作者面前的全新课题。继承中医学的整体观念，发掘中医文献中治疗这类疾病的有效疗法，逐步建立别具一格的男科学社会-心理-生物医学体系，应是男科学将来的发展方向。

# 256　情志理论在身心皮肤病的运用

20 世纪初，心理学家通过大量研究，肯定了心理和社会因素对疾病的影响，并由此提出了"心身疾病"的概念，是旨在描述一类在发病、转归与治疗等方面与心理社会因素息息相关的生理疾病。皮肤病作为临床常见的一大类疾病，由于外在皮损影响美观，常伴瘙痒影响生活，病程迁延难愈等特点，给患者的生理和心理带来沉重负担；同时现代医学也已证实多种皮肤病，如银屑病、白癜风、神经性皮炎、痤疮、斑秃等的发生、发展均与社会及心理因素密切相关，这些皮肤病统称为身心皮肤病。中医学作为人文主导性医学，自古就十分重视情志对常见皮肤病的影响。学者姚乃心等论述了情志理论在身心皮肤病的发病、治疗及转归过程中的价值，为某些皮肤科疾病的防治提供了一定的思路。

## 中医情志理论对身心皮肤病的认识

中医理论认为，情志与五脏六腑的气血和功能变化是相互关联的。《素问·阴阳应象大论》指出"怒伤肝""喜伤心""思伤脾""忧伤肺""恐伤肾"。长期的精神刺激或突然受到剧烈的精神创伤，超过人体所能调节的范围，可使脏腑气血功能失调从而导致疾病，表现在体表肌肤的，即为身心皮肤病。

**1. 怒伤肝**　《素问·举痛论》曰："百病生于气也。"肝为风木之脏，其性条达，主一身气机的疏泄，所以肝脏的病变最先引起气机的改变，从而影响全身。暴怒伤肝，肝气郁而化热，伤及阴血不能濡养肌表，以致毛发脱落，肌肤失养，可见斑秃、银屑病等病症；肝郁化火，上扰头面可致痤疮等病症；火盛则风动，风盛则痒，可致皮肤瘙痒。

**2. 喜伤心**　《素问·至真要大论》指出"诸痛痒疮，皆属于心"。心为火之脏，主一身血脉。骤喜伤心，心火血热，化腐成脓可见疮疡；火乘肺金，肺主皮毛，其气虚则肌肤失润必见皮焦毛燥；心气不足则气血壅滞，可见瘀斑、结节；血脉不通，营气不达可致干燥；心血不足，血燥生风，出现鳞屑。

**3. 思伤脾**　《素问·至真要大论》指出"诸湿肿满，皆属于脾"。脾为后天之本，主水谷精微之运化。久思伤脾，脾胃受损，运化无力，肌肤失养以致脱发；水湿内停，侵袭肌肤，郁结不散，与气血相博，可发生湿疹、水疱；忧思抑郁，血弱不华，火燥结滞面上导致黄褐斑。

**4. 忧伤肺**　《素问·五脏生成》指出"肺之合皮也，其荣毛也"。肺主气，朝百脉，卫行于外温分肉、御外邪，营行于内以生血液、荣四肢。忧愁伤肺，营卫不和，外有风邪乘虚而入，结聚于皮肤，不得疏泄，导致风疹瘾疹。

**5. 恐伤肾**　肾藏精，为先天之本，其荣在发，属水为木之母，与肝脏关系密切。过恐伤肾，肾精不充，发失其养则毛发干枯易落；肾虚本色上泛则面生黧黑斑；生木乏源导致肝血不足，血虚生风以致瘙痒；命门虚衰不能温煦脾阳，可致脾虚，脾虚湿盛引发湿疹。

由此可见，一方面，身心皮肤病的发生发展与多种情绪的失调密切相关，而这之中又以肝主疏泄为核心，波及心、脾、肺，最终及肾。而另一方面，身心皮肤病患者由于其自身外在形象受损、遭受他人歧视、病程迁延、经济负担重等问题极易产生自卑、焦虑、厌烦等心理问题，又会进一步加重病情，陷入恶性循环。

# 身心皮肤病的中医治疗

**1. 心理干预** "心病还需心药医"，情志因素作为身心皮肤病的诱因，在疾病的治疗中占据重要地位。合理选取心理干预手段，切断发病根源，是治疗身心皮肤病的核心手段。心理干预用于身心皮肤病的治疗过程时，往往多种方法联合使用，起到更好的疗效。

（1）语言开导：语言开导是最常见的心理治疗手段。《灵枢·师传》曰："人之情，莫不恶死乐生，告之以其败，语之以其善，导之以其所便，开之以其所苦，虽有无道之人，恶有不听者乎？"其核心在于医生与患者的充分沟通。这就要求医生待患者如己出，以诚相待，理解并尊重他们，最终实现"共情"，使患者将心中困难讲出，针对性地加以开导，提供应对问题的方法，调动其战胜困难的信心与勇气，从而利于患者心理和生理的康复。银屑病作为一种常见且易反复的身心皮肤病，在治疗初期，患者普遍急于求成，容易产生焦虑情绪；随着病情反复发作，患者开始失去信心，出现抑郁、躁狂等情绪，最终排斥治疗。游嵘等对25例银屑病使用清热化斑方配合心理干预治疗（干预组），通过与每位患者进行谈话，针对每位患者的身心情况具体分析。组建银屑病友俱乐部，让患者相互交流体会，收获群体归属感，从而达到平衡心态。结果发现，干预组疗效优于于对照组（单用中药治疗25例），肯定了心理开导对治疗银屑病的积极意义。

（2）以理遣情：以理遣情是指用理智驾驭情感的治法。该法是通过给患者讲清疾病病因、危害、愈后，使患者通晓病情。吴瑭《医医病书》曰："重言以惊之，危言以惧之，必使心悦诚服，而后奏效如神。"老年性皮肤瘙痒症是由于表皮组织退行性改变所致的全身性疾病，是最为常见的老年性身心皮肤病，给老年人的生活质量造成恶劣的影响，加之许多无良媒体的恶意宣传，许多老人对疾病持悲观态度，滥用保健品并拒绝接受正规治疗。熊维对54例老年性皮肤瘙痒症患者进行导向性心理干预治疗，具体包括对固执己见者阐述遵守医嘱对改善预后的意义；对恐惧焦虑者告知稳定情绪的积极意义；对轻信广告者坚持原则，阐明滥用药物的弊端等。结果发现，实验组临床总有效率优于对照组（常规护理，54例）。

（3）情志相胜：情志相胜是指在中医五行生克与七情理论指导下，通过制约患者的病态情志，从而治疗某些心身疾病的疗法。张从正在《儒门事亲》中对此有详细的说明，"悲可制怒，以怆恻苦楚之言感之；喜可治悲，以谑浪喜乐之言娱之；恐可治喜，以祸起仓卒之言怖之；怒可治思，以侮辱欺罔之言触之；思可治恐，以虑彼忘此之言夺之"。如忧思抑郁，血弱不华所致的黄褐斑，治疗时应以喜胜忧，加强与患者沟通，满足其精神要求，使患者能经常宣泄负面情绪，鼓励患者多想开心高兴的事，听风趣幽默的故事，让患者心中喜悦，笑逐颜开，防止和减少抑郁从而促使色斑早消。杨柳等主要应用情志相胜法对40例皮肤缺损患者进行情志护理，观察发现，该法较常规护理能够明显缓解患者的不良情绪，提高患者对治疗的满意度与配合度。

（4）移情易性：移情易性是指通过言语、行为、环境影响，分散或转移患者的注意力，以期排遣负面情绪，从而减轻自觉症状，改善患者生活质量。在身心皮肤病治疗过程中，要尝试转移患者对疾病的注意力，从病痛转移到另外的人或物上，如看书、听曲、钓鱼、书法等，都是移情易性的重要手段。以荨麻疹为例，瘙痒是其主要临床症状，可以引起患者强烈的搔抓欲望，严重影响患者的正常生活。此时应鼓励患者按照自己兴趣爱好参加文体活动，适当的体育活动可改善气血循行，使肌肤得到濡养，加速皮肤病的康复。乔瑜等报道了其运用心身并治法治疗神经性皮炎验案1例，其中提到患者在工作时无瘙痒感，而临睡前则因瘙痒剧烈而搔抓皮肤，导致皮肤的继发症状的同时影响睡眠，于是建议于睡前看书或听轻音乐以转移注意力，患者睡觉期间搔抓皮肤情况果然明显减少。

**2. 药物治疗** "心病当需心药医"，说明心理治疗在身心皮肤病治疗中的重要意义，但仍需牢记"药石不可废"，合理的药物应用对于皮肤病的治疗仍是主要手段。中医情志理论认为情志与脏腑是双向作用的，情志不舒是造成身心皮肤病的诱因，皮肤病变又反过来影响患者情绪，最终陷入恶性循环。基于中医脏腑辨证理论，从五脏均有论治皮肤病的思想及临床实践。而"肝主疏泄""心主神明"，所以五脏之中，尤以肝、心与身心皮肤病的关系最为密切。因此，在辨证论治基础上，针对特定脏腑（肝，心），合理选用方药，是治疗身心皮肤病的重要手段。

（1）从肝论治：①肝气郁结，治以疏肝理气：《黄帝内经》指出"木郁达之"。肝喜调达而恶抑郁，七情过极，肝失疏泄，则气机郁滞，百病始生。肝气郁结导致的常见皮肤病主要有痤疮、黄褐斑、白癜风、斑秃、银屑病等，多发于中青年人，发病前多有情志不遂史。临床可运用疏肝解郁法恢复肝脏生理功能，改善患者情志，起到缓解疾病的目的。刘邓浩等观察发现青春期后痤疮表现于外的周期性皮损变化与经期密切相关，同时伴有心烦易怒、乳房胀痛、痛经、月经不调等症状，采用疏肝解郁健脾为主，同时顺应女性生理特点，结合中药周期调治法，治疗女性青春期后痤疮，临床总有效率为88％。徐俊涛等运用疏肝解郁法治疗情志相关皮肤病5例，以逍遥散为主方加减，效果显著。热毒成疮、剥脱皮屑者加夏枯草、牡丹皮、栀子、黄芩、赤芍、白茅根等清热凉血；皮肤痒甚者加浮萍、僵蚕、白鲜皮、刺蒺藜祛风止痒；夜寐不安者加当归、炒酸枣仁养血安神。②肝火上炎，治以清肝泻火：肝脏为"风木之脏"，容易化火动风，易受情志影响。火性炎上，肝经挟火，可致神经性皮炎、带状疱疹、痤疮等。柴胡清肝汤出自《外科正宗》，在治疗带状疱疹中疗效很好，内外共同用药，外佐以雄黄、轻粉以治肝火妄动引起的带状疱疹。丹栀逍遥散加减内服，配合药汁湿敷患处，治疗痤疮，效果满意。③肝胆湿热，治以清热利湿：肝胆互为表里，肝功能异常，失疏泄之功，会影响脾胃运化，进而导致湿邪内生，郁而化热，湿热循肝经而行，常出现皮肤病有急性亚急性湿疹、丹毒、阴囊湿疹等。名方龙胆泻肝汤，清肝胆实火，泻肝胆湿热，被众多医家应用于皮肤病的治疗。④肝肾阴虚，治以滋补肝肾：肝藏血，肾藏精，精能化血，血能生精，即肝肾同源，精血亦同源。肝肾阳气互资，阴液相滋，肾阴亏虚，水不涵木，肝阳上亢，可致肝肾虚病症兼有阴虚内热之象。常导致的皮肤病有红斑狼疮、鱼鳞病、贝赫切特综合征（白塞病）、老年顽固性皮肤瘙痒等。治疗肝肾阴虚的经方六味地黄丸、左归丸等常被应用于治疗此证，如六味地黄丸加味荆芥、防风、蝉蜕、白蒺藜等治疗老年顽固性皮肤瘙痒56例，总有效率达95％。口服六味地黄汤加味剂治疗汗疱疹，效果亦佳。

（2）从心论治：①心神不宁，治以重镇安神：心神失调的皮肤病存在多种情况。根据中医基础理论中的"七情致病"理论，突然且强烈或长期的心神失调可以直接导致皮肤疾病的发生，如神经性皮炎；精神因素与其他因素共同作用致病，如湿疹；皮肤病的临床表现可以增加患者的精神压力，导致心神失调更甚并进一步加重病情。安神法常用于各种皮肤病的治疗。磁石、龙骨、琥珀、石决明、牡蛎等重镇安神药临床常用于皮肤瘙痒症的治疗，可有效缓减患者不适，改善不良情绪。②心火炽盛，治以清热泻火：疮疡的形成多为火热毒邪内侵，气血凝滞，经络不通而致，而心主火，主血脉，若心火炽盛，可贯注血脉，灼伤腠理，使火热毒邪内聚，发于肌肤而生。现代临床银屑病血热证治疗多采用清心火，清热凉血解毒法。用黄连、淡竹叶、生栀子等治疗心胃火盛上蒸口舌所致的单纯疱疹，得到了较为满意的效果。③心血亏虚，治以养血和血：血液运行于周身，濡养皮肤肌腠，"夺血者无汗，夺汗者无血"，汗为心之液，而津血同源，汗液与心血相生相用。若心血不足，则皮肤易干燥，也易血燥生风，生风则易造成瘙痒。"治风先治血，血行风自灭"，应采用养血和血或气血双补法。如养血祛风的荆防四物汤治疗老年性皮肤瘙痒，疗效优于常规抗过敏治疗。治疗鱼鳞病、牛皮癣、斑秃、荨麻疹等证属心脾气血两虚者，取归脾汤益气养血，健脾养心之功效，疗效可观。

随着社会经济的高速发展，居民生活、工作压力不断增大，加之饮食随意、起居失节等问题的普遍存在，身心皮肤病的发病率越来越高，现代医学更是有将皮肤称作"第三大脑"的说法。对于患有身心性皮肤病的患者来说，诊疗时，应心理干预与药物治疗相结合，双管齐下，旨在使患者身心功能达到共同康复。"欲治其疾，先治其心"，在新的健康观的推动下，以患者为中心的"生物-心理-社会"医学模式正在被广泛接受和应用，医疗服务也正逐步向"医疗-预防-保健-康复"型转化。中医情志理论指导下的心理干预结合药物治疗身心皮肤病有着独特的理论基础和大量临床积累，值得进一步的挖掘和发展。

# 257　　从情志应激论斑秃治法

斑秃，中医称之为"油风""鬼剃头"，既往中医多认为斑秃的病机为脏腑亏虚，气血生成、运化不足以致毛发失却润养等，治疗多从补益肝肾、益气养血论治。随着社会生活节奏的不断加快、生活压力越来越大，斑秃的患者数量逐渐增加，并趋向年轻化，70％～80％的患者在40岁之前发病。对于这一类患者来说斑秃的根本原因并非脏腑亏虚，而是情志应激所致。情志以其相对应的脏腑功能为基础，长期处于情志应激状态必然会导致相应脏腑的生理功能受损，气血生成输布失常。故情志应激与斑秃的发生发展有着密切的联系。斑秃虽然不影响健康，但作为一种损容性疾病，它会给患者造成巨大的心理负担和精神压力，而这种心理负担和精神压力又可作为新的情志应激加重斑秃的发生发展，如此反复，形成一种恶性循环。学者和靖等认为，要想打破这种恶性循环，就需要从新的视角介入，对斑秃的病因病机及发生发展有更全面的认识。

## 斑秃的研究现状

斑秃（AA）是一种自身免疫性疾病，可发生于人体任何有毛发的部位，其中约90％发生于头皮。临床表现上没有明显的炎症、偶有头皮轻度麻、痒感。其脱发区呈圆形或类圆形或不规则形，边界清楚，数目不等、大小不一。脱发区皮肤表面光滑，略有光泽。斑秃的病因可能与环境、免疫和遗传因素有关，其发病机制仍不十分清楚，有研究表明血液黏稠度增高可能是其发病机制之一。也有学者认为斑秃的发病与皮肤和肠道的微生物有关。神经内分泌网络是目前较为公认的发病机制，神经精神和应激因素是斑秃的发病因素之一。传统的斑秃治疗方法包括局部激素疗法、光疗、冷冻疗法、口服免疫抑制剂、免疫疗法等，新型治疗方法主要有络氨酸激酶抑制剂、肿瘤坏死因子抑制剂、调节性T细胞、富血小板血浆、免疫调节剂、磷酸二酯酶抑制剂、他汀类、前列腺素类药物及激光治疗等，但因激素药物的副作用较强、其他药物疗效的持久性低、疗效不稳定，病情易反复等问题，治疗后患者的满意度并不高。

## 情志应激是引起斑秃的主要原因之一

情志应激是指长期处于持久而强烈的负面情绪刺激中所形成的一种精神应激状态。若这种应激状态不能及时解除，久之则会成为致病因素，影响机体健康。如《养性延命录》所说"喜怒无常，过之为害"。情志活动以相应的脏腑气血为其物质基础，如心在志为喜、肝在志为怒等。情志应激影响脏腑功能，《灵枢·百病始生》中就有"喜怒不节则伤藏"的说法，脏腑功能受损则气血生成运化不周，头发润养不泽而成斑秃。现代生活中人们常常面临来自工作、生活、情感等多方面的压力，情志反应敏感而丰富。因情志应激而导致的斑秃也越来越多，如罗敏等通过分析118例斑秃患者临床表现及发病诱因后发现32.1％的患者发病前有学习或者工作紧张、劳累、焦虑、抑郁或生活习惯改变以及疾病等精神紧张因素。Koo等学者认为74％的斑秃患者至少有一项以上的精神因素异于常人，而个性内向和情绪不稳定的人群中斑秃的发生率较普通人高。怒伤肝，思伤脾，恐伤肾，悲忧伤肺，喜伤心，任何一种过激的情绪反应都会引起相应脏腑的变化，进而影响气血的生成、运化和布散，布散不及、濡养不周发为斑秃。同时，情志应激也是斑秃的发生日趋年轻化的主要原因之一。

**1. 怒伤肝**  怒是一种情感反应，源于人体未达到某种欲望或者需求，是一种紧张情绪。"怒伤肝"作为情志应激的一种，其实质涉及神经-内分泌-免疫网络，它的反应与下丘脑、网状结构、边缘系统、大脑皮层等部位有着密切关系，现代研究表明神经内分泌网络与斑秃的发生密切相关。现代生活中情感不顺、情志不遂等多种剧烈、持久的不良生活事件都可成为致怒因素。怒伤肝，最易导致肝的疏泄失调，气机逆乱，气血运行受阻，气滞血瘀，血无法上奉至巅顶，头发失却濡养以致斑秃。

**2. 思伤脾**  思即思虑、思考，早在《类经·藏象类》中就说"思出于心，而脾应之"，表明大脑与胃肠道之间存在着密切联系。亦有研究表明持续的紧张等刺激会引起闹钟 5-HT 增加，5-HT 可引起 CRF 释放，从而导致食欲减退、胃肠消化功能减弱。思本是人的正常情志活动，倘若思虑太过，甚至空怀妄想，谋虑怫逆，则成为不良的情志刺激，会使神聚志凝、气结不行，积聚于中，导致脾胃气机郁结，影响气血的生成和运化。现代社会人们对当前工作、生活状态的不满意以及对未来生活的向往与思考都会导致过思而伤脾，脾伤则升降不及、运化失常，而致气血生成不足。发为血之余，气血充足方可养脑滋发，使毛发润泽。气血生成不足则无以余，不能滋养毛发而使毛发失泽、脱落。同时，思伤脾，导致脾失健运，脾失健运则水液失于运化，水液代谢失常，聚而成痰、成瘀，痰瘀阻塞毛囊，毛发生长受阻，故而导致斑秃。

**3. 恐伤肾**  肾藏精，其华在发。毛发能否润泽生长取决于肾精的盛衰，若肾中精气不足，毛发失于濡养，则毛发细软、枯槁，甚则松动、脱落，正如《黄帝内经》曰："肾气实，发长；肾气衰，发堕。"肾在志为恐，恐惧以肾中精气为其物质基础，故恐首先伤肾，例如，《灵枢·本神》曰："恐惧而不解则伤精。"压力恐惧是当前人类疾病的一个重要发病因素，对未知事物的恐惧、未完成任务的紧张以及突发状况的惊吓，都是导致肾精受损的主要原因。长期处于恐惧状态必然会伤及肾中精气，肾精所伤则精却气下，气机逆乱，五脏失和，气血精微不能上而润养头发。

**4. 悲忧伤肺**  纷繁复杂的现代生活使得每个人都背负着一定的压力，因而情感生活也随之丰富而敏感，常常会因为各种失败、挫折而产生悲伤、忧郁的情绪，当这些情绪逐步加重成为致病因素时往往最先伤及肺。肺在志为忧，忧则肺伤，悲则气消，肺主气，故悲亦伤肺。简言之，忧愁、悲伤这一类非良性情志刺激最先伤及肺，肺伤则气机升降出入失常，"气为血帅"气机逆乱必然导致血液运行失常。同时，肺主皮毛，毛发的润泽有赖肺气上乘疏布之水谷精微的濡养，悲忧伤肺则濡养不足而易致斑秃。

**5. 喜伤心**  心为五脏六腑之大主，喜之情绪又如一把双刃剑（喜作为一种正常的情绪反应可使人心情舒畅、气血调和，但是喜之情绪太过成为致病因素会导致很多疾病的发生），"喜伤心"作为情志病很容易被忽略。心主血脉，贯宗气，喜悦过度，以致心气耗伤而弛缓，心血运行失常，气血难以疏布至巅顶而致斑秃。

斑秃的根本病机当属七情致病，导致脏腑功能失调，气血生成、运化、布散受阻，头发失却濡养而脱落，形成斑秃。斑秃的传统中医治疗以调理脏腑为主，忽视了情志调节。

## 斑秃的治疗当溯本求源

**1. 情志调节是治疗斑秃的根本**  情志应激与斑秃的发生发展有着密切联系，斑秃患者在发病之前大部分都有经历过或者正在承受一定的情志刺激，长期处于情志应激状态会导致机体各脏腑的生理功能受损，气血失调，头发失却润养而致斑秃。故在斑秃的治疗过程中情志调节尤为重要。情志调节应当从以下三个方面入手。

首先，寻找情志应激源。高强度快节奏的现代生活给每个人都会带来一定的精神压力和心理负担，比如繁重的工作、生活压力，对未完成事物的恐惧以及过度思考思虑等，都会引起相应的情志应激，成为促使斑秃发生发展的情志应激源。只有准确找到导致斑秃发生的情志应激源，及时、正确地解除情志应激状态，才能从根本上有效预防和治疗斑秃的发生发展。

其次，注重心神合一。中医学认为神是人体生命活动的总称，是对人体生命现象的高度概括。人是形神相依、心身相关的统一体，无神则形无以活，无形则神无以生。当代人面临着来自各方面的巨大压力，面对各种各样的挑战，常常很难做到心神合一。《素问·上古天真论》曰："恬惔虚无，真气从之，精神内守，病安从来。"《素问·生气通天论》提出的"清静则肉腠闭拒，虽有大风苛毒，弗之能害"均表明调神养性、心神合一对人体生理功能的正常维持至关重要，有助于避免疾病的发生。重视精神调养，同时也可通过练习传统健身术如太极拳、五禽戏、八段锦等达到颐养身心，心神合一的效果。

最后，活用情志相胜。情志致病具有五行规律的特点，即怒伤肝、喜伤心、思伤脾、悲伤肺、恐伤肾，故对情志应激的治疗可采用以情治情、情志相胜的方法。《素问·阴阳应象大论》及《素问·五运行大论》就有根据五行生克规律提出情志相胜的原则及规律，"悲胜怒、怒胜思、思胜恐、恐胜喜、喜胜悲"。情志相胜法在现代心理学治疗中应用广泛，如柳青用"思胜恐"的方法治疗 12 例有过度恐惧情绪的学生，取得满意疗效。故可用此方法解除斑秃患者的致病情志，以提高斑秃的治疗效果。

**2. 脏腑调理是治疗斑秃的关键**　　情志是以其相对应脏腑的生理功能为物质基础的，情志所致疾病首先伤及其对应的脏腑，所以斑秃的治疗在调节情志的同时还应该注重脏腑调理。斑秃的发生主要责之于郁怒、思虑、惊恐等情感应激伤及肝脾肾三脏，治疗上当以疏肝、健脾、补肾为主。人体各脏腑之间是密切联系、相互协调的，如果长期处于情感应激状态，其他脏腑必然会受到影响。如心主血脉功能失调而致血脉瘀阻不同，毛发失荣而脱；肺主宣发功能受损致卫气、津液难以输布至全身而毛发失却润泽脱落等。故在斑秃的治疗中当以调肝、健脾、补肾、养心、宣肺相结合，在整体观念的基础上辨证施治，脏腑同调又各有侧重。

斑秃是一种情志应激性疾病，是由于长时间的情志应激导致脏腑功能失调，气血亏损，头发失却濡养而致。现代生活中人们常常面临来自工作、生活、情感等多方面的压力，这些压力若不能及时解除，日积月累，就会是人处于一种情志应激状态。情志应激会导致斑秃的发生，而斑秃又会给患者带来心理、精神压力而成为新的情志应激，二者互为因果，形成恶性循环。情志是各脏腑生理功能、病理变化的外在表现，各脏腑的气血津液是情志活动的物质基础。情志应激导致脏腑功能失调，脏腑功能失调导致气血生成运化不周，气血的生成运化受阻，毛发失润而成斑秃。故在斑秃的治疗过程中应当重视情志调节，找到情志应激的源头，通过情志相胜、调养心神等方式克服不良情绪，保证情志顺遂，从根源上阻止斑秃的发生发展。同时，配合脏腑调理，身心同调。情志调节和脏腑调理相结合有望为斑秃的治疗提供新的思路和方法。

# 258　论情志与妇科疾病的关系

妇科疾病临床以月经病、带下病、产科疾患为常见。在引起妇科病的诸多因素中，七情内伤尤为关键。因此学者周岚等就此关系做了论述，以期能对妇科病的治疗有所启迪。

## 妇科疾病与情志因素密切相关

情志即指人体受到外界环境的刺激后产生喜、怒、忧、思、悲、恐、惊七种情绪变化，又称为"七情"。在正常的情况下，这七种情绪变化一般都会在人体正常的可调节范围内，不会发病。但若情志太过激烈，超过人体正常的承受能力，或者不良的情志影响持续过久，就会超出人体正常的生理调节范围而致病，故有"七情内伤"之说。《素问·阴阳应象大论》指出"喜伤心，忧伤肺，恐伤肾，怒伤肝，思伤脾"，说明七情可伤脏腑。情志内伤是导致人体脏腑气机失调、气血紊乱的主要因素，而妇人幽居多郁，情怀不畅，或生性多愁善感，性情多疑虑，故多发情志病。情志病一旦出现，其对妇女的生理产生巨大的影响，而引起相关的经、带、胎、产诸多疾病。

**1. 月经病**　月经病是指月经的周期、经期、经量等发生异常，以及伴随月经周期出现明显不适症状的疾病。历代医家早已认识到情志内伤对月经病的影响。《傅青主女科》指出"经本于肾，经水出诸肾"；叶天士《临证指南医案·淋带案》指出"女子以肝为先天"；分别强调了肾的闭藏、肝的疏泄作用对月经的调节。平日女子喜怒而多火易伤肝，善恐易惊而易伤肾，导致人体气机失调，藏泄失司，必致血海蓄溢无常，出现月经周期的异常。《济生方·妇人门》中记载"妇人室女，七情感伤，血与气并，上下攻刺"，说明妇人情志内伤，气血逆乱而导致痛经的原因。《素问·阴阳别论》曰："二阳之病发心脾，有不得隐曲，女子不月。"说明闭经是因七情所伤，脾受损而致。刘完素在《素问病机气宜保命集》曰："女子不月，先泻心火，血自下也。"说明古人早已认识到清泻心火在闭经治疗中的重要性。

宋代严用和曰："崩漏者，多因喜怒、劳役以致冲任虚损，阴阳互相胜负而然。"指出七情内伤引起冲任气血不足，气虚不摄血出现崩漏。《素问·痿论》曰："悲哀太甚，则胞络绝，胞络绝，则阳气内动，发为心下崩。"说明七情过激，肝火内炽，热伤冲任，迫血妄行则发崩漏。

**2. 带下病**　带下病是指带下的量、色、质、味发生异常的一类常见妇科疾患。例如，《妇人秘传》指出"七情过极，肝气横逆，木强土弱，脾失健运，因而带下绵绵色黄或赤"；《傅青主女科》亦曰："妇人忧思伤脾，又加郁怒伤肝，于是肝经之郁火内炽，下克脾土，脾土不能运化，致湿热之气蕴于带脉之间。"阐述了七情内伤，肝失条达，气郁化火，木乘脾土，而致脾失健运，内生痰湿，带脉失约而所致的带下失常。《女科证治约旨》曰："若外感六淫内伤七情酝酿成病，致带脉纵弛，不能约束诸脉经，于是阴中有物，淋漓下降，绵绵不断，即所谓带下也。"也再次阐明带下的病机与情志密切相关。

**3. 不孕症**　《景岳全书·妇人规·子嗣类》提出"产育由于气血，气血由于情怀，情怀不畅则冲任不充，冲任不充则不受"的七情内伤导致不孕的机制。五脏中肝的疏泄功能失常是情志因素导致不孕的关键。肝气郁结则气血不调，冲任不能相资故而不孕。另外，《妇人秘科》曰："种子者，女贵平心定气，稍不如意即忧思怨怒也。思则气结，怒则气上，悲则气郁。血随气行，气逆血亦逆，气结血亦瘀，因此平心定气为女子第一紧要也。"强调患者思虑过度，情绪忧郁，伤于心脾，思则气结，胞脉不畅，可成为女子不孕的主要原因。

**4. 妊娠病**　妊娠时生理特点即阴血聚于下而虚阳上浮，此时情绪极易发生波动，影响胎和孕妇的健康。《傅青主女科》曰："夫妇人受孕本于肾气之旺也……而肾水不能应，则肝益急，肝急则火动而逆也；肝气既逆，则以呕吐恶心之症生焉。"此为妊娠恶阻发病的主要病机。《女科经论》曰："妊娠四五月后，每常胸腹间气滞满痛……此由愤怒忧思过度。"说明愤怒忧思而气郁不通发为妊娠腹痛；七情郁结化热，热扰冲任，破血妄行，则发为胎漏、胎动不安；又有惊恐伤肾，冲任不固，胎失所系，亦见胎动不安；素性抑郁，气机不畅，冲任阻滞则胞脉不畅，易发生异位妊娠；瘀伤胞脉、结聚伤胎而成鬼胎；冲任不畅，胎阻气机，胞脉壅阻则可致过期不产；忧思气郁，痰阻清窍，清阳不升则妊娠眩晕，发为子痫。

**5. 产后病**　《儒门事亲》曰："可因啼、哭、悲、怒、郁、结，以致乳脉不行，而成缺乳。"指出妇女产后情绪不稳定，使肝气郁结而气机不畅，肝经郁滞则不能疏泄乳络，乳络不通而缺乳。产后亡血伤阴，心失所养，神不守舍。加之突然的心理刺激，容易被情志所伤，导致产后抑郁；产后情志不遂，气滞血瘀阻于冲任，血不归经则可致产后血崩、恶露不绝；瘀阻冲任，营卫不和则有产后发热；气机阻滞，清浊升降失常，膀胱气化不利，则产后小便不通。

## 调理五脏，调畅情志是治疗情志疾病的重要方法

情志因素在妇科病的发生中占据重要地位，因此临床调理情志成为治疗情志疾病的关键所在。既然情志的产生源于五脏气血，因此调节情志同样也应从调理脏腑入手。

**1. 心**　心藏神，是指心能主宰人体一切精神意识思维活动。心正是通过对心神的主导来调控其他各脏腑的功能活动。故称之为"君主之官""五脏六腑之大主"。而情志病因中，不同情志对脏腑的影响不同，然而诸多情志因素又必定通过心而影响其他脏腑。《类经》中提到"忧动于心则肺应，思动于心则脾应，怒动于心则肝应，恐动于心则肾应，此所以五志随心所使也"。《灵枢·口问》指出"故悲恐忧虑则心动，心动则五脏六腑皆摇"，也说明在情志内伤中，首伤心神，后及他脏。心主血脉，是指心能通过心气的推动，维持血脉中血液的正常运行。《女科经纶》指出"妇人经血属心脾所统"，也说明血的来源化生于脾，而总统于心。另外，心亦能化赤生血，因此心对于人体血液生成和运行起着重要的调控。女子以血为用，若受到外界情志因素影响后，必然引起心对血液调控失常而出现妇科疾患。"胞脉者属心而络于胞中"，若忧愁思虑，心气不得下通，胞脉闭阻，可出现闭经、月经不调、不孕等。妇科疾病在心者，多见虚实两端。实者心火上炎，可引起血热妄行，而致冲任失摄。症见月经过多、崩漏、功能性子宫出血等症；也有因心火亢盛，心气不得下通，则胞脉闭塞，而致闭经。治宜清心泻火，方如导赤散。虚证多因心阴不足，心血不足，出现月经后期或闭经。以养血宁心为主。方如养心汤、酸枣仁汤、补心丹等。

**2. 肝**　肝主疏泄，喜条达而恶抑郁。若肝气畅达，血脉流通，则月事按期来潮。另外，肝为藏血之脏，有贮存血液和调节血量的作用。而在女子经、带、胎、产诸多生理中正是以血为用，因此，常有"女子以肝为先天"的说法。临床上若肝失疏泄，气郁化火，进而横逆，不但可以先克伐脾胃，上乘肺金导致呕血、咯血、衄血，继而影响冲任使血海不足，出现月经不调、痛经、闭经、妊娠恶阻、子痫、围绝经期综合征等。因此调肝是治疗妇科疾病的根本大法。肝郁不舒宜疏肝解郁，药物有柴胡、川楝子、郁金、香附等；肝火旺盛宜清热泻肝，药物有龙胆草、栀子；肝郁化火伤阴，肝阴不足宜滋养肝阴，药物有枸杞子、白芍、桑椹子、女贞子、墨旱莲等；肝阳上亢宜平肝潜阳，药物有石决明、勾藤、龙骨、牡蛎等。

**3. 脾胃**　脾胃为后天之本，气血生化之源。而冲脉又隶属于阳明。因此，气血充足，血脉充盈则直接注于冲任二脉成为经水之源。故《妇科论》曰："妇人经血属于心脾所统。"此外，脾能运化水液，统摄血液。情志内伤中，"思则气结"，说明过度思虑引起脾气郁结，功能失常。若脾失健运，气血化生不足，则经血乏源而致月经量少、月经后期甚至闭经。若脾不能统摄血液可致崩漏、月经过多；由脾虚湿热内阻而致带下病。脾气宜升，若脾气不足，不能升举，可致中气下陷的子宫脱垂。妊娠时由脾虚不

能渗利水湿而致妊娠水肿；脾阳不振，食欲减退，则有碍于胎元的营养。产后脾阳不振，亦可影响乳汁的分泌等。治疗以上因脾胃功能失常导致的妇科病，应以补益脾气，温补脾阳为主，药如党参、白术、苍术、山药、薏苡仁等，选方如参苓白术散，治疗时应注意不宜过于滋腻，以免滞碍脾阳。

**4. 肾**　肾为先天之本，主藏精气。《素问·六节藏象论》曰："肾者，主蛰，封藏之本，精之处也。"当肾中精气充盛到一定程度后，化生出一种促进女子行经的精微物质——天癸。另外，肾与冲任二脉密切相关，肾精充足，精血充盈，冲任二脉才得以蓄满，月经才能正常的应时而下。故《素问·上古天真论》曰："女子二七而天癸至，任脉通，太冲脉盛，月事以时下，故有子。"情志内伤中，"恐则气下"，说明过度恐惧使得肾气下陷，可致遗精、滑精，甚至堕胎或小产，治宜补肾填精。日久可引起肾阳不足，失于温煦，症见月经后期、色淡质稀、性欲冷淡、白带量多质稀。治疗以张景岳所曰："惟以填补命门，顾惜阳气为主。"药以仙茅、淫羊藿、巴戟天、肉苁蓉等温补肾阳为主。肾阳不足亦可累及肾阴亏虚，出现月经先期、五心烦热。治疗宜滋养肾阴，药物选用血肉有情之品，如生地黄、熟地黄、鳖甲、阿胶、枸杞子、地骨皮、何首乌等药。

七情内伤作用于人体后，可使心、肝、脾胃、肾等脏腑功能失常，而引起带下病、月经病、妊娠病、产后病等诸多妇科疾患。因此，对于诊治妇科疾病，应多从情志因素考虑，调理相应的脏腑功能才能收到事半功倍的疗效。

## 259　妇科疾病与不同情志的相关性

《素问·调经论》曰："邪之生也，或生于阴，或生于阳，生于阳者，得之风雨寒暑，生于阴者，得之饮食居处，阴阳喜怒。""阴阳喜怒"就是对各种情志活动的概括。情感刺激太过，会引起机体生理平衡失调，脏腑气血逆乱，终致疾病的产生。而女体属阴，血常不足，心神柔弱，不耐情伤。且妇女多内向深沉，多思、多虑、多郁，正如前人所说"体本娇柔，性最偏颇"，加之现代女性承受着来自社会、家庭及自身的压力，更易致情怀不畅、肝失条达而引发多种妇科疾病。有统计表明，在妇科的经、带、胎、产、杂五方面的 30 种疾病中，与情志有关的病症占 19 种。正如《医学正传》曰："妇人百病皆由心生。"学者朱玲等就不同妇科疾与不同情志异常的相关性做了阐述。

### 情志失调与妇科疾病

**1. 月经病**　内伤七情中，以怒、思、恐对妇女月经病的发生影响较著。

（1）怒：《妇人大全良方·调经门》曰："若恚怒则气逆，气逆则血逆，逆于腰腿，则遇经行时腰腿痛重，过期即安也。逆于头、腹、心、肺、背、胁、手足之间，则遇经行时，其证亦然。若怒极则伤肝，而有眼晕、胁痛、呕血、瘰疬、痈疡之病，加之经血渗漏于其间，遂成窍穴，淋漓无有已也"。忿怒过度，常使气滞不畅，气机逆乱，进而引起血分病变，可致月经后期、痛经、闭经、崩漏、经行吐衄等。同时，在脏腑中，怒又常伤及肝，《万氏妇人科·调经章》曰："女子之性，执拗偏急，忿怒妒忌，以伤肝气，肝为血海，冲任之系。"郁怒不畅，肝失条达，疏泄失职，影响气血循环，最易发生月经病。如情志不畅，肝气郁结，则血为气滞，冲任失畅，血海蓄溢失常可引起月经先后无定期、经量多少不定；冲任失畅，胞脉阻滞，可引起经行不畅、痛经、闭经等；若肝郁化热，热伤冲任，迫血妄行，可引起月经先期、月经过多、崩漏等；肝郁化热，经期冲脉气盛，气火循经上犯，损伤阳络，可致经行吐衄；此外，肝气失于条达疏泄还可引发"经行乳房胀痛""经行情志异常"等月经病。

（2）思：早在《黄帝内经》时代已经认识到情志因素可致月经病的发生。《素问·阴阳别论》曰："二阳之病发心脾，有不得隐曲，女子不月。"《沈氏女科辑要笺证·月事不来》曰："经言不得隐曲，即指所思不遂，谋虑拂逆而言，则心脾之阴营暗耗，而不月之病成矣。"进一步提示，忧思、思虑可致月经病。忧思不解，积念在心，阴血暗耗，心气不得下达，冲任血少，血海不能按时满盈，可致月经后期、月经过少、闭经等。在脏腑中，思虑又常伤及于脾胃，影响气血生化之源，从而导致月经病的发生。如思虑不解，损伤脾气，中气虚弱，失于摄纳，冲任不固，不能统摄经血，故月经提前而至，《景岳全书·妇人规》曰："若脉证无火，而经早不及期者，乃心脾气虚不能固摄而然。"同时，思虑过度，损伤脾气，脾虚生化不足，统摄无权，冲任失调，血海蓄溢失常，以致经行先后无定期；若思虑过度，脾虚化源不足，冲任血虚，血海不按时满溢，可致月经过少甚至闭经。

（3）恐：《妇人大全良方·调经门》曰："盖被惊则血气错乱，经脉斩然不行，逆于身则为血分、痨瘵等疾。"《妇科玉尺·月经》曰："经血暴下者……《黄帝内经》曰火主暴速，亦因暴喜暴怒忧结惊恐之致。"这都已提及惊恐可导致月经病的发生。惊恐过度，常使气下、气乱，失去对血的统摄和调控，以致月经过多、崩漏、闭经等。恐为肾志，惊恐过度则伤肾。而肾为先天之本，主藏精，主生殖，《素问·上古天真论》曰："女子七岁，肾气盛，齿更发长；二七而天癸至，任脉通，太冲脉盛，月事以时下。"故在月经产生的过程中，肾是起主导作用的。惊恐伤肾，等同于伤了月经之本，可致月经不调、崩漏、闭经、痛经等。

现代医学认为，女性的特殊生理是受"下丘脑-垂体-卵巢轴"调节的，此轴又受中枢神经系统的调控。长期的精神刺激，如焦虑、抑郁、惊恐等不良心理长期作用于机体，会通过大脑皮层和中枢神经系统影响下丘脑-垂体-卵巢轴，从而导致机体内分泌失调，而致月经失调。所以，治疗月经病时，若能从调理情志入手，可令全身气机通畅，气行则血行，气血通畅，则无病矣。

**2. 胎漏及胎动不安**　主要与怒、思、恐三种情志相关。

（1）怒：宋代《妇人大全良方》曰："妇人以血为基本。"而血之为用，全赖于气，气血和调，血才能养胎。抑郁或愤怒易伤肝，妇女怀孕之后，若愤怒过度，可使肝气横逆，触动血脉，气血失和，损伤胎元，胎元受阻，导致冲任不调，胎元不固，发生胎漏、胎动不安；若长期精神抑郁，气机不畅，易化火化热，热扰冲任血海，迫血妄行，内扰胎元，胎元不固，故妊娠期阴道出血；肝火太盛也可下劫肾阴，以致肾阴不足，肾虚冲任失固，养胎之阴血下泄；且肾阴虚生内热，热伏冲任，迫血妄行，都可致胎漏、胎动不安。

（2）思：脾为后天之本，气血化生之源，脾主中气而统血。忧思过度易伤脾，"思则气结"，妇女怀孕之后，若思虑劳神过度，伤神损脾导致气机郁结，造成气血失调，气不能载胎，血不能养胎，统摄无权，冲任亏虚而不固，出现胎漏、胎动不安。

（3）恐：肾藏精，主生殖，胞络系于肾，为冲任之本。精血同源，血是胎孕的物质基础。惊慌恐惧易伤肾，"恐则气下"，妇女怀孕之后，若受到惊吓，则肾气虚弱，摄纳无力，冲任不固，胎失所系，气泄于下，血随气泄可致胎漏及胎动不安。

现代医学认为，焦虑、紧张、恐吓等严重精神刺激均可导致流产。黄志英研究了脑力劳动与流产的关系，发现脑力劳动者孕妇组先兆流产患病率明显高于非脑力劳动者孕妇组，认为可能与紧张的脑力劳动导致孕妇较强烈的长期或反复的精神紧张、焦虑、烦躁等情绪变化有关，使大脑皮质兴奋-抑制平衡失调，影响舒缩血管中枢，子宫小动脉痉挛，绒毛膜缺血，胎儿发育障碍。韩宇霞对191例自然流产患者的心理状态、个性特征与中医证候相关性进行了研究，发现中医证候类型与个性特征、异常心理状态有相关性。情志与本病的发展、预后也密切相关，患病之后，患者情绪稳定乐观，则气血和调，促进疾病痊愈；而恐惧、忧思、郁怒会进一步加重气血紊乱，脏腑失和，则可导致堕胎、小产。治疗该病时应注重调理肝脾肾，同时辅以宁心定志。夏桂成认为，心得降，肾得实，精得定，子宫得固藏，应注重在宁心的前提下补肾，临床上常采用清火宁心、安神宁心、疏导宁心等法。

**3. 不孕症**　情志因素导致不孕症是通过其对脏腑功能的影响来实现的。脏腑中以肝、肾、心、脾为主，其中肝的疏泄功能的失常是情志因素导致不孕的关键。《傅青主女科》曰："嫉妒不孕，谁知是肝气郁结乎，其郁而不能成胎者，以肝木不舒，必下克脾土，而致塞脾土之气，塞则腰脐之气不利，腰脐之气不利，必不能通任脉而达带脉，则带脉之气亦塞矣，带脉之气既塞，则胞胎之门必闭，精即到门，亦不得其门而入矣，其奈之何哉？"素性抑郁或七情内伤可致情怀不畅，同时由于久不受孕，继发肝气不舒致令情绪低落、忧郁寡欢，气机不畅，二者互为因果，肝气郁结益甚，以致冲任不能相资，不能摄精成孕。又肝郁克脾，脾伤而不能通任脉而达带脉，任、带失调，胎孕不受。《景岳全书·妇人规·子嗣类》曰："产育由于血气，血气由于情怀，情怀不畅则冲任不充，冲任不充则胎孕不受。"张景焘《香礵医话》曰："妇人善怀而多郁，又性喜褊隘，故肝病尤多。肝经一病，则月事不调，艰于产育。"朱小南认为"经前有胸闷乳胀等症状者，十有六七兼有不孕症，情绪不欢，肝气郁滞，木横克土，经前常有胸腹胀闷不宽，乳部胀痛等情况，同时往往影响孕育。总之，心肝气郁是排卵障碍的基本病理环节，不孕症的排卵障碍、黄体功能不健，甚至部分输卵管病变可见心肝气郁的临床表现。张洁古曰："治胎产病，皆从厥阴论治。"《万氏妇人科·种子章》曰："种子者，女则平心定气以养其血……忧则气结，思则气郁，怒则气上，怨则气阻，血随气行，气逆血亦逆。此平心定气，为女子第一紧要也。"在临床辨治女性不孕症的过程中，应该充分重视情志因素的重要性，注重从心肝论治。

**4. 癥瘕**　现代医家论述子宫肌瘤的成因，大多从肝郁气滞血瘀论治。庄妙清认为，阴阳失调，肝脾肾气不化，气机不畅，气滞血瘀，终成肌瘤。张玲认为多因七情郁结，饮食内伤，致令肝脾亏损，脏腑失调，胞脉气机阻滞，瘀血内停，日久渐积而成。张崇智提出顽症从肝论治，认为子宫肌瘤是"肝失疏泄，气机不调，血行不畅，经遂不利，脉络瘀阻，结块积于小腹"的结果。统计资料表明，75%～80%的子宫肌瘤患者患病前后都会有情志的不畅，经过治疗后，情志损伤愈重的患者其症状改变愈明显。对 151 例子宫肌瘤病例和 151 例对照相关资料进行研究，单因素 Logistic 条件回归分析和多因素 Logistic 逐步回归分析均显示：容易烦恼和激动（OR：35.752）、胸胁胀痛（OR：52.103）、易叹息（OR：2.493）、自觉精神压力程度（OR：5.534）均与子宫肌瘤的发生呈正相关。

**5. 乳癖**　《诸病源候论》曰："女子乳头属肝，乳房属胃。"从经络的循行来看，足阳明胃经过乳房，足厥阴肝经至乳下，足太阴脾经行乳外侧，足少阴肾经、任脉行于乳内侧，冲脉散乳中。明代陈实功曰："乳癖乃乳中结核，形如丸卵，或坠重作痛，或不痛，皮色不变，其核随喜怒消长。"认为本病多由思虑伤脾，恼怒伤肝，郁结而成，指出乳癖的发生与肝气郁结有关。夏昌琴认为，乳癖之为病主要取决于肝，但心脾也在病机中起到关键的作用。研究发现，肝郁证患者可影响人体内 $E_2$ 和 PRL 的变化。而 $E_2$ 的相对和绝对增高都是现代医学阐述地引起乳腺组织的增生和退化复原周期变化失常的原因。人的情绪改变，包括忧郁或急躁、惊恐、应激状态和运动等，也可直接引起 PRL 分泌升高。而 PRL 的升高也可直接或间接刺激乳腺组织，导致增生形成；亦可直接导致乳腺疼痛。

## 调和情志法在妇科疾病治疗中的应用

根据妇人生理上"易郁易怒"、病理上"易亢易郁"的特点，"解郁化滞"法成为妇科病的治疗要法。同时，中医学认为，善医者，必先医其心，而后医其身。根据妇科患者特有的情志特点，又可采取相应的情志调和措施。

**1. 以情悦情**　一方面要为患者提供安静、整洁、幽雅的环境，另一方面又要为患者创造一个良好的人文环境。在与患者交谈时要耐心、细心，语言真挚，举止得体，用愉快、镇静的表情去影响患者，患者才能够放下思想包袱，尽吐其情，心情舒畅地接受治疗。尤其是某些妇科疾病的发生与患者的私生活和隐私有关，患者也只有在充分信赖的情况下才肯吐露实情。

**2. 以情移情**　通过借助外界良好的情绪环境来转移患者的注意力，以减少乃至消除不良情志的劣性刺激作用。清代吴师机《理瀹骈文》曰："七情之病也，看花解闷，听曲消愁，有胜于服药者矣。"放松身心的活动可将患者带入美好的意境之中，摒弃时刻惦念自己病情的习惯，达到调节情志，忘却病痛，改善心身的目的。

**3. 以情胜情**　根据五志相胜的原理，有意识地应用另一种情志，去战胜、纠正某种情志刺激，如喜胜忧、悲胜怒、怒胜思、思胜恐、恐胜喜，从而达到愈病的目的。女性患者在疾病时期，很容易产生忧虑、担心等不良情绪，且容易波动，可以让这些患者观看或倾听一些悲情故事，唤起心灵的共鸣，使其生情，促说其由，从而令忧愁宣泄，压力减轻，情绪缓和，积极配合治疗，加速康复。

**4. 以情激情**　从精神上鼓励患者，讲明道理，循循善诱，导之以行，激发患者体内"自我调节、自我维持、自我改善"系统的能动作用，使患者充分相信自己能战胜疾病，令治疗和康复相互促进，发挥最佳的生理效应和心理效应。

中医理论强调整体观，人体是和外界自然环境、社会环境相联系的，人在和社会交往的过程中会产生各种情绪及各种情志反应。重视情志失调与妇科疾病的发生、发展的关系，对女性的养生保健、妇科的临床治疗以及护理具有重要的意义。

# 260 《景岳全书》从情志论治妇科病

张景岳，明代著名医家，是温补学派的代表人物，撰有《景岳全书》《类经》等著作。其在妇科方面也颇有建树，妇科学术思想主要集中在晚年编写的《景岳全书·妇人规》篇章中，《妇人规》上下两卷论述了经脉、胎孕、产育、产后、带浊梦遗、乳病、子嗣、癥瘕及前阴共九类病证，全篇论治思路宽广清晰，用药传承中不乏创新，对中医妇科学研究有重大价值。其中张景岳多次提及情志因素对妇科疾病的致病机制和诊疗作用，格外重视在经带、胎孕、产育类病证的影响，强调了情志因素对妇科学的重要性。学者赵硕琪等通过研究《景岳全书·妇人规》，主要就张景岳情志致病理论对妇科疾病的影响和应用做了梳理解析。

## 张景岳对情志的认识

**1. 情志致病与治疗的双重性**　张景岳认为情志因素可发挥致病和治疗的双向性能，致病性指情志过极而失制可使脏气逆乱而导致疾病，治疗性指人体情志可调摄脏腑气机治疗情志之病。情志致病性学说历史悠久，早在《素问·阴阳应象大论》中就提出情志与五脏对应，太过可伤及脏腑的观点。张景岳采撷前人思想，进一步指出情志刺激的强度、维持时间及人的体质等内外条件因素共同决定情志致病，即各种作用叠加超过极限，最终导致气机紊乱，脏腑损伤。关于情志治疗作用，张景岳认为情志偏颇损伤脏腑之性，脏腑受损使神无所依，又诱生不良情志，就像一个环环相扣的"死结"。他提出"非情不解"观点，强调自身控制情志的偏向对情病治疗有重要作用。应积极调摄情志，从源头解开"死结"，病甚者再用药物辅助调理脏腑阴阳气机，从而起到治疗作用，恢复阴平阳秘状态。

**2. 情志致病对女性的特殊性**　张景岳认为情志因素对女性致病有特殊性。古代女子深受封建社会礼教的束缚，深居庭院，喜怒不形于色，无倾诉排忧之法，加之女子本身内敛执拗的性情，甚有优柔寡断、多愁善妒者，更令情志不遂，或因羞涩之情患病后羞于告知他人，不信医反迷信鬼巫，使疾病迁延反复根深蒂固。基于此张景岳认为女子之病与男子有异，盖多情也，遂提出女性在社会环境和自身感性特质下更易受到情志因素的干扰，情志因素对妇科疾病的产生影响重大，并使其诊疗变的棘手。

## 情志因素主要影响经带胎产

**1. 忧思伤心脾致经水不调**　张景岳认为忧思过度是经水不调的重要原因。张景岳指出"至若情志之郁，则总由乎心"，因心藏神，主一身神明，又女子以血为本，心主血，强调了心在妇科情志致病的重要意义。而脾主运化，是气血化生的根本，脾主统血，助心行血，所以心脾二脏与月经密不可分。《景岳全书·杂证谟》又指出"忧思过度，损伤心脾"，心脾一旦损伤，血无所养，血无所统，冲任无源，则可见经或早或晚或乱，甚或经闭，故经水不调可责于忧思伤心脾。且张景岳认为崩漏是经乱日久过甚，故女子忧思日久不解，郁火愤怒，损伤脾胃，生化无源，冲任不充，发为崩淋经漏不止。

**2. 恚怒动肝火致胎孕不安**　张景岳认为恚怒之情是导致女子胎孕不安的重要情志因素。其在《景岳全书·妇人规》中介绍，女子胎孕的基础是冲任二脉，根源为气血充实，气血又受控于情志，情志不畅则牵一发而动全身，论诸情志所伤，恚怒伤肝最为主要。女子以肝为先天，肝主疏泄、主藏血，都与女子生殖孕育密切相关。然怒伤肝，肝主疏泄失司，影响气机升降出入，气机一乱则必导致气血功能紊乱，致使冲任不充，胎孕不受；肝藏血肾藏精，乙癸同源精血相生，精血是生殖生育的根本，怒伤肝，肝藏血失司，肾精无以赖肝血资生亦损伤，故精血不足胎孕不受。另张景岳指出，即便气血充足而成功胎孕后，也可因孕妇性偏恣欲，火动于中，使胎不安而堕，究其根源大抵属于"虚"和"火"二因。怒气伤肝，气逆动火，胎气滞而不疏使胎动不安，此属火也；郁怒伤肝，肝失于调节一身阴血下聚胞宫，胞宫无以充养致胎不长或胎动不安，此属虚也。总之，张氏强调郁怒伤肝是导致胎孕类疾病的主要情志因素，凡遇不孕、胎动不安、妊娠下血、胎不长等证，不可不究怒气是否损肝。

**3. 惊恐动气机致临盆受阻**　张景岳强调安静的生产环境和产妇平稳的心态对顺利生产的重要性。冲为血海，任主胞宫冲任关乎女子一身气血，《素问·举痛论》指出"余知百病生于气也……惊则气乱"，故张景岳认为惊恐不安易扰动气机，气机逆乱，冲任失调，气血不畅，产妇生产无力，久之胞破浆干，胎儿转出不利而难产。故生产之际稳婆切忌大喊大叫，手足慌乱，当做到"听其自然，弗宜催逼，安其神志，勿使惊慌"。若生产过程突发不测，也暂不可告知产妇，应以宽慰鼓励为先，使产妇心态安稳以助顺利生产。

**4. 思人事不遂致带下失约**　张景岳认为带下总属命门不固。《女科证治约旨》曾指出七情过极，损伤带脉，使之松弛失于约束诸经脉，从而阴中之物绵绵不断，淋漓漏下，形成带下，说明情志因素可影响带下。然张景岳认为"心旌摇"使带脉失约，此"心旌摇"指思淫欲不得而心神不宁，思久化火，心火引动命门之火，使命门失约带下淋漓不尽。由此可知，思人事而不遂的心神情绪不安致使带下失约。

**5. 郁怒引肝火致产后诸疾**　女子生产本身即耗血伤阴，张景岳认为若产后再因情志不顺，郁怒伤肝，会引发产后诸疾。肝本藏血，却因怒火伤肝，致使藏血失司，血不归经，则见产后恶露不止；或郁怒伤肝化火，热扰冲任，灼伤乳络，则会迫使乳汁胀满外溢。此外，郁怒伤肝脾，肝藏血脾生血，气血亏损而乳络受损，诱发女子乳痈乳岩，张景岳特别指出女子乳痈乳岩与情志相关，须与男子房劳肝肾耗伤导致乳痈乳岩区别开来。

## 以情志论治妇科病

**1. 以情治情**　然以情病者，非情不解。其在女子，必得愿遂而后可释，或以怒胜思，亦可暂解，张景岳认为基于情志理论论治妇科疾病须以情治情，一为自易心志，二为情志相胜。张景岳在论治情志致五脏受损的危重经闭时，提出若病者自身能调节情志，然后用药扶接，则可得九死一生。治疗妇人梦鬼交时认为此是情志失常而非鬼神作祟，提出"当先以静心为主，然后因其病而药之，神动者安其神、定其志"。可见张景岳认为自我情志调节对治疗因情而病十分必要。情志相胜在《黄帝内经》中已有论述，张景岳认为情志出于五脏，情志与五脏之间存在一定的相关性，故也应遵循五脏相生相克原则，如女子思虑过度，可用"怒胜思"法使思虑暂缓。

**2. 以情志所伤辨证施治**　某些医家受"女子以肝为先天"影响，治疗情志所致妇科病时多以疏肝解郁为主，然张景岳根据不同情志对女子经带胎产的影响，充分发挥中医学辨证论治的思想，细辨情志所伤，察其虚实，分而论治，既有异病同治，又有同病异治，立足于气血阴阳调畅情志，从根本上治疗妇科疾病。如治疗崩淋经漏不止，若是怒火动肝而血热，用加味逍遥散或小柴胡加减，若是悲伤胞络血不归经，则用四君子加减，若是思虑过度导致心脾受损，气血不足的经乱、经闭等用七福饮、归脾汤、四物汤类。治疗胎漏、胎气有滞、妊娠下血者，若属怒动肝火，均可使用化肝煎加减，若属肝气郁滞，血瘀不行则用柴胡、香附理气化淤之品，若属肝失藏血，胎失所养，血虚有热，以当归散加枳壳治疗；以朱砂安神丸、妙香散、清心莲子饮清心安神治疗"心旌摇"所致带下；恚怒所致乳证多责于肝，治疗宜用疏肝清热法。另张景岳强调并不是某种情志一定伤及其对应之脏，多表现为伤及本脏时累及他脏，五脏之气，相互倚持，此消彼损，故在治疗时既要及防传变还要积极利用这种传变治疗受损本脏，如景岳在《妇人规·崩淋经漏不止》说疾病从心而起，必累及脾土，可从调脾治疗心病；疾病从肺所起，治节失职必累及肾水，可从调肾论治肺病；五脏俱病，应认识到脾主运化，居中央灌四旁的作用，可从脾论治；郁怒致病，胜则困脾，败则伤肝，治疗应辨虚实，勿使攻补倒施。

## 以情志预防妇科疾病

《黄帝内经》中提及"恬惔虚无，真气从之，精神内守，病安从来"，指出了良好的情志调摄对保持健康的重要作用。张景岳在《妇人规》中秉持女子以气血为本之旨，若精气无虚耗，情志无所伤，饮食相得宜，则阴阳调和，血脉充实，不会诱生妇科疾病，一旦失于调摄慎养，则气血亏损，经水首当其冲，继而带下胎产等皆受影响，其中七情之伤为甚，而劳倦次之。张景岳强调情志所伤对妇科疾病的影响较甚，故女子若能积极调摄情志，不受外物所扰，平心静气，使气血充足，阴阳调和，必能有效预防诸多妇科疾病。

张景岳具体论述了情志因素对妇科疾病的发病、辨证论治以及预防的影响，丰富了中医妇科学的理论体系，为现今妇科疾病的治疗提供了从情志论治的新思路。另外，现代医学提倡的生物-心理-社会医学模式与中医情志致病观点不谋而合，且相较于现代医学医生开导劝慰的心理疗法，中医学善用方药调节气血阴阳而从根本上调摄情志，相信未来中医从情志因素论治或预防妇科疾病将有广阔的前景。

# 261　从肾主志论女性情志病治疗

　　随着生活节奏加快、社会压力增大，情志病发生率逐年增加，其中女性发病率更高。多以抑郁、焦虑、情绪失落、心烦、易怒等为主要表现。常伴有自主神经紊乱及运动性病症。因此对情志病的治疗研究已成为热点问题。近些年，西医治疗精神情志病弊端日显，中医治疗女性情志病的研究日益丰富，各家在治疗中各有侧重，多从心火、肝郁、痰阻、脾虚、血虚、热结着手治疗，从肾论治的较少，学者宫春明等从中医理论、现代医学证据和治疗方法这三个角度对从肾论治情志病进行了阐述。

## 理论基础

　　**1. 中医学对情志病的认识**　情志病，早在殷商时期就有记载，甲骨文中即有"心疾""首疾"的记载。汉代以后逐步形成了从病因病机到辨证论治的系统理论。明代张景岳《类经》中首次提到情志病，情志病指与情志刺激有关，具有异常情志表现的病症，中医范畴内包括郁证、脏躁、梅核气、百合病、癫狂、痫症、不寐等。"志"在中医学中的含义有广义与狭义之分，广义来讲"志"指的是一切的神志活动，包含有意识、神志、意识、心情、记忆等。狭义的"志"则指藏于肾中之志，指意识、情志及部分情志活动。传统中医将五志归于五脏，阐述了五脏对人情志活动的影响。《素问·阴阳应象大论》曰："肝在志为怒，怒伤肝；悲胜怒……肾在志为恐，恐伤肾，思胜恐。"并提出了"情志相胜"疗法，为后世提供了治疗情志病的理论和方法。《素问·举痛论》曰："百病皆生于气也……思则气结。"提出了气机与五志的关系。气机变、五志伤，则情志异常，为后人从脏腑气机论治情志病提供了理论基础。《素问·六元正纪大论》曰："木郁达之，火郁发之，土郁夺之，金郁泄之，水郁折之。"提出"五郁"之说，将五运变化同人体的病理变化之间结合起来，开治疗郁证之先河。

　　**2. "肾主志"理论与情志疾病的关系**　《黄帝内经》认为脏腑之间共同作用产生情志活动。肾者，藏精而纳气。肾精乃生命之源，它是胚胎发育的原始物质，可以调节各个脏腑之精，是机体生命活动的物质基础，同时能激发和调控脏腑形体官窍的生理功能活动。肾气能维系肾的藏精功能，使肾精宜藏宜盈，不泄不亏，得五脏六腑之精而藏之，盈满充实。同时肾气，可以激发和推动脏腑的功能活动。肾精肾气阴阳互根，阴阳互藏。肾精肾气是"肾主志"的物质基础。《灵枢·本神》曰："意之所存谓之志，因志而存变谓之思，因思而远慕谓之虑，因虑而处物谓之志。"由此可见"肾主志"理论在情志活动中极为重要的作用。若肾主志功能发生异常，使人之"志"出现异常，无法正确指导人的正常行为活动，故而出现因情志病变所引起的人体行为的异常。中医学认为肾所藏之精对人的神志活动有极大的影响。随年龄的增长，肾精不足，髓海空虚，使其神志无用，神明无主，以致出现记忆力减退、神情淡漠、悲伤欲哭、喜怒无常等情志异常表现。《医方集解》曰："人之精与志皆藏于肾，肾精不足则志气衰，不能上通于心，故迷惑善忘也。"肾精肾气是"肾主志"的物质基础。女子因自身生理特点更易受外界社会环境等因素的影响，肾易亏，冲任易不和，而肾为全身气机升降之本，肾阴滋养与肾阳温煦对全身气、血、精、津液的代谢与转化有着推动作用。由此可见肾主志为五脏之志的根本，正如《医精经意·下卷》曰："肾藏精，志定则足以御肾精，御心神，使不得妄动；志定则足以收肝魂，收肺魄，使不得妄越。"其中阐述了肾主志与情志病有密切内在关系。

## 现代医学关于情志病的研究

　　近些年来对焦虑症的现代研究结果也从另一个侧面反映了中医肾与情志病的关系。从遗传学角度而言，研究认为焦虑障碍有明显的遗传倾向，焦虑障碍存在遗传性的可能与中医肾司生殖、为先天之本的观念有相似之处，由于先天的遗传因素而致后天容易出现情志不调，严重时出现焦虑病症；而从神经递质的角度，焦虑症患者尿中的 3-甲氧-4-羟基苯乙醇醋盐低于健康组，焦虑症患者在外表现的是精神兴奋、活动增强，其中枢交感活动低下，与我们说的肾阳虚相似；张心华等发现焦虑症患者血浆中SOD 活性明显降低，而中药熟地黄和其复方六味地黄丸能提高血浆 SOD，从而改善焦虑症状，可见从肾论治情志病有明确疗效；现代医学认为卵巢分泌甾体激素，直接作用于子宫内膜引起月经来潮，且卵巢的排卵功能正常，才能受孕。因此，现代医家多认为冲任具有类似于卵巢的功能。王耀廷提出"冲任的功能与卵巢相似"。高慧等应用补肾调冲方，得到模型大鼠卵巢组织结构及血供改善，各级卵泡数增加，黄体数增加的结论，提示补肾调冲法能促进卵泡生长和排卵，改善卵母细胞发育环境。诸多研究表明从肾主志理论中药治疗能够改变激素水平，改善内环境，从而治疗情志病。

## 补肾调冲法在女子情志病中的应用

　　现代医学认为，女性多发生情志异常现象是由其卵巢功能的减退以及内分泌失调和自主神经功能紊乱所引起的。而现代医学的治疗方法，多以雌孕激素的补充为治疗方法，长此以往大大提高了女性患者获得乳腺癌、宫颈癌等病变的危险，所以女性情志异常所导致女性机体的病理变化成为妇科病之难题。中医学讲求治病求本，认为女性情志病多表现为"情志抑郁"，其临床表现为抑郁反复发作，情绪低落、厌世、言行和思维活动表现迟缓，更有甚者出现自杀倾向、幻觉、精神分裂等精神异常，与此同时常伴有情绪低落、少气懒言、失眠、多梦、焦躁、头晕、头痛、烘热汗出、食欲下降等身体症状。《黄帝内经》认为"女子七岁，肾气盛，齿更发长，二七而天癸至，任脉通，太冲脉盛，月事以时下"，《素问·上古天真论》所述"女子七七，任脉虚，太冲脉衰少，天癸竭，地道不通，故形坏而无子"，天癸即指肾，若肾精亏虚，冲任失调，久而久之出现经期紊乱，且精不摄气导致气机升降失调，进而常有暴躁易怒、喜怒无常、烘热汗出、失眠健忘，甚至郁郁寡欢，试图轻生等情志异常的表现，进而引发患者各种不适症状，故而以"肾主志"理论为切入点，引申出"补肾调冲，舒达少阳"治疗女性情志疾病的方法，在临床上取得了较好的疗效。以一位门诊患者情志病为例，探讨"补肾调冲"法在治疗女子情志病中的作用。

　　黄某，女，33 岁。2019 年 1 月 18 日初诊。患者主因心烦、心悸、忧郁、抑郁且思虑较甚，时悲伤欲哭，郁郁寡欢，烦躁易怒，曾有轻生想法，欲跳楼轻生。初诊：望其面色白，形体丰腴，舌质暗、苔薄白；询其 1 周来自觉心中烦躁，心慌不适，平素自觉头晕，思虑、抑郁症状较甚，且夜间手足心热症状较明显，纳食可，夜寐欠佳，二便调。诊其脉：脉弦滑细，寸脉旺。以补肾调冲，疏达少阳之法。给予二仙汤合柴胡加龙骨牡蛎汤加减。处方：巴戟天 10 g，淫羊藿 10 g，生甘草 10 g，磁石 30 g，龙骨 15 g，女贞子 15 g，柴胡 15 g，黄芩 10 g，清半夏 10 g，党参 15 g，牡蛎 30 g，石菖蒲 10 g，郁金 15 g，紫苏梗 10 g，香附 15 g，茯神 15 g。

　　二诊（2019 年 2 月 7 日）：服药 10 剂后，心慌不适症状较前减轻，夜间手足心热症状较前明显减轻，睡眠情况好转，思虑、抑郁症状较前减轻。患者诸证均有减轻，嘱患者守原方继续服药。

　　三诊（2019 年 2 月 17 日）：患者诉心慌不适症状消失，忧郁、抑郁情绪较前明显好转，夜间手足心热症状较前明显改善，睡眠正常。患者另诉近日稍觉头部昏沉、困倦感，原方基础上去生甘草、茯神，加荷叶 30 g 以升发清阳，葛根 30 g 以清热除烦。7 剂而愈。随访未复发。

　　本病盖肾阴亏虚，故水不济火以致心烦寐差，五心烦热，烘热汗出。少阳不舒，则心悸胸满，周身乏力困倦。治宜补肾调冲，舒达少阳。主以柴胡加桂枝龙骨牡蛎汤合二仙汤加减。患者经四诊后，望其面色濡润，询其心悸症状及周身乏力困倦症状消失，汗出症状较前明显减轻，自觉忧郁、抑郁症状较前明显减轻。

"肾主志"在女子情志病的发生及发展过程中起到重要作用。女子情志异常活动发生诸多病因中，大多与肾脏的生理功能及病理变化有关。所以在治疗女子情志及相关疾病的过程中，在"肾主志"思想的指导下，重视"补肾调冲"法对治疗女子情志病的临床意义，为中医学在治疗女子情志病的理论研究上提供新的思路与方法。

# 262 月经失调患者心理应激、情志和证候特点分析

月经失调是妇科最常见的疾病，约占妇女疾病的 34.5%。心理应激和情志因素可导致或引起疾病的发生，这个论点已经得到广大同行的认可。现代女性承受着来自社会、家庭及自身的压力。而各种各样的环境应激如生活和工作压力均可影响女性的生殖内分泌，危害女性生殖健康，使月经不调的发病率亦呈逐年增高的趋势。学者宫春明等通过对月经失调妇女的生活事件、五志因素及中医证候进行了调查，分析了其心理应激情况、情志因素并归纳了其证候特点。

## 资料与方法

**1. 一般资料** 2010 年 7 月至 2011 年 3 月在广东省中医院妇科门诊确诊为 17～43 岁的月经失调妇女。诊断标准参照《中药新药临床研究指导原则（试行）》制定。西医诊断标准：由于调节生殖的神经内分泌功能失常，引起子宫异常出血，而全身内、外生殖器宫无器质性病变存在。中医证候标准：①气虚证：主症月经过多，经血淡红，经质稀薄，神疲乏力；次症：少气懒言，自汗，脉虚无力；舌质淡、胖或有齿印。②阴虚证：主症经色深红，质稠，五心烦热，咽燥口干；次症潮热颧红，便结，尿短赤；舌质红，少苔或无苔，脉细数。③肾虚证：主症月经量多或少，经色暗，经质稀薄，腰背酸痛；次症头晕，耳鸣或耳聋，性欲减退；舌淡黯，苔薄白，两尺脉沉弱。④肝郁证：主症经行先后不定期，淋漓不畅，痛经或经闭，经色暗红或夹有血块，经前乳胀；次症小腹胀痛，痛无定处；苔薄白，脉弦或涩。⑤血瘀证：主症经期不定，量多或少，色紫有块，经行不畅，小腹或少腹疼痛，痛处不移；次症口干不欲饮；舌质紫暗或有瘀点瘀斑，脉弦或涩。⑥痰湿症（脾阳不振）：主症经行泻泄，经色淡红，质黏腻，面色白；次症胸腹痞满，倦怠乏力，形体肥胖，大便溏泄，心悸气短；质淡、胖嫩、苔白腻，脉缓滑无力。以上主症必备，次症 1～2 项加舌、脉即可诊断。纳入标准：①年龄在 17～43 岁之间的妇女；②符合上述西医诊断标准。排除标准：①妊娠或哺乳期妇女，过敏体质者；②严重器质性疾病（甲状腺功能低下、甲状腺功能亢进症、心脏病、糖尿病等）；③精神病患者；④不符合纳入标准、资料不全者；⑤非自愿配合调查者。

**2. 资料收集** 所有患者填写一般资料、团体用心理社会应激调查表（PSSG）、五志量表、中医证候计分表，分别了解患者的心理应激、情绪及中医证候情况。①PSSG：包含生活事件（L）、情绪（E）和应对方式（C）三部分，情绪和应对方式又分别分积极、消极，每项目各有指导语；各层次内的条目混合排列，另设"其他"一项供被试者补充填写。各条目答是计 1 分，答否或不答计 0 分；各应激因素分 L、NE、PE、NC、PC 为各自的答是条目数累计：应激总分 $TS = 15 + 2L + 3NE - PE + 5NC - PC$。②五志量表：五志量表适用于有情志障碍的患者，共包含 25 个条目，分为怒、忧、思、悲、恐 5 个层次，各层次内的条目混合排列，采用 4 级评分法，其症状从"没有"到"经常"，分别给予 1 分、2 分、3 分、4 分。计算总分将 25 个项目的各项相加，反映患者情志障碍的严重程度及病情演变。③中医证候计分表：根据上述中医证候标准将月经失调分为 6 个基本证候，由正高级别的医生根据患者临床表现及舌脉勾选相应证候，形成该患者的证型。

**3. 临床资料** 共调查月经失调患者共 94 例，平均年龄 30.87 岁；病程最小值为 1 月，最大为 240

月，平均为 48.61 月；已婚者 68 人，未婚 18 人，离异 3 人，再婚 5 人；吸烟者 1 人，不吸烟者 93 人；饮酒者 3 人，不饮酒者 91 人；孕次最少 0 次（40 人），最多 4 次（5 人），中位数为 1 次；产次最少 0 次（66 人），最多 2 次（5 人），中位数为 0 次；应激总分最小值为 14，最大值为 101，平均为 40.66±15.29；五志量表总分最小为 26，最大为 71，平均为 37.87±9.07 分。

**4. 统计学方法**　计量资料进行正态性检验，资料的描述采用均数、标准差、频数，构成比等。差异性检验对满足正态分布的资料用 $t$ 检验或方差分析，不满足正态分布的资料用秩和检验，计数资料及等级资料用卡方检验。相关分析计量资料选择 pearson 相关分析，计数资料及等级资料选择 spearman 相关分析。回归分析根据具体情况选用线性回归或 iogistic 回归。

# 结　　果

**1. 月经失调类型及证候分布特点**　本次调查的月经失调的主要类型有月经后期、月经量少，此外经期延长、月经先后不定期亦占部分比重。月经后期患者中辨证为"肾虚"这所占比重较大，卡方检验提示差异有统计学意义（$x^2=17.58$，$P=0.014$），提示肾虚为月经后期的主要证型。月经量少的患者中，肾虚、肾虚肝郁所占比重相当（26.5%），其次为肝郁血瘀、肾虚血瘀（14.7%），该四种比较差异无统计学意义（$x^2=2.29$，$P=0.52$），但与组内其他证型相比，差异有统计学意义（$x^2=18.71$，$P=0.009$），提示肾虚、肾虚肝郁、肝郁血瘀、肾虚血瘀为月经量少的主要证型。月经先后不定期、经期延长、其他因所含样本量少，分析误差大，未做分析。

**2. 月经失调患者的心理应激情况**　对 PSSG 进行统计分析，94 例患者中，每人平均近 5 年内发生 0~8 个生活事件，平均为 3.5 件，其中经历 1~5 件生活事件的患者共 71 人（75.7%）；13 项生活事件中，发生频率较高的生活事件分别为个人健康变化（64 例 68.1%）、劳累过度（57 例 60.6%）、家庭、婚姻关系紧张（35 例 37.2%）、个人成就（32 例 34%）；消极情绪平均有 2.4 个，其中发生率最高的消极情绪为气愤（45 例 47.9%），发生率最低者为绝望（3 例 3.2%）；积极情绪平均为 0.4 个，其中发生率最高为愉快（26 例 27.2%）；消极应对方式平均每人有 3 项，最常用及最少用的应对方式分别为变得沉闷（56 例 59.6%）、抽烟喝酒（2 例 2.2%）；积极应对方式平均每人有 2.7 项，最常用及最少用的应对方式分别为找人诉说（5 例 61.7%）、当作从未发生过（10 例 10.6%）。

PSSG 中应激总分的女性中国常模均数为 35.08 分，将月经失调患者的平均应激总分（40.66 分）与常模进行对比，结果提示月经失调患者应激总分高于中国女性常模，差异有统计学意义（$t=3.54$，$P=0.001$）。提示月经失调患者在发病前所承受的心理应激水平较普通妇女高。对积极、消极情绪分别与积极、消极应对方式两两进行相关分析，并分别与应激总分做相关分析，结果提示积极情绪与积极应对方式，消极情绪、消极应对方式与应激总分存在正相关关系，其中消极情绪、消极应对方式与应激总分相关性较好。

**3. 月经失调患者的五志量表结果分析及其与 PSSG 关系**　五志量表主要研究患者的不良情志情况，是根据中医五志五脏相关来制订的，包含怒、思、忧、悲、恐 5 个因素，各因素平均分分别为：8.13±2.13、4.94±1.80、7.82±2.74、6.84±2.60、10.15±2.67，总分为 37.87±9.07。为了解生活事件、应激情况与不良情志的关系，将应激总分、生活事件总分、积极情绪及应对方式总分、消极情绪及应对方式总分分别与五志量表总分做相关分析，结果提示应激总分、消极情绪总分、消极应对方式总分与五志量表总分均存在正相关关系（$P<0.05$），进一步进行回归分析，结果提示，随五志量表总分的增加，应激总分相应增加，二者呈线性回归（回归方程为 $y=16.38+0.64x$），上述结果一方面表明 PSSG 与五志量表在情绪测量方面统一性较好，另一方面表明月经失调患者负性情绪增加可引起应激总分的增加。

**4. 月经失调患者五志与月经失调类型、中医证候的关系**　为了解不同月经失调类型患者五志特点有无差别，将月经失调类型与五志总分、怒、忧、思、悲、恐总分分别进行秩和检验，差异无统计学意义（$P>0.05$）。为了解五志与中医证候的关系，将怒、忧、思、悲、恐分别与各证型总分进行 Sparman 相关分析，结果提示情志"怒"与肝郁血瘀存在正相关关系（相关系数＝0.217，$P＝0.036$），余下情志与证型无相关关系。将证型与应激总分、五志量表总分分别做方差分析，提示总体差异无统计学意义，但两两比较结果提示肾虚肝郁与肾阴虚的应激总分差异有统计学意义，其中肾虚肝郁患者应激总分高。

## 讨 论

**1. 月经失调患者的中医证候特点、应激情况及情志特点** 本次调查的 94 例月经失调的主要类型为月经量少、月经后期，月经后期患者主要表现为肾虚证，月经量少患者表现为肾虚、肾虚肝郁、肝郁血瘀、肾虚血瘀，上述结果提示，无论月经量少、月经后期，肾虚均为月经失调的主要病因。肾为先天之本，月经的产生与肾中之精有关。在月经产生的机制中，肾气盛是起主导作用和决定作用的，只有肾精充足，肾健气旺，冲脉充盈才可经血自调。肾精不足，冲任脉不能充盈而致经血少，月经后期。

应激是指机体对内外环境剧变的刺激做出包括精神、神经、内分泌和免疫等方面的综合应答状态。应激作为重要的致病因素得到了医学理论的证实，并被人们逐渐重视。据权威数据统计因负性情绪致患者数已占世界总人口的 30‰，其中重症患者占 10‰，本研究结果表明，与中国女性常模比较，月经失调妇女的心理应激水平较高，提示心理应激可能导致月经失调的发生。

"情志"是对七情五志的简称。情志作为致病因素自《黄帝内经》开始就有系统论述，但并非所有的情志活动均能影响健康，产生疾病，情志致病与否的关键在于情志刺激的强度、维持时间及产生的方式。本调查主要研究月经失调患者怒、忧、思、悲、恐五种负性情志。分析结果表明，随着负性情志得分的增加，月经失调患者的心理应激水平增加，提示负性情绪是心理应激的危险因素。结合上文所述，可推断负性情绪可能为月经失调的危险因素。

**2. 月经失调患者应激、情志因素、证候的相关关系** 心理应激与不良情绪可相互影响。本研究也表明应激总分、消极情绪及消极应对方式与情志因素存在相关关系。而方差分析结果也提示肾虚肝郁者与肾阴虚患者应激总分差异有统计学意义（$P<0.05$），肾虚肝郁者应激总分较高。中医理论认为情志活动以五脏精气作为物质基础，因此情志活动是脏腑功能活动的表现形式之一，与脏腑其他生理功能一样，其本质也是气机的运动。只有气机调畅，才能维持全身脏腑功能的健旺，也才能保持良好的心境，维持正常的情志活动。由于情志致病的主要机制是脏腑气机紊乱，肝主疏泄，有调畅全身气机之责，相应地调节各脏腑器官的功能活动，在气机调畅方面肝脏占有特殊地位。肝脏调畅气机，促进并维持气血通畅和谐，调节保障气血负载信息联络传达的通畅，从而调节控制着情志活动。合并肝郁的患者应激总分较高，提示肝郁可通过影响气机而导致应激总分增加，从而进一步引起月经失调。心理应激及情绪因素可以导致疾病已经为医学界所公认并越来越受到重视。过于强烈和持久的应激同许多疾病的发生与加重有相关关系，是影响人心身健康的重要因素之一。大量的研究报告表明，应激与某些疾病的发生、发展或恶化有很大的相关。对女性而言，心理应激情祝下，可引起下丘脑-垂体-肾上腺轴激活，通过 CRF 的作用或 β-Ends 或经 IL-1 抑制 GnRH 的分泌，使下丘脑-垂体-卵巢轴紊乱，导致卵巢功能失调而引起月经失调。

从中医方面来讲，女性有经、带、胎、产等特殊生理过程，易受外邪的侵害，加之同时要扮演家庭与社会的双重角色，使得女性较为敏感，情绪不稳定，更易受忧郁、急躁、怒气、思虑过度等内在因素的影响，导致气机失调。例如，《备急千金要方》曰："女子嗜欲多于丈夫，感病倍于男子，加以慈恋爱憎，嫉妒忧患，染着坚牢，情不自抑。"由此可见，女性易感受七情之伤，对刺激比较敏感，易产生应激反应，使情绪不舒，则肝失条达，气机郁滞，从而可导致冲任充盈不足或失于通利，出现月经不调。有学者也通过因子分析证明肝气郁结可表现出躁怒、郁闷、愁感因子、肝郁、自闭等多种情绪变化。本研究结果也表明，怒与肝郁血瘀有正相关关系。肝在志为怒，怒与肝郁可相互影响。而本研究中 3 例卵巢早衰患者（均经过性激素 6 项提示 FSH＞40 IU/L、B 超检查提示卵巢萎缩）均是在经过强烈的心理应激后（分别为妹妹的女儿白血病过世、亲人突然亡故、失恋）出现月经后期甚至闭经，进而发展为卵巢早衰，从而间接佐证情志因素及心理应激可能导致月经失调。不良情绪和心理应激可能导致月经失调，不良情绪和应对方式会加重所感受的应激。在临床工作中，遇到有不良心理应激及长时间存在不良情绪的患者时，要给予适当情志治疗并教患者学会自我调适及减压。

# 263　论情志与经前期紧张综合征的相关性

随着生物医学模式向生物-心理-社会模式的转变，人们越来越重视社会、心理因素对经前期紧张综合征的影响。因此，学者王世艳等认为，从中医情志因素致病条件和致病特点探讨对经前期紧张综合征的影响，具有重要意义。

## 中医学对情志因素致病的认识

情志一词源自《黄帝内经》对情和五志的论述，是后世医家对七情五志的合并简称。七情，指人的喜、怒、忧、思、悲、恐、惊等情感、情绪反应与认知活动，有共同的生理机制，即心神的功能，同时又分别隶属于一定的脏腑，肝在志为怒，心在志为喜，脾在志为思，肺在志为忧，肾在志为恐。五脏与情志活动有对应的关系，《素问·阴阳应象大论》指出"怒伤肝""喜伤心""思伤脾""忧伤肺""恐伤肾"。五志伤心，张景岳提出了"五志首先影响心神，后伤相应之脏"的观点。情志的产生以血气为基础，《素问·八正神明论》曰："血气者，人之神，不可不谨养"。情志的产生、调节有赖于气血生理功能的正常发挥。肝藏血，主疏泄，调畅气机，情志活动与肝之疏泄关系密切。肝疏泄正常则气机调畅，血气调和，故心情开朗。肝失疏泄，则气机不畅，血气不和，故烦躁易怒或抑郁悲伤。

**1. 情志因素致病条件**　自然气候因素、社会因素及心理因素均可导致情志病变。《素问·气交变大论》曰："岁木太过，风气流行，脾土受邪，民病飧泄食减，体重烦冤，甚则忽忽善怒，眩冒巅疾；岁水太过，民病身热烦心躁悸。"说明了自然气候能够影响人的情志，使之随五运六气的变化而变化。《素问·疏五过论》中"尝贵后贱""尝富后贫""封君败伤""暴乐暴苦""始乐后苦"等内容均说明了生活、社会环境对情志的影响。情志活动从心而发，应乎五脏六腑。《素问注证发微·灵兰秘典论》曰："心者，君主之宫，乃五脏六腑之大主也，至虚至灵，具众理而应万事，神明从此出焉。"中医学把人的各种精神情志活动归属于心，认为心为五脏六腑之大主，精神之所舍，神之所出，心神通过统领脏腑，以调节各脏的功能活动及其各种不同的情志变化。

**2. 情志因素致病特点**　情志致病，不同于六淫。六淫侵袭人体多从肌表或口鼻而入，病发初期见有表证；情志致病，则从内而生，直接伤及脏腑。因心为君主之官，主藏神志，主司人的精神意识思维活动，为五脏六腑之大主，在情志致病损及脏腑时，最终皆伤及心神。同时，五脏与情志活动有对应的关系，所以情志致病对脏腑部位具有一定的选择性。情志刺激过度，常会直接作用于相应的脏腑而引起气血和功能失调，发生疾病。又如《灵枢》论五脏与情志的关系："心，怵惕思虑则伤神。脾，愁忧而不解则伤意。肝，悲哀动中则伤魂。肺，喜乐无极则伤魄。肾，盛怒而不止则伤志。"中医学认为，情志活动虽分属五脏，但与肝的关系更为密切，因肝主疏泄有调畅情志的作用，所以又有"肝主情志"之说。乔明琦等经对情志致病医案统计分析和情志致病方式流行病学调研认为"五志伤五脏"模式不符合临床实际，多种情志交织共同致病和致病伤肝的概率更大，"社会事件"是形成情志刺激的始发因素。因此，提出"多情交织共同致病首先伤肝"假说，并进行了逻辑论证。

## 中医学对经前期紧张综合征的认识

经前期紧张综合征为现代医学病名，中医古籍中无此病名的记载，而是分别散见于"经行乳房胀痛""经行情志异常""经行泄泻"等的记载中称之为"月经前后诸症"。这些疾病均是根据其伴随月经周期性出现的不同症状而命名的，均属于经前期综合征（PMS）的范畴。其发生的原因尚不清楚，临床诊断亦无统一标准。

**1. 古代文献对经前期紧张综合征的认识** 清代沈金鳌《妇科玉尺》曰："妇人平日水养木，血养肝，未孕为月水，既产则为乳，皆血也。今邪逐血并归于肝经，聚于擅中结于乳下，故手触之则痛。"乳头属肝，乳房属胃，经行乳房胀痛则多由七情内伤，肝气郁结，气血运行不畅，脉络欠通，或因肝肾精血不足，经脉失于濡养所致。《陈素庵妇科补解·经行发狂谵语论》中记曰："经正行发狂谵语，忽不知人，与产后发狂相似。"《叶氏女科证治·经来狂言谵语》曰："经来怒气触阻，逆血攻心，不知人事，狂言谵语，如见鬼神。"《妇科一百七症发明》曰："经来狂言如见鬼……肝必先郁而后怒……心必先热而后狂。"这些都是对经行情志异常的描述，责之心肝二经为患。明代医家汪石山曰："经行而泻……此脾虚也。脾统血属湿，经水将行，脾气血先流注血海，此脾气既亏，则不能运行其湿。"清代叶天士《叶氏女科全书》曰："经来之时，五更泄泻，如乳儿尿，此乃肾虚，不必治脾，用人参理中汤。"说明经行泄泻主要责之脾肾，因脾主运化，而肾为胃之关；本病经行前、经行时气血下注冲任，气血瘀滞，有碍脾肾，加之素体脾虚气弱，或肾阳虚弱，不能温煦脾阳，运化失常致水湿内停，水谷不运下注而为泄泻。

**2. 现代中医学对经前期紧张综合征的认识** 经前期紧张综合征具有精神情志的异常，因此必定存在发病时的心理、社会影响因素。患者的心理特征、个人经历与工作生活环境以及文化修养等都是不可忽视的诱发因素。乔明琦等统计526例PMS病例指出，本病好发于家庭、工作负担较重的中青年，且与职业、文化程度有关。其中，肝气逆证按发病率高低排列顺序为：工人、干部、教师、学生、农民；肝气郁排列顺序为：农民、教师、干部、学生、工人。朱玉芬认为PMS发病责之于七情乖违，五志不和。虽然经前烦躁不安是机体生理改变导致的疾病，但生活压力、性虐待史、文化程度等社会心理因素是不可忽视的致病因素。对240名大学女生进行问卷调查，结果发现女大学生情绪抑郁波动、自控能力差、环境变迁、生活习惯改变、学习紧张和恋爱受挫等社会心理因素都可引起一系列经前紧张证候群。经前期紧张综合征与体质因素或生活环境有关。由于月经将至，阴血渐次下注于血海，偏于阴血不足之体，此时阴血更感虚弱，阴虚则阳亢，以致机体阴阳气血平衡失调；亦有素体脾肾阳虚者，当经血蓄聚于血海而将外泄之际，则下焦之阳气更虚所致。

根据中医学理论及前人论述，结合近年的临床文献报道，联系脏腑气血生理病理，现在一般认为本病多因经行前后、脏腑功能失常或气血失调所致，但总以肝失调节为主导。冯书梅介绍孙维峰治疗PMS的特色，认为本病的基本病机为肝气郁结，瘀血阻络。《妇科玉尺》曰："妇人平日水养木，血养肝，未孕为月水，既孕养胎，既产则为乳，皆血也；今邪逐血并归于肝经，聚于擅中结于乳下故手触之则痛。"王一安等认为肝郁化火，气滞血瘀为PMS主要病机。在月经来临之前，阴血下注血海，肝失血养，肝气郁滞，则可见经行头痛、乳房胀痛；肝郁化火，导致经行发热、经行口糜；肝郁克脾（胃），则可见经行呕吐、泄泻。乔明琦等对不同职业女性人群PMS临床症状进行了流行病学调查，发现PMS以肝气逆、肝气郁为主要证型，肝失疏泄是其主要病机改变。张丽美结合当今学者关于PMS四大主症——情志改变，行为异常，少腹、乳房胀痛，经行头痛、身痛的认识，认为该病证候表现与肝疏泄失常的病机演变有着内在本质联系。PMS躯体症状责之肝疏泄失常，如乳房胀痛、少腹痛、水肿、体重增加等均由肝疏泄失常、气血津液输布失调引起。肝疏泄太过、气机逆乱在情志方面表现为急躁易怒，无端生气发火；肝疏泄不及、气机郁滞，则表现为抑郁不乐，甚则悲伤哭泣。因此经前情志异常乃肝调畅情志失常使然。张艳辉等认为本病主要是由于肝、脾、肾三脏功能失调引起，且尤以肝脏功能失调为主。雷潇潇等认为该病的发生主要与"心脑-肾气-天癸-冲任-胞宫"轴的失调有关，其临床主要证型是肝郁气滞型。人的精神意识思维活动由心所主，但与肝的疏泄功能密切相关。从脏腑角度来看，该病的发生主要与肝的功能失调有关；从宏观、整体、生殖轴的角度来看，该病的发生主要与心脑这个环节有关。

# 情志因素对经前期紧张综合征的影响

近年来，随着现代社会生存环境的变化、人们工作和生活节奏的加快，各种应激因素加剧，许多由社会、心理等因素导致的经前期紧张综合征的发病率日渐增高，成为威胁人们身心健康的隐患。情志因素与经前期紧张综合征的发病均与社会心理因素相关，经前期紧张综合征患者的主要表现以经前情志的异常为主，情志异常也可以诱发经前期紧张综合征，加重其情绪异常的症状。在育龄女职工 PMS 调查中发现，PMS 发病率较高的症状依然是精神症状，如情绪不稳定、易激怒，其次才是躯体症状。袁浩龙等认为妇女对月经出血的异常反应造成的恐惧、担心、害怕等情绪，会增加她们对经前主诉和适应不良的易感性，并进一步演化成每月定期的焦虑、抑郁、躯体不适症状。说明精神心理因素与 PMS 经前症状有密切的相关性，可能是产生 PMS 情绪异常的重要原因之一。对 1～3 年级的女大学生进行问卷调查，结果表明 63％以上的女大学生有不同程度的 PMS 症状，而月经周期发生改变和经前紧张症状加重原因，大多与情绪波动、环境变化等有关。

情志因素导致经前期紧张综合征是通过其对脏腑功能的影响来实现的。脏腑中以肝、肾、心、脾为主，其中心主神明，肝主疏泄功能的失常是情志因素导致经前期紧张综合征的关键。叶天士《临证指南》曰"女子以肝为先天"。七情所伤，皆可伤肝，肝伤进而影响月经的来潮而发生月经病。情志不遂，最易影响肝的疏泄功能。而肝的疏泄功能失常，气机不畅，可导致经前诸多疾病的发生。乔明琦等认为多情交织，共同致病，首先伤肝，使肝主疏泄功能失常。胡春雨等认为同时在性情方面，女性多怯懦好静，精血不足，易出现被七情所伤，忧思焦虑、心绪不宁等情绪，致肝气郁结。特别是七情中的怒是负性情绪中最不可忍受、对人际关系与社会和谐影响最大、与经前期紧张综合征发生关系最为密切的情绪，究其原因：怒为肝志，外界的各种精神刺激作用于机体，肝脏首先受损，肝疏泄失常，表现出怒情志。反之，怒情志的异常变化也多影响肝及其他脏腑功能。

临床辨治经前期紧张综合征应该充分重视情志因素的影响，然而现在临床往往注重药物、针灸疗法，忽视了社会心理因素诱发情志失常而发病的事实。因此，调摄情志对经前期紧张综合征的治疗非常重要。正如《理瀹骈文》所曰："情欲之感，非药能愈；七情之病，当以情治。"

## 264　情志病经前期综合征/经前烦躁症病证结合动物模型研究

经前期综合征（PMS）发病于育龄女性群体，患者经前规律性出现精神、躯体、行为异常并持续多个月经周期，重症类型为经前烦躁症（PMDD）。患者常伴失眠且情绪不稳，甚者相兼多种精神类疾病，自杀行为出现频率趋高，属于中医典型情志病症，本质在肝失疏泄，而"肝主疏泄"则最早由元代朱丹溪《格致余论·阳有余阴不足论》提出，其曰："主闭藏者肾也，司疏泄者肝也。""肝主疏泄"是指肝具有疏通、宣泄、升发的生理功能，其中包括了调畅气机、调畅情志、促进脾胃消化等。疏泄失常所致 PMS/PMDD 两个主要证候则是肝气逆证与肝气郁证。更深层次的研究正在开展，而新理论的提出、印证必然以一定的实验研究做基础，动物实验研究是其中至关重要的一环。为了使实验研究接近真实，动物模型必然需要规范。学者高明周等从 PMS/PMDD 模型动物选择、造模方式到模型效果评价等方面对病证结合动物模型做了系统评价对比。

### 模型动物

理想 PMS/PMDD 动物模型至少需要满足 3 个一致性验证：①与人类疾病具有相似的发病机制（疾病同源性）。②与人类疾病具有相似的行为表象（表象一致性）。③与人类疾病具有相似的药物治疗反应（药物预见性）。PMS/PMDD 动物模型制备的动物品种选择上，因 Wistar 大鼠体型合适，行为表现丰富，情绪反应明显可控，尤其神经系统与人类高度相似，广泛应用于诸如 PMS 等行为学及精神活动相关的异常行为研究中。但啮齿类与人类之间存在极大的种属差异，致使人类疾病的动物模型很难同时满足上述 3 个一致性条件，相比之下猕猴更加合适。雌性猕猴月经周期与人相似，是研究月经病的理想动物，首选恒河猴种，但是缺点在于成本较大。国内学界因雌鼠电刺激造模后性情凶猛，易激惹，而束缚造模后则明显变得抑郁，对外界刺激呈回避反应，所以以 Wistar 大鼠作为强迫性游泳抑郁模型动物首选，但是也有研究认为，考虑到生物钟周期，3 月份、10 月份和 11 月份动物不动时间值明显偏低，而 4~9 月份 KM 小鼠和 Wistar 大鼠强迫性游泳期间的不动时间值高，适合开展实验。

### 模型依据

PMS 最早发现于美国临床，20 世纪末渐入我国医学科研领域，并经中医辨证施治出现中医证候。中医证候动物模型研制最早始于 1960 年，以肾上腺皮质激素过量所致阳虚证小鼠模型为代表，随后历经卫生部著书和学界推动，动物模型研究如今在病种和造模方法上不断完善。PMS 属于中医情志病症，临床症状涉及情绪与行为等方面，是复杂的心身疾病，Freeman E W 等研究认为，焦虑/紧张、情绪波动、疼痛、食欲、痉挛和对活动的兴趣下降是 PMS 区分正常女性的六大核心症状。而乔明琦团队 PMS 流行病学分析结果显示，肝气逆证、肝气郁证是 PMDD 两个亚型。而这两个亚型存在易于区分症状，肝气逆证以急躁易怒为主要临床表现，而肝气郁证以情志抑郁、焦虑为主要临床表现。故动物实验中，中医主要以怒和抑郁为主情绪作为临床辨证提取指标，同时以现代手段进行社交能力、学习记忆能力等的评测，从而促进临床辨证的标准规范化、客观化。

## 造模方法

目前，动物造模主要可以分为两类，即自发性动物模型和诱发性实验性动物模型。但自发性动物模型模拟度虽高但成功率太低，无法大量应用，故目前实验所用皆为诱发性实验性动物模型。细细探究之下，诱发性实验性动物模型利用动物应激反应大致可分为环境应激、社会应激和神经生化三类方式。

**1. 环境应激**

（1）情志刺激：通过情志刺激造模，依赖于外界手段进行情绪扰乱，一般以情志刺激为主而多因素造模。如张惠云等将正常孕后大鼠分装，借助自制可调试激惹、噪声及脉冲电刺激笼，电流刺激打乱造模大鼠原来的生活习性并出现惊慌表现。苏云祥改进情志刺激为主多因素分段刺激法，在两个动情周期的非接受期刺激大鼠，具体时间控制为在进行两日刺激造模后，暂停刺激 1 d，再造模刺激 2 d。于是，孙鹏等综合二者优势选用情志刺激为主择时分段刺激造模法和情志刺激为主连续刺激造模法，情志刺激为主的择时分段刺激造模法，诱导出的 PMS 肝气逆证大鼠模型，更为契合 PMS 肝气逆证患者临床表现。

（2）限制行为：慢性束缚是抑郁情绪诱发常用的应激模型，可操作性、重复性好并能够模拟较为完整的反映"兴趣缺失"。刘雯雯参考传统造模方法并加以改进制备 PMS 动物模型，用无菌纱布捆缚造模大鼠前足与对侧后足以妨碍其自由活动，最终以大鼠稍能活动、取食为度。时间选择选取造模刺激持续大鼠动情周期非接受期阶段，连续刺激造模两个周期。而择时挤压造模方法对于造模动物具有选择性，已报道的研究中仅有乔明琦团队采用此法，将雌猴赶入压缩笼，挤压。一般认为情志刺激为主择时分段刺激造模法所诱导的 PMS 肝气逆证大鼠模型，较之择时分段刺激造模法与 PMS 肝气逆证患者临床表现更为契合。

**2. 社会应激**　社会环境影响社会行为，同时社会应激是引起许多精神和行为障碍性疾病（包括焦虑、抑郁、物质滥用、性功能下降等）的主要因素，在不同的社会环境中，动物也会表现出不同的应激状态。

（1）社会隔离：长期社会隔离（包括母婴分离、空巢老人等）是社会应激的一种重要类型，动物孤养模型可以模拟人类的焦虑、抑郁、攻击等精神障碍疾患，可作为评价抗焦虑药物和治疗手段的一种焦虑模型。目前已经应用的有灵长目母婴分离模型、孤养小鸡模型、大鼠的孤养模型等。处于社会隔离的单笼饲养大鼠，当外来鼠进入领地时，领地本能意识导致其发生攻击行为，而这种利用本能攻击造模法减少了人为操作对其造成的伤害。已有工作证实，社会隔离也可导致大鼠出现愤怒情绪反应。实验证实，母婴分离（MS）能够导致成年鼠出现抑郁和焦虑样行为表现。其机制可能在于 MS 在海马（HP）和前额叶皮层（PFC）中诱导不同的自噬反应（即抑制 HP 中的自噬和 PFC 中的自噬激活），这可能与 NR2B 信号传导途径有关。

（2）居住入侵："居住-入侵"作为一种社会心理应激行为学造模方法，Blanchard R J 等最早在 1977 年提出"居住-入侵"模型应当包含技术规范，正式成为动物造模经典方法。其后，"居住-入侵"作为一种社会应激行为学造模方法得到广泛应用，应用该方法研究愤怒情绪，取得令人瞩目成果。2001 年瑞典哥德堡大学 Ho H P 等首次将之引入 PMS 动物模型研究中，成功制备出经前烦躁易怒大鼠模型。2005 年德国哥廷根大学 Rygula R 等采用该方法进行巧妙改良成功制备出契合临床表现经前烦躁易怒动物模型。

（3）社会隔离加居住入侵：薛刚将"居住-入侵"实验总时间设计为 26 d。第 1～7 d 为环境适应期，第 8～14 d 为社会隔离（单笼饲养）期。以 Wistar 大鼠作为居住鼠，SD 大鼠作为入侵鼠，实验前居住鼠单独饲养，进行社会隔离混合居住入侵实验，在愤怒的基础上采用量化指标，分为愤怒、郁怒两种类型模型。复制出与临床较为相近的愤怒、郁怒情绪反应大鼠模型。造模方法可靠，具有较好的可信度及可重复性，故应用攻击行为测试可明确区分愤怒、郁怒情绪反应。

**3. 神经生化之孕酮撤退模型**　晚分泌期由于黄体功能的下降导致体内孕酮水平降低称为孕酮撤退，孕酮撤退导致子宫内膜细胞经历一系列生化和细胞水平上的变化，最后发生凋亡和崩解，造成子宫内膜的出血和脱落，即所谓的月经发生。基于孕酮的生化性质，以孕酮撤退法成功造出抑郁情绪大鼠模型。徐祥波在维持血清孕酮浓度的条件下，用米非司酮在受体水平阻断孕酮的作用，使蜕膜化的小鼠子宫出现崩解坏死及伴有出血的变化，模拟出与前述报告相同的月经生理现象。成功建立了小鼠药理性孕酮撤退的月经模型。两个模型的区别是孕酮撤退的方法不同。

## 评价体系

　　一般认为，理想的情绪应激动物模型应该完全符合表面效度、结构效度及预测效度3个效度标准，但是很少有动物模型能够完全符合这三个标准。纵观文献研究，对动物模型病证结合效果的评价主要涉及两个方面，即表征评价体系和行为学评价。

　　**1. 表征评价**　理论研究认为，中医证候动物模型立足于中医学整体观念及辨证施治思想指导，是人类病证的某些特征在动物身的模拟，故而因此建立的模型必然要具备中医证候的表征。关于动物如何实现"四诊"，方肇勤等提出并开展了长期的实验小鼠四诊标准化、客观化、计量化研究，现初步实现了大鼠、小鼠标准化、计量化的四诊检测和辨证。刘蕾等探索出一套利用动物模型自身的宏观体征来评定其证候属性的思路和方法。王少贤等探索性提出以临床量表的研制方法为参考，建立中医动物证候模型评价量表的思路。进一步研究指出，中医证候模型是利用动物的某些生物表征来模拟人体证候特征的一类动物模型。应遵循"生物表征"理论及"因、脉、证、治"的建模思路。目前大鼠、小鼠等实验动物证候表征，已经研究观察到毛发光泽、蜷缩、扎堆、畏寒喜暖、活动减少、行动呆滞、弓背、发抖、精神萎靡、消瘦、倦怠、欲睡、食欲不振、眼中无神、唇周发黑、便溏、肛门红肿充血、体温变化、心率变化、舌色变化、爪色变化、分泌物变化等症状和体征变化。但对于PMS模型表征评价体系应用较少，仅可检索到高冬梅等应用雌性实验猕猴愤怒和抑郁情绪评价量表对PMS猕猴模型进行表情定量化研究属于探索性研究。未来如推进病证结合动物模型标准化，急需解决的问题就是将中医辨证标准（四诊）在动物体中实现，进而评价所造模型动物是不是与中医辨证相契合。

　　**2. 行为学评价**　行为学指标常用于评估动物模型的运动功能、精神状态和中枢神经系统功能等，可以较为全面地反映实验动物的整体变化特征，尤其是反映动物细微的心理情绪变化。动物行为学领域经典评价方法有悬尾法、强迫游泳法、抖笼法等，还有旷场实验、攻击行为测试、糖水偏好实验、高架十字迷宫实验和明暗箱实验等。乔明琦等探索造模猕猴月经周期血清与尿中性激素及其调节激素与神经递质水平变化规律，为模型评价提供客观依据。张克升用情志刺激为主多因素造模法制备PMS肝气郁证大鼠模型，大鼠体质量、旷场实验和肾上腺系数进行模型评价，通过评价1‰蔗糖水消耗量和逍遥散的效应，初步建立了肝郁证的大鼠模型。其实，行为学评价是较为客观的评价方法，国际公信力较高，只是在具体选择时需要依据具体情况。

　　中医以擅长身心并治而在情志病的防治中颇显优势，但疾病临床研究受限于医学伦理学。最佳的研究策略就是创建人类疾病的动物模型，特别是造就信度、效度皆高的病证结合动物模型。而实际上模型终归是模型，无法完全模拟目标疾病，只能达到症状或某方面的类似，但是深入分析疾病特点并以此为特征将有助于造模。在研究者们长期摸索下，情志刺激/择时挤压等造模方法在试验中不断试错改进，而为了评价模型模拟程度，现行学派主要分为动物表征和动物行为学指标评价两大体系，具体操作已有范例可循。但是在动物模型制备与评价体系方面，观点不统一。但随着心理学和精神病学研究的快速发展，一些更好的情绪应激动物模型必将建立和发展起来。有助于更加深入地研究情绪障碍的细胞、分子和基因水平的机制，最终攻克情绪障碍。

# 265 肝郁型围绝经期综合征的中枢神经递质调控机制

女子于绝经前后，其生理、心理发生转变，易被负性事件所影响而产生以抑郁为主的情志变化。此时引发的一系列以植物中枢神经系统紊乱为主，伴有神经心理症状的症候群，称之为绝经综合征（MPS），亦称围绝经期综合征、更年期综合征，属中医"脏躁""郁证""绝经前后诸证"等范畴。该病患者常见卵巢功能衰退、性激素水平紊乱，以情志变化为主要临床表现，且病情轻重与情绪变化关联密切。学者黄睿婷等以女子多郁为切入点，探讨了肝郁型 MPS 的中枢神经递质调控机制，旨在丰富肝郁型 MPS 的病因病机相关理论。

## 女子多郁与肝郁型绝经综合征之联系

叶天士《临证指南医案》曰："女子以肝为先天，阴性凝结，易于怫郁，郁则气滞血亦滞。"《女科经论》亦曰："百病皆生于气，而于妇人尤为甚……妇人以血为本，妇人从于人，凡事不得行，每致忧思忿怒，郁气思多。"说明女子以血为本，以肝为先天的生理基础。而清代傅山《傅青主女科》则提出"妇人有经来断续，或前或后无定期，人以为气血之虚也，谁知是肝气之郁结乎？"肝气郁结对妇人经行影响较气血之虚更甚。女子以血为本，以肝为先天，因此形成女子多郁的病理特点。

肝藏血，担血海之责，调控冲任二脉，妇人的排卵与月事等皆与肝密不可分；肝主疏泄，肝气通达，则可疏导情志调畅，周身气血调和，令女子经行如期。女子一生经历"经、带、胎、产"，在"七七"时段，"五十岁，肝气始衰，肝叶始薄"，机体由肝始衰，由盛年期向老年期过渡。因此在"多郁"病理基础上，气血失和，冲任失调，机体更易产生肝郁病理。抑郁具有复杂的、尚未完全明确的遗传基础，其与负性生活事件的联系在女性群体内更为明显。当女子处于绝经前后之期，其生理、心理出现转折，对外界给予的不良刺激异常敏感。此时，在生理方面，机体雌激素水平下降、自主神经功能紊乱，易出现躯体症状；在心理方面，因社会、家庭等一系列事件给予的压力，更易导致负性情绪。

## 肝郁型绝经综合征情志变化的调控机制

因 MPS 以肝郁为病机，以情志变化为其主要临床表现，故该病是以肝为起病之源、脑为传病之所。

**1. 从肝脑相关揭示情志变化机制** 《儒门事亲·目疾头风出血最急说》指出"惟足厥阴肝经，连于目系而已……要知无使太过不及，以血养目而已"，提示唯有肝经与目系由经络直接相连，故有肝开窍于目之说；《灵枢·大惑论》指出"五脏六腑之精气，随眼系入于脑"，提示目与脑相通；《灵枢·经脉》论及"肝足厥阴之脉……连目系，上出额，于督脉会于巅"，指出了肝经与督脉交会，督脉又"上额交巅，上入络脑"，因此肝、脑于经络结构方面密切联系。《读医随笔》曰："肝者，贯阴阳，统血气……握升降之枢。"提示肝为一身气化发生之始，握升降之枢，是机体处于"阴平阳秘"生理状态的前提条件。脑神理论认为脑主神明而总统诸神，其所论之"神"包括机体的精神、意识和思维活动。因此肝主疏泄，通达气机，肝藏血，担血海之责，二者功能正常，则气血调和，令脑清神聪。《千金翼方》指出

"人年五十以上……万事零落，心无聊赖，健忘嗔怒，情性变异"，提示该时期是情志变化的高发阶段。在"以血为本""以肝为先天"的生理基础和"多郁"的病理基础之上，女子其衰始于肝，因肝疏泄失司，肝气郁滞，气血失调，脑神失养，导致情志异常。肝失疏泄可致脑神失养，而脑神失职，则又不能统领其下脏腑，进而加重肝失疏泄，二者互相影响，形成恶性循环。

**2. 从下丘脑-垂体-卵巢轴揭示 MPS 情志变化**　女子情绪障碍最易发生在生理变动时期，与雌激素水平波动相关。雌激素又与肝郁病理呈负性相关，其异常波动所产生的症状，与肝郁所致症状大致相符。当卵巢功能逐步衰退，雌激素水平波动，减弱其对下丘脑和垂体负反馈调节作用，导致下丘脑-垂体-卵巢（HPO）轴平衡失调，中枢神经系统及其下所支配的脏器异常，出现一系列自主神经系统功能紊乱的症状，为 MPS 的情绪变动奠定了基础。

## 中枢神经递质调节肝郁型绝经综合征的机制

肝主疏泄的生理功能及其病理变化与神经内分泌活动密切相关；肝行使藏血功能依赖其疏泄功能运行正常，受神经递质的调节，其功能异常与雌激素紊乱具有关联性。雌激素能在调节中枢神经递质的神经元上进行表达，其受体（ER）有 ERα、ERβ 两种亚型。ERα 主要分布于女性生殖组织中；ERβ 在机体认知情志区域内高表达。因此肝郁型 MPS 在出现雌激素水平紊乱的基础上，其发病机制与中枢神经递质密切相关，而中枢神经递质的变化又会反过来影响情志症状的表达。

**1. 单胺类神经递质调控情志变化的机制**　5-羟色胺（5-HT）是重要的情绪调节因子。中缝背核内的 5-HT 能神经元胞体内有大量 ERβ，雌激素及其受体以此为生理基础，参与 5-HT 的合成、吸收、代谢、再利用，进而影响 5-HT 系统，调控情志变化。去甲肾上腺素（NE）是肾上腺素（A）去甲基化形成的产物，其升高体温、促进食欲、影响痛感的功能与气的推动作用相类似，因此某种层面上可视为肝调畅气机的物质基础之一。雌激素可调控 NE 突触间隙浓度，控制神经冲动信号，进而影响情绪。

用中医理论来解释多巴胺（DA）参与情绪调控的机制，亦可视作肝主疏泄、调畅情志的机制之一。雌激素具有保护且调节 DA 能神经元的功能。当雌激素水平波动时，易受应激影响，使得外侧缰核神经元激活，DA 及其代谢产物异常，出现快感缺乏等情绪症状。5-HT、NE、DA 联系紧密，三者皆受雌激素调控，前二者在大脑边缘系统分布最多，边缘系统参与调节机体的学习、记忆和情感行为等。肝郁型 MPS 的雌激素水平紊乱，可引发单胺类神经递质功能异常，5-HT、NE、DA 分泌降低，导致以抑郁为主的情志变动。通过疏肝解郁治疗能有效纠正 MPS 中枢单胺类神经递质紊乱，调节植物神经功能，改善肝郁症状，使得机体内环境趋于稳定。

**2. 氨基酸类神经递质调控情志变化的机制**　谷氨酸（Glu）是兴奋性神经传递的主要介质，其通过结合多类受体、激活突触前后神经元，以增加神经营养因子的表达，与抑郁的发生、发展紧密相关。γ-氨基丁酸（GABA）属于抑制性神经介质，通过抑制神经元以调控神经网络功能，且可调节神经回路中的单胺类神经递质神经元，如 5-HT、NE、DA。GABA 与 Glu 所构成的 Glu-GABA 信号通路通过双向调节作用保持机体稳态，对精神情志的稳定具有关键作用。雌激素有助于 Glu 信号的传递，亦可抑制 GABA 的分泌。肝郁型 MPS 雌激素紊乱，其水平相对较低，Glu 信号传递受阻，GABA 分泌增高。使用调肝药物可通过影响雌激素、Glu、GABA 含量，调节 PO 轴，进而影响对下丘脑-垂体-肾上腺轴（HPA）的调节，从而对肝郁型 MPS 产生作用以调控情志。

**3. 肽类神经递质调控情志变化的机制**　β-内啡肽（β-EP）是主要的内源性阿片肽（EOP）之一，具有抗抑郁、缓解压力、止痛等作用，主要存在于下丘脑弓状核和垂体中。MPS 机体雌激素水平波动，神经-内分泌-免疫系统异常，使得 β-EP 系统分泌与释放受阻，导致机体抗抑郁能力减弱，在遭受应激后易产生情志变化。促肾上腺皮质激素释放因子（CRF）属于下丘脑调节性肽之一。CRF 一方面在 HPA 调节神经内分泌过程中起到关键作用，另一方面因其神经元胞体与 NE、5-HT 神经元密集分布区域具有重叠性，因此又可调控 NE 与 5-HT 系统活性，从两个角度作用于机体情志。当雌激素信号减弱，无法有效上调 CRF 等的表达，则调控情志功能出现异常。

P 物质（SP）是脑内最重要的神经递质和调质之一，在海马、杏仁核、下丘脑、额皮质等调控情感的大脑区域内高度表达，其含量变化与性激素水平相关。其他肽类神经递质如精氨酸加压素、神经肽 Y、脑啡肽等与 MPS 的发生、情绪的改变亦具有一定相关性。

**4. 乙酰胆碱调控情志变化的机制**　乙酰胆碱（ACh）作为中枢神经系统内源性重要化学递质之一，可促进机体压力敏感型神经激素和肽的释放，与单胺能系统于调节情绪上相互作用。当雌激素水平紊乱，其调节生殖突触与 ACh 的作用减弱，致使 ACh 一方面与单胺能系统联系降低，另一方面其分泌的减少使机体抗压能力下降而对压力事件敏感，二者共同作用导致情志失调。

女子的生理基础为"以肝为先天""以血为本"，其病理基础为"女子多郁"，而"郁"不仅体现在 MPS 临床症状上，在神经递质变化中亦得到体现。肝郁型 MPS 以肝失疏泄为基础，影响肝藏血功能，此时性激素水平紊乱，直接或间接导致中枢神经递质异常，对机体精神情志产生作用。鉴于肝郁型 MPS 的形成机制及中枢神经系统自身的复杂性，以神经递质为突破点，以肝脑相关为理论基础，以活体成像与现代分子技术为辅助手段，从生物信息角度初步挖掘女子多郁的病理机制，从多层次、多方位、多角度探讨肝郁型 MPS 的物质基础，可为客观化研究肝郁提供新的方法与思路。

# 266　从肝脑相维论围绝经期肝郁证神经环路的研究

　　肝气郁是肝脏病理变化中最为常见的一种病理变化，常以精神情志变化为其临床表现。有研究指出，从生理学基础角度，肝主疏泄的调控中枢主要涉及大脑，而神经环路是构成脑部神经系统的基本单元。围绝经期肝郁证以情志精神变化为主要临床表现，主要包括抑郁和焦虑，二者常伴随出现，该病以肝为起病之源，脑为传病之所。因此，学者黄睿婷等以肝脑相维为理论基础，从肝调节情志所涉及相关神经环路着手，进而对如何研究围绝经期肝郁证的病理机制做了论述。

## 肝脑相维的理论渊源

　　**1. 肝脏象理论**　中医认为肝位于腹腔，横隔之下，右胁之内，与现代解剖学整体定位上大致相符。然西医之肝，为实质性的器官；中医之肝，脱离解剖范畴，为气化、气机的肝。肝属木，木曰曲直，具生长、生发、条达之势。因此由木之特性，决定疏泄为肝之肝脏首要功能。肝主疏泄，气机调畅，流通全身自如；肝藏血，血得以藏，枢调周身血液。肝体阴而用阳，气为阳、为用，担任功能，血为阴、为体，担任物质基础，故肝藏血功能则为疏泄附属。《读医随笔》指出"肝者，贯阴阳，统血气……握升降之枢"，提示肝为一身气化发生之始，是保证机体"阴平阳秘"生理状态的前提条件，对机体而言肝主疏泄功能有重要地位。因此在临床与研究应用方面，肝主疏泄应用广泛，肝藏血应用较少。

　　**2. 脑神学说的理论渊源**　《灵枢·海论》曰："脑为髓之海……髓海有余，则轻劲多力，自过其度；髓海不足，则脑转耳鸣，胫酸眩冒，目无所见，懈怠安卧。"说明脑对视听言动活动具有支配作用；脑的功能强弱与髓海充盈密不可分。汉代《老子中经》曰："泥丸君者，脑神也。乃生于脑，肾根心精之元也。"明代张景岳注《素问·本病》曰："人之脑为髓海，是谓上丹田，太乙帝君所居，亦曰泥丸宫君，总众神者也。"此处"泥丸"即为"脑神"，有统帅诸神之功。

　　直至西方医学传入我国，其中的大脑神经学说融入先前的脑神理论，脑神学说得到逐步兴起。清代汪昂《本草备要·辛夷》曰："人之记性，皆在脑中。小儿善忘者，脑未满也；老人健忘者，脑渐空也。凡人外见一物，必有一形影留于脑中。"又如，王清任在《医林改错·脑髓说》中提出"灵机记性，不在心在脑"，肯定记忆、视听言语等高级神经活动功能由脑所主，指出脑的盛衰与精神情志密切相关，明确"脑主神明"理论。

　　当代亦有诸多学者支持"脑主神明"理论，由此目前的脑神学说为脑主神明而总统诸神，神明包括精神、意识、思维活动。脑神功能正常，则精神振奋、情志调畅、神志清晰、思维敏捷、反应灵敏；如若异常，则有精神萎靡、情志失调、思维混乱、意识模糊、反应迟钝等病理症状的产生。

　　**3. 肝脑相维的提出**　基于肝脏象理论与脑神学说，当代学者将肝脑与郁病相联，明确提出"郁病与肝脑相关"观点，强调肝为起病之源，脑为传病之所，肝脑在郁病脏腑辨证中具有重要地位。这一观点亦在临床与实验研究中得到印证。围绝经期抑郁状态属中医"郁证"范畴，有观点认为，肝脑相维为从肝脑论治围绝经期抑郁状态提供了理论依据。亦有相关研究证实肝脑在经络循行方面联系紧密，在功能连接方面存在相互动态调节。此类研究皆揭示了肝脑相维应用于中医肝系统疾病的可行性与科学性。

## 中医脑与神经环路的相关性

**1. 中医脑与神经环路的结构联系** 中医言脑，居于头骨之内，《全体新论》指出"头骨居上，共八骨凑合而成，以保护全脑"，又如《灵枢·海论》指出"脑为髓之海，其输上在于其盖，下在风府"，道家又以"内视法"洞察脑部结构，划为四方四隅及并中央，共九个区域。现代解剖学认为脑亦由九部分构成，提示中西医脑部解剖定位大致相符。神经环路是大脑神经系统的结构基础，是由神经元轴突、树突末端和神经胶质细胞共同构成的神经纤维网络。因此某种程度上可视神经环路为中医脑的重要结构组成之一。

**2. 中医脑与情感神经环路的功能联系** 中医脑在功能上具有整体观念，"脑为六神之宅"，主神明而总统诸神，在机体神志、认知、情志活动中担任主要角色，对下属脏腑具有统领地位。西医认为，大脑是机体控制情绪的核心部位，各个分区协同作用导致机体精神情志变化。而情感神经环路的结构异常复杂，各脑区间协同作用且相互制约共同维系环路稳态，其紊乱易导致机体情绪障碍。因此中医脑从整体观念统筹情志，情感神经环路从微观层次调控情志，二者对机体情志功能正常行使都具有重要意义。

## 肝调节情志的神经环路

肝失疏泄的主要临床症状为精神情志变化，包括抑郁与焦虑，结合中医学理论与现代科学研究技术，发现抑郁、焦虑的重叠病机亦为肝失疏泄。因此初步探讨肝调节情志相关联的神经环路，应从抑郁与焦虑两方面入手。

**1. 前额叶皮层-伏核-中脑腹侧被盖区神经环路** 有研究认为，奖赏是肝主疏泄内涵的体现，而中枢奖赏系统的神经环路可能是肝主疏泄的神经通路之一。相关研究发现抑郁症的发病机制与前额叶皮层-伏核-中脑腹侧被盖区（PFC－NAc－VTA）神经环路的功能失调相关。其中，杏仁核、丘脑、海马等脑区也参与奖赏行为的调控，在 PFC 与下丘脑、中脑区之间起纤维关联作用。

机体情志变动，信号传递至脑部 PFC 区，该区将谷氨酸神经元投射至 NAc 区，作用于该区内 N-甲基-D-天冬氨酸受体上，抑制 γ-氨基丁酸神经元活动，使得 VTA 区多巴胺神经元受抑制作用减弱，多巴胺得到释放，从而使情志调畅。当此神经环路失调，脑区相关神经递质投射受阻，表现为快感缺失为主的情志症状，这与肝失疏泄所产生的症状具有一定相似之处。

**2. 边缘系统-皮质-纹状体-苍白球-丘脑神经环路** 已有相关研究通过 PET、MRI 等现代技术，证实边缘系统-皮质-纹状体-苍白球-丘脑（LCSPT）神经环路对情志的调控具有重要作用，并且该环路亦为逍遥散发挥抗抑郁的作用脑区。此环路的重要组成部分为海马结构、纹状体、丘脑及额叶深部白质，因其涉及脑区众多、涉及神经递质复杂，在精神情志变化中的机制尚未明确。

**3. Papez 环路** Papez 环路（海马-乳头体-丘脑前核-杏仁核复合体-扣带回-海马旁回-海马）以边缘系统为中心，已被证实是多种精神情绪障碍的病理学结构基础。边缘系统参与并调节情绪、记忆、学习和行为等活动，海马作为其重要结构之一，在此环路中起主要连接作用。广泛性焦虑症在焦虑障碍中与抑郁症相关系数最高。相关研究使用疏肝清热健脾法能有效修复广泛性焦虑症大鼠 Papez 环路脑组织形态结构的损伤，以起到抗焦虑作用。

## 围绝经期肝郁证神经环路的研究策略

抑郁与焦虑密切相关，对比 PFC－NAc－VTA 神经环路、LCSPT 神经环路与 Papez 环路，发现三者共同涉及主要脑区为海马、杏仁核、丘脑、纹状体和皮层额叶，提示肝郁证有可能在这些脑区变化最为明显。

围绝经期是女性绝经前后的一段特殊时期，在该时期卵巢功能下降，雌激素分泌水平紊乱，引起机体中枢神经递质表达异常，导致自主神经系统功能紊乱的躯体症状明显，诱发不良情绪，为围绝经期肝郁证发生发展奠定病理基础。基于肝脑相维理论，观察围绝经期肝郁证的脑部变化，对了解其病理机制有重要意义。

围绝经期肝郁证以情志精神变化为主要临床表现，包括抑郁和焦虑。目前对于该病的研究大多集中于单个脑区或多个脑区的神经递质含量变化，又因情志变化机制复杂，无法明确其具体变化。随着现代科学技术的日益更新，因影像学的无创性与直观性，其在情志精神疾病发病机制的研究中应用愈加广泛。目前趋向于使用多模态神经影像学手段，反映脑结构与功能变化，揭示生理病理机制，为临床与研究提供重要支撑。

因此在对围绝经期肝郁证进行机制研究时，或可综合抑郁症、广泛性焦虑症与相关情志疾病，以PFC-NAc-VTA神经环路、LCSPT神经环路与Papez神经环路等作为切入点，从多角度、多层次观察围绝经期肝郁证的病理机制是否与神经环路中海马、杏仁核、丘脑、纹状体、皮层额叶等相关脑区和其他相关变化具有联系，寻找围绝经期肝郁证相关脑区之间的功能、结构连接，绘制该病脑连接图谱，基于连接图谱以研究脑区之间的神经递质等微观物质变化，同时以疏肝解郁治则作为验证手段，以此丰富中医"肝主疏泄，调节情志""肝脑相维"等中医肝脏象理论。

# 267　论围绝经期女性情志异常机制

围绝经期旧称更年期，是围绕女性绝经前后的一段时期，1996年世界卫生组织重新定义该时期为包括接近绝经前出现与绝经有关的内分泌、生物学和临床特征起，至绝经后也就是末次月经后连续一年的一段时间。妇女绝经前后出现性激素波动或减少所致的一系列躯体及精神心理症状症候群，现被称为绝经综合征（MPS），该症候群包括精神、心理、神经、内分泌和代谢失衡等一系列躯体及精神心理症状，如皮肤潮红发热、出汗、情绪低落、烦躁易怒和焦虑不安等。其中情绪异常主要包括抑郁和焦虑。与生育期相比，绝经过渡及以后是新发抑郁、焦虑症状的易感阶段，焦虑情绪往往伴随着其他异常情绪出现，如抑郁症的早期多出现焦虑行为。学者胡柳等从围绝经期生理特性入手，就绝经前后女性情志异常产生的机制做了广泛论述。

## 中医对围绝经期情志异常的认识

中医认为五脏是情志活动的内在基础，《类经》中曾记载"阳衰则阴乘之，故多忧而悲"，抑郁情绪相关病机研究发现其病机与阳虚、升发无力有关。《素问·阴阳应象大论》曰："人有五脏化五气，以生喜怒悲忧恐。"五脏虚衰时，容易导致抑郁情绪的产生，在《圣济总录》的虚劳门中，就提出了"五脏气不足，发毛落，悲伤喜忘"的观点，抑郁情绪在本质上属"虚"，五脏阳气不足是其重要的病理基础。除了与脏腑阴阳虚衰密切相关之外，围绝经期女性也有任脉亏虚的病机，任脉主胞胎，起于胞中，是奇经八脉之一，总任一身之阴经，具有调节全身诸阴经经气的作用，有研究发现用调任安神针刺法可以调节任脉，有减轻围绝经期抑郁症患者的抑郁程度，改善围绝经期的一系列症状的效果。

**1. 心肾亏虚与围绝经期情志异常的关系**　王子瑜教授认为根本原因在于肾气亏虚。只有肾的精充气盛，脏腑气血才能发挥正常的生理效应。同时肾阴不足最易影响肝脏，若肾阴亏损，水不涵木，肝失所养，易出现肝肾阴虚表现，甚或是肝阳上亢的证候。肾气渐衰，肾精渐亏，日久累及肾阳，加上肾阴虚无以生血，心神失养，心肾不交，在整个过程的某些阶段都有发生情志异常的风险。经曰："肾为欠、为嚏，又肾病者，善伸、数欠、颜黑。盖五志生火，动心关心。"肾水不足，不能上济心阳，所谓"神有余则笑不休，神不足则悲，故可见喜怒不定"，心阳不足，心神恍惚，也是情绪不稳重要病机。

周明镜在绝经前后诸证中医证型与性激素相关性的临床研究中发现阴虚火旺、心肾不交及肾阴虚三型为绝经前后诸证最常见证型，其共同病机是肾阴亏虚。肾阴不足，不能上济心火，同时肾阴久亏，不能滋养肝脏，肝失柔养，阳失潜藏，最易引发烦躁易怒、焦虑等情绪症状。此外，也有学者认为在不同阶段的病变部位及病理机制各有侧重。初期的病机主要是肝血不足、气血失和，后期的病机主要才是肾精亏虚。

**2. 肾虚肝郁与围绝经期情志异常的关系**　王秀云教授认为本病病机主要是肾虚肝郁，而肝肾阴虚、肝气郁结、心脾血虚及脾肾阳虚是临床主要证型。女性在绝经前后，肾气渐衰，继而出现肾阴不足，燥热偏盛，阴虚火旺等上实下虚之症，脏腑阴阳失衡。有学者认为"天癸竭，肾气虚衰"与"卵巢功能衰退及雌激素水平低落"理论具有一致性，通过补肾疏肝法可以调节脑部神经递质，改善患者下丘脑-垂体-卵巢轴的功能，进而纠正内分泌失调。《丹溪心法》指出"气血冲和，万病不生，一有怫郁，诸病生焉。故人身诸病，多生于郁"，研究发现抑郁症在肝郁体质人群出现的概率比非肝郁体质的人群要高，肝郁体质比平和体质更容易患重度忧郁症。王珊珊在围绝经期患者焦虑抑郁情绪的临床分析中发现肝郁患者有兼杂心和胆的主要与抑郁有关，且与心显著相关，肝郁患者兼杂阴虚、气虚的主要与焦虑有关，其中与阳虚显著相关。此外，"精血同源"，肝血的生成以及正常疏泄受到肾精亏虚的影响，肝气郁结，进而影响情志，出现失眠、烦躁易怒、焦虑抑郁等情志症状。清代医家高鼓峰的滋水清肝饮全方以六味地黄丸滋补肝肾之阴，和之柴胡疏肝解郁，目的是肾水得以涵木，肝气调达，现代研究发现此方可以升调下丘脑中 5-羟色胺含量，预防围绝经期抑郁症。

**3. 精髓失养与围绝经期情志异常的关系**　肾主骨生髓，通脑藏志，围绝经期妇女肾精亏虚，脑髓化生不足，髓海失充，精神意识功能受损，也可出现抑郁焦虑、感情淡漠等情志疾病。夏桂成教授总结其病理变化主要反映在心（脑）-肾-子宫生殖轴紊乱，而根本在肾。也有学者根据"肾主骨生髓""脑为髓海"，提出了"肾脑相济"理论，认为围绝经期情志变化和脑密切相关，围绝经期妇女肾精不足、髓海空虚是情志异常的重要原因。

**4. 痰阻血瘀与围绝经期情志异常的关系**　围绝经期情志病的病因病机错综复杂，肾虚是发病基础，疾病过程中也常兼见心脾两虚，气郁痰瘀等多种病理改变，病之初虽多是肾精亏虚、肝气郁结，但郁久生痰，久病入络，瘀血痰浊阻滞经络，闭塞神窍，神明被扰也会增加抑郁焦虑、失眠健忘等症状的程度。所谓"怒伤肝，喜伤心，思伤脾，忧伤肺，恐伤肾"，绝经前后妇女五脏渐亏，更易受七情干扰。张子和曰："妇人经血，终于七七之数，数外暴下，经曰火主暴速，亦因暴喜暴怒，忧急惊恐所致然也。"情绪异常反过来也会引起更年期妇女月经紊乱以及加重情志症状。

## 西医对围绝经期情志异常的认识

围绝经期性激素的减少能直接或间接影响下丘脑-垂体-腺轴系的反馈调节，进而影响海马对下丘脑-垂体轴系的负反馈调节，同时下丘脑-垂体轴系的改变也能影响海马的结构与功能，共同导致人体神经-内分泌-免疫调节系统的改变，这些环节都能影响人体的情绪稳定。

**1. 下丘脑-垂体-腺轴系紊乱与围绝经期情志异常的关系**

（1）下丘脑-垂体-性腺轴（HPO）紊乱与围绝经期情志异常的关系：有研究认为绝经过渡期的确能增加女性患抑郁症的风险，多米诺假说认为其原因可能是与低雌激素相关的血管舒缩症状导致的睡眠紊乱，而并非低雌激素和血管舒缩症状的直接作用，与此有关的研究表明，雌激素治疗能通过改善睡眠质量来改善情绪，改善认知功能。此外，围绝经期女性雌激素分泌减少，使得其对下丘脑和垂体抑制作用减弱，在此基础上，与下丘脑-垂体其他轴系、单胺类神经递质、炎症因子、褪黑素和神经营养因子等相互作用都可能诱使抑郁症的发生、发展。近年来有研究通过激素测定的方法得出结论，围绝经期抑郁的发生发展与性激素水平绝对值变化无关，而与雌激素水平、尿促卵泡素水平波动程度有关。此外，雌激素对不同年龄阶段抑郁小鼠的治疗效果不同，只有在较轻年龄和激素下降的早期，雌激素对抑郁的治疗才比较明显。而在围绝经期妇女易感的慢性疾病如子宫内膜癌等妇科恶性肿瘤，其诊治过程也易诱发抑郁症。

（2）下丘脑-垂体-肾上腺轴（HPA）紊乱与围绝经期情志异常的关系：生活中小应激事件时常发生，多数人可以通过机体自身调节来维持健康，而这一自身调节最重要的机制就是激活 HPA 引起的负反馈调节。应激引起高分泌的糖皮质激素可以激活糖皮质激素受体（GR），刺激海马负反馈调控 HPA，减少糖皮质激素（GC）的分泌。若 HPA 持续激活，则可以出现 GC 长期分泌增多，使得 GR 处于持续过度激活状态，长期 GR 过度激活会减弱海马对 HPA 的负反馈调节并损伤海马，同时由于对 HPA 的抑制作用减弱，HPA 更加亢奋，由此造成的 GC 分泌进一步持续，加重海马损伤，造成恶性循环。

除了 GC 表达失衡，许多肽类物质也可以调控 HPA，如 β-EP 和神经肽 Y，研究发现，在 HPA 过度表达的同时，β-EP 也被激发以抑制 HPA 功能紊乱，与此同时 β-EP 也能减少体液循环中 ACTH 及 CORT 含量。神经肽 Y 则可以通过改善 HPA 最主要的调控部位下丘脑室旁核（PVN）的 GR 表达以及维持 ACTH 和 CORT 的激素水平来发挥抗抑郁作用。5-HT 是与海马功能密切相关的神经递质之一，可以通过 GR 和盐皮质激素受体（MR）来调节。有相关的动物实验表明，围绝经期抑郁大鼠下丘脑 5-HT 含量有显著降低，5-HT 耗竭剂能加重抑郁症状，且与抑郁症状严重成正比，HPA 与 5-HT 在抑郁的发病过程中相互作用可以增加抑郁程度。

（3）下丘脑-垂体-甲状腺轴（HPT）紊乱与围绝经期情志异常的关系：有研究显示，大部分抑郁症患者都有出现下丘脑-垂体-甲状腺轴（HPT）的异常，最终导致甲状腺激素水平过低，出现记忆力减退、反应迟钝、精神焦虑和抑郁等症状。另一方面，也有相关研究表明围绝经期甲状腺功能减退症女性更易出现抑郁和焦虑，并且其抑郁和焦虑的程度与甲状腺激素水平有关。其机制可能是甲状腺激素可以调节相关基因表达和影响细胞内信号通路和神经递质系统，如多巴胺、去甲肾上腺素和 5-羟色胺系统等。

**2. 海马损伤与围绝经期情志异常的关系** 海马是人体应激反应的重要脑区，是下丘脑-垂体-腺轴系的中枢神经，其主要机制是作为下丘脑的高级神经中枢，通过控制 HPA 在应激状态下的反应，对下丘脑-垂体-腺轴系产生负反馈调节作用，保护机体免受应激损伤。除了 HPA 过度亢进对海马的损伤外，凡是可以影响海马神经再生以及海马神经凋亡增加的因素都可能诱发情绪异常。长期 HPA 亢奋，GR 过度激活会损伤海马，其原因之一就是 GR 能介导神经再生，增加小鼠 GR 会阻碍 HPA 反馈，使小鼠海马神经元再生减少从而诱发抑郁。此外，与海马神经元细胞凋亡密切的是 Bcl-2 蛋白，Bcl-2 基因及其表达蛋白可以抑制多种组织细胞的凋亡，尤其对神经元具有类似神经营养因保护作用，在治疗方面，下调海马组织 BaxmRNA 的表达以及上调 Bcl-2mRNA 的表达，可以减少海马神经元细胞凋亡治疗抑郁症。很多研究已经证实慢性应激可以导致大鼠的抑郁样行为，而关于其机制，普遍认为是慢性应激损伤了海马的结构和功能，包括树突萎缩，降低海马脑源性神经生长因子的水平，使神经再生减少等，进而导致现焦虑和抑郁的发生。与之对应，有学者发现如果给予丰富环境，即改变压力环境，则可以增加海马的神经发生，减轻焦虑和抑郁样行为。

**3. 免疫系统过度激活与围绝经期情志异常的关系** 长期慢性应激除了能激活 HPA，损伤海马，还能激活外周及中枢免疫系统，使得大量炎性介质释放，通过与神经系统、神经内分泌系统的相互作用可以影响人体情绪调节，其中细胞因子是主要机制之一。有学者认为细胞因子的作用主要通过凋亡、应激、代谢紊乱等机制影响神经内分泌系统单胺类神经递质的合成和代谢。比如促炎因子可以穿过血脑屏障与中枢神经元细胞因子受体结合，由此造成海马和下丘脑 5-HT 等神经递质的异常，或者是直接通过激活 JAK-STAT 通路、P38MAPK 通路等信号通路，导致色氨酸合成减少，这些都可诱导焦虑抑郁的发生。此外，过度的炎症反应也可以使生长因子生成减少，神经营养作用降低，损伤情感中枢的神经可塑性，影响多巴胺的合成、释放与重摄取，促进谷氨酸释放和抑制其重摄取，引发抑郁症状。

围绝经期女性卵巢功能减退，性激素分泌减少是发生该时期情绪改变的生理基础，而长期外界慢性应激是重要诱因，主要通过影响下丘脑-垂体-腺轴系的反馈调节，直接或间接影响海马本身的结构与功能，影响海马对下丘脑-垂体-轴系的负反馈调节，甚或是免疫系统的调节，相互作用，共同导致人体神经-内分泌-免疫调节系统的改变，每个环节的改变都有可能影响人体的情绪稳定。而 HPA 过度激活是造成围绝经期情绪异常女性下丘脑-垂体轴系调节紊乱的基础和关键，扭转 HPA 亢奋，减少海马损伤是目前研究的一大热点，如减少体液循环中 ACTH 及 CORT 含量的 β-EP，调控海马 GC 表达，维持 ACTH 和 CORT 激素水平的神经肽 Y。而在相关的中医机制研究中，有学者提出补肾药可以明显减轻围绝经期情绪异常 HPA 中枢海马的损伤，也有相关的理论构想，认为 HPA 亢进相当于中医的肾阴虚，HPA 抑制相当于肾阳虚，无独有偶，这些都是围绕 HPA 和海马损伤进行。可见，HPA 的调节功能和海马的结构与功能是围绝经期情绪异常研究中中西医结合的关键交汇点，也将依旧是中西医互参，深入研究的重要切入点。

# 268　围绝经期情志异常用药经验

围绝经期综合征，即围绝经期妇女卵巢功能衰退，性激素波动或者减少所致的一系列躯体和精神心理症状。围绝经期情志异常表现为莫名委屈欲哭、情绪波动，甚至抑郁、欲轻生，常兼见失眠、潮热汗出、骨节疼痛等，可严重影响患者生活质量。李浩教授治疗妇女围绝经期疾病、老年心脑血管疾病经验丰富，学者畅苏瑞等对其治疗围绝经期综合征的辨治思路和用药经验进行了总结归纳。

## 疾病探识

围绝经期综合征，中医无此病名，但从其发病时间可归属"经断前后诸症"范畴。根据本病主症的不同，可以归为脏躁、百合病、失眠、心悸等，其共同之处在于均有情志症状出现。多数医家认同情志致病为其主要病因，而病机则为"肾虚为本"兼他脏病变。诸多医家对其具体病位见解不一，治法各有侧重。有医家认为脏躁病在肝、肺。如赵以德《金匮方论衍义》曰："此证乃因肝虚肺并，伤其魂而言也……肝木发生之气，不胜肃杀之邪击并之，屈而不伸，生化之火被郁，扰乱于下，故发为脏躁，变为悲哭。"肝藏血、肺主气，肝、肺分别藏魂、摄魄。若肝血、肺气充足，则魂魄得到将养，魂魄安宁则神定。《灵枢·本神》曰："随神往来者谓之魂，并精而出入者谓之魄。"若肝、肺血气不足则易出现魂魄不安，神躁不宁。另有一些医家提出脏躁病在心、肾。例如，陈念祖《金匮要略浅注》曰："其悲伤欲哭，象如神灵所作，现出心病；又见其数欠伸，现出肾病；所以然者，五志生火，动必关心，阴脏既伤，穷必及肾也。"因脏阴不足，情志化火，虚火乘犯，使得阴更虚，燥邪内生，发生脏躁。还有医家认为病在心与胞宫。例如，尤在泾《金匮要略心典》曰："脏躁，沈氏所谓子宫血虚，受风化热……则内火扰而神不宁，悲伤欲哭……邪哭使魂魄不安者，血气少而属于心也。"妇女因胞宫血虚失养，化生内热扰动心神，或外邪伤及气血，心不主血，心神不宁而发病。李教授从"阴阳-气血-营卫"生理病理相关的思路考虑，认为脏躁与肾、肝胆、心、脾有关，其根于肾中阴阳失调，本于气血失调，表现为营卫不和。若水不涵木、水亏火旺，则心火上炎、扰乱心神；若脾虚肝郁，则使心失所养、经脉瘀阻；若营卫失和、汗出异常，则使心液外泄或排出异常，均会表现出神志的异常，或是躁扰不宁，或是善悲抑郁。

## 辨证论治

五脏六腑皆可影响情志，又因体质及所处环境等的影响，表现为或躁或郁。结合妇女生理、病理特点，李教授认为围绝经期综合征病机为"阴阳失调，气血失和"，病位在心、肝、脾、肾四脏。对围绝经期综合征有情志病变者，常辨证加减应用甘麦大枣汤，取得了较好的疗效。

**1. 辨治观点**

（1）辨阴阳："阴阳"是一切生命活动的基础。《素问·保命全形论》曰："人生有形，不离阴阳。"从广义上看，"阴阳"统一概括了自然界一切事物、现象对立双方的属性。从狭义上看，无形的精气神、有形的脏腑营血也可划分阴阳。肾中元阴、元阳是阴阳之根本，对人体生长、发育、生育具有重要意义。若能阴平阳秘，精神乃治，生命活动才能正常进行。围绝经期妇女处于"七七之时"，自然衰老、后天消耗，导致元阴元阳亏虚、阴阳失调。若阳相对不足、阴相对偏盛，可见淡漠萎靡、瘦弱无力、畏寒怕冷、舌淡、脉细；若阴相对不足、阳相对偏盛，则可见烦躁易怒、气高声粗、烘热汗出、盗汗、舌红、脉数；若以元阳不足为主，会有精神萎靡、面色晦暗、头晕耳鸣、形寒肢冷，甚者冷汗出、带下量多、月经量少或多、经色淡质稀等症状；若以元阴亏虚为主，则常有五心烦热、潮热汗出、口燥咽干、失眠多梦、经期紊乱、经量少或多、色鲜红等表现。中医从阴阳盛与不及考虑病机，不拘泥一脏一腑，可以从宏观上把控患者整体情况，并找到治疗的切入点。

（2）辨气血：气血对妇女而言更为重要。《圣济总录》曰："血为荣，气为卫……蚓妇人纯阴，以血为本，以气为用。"气血在体内化生为精、津、液等形态，荣养脏腑、经络、百骸，妇女还依赖气血化生乳汁、经血，经、带、胎、产就能正常发生。《灵枢·本神》曰："心藏神，脉舍神，心气虚则悲，实则笑不休。"脉道气血充足，心神有处藏舍，就会内心平静、情绪稳定。同时《女科经纶》曰："血乃气之配，其升降、寒热、虚实，一从乎气。"气血关系协调，相互为用、相互依存，才能发挥正常生理功能。

不良的生活作息如熬夜、精神压力较大等也会使气血失调。妇女气虚常可见少气懒言、自汗出、易外感、绝经提前或月经淋漓不断、经血色淡；气郁则可见胁肋乳房胀满不舒、情绪郁闷不乐，或急躁不宁，经期小腹胀痛，郁久则化热扰神，加重情志表现，口干口苦，失眠多梦。血虚常见面白少华、眠浅易醒、脱发、月经后期、量少色淡；血瘀则可有小腹疼痛拒按、经血紫暗有血块、舌暗有瘀点、脉弦涩有力；血热可见五心烦热、多梦易醒、口苦咽干、小便短赤、大便秘结、月经色鲜红。若气滞血瘀"不通则痛"，常以局部刺痛或走窜样的胀痛为特点；若气血亏虚"不荣则痛"，则常有似痛非痛、不可名状之感。可见，从"气血"辨治更年期妇女疾病，更符合妇女生理、病理特点。

**2. 用方思路**

（1）准确辨证与"辨病""辨人"相结合：中医治病保证疗效的关键在于准确辨证。李教授认为将其与"辨病""辨人"论治相结合对疗效的提高十分重要，对丰富中医辨证论治体系有重要意义。不同的疾病在发生、发展、演变的过程中可见相同或相似的证候，但不同疾病病机演变总归不同，病情走向有异，故治法各异，即"异病同证异治"。其治疗自汗、失眠、头晕等病，若同为心气不足、肝郁脾虚证，常以甘麦大枣汤加减治疗，又因疾病不同，方药同中有异。若气虚不固、卫外不足的自汗，用甘麦大枣汤伍防风、黄芪、白芍、桂枝、糯稻根、煅牡蛎等以益气固表、调和营卫、收敛止汗；若遇心神失养的不寐，用甘麦大枣汤配党参、黄芪、酸枣仁、夜交藤、远志等以补中益气、养血安神；若见肝郁阳亢的耳鸣、头晕，用甘麦大枣汤加柴胡、川楝子、龙骨、牡蛎、黄芩、生地榆等以疏肝清热、平肝定眩；若遇阴虚燥热的消渴，则用甘麦大枣汤配阿胶珠、鬼箭羽、炒栀子等养肝血、清虚热。同一疾病，即使证型一致，因患者禀赋、所处环境、兼夹症不同，处方用药也需调整，即"同病同证异治"。如脏躁病均有情志病变，若兼往来寒热、口干口苦，多以甘麦大枣汤加柴胡、黄芩、大黄、龙骨、牡蛎等以调和少阳、疏肝泄热、镇静宁心；若兼有纳呆食少、面色少华，则加党参、黄芪、当归、白芍等以益气健脾、养血安神；若兼有腰膝酸软、五心烦热，加熟地黄、山药、山茱萸等滋阴益肾、育阴潜阳；若兼腰酸乏力、恶风寒与潮热汗出并见，则加仙茅、淫羊藿、巴戟天、知母、女贞子等以阴阳双补。

（2）广纳众方，精简用药：李浩认为临床用药当博采众长，广泛汲取中医各家在长期临证实践中所得出的经验用药。经其叠加使用治疗同证型的方药，常可以增加疗效；或配合治疗他证方药，可以适应复杂多变的证候，间接缩短患者服药时间，既避免长期服用苦药，又减轻经济负担。另外，现代药理对于中药-疾病靶点的研究结果对临床用药也有一定指导意义。李教授擅以甘麦大枣汤治疗围绝经期综合征，若遇肝郁化热、三焦热盛者，则合"升降散"（白僵蚕、蝉蜕、姜黄配伍大黄）以升清降浊、散风清热；若遇痰气交结、梗阻咽喉者，合"二子二石汤"（《中医症状鉴别诊断学》），以西月石、胖大海、海浮石、诃子四味药化痰散结、清热利咽；如遇头汗出、胸中烦热者，则加入"栀子豉汤"，以炒栀子、淡豆豉清宣胸膈郁热；若有头目昏花、腰酸背痛者，常合"二至丸"，用女贞子、墨旱莲补肝肾、益阴血；若眠浅易醒、醒后难再入睡者，则于方中加入党参以延长睡眠时间、提高机体免疫力。

（3）疏导情绪，增强患者信心：李教授临证注重言语疏导患者情绪，烦躁者安抚之，抑郁者鼓励之，耐心嘱咐中药煎服等细节，建议家属配合缓解患者焦虑和恐慌的情绪。这不仅是临床取效的技巧，更是医者医德素养的体现。

## 方药发微

甘麦大枣汤首见于《金匮要略·妇人杂病脉证并治第二十二》，其曰："妇人脏躁，喜悲伤欲哭，象如神灵所作，数欠伸，甘麦大枣汤主之。"全方共三味药（甘草、小麦、大枣），为治"脏躁"病的基础方。甘草味甘，性平，归心、肺、脾、胃经，功效补脾益气、祛痰止咳、缓急止痛、清热解毒、调和诸药，治疗脾虚纳呆乏力、便溏腹痛、四肢挛急疼痛、气血不足之心悸、脏躁、肺痿咳嗽、咽喉肿痛、皮肤痈疮肿毒，可缓和药性，解药食中毒。小麦味甘，性微寒，归心、脾经，功效益心脾、除烦热、敛汗止渴，可以治疗脏躁、虚烦躁热、自汗出、脾虚泄利、消渴、痈肿。大枣味甘，性温，归脾、胃、心经，功效补益中气、养血安神，主治因脾胃虚弱导致的食少便溏、倦怠乏力、妇人脏躁、心悸失眠。甘麦大枣汤主要取三味药甘味能补、能和、能缓，可以补脾胃、缓肝急、养心安神以治脏躁。清朝朱光《金匮正义》中认为"忧惨、悲伤、多嗔，心脏也"，心为君主，脾胃辅佐心的功能，如果君主不安，则发作为喜悲伤欲哭、数欠伸，而甘麦大枣汤可通过补益脾胃，进而养心安神。

# 269　围绝经期抑郁症从心肾论治

围绝经期抑郁症（PD），又称更年期抑郁症，是指因卵巢功能衰退，从绝经前开始出现内分泌、生物学和临床症状起至完全绝经后 12 个月内，以心情抑郁，紧张焦虑，情绪波动大，早醒或入睡困难，能力和精力减退，注意力不集中，并常感头晕、乏力、全身疼痛为主要症状的疾病，属于情感性精神障碍。据上海城区和郊县共 2000 名 40～60 岁调查妇女中，围绝经期妇女抑郁症发病率达 30.3%，其中 79.7% 有轻度或中度抑郁症状者，11.06% 有抑郁倾向者，9.24% 有抑郁症者。围绝经期女性情志异常主要表现为抑郁和焦虑两方面，但其发病机制仍在研究中。目前认为围绝经期抑郁症的发生可能是生物、社会、个人因素的综合作用所致。现代医学认为绝经相关问题的关键是雌激素的缺乏，因此西医治疗本病在采取抗抑郁药物的同时也会采用激素替代疗法（HRT）。但抗抑郁药物或激素不良反应大、中断治疗复发率高、停药后反应大等诸多问题。中医药以植物药居多，有"诸药以草为本"的说法，与西药相比，副作用相对较小。因此中医药治疗本病逐渐成为医学界的热门课题。学者张兆英等通过对近年来中医文献回顾，认为围绝经期抑郁症归属于情志疾病范畴，而情志活动又与脏腑功能活动密切相关。心血虚肾精亏是围绝经期抑郁症发病基础，心肾不交为围绝经期抑郁症的关键病机，交通心肾法为治疗围绝经期抑郁症的基本方法。

## 中医学对本病的认识

围绝经期抑郁症在古代医籍中并无单独记载，也无此病名，围绝经期抑郁症在中医学属情志病范畴，根据其出现的各种症状，本病归于中医学中的"郁证""脏躁""百合病""癫狂""不寐"等病症之中。中医学中的"郁"有狭义和广义之别。狭义的郁，指的是一类由精神情志抑郁所引起的病症；广义之郁，指的是疾病的病机特点。根据围绝经期抑郁症的临床表现应指狭义之郁。中医学对"郁症"病名的最早描述始于明代医家虞抟的《医学正传·郁证》。宋代的医家陈无择在《三因极一病证方论·眩晕证治》中曰"喜怒忧思致脏气不行，郁而所生"，提出了"情志致郁"的观点。《丹溪心法·六郁》中曰"气血冲和，万病莫生，一有佛郁，诸病生焉。故人身诸病，多生于郁"，提出了"因郁致病"的观点。《元·丹溪心法》据此提出六郁学说，创著名方剂"越鞠丸"，沿用至今。其中郁证中的思郁、忧郁、痰郁与抑郁症的症状相似。

《金匮要略·妇人杂病脉证并治第二十二》曰："妇人咽中如有炙脔，半夏厚朴汤主之。"文中描述即后世所称的"梅核气"，本病以咽中如有物梗阻，吞咽不下，咯吐不出为主症。多由于情志抑郁，肝气不舒，肺胃宣降失调，津聚为痰，与气相搏，结于咽喉所致。方用法半夏、茯苓化痰散结，厚朴下气除满，生姜和胃，苏叶行气。起行气散结、降逆化痰之功。梅核气的症状与抑郁的感知觉失调有类似之处。《金匮要略·妇人杂病脉证并治》曰："妇人脏躁，喜悲伤欲哭，象如神灵所作，数欠伸，甘麦大枣汤主之。"脏躁由于长期情志不舒，思虑过度，心肝阴血不足，而累及脾肺肾五脏阴液亏损，虚火燥动而脏不藏神，出现以悲伤欲哭、喜怒无常、躁动不安、呵欠频作、精神恍惚等为主要临床表现。方以小麦舒肝郁、滋肺阴、养心血，大枣、甘草养脾生津缓急。脏躁这些症状与抑郁的精神状态失调有相似之处。《金匮要略·百合狐惑阳毒病证治第三》曰："百合病者，百脉一宗，悉致其病也。"其证为"意欲食，复不能食，常默然；欲卧不能卧，欲行不能行；饮食或有美时，或有不欲闻食臭时；如寒无寒，如热无热；口苦，小便赤，诸药不能治。得药则剧吐利，如有神灵，身形如和，其脉微数"。百合病以自言自语、行卧、饮食、寒热均不能自主及精神恍惚、萎靡等为主症。百合病之治法，据《金匮要略》，可分别以百合地黄汤、百合知母汤、百合滑石散、百合滑石代储石汤、百合鸡子汤、百合洗方、瓜蒌牡蛎散等治之。"百合病"出现的精神萎靡、恍惚等，与行动犹豫不决、寡言少语、精力减退、疲乏等抑郁症的精神症候群表现比较类似。

癫病之名首见于《黄帝内经》，将其称为"癫疾"。《灵枢·癫狂》曰："喜忘，苦怒，善恐者，得之忧饥。"《难经·五十九难》也有"癫疾始发，意不乐，僵仆直视"的描述。癫病属中医脑病范畴，以表情淡漠、沉默痴呆、精神抑郁、语无伦次、静而少动为临床表现。其症状类似于迟滞性抑郁。

不寐在《黄帝内经》称为"目不瞑""不得卧""不得眠"。《难经》称为"不寐"。《灵枢·邪客》描述为"厥气客于五脏六腑，则卫气独卫其外，行于阳，不得入于阳……阴虚，故目不瞑"。《伤寒论·辨少阴病脉证并治》黄连阿胶汤证所描述的"心中烦，不得卧"，与本病之失眠、焦虑相似。对不寐病机，张景岳认为是"真阴精血不足，阴阳不足，而神不安其室""有因肾水不足，真阴不升，而心阳独亢者，亦不得眠"（《景岳全书·不寐》）。《古今医案按·不寐》曰："心之不寐难瘥。盖心藏神，肾藏精与志，寐虽由心，心赖肾之上交，精以合神，阴能包阳，水火既济，自然熟寐。"《黄帝内经》曰："阳气满则阳跷盛，不得入于阴，阴虚故目不瞑。"又曰："阴跷阳跷，阴阳相交，阳入阴，阴出阳，交于目锐眦。阳气盛则瞋目，阴气盛则瞑目。此是不寐要旨。"由此可知不寐虽多与情绪刺激有关，而究其根则是与心肾不交密切相关。

# 病因病机及治则

围绝经期抑郁症常归属于情志疾病的范畴，而情志活动又与脏腑功能密切相关。《素问·宣明五气》曰："心藏神，肝藏魂，脾藏意，肺藏魄，肾藏志。"《素问·阴阳应象大论》亦曰："肝在志为怒，心在志为喜，脾在志为思，肺在志为忧，肾在志为恐。"中医学将人的精神情志活动，分属于五脏。五脏之间是相互影响的，并在情志的形成过程各主所司，其中心是精神、意识、思维活动的先导和主宰，因为神为心所藏；肝是七情调畅的保障；脾胃是七情调畅的枢纽；肺是情志活动之辅脏；肾是情志活动的根本。夏桂成教授认为围绝经期抑郁症病理变化为心-肾-子宫生殖轴紊乱，根本在肾。

**1. 肾精与围绝经期抑郁症发病**　肾藏精，生髓，通于脑，藏志，肾精为神明产生的根本。《素问·六节脏象论》曰："肾者……精之处也。"《灵枢集注》曰："神者，水谷之精气也。盖本于先天所生之精，后天水谷之精而生此神，故曰两精相搏谓之神。"说明肾精为神明产生的根本，既情志活动的根本。《素问·灵兰秘典论》曰："肾者作强之官，伎巧出焉。"《灵枢·经脉》曰："人始生，先成精，精成而脑髓生。"《素问·逆调论》曰："肾不生，则髓不能满。"《医学入门》曰："脑为髓之海，诸髓皆属于脑，故上至脑，下至尾骶，皆精髓升降之道路也。"《灵枢·海论》指出"脑为髓之海""髓海不足则脑转耳鸣"。说明脑髓皆为肾精所化生，全身精髓皆汇聚于脑，肾精充足，脑髓充满，脑神得养，则精神饱满。正如唐容川《医经精义》曰："精以生神，精足神强，自多伎巧。髓不足者力不强，精不足者，智不多。"而心为神明之产生之处和主宰，脑为神明汇聚之处，脑神为心神活动的外在表现。例如，《素问·脉要精微论》曰："头者，精明之府，头倾视深，精将夺矣。"张志聪《素问集注》曰："诸阳之神气，上会于头，诸髓之精，上聚于脑，故头为神明之府。"杨上善《太素·厥头痛》曰："头为心神所居。"《素问遗篇·本病论》曰："心为君主之官，神明出焉。神失守位，即神有上丹田，在帝太-帝君泥丸宫下。"故围绝经期女性肾气渐衰，肾精亏虚，脑髓化生乏源，脑神失养，精神意识活动受损，可则出现抑郁焦虑、感情淡漠等情志疾病。

**2. 心神与围绝经期抑郁症发病**　人之精神、意识、思维活动均由心来统帅。《素问·灵兰秘典论》指出"心者，君主之官，神明出焉""主明则下安，主不明则十二官危"。《灵枢·邪客》曰："心者，五脏六腑之大主，精神之所舍也。"张景岳《类经·藏象类》曰："心为一身之君主，禀虚灵而含造化，具一理以应万机，脏腑百骸，惟所是命，聪明智慧，莫不由之，故曰神明出焉。"《灵枢·本神》曰："随神而来谓之魂，并精而出入者谓之魄，所以任物者谓之心，心有所忆谓之意，意之所存谓之志，因志而存变谓之思，因思而远慕谓之虑，因虑而处物谓之智。"说明心协调着人的精神活动和全身脏腑功能的平衡，使人能对外界事物做出正确的判断和反应。张景岳《类经》曰："心者脏腑之主，而总统魂魄，兼领意志。故忧动于心而肺应，思动于心而脾应，怒动于心而肝应，恐动于心而肾应，此所以五志唯心所使也。"《灵枢·口问》曰："悲哀忧愁则心动，心动则五脏六腑皆摇。"《医宗金鉴·订正金匮要略》曰："脏，心脏也。心静则神藏，若为七情所伤，则心不得静，而神躁扰不宁也。故喜悲伤欲哭，是神不能主情也，象如神灵所凭，是心不能主明也。"均指出虽然中医将机体受刺激后产生的七情五志分别归属于五脏，但人体情志活动发生之处和主宰者却是心，心协调着五脏六腑功能活动和精神情志活动。故《景岳全书·郁证》曰："至若情志之郁，则总由乎心，此因郁而病也。"心主神明活动正常，则人意识清楚，情志正常，思维敏捷。而心主神明功能正常又依赖于心血充养及心阳的温煦和鼓动。《素问·六节藏象论》曰："心者，阳中之太阳，通于夏气。"说明心为君火之脏，以阳气为用，其特性为阳脏而通神明，心之阳气具有温通全身血脉，兴奋精神，以使生机不息的作用。心阳充足，则人思维敏捷；若心之阳气不足，失于温煦鼓动，则引起心主神明功能失常，故临床上抑郁症可见精神萎靡、思维迟钝、应变力低下等精神症状。

**3. 心血虚肾精亏是围绝经期抑郁症发病的基础**　心主血脉，主藏神，精血同源互化，心（脑）神必须依赖心血肾精以充养。《素问集注·卷二》王子方注曰："血者，神气也。心藏神，心主血脉，故十二脏腑经脉，皆以心为主。"由此可知，"神"的物质基础是心所主之血气，而"神"又综合代表了气血活动产生的各种功能活动的具体表现。心主血，肾藏精，精血同源于水谷精微，心血循行流注于肾中，则于肾精化合变为精，肾精入冲任上交于心，则与心血合化为血。《内经博义》曰："心者，生之本，神之变也；肾者主蛰，封藏之本，精之处也……精以养神，神藏于精。"故肾藏精，为人体生命活动的根本，心藏神为人体生命活动的主宰，心血旺肾精足是维持人体精神、意识、思维活动正常的基础物质。只有心血旺肾精足，心（脑）神得养，则人体精神充沛、神志清晰、感知灵敏、记忆良好、思维敏捷、情绪稳定。

围绝经期女性肾气渐衰，肾精渐亏，日久累及肾阳，加上肾阳虚无以生血，心神失养，心肾不交，在整个围绝经期都有发生情志异常风险。研究发现围绝经期妇女是抑郁症发病的高发人群之一。《素问·上古天真论》曰："女子七岁，肾气盛，齿更发长。二七而天癸至，任脉通，太冲脉盛，月事以时下，故有子……七七，任脉虚，太冲脉衰少，天癸竭，地道不通，故形坏而无子也。"说明了肾气的盛衰决定着女性一生生、长、壮、老、已的生命过程。《素问·阴阳应象大论》曰："年四十而阴气自半，起居衰矣。"加之妇女一生中的经、带、胎、产、乳多次耗伤气血，而肾藏精，精生血，肾为气血生化之源，而心（脑）神必须依赖心血肾精以充养。故围绝经期抑郁症以心血虚肾精亏为主要发病基础。

研究发现围绝经期抑郁症患者中几乎100％会出现失眠或睡眠中断。对于失眠的发病机制《景岳全书·不寐》描述为"真阴精血不足，阴阳不足，而神不安其室""有因肾水不足，真阴不升，而心阳独亢者，亦不得眠"。进一步提示心血虚肾精亏，导致心肾失济，则出现神魂散越，睡卧不宁等神志活动异常表现，而睡眠障碍又是围绝经期抑郁症的主要临床表现之一，故心血虚肾精亏是围绝经期抑郁症的发病基础。

**4. 心肾失济为围绝经期抑郁症的关键病机**　肾藏精，精可生髓，髓又上聚于脑而养神，与人的记忆、智力、思维等"心神"活动密切相关；积精可以舍神，使精神内守，故"肾主精"是生命活动的根本。另一方面，肾精是否封藏又关系到心神的活动。"精为神之宅，神为精之象"，即神的物质基础是肾精，肾精的外在表现由神来体现，二者相互为用，精神相托。所以心神与肾精密切相关。《备急千金要方·心脏》曰："夫心者火也，肾者水也，水火相济。"心属火，在上焦；肾属水，在下焦，肾精充足，则肾水上济于心，使心火不亢；心火下降，以温肾水，使肾水不寒。一旦火炎于上，或水沉于下，均可导致心肾不交，则容易出现心神不宁，表现为失眠、健忘、焦虑，甚至精神失常。《中国医学汇海》曰："人之所以由感觉而生情志，神主之也。神生于肾中精气，上归于心。阴精内舍，阳精外护，是以光明朗润，烛照万物，乃感触万物，发生七情。"所以只有心血旺肾精足，心肾相交，阴精上承以安心神，心之阳气下藏，以安肾志，一升一降，无有穷已，上下交通，则产生情志活动正常。《中国医学汇海》又曰："是以脑为诸髓之主，而肾又为脑之主矣……盖心肾相交，水火济而后妙用神。心属火，火能烛物，而照于肾；肾属水，水能鉴物，而上通于心。阳用阴涵，水资火养，相维相系……脑以肾水之滋生为体，心火之灵明为用。"进一步说明了心肾相交，水火既济，是维系着心（脑）神功能活动正常的关键。

围绝经期是每个女性生理上的重要转折点，在心理情感上感情易于波动，多愁善感、敏感多疑是围绝经期女性的主要心理特征，但部分妇女由于个性特质、人格特征与婚姻、生活事件、社会支持等心理、社会因素相关，不能适应这一生理变化，引起心肾失济，使心神失守，脑神失养，产生围绝经期情志障碍。朱丹溪《格致余论》曰："人之有生，心为之火，居上；肾为之水，居下，水能升而慧亦生生无穷。"说明心肾交通则智慧无穷。《辨证录·健忘门》曰："肾水滋于心，则智慧生生不息；心火资于肾，则智慧生生无穷；苟心火亢，则肾畏火而不敢交于心；肾水竭，则心恶水干而不肯交于肾，两不相交则势必于两相忘矣。"进一步说明了心肾交通对调控人的精神、情志思维活动发挥着重要作用；当心肾不交时常出现精神散乱、神思恍惚、烦躁不安、健忘、失眠等精神情志异常表现。所以心肾失济为围绝经期抑郁症的关键病机。

**5. 交通心肾法是治疗围绝经期抑郁症的基本治则**　《医宗必读》曰："心不下交于肾，则浊火乱其神明；肾不上交于心，则精气伏而不灵……故补肾而使之时上，养心而使之交下，则神气清明，志意常治。"故交通心肾法为治疗围绝经期抑郁症的基本治则。李晓洁等采用清心滋肾汤加味治疗围绝经期抑郁症患者，发现能明显缓解患者抑郁症状，同时 Kupperma 和 HAMD 量表评分均明显下降。因此从心肾论治围绝经期抑郁症有望提高中医药治疗围绝经期抑郁症的疗效。

# 验案举隅

王某，51 岁，女，2018 年 1 月 20 日初诊。患者绝经 1 年，感情绪低落、失眠半年余。半年前患者无明显诱因感情绪明显低落，喜悲伤欲哭，记忆力减退明显，常感头面部陈发性潮热、汗出，手足心热，情绪易激动，有时甚至不能控制，夜间不易入睡，睡后易醒，醒后不能再入睡，每晚仅睡 2 h 左右，白天感头昏头重，腰酸乏力。2018 年 11 月 2 日患者曾于当地医药心理科就诊，HAMD（汉密尔顿抑郁量表）评分达 30 分，改良 Kupperman 评分 35 分，外院诊断为"围绝经期抑郁症"，曾给予抗抑郁药物"氟西汀"口服，因药物不良反应大，患者拒绝继续服用，遂来我院要求中医调理。视其舌质红，苔薄白，脉细数。辅助检查：性激素六项：E 2203 pg/mL，LH 32 pg/mL，FSH 60.29 miu/mL，PRL 16.31 ng/mL，T 0.26 ng/mL，P 0.1 nmol/L。妇科彩超：子宫萎缩，双侧附件未见明显异常。中医辨证为心肾不交，治以清心滋肾，养心安神。给予六味地黄丸合《备急千金药方》之孔圣枕中丹加味，方药组成：熟地黄 15 g，山药 15 g，山茱萸 10 g，茯苓 10 g，龟板 10 g，石菖蒲 10 g，牡丹皮 10 g，栀子 10 g，远志 10 g，莲子（不去心）10 g，生龙骨 15 g，合欢皮 30 g。7 剂（每日 1 剂，水煎取汁 400 mL，分两次服）。二诊患者诉睡眠明显改善，每晚睡 5h 左右，白天头昏头重明显改善，情绪好转，仍感潮热腰酸，上方加地骨皮 10 g，牛膝 15 g，10 剂。三诊患者诉诸症明显改善，精神及情绪均明显好转，给予原方 10 剂。并嘱患者服完药后前往外院心理科再次评估。四诊患者告知 HAMD（汉密尔顿抑郁量表）评分降为 16 分，改良 Kupperman 评分降为 14 分，治疗有效，效不更方，原方继续服用 10 剂善后。

按语：此案诊治过程中，综参脉症，考虑该妇女进入绝经期，肾气渐亏，天癸将竭，肾精不足，肾水不能上济心火，心肾不交，扰动心神。给予六味地黄丸合《备急千金要方》中孔圣枕中丹化裁而成处方，方中熟地黄、淮山药、山茱萸、龟板以补肾益精；茯苓淡渗脾湿，并助山药之健运，助真阴得复其位，能上交心气，下于肾，养心安神；牡丹皮清泄虚热，并制山茱萸之温涩；莲子可上敛心气，下滋肾水；远志上开心气，下通肾气，强志安神；石菖蒲舒心气而畅心神，祛痰开窍；生龙骨镇惊安神，固精养心；栀子清心除烦，配伍龙骨能使心火下降交与肾水，心肾交通，则神志安宁。周慎斋《慎斋遗书》曰："心肾相交全凭升降，而心气之降，由于肾气之升，肾气之升又因心气之降……欲补心者须实肾，使肾得升，欲补肾者须宁心，使心得降……乃交心肾之法也。"在临床遣方用药上，又曰："六味丸丹皮、茯苓所以宁心也；地黄、山药，所以实肾也。乃交通心肾之法也。"在临床上中发现，针对病机，在辨证论治的前提下，用六味地黄丸为主以补肾益精，配伍宁心安神之品，往往可获良效。

# 270 从中医体质论老年女性压力性尿失禁的情志

中医体质理论，最早记载见于《黄帝内经》，《灵枢·寿夭刚柔》曰："形有缓急，气有盛衰，骨有大小，肉有坚脆，皮有厚薄，其以立寿夭。"其基本思想随后经各代医家不断丰富和发展，基本成熟于明清时代，1978 年王琦教授首次明确提出"中医体质学说"概念。其主要是"治未病"思想在预防保健中的具体应用，以个体体质辨识为基础，建立疾病的防治，充分发挥中医治未病"未病先防""既病防变"的优势与特色，对于临床上疾病的预防与治疗具有重要的地位和作用。目前中医体质学说已受到国内外学者的关注和重视，其研究广泛应用于科研、临床、流行病等方面。学者许培雅等就中医体质关于老年女性压力性尿失禁的情志进行了论述。

## 老年女性压力性尿失禁的心理概述

压力性尿失禁（SUI），是指打咳嗽、喷嚏或运动等腹部压力增高时，尿液从尿道不自主流出。成年女性 SUI 的发病率随着年龄的增加呈上升趋势，与人口老龄化有明显关系。老年女性 SUI 的发病机制，主要是与生理年龄改变和伴发疾病等多种相关的危险因素导致盆底功能障碍引起的，其治疗原则主要是改善症状，提高生活质量。然而老年人因 SUI 的发生发展，生活质量受到严重影响，特别是心理因素，患者为了避免漏尿带来的尴尬，刻意减少外出以及社会活动等。此外，患者在社交活动中往往产生自卑的情绪，久而久之，将会产生抑郁、焦虑、罪恶感，甚至将自己孤立于社会。心理的改变，以抑郁和焦虑最为突出，受多方面的影响，包括婚姻状况、文化程度、经济状况等因素。国外学者表明，老年尿失禁女性患者发生严重抑郁症的可能性比排尿功能正常的女性要增加 2～3 倍，国内研究结果与其类似。在尿失禁患者中，抑郁的发生率随着尿失禁的严重度增加而增加。尿失禁症状越重，患者心理受到影响越大，反过来，患者心理压力越大，不利于疾病恢复，甚至加重疾病，进而形成恶性循环。此外，对尿失禁的诊断和治疗目前主要侧重于生物、生理因素方面，忽视了社会、心理因素对患者的影响。研究也发现，若老年女性尿失禁患者早就医，早治疗，该病得到改善甚至成功痊愈的可能性较大。为此，重视老年人心理问题，促使患者早期预防和治疗具有重要的现实意义。

## 中医体质与老年女性压力性尿失禁的情志

根据 SUI 症状可将其归属于中医学"遗尿""遗溺""小便不禁"等疾病范畴。诸多医家认为本病病因病机为先天禀赋不足，脾肺亏虚，水道不通；或正气素虚，产时再伤气血，导致肾不固气；绝经后期天癸衰竭，肝肾亏虚，命门火衰，胱无以温胞，则膀胱气化无权，不能固摄所致。故总结本病主因膀胱约束失司，致遗溺不止，与肝、脾、肺、肾、三焦等脏腑功能失调有着密切的关系，其关键在肾。中医学将心理活动统称为情志，中医学认为情志与脏腑气血的盛衰息息相关，脏腑功能失调会影响情志的正常调节，情志改变可以使脏腑的功能失常。《黄帝内经》指出"肝气虚则恐，实则怒……心气虚则悲，实则笑不休"；《古今医统大全·郁证门》指出"郁为七情不舒，遂成郁结，既郁之久，变病多端"；又《素问·举痛论》指出"百病生于气也"；强调认为情志与脏腑互为影响，情志变动可使脏腑气机运行失常，导致机体产生各种疾病和症状。老年女性 SUI 患者多因先天不足、产育过多、天癸衰竭等生理病理因素导致脏腑功能失调引起，常伴随情志失常的产生，情志失常与 SUI 疾病并存且相互影响。SUI

疾病被称为不危及生命的"社交癌"，只是影响生活质量，而情志轻则七情不舒，重则罹患它病，加重SUI的发生发展，例如，《仁斋直指方》指出"气结则生痰"，《医学准绳》指出"百病由污血者多"，情志不舒，气郁不伸可致痰结、血滞、火郁、食积等病理变化诱发其他疾病，如咳嗽、胃脘痛，可使遗尿症状加重，可见情志在SUI疾病中扮演重要角色。抑郁焦虑障碍，中医上归属于情志病范畴，许多古代典籍可见大量论述，如"脏躁""癫狂症""郁证""百合病"。研究表明，肝肾亏虚、脏气虚弱是老年抑郁症发病的内在因素和致病特征，其中又以肾虚为关键。这说明老年女性SUI患者有发展为抑郁的内在基础，而抑郁严重可威胁生命。故SUI与情志相互影响，关系密切，调节老年人情志，保持良好心态，促进心理健康的发展，对于预防与治疗SUI具有重要意义。

**2. 中医体质与SUI、情志**　体质是指在先天禀赋和后天获得的基础上所形成的形态结构、生理功能和心理状态方面综合的、相对稳定的固有特质，个体之间因为遗传的多样性和后天所处的环境不同，对某种疾病表现出倾向性和易患性。历代医家文献对SUI的体质有许多相关论述，例如，《妇人大全良方》曰："又妇人产蓐，产理不顺，致伤膀胱，遗尿无时。"张景岳《景岳全书》亦指出"盖凡今之胎妇，气实者少，气虚者多，气虚则阳虚"，说明了个人体质与SUI的发病有一定的关系。近来，有学者对中医体质与SUI发病关系做了调查研究，绝经后女性患者中医体质主要为偏颇体质，以阳虚质、气虚质为主，这符合绝经女性生理过程中的天癸衰竭，肾气渐虚，若素体气虚，日久则阳虚的体质特点，也表明了疾病可预防和治疗。这主要由于体质反映个体脏腑功能和气血的盛衰，体质的差异也决定着疾病的发生、发展，这些偏颇体质是SUI发病的主要物质基础，具有疾病的易感性，因体质具有可变性、可调性，故开展中医个体体质辨识，纠正体质偏颇，在一定程度上可改善老年SUI患者的转归与预后，提高患者的生活质量。体质体现着脏腑功能和气血的盛衰，故体质决定着情志病的发病倾向。体质特征包括形体特征和心理特征，抑郁焦虑障碍正是某些偏颇体质的心理特征表现。研究表明老年抑郁与中医体质具有一定的关系，薛丽飞发现，老年人抑郁症的发病与患者体质紧密相关，气虚质、阴虚质、阳虚质作为老年抑郁症患者的重要致病特质。蔡东滨认为，不同体质类型与焦虑抑郁障碍存在相关性，其中气虚质、气郁质为焦虑障碍的重要致病体质，而气虚质、血瘀质、气郁质为抑郁障碍的重要致病体质，提示虚、瘀、郁是抑郁焦虑障碍的体质特点。这表明气虚质更有发展抑郁的倾向性，对于SUI老年患者的心理问题，也可以通过体质调理，改善生活质量，同时也预防SUI的发生发展。老年SUI患者体质主要偏阳虚、气虚。阳虚质的人常见症状畏寒乏力，四肢发冷，小便清长、大便溏薄、舌淡胖嫩边有齿痕，脉沉迟，具有性格沉静内向，较为悲观等心理特征。气虚质则表现为气短汗出、肢体疲乏、语声低怯、精神不振、舌淡红、舌边有齿痕，脉弱，具有情绪不稳定、对外界缺乏兴趣等气虚质所表现的心理特征，与抑郁障碍的核心症状情绪低落、兴趣丧失、思维迟缓、精力不足、运动抑制等相似。文献表明，气虚质作为抑郁焦虑障碍的危险因素，如果无法得到及时纠正则容易加重，从而罹患抑郁障碍。故重视个体体质，辨清体质类型，及时干预与纠正，提高老年SUI患者生理、心理、社会各方面的完满状态，并弥补西医在疾病早期诊断和干预方面的不足。

## 中医体质在压力性尿失禁防治作用

绝经后女性SUI体质分布主要以阳虚质、气虚质为主。调理阳虚质、气虚质是老年女性SUI患者的切入点，也是防治老年人抑郁焦虑的关键体质。根据个体体质差异，为老年人提供包括经络、中药、饮食、运动等多方面的调理方案，以调整老年人偏颇的体质，使机体尽量达到气血调和、阴平阳秘的状态，正例如，《素问·刺法论》所曰："正气存内，邪不可干。"在情志上，阳虚质的人性情沉静内向，易于悲伤，故此类SUI患者应强化对主观幸福的认知，鼓励患者表达自己的感受，多向他人倾诉，防惊恐。气虚质的人性情内向、不愿与人交流，情绪不稳、缺乏冒险精神，故此类SUI患者宜培养积极乐观的心态，鼓励融入集体，与人沟通，避免因本病而过度紧张。同时，情志是受多方面影响的，需要提高患者及家人对疾病的认知，建立良好和谐的家庭关系，指导患者的性生活，促进患者的心理健康。

饮食上，SUI 阳虚质，肾阳为一身阳气之本，应当遵循补肾温阳、益火之源的治法，多食温补脾肾阳气的事物，如羊肉、辣椒等，少食黄瓜、西瓜等寒凉食物。气虚质，脾胃为气血生化之源，应以培补元气、补气健脾为治法，多食健脾益气的食物，如粳米、小米等，少食具有耗气作用的食物，如槟榔、生萝卜等。在起居方面，阳虚质，平时注意保暖，避风寒。气虚质，避免过度劳累，避免重体力劳动或剧烈运动，防止汗出受凉，此外可行柔和运动，如太极拳，加强盆底肌肉训练。再者对于慢性咳嗽及长期便秘患者，应及时治疗，以期全方位防治 SUI 疾病，提高患者的生活质量。

# 271 情志与乳腺增生病证型的相关性

乳腺增生病是乳腺正常发育和退化过程失常导致的一种良性乳腺疾病（BBD），近年来发病率增高。病理表现为乳腺正常结构的紊乱，原因是乳腺主质与间质不同程度的增生及复旧不全。乳腺增生病多发生于 30～50 岁女性，任何导致内分泌功能紊乱的因素都直接或间接导致该病的发生，如年龄、婚姻史、月经史、孕育史、哺乳史、社会心理因素、生活方式等。乳腺增生的病因、病理组织学改变、远期预后等非常复杂，无法用单一疾病定义，应是一组疾病或一类疾病的集合。

中医学认为乳腺增生病属中医学乳癖范畴，也称为乳结核、乳痞等。任何情志内伤易致气机郁滞，滞结于乳房胃络；饮食肥甘厚腻之品，脾胃受损，脾运失健则生湿聚痰；劳倦内伤，冲任不和致气血凝滞；故肝郁气滞、痰瘀互结、冲任失调者均可发为乳癖。在该病发生和发展过程中，情志变化起主导作用。研究发现，对于情绪变化，尤其是在调节情志因素（心理应激）引起的各种变化时，人体调节应激反应的核心是中医肝脏，肝通过其正常生理功能，对气机、津液、情志等疏泄调达，调节人体的应激反应。心理应激反应的物质基础是神经内分泌免疫调节（NIM）网络，而中医肝的疏泄功能也存在着一定的 NIM 网络调节机制。中医药治疗该病具有独特的优势，根据中医学基础理论，针对乳癖的病机特点采用中医药治疗能够提高临床治疗效果。学者张启平等通过对乳腺增生病的发病情况进行流行病学调查，对情志变化与乳腺增生病中医证型相关性进行了研究。

## 资料与方法

**1. 资料来源** 收集 2018 年 7 月山东省某妇幼保健院就诊的乳腺增生病患者。

**2. 诊断标准** 参照 2002 年中华中医外科学会乳腺病专业委员会第八次会议通过的"乳腺增生病诊断参考标准"。中医分型标准参照国家中医药管理局颁布的《中医病证诊断疗效标准》。

**3. 方法** 结合患者的症状、体征、舌象以及脉象等进行辨证分型分为 3 组（肝郁气滞组、痰瘀互结组、冲任失调组），予以钼靶等相关检查确诊，均签署知情同意书。三组患者均填写自拟调查问卷，并以 Zung 氏焦虑自评量表（SAS）、Zung 氏抑郁自评量表（SDS）评估乳腺增生病患者焦虑、抑郁等情绪变化情况，得分越高，提示患者焦虑、抑郁情绪越严重。生活事件量表（LES），包括家庭生活方面、工作学习方面及社交及其他方面三类我国常见的生活事件，受调查者根据自身的实际感受（而不是按常理或伦理道德观念）去判断那些经历过的事件对自身是好事或是坏事，影响程度如何，影响持续的时间有多久。影响程度由轻到重划分为 0、1、2、3、4 共 5 级；影响持续时间分 3 个月内、6 个月内、1 年内、1 年以上共 4 个等级，分别记 1 分、2 分、3 分、4 分，得分汇总数据，得出结论。临床医生要把量表的每条问题的含义及填写方法讲解清楚，患者充分了解自评的方法后，做出独立的、不受任何人影响的自我评定。要求患者在高年资医师指导下独立填写问卷，现场回收答卷，共发放问卷 400 份，回收问卷 400 份，通过对回收问卷进行检查、筛选，除去乱填、错填等无效问卷后，有效问卷共 368 份。

**4. 统计学分析** 运用 SPSS17.0 软件进行统计分析，计数资料以率（%）表示，采用 Pearson $x^2$ 检验、秩相关分析等方法，$P < 0.05$ 为差异有统计学意义，$P < 0.01$ 为差异有显著统计学意义。

## 结　果

**1. 一般情况** 乳腺增生症患者共纳入 368 例，其中肝郁气滞组 171 例，痰瘀互结组 92 例，冲任失调组 105 例。年龄 21～55 岁，平均（39.60±5.18）岁。Person $x^2$ 检验提示年龄在中医证型上存在差异（$P<0.01$），Spearman 秩相关分析结果显示：年龄与中医证型存在相关性，呈正相关（$P<0.01$）。

**2. 乳癖患者情志变化与中医证型关系**　乳腺增生病患者中，乳腺增生女性患者焦虑状态检出率 63.86％，抑郁状态检出率 56.79％，57.88％患者不良生活事件得分＞20，其中肝郁气滞组焦虑状态者占 80.70％，抑郁状态者占 73.68％，患者不良生活事件＞20 分者占 70.76％；痰瘀互结组焦虑状态者占 50.00％，抑郁状态者占 42.39％，患者不良生活事件＞20 分者占 41.30％；冲任失调组焦虑状态者占 46.67％，抑郁状态者占 41.90％，患者不良生活事件＞20 分者占 41.90％。Person $x^2$ 检验提示焦虑程度、抑郁程度、生活评分在中医证型上存在差异（$P<0.01$），Spearman 秩相关分析结果显示：焦虑程度、抑郁程度、生活评分与中医证型存在相关性，呈负相关（$P<0.01$）。

## 讨　　论

随着医学模式的发展及转变，内分泌障碍作为生物学病因导致该病发生已经过于片面，现代研究更注重社会、心理因素的致病性。疼痛是导致乳腺增生患者情绪异常的重要原因之一，但是该病致癌性也是加重患者焦虑、抑郁的原因。目前较为统一的共识是以乳腺疼痛为唯一症状的乳腺增生发生乳腺癌的概率相对较低，为 0～3％，而伴有非典型增生的乳腺增生其乳腺癌发病风险增高，这也是增加患者情绪障碍的原因之一。

该研究中，肝郁气滞型患者多分布在 20～40 岁之间，与该年龄段处于性激素分泌旺盛、较同龄男性承受更多职业压力，面临怀孕、分娩、育儿等生活事件，并处于儿媳、母亲等多重社会角色转换冲突有关。痰瘀互结患者各年龄阶段都有分布，考虑各年龄阶段人群饮食油腻、缺乏运动，脾胃受损，运化失司，湿聚为痰，痰浊久留，血行不畅，痰瘀交阻，易形成痰瘀证型。冲任失调患者多分布于 40 岁以上，因中老年患者脏腑生理功能衰退，肾气渐衰，肾阴阳俱损，冲任二脉调蓄人体脏腑经络气血功能失常，天癸不充，冲任失调，发为此证。肝郁气滞组患者出现情绪障碍者明显高于其他两组，这与肝主疏泄密切相关。中医认为情志活动与脏腑密切相关，疾病的发生多由于脏腑功能紊乱。肝主藏血、疏泄，喜调达，恶抑郁。多种原因导致肝血不足，则肝体失柔，易致肝气不疏，则情志异常。肝气郁滞，气血津液运行失司，脏腑功能失常，疾病由生。现代医学研究已经证实中医学肝主情志谋虑、藏魂，人的情志变化可引起大脑皮层功能的改变，致使植物神经功能紊乱而出现中医肝证。中医肝主疏泄功能可以认为是通过对大脑皮层及植物神经系统的作用来调节机体的神经内分泌功能，进而影响下丘脑-垂体-卵巢轴的功能，并与体内内分泌激素的代谢相关。

由此可见，单纯的西医治疗不能满足患者对生活质量的要求，应结合中医辨证论治，在望闻问切过程中，一定重视有情绪障碍患者，特别是辨证分型为肝郁气滞证者，需请心理科会诊，综合评价病情。焦虑、抑郁、生活不良事件等负性情绪，在导致患者的生活质量降低的同时，进而与自身症状相互影响，使临床治疗效果及预后欠佳。所以影像学评估、病理学评价、中医辨证、心理评价等结合起来可以为乳腺增生患者提供分类诊疗，这就需要中医科医生、乳腺科医生、影像科医生、病理科医生、心理科医生的多学科协作与共同努力。重视女性心理特点，给予多形式健康教育，通过心理疏导、干预，中西医结合等手段治疗该病，以达到更好的治疗效果。

# 272　从情志论治卵巢储备功能减退

卵巢储备功能是女性生育潜能的反映，当卵巢内存留的可募集卵泡数量减少、卵母细胞质量下降时，女性会出现生育能力降低或过早绝经等症状，称为卵巢储备功能减退（DOR），如不及时治疗会演变为卵巢早衰（POF）。目前，本病在人群中发病率约为10%，伴随近年来发病率逐年上升，激素替代方法疗效却无显著提升，更有继发乳腺癌、子宫内膜癌、心脏病等潜在风险。现代医学对本病的病因认识尚未明了，有观点认为可能由于先天性卵子数量减少，正常卵泡闭锁过程加速或出生后卵子被不同机制破坏致使卵泡过早衰竭。除此以外，社会心理因素也是DOR发生的重要原因。研究表明，现代社会中女性承受的巨大生活压力、繁忙的工作、复杂的人际关系和离婚丧偶所导致的精神过度紧张可能与本病的发生有密切联系。学者尚洁等基于中医学"治未病"理论，论述了情志因素导致气机逆乱失调的特点，详述气机逆乱与DOR间的中西医理论，以期在既有诊治DOR方案基础上加以优化，为本病的中医学诊治提供理论和临床参考。

## 情志致病责于气机逆乱

情志是人体对内外环境变化而产生的涉及心理、生理两大系统的复杂反应。中医学认为，正常的精神活动有助于对疾病的防御，但当刺激超过机体所承受的范围时，则会情志失常并导致疾病的发生。《素问·举痛论》曰："百病生于气也，怒则气上，喜则气缓，悲则气消，恐则气下，惊则气乱，思则气结。"由此可见，情志内伤会导致气机失调，而气机失调又会影响机体的气化过程，从而引起精气血津液的代谢失常，继而引发多种疾病。此外，《灵枢·五音五味》指出"妇人之生，有余于气，不足于血，以其数脱血也"，故女性常处于"血常不足，气常有余"的生理状态，妇人气机枢转的正常与否尤为重要。情志导致气机逆乱具体可表现在气郁、气逆两方面。情志不遂，烦恼郁怒持久，会导致气郁而不解。然气为津液循行之动力，气停则津液失于输布，积而为痰，发为痰结也；气为血之帅，血为气之母，气滞郁久，血行受阻，停而成瘀，又可发为血结。当情志过激，易致气火上逆，撼动心神则发为心悸，上扰清窍可发为头痛，此类疾病常因情绪激动而具有发作快、病势急的特点。

## 气机逆乱致五脏失调是卵巢储备功能减退的重要原因

中医学中并无"卵巢储备功能减退/下降"病名，但据临床症状可将其归属于"闭经""血枯""月经不调""不孕"等范畴。《金匮要略》指出"妇人之病，因虚积冷结气，为诸经水断绝"，在卵巢储备功能下降的众多病因中后天情志内伤引发的气机失调，气机失调引发五脏正常生理功能失衡是DOR发生的重要原因。

月经病与脏腑功能失调相关性中，单一脏腑致病以肝所占比例最高，其次分别为脾、肾、心、肺。清代王孟英曰："七情之病，必从肝起。"女子以肝为先天，一方面肝主疏泄，调畅气机，使人心情愉悦；另一方面肝藏血，为之血海，是女子月经按时来潮的重要保证。气机升降失调，肝失疏泄，枢机不利，肝血暗耗，血海空虚，胞脉失养；或肝气郁结，气机壅遏，气血瘀滞，则胞脉受阻，经涩不行，均可导致月经量少、闭经等病发生。《傅青主女科》曰："夫经水出诸肾，而肝为肾之子，肝郁则肾亦郁矣。"肝主疏泄，肾主封藏，肝肾二脏，乙癸同源，母子相生，故"子病而母必有顾复之情，肝郁而肾不无缱绻之谊"。《类经·卷十五》指出"脾忧愁不解而伤意者，脾主中气，中气受抑则生意不伸，故郁而为忧"，由此可见，情志不遂思虑过度则会引起脾气升降失常。月经虽本于肾，亦赖于脾胃后天水谷滋养，方可冲任盈满，月事按时而下；且脾主统血，经血循常道需脾之统摄功能。脾虚生化乏源，经脉空虚，可致月经过少，月经后期，甚则闭经。脾失健运，水湿不行，痰浊内阻，经行不畅，亦可发为月经过少、月经后期。女子以血为本，而血之化生源于脾胃。故张景岳曰："调经之要，贵在补脾胃以资生血之源。"

"心为五脏六腑之大主，而总统魂魄，并该志意""情志所伤，虽五脏各有所属，然求其所由，则无不从心发出"。可见，心主神明，生之本也，情志活动异常多由心神而发，情志所伤，首伤心神。心主血脉，心气推动和调控血液在脉道中的运行，心血旺盛，心气下通，血脉通利，入于胞宫，女性月经的正常生理功能才得以发挥。若情志所伤，心神失养，心血不足，营血亏虚，则冲任血海匮乏，不能由满而溢，就会出现月经后期、月经量少甚则闭经的情况。正如《黄帝内经》曰："胞脉者，属心而络于胞中。令气上破肺，心气不得下，故月事不来也。"《类经·疾病类》指出忧动于心则肺应，心为君主之官，肺主治节，朝百脉，如雾露之溉，下达精微于胞宫，参与月经的产生与调节，肺在志为忧，若忧伤过度，则会导致肺气不断消耗，肺气亏虚则无法助心行血，影响津液的输布，使精微无法下达于胞宫，母病及子又会导致脾失健运，气血生化不足而引起月经后期，月经量少甚则闭经。

## 气机逆乱致卵巢储备功能减退的现代医学机制

中医学"气机调和"的概念，类似于现代医学中的内环境稳态。研究证实，大脑皮层、大脑边缘系统是人体调节情感主要区域，其中的杏仁核更是公认的情感中枢，其通过神经纤维与下丘脑相连并基于下丘脑自主神经系统完成对情绪的调节。女性生殖功能的内分泌调节主要通过下丘脑、垂体和卵巢组成的生殖功能调节轴（H－P－O）完成，促性腺激素释放激素（GnRH）是该轴的主要调节物。有研究显示，当遭遇心理、社会等生理应激时，丘脑下部可分泌促肾上腺皮质激素释放激素（CRH）。在体外实验中表明，在下丘脑正中隆突神经分泌终端 CRH 直接抑制 GnRH 分泌，故 CRH 可能直接作用于 GnRH 神经终端；其次，GCS 分泌增加被认为是心理、生理应激反应经典的特异性指标，外源性皮质醇使正常妇女卵泡期 LH 脉冲频率及血浆 LH 和 FSH 及孕酮水平降低，LH 脉冲频率的明显降低，不仅使卵泡期雌二醇的峰值延迟；还能使排卵前 LH 和 FSH 达到峰值的时间延迟；最后，内源性阿片肽可能与 HPO 应激性抑制作用有关，研究证实当机体处于身心应激时，下丘脑 CRH 分泌可促进下丘脑阿片肽（包括 β－EP）分泌，进而抑制 GnRH 的脉冲释放节律，使促性腺激素水平降低，临床可致闭经，此外，纳洛酮（β－EP 阻滞剂）可阻碍 CRH 对 GnRH 的抑制作用，由此可以表明 CRH 抑制 GnRH 分泌的作用可能是通过促进 β－EP 释放来达到的。同时，国内相关实验研究以束缚为应激源建立心理应激动物模型，结果显示在应激 4 周时，受试动物 AMH 水平下降，另有研究者采用同样方法建立心理应激模型，3 周后应激组 $E_2$ 和 P 水平显著降低，卵巢缩小，窦前和窦卵泡数量明显减少。此外，下丘脑被证明是联系女性情绪与生殖内分泌系统的关键环节。卵巢功能减退的人群会出现情绪异常的症状，而长期处于焦虑、忧伤、恐惧等负面情绪的压力下，不仅可以在下丘脑水平影响垂体-卵巢轴，还可以直接影响卵巢功能。

## 论治卵巢储备功能减退重在调情志顺气机

早在《吕氏春秋》中，就有基于情志理论治疗疾病的相关记载。《素问·保命全形论》曰："一曰治神。二曰知养身。"这里的"神"，指的就是情志因素。目前，部分医家基于"补肾"法论治 DOR 虽取得一定疗效，但仅"从肾论治"难免局限。在药物治疗的同时，辅以调节情志，和顺气机可能为临床诊治该病提供新的思路。

**1. 中药治疗重在调畅肝肾**　"万病不离乎郁，诸郁且属于肝"，《陈素庵妇科补解·调经门》亦指出"妇人经水不调，多因气郁所致。治宜开郁行气，则血随气行"，故也有诸多现代医家提出从肝论治卵巢储备功能减退。陈家旭等认为卵巢的早衰与肝之功能失调密切相关。在治疗上采用疏肝解郁，补益肝肾之法，使之阴血充足，肝疏泄功能正常。曹翠玲总结团队治疗卵巢储备功能下降经验，提出治疗本病时可加疏肝解郁、养血柔肝之品，如白芍、炒麦芽、陈皮等。郑清莲认为肾精亏虚，肝郁血瘀痰阻为本病病机。基于肝之疏泄与肾的封藏相互协调是构成规律月经周期的生理基础，采用两阶段三周期舒肝补肾调周法改善卵巢功能。"舒肝之郁，即开肾之郁也，肝肾之郁既开，而经水自有一定之期矣"。因卵巢储备功能下降的患者多有失眠、焦虑等症状，亦可适当配伍酸枣仁、合欢花以养心安神。

**2. 针刺治疗重在调和整体**　针对DOR患者肾精亏虚、冲任失调、情志失常三大病因，采用针刺治疗本病，选取百会、神庭、本神、中脘、天枢、关元、大赫、卵巢、足三里、三阴交等穴位，其中百会、神庭、本神、太冲取疏肝调神之意。唐代孙思邈《千金要方·灸例》中记载"头者，身之元首，人神之所法，气口精明，三百六十五络，皆上归于头"。说明全身经脉、脏腑气血上奉于头而维持脑之元神的正常功能。百会、神庭穴属督脉，督脉循行入络于脑，针刺百会、神庭穴可调理督脉经气，宁神定志。又因为膀胱经、肝经与督脉在头部交会，刺激头部督脉诸穴的同时亦可调理膀胱经、肝经气血。膀胱经的背俞穴可调理脏腑功能，使脏腑精气上输于脑，肝经气血调和，则其疏泄功能正常，心情舒畅进而改善DOR患者焦虑抑郁等不良情绪。同时，"脾足太阴之脉……注心中"，心经、心包经、脾经都与心脏相关，心主神明，针刺心经原穴神门宁心安神，心包经络穴内关调理心气，脾经三阴交养心安神，诸穴合用可以减轻患者的焦虑抑郁症状。曾基于此针刺治疗思路，治疗一例青年"卵巢储备功能减退"患者，面诊自述潮热，易口渴，阴道干涩，分泌物减少，偶尔乏力，易焦虑，饮食可，睡眠欠佳，多梦易醒，大便黏，不成形，小便调。血清激素检查结果：2016年7月11日 FSH：14.03 IU/L，LH：4.41 IU/L，$E_2$：124.56 pmol/L。针刺百会、本神、神庭、太冲、关元、大赫、卵巢、足三里、三阴交、肾俞、次髎等穴，并嘱咐患者规律作息，调畅情志，清淡饮食。一个疗程后，诸症悉减，继续针刺治疗，三月余后 FSH 与 LH（FSH：8.41 IU/L，LH：6.16 IU/L，$E_2$：55.57 pmol/L）已达正常水平，患者焦虑症状明显减轻，睡眠质量亦有改善。

**3. 调节生活方式辅以心理干预**　此外，根据长期观察，卵巢储备功能下降患者常因内分泌失调与心理社会因素相互作用导致抑郁状态，严重影响临床疗效。该类患者应首先进行心理干预，纠正其抑郁状态，且因此类患者的疗程一般较长，单纯药物治疗会伴随较多不良反应，加之部分患者依从性差，如果辅以心理干预治疗，通过言语、表情、态度、行为和周围环境的作用，逐渐影响并改变患者的主观感受和情绪行为，并通过有效的干预方式改变患者不良的生活方式，纠正其消极的处事策略，逐步建立积极健康的生活方式，帮助患者提高生活质量和主观幸福感，可能对促进治疗效果有一定的积极作用。此外，在诊治过程中要积极进行健康指导，建立医患互信，在患者初次就诊时对患者的心理状况进行评估，并随时观察记录，及时了解患者存在的问题，通过沟通帮助患者答疑解惑，进行本病相关的健康宣教，督促其合理饮食，适当运动，帮助患者重拾治疗信心。国内已有学者采用心身同治方案治疗本病导致的月经失调，在给予患者服用养阴舒肝胶囊的基础上，引导患者进行感情宣泄，组织患者观看喜剧片，以情胜情，平衡不良情绪，3个月后治疗总有效率为92.9%。

随着社会节奏的不断加快，由精神因素引起的心身疾患已是人类社会普遍存在的重要问题。卵巢储备功能下降的中医学病因病机主要包括禀赋不足、饮食起居不当、情志失调引起的肝肾亏虚，气血失调，阴阳失衡。就本病而言，情志因素与DOR相互作用，互为因果。中医学认为，情志因素既作为疾病的发病因素又可作为疾病的治疗手段。正如《青囊秘籍》指出"善医者，必先医其心，而后医其身"，故对于此类疾病的诊治，在给予常规治疗方式的同时，可以从"情志"角度入手，根据患者的社会、文化背景、心理状况等特点，加强与患者的沟通，多使用安慰性、宽松性、解释性、治疗性、暗示性、鼓舞性的语言语气，有的放矢地做好患者的疾病科普宣传及心理疏导，帮助患者消除不良情绪，建立积极乐观的治疗心态，以增强患者的信任度，促进医患双方相互配合，共同参与疾病的治疗与恢复，这不仅符合中医整体观的理论，达到身心合一、形神一体，有利于疾病的治疗，促进疾病的康复，也符合现代医学所倡导的循证医学理念，在诊疗全过程中加强了医患之间的沟通，消除隔阂，缓解医患矛盾，对于促进医患、社会和谐有着极其重要的意义。

# 273　情志与卵巢储备功能减退关系研究

卵巢储备功能是指卵巢内存留卵泡的数量和质量，是女性生育能力的表现；卵巢储备功能下降指由于卵巢产生卵子能力减弱，卵泡细胞质量下降，导致女性月经失调、生育能力下降或丧失等。卵巢储备功能下降有进一步发展成卵巢早衰的可能。中医学中没有"卵巢储备功能减退"的概念，根据其多样的临床表现，可将其归类于"闭经""经水不通""不孕""年未老而经水断"等病症。

情志，起源于"五志"与"七情"。前者首次出现在《素问·阴阳应象大论》中"人有五脏化五气，以生喜怒悲忧恐"。后者由前者衍变而来，由宋代陈无择提出，包括喜、怒、忧、思、悲、恐、惊这七种情绪。而其中的"五"和"七"并非实指，皆为虚数。正常范围内情志的变化，对人体状态具有调节作用；当情志太过或不及，或人体状态欠佳的时候，便会对机体造成影响，气血阴阳失调，从而导致疾病的产生。学者葛灵玲等总结了古代及现代相关研究，阐述了中医情志因素与卵巢储备功能减退的联系及治疗方法。

## 女性情志致病历史源流

各个时期的医家对"情志致病"都有相应的阐述。在春秋战国时期，《黄帝内经》提出"情志致病论"；到了南宋时期，医家陈无择在《三因极一病证方论》中将七情列为 3 个致病内因之一；元代医家朱丹溪亦认为"气血冲合，则百病不生，一有怫郁，诸病生焉"。强调了情志在发病中占据的重要位置。而提到女性情志致病，需了解女性特殊的心理状态；《黄帝内经》中载"多阴者多怒"。明代薛己曰："妇人性情执拗执着，不能宽解。"《医宗金鉴》提出"妇人从于人，凡事不得专主，忧思、忿、怒、郁气所伤，故经病因于七情者居多"。以上言论，均阐述了女性易产生不良情绪的生理特性。再加上女性有"经、孕、产、乳"的特殊生理过程，阴血数伤，使其处于"有余于气，不足于血"的生理特性，导致女性对情志疾病的易感性增加。而在临床治疗时，《肘后救卒方》提出"凡妇人诸病，兼性增加，将七情列治忧喜，令宽其思虑，则病无不愈"。可见，先贤们发现并重视情志在妇科疾病发生发展中的作用，将情志纳入致病原因之一。结合女性的生理、心理特性，再加上现代女性相较于古代女性，除了承担着传统的生育、抚养、照顾家庭的责任，还要承担社会工作、人际关系等更加复杂的压力，产生不良情绪的概率上升，导致疾病发生的概率也上升；从情志角度出发有利于疾病的治疗。因此在临床上，医者应重视情志在疾病发生、发展、治疗中的作用。

## 情志失调导致卵巢储备功能减退机制

情志致病的主要机制包括气机紊乱、损伤脏腑、耗伤精血，三者相互促进。《素问·举痛论》曰："百病皆生于气。怒则气上，喜则气缓，悲则气消，恐则气下，惊则气乱，思则气结。"阐述了气机紊乱在疾病发生中所起的重要作用，而情志的异常容易导致气机紊乱，"气为血之帅"，气乱则血乱，气虚则运血无力，气乱则血液错乱妄行，气结、气滞则冲任、血行不畅，均影响血液运行，冲任不畅，胞宫失养，影响卵巢功能，出现月经量少、月经后期、闭经甚至不孕等。《三因极一病证方论·七气叙论》曰："喜伤心，其气散；怒伤肝，其气出；忧伤肺，其气聚；思伤脾，其气结；悲伤心离，其气散；恐伤肾，其气怯；惊伤胆，其气乱。"七情的太过或不及，容易损伤相对应的脏腑，以本脏为主，亦可伤及他脏。

肾为"先天之本"，肝为"女子之先天"，二者均在维持女性正常的生殖功能中起重要作用。肾主闭藏，主生殖，肝主疏泄，主藏血，藏泄失常，血海蓄溢失调，胞宫、胞脉失养，则月经与排卵出现异常，卵巢功能衰退；另外，肝脏的疏泄功能异常，可影响全身气机，破坏肾气-天癸-冲任-胞宫生殖轴的平衡。脾为"气血生化之源"，脾气郁结，气血生化不足，脏腑失于濡养，导致月经量少、月经延后等，影响卵巢功能。喜易伤心，心气能行血，能化赤生血，则血行无力，血生不足，也可导致月经的异常。《黄帝内经》曰："暴乐暴苦，始乐后苦，皆伤精气。精气竭绝，形体毁沮。"精气是机体生命活动的基础，精神上的突然欢乐、突然忧苦、先乐后苦等情况，均可损伤精血；若精血亏虚，则冲任血海失养，胞宫受损。

葛灵玲认为气是构成人体的最基本物质，也是维持人体生命活动的最基本物质，结合女性"血常不足，气常有余"的生理特点，可知女性的气机运行正常与否极其重要，故病机的关键在于气机失调。情志内伤导致气机失调，气机失调影响机体气化，损伤脏腑功能，造成精气血津液的代谢失常；而气机失调造成脏腑功能失调，以肝为重要，因肝为刚脏，主疏泄，主藏血，喜调达而恶抑郁。气机升降出入失常，肝失疏泄，枢机不利，肝血暗耗，血海空虚，胞脉失养；肝气郁结，气机壅遏，气血瘀滞，则胞脉受阻，经涩不行。且肝为肾之子，子病及母，肾郁亦可导致卵巢功能异常。

## 情志失调影响卵巢储备功能现代研究

现代医学认为造成卵巢储备功能减退的病因有遗传因素、免疫因素、医源性损伤、感染因素及心理因素等。研究发现女性患者的抑郁和特质性焦虑分值明显高于男性患者，这与女性心理特性相符。而负性情绪造成卵巢储备功能减退可通过下丘脑-垂体-卵巢性腺轴，也可直接影响卵巢功能。袁翀英通过比较卵巢储备功能正常组、降低组、早衰组，发现后2组患者暴躁、忧郁比例较正常组明显增多。国外也有研究发现卵巢储备功能减退患者较正常女性承受了更多的心理压力；且长期的心理社会压力可能比短期的压力、烦躁的情绪及晨起皮质醇激素水平的异常，更能影响卵巢的功能。姚懿等将大鼠分为正常对照组、应激1周组、应激2周组、应激4周组，以束缚为原理建立心理应激模型，以抗缪勒管激素（AMH）、皮质醇为检测指标，得出心理应激可以导致大鼠卵巢储备功能减退的结论，提示长期的心理社会压力也会导致女性卵巢储备功能的减退。可见情志异常可造成卵巢储备功能减退，卵巢储备功能减退又加重情志异常状态，因而治疗中仅通过改善患者临床症状可能无法有效缓解或治愈疾病。需要兼以改善患者的心理状态、消除病因，以提升患者的卵巢功能。故在临床诊疗中可将情绪治疗及心理治疗作为治疗方法之一，从根源消除疾病。

## 中医治疗情志失调所致卵巢储备功能减退的优势

中医强调"欲治其疾，先治其心"或"心身同治"，调畅气机，调和阴阳气血。对于情志失调所致卵巢储备功能下降的具体治疗方法有很多，简述以下几种。

**1. 心理治疗**　心病还须心药医，在治疗时，医者需认真倾听，了解患者困扰所在，做到"见彼苦恼，若己有之"，充分沟通交流，给患者精神支持，帮助疏解不畅，开导不良情绪，让患者正确认识疾病，以良好的心态对待疾病、接受治疗，可取得事半功倍的效果。《素问》指出"怒伤肝，悲胜怒……喜伤心，恐胜喜……思伤脾，怒胜思……忧伤肺，喜胜忧……恐伤肾，思胜恐"，由此产生了"以情胜情"的疗法，即用一种情志去抑制另一种情志，以减轻、消除不良情绪。此外还有"以情激情""以情移情"等治疗方法。陈玲等对2组卵巢储备功能欠佳的患者分别采用心身同治（养阴舒肝胶囊＋情志治疗）和单纯药物治疗（逍遥丸＋六味地黄丸），结果显示心身同治组患者月经失调状况、SAS评分、SDS评分比单纯药物组均有显著优势。刘小芹等将卵巢早衰患者分为2组，实验组予药物治疗联合心理疏导，对照组予单纯药物治疗，结果也提示心理治疗能提高治疗的有效率。

**2. 中药治疗** 历代医家多重视肝与情志失调、妇科疾病的关系，叶天士认为女子以肝为先天，傅青主也强调从肝论治，因妇人以血为本，若素性抑郁，或七情内伤，或他脏病变，均可伤及肝木，而肝主疏泄，故治疗总纲为疏肝解郁。现代国医大师班秀文也重视肝在人体气机、脏腑功能协调方面的作用，认为无论何种情志，多引起妇人多郁，每致肝失调达，临证多用柴胡、香附、郁金、川芎、白芍等药，常选柴胡疏肝散、逍遥散疏肝解郁、调畅气机。杨桂云、杜宝俊也善用柴胡等调肝柔肝之药改善卵巢储备功能。此外，也有部分学者强调从心论治，因心为君主之官，五志为心所使；心主血脉，藏神明，"胞络下系于肾，上通于心"，心肾相济，则气血调和，生殖功能正常，在治疗上注重宁心安神，常选择心肝同治、心肾同调等。

**3. 针刺治疗** 针刺为中医学的组成部分之一，针刺可激发机体神经-内分泌系统活动，调节下丘脑-垂体-卵巢轴的功能，促进卵泡发育、提高卵母细胞质量、改善排卵功能，使女性生殖内分泌系统功能恢复正常。张迎春等选取足三里、三阴交、地机、关元、气海、肝俞、肾俞等穴位补肾健脾疏肝，对卵巢储备功能下降患者进行针刺治疗，比较其治疗前后生殖激素、症状、卵巢直径及窦卵泡计数，治疗有效率为86%。有研究团队根据肾精亏虚、冲任失调、情志失常病因，选取百会、神庭、本神、中脘、天枢、关元、大赫、卵巢、足三里、三阴交等穴位治疗卵巢储备功能下降，其中百会、神庭、本神、太冲疏肝调神，同时嘱规律作息，调畅情志，清淡饮食，3月余后患者生殖激素水平正常，焦虑减轻。

**4. 五音疗法** 众所周知，音乐是调解情绪的有力手段。《礼记·乐记篇》归纳确定了"角、徵、宫、商、羽"五音。《黄帝内经》则将五音与五行联系，并做了辨证的论述和分析，用五音治疗不同情志所导致的疾病。五音分属五行通五脏。喜伤心，可用徵调式曲目；思伤脾，可选宫调式曲目；忧伤肺，可选商调式音乐；恐伤肾，可选羽调动式曲目。亦可依据根据五行相生，虚则补其母，可通过母脏所对应的音乐来治疗；依据五行相克，采用与患者情绪相克的音乐来治疗。

**5. 运动治疗** 运动能疏泄情绪、舒缓心情。《吕氏春秋·古乐篇》指出"昔陶唐之时……民气郁阏而滞着，筋骨瑟缩不达，故作舞以宣导之"，记载了早期用舞蹈治疗疾病。中医传统运动方式，如太极拳，动作圆柔连贯、绵绵不断，可平衡阴阳、疏通经络、平稳情绪、顺畅血脉；如五禽戏，将动作与呼吸吐纳有机地结合，控制呼吸，有助于使人入静，消除焦虑情绪、促进身心健康。现代研究表明，运动能促进人体机能，降低压力，改善不良情绪，排除胆怯和畏惧心理，有助睡眠，减少疾病发生，促进人际关系的良好发展。此外还有穴位埋线、中药外敷、耳穴等治疗方法，均有良好疗效。中医改善卵巢储备功能，治疗手段灵活多样，可单用，可同用，辨证论治，临症加减，因人制宜，副作用小，避免了西医治疗方法如激素用药易复发、易产生抗药性、副作用较大等弊端，且有显著的临床疗效，能调节生殖激素、改善卵巢功能等，安全有效，患者接受度高。

情志和卵巢储备功能密切相关，情志异常易导致卵巢功能异常，卵巢功能异常则易出现月经紊乱、不孕等诸多疾病，从而出现焦虑、抑郁、恐惧等不良情绪，这些不良情绪又进一步促进卵巢储备功能的下降，由此陷入恶性循环。因此情志既作为疾病的发病因素又可作为疾病的治疗手段，保持良好的情绪状态对改善卵巢储备功能有明显的获益。在治疗上不仅需要解决患者生理困扰，也应帮助解决心理问题，达到"精神内守，病安从来"的状态，这不仅有利于疾病的治疗与恢复，也能建立良好的医患关系，缓解医患矛盾，对构建良好的医患环境、促进和谐社会具有重要意义。

# 274 论情志与卵巢早衰的相关性

卵巢早衰（POF）是指由于各种原因导致的女性在 40 岁之前出现的由于卵泡数目减少和卵泡闭锁加速所致的一种继发性闭经；它以低水平的雌激素和高水平的促性腺激素为特征，卵巢呈围绝经期或老年妇女绝经后的改变。一般认为 POF 在育龄期妇女中的发病率为 1‰～3‰，闭经患者中 5‰～10‰ 系卵巢早衰。近年来 POF 的发病率逐年呈增加和年轻化的趋势。由卵巢储备功能下降所致的月经后期、月经量少、闭经、不孕、流产及围绝经期等症状严重影响患者的身心健康和家庭幸福，因此如何有效改善卵巢储备功能下降妇女的临床症状，提高其妊娠率迫在眉睫。卵巢早衰的病因及发病机制尚不明确，目前多认为其发病与遗传、免疫、环境、心理、生活方式等多种因素相关。随着医学向生物-医学-社会模式的转变，社会和心理作为一种致病因素越来越受到人们的重视。因此，学者张云等认为，从中医情志学角度探讨卵巢早衰的致病机制及防治具有重要意义。

## 中医学对妇科情志致病的认识

中医学关于"情志致病"早在《黄帝内经》中即有论述，但"情志"及"情志病"的提出却首见于明代张景岳的《类经》。后世医家多将情志与临床实践相结合，视"情志"为一种重要的致病因素，超出了单纯情志学的范畴。中医学关于情志理论的论述主要有"五志""七情"。"人有五脏化五气，以生喜怒思忧恐"；"七情"即指"喜、怒、忧、思、悲、恐、惊"。情志是人体对外界刺激在精神层面上的反映，也是脏腑功能活动的外在表现之一。情志对机体的作用主要与个人体质及情志的性质、强度和持续时间相关。适度的情志能抒发情感，宣畅气机，有益健康，而突然、强烈、持久的情志变化超出机体的自我调节范围，则可使人体的生理平衡失调，气血、脏腑、经络的功能运行紊乱，最终导致疾病的产生。"女子以血为根本"，经、带、胎、产等生理活动皆以血为用，"数脱于血"使女性处于"血常不足，气常有余"的生理状态；这种"气分偏盛"的特殊状态决定了女性更易出现异常的情志活动，且女性"体本娇柔"，"善怀而多郁，又性喜偏隘"更易致情怀不舒、肝失条达而致经孕诸疾。

关于妇科情志致病，早在《黄帝内经》中即有论述。《素问·阴阳别论》曰："二阳之病发心脾，有不得隐曲，女子不月。"指出由于忧愁思虑过度，暗耗营心，脾胃运化失司，气血生化匮乏，而致血海不能按时充盈，月经停闭。《素问·评热病论》亦曰："心气不得下通，胞脉闭也，月不来。"《金匮要略·妇人杂病脉证并治》曰："妇人之病，因虚、积冷、结气。"把与情志密切相关的"结气"列为妇科疾病的三大病因之一。孙思邈《备急千金要方》认为"女子嗜欲多于丈夫""加以慈慰爱憎，嫉姤忧患""百想经心"，故"情不自抑""感病倍于男子"。宋代陈素庵认为"经水不调，多因气郁所致"，这一观点对后世医家研究七情内伤与月经不调的关系影响深远。《济阴纲目》认为"人有隐情曲意，难以舒其衷者，则气郁而不畅，不畅则心气不一，脾气不化，水谷日少，不能变化气血以入二阳，血海无余，所以不月也"。《景岳全书·妇人规》曰："凡欲念不遂，沉思郁积，心脾气结，致伤冲任之源，而肾气日消，轻则或早或迟，重则渐成枯闭……若思欲不解致病者，非得情舒愿遂，多难取效。"并认为"妇人为病，以七情之伤为最甚"。《万氏妇人科》亦曰："忧愁思虑，恼怒怨恨，气郁血滞，而经不行。"《傅青主女科》是最全面的论述情志内伤与妇科疾病的专著，其中关于"嫉妒不孕"的论述"其郁而不成胎者，以肝木不舒，必下克脾土而致塞，脾土之气塞，则腰脐之气必不利，腰脐之气不利，必不能通任脉而达带脉，则带脉之气亦塞也矣。带脉之气既塞，则胞脉之门必闭，精即到门，亦不得其门而入矣，其奈何哉"。强调了情志抑郁而致不孕的病机。《妇人秘科》曰："种子者，女贵平心定气，稍不如意即忧思怨怒也，思则气结，怒则气上，怨则气阻，血随气行，气逆血亦逆，此平心定气为女子第一紧要也。"强调了情志与不孕症的关系。

由此可见，情志因素与妇科月经及不孕等密切相关。异常的情志活动如怒、忧、思、恐等情绪持续不解，致使机体气血功能紊乱，脏腑功能损伤，最终导致疾病的产生，以怒、思、恐三种情绪为主。愤怒过度，气滞血瘀，瘀阻冲任，气血运行受阻，血海不能满溢，导致经闭，不能摄精成孕；忧思气结而致心脾气营虚弱，冲任衰少，血海不能按时满盈而致月经量少、闭经；恐则气下，肾气受损，肾精亏虚，天癸匮乏，冲任虚疲而致经、孕诸疾。

## 中医学对卵巢早衰情志致病的认识

中医学中无"卵巢早衰"这一病名，但根据其临床症状及表现，可将其归属于"月经后期""月经量少""月经稀发""闭经""不孕"等范畴。朱玲等经过长期临床研究认为情志和生活因素是卵巢早衰的主要致病因素，而肝郁血虚则是其重要的病机特点。夏桂成教授"心-肾-子宫轴"学说亦提示心、肾两脏的功能正常与否与女性生殖功能的发育、旺盛和衰退密切相关，并强调通过"调摄心神"达到"心宁则肾自实""静以生水"之目的。陈云在临床实践中亦发现情志与卵巢早衰密切相关，从情志而论卵巢早衰意义重大。

在病机方面，情志对女性卵巢早衰的影响主要体现在以下几个方面：气机紊乱，"喜则气缓，怒则气上，悲则气消，思则气结，恐则气下，惊则气乱"。气机升降出入失常，气血运行紊乱，进一步影响脏腑及经络功能活动，最终导致月经不调、不孕等症。脏腑损伤，"喜伤心，怒伤肝，思伤脾，恐伤肾"，其中以心、肝、脾、肾四脏为主，尤以肝的疏泄功能失常为关键。①心主神明，为五脏六腑之大主，情志活动异常多由心而发，七情太过首先影响心神。"胞脉者属心而络于胞中，心气不得下通，则胞脉闭阻"，可出现闭经、不孕等证。但需要指出的是心虽主血脉而贵为"精神之所"，但必须有肝疏泄功能的参与，才能正常运行。②肝藏血主疏泄，"女子以血为本，以肝为先天"。肝主疏泄，一方面调畅气机，另一方面舒畅情绪，若气机升降失常，疏泄失职，枢机不利，肝血暗耗，血海空虚，胞脉失养渐至闭经；或肝气郁结，气机壅遏，气滞血瘀，胞脉受阻，经涩不行而见月经量少、闭经等疾病。冲任隶于肝，经孕等妇科疾病好发于肝经循行部位，故"天癸既行，皆从厥阴论之"。③脾为后天之本，气血生化之源，亦为心神之基础。思虑伤脾或肝郁克脾，经血无源则为月经量少，月经后期甚或闭经；脾居中州，为气机升降之枢纽，情志变动，脾气不得正常升降，可致气滞或气结，气血运行受阻而见妇科诸病。④肾藏精主生殖，肾精化肾气通过中上二焦布散全身。恐则气下，使肾气不能正常布散，进而损伤脏腑精气，影响女性经孕等正常的生育功能。耗伤精血。情绪所伤，则肝气郁结，气郁日久化火，暗耗营血，而致心脾伤损，阴血化生无源，血不养精，进而导致肾精匮乏，天癸失充，冲任失养，胞宫胞脉失荣，则血海不能按时满盈，经水匮乏，最终导致卵巢功能过早衰竭。

在治疗方面，现代医家多以补肾为治疗POF的根本大法，兼顾心、肝、脾三脏，或配以养血、活血之法。虽取得了一定的成效，但由于POF的病因病机复杂，单一强调从肾论治未免局限；鉴于情志因素与POF的发病密切相关，"万病不离乎郁，诸郁皆属于肝"，故不断地有学者提出从肝而治卵巢早衰，亦取得了良好的临床疗效。张文阁教授认为青壮年女性闭止性月经病，包括月经后期、月经量少、闭经等常须疏肝。若月经后期，则重在疏解；月经量少，应重疏行；经闭不行，则重在疏通。解建国教授治疗闭经多从肝肾论治，他认为肝郁肾虚为女子诸疾的主要病机之一。肝失疏泄，气机郁结，则血行不畅，日久经脉阻滞而致闭经；且肝肾同源，肾水为母，肝木为子，子病日久及母，则肝肾同病，故从疏肝补肾入手，而每收良效。尤昭玲教授自拟卵巢早衰方，在补肾活血的同时，加以理气疏肝、健脾宁心之品，并要求患者调节情志，平衡心态。她认为"肝之疏泄功能正常，气机得畅，冲任二脉通畅则卵子得以排出"。梁雪雯等人从肝入手运用逍遥助孕煎治疗卵巢早衰患者30例，结果显示与激素治疗组相比，逍遥助孕煎在改善卵巢功能，促进排卵方面效果显著，可替代西医激素疗法。陈玲运用身心同治方案对 50 例卵巢储备功能下降妇女月经失调的临床疗效进行观察，结果提示中医身心同治方案可以有效改善卵巢储备功能及患者的月经状况。笔者在临床实践中发现，在治疗卵巢早衰时加以适当的疏肝（如柴胡、郁金、香附）、清肝（如牡丹皮、栀子）或柔肝（如白芍、北沙参、女贞子）之品，结合相应的情志疗法（如以情悦情、以情移情、以情胜情、以情激情），在改善患者的临床症状方面往往收效较佳。正所谓"调经肝为先，疏肝经自调"，情志内伤是导致卵巢早衰的重要因素，且与肝的疏泄功能密切相关，注重从肝调治则往往可以获得满意的临床效果。

## 现代医学对卵巢早衰与情志关系的认识

现代医学研究表明，情志致病主要是通过精神-神经-内分泌-靶器官轴而发挥作用，即外界刺激被机体感知后，大脑皮层通过对信息进行分析整理，将信息沿边缘系统-下丘脑-垂体-靶器官进行传递，进而影响全身的物质、能量等身体机能的调节；反之，神经、内分泌异常也引起精神的变化。在妇科生殖内分泌方面，美国学者 W. Harris 提出了著名的"下丘脑支配说"即下丘脑部-垂体-性腺系统（HPG）。当遭遇心理、社会等生理应激时，丘脑下部可分泌促肾上腺皮质激素释放激素（CRH），介助内因性类阿片抑制促性腺激素释放激素（GnRH）的分泌；并通过白介素-1、白介素-6 和肿瘤坏死因子的参与，抑制来自下丘脑 GnRH 而抑制垂体卵泡刺激激素（FSH）和黄体生成素（LH）分泌的抑制，进而导致女性月经周期的紊乱。研究发现紧张、焦虑、抑郁等负面情绪不仅可以影响人体内分泌代谢、诱发炎症反应，同时还可以改变血清中单胺类神经递质含量。通过神经内分泌系统的调节作用，致使 GnRH 分泌异常，进而抑制 GnRH 的脉冲释放节律，影响性腺激素水平，导致排卵障碍和内分泌功能紊乱，出现月经不调和不孕等证。

卵巢早衰主要病机为肝失疏泄，肾失封藏，脾失健运，气血失调，阴阳失衡，其中与肝关系尤为密切。"女子以肝为先天"，且女性阴性凝结，易于怫郁，郁则气滞血亦滞。卵巢早衰患者多数伴有精神情志的异常，特别是随着现代女性社会地位的提高，社会节奏的加快，生存环境的变化及各种应激因素加剧，由社会心理等因素导致的卵巢早衰的发病率日渐增高，成为威胁女性身心健康的隐患。因此在临床辨治卵巢早衰过程中，应充分重视情志因素方面的影响，把调肝作为治疗卵巢早衰的基本大法，不仅要注重药物方面的疗效，亦应注重心理方面的治疗。如《青囊秘箓》指出"善医者，必先医其心，而后医其身"，从而达到身心同治，促进疾病痊愈的目的。

# 275　肝郁型多囊卵巢综合征中医证治

多囊卵巢综合征（PCOS）是一种内分泌紊乱综合征，临床上主要表现为雄激素过高、持续无排卵、卵巢多囊改变，好发于青春期、育龄期妇女，且常伴胰岛素抵抗和肥胖。多囊卵巢综合征从青春期开始发病，20～30 岁为高峰，育龄期妇女发病率高达 6%～10%，病因多被认为与遗传、精神、药物以及某些疾病等多种因素综合影响有关，其西医治疗以调节月经、降低雄激素、促排卵为主。研究显示，PCOS 中医证型集中在肾虚证、肝郁证、痰湿证、血瘀证几类及其相关兼证，临床上对肾虚证及痰湿证的研究颇多，从肾虚、痰湿论治有良好的疗效，但未能很好地顾及患者的情志问题。情志是本病的发生、发展及预后的重要因素，与肝密切相关，学者冯晓等主要概述了肝郁型多囊卵巢综合征的中医证治研究，以期为中医从肝论治多囊卵巢综合征提供依据。

## 从肝论多囊卵巢综合征常见临床表现的病因病机

根据多囊卵巢综合征的临床表现，可将其归属于中医学"月经后期""崩漏""经闭""不孕""癥瘕"等疾病范畴。《女科秘要·卷四·原经水不调》曰："大抵妇人，情多执拗，偏僻忿怒妒忌，多伤肝气。"《万氏女科》亦曰："忧愁思虑，恼怒怨恨，气滞血瘀，而经不行。"妇女具有经、带、胎、产的独特生理现象，且以血为用，容易出现情志过激。七情内伤最易损及气血关系，使得肝气郁滞，气滞血瘀，导致月经不调。《女科要旨·种子》曰："妇人无子，皆由经水不调。经水所以不调者，皆由内有七情之伤。"天癸至，任通冲盛，月事以时下，方有子。若七情损伤，经水失调，可致不孕。《傅青主女科》曰："妇人有怀抱素恶，不能生子者，人以为天心厌之也，谁知是肝气郁结乎……其郁而不能成胎者，以肝木不舒，必下克脾土而致塞，脾土之气塞，则腰脐之气必不利。腰脐之气不利，必不能通任脉而达带脉，则带脉之气亦塞矣。带脉之气既塞，则胞胎之门必闭，精即到门，亦不得其门而入矣。"脾胃为气机升降之枢纽，郁而伤肝，过度克制脾土，脾脏枢机不利，不能通任达带，则精滞于胞胎门外，无法种子。由此可知，情志失调是女性月经不调及不孕症的重要致病因素，肝郁证亦成为 PCOS 临床常见证型之一。

女子以肝为先天，体阴而用阳。肝藏血，主疏泄，喜条达而恶抑郁，若情志异常，可致脏腑气血功能失调，从而产生闭经、不孕、肥胖、多毛、痤疮等临床表现。若肝失疏泄，气机不畅，血行受阻；或肝木克于脾土，脾失健运，气血生化乏源，则见月经量少、后期而至，甚则闭经。肝经与冲任二脉相通，肝肾乙癸同源，肝血虚影响肾精，肝肾精血不足，冲任不充，则致无子。或肝气郁滞，肝郁则肾郁，精不得泄，亦致不孕。《济生方》曰："人之气道贵乎顺，顺则津液流通，决无痰饮之患。"《医贯》曰："七情内伤，郁而生痰。"肝失疏泄，脾胃升降运化失常，津液疏布不当，水湿痰浊膏脂内生，胆之精汁不能净脂化浊，发为肥胖。《素问》曰："肺之合皮也，其荣毛也。"肝郁日久化火，木火刑金，灼伤肺阴，上犯头面，故可见痤疮、多毛。

情志异常对肝的影响，与现代医学中情绪、情感影响生殖内分泌系统的理论相吻合。人体的情感及情绪中枢隶属于下丘脑，情绪与情感的波动及变化反馈至下丘脑，再由下丘脑-垂体-卵巢轴对女性生殖内分泌系统进行调节。当多种情志因素如压力、焦虑、困苦等作用于机体时，神经、内分泌及免疫系统会出现复杂的变化。PCOS 患者存在明显的焦虑、抑郁情绪，抑郁发生率为 68.60%，焦虑发生率为62.81%，其中以肝郁证最多见，提示肝郁证最易表现出负面情绪如焦虑、抑郁等。情志异常可促进 P-

COS 发展，有研究发现焦虑状态增加 PCOS 患者多毛的发生率，影响其黄体生成素（LH）、睾酮（T）、性激素结合球蛋白（SHBG）、高密度脂蛋白（HDL）、低密度脂蛋白（LDL）与空腹血糖（FPG）的分泌。严重的情志异常甚至使 PCOS 患者合并精神神志异常疾病。

PCOS 患者的治疗周期长，心理压力大，加上多毛、痤疮、不孕等使得患者缺乏自信、内心敏感、容易产生抑郁，而这些负面情绪反过来又进一步增加心理负压，以致情志不畅。可见，情志失调与肝郁型 PCOS 互为因果，相互影响，若不加以改善，将成为恶性循环。

## 肝郁型多囊卵巢综合征常见分型及其证候特点

PCOS 中医证型以脾虚痰湿证、肾虚肝郁证、肾虚血瘀证、痰瘀互结证四型多见，研究显示脾虚痰湿证和肾虚肝郁证占比最高。关于 PCOS 单证型肝郁证的研究不多，将肝郁证分而论之的更少。肝郁型 PCOS 主要证型分布有肝郁气滞证、肝郁化火证、肝经湿热证、肝郁肾虚证 4 型，各型证候特点一般散见于验方治疗 PCOS 的疗效观察研究中。肝郁型 PCOS 的共同临床表现为月经不调、多毛、痤疮、情志异常、乳胀等，各个分型的主要区别在于月经的质地、颜色、伴随症状以及情志异常、舌脉表现。

## 肝郁型多囊卵巢综合征与内分泌指标的相关性研究

临床研究显示，肝郁型 PCOS 的内分泌指标异常主要表现为性激素睾酮（T）、黄体生成素（LH）、LH/FSH 值、泌乳素（PRL）水平的异常，亦有个别研究提示肝郁型 PCOS 甲状腺激素紊乱较重，可能与促甲状腺素（TSH）相关。

**1. 肝郁型 PCOS 与 LH、LH/FSH**　黄体生成素（LH）的升高与 PCOS 患者高雄激素血症、年龄、身体质量指数（BMI）相关。LH 具有促黄体酮合成、诱发排卵的作用，PCOS 部分患者表现为血清 LH 升高，而 LH 的升高会加重高雄激素血症，还可导致排卵障碍、不孕和极早期流产，是形成 PCOS 孕的原因之一。研究发现，肾虚肝郁型和肾虚血瘀型以 LH、LH/FSH 值升高为主要特征；PCOS 患者的 LH 水平与 BMI 有关，BMI 越低的具有更高水平的 LH、LH/FSH，提示瘦型 PCOS 患者临床以生殖功能异常为主，常伴随血清 LH、LH/FSH 的升高；PCOS 患者的 LH 水平还与年龄、雄激素相关，年龄小于 20 岁的 LH 水平高于 30～40 岁，LH、LH/FSH 随着雄激素的升高而升高，呈正相关。

**2. 肝郁型 PCOS 与 T**　PCOS 睾酮（T）升高的临床表现与肝气郁结、蕴而化热的表现相似，高 T 水平与肝郁具有相关性。研究显示，睾酮是主要的雄激素，过量可导致体毛的过度生长，同时导致能量代谢过盛致热，表现为阳盛症状，而肝郁气结日久可乘脾土，内生水湿，湿从热化，上扰熏蒸颜面，也能导致这种阳盛的表现，故可认为高 T 水平与肝郁气结有相关性。亦有研究发现 T 值升高可表现出咽干目赤、面红口燥、易怒烦躁等一系列肝阳亢进、气郁化火的症状，提示其与肝气郁滞、郁火内生具有相关性。另有研究应用症状贡献度辨证模型对青春期 PCOS 的性激素、血液生化指标进行分析，结果显示证素肝、气滞积分均与 T 和 PRL 呈正相关。

**3. 肝郁型 PCOS 与 PRL**　泌乳素（PRL）升高与肝的疏泄、藏血功能失常有关。研究表明 PRL 在 PCOS 肝郁组最高，与其他证型均有显著性差异，患者可伴不同程度的 PRL 升高，可导致溢乳的发生。《济阴纲目》曰："夫乳汁乃气血所化，在上为乳，在下为经。"倘若肝气不畅，甚则肝郁化火，则气血逆乱，血不能循其常道为月水，反随肝气上逆入乳房而化为乳汁，临床上表现为月经稀发甚则闭经，并伴有不同程度的溢乳。

**4. 肝郁型 PCOS 与甲状腺激素**　PCOS 与甲状腺疾病具有某些相同的临床表现，如肥胖、胰岛素抵抗等，但是二者之间是否存在因果关系、存在怎样的因果关系，目前尚未有研究证明。研究发现，肾虚肝郁证 PCOS 合并高雄烯二酮者甲状腺激素水平紊乱较重。甲状腺可能通过影响性激素的合成、转化和分解，反馈调节泌乳素及促性腺激素的释放以及调节胰岛素水平对 PCOS 产生影响，但与 PCOS 内分泌代谢的关系目前尚不明确。甲状腺激素分泌异常可导致 PCOS 患者下丘脑-垂体-卵巢轴（HPO）调节紊乱，引起排卵障碍，致使月经量改变及闭经，降低妊娠率等。TSH 在直接调节甲状腺形态和维持其正常功能中起关键作用，同时也是反映甲状腺功能最灵敏的指标，TSH 水平越高，PCOS 患者发生代谢异常的比率越高，TSH 超过 2.43 mU/L 的 PCOS 患者可能更容易发生代谢紊乱。研究发现，肝郁气滞证型积分与 TSH 水平存在正相关，提示青春期 PCOS 患者伴有明显的肝郁气滞症状时，可能与促甲状腺激素水平升高相关联。

## 肝郁型多囊卵巢综合征的中医药治疗

肝郁型 PCOS 主要由肝疏泄、藏血功能异常所致，故而医家治疗本病多去其病因，从肝论治，通过中药复方、针刺、调畅情志等手段疏肝、清肝或调肝，再针对其兼证肾虚、气滞、血热、湿热分别予以补肾、理脾、清热、除湿等治疗，或改善负面情绪及躯体症状，或调节内分泌生殖激素水平，或促进排卵、改善卵巢与子宫，取得了显著的疗效。

**1. 中药复方辨证治疗**

（1）疏肝补肾法：针对肝郁肾虚型 PCOS，临床多采用疏肝补肾法治疗。林菁等自拟补肾疏肝汤治疗肾虚肝郁型 PCOS，发现其可能通过改善 FSH、T 水平来增进中医症状控制治疗效果，并指出中药有一定的调节激素代谢作用。陈旭峰等以西药联合左归疏肝汤治疗肾虚肝郁型 PCOS 不孕症患者，滋补肝肾、疏肝解郁，并在排卵期、黄体期临证加减，结果显示患者的内分泌生殖激素水平较纯西药组有更明显的降低效果，同时优势卵泡出现率、排卵率及临床妊娠率也有所提高。

（2）疏肝理脾法：针对肝郁气滞型 PCOS 患者，临床多采用疏肝理脾法治疗。丁玲玲以疏肝解郁逐瘀汤加减治疗肝郁气滞型 PCOS 不孕症，疏肝理脾、活血止痛，结果显示肝郁气滞症状改善、子宫内膜厚度进一步升高、卵巢体积降低明显等，并指出其疗效途径之一可能是调节患者体内游离脂肪酸（FFA）、C 反应蛋白（CRP）和 β-内啡肽（β-EP）水平。李青丽运用百灵调肝汤加减疏肝理脾、调经助孕，发现其可显著改善肝郁气滞型 PCOS 不孕症患者的卵巢体积、子宫内膜厚度及一系列中医指标。

（3）疏肝清热泻火法：针对肝郁血热型 PCOS 患者，临床多采用疏肝清热法治疗。毛旭东等以疏肝清热凉血之丹栀逍遥散加减治疗肝郁血热型 PCOS 患者取得良好疗效，发现其可以显著调节患者内分泌功能，提高排卵率与妊娠率，改善子宫内膜容受性。张芬等以清肝安宫汤加减治疗肝郁化火型多囊卵巢综合征不孕患者，药用柴胡、香附、黄芩、生葛根、赤芍、当归、陈皮、枳壳、川芎、益母草、钩藤、紫石英、鹿角霜、桃仁、红花、甘草，并根据不同时期加减：排卵前期加益母草、山楂，卵泡期加何首乌、黄精，黄体期加巴戟天、淫羊藿、鸡血藤。经治疗后，患者的临床治疗有效率显著提高，双侧平均卵巢体积、平均卵泡降低均较西药组明显。

（4）清肝除湿法：针对肝经湿热型 PCOS 患者，临床多采用清肝除湿法治疗。俞瑾等运用清肝泻火除湿之俞氏清肝方治疗肝经湿热型 PCOS，经治疗，患者经前乳胀症状、口干口苦、大便秘结症状减轻，游离睾酮（FT）水平升高，性激素结合球蛋白（SHBG）及胰岛素曲线下面积（IAUC）水平降低，提示俞氏清肝方可有效促进排卵，利于妊娠。徐道芬等以清热凉血活血之抑亢汤治疗肝经湿热型 PCOS 不孕症患者，发现其能有效降低 LH、T，对 LH/FSH 比值有调节性作用，有助于卵泡的发育成熟，改善子宫动脉血流，促进子宫内膜生长，提高子宫内膜容受性，促进孕囊着床，提高妊娠率。

**2. 针刺疗法** 单独针刺，或针药结合治疗肝郁型 PCOS 患者均可发挥显著的作用。金春兰研究发现 PCOS 月经稀发或不孕患者中，以肝经郁热证型最多见，针刺疏肝调气疗法在调症状、减体重、促代谢方面优于达因-35，并且可以身心同调，改善患者心理健康。金春兰等以肝失疏泄为着眼点，选用疏肝调气针刺处方治疗 PCOS，以膻中、期门、肝俞、太冲四穴疏肝理气、调畅情志，中脘、天枢、足三里三穴降气顺气，关元、子宫、三阴交三穴补肾调经、疏肝理脾，经治疗后，患者体重、焦虑情绪有所下降，月经后期或闭经者多数可达到自然月经，且经量、色较为正常，功能性子宫出血、月经量少者经过 2～3 个月的针刺治疗，出血时间一般可以缩短 3～5 日。潘王瑛研究发现采用针刺子宫穴配合中药治疗肾虚肝郁型 PCOS 疗效高于单纯应用补肾疏肝中药，针药结合的治疗方法能够更加有效地帮助患者重建行经的规律，恢复正常的排卵功能，降低其 LH/FSH 的比值。

**3. 情志疗法** 情志与疾病互为因果、相互影响，在治疗 PCOS 尤其是肝郁型 PCOS 时，应予以足够重视，运用药物或非药物方式进行心理调适以增强治疗效果。周艳妮等通过正念减压疗法教导患者运用自身内在力量培育正念、正能量，理性对待各种不良情绪，有效改善了患者的焦虑、抑郁情绪。王莉等研究发现维生素 D 辅助炔雌醇环丙孕酮片治疗 PCOS，可有效改善患者抑郁情绪、胰岛素抵抗、子宫内膜容受性以及调节糖脂代谢，但对性激素水平及妊娠率无明显影响。李琰等以八段锦运动干预 PCOS 非药物、手术治疗者，发现患者躯体化、人际关系敏感、抑郁、焦虑及强迫等不良心理状态得以缓解，尤以焦虑、抑郁程度的改善为明显。大多数研究强调治疗 PCOS 时从调畅情志角度进行辅助治疗。

多囊卵巢综合征病因至今尚未完全阐明，治疗周期漫长且复发率高、难以根治。女性以肝为先天、性多怫郁，PCOS 患者的情志问题逐渐被重视，尤以肝郁型 PCOS 为著。情志异常是肝郁型 PCOS 的重要病因，现代医学研究表明情绪可通过调节下丘脑来影响妇女的生殖内分泌系统功能。肝郁型 PCOS 的证型以肝郁气滞证、肝郁化火证、肝经湿热证、肝郁肾虚证四型为主，主要与 LH、T、PRL 等内分泌指标密切相关；其中医药治疗以复方辨证治疗为主，治法有疏肝补肾、疏肝理脾、疏肝清热、清肝除湿等；同时，针刺联合中药治疗，情志干预疗法亦呈现良好的疗效。肝郁型 PCOS 的进一步研究可从以下几个方面开展：①从方药、饮食、情志等多方面探讨调理气郁体质的方法，并进一步研究情志影响生殖内分泌功能的具体机制，为从"情"治疗本病提供科学依据。②采用相关分析、回归分析等统计学方法研究其细化分型和兼证、各分型与内分泌、代谢指标或甲状腺激素之间的关系。③通过观察干预前后汉密尔顿焦虑量表（HAMA）、汉密尔顿抑郁量表（HAMD）、焦虑自评量表（SAS）、抑郁自评量表（SDS）、症状自评量表（SCL‑90）等量表评分及 LH、T、PRL 等内分泌指标水平的变化，研究移情疗法和各种放松疗法如音乐疗法，静功疗法如站桩、静思、冥想，运功疗法如六字诀、五禽戏、易筋经、太极拳、八段锦等对本病患者心理健康的影响，探讨更为合适的个性化心理辅助疗法。④从辨病辨证或六经辨证论治着眼，深入研究其治疗机制、内外治法同用和中西医联合用药规律，为从肝论治肝郁型 PCOS 提供更多理论依据。

# 276　论情志与多囊卵巢综合征

　　多囊卵巢综合征（PCOS）是以无排卵型月经失调为主要临床表现的一组复杂证候群。常伴有肥胖、多毛、痤疮、不孕、双侧卵巢略大、高雄激素血症和高胰岛素血症等。关于多囊卵巢综合征的诊断标准，专家会议曾推荐：稀发排卵或无排卵、高雄激素的临床表现和/或高雄激素血症、卵巢多囊性改变（B超见一侧或双侧12个及以上直径为2~9 mm的卵泡和/或卵巢体积≥10 cm$^3$），上述三项满足其中两项并排除其他疾病（如库欣综合征、雄激素分泌瘤、先天性肾上腺皮质增生）即可诊断为该病。西医学认为本病病因至今尚不清楚，其发病原因仍以胰岛素抵抗为主，其他相关因素有遗传因素和非遗传因素。其发病机制非常复杂，目前认为它是涉及内分泌、代谢和遗传等许多因素的内分泌与代谢紊乱的疾病。对多囊卵巢综合征的认识多归于以下几个方面：①下丘脑-垂体-卵巢轴调节功能异常；②胰岛素抵抗和高胰岛素血症；③遗传因素、环境因素；④肾上腺皮质功能紊乱；⑤精神心理因素；⑥其他：青春期发育亢进、药物因素、卵巢类固醇生成所需酶系统的功能缺陷、生长激素等的分泌或调节失常等。

　　中医学无多囊卵巢综合征的病名，在中医古籍中，类似多囊卵巢综合征的记载多散见于月经后期、闭经、崩漏、不孕、癥瘕、肥胖等病证中。情志因素与多囊卵巢综合征关系十分密切，因为女性的生殖-内分泌系统受下丘脑-垂体-卵巢轴的调节与控制。其中，下丘脑既调控人体内分泌中枢，又调控人体情绪中枢和情感中枢。它通过调节自主神经系统的活动来影响情绪与情感的表达。同时，情绪与情感的变化也会反作用于下丘脑。加之女性在生理上"有余于气，不足于血"，心理上"易为物感，善怀而多郁"等特点。因此，情志因素可导致女性生殖-内分泌系统紊乱和肾-天癸-冲任-胞宫轴功能失常，是多囊卵巢综合征的主要原因之一，并且二者相互影响，互为因果。学者魏世胤等对情志因素与多囊卵巢综合的关系做了广泛论述。

## 女性的生理心理特点

　　**1. 女性的生理特点**　女子以肝为先天，以血为本。肝喜调达而恶抑郁，为风木之脏，体阴而用阳，主藏血，主疏泄，主情志，为冲脉之本。加之女子一生各个阶段均以血为用，却屡伤于血，故有余于气，不足于血，易郁易怒。

　　**2. 女性的心理特点**　《备急千金要方》曰："女子嗜欲多于丈夫，感病倍于男子，加以慈恋爱憎、嫉妒忧患，染着坚牢，情不自抑。"而多囊卵巢综合征的患者多处于青春期和生育期，自我情绪调控能力也较差，加之当前社会飞速发展，人们的生活节奏加快，工作繁重紧迫，社会竞争压力极大，人与人之间关系较为紧张，家庭矛盾频发，学业、就业、恋爱、婚姻、家庭生活等方面的压力也接踵而来，以致人们因对社会剧变的不适应而引发诸多情志病证。在这种情况下，天性感情脆弱的女性，内向、怯弱、细腻等的性格特征又多体现为敏感、多疑多虑、悲哀、忧郁、恼怒、情绪不稳等心理特点。

## 情志因素致病的病因病机

　　**1. 中医学认识**　情志是人体对客观外界事物和现象做出的不同情感反应。情志变化对人体既有利，又有弊。肝主情志，怒、喜、思、忧、恐、悲、惊是人的基本情绪，正常适当的情绪、情感属于生理性七情，其释放与宣泄对人体健康并无不利影响；而过激、突然、持久且超出了机体自我调节范围的情绪、情感的施发与宣泄则会对人体健康产生不利影响，导致气血、经络和脏腑的功能失常。七情所伤，先发气病。肝又主疏泄，具有维持全身气机疏畅通达的作用。故情志因素致病常以肝的气机运行失常而发病者为多见。正如《三因极一病证方论》指出"忧思伤肝"，《景岳全书》指出"悲哀伤肝"，《普济本事方》指出"因惊恐，肝脏为邪"。表明七情过激皆可伤肝。情志致病的传变规律表现为：情志为患，首病在肝，传病在心，渐及它脏，导致肝的功能失常和气血失调，心失所主，五脏失和，而发生多种妇产科疾病。

**2. 西医学的认识**　心理因素（情感、情绪等）、生物学因素和社会学因素三者协同作用，通过影响人体神经-内分泌-免疫机制而影响人体健康。过激的情绪刺激可以使下丘脑-垂体-肾上腺轴功能调节紊乱，导致人体免疫功能降低，进而引发人体疾病。总之，情志因素致病是通过其对脏腑功能的影响，导致肾-天癸-冲任-胞宫轴功能失常而实现的。女性生理病理与肝、脾、肾三脏密切相关。肝应怒，肾应恐，脾应思，所以在情志因素中，怒、思、恐对女性的影响最为显著。并且情志与许多妇科疾病是相互作用与影响的，情志失调可导致许多妇科疾病的发生，而妇科疾病的发作又可表现为情志异常。

由此可见，情志因素是继六淫、体质等因素之外居于重要地位的病因病机要素，情志失常可伤及内脏，导致人体阴阳失调，气机逆乱，痰瘀内生，肾-天癸-冲任-胞宫轴功能失常，使形神俱病，对疾病的发生、发展变化、诊断、治疗转归、预后、康复护理等关系密切。

## 多囊卵巢综合征的治疗

《素问·保命全形论》云"一曰治神，二曰知养身"；王冰在《重广补注黄帝内经素问》中也强调"治身，太上养神，其次养形"。因此，身心同治，形神并治，重视"治神（情志）"，调神御形是防治身心疾病的重要措施。

**1. 调神——心理疏导，情志调摄治疗**　调神当注重建立医患信任关系和对患者心理、情绪、意念等的疏导调理。例如，《素问·至真要大论》曰："病不许治者，病必不治，治之无功矣。"告诫临床医生在诊治患者的过程中，既要注重其身体疾病的治疗，又要注重其"心理疾病"的调治，建立充分的医患信任关系，解开患者心中的疑云和因对疾病无知而导致的恐惧等，对疾病的治疗可起到事半功倍的效果。此外，在多囊卵巢综合征的治疗中，《黄帝内经》中"情志相胜"的治疗方法的恰当运用对患者的康复亦有着重要作用。

人生在世，遭遇苦难、不顺之事在所难免。俗语曰："宁治十男子，不治一妇人。"女性的生理、病理都与其情志因素息息相关。在临床治疗妇科疾病时，首先应注重疏导情志，恰当的心理治疗是十分必要的。加强年轻女性的情志调养，让她们具有一定的自我调节情绪的能力，以实现自我放松与解脱，保持积极、乐观、良好的情绪，对于预防多囊卵巢综合征等女性内分泌疾病有非常积极的作用。另外，对于已经发生多囊卵巢综合征的患者，更要在治疗疾病的同时，进行必要的心理疏导、情志调摄和治疗，如"移情易性""以情情胜""以情悦情""以情激情""以情移情"等，使她们心畅神悦，情志安定。目的是摒除患者的不良心理，避免过度精神、情志刺激，阻断因精神情志因素而致病和因病而加重精神情志疾病，从而不利于取得较好的治疗效果。反之，心理疏导不及时、情志失于调摄和治疗不当会使因果循环变成恶性循环。

**2. 调形——审症求因，测机定法处方**　调形当注重患者体质因素与中医"审症求因-测机定法-因法处方选药"的运用。多囊卵巢综合征与痰湿体质、肝郁气滞（肝经郁火）和肾虚血瘀的关系十分密切。遣方用药时应当注重运用健脾、燥湿、化痰、疏肝、调肝、补肾、化瘀调经等法，这对调治多囊卵巢综合征具有十分重要的意义，临床上常用的药物有党参、白术、山药、甘草、陈皮、茯苓、苍术、法半夏、枳实、胆南星、柴胡、郁金、香附、乌药、青皮、牡丹皮、栀子、川楝子、龙胆草、薄荷、苏梗、木香、枳壳、佛手、合欢皮、白蒺藜、地黄、山茱萸、女贞子、墨旱莲、仙茅、淫羊藿、菟丝子、枸杞子、桃仁、红花、丹参、当归、赤芍、益母草、牛膝等。另外，指导患者调整生活方式，进食低热量、低脂、低糖饮食，坚持锻炼，配合针灸、耳穴疗法等对多囊卵巢综合征的辅助治疗有重要意义。

多囊卵巢综合征既是一种身体疾病，又是一种心理疾病，其病因病机复杂，西医学至今对其认识尚不清楚。中医认为多囊卵巢综合征的主要病因病机是由于禀赋薄弱，情志失调，饮食起居失宜等致肝郁脾肾虚，痰湿阻滞胞宫所致。其中情志不遂是多囊卵巢综合征发病的重要诱因之一，肾虚是多囊卵巢综合征情志不遂致病之基础。情志因素与多囊卵巢综合征的发病相互影响，互为因果。

情志因素既是多囊卵巢综合征的致病因素之一，又可成为其治疗手段之一。在给予药物治疗的同时，根据患者身体、心理、知识构成、社会、文化等特点，选择最适合患者的情志调和方式和理想人格的塑造，与患者进行适当的言语沟通，帮助患者排遣情绪忧思，改易不良心志，分散、转移对疾病的注意力，消除造成不良刺激的影响，配合中医"审证求因-测机定法-因法处方选药"的运用，养成良好的生活习惯和坚持体育锻炼，以促进疾病的改善、康复，防止疾病的发展。

## 277 情志影响多囊卵巢综合征的研究

多囊卵巢综合征是女性不孕的重要原因之一。研究表明情志因素在多囊卵巢综合征发生发展的过程中起着重要的作用。中医认为情志不遂/肝气不舒是多囊卵巢综合征的重要病因病机。西医认为情志改变在神经内分泌方面对去甲肾上腺素、多巴胺、5-羟色胺的调节会进一步调控与生殖有关的激素如雄激素的合成，从而影响卵泡发育形成多囊；在生殖内分泌方面，长期焦虑等情绪直接影响性激素的合成与释放，对月经、排卵、妊娠等都有负向影响。现代医学发现中医治疗能发挥整体优势，弥补西医的不足，对多囊卵巢综合征治疗效果较好。学者许洋等对情志因素影响多囊卵巢综合征发生发展的研究做了梳理归纳。

不孕不育是一个全球性的问题。世界卫生组织的调查结果显示，2010年，约有1.21亿对夫妇不孕不育。多囊卵巢综合征（PCOS）占到了无排卵性不孕的50%～70%。PCOS是以女性持续性无排卵，高雄激素或胰岛素抵抗为特征的内分泌紊乱的证候群。PCOS的病因尚不清楚，环境和遗传因素与PCOS的发病相关。社会心理因素在PCOS的发生中也起到一定作用，相当多的研究显示，与正常健康女性相比，患有PCOS的女性抑郁、人群焦虑、紧张、饮食失调及性心理功能异常等的概率增加，且PCOS患者人群中的这种情志改变在疾病的发生发展中都起到了重要作用。

### 情志因素对多囊卵巢综合征影响的中医理论基础

中医学中并无PCOS病名，根据其月经改变、不孕等的临床表现可以归为中医妇科学的月经后期、闭经、不孕、崩漏范畴中。将其致病原因归属为气滞、脾虚痰湿、肾虚等。情志因素引起PCOS属于肝气郁结、气滞类。情志因素是中医理论中一个很重要的致病因素，与脏腑生理病理密切相关。严炜等的研究发现，PCOS患者中肝郁气滞证者占25.27%。王东梅等发现在PCOS中，肝郁气滞证占19.8%。张晓金等研究也发现，PCOS中肝郁证是仅次于肾虚证的第二大证型。女性多愁善忧，易致情志不遂。肝气不疏不仅直接阻碍冲任二脉气血运行，还可克脾伐肾，致脾失健运，气血不生，水湿不化，聚湿为痰，阻滞冲任，或子病及母，耗伤肾精，而致冲任虚损，引起月经失调、不孕不育。

情志不遂，肝气不舒因其在女性"月经不调、不孕"中致病的常见性，和对冲任、脾肾、气血运行、痰湿生成影响的重要性，而成为月经后期、闭经、不孕、崩漏发生的重要病因病机，同样可引申为PCOS的重要病因病机。

### 情志因素对多囊卵巢综合征神经内分泌的影响

焦虑、抑郁等情志改变会使身体产生心理应激反应。慢性心理应激与PCOS密切相关，并且促进PCOS的发生发展。人体内下丘脑-垂体-肾上腺轴与下丘脑-垂体-性腺轴相互调控，PCOS患者的慢性心理应激持续影响下丘脑-垂体-性腺轴，激活交感神经通路并在卵巢内释放去甲肾上腺素（NE），引起卵巢无周期性不排卵并产生囊泡。NE与PCOS有正相关性。鼠卵巢交感神经主要为去甲肾上腺素能系统，卵巢交感神经的高兴奋性参与了大鼠多囊卵巢的形成和维持。卵巢激素分泌存在神经介导通路，卵巢内的神经生长因子会影响卵泡的发育，这可能是人类PCOS发生的重要原因之一。交感神经系统中 NE 的分泌加强卵巢雄激素和孕激素的分泌。青春期早期体内雄激素过多会导致成年表现为 PCOS。

心理应激状态下，大脑中多巴胺（DA）代谢激活。DA 影响下丘脑促性腺激素释放激素（GnRH）的释放，抑制垂体促性腺激素（Gn）的分泌。PCOS 患者 DA 活性及数量相对不足，不能有效地抑制 GnRH 的脉冲频率，从而使黄体生成素（LH）分泌过多，抑制卵泡发育，导致不排卵。慢性心理刺激可引起脑组织中 5-羟色胺（5-HT）和褪黑素（MLT）的含量降低。5-HT 有助于维持精神和情绪的稳定，并对下丘脑分泌生殖调节激素有抑制作用，抑制垂体分泌 LH。MLT 可以抑制人、啮齿动物 GnRH、LH、尿促卵泡素（FSH）的分泌。因此 5-HT、MLT 的异常分泌可导致 GnRH 释放增加，引起垂体 LH 持续分泌，导致 PCOS 发生。PCOS 患者在地塞米松试验中，血浆皮质激素高于健康对照组，而皮质激素会抑制卵巢雌激素和孕酮的分泌。

## 情志因素对多囊卵巢综合征生殖内分泌的影响

情志不畅已成为月经失调、无排卵月经、高雄激素血症（多毛、多囊卵巢）、闭经、不孕、性功能障碍等常见而重要的致病原因。PCOS 女性血清性激素六项水平同正常人相比，80% 的 PCOS 患者 LH 增高，其中 LH/FSH≥2 者占 40%，睾酮（TEST）增高者占 55%，催乳素（PRL）增高者占 16%。焦虑等情绪会使卵巢处于高肾上腺素状态，雄激素分泌能力增加，TEST 水平进一步升高。卵巢内有完整的肾素-血管紧张素系统。PCOS 患者卵巢肾素-血管紧张素系统亢进，血管紧张素 II 分泌增加，引起卵巢分泌雄激素过多，卵泡发育障碍，反馈于下丘脑和垂体，使 LH 进一步升高，形成高雄激素血症与持续性无排卵。在容易发生雄激素过多症的青少年人群中发现，他们表现为 GnRH-Gn 轴的过早成熟。持续性无排卵是 PCOS 患者的特征性症状之一。慢性应激动物的动情周期紊乱，排卵异常。手术阻断上卵巢神经，抑制情志因素的影响，动情周期恢复，排卵恢复。慢性心理应激对卵巢功能也有负向影响。卵巢卵泡的发育受垂体分泌的 Gn 和卵巢内调节因子 GDF9 共同调控，慢性心理应激不仅抑制 Gn 的分泌，还抑制 GDF9 的表达，从而抑制卵泡发育，增加闭锁卵泡的数目，引起不排卵，黄体功能紊乱。促肾上腺皮质激素释放激素（CRH）与卵母细胞发育能力相关，慢性应激使得血清、卵巢和卵母细胞的 CRH 水平升高，同时下调卵巢糖皮质激素受体和脑源性神经营养因子的表达，损伤了卵母细胞的发育潜能。慢性应激还增加了卵丘细胞的凋亡。正常月经周期受双重儿茶酚胺系统（即 NE 促进系统和 DA 抑制系统）的调节。慢性心理应激促进 NE 的分泌，抑制 DA 的分泌，造成 GnRH 的分泌失调，使 PCOS 患者月经周期进一步紊乱。慢性心理应激会促进更年期的进程，促进围绝经期卵巢衰老。稀发性排卵或不排卵是 PCOS 患者的特征之一，心理应激与经前综合征及月经不调相关，从而影响女性正常受孕。

## 讨 论

中医认为情志不遂、肝气不舒对冲任、脾肾，以及气血运行、痰湿生成均有重要的影响，为 PCOS 的重要病因病机。西医认为情志改变导致慢性心理应激正向调节 NE 的含量，负向调节 DA、5-HT、MLT 的含量，这些神经递质含量的改变进一步影响 GnRH、LH、FSH、雄激素与孕激素等的合成与释放，使卵巢无规律排卵，形成多囊。此外，情志改变导致的心理应激激活交感神经系统，直接参与 PCOS 的形成。生殖内分泌方面，情志改变导致的持续焦虑增加体内雄激素和 LH 的含量，造成持续性无排卵；与此同时，情绪应激负向影响卵巢功能，对排卵、月经周期、妊娠均有不利影响。

PCOS 临床上的中医证型可分为三类：肾虚、肝郁和痰湿，情志改变引发的 PCOS 可归于肝郁气滞类。情志因素对 PCOS 的影响是多靶点多通路的，西医往往只能通过单一靶点和通路进行治疗。中医强调整体观念，中药对于调节 PCOS 内分泌整体环境方面有着独特的优势，中药复方通过多靶点的网络通路调节人体的失衡状态。逍遥散改善慢性不可预知性刺激引起的大鼠多囊卵巢取得了良好的效果。随着新型医学生物工程技术、基因组学、蛋白质组学、代谢组学、生物医学信息学等新的学术与技术方法及循证医学、转化医学等新的医学观念与研究模式的不断涌现，应用中医药学，运用新的医学观念与研究模式研究情志改变与 PCOS 的关系，将转录组学、蛋白质组学和代谢组学相结合，获得更加完整的网络通路，确定多靶点的作用机制，对消除或减轻心理应激对 PCOS 的不利影响，对降低人群 PCOS 发病率有着极其深远的意义。

# 278　从情志论子宫肌瘤发病和治疗

随着当今社会的迅速发展，人们在生活、工作中的压力日益增加，心理问题也日渐突出，这种"似病非病"的状态严重危害着人们的身心健康。同时，随着生理-社会-心理医学模式的迅速发展，国内外诸多学者认为，临床上多种疾病的发生都与社会因素和患者的心理活动存在着密切关联。所以，如何从心身角度去认识疾病、治疗疾病应是当今医学发展模式下的一个新课题。所谓心身疾病是指由心理-社会因素起重要作用的，具有持久的躯体病理形态变化的一类疾病。临床显示，子宫肌瘤患者多有抑郁或焦虑等心理表现。经过资料统计，绝大数的患者往往接受的是躯体对症治疗，其社会心理因素很少被临床医生所关注。而中医主张"形神合一"，认为情志因素不仅可以引起脏腑功能紊乱和气机失调，还可以导致多种情志病和心身疾病的发生。学者刘宇等就情志因素与子宫肌瘤的发病和治疗做了论述。

## 情志对人体的影响

情志，即中医学对情绪的特有称谓，是现代心理学中情绪的中医命名。《医学正传》指出的喜、怒、忧、思、悲、恐、惊，谓之七情，七情通于五脏，喜通心，怒通肝，悲通肺，忧思通脾，恐通肾，惊通心肝。故七情太过则伤五脏。说明强烈而持久的情绪刺激超越了人体的生理适应能力，就会损伤脏腑，影响气机，造成"七情内伤"。

**1. 情志对脏腑的影响**　《素问·阴阳应象大论》曰："肝在志为怒，心在志为喜，脾在志为思，肺在志为忧，肾在志为恐。"一般情况下，情志变化在脏腑的运化和藏泄过程中发挥着基础调节作用，若是情绪过激或持续不解又可导致脏腑阴阳的功能失常，气血运化失调。例如，《素问·阴阳应象大论》曰："喜伤心，忧伤肺，怒伤肝，思伤脾，恐伤肾。"所谓"心主神明"，是指心是人生命活动的最高主宰，也是情绪产生的最初器官。然情绪致病反戈相向时，心却因此首先受累。例如，《类经·疾病类·情志九气》曰："然志之伤，虽五脏各有所属，然求其所由，则无不从心而发。"而肝主疏泄，可调畅气机。气机条达，气血通畅，人的心情势必怡然，精神固然愉悦。可见情志伤身，通常五脏均有涉及。但究其根本，情志与心、肝两脏关系最为密切。

**2. 情志对气机的影响**　气机的升降出入关系到脏腑、经络、气血、阴阳等各方面功能的协调平衡。情绪过激往往会导致人体的气机阻滞或升降失常，从而表现出相应的临床表现。如过于愤怒，则肝失调达，血之于气并走于上，轻则头痛头晕，甚则眩冒巅疾。若欢喜太过，会使心气运行迟缓，心神过于涣散，则会出现心悸或神志病。时常悲伤哀思，则上焦郁而化热，耗伤肺气，便会出现周身乏力，"少气不足以息"的症状。若突遇惊恐，肾气不能固守，则气机下陷，二便常出现异常。时时忧思不解，脾气不调，则气机郁结，可表现为倦怠乏力、脘腹痞满等症。正例如，《素问·疏五过论》所曰："离绝菀结，忧恐喜怒，五藏空虚，气血离守。"可见，情志异常引起的气机变化相当复杂，多种疾病的发生、发展均与之相关。相反，气机的运动失常也可引起情志的变化。例如，《素问·宣明五气》曰："精气并于心则喜，并于肺则悲，并于肝则怒，并于脾则思，并于肾则恐，是谓五并，虚而相并者也。"

## 与子宫肌瘤相关的情志因素

子宫肌瘤属中医"癥瘕"范畴。通常所说的"癥瘕"指妇科检查时发现盆腔存在包块，或伴有痛、胀、满，或兼见月经异常或经期外不正常出血等症状。古人认识到"癥瘕"的产生多与情志变化相关。《景岳全书》曰："瘀血流滞作癥，惟妇人有之。其证则或由经期……恚怒伤肝，气逆而血留，或忧思伤脾，气虚而血滞，或积劳积弱，气弱而不行。"清代沈金鳌《妇科玉尺》又曰："妇人积聚之病皆血之所为，盖妇人多郁怒，郁怒则肝伤，而肝藏血者也，妇人多忧思，忧思则心伤，而心主血者也，心肝既伤，其血无所主则妄溢，不能藏则横行。"现代临床发现，容易恼怒，经常忧虑，叹息，或者自觉精神压力过大等因素，均与子宫肌瘤的发生、发展呈正相关。因此对于子宫肌瘤的治疗除了常规疗法外，还应该积极地缓解患者"忧思"或"郁怒"等情志因素。

**1. "忧思伤心"**　忧，指对所面临的问题看不到头绪，或伴有心情低落和自卑的情绪状态。思，与忧郁相似，常伴有轻微焦虑。《女科秘诀大全》曰："妇人以血为海，妇人从于人，凡事不得专行……气行则血行，气止则血止，忧思过度则气结，气结则血亦结。"可见，忧思积念过度可使气血运行不畅，而心主血脉，又为精神所舍，心神得不到心血的濡养不能发挥其正常生理作用，故导致心神不宁。同时，气血凝滞脉中，不能下达胞宫，冲任郁阻，渐成癥瘕。

**2. "忧思伤脾"**　《素问·举痛论》曰："思则心有所存，神有所归，正气留而不行，故气结矣。"中医认为脾主运化，即运化食物和运化水液，当忧思过度伤及脾气时，则脾脏运化无力，湿浊内生，聚而成痰，痰浊胶结，壅滞经脉，同时气血运行受阻，痰瘀互结终成癥瘕。临床表现以腹部包块伴有精神萎靡、反应迟钝、不思饮食、腹胀纳呆、便溏等症状者多见。

**3. "郁怒伤肝"**　《傅青主女科》曰："肝之血必旺，自然灌溉胞胎，含肾水并协养胎力。"《医学真传》言："盖冲任之血，肝所主也。"说明若肝气平和，则经脉流畅，血海宁静，经、孕、产、乳正常。若妇女数伤于血，气分偏盛，忿怒过度更使肝气横逆上冲，之后血随气逆，并走于上，气血运行失调，便易导致癥瘕的产生。另外肝主疏泄，若郁怒伤肝，肝气郁结，则血运障碍，瘀滞停积而为瘀血，瘀血阻于胞宫，日久化为癥瘕。情志因素尤其是忧郁、焦虑和愤怒在子宫肌瘤的产生和发展过程中发挥着重要作用。当今社会竞争日趋激烈，人们时常处于"高压"的生活状态，难免会产生过激的负面情绪，因此积极地调整心态，适时地缓解压力在子宫肌瘤的预防和治疗中起到关键作用。

## 情志因素与子宫肌瘤发病的现代研究

采用正确的方式表达感情或发泄情绪是维持心身健康、保持身体各项功能正常运作的重要方式。若心中总是充斥着绝望、忧虑等负面情绪，人体的免疫系统、神经内分泌系统等都会受到一定影响，这大大增加了患病概率，甚至患癌的风险。经流行病学资料统计：抑郁性格与患肿瘤的概率呈正相关，而女性又极易受到负面情绪的影响，因此为子宫肌瘤的发生提供了可乘之机。现代研究表明，情志致病的机制可能存在以下两种方式。

一种为人体的免疫功能受到了抑制。当抑郁、焦虑等情绪作为刺激源长期作用于机体时，机体的非特异性反应会通过神经-内分泌-免疫轴的调节作用使细胞、B细胞、NK细胞数量减少，免疫系统对癌细胞的识别和监视能力降低。IL-2是细胞免疫增强因子，它可以有效地增强T细胞和单核巨噬细胞对肿瘤的吞噬作用，IL-2还是促使T细胞从G1转到S期的关键因子。肿瘤坏死因子（TNF）对肿瘤细胞具有直接杀伤作用。研究显示，时常处于抑郁、不满等情绪中的患者，其IL-2和TNF水平均明显降低，免疫系统处于相对抑制状态。另外，抑郁等情绪可作为应激原激活下丘脑-垂体-肾上腺轴（HPA），HPA激活后肾上腺皮质会相应分泌肾上腺皮质激素。而肾上腺皮质激素可以通过多种方式抑制免疫功能。抑制机制总结为以下几点：①直接削弱T淋巴细胞对肿瘤抗原的杀伤作用。②降低免疫细胞移向肿瘤细胞的趋向性。③诱导T细胞、B细胞的溶解。

另一种与肿瘤血管生成有关。在细胞癌变至新生肿瘤阶段，肿瘤细胞依靠渗透方式获取营养。当肿瘤体积>1 mm³时在血管生成促进因子的调控下，瘤体通过新生血管结构的生成得以快速生长，并发生浸润及转移。有研究显示，当抑郁时，机体内血管内皮生长因子（VEGF）、胰岛素样生长因子-1

（IGF-1）等肿瘤血管生成因子呈高水平表达。也有学者将抑郁患者与拥有良好社交的人群做对比，发现后者的 VEGF 水平较低，肿瘤血管生成减慢，不利于肿瘤的侵袭和转移。由此推断，负面情绪可能通过调控肿瘤血管生成因子的途径促进子宫肌瘤的发生和发展。

## 情志因素与子宫肌瘤的防治

多数子宫肌瘤患者在患病前后都有情志不畅、忧思抑郁等情绪，情志损伤越重的患者其临床症状越严重，如经量增多、肌瘤增长迅速、肌瘤数目增多等，并且经资料统计，情绪变化与子宫肌瘤的病程长短相关性显著。中医治疗疾病则是在治"形"的基础上同时注重"神"的治疗，这种心身合一的治疗思想可以通过促进人体的整体和谐以达到增强机体免疫力的目的。例如，《素问·移精变气论》曰："得神者昌，失神者亡。"这里的"神"即现今所说的心理治疗。而古代医家不单纯将此法运用于治疗心理障碍为主的疾病，还将其用于治疗躯体疾病。在当代情志疗法在子宫肌瘤的治疗中仍发挥着突出优势。经过对近几年相关资料的分析，中医情志疗法可概括为以下几种类型。

**1. 中医汤液疗法** 妇人为性情中人，更容易受到七情的影响，气机不畅，日久血瘀，渐成"癥瘕"。因此，中医认为七情内伤是导致子宫肌瘤发生的重要病因。针对病因病情，采用疏肝、化瘀、安神类中药均能收到较好的疗效。另外柴胡疏肝散、逍遥丸也是治疗肝郁气滞血瘀的经典名方，也常常用于此类患者的治疗中。医者王笑民认为由情志内伤所造成的"内虚"是肿瘤发病的重要因素，配伍用药时主张运用柴胡、郁金、枳实、香附、川楝子、绿萼梅等以疏肝解郁、调畅气机，并认为应当将肿瘤当作慢性病对待并加以长期中药治疗才能起到一定疗效。衡永青等认为情志不遂是妇科肿瘤患者相关抑郁症状的基础病因，肝郁脾虚是病机，治疗常采用柴胡疏肝散为基础方并加入抗癌中药白花蛇舌草和猫爪草，攻邪与扶正相结合，往往可以得到较好的治疗效果。

**2. 中医外治疗法** 针灸疗法是在辨病与辨证相结合的条件下，选取相应主穴和配穴并施加针刺或艾灸等局部刺激，以起到通经脉、调气血、平衡阴阳的作用。现代研究证实，针灸还可以通过神经递质、信号通路等途径起到抗抑郁的作用。张传红等采用健脾调肝汤联合针灸疗法治疗肿瘤相关性抑郁，选取穴位为足三里、三阴交、肺腧、阳陵泉等，慢速施针，留针 30 min，治疗 6 周后发现，中药联合针灸疗法可以明显改善患者的抑郁情绪，比单纯使用中药效果更加显著，且无不良反应。刘桂林采用针灸配合磁珠贴耳穴治疗肿瘤患者的抑郁情绪，连续治疗 25 d 后发现总有效率达到 85%，结果明显优于单纯使用西药阿普唑仑片的对照组。李瑞认为情志病的病机较为复杂，症状周身皆有表现，诊疗此类疾病更应司外揣内、辨证求因，并总结出情志病中"郁""热""虚"为主的病机特点，主张采用井穴、原络穴、下合穴辨证施治，这样才能收到满意的治疗效果。

**3. 中医情志护理** 中医情志护理主要是通过护理人员的语言、表情、态度、行为及气质等来影响和改善患者的情绪，从而增强患者战胜疾病信心，减轻或消除引起患者痛苦的各种不良情绪。《黄帝内经》曰："恬惔虚无，真气从之，精神内守，病安从来。"提示在诊疗疾病的过程中，若患者保持着恬淡清净，没有忧思杂念，往往都能有利于病情的好转。陈锦黎强调思想开导和调畅情志是治疗子宫肌瘤等妇科疾病中不可缺少的部分，认为在给予舒肝养血药物的基础上辅以积极的心理疏导，往往可以收到满意的效果。曹玲为探究中医情志护理对子宫肌瘤围术期患者的影响，将 40 例患者设置为实验组，接受中医情志护理，如心理暗示，向患者解释病情，讲解子宫肌瘤相关知识，心理疏导，尽量消除患者焦虑情绪，结果显示实验组患者明显缩短了住院时间，提高了治疗效果。

**4. 其他疗法** 中医情志疗法还包括以情胜情法和五行音乐疗法。以情胜情法是将常见的五种致病情志与中医五行学说相联系，利用五行相生相克原理来阐述各种情志间的生克关系，形成了悲胜怒、怒胜思、思胜恐、恐胜喜、喜胜悲的情志相胜心理疗法。五行音乐疗法同样是将五行生克理论与五音相结合，利用角、徵、宫、商、羽五种不同的音调来治疗疾病。经过相关文献统计，现代众多医家都将此法运用到临床实践当中，并收到了一定治疗效果。临床上抗抑郁药主要以氟西汀为主，但此药不良反应多，断药症状明显。而以情胜情法和五行音乐疗法构思巧妙，方法简单，具有一定治疗效果，且更易被女性所接受，因此在子宫肌瘤的防治中具有广泛应用前景。

　　子宫肌瘤是较为常见的良性肿瘤，现代医学多采用激素类药物及手术治疗。两种治疗方法均有效果，但也同时存在着诸多弊端，而且手术切除更是给患者带来了巨大痛苦。情志疗法虽不能代替常规疗法，但对子宫肌瘤的积极防治作用却不能否认，其缓解患者焦虑情绪、增强患者战胜疾病的信心等作用，更是药物无法达到的。

# 279　情志与子宫肌瘤的相关性

子宫肌瘤是女性生殖器官中最常见的良性肿瘤，在育龄妇女中患病率达 20%～30%，占女性生殖器官良性肿瘤的 52%。子宫肌瘤好发于生育年龄的妇女，30～50 岁多见，尤以 40～50 岁为多，国内文献报道最小发病年龄为 15 岁，绝经后一般不会新发子宫肌瘤，属中医学癥瘕范畴。子宫肌瘤恶变率为0.2%～0.3%，主要表现为不规则阴道流血、继发贫血、盆腔压迫症状和疼痛及生殖功能障碍等，其中，情志因素对于子宫肌瘤的产生、发展及治疗的影响逐渐引起重视。学者孙立言等根据近几年相关文献，分析情志因素与子宫肌瘤病因病机的相关性、心理应激与子宫肌瘤发病的相关性以及子宫肌瘤的情志治疗方法，认为情志因素与子宫肌瘤的发生发展具有密切关系。

## 情志与子宫肌瘤病因病机的相关性

子宫肌瘤的发生，多由机体正气不足，七情，房事，饮食内伤，或风寒湿热之邪内侵导致脏腑功能失调，气机阻滞，瘀血、痰饮、湿浊等有形之邪凝聚不散，停聚小腹，逐渐而成，其中情志因素是子宫肌瘤成因中不可忽视的一部分。情志一词为中医学专有名词，是对以情绪、情感为主的，包括认知心理在内的一类心理活动的总称。情志与妇科疾病的关系密切，对于情志与子宫肌瘤产生的关系，古代中医学家早有认识。张景岳《妇人规》曰："瘀血留滞作癥，惟妇人有之……或恚怒伤肝，气逆而血留，或忧思伤脾，气虚而血滞……一有所逆，则留滞日积，而所以成癥矣。"清代《妇科玉尺》曰："妇人积聚之病皆血之所为，盖妇人多郁怒，郁怒则肝伤，而肝藏血者也，妇人多忧思，忧思则心伤，而心主血者也，心肝既伤，其血无所主则妄溢，不能藏则横行。"强调情志失调与癥瘕发病的关系。《素问·阴阳应象大论》指出"肝在志为怒"，郁怒伤肝，肝失疏泄，气滞不舒，气血周流失度，蕴结于胞宫，经脉阻塞，气滞血瘀形成癥瘕，或肝气横逆犯胃，脾失健运，痰浊内生，气滞血瘀挟痰结聚循经留聚胞中。思为脾志，过度思虑可伤脾气，脾主运化，脾失健运则湿浊内生，痰阻滞则成癥瘕，且脾气既伤，不能统血，离经之血，溢于脉外生成癥瘕。《素问·本病论》指出"忧愁思虑则伤心"，思虽为脾志但有"思出于心而脾应之"之说心主血脉，忧愁思虑伤及心神暗耗心血，则心气无力推动血液运行，血阻脉内，脉道不通，渐成癥瘕。且《素问·举痛论》曰："思则心有所存，神有所归，正气留而不行，故气结矣。"思虑过度、所思不遂等可影响心脾气的正常运行，导致气滞和气结，气滞血瘀，久则成癥瘕。对 429 例子宫肌瘤患者的发病因素进行回顾性分析统计，认为情志在子宫肌瘤的发病中占有重要位置。谭蕾等在临床治疗中，发现 75%～80% 的子宫肌瘤患者患病前后都会有情志的不畅，情志损伤愈严重的患者其症状改变愈明显，如经量增多、肌瘤增长迅速、肌瘤数目增多等。通过对 150 例子宫肌瘤患者的调查发现有情志改变者明显高于对照组，说明子宫肌瘤发病与情志因素密切相关。实验证明，容易烦恼和激动、胸胁胀痛、易叹息、自觉精神压力程度均与子宫肌瘤的发生呈正相关，说明情志因素与子宫肌瘤的发生有一定的相关性。

## 心理应激与子宫肌瘤发病的相关性

近年来心理应激对子宫肌瘤及肿瘤的发生发展的影响尚未完全明确，其作用机制主要集中对机体免疫功能的抑制，及对机体内分泌系统的影响等方面。心理应激理论与情志学说在认识上有一定的相似之处。心理应激是指个体在应激源作用下，通过认知、应对、社会支持和个性特征等中间多因素的影响或中介，最终以心理生理反映出来的作用"过程"。在生物-心理-社会医学模式下，当机体感受到来自社会内外的巨大变故时，必然会引起情志的巨大变化导致机体对环境与自身应对能力的失衡，导致疾病产生。现代医学认为，心理应激可通过免疫神经内分泌影响机体；而现代研究表明，中医情志学说在病理形态上的改变同样作用于神经内分泌系统从而影响机体健康。严灿等认为肝主疏泄的功能在机体心理中起决定性作用；从中医理论而言肝是机体调节心理应激反应的核心。沈雁等认为，恐伤肾在病理形态上的改变主要在垂体-性腺轴。张燕梅认为，在过度脑力劳动、精神紧张、精神过于集中时神经中枢通过某些递质或肽类物质抑制机体的胃酸分泌和胃肠运动。由此可见，心理应激理论与情志学说在理论认识及作用机制上均有相似之处。研究表明，心理应激主要通过下丘脑-垂体-肾上腺轴和交感神经系统调节免疫功能，调节的主要效应是抑制机体的免疫功能。田传胜等认为，反复应激刺激对大鼠的某些细胞免疫功能具有抑制效应。机体免疫功能的紊乱造成机体对肿瘤细胞的免疫监视和免疫清除功能下降，使得子宫肌瘤的发生有了可能。阎涛等对妇科恶性肿瘤所做调查显示，严重抑郁反应患者的 CD4/CD8 比值、NK 细胞、TNF 显著低于无抑郁反应或轻度抑郁反应的患者，严重心理应激可导致妇科恶性肿瘤患者细胞免疫功能损害。有学者发现心理应激会导致胸腺 T 细胞分化增殖能力下降，T 细胞的功能降低，机体免疫功能受到抑制，外周血总 T 细胞（CD3）降低，T 辅助细胞（CD4$^+$）降低，而 T 抑制细胞（CD8$^+$）升高。通过对抑郁症患者及正常人的比较调查发现，抑郁症患者的 IL-2、IFN-γ 和 IL-10 均少于正常人。卢莉等对进行旷场行为实验的小鼠血清进行检测发现小鼠血清中 IFN-γ、IL-4/IFN-γ 比值明显下降，而 IL-4 水平无显著性差异，认为慢性心理应激可导致小鼠行为的改变并抑制小鼠的免疫功能。

心理应激会侵扰着身体的神经-内分泌通路系统。其中对下丘脑及垂体的刺激影响着促性腺释放激素，促皮质激素的释放，扰乱了大脑皮层-下丘脑-垂体-卵巢-子宫轴的协调。罗来成等通过对心理应激状态下下丘脑 GnRH 和 B-Ep，脑垂体 FSH 和 LH，卵巢激素 E2 和 P 等 6 个重要的生物调节因子分析、量化发现，应激状态下促性腺激素释放激素对各个下层因子的调控关系减弱，特别是对雌二醇的调控很弱，而 B-内啡肽对各个下层因子的调控关系特别是雌二醇的调控关系却比正常状态下强，提示慢性心理应激状态下下丘脑-腺垂体-卵巢轴内分泌调控关系出现紊乱。研究证实，当机体处于身心应激时，下丘脑 CRH 分泌促进下丘脑阿片肽（包括 β-EP）分泌，从而抑制了 GnRH 的脉冲释放节律，降低促性腺激素水平。柯江维等经试验发现，心理应激时会出现 FSHR 表达上升，LHR 表达下降，可能是卵巢内分泌功能失调的机制之一。由此可见长期多次的负性生活事件对下丘脑-垂体-卵巢轴造成了累加的刺激干扰，形成了一种对卵巢、子宫功能不良负性条件反射，垂体 FHS、LH 的分泌异常，卵巢 E2 分泌异常，而雌孕激素可加速子宫肌瘤的生长，从而对子宫肌瘤的发生发展起着重要的作用。而通过建立慢性应激 C57/B6 小鼠荷瘤模型发现，长期慢性心理应激能诱导肿瘤新生血管的形成，促进肿瘤生长。

## 子宫肌瘤的情志治疗

吴整军认为，采用中医心理疗法，调动患者内在的抗病积极因素，对促使肿瘤康复、预防肿瘤复发、控制肿瘤转移有重要意义。对 35 名肿瘤患者经行心理干预后发现，干预组 IgG、IgM，CD3$^+$、CD4$^+$、CD8$^+$ 及 CD16$^+$ 等免疫参数较对照组明显改善，认为心理干预不仅有助于肿瘤患者情绪障碍的改善，而且有益于肿瘤患者自身免疫功能的提高。潘清等认为，中西医药物治疗子宫肌瘤合并心理干预能够有效调节人体内分泌，心理干预能够改善患者因不良事件导致的焦虑，以及恐惧等负性情绪，在心理功能得到改善的同时生理功能也得到最大程度的改善。湖波认为，子宫肌瘤的发生发展与性激素关系密切，而神经系统对性激素的分泌调节有重要影响。因性激素分泌受高级神经中枢的调节，故保持健康稳定乐观的心态，有利于性激素维持平衡，起到预防和治疗子宫肌瘤的辅助作用。

　　子宫肌瘤是常见的子宫良性肿瘤，对于其治疗，多数患者选择手术治疗。手术治疗不仅增加了患者的经济和精神负担，增加了患者的痛苦，还降低了患者的生活质量。因此，积极探讨情志与子宫肌瘤的关系，对于从根本上预防子宫肌瘤的发生，减轻患者痛苦，促进患者恢复，提高患者生活质量有着重要的意义。

# 280　论情志与带下病的关系

　　由于"生物-心理-社会"医学形式的出现，情志因素在疾病的产生、发展及预后调理中的作用愈来愈受到人们的重视。情志致病常见于女性群体。往往因情志过激引发内分泌失调，而产生多种疾患。学者盛婷婷等运用中医理论，辨证论治，结合情志疗法治疗带下病，突出了中医的特色，为临床指导治疗带下病提供了参考。

　　古人有"十女九带"之说，带下病是经、带、胎、产四大疾病之一。古代把带下分为广义与狭义2种。一是指经、带、胎、产、杂等妇产科疾病。二是指从女子阴中流出的透明黏液，像清涕或唾沫一样，缠绵不断。称之为"带下"有两种含义，一是来源于病理，本病的发生是由于带脉不固所致，《傅青主女科》就曾提到过这个说法，"带脉不能约束，而有此病"。二是来源于症状，从阴中所下之物，好似带状，淋漓不断，《邯郸遗稿》曰："带下如带，不断者是也"。带下又有生理、病理的不同。温病大家王孟英曰："带下，女子生而即有……本非病也。"生理性带下是正常女性从阴道排出的清晰透明黏性液体，其量不多不少，其质不稠不稀，无色透明，无腥臭气味，具有濡养外阴、阴道的作用，提示月经来潮、种子之候，反映阴液的充盛与亏虚的生理作用。病理性带下是指带下的量或偏多或偏少、色混浊不清、质黏稠甚至如豆渣状、气味臭秽的异常改变，并伴有局部或全身症状的疾病。在妇科疾病中是一种常见病、多发病，常引发痛经、不孕等并发症。前阴、胞宫是其发病之所；肝、脾、肾功能失常是其发病的内在因素，任脉、带脉功能失调是其发病的主要机制。

## 怒、思、恐与带下病

　　《素问·阴阳应象大论》曰："人有五脏化五气，以生喜怒悲忧恐。"说明七情为五脏精气所化生，是人们与外界环境沟通的一种正常反应，也是人们对外界客观事物协调和谐的客观反映，另外正常的情志活动亦有利于五脏功能的调节。当人们接受外界良好的刺激时就会产生积极乐观的情绪，使机体气血调和，达到健康长寿状态。但是，若情志失常，或太过或不及，或突然、持久、强烈的精神刺激或意外打击，可导致妇女气血、脏腑、经络功能紊乱而发生病变。《备急千金要方》曰："女人感病多于男子……情不自抑。"说明同样的环境中，女性对于不良事物的接受与认知程度和男性相比有明显的差异。因为女性在社会生活中的特殊角色，承受着来自工作、家庭、社会的各方面压力，当无处排解、积压日久就会抑郁，从而影响身体健康。所以现代社会情志因素致病在女性群体中发病率往往较高。另外由于女性特殊的生理条件，加上敏感的性情、易于烦躁、情绪不稳等，当遇到不如意的事时，就容易抑郁、忧愁、焦虑、烦躁、愤怒等最终导致体内气机升降失调、气血逆乱，从而引起内分泌失调出现多种妇科疾病。《医宗金鉴》曰："妇人从人，凡事不得专主，忧思、忿怒、郁气所伤。"可见古代早就认识到情志过极，如过度的忧愁、愤怒、抑郁都易导致妇科疾病的发生。中医讲脾胃为后天之本，女子以肝为先天，人体生长发育的始终又与肾相关，又因怒伤肝，思伤脾，恐伤肾，所以七情内伤中怒、思、恐与妇产科疾病关系最为密切。

　　**1. 怒**　怒，是因为所愿不遂、行为受挫而导致的紧张情绪状态。怒为肝之志，或暴怒，或郁怒，怒气伤肝，易使肝之疏泄功能失常，导致气滞、气逆，进而引起女性多种病变。《灵枢·经脉》篇论述了肝经的循行，说其过阴器，抵少腹，又和督脉相通，因此郁怒伤肝后，邪气循肝经下注而产生带下病。《妇人秘传》中亦论述到情志过极，伤及肝脾，木强土弱，土虚木乘，导致脾运失司，最终使带下绵绵。可见肝失调达，不仅影响本脏，还可波及他脏。肝喜条达，如果郁怒不畅，疏泄失职，就会影响气血津液运行，如肝郁气滞，郁久进而化热，又因气滞而水停，水聚为湿，湿热相合，注于下焦，则可见带下异常。女子以肝为先天，而郁怒最易伤肝，导致多种疾患，故临床治疗过程中当重视情志的调畅。

**2. 思**　思，是对所想的问题得不到答案，事情得不到解决，对所处的环境感到压力、所面对的问题感到忧虑的情绪状态，常常称为忧思。因思为脾之志，故长期忧思不解，导致气结，脾就会失其健运，发生多种疾患。《诸病源候论》曰："气结病者，忧思所生。"《素问·举痛论》指出"思则气结"。说明思虑过度就会伤及脾脏，导致脾脏的气机失调、运化失常，从而引发带下病。《素问·痿论》最早记载了情志因素致带下病的内容，说人若思想无穷，心中所求不得，欲念不止，宗筋弛纵不收，就会发为筋痿，出现白淫。因为宗筋聚于前阴，精伤于内，气陷于下，所以会产生白淫，就是现代所说的带下。可见思虑过度，可致气精两伤，最终损伤带脉损伤而发病。脾气又主运化水湿，调节体内水液代谢，如果脾失健运，不能运化水湿，湿浊凝聚，注于下焦，也可产生带下病。脾位于中焦，是机体水液输布升降的枢纽，因此女性过度忧思伤脾后，影响体内气机、水液的正常转输，就会产生病理性带下。

**3. 恐**　恐，指面对险境无力解决而产生的惊恐不安的情绪状态。脏腑精气亏虚可导致恐的产生，以肾脏为主。肾在志为恐，如果女子受到过度惊吓，体内气机失调，则肾之开阖失司，任脉不固，带脉失约，就会发生带下病。《灵枢》指出"恐惧不解则伤精"。这里所说的"精"指的是肾精，因过恐最易伤肾，导致肾气损耗，失其固摄之能，导致精气下陷，出现遗精、带下等疾患。肾阳是一身阳气之根本，能温煦、推动全身五脏六腑、形体官窍、肢节筋脉的正常运行，进而促进全身精血津液的运行和输布。如果肾阳不足，容易生湿，湿性趋下，则带下量多，清晰如水。如果肾阴不足，阴虚则生内热，加之复感湿邪，湿热相合，损伤任带，则带下量多色黄。因此情志过极损伤肾脏，肾阴阳失调，均可导致带下病。

## 带下病治疗

**1. 疏肝不忘息怒**　情志活动的物质基础是五脏所藏的精气。《素问》指出"肝在志为怒"，可见七情分属五脏。所以情志过极就会损伤五脏，故《素问》指出"怒伤肝"。五脏病变又可导致情志异常，当邪气侵袭人体或素体脏腑偏衰，就会使脏腑功能失调，进而出现情志病变。如《灵枢》曰："肝气虚则恐，实则怒。"由此可见情志活动与五脏功能相互影响，互为因果，所以临床治疗带下病当以药物调理脏腑为主结合调畅精神情志，达到治其疾，更治其心的疗效。肝为五脏之贼，又《临证指南医案》指出"肝为起病之源"，可见肝脏最易发病，因此带下病首当调肝。肝是刚脏，喜条达而恶抑郁，故临床常见肝郁气滞，湿热下注型带下，以四逆散合四妙丸加当归、贝母、苦参、赤小豆治疗。四逆散源自《伤寒论》，顺肝之性，能够透邪解郁，调畅气机，方中柴胡之味苦，柴胡之性微寒，其入肝胆经，具有疏肝解郁之用，并能透邪外出；方中白芍具有敛阴养血柔肝之用，与柴胡合用以加强调达肝气之功；用枳实理气疏郁，与柴胡合用，共同调畅气机。四妙丸源自《成方便读》，因其能清热利湿，故常用于肝经湿热下注所致带下病。苦参味苦寒，清热燥湿，祛风杀虫，利尿，配伍当归、贝母即当归贝母苦参丸，具有清利下焦湿热之功。全方具有疏肝解郁，清热利湿之功。药物治疗同时结合以情胜情法，在五行中五脏为肝、心、脾、肺、肾；情志为怒、喜、思、悲、恐。根据五行的生克制化关系，悲能胜怒，所以当人愤怒过度，引发或加重疾病时，可以看一些悲剧或讲一些悲伤的故事，来平息怒气。虽然悲哀属于消极情绪，但是悲哀可平息怒气、忘记忧虑，所以在临床治疗过程中，用悲胜怒结合药物的方法，提高临床疗效。

**2. 健脾不忘解忧**　《素问》指出"脾在志为思""思伤脾"。因此临床治疗思虑过度导致的带下病，当从脾论治。脾喜燥恶湿，临床多见湿热型带下。《傅青主女科》指出"黄带为脾之湿热"常以易黄汤加减治疗脾虚湿热型黄带下。方中山药、芡实功专补虚、利水。白果引药入任脉之中，加快药物疗效。

黄柏能清肾中之火，从而使任脉之热得以解除。诸药合用能够健脾、清热利湿，治疗脾虚湿热带下。当人忧思过度，引发或加重疾病时，可以用激怒的方法治疗。临床治疗忧思过度而引发的带下病，可用以情胜情之法结合药物加强疗效。

**3. 温肾不忘平惊**　《素问》指出"恐伤肾"。因此临床治疗惊恐过度导致的带下病，当从肾论治。肾是藏精之所，肾的藏精功能，靠肾气的闭藏与激发作用的协调。经曰"恐则气下"，如果恐惧过度，肾精就不能正常输布，肾气就不能正常运行。肾气又分阴阳，如果肾气亏虚，肾阳不足，临床常可见：肾阳虚型带下，治以内补丸加减。内补丸能够温肾培元，固涩止带，其源自《女科切要》。方中鹿茸具有大补元气生、填精生髓、补肾壮督的功效；菟丝子能补益肝肾，《名医别录》中记载菟丝子，能治精自出，溺有余沥等疾患。刺蒺藜温肾而止腰痛；白蒺藜疏肝泻风；紫菀茸温肺益肾；桑螵蛸收涩固精。全方温补肾阳、涩精止遗。结合情志疗法，恐伤肾者，以思胜之。所以当人惊恐过度，引发或加重病情时，可以引导患者用思虑疗法，比如让其集中精力去想一件事情或者进行思维的训练，旨在用思则气结的方法，收敛惊恐所致的涣散的神气，并通过思生理智，让患者排除不良情绪，以缓解病情。

# 281 从脏生情、情调脏论不孕症

　　近年来，不孕症的发病率逐年上升，其诊治也得到广泛关注，传统医学对不孕症认识久远，基于"脏生情、情调脏"观点的情志过极作为疾病内因之一，与西医学所谓心理应激不谋而合，在不孕症的诊断中也有着重要意义。但目前对不孕症的诊治，较多医家以肝郁为主要病机，而忽略其他脏腑。因此，学者张晗等从脏生情，情调脏角度分析五志与其相对应五脏之间的关系，以此研究情志过极通过影响五脏继而导致不孕的发展过程及具体诊疗方法，期望为临床诊治不孕症提供新思路。

## 脏生情，情调脏的理论基础

　　《素问·阴阳应象大论》曰："人有五脏化五气，以生喜怒悲忧恐。"五脏藏精，精化为气，气的运动与外界环境相互作用而产生情志活动。故五脏精气可产生相应的情志活动，即为五志。五志属于人体正常情志活动及心理表现，五脏精气的盛衰及其藏泄运动的协调，气血运行的通畅，在情志的产生发展中发挥着基础性作用。肝在志为怒，心在志为喜，脾在志为思，肺在志为忧，肾在志为恐，各脏腑均有其对应的情志表现。《灵枢·本脏》曰："志意者，所以御精神，收魂魄，适寒温，和喜怒者也……志意和，则精神专直，魂魄不散，悔怒不起，五脏不受邪矣。"清代费伯雄《医醇賸义·劳伤》指出"夫喜、怒、忧、思、恐、惊，人人共有之境。若当喜而喜，当怒而怒，当忧而忧，是即喜怒哀乐，发而皆中节也。此天下之至和，尚何伤之有"。因此情志是五脏对外的表现媒介，是人之天性，是正常的生理状态。若五脏精气阴阳出现虚实变化及功能紊乱，气血运行失调，则可出现情志的异常变化。宋代陈无择在《三因极一病证方论》中将其正式列为致病内因。《灵枢·寿夭刚柔》曰："忧恐愤怒伤气。气伤脏，乃病脏。"《灵枢·本神》曰：肝气虚则恐，实则怒……心气虚则悲，实则笑不休。"《素问·调经论》曰"血有余则怒，不足则恐"。另一方面，外在环境的变化过于强烈，情志过激或持续不解，又可导致脏腑精气阴阳的功能失常，气血运行失调。如大喜大惊伤心，大怒郁怒伤肝，过度思虑伤脾，过度恐惧伤肾等。脏生情，情调脏即指喜、怒、忧、思、悲、惊、恐等情绪来源于五脏，其变化发展也对五脏产生影响，如情志过度会影响其对应脏腑功能，继而导致疾病的产生的情志致病理论，就是其基本内容之一。

　　**1. 不孕病机**　女子一生经历的经、孕、产、乳的生理过程均与脏腑功能正常发挥有着密切关系，《素问·上古天真论》谈及女子生理变化将肾置于首位，妊娠必须肾气盛实，任通冲盛，月经正常，阴阳相合，方能有子。而女子以血为本，以气为用，肺主气，心主血脉，肝藏血，脾统血，气血调和，滋养胞宫，才能种子。近代以来，罗元恺等教授们提出中医女性生殖轴理论，该理论认为，补肾是调节生殖轴的核心，调补肝肾即调补冲任，女子以肾为先天，肾主藏精，为天癸之源，而脾生气化血，统血，为行经、胎孕提供物质基础；肝藏血，主疏泄，调节胞宫，心主神明，统领五脏，肺调畅气机，为肾水之母，五脏调和，气血充盈，冲任相资，方能受孕，若五脏失司，气血不足，难以濡养胞宫，则易导致不孕。

　　**2. 情志与不孕的关系**　不孕症是指夫妻双方有正常性生活1年以上未避孕未孕。近年来，不孕不育的发病率呈现出持续升高的趋势，据WHO统计表明，不孕症、肿瘤、心血管疾病已经成为影响人类健康和生活的三大疾病。资料显示，我国每8对育龄夫妇中就有1对患不孕不育症，其病因错综复杂，而情志因素就占20%。古人曰，妇人病"以七情之伤为最甚"，《丹溪心法》指出"若是怯瘦性急之人，经水不调，不能成胎"，将情志因素作为不孕症的病因之一。薛立斋在《薛氏医案》中明确提出"妇女之不孕，亦有因六淫七情之邪，有伤冲任"的观点。《素问·阴阳应象大论》指出"人有五脏化五气，以生喜怒悲忧恐"，脏生情，情调脏，当情志过度时，脏腑功能就会出现异常，继而引起疾病。山东省的流行病学显示，情志病患者女性多于男性，且损伤脏腑尤以五脏为主。

近年来，随着社会心理学的发展，心理因素作为疾病病因之一得到广泛关注。现代医学对不孕症患者的心理应激状态关注密切。目前已有明确临床实验表明，心理应激对卵巢功能及子宫内膜容受性干预较大，且有研究数据表明，抑郁、焦虑、紧张是不孕症患者最常见的心理状态，说明心理应激状态既是不孕症的致病因素之一，也会加重不孕症的进展，相互作用，最终易导致恶性循环。现代女性承担着更多社会、工作压力，同时也受中国传统家庭观念的影响，多重因素使女性心理压力增大，长期的高压力状态不仅严重影响其身体健康，而且影响女性的生育能力及治疗效果。因此，情志致病观点就有了其新的探讨意义。

## 五志伤五脏而不孕

人体是一个有机整体，情志的变化可明显影响内分泌变化，从而产生一系列身心问题。从古至今，在诸多不孕因素中，情志因素一直为历代医家所重视。张景岳在其《妇人规·子嗣篇》中指出"喜乐从阳，故多阳者多喜；郁怒从阴，故多阴者多怒。多阳者多生气，多阴者多杀气。生杀之气，即孕育贤愚之机也"，认为七情对孕育有显著影响，何裕民等曾在《心身医学概论》中提出"特异"与"非特异"的情志致病说，该学说认为情志活动与其相对应脏腑的功能密切相关，二者之间存在着特异性联系，均能在生理及病理状态下表现出来，五志失调则会伤及五脏，怒伤肝，喜伤心，思伤脾，忧伤肺，恐伤肾，不同情志作用于其所主脏器，对其所主脏器产生选择性影响，故产生五志伤五脏的特异性表现。

**1. 过喜伤心**　心主神明和血脉，为五脏之所主，统领精神魂魄，胞宫的行经、胎孕的功能正常与否和心有直接关系。一方面，过喜会导致心气涣散，《景岳全书·七情内伤》指出"过于喜者，伤心而气散"，再如《调经论》中"喜则气下"，是谓过喜可以导致心气迟缓，神气耗散而不能内藏。气散则无力生血、运血、统血，气血亏虚，胞宫失于濡养，种子乏源；或天癸早竭而无子，从而影响孕育。另一方面，过喜伤阳。《素问·阴阳应象大论》指出"暴怒伤阴，暴喜伤阳"，张景岳指出"喜发于心，散于外，暴喜伤阳"，心阳不足则寒，胞脉者，属心而络于胞中，心与胞宫通过经脉直接连接，心阳不振，胞脉失于君火之助，阳虚则寒，不能温煦胞宫，故无子。

**2. 过忧（悲）伤肺**　肺为华盖，主宣发肃降，司一身之气，《景岳全书·妇人规》曰："经血为水谷之精气。和调于五脏，洒陈于六腑，乃能入于脉也，源源而来……宣布于肺……在妇人上归为乳汁，下归于血海而为经脉。"《素问》曰："今气上迫肺，心气不得不通，故月事不来也。"薛己认为"夫经水阴血也……有因肺气虚不能行血而闭者……肾虚而不行者，补脾肺"。明确表明肺的气机通畅与否影响月经来潮。忧（悲）过多，情绪低沉，肺气耗散过多，肺叶高举而不降，呼吸功能受到影响，运行营卫的功能受阻，上焦、中焦作为营卫之气的通道，难以发挥其正常功能，营卫之气无法下聚到血海，血海无源无力生血涵养胞宫，可致不孕。肺主通调水道，忧（悲）过度，水津不布，停聚成痰，痰饮作为一种病理产物，阻碍气血运行，血瘀痰凝，阻塞胞宫。现代研究表明多囊卵巢综合征病位首要在肺，病机是脏腑功能虚弱，痰瘀互结，从痰瘀论治多囊卵巢综合征之不孕症临床疗效显著。肺之功能受损，出现气机紊乱，子病及母，影响脾土的运化，津液凝滞，血行不利，痰瘀互结于胞宫而无法妊娠。肺为肾之母，金水相生，肺气对肾精起到了濡养作用，肺亦可通过对肾的调节作用来调节生殖。

**3. 过思伤脾**　《三因极一病证方论》曰："思伤脾，气留不行，积聚在中脘，不得饮食，腹胀满，四肢急惰，故曰思则气结。"脾主运化，其一在于运化水谷精微，人以水谷为本，水谷精微是人体生命活动的物质基础，脾胃居中焦以灌四傍，五脏六腑皆秉脾胃之气以生息，脾为后天之本，土生万物，助养五脏，肾中精气亦依赖于脾胃的充养以育胎。其二在于运化水湿，水谷不化则胸膈满胀，水湿不化则身体肥胖，痰涎内生，湿性重浊趋下，凝滞胞宫，不能受种。胞宫的经、孕、产、育都以血为基础条件。因此，脾所生、所统之血直接为胞宫的行经、胎孕提供物质基础。而脾为后天之本，气血生化之所，是气机升降之枢纽，脾所生的气血，内养五脏、外濡肌肤。思虑过多，情志不畅，久而影响脾土运化，继而导致精微难以输布，水液停滞，瘀滞胞宫。又因心为脾母，心气不开，脾气不化，影响脾的化源功能。汉代《金匮要略》曰："脾气衰则鹜溏，胃气衰则身肿；少阳脉卑，少阴脉细，男子则小便不利，妇人则经水不通。"说明脾胃虚弱，化源不足，能引起经闭、不孕。

**4. 过怒伤肝**　《素问·本病论》曰："人或恚怒，气逆上而不下，及伤肝也。"说明怒与肝关系密切。肝非产气生血之脏，情志活动中常首先受难，并诱发其他病变，因此可称其为情志之弱脏。情志过激先伤气，气机逆乱影响脏腑功能而发病。肝作为调畅全身气机的器官，其一，肝主藏血，而女子以血为用，肝主疏泄，调畅气血，肝经通过冲、任、督三脉与胞宫联系。只有气血调和，才可滋养冲任、胞宫及带脉，以孕子嗣。《济阴纲目》曰："禅妾多郁，情不宣畅，经多不调，故难成孕。"现代女性工作压力大，生活节奏快，情绪波动明显，情绪上暴躁易怒，怒而伤肝，肝气不畅，久郁成疾。近年临床研究结果显示患有不孕症的女性多处于肝郁状态，中医证候分析以肝郁相关证型居多，并且肝郁不孕女性多伴有寡郁、焦虑等不良情志。其二，又因肝肾同源，阴阳互用，故必影响肾的功能，进而影响生殖轴，造成不孕，临床常见此类患者性情急躁、声高气粗、面色晦暗、多梦、经行乳房胀痛、经行小腹胀痛、块下痛减、舌黯，舌下脉络瘀滞等症。

**5. 过恐伤肾**　肾为先天之本，肾藏精，主生殖，为天癸之源，与胞宫的关系最为密切，是女子生长发育、孕育胎儿的基础。肾精化血，精血充足则胞宫易于摄精成孕。精满则子宫易于摄精，血足则子宫易于容物。当妇女长期受不孕的负面情绪影响时，容易诱发内心的恐惧感，导致其处于一种担惊受怕、如履薄冰的慢性惊恐状态。惊恐过度，不仅影响肾藏精的功能，致其精液下泄，阻碍机体生长发育、生殖，同时，精主髓海，过恐还会影响髓海的充盈，导致脑腑的功能失调。近年来，有动物实验表明，通过建立恐伤肾小鼠模型进行对照试验后发现，模型组小鼠产仔率明显下降。恐则气下，肾藏精、纳气功能失调，进而导致不孕，有学者观察了各种不同造模方法所致的恐伤肾模型后发现，恐伤肾病理形态的改变主要在垂体-性腺轴，这也证实了恐伤肾而致不孕这一观点。

**6. 五脏相生，互为影响**　中医对于疾病的认识强调整体观念。从整体上对人体的生理病理进行辨证，五志对应五脏，五脏遵循五行，五行相生相克，使得脏腑之间相互影响。不同的情志刺激在损伤与之对应脏器的同时，依据五行规律，对其他脏器亦有所损伤。如过喜伤心，火易克金，喜发于心而成于肺，故过喜则二脏俱伤；如过度恐惧不仅影响肾的功能，还因其长期精神紧张、情志不畅影响气机，继而影响肺与肝的功能；过度思虑损伤脾土者，又因脾土克肝木，木失疏泄，肝之功能亦受到损害。由此可见，情志伤脏时，可出现一志伤多脏，多志伤一脏的情况。多情交织，数症并存，而心主神明，统领五脏，明代张景岳注《素问·灵兰秘典论》曰："心为一身之君主，禀虚灵而含造化，具一理以应万机，脏腑百骸，惟所是命，聪明智慧，莫不由之。"肝主疏泄，调畅气机，故情志致病，均会影响心、肝的功能。近年来有研究也证实了这一观点，因此，这也提示我们，在对其病机的探讨中，应抓主脏，兼次脏，辨证施治。

## 始于情而治于脏

张景岳在《景岳全书·妇人规》中首引谚语"宁治十男子，莫治一妇人"，并指出"此谓妇人病不易治也。何也？不知妇人之病，本与男子同，而妇人之情，则与男子异"。因为男女性情有异，女子生理特性决定其易受情志影响，产育由于血气，血气由于情怀，情志不畅则冲任不充，冲任不充则胎孕不受。气血、脏腑调和，阴阳调，才可种子，故在治疗中，可从五脏入手，辨证施治。

**1. 从心论治**　清代喻昌《医门法律》具体指出"心为五脏六腑之大主，而总统魂魄，兼该志意，故忧动于心则肺应，思动于心则脾应，怒动于心则肝应，恐动于心则肾应，此所以五志唯心所使也"。指出心神不仅因喜而动，其他性质的精神刺激也都首先作用于心，通过心的调节而使五脏分别产生不同的变动，并行于外而出现相应的情志变化。而心主脉，脉为血之府，诸血者，皆属于心，故心血可化生精血乳汁，《仁斋直指方》曰："主其血者在心，上为乳汁，下为月水。"因此，情志致病，先要治心。心主血，喜则气散，喜易伤阳，在治疗中，因根据患者具体情况，选用补气养血、养心安神、温阳散寒之药。又因胞宫上系于心，下系于肾，而肾为先天之本，故在心阳不足患者治疗中，因酌情加入补肾助阳的药物，以温暖下焦，养精种子，同时《万氏妇人科·种子章》提出"故种子者，男则清心寡欲以养其精，女则平心定气以养其血"。强调治疗不孕，平心定气，为女子第一要务。

**2. 从肝论治**　据研究显示，不孕症患者大多数存在有不同程度的焦躁、抑郁状态，对于情志过极而致不孕的治疗，虽各脏均有致病因素，但七情之伤，先伤肝。因此，在治疗中要强调疏肝药的作用，临床多用香附、郁金、枳壳等药，傅青主创开郁种玉汤，疏肝解郁、调经种子。清代张璐《张氏医通·妇人门上·经候》曰："妇人多有气郁不调，兼子脏不净者，加味香附丸。"贺丰杰教授强调女子以血为本，诸病多由情志失调所生，所以疏肝养肝是治疗妇科疾患的基本方法，认为"女人养巢不如养肝、疏肝"，女子经、带、胎、产均离不开肝的疏泄条达，在临证用药善用香附、枳壳及郁金，既疏肝调畅气机，又可防止滋补碍胃，达到补而不滞，行而不伤正。现代药理学研究亦表明，香附、枳壳中的活性分子可以产生类雌激素作用，其有效成分通过参与机体靶向蛋白的表达，起到中枢神经细胞保护作用，进而发挥抗抑郁疗效。

**3. 从脾肺论治**　不孕症患者过度思虑，气机郁滞，且长期处于低沉的情绪状态下，思则伤脾，忧则伤肺，而脾为生痰之源，肺为贮痰之器，脾气升，肺气降，脾肺失宜，升降失序，则水液代谢无度，聚生痰饮，致湿浊带下、经滞经闭。同时脾与肺，母与子，肺气虚弱，子盗母气，影响脾脏功能，见离经之血诸患，脾胃虚弱，气血乏源，肺气亏虚，血亦不行则月经后期、过少甚至闭经，故薛己曰："有因肺气虚不能行血而闭者。治疗之法……肺气虚而不行者，补脾胃。"唐宗海认为"凡调血，先须调水，调水即是调气，气生于肾，而主于肺"。肺调即水调，肺调即气调，气水调和则血自调。《寿世保元·庚集七卷·求嗣》曰："一论孕育子嗣，全在调经理脾……去其忧郁，再服孕方，自然有子。"其具体方药就指调经育子汤。傅山在胸满少食不孕、肥胖不孕中所论述，治宜大补脾气，振奋中焦脾阳，则寒湿自除。治疗时可用白术、砂仁理气健脾，黄芪大补肺脾之气，肺脾同治，有动物实验及细胞实验表明，黄芪、白术抗抑郁、抗焦虑效果明显，但目前从肺脾同治角度治疗的相关文献还较少，这也为临床治疗不孕症提供了新的思路。

**4. 从肾论治**　历代医家在治疗不孕症时着重强调从肾论治，如傅青主在论治不孕症中强调以补肾为主，在其调经、种子及妊娠篇中所曰"经原非血也，乃天一之水，出于肾中""精涵于肾""妇人受妊，本于肾气之旺也，肾旺是以摄精"等。惊恐过度而伤肾，其多属虚症，需要鼓动元气，也需要开豁心志，对于这一类不孕症患者的治疗，应注意以滋养肾精、纳气安神等中药为主，临床多用补肾益精药配以安神药，具体处方可参考《普济方》中的大五补丸。现代研究发现，补肾法通过促进卵子排出及黄体生成而达到助孕效果。目前对于安神药远志的实验研究也表明，其具有明显的抗焦虑和镇静催眠活性，且具有相对安全的剂量范围，同时配合补肾益精药，如熟地黄、当归、菟丝子等，可在治疗中取得良好疗效。

**5. 多脏兼顾，多法调治**　在治疗中应探明患者具体情志状态，以其所对应主脏为主，选方用药，同时强调整体观，注重情志、脏腑之间的影响，审证求因，多方兼顾。治疗全程，兼顾心、肝二脏，配合五行规律，灵活选药。不可单独治一脏而忽略其相生规律。如对于过度恐惧的患者，在补肾的同时也应加入疏肝药物，肝肾同调；过喜而致心气涣散者，治疗中应注意心肾同调，宁心实肾。近年来，关于中医情志疗法的报道也颇多，在给予药物治疗的同时，注重患者心理干预，重视情志调摄，指导患者采用以情养情、转移情志等中医情志疗法，因此对于不孕症的治疗临床上要注重多重因素，在治疗的同时给予调畅情志的药物、心理干预、人文关怀等，以期达到更好的效果。情志过极不仅可以造成不孕，不孕也可以影响其情志变化，从而加快病情的进展，情志作为五脏的外在表现，在疾病尤其是不孕症的诊疗中有重要的意义。而情志有多种，在诊疗中，应该明确病因，兼顾次脏，整体治疗，密切关注情志变化，调整用药，同时配合其他情志疗法。

# 282　从郁论胚胎停育

胚胎停育是指因受精卵缺陷或母体存在不利妊娠的因素导致早期胚胎停止发育并滞留宫腔未能自然排出的一种病理性妊娠，B超检查表现为无胎心搏动、妊娠囊形态异常或枯萎囊。胚胎停育常发生在妊娠早期，临床多表现为早孕反应减弱或消失、下腹疼痛、阴道不规则流血、腰酸等症状，易反复发作。研究表明，影响早期胚胎停育的原因复杂，与染色体异常、免疫功能异常、感染、母体自身疾病、内分泌失调、环境污染等众多因素均有相关性，且原因不明的有 40%。目前，西医对于胚胎停育的发病机制尚不明确，从中医的角度分析，胚胎停育是肝肾-天癸-冲任脉-胞宫的女子生殖轴出现异常。近几年来，胚胎停育患病率逐年增高，胚胎停育门诊量可占到计划生育总门诊量的近 30%。随着优生优育意识的普及、胚胎检测技术和胚胎停育诊断技术水平的进步，经过超声诊断及内分泌检查检出胚胎停育的患者逐年增加，胚胎停育病程痛苦、易反复发作，造成患者心理压力过大而出现焦虑抑郁状态等病理特点，严重危害了我国女性的身心健康，已经成为影响我国人口可持续发展的重大生殖问题。结合其临床症状，发现与中医久病必郁、诸郁致病的辨证观有着密切的联系。故学者高雅等从中医学对胚胎发育的认识、郁对胚胎发育的影响、郁对脏腑功能的影响、从郁致瘀四个方面进行了阐述，为临床治疗提供新的思路与方法。

## 从中医角度认识胚胎发育

《易经》曰："男女构精，万物化生。"胚胎的生长发育需要父母双方共同参与。《济阴纲目》曰："男女交媾，其所以凝结而成胎者，虽不离乎精血，尤为后天滓质之物……男以补肾为要，女以调经为先，而又参之以补气行气之说。"一方面，胚胎的构成离不开先天的精与血，其发育又赖于后天的滋养，肾为先天之精，肝主藏血，脾为后天之本，肾、肝、脾三脏的生理功能在胚胎生长发育中起重大作用；另一方面，脏腑的功能离不开气的推动作用，故要补气行气，察其脉络，审而治之。《素灵微蕴》阐释了胎化生的原理，胚胎生长发育与脏腑的关系，如其曰："精如果中之仁，气如仁中之生意。仁得土气，生意为芽，芽生而仁腐，故精不能生，所以生人者，精中之气也。"不仅阐明了精的重要性，又强调了脾胃之气对推动、濡养脏腑之精的重要意义。北齐名医徐之才在《济阴纲目·逐月养胎法》中提到，妊娠一月之时，为足厥阴肝经之脉滋养胚胎，肝主筋及血，如果出现血行痞涩，要不为力事，寝必安静，无令恐畏；妊娠二月，为足少阳胆经脉所养，胆主精，二月之时，儿精成于胞里，要对孕妇谨慎看护，避免其受惊吓，损伤胚胎。肝胆互为表里，可见其生理功能对胚胎的早期发育有着重要的意义。综上，胚胎的正常生长发育离不开精、气、血，精为先天之肾精与后天之脾运化的水谷之精构成；气的运行依赖于肝的疏泄功能；肝为血海，主藏血，为女子之本；肝肾藏泄互用，共同主导着女子的生殖功能。因此，胚胎的生长发育与肝、肾、脾三脏的生理功能密切相关。

## 从郁的角度认识胚胎停育

《景岳全书》曰："凡男女胎孕所由，总在血气，若血气和平壮盛者，无不孕育。"而郁往往会引起气机不畅，造成人体气机失调。高雅参阅文献发现，胚胎停育高发于工作压力大的人群，且胚胎停育易反复发作，这不仅给患者带来身体上的痛苦，还有心理上的负担和来自家庭的压力。调查 301 例复发性胚胎停育患者发现，中至重度抑郁的发生率是普通育龄女性的 5 倍。蔡建红研究发现，在不明原因的复发性流产患者中的压力知觉量表（CPSS）评分高于一般人群，且通过心理干预治疗，缓解患者心理紧张、焦虑等因素，降低患者的心理压力，再次妊娠的活产率有所增加。贺立颖等对 1064 例胚胎停育患者问卷调查发现，多次胚胎停育患者和 1 次自然流产患者的抑郁自评量表（SDS）、焦虑自评量表（SAS）评分均较无流产组有显著上升，提示无论是否为反复流产的患者，自然流产都对患者心理产生不良的影响。临床上，医生不仅要关注多次胎停育患者的心理健康，也要重视仅发生 1 次自然流产患者的心理健康，给予足够的关注，缓解患者对再次妊娠的担心，甚至恐惧的情绪。研究发现有过自然流产史的女性再次妊娠时更易出现过度担忧、情绪焦虑的情况。妊娠并没有使其精神放松，反而会过度担心，害怕再次发生流产，甚至有的患者在经历过流产或者大月份胚胎停育后，对再次妊娠时产生的焦虑、抑郁等情绪不仅出现在妊娠期还会持续延长到产后 2～3 年。杨振娟等发现，初次妊娠自然流产的发生率为 11%～13%；有过 1 次自然流产史的患者再次妊娠时，自然流产的发生率为 13%～17%；有过 2 次自然流产后，流产的复发风险是第 1 次的 3 倍左右，发生率升高到 38%；连续 3 次发生自然流产，再次妊娠的流产风险高达 45%。因此，久病必郁，患者出现情志异常，表现出焦虑抑郁的症状特征是必然的。情志抑郁一方面表现为阻滞气机，导致肝失疏泄、脾失运化、肾精不泄等脏腑功能失调，胚胎无法在母体中正常生长，出现胎停育；另一方面郁致气血运行受阻不畅，可在宫内形成瘀血而致本病的发生。

## 郁对脏腑功能的影响

**1. 影响肝气疏泄**　郁最早见于《黄帝内经》，分为五郁论和情志致郁两大类。《丹溪心法·六郁》曰"人身诸病，多生于郁"，并指出以气郁为先。肝属木，主升发，情志不舒最易影响肝的疏泄功能而产生郁证。明代《医贯·郁病论》指出，五郁中以木郁为先导。叶天士在《临证指南医案》曰："女子以肝为先天。"肝主藏血、主疏泄，肝的功能主导着女子经、孕、产和乳汁的分泌。根据天人合一的理论分析，早期的胚胎发育如同种子在春天发芽，朝气蓬勃、生机益然，而肝通于春气内藏升发之性，肝气升发则诸脏之气生发有由，气血冲和而五脏安定，生机不息。反之，肝气郁结，则气血不和，五脏不安必然会对胚胎发育产生影响。故有"万病不离乎郁，诸郁皆属于肝"之说。由于肝对于全身气机的重要性，肝气郁结不舒，就会延及他脏。例如，《知医必辨》曰："他脏有病不过自病……惟肝一病即延及他脏……肝气一动，即乘脾土，作痛作胀，甚则作泻。"可见，肝气郁结最先影响脾胃的正常运化功能，使脾升胃降的正常生理功能失调，出现肝脾不调、肝胃不和等证，脾为后天之本，其对母体及胚胎生长发育的重要性不言而喻。另一方面，肝气郁结日久，气郁化火，形成肝火内郁之证，进而耗伤阴血影响津液疏布，使津液无法正常运达于胞宫，濡养胚胎，影响胚胎发育。调查发现，胚胎停育与文化程度的相关性较大，文化程度较高的妇女发生胚胎停育的可能性更大。临床调查发现，由于文化程度较高所从事的职业工作压力相对较大，精神容易紧张，诱导胚胎停育；高发人群的职业多为教师、财务人员、文职人员、医务人员等，从整体来看，以脑力劳动、精神压力大的职业为主。我国二胎政策的全面放开，出现了许多高龄产妇，年龄过大本就属于高危因素，再加上迫切想要二胎，情绪焦虑、烦闷不解出现郁证，受孕后过于紧张迫使胚胎停育。研究发现早期胚胎停育的发病率达 20%～25%。临床观察中发现，患者胚胎停育多发生在 5～10 周，8 周以内胚胎停育者占 80% 以上，与上文《济阴纲目·逐月养胎法》提到的肝胆生理功能对胚胎早期发育的影响不谋而合。

**2. 影响肾精藏泄**　《灵枢·决气》曰："两神（精）相搏，合而成形。"肾主生殖，早在《黄帝内经》中便已明确提出，肾为先天之精，天癸之源，冲任之本，系胞之藏，施精之所。《傅青主女科》曰："吾以为心肝脾气之郁者。盖以肾水之生……肾气之化，实有关于心肝脾……倘心肝脾有一经之郁，则其气不能入于肾中，肾气即郁而不宣矣。"肾的生理功能通过肾精和肾气作用于全身，肾精化生肾气。

郁证以气郁为病变基础，肾郁属于《素问·六元正纪大论》中的"水郁"。《医旨绪余·论五郁》亦曰："水郁者，肾郁也。"肾郁的病机为足少阴肾气机郁滞、阳不达于外，临床表现为四肢厥逆。气机不畅使肾气无法温煦充养周身，不能下通天癸，胎失所养，胎萎不长；加之郁证日久，病证由实转虚，引起肾气阴精的亏损，或素体禀赋不足，或孕后房事不节，伤及肾气，胚胎得不到先天的滋养，发育停止，胎死腹中。肾气的作用，在女子生殖系统中的表现尤为突出，且常与肝气相互作用影响，肾与肝共同主导着女子的生殖。肝藏血，肾藏精，精生血，血养精，精血互生，肝肾同源，藏泄互用。傅青主曰："夫经水出诸肾，而肝为肾之子，肝郁肾亦郁。"肝肾在五行相生中为母子关系，子病及母，若气机郁滞、肝气不舒则会出现气血不和、冲任不调、宗筋失养，肾精不泄等病理状态。

**3. 影响脾之运化**　脾为后天之本，为气血生化之源，肾精充足，脾气充盛，气血充沛，升提有力，方能载胎养胎。脾郁历代医家在气郁病机理论中很少提到，尤其是在清代以后，大多数医家重视脾虚、脾运化无力这一生理功能失常，予以健脾补脾的方药，但脾郁气机不畅亦会引起三焦气机的失调，诸病丛生。明代戴思恭在《推求师意·郁病》提出"郁病多在中焦"。他认为，胃气为人身之气之主，其他脏腑病变均易先累及脾胃。郁之为病，由他脏累及脾胃，或由脾胃之病自发，结果均为中焦致郁为病最多。思则气结，胚胎停育患者思虑过度、情志焦虑、抑郁都会引起脾的生理功能失常，而致中焦"郁"。《素问·刺禁论》曰："脾为之使，胃为之市。"脾与胃相表里位于中焦，对上、下焦气机的正常升降有重要的作用，脾胃气机运行通畅，升降正常，出入有序，升提有力，其他脏腑才能正常发挥其生理功能，精微物质才能得以吸收。例如肾精可正常的藏泄，肝气得以疏泄如常，胚胎得以滋养固定于胞内。反之，如果脾胃气机升降失司，当升不升，当降不降，升提无力，清阳之气不能散布，则后天之精不能归于濡养脏腑，肾精得不到滋养无法充养胞宫，母体也得不到滋养，影响胚胎发育，且升提无力，胚胎得不到固定易滑出胞宫，发生流产。《女科经纶》引王节斋所曰"养胎全在脾胃"，将胚胎比作钟，脾的功能比作梁，气机不畅影响脾之运化则出现"梁软钟下坠""梁断钟下堕"的现象。郁与脾的关系还表现在肝郁乘脾方面，肝郁乘脾，导致脾失健运，则水湿内生，湿郁化热，湿热蕴结胞中，可使冲任不畅，胎元失养。气机不畅、肝气郁滞影响脾气升清，阻碍气血运行濡养周身。

**4. 从郁到瘀**　气能行血，血液的运行离不开气的推动作用。血属阴性而好静，要依赖气的推动才可循行于脉中，内濡脏腑器官，外养皮肉筋骨。所以说气有一息之不运，则血有一息之不行，久则生瘀。气机郁滞导致津血输布不利，进而易形成痰湿、瘀血等相关病理产物。《临证指南医案》曰："女子阴性凝结，易于拂郁，郁则气滞血亦滞。"《薛氏医案》曰："血之所统者气也，故曰气主煦之，血主濡之，是以气行则血行，气止则血止。"这些都强调说明了气血是相互作用的。由此可知，无论何种原因形成的瘀血，都与气机的失调密切相关。卫爱武等对 300 例不明原因的复发性流产患者进行聚类分析发现，肾虚血瘀出现频次最高，占 82.3%，验证了瘀血内阻是本病的基本病机之一。现代西医关于胚胎停育的研究机制中发现，由于纤溶途径的缺陷导致胚胎停育的患者大约占 67%，其中有 66% 患者至少有一种遗传性或获得性止血功能异常，这种止血功能异常被称为血栓前状态（PTS）。PTS 是指存在抗凝蛋白、凝血因子、纤溶蛋白等遗传性或者获得性缺陷，或者存在获得性危险因素而具有高血栓栓塞倾向，它不一定是一种疾病，也可以是一种生理或者病理状态。PTS 发病机制与中医的血瘀导致胚胎停育机制相似。中医认为，母体胞宫宿有痼疾，瘀滞于内，致冲任损伤，使机体气血失和，胎元失养而不固，屡孕屡堕，遂发滑胎。在治疗方面，对于胚胎停育患者 PTS，西医以阿司匹林配合低分子肝素进行抗凝治疗。王清任在《医林改错》中提到孕妇身体健壮，无故小产，服用健脾滋阴养血保胎的方药无效，此为胞宫内有瘀血，瘀血先占据胞宫使得胎儿长至三月无容身之处，血不能滋养胚胎，故胚胎停止发育，最终导致小产，所以要用活血化瘀之法，不可一味地滥用补药。仿古效今，临床中应重视患者孕前的调理干预，尤其是对有流产史的备孕期妇女用疏肝解郁、活血化瘀的方法进行药物治疗，以提高胚胎的存活率，从"治未病"方面入手，为治疗提供新思路。

郁是引起反复胚胎停育的一个重要因素。临床治疗反复胚胎停育时，应充分、仔细考虑郁证的存在，从病机入手进行辨证，以疏通气机、调畅情志为大法，注重调节恢复肝肾、肝脾的功能，在治疗中不能单纯地补肾、补脾，更要注重肝肾、肝脾之间的相互调达，要疏补兼顾；重视备孕期补肾、活血化瘀相结合，为治疗胚胎停育提供新的思路。还要注重与患者的沟通，关注患者的心理问题，多方位、多角度考虑问题，生理、心理共同治疗，双管齐下，抓住根本病因，兼顾兼证，才能在临床中取得良好的效果。

## 283　妊娠期恐伤肾对子代脑发育的影响和干预

随着现代社会竞争的日趋激烈，心理应激对机体神经内分泌免疫网络平衡的破坏，造成的身心疾病逐渐增多。有资料显示，75%的疾病发生与心理因素有关。产前情志过激孕妇在妊娠这个特殊时期经历各种应激事件后，更易产生恐（惊）心理问题，且孕母与胎儿关系密切，孕妇的恐惧应激在影响其自身健康及胎产结果的同时，还会通过特殊的中介机制引起子代情志、认知等神经行为疾患。学者朱江慧等以中医"恐伤肾"为理论基础，从妊娠期不良情志活动调控的角度出发，结合现代都哈学说（DOHaD），参考大量相关文献，总结探讨妊娠期"恐伤肾"对子代脑发育的影响及干预，以期引起社会对妊娠期妇女心理健康的重视，为优生优育提供科学依据。

### 古今医学对妊娠期恐伤肾的认识

**1. 中医情志学说对妊娠期"恐伤肾"的认识**　恐，是一种胆怯，惧怕的心理作用。《素问·阴阳应象大论》曰："人有五脏化五气，以生喜怒忧悲恐。"五脏藏精，精化为气，气的运动应答外界环境而产生情志活动。肾主藏精，为生气之原。中医认为恐为肾之志，长期恐惧或突然意外惊恐，皆能导致肾气受损，《灵枢·本神》曰"恐则气下""恐惧不解则伤精，精伤则骨酸、痿厥、精时自下"。即《素问·五运行大论》曰"肾其志为恐，恐伤肾"。无论任何原因的恐惧，都属于肾的病变。《素问·六节藏象论》曰："肾者，主蛰，封藏之本，精之处也。"肾主藏精，是生命之源，先天之精与生俱来，藏于肾中，是形成生命（胚胎）的重要物质。朱丹溪《格致余论慈幼论》曰："乳母禀受之浓薄，情性之缓急，骨相之坚脆，德行之善恶，儿能速肖，尤为关系。"就已意识到妊娠期不良情志，可酿成子代某些先天偏颇。《傅青主女科》指出"经水出诸肾""妇人受妊，本于肾气旺也，肾旺则能摄精"。清代陈飞霞指出"胎搐者，母妊娠时曾因惊恐，气传于子，生后频频作搐""小儿发，因气血未充，神气未实，亦有因妊娠时七情惊惕所致"。可见，历代医家临床实践中已观察到，胎儿疾病多与孕母肾虚有关，而妊娠期情志病多以"恐伤肾"伤及子代。

**2. 中医"肾脑相通"理论**　大脑是产生情志活动的中枢部位，而肾中精气也是脑的形成、发育和功能发挥以及维持整个人体精神活动与行为活动的物质基础。《灵枢·经脉》曰："人始生，先成精，精成而脑髓生。"清代唐容川《医经精义》曰："盖髓者，肾精所生精足而髓作……髓不足者力不强，精不足者智不多。"在《中国医学汇海》中又提到"脑髓实由肾主之……脑髓生于肾精……髓足则脑充，伎巧之所以出，故肾为作强之本也"。这些论述明确阐述"肾脑相通"理论。

**3. 现代医学对妊娠期"恐伤肾"影响子代脑发育的认识**　DOHaD学说即"胎源论"学说，它强调除了成人期的生活方式和基因遗传外，妊娠期宫内环境也会对胎儿造成长期甚至多代非传染性疾病的发生风险，并提出妊娠期心理应激与子代神经行为发育有关联性，是当前医学界最为前沿的研究领域。现代中医情志学说也认为，恐惧作为一种情绪应激，可通过HPA、甲状腺系统等多个系统的活动来影响子代脑功能和发育。因此，妊娠期情志与胎儿关系重大，其结果并非单一因素或物质所造成，其机制的复杂。

### 妊娠期恐伤肾对子代脑发育的影响

众所周知，胚胎期是胎儿脑发育的关键期。流行病学调查显示：妊娠期社会应激及紧张的生理活动会显著增高本人的皮质醇水平，也会增加低体重儿的出生率，还能增加早产的概率，而早产又会致子代产生行为、认知和情绪等方面的一系列问题，是多种不良妊娠结局的独立危险因子。研究妊娠期过高的肾上腺皮质激素可通过中介物质诱导 9～11 岁儿童患注意缺陷症和多动障碍的风险增高。王米渠等认为先天肾虚可导致子代多种本能行为降低。对 102 例孕 28～34 周没有已知危险因素的妇女采用横断面的感知压力评估，证实家庭及妊娠相关因素均导致孕妇高水平感知压力，影响胎产结果及胎儿行为、认知发育。动物实验也表明，妊娠早期、晚期应激是导致子代出生后神经行为改变的敏感时期，此时对胎儿大脑发育的影响最明显。郝彦利等通过妊娠中期、晚期束缚应激母鼠研究发现，妊娠期心理应激可导致子代下丘脑多巴胺神经元早期发育异常，造成子代出现神经行为问题。由此可知，妊娠期"恐伤肾"对子代脑发育的近远期效应均有影响。

## 现代医学对妊娠期恐伤肾影响子代脑发育的机制

**1. 妊娠期"恐伤肾"影响子代大脑海马区的动物实验研究**　不少学者认为，海马是中介应激反应与认知能力高度相关的大脑边缘系统之一，在应激状态下海马参与外界信息向中枢传导的整合，是主要临床表现的易损脑区。冯新玲等证实恐伤孕鼠可使子鼠血清中甲状腺激素（TH）下降致其神经细胞营养因子（BDNF）表达下调、Bcl-2/bax 比值下降，进而造成海马区脑细胞凋亡增加，引起子代脑发育障碍。本课题组采用恐伤母鼠的造模方法证明，恐伤母鼠可使仔鼠海马 CA3 区 p-CERB 数量减少，引起下游 SYN-1 的表达减少，影响海马神经突触数目及其发生和成熟，使其认知功能降低。关素珍等通过妊娠期慢性应激动物造模证实子鼠海马组织中枢神经递质变化及 BDNF、胰岛素样生长因子-Ⅱ、细胞骨架蛋白和核转录因子蛋白表达降低与其认知能力下降有关。

**2. HPA 对宫内环境影响的可能机制**　目前，神经内分泌系统紊乱被认为是参与环境对子代脑发育影响的最重要机制之一。HPA 作为神经内分泌系统重要组成部分，参与控制应激的反应，是当前研究最为广泛的协调腺体。Barker 等认为妊娠期刺激可使孕母 HPA 功能紊乱，导致妊娠期糖皮质激素（GC）增高，高水平的 GC 通过胎盘屏障改变胎儿 HPA 轴的宫内编程，进而影响子代认知发育。有学者认为胎盘 11β-类固醇羟基脱氢酶 1（11β-HSD1）能诱导妊娠晚期胎儿发育成熟及分娩发动，胎盘组织 11β-HSD1/11β-HSD2 表达比变化可引起子代 HPA 功能改变。

## 补肾方对妊娠期恐伤肾的干预

宋代《女科百问》提出"曾有胎动不安之苦者，可预服杜仲丸（即杜仲，续断为丸）"，首创补肾安胎防治反复自然流产。随着现代医学对妊娠期情志病研究的深入，学者开始通过动物造模实验运用补肾中药方对其进行干预探究。王红艳等证实金匮肾气丸可预防"恐伤肾"孕鼠肾精不足，同时通过对仔鼠 5-羟色胺、多巴胺、皮质酮的调节，有效地改善仔鼠恐惧应激反应，具有良好的抗恐惧应激损伤作用。冯新玲等证实恐伤孕鼠可以影响仔鼠脑发育关键期大脑海马区乙酰胆碱的代谢，使子鼠脑发育异常，且中药补肾治疗可逆转此异常。冯晓芬等通过建造"恐伤肾"动物模型证实滋补肾精方对恐伤肾所致的肾精不足证的神经内分泌免疫系统紊乱有治疗作用，还可提高孕鼠的生育力，改善遗传功能，提高母子两代红细胞免疫功能低下的状态。由此判断，补肾方对其动物的生殖及肾上腺皮质功能均有明显改善，为临床治疗妊娠期"恐伤肾"相关疾病提供一定实验依据。

随着对妊娠期"恐伤肾"影响子代脑发育的深入研究，中医学在治疗相关疾病中采用中医补肾方对其干预，效果甚佳。我们可沿用古人智慧，结合现代医学，明确其机制，从情志致病病因入手，以调养孕妇情志，除中药干预外，采用音乐或心理疏导等方法，使现代的胎教优生及整体护理的实施更具有科学性。

# 284　从肝郁脾虚论治产后抑郁症

产后抑郁是产褥期精神综合征中最常见的一种类型，通常在产后 1 周内出现症状，产后 4～6 周逐渐明显，平均持续 6～8 周，甚至长达数年。产后抑郁的发病率呈每年 2%～3% 的上升，国外大量研究结果表明其发病率为 35%～33.0%，国内为 5.45%～17%，而北京地区为 10.6%。产后抑郁在古代医籍中无专篇记载，其病因病机、证候表现及治法方药散在产后乍见鬼神、产后癫狂、产后妄言、产后谵语、产后不语、产后恍惚等古籍中，学者许芳等查阅相关文献，认为本病是在产后多虚多瘀的基础上，以思虑过度、肝气郁滞为外在诱因，肝郁脾虚为重要病机，共同作用发为一组以产妇在产褥期间出现情绪低落、精神抑郁为主要症状的病症。

## 多虚多瘀是产后抑郁发病的内在基础

妇人由于分娩时出汗、出血过多，津血大伤，产后恶露既行、哺乳，阴液更伤，产时用力或产后操劳过早均可导致元气受损，故"产后多虚"；由于分娩创伤，脉络受损，血溢脉外，离经成瘀，或是产后瘀血浊液未净、胞衣残留，瘀血内阻为患，或是产后耗气，气为血之帅，气虚无力行血则瘀血内停，或是产妇卧床休养，静而少动，更使血行迟滞，抑或产后百节空虚，起居不慎，感受寒热之邪，寒凝热灼成瘀，故曰"产后多瘀"。妇人产后最常见的病机是多虚多瘀，其中"虚"包括气虚、血虚，"瘀"不仅包括瘀血，还包括瘀血内停、阻碍气机而产生痰浊、水湿等病理产物，概括而言，"多虚多瘀"为产后抑郁发病的内在基础。

## 思虑过度、肝气郁滞是产后抑郁发病的外在诱因

**1. 思虑伤脾在产后抑郁发病中的作用**　《傅青主女科·产后编上卷·产后总论》曰："凡病起于血气之衰，脾胃之虚，而产后尤甚。"脾胃为后天之本，运化水谷精微以濡养四肢百骸，产后思虑善感，劳伤脾气；加之气血衰败，化生乏源，并有瘀血内阻脉道，新血难生，故产后脾虚最为常见。《黄帝内经》所论脏腑与情志配属中，"脾在志为思"，思考、思虑之意。《灵枢·本神》指出"因志而存变谓之思"，即思是在志的基础上对认识事物的进一步思考，属人体心理活动范畴，认知与情志活动密切相关，思之所以在情志活动中占据重要地位，因脾居诸脏腑中央以灌溉四旁，为五脏气机升降之枢纽，《金匮钩玄·六郁》曰："郁结，结聚而不得发越也。当升者不得升，当降者不得降，当变化者不得变化也。"就是对情志伤脾及其发病的论述，说明脾土具有调节其他情志活动的重要作用，与人的神志活动密切相关。多项国内外研究显示：女性感情细腻，颇为敏感，产后多虑，对产后角色的转变及今后的生活产生很多的顾虑、过分担心胎儿的生长发育、部分产妇仍受中国传统观念的影响，生女孩后悲观失望、生产之后缺乏家庭和社会的支持与帮助特别是来自丈夫和长辈的帮助等，上述种种不良情绪，如果得不到及时舒解与宣泄，则可影响脏腑气血功能，导致病情加重或反复。

**2. 肝气郁滞在产后抑郁发病中的作用**　叶天士在《临证指南医案》中提出"女子以肝为先天"，《河间六书》指出"天癸既行，皆属厥阴论之"，可见肝对女子的重要性，生理上肝为刚脏，喜条达而恶抑郁，肝主疏泄，具有疏通、宣畅人体气机而使之舒发、顺达的作用。《知医必读·论肝气》指出"女子属阴，阴性凝结，易于怫郁""女子郁怒倍于男子"，说明女性最易受情志影响，病理上任何过分的七

情刺激都可能造成肝的疏泄功能失常，从而导致肝气郁结。《灵枢·五音五味》指出"妇人之生，有余于气，不足于血"，有余于气则肝气易郁易滞，不足于血，血虚则肝失濡养，疏泄不及，肝气郁结，抑郁寡欢。妇人即使在正常状况下，情绪就易于波动，至产后津血俱虚的特殊时期，情绪波动就更加明显，其中肝气郁滞最为常见，肝脏疏泄不及，气机失于宣畅，而气为血之帅，气机郁滞，失于调达，可致血行不利。有研究表明：微循环障碍是肝郁气滞证患者常见的病理变化。产后容易瘀血内停，血为气之母，血行不畅，气亦不行，致气机郁滞，说明气滞和血瘀是紧密联系的两个相关的病理过程，二者互为因果，气滞血瘀则加重肝失疏泄，郁久不舒，发为抑郁。

"肝藏血"，《灵枢·海论》称肝为"血海"，肝能疏泄无形之气，又能调畅有形之血，对机体内气、血、津液代谢的动态变化，起着调节、控制的特殊作用。肝脏要发挥正常生理功能，其自身需要有充足的血液滋养，即所谓"肝需血养"，《医宗金鉴·卷二十九》曰："肝木之所以郁……一为血少不能养肝也……阴血少，则肝不滋而枯。"妇人产后阴血暴亡，肝血不足，血不养肝，则疏泄失职，近代名医秦伯未指出"肝气郁结是作用不及，疏泄无能，故其性消沉"，出现精神抑郁，失眠多梦等临床表现。

## 肝郁脾虚在产后抑郁发病中的重要作用

肝为刚脏属木，主疏泄，脾为阴脏属土，主运化水谷精微和水液。脾的运化依赖于肝的疏泄，全身气机调顺畅达，则脾升胃降协调平衡，统摄有权，运化正常；而肝血又有赖于脾运化水谷精微的滋生，脾气健运，运化的水谷精微供养五脏六腑，则肝之气血旺盛，维持肝的阴阳协调，使其功能正常。肝郁脾虚在病理状态下又相互影响，《医学衷中参西录·论肝病治法》指出"如营血亏虚，则无以滋肝柔肝，引起肝之阴血不足"，产后营血亏虚，津液不足，加之脾虚统血无能，失血过多，直接影响肝脏藏血和调节血量的功能；或是脾脏虚损，气机失调，运化失常，则津停成痰，血滞成瘀，而痰浊、瘀血这种病理产物的形成可进一步加重肝气郁滞，表现为情绪消沉。《素问·玉机真脏论》曰："五脏受气于其所生，传之于其所胜……肝受气于心，传之于脾。"故当肝气郁滞，气机横逆，可乘犯脾土，导致脾胃气机紊乱，致脾胃虚弱，而脾气不足，血液生化乏源。肝郁脾虚一方面可影响气机升降，致水湿内停，病理产物停聚；另一方面由于脾虚化生乏源，气血不足，元神之府不得气血濡养，或是思虑过度，损神伤脾，最终人的精神活动出现异常。

## 疏肝健脾法在产后抑郁中的应用

人体是一个有机的整体，生理上肝脾两脏存在相互依存、相互制约的动态平衡关系；病理上也相互影响、相互传变，肝脏病变，最易波及脾脏，正如《金匮要略》指出"见肝之病，知肝传脾，当先实脾"，肝郁脾虚在产后抑郁的发病中有重要的作用，在治疗方面就必当注重疏肝健脾大法的应用，代表方剂首推《太平惠民和剂局方》之逍遥散。逍遥散以肝郁脾虚血虚为要，证以肝气郁结、脾虚失运兼营血虚弱为特点。方中柴胡疏肝解郁，当归、白芍滋养肝血，为组成该方的核心药物，主要针对血虚肝郁之病机变化。配用白术、茯苓健脾和胃，益气生血，既防疾病传变，又能助当归、白芍补养肝血，充分体现了治未病思想。方中配用生姜、薄荷辛散升宣，一温一凉，主升散而不伤阴动火，另有炙甘草一味调和诸药，共奏疏肝解郁，养血健脾之效。现代研究提示，逍遥散加味可选择性地作用于中枢儿茶酚胺能神经系统，并具有温和的雌激素样活性，而雌激素又可治疗产后抑郁。逍遥丸具有调节神经、免疫、内分泌系统及抗氧化等广泛药理活性，并具有调节应激性肝郁证动物脑组织中单胺类神经递质含量的作用。汪涛等证实逍遥散一方面增加海马内 5-HT、DA 和 NE 含量，一方面减少海马内 5-HT 代谢产物 5-HIAA 而改善抑郁症状。吕敏等运用逍遥散治疗妊娠期抑郁，能明显改善患者 HAMD 评分，减轻抑郁程度。

根据肝郁脾虚的病因病机，进一步演变会出现以下病证：肝郁不解，郁久化火，肝火上炎，朱丹溪指出"气有余，便是火"，肝火上炎可见头痛，面红目赤，耳鸣，两胁灼痛等，治宜清肝泻火，加用龙胆、栀子、牡丹皮、郁金之品；肝气郁结，气不化津，反聚成痰，痰气交阻，结于咽部，咽中如有炙脔，吐之不出，咽之不下，此为无形之痰，即"梅核气"，治疗上加用法半夏、厚朴等理气化痰；情志不调，肝气郁结，气郁化火，肝阴暗耗，阴不制阳，肝阳上亢，症见眩晕、头痛，需加用天麻、钩藤、枸杞子、地黄等潜阳滋阴。脾气亏虚病机可演变为脾失健运，痰饮、水湿停滞，甚则形成水肿，故《素问·至真要大论》指出"诸湿肿满，皆属于脾"，可在补益脾气的基础上少佐猪苓、薏苡仁、五加皮等利水渗湿；脾胃虚弱，不能正常运化谷物水液，水反为湿，谷反为滞，水湿内停、湿聚化热，可形成脾胃湿热，表现为脘腹痞满、体倦身重、大便溏泄、身热口苦等，治疗时加用白蔻仁、薏苡仁、竹茹等清化湿热；脾胃虚弱，烦劳扰动，耗伤正气，使本虚之阳复折，阴阳不能相互维系，虚阳无所依附而浮散于外，则出现一派虚热的假象，例如，《素问·生气通天论》指出"阳气者，烦劳则张"，在脾虚诸证的基础上出现发热、烦躁、口渴等症状，本着"劳者温之，损者益之"的原则，以黄芪、人参、炙甘草补脾胃，降虚火。

产后抑郁是在产后虚瘀的内在基础上，以产妇思虑过度、肝气郁结为外在诱因，肝郁脾虚为重要病机，治疗当以疏肝健脾，调畅情志为主，注意顾护气血。

# 285　怒志与多发性抽动症的相关性

　　多发性抽动症是起病于儿童时期的精神行为性疾病，临床主要表现为全身不同部位肌肉的反复、不规则运动，如颜面、肢体、躯干等，或发声性抽动，易共患情绪障碍、自伤行为、暴怒发作、强迫症等疾病，严重影响患儿正常的学习和生活。多发性抽动症的发生、发展与精神、情绪因素密切相关，紧张、焦虑、生气等可加重抽动的症状。心理行为治疗是目前大多数医家认可的，可以改善抽动症状、干预共患病和改善社会功能的重要手段。中医古籍中没有与本病相应的病名，但有与本病症状相关的描述，历代医家根据其临床表现将其归为"慢惊风""肝风""瘛疭""抽搐"等范畴，病位在五脏、脑窍，因五志过急，情志内伤导致肝失疏泄，肝气郁结而致病。肝在志为怒，与怒相关。因此，学者刘莎莎等认为，调节情志是治疗和预防多发性抽动症的重要方法。

## 从情志角度认识肝阳亢盛型多发性抽动症

　　**1. 中医对情志的认识**　情志包括七情和五志，是人们对外界客观事物和现象做出的喜、怒、忧、思、悲、恐、惊的七情及喜、怒、忧、思、恐的五志。它和脏腑功能密切相关，属于正常的精神情志活动。生理状态下，情志来源于五脏精气，以气血阴阳为基础，气血津液为物质营养，通过经络运营而产生，是五脏功能的外在表现。五脏气血阴阳的平衡决定了正常情志的不同表现，即所谓"有喜有怒，有忧有丧，有泽有燥，此象之常也"（《素问·气交变大论》）。病理状态下，情志疾病是发病与情志的刺激密切相关的疾病，包括了现代医学的心身性疾病、精神性疾病、心理疾病等及一切功能性的疾病。由于儿童的五脏六腑功能状况不稳定、不完善，心肝常有余，故一些成人可以耐受的情志刺激容易对小儿产生相关影响。情志或直接伤及脏腑，或影响脏腑气机，从而导致儿童情志疾病的发生。

　　**2. 怒与脏腑的关系**　情志病主要是由情志失常引起的。《素问·阴阳应象大论》曰："人有五脏化五气，以生喜怒悲忧恐。"即"肝在志为怒，心在志为喜，肺在志为悲，脾在志为思，肾在志为恐"。《素问·宣明五气》曰："精气并于心则喜，并于肺则悲，并于肝则忧，并于脾则畏，并于肾则恐，是谓五并，虚而并者也。"愤怒或抑郁均为肝的情志变化，愤怒或抑郁太过均可导致肝疏泄失常及气血阴阳功能的紊乱。朱丹溪《丹溪心法·小儿》曰："小儿易怒，肝病最多，大人亦然，肝只是有余，肾只是不足。"肝病多实证，是儿童易发怒的主要原因。清代叶天士在《临证指南医案·肝风》中也明确指出了怒易致肝阳亢盛而动，"惊恐恼怒动肝，内风阳气沸腾"。明代万全《幼科发挥》曰："儿性执拗……不可失也，失则心思，思则伤脾……求人不得则怒，怒则伤肝，啼哭不止。"由此可以看出，怒由肝起，风因肝动，小儿肝常有余则易致肝气疏泄太过，肝风妄动，也就决定了小儿情绪与情感的特点是易变、冲动、外露，易受外界刺激的影响，也容易受他人的感染，缺少控制，表现强烈，易因怒而致病。临床常见儿童多伴有烦躁、冲动、易怒、性情执拗等"肝常有余"之症。因此，也就决定了肝阳亢盛，肝风妄动，肝气失调，从而容易出现风动痉挛，临床表现为"动"，如频繁眨眼、皱眉、咧嘴等颜面部及躯干和肢体的不自主抽动。临证时也常发现多发性抽动症多因神伤诱发，即情志因素影响所致，表现为急躁、易动怒或易焦虑郁闷等，长期情志刺激未及时改善，从而引发形病，出现抽动"动"的症状或反复抽动的发生，也会进一步导致焦虑抑郁等。

　　**3. 肝阳亢盛（怒）与多发性抽动症的关系**　怒，是以性情急躁易怒或无故善怒为主要表现的一种相对积极的情绪，而郁怒则是极不愉快的现象。怒动于心则肝应之。而多发性抽动症属于精神行为性疾病，和心身密切相关，该病的发病与社会节奏的加快及压力的增大息息相关。现在学生学业负担重，精神压力较大，父母对孩子的要求较高，望子成龙、望女成凤，使小儿长期处于不良的情绪和过大的精神压力，即郁怒的状态。"怒则气上"，使肝气的疏泄功能紊乱，肝气横逆上冲，血随气逆，并走于上，致肝阳亢盛，肝风妄动。肝为风木之脏，主藏血藏魂，在声为呼，在变动为握，开窍于目。肝失疏泄，致调达气机失畅，出现气滞血瘀，从而导致筋脉失养或气郁日久，积而化火，火极生风，肝风内扰，风阳易上犯清窍，伤及头面部，临床出现不同部位的肌肉抽动，如甩头缩颈，挤眉弄眼、龇牙咧嘴等症状；肝性刚直，肝风内动难以畅其通达之性，以呼叫为快，故出现喉中发声，甚则秽语。筋脉失养，则出现肢体抽动等表现。肝体阴而用阳，而儿童为稚阴稚阳之体，先天禀赋不足或后天失养，容易导致阴血不足，水不涵木，肝用太强，亢逆浮越，化火生风，风火相煽，虚风内动，引起头摇肢搐，腹肌抽动等筋惕肉瞤之症。

此外，肝阴耗伤，肝阳偏亢，稍有刺激，也易发怒，出现"肝动"等一系列的临床症状。在临床中也常见患儿因精神情志失调而诱发或/和加重病情，也可因患病加重或/和诱发脾气急躁易怒，导致疾病反复，久治不愈。故"心神失调"是本病的基本病机，同时兼可波及于肝，则肝气郁结日久，气郁化火，临床可以表现为脾气急躁易怒，化火生风而怒，从而出现肌肉的抽动症状。对 100 例多发性抽动症患儿体质的研究也发现，肝亢质占 45%，其次为肺脾质，再次为脾肾质仅为 14%，无平和质。由此可以看出，多发性抽动症的患儿存在明显的体质偏颇，即多为肝亢质。这也说明了多发性抽动症的发生与肝阳亢盛密切相关，与怒志紧密相连。

## 肝阳亢盛（怒）与多发性抽动症的历史发展

**1. 古代中医学对肝阳亢盛型多发性抽动症的认识**　中医古籍中没有和多发性抽动症相对应的病名，但文献中记载的许多症状的描述与该病的临床表现很相似，例如，《素问·至真要大论》曰"诸风掉眩，皆属于肝""风胜则动"。《证治准绳·幼科·慢惊》记载了脾胃虚弱，不能克制肝木可致肢体抽动，"水生肝木，木为风化，木克脾土，胃为脾之腑，故胃中有风，渐生，其瘛疭症状，两肩微耸，两手下垂，时腹动摇不已，名曰慢惊"。《小儿药证直诀·肝有风甚》也有相似的记载"凡病或新或久，皆引肝风，风动而上于头目，目属肝，肝风入于目，上下左右如风吹，不轻不重，儿不能任，故目连劄也"。对该病的描述更为形象具体，明确记载了肝阳亢盛动风为多发性抽动症的主症。此外，《幼科发挥》也认为本病主要是由"惊后其气不散，郁而生痰，痰生热，热生风，如此而发搐"。《丹溪心法》曰："急惊湿土生痰，痰生热，热生风。"都指出了惊后气机不畅及脾虚湿盛，导致水湿不能运化，故而生痰，痰郁化火至生热、生风而发为抽动。由此可以看出，古人认为本病的主要病位在肝，与脾密切相关，病理产物为风、痰，因小儿肝常有余，脾常不足，木旺土虚，则易生风生痰，风、痰反过来作用于肝、脾，从而导致本病缠绵难愈。这些理论为后世医家对该病的认识奠定了理论基础并具有深刻的指导意义。

**2. 现代医学对肝阳亢盛型多发性抽动症的认识**　近现代中医医家在继承前人学术观点的基础上，也认为儿童时期特殊的生理特点稚阴稚阳之体，脏腑娇嫩，形气未充，肝常有余，肾常虚，脾常不足，加之个体先天禀赋不足，后天调护失宜，教养失当，遇到惊吓、紧张、学习的压力等负面情绪易致情志失调，从而导致五志过极、脏腑阴阳失衡，内生风、痰、虚、火、瘀而发为该病，病位主要在肝，与肺、肾、脾、心、脑等的功能失调密切相关。肝在志为怒，主疏泄，调畅情志。若肝气失去了调达之性，出现肝气郁结，则烦闷不乐、悲忧善虑，进一步发展则郁结而化火，出现烦躁易怒，亢奋冲动。现代社会节奏较快，生活压力较大，家长焦虑、紧张的情绪势必也会影响到孩子。

社会物质资源丰富，溺爱孩子，一旦所求不得，则易出现任性恼怒、拳打脚踢等问题。若家庭对孩子管教严厉，期望过高，而孩子不善于表达自己的情绪，也就容易被老师和家长误解为不乖、任性等，孩子在不能得到及时的帮助和疏导时，则易日久郁闷成疾而致病。或较早且较多时间接触手机、电脑、电视等电子产品，减少了孩子与其他人面对面的交流机会等情况都可引起小儿精神过度紧张或焦虑，从而导致该病的发生。同时孩子长期接触色彩鲜艳、形式多样、刺激强烈的动画片、电子游戏画面，容易对形式单一的课本和图书失去兴趣，容易出现上课注意力不集中，加之游戏中或动画片中恐怖的场景，还可造成孩子惊吓，影响患儿睡眠及情绪，从而诱发和加重抽动的症状，甚至出现共患病如注意力缺陷多动障碍、强迫障碍等疾病。

临床中也常见到多发性抽动症儿童多伴有急躁、冲动任性、易怒等"肝常有余"的表现。肝郁化火或引动肝风，或加重抽动的症状，如出现挤眉弄眼、摇头、耸肩等抽动的动作，或抽动从一个部位肌肉群扩展至多个部位的肌肉群，出现波浪式的进展。病初表现较多为实证，以肝火为主，表现为动作强劲有力，发作频繁，可见频繁抽动，喉中发声响亮，脾气较急躁，易动怒，舌红苔黄，脉弦数有力。病程迁延日久可致木克脾土，脾虚肝亢，痰浊内生，清浊升降失司，风痰内动，临床可表现为面黄体瘦，胸闷作咳，抽动无规律，脾气乖戾，脉沉滑或沉缓。病情反复，日久易虚，致真阴灼伤，肾水不能滋养肝木，而致肝阳偏亢，易受外界情绪刺激，而致怒则气上，从而发为不自主的发声或抽动，形体消瘦，脾气急躁，睡眠不安，盗汗等阴虚风动之证。临证治疗方面，多以平肝息风为基本治则，虚则补之，实则泻之。病初肝阳亢盛或风动多见的患儿宜清肝泻火，息风镇惊，临证用药多以辛甘温和肝脾两经的药物为主，多予以钩藤、防风、葛根、天麻等药以平肝息风；脾虚肝旺者，予以健脾化痰，平肝息风；虚风内动则予以滋阴潜阳，柔肝息风。临证也多佐以疏肝理气、滋阴平肝、柔肝等治法，多配合以柴胡疏肝散、四逆散加减等治疗该病。

## 重视情志怡情养性以防治多发性抽动症

《黄帝内经》曰："凡治之法，必先本于神。"《素问·上古天真论》曰："恬恢虚无，真气从之，精神内守，病安从来。"调畅情志的重要性不仅体现在"防病"上，更体现在"治病"上。故对于多发性抽动症的治疗，应根据中医的"天人相应，形神合一"的学术思想，临证注重治神与治形相结合，怡情养性，从肝着手，着眼于平、疏、清柔以止肝动。临证时常予以天麻、钩藤、石决明等以平肝，柴胡、川楝子、佛手、玫瑰花等以疏肝调达肝气；龙胆草、青黛等以清肝，白芍、郁金、远志以养血柔肝等。同时予以调整脏腑气血功能的针灸、推拿等方法以治其形，用情志疗法，调节精神活动以治其神。中医理论也认为肝脏对人的精神情志及心理活动调节具有重要的影响。肝气的疏泄功能正常，气机条畅，气血和调，则情志活动也正常。

临证时常发现多发性抽动症的心理问题具有一定的连续性，其"动"的症状在紧张焦虑时加重，发作频繁，放松时减轻，睡眠时消失。因此，当儿童抽动症状出现时，不要强行命令制止，影响其肝气的疏泄，使其情志刺激过于强烈或长期的刺激机体，否则会再次成为致病因素，损伤身心。而最好让其转移注意力，发现患儿抽动频繁时，可以做些轻松或感兴趣的事情，保证肝气的正常疏泄，心理的舒畅。通过这样的方式减轻抽动带来的紧张、焦虑等情绪以及心理的自卑感，从而逐渐减轻和缓解抽动的症状。中医易筋经具有较好的调心、舒缓压力从而达到疏肝理气，条畅情志之功效，从而可以很好地达到"阴平阳秘，精神乃治"之功，有助于改善患儿急躁易怒等症状。若"思郁不解而致病者，非得情舒愿遂，多难取效"（《景岳全书》）而导致的疾病反复，迁延不愈者，要注意避免家长过分的关注、忧心、焦虑，甚至时常予以不恰当的言语，影响孩子的情绪者。要多与家长沟通，多给孩子表扬和鼓励，通过言语诱导孩子，使之心情舒畅。同时与老师沟通交流，不要嘲笑、打骂或歧视孩子，避免出现自卑、焦虑的情绪，影响疾病的治疗和预后。

多发性抽动症是现代儿科发病率较高的神经精神行为性疾病，发病率逐年增高，严重影响儿童正常的学习和生活，需要我们密切关注。治疗时不能忽视患儿的心理和情志因素对该病的影响。在临证治疗该病的时候，要谨遵病机，从肝入手，重视肝气的调达和舒畅。同时要告诉家长，注意日常的学习和生活中心理因素对该病的影响，争取为患儿营造一个宽松愉快的生活环境。通过调畅情志阻断发病或加重疾病的因素，同时协助中药以加大其平肝息风之效，以达最佳治疗效果。

# 286　从怒志调控失常认识儿童抽动障碍

　　儿童抽动障碍是一种以抽动障碍为主要表现的神经精神疾病，临床可见挤眉、眨眼、噘嘴、吸鼻、耸肩、清嗓等症状。抽动为一种不自主、无目的、快速、刻板的肌肉收缩，分为运动性及发声性抽动。抽动症状常常时好时坏，可暂时或长期自然缓解，也可因某些因素加重或减轻。根据临床特点、病程长短，该病分为短暂性儿童抽动障碍、慢性儿童抽动障碍、Tourette 综合征三种类型。目前，儿童抽动障碍的病因及发病机制仍不十分明确，西医多采用多巴胺受体拮抗剂，如氟哌啶醇、盐酸硫必利等治疗，但易引起机体锥体外系不良反应及中枢神经系统抑制作用等。在对动物愤怒表现形式的观察中发现，愤怒的动物多表现为眼睛怒张、咬牙切齿、毛发竖起、张牙舞爪及大声吼叫，而儿童抽动障碍临床表现也多见于眼睛、口鼻及喉部，推测愤怒时人的表现与动物的表现具有一定的共性。学者李明等从怒志调控失常角度论述了儿童抽动障碍的中医认识。

## 古今医家对儿童抽动障碍的认识

　　儿童抽动障碍常因紧张及焦虑而加重，根据抽动障碍的临床表现，现代医家采用取象比类思维，将其归属于中医"肝风证"范畴。宋代钱乙《小儿药证直诀·肝有风甚》曰："凡病或新或久，皆引肝风，风动而止于头目……儿不能任，故目连劄也。"王肯堂《幼科证治准绳·慢惊》曰："水生肝木，木为风化……瘛疭渐生。其瘛疭症状，两肩微耸，两手下垂，时复动摇不已，名为慢惊。"单从症状而言，该病可归属于"慢惊风""抽搐""瘛疭""颤证"等范畴。儿童抽动障碍病因病机仍不明确，多数医家认为其可能与脏腑、阴阳、气血失调相关。汪受传教授认为，该病属本虚标实之证，病变脏腑与心、肝、脾、肾脏相关。王悟云认为，该病病位在心、肝、脾，病机多为郁怒伤肝、忧思伤脾、怵惕伤心。刘弼臣认为，该病根源在肝，表现于肺，病机为风痰鼓动，横窜经髓，导致阳亢有余、阴静不足的病理状态。韩斐认为，抽动-秽语综合征的病位在心、肝，病理基础为心主神明功能失常，日久伤肝，肝失疏泄，肝风在外表现为抽动。亦有医家认为"土虚木摇"为儿童抽动障碍的病机所在，认为病位在肝、脾。儿童抽动障碍涉及的脏腑较多，与肝关系尤为密切，病机为肝气疏泄太过，或肝气郁结，或肝血不足，或肝阴亏虚。该病点头、耸肩、伸颈等症状即为风证表现，病因可为肝肾阴亏，阳亢风动，或为痰生风，或为土虚木旺生风，或为心肝血虚生风，或为肝气郁结化火生风。

## 怒志调控与表达

　　怒为七情之一，是人与动物的本能，是神志活动的重要表现形式。怒志的生成多与自身利益受到威胁有关，当机体接受外界刺激后，与头脑中形成的价值观进行比对分析，若不利于机体的切身利益则会表现出愤怒的情绪。机体在表现愤怒的情志活动中有固定的表达形式，主要表现在面部表情与行为动作上。在动物领域中，愤怒进一步演变为攻击或撕打，机体也会产生一系列的变化以应对或体现愤怒状态。①调节感觉系统变化。愤怒时，眼睛、耳朵等感觉器官高度紧张，注意力高度集中，随时观察周围环境变化，表现为眼睛圆睁、耳朵下压。②调节运动系统变化。全身肌肉处于蓄势状态，表现为咬牙切齿、张牙舞爪、上半身尤其头部的毛发竖起。

　　中医认为，怒为肝志。《素问·阴阳应象大论》曰："东方生风，风生木，木生酸，酸生肝，肝生筋，筋生心，肝主目。其在天为玄……在志为怒。"筋为筋膜，包括肌腱和韧带，附着于骨而聚于关节肌肉，主司关节运动；爪为爪甲，包括指甲和趾甲，乃筋之延续；目为"精明"，为视觉器官，具有视物功能。筋、爪、目在机体愤怒状态下发挥极其重要的作用，为机体愤怒时的效应器官与组织。肝为将军之官，在攻击之前，机体首先激发愤怒的情绪。《素问·五脏生成》曰："肝受血而能视，足受血而能步，掌受血而能握，指受血而能摄。"肝主藏血，在愤怒的表达过程中，机体通过调节肝气输布血液；在愤怒状态下，肝之气血急速充盈至筋、爪、目，使机体迅速完成视、步、握、摄等反应活动。肝开窍于目，眼睛在攻击过程中至关重要，需要不断地收集外界信息，故在愤怒状态下多怒目圆睁；肝主身之筋膜，筋脉功能正常，在攻击过程中机体可快速有力地发力，表现为舞爪攥拳。此外，还有语言代替吼叫等表达愤怒的形式。

## 怒志调控失常与儿童抽动障碍

怒志为肝调控，正常怒志可以调畅肝气，利于周身气机的疏泄，过怒则对心身健康造成损害，甚至威胁到患者的生命。例如，《素问·生气通天论》曰："阳气者，大怒则形气绝，而血菀于上，使人薄厥。"《素问·举痛论》曰："怒则气逆，甚则呕血及飧泄。"《灵枢·本神》曰："盛怒者，迷惑而不治。"若肝气失常，不能正常调控怒志，则表现为筋脉与眼睛的功能异常。情绪的调控与表达不仅与脏腑功能状态相关，还与机体所接受的教育文化相关。儿童独特的生理特点及不良的生长环境均可导致其怒志的调控失常。《万氏家藏育婴秘诀》曰："肝属木，旺于春，春乃少阳之气，万物之所资以发生者也。儿之出生曰芽儿者，谓如草木之芽。受气初生，其气方盛，亦少阳之气，方长而未已，故曰肝有余。有余者，乃阳自然有余也。"故怒志为肝之特性外露的表现。朱丹溪曰："小儿易怒，肝病最多。"万全亦曰："儿性执拗，求人不得则怒，怒则伤肝，啼哭不止。"小儿心智尚未成熟，语言表达尚欠缺，对于外界的不良刺激多表现为愤怒，愤怒的表现形式多与动物类似。

情绪的调控及表达与家庭环境及教育方式等因素密切相关，良好的家庭生活氛围及轻松的教育环境有利于儿童情绪的正常表达。在负性精神刺激下，儿童的欲望达成受阻、利益受到威胁时，容易产生愤怒。研究表明，抽动障碍患儿的家庭内部互动结果具有明显倾向于敌对、沉闷的气氛特征，家庭成员之间公开表露愤怒、攻击和矛盾的程度较高，家庭成员之间缺乏亲切的情感联结，家庭成员之间交流的方式常为指责式。

抽动障碍患儿在长期不良的精神刺激下，机体处于郁怒不畅的情志状态，患儿对于怒志的调节和控制能力明显不足，排解的途径和发泄的方式多较局限，反复的郁怒导致机体功能活动异常，临床表现为筋、爪、目等愤怒时的效应器官与组织的功能异常。因此，在临床治疗中，调整儿童脏腑气血偏差的同时，当注重对患儿情绪的疏导，建立良好的家庭环境，尽量为儿童创造一个轻松和谐的成长环境，有利于提高抽动障碍的治疗效果。

基于抽动障碍独特的表现形式，中医将其定位于肝。怒为肝志，儿童脏腑柔弱，未经世事，因此在情志调控方面偏弱，不良的生长环境又会加重怒志的调控失常。因此在治疗抽动障碍时当重视考虑患儿情志问题。

# 287 情志和认知障碍患儿与母妊娠期心理应激关联性

随着社会经济的发展，医学水平的提高，心理健康教育的普及儿童学习、竞争压力的增大，儿童抑郁症、焦虑症发病率越来越高，临床上某些儿童神经精神性疾病，如注意力缺陷多动障碍、孤独症、精神分裂症、抽动症等，也不同程度地伴有焦虑、抑郁、狂躁、学习困难、智力低下等情志、认知障碍，甚至波及青年乃至成年期的身心健康，逐渐引起广大父母不安和社会的重视。目前，越来越多的临床研究表明，子代罹患的情志、认知障碍疾患可能与母妊娠期心理应激存在着极大关联。

心理应激是指心理冲突或挫折、现实或幻想的威胁、工作或生活中压力、思维或情感等在体内引起的反应。少量的心理应激对人体是必需的和有益的，但心理应激过量反而会产生健康损害。研究表明，妊娠期是胚胎发育的关键时期，这一时期，孕母不仅要经历各种自身生理上的变化，还要承受自身角色的转变，加之快节奏的生活变化，繁重的工作压力以及某些急性灾难性应激事件（如家庭暴力、车祸、地震、洪灾等）等的挑战，孕母会不同程度地出现焦虑、抑郁等不良情绪，进而产生相应的心理应激。研究发现，孕妇的心理应激不但影响其自身健康及胎产结果，还会对子代近远期的情感、认知等产生深远影响。学者郑军等对情志及认知障碍患儿与母妊娠期心理应激关联性研究现状进行了梳理综合，以引起相关学者的重视，为进一步研究其内在联系和病因机制奠定的理论基础。

## 流行病学研究

有研究报道，妊娠早期生活事件得分越高，婴儿 8 个月时 Bayley 发育量表所测得分越低，运动发育得分与妊娠期生活事件无显著相关。研究发现，母妊娠期的生活应激事件刺激与幼儿 14～19 个月的精神发育呈显著负相关。张春阳等研究发现母妊娠期各种高危的理化因素应激刺激是儿童注意缺陷多动障碍的重要原因之一。有报道指出，妊娠早期（孕 12 周前）严重的生活事件应激可增加子代精神分裂症的风险。研究发现，围产期的应激因素是儿童罹患孤独症的重要原因。由此可见，母妊娠期的各种应激刺激不仅会对子代近期（婴幼儿期）精神发育产生影响，甚至会导致子代远期某些神经精神疾病的发病。

## 心理应激关联性理论研究

**1. 传统中医的妊娠期情志致病理论**　妇人怀孕，母子一体，气血相续。喜、怒、忧、思、悲、恐、惊乃人之常情，妊娠期孕妇当精神内守，喜怒哀乐适可而止，若情志过极，不仅损害自身健康，而且因气血逆乱，会影响胎儿的正常发育。《素问·奇病论》曰："人生而有病颠疾病者……病名为胎病，此得之在母腹中，其母有所大惊，气上而不下，精气并居，故令子为颠疾也。"《张氏医通·婴儿门》曰："小儿五迟（语迟、立迟、行迟、齿迟、发迟），皆胎弱也，良由父母精血不足，肾气虚弱，不能荣养而然。"将五迟，即生长发育落后，归因于先天禀赋不足。父母精血不足或妊娠期调摄失宜，精神、心理等不利因素遗患胎儿，损伤胎元之气，造成胎儿脏气虚弱，产生语迟、立迟等认知、发育障碍疾患。现代中医理论将小儿注意力缺陷障碍归入"脏躁""躁动"证中，认为小儿脏躁证与母亲妊娠期精神调养失宜、母妊娠期多病有密切关联，母亲妊娠期精神调养适当，多忧愁疾患，致使胎儿先天不足，肝肾亏虚，精血失充，脑髓失养，元神失藏，产生阴失内守、阳燥于外的种种情志、动作失常的病变。由此可见，子代的生长发育及情志、认知等的养成与母妊娠期的精神调养息息相关。

**2. 当代学者的"DOHaD"学说**　近年来，妊娠期孕母遭受的各种应激致病因素越来越受到学者的关注，20 世纪 90 年代，英国著名的临床流行病学教授 Barker DJ 通过一系列的临床流行病学研究提出"成人疾病胎儿起源"假说，即著名的"Baker 学说"。该假说认为胎儿在妊娠中晚期营养不良，会引起生长发育失调，从而导致成年后某些特定疾病的发生。学者在"Baker 学说"基础上进一步研究发现：在人类发育早期，尤其是胚胎期，在宫内经历的不利因素刺激，将会影响成人神经疾病、精神疾病等的发病，这便是众多学者提出的著名的"健康与疾病发育起源"（DOHaD）学说。近年来越来越多的研究显示，不仅宫内环境而且围产期孕母遭受的各种不利因素刺激，均会对子代近远期发病存在影响。由此可见，儿童期罹患的情志认知障碍疾患与母妊娠期经历的各种不利因素刺激，即母妊娠期心理应激，存在着极大关联。传统中医理论与现代医学理论在对儿童期罹患的情志、认知障碍疾患病因探索上，在某种程度上具有一致性，这便是其源头——母胎发育，这也为探究其生物学机制，提供了可靠的理论支撑。

## 心理应激关联的生物学机制

情志、认知障碍患儿致病原因与母胎发育时遭受的各种心理应激刺激存在关联，那么其作用机制是什么？目前，提出的假说有脑神经发育的宫内编程假说、妊娠期心理应激改变产后母乳喂养行为假说以及胎儿下丘脑-垂体-肾上腺皮质轴（HPA）宫内编程假说等。研究表明，妊娠期的应激刺激可导致子代多种脑神经递质系统发生改变，如多巴胺能系统、胆碱能系统、5-羟色胺能系统等，母妊娠期心理应激刺激可独立于后天环境影响子代远期脑认知功能的发育，这便是孕母心理应激致胎儿脑神经发育的宫内编程假说。

母乳喂养对儿童神经精神发育具有促进作用，有少量研究报道显示妊娠期心理应激刺激会影响产后母乳喂养行为，某些严重的生活事件刺激显著增加了产后早期母乳喂养终止的危险度，儿童营养的缺乏会间接影响子代神经、精神等的发育，学者因此提出妊娠期心理应激改变产后母乳喂养行为假说。

目前，其中较为被学者认可的是胎儿 HPA 宫内编程假说。研究发现，心理应激状态下机体的神经内分泌免疫调节网络存在显著改变，而 HPA 是神经内分泌免疫调节网络的重要通路，心理应激会导致孕母 HPA 功能紊乱，引起妊娠期糖皮质激素（GC）增高，高水平的 GC 通过胎盘屏障对胎儿的 HPA 的编程产生影响，进而影响子代的脑发育及 HPA 功能。应激激活 HPA，使其释放促肾上腺皮质激素（ACTH）增加，而 ACTH 分泌与合成对 HPA 的调控有重要意义。血清皮质醇（COR）是 HPA 的最终产物，体液中 COR 的水平是反映肾上腺皮质功能的重要指标。妊娠期应激可导致胎儿暴露于高水平的 GC 中，高水平的 GC 可影响胎儿多个器官的发育编程，并永久影响子代的神经与内分泌功能。这被称为胎儿的"GC 编程效应"，是妊娠期心理应激致子代情志、认知发育的重要生物学机制。

儿童期罹患的情志及认知障碍疾患，致病因素复杂，妊娠期孕母遭受的各种心理应激刺激作为其中一种重要的致病因素，不容忽视，需要深入的挖掘，探明其发病的病因、机制和流行病学趋势，为进一步的深入研究和预防保健提供可靠依据。

# 288　论"鼻五度辨证"中鼻病与情志的关系

　　情志因素作为重要的致病因素之一，早在《黄帝内经》已有相关论述，其以"志"表示人的情绪、情感。中医情志主要包含了人的精神、意志和情绪活动，情志致病多指七情致病。七情代表中医学对人的基本情绪的认识，其和情志的关系是一般与个别的关系。现代医学不断发展，医疗环境也在发生深刻变革，医学模式逐渐向生物-生理-社会医学模式转变。关注患者躯体健康的同时也要关注患者的心理健康状况。耳鼻咽喉在人的感官和认知方面有极为重要的作用。学者宋红梅等从鼻五度理论探讨鼻病与中医脏腑和情志的生理病理关系，分析鼻病患者症状容易受到主观情绪、精神状态的影响，焦虑、抑郁等不良情志心理因素会影响鼻的感觉，从而影响鼻手术疗效。对于精神心理因素引起的一些鼻部症状，治疗时尤其要慎重。术后良好的沟通和适当的心理治疗是必要的。

## 鼻五度理论

　　耳鼻喉科熊大经教授首创"鼻五度辨证理论"，把鼻腔的各部分按脏腑辨证分别归属于五脏：下鼻甲、下鼻道归属于气度，属肺；中鼻甲、中鼻道（窦口鼻道复合体）归属于枢度，属肝；鼻尖、鼻翼、鼻前庭归属于肉度，属脾；鼻中隔归属于血度，属心；上鼻甲、鼻顶及鼻骨归属于髓度，属肾。熊教授格外重视鼻与情志之间的关系。情志由心所主，心主管人的精神意识思维活动；肝主疏泄，对于调节情志具有重要意义，二者与情志最为密切。

## 鼻与心肝的关系

　　鼻居于人面正中，为阳中之阳，清阳汇聚之所，主管人的嗅觉，能辨别香臭，辅助发音，也是调节人体呼吸的重要器官。心主神明，为五脏六腑之大主，其作用与鼻主嗅、主息功能紧密相连。心主血脉，其气血充盈，上荣鼻窍，使鼻的功能得以发挥。《黄帝内经》将此关系阐述为"五气入鼻，藏于心肺，上使五色修明，音声能彰""阳气和利满于心，出于鼻，故能嚏"。鼻的功能是在心的参与下发挥作用的，二者生理上有天然不可分割的联系，病理上鼻病和心也有较大关联。

　　肝胆是与情志活动关系最为密切的脏腑。胆为奇恒之府，上通于脑，脑为髓海，下通于鼻。足厥阴肝经，从肝上注肺，上循喉咙，入颃颡之窍，究于畜门（后鼻孔）。肝与鼻梁相应，胆与鼻梁两侧相应。当肝胆经气平和，则脑、鼻功能正常；反之，当肝胆之热上移于脑，下渗于鼻，发为鼻病。"胆移热于脑，则辛頞鼻渊；鼻渊者，浊涕下不止也""热留胆腑，邪移于脑，遂致鼻渊"即是此理。鼻渊以鼻流浊涕、鼻塞为主要症状，可伴头痛、嗅觉减退，这些症状反复发作，经久不愈，影响患者的生活质量，对情绪和心理健康也可造成损害。近年来，耳鼻喉科医患纠纷以鼻疾居多，鼻渊的情志研究与社会心理评估受到了较大重视。关注鼻病患者情志状态，并适时干预，在治疗中显得尤为重要。

## 鼻窦炎与情志关系

　　窦口鼻道复合体（OMC）是广泛开展鼻内镜手术后一个新的解剖概念。此概念是指位于中鼻甲及与之相对的鼻腔外侧壁的狭小空间的解剖区域内，以筛漏斗为中心的临近结构，包括中鼻道、中鼻甲及其基板、鼻丘、额隐窝、钩突、筛泡、半月裂、前组和后组筛窦、额窦和上颌窦自然开口等。该复合体解剖结构与鼻窦炎的发生关系密切，同时又是鼻-鼻窦内窥镜手术的进路和操作区域。中鼻道作为鼻窦引流的重要通道，一旦中鼻甲前段气化膨大明显，或骨弯曲不当突向中鼻道，可发生中鼻道狭窄甚至阻塞，影响鼻的通气引流，引发鼻渊等病。熊教授的鼻五度辨证中，中鼻甲、中鼻道（窦口复合体）属枢度，内应于胆，故当鼻腔、鼻窦引流和通气功能受阻，可致少阳枢机不利，肝胆疏泄功能失调，气机升降不利，病情反复，易导致患者产生不同程度的心理障碍。肝主疏泄，调畅情志，若少阳枢机不利，患者情志亦可能出现较大波动；肝若疏泄不及，则情志多抑郁；肝若疏泄太过，则情志多焦虑易激、烦躁易怒。

## 鼻鼽与情志关系

在鼻病中，鼻鼽与情志关系密切。鼻鼽表现为鼻痒、喷嚏、鼻塞、流涕四大症状，与患者先天体质因素有关，但其发作与否，情志的影响也不可忽视。如一患者长期处于过度悲忧状态，悲忧伤肺，肺气不足，肺气虚，卫外功能减退，鼻部易受外界邪气侵袭，气血津液不能正常输布，发为鼻鼽。同时，鼻鼽患者由于长期受到鼻痒、喷嚏、鼻部分泌物增多、鼻黏膜肿胀鼻塞等症的困扰，其学习、工作、睡眠等均可能遭受轻重不一的不良影响；加之由于其病情的特殊性，治疗相较其他疾病耗时更久，不菲的药物价格造成或加重患者经济负担，使其产生大量不良情绪，产生精神心理紊乱等情志问题。

## 鼻部手术患者情绪问题

除了鼻渊、鼻鼽外，鼻部疾病中常见的鼻窒、鼻中隔偏曲等与鼻通气功能相关的疾病也和情志有着不可分割的联系。维持正常的鼻通气功能是人体健康的重要保障。判定鼻通气功能有几个主要的指标：通气程度、鼻气道狭窄部位和程度、鼻气道阻力大小以及有效横截面积等。鼻窒、鼻中隔偏曲与通气程度、鼻气道狭窄、鼻气道阻力等因素都密切相关，从而影响人体正常的通气功能。鼻通气功能下降，夜间影响睡眠，长期睡眠不足，使人精神不振、记忆力下降、工作学习效率低下；鼻通气功能下降除通过影响睡眠间接影响情绪外，还可直接对情绪产生影响，使人暴露紧张、焦虑、困惑、迷茫、疲惫等负面情绪。人的情绪情感由大脑的边缘系统产生，受大脑皮层的调控，人体在缺氧时，大脑皮层功能受到麻痹，使人的情绪情感失去皮层的正常调节，从而发生程度不同的情绪的变化和紊乱。这些改变是在不知不觉间发生的，初始不容易察觉，等累积到一定程度，引起质变，具有一定的危险性。某些患者术后反复检查无器质性的异常，仍然感到"鼻子堵塞""头疼""睡不着觉""喘不上气"，有的鼻病患者症状描述时，把鼻咽干燥、鼻塞、胸闷、头痛、精神不济、睡不着觉放在突出位置，但检查鼻内无明显改变，解剖结构上对通气无过多影响；反之，有的患者检查发现鼻中隔偏曲严重，但却没有鼻塞、鼻不通气、头疼、胸闷等困扰。

由此可见，患者症状严重程度多由患者的主观感受来决定，不能一味从解剖结构有无异常来判断。鼻位于头部，神经系统敏感而发达，鼻部相关疾患更是牵一发而动全身，稍有不慎就会影响神经功能，而这些功能的改变会对人产生负面情绪，反过来不良情绪会让患者夸大自己的症状，二者相互影响形成一个恶性循环，就会影响患者意识的客观判断。如果只是关注有一定手术指征，忽略术前积极了解患者的情志状态及心理健康状况，就容易在术后产生各种问题。在进行鼻科手术前要谨慎，术前充分了解患者心理状态，评估其是否确有手术体征，对术后的疗效也会做一定的预判，对涉及鼻甲黏膜的破坏性手术、鼻甲切除术等更为谨慎，在鼻中隔术中也特别注意保留患者鼻黏膜，尽量保持鼻黏膜的功能。

# 身心同治改善鼻疾

鼻部疾病多有阻塞性、多器官交叉性以及易于变化的基本特点，加之门诊患者偏多，躯体不适加上待诊时间过长，很多患者在待诊期间容易产生焦急、烦躁等不良情绪。因此要求我们能尽量给予其适当的心理干预，提高患者治疗的接受度。

**1. 提高心理疾病辨识能力**　首先要提高对情志疾病（心理相关性疾病）的辨别能力。要加强对情志致病的认识，熟悉其临床表现特点。通常因情志不畅导致疾病的患者除了有鼻疾外，多数患者追问病史可能在发病前受到过强烈的不良情绪的刺激或社会的影响；或患者本身属于内向、易激怒等性格；或患者相当长时间承受躯体症状困扰；在因鼻部疾病前来就诊时，有诸如焦虑、睡眠紊乱、抑郁、疼痛、感觉异常等心理失调症状，这些症状部位不定，轻重不一，与情绪及睡眠质量的好坏、压力、精神刺激等因素密切相关；患者主观症状较多而重，与检查出来的阳性体征呈现较大差异；患者诉说病程时繁杂，病程较长，曾多方就医，久治不愈；女性、围绝经期多见；在治疗时应使用具有调节情志作用的中药。

**2. 良好的沟通是有效方式**　其次就诊时积极与患者进行沟通，以便迅速对患者的情志状态有一个较为明确的判断。良好有效的沟通，能与患者在短时间之内建立起互尊互信的途径，迅速了解患者的心理情况，为整体情志的疏导提供有效方式。建立和谐可靠的医患关系，还可以让患者的不良情绪得以宣泄排出，是缓解患者负面情绪最好的方法之一。在做好心理调适的同时，还要注意对患者进行健康教育。利用专业知识和相关宣传手册、视频等介绍鼻科相关疾病的病因病机、治疗方法、注意事项以及常见的预防保健手段。重点介绍临床治疗的有效率、安全性，对鼻渊、鼻鼽等，必须让其意识到按疗程服药的重要性，以提高其依从性，通过宣传正确的健康知识，增加患者治疗的信心、耐心与战胜疾病的信心和勇气。在详细了解患者的情志及心理状况后，若判断患者存在情志、精神异常的情况，必要时可请求精神科或心理科医生协助，提高诊断准确性，根据诊断结果对症治疗，提高疗效。

**3. 中医调畅情志法**　对确有情志症状的鼻疾患者，中医治疗方法众多，最常用的治法即采用开郁疏肝清窍法。因鼻部疾病以"郁"为总的病机表现，故在治疗时，除局部处理外，以和清窍，开郁，运枢机等全身整体调治为着眼点，选用柴胡、陈皮、当归、川芎、香附、麸炒枳壳、藿香、薄荷等药调畅全身气机，全身气机如常循行，则情志得舒。若患者被确诊为精神、心理病变时，可酌情依据患者自身情况给予氯硝西泮、舒乐安定（艾司唑仑）、氯丙嗪等药物治疗。在使用此类药物时，应特别注意其服法与使用剂量，并根据病情及时调整。

中医是治人的艺术，医学发展敦促耳鼻咽喉科医生在诊治患者躯体疾病的同时，重视患者的情志及精神心理等疾病外的因素，考虑患者的个体情况，着眼全局，制订合理、科学的治疗方案，合理遣方用药，通过一定的情志干预措施，改善患者的不适症状，提升患者满意度。

# 参考文献

[1] 张光霁，张燕. 七情之"七"及各情含义 [J]. 浙江中医药大学学报，2010，34（3）：297-299.

[2] 乔明琦，张惠云，韩秀珍，等. 七情定义新探 [J]. 上海中医药大学学报，2006，20（1）：12-15.

[3] 杨巧芳. 情志内涵探析 [J]. 辽宁中医杂志，2008，35（9）：1320-1322.

[4] 金光亮. 论情志与情志病因 [J]. 中国医药学报，1997（3）：9-11，63.

[5] 武刚. 情志学说研究思路探析 [J]. 安徽中医学院学报，2001，20（4）：4-5.

[6] 张伯华. 论情志的经意与不经意 [J]. 中国中医基础医学杂志，2004，10（9）：9-12.

[7] 阎兆君，张洪斌. 情志辨识 [J]. 中医药学刊，2005，23（11）：2025-2026.

[8] 邵祺腾，李黎，杜渐，等. 中医心理学情志概念及分类 [J]. 中国中医基础医学杂志，2014，20（2）：150-152.

[9] 王力. 古代汉语 [M]. 2版. 北京：中华书局，1981：468.

[10] 邢玉瑞. 中医情志概念研究 [J]. 中华中医药杂志，2015，30（7）：2278-2280.

[11] 韩成仁. 关于七情学说研究几个概念诠释 [J]. 山东中医药大学学报，1997，21（4）：254-257.

[12] 闵范忠. 论情志致病的条件及机能 [J]. 广西中医药，1987，10（1）：20-22.

[13] 宋炜熙，胡随瑜. 论情志与情绪的异同 [J]. 山东中医药大学学报，2003，27（4）：250-252.

[14] 梁承谋. 七情说与现代情绪心理学 [J]. 南京师大学报（社会科学版），1996（4）：64-67.

[15] 朱梅. 现代心理学的对象与心身健康、中医七情病因学说关系探析 [J]. 陕西中医，2006，27（2）：206-208

[16] 宋梧桐，李德杏. 先秦至东汉时期中医情志医学理论溯源 [J]. 中医学报，2019，34（1）：24-27.

[17] 晋溶辰，黄政德，彭丽丽，等. 阳明心学视角与中医情志理论的契合与反思 [J]. 中华中医药杂志，2018，33（2）：445-447.

[18] 马月香. 中医情志理论源流探析 [J]. 中华中医药学刊，2010，28（9）：1838-1840.

[19] 王晓泓. 论情志学说之基本理论 [J]. 华北水利水电大学学报（社会科学版），2014，30（4）：145-47.

[20] 张惠东，董宝强，林星星. 基于《黄帝内经》理论探讨情志与经络的关系 [J]. 中华中医药杂志，2018，33（10）：4407-4409.

[21] 岳广欣，黄启福，陈家旭，等. 七情发生与五脏功能调节 [J]. 中华中医药杂志，2007，22（9）：585-588.

[22] 夏丽. 中医体质与情志病辨析 [J]. 云南中医中药杂志，2014，35（5）：23-26.

[23] 蔡芮桐，尹文浩，齐涵，等. 情志与老年中医体质关系探赜 [J]. 辽宁中医药大学学报，2020，22（9）：184-187.

[24] 于峥，黄晓华，滕静如，等. 肝主疏泄畅情志的理论内涵及临床应用 [J]. 中医杂志，2013，54（22）：1914-1916.

[25] 李瀚旻，张六通，邱幸凡，等. "肝肾同源于脑"与肝肾本质研究 [J]. 中医杂志，2000，41（2）：69-71.

[26] 王朝勋，郑洪新，李玉华，等. 怒伤肝与神经-内分泌-免疫系统失调探析 [J]. 辽宁中医杂志，1997，24（5）：205-206.

[27] 严灿，邓中炎，吴伟康，等. 从心理应激理论研究中医肝主疏泄藏象本质 [J]. 中医杂志，2001，42（1）：8-10.

[28] 岳广欣，陈家旭，王竹风. 肝主疏泄的生理学基础探讨 [J]. 北京中医药大学学报，2005，28（2）：1-4.

[29] 马燕，洪琦，叶国强，等. 5-羟色胺再摄取抑制剂治疗孤独症的临床机制研究 [J]. 重庆医学，2009，38（2）：

164－166.

[30] 张晓文，宋清，徐志伟. 金属硫蛋白与肝主疏泄［J］. 辽宁中医杂志，2006，33（2）：154－156.

[31] 张震，乔明琦，高冬梅. 肝主疏泄调畅情志的发病机制探究［J］. 西部中医药，2015，28（4）：48－50.

[32] 王共强，韩咏竹，胡纪源，等. 肝主疏泄与情绪加工的神经机制初探［J］. 中医学报，2016，31（6）：815－817.

[33] 严冬，张丽. 从"气"论肝主疏泄与情志病之间的作用机理［J］. 中国民族民间医药，2021，30（12）：1－3.

[34] 程勋树，王海军. 中土五行理论中脏腑与情志的关系研究［J］. 天津中医药，2019，36（11）：1082－1085.

[35] 邵祺腾，王昊，张振华，等. 中医心理学对情感过程的认识［J］. 中国中医基础医学杂志，2013，19（5）：567－569.

[36] 张光霁，张燕. 七情中性、情、欲概念的发生［J］. 中华中医药杂志，2010，25（4）：493－497.

[37] 柯兰，李娟. 情志疾病的中医发病学探讨［J］. 江苏中医药，2011，43（5）：10－12.

[38] 孙琪，徐志伟. 情志致病内涵解析［J］. 上海中医药杂志，2008，42（6）：57－59.

[39] 李玉真，于艳红，乔明琦. 情志病因概念的完善及意义［J］. 山东中医杂志，2011，30（7）：451－452，455.

[40] 董少萍. 论七情致病的内在因素［J］. 中国医药学报，2002，17（6）：333－335.

[41] 杨艳妮.《黄帝内经》防治情志病理论探析［J］. 中医学报，2017，32（2）：246－249.

[42] 叶磊，高宇琪，李炜东. 从《黄帝内经》看精神疾病的好发季节［J］. 中医学报，2019，34（8）：1613－1616.

[43] 薛芳芸.《黄帝内经》情志致病规律探析［J］. 时珍国医国药，2012，23（8）：1998－2000.

[44] 章道宁，王天芳.《黄帝内经》情志脉象浅析［J］. 安徽中医药大学学报，2015，34（3）：4－6.

[45] 马欣，李旭豪，薛玺情，等. 情志脉学的历史渊源及现代研究进展［J］. 世界科学技术—中医药现代化，2019，21（12）：2636－2640.

[46] 寿小云. 中医心理脉象的临床识别［J］. 北京中医药大学学报，1997，20（3）：16－20.

[47] 齐向华，丁晓. 脉诊心理与脉象要素的确立［J］. 四川中医，2013，31（4）：43－46.

[48] 张增乔，徐晓艳，司徒君倚，等. 中医情志脉象研究进展［J］. 中华中医药杂志，2018，33（8）：3523－3525.

[49] 廖结英，王天芳，张佳元，等. 中医情志"喜""悲"和脉象关系的初步研究［J］. 世界中西医结合杂志，2020，15（6）：986－990.

[50] 寿小云，刘天君. 中医心理脉象初探［J］. 北京中医药大学学报，1994，17（5）：8－11.

[51] 李翠娟，巩振东，禄颖. 论《黄帝内经》情志理论及其临床应用［J］. 中国中医药信息杂志，2018，25（2）：113－115.

[52] 熊炳成. 情志致病的病机与治疗初探［J］. 内蒙古中医药，2012，31（1）：87－89.

[53] 于雷. 朱丹溪"情志致病"理论探析［J］. 山东中医杂志，2011，30（7）：458－460.

[54] 于艳红，乔明琦. 情志致病方式与伤脏规律研究［J］. 山东中医药大学学报，2011，35（1）：8－10.

[55] 吴丽丽，严灿，周莺. 古代情志病证医案中病因、病位和病机以及辨证规律的研究［J］. 江苏中医药，2008，40（8）：72－74.

[56] 于艳红，乔明琦，张惠云. 情志致病特点及致病机制探析［J］. 辽宁中医杂志，2011，38（11）：2188－2190.

[57] 齐玉玺，张惠云，乔明琦. 中医情志伤脏规律流行病学调查及研究［J］. 辽宁中医杂志，2010，37（9）：1633－1636.

[58] 郝一鸣，王忆勤. 情志与疾病的相关性研究概况［J］. 时珍国医国药，2015，26（10）：2490－2492.

[59] 常艳鹏，任路，张明雪，等. 情志在冠心病发病中的作用［J］. 辽宁中医杂志，2010，37（4）：623－625.

[60] 薛一涛，孟宪卿，苏文革，等. 情绪因素对健康人心血管及神经内分泌系统的影响初探［J］. 中医药临床杂志，2009，21（5）：395－398.

[61] 朱丽芹，解淑叶. 情志因素对原发性肾病综合征患者糖代谢的影响［J］. 护理学杂志，2006，21（3）：54－55.

[62] 高维，韩胜斌，朱晓晨，等. 情志病病机演变规律刍议［J］. 中医学报，2019，34（11）：2265－2268.

[63] 丁晓，齐向华. 论"情志伏邪"致病的疾病过程及临床诊疗［J］. 中华中医药杂志，2020，35（3）：1356－1359.

[64] 高维，郭蓉娟，王永炎. 论七情致病"虚气留滞"病因病机新认识［J］. 环球中医药，2019，12（10）：1490－1494.

[65] 胡俊媛，王阶，廖江铨，等. 中医"肝郁克脾"病机新解［J］. 世界中医药，2017，12（4）：746－749.

[66] 莫慧，王挺，何苗，等. 从"神"角度探讨《黄帝内经》中五情致形神失调的病机与表现［J］. 中华中医药杂志，2021，36（4）：1845－1849.

［67］　李科定，申寻兵，陈振彩，等. 当代心理学视角下的情志疾病治疗［J］. 中医临床研究，2021，13（4）：50－53.

［68］　张兆洲，王炎，张怡，等. 情志理论在肿瘤防治中的作用初探［J］. 中华中医药杂志，2020，33（7）：3329－3334.

［69］　李晓曼，刘量，吴媛媛，等. 情志在肿瘤发生和发展中的作用［J］. 肿瘤，2019，39（12）：1037－1042.

［70］　李皓月，杜松，李金霞，等. 情志致病与恶性肿瘤［J］. 中国中医基础医学杂志，2020，26（3）：312－314，320.

［71］　秦中朋，詹向红. "长期负性情绪积累肝失疏泄加速脑老化进程"假说的思考和探索［J］. 世界科学技术-中医药现代化，2020，22（10）：3650－3657.

［72］　董娴，段逸山，高驰. 释"郁"［J］. 中华中医药杂志，2018，33（2）：462－465.

［73］　张国松，易法银. 中医之"郁"探讨［J］. 中医杂志，2020，61（3）：261－263.

［74］　杨威，陈希成，王霜，等. 《黄帝内经》"五郁"本义考释［J］. 中国中医基础医学杂志，2021，27（5）：705－710.

［75］　王文凯，张贺，刘景亮，等. 郁证病名的古代文献考辨［J］. 江苏中医药，2019，51（10）：76－79.

［76］　司鹏飞，李成卫，王庆国. 基于知识考古学的中医郁证理论形成研究［J］. 中医学报，2015，30（1）：59－62.

［77］　蒋健. 郁证发微：郁证《黄帝内经》论［J］. 中医药临床杂志，2020，32（1）：1－6.

［78］　陈之杨. 叶天士先生辨治郁证研究［J］. 辽宁中医药大学学报，2018，20（5）：184－188.

［79］　周丹，蒋健，赵文芳. 脑、脑病与郁证的关系［J］. 世界中医药，2021，16（8）：1258－1263.

［80］　叶峥嵘. 中医郁证理论的历史发展源流探析［J］. 现代中医药，2013，33（2）：72－75.

［81］　蒋健. 郁证发微：隐性郁证论［J］. 上海中医药杂志，2015，49（11）：4－7.

［82］　畅洪昇，段晓华，梁吉春，等. 中医郁证学说源流探析［J］. 北京中医药大学学报，2011，34（10）：653－658，661.

［83］　方跃坤，李悦伟，董玉山，等. 论中医郁证理论［J］. 辽宁中医药大学学报，2014，16（6）：166－168.

［84］　李文雄，林伟鹏. 五脏致郁论［J］. 河南中医，2015，35（10）：2312－2314.

［85］　王娜，滕晶. 郁证的中医五神辨治新解［J］. 四川中医，2017，35（6）：43－45.

［86］　翟兴红. 郁证辨治探析［J］. 中国中医药现代远程教育，2014，12（16）：3－5.

［87］　陈俞先，袁伟翔，王雷. 从五脏辨治老年因虚郁证［J］. 实用中医内科杂志，2018，32（8）：21－23，77.

［88］　唐显群，雷亚玲，韩祖成. 从肝论治郁病作用机制［J］. 中西医结合心脑血管病杂志，2020，18（12）：2001－2003.

［89］　孟迎春，孙英霞，乔明琦，等. 从《黄帝内经》情志理论认识"怒"［J］. 上海中医药大学学报，2007，21（6）：19－21.

［90］　张岚，邹纯朴. 《黄帝内经》怒志理论发展概要［J］. 中医杂志，2013，54（11）：904－907.

［91］　秦中朋，赵凰宏，詹向红. 怒伤肝理论现代研究进展［J］. 中国中医药现代远程教育，2020，18（7）：121－124.

［92］　岳文浩，付文青，芦宗玉，等. 怒伤肝机制研究［J］. 医学与哲学，1995，16（9）：481－483.

［93］　李宁，高杰. 怒与怒伤肝的调控机制研究进展［J］. 山东中医药大学学报，2013，37（4）：347－349.

［94］　詹向红，刘胜利，李伟，等. 慢性愤怒应激对脑老化大鼠学习记忆及海马神经元的影响［J］. 中国老年学杂志，2013，33（20）：5038－5040.

［95］　刘胜利，詹向红，李伟，等. 慢性愤怒应激对脑老化大鼠学习记忆及血浆单胺类神经递质的影响［J］. 中华中医药杂志，2013，28（11）：3185－3187.

［96］　孟令霞. 基于怒伤肝理论的心理应激对肝脏肿瘤的作用机制［J］. 药物生物技术，2018，25（2）：142－145.

［97］　孙敬昌，张惠云. 经前期综合征肝气逆证猕猴模型血清与尿中去甲肾上腺素测定分析［J］. 山东中医药大学学报，2009，33（2）：149－151.

［98］　邓青秀，彭延娟，彭成，等. 四逆散对肝郁证模型大鼠胃肠组织细胞形态及胃肠激素的影响［J］. 中国实验方剂学杂志，2007，13（6）：33－36.

［99］　李宁，高杰. 怒与怒伤肝的调控机制研究进展［J］. 山东中医药大学学报，2013，37（4）：347－349.

［100］　詹向红，李伟，赵君玫，等. 慢性愤怒应激对大鼠衰老进程及其神经内分泌免疫机制的影响［J］. 中华中医药杂志，2010，25（1）：111－113.

［101］　严灿，徐志伟. 肝主疏泄调畅情志功能的中枢神经生物学机制探讨［J］. 中国中西医结合杂志，2005，25（5）：

459 - 462.

[102] 岳广欣，陈家旭，王竹风. 肝主疏泄的生理学基础探讨 ［J］. 北京中医药大学学报，2005，28（2）：1 - 4.

[103] 李翠娟，孙理军，巩振东，等. 惊恐与五脏关系探析 ［J］. 中华中医药杂志，2020，35（6）：2755 - 2757.

[104] 李奕祺，马五支. 论惊与恐 ［J］. 福建中医药大学学报，2011，12（2）：46 - 48.

[105] 刘书考，严灿，吴丽丽，等. "肾藏志应恐"有关神经生物学机制的研究思路 ［J］. 中西医结合学报，2010，8（2）：106 - 110.

[106] 李芷悦，邵好珍，李峰. "过喜"在中医古籍中的论治 ［J］. 中医药导报，2018，24（20）：30 - 32，36.

[107] 杨玲玲，纪立金. 中医思志理论与生命活动的关系 ［J］. 辽宁中医杂志，2010，37（10）：1914 - 1916.

[108] 潘燕军，谢静涛. 试论脾藏意主思及思伤脾的研究进展 ［J］. 山西中医，2015，31（1）：57 - 59.

[109] 李保良，张琪，费建平，等. 基于"急慢性心理应激"论中医"思伤脾"［J］. 辽宁中医药大学学报，2012，14（8）：11 - 14.

[110] 邓月娥，纪立金. 脾虚大鼠脑神经生化指标变化的实验研究 ［J］. 福建中医学院学报，2006，16（2）：49 - 50，61.

[111] 段云峰，吴晓丽，金锋. 肠脑健康状况问卷的初步编制及信效度检验 ［J］. 中国健康心理学杂志，2013，21（12）：1823 - 1826.

[112] 肖士菊，季云润，鲜馥阳. 肠脑学说与中医"思虑伤脾"理论的关系 ［J］. 吉林中医药，2019，（9）：1128 -.

[113] 杨玲玲，纪立金. 中医思志理论与生命活动的关系 ［J］. 辽宁中医杂志，2010，37（10）：1914 - 1916.

[114] 李芷悦，席宗程，邵好珍，等. "喜怒悲愁过度则伤肺"探析 ［J］. 辽宁中医药大学学报，2018，20（4）：80 - 82.

[115] 张晓锦，马月香. "纠结"心理状态的中医理论研究初探 ［J］. 天津中医药，2018，35（11）：836 - 838.

[116] 晋溶辰，彭丽丽，黄政德. 明清情志病医案特点及历史背景考究 ［J］. 中医杂志，2018，59（21）：1885 - 1887.

[117] 周世宗，吴丽娟，唐朋利. 柴胡桂枝汤治疗情志病的理论与临床研究 ［J］. 中国民族民间医药，2020，29（2）：8 - 10.

[118] 宋瑞雯，张丽萍，汤久慧，等. 温胆汤及其类方治疗情志病证的文献研究 ［J］. 河南中医，2018，38（1）：141 - 144.

[119] 宋瑞雯，张丽萍. 温胆汤及其类方治疗情志病作用机制研究进展 ［J］. 山西中医学院学报，2016，17（1）：77 - 79.

[120] 侯阿美，储继军，郭锦晨，等. 从逍遥散组方配伍分析其治疗情志疾病的理论基础 ［J］. 山西中医药大学学报，2020，21（5）：317 - 318，322.

[121] 徐铭悦，倪红梅，何裕民，等. 基于中医情志理论探讨甘麦大枣汤对情志病的干预作用 ［J］. 长春中医药大学学报，2014，30（4）：565 - 568.

[122] 陈芊宇，战丽彬. 《临证指南医案》辨治情志致病的特色 ［J］. 湖南中医药大学学报，2020，40（11）：1346 - 1349.

[123] 许梦白，刘雁峰，陈家旭. 《傅青主女科》情志致病辨治初探 ［J］. 辽宁中医杂志，2021，48（1）：63 - 66.

[124] 孟悦，桑珠. 《儒门事亲》情志疗法与现代心理学的比较 ［J］. 西藏医药，2018，39（3）：150 - 152.

[125] 李铭华，陈锦红，吴涢婷，等. 高龄生育女性情志心理特点的研究进展 ［J］. 中医临床研究，2020，12（27）：133 - 136.

[126] 杨苾，史亚飞，郭丽丽，等. 小儿情志异常源流与"肝常有余"探讨 ［J］. 中华中医药杂志，2017，32（11）：4808 - 4811.

[127] 杜炜，吴丽萍. 从五脏分析小儿情志致病因素 ［J］. 中医儿科杂志，2010，6（5）：9 - 12.

[128] 刘琰，严灿，吴丽丽. "肝肾同源"与情志调控机制的理论探讨 ［J］. 上海中医药大学学报，2009，23（2）：43 - 45.

[129] 张辉，张先庚，王红艳，等. 论情志相胜疗法的源流、理论及应用 ［J］. 中国疗养医学，2015，24（4）：357 - 359.

[130] 刘琴，张先庚，梁清芳，等. 从SD大鼠子代的体重与身长论证优裕"胎教"和地震"胎损"环境的造模 ［J］. 辽宁中医药大学学报，2012，14（1）：82 - 84.

[131] 乔胜利，王莉，袁梦琳. 情志相胜疗法临床应用进展 ［J］. 湖北中医杂志，2021，43（2）：60 - 63.

[132] 霍磊，魏玲，梁媛. 基于《黄帝内经》五行模式的情志相胜疗法探析 [J]. 中医学报，2016，31（5）：682 - 685.

[133] 李亚真. 论中医情志相胜疗法作用机理 [J]. 福建中医药，2016，47（2）：34 - 36.

[134] 牛琳琳，于瑞. 中医情志疗法在心脏康复中的应用探析 [J]. 中医临床研究，2018，10（22）：43 - 45.

[135] 舒文锐，倪喆鑫，潘霄，等. 中医情志疗法的情绪冲击、情绪替换实质 [J]. 医学争鸣，2015，6（4）：23 - 26.

[136] 乔明琦，于霞，张惠云，等. "多情交织共同致病首先伤肝"假说及其论证 [J]. 山东中医药大学学报，2006，30（1）：8 - 10.

[137] 韩贺云，詹向红，刘永. "情志衰老"假说研究思路 [J]. 中华中医药杂志，2013，28（8）：2357 - 2359.

[138] 边心会，徐朝霞. 情志致衰机制初探 [J]. 江西中医学院学报，2007，19（1）：30 - 32.

[139] 任秋萍，黄睿婷，梁文娜. 从肝主疏泄初探围绝经期肝郁与衰老的关系论 [J]. 中医临床研究，2021，13（11）：14 - 17.

[140] 严庆文，程子平，严灿. 情志致病中西医结合临床研究思路探讨 [J]. 中医药临床杂志，2012，24（8）：793 - 796.

[141] 焦东亮，许华山，高艳，等. 中西医情绪致病理论的比较和思考 [J]. 北京中医药大学学报，2010，33（10）：656 - 658.

[142] 陈玉霏，邱鸿钟，梁瑞琼. 中医情志概念的现象学研究 [J]. 医学与哲学，2017，38（5）：12 - 13，77.

[143] 顾思梦，余蕾，王福顺，等. 中医情志的现代心理学探究 [J]. 世界科学技术—中医药现代化，2016，18（4）：709 - 713.

[144] 吴范武，邱昌龙. 中医情志学说与现代心理学情感过程的联系与区别 [J]. 华北煤炭医学院学报，2005，7（4）：443 - 445.

[145] 赵平，冯前进. 情志致病学说与心因性应激反应理论 [J]. 山西中医学院学报，2000，1（1）：7 - 9.

[146] 李楠. 情志致病与神经内分泌免疫网络机制探讨 [J]. 中医研究，2008，21（3）：3 - 5.

[147] 马瑞，苏兆亮，夏海平. 情志学说的神经科学印证及临床意义 [J]. 医学争鸣，2014，5（5）：18 - 20.

[148] 于东波，张宏方，于鹏龙，等. 论情志致病的免疫学机理 [J]. 现代中药，2016，36（4）：59 - 61.

[149] 孙理军. 情志致病的藏象学基础及其与免疫的相关性 [J]. 中国中医基础医学杂志，2001，7（10）：17 - 19.

[150] 张国霞. 中医情志学说研究现状与未来 [J]. 中国中医药信息杂志，2007，14（11）：91 - 93.

[151] 贺新怀，席孝贤. 论七情致病的免疫学机理 [J]. 陕西中医，1998，19（10）：453 - 454.

[152] 张海燕. 思伤脾与脑肠肽 [J]. 中国中医基础医学杂志，2000，6（1）：9 - 10.

[153] 毛海燕. 肝郁证大鼠肝线粒体膜流动性、血浆胃动素及血清胃泌素的变化及意义 [J]. 福建中医药，2003，34（3）：42 - 43.

[154] 郭丽丽，吴皓萌. 青少期情志疾病从肝论治的理论基础 [J]. 广州中医药大学学报，2014，31（5）：825 - 827，830.

[155] 史亚飞，张荣. 基于生命早期应激探讨情志内伤肝失疏泄病证机理 [J]. 中国中医基础医学杂志，2018，24（6）：726 - 729.

[156] 史亚飞，张荣，曹可润，等. 生命早期应激下肝调畅情志功能中枢改变探讨 [J]. 世界科学技术-中医药现代化，2021，23（3）：899 - 904.

[157] 史亚飞，郭丽丽，吴皓萌，等. 青少期"肝常有余"与情志内伤肝失疏泄病证过程模拟探讨 [J]. 中国中医基础医学杂志，2015，21（10）：1260 - 1262.

[158] 于艳红，乔明琦. 情志病证患者眼神表情研究意义及其可行性探索 [J]. 中华中医药杂志，2012，27（8）：2027 - 2029.

[159] 李妍，吴望男，聂文祎，等. 基于文献分析共情缺陷相关病症的中医证候规律研究 [J]. 中国中医基础医学杂志，2020，26（4）：503 - 505，512.

[160] 唐已婷，王利敏，赵歆. 融中医情志学说建构老年病医学模式的探讨 [J]. 北京中医药大学学报，2012，35（8）：513 - 516.

[161] 徐蕊，李淳，彭锦，等. 中医音乐疗法干预偏颇情志的方案构建思路 [J]. 中医杂志，2017，58（13）：1113 - 1116.

[162] 倪红梅，何裕民，王颖晓，等. 情志致病及中医情志医学相关"理论建构"探析 [J]. 上海中医药杂志，2014，

48（6）：3-6，12.

[163]　乔明琦，张惠云，韩秀珍. 中医情志学学科框架构建［J］. 山东中医药大学学报，1999，23（6）：402-405.

[164]　阮鹏. 中医情志疗法诊疗规范初步创立探讨［J］. 医学争鸣，2016，7（4）：35-38.

[165]　彭丽华，王莉，杜云红. 系统论思想在中医情志护理中的应用［J］. 中国临床护理，2017，9（6）：543-546.

[166]　黄涛，陈金亮. 历代医家对情志病的认识［J］. 中医杂志，2012，53（10）：893-895.

[167]　周德生. 试论情志病的特点［J］. 河南中医，2011，31（3）：214-217.

[168]　杨巧芳，孟庆刚. 情志病的发生机制探析［J］. 中华中医药学刊，2009，27（5）：949-951.

[169]　童园园. 七情致病机理内涵探析［J］. 安徽中医学院学报，1996，15（2）：4-7.

[170]　高维，李谦毅，高东阳，等. 郭蓉娟教授诊疗情志病经验总结［J］. 世界中医药，2020，15（1）：104-107.

[171]　王艳阳，孙倩. 张怀亮辨证论治情志病经验［J］. 河南中医，2020，40（5）：722-725.

[172]　周翔，陈勇毅. 情志病从浊毒论治浅探［J］. 浙江中医杂志，2018，53（12）：906-908.

[173]　刘娜，李翠娟，赵田田，等. 从肝论治情志病探析［J］. 辽宁中医药大学学报，2019，21（6）：100-103.

[174]　孙文军，唐启盛，曲淼. 从血府逐瘀汤看王清任治疗焦虑症的思想［J］. 吉林中医药，2011，31（1）：1-3.

[175]　张永. 焦虑障碍中医药证治思路探讨［J］. 中国中医药现代远程教育，2013，11（19）：1-2.

[176]　王雪榕，贺苏，吕波，等. 王克勤教授重用黄芪治疗郁病的经验［J］. 黑龙江中医药，2016，45（1）：39-41.

[177]　白洁，徐静，臧东静，等. 浅析振奋肝阳（气）在肝阴虚型抑郁症治疗中的作用［J］. 中国中医基础医学杂志，2013，19（2）：138，153.

[178]　王雪，赵燕，扈新刚，等. 从中医肝主疏泄理论谈疏肝解郁法在情志病中的应用［J］. 环球中医药，2019，12（3）：366-370.

[179]　乔明琦，王文燕，张惠云，等. 肝气逆肝气郁两证病因流行病学调查及情志致病方式研究［J］. 中国中西医结合杂志，2007，27（2）：117-119.

[180]　钟燕宇，王天芳. 王天芳主任医师临床诊治情志病的经验［J］. 广西中医药，2017，40（3）：53-55.

[181]　郭烁，石芳，张娜娜，等. 刘启泉应用甘麦大枣汤治疗情志病经验［J］. 湖北中医杂志，2018，40（1）：19-21.

[182]　孙学华，孙青，徐玉萍，等. 疏肝解郁法联合健康教育对慢性乙型肝炎患者情志异常的影响［J］. 上海中医药杂志，2006，40（11）：6-7.

[183]　李聚林，张世霞. 行气解郁汤治疗情志相关性功能性消化不良120例［J］. 光明中医，2008，23（8）：1153-1154.

[184]　张赏，牛丽花，刘相蓝，等. 舒郁助孕煎治疗情志型不孕症临床研究［J］. 陕西中医，2017，38（1）：57-58.

[185]　林利. 理气药对于情志病的应用36例疗效观察［J］. 中国医药指南，2012，10（18）：282-283.

[186]　史亚飞，张荣，杨蕾. 肝失疏泄情志病证结合研究新思考［J］. 山东中医药大学学报，2018，42（3）：192-195.

[187]　乔明琦. 肝藏血主疏泄理论基础研究的关键科学问题、科学假说与学术思路和目标［J］. 山东中医药大学学报，2010，34（6）：467-469.

[188]　李晓红，李晶晶，陈家旭，等. 从慢性应激探讨肝郁脾虚证的中枢神经生物学机制［J］. 中西医结合学报，2012，10（1）：1-6.

[189]　魏盛，王海军，乔明琦. 伏邪理论发挥——七情伏邪学说的提出及论证［J］. 世界科学技术-中医药现代化，2014，16（3）：469-473.

[190]　刘立. 论心身疾病的人格心理特征与中医情志的相关性研究思路［J］. 中医研究，2010，23（3）：1-3.

[191]　武成. 消化性溃疡心身相关病证结合的临床研究［J］. 中医杂志，1996，37（8）：

[192]　钱会南. 中医情志病的病因病机与诊治研究现状及展望［J］. 中华中医药学刊，2013，31（4）：711-713.

[193]　王兰，祝玉慧，孙英，等. 住院病历有关情志病证发病因素调查分析［J］. 中国中医药信息杂志，2008，15（10）：23-25.

[194]　徐新平，严正松，吴丽娟，等. 中医情志调摄对气郁体质的干预研究和评价［J］. 浙江中医杂志，2010，15（7）：490-491.

[195]　郭争鸣，肖跃群，杨小兵. 应用心理测量技术编制中医阴阳人格分类测量量表的研究［J］. 湖南中医杂志，2006，22（1）：44-45.

[196] 胡春雨，安礼，王婧婧. 易怒体质量表建立的可行性探讨 [J]. 山东中医药大学学报，2007，31（6）：446 - 448.

[197] 翟双庆，陈子杰. 从 589 例古今医案考察五脏与神志活动的对应关系 [J]. 中华中医药杂志，2005，20（9）：521 - 524.

[198] 徐爱萍，章登义，乔明琦，等. 情志病证数据库系统的研究与设计 [J]. 医学信息学杂志，2009，30（9）：48 - 51.

[199] 王德堃，王雷，王霆. 中医学情志论实验考证——初识"惊与恐"动力学脑特征 [J]. 山西中医，2004，20（1）：42 - 44.

[200] 魏红，徐刚，刘明林，等. 情志因素所致证候脉象多维信息化临床研究 [J]. 中华中医药学刊，2008，26（8）：1727 - 1730.

[201] 王文燕，陶海燕，李乾，等. 中医经典论著对表情的研究与运用 [J]. 山东中医药杂志，2008，27（6）：363 - 365.

[202] 王燕，周铭心. 刘完素治疗情志病用药特色方剂计量学分析 [J]. 陕西中医，2010，31（9）：1223 - 1225.

[203] 吴丽丽，周莺，严灿，等. 古代情志病证医案中组方用药规律分析 [J]. 安徽中医学院学报，2008，27（1）：25 - 28.

[204] 宣志红，于峰. 柴胡加龙骨牡蛎汤加减方对高架十字迷宫大鼠行为学的影响 [J]. 中国中药杂志，2008，33（18）：2147 - 2148.

[205] 霍磊，翟双庆. 中医情志相胜疗法基本理论及优势 [J]. 中医杂志，2007，48（6）：569.

[206] 王有广，戚琳玉，刘丽云. 七情病中医论治探析 [J]. 中华中医药杂志，2008，23（9）：792 - 794.

[207] 韩晨霞，李峰，宋月晗，等. 中医情志内伤病症的机理研究与治疗研究评析 [J]. 环球中医药，2013，6（7）：526 - 528.

[208] 张丽萍，武丽，张曼，等. 不同年龄段情志病证患者体质类型分布规律分析 [J]. 天津中医药，2011，28（2）：112 - 114.

[209] 韩娟. 慢性应激对大鼠下丘脑神经递质的影响及中药的调节作用 [J]. 吉林中医药，2002，22（4）：54 - 55.

[210] 袁肇凯，王天芳. 中医诊断学 [M]. 北京：中国中医药出版社，2007：154.

[211] 张丽萍. 情志病证的中医药研究现状与展望 [J]. 环球中医药，2010，3（3）：168 - 171.

[212] 陈俊生，李慧，张云松. 中医情志理论在 ICU 患者神志变化管理中的应用探析 [J]. 中国中医急症，2020，29（9）：1665 - 1668.

[213] 陈新玉，王威，王博，等. 中医治疗情志病近十年的临床研究概况 [J]. 中外医学研究，2021，19（13）：190 - 193.

[214] 王枭宇，宁银霞，高杰. 情志病证动物模型评价方法综述 [J]. 中医药导报，2016，22（9）：92 - 95.

[215] 王凤，张会永，李芹，等. 肝郁证动物模型造模方法与模型评价研究进展 [J]. 中华中医药杂志，2021，36（2）：934 - 939.

[216] 王立国，何裕民，倪红梅. "抑郁"医学含义历史变迁 [J]. 辽宁中医药大学学报，2010，12（8）：37 - 39.

[217] 刘庆宪，马晓玲，马卫平. 抑郁症发生的藏象学基础 [J]. 上海中医药杂志，2009，43（10）：53 - 55.

[218] 张震，赵博，郭永胜，等. 基于脑主神明理论的抑郁症的中枢发病机制探讨 [J]. 时珍国医国药，2020，31（11）：2715 - 2718.

[219] 王小青，胡永年. 抑郁症的中医研究 [J]. 湖北中医杂志，2012，34（5）：35 - 37.

[220] 冯辉. 抑郁症病机及临证治疗思路 [J]. 天津中医药，2006，23（5）：383 - 385.

[221] 许乐思，陈雨，王梦莎，等. 抑郁症的中医临床辨证规律研究 [J]. 湖北中医药大学学报，2017，19（3）：37 - 40.

[222] 黄小梅，梁爽，周波，等. 从肝探析五行生克理论与抑郁症病机及治疗的相关性 [J]. 江西中医药，2021，52（5）：7 - 9.

[223] 于晓雯，李国强，王中琳. 从脾胃探讨抑郁症的发病机制 [J]. 四川中医，2017，35（6）：33 - 35.

[224] 杜渐，孔军辉，杨秋莉. 情志相胜干预抑郁症机理的理论探析 [J]. 中国中医基础医学杂志，2020，26（6）：739 - 741.

[225] 张浩，吕荣菊，郑智勇，等. 情志相胜疗法在抑郁症中应用及其机制研究 [J]. 辽宁中医药大学学报，2017，19

（8）：70 - 73.

[226] 孙培养，储浩然，李佩芳，等．通督调神针法治疗脑卒中后抑郁随机对照研究［J］．中国针灸，2013，33（1）：3 - 7.

[227] 张海兰，王晓红．五音疗法联合针刺、艾灸治疗肝气郁结型抑郁症随机平行对照研究［J］．实用中医内科杂志，2016，30（1）：90 - 92.

[228] 甘霞，杨军用，邹楠，等．袁今奇治疗抑郁症经验［J］．中医杂志，2020，61（10）：858 - 861.

[229] 唐增，桂兵，周宜．周宜从血瘀治疗抑郁症的临床经验总结［J］．中国中医基础医学杂志，2018，24（8）：1165 - 1167.

[230] 岳广欣，黄启福，陈家旭，等．情志的五脏调控与抑郁症发病的关系［J］．江苏中医药，2007，39（11）：14 - 16.

[231] 陈家旭，李伟，赵歆，等．三种中药复方对慢性束缚应激大鼠行为及皮层和海马 NT3 的影响［J］．北京中医药大学学报，2004，27（2）．19 - 23.

[232] 陈回春，严余明．中医辨治抑郁症的研究进展［J］．浙江中医杂志，2011，46（1）：66 - 69.

[233] 余蔓，江钢辉．基于《黄帝内经》探析肝藏象学说在抑郁症治疗中的运用［J］．新中医，2020，52（12）：214 - 217.

[234] 周湘乐，肖碧跃，王海兰，等．百合地黄汤对抑郁模型大鼠炎症因子 IL - 1β 及神经递质 5 - HT 水平变化的影响［J］．中医药导报，2018，24（16）：30 - 33.

[235] 邹正，史佳芯，梁国标，等．基于"水火既济"理论从"心-肾-脑-神轴"探析老年抑郁症［J］．中华中医药学刊，2021，40（2）：234 - 237.

[236] 韩硕，常富业．老年抑郁的中医研究述评［J］．湖南中医杂志，2017，33（9）：190 - 192.

[237] 陈文恺，周玲，梅晓云，等．571 例抑郁症中医证候学临床流行病学调查［J］．浙江中医杂志，2007，42（5）：262 - 264.

[238] 李云燕，卢德伟．抑郁倾向与肝经能量状态相关性研究［J］．中医研究，2013，26（12）：14 - 15.

[239] 丁霞，靖林林，文戈，等．论脾虚及能量代谢障碍是抑郁症发病的关键病机［J］．中医杂志，2016，57（11）：924 - 926.

[240] 牛晓曼，李海昌，邵铁娟．从肠道菌群失调探讨抑郁症从脾论治的机理［J］．江西中医药大学学报，2016，28（1）：1 - 3.

[241] 唐启盛，曲淼，包祖晓，等．抑郁症中医证候规律及诊疗标准制定的研究［J］．北京中医药大学学报，2011，34（2）：77 - 81.

[242] 章洪流，王天芳，郭文，等．抑郁症中医证型的近 10 年文献分析［J］．北京中医药大学学报，2005，28（3）．79 - 81.

[243] 冯振宇，刘慧宇，赵杰．温阳解郁汤对抑郁模型大鼠的影响［J］．中国实验方剂学杂志，2015，21（6）：99 - 102.

[244] 王美双，宋平．老年抑郁症中西医临床研究进展［J］．中医药临床杂志，2018，30（10）：1948 - 1950.

[245] 杨坤，胡义秋，崔景秋，等．糖尿病抑郁综合征的研究进展［J］．国际精神病学杂志，2015，42（1）：90 - 94.

[246] 刘凌云，严灿，吴丽丽．从脾藏意主思理论探讨肠道菌群与抑郁症的相关性［J］．中医药导报，2019，25（8）：21 - 23.

[247] 张海湃，战梅，舒适．体质学说在焦虑症防治中的运用［J］．吉林中医药，2014，34（11）：1087 - 1089.

[248] 王琦．9 种基本中医体质类型的分类及其诊断表述依据［J］．北京中医药大学学报，2005，28（4）：1 - 8.

[249] 朱梦茹，陈嵘，秦竹．中医肾的功能与焦虑症的相关性［J］．中国民族民间医药，2016，25（14）：58 - 59，61.

[250] 赵春一，肖荣，郑转芳，等．运用"脾胃论"思想治疗焦虑障碍的思考与探讨［J］．中国医药导报，2020，17（27）：135 - 137，142.

[251] 孙雅伦，杨秋莉，杜渐，等．广泛性焦虑症与常见中医情志疾病的比较分析［J］．中国中医基础医学杂志，2019，25（11）：1530 - 1531，1610.

[252] 徐蕊，孔军辉，杨秋莉，等．广泛性焦虑障碍"思胜恐"情志治疗思路探讨［J］．中医杂志，2017，58（10）：836 - 840.

[253] 张靓，刘佳，张宁．广泛性焦虑从胆论治理论探析［J］．环球中医药，2020，23（1）：70 - 73.

［254］ 李贤炜，谭子虎. 中医药治疗广泛性焦虑症临床研究进展［J］. 湖北中医杂志，2015，37（11）：80‑82.

［255］ 杨珊珊，王君宇，刘新春. 刘新春对青中年广泛性焦虑症病机认识及治疗［J］. 实用中医内科杂志，2020，34（12）：57‑60.

［256］ 曹云松，韩振蕴，王育纯，等. 心肝同调治疗焦虑与抑郁障碍的探析和经验浅谈［J］. 环球中医药，2020，13（7）：1221‑1224.

［257］ 王安冉，潘光花，史素娟，等. 百合病发病机制与治疗［J］. 中医学报，2020，35（2）：273‑277.

［258］ 李亚兄，郭维，孙琪. 百合病探析［J］. 吉林中医药，2015，35（10）：988‑991.

［259］ 朱海娟. 甲状腺疾病的情志致病机制及治疗［J］. 山东中医杂志，2018，37（2）：101‑103.

［260］ 郝可欣，高天舒. Graves 病当重"情志"［J］. 中医药临床杂志，2020，32（11）：2044‑2047.

［261］ 王少莲，董晓林，李丽，等. 怒的不同成分在 Graves 甲亢发病中的作用［J］. 中华中医药杂志，2014，29（3）：732‑736.

［262］ 魏军平，郑慧娟，李敏，等. 甲亢宁胶囊含药血清对 M22 刺激 FRTL‑5 细胞增殖的影响及自噬在其中的作用［J］. 中国中西医结合杂志，2018，38（10）：1222‑1228.

［263］ 沈玮，陈霞，詹向红. 肝主疏泄功能与 MCI 相关性理论探讨［J］. 中华中医药学刊，2017，35（4）：870‑872.

［264］ 赵凰宏，侯俊林，李宁，等. 基于"木郁达之"论治老年痴呆［J］. 山东中医药大学学报，2021，45（1）：49‑53.

［265］ 祁志峰，彭杰. 情志失调致不寐原因探析［J］. 亚太传统医药，2017，13（23）：79‑81.

［266］ 王晓强，王晓雷，王惠芹，等. 以中医"五神"学说结合情志理论探讨失眠证治［J］. 江苏中医药，2018，50（8）：5‑7.

［267］ 陈琛，邹忆怀，宁艳哲，等. 基于"神主睡眠"探讨辨神论治失眠的诊治思路［J］. 环球中医药，2020，13（12）：2124‑2127.

［268］ 孙兰婷，汪瀚. 从情志论治失眠症［J］. 中医药临床杂志，2020，32（2）：249‑252.

［269］ 汪永辉，石和元，江毅，等. 从情志和体质论治老年性失眠症［J］. 湖北中医药大学学报，2020，22（5）：50‑52.

［270］ 高维，袁清洁，张胜利，等. 郭蓉娟教授治疗情志病合并失眠症临床经验总结［J］. 天津中医药，2019，36（4）：335‑338.

［271］ 邹聪，郭蓉娟，袁清洁. 基于关联规则和复杂系统熵聚类的郭蓉娟治疗失眠"昼夜两方"用药规律研究［J］. 中医临床研究，2016，8（13）：33‑36.

［272］ 高维，袁清洁，张胜利，等. 郭蓉娟教授治疗情志病合并失眠症临床经验总结［J］. 天津中医药，2019，36（4）：335‑338.

［273］ 边致远，石焱，李心悦，等. 从《景岳全书》情志之郁理论探讨情志致痛［J］. 中医杂志，2019，60（16）：1367‑1370.

［274］ 付小宇，张新雪，赵宗江. 基于中医情志疗法探讨新型冠状病毒肺炎疫期的心理调适方法［J］. 中国实验方剂学杂志，2020，26（13）：39‑44.

［275］ 齐向华. 失眠症中医心理紊乱状态辨证论治体系的构建［J］. 中华中医药学刊，2009，27（9）：1806‑1807.

［276］ 刘晓彤，齐向华. 从中医心理紊乱状态探析新型冠状病毒肺炎的辨治［J］. 国医论坛，2020，35（5）：20‑22.

［277］ 王珏，孙丽丽，田春燕，等. "怒"与哮喘的相关性探析［J］. 中国中医急症，2020，29（8）：1433‑1435.

［278］ 崔红生，靳锐锋，田彦. 情志因素与支气管哮喘证治探析［J］. 中华中医药杂志，2014，29（3）：771‑773.

［279］ 孙宇鹏，王英，张伟. 从五脏七情论治胸闷变异型哮喘［J］. 辽宁中医药大学学报，2016，18（11）：91‑93.

［280］ 郑莉莉，王婕琼，李泽庚. 从肝肺相关论治慢性阻塞性肺疾病合并抑郁［J］. 长春中医药大学学报，2016，32（4）：664.

［281］ 李文军，王开绿，郑晓风，等. 186 例慢性阻塞性肺疾病与焦虑抑郁的临床分析［J］. 中国实用医药，2010，5（12）：133‑134.

［282］ 曹雪，苗青. 从肺主忧伤探讨慢性阻塞性肺疾病合并抑郁焦虑状态的中医病机［J］. 辽宁中医药大学学报，2009，11（6）：60‑62.

［283］ 苗青，曹雪，樊茂蓉，等. 慢性阻塞性肺疾病合并抑郁焦虑状态的中医证候学研究［J］. 江苏中医药，2010，42（1）：21‑23.

[284] 杨光，宫晓燕. 柴胡疏肝散干预 COPD 伴焦虑抑郁障碍临床研究 [J]. 中国医药指南，2011，9 (28)：132 -
　　　 133.

[285] 齐士，齐仲元. 逍遥散中西药理探析 [J]. 实用中医内科杂志，2011，25 (6)：113 - 114.

[286] 姜幼明，蒙缤之，刘玥芸，等. 逍遥散干预慢性应激焦虑状态概述 [J]. 中医杂志，2015，56 (3)：259 - 261.

[287] 吴丽丽，严灿，苏俊芳，等. 丹栀逍遥散及其提取物对慢性应激大鼠下丘脑-垂体-肾上腺轴分泌的影响 [J]. 广
　　　 州中医药大学学报，2006，13 (5)：413 - 415.

[288] 徐志伟，王文竹，苏俊芳，等. 丹栀逍遥散四种提取物抗抑郁、焦虑作用的实验研究 [J]. 中华中医药杂志，
　　　 2006，21 (5)：302 - 303.

[289] 范双波，商庆新，任健. 怒志对高血压的影响探析 [J]. 山东中医药大学学报，2018，42 (2)：113 - 115.

[290] 张冰睿，薛一涛. 从情志论治谈冠心病治疗 [J]. 吉林中医药，2018，38 (2)：133 - 136.

[291] 应优优，李浙成，胡智星，等. 焦虑抑郁与冠心病发生的关系研究 [J]. 中华老年心血管病杂志，2015，17
　　　 (7)：762 - 763.

[292] 汤小漫，张晓刚. 冠心病患者伴焦虑抑郁的临床研究及治疗现状 [J]. 中国当代医药，2013，20 (12)：24 - 26，
　　　 28.

[293] 陆武俊，方显明，黄华贺. 冠心病从情志论治探讨 [J]. 吉林中医药，2012，32 (11)：1081 - 1084.

[294] 常艳鹏，任路，张明雪，等. 情志在冠心病发病中的作用 [J]. 辽宁中医杂志，2010，37 (4)：623 - 625.

[295] 邓必勇，崔建国，李春坚，等. 住院冠心病患者 1083 例心理状况的调查与相关分析 [J]. 中华心血管病杂志，
　　　 2010，38 (8)：702 - 705.

[296] 陈平顺，王保奇，焦红娟，等. 中医药与心理疏导对冠心病合并焦虑症和/或抑郁症患者心绞痛疗效的临床研究
　　　 [J]. 河南中医学院学报，2009，24 (4)：50 - 52.

[297] 刘芊，史青. 疏肝宁心汤加减联合心理治疗法对冠心病心绞痛合并焦虑症的临床观察 [J]. 北京中医药，2010，
　　　 29 (7)：545 - 547.

[298] 申力，曹洪欣. 冠心病与情志变化相关研究 [J]. 中国中医基础医学杂志，2016，22 (11)：1572 - 1573，1576.

[299] 薛一涛，刘伟，苏文革，等. 冠心病患者情志因素与血管内皮功能关系的研究 [J]. 实用心脑肺血管病杂志，
　　　 2007，15 (3)：186 - 189.

[300] 常艳鹏，任路，张明雪，等. "情志" 在冠心病发病中的作用 [J]. 辽宁中医杂志，2010，37 (4)：623 - 625.

[301] 陈新宇，张世鹰，彭熙炜，等. 肝郁体质与冠心病的相关性研究进展 [J]. 中国老年学杂志，2017，37 (13)：
　　　 3366 - 3368.

[302] 古苏婷. 情志致病与心脏神经官能症 [J]. 中国中医药现代远程教育，2017，15 (13)：52 - 54.

[303] 孙书云，苏文革. 中医治疗慢性心力衰竭合并焦虑、抑郁障碍的研究进展 [J]. 中西医结合心脑血管病杂志，
　　　 2021，19 (4)：590 - 593.

[304] 沈莉，高雅，杨建. 从 "气郁神伤" 角度探讨抑郁症的诊断与治疗 [J]. 天津中医药，2012，29 (6)：564 -
　　　 565.

[305] 赵国鹏，王小琴，张慧萍. 情志因素与功能性胃肠病的相关性探讨 [J]. 山西中医学院学报，2015，16 (2)：
　　　 8 - 9，11.

[306] 谢晶日，张立宏，梁国英. 论情志因素与脾胃疾病的相关性 [J]. 中医药信息，2012，29 (6)：3 - 5.

[307] 夏梦幻，刘文平，王庆其. 脾胃病与情志的相关性初探 [J]. 中医杂志，2019，60 (16)：1351 - 1354.

[308] 张嘉鑫，郭宇，顾然，等. 根据脾脑相关性从脾胃论治情志病 [J]. 长春中医药大学学报，2017，33 (5)：726 -
　　　 729.

[309] 钱会南，沈丽波，胡雪琴，等. 脾虚大鼠模型脑内胆囊收缩素、P 物质、血管活性肠肽变化及归脾汤的影响
　　　 [J]. 中国实验方剂学杂志，2006，12 (5)：29 - 31.

[310] 钱会南，吴海霞，王乐，等. 健脾与补肾对脑内神经肽 Y 水平和基因表达的影响 [J]. 中国中医药信息杂志，
　　　 2006，13 (4)：29 - 31.

[311] 段智璇，翟立武，谢有良，等. 从肝脾探析功能性消化不良与情志的关系 [J]. 中国中医基础医学杂志，2021，
　　　 27 (2)：212 - 212.

[312] 忻巧娜，王邦才. 从情志论治功能性消化不良 [J]. 中医学报，2018，33 (7)：1281 - 1284.

[313] 李蕙，李国成. 肝胃不和型功能性消化不良大鼠胃动素和 P 物质的表达及中药情志舒的干预作用 [J]. 中国中

西医结合消化杂志，2003，11（1）：12-15.

[314] 余敏敏，席斌. 情志与功能性消化不良的中西医研究进展 [J]. 中国民族民间医药，2017，26（11）：71-73.

[315] 穆杰，连雅君，杜欣，等. 从"脏腑体用说"阐释心理应激启动、介导非酒精性脂肪性肝病 [J]. 环球中医药，2019，12（7）：1038-1042.

[316] 赵佳琪，白光，何美君，等. 从"六郁学说"角度论治难治性胃食管反流病 [J]. 辽宁中医药大学学报，2021，23（10）：207-210.

[317] 方霜霜，杨洋，国嵩，等. 基于"调枢通胃"理论初探情志因素在慢性萎缩性胃炎中的作用 [J]. 环球中医药，2020，13（12）：2046-2049.

[318] 陈宏宇，杨倩，杜朋丽，等. 肠易激综合征从情志论治的研究进展 [J]. 现代中西医结合杂志，2017，26（14）：1594-1596.

[319] 覃海知，周思远，陈大帅，等. "治神"法在针刺治疗肠易激综合征中的运用 [J]. 上海针灸杂志，2014，33（5）：377-380.

[320] 谈望晶，朱向东，安耀荣，等. 从情志致病探讨中医论治溃疡性结肠炎的疗效机制 [J]. 辽宁中医杂志，2019，46（5）：964-966.

[321] 刘翠，黄异飞，黄凤. 心理因素与溃疡性结肠炎关系的研究现状 [J]. 新疆中医药，2011，29（3）：86-88.

[322] 顾立刚，郭学志. 疏肝健脾方对溃疡性结肠炎肝郁脾虚证大鼠结肠溃疡的影响 [J]. 北京中医药大学学报，2000，23（4）：24-26.

[323] 李婷，朱向东，翟艳会，等. 痛泻要方对溃疡性结肠炎模型大鼠血清 NPY、VIP 表达以及结肠组织病理的影响 [J]. 中医学报，2017，32（4）：577-581.

[324] 周丹，蒋健. 情志病因与中风 [J]. 中华中医药杂志，2020，35（10）：4920-4924.

[325] 朱慧渊，韦克克，张琛，等. 基于情志致病理论探讨脑卒中神经-内分泌-免疫网络调控机制 [J]. 陕西中医药大学学报，2019，42（5）：28-30.

[326] 朱明瑾，毛萌. 海马神经可塑与脑卒中后情志病症关系的研究进展 [J]. 医学综述，2021，27（12）：2312-2316.

[327] 陈丽吉，张元兴. 七情学说与脑血管意外-心理应激理论 [J]. 中国中医急症，2010，19（12）：2071-2073.

[328] 王辉，谢有良，翟立武，等. 脑卒中后抑郁的情志病机探讨 [J]. 中国中医基础医学杂志，2021，27（4）：548-549.

[329] 谭玖清，刘亚丽，詹杰，等. 中风后情志障碍及其阶段性发展探讨 [J]. 辽宁中医杂志，2017，44（3）：503-506.

[330] 侯臻臻，韩翔，祁丽丽，等. 从脾论治脑卒中后抑郁研究进展 [J]. 上海医药，2020，41（14）：13-15，22.

[331] 翟双庆，陈子杰. 从589例古今医案考察五脏与神志活动的对应关系 [J]. 中华中医药杂志，2005，20（9）：521-524.

[332] 王晓歌，周斌. 归脾汤联合中医情志护理对成人抑郁症患者血清5-羟色胺和去甲肾上腺素水平的影响 [J]. 河南中医，2019，39（8）：1213-1216.

[333] 田丹枫，林景峰，高强，等. 疏肝健脾法治疗肝郁脾虚型卒中后抑郁的疗效 meta 分析 [J]. 辽宁中医杂志，2019，47（12）：20-25.

[334] 闫咏梅，黄国燊，王豆，等. 解郁宁神汤治疗郁火脾虚型卒中后抑郁的临床研究 [J]. 现代中西医结合杂志，2019，28（35）：3884-3886，3929.

[335] 纪可，刘玲. 健脾化痰逐瘀方治疗卒中后抑郁的临床运用体会 [J]. 内蒙古中医药，2018，37（1）：33-34.

[336] 张林，钟艳，赵静，等. 归脾汤加味治疗脑卒中后抑郁伴焦虑共病临床疗效观察 [J]. 中华中医药杂志，2018，33（12）：5522-5525.

[337] 刘莎，杨志宏，朱晓娜，等. 卒中后抑郁中医药治疗研究进展 [J]. 中医药学报，2021，49（2）：83-87.

[338] 任思锜，张敬华，虞鹤鸣. 脑卒中后抑郁的中西医研究进展 [J]. 中医药学报，2021，49（6）：104-108.

[339] 胡彩云，赵建军，沈宗光，等. 赵建军教授从情志论治特发性震颤 [J]. 吉林中医药，2020，40（6）：738-740.

[340] 毕殿勇，张蕾，王利. 何建成辨治帕金森病情志异常经验 [J]. 中医文献杂志，2020，38（4）：47-49，52.

[341] 侯臻臻，韩翔，祁丽丽，等. 从脾论治脑卒中后抑郁研究进展 [J]. 上海医药，2020，41（14）：13-15，22.

［342］侯宇方，张海生．从情志因素论治糖尿病合并脂代谢异常［J］．云南中医中药杂志，2020，41（2）：14－16.

［343］孔亚坤，郭振云，赵海燕，等．系统化糖尿病教育对 2 型糖尿病患者代谢指标及负性情绪的影响［J］．中国卫生工程学，2015，14（1）：52－54.

［344］李玉萍，孙新宇．情志失调导致消渴病的中医病理机制探析［J］．中医临床研究，2020，12（1）：53－55.

［345］侯宇方，张海生．从情志因素论治糖尿病合并脂代谢异常［J］．云南中医中药杂志，2020，41（2）：14－16.

［346］周文俊，黄睿，陈兴华．从胆论治慢性疲劳综合征的理论探析及临床应用［J］．环球中医药，2021，14（5）：894－890.

［347］沈剑箫，张振贤，张烨，等．慢性疲劳综合征精神情志症状的文献研究［J］．职业与健康，2012，28（16）：2000－2002.

［348］杨大伟，陈岩松，李中宇．干燥综合征的双病探析［J］．中华中医药学刊，2022，40（1）：37－40.

［349］冉婷，高祥福．高祥福教授运用二型九证辨治系统性红斑狼疮情志病变的经验［J］．浙江中医药大学学报，2020，44（4）：357－361.

［350］江保中，代忠，王京奇，等．论情志与恶性肿瘤［J］．现代中医临床，2018，25（3）：49－53.

［351］冯杰，郎森阳，宋克群，等．老年男性慢性躯体疾病合并抑郁患者新生肿瘤和死亡的随访研究［J］．中华老年多器官疾病杂志，2008，7（5）：392－394.

［352］王冠军，王立涛，潘淑先．恶性肿瘤与心理社会因素关系的对照研究［J］．山东精神医学，2004，17（2）：95－96，99.

［352］赵宇明．情志因素与肿瘤发生发展相关性的研究进展［J］．北京中医药大学学报，2001，24（5）：67－69.

［353］许峰巍，崔佳莹，孟静岩．情志伤脾与肿瘤的关系探析［J］．山东中医杂志，2020，39（7）：665－668.

［354］高瑞珂，严安，李杰，等．基于心主神明理论探讨情志在恶性肿瘤发生发展中的作用［J］．中医杂志，2018，59（1）：29－32.

［355］张颖慧，高瑞珂，李杰．基于中医情志理论对胃肠道恶性肿瘤的防治研究［J］．世界华人消化杂志，2018，26（27）：1575－1580.

［356］朱广辉，李杰，王新苗．基于和法辨治肿瘤患者情志异常［J］．中医杂志，2021，62（9）：819－821，825.

［357］贺忠宁，张培彤．从五脏论治肿瘤相关性抑郁［J］．中医杂志，2020，61（20）：1790－1793.

［358］黎钢，叶津津，贾建华．加味甘麦大枣汤对恶性肿瘤抑郁患者免疫功能的影响［J］．世界最新医学信息文摘，2017，17（66）：162－163.

［359］刘中良，周文超，陈虹，等．养肺消积解郁方治疗晚期非小细胞肺癌并发抑郁的临床研究［J］．辽宁中医杂志，2015，42（1）：80－83.

［360］朱景茹，甘慧娟．情志疗法防治胃癌前病变的思考［J］．福建中医药，2020，51（4）：60－62.

［361］施蕙，李玉明．基于"肝主疏泄"浅析胃癌伴焦虑抑郁［J］．中外医学研究，2021，19（1）：153－159.

［362］张和韡，田甜，肖遥，等．从神经内分泌角度探讨肝主疏泄调畅情志的现代理论内涵［J］．环球中医药，2018，11（6）：850－853.

［363］陈震，于尔辛，宋明志，等．健脾理气中药抗肿瘤肝转移及其机理研究［J］．中国临床医学，2002，9（1）：46－48.

［364］马胜男，王志鹏，曹芳．基于情志伏邪理论探究乳腺癌病因病机的研究进展［J］．河北中医，2020，42（7）：1101－1105.

［365］俞玲红，张秋华，高秀飞．乳腺癌伴发抑郁症研究进展［J］．浙江中医药大学学报，2019，43（4）：387－392.

［366］姜永红，朱盼盼，穆少锋，等．乳腺癌根治术后疾病不确定感、抑郁和焦虑情绪与 25－（OH）维生素 D 水平的关系［J］．国际精神病学杂志，2017，44（3）：509－511，515.

［367］姜家康，王春华，迟文成．从情志论甲状腺癌与乳腺癌发病相关性［J］．肿瘤基础与临床，2016，29（2）：183－185.

［368］张露莹，尚文娟，戴总孝，等．对乳腺癌患者焦虑抑郁情绪的研究及心理伦理干预［J］．中国医学伦理学，2009，22（6）：23－24，30.

［369］颜梦宇，沈影，韩凤娟．情志因素致病视角下的卵巢癌发病机制探析［J］．辽宁中医杂志，2020，47（10）：71－73.

［370］向勇，王春林，董有康，等．基于情志致病探讨郁怒情志与慢性软组织损伤的相关性［J］．云南中医中药杂志，

2018，39 (7)：17-20.

[371] 张锦花，殷海波，石白. 对情志致痹的再认识 [J]. 北京中医药，2011，30 (12)：915-917.

[372] 姚晓玲，王秋燚，姚血明，等. 论情志因素在类风湿关节炎发病中的作用 [J]. 贵阳中医学院学报，2019，41 (2)：1-3.

[373] 许萍，左坚，李丹凤，等. "郁痹共病"对类风湿关节炎治疗的启示初探 [J]. 中医药学报，2021，49 (5)：5-8.

[374] 唐汉庆. 情志因素对不育症患者的影响及情志性不育症概念诠释 [J]. 山西中医，2009，25 (9)：1-3.

[375] 姚乃心，殷潇男，丁杰，等. 中医情志理论在身心皮肤病治疗中的运用 [J]. 中医药导报，2017，23 (21)：126-128.

[376] 和靖，李炜弘，李晗，等. 从情志应激探析斑秃的治法治则 [J]. 世界科学技术-中医药现代化，2020，22 (12)：4314-4318.

[377] 周岚，梅晓云. 管窥情志因素与妇科疾病的关系 [J]. 光明中医，2017，32 (8)：1181-1183.

[378] 朱玲，李大剑. 情志失调与妇科疾病 [J]. 黑龙江中医药，2015，44 (1)：8-10.

[379] 赵硕琪，许博文，朱雅文.《景岳全书·妇人规》从情志论治妇科病浅析 [J]. 中国民族民间医药，2021，30 (4)：8-10.

[380] 宫春明，贾春华，刘亚琴. 从《黄帝内经》肾主志理论探析女性情志病合方治疗体会 [J]. 中国中医药现代远程教育，2020，18 (7)：24-26.

[381] 王世艳，高慧，夏天. 情志因素与经前期紧张综合征的相关性探讨 [J]. 辽宁中医杂志，2013，40 (7)：1301-1303.

[382] 乔明琦，张珍玉，徐旭杰，等. 经前期综合征证候分布规律的流行病学调查研究 [J]. 中国中医基础医学杂志，1997，3 (3)：31-33.

[383] 高明周，孙慧，张长龙，等. 中医典型情志病证之 PMS/PMDD 病证结合动物模型研究现状 [J]. 中华中医药杂志，2019，34 (12)：5804-5808.

[384] 黄睿婷，阮璐薇，张鹏横，等. 肝郁型绝经综合征的中枢神经递质调控机制 [J]. 中医药通报，2020，19 (5)：33-35，38.

[385] 黄睿婷，张鹏横，阮璐薇，等. 从肝脑相维初探围绝经期肝郁证神经环路的研究策略 [J]. 中国医学创新，2021，18 (2)：168-171.

[386] 胡柳，王森，卓泽伟，等. 围绝经期女性情志异常机理探究 [J]. 中医药通报，2018，17 (3)：29-32.

[387] 畅苏瑞，李浩. 李浩治疗更年期情志异常用药经验 [J]. 中医药通报，2020，19 (3)：16-19.

[388] 张兆英. 围绝经期抑郁症从心肾论治探析 [J]. 陕西中医，2019，40 (11)：1611-1615.

[389] 许培雅，庄良武，陈捷. 从中医体质论老年女性压力性尿失禁的情志 [J]. 光明中医，2020，35 (24)：3887-3889.

[390] 张启平，李秀红，金延强. 情志变化与乳腺增生病中医证型相关性研究 [J]. 山西中医，2019，35 (6)：49-51.

[391] 尚洁，房緊恭，李晓彤，等. 浅析"调情志、顺气机"论治卵巢储备功能减退 [J]. 环球中医药，2018，11 (6)：876-879.

[392] 葛灵玲，胡蓝雅文. 情志失调与卵巢储备功能下降关系研究进展 [J]. 新中医，2019，51 (4)：46-49.

[393] 姚懿，姚琴琴，潘小玲，等. 心理应激与卵巢储备功能下降的相关性研究 [J]. 南昌大学学报（医学版），2012，52 (3)：11-13.

[394] 张云，李淑萍. 情志因素与卵巢早衰的相关性探讨 [J]. 陕西中医，2015，36 (12)：1631-1633.

[395] 陈晓晖，孔祥亮，何新慧. 调摄心神法在月经病中的运用 [J]. 中医杂志，2013，54 (5)：430-432.

[396] 冯晓，许朝霞，冯路，等. 肝郁型多囊卵巢综合征的中医证治研究进展 [J]. 世界科学技术-中医药现代化，2020，22 (9)：3338-3343.

[397] 林菁，刘美枝. 自拟补肾疏肝汤治疗肾虚肝郁型多囊卵巢综合征临床疗效评价 [J]. 中外医疗，2018，37 (32)：170-172.

[398] 陈旭锋，魏叶红，吕玲，等. 左归疏肝汤加减治疗多囊卵巢综合征不孕症的临床疗效研究 [J]. 中国全科医学，2017，20 (22)：2796-2800.

［399］丁玲玲. 疏肝解郁逐瘀汤加减治疗肝郁气滞型多囊卵巢综合征不孕症的临床研究［J］. 现代中西医结合杂志，2019，28（8）：879－882.

［400］徐道芬，孙云，胡欣欣，等. 抑亢汤治疗肝经湿热型多囊卵巢综合征不孕临床观察［J］. 浙江中西医结合杂志，2018，28（6）：473－476.

［401］魏世胤，王田平，冯佳佳，等. 情志因素与多囊卵巢综合征［J］. 中国民间疗法，2016，24（3）：7－9.

［402］许洋，张浩琳，王传社，等. 情志因素影响多囊卵巢综合征发生发展的研究进展［J］. 中华中医药杂志，2019，34（9）：4193－4196.

［403］刘宇，李冬华，陈超，等. 基于情志因素探讨子宫肌瘤的发病和治疗［J］. 中国医药导报，2018，15（26）：155－158.

［404］孙立言，夏天，金季玲. 情志因素与子宫肌瘤发病的相关性研究概况［J］. 山东中医杂志，2011，30（4）：278－280.

［405］卢莉，李敏芳. 慢性应激对小鼠行为和免疫功能的影响［J］. 中国临床心理学杂，2009，17（3）：370－371，369.

［406］罗来成，王建红，马娜，等. 心理应激对生殖轴内分泌网络影响的因子分析模型［J］. 生物医学工程学杂志，2008，25（6）：1368－1371.

［407］盛婷婷，张晓东. 浅谈情志因素与带下病的关系［J］. 中医药临床杂志，2019，31（12）：2207－2209.

［408］张晗，贺丰杰，李楠，等. 从脏生情、情调脏角度浅析不孕症诊疗［J］. 现代中西医结合杂志，2021，30（2）：164－168.

［409］丘维钰，邰洁，高飞霞，等. "肾-天癸-冲任-胞宫"生殖轴的研究进展［J］. 广州中医药大学学报，2017，34（6）：945－947.

［410］高雅，黄起了，林雪娟. 从"郁"探讨胚胎停育［J］. 中医学报，2020，35（5）：964－967.

［411］朱江慧，杨丽萍，万海娇，等. 孕期"恐伤肾"对子代脑发育的影响机制及其干预［J］. 辽宁中医杂志，2017，44（12）：2545－2547.

［412］许芳，李侠. 从肝郁脾虚论治产后抑郁症的思考［J］. 江苏中医药，2014，46（10）：7－9.

［413］刘莎莎，陈景，龙廷蔚，等. 浅议情志（怒志）与多发性抽动症的相关性［J］. 中医临床研究，2020，12（35）：17－19.

［414］李明，李敦臣. 从怒志调控失常认识儿童抽动障碍［J］. 中国民间疗法，2021，29（2）：8－10.

［415］郑军，杨丽萍，马慧子，等. 情志及认知障碍患儿与母孕期心理应激关联性研究进展［J］. 中华中医药杂志，2018，33（1）：206－208.

［416］张春阳，钟秀宏，田敏. 儿童ADHD的影响因素探析及其治疗研究进展［J］. 吉林医药学院学报，2016，37（1）：56－59.

［417］宋红梅，徐芳，陈燕，等. 心身同治探讨"鼻五度辨证"中鼻病与情志的关系［J］. 四川中医，2020，38（5）：63－65.

图书在版编目（CIP）数据

百病多因情作祟 : 名医解读中医情志病 / 瞿岳云
编著. — 长沙 : 湖南科学技术出版社，2024.5
（中医从基础走向临床丛书）
ISBN 978-7-5710-2492-5

Ⅰ．①百… Ⅱ．①瞿… Ⅲ．①情感性精神病－中医
治疗法 Ⅳ．①R277.794

中国国家版本馆 CIP 数据核字(2023)第 187015 号

BAIBING DUOYIN QINGZUOSUI MINGYI JIEDU ZHONGYI QINGZHIBING
百病多因情作祟——名医解读中医情志病
编　　著：瞿岳云
出 版 人：潘晓山
责任编辑：李　忠
出版发行：湖南科学技术出版社
社　　址：长沙市芙蓉中路一段 416 号泊富国际金融中心
网　　址：http://www.hnstp.com
湖南科学技术出版社天猫旗舰店网址：
　　　　http://hnkjcbs.tmall.com
邮购联系：0731-84375808
印　　刷：长沙市宏发印刷有限公司
　　　（印装质量问题请直接与本厂联系）
厂　　址：长沙市开福区捞刀河大星村 343 号
邮　　编：410153
版　　次：2024 年 5 月第 1 版
印　　次：2024 年 5 月第 1 次印刷
开　　本：889mm×1194mm　1/16
印　　张：60.75
字　　数：1869 千字
书　　号：ISBN 978-7-5710-2492-5
定　　价：358.00 元